# 美国骨矿研究学会
# 骨矿盐疾病与代谢性骨病学

## Primer on the Metabolic Bone Diseases and Disorders of Mineral Metabolism

## （第8版）

An official Chinese translation of the American Society for Bone and Mineral Research's Publication.

# 注　意

　　对于本书内容的准确性及完整性，美国骨矿研究学会、《美国骨矿研究学会骨矿盐疾病与代谢性骨病学》及其作者、编辑和John Wiley & Sons公司不作任何声明及担保，且对于出于任何目的的默示担保均不予以承认。本书中的建议和方案也许并非在所有情况下都适用。鉴于研究的不断深入、设备改变和政府监管方面的变化以及药品和设备应用方面的信息不断更新，读者必须对药品和器材的使用说明进行判断和评估，了解其使用说明的更新部分、适用范围和注意事项，并在专业人士的指导下合理使用。美国骨矿研究学会、《美国骨矿研究学会骨矿盐疾病与代谢性骨病学》及其作者、编辑和John Wiley & Sons公司对任何促销性说明及由此产生的任何损害均不作任何担保且不承担任何责任。

# 美国骨矿研究学会
# 骨矿盐疾病与代谢性骨病学

## Primer on the Metabolic Bone Diseases and Disorders of Mineral Metabolism

## （第8版）

原　著　Clifford J. Rosen

主　译　邓伟民　刘　丰

主　审　钦逸仙　王海彬

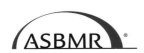

北京大学医学出版社
Peking University Medical Press

MEIGUO GUKUANG YANJIU XUEHUI GUKUANGYAN JIBING YU
DAIXIEXING GUBINGXUE

### 图书在版编目（CIP）数据

美国骨矿研究学会骨矿盐疾病与代谢性骨病学：第8版 /（美）罗森（Rosen, C. J.）主编；邓伟民，刘丰译. —北京：北京大学医学出版社，2014.10（2015.3重印）
书名原文：Primer on the metabolic bone diseases and disorders of mineral metabolism
ISBN 978-7-5659-0941-2

Ⅰ.①美… Ⅱ.①罗… ②邓… ③刘… Ⅲ.①矿物质—骨疾病—营养缺乏病—研究 ②代谢病—骨疾病—研究 Ⅳ.①R68②R591.1

中国版本图书馆CIP数据核字（2014）第215147号

**北京市版权局著作权合同登记号：图字：01-2014-4592**

Primer on the Metabolic Bone Diseases and Disorders of Mineral Metabolism, eighth edition.
Clifford J. Rosen, et al.
ISBN: 978-1-1184-5388-9

**美国骨矿研究学会骨矿盐疾病与代谢性骨病学（第8版）**

主　　译：邓伟民　刘　丰
出版发行：北京大学医学出版社
地　　址：（100191）北京市海淀区学院路 38 号 北京大学医学部院内
电　　话：发行部 010-82802230 ；图书邮购 010-82802495
网　　址：http://www.pumpress.com.cn
E - mail：booksale@bjmu.edu.cn
印　　刷：北京圣彩虹制版印刷技术有限公司
经　　销：新华书店
责任编辑：马联华　金美娜　郝春杰　　责任校对：金彤文　　责任印制：罗德刚
开　　本：889 mm×1194mm　1/16　印张：64.25　　字数：1941 千字
版　　次：2014 年 10 月第 1 版　2015 年 3 月第 2 次印刷
书　　号：ISBN 978-7-5659-0941-2
定　　价：380.00 元
版权所有，违者必究
（凡属质量问题请与本社发行部联系退换）

# 译校者名单

**主　译**　邓伟民（广州军区广州总医院）
　　　　刘　丰（广州市第一人民医院）

**顾　问**　刘　坚（广州军区广州总医院）
　　　　刘朝晖（广州市第一人民医院）

**主　审**　钦逸仙（Yi-Xian Qin）（美国纽约州立大学石溪分校）
　　　　王海彬（广州中医药大学第一附属医院）

**秘　书**　王俊玲（广州军区广州总医院）

**编译委员会名单**（按姓名汉语拼音排序）

陈柏龄（中山大学附属第一医院）　　　　潘志国（广州军区广州总医院）
陈忠羡（江门市中心医院）　　　　　　　邵　玉（广州军区广州总医院）
邓爱民（广州军区广州总医院）　　　　　宋丹丹（广州军区广州总医院）
邓春华（中山大学附属第一医院）　　　　孙　平（广东药学院附属第一医院）
丁　悦（中山大学附属第二医院）　　　　谭　新（广州军区广州总医院）
段建民（广州军区广州总医院）　　　　　王俊玲（广州军区广州总医院）
何　斌（广东省人民医院）　　　　　　　王蜀燕（广州军区广州总医院）
何　伟（广州中医药大学第一附属医院）　魏秋实（广州军区广州总医院）
黄　莉（广州军区广州总医院）　　　　　袁忠治（北京大学深圳医院）
黄宏兴（广州中医药大学第三附属医院）　曾　荣（广东医学院附属医院）
匡　威（广州军区广州总医院）　　　　　张　鹏（中国科学院深圳先进技术研究院）
楼慧玲（广州市第一人民医院）

**参译者名单**（按姓名汉语拼音排序）

蔡冬梅（中山大学附属第一医院）　　　　陈群群（广州中医药大学第一附属医院）
陈　达（广州中医药大学第一附属医院）　陈思敏（广州军区广州总医院）
陈　鹏（广州中医药大学第一附属医院）　成文翔（中国科学院深圳先进技术研究院）
陈　青（中国科学院深圳先进技术研究院）戴　杰（广州军区广州总医院）
陈　旭（中山大学附属第一医院）　　　　邓禹杰（广州军区广州总医院）
陈雷雷（广州中医药大学第一附属医院）　董路珏（广州中医药大学第一附属医院）

董子翱 （广州军区广州总医院）　　　　　刘琴遥 （广州军区广州总医院）
付朝华 （江门市中心医院）　　　　　　　马应亚 （中国科学院深圳先进技术研究院）
付兆宗 （江门市中心医院）　　　　　　　秦玉幸 （广东省人民医院）
傅光涛 （中山大学附属第二医院）　　　　阮培灿 （广州中医药大学第一附属医院）
葛　辉 （广州中医药大学第一附属医院）　苏海容 （广州军区广州总医院）
郭　承 （广州中医药大学第一附属医院）　孙伟珊 （广州军区广州总医院）
何建东 （广州中医药大学第一附属医院）　唐宏宇 （广州中医药大学第一附属医院）
胡立生 （北京大学深圳医院）　　　　　　田　琦 （广州军区广州总医院）
虎义平 （中国科学院深圳先进技术研究院）汪　洁 （中国科学院深圳先进技术研究院）
黄世金 （广州中医药大学第一附属医院）　吴　微 （广州中医药大学第一附属医院）
黄思敏 （广州军区广州总医院）　　　　　伍丽静 （广州军区广州总医院）
黄思俊 （中山大学附属第二医院）　　　　杨　贞 （广州军区广州总医院）
霍少川 （广州中医药大学第一附属医院）　岳　野 （中国科学院深圳先进技术研究院）
姜冰洁 （广州军区广州总医院）　　　　　曾子全 （广州中医药大学第一附属医院）
雷　平 （广州中医药大学第一附属医院）　张　荣 （广州军区广州总医院）
李广盛 （广东医学院附属医院）　　　　　张　颖 （广州中医药大学第一附属医院）
李金超 （中国科学院深圳先进技术研究院）张朝鸣 （广州中医药大学第一附属医院）
李子祺 （广州中医药大学第一附属医院）　周　驰 （广州中医药大学第一附属医院）
梁启瑶 （广州军区广州总医院）　　　　　周伟君 （广州中医药大学第一附属医院）
林　焘 （中山大学附属第一医院）　　　　朱志伟 （中山大学附属第一医院）

统　筹　王云亭

策　划　黄大海

# 主 译 简 介

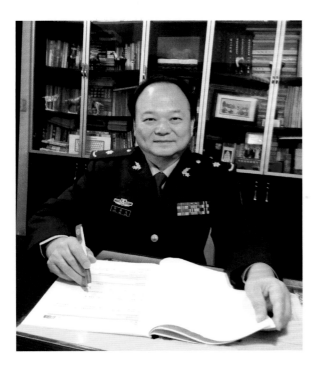

## 邓伟民

男，1959年出生，广东大埔人，医学硕士，广州军区广州总医院华侨楼高级医疗中心主任，主任医师，教授。中国人民解放军第四军医大学及广州中医药大学硕士、博士研究生导师。广州军区广州总医院博士后工作站指导导师。2002—2008年任第一届广东省医学会骨质疏松学分会副主任委员。2008年至今任第二、三届广东省医学会骨质疏松学分会主任委员。2009年至今任广东省医学会常务理事、全国老年病学会骨质疏松学委员会常务委员、中华医学会骨质疏松和骨矿盐疾病分会委员、国家自然科学基金评审专家、国家及广东省科技进步奖评审专家。任《中国骨质疏松杂志》副主编《中华骨质疏松和骨矿盐疾病杂志》编委。

从事骨质疏松症中西医结合临床和实验研究30年，先后承坦国家自然科学基金课题、广东省中医药管理局科研课题、广东省科技计划项目、全军中医药专项科研课题等共20余项。骨质疏松症临床和实验研究课题先后获军队医疗成果奖及省部级科技进步奖二等奖共6项、军队科技进步奖及医疗成果奖三等奖共5项（均为第一研究者）。主编专著7部，参编专著2部，发表骨质疏松症临床和实验研究方面的论文80余篇。2005年获中华人民共和国知识产权局专利1项。先后获军队三等功2次及军队优秀特殊人才岗位津贴4次。

擅长绝经后骨质疏松症、更年期综合征、月经病、不孕症、慢性盆腔炎等妇科疾病的治疗。

# 主 译 简 介

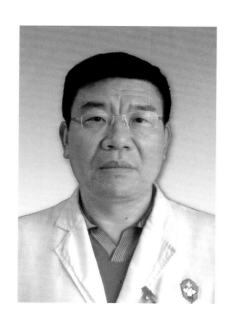

## 刘 丰

男，1963 年出生，安徽阜南人，广州市第一人民医院老年病科主任，教授，主任医师，研究生导师，国家重点学科学科带头人。中华医学会骨质疏松及骨矿盐学会委员，广东省医学会骨质疏松学分会副主任委员，广州市医学会骨质疏松学分会主任委员，中华医学会老年联盟常委，广东省老年医学会常务委员，《中华实用医学杂志》常务编委。

临床工作近 30 年，工作作风细心、扎实、全面，科研工作认真、严谨、准确。临床知识广泛，工作能力强，尤其对老年骨质疏松症、男性骨质疏松症等有较深入的探讨，对老年疾病与骨质疏松的相关性研究较多。同时负责危重病房的临床抢救工作，每年年均抢救各种病人几十例。主持了广州市科委"九五""十五"科技攻关重点项目的研究，广东省卫生厅、省中医药管理局课题多项，中国高血压联盟课题 1 项。先后完成广州市部分地区老年人健康状况调查等相关研究。近年来，先后在国内外各种专业期刊上发表了学术论文 60 余篇，指导研究生 10 多名。

# 主 审 简 介

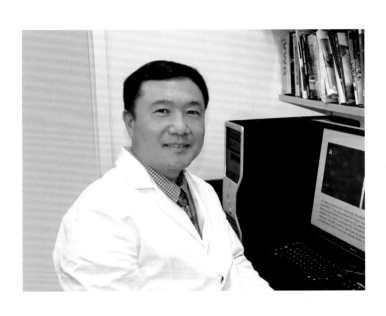

## 钦逸仙

　　男，博士，美国石溪大学（Stony Brook University，又称纽约州立大学石溪分校）生物医学工程系（BME）终身教授，石溪大学骨生物工程研究室主任，纽约州科技与学术研究办公室（NYSTAR）教授，美国医学与生物工程学会（AIMBE）会员，国际宇航科学院（IAA）通讯院士；曾任美国生物医学物理调控学会（SPRBM）会长，美国生物医学工程学会细胞分子生物工程分会（BMES-CMBE）会长，美国生物医学工程学会矫形外科康复工程学会年会主席，国际华人骨研究学会（ICHTS/ICMRS）会长；同时兼任国际骨液流专题会议、国际骨质疏松症和骨研究大会等多个国际学术会议主席与负责人。

　　研究工作主要集中在：肌肉骨骼代谢疾病机制和组织重建与调控，骨外科生物医学工程领域与组织工程修复、动物模型与技术研发，以及太空环境对人体的影响和医学对策。学术成果有助于加深对生理负荷条件下骨骼系统微环境的理解，揭示了物理因素，尤其是骨内的流体刺激和力学负荷，作为生物信号可以调控骨细胞功能和组织的重塑过程。应用共聚焦超声波建立了一种新的检测骨骼三维物理学特性的方法，后者有望成为一种鉴定骨折高危因素的独特的临床技术。这些研究工作直接促进了学界对骨质疏松症病因学的认识，并有可能使超声的物理治疗作用成为一种新的抑制骨丢失的方法。这些研究对保证日益老龄化的人类的健康有重要作用。

　　现任多个科学杂志副主编和编委会成员。已发表论文和参编论著共计100多篇（部）。在骨生物医学工程和组织工程等相关领域拥有8项专利。

# 主 审 简 介

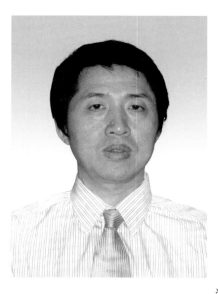

## 王海彬

男，山东郓城人，博士，博士后，教授，硕士生导师。1994 年毕业于山东中医学院骨伤系骨伤专业。1994—1999 年就读于上海中医药大学骨科所及附属曙光医院骨科，获临床骨科学博士学位，导师为石印玉教授；在此期间曾于上海第一医科大学放射所、国家中医管理局重点实验室、上海中医药大学肝病所、上海第二医科大学骨伤所学习。1999—2001 年于广州中医药大学第一附属医院骨科博士后流动站工作，合作导师为袁浩教授。2001 年至今，于广州中医药大学第一附属医院髋关节中心从事临床及科研工作。2002—2003 年于英国南安普敦大学总医院骨科学习，并在瑞士日内瓦大学医学院进修，曾任新加坡总医院骨科 Fellow。现为中华中医药学会骨伤分会会员，广东中医创伤骨科 AO 技术推广基地秘书，广东省中西医结合学会关节病专业委员会秘书，中华中医药学会骨伤科分会股骨头坏死专业学组秘书，广东省医学会骨质疏松分会委员，广东省应急医学技术与装备专业委员会常委，广东省中西医结合学会骨科特色疗法专业委员会常委，广东省人体生物组织工程学会委员，广东省机电设备招标专家，国家自然科学基金课题评审专家。擅长治疗髋、膝关节疾病和小儿骨科疾病，特别在股骨头坏死和膝关节骨性关节炎的诊治方面经验丰富，并进行了深入而前沿的基础研究。先后主持了 4 项国家自然科学基金、5 项省部级基金课题；参与国家级、省级课题 26 项，省中医管理局、厅级课题 18 项。在 SCI 及国家级、省级刊物发表或参编学术论文 70 多篇。

# 中文版序言

经过邓伟民教授组织及八十多位专家的共同努力,《美国骨矿研究学会骨矿盐疾病与代谢性骨病学》的译著正式由北京大学医学出版社出版了。随着现代医学的发展,骨矿盐疾病和代谢平衡的研究不再仅仅是单一临床领域的问题,而涉及了几乎所有医学领域,比如基因组学、生物力学、分子和细胞生物学、材料学、遗传学和影像学,还涉及了社会科学相关学科,如伦理学。此书包括了骨科学研究领域相关的基础和临床研究成果以及最新的发展与展望,提供了一个兼具一定广度和深度的信息与资讯的平台。此书的出版无异于为中国的骨代谢性疾病及相关领域的研究者和学生提供了一个既有扎实的基础、又有近期的研究成果的不可多得的参考书。此书的读者对象不仅是刚入门的学生,对资深的研究者也会有极大的帮助。这也是我在担任国际华人骨研究学会主席期间一直希望能推动和推荐给国内同行的学术专著,对此书最新版译作的出版自然倍感欣慰。

此书是由美国骨矿研究学会(the American Society for Bone and Mineral Research, ASBMR)多年来精心打造的骨科学研究的经典之作,也是该学会除了具有较高影响因子的《骨矿研究杂志》(*The Journal of Bone and Mineral Research*)之外的唯一的学术专著。此书前期版本的主编和副主编包括了多位该学会的前任主席。最新的第 8 版的主编是 Clifford J. Rosen 教授,汇集了 218 位专家精心贡献的 124 章。这本书共包含了 11 个骨科学研究领域,其中包括细胞分子学和基因学基础、骨与肌肉生理学、骨矿盐调控和平衡以及代谢性骨疾病基础。此书的一大特点是:基础理论与临床紧密相关,相关领域包括了骨质疏松症、骨矿盐失调疾病、癌症与骨病、硬化和不典型增生性骨病、口腔颌面生理和病理以及骨矿物质电解质平衡与相关疾病的关系。此书还包括了骨质疏松症的诊断与管理以及相关的国际标准。这些内容为广大研究者与读者准确和系统地描述了现代医学在骨科学研究领域的基础理论、应用和发展。

骨代谢与骨伤科的研究在中国其实早就有了深入发展。早在古代就有了"肾主骨"的理论,骨伤科的发展也有相当的基础并在临床上有着广泛的应用。随着中国医学的发展及与国际接轨,近十多年来,骨代谢疾病的研究在中国有了长足的发展。进一步引进、消化和融合具有国际先进水准的研究方法和先进的科学理论可以进一步促进中国的骨科学的研究和发展,这也是本书出版的目的。

路漫漫其修远兮,吾将上下而求索。中国的骨矿盐失调和代谢性骨疾病研究已经有了一个良好的开端,相信并希望此书的翻译出版能给国内的同行提供一个较好的参考平台,并进一步促进该学科的发展。此书为关注骨骼健康和相关疾病防治的读者和研究者提供了既包含了坚实基础又有更新的资讯的参考书。再次祝贺这本书的出版,并让我们共同为中国骨科学研究和进一步发展作出贡献!

钦逸仙(Yi-Xian Qin)

于纽约

2014 年 9 月

# 译 者 前 言

　　中国是一个人口大国，人口结构老龄化是中国的临床医生和科研工作者目前共同面临的严峻考验，其中由于各种原因引起的骨代谢类疾病尤为常见，特别是骨质疏松症以及因骨质疏松而并发的骨折发病率正逐年攀升，所以对各类骨代谢及骨矿盐相关疾病的诊断、预防和治疗都是非常重要的。

　　本书的英文原著是由美国骨矿研究学会（ASBMR）汇集 200 多位骨矿盐界的专家学者共同编著，包含 11 个部分，共 124 个章节，涉及骨代谢的生理及病理过程、骨矿盐疾病的临床及基础研究，以及各类骨病的诊断与管理的国际标准等，是一部集临床和科研之大成的实用型著作。我们很荣幸能够承担其最新一版（第 8 版）的翻译工作，并将其介绍给中国的广大临床医生和从事骨病相关研究工作的科研工作者，相信它会对中国的同行们起到很好的参考、推动和启发作用。我们希望见到中国的医学与世界接轨、碰撞，共同切磋新的诊疗技术和治疗方法，一同推动骨骼健康和相关疾病的防治。

　　本书的翻译工作由从事骨科学、内分泌学、妇产科学、老年医学、放射医学、泌尿科学、口腔科学、肿瘤学以及基础科研等一线工作的专家和青年学者共同完成。感谢钦逸仙教授（Prof. Yi-Xian Qin）和王海彬教授对本书的全面审校，感谢各位译者的艰辛努力。在翻译的过程中，深感自己业务水平有限，虽多方请教相关专业人士，但在某些问题的阐述上恐怕仍难免偏颇，敬请有识之人批评指正！

邓伟民

2014 年 9 月

# 原著第 8 版前言

欢迎阅读《美国骨矿研究学会骨矿盐疾病与代谢性骨病学》第 8 版，前几版的忠实读者们将在这一版的读本中，继续发现临床骨骼疾病的最新摘要，以及关于骨骼发育、重塑、病理生理失调的综述。同以前七版读本一样，第 8 版读本将深入讨论关于钙、磷和维生素 D 的最新研究进展。新读者们则将在这一版的读本中了解大量与循证医学相关的信息。本书提供了大量实用的表格、参考文献、数据和插图。而且，在这一版中，许多数据和插图首次以彩图的形式出现。

着重指出的是，第 8 版增加了 1/3 的内容，新增章节主要探讨骨骼与人体其他系统、组织之间的相互影响，包括血液系统、肌肉组织、代谢系统和神经系统。新版读本全面更新了关于骨骼是一个器官系统的基本综述。与前几版读本一样，本书的作者们都是各自领域的佼佼者，正是他们的努力钻研，使得本书价值非凡。

我们邀请 Toby Kahn 先生绘制了一幅精美的骨骼图像，作为本书的封面以飨读者。他的作品提醒我们，自从上一版读本出版以来，与体内矿物质平衡一样，成骨细胞已经成为骨骼重塑过程中的主要调控因素。

谨以此书第 8 版纪念我们领域的巨擘——Larry Raisz 博士，是他领导并激励我们，使此书得以成为关于骨的启蒙教材。

Clifford J. Rosen, MD

# ASBMR 主席序言

---

  美国骨矿研究学会很荣幸为您推出这一全面修订、及时更新、内容丰富的第 8 版《美国骨矿研究学会骨矿盐疾病与代谢性骨病学》。Clifford J. Rosen 博士再次担任本书的主编，此读本专业视野更广、研究更加深入。第 8 版中增加了全新章节"骨与其他组织的相关性"。除了内容更加完善，第 8 版在设计上也充分考虑了读者需求。许多全彩图是首次使用，布局也进行了调整，使读者接受信息更为简单。对于此版专业内容的把握，Clifford J. Rosen 博士和他的编辑团队一如既往地坚持了严格的高标准，以确保此读本继续成为骨健康领域的权威参考书。

  除了这些变化以外，新版读本还有配套网站 www. asbmrprimer.com，为研究人员、教师、临床医生和学生提供了大量有意义的补充资料，极好地支持与扩充了本书内容。

  新版读本在致力于与时俱进、不断完善的同时，也延续保留了前面版本的精华内容。谨对为此版读本顺利面世作出贡献的所有人员表示深深的感谢。

Lynda F. Bonewald, PhD

美国骨矿研究学会主席

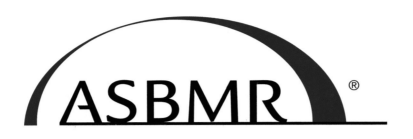

# 我们致力于保持骨骼终身健康的探索研究

美国骨矿研究学会（The American Society for Bone and Mineral Research, ASBMR）是全球广大骨骼与矿物质研究者和临床医生的家园。我们的 4000 名成员在全球 60 多个国家展开工作，他们是多学科领域的专家，包括内分泌学、细胞生物学、整形外科学、风湿病学、内科学、生理学、流行病学、生物力学等。

ASBMR 的使命是不断提高骨骼与矿物质研究水平，形成完整的基础与临床学科体系，促进理论研究成果转化为临床实践技术。30 多年来，我们一直秉承创新、包容的学会宗旨，营造鼓舞人心的积极氛围，鼓励研究人员和临床医生探讨最新的研究成果。

学会的工作紧紧围绕以下几个主要战略目标来开展：

- 提升认识　作为骨骼健康和疾病的权威，帮助健康专业人士和公众认知骨骼疾病和骨研究工作的重要性

- 促进前沿研究　通过促进研究人员跨学科合作，提供研究资助，呼吁筹措基金支持等方式，推动关于骨骼和矿物质的前沿研究

- 与美国国立卫生研究院交流　加强交流，发现并引导基础、临床及转化医学研究的最新方向

- 支持青年研究者　为其提供继续教育、研究资助、专业的网络交流和辅导机会

　　欲获得更多学会信息与大量学习和交流的机会，请立即登录 www.asbmr.com。

# 原著者名单

**John S. Adams, MD**
Departments of Orthopaedic Surgery, Medicine and
  Molecular Cell and Developmental Biology
University of California-Los Angeles
Los Angeles, California, USA

**Judith E. Adams, MD**
Department of Clinical Radiology
Manchester Academic Health Science Centre
Central Manchester University Hospitals NHS
  Foundation Trust
The Royal Infirmary
Manchester, UK

**Yasemin Alanay, MD, PhD**
Pediatric Genetics Unit
Department of Pediatrics
Acibadem University School of Medicine
Istanbul, Turkey

**Maria Almeida**
Division of Endocrinology and Metabolism
Center for Osteoporosis and Metabolic Bone Diseases
University of Arkansas for Medical Sciences
and the Central Arkansas Veterans Healthcare System
Little Rock, Arkansas, USA

**Hala M. Alshayeb, MD**
Division of Nephrology
Department of Medicine
Hashemite University
Zarqa, Jordan

**Andrew Arnold, MD**
Center for Molecular Medicine and Division of
  Endocrinology and Metabolism
University of Connecticut School of Medicine
Farmington, Connecticut, USA

**Emilio Arteaga-Solis, MD, PhD**
Pediatrics Pulmonary Division
Department of Pediatrics
Columbia University College of Physician and Surgeons
New York, New York, USA

**John R. Asplin, MD, FASN**
Litholink Corporation
and Department of Medicine
University of Chicago Pritzker School of Medicine
Chicago, Illinois, USA

**Itai Bab**
Bone Laboratory
The Hebrew University of Jerusalem
Jerusalem, Israel

**Yangjin Bae**
Departments of Molecular and Human Genetics
Baylor College of Medicine
Texas Children's Hospital
Houston, Texas, USA

**Paul Baldock, PhD**
Bone and Mineral Research Program
Garvan Institute of Medical Research
St. Vincent's Hospital
Sydney, Australia

**Murat Bastepe, MD, PhD**
Endocrine Unit
Department of Medicine
Massachusetts General Hospital
Harvard Medical School
Boston, Massachusetts, USA

**Ted A. Bateman**
Departments of Biomedical Engineering and Radiation
  Oncology
University of North Carolina
Chapel Hill, North Carolina, USA

**Douglas C. Bauer, MD**
Departments of Medicine and Epidemiology and
  Biostatistics
University of California, San Francisco
San Francisco, California, USA

**William A. Bauman, MD**
Department of Veterans Affairs Rehabilitation Research
  and Development Service
National Center of Excellence for the Medical
  Consequences of Spinal Cord Injury
and Medical Service
James J. Peters Veterans Affairs Medical Center
Bronx, New York, USA
Departments of Medicine and Rehabilitation Medicine
The Mount Sinai School of Medicine
New York, New York, USA

**Paolo Bianco**
Dipartimento di Medicina Molecolare
Universita' La Sapienza
Rome, Italy

**Daniel Bikle, MD, PhD**
Department of Medicine
Division of Endocrinology
VA Medical Center and
University of California, San Francisco
San Francisco, California, USA

**John P. Bilezikian**
Division of Endocrinology
Department of Medicine
College of Physicians and Surgeons
Columbia University
New York, New York, USA

**Heike A. Bischoff-Ferrari, MD, DrPH**
Centre on Aging and Mobility
University of Zurich, Switzerland
Jean Mayer USDA Human Nutrition
Research Center on Aging
Tufts University
Boston, Massachusetts, USA

**Nick Bishop, MB, ChB, MRCP, MD, FRCPCH**
Academic Unit of Child Health
Department of Human Metabolism
University of Sheffield
Sheffield Children's Hospital
Sheffield, UK

**Harry C. Blair**
The Pittsburgh VA Medical Center
and Departments of Pathology and of Cell Biology
University of Pittsburgh School of Medicine
Pittsburgh, Pennsylvania, USA

**Glen Blake, PhD**
Osteoporosis Research Unit
King's College London
Guy's Campus
London, UK

**Robert D. Blank, MD, PhD**
Division of Endocrinology
Department of Medicine
Medical College of Wisconsin
Milwaukee, Wisconsin, USA

**Amy E. Bobrowski, MD, MSCI**
Feinberg School of Medicine
Northwestern University
Chicago, Illinois, USA

**Jean-Jacques Body, MD, PhD**
University Hospital Brugmann
Université Libre de Bruxelles (U.L.B.) Internal Medicine
Brussels, Belgium

**Lynda F. Bonewald, PhD**
Department of Oral Biology
University of Missouri at Kansas City School of
  Dentistry
Kansas City, Missouri, USA

**Adele L. Boskey, PhD**
Research Division
Hospital for Special Surgery
and Department of Biochemistry and Graduate Field of
  Physiology, Biophysics, and Systems Biology
Cornell University Medical and Graduate Medical
  Schools
New York, New York, USA

**Roger Bouillon, MD, PhD, FRCP**
Department of Endocrinology
KU Leuven
Gasthuisberg, Belgium

**Brendan F. Boyce, MBChB**
Department of Pathology and Laboratory Medicine and
The Center for Musculoskeletal Research
University of Rochester Medical Center
Rochester, New York, USA

**Nathalie Bravenboer, PhD**
Department of Clinical Chemistry
VU University Medical Center
Amsterdam, The Netherlands

**Edward M. Brown, MD**
Division of Endocrinology, Diabetes and Hypertension
Brigham and Women's Hospital and Harvard Medical
  School
Boston, Massachusetts, USA

**Øyvind S. Bruland, MD, PhD**
Institute of Clinical Medicine, University of Oslo
Department of Oncology, The Norwegian Radium
  Hospital
Oslo University Hospital
Oslo, Norway

**David A. Bushinsky, MD**
Nephrology Division
University of Rochester School of Medicine and
  Dentistry
Rochester, New York, USA

**Laura M. Calvi, MD**
Endocrine Metabolism Division
Department of Medicine
University of Rochester School of Medicine and
  Dentistry
Rochester, New York, USA

**Christopher P. Cardozo, MD**
Department of Veterans Affairs Rehabilitation Research
  and Development Service
National Center of Excellence for the Medical
  Consequences of Spinal Cord Injury,
and Medical Service
James J. Peters Veterans Affairs Medical Center
Bronx, New York, USA
Departments of Medicine and Rehabilitation Medicine
The Mount Sinai School of Medicine
New York, New York, USA

**Thomas O. Carpenter, MD**
Yale University School of Medicine
New Haven, Connecticut, USA

**Jacqueline R. Center, MBBS, MS (epi), PhD, FRACP**
Osteoporosis and Bone Biology
Garvan Institute of Medical Research
St. Vincent's Hospital Clinical School
Department of Medicine
University of NSW
Sydney, Australia

**Edward Chow, MBBS, MSc, PhD, FRCPC**
Department of Radiation Oncology
University of Toronto
Sunnybrook Research Institute
Odette Cancer Centre
Sunnybrook Health Sciences Centre
Toronto, Ontario, Canada

**Sylvia Christakos, PhD**
Department of Biochemistry and Molecular Biology
UMDNJ–New Jersey Medical School
Newark, New Jersey, USA

**Blaine A. Christiansen, PhD**
Department of Orthopaedic Surgery
University of California
Davis Medical Center
Sacramento, California, USA

**Yong-Hee P. Chun, DDS, MS, PhD**
Department of Periodontics
University of Texas Health Science Center at San
   Antonio
San Antonio, Texas, USA

**Roberto Civitelli, MD**
Division of Bone and Mineral Diseases
Department of Internal Medicine
Musculoskeletal Research Center
Washington University in St. Louis
St. Louis, Missouri, USA

**Gregory A. Clines, MD, PhD**
Department of Medicine
Division of Endocrinology, Diabetes, and Metabolism
University of Alabama at Birmingham
and Veterans Affairs Medical Center
Birmingham, Alabama, USA

**Denis R. Clohisy**
Department of Orthopaedic Surgery and Masonic
   Cancer Center
University of Minnesota School of Medicine
Minneapolis, Minnesota, USA

**Adi Cohen, MD, MHSc**
Division of Endocrinology
Department of Medicine
College of Physicians and Surgeons
Columbia University
New York, New York, USA

**Michael T. Collins, MD**
Skeletal Clinical Studies Unit
Craniofacial and Skeletal Diseases Branch
National Institute of Dental and Craniofacial Research
National Institutes of Health
Department of Health and Human Services
Bethesda, Maryland, USA

**Juliet E. Compston, MD, FRCP, FRCPath, FMedSci**
Department of Medicine
University of Cambridge
Cambridge, UK

**Gary J.R. Cook, MBBS, MSc, MD, FRCR, FRCP**
Division of Imaging Sciences and Biomedical
   Engineering
Kings College London
London, UK

**Cyrus Cooper, MA, DM, FRCP, FFPH, FMedSci**
The MRC Lifecourse Epidemiology Unit
University of Southampton
Southampton General Hospital
Southampton, UK

**Felicia Cosman**
Columbia College of Physicians and Surgeons
Columbia University
Clinical Research Center
Helen Hayes Hospital
West Haverstraw
New York, New York, USA

**Natalie E. Cusano**
Division of Endocrinology
Department of Medicine
College of Physicians and Surgeons
Columbia University
New York, New York, USA

**Terry F. Davies, MBBS, MD, FRCP, FACE**
The Mount Sinai Bone Program
Department of Medicine
Mount Sinai School of Medicine
New York, New York, USA

**Bess Dawson-Hughes, MD**
Jean Mayer USDA Human Nutrition
   Research Center on Aging
Tufts University
Boston, Massachusetts, USA

**David J.J. de Gorter, PhD**
Institute for Molecular Cell Biology
University of Münster
Münster, Germany

**Marie Demay, MD**
Endocrine Unit
Massachusetts General Hospital and Harvard Medical
   School
Boston, Massachusetts, USA

**Elaine Dennison, MA, MB, BChir, MSc, PhD**
The MRC Lifecourse Epidemiology Unit
University of Southampton
Southampton General Hospital
Southampton, UK

**Matthew T. Drake, MD, PhD**
Department of Internal Medicine
Division of Endocrinology
College of Medicine
Mayo Clinic
Rochester, Minnesota, USA

**Patricia Ducy, PhD**
Department of Pathology and Cell Biology
Columbia University Medical Center
New York, New York, USA

**Richard Eastell, MD, FRCP, FRCPath, FMedSci**
Department of Human Metabolism
University of Sheffield
Sheffield, UK

**Peter R. Ebeling, MD, FRACP**
Australian Institute for Musculoskeletal Science
NorthWest Academic Centre
The University of Melbourne
Western Health
St. Albans, Victoria, Australia

**Michael J. Econs, MD, FACP, FACE**
Endocrinology and Metabolism
Medicine and Medical and Molecular Genetics
Indiana University School of Medicine
Indianapolis, Indiana, USA

**Paul C. Edwards, MSc, DDS, FRCD(C)**
Department of Periodontics and Oral Medicine
School of Dentistry
University of Michigan
Ann Arbor, Michigan, USA

**Thomas A. Einhorn, MD**
Department of Orthopaedic Surgery
Boston University Medical Center
Boston, Massachusetts, USA

**Florent Elefteriou, PhD**
Vanderbilt Center for Bone Biology
Vanderbilt University Medical Center
Nashville, Tennessee, USA

**William J. Evans, PhD**
Muscle Metabolism DPU
GlaxoSmithKline
Research Triangle Park, North Carolina, USA

**Murray J. Favus, MD**
Section of Endocrinology, Diabetes, and Metabolism
The University of Chicago
Chicago, Illinois, USA

**Ignac Fogelman**
Division of Imaging Sciences and Biomedical
  Engineering
Kings College London
London, UK

**Mark R. Forwood, PhD**
School of Medical Science and Griffith Health Institute
Griffith University
Gold Coast, Australia

**Peter A. Friedman**
University of Pittsburgh
Pittsburgh, Pennsylvania, USA

**Benjamin J. Frisch, PhD**
Wilmot Cancer Center
University of Rochester School of Medicine and
  Dentistry
Rochester, New York, USA

**J. Christopher Gallagher, MD, MRCP**
Creighton University Medical School
Omaha, Nebraska, USA

**Harry K. Genant, MD, FACR, FRCR**
Radiology, Medicine and Orthopedic Surgery
University of California
San Francisco, California, USA

**Francis H. Glorieux, OC, MD, PhD**
Genetics Unit
Shriners Hospital for Children–Canada and McGill
  University
Montreal, Quebec, Canada

**C.C. Glüer**
Sektion Biomedizinische Bildgebung
Klinik für Diagnostische Radiologie
Universitätsklinikum Schleswig-Holstein
Campus Kiel
Kiel, Germany

**Gopinath Gnanasegaran**
Department of Nuclear Medicine
Guy's and St. Thomas' NHS Foundation Trust
London, UK

**Deborah T. Gold, PhD**
Departments of Psychiatry and Behavioral Sciences,
  Sociology, and Psychology and Neuroscience
Duke University Medical Center
Durham, North Carolina, USA

**Steven R. Goldring, MD**
Hospital for Special Surgery
Weill Medical College of Cornell University
New York, New York, USA

**David Goltzman, MD**
Departments of Medicine and Physiology
McGill University
Montreal, Canada

Susan L. Greenspan, MD, FACP
Divisions of Geriatrics, Endocrinology and Metabolism
Department of Medicine
University of Pittsburgh School of Medicine
Pittsburgh, Pennsylvania, USA

James F. Griffith, MB, BCh, BAO, MD, MRCP (UK),
  FRCR
Department of Imaging and Interventional Radiology
The Chinese University of Hong Kong
Hong Kong, China

Monica Grover, MD
Department of Molecular and Human Genetics
Baylor College of Medicine
Houston, Texas, USA

Theresa A. Guise, MD
Department of Medicine
Division of Endocrinology
Indiana University School of Medicine
Indianapolis, Indiana, USA

Neveen A.T. Hamdy
Department of Endocrinology and Metabolic Diseases
Leiden University Medical Center
Leiden, The Netherlands

Nicholas Harvey, MA, MB, BChir, MRCP, PhD
The MRC Lifecourse Epidemiology Unit
University of Southampton
Southampton General Hospital
Southampton, UK

Robert P. Heaney, MD
Creighton University
Omaha, Nebraska, USA

Charles Hildebolt, DDS, PhD
Mallinckrodt Institute of Radiology
Washington University in St. Louis
St. Louis, Missouri, USA

Steven P. Hodak, MD
Division of Endocrinology and Metabolism
The University of Pittsburgh School of Medicine
Pittsburgh, Pennsylvania, USA

Ingrid A. Holm, MD, MPH
Children's Hospital Boston
Manton Center for Orphan Disease Research
Harvard Medical School
Boston, Massachusetts, USA

Mara J. Horwitz, MD
Division of Endocrinology and Metabolism
The University of Pittsburgh School of Medicine
Pittsburgh, Pennsylvania, USA

Keith A. Hruska, MD
Division of Pediatric Nephrology
Department of Pediatrics, Medicine and Cell Biology
Washington University
St. Louis, Missouri, USA

Christina Jacobsen, MD, PhD
Divisions of Endocrinology and Genetics
Boston Children's Hospital
Harvard Medical School
Boston, Massachusetts, USA

Suzanne M. Jan de Beur, MD
Division of Endocrinology and Metabolism
Department of Medicine
The Johns Hopkins School of Medicine
Baltimore, Maryland, USA

Robert L. Jilka, PhD
Division of Endocrinology and Metabolism
Center for Osteoporosis and Metabolic Bone Diseases
University of Arkansas for Medical Sciences
Central Arkansas Veterans Healthcare System
Little Rock, Arkansas, USA

Rachelle W. Johnson
Department of Veterans Affairs
Tennessee Valley Healthcare System
and Vanderbilt Center for Bone Biology
and Department of Cancer Biology
Vanderbilt University
Nashville, Tennessee, USA

Graeme Jones, MBBS, FRACP, MD
Menzies Research Institute Tasmania
University of Tasmania
Hobart, Tasmania, Australia

Stefan Judex, PhD
Department of Biomedical Engineering
Stony Brook University
Stony Brook, New York, USA

Harald Jüppner, MD
Endocrine Unit and Pediatric Nephrology Unit
Departments of Medicine and Pediatrics
Harvard Medical School
Massachusetts General Hospital
Boston, Massachusetts, USA

John A Kanis
WHO Collaborating Centre for Metabolic Bone
  Diseases
University of Sheffield Medical School
Sheffield, UK

Frederick S. Kaplan, MD
Departments of Orthopaedic Surgery and Medicine
Center for Research in FOP and Related Disorders
Perelman School of Medicine at The University of
  Pennsylvania
Philadelphia, Pennsylvania, USA

Gerard Karsenty, MD, PhD
Department of Genetics and Development
Columbia University
New York, New York, USA

Moustapha Kassem, MD, PhD, DSc
Department of Endocrinology
University Hospital of Odense
Odense, Denmark

Richard W. Keen, MD, PhD
Institute of Orthopaedics and Musculoskeletal Sciences
Royal National Orthopaedic Hospital
Brockley Hill
Stanmore
Middlesex, UK

Luluel M. Khan
University of Toronto
Department of Radiation Oncology
Odette Cancer Centre
Sunnybrook Health Sciences Centre
Toronto, Ontario, Canada

Sundeep Khosla, MD
Department of Internal Medicine
Division of Endocrinology
College of Medicine
Mayo Clinic
Rochester, Minnesota, USA

Douglas P. Kiel, MD, MPH
Institute for Aging Research
Hebrew SeniorLife
Department of Medicine
Harvard Medical School
Boston, Massachusetts, USA

Keith L. Kirkwood, DDS, PhD
Department of Craniofacial Biology
The Center for Oral Health Research
Medical University of South Carolina
Charleston, South Carolina, USA

Michael Kleerekoper, MBBS, FACB, FACP, MACE
Department of Medicine, Division of Endocrinology
University of Toledo Medical College
Toledo, Ohio, USA

Gordon L. Klein, MD, MPH
Department of Orthopaedic Surgery
University of Texas Medical Branch
Galveston, Texas, USA

John Klingensmith, PhD
Department of Cell Biology
Duke University Medical Center
Durham, North Carolina, USA

Stephen J. Knohl, MD
Department of Medicine Division of Nephrology
State University of New York Upstate Medical
  University
Syracuse, New York, USA

Scott L. Kominsky, PhD
Departments of Orthopaedic Surgery and Oncology
Johns Hopkins University School of Medicine
Baltimore, Maryland, USA

Christopher S. Kovacs, MD, FRCPC, FACP, FACE
Faculty of Medicine–Endocrinology
Health Sciences Centre
Memorial University of Newfoundland
St. John's, Newfoundland, Canada

Paul H. Krebsbach, DDS, PhD
Department of Biologic and Materials Sciences
School of Dentistry
The University of Michigan
Ann Arbor, Michigan, USA

Henry M. Kronenberg, MD
Endocrine Unit
Massachusetts General Hospital
and Harvard Medical School
Boston, Massachusetts, USA

Craig B. Langman, MD
Feinberg School of Medicine
Northwestern University
Chicago, Illinois, USA

Brendan Lee, MD, PhD
Howard Hughes Medical Institute
Department of Molecular and Human Genetics
Baylor College of Medicine
Houston, Texas, USA

Mary G. Lee, DMD, MSD
Department of Craniofacial Biology
and the Center for Oral Health Research
Medical University of South Carolina
Charleston, South Carolina, USA

Michael A. Levine, MD, FAAP, FACP, FACE
Division of Endocrinology and Diabetes
The Children's Hospital of Philadelphia and
  Department of Pediatrics
University of Pennsylvania Perelman School of
  Medicine
Philadelphia, Pennsylvania, USA

Paul Lips, MD, PhD
Department of Internal Medicine/Endocrinology
VU University Medical Center
Amsterdam, The Netherlands

David G. Little, MBBS, FRACS(Orth), PhD
Paediatrics and Child Health
University of Sydney
Orthopaedic Research and Biotechnology
The Children's Hospital at Westmead
Westmead, Australia

Shane A.J. Lloyd
Department of Orthopaedics and Rehabilitation
Division of Musculoskeletal Sciences
The Pennsylvania State University College of Medicine
Hershey, Pennsylvania, USA

Karen M. Lyons, PhD
UCLA Orthopaedic Hospital
Department of Orthopaedic Surgery
Department of Molecular, Cell & Developmental
  Biology
University of California
Los Angeles, California, USA

Sharmila Majumdar, PhD
Department of Radiology and Biomedical Imaging
and Orthopedic Surgery UCSF
and Department of Bioengineering UC Berkeley
San Francisco, California, USA

Stavros C. Manolagas, MD, PhD
Division of Endocrinology and Metabolism
Center for Osteoporosis and Metabolic Bone Diseases
University of Arkansas for Medical Sciences
and the Central Arkansas Veterans Healthcare System
Little Rock, Arkansas, USA

Joan C. Marini, MD, PhD
National Institute of Child Health and Human
  Development
Bone and Extracellular Matrix Branch
National Institutes of Health
Bethesda, Maryland, USA

T. John Martin, MD, DSc
St. Vincent's Institute of Medical Research
University of Melbourne Department of Medicine
Melbourne, Australia

Stephen J. Marx, MD
Genetics and Endocrinology Section
Metabolic Diseases Branch
National Institute of Diabetes and Digestive and
  Kidney Diseases
National Institutes of Health
Bethesda, Maryland, USA

Maiko Matsui, BSc
Department of Cell Biology
Duke University Medical Center
Durham, North Carolina, USA

Hani H. Mawardi, BDS, DMSc
Division of Oral Medicine
King Abdulaziz University
Faculty of Dentistry
Jeddah, Saudi Arabia

Laurie K. McCauley, DDS, MS, PhD
University of Michigan
School of Dentistry
Ann Arbor, Michigan, USA

Michael R. McClung
Oregon Osteoporosis Center
Portland, Oregon, USA

Lisa K. Micklesfield, PhD
MRC/Wits Developmental Pathways for Health
  Research Unit
Department of Paediatrics
Faculty of Health Sciences
University of the Witwatersrand
Johannesburg, South Africa

Paul D. Miller, MD, FACP
University of Colorado Health Sciences Center
Colorado Center for Bone Research
Lakewood, Colorado, USA

Thimios Mitsiadis, DDS, MS, PhD
Institute of Oral Biology
Department of Orofacial Development & Regeneration,
  ZZM
Department of Medicine
University of Zurich
Zurich, Switzerland

Elise F. Morgan, PhD
Department of Mechanical Engineering
Boston University
Boston, Massachusetts, USA

Tuan V. Nguyen
Osteoporosis and Bone Biology Research Program
Garvan Institute of Medical Research
Sydney, Australia

Robert A. Nissenson, PhD
Endocrine Research Unit
VA Medical Center
Departments of Medicine and Physiology
University of California
San Francisco, California, USA

Shane A. Norris, PhD
MRC/Wits Developmental Pathways for Health
  Research Unit
Department of Paediatrics
Faculty of Health Sciences
University of the Witwatersrand
Johannesburg, South Africa

Patrick W. O'Donnell, MD, PhD
Center for Musculoskeletal Oncology
Department of Orthopaedic Surgery
Markey Cancer Center
University of Kentucky
Lexington, Kentucky, USA

Eric S. Orwoll
Oregon Health and Science University
Portland, Oregon, USA

Petros Papagerakis, DDS, MS, PhD
Department of Orthodontics and Pediatric Dentistry
Center for Organogenesis
Center for Computational Medicine and Bioinformatics
Schools of Dentistry and Medicine
University of Michigan
Ann Arbor, Michigan, USA

Socrates E. Papapoulos, MD, PhD
Department of Endocrinology and Metabolic Diseases
Leiden University Medical Center
Leiden, The Netherlands

John M. Pettifor, MBBCh, PhD
MRC/Wits Developmental Pathways for Health
  Research Unit
Department of Paediatrics
Faculty of Health Sciences
University of the Witwatersrand
Johannesburg, South Africa

Robert J. Pignolo, MD, PhD
Center for Research in FOP and Related Disorders
Department of Orthopaedic Surgery
The University of Pennsylvania School of Medicine
Philadelphia, Pennsylvania, USA

L. Darryl Quarles
Division of Nephrology
Department of Medicine
University of Tennessee Health Science Center
Memphis, Tennessee, USA

Manoj Ramachandran, BSc, MBBS, MRCS, FRCS
The Royal London and St. Bartholomew's Hospitals
Barts Health NHS Trust
Barts and The London School of Medicine and
  Dentistry
Queen Mary
University of London
London, England

Francesco Ramirez, PhD
Department of Pharmacology and Systems
  Therapeutics
Mount Sinai School of Medicine
New York, New York, USA

Robert R. Recker, MD, MACP, FACE
Department of Medicine
Section of Endocrinology
Osteoporosis Research Center
Creighton University Medical Center
Omaha, Nebraska, USA

Ian R. Reid, MBChB, MD, FRACP
Department of Medicine
University of Auckland
Auckland, New Zealand

Mara Riminucci
Dipartimento di Medicina Molecolare
Universita' La Sapienza
Rome, Italy

David L. Rimoin, MD, PhD*
Medical Genetics Institute
Cedars-Sinai Medical Center
Los Angeles, California, USA

René Rizzoli, MD
Division of Bone Diseases
Department of Internal Medicine Specialties
Geneva University Hospital and Faculty of Medicine
Geneva, Switzerland

Pamela Gehron Robey
Craniofacial and Skeletal Diseases Branch
National Institute of Dental and Craniofacial Research
National Institutes of Health
Department of Health and Human Services
Bethesda, Maryland, USA

G. David Roodman
Division of Hematology/Oncology
Indiana University School of Medicine
Indianapolis, Indiana, USA

Clifford J. Rosen, MD
Tufts University School of Medicine
Maine Medical Center Research Institute
Scarborough, Maine, USA

Vicki Rosen, PhD
Department of Developmental Biology
Harvard School of Dental Medicine
Boston, Massachusetts, USA

F. Patrick Ross
Department of Pathology and Immunology
Washington University School of Medicine
St. Louis, Missouri, USA

Clinton T. Rubin, PhD
Department of Biomedical Engineering
Stony Brook University
Stony Brook, New York, USA

Janet Rubin, MD
Department of Medicine
University of North Carolina School of Medicine
Chapel Hill, North Carolina, USA

Mishaela R. Rubin, MD
Division of Endocrinology
Department of Medicine
Columbia University College of Physicians
New York, New York, USA

Mary D. Ruppe, MD
Department of Medicine
Division of Endocrinology
The Methodist Hospital
Houston, Texas, USA

Lynn Y. Sakai
Department of Biochemistry and Molecular Biology
Oregon Health and Science University
Shriners Hospital for Children
Portland, Oregon, USA

Kyu Sang Joeng, PhD
Department of Molecular and Human Genetics
Baylor College of Medicine
Houston, Texas, USA

*Deceased.

**Anne L. Schafer, MD**
Department of Medicine
University of California, San Francisco
San Francisco, California, USA

**Steven J. Scheinman, MD**
The Commonwealth Medical College
Scranton, Pennsylvania, USA

**Ego Seeman, BSc, MBBS, FRACP, MD**
Department of Endocrinology and Medicine
Repatriation Campus
Austin Health
University of Melbourne
Melbourne, Australia

**Michael Seifert, MD**
Division of Pediatric Nephrology
Department of Pediatrics
Washington University and Southern Illinois
   University
St. Louis, Missouri, USA

**Gerhard Sengle**
Department of Biochemistry and Molecular Biology
Oregon Health and Science University
and Shriners Hospital for Children
Portland, Oregon, USA

**Elizabeth Shane**
Division of Endocrinology
Department of Medicine
College of Physicians and Surgeons
Columbia University
New York, New York, USA

**Sue Shapses, PhD**
Department of Nutritional Sciences
Rutgers University
Newark, New Jersey, USA

**Nicholas Shaw, MBChB, FRCPCH**
Department of Endocrinology
Birmingham Children's Hospital
Birmingham, West Midlands, UK

**Yiping Shen, PhD**
Boston Children's Hospital
Harvard Medical School
Boston, Massachusetts, USA
Shanghai Jiaotong University School of Medicine
Shanghai, China

**Dolores Shoback, MD**
University of California, San Francisco
Endocrine Research Unit
San Francisco VA Medical Center
San Francisco, California, USA

**Eileen M. Shore, PhD**
Departments of Orthopaedic Surgery and Genetics
Center for Research in FOP and Related Disorders
Perelman School of Medicine at the University of
   Pennsylvania
Philadelphia, Pennsylvania, USA

**Rebecca Silbermann, MD**
Indiana University School of Medicine
Indianapolis, Indiana, USA

**Shonni J. Silverberg, MD**
Division of Endocrinology
Department of Medicine
College of Physicians and Surgeons
Columbia University
New York, New York, USA

**James P. Simmer, DDS, PhD**
Department of Biological and Materials Sciences
University of Michigan School of Dentistry
Ann Arbor, Michigan, USA

**Ethel S. Siris, MD**
Columbia University Medical Center
New York Presbyterian Hospital
New York, New York, USA

**Julie A. Sterling, PhD**
Department of Veterans Affairs
Tennessee Valley Healthcare System
and Vanderbilt Center for Bone Biology
Department of Medicine/Clinical Pharmacology
Vanderbilt University
Nashville, Tennessee, USA

**Andrew F. Stewart, MD**
Diabetes Obesity and Metabolism Institute
Icahn School of Medicine at Mount Sinai
New York, New York, USA

**Deeptha Sukumar, PhD**
Department of Nutritional Sciences
Rutgers University
Newark, New Jersey, USA

**Li Sun**
The Mount Sinai Bone Program
Department of Medicine
Mount Sinai School of Medicine
New York, New York, USA

**Pawel Szulc, MD, PhD**
INSERM
Université de Lyon
Lyon, France

**Shu Takeda, MD, PhD**
Section of Nephrology, Endocrinology and Metabolism
Department of Internal Medicine
School of Medicine
Keio University
Tokyo, Japan

**Jianning Tao, PhD**
Departments of Molecular and Human Genetics
Baylor College of Medicine
Texas Children's Hospital
Houston, Texas, USA

Pamela Taxel, MD
Division of Endocrinology and Metabolism
University of Connecticut Health Center
Farmington, Connecticut, USA

Peter ten Dijke, PhD
Department of Molecular Cell Biology
and Centre for Biomedical Genetics
Leiden University Medical Centre
Leiden, The Netherlands

Rajesh V. Thakker, MD, ScD, FRCP, FRCPath,
    FMedSci
Academic Endocrine Unit
Nuffield Department of Clinical Medicine
Oxford Centre for Diabetes
Endocrinology and Metabolism (OCDEM)
Churchill Hospital
Headington, Oxford, UK

Anna N.A. Tosteson, ScD
Multidisciplinary Clinical Research Center in
    Musculoskeletal Diseases
Geisel School of Medicine at Dartmouth
Lebanon, New Hampshire, USA

Dwight A. Towler, MD, PhD
Diabetes and Obesity Research Center
Sanford-Burnham Medical Research Institute at Lake
    Nona
Orlando, Florida, USA

Bich H. Tran
Osteoporosis and Bone Biology Research Program
Garvan Institute of Medical Research
Sydney, Australia

Nathaniel S. Treister, DMD, DMSc
Division of Oral Medicine and Dentistry
Brigham and Women's Hospital
Boston, Massachusetts, USA

Geertje van der Horst, PhD
Department of Urology
Leiden University Medical Centre
Leiden, The Netherlands

Gabri van der Pluijm, PhD
Department of Urology
Leiden University Medical Centre
Leiden, The Netherlands

Catherine Van Poznak, MD
Department of Internal Medicine
University of Michigan
Ann Arbor, Michigan, USA

Natasja M. van Schoor, PhD
Department of Epidemiology and Biostatistics
EMGO Institute for Health and Care Research
VU University Medical Center
Amsterdam, The Netherlands

Kong Wah Ng, MBBS, MD, FRACP, FRCP
Department of Endocrinology and Diabetes
St. Vincent's Health
St. Vincent's Institute
University of Melbourne Department of Medicine
Fitzroy, Victoria, Australia

Lisa L. Wang, MD
Texas Children's Cancer Center
Baylor College of Medicine
Houston, Texas, USA

Qingju Wang
Department Endocrinology and Medicine
Repatriation Campus
Austin Health
University of Melbourne
Melbourne, Australia

Nelson B. Watts, MD
Mercy Health Osteoporosis and Bone Health Services
Cincinnati, Ohio, USA

Connie M. Weaver, PhD
Purdue University
Nutrition Science
West Lafayette, Indiana, USA

Kristy Weber, MD
Departments of Orthopaedic Surgery and Oncology
Johns Hopkins School of Medicine
Baltimore, Maryland, USA

Robert S. Weinstein, MD
Division of Endocrinology and Metabolism
Center for Osteoporosis and Metabolic Bone Diseases
Department of Internal Medicine
and the Central Arkansas Veterans Healthcare System
University of Arkansas for Medical Sciences
Little Rock, Arkansas, USA

Kenneth E. White, PhD
Medical and Molecular Genetics
Indiana University School of Medicine
Indianapolis, Indiana, USA

Michael P. Whyte, MD
Division of Bone and Mineral Diseases
Washington University School of Medicine
Barnes-Jewish Hospital
and Center for Metabolic Bone Disease and Molecular
    Research
Shriners Hospital for Children
St. Louis, Missouri, USA

Jeffrey S. Willey, PhD
Department of Radiation Oncology
Wake Forest School of Medicine
Winston-Salem, North Carolina, USA

Tania Winzenberg, MBBS, FRACGP, MMedSc, PhD
Menzies Research Institute Tasmania
University of Tasmania
Hobart, Tasmania, Australia

**Sook-Bin Woo, DMD, MMSc**
Division of Oral Medicine and Dentistry
Brigham and Women's Hospital
Boston, Massachusetts, USA

**John J. Wysolmerski**
Section of Endocrinology and Metabolism
Department of Internal Medicine
Yale University School of Medicine
New Haven, Connecticut, USA

**Tao Yang, PhD**
Center for Skeletal Disease Research
Laboratory of Skeletal Biology
Van Andel Research Institute,
Grand Rapids, Michigan, USA

**Yingzi Yang**
Developmental Genetics Section
Genetic Disease Research Branch
National Human Genome Research Institute
Bethesda, Maryland, USA

**Raz Yirmiya**
Department of Psychology
The Hebrew University of Jerusalem
Jerusalem, Israel

**Tony Yuen, PhD**
The Mount Sinai Bone Program
Department of Medicine
Mount Sinai School of Medicine
New York, New York, USA

**Mone Zaidi, MBBS, PhD**
The Mount Sinai Bone Program
Department of Medicine
Mount Sinai School of Medicine
New York, New York, USA

**Alberta Zallone**
Department of Histology
University of Bari
Bari, Italy

**Michael J. Zuscik, PhD**
Department of Orthopaedics & Rehabilitation
Center for Musculoskeletal Research
University of Rochester Medical Center
Rochester, New York, USA

# 目　　录

# 第 1 篇

# 与骨结构及骨形成相关的分子、细胞及遗传决定因素

本篇主编　Karen M. Lyons

# 第1章
# 骨骼形态发生和胚胎发育

**Yingzi Yang**

（周伟君　李金超 译　王海彬　张　鹏 审校）

骨骼系统的形成是区分脊椎动物和无脊椎动物的特征之一。在高等脊椎动物（如鸟类和哺乳动物），骨骼系统主要包括软骨和骨。软骨与骨是中胚层起源的组织，在胚胎发生时期分别由软骨细胞和成骨细胞构形成。一个共同的间充质祖细胞，也称为骨软骨祖细胞，产生了软骨细胞和成骨细胞。骨骼发育的第一显性标志是间充质凝聚物的形成，其中间充质祖细胞聚集在将来骨骼形成的位置。间充质细胞在胚胎的不同部分来自不同的细胞谱系。神经嵴细胞生成颅面骨，体节的生骨节间隔生成最主要的中轴骨骼元素，从四肢骨骼的衍生看，侧板中胚层形成肢体间质（图1.1）。骨骼的形成主要通过两个机制：膜内成骨和软骨内成骨。在膜内成骨，软骨祖细胞直接分化为成骨细胞，形成膜状骨；在软骨内成骨，骨软骨祖细胞分化成软骨细胞，形成未来骨的软骨模板。每个骨骼元素的位置决定了它的成骨机制和解剖特性，如形状和大小。其位置的标志物在间充质凝聚之前通过一个被称为模式构成的过程在胚胎发育的早期获得。

在模式构成中，由几个主要信号通路介导的细胞间交流起关键作用。这些信号通路包括Wnt、Hedgehog（Hh）、骨形态发生蛋白质（Bmp）、成纤维细胞生长因子（FGF）和Notch/Delta。这些通路随后也参与了骨骼发育，控制细胞的命运决定、增殖、成熟和极化。

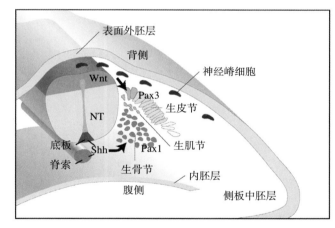

**图1.1**　软骨细胞和成骨细胞的细胞谱系。神经嵴细胞在背神经管和表面外胚层的交界处生发。在颅面部，鳃弓神经嵴细胞分化成软骨细胞和成骨细胞。在躯干，轴向骨骼细胞来源于腹侧体节区室、生骨节。Shh从神经管的脊索和底板分泌诱导形成骨节，表达Pax1。背神经管产生的Wnt抑制生骨节形成，诱导生肌节，表达Pax3。侧板中胚层细胞形成肢体间板，衍生出肢体骨骼

## 早期骨骼形成模式

### 颅面骨骼形成模式

神经嵴细胞是形成颅面骨细胞的主要来源[1]。神经嵴细胞和上皮细胞（表面外胚层、神经外胚层或内胚层细胞）之间的信号通路最终确立了颅面骨骼组成的元件[2]。

## 中轴骨骼形成模式

中轴骨骼模式的最显著的特征是沿前后（A-P）轴脊柱的周期性组织构成多椎骨。这种模式被建立时，位于神经管任一侧的中胚层结构的节段，从体节中胚层（PSM）前部顶端以一种限定的方式出芽[3]。这些体节形成中轴骨、横纹肌和背侧皮肤[4-7]。中轴骨骼的形成是由一个分子振荡器或分割时钟进行控制，即在 PSM 中的作用 [ 图 1.2（A）]。分割时钟是由沿胚胎 A-P 轴的基因表达（或环状基因表达）的行波控制，它由 Notch、Wnt/β- 连环蛋白和成纤维细胞生长因子（FGF）信号通路的综合网络调节 [ 图 1.2（B）][8-9]。

Notch 信号通路介导接触细胞之间的短程沟通[10]。分割时钟中的大多数周期性表达蛋白均是 Notch 信号的靶点。Wnt/β- 连环蛋白和 FGF 通路介导横越几个细胞直径的长距离信号。在激活 Wnt 信号通路中，β- 连环蛋白是稳定的，并易位到细胞核激活下游基因的表达，这有节奏地在 PSM 中表达[9, 11-13]。FGF 信号也周期性地在 PSM 后部激活[14-15]。这些主要振荡信号通路的广泛串扰很可能是由于这 3 个途径都有自己产生振荡的能力，而它们之间相互作用，可以有效地耦合和夹带[16-17]。维 A 酸（RA）信号通过拮抗 FGF 信号调节 PSM 细胞控制体节形成分节 [ 图 1.2（A）][18-19]。

人类骨骼发育分割时钟的功能意义在先天性中轴骨骼疾病突出显示。如 Notch 信号分量突变导致至少两种人类疾病，即脊椎肋骨发育不全（SCD，# 277300、# 608681 和 # 609813）和 Alagille 综合征（AGS，OMIM # 118450 和 # 610205），这些疾病均存在脊柱分割的缺陷。一旦通过上述的分节机制形成，体节沿着背腹轴由表面外胚层、神经管和脊索来源的分泌信号模式化（图 1.1）。骨节由腹侧区域的体节形成，并产生轴向骨骼和肋骨。脊索和腹侧神经管音猬蛋白（Shh）是诱导骨节形成的必需元素[20-21]（图 1.1）[22-23]。小鼠缺乏 Shh 时，脊柱和肋骨后部生成缺陷[24]。

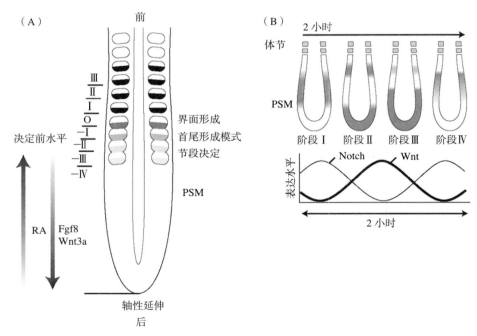

图 1.2　周期性和左右对称性体节的形成是由信号梯度和振荡控制。（A）神经管两侧前体中胚层（PSM）体节的形成，在一个从前到后（A-P）的波形中。体节的每个节段也沿 A-P 轴线形成。维 A 酸信号传导控制在神经管左右两侧体节形成的同步性。最近的可见体节标志为"0"，PSM 前方区域已经决定形成体节，是一个由 Fgf8 和 Wnt3a 的梯度确定的决定前方的标志。FGF 信号梯度与维 A 酸的相对梯度相拮抗。（B）周期性体节的形成（1 对体节 /2h）由分割时钟控制，是一个由 Notch 和 Wnt 信号通路信号构成的震荡表达的分子物质。Notch 信号振荡与 Wnt 信号震荡是异相的

## 四肢骨骼形成模式

四肢骨骼沿近 - 远（P-D，肩到指尖）、前 - 后（A-P，拇指到小指）和背 - 腹（D-V，手背到手掌）轴模式形成（图 1.3）。沿 P-D 轴，四肢骨骼形成三大分节：肱骨或股骨的近端、桡骨和尺骨或胫骨和腓骨、腕 / 跗骨、掌骨 / 跖骨和指 / 趾骨远端。沿 A-P 轴，尺桡骨有明显的形态特征；5 个不同手指也是如此。骨骼元素也沿 D-V 肢体轴线形成模式。如籽骨进程位于腹侧，而髌骨形成在膝盖的背侧。四肢形成模式事件在四肢原基早期（称为肢芽）由 3 个信号中心调控，在间充质凝聚之前起作用。

顶端外胚层脊（AER），一个在肢远端形成的增厚上皮结构，是指示 P-D 轴肢体向外生长的信号中心（图 1.3）。经典 Wnt 信号通过 Wnt3 激活诱导 AER 的形成[25]，而 BMP 信号导致 AER 逆行制止肢体延长[26]。多个 FGF 家族成员都在 AER 表达，但 Fgf8 本身就足以介导 AER 的功能[27-29]。Fgf10 表达在肢体中胚层，是肢芽形成初期的需要；它随后通过在 AER 维持 *Fgf8* 表达控制肢体生长[30-32]。

第二信号中心是偏振活动区（ZPA），由一组间充质细胞组成，位于肢芽的后缘末端，紧靠 AER（图 1.3B）。ZPA 模式的位点识别沿 A-P 轴。当 ZPA 组织被接枝到 AER 下的前侧主肢芽时，会在内源性的镜像中导致位点重复[33]。Shh 在 ZPA 中表达，可以介导 ZPA 的活性[34-35]。然而，肢体的 A-P 轴线形成于 Shh 信号表达之前。该预 Shh A-P 肢体模式是由多个转录因子的结合活性来控制，包括 Gli3、Alx4、碱性螺旋 - 环 - 螺旋（bHLH）转录因子、dHand 和

TWIST1。在人类 TWIST1 基因突变引起 Saethre-Chotzen 综合征（SCS，OMIM # 101400）。这种综合征的特点是颅骨骨骼过早融合和四肢畸形。GLI3 基因突变引起 Greig 头多指综合征（GCPS，OMIM # 175700）和 Pallister-Hall 综合征（PHS，OMIM # 146510），其特点是肢体畸形。

第三信号中心是覆盖肢芽的非 AER 肢体外胚层。该组织控制着外胚层本身和底层中胚层的 D-V 轴极性 [ 图 1.3（C）][36-37]。Wnt 信号和 BMP 信号控制 D-V 轴的肢体极性。Wnt7α 在背侧肢体外胚层表达和激活 Lmx1b 的表达，Lmx1b 编码背侧特异性 LIM 同源框转录因子，确定背侧的特征[38-39]。Wnt7α 的表达受腹侧外胚层转录因子 En-1 抑制[40]。BMP 信号传导途径在早期肢体也是腹侧化 [ 图 1.3（C）]。在腹侧 BMP 信号的影响是由转录因子 Msx1 和 Msx2 介导。在早期肢体外胚层 BMP 信号的功能是在 En-1 的上游控制 D-V 轴肢体极性[41]。然而，BMP 也通过直接信号传输到肢体间充质抑制 Lmx1b 的表达，具有 En-1 独立腹侧化活性[42]。

肢体发展是一个协调、立体的事件。的确，这 3 个信号中心通过中介信号分子的相互作用来彼此交互影响。首先，有的正反馈回路在 ZPA 上 Shh 的表达和保持 AER 中 FGF 的表达之间联系着 P-D 轴与 A-P 轴肢体形成模式 [ 图 1.3（B）][43-45]。这种正反馈的外观被一个 FGF/Grem1 环路抑制，衰减 FGF 信号，从而终止肢体生长，以保持适当的肢体大小[46]。其次，背部信号 Wnt7α 也是维持 Shh 表达所需要的[47-48]。第三，Wnt 基因 /β- 连环蛋白信号也参与了腹侧化和背侧化[49-51]。

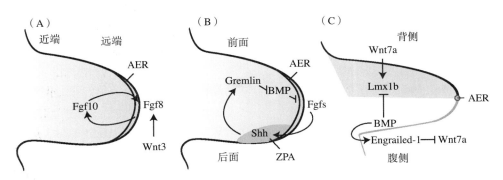

**图 1.3**　四肢形成和发育沿近 - 远（P-D）、前 - 后（A-P）和背腹（D-V）轴，由信号间的交互和反馈回路控制。（A）在肢体中胚层的 Fgf10 和在 AER 的 Fgf8 之间的信号反馈回路需要调控 P-D 轴肢体外生长。AER 的形成需要 Wnt3。（B）在 ZPA 的 Shh 控制 A-P 轴肢体形成。A-P 轴和 P-D 轴肢体形成和发育也通过 Shh 和 Fgf 之间反馈回路的协调表达于 AER。AER 的 Fgf 信号是 Shh 表达必需的。Shh 还通过调节 Gremlin 表达来保持 AER 的完整性。Gremlin 是一种 BMP 信号通路分泌的拮抗剂，促进 AER 变性。（C）肢体 D-V 轴的形成是由 Wnt7a 和 BMP 信号通过调节肢体间质 Lmx1b 的表达来确定

## 胚胎软骨和骨形成

　　上述早期的形成模式事件决定间充质细胞何时何地凝聚。随后，这些凝聚骨软骨祖细胞必须形成软骨细胞或成骨细胞。Sox9 和 Runx2 分别为所需要的决定软骨细胞和成骨细胞命运的主转录因子[52-55]。二者均在骨软骨祖细胞中表达，构成肢体间充质凝聚。Sox9 的表达先于 Runx2[56]。当 Sox9 和 Runx2 表达分别被分隔成分化的软骨细胞和成骨细胞时[57]，骨软骨祖细胞 Sox9 和 Runx2 共同表达终止。Runx2-/- 小鼠没有分化的成骨细胞就是骨形成需要 Runx2 这一发现的证明[52-53]。人类携带 Runx2 杂合无效突变基因有锁骨颅骨发育不全（CCD，OMIM # 119600），一种常染色体显性遗传疾病，其特点是锁骨缺失 / 发育不全、囟门未闭、多生牙、身材矮小及其他骨骼形成和生长的变化[53]。

　　一些转录调节子与 Runx2 相互作用控制成骨细胞的分化已经被确定。Zfp521 通过 HDAC3 依赖性 Runx2 活性的衰减调节成骨细胞分化[58]。此外，Runx2 介导 Notch 信号传导通路调节成骨细胞分化的功能[59-60]。

　　Wnt 和 Indian hedgehog（Ihh）通路，通过控制 Sox9 和 Runx2 的表达，控制骨祖细胞分化成软骨细胞或成骨细胞。增强的 Wnt/β- 连环蛋白信号增加骨形成和 Runx2 的表达，但抑制软骨细胞分化和 Sox9 的表达[61-63]。相反，通过在骨软骨祖细胞去除 β- 连环蛋白 /Lrp5 和 Lrp6，阻断 Wnt/β- 连环蛋白信号通路，导致以成骨细胞为代价的异位软骨细胞分化[63-66]。因此，凝聚的 Wnt/β- 连环蛋白信号水平决定骨形成的结果。在膜内成骨，相对高的 Wnt/β- 连环蛋白信号允许在凝聚中成骨细胞直接分化；而在软骨内成骨，Wnt/β- 连环蛋白信号在凝聚中最初是较低的，这样只有软骨细胞分化。在以后软骨内成骨阶段，Wnt/β- 连环蛋白信号在软骨周边被上调，驱使成骨细胞分化。

　　通过激活 Runx2 表达，成骨细胞分化所需的 Ihh 信号仅存在于软骨内成骨结构[67-68]。当信号 Ihh 信号在软骨膜细胞被灭活，以 Runx2 遗传显性测试为代价，它们异位形成软骨细胞表达 Sox9 基因，表明 Ihh 信号下游必需的 β- 连环蛋白促进成骨细胞的成熟[69]。根据 Ihh 信号不是一个致力于成骨细胞的命运的细胞制造者[71]（需要成骨细胞表达一次 osterix Osx）[70]。

　　BMP 是转化生长因子 β（TGF-β）超级家族的成员，被确定为能够促进异位软骨和骨的形成的分泌蛋白[72]。不同于 Ihh 与 Wnt 信号，BMP 信号促进包括间充质祖细胞来源的成骨细胞和软骨细胞的分化。通过去除 BMP 受体减少 BMP 信号通过，导致受损软骨和成骨细胞的分化和成熟[73]。过去 20 年，我们一直致力于研究 BMP 这种独特属性背后的机制，通过 BMP 信号转导的分子学研究，我们对软骨和骨生成中 BMP 的行动了解更加深入[74]。

　　在间充质凝聚和骨软骨祖细胞分化中，FGF 通路的功能尚未阐明；同样，在间充质凝聚中，FGF 信号全部遗传失活一直没有实现。然而，很显然 FGF 作用于间充质凝聚，以控制膜内骨形成。FGF 信号可以促进或抑制成骨细胞的增殖和分化取决于细胞环境。基因编码 FGFR1、2 和 3 的突变引起颅缝早闭（颅缝过早融合）。所有这些突变都是常染色体显性遗传，其中许多是激活突变。涉及 FGFR1、2、3 的颅缝早闭综合征包括 Apert 综合征（AS，OMIM # 101200）、Beare-Stevenson 皮肤头皮综合征（OMIM # 123790）、Crouzon 综合征（CS，OMIM # 123500）、Pfeiffer 综合征（PS，OMIM # 101600）、Jackson-Weiss 综合征（JWS，OMIM # 123150）、Muenke 综合征（MS，OMIM # 602849）、Crouzonodermoskeletal 综合征（OMIM # 134934）和 Osteoglophonic 发育不良（OGD，OMIM # 166250）。

## 软骨发育中软骨细胞的增殖和分化

　　在软骨内骨化过程中，从骨软骨祖细胞分化到形成软骨，软骨细胞提供了未来骨的一个生长模板。软骨细胞严格遵循进行渐进性增殖肥大的控制程序，这是软骨内成骨的需要。在长骨的软骨发育中，软骨细胞在分化的不同阶段，沿着纵轴分别位于不同的组织区域，而这些组织是长骨生长必需的 [ 图 1.4（A）]。增殖软骨细胞表达 Col2a1（Col Ⅱ），而肥大软骨细胞表达 Col10a1（ColX）。那些软骨细胞已退出细胞周期，但尚未成为肥大的软骨细胞，被称为肥大前软骨细胞。在发育或稳态过程中，软骨细胞要么留在一个区域（如一些在永久性软骨）或按顺序转运到其他区域（如一些在骺板）。这个进程被多条信号通路精确地调节。Ihh 在肥大前和早期的肥大软骨细胞中表达，通过促进软骨细胞的增殖，充

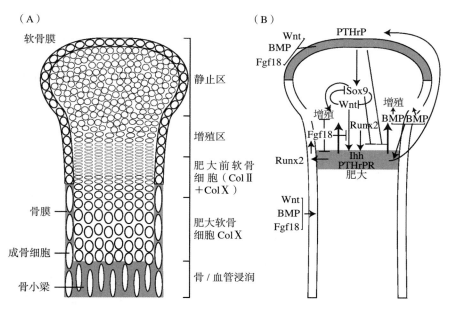

**图 1.4**　软骨细胞的增殖和肥大是由信号通路和转录因子密切控制。（A）一个发育中的长骨软骨示意图。软骨细胞增殖的不同属性具有不同的形态，并沿纵轴位于不同的位置。详细内容参见正文。（B）软骨细胞增殖和肥大的分子调控。Ihh、PTHrP、Wnt、FGF 和 BMP 是控制软骨细胞增殖和肥大的主要信号通路。Ihh 和 PTHrP 之间的负反馈回路是调节软骨细胞肥大的基础。转录因子 Sox9 和 Runx2 在细胞内整合来自不同的通路的信号。详细内容参见正文

当软骨内骨发育的主要调节者，在邻近软骨膜诱导成骨细胞分化，控制软骨细胞肥大的过程，把软骨的发育和骨的形成耦合起来 [67]。

　　由于软骨细胞增殖明显下降和肥大的加速，Ihh⁻ᐟ⁻ 小鼠有显著的骨骼缺陷，包括缺乏软骨内成骨和小分子软骨 [67, 75]。Ihh 通过激活在关节软骨和关节周围的细胞甲状旁腺激素相关肽（PTHrP）的表达，控制软骨细胞肥大的步伐 [67, 76]。PTHrP 作用于相同的甲状旁腺激素（PTH）所用的 G 蛋白偶联受体。这些 PTH/PTHrP 的受体（PPR）由肥大前和早期肥大软骨细胞高位表达。PTHrP 信令要求主要通过保持增殖软骨细胞增殖池，抑制早熟软骨细胞肥大 [77-78]。Ihh 和 PTHrP 形成一个负反馈回路来控制软骨细胞的决定：是否要离开增殖池变得肥大 [图 1.4（B）]。在这个模型中，PTHrP 从软骨细胞末端分泌，作用于增殖的软骨细胞以保持它们的增殖。当软骨细胞离开 PTHrP 源足够远时，PPR 不再是激活状态，它们退出细胞周期并成为 Ihh 信号产生肥大前软骨细胞。Ihh 信号扩散通过骺板刺激位于软骨末端 PTHrP 表达的方式来减缓软骨细胞肥大。通过使用嵌合体小鼠胚胎的实验支持这种模式 [79]。PPR⁻ᐟ⁻ 的克隆软骨细胞分化为肥大软骨细胞和在野生型增殖的软骨细胞域内产生 Ihh 信号。异位 Ihh 信号表达导致在软骨膜上异位成骨细胞分化，PTHrP 的表达上调，和野生型增殖的软骨细胞中柱的后续延长。这些研究表明，增殖的柱的长度和软骨的延伸潜力，都严格地由 Ihh-PTHrP 负反馈回路确定。事实上，突变 Ihh 在人类中引起 A1 型短指 / 趾症（OMIM # 112500），其特征在于指 / 趾骨缩短和体短 [80]。

　　一些 Wnt 的配体在小鼠胚胎的软骨和软骨膜表达 [62, 81]。有些经典激活（β- 连环蛋白依赖型）及其他非经典激活（非 β- 连环蛋白依赖型）途径调节软骨细胞的增殖和肥大。在没有任何经典或非经典 Wnt 信号转导时，软骨细胞的增殖被改变和延迟肥大 [63, 81-82]。此外，经典和非经典的 Wnt 信号传导与 Ihh 信号对调节软骨细胞的增殖和分化的作用是平行的 [69, 81]。Wnt 和 Ihh 信号可能调节下游的共同目标，如 Sox9（见下文）[81-82]。

　　许多 FGF 配体和受体（FGFR）在发育中的软骨里表达。FGF 信号在骨骼发育中的重要作用最初是通过发现软骨发育不全（ACH，OMIM # 100800）而了解的，是人类侏儒症骨骼中最常见的形式，由 FGFR3 的一个错义突变引起。后来，软骨发育不良（HCH，OMIM # 146000），即一种温和形式的侏儒症和致死性发育不良（TD，OMIM # 187600 & 187601），即侏儒症更严重的形式，也被发现是由

*FGFR3* 基因突变造成的。信号通过 *FGFR3* 负调控软骨细胞的增殖和肥大[83-90]，在软骨细胞部分直接信号[83-84]激活 Janus 激酶信号转导子及转录激活子 -1（Jak-Stat1）和 MAPK 通路[85]。FGFR3 的信号也与 Ihh/PTHrP/BMP 信号通路相互影响[86-87]。

因为 *Fgf18-/-* 小鼠表现出的表型包括增加的软骨细胞增殖，它与 *Fgfr3-/-* 小鼠的软骨表型十分相似，Fgf18 在小鼠是可能是 FGFR3 的生理配体。然而，*Fgf18-/-* 小鼠的表型比 *Fghr3-/-* 小鼠的更严格，Fgf18 信号在肥大软骨细胞通过 FGFR1，并在软骨膜通过 FGFR2 和 –1 可以看出。一定条件下小鼠缺乏 FGFR2，骨骼发育侏儒症会随着骨密度的下降发生[88-89]。成骨细胞也表达 *FGFR3*，小鼠缺乏 *Fgfr3* 而骨质减少[90-91]。因此，在成骨细胞，FGF 信号通过促进成骨细胞增殖调节骨骼生长。有趣的是，缺乏 *Fgf2* 小鼠也显示骨质减少，但相比较在 *Fgfr2* 缺陷小鼠，骨质减少的发展却慢得多[92]，这表明 Fgf2 可能是一个自我平衡的因素，在成人的骨骼中取代了发育生长因子 Fgf18。但目前还不清楚成骨细胞中哪种 FGFR 在响应 Fgf2/18。

像上面提到的其他主要信号通路，BMP 信号亦在后软骨发育阶段起作用。体外外植体实验和体内遗传研究都表明，BMP 信号促进软骨细胞的增殖和 *Ihh* 信号的表达。加入 BMP 到肢体外植块会增加软骨细胞的增殖，反之则增加头蛋白块软骨细胞的增殖[86, 93]。此外，在分化的软骨细胞中有条件地除去 *BmpRIA* 和 *BmpRIB*，会导致减少软骨细胞增殖和 Ihh 信号表达。BMP 信号还调节软骨细胞肥大，如去除软骨细胞 *BmpRIA* 会导致扩大的肥大区，这是由于加速软骨细胞肥大和肥大软骨细胞延迟的末梢成熟[94]。BMP 通路至少部分通过调控 Ihh 信号的表达来调节软骨细胞的增殖和肥大。

在软骨中，BMP 和 FGF 信号通路是相互对立的[86]。比较 BMP 和 FGF 信号突变体的软骨表型可以看出，这两个信号通路在调节软骨细胞的增殖和肥大中相互拮抗[94]。

通过调节关键转录因子的表达，上述信号传导途径介导在细胞增殖、分化和存活的大多数影响。Sox9 和 Runx2 是来自这些信号通路集成输入的两个关键转录因子。当从分化的软骨细胞中去除 *Sox9* 时，软骨细胞增殖、基质基因的表达和 Ihh-PTHrP 信号构成在软骨中都减少[56]。这种表型与缺乏 *Sox5* 和 *Sox6* 小鼠非常相似，其他两个 Sox 家族成员需要

Sox9 来表达。Sox5 和 Sox6 同 Sox9 合作以维持软骨细胞表型去调节软骨细胞特异基因的表达[95]。人类单一的 *Sox9* 缺乏引起躯干发育不良（CD，OMIM ＃ 114290），即 *Sox9+/-* 小鼠造模，并包括软骨发育不全和围生期致命性骨软骨发育不良[96]。软骨细胞在 *Sox9+/-* 小鼠加速肥大，但在 *Sox9* 过度表达软骨中延迟[82, 96]。Sox9 在 PTHrP 和 Wnt 信号通路控制软骨细胞增殖中都起作用。PTHrP 信号在软骨细胞中激活 PKA，其通过磷酸化 Sox9 来促进它的转录活性[97]。此外，Sox9 通过促进 β- 连环蛋白降解来抑制 Wnt/β-连环蛋白信号通路的活性[82, 98]。因此，Sox9 是主转录因子，在软骨细胞增殖和分化许多关键的阶段起作用，作为前软骨细胞和软骨细胞内的一个中心节点，接收并整合多种信号输入。

除了其在早期成骨细胞分化中的作用，Runx2 在肥大前和肥大软骨细胞中表达，并控制软骨细胞的增殖和肥大。软骨细胞肥大显著延迟和 Ihh 在 *Runx2-/-* 小鼠表达减少，而 *Runx2* 在软骨中过表达致使软骨细胞肥大加速[99-100]。此外，去除 *Runx2* 和 *Runx3* 将完全阻断小鼠中软骨细胞肥大和 Ihh 表达，表明对 Runx 转录因子控制 Ihh 的表达[101]。因此，类似 Sox9，Runx2 可以被看作是一个主控制转录因子和中央节点，其他信号途径都被通过整合来协调软骨细胞的增殖和肥大。在软骨细胞，Runx2 在 Ihh-PTHrP 途径起作用，通过控制 Ihh 信号的表达来调节软骨生长。然而，这不是其唯一的功能，如 *Runx2* 上调导致加速软骨细胞肥大，而 *Ihh* 上调导致延迟的软骨细胞肥大。一个 Runx2 的非 Ihh 依赖活动，通过调节 Fgf18 的表达，作用软骨膜来抑制软骨细胞增殖和肥大[102]。有趣的是，Runx2 在软骨膜的作用与其在软骨细胞的作用是相对立的。最近的研究表明，组蛋白脱乙酰基酶 4（HDAC4）支配染色质结构和抑制特定转录因子的活性，通过抑制 Runx2 的活性调节软骨细胞的肥大和软骨内成骨[103]。Runx2 与 Gli3 的阻滞剂结构 Gli3rep 相互影响，其抑制通过 Runx2 的 DNA 结合[104]。因此，Hh 信号通路促进成骨细胞分化的一个机制，可能是由减少 Gli3rep 的产生来增强 Runx2 DNA 结合。

发育中的骨骼元素具有不同的形态，这是根据它们功能的需要。如肢体和长骨优先沿 P-D 轴延伸。尽管对相关的分子机制，如关于定向形态发生的理解在过去很少，有证据表明，在骨骺板软骨细胞柱状的排列是由平面细胞极化（PCP）通路调节，沿着

软骨的延伸方向[105-106]。PCP 是一个进化上保守的通路，在许多定向形态发生过程中需要，包括左右不对称、神经管闭合、体轴延伸和大脑的连接[107-109]。近日，有重大突破已经证明，在发育的长骨中新分化软骨细胞沿 P-D 轴极化。Vangl2 蛋白，即在 PCP 通路的芯调节蛋白，被非对称地定位于软骨细胞的近侧端[110]。Vangl2 的不对称分布需要 Wnt5a 的信号梯度。在 *Wnt5a*⁻ᐟ⁻ 突变体肢，软骨形成一个球样结构，并且 Vangl2 是对称地分布在细胞膜上[110]（图 1.5）。基因突变编码 PCP 通路构成，如 *Wnt5a* 和 *ROR2* 已经在骨骼畸形中被发现，骨骼畸形如 Robinow 综合征和 B1 型短指 / 短趾，这两者都是短肢侏儒症[111-115]。

## 软骨细胞存活的调控

除了增殖、分化和极性，软骨细胞的存活也受到严格调控。Wnt/β- 连环蛋白、Hh 和 BMP 信号通路对软骨细胞的存活都非常重要。当 β- 连环蛋白被去除软骨细胞，消亡显著增加[69]。软骨很特别，因为它是在缺氧条件下发育的无血管组织，因为软骨细胞没有进入的血管进行氧输送，特别是在软骨的中央[116]。如在其他缺氧条件下，缺氧诱导转录因子 1（Hif-1）和它的对氧敏感组分 Hif-1α 是在发育中软骨低氧响应的主要介质。软骨中去除 *Hif-1α* 会在骨骺的内部造成软骨细胞死亡。在软骨细胞调节缺氧响应，Hif-1 的下游靶是 VEGF[117]。在小鼠的软骨出现细胞广泛死亡，观察到缺乏 *Vegfa*，与在小鼠软骨中去除 Hif-1α 的现象有着惊人的相似[116]。Wnt/β- 连环蛋白、Hh 和 BMP 信号通路在软骨细胞存活都非常重要。当 β- 连环蛋白被去除，软骨细胞死亡显著增加[69]。

## 结论

骨骼的形成是一个已经完善的并在脊椎动物进化中高度保守的过程。了解发育过程中调节软骨和骨形成的分子机制将使我们能够重新调配这些通路，使用内源性细胞、自体细胞、组织或 iPS（诱导多能的干细胞），以促进骨组织修复。了解骨骼发育也是理解骨骼疾病病理机制、寻找治疗靶点、促进体内软骨或骨的一致修复并最终在体外生长有功能的软骨或骨所不可或缺的。

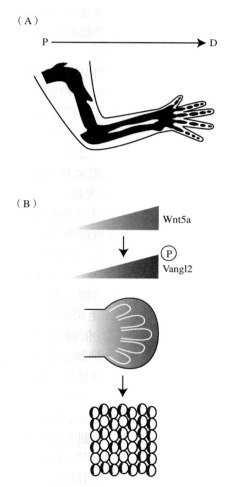

图 1.5 （也见彩图）Wnt5a 梯度通过调节 Vangl2 磷酸化和非对称的分布来控制定向形态。（A）人类肢体骨骼优先沿 P-D 轴延伸。（B）一个 Wnt5a 梯度通过提供一个总体的方向性开端控制 P-D 轴肢体延伸的模型。Wnt5a 表达在发育中的肢芽的一个梯度（橙色），这个 Wnt5a 的梯度通过诱导不同水平 Vangl2 的磷酸化（蓝色），转化为 Vangl2 的活性梯度。在 E12.5 小鼠胚胎的远端肢芽中显示的正在形成的指骨软骨，Vangl2 活性梯度接着诱导不对称 Vangl2 分布（蓝色）和下游极化事件

## 参考文献

1. Santagati F, Rijli FM. 2003. Cranial neural crest and the building of the vertebrate head. *Nat Rev Neurosci* 4(10): 806–818.
2. Helms JA, Cordero D, Tapadia MD. 2005. New insights into craniofacial morphogenesis. *Development* 132(5): 851–861.
3. Pourquie O. 2011. Vertebrate segmentation: From cyclic gene networks to scoliosis. *Cell* 145(5): 650–663.
4. Christ B, Huang R, Scaal M. 2004. Formation and dif-

ferentiation of the avian sclerotome. *Anat Embryol (Berl)* 208(5): 333–350.

5. Gossler A, Hrabe de Angelis M. 1998. Somitogenesis. *Curr Top Dev Biol* 38: 225–287.

6. Hirsinger E, Jouve C, Dubrulle J, Pourquie O. 2000. Somite formation and patterning. *Int Rev Cytol* 198: 1–65.

7. Scaal M, Christ B. 2004. Formation and differentiation of the avian dermomyotome. *Anat Embryol (Berl)* 208(6): 411–424.

8. Aulehla A, Pourquie O. 2006. On periodicity and directionality of somitogenesis. *Anat Embryol (Berl)* 211(Suppl 1): 3–8.

9. Dequeant ML, Glynn E, Gaudenz K, Wahl M, Chen J, Mushegian A, Pourquie O. 2006. A complex oscillating network of signaling genes underlies the mouse segmentation clock. *Science* 314(5805): 1595–1598.

10. Ilagan MX, Kopan R. 2007. SnapShot: Notch signaling pathway. *Cell* 128(6): 1246.

11. Aulehla A, Wehrle C, Brand-Saberi B, Kemler R, Gossler A, Kanzler B, Herrmann BG. 2003. Wnt3a plays a major role in the segmentation clock controlling somitogenesis. *Dev Cell* 4(3): 395–406.

12. Suriben R, Fisher DA, Cheyette BN. 2006. Dact1 presomitic mesoderm expression oscillates in phase with Axin2 in the somitogenesis clock of mice. *Dev Dyn* 235(11): 3177–3183.

13. Ishikawa A, Kitajima S, Takahashi Y, Kokubo H, Kanno J, Inoue T, Saga Y. 2004. Mouse Nkd1, a Wnt antagonist, exhibits oscillatory gene expression in the PSM under the control of Notch signaling. *Mech Dev* 121(12): 1443–1453.

14. Niwa Y, Masamizu Y, Liu T, Nakayama R, Deng CX, Kageyama R. 2007. The initiation and propagation of Hes7 oscillation are cooperatively regulated by Fgf and notch signaling in the somite segmentation clock. *Dev cell* 13(2): 298–304.

15. Hayashi S, Shimoda T, Nakajima M, Tsukada Y, Sakumura Y, Dale JK, Maroto M, Kohno K, Matsui T, Bessho Y. 2009. Sprouty4, an FGF inhibitor, displays cyclic gene expression under the control of the notch segmentation clock in the mouse PSM. *PloS One* 4(5): e5603.

16. Goldbeter A, Pourquie O. 2008. Modeling the segmentation clock as a network of coupled oscillations in the Notch, Wnt and FGF signaling pathways. *J Theor Biol* 252(3): 574–585.

17. Ozbudak EM, Lewis J. 2008. Notch signalling synchronizes the zebrafish segmentation clock but is not needed to create somite boundaries. *PLoS Genetics* 4(2): e15.

18. Moreno TA, Kintner C. 2004. Regulation of segmental patterning by retinoic acid signaling during Xenopus somitogenesis. *Dev Cell* 6(2): 205–218.

19. Diez del Corral R, Olivera-Martinez I, Goriely A, Gale E, Maden M, Storey K. 2003. Opposing FGF and retinoid pathways control ventral neural pattern, neuronal differentiation, and segmentation during body axis extension. *Neuron* 40(1): 65–79.

20. Fan CM, Tessier-Lavigne M. 1994. Patterning of mammalian somites by surface ectoderm and notochord: Evidence for sclerotome induction by a hedgehog homolog. *Cell* 79(7): 1175–1186.

21. Johnson RL, Laufer E, Riddle RD, Tabin C. 1994. Ectopic expression of Sonic hedgehog alters dorsal-ventral patterning of somites. *Cell* 79(7): 1165–1173.

22. Fan CM, Lee CS, Tessier-Lavigne M. 1997. A role for WNT proteins in induction of dermomyotome. *Dev Biol* 191(1): 160–165.

23. Capdevila J, Tabin C, Johnson RL. 1998. Control of dorsoventral somite patterning by Wnt-1 and beta-catenin. *Dev Biol* 193(2): 182–194.

24. Chiang C, Litingtung Y, Lee E, Young KE, Corden JL, Westphal H, Beachy PA. 1996. Cyclopia and defective axial patterning in mice lacking Sonic hedgehog gene function. *Nature* 383(6599): 407–413.

25. Barrow JR, Thomas KR, Boussadia-Zahui O, Moore R, Kemler R, Capecchi MR, McMahon AP. 2003. Ectodermal Wnt3/beta-catenin signaling is required for the establishment andmaintenance of the apical ectodermal ridge. *Genes Dev* 17(3): 394–409.

26. Pizette S, Abate-Shen C, Niswander L. 2001. BMP controls proximodistal outgrowth, via induction of the apical ectodermal ridge, and dorsoventral patterning in the vertebrate limb. *Development* 128(22): 4463–4474.

27. Niswander L, Tickle C, Vogel A, Booth I, Martin GR. 1993. FGF-4 replaces the apical ectodermal ridge and directs outgrowth and patterning of the limb. *Cell* 75(3): 579–587.

28. Crossley PH, Minowada G, MacArthur CA, Martin GR. 1996. Roles for FGF8 in the induction, initiation, and maintenance of chick limb development. *Cell* 84(1): 127–136.

29. Sun X, Mariani FV, Martin GR. 2002. Functions of FGF signalling from the apical ectodermal ridge in limb development. *Nature* 418(6897): 501–508.

30. Ohuchi H, Nakagawa T, Yamamoto A, Araga A, Ohata T, Ishimaru Y, Yoshioka H, Kuwana T, Nohno T, Yamasaki M, Itoh N, Noji S. 1997. The mesenchymal factor, FGF10, initiates and maintains the outgrowth of the chick limb bud through interaction with FGF8, an apical ectodermal factor. *Development* 124(11): 2235–2244.

31. Sekine K, Ohuchi H, Fujiwara M, Yamasaki M, Yoshizawa T, Sato T, Yagishita N, Matsui D, Koga Y, Itoh N, Kato S. 1999. Fgf10 is essential for limb and lung formation. *Nat Genet* 21(1): 138–141.

32. Min H, Danilenko DM, Scully SA, Bolon B, Ring BD, Tarpley JE, DeRose M, Simonet WS. 1998. Fgf-10 is required for both limb and lung development and exhibits striking functional similarity to Drosophila branchless. *Genes Dev* 12(20): 3156–3161.

33. Saunders JWJ, Gasseling MT. 1968. Ectoderm-mesenchymal interaction in the origin of wing symmetry. In: Fleischmajer R, Billingham RE (eds.) *Epithelia-Mesenchymal Interactions*. Baltimore: Williams and Wilkins. pp. 78–97.

34. Riddle RD, Johnson RL, Laufer E, Tabin C. 1993. Sonic hedgehog mediates the polarizing activity of the ZPA. *Cell* 75(7): 1401–1416.

35. Chan DC, Laufer E, Tabin C, Leder P. 1995. Polydactylous limbs in Strong's Luxoid mice result from ectopic polarizing activity. *Development* 121(7): 1971–1978.

36. Tickle C. 2003. Patterning systems—from one end of the limb to the other. *Dev Cell* 4(4): 449–458.

37. Niswander L. 2002. Interplay between the molecular signals that control vertebrate limb development. *Int J Dev Biol* 46(7): 877–881.

38. Riddle RD, Ensini M, Nelson C, Tsuchida T, Jessell TM, Tabin C. 1995. Induction of the LIM homeobox gene Lmx1 by WNT7a establishes dorsoventral pattern in the vertebrate limb. *Cell* 83(4): 631–640.

39. Parr BA, Shea MJ, Vassileva G, McMahon AP. 1993. Mouse Wnt genes exhibit discrete domains of expression in the early embryonic CNS and limb buds. *Development* 119(1): 247–261.

40. Loomis CA, Harris E, Michaud J, Wurst W, Hanks M, Joyner AL. 1996. The mouse Engrailed-1 gene and ventral limb patterning. *Nature* 382(6589): 360–363.

41. Lallemand Y, Nicola MA, Ramos C, Bach A, Cloment CS, Robert B. 2005. Analysis of Msx1; Msx2 double mutants reveals multiple roles for Msx genes in limb development. *Development* 132(13): 3003–3014.

42. Ovchinnikov DA, Selever J, Wang Y, Chen YT, Mishina Y, Martin JF, Behringer RR. 2006. BMP receptor type IA in limb bud mesenchyme regulates distal outgrowth and patterning. *Dev Biol* 295(1): 103–115.

43. Khokha MK, Hsu D, Brunet LJ, Dionne MS, Harland RM. 2003. Gremlin is the BMP antagonist required for maintenance of Shh and Fgf signals during limb patterning. *Nat Genet* 34(3): 303–307.

44. Niswander L, Jeffrey S, Martin GR, Tickle C. 1994. A positive feedback loop coordinates growth and patterning in the vertebrate limb. *Nature* 371(6498): 609–612.

45. Laufer E, Nelson CE, Johnson RL, Morgan BA, Tabin C. 1994. Sonic hedgehog and Fgf-4 act through a signaling cascade and feedback loop to integrate growth and patterning of the developing limb bud. *Cell* 79(6): 993–1003.

46. Verheyden JM, Sun X. 2008. An Fgf/Gremlin inhibitory feedback loop triggers termination of limb bud outgrowth. *Nature* 454(7204): 638–641.

47. Parr BA, McMahon AP. 1995. Dorsalizing signal Wnt-7a required for normal polarity of D-V and A-P axes of mouse limb. *Nature* 374(6520): 350–353.

48. Yang Y, Niswander L. 1995. Interaction between the signaling molecules WNT7a and SHH during vertebrate limb development: Dorsal signals regulate antero-posterior patterning. *Cell* 80(6): 939–947.

49. Ten Berge D, Brugmann SA, Helms JA, Nusse R. 2008. Wnt and FGF signals interact to coordinate growth with cell fate specification during limb development. *Development* 135(19): 3247–3257.

50. Hill TP, Taketo MM, Birchmeier W, Hartmann C. 2006. Multiple roles of mesenchymal beta-catenin during murine limb patterning. *Development* 133(7): 1219–1229.

51. Cooper KL, Hu JK, ten Berge D, Fernandez-Teran M, Ros MA, Tabin CJ. 2011. Initiation of proximal–distal patterning in the vertebrate limb by signals and growth. *Science* 332(6033): 1083–1086.

52. Komori T, Yagi H, Nomura S, Yamaguchi A, Sasaki K, Deguchi K, Shimizu Y, Bronson RT, Gao YH, Inada M, Sato M, Okamoto R, Kitamura Y, Yoshiki S, Kishimoto T. 1997. Targeted disruption of Cbfa1 results in a complete lack of bone formation owing to maturational arrest of osteoblasts. *Cell* 89(5): 755–764.

53. Otto F, Thornell AP, Crompton T, Denzel A, Gilmour KC, Rosewell IR, Stamp GW, Beddington RS, Mundlos S, Olsen BR, Selby PB, Owen MJ. 1997. Cbfa1, a candidate gene for cleidocranial dysplasia syndrome, is essential for osteoblast differentiation and bone development. *Cell* 89(5): 765–771.

54. Ducy P, Zhang R, Geoffroy V, Ridall AL, Karsenty G. 1997. Osf2/Cbfa1: A transcriptional activator of osteoblast differentiation. *Cell* 89(5): 747–754.

55. Bi W, Deng JM, Zhang Z, Behringer RR, de Crombrugghe B. 1999. Sox9 is required for cartilage formation. *Nat Genet* 22(1): 85–89.

56. Akiyama H, Chaboissier MC, Martin JF, Schedl A, deCrombrugghe B. 2002. The transcription factor Sox9 has essential roles in successive steps of the chondrocyte differentiation pathway and is required for expression of Sox5 and Sox6. *Genes Dev* 16(21): 2813–2828.

57. Akiyama H, Kim JE, Nakashima K, Balmes G, Iwai N, Deng JM, Zhang Z, Martin JF, Behringer RR, Nakamura T, de Crombrugghe B. 2005. Osteo-chondroprogenitor cells are derived from Sox9 expressing precursors. *Proc Natl Acad Sci U S A* 102(41): 14665–14670.

58. Hesse E, Saito H, Kiviranta R, Correa D, Yamana K, Neff L, Toben D, Duda G, Atfi A, Geoffroy V, Horne WC, Baron R. 2010. Zfp521 controls bone mass by HDAC3-dependent attenuation of Runx2 activity. *J Cell Biol* 191(7): 1271–1283.

59. Engin F, Yao Z, Yang T, Zhou G, Bertin T, Jiang MM, Chen Y, Wang L, Zheng H, Sutton RE, Boyce BF, Lee B. 2008. Dimorphic effects of Notch signaling in bone homeostasis. *Nat Med* 14(3): 299–305.

60. Hilton MJ, Tu X, Wu X, Bai S, Zhao H, Kobayashi T, Kronenberg HM, Teitelbaum SL, Ross FP, Kopan R, Long F. 2008. Notch signaling maintains bone marrow mesenchymal progenitors bysuppressing osteoblast differentiation. *Nat Med* 14(3): 306–314.

61. Hartmann C, Tabin CJ. 2000. Dual roles of Wnt signaling during chondrogenesis in the chicken limb. *Development* 127(14): 3141–3159.

62. Guo X, Day TF, Jiang X, Garrett-Beal L, Topol L, Yang Y. 2004. Wnt/beta-catenin signaling is sufficient and necessary for synovial joint formation. *Genes Dev* 18(19): 2404–2417.

63. Day TF, Guo X, Garrett-Beal L, Yang Y. 2005. Wnt/beta-catenin signaling in mesenchymal progenitors controls osteoblast and chondrocyte differentiation during vertebrate skeletogenesis. *Dev Cell* 8(5): 739–750.

64. Hill TP, Spater D, Taketo MM, Birchmeier W, Hartmann C. 2005. Canonical Wnt/beta-catenin signaling prevents osteoblasts from differentiating into chondrocytes. *Dev Cell* 8(5): 727–738.

65. Hu H, Hilton MJ, Tu X, Yu K, Ornitz DM, Long F. 2005. Sequential roles of Hedgehog and Wnt signaling in osteoblast development. *Development* 132(1): 49–60.

66. Joeng KS, Schumacher CA, Zylstra-Diegel CR, Long F, Williams BO. 2011. Lrp5 and Lrp6 redundantly control skeletal development in the mouse embryo. *Devel Biol* 359: 222–229.

67. St-Jacques B, Hammerschmidt M, McMahon AP. 1999. Indian hedgehog signaling regulates proliferation and differentiation of chondrocytes and is essential for bone formation. *Genes Dev* 13(16): 2072–2086.

68. Long F, Chung UI, Ohba S, McMahon J, Kronenberg HM, McMahon AP. 2004. Ihh signaling is directly required for the osteoblast lineage in the endochondral skeleton. *Development* 131(6): 1309–1318.

69. Mak KK, Chen MH, Day TF, Chuang PT, Yang Y. 2006. Wnt/beta-catenin signaling interacts differentially

with Ihh signaling in controlling endochondral bone and synovial joint formation. *Development* 133(18): 3695–3707.

70. Rodda SJ, McMahon AP. 2006. Distinct roles for Hedgehog and canonical Wnt signaling in specification, differentiation and maintenance of osteoblast progenitors. *Development* 133(16): 3231–3244.

71. Nakashima K, Zhou X, Kunkel G, Zhang Z, Deng JM, Behringer RR, de Crombrugghe B. 2002. The novel zinc finger-containing transcription factor osterix is required for osteoblast differentiation and bone formation. *Cell* 108(1): 17–29.

72. Wozney JM. 1989. Bone morphogenetic proteins. *Prog Growth Factor Res* 1(4): 267–280.

73. Yoon BS, Ovchinnikov DA, Yoshii I, Mishina Y, Behringer RR, Lyons KM. 2005. Bmpr1a and Bmpr1b have overlapping functions and are essential for chondrogenesis in vivo. *Proc Natl Acad Sci U S A* 102(14): 5062–5067.

74. Derynck R, Zhang YE. 2003. Smad-dependent and Smad-independent pathways in TGF-beta family signalling. *Nature* 425(6958): 577–584.

75. Long F, Zhang XM, Karp S, Yang Y, McMahon AP. 2001. Genetic manipulation of hedgehog signaling in the endochondral skeleton reveals a direct role in the regulation of chondrocyte proliferation. *Development* 128(24): 5099–5108.

76. Vortkamp A, Lee K, Lanske B, Segre GV, Kronenberg HM, Tabin CJ. 1996. Regulation of rate of cartilage differentiation by Indian hedgehog and PTH-related protein. *Science* 273(5275): 613–622.

77. Karaplis AC, Luz A, Glowacki J, Bronson RT, Tybulewicz VL, Kronenberg HM, Mulligan RC. 1994. Lethal skeletal dysplasia from targeted disruption of the parathyroid hormone-related peptide gene. *Genes Dev* 8(3): 277–289.

78. Lanske B, Karaplis AC, Lee K, Luz A, Vortkamp A, Pirro A, Karperien M, Defize LH, Ho C, Mulligan RC, Abou-Samra AB, Juppner H, Segre GV, Kronenberg HM. 1996. PTH/PTHrP receptor in early development and Indian hedgehog-regulated bone growth. *Science* 273(5275): 663–666.

79. Chung UI, Schipani E, McMahon AP, Kronenberg HM. 2001. Indian hedgehog couples chondrogenesis to osteogenesis in endochondral bone development. *J Clin Invest* 107(3): 295–304.

80. Gao B, Guo J, She C, Shu A, Yang M, Tan Z, Yang X, Guo S, Feng G, He L. 2001. Mutations in IHH, encoding Indian hedgehog, cause brachydactyly type A-1. *Nat Genet* 28(4): 386–388.

81. Yang Y, Topol L, Lee H, Wu J. 2003. Wnt5a and Wnt5b exhibit distinct activities in coordinating chondrocyte proliferation and differentiation. *Development* 130(5): 1003–1015.

82. Akiyama H, Lyons JP, Mori-Akiyama Y, Yang X, Zhang R, Zhang Z, Deng JM, Taketo MM, Nakamura T, Behringer RR, McCrea PD, De Crombrugghe B. 2004. Interactions between Sox9 and β-catenin control chondrocyte differentiation. *Genes Dev* 18(9): 1072–1087.

83. Dailey L, Laplantine E, Priore R, Basilico C. 2003. A network of transcriptional and signaling events is activated by FGF to induce chondrocyte growth arrest and differentiation. *J Cell Biol* 161(6): 1053–1066.

84. Henderson JE, Naski MC, Aarts MM, Wang D, Cheng L, Goltzman D, Ornitz DM. 2000. Expression of FGFR3 with the G380R achondroplasia mutation inhibits proliferation and maturation of CFK2 chondrocytic cells. *J Bone Miner Res* 15(1): 155–165.

85. Raucci A, Laplantine E, Mansukhani A, Basilico C. 2004. Activation of the ERK1/2 and p38 mitogen-activated protein kinase pathways mediates fibroblast growth factor-induced growth arrest of chondrocytes. *J Biol Chem* 279(3): 1747–1756.

86. Minina E, Kreschel C, Naski MC, Ornitz DM, Vortkamp A. 2002. Interaction of FGF, Ihh/Pthlh, and BMP signaling integrates chondrocyte proliferation and hypertrophic differentiation. *Dev Cell* 3(3): 439–449.

87. Naski MC, Colvin JS, Coffin JD, Ornitz DM. 1998. Repression of hedgehog signaling and BMP4 expression in growth plate cartilage by fibroblast growth factor receptor 3. *Development* 125(24): 4977–4988.

88. Eswarakumar VP, Monsonego-Ornan E, Pines M, Antonopoulou I, Morriss-Kay GM, Lonai P. 2002. The IIIc alternative of Fgfr2 is a positive regulator of bone formation. *Development* 129(16): 3783–3793.

89. Yu K, Xu J, Liu Z, Sosic D, Shao J, Olson EN, Towler DA, Ornitz DM. 2003. Conditional inactivation of FGF receptor 2 reveals an essential role for FGF signaling in the regulation of osteoblast function and bone growth. *Development* 130(13): 3063–3074.

90. Valverde-Franco G, Liu H, Davidson D, Chai S, Valderrama-Carvajal H, Goltzman D, Ornitz DM, Henderson JE. 2004. Defective bone mineralization and osteopenia in young adult FGFR3–/– mice. *Hum Mol Genet* 13(3): 271–284.

91. Xiao L, Naganawa T, Obugunde E, Gronowicz G, Ornitz DM, Coffin JD, Hurley MM. 2004. Stat1 controls postnatal bone formation by regulating fibroblast growth factor signaling in osteoblasts. *J Biol Chem* 279(26): 27743–27752.

92. Montero A, Okada Y, Tomita M, Ito M, Tsurukami H, Nakamura T, Doetschman T, Coffin JD, Hurley MM. 2000. Disruption of the fibroblast growth factor-2 gene results in decreased bone mass and bone formation. *J Clin Invest* 105(8): 1085–1093.

93. Minina E, Wenzel HM, Kreschel C, Karp S, Gaffield W, McMahon AP, Vortkamp A. 2001. BMP and Ihh/PTHrP signaling interact to coordinate chondrocyte proliferation and differentiation. *Development* 128(22): 4523–4534.

94. Yoon BS, Pogue R, Ovchinnikov DA, Yoshii I, Mishina Y, Behringer RR, Lyons KM. 2006. BMPs regulate multiple aspects of growth-plate chondrogenesis through opposing actions on FGF pathways. *Development* 133(23): 4667–4678.

95. Smits P, Li P, Mandel J, Zhang Z, Deng JM, Behringer RR, de Crombrugghe B, Lefebvre V. 2001. The transcription factors L-Sox5 and Sox6 are essential for cartilage formation. *Dev Cell* 1(2): 277–290.

96. Bi W, Huang W, Whitworth DJ, Deng JM, Zhang Z, Behringer RR, de Crombrugghe B. 2001. Haploinsufficiency of Sox9 results in defective cartilage primordia and premature skeletal mineralization. *Proc Natl Acad Sci U S A* 98(12): 6698–6703.

97. Huang W, Chung UI, Kronenberg HM, de Crombrugghe B. 2001. The chondrogenic transcription factor Sox9 is a target of signaling by the parathyroid

hormone-related peptide in the growth plate of endochondral bones. *Proc Natl Acad Sci U S A* 98(1): 160–165.

98. Topol L, Chen W, Song H, Day TF, Yang Y. 2009. Sox9 inhibits Wnt signaling by promoting beta-catenin phosphorylation in the nucleus. *J Biol Chem* 284(5): 3323–3333.

99. Kim IS, Otto F, Zabel B, Mundlos S. 1999. Regulation of chondrocyte differentiation by Cbfa1. *Mech Dev* 80(2): 159–170.

100. Takeda S, Bonnamy JP, Owen MJ, Ducy P, Karsenty G. 2001. Continuous expression of Cbfa1 in nonhypertrophic chondrocytes uncovers its ability to induce hypertrophic chondrocyte differentiation and partially rescues Cbfa1-deficient mice. *Genes Dev* 15(4): 467–481.

101. Yoshida CA, Yamamoto H, Fujita T, Furuichi T, Ito K, Inoue K, Yamana K, Zanma A, Takada K, Ito Y, Komori T. 2004. Runx2 and Runx3 are essential for chondrocyte maturation, and Runx2 regulates limb growth through induction of Indian hedgehog. *Genes Dev* 18(8): 952–963.

102. Hinoi E, Bialek P, Chen YT, Rached MT, Groner Y, Behringer RR, Ornitz DM, Karsenty G. 2006. Runx2 inhibits chondrocyte proliferation and hypertrophy through its expression in the perichondrium. *Genes Dev* 20(21): 2937–2942.

103. Vega RB, Matsuda K, Oh J, Barbosa AC, Yang X, Meadows E, McAnally J, Pomajzl C, Shelton JM, Richardson JA, Karsenty G, Olson EN. 2004. Histone deacetylase 4 controls chondrocyte hypertrophy during skeletogenesis. *Cell* 119(4): 555–566.

104. Ohba S, Kawaguchi H, Kugimiya F, Ogasawara T, Kawamura N, Saito T, Ikeda T, Fujii K, Miyajima T, Kuramochi A, Miyashita T, Oda H, Nakamura K, Takato T, Chung UI. 2008. Patched1 haploinsufficiency increases adult bone mass and modulates Gli3 repressor activity. *Devel Cell* 14(5): 689–699.

105. Ahrens MJ, Li Y, Jiang H, Dudley AT. 2009. Convergent extension movements in growth plate chondrocytes require gpi-anchored cell surface proteins. *Development* 136(20): 3463–3474.

106. Li Y, Dudley AT. 2009. Noncanonical frizzled signaling regulates cell polarity of growth plate chondrocytes. *Development* 136(7): 1083–1092.

107. Gray RS, Roszko I, Solnica-Krezel L. 2011. Planar cell polarity: coordinating morphogenetic cell behaviors with embryonic polarity. *Devel Cell* 21(1): 120–133.

108. Goodrich LV, Strutt D. 2011. Principles of planar polarity in animal development. *Development* 138(10): 1877–1892.

109. Bayly R, Axelrod JD. 2011. Pointing in the right direction: new developments in the field of planar cell polarity. *Nat Rev Genet* 12(6): 385–391.

110. Gao B, Song H, Bishop K, Elliot G, Garrett L, English MA, Andre P, Robinson J, Sood R, Minami Y, Economides AN, Yang Y. 2011. Wnt signaling gradients establish planar cell polarity by inducing Vangl2 phosphorylation through Ror2. *Devel Cell* 20(2): 163–176.

111. Minami Y, Oishi I, Endo M, Nishita M. 2010. Ror-family receptor tyrosine kinases in noncanonical Wnt signaling: their implications in developmental morphogenesis and human diseases. *Dev Dyn* 239(1): 1–15.

112. Person AD, Beiraghi S, Sieben CM, Hermanson S, Neumann AN, Robu ME, Schleiffarth JR, Billington CJ, Jr, van Bokhoven H, Hoogeboom JM, Mazzeu JF, Petryk A, Schimmenti LA, Brunner HG, Ekker SC, Lohr JL. 2010. WNT5A mutations in patients with autosomal dominant Robinow syndrome. *Dev Dyn* 239(1): 327–337.

113. van Bokhoven H, Celli J, Kayserili H, van Beusekom E, Balci S, Brussel W, Skovby F, Kerr B, Percin EF, Akarsu N, Brunner HG. 2000. Mutation of the gene encoding theROR2 tyrosine kinase causes autosomal recessive Robinow syndrome. *Nat Genet* 25(4): 423–426.

114. Schwabe GC, Tinschert S, Buschow C, Meinecke P, Wolff G, Gillessen-Kaesbach G, Oldridge M, Wilkie AO, Komec R, Mundlos S. 2000. Distinct mutations in the receptor tyrosine kinase gene ROR2 cause brachydactyly type B. *Am J Hum Genet* 67(4): 822–831.

115. DeChiara TM, Kimble RB, Poueymirou WT, Rojas J, Masiakowski P, Valenzuela DM, Yancopoulos GD. 2000. Ror2, encoding a receptor-like tyrosine kinase, is required for cartilage and growth plate development. *Nat Genet* 24(3): 271–274.

116. Schipani E, Ryan HE, Didrickson S, Kobayashi T, Knight M, Johnson RS. 2001. Hypoxia in cartilage: HIF-1alpha is essential for chondrocyte growth arrest and survival. *Genes Dev* 15(21): 2865–2876.

117. Zelzer E, Mamluk R, Ferrara N, Johnson RS, Schipani E, Olsen BR. 2004. VEGFA is necessary for chondrocyte survival during bone development. *Development* 131(9): 2161–2171.

# 第 2 章

# 级联信号转导调控成骨细胞分化

David J. J. de Gorter • Peter ten Dijke

（周　驰　李金超 译　王海彬　张　鹏 审校）

## 引言

　　间充质干细胞（mesenchymal stem cell，MSC）是位于骨髓、肌肉、脂肪组织的一种多功能干细胞，它们可以分化成多种组织，包括骨骼、软骨、肌肉和脂肪组织[1-2]。该谱系的表达由一系列的细胞因子控制，细胞谱系的表达通过特定的转录因子来调节。细胞因子中参与成骨细胞分化的包括 Hedgehogs、BMP、TGF-β、PTH 和 Wnt。细胞因子信号传导级联的开始及它们在成骨细胞分化的作用在本章进行讨论。成骨细胞和软骨细胞被认为分化自共同的间充质前体，即骨软骨细胞前体（图 2.1）。成骨细胞分化的过程可分为几个阶段，包括增殖、细胞外基质沉积、基质成熟、矿化[3]。为了探讨成骨细胞的表达，在不同的表达阶段使用不同的分化标志物，包括碱性磷酸酶（ALP）、Ⅰ型胶原（Col Ⅰ）、骨涎蛋白（BSP）、骨桥蛋白（OPN）和骨钙素（OC）。ALP 被看作成骨细胞分化的早期标志物，OC 则被认为是晚期分化的标志物。

## Runx2 和 Osterix 转录因子

　　在成骨细胞分化中最重要的、参与多种信号转导途径的衔接的是 Runx2（也称为核心结合因子 α 亚基 Cbfa1 或者 AML3）转录因子的激活。Runx2 是成骨细胞分化的总开关。这证明了一个事实，Runx2 缺陷型小鼠完全缺乏成骨细胞，不能形成肥大软骨细胞，产生的软骨骨架完全缺乏矿化基质[4]。对人类来说，异体植入、切除、无义突变会导致 DNA 结合域密码子翻译停止，或者引起 C- 端反式激活区 Runx2 基因异常，成为罕见的骨骼疾病锁骨颅骨不典型增生（CCD）发生的根本原因。CCD 的特点是颅骨发育缺陷和完全或部分锁骨缺失，这种病强调 Runx2 的中骨形成的重要性[5]。通过与多种转录激活因子、抑制子和其他共调节蛋白质的协同作用，Runx2 可通过正向或者负向的调控，表达出多种成骨细胞特异性基因，包括 Col1、ALP、OPN、骨粘连蛋白（ON）和 OC[6-7]。

　　此外，Runx2 调控锌指包含转录因子 Osterix 的

14

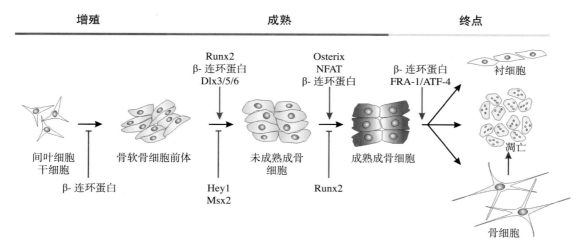

图 2.1 （也见彩图）MSC 向成骨细胞分化和转录过程中转录调控的影响因素。ATF4: 激活转录因子 4；Dlx: 远端同源区域；FRA: Fos 蛋白相关抗原；Osx: 成骨相关转录因子抗体；Runx2: Runx 相关转录因子 2

表达，*Osx*（Sp7）（编码 Osterix）基因启动子包含一个共同的 Runx2 结合序列，提示 *Osx* 是 Runx2 的靶基因[8]，*OSX*[-/-] 小鼠中 *Runx2* 的表达不受影响，而在 Runx2 缺陷的小鼠中 Osterix 的表达缺失[9]，与 *Runx2* 缺陷的小鼠相似，*Osx*[-/-] 小鼠缺乏成骨细胞，表明该转录因子在骨形成中的重要性。Osterix 可以与核转录因子相互作用活化 T 细胞 2（NFAT2），其与 Osterix 结合调控靶基因如骨钙蛋白、骨桥蛋白、骨粘连蛋白和胶原蛋白 I[9-10] 的转录。由于 NFAT 转录因子的细胞核定位是由 $Ca^{2+}$- 钙调神经磷酸酶途径调节，信号通路通过活化 NFAT 调节细胞内的 $Ca^{2+}$ 水平可以潜在地调控由 Osterix 介导的成骨细胞分化。参与成骨细胞分化的其他转录因子同源异型蛋白质如 Msx2、远端同源域蛋白（Dlx）-3、Dlx-5、Dlx-56 及激活蛋白 -1（AP-1）家族的成员如 Fos 蛋白、Fos 蛋白相关抗原（FRa），并激活转录因子 -4（ATF4）（图 2.1），然而，这些基因的缺失不会导致像 *Runx2*[-/-] 小鼠和 *Osx*[-/-] 小鼠成骨细胞的完全丧失，旨在成骨细胞发生中有促进作用。

## BMP 信号

骨形成蛋白属于 TGF-β 超家族，最初被确定为在骨中提取的活性成分，能够在不同的区域诱导骨形成[11]，骨形成蛋白在骨中形成并促进和维持发育完成后骨代谢的平衡，以及在骨折愈合中发挥重要作用[12-13]。条件性敲除小鼠骨骼发育缺陷缺乏特定的 BMP 家族可显性因子及部分 BMP 家族自然发生

的突变或其下游受体遗传性骨骼病变[12-13]，如成纤维异常增生性骨病（FOP），骨在异位区域逐渐形成，并被结合到在 BMP-1 型受体活化受体样激酶（ALK）2 杂合突变激活[14-15]。灵长类动物和其他哺乳动物的临床前研究已经证明，应用 BMP 修复大段骨缺损的有效性及 BMP 应用于长骨骨折、骨不愈合和脊柱融合[16]。

骨形成蛋白以 I 型和 II 型丝氨酸 / 苏氨酸激酶受体的二聚体形式结合，形成寡聚复合体（图 2.2），一旦形成复合体，合成活化的磷酸化 II 型受体，从而激活 I 型受体；随后，活化的 I 型受体借助细胞内的信号介质 BMP 受体，并通过 C- 末端磷酸化调控 Smad 信号通路的 Smad1、Smad5 和 Smad8。这些受体调控 Smad 家族并与 Smad 蛋白、Smad4 结合，并转运至细胞核内和其他转录因子一起与靶基因的启动子结合并调控其表达（图 2.2）[17-18]。如 Runx2 与 Smad1 和 Smad5 相互作用，并共同调控 BMP 诱导的成骨细胞特异性基因表达和成骨分化[19-20]。有趣的是，在 CCD 患者中无意间发现的突变，导致裂解的 Runx2 突变，并减弱了 Smad1 之间的相互作用及抑制 BMP 诱导的 ALP 活性[21]。此外，BMP 信号诱导骨形成蛋白和 Runx2 的表达，从而形成一个正反馈循环[19, 22]。

此外，骨形成蛋白控制 Id 蛋白的表达（抑制剂分化或 DNA 结合）[23-24]。Id 蛋白是碱性螺旋 - 环 - 螺旋蛋白显性失活抑制剂，其抑制成骨细胞分化。事实上，在 Id1/Id3 杂合子基因敲除小鼠体内研究发现 BMP 诱导骨形成受到抑制[25]。此外，BMP-2 诱

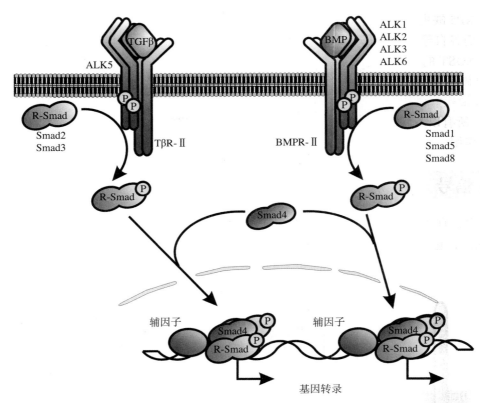

**图 2.2** （也见彩图）示意模型表示的是成骨细胞中 TGF-β 和 BMP 信号传导通路。TGF-β 和 BMP 信号通过 I 型和 II 型跨膜丝氨酸 / 苏氨酸激酶受体和细胞内特定的 Smad 效应蛋白形成异聚复合体。激活 R-Smad 蛋白和 Smad4 基因之间的异聚复合体作为转录因子调控基因转录，最终促进碱性磷酸酶活性和骨形成

导 Osterix 的表达，除了受 Runx2 介导以外，还受 p38 和 JNK MAP 激酶介导[9, 26-27]。

## TGF-β 信号

TGF-β 控制多种细胞的增殖、迁移、分化和存活，TGF-β 是骨基质中最丰富的细胞因子之一，在形成和维护骨架中起主要作用，同时影响软骨和骨代谢[28]。有趣的是，TGF-β 根据结构和浓度可以对骨形成有正面和负面的影响[28-30]。

TGF-β 信号与相关骨形成蛋白有类似的机制。然而，在结合到其特异性受体时，TGF-β 诱导活化 Smad2 和 Smad3（图 2.2）。Smad3 蛋白在小鼠成骨细胞株 MC3T3-E1 的过度表达中增强的骨基质蛋白，碱性磷酸酶活性，和矿化作用[31]。与 Smad1 和 Smad5 相互作用相似的情况下，Runx2 与 Smad3 协同作用调节 TGF-β 诱导的转录[29]。这种相互作用需要一个功能性的 Runx2C- 末端结构域，因为来自 CCD 患者的截断 Runx2 突变体不能与 Smad3 蛋白直接协同作用[21, 29, 32]。TGF-β/Smad3 信号对 Runx2

功能的影响依赖于细胞类型和启动子的结构[29]。

## Wnt 信号

Wnt 信号通路是一种分泌型糖蛋白，通过卷曲蛋白家族 7 个跨膜受体和低密度脂蛋白共同受体 -5 和 -6（LRP-5, LRP-6）传递信号至 β- 连环蛋白（图 2.3）[33]。当不存在 Wnt 配体时，β- 连环蛋白与腺瘤性结肠息肉病（APC）、Axin 蛋白、糖原合酶激酶 3（GSK3）和蛋白激酶 I（CK1）形成络合物，有利于 β- 连环蛋白的磷酸化和蛋白酶体降解；当存在 Wnt 配体时，此络合物解离，导致胞质 β- 连环蛋白积累并易位至细胞核，在那里它通过与 T 细胞因子（TCF）/ 淋巴增强因子（LEF1）转录因子形成络合物启动靶基因[33]。条件性敲除 β- 连环蛋白导致骨软骨祖细胞在膜内和软骨内向软骨细胞分化而不是成骨细胞的成骨分化，异位的 Wnt 信号促进成骨分化[34-36]，表明其促进骨软骨祖细胞向成骨细胞分化（图 2.1）。此外，Wnt 信号在骨细胞维持正常骨稳定中起重要作用，在骨细胞中 β- 连环蛋白缺陷型小鼠表现出进行性骨丢

失 [37]，甚至因 LRP5 缺失或功能的突变减少或增加成骨细胞的活性而各自导致低或高骨量的骨病 [38-40]。另外，编码区、SOST 的调控元件或编码骨细胞来源的 Wnt 拮抗剂硬化蛋白的基因的突变，分别导致较为罕见的高骨量疾病骨硬化病和 Van Buchem 疾病（图 2.3）[41]。所有以上结果表明，Wnt 信号在骨形成中起着重要作用。

## Hedgehog 信号

　　在哺乳动物中，有 3 种刺猬蛋白（Sonic、Indian 和 Desert hedgehog），它们对骨肉瘤的发展至关重要。

在软骨内成骨，Ihh 信号被认为是成骨细胞发展必不可少的，因为缺少 Ihh 的小鼠在软骨内骨化骨骼形成过程中完全缺乏成骨细胞 [42-43]。细胞对 Hh 信号的反应由两个跨膜蛋白质进行控制：抑癌 12- 跨膜蛋白 Patched-1（Ptch）、7- 跨膜受体和癌蛋白 Smoothened（Smo）。后者具有同源性的 G 蛋白偶联受体和转导 Hh 信号。如果缺乏 Hh，Ptch 保持 SMO 在抑制的状态。与 Hh 结合，Ptch 对 Smo 的抑制被释放，细胞内信号被启动 [44]。Hh 信号转录的反应由 3 个密切相关的锌指转录因子介导，被命名的 Gli 蛋白：Gli1、Gli2 和 Gli3，各有不同的角色和不同的组靶基因。Gli2 的功能主要是转录激活催化剂。Hh 缺失，Gli3

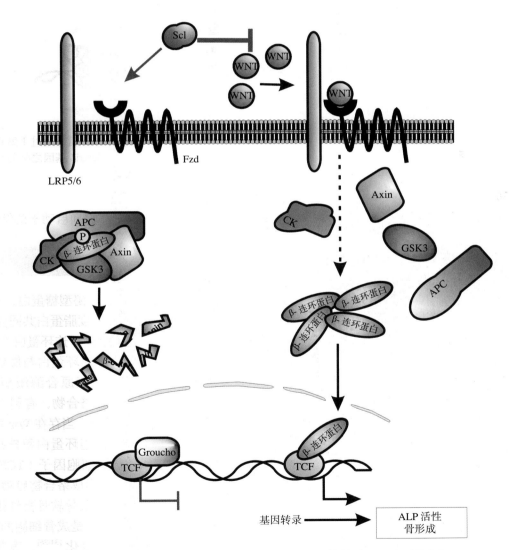

**图 2.3**　（也见彩图）成骨细胞中的经典 Wnt 信号转导通路。当不存在 Wnt 信号时，β- 连环蛋白与 APC、Axin 蛋白、GSK3 和 CK1 等形成络合物，并逐步磷酸化、泛素化，从而有针对性地降解蛋白酶体。Wnt 结合卷曲蛋白（Fzd）受体和 LRP5/6 辅助受体可防止形成络合物以稳定 β- 连环蛋白，并借助 LEF/TCF 转录因子调控基因表达，最终激活碱性磷酸酶而促进骨形成。硬化蛋白（Scl）通过结合到 LRP5/6 抑制 Wnt 信号反应

变成转录阻碍物。当 Hh 存在时，全长的 Gli3 转位到细胞核中，其具有转录激活特性。Gli1 仅作为转录激活催化剂，被 Hh 信号诱发[44]。Gli3 在肢芽发育和位数调控以及身份识别起关键作用[45-46]。Ihh 经由 Gli2 的介导调节成骨细胞分化，增加 Runx2 的表达和功能[47]。

## PTH 信号

甲状旁腺激素（PTH）及其相关肽的 PTHrP 对骨骼同时具有合成代谢和分解代谢的影响。而 PTH 间断给药诱导骨形成，甲状旁腺激素连续治疗会导致骨质流失[48]。PTH 在骨骼发育中的关键作用是使小鼠和人类的这些基因和它们的受体的功能丧失明显。小鼠缺乏 PTHrP 会在围生期死亡，可能因由于软骨内成骨发展异常导致呼吸衰竭[49]。一个不太严重的表型发现 PTH 缺乏的小鼠（这是可行的），显示肥大区略有扩大[50]。转基因小鼠在 II 型胶原蛋白启动子控制下过度表达 PTHrP 产生肢体缩短，是由于其延迟了矿化和软骨细胞的成熟过程中的生长平台期[51]。小鼠缺乏 PTH 受体 PTHR1 显示由于过早成熟软骨使得生长板异常[52]。在人类中，在 PTHR1 功能丧失已被链接到 BLOMSTRAND 致命的骨软骨病[53]。这些患者还患有晚期骨骼成熟和骨骼过早骨化。

PTH（rP）信号通过 7- 跨膜 G 蛋白偶联受体 PTHR1，当与配体结合，一些细胞内信号通路可被激活，包括腺苷 / 蛋白激酶 A（PKA）和蛋白激酶 C（PKC）途径。已有不同的机制解释 PTH 对合成代谢和分解代谢的影响；PTH 可能对成骨细胞的增殖、稳定、分化或凋亡产生不同的影响。PTH 和 PTHrP 的影响似乎高度依赖环境；它们的作用随细胞类型、细胞分化阶段、用量、曝光时间而不同。如 PTH 的骨合成代谢作用包括表达增加和 PKA 依赖性 Runx2 的激活（图 2.4）[54]。另外，PTH 还显示出抑制 Runx2 和 Osterix 在成骨细胞的表达的作用[55]。

## 胰岛素样生长因子 -1（IGF-1）信号

胰岛素样生长因子 -1（IGF-1）是由骨骼肌细胞分泌，并且被认为具有成骨细胞功能的自分泌或旁分泌调节剂[56]，IGF-1 缺陷小鼠形成较细但致密的骨结构[57]。同许多其他酪氨酸激酶受体激活磷脂酰肌醇 3- 激酶（PI3K）-Akt 蛋白和 Ras-ERK MAP 激酶途径一样，IGF-1 信号通过 IGF1 受体转导（图 2.4）。有趣的是，Akt1/Akt2 双基因敲除小鼠表现出的表型类似 IGF-1 受体缺陷小鼠，骨骼发育减弱[58]。此外，由 Runx2 强制表达的成骨细胞分化，被共同表达的显性失活的 Akt 抑制，或通过用 IGF-1 抗体或其药理 PI3K 抑制剂 LY294002 处理[59]，IGF-1 诱导激活 Akt 导致磷酸化和交叉转录因子 Foxo1 核相斥，通过抑制 Runx2 与其靶基因的启动子结合解离 Foxo1，从而促进成骨细胞的分化[60]，IGF-1 诱导 Osterix 表达主要发生在 ERK-、p38- 和 c-Jun 依赖性 N- 末端激酶（JNK）[26]，由 ATF-4 表达调控的晚期成骨细胞分化同样需要 JNK 的活性（图 2.1）[61]。通过以上机制，IGF-1 可以刺激成骨细胞分化。

## 成纤维细胞生长因子（FGF）信号

成纤维细胞生长因子（FGF）是软骨内和膜内骨形成、发育和凋亡的重要调节因子，影响软骨和骨形成[62]。许多人的颅缝早闭症已被证实与 FGF 受体的活化突变（FGFR）有关[62]。骨骼组织中 FGFR2 的信号被破坏，导致骨性侏儒症，骨密度的降低是由于骨原细胞增殖和成熟成骨细胞合成代谢紊乱，而成骨细胞分化不受影响[63-64]。FGF 通过 Ras/ERK MAPK 途径诱导未成熟的成骨细胞增殖。另外，FGF 信号主要以依赖性蛋白激酶 C 的方式刺激 Rubx2 的表达、DNA 结合和转录活性[65]。

## Notch 信号

Notch 蛋白是跨膜受体控制细胞关键点，并抑制成骨细胞分化的[66-69]。跨膜 Notch 配体 Delta、Serrate 和 Lag2 与 Notch 受体结合，诱导跨膜区靠近槽口胞外结构域的裂解[66]。所得到的膜相关的 Notch 接下来通过早老素裂解，产生 Notch 胞内结构域（NICD），然后转位到细胞核中。在这里，NCID 与 CSL 家族 {C 启动因子 1（CBF1）、Hairless 抑制剂 [Su（H）] 和长寿保证基因 -1 的 DNA 结合蛋白（LAG-1）} 共同作用激活因子，以驱动靶基因的转录[66]。在成骨细胞前体细胞，Notch 刺激 Hey1 的表达，与 Runx2 发生物理反应，从而抑制其转录活性，因此 MSC 分化成成骨细胞（图 2.1 和 2.4）[68-69]。小鼠中的 Notch 信号是在肢体骨骼基因间充质中被打

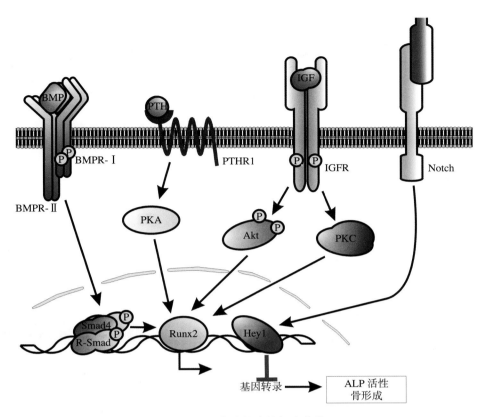

**图 2.4** （也见彩图）原理示意图显示信号通路调控 Runx2 介导的成骨细胞分化

乱，显示间充质干细胞数量减少和骨小梁骨数量增加，继而发展成严重的骨质减少 [69]。

## 结束语

在成骨细胞分化过程中被唤起的某些信号事件高度依赖于其信号分子是被活化或抑制、反应的大小和持续时间、反应细胞的分化阶段。Runx2 的活性的调控是本章所讨论的信号转导途径的一个衔接点，也有很多这些途径之间作用的讨论。除了 Runx2 的 C- 末端被 BMP 的 I 型受体磷酸化，Smad1 可以被 ERK、p38 和 JNK MAP 激酶和后期的 GSK3 磷酸化，这导致细胞质保留和增加的 Smad1 的蛋白酶体降解 [70-71]。在这种方式中，FGF 和 Wnt 信号可控制 BMP 信号传导的持续时间 [70-72]。另外，β- 连环蛋白 -TCF/Lef1 可以与 Smad1 和 Smad3 蛋白质协同作用，共同调节靶基因的转录 [73-74]。TGF-β 具有抑制 BMP2 诱导的转录和成骨细胞分化 [30, 75]；然而，这些抑制效应依赖于共同刺激的时间和环境条件，实际上在特定条件下，TGF-β 可以促进 BMP 诱导分化为成骨细胞谱系 [76-77]。Notch-1 的过度表达通

过抑制 Wnt 信号来抑制成骨细胞的分化 [67]，作为对 Hh 信号的响应，Gli2 介导成骨细胞中 BMP2 表达 [78]，Hh 信号需要成骨细胞中 β- 连环蛋白精确介导 WNT 信号 [36]。肿瘤坏死因子 -α（TNF-α）通过诱导的 NF κB [79] 和部分 JNK 信号抑制 BMP2 诱导 Smad 活化 [80]。TGF-β II 型受体与磷酸化 PTHR1 相结合，导致两种受体内化，以及 TGF-β 和 PTH 信号的衰减 [81]。因此，诱导骨促进细胞因子的信号转导途径的共同作用决定 MSC 向成骨细胞谱系分化及骨形成的效率。

## 致谢

Peter ten Dijke 教授、博士关于调控成骨细胞分化的信号通路的研究得到荷兰科学研究组织的支持（918.66.606）。

本章是调控长骨细胞分化的信号级联转导的最新版本，由 C. Krause、D.J.J. de Gorter、M. Karperien 和 P. ten Dijke 共同编写、V. Rosen 主编的《美国骨矿盐研究杂志》第七版主要论述骨代谢疾病和紊乱；ASBMR 出版，2008，7：10-16，ISBN 978-0-9778882-1-4。

## 缩写

| | |
|---|---|
| ALK | 活化素受体样激酶 |
| ALP | 碱性磷酸酶 |
| AP-1 | 激活蛋白 -1 |
| APC | 腺瘤性结肠息肉病 |
| ATF4 | 激活转录因子 4 |
| BMP | 骨形态发生蛋白质 |
| BSP | 骨涎蛋白 |
| CCD | 锁骨颅骨发育不全 |
| CK1 | 酪蛋白激酶 I |
| Col1 | I 型胶原 |
| DLx | 末节同源盒 |
| ERK | 胞外信号调节激酶 |
| FGF | 成纤维细胞生长因子 |
| FOP | 进行性成纤维异常增生性骨病 |
| Fra | Fos 相关抗原 |
| Fzd | 卷曲 |
| GSK3 | 糖原合酶激酶 3 |
| Id | DNA 的分化 / 抑制剂结合的抑制剂 |
| IGF-1 | 胰岛素样生长因子 -1 |
| Ihh | 印度 hedgehog |
| JNK | c-Jun 氨基末端激酶 |
| LAG-1 | 长寿保证基因 -1 |
| Lef1 | 淋巴增强因子 |
| LRP | 低密度脂蛋白受体相关的蛋白质 |
| MAPK | 丝裂原活化蛋白激酶 |
| MSC | 间充质干细胞 |
| NFAT | 活化 T 细胞核因子 |
| NF κB | 核因子 -κB |
| NICD | Notch 胞内结构域 |
| OC | 骨钙素 |
| ON | 骨连接 |
| OPN | 骨蛋白 |
| PI3K | 磷脂酰肌醇 3- 激酶 |
| PKA | 蛋白激酶 A |
| PKC | 蛋白激酶 C |
| Ptch | 修补 |
| PTH | 甲状旁腺激素 |
| Runx2 | Runx 相关转录因子 2 |
| Smo | 磨平 |
| TCF | T 细胞因子 |
| TGF-β | 转化生长因子 -β |
| TNF-α | 肿瘤坏死因子 -α |

## 参考文献

1. Caplan AI, Bruder SP. 2001. Mesenchymal stem cells: Building blocks for molecular medicine in the 21st century. *Trends MolMed* 7(6): 259–64.
2. Jiang Y, Jahagirdar BN, Reinhardt RL, Schwartz RE, Keene CD, Ortiz-Gonzalez XR, et al. 2002. Pluripotency of mesenchymal stem cells derived from adult marrow. *Nature* 418(6893): 41–9.
3. Stein GS, Lian JB. 1993. Molecular mechanisms mediating proliferation/differentiation interrelationships during progressive development of the osteoblast phenotype. *EndocrRev* 14(4): 424–42.
4. Otto F, Thornell AP, Crompton T, Denzel A, Gilmour KC, Rosewell IR, et al. 1997. Cbfa1, a candidate gene for cleidocranial dysplasia syndrome, is essential for osteoblast differentiation and bone development. *Cell* 89(5): 765–71.
5. Mundlos S. 1999. Cleidocranial dysplasia: Clinical and molecular genetics. *J Med Genet* 36(3): 177–82.
6. Harada H, Tagashira S, Fujiwara M, Ogawa S, Katsumata T, Yamaguchi A, et al. 1999. Cbfa1 isoforms exert functional differences in osteoblast differentiation. *J Biol Chem* 274(11): 6972–8.
7. Kern B, Shen J, Starbuck M, Karsenty G. 2001. Cbfa1 contributes to the osteoblast-specific expression of type I collagen genes. *J Biol Chem* 276(10): 7101–7.
8. Nishio Y, Dong Y, Paris M, O'Keefe RJ, Schwarz EM, Drissi H. 2006. Runx2-mediated regulation of the zinc finger Osterix/Sp7 gene. *Gene* 372: 62–70.
9. Nakashima K, Zhou X, Kunkel G, Zhang Z, Deng JM, Behringer RR, et al. 2002. The novel zinc finger-containing transcription factor osterix is required for osteoblast differentiation and bone formation. *Cell* 108(1): 17–29.
10. Koga T, Matsui Y, Asagiri M, Kodama T, de Crombrugghe B, Nakashima K, et al. 2005. NFAT and Osterix cooperatively regulate bone formation. *Nat Med* 11(8): 880–5.
11. Urist MR. 1965. Bone: formation by autoinduction. *Science* 150(698): 893–9.
12. Chen D, Zhao M, Mundy GR. 2004. Bone morphogenetic proteins. *Growth Factors* 22(4): 233–41.
13. Gazzerro E, Canalis E. 2006. Bone morphogenetic proteins and their antagonists. *Rev Endocr Metab Disord* 7(1–2): 51–65.
14. Shore EM, Xu M, Feldman GJ, Fenstermacher DA, Cho TJ, Choi IH, et al. 2006. A recurrent mutation in the BMP type I receptor ACVR1 causes inherited and sporadic fibrodysplasia ossifans progressiva. *Nat Genet* 38(5): 525–7.
15. van Dinther M, Visser N, de Gorter DJJ, Doorn J, Goumans MJ, de Boer J, et al. 2010. ALK2 R206H mutation linked to fibrodysplasia ossifans progressiva confers constitutive activity to the BMP type I receptor and sensitizes mesenchymal cells to BMP-induced osteoblast differentiation and bone formation. *J Bone Miner Res* 25(6): 1208–15.
16. Gautschi OP, Frey SP, Zellweger R. 2007. Bone morpho-

genetic proteins in clinical applications. *ANZ J Surg* 77(8): 626–31.

17. Feng XH, Derynck R. 2005. Specificity and versatility in tgf-β signaling through Smads. *Annu Rev Cell Dev Biol* 21: 659–93.

18. Massague J, Seoane J, Wotton D. 2005. Smad transcription factors. *Genes Dev* 19(23): 2783–810.

19. Lee KS, Kim HJ, Li QL, Chi XZ, Ueta C, Komori T, et al. 2000. Runx2 is a common target of transforming growth factor β1 and bone morphogenetic protein 2, and cooperation between Runx2 and Smad5 induces osteoblast-specific gene expression in the pluripotent mesenchymal precursor cell line C2C12. *Mol Cell Biol* 20(23): 8783–92.

20. Javed A, Bae JS, Afzal F, Gutierrez S, Pratap J, Zaidi SK, et al. 2008. Structural coupling of Smad and Runx2 for execution of the BMP2 osteogenic signal. *J Biol Chem* 283(13): 8412–22.

21. Zhang YW, Yasui N, Ito K, Huang G, Fujii M, Hanai J, et al. 2000. A RUNX2/PEBP2α A/CBFA1 mutation displaying impaired transactivation and Smad interaction in cleidocranial dysplasia. *Proc Natl Acad Sci U S A* 97(19): 10549–54.

22. Pereira RC, Rydziel S, Canalis E. 2000. Bone morphogenetic protein-4 regulates its own expression in cultured osteoblasts. *J Cell Physiol* 182(2): 239–46.

23. Korchynskyi O, ten Dijke P. 2002. Identification and functional characterization of distinct critically important bone morphogenetic protein-specific response elements in the Id1 promoter. *J Biol Chem* 277(7): 4883–91.

24. Ogata T, Wozney JM, Benezra R, Noda M. 1993. Bone morphogenetic protein 2 transiently enhances expression of a gene, Id (inhibitor of differentiation), encoding a helix-loop-helix molecule in osteoblast-like cells. *Proc Natl Acad Sci U S A* 90(19): 9219–22.

25. Maeda Y, Tsuji K, Nifuji A, Noda M. 2004. Inhibitory helix-loop-helix transcription factors Id1/Id3 promote bone formation in vivo. *J Cell Biochem* 93(2): 337–44.

26. Celil AB, Campbell PG. 2005. BMP-2 and insulin-like growth factor-I mediate Osterix (Osx) expression in human mesenchymal stem cells via the MAPK and protein kinase D signaling pathways. *J Biol Chem* 280(36): 31353–9.

27. Celil AB, Hollinger JO, Campbell PG. 2005. Osx transcriptional regulation is mediated by additional pathways to BMP2/Smad signaling. *J Cell Biochem* 95(3): 518–28.

28. Janssens K, ten Dijke P, Janssens S, Van Hul W. 2005. Transforming growth factor-β1 to the bone. *Endocr Rev* 26(6): 743–74.

29. Alliston T, Choy L, Ducy P, Karsenty G, Derynck R. 2001. TGF-β-induced repression of CBFA1 by Smad3 decreases cbfa1 and osteocalcin expression and inhibits osteoblast differentiation. *EMBO J* 20(9): 2254–72.

30. Maeda S, Hayashi M, Komiya S, Imamura T, Miyazono K. 2004. Endogenous TGF-β signaling suppresses maturation of osteoblastic mesenchymal cells. *EMBO J* 23(3): 552–63.

31. Sowa H, Kaji H, Yamaguchi T, Sugimoto T, Chihara K. 2002. Smad3 promotes alkaline phosphatase activity and mineralization of osteoblastic MC3T3-E1 cells. *J Bone Miner Res* 17(7): 1190–9.

32. Hanai J, Chen LF, Kanno T, Ohtani-Fujita N, Kim WY, Guo WH, et al. 1999. Interaction and functional cooperation of PEBP2/CBF with Smads. Synergistic induction of the immunoglobulin germline Cα promoter. *J Biol Chem* 274(44): 31577–82.

33. Clevers H. 2006. Wnt/β-catenin signaling in development and disease. *Cell* 127(3): 469–80.

34. Day TF, Guo X, Garrett-Beal L, Yang Y. 2005. Wnt/β-catenin signaling in mesenchymal progenitors controls osteoblast and chondrocyte differentiation during vertebrate skeletogenesis. *Dev Cell* 8(5): 739–50.

35. Hill TP, Spater D, Taketo MM, Birchmeier W, Hartmann C. 2005. Canonical Wnt/β-catenin signaling prevents osteoblasts from differentiating into chondrocytes. *Dev Cell* 8(5): 727–38.

36. Hu H, Hilton MJ, Tu X, Yu K, Ornitz DM, Long F. 2005. Sequential roles of Hedgehog and Wnt signaling in osteoblast development. *Development* 132(1): 49–60.

37. Kramer I, Halleux C, Keller H, Pegurri M, Gooi JH, Weber PB, et al. 2010. Osteocyte Wnt/β-catenin signaling is required for normal bone homeostasis. *Mol Cell Biol* 30(12): 3071–85.

38. Boyden LM, Mao J, Belsky J, Mitzner L, Farhi A, Mitnick MA, et al. 2002. High bone density due to a mutation in LDL-receptor-related protein 5. *N Engl J Med* 346(20): 1513–21.

39. Little RD, Carulli JP, Del Mastro RG, Dupuis J, Osborne M, Folz C, et al. 2002. A mutation in the LDL receptor-related protein 5 gene results in the autosomal dominant high-bone-mass trait. *Am J Hum Genet* 70(1): 11–9.

40. Van Wesenbeeck L, Cleiren E, Gram J, Beals RK, Benichou O, Scopelliti D, et al. 2003. Six novel missense mutations in the LDL receptor-related protein 5 (LRP5) gene in different conditions with an increased bone density. *Am J Hum Genet* 72(3): 763–71.

41. ten Dijke P, Krause C, de Gorter DJJ, Lowik CW, van Bezooijen RL. 2008. Osteocyte-derived sclerostin inhibits bone formation: Its role in bone morphogenetic protein and Wnt signaling. *J Bone Joint Surg Am* 90(Suppl 1): 31–5.

42. St Jacques B, Hammerschmidt M, McMahon AP. 1999. Indian hedgehog signaling regulates proliferation and differentiation of chondrocytes and is essential for bone formation. *Genes Dev* 13(16): 2072–86.

43. Long F, Chung UI, Ohba S, McMahon J, Kronenberg HM, McMahon AP. 2004. Ihh signaling is directly required for the osteoblast lineage in the endochondral skeleton. *Development* 131(6): 1309–18.

44. Hooper JE, Scott MP. 2005. Communicating with Hedgehogs. *Nat Rev Mol Cell Biol* 6(4): 306–17.

45. Hui CC, Joyner AL. 1993. A mouse model of greig cephalopolysyndactyly syndrome: The extra-toesJ mutation contains an intragenic deletion of the Gli3 gene. *Nat Genet* 3(3): 241–6.

46. Litingtung Y, Dahn RD, Li Y, Fallon JF, Chiang C. 2002. Shh and Gli3 are dispensable for limb skeleton formation but regulate digit number and identity. *Nature* 418(6901): 979–83.

47. Shimoyama A, Wada M, Ikeda F, Hata K, Matsubara T, Nifuji A, et al. 2007. Ihh/Gli2 signaling promotes osteoblast differentiation by regulating Runx2 expression and function. *Mol Biol Cell* 18(7): 2411–8.

48. Rubin MR, Bilezikian JP. 2003. New anabolic therapies in osteoporosis. *Endocrinol Metab Clin North Am* 32(1): 285–307.

49. Karaplis AC, Luz A, Glowacki J, Bronson RT, Tybulewicz VL, Kronenberg HM, et al. 1994. Lethal

skeletal dysplasia from targeted disruption of the parathyroid hormone-related peptide gene. *Genes Dev* 8(3): 277–89.

50. Miao D, He B, Karaplis AC, Goltzman D. 2002. Parathyroid hormone is essential for normal fetal bone formation. *J Clin Invest* 109(9): 1173–82.

51. Weir EC, Philbrick WM, Amling M, Neff LA, Baron R, Broadus AE. 1996. Targeted overexpression of parathyroid hormone-related peptide in chondrocytes causes chondrodysplasia and delayed endochondral bone formation. *Proc Natl Acad Sci U S A* 93(19): 10240–5.

52. Lanske B, Karaplis AC, Lee K, Luz A, Vortkamp A, Pirro A, et al. 1996. PTH/PTHrP receptor in early development and Indian hedgehog-regulated bone growth. *Science* 273(5275): 663–6.

53. Zhang P, Jobert AS, Couvineau A, Silve C. 1998. A homozygous inactivating mutation in the parathyroid hormone/parathyroid hormone-related peptide receptor causing Blomstrand chondrodysplasia. *J Clin Endocrinol Metab* 83(9): 3365–8.

54. Krishnan V, Moore TL, Ma YL, Helvering LM, Frolik CA, Valasek KM, et al. 2003. Parathyroid hormone bone anabolic action requires Cbfa1/Runx2-dependent signaling. *Mol Endocrinol* 17(3): 423–35.

55. van der Horst G, Farih-Sips H, Lowik CW, Karperien M. 2005. Multiple mechanisms are involved in inhibition of osteoblast differentiation by PTHrP and PTH in KS483 Cells. *J Bone Miner Res* 20(12): 2233–44.

56. Canalis E. 2009. Growth factor control of bone mass. *J Cell Biochem* 108(4): 769–77.

57. Bikle D, Majumdar S, Laib A, Powell-Braxton L, Rosen C, Beamer W, et al. 2001. The skeletal structure of insulin-like growth factor I-deficient mice. *J Bone Miner Res* 16(12): 2320–9.

58. Peng XD, Xu PZ, Chen ML, Hahn-Windgassen A, Skeen J, Jacobs J, et al. 2003. Dwarfism, impaired skin development, skeletal muscle atrophy, delayed bone development, and impeded adipogenesis in mice lacking Akt1 and Akt2. *Genes Dev* 17(11): 1352–65.

59. Fujita T, Azuma Y, Fukuyama R, Hattori Y, Yoshida C, Koida M, et al. 2004. Runx2 induces osteoblast and chondrocyte differentiation and enhances their migration by coupling with PI3K-Akt signaling. *J Cell Biol* 166(1): 85–95.

60. Yang S, Xu H, Yu S, Cao H, Fan J, Ge C, et al. 2011. Foxo1 mediates insulin-like growth factor 1 (IGF1)/insulin regulation of osteocalcin expression by antagonizing Runx2 in osteoblasts. *J Biol Chem* 286(21): 19149–58.

61. Matsuguchi T, Chiba N, Bandow K, Kakimoto K, Masuda A, Ohnishi T. 2009. JNK activity is essential for Atf4 expression and late-stage osteoblast differentiation. *J Bone Miner Res* 24(3): 398–410.

62. Ornitz DM. 2005. FGF signaling in the developing endochondral skeleton. *Cytokine Growth Factor Rev* 16(2): 205–13.

63. Eswarakumar VP, Monsonego-Ornan E, Pines M, Antonopoulou I, Morriss-Kay GM, Lonai P. 2002. The IIIc alternative of Fgfr2 is a positive regulator of bone formation. *Development* 129(16): 3783–93.

64. Yu K, Xu J, Liu Z, Sosic D, Shao J, Olson EN, et al. 2003. Conditional inactivation of FGF receptor 2 reveals an essential role for FGF signaling in the regulation of osteoblast function and bone growth. *Development* 130(13): 3063–74.

65. Kim HJ, Kim JH, Bae SC, Choi JY, Ryoo HM. 2003. The protein kinase C pathway plays a central role in the fibroblast growth factor-stimulated expression and transactivation activity of Runx2. *J Biol Chem* 278(1): 319–26.

66. Ehebauer M, Hayward P, Martinez-Arias A. 2006. Notch signaling pathway. *Sci STKE* 2006(364): cm7.

67. Deregowski V, Gazzerro E, Priest L, Rydziel S, Canalis E. 2006. Notch 1 overexpression inhibits osteoblastogenesis by suppressing Wnt/β-catenin but not bone morphogenetic protein signaling. *J Biol Chem* 281(10): 6203–10.

68. Zamurovic N, Cappellen D, Rohner D, Susa M. 2004. Coordinated activation of notch, Wnt, and transforming growth factor-β signaling pathways in bone morphogenic protein 2-induced osteogenesis. Notch target gene Hey1 inhibits mineralization and Runx2 transcriptional activity. *J Biol Chem* 279(36): 37704–15.

69. Hilton MJ, Tu X, Wu X, Bai S, Zhao H, Kobayashi T, et al. 2008. Notch signaling maintains bone marrow mesenchymal progenitors by suppressing osteoblast differentiation. *Nat Med* 14(3): 306–14.

70. Fuentealba LC, Eivers E, Ikeda A, Hurtado C, Kuroda H, Pera EM, et al. 2007. Integrating patterning signals: Wnt/GSK3 regulates the duration of the BMP/Smad1 signal. *Cell* 131(5): 980–93.

71. Sapkota G, Alarcon C, Spagnoli FM, Brivanlou AH, Massague J. 2007. Balancing BMP signaling through integrated inputs into the Smad1 linker. *Mol Cell* 25(3): 441–54.

72. Nakayama K, Tamura Y, Suzawa M, Harada S, Fukumoto S, Kato M, et al. 2003. Receptor tyrosine kinases inhibit bone morphogenetic protein-Smad responsive promoter activity and differentiation of murine MC3T3-E1 osteoblast-like cells. *J Bone Miner Res* 18(5): 827–35.

73. Hu MC, Rosenblum ND. 2005. Smad1, β-catenin and Tcf4 associate in a molecular complex with the Myc promoter in dysplastic renal tissue and cooperate to control Myc transcription. *Development* 132(1): 215–25.

74. Labbe E, Letamendia A, Attisano L. 2000. Association of Smads with lymphoid enhancer binding factor 1/T cell-specific factor mediates cooperative signaling by the transforming growth factor-β and wnt pathways. *Proc Natl Acad Sci U S A* 97(15): 8358–63.

75. Spinella-Jaegle S, Roman-Roman S, Faucheu C, Dunn FW, Kawai S, Gallea S, et al. 2001. Opposite effects of bone morphogenetic protein-2 and transforming growth factor-β1 on osteoblast differentiation. *Bone* 29(4): 323–30.

76. de Gorter DJJ, van Dinther M, Korchynskyi O, ten Dijke P. 2011. Biphasic effects of transforming growth factor β on bone morphogenetic protein-induced osteoblast differentiation. *J Bone Miner Res* 26(6): 1178–87.

77. Matsaba T, Ramoshebi LN, Crooks J, Ripamonti U. 2001. Transforming growth factor-β1 supports the rapid morphogenesis of heterotopic endochondral bone initiated by human osteogenic protein-1 via the synergistic upregulation of molecular markers. *Growth Factors* 19(2): 73–86.

78. Zhao M, Qiao M, Harris SE, Chen D, Oyajobi BO, Mundy GR. 2006. The zinc finger transcription factor Gli2 mediates bone morphogenetic protein 2 expression in osteoblasts in response to hedgehog signaling. *Mol Cell Biol* 26(16): 6197–208.

79. Li Y, Li A, Strait K, Zhang H, Nanes MS, Weitzmann MN. 2007. Endogenous TNFα lowers maximum peak

bone mass and inhibits osteoblastic Smad activation through NF-κB. *J Bone Miner Res* 22(5): 646–55.

80. Mukai T, Otsuka F, Otani H, Yamashita M, Takasugi K, Inagaki K, et al. 2007. TNF-α inhibits BMP-induced osteoblast differentiation through activating SAPK/JNK signaling. *Biochem Biophys Res Commun* 356(4): 1004–10.

81. Qiu T, Wu X, Zhang F, Clemens TL, Wan M, Cao X. 2010. TGF-β type II receptor phosphorylates PTH receptor to integrate bone remodelling signalling. *Nat Cell Biol* 12(3): 224–34.

# 第 3 章

# 破骨细胞生物学和骨吸收

F. Patrick Ross

（郭　承　岳　野译　王海彬　张　鹏　审校）

## 破骨细胞生物学

任何原因造成的骨量流失都源于骨骼中破骨细胞的分解大于成骨细胞的生成速度。因此，预防骨质疏松需要理解骨吸收的分子机制。

破骨细胞，即异骨吸收细胞（图 3.1），是单核细胞 - 巨噬细胞家族的一个成员，并且可以在体外从单核吞噬细胞的前体中产生[1]。然而，普遍认为破骨细胞的主要生理前体是骨髓巨噬细胞。两种细胞因子对于基底破骨细胞来说必要且足够，第 1 种是核因子 κB 配体（RANKL）[1-2]的受体催化剂，第 2 种是巨噬细胞 - 集落刺激因子（M-CSF），也就是 CSF-1[3]。这两种蛋白质以膜表达和可溶性两种形式存在（前者由激活的 T 细胞分泌）[4]，由骨髓基质细胞和其衍生物的成骨细胞产生。因此，单核细胞前体破骨细胞的生理补充需要这些非造血、骨驻留细胞的存在[1]。RANKL 作为肿瘤坏死因子（TNF）超家族的成员，是关键的破骨细胞因子，因为破骨细胞的形成需要它的存在或其前体细胞的预激。M-CSF 有助于破骨细胞前体的增殖、存活和分化，以及存活和细胞骨架重排也需要高效率的骨吸收（图 3.2）；图 3.3 示每个破骨细胞的调节因子的集成信号传导途径的简要总结。

RANKL 的发现先于其生理抑制剂骨保护素（OPG）识别，具有高亲和力的结合[5]。与此相反，M-CSF 是已知的调节髓细胞更广泛生物学的一部分，包括破骨细胞[3]（图 3.2）。

我们对破骨细胞如何吸收骨的认识来自两个主要方面：生物化学和遗传学[2]。RANKL 独特的破骨性允许培养破骨细胞纯种群的产生，以及重要的生物化学和分子实验的意义，提供深入了解破骨细胞吸收骨的分子机制。进一步的证据来自我们培养的缺乏特定基因的小鼠，以及有异常破骨细胞功能的异常人类基因定位克隆。关键的骨吸收活动是形成本身和基底骨基质之间微环境的破骨细胞的能力[图 3.4（A）]。这个隔层是由一般的细胞外间隙隔离的由一个生电质子泵（H+-ATP 酶）和一个氯离子通道酸化至 pH 为 4.5[6]。酸化环境调动骨的矿化成分，裸露其有机基质，主要包含 I 型胶原蛋白，其随后由溶酶体酶组织蛋白酶 K 降解。事实上，质子泵、氯离子通道和在破骨细胞活动中释放组织蛋白酶 K 的重要作用是各个部分功能减弱，导致人类过量的骨量疾病，即骨硬化症或致密性成骨不全症[2, 6]。降解蛋白片段被内吞和未定义的囊泡运输到细胞内，

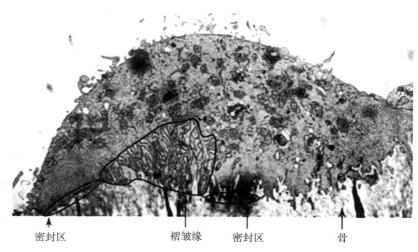

图 3.1　破骨细胞的骨吸收细胞。原代大鼠多核破骨细胞的透射电子显微镜。注意广泛皱褶缘、细胞与骨的紧密并置和密封区域之间的部分降解基质。Courtesy of H. Zhao

密封区　　　　　褶皱缘　　密封区　　　　骨

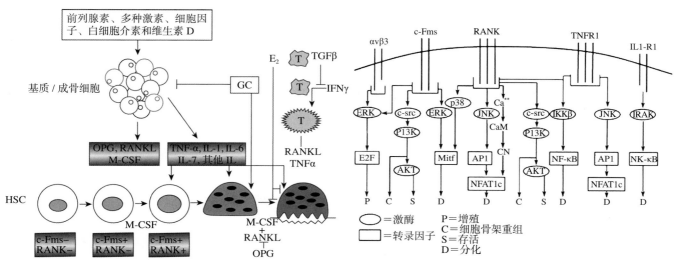

图 3.2　在破骨细胞形成中细胞因子、激素、类固醇和前列腺素的作用。根据其他细胞因子（数据未示出）、骨髓系造血干细胞（HSC）的影响，表达 c-Fms 和 RANK，受体为 M-CSF 和 RANKL，分别分化为破骨细胞。间充质细胞在骨髓应对一系列的刺激，分泌促进和抵抗破骨蛋白的混合物，后者主要是 OPG。糖皮质激素间接抑制骨吸收，但也可能针对破骨细胞和（或）它们的前体。雌激素（E2）通过一个复杂的机制抑制 T 细胞的活化，降低 RANKL 和 TNF-α 的分泌；性类固醇还抑制了成骨细胞和破骨细胞的分化和寿命。调节骨吸收的一个关键因素是 RANKUOPG 比例

图 3.3　破骨细胞信号转导通路。主要受体、下游激酶和调节破骨细胞形成和功能效应的转录因子的摘要。前体的增殖（P）的驱动主要通过激酶和其下游靶细胞周期蛋白和 E2F。这种途径的最大激活需要来自 c-Fms 和整合素 αvβ3 组合信号。细胞骨架（C）是独立核控制的，但取决于一系列激酶和其细胞骨架的调节目标，而分化（D）主要是通过控制基因表达的调节。钙 / 钙调素（CaM）/ 钙调磷酸酶（CN）的轴会强化 NFATlc 及以日期为特征的最远端转录因子。详见参考文献 [2]、[3]、[10]、[28]、[40] 和 [53-56]

在那里它们被排放到周围的细胞内液的基底外侧表面 [7-8]。也有可能是破骨细胞从骨吸收纹孔缩回导致消化产物的释放。

　　上述骨降解模型明显依赖于破骨细胞和骨基质之间的物质亲密性，由整合素发挥作用。整合素是有长细胞外基质和单跨膜结构域的 α，β 异质二聚体 [9]。在大多数情况下，整合素胞质区相对较短，由 40～70 个氨基酸组成。整合素是主要的细胞基质附着分子，由破骨细胞识别。整合素 β1 的家族成员，存在于破骨细胞，可识别胶原蛋白、纤连蛋白和层粘连蛋白，但 αvβ3 为主要的整合素介导骨吸收 [10]。此异质二聚体，如 αV 整合素家族的所有成员，识别氨基酸序列精氨酸 - 甘氨酸 - 天冬氨酸（RGD），它存在于多种骨驻留蛋白如骨桥蛋白和骨涎蛋白。因此，破

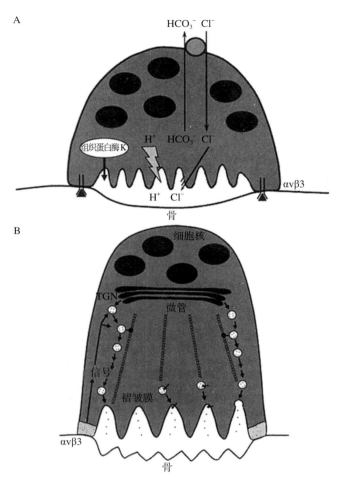

**图 3.4**    破骨细胞骨吸收机制。（A）破骨细胞通过整合素 αvβ3 黏附到骨，创建一个密封区，在其中分泌盐酸和酸性蛋白酶如组织蛋白酶 K、MMP9 和 MMP13。酸是由液泡 H⁺-ATP 酶的共同作用产生，它结合氯离子通道和一个基底氯化物碳酸氢盐交换。碳酸酐酶转化 CO 为 H⁺ 和 HCO⁺（数据未示出）。（B）整合素衔接导致目标酸化囊泡（＋＝质子泵络合物）的信号包含特定产物（黑点）到骨并列细胞面。这些囊泡与质膜的融合产生能够分泌酸和骨吸收所需蛋白酶的极性细胞

骨细胞附着并扩散在这些 RGD 依赖性的基板上，最重要的是可作为体内竞争性配体抑制骨吸收。已证明 αvβ3 的关键作用是在骨吸收过程中伴随 β3 整合素基因敲除小鼠产生，其中形成由于破骨细胞功能障碍的骨量递增。结合体外和体内的观察，已经研发了具有破骨细胞功能的靶向为 αvβ3 整合素的小分子抑制剂[11]。

骨吸收也需要极化活动，破骨细胞传递效应分子，如 HCl 和组织蛋白酶 K 进入骨吸收微环境。破骨细胞的特征在于独特的细胞骨架可介导骨吸收过程。具体而言，当细胞接触骨，会产生两个极化结

构，这使它能够降解骨骼组织。首先，酸化囊泡亚单位包含特定物质，包括组织蛋白酶 K 及其他基质金属蛋白酶（MMP），可能通过微管和肌动蛋白运送至骨并列细胞质膜[12]，它们融合的方式目前不清楚，可能涉及 PLEKHM1，在核内体的囊泡中找到一个非分泌接合体蛋白[13]。这些囊泡插入质膜形成绒毛状结构，为破骨细胞特有，称为褶皱膜。骨吸收的细胞器包含丰富的 H⁺ 输送装置，以创建酸性微环境，而伴随的胞吐作用为分泌组织蛋白酶 K[ 图 3.4（B）]。

除了诱导褶皱膜的形成，与骨的接触也提示破骨细胞极化的纤维状肌动蛋白为已知的具有环形结构的"肌动蛋白环"。一个单独的"封区"包围并隔离在活跃细胞中的酸性骨吸收微环境，但其成分几乎是完全未知的。无论是结构异常还是出现在抑制骨吸收的条件下，肌动蛋白环如褶皱膜是破骨细胞降解能力的标志。在大多数细胞中，如成纤维细胞，基质附着提示形成被称为"桥粒"的稳定结构，同时包含整合素和大量信号和细胞骨架分子，它们介导接触，形成肌动蛋白应力纤维。在破骨细胞保持用环肌动蛋白代替应力纤维时，这些细胞形成伪足而不是桥粒。伪足存在于肌动蛋白环的骨吸收破骨细胞中，包括由 αvβ3 和相关的细胞骨架蛋白质包围的肌动蛋白核心。

敲除整合素 β3 亚单位基因的小鼠为决定 αvβ3 在破骨细胞吸收骨的作用的一个重要工具。αvβ3 未能表达会形成一个生动的破骨细胞表型，特别是关于肌动蛋白细胞骨架。该 β3⁻ᐟ⁻ 破骨细胞形成体内异常褶皱膜，并在体外产生或直接从骨头中分离，突变的细胞不能在生理量的 RANKL 和 M-CSF 的固定化 RGD 配体或矿化基质镀时传播。确认其衰减吸收活性，陷窝上的牙质片的 β3⁻ᐟ⁻ 破骨细胞产生更少和更浅的骨吸收，而不是野生型负体。与体内衰减骨吸收一致，β3⁻ᐟ⁻ 小鼠基本上是低血钙[6]。

## 整合素信号

整合素最初仅仅被看作细胞黏附分子，很明显，现在它们往返于细胞内部传输信号的能力是同样重要的，这项活动需要将整合素从默认的低亲和力状态转换为结合基质能力显著提高。这个过程被称为"激活"，起因于整合素多价配体的连接或间接通过生长因子信号转导[15]。

整合素 αvβ3 缺少破骨细胞前体，但它们在 RANKL 作用下的分化导致异质二聚体显著上调。整合素传输细胞内信号到细胞骨架的能力提高了破骨细胞中细胞质分子介导这些活动的兴趣，并且 αvβ3 在这方面的信号传导是相当好理解的。这个最初的信号传导活动包括原癌基因 c-src，作为激酶和衔接蛋白调节伪足的形成和分解，这表明 c-src 控制细胞骨吸收细胞器的形成如褶皱膜，并且还抑制在骨表面的迁移。还有关于 c-src 链接到细胞骨架的分子的持续争论，有提议认为桥粒激酶家族成员 Pyk2 与 c-Cbl 配合，后者为原癌基因和泛素连接酶[16]。第二种观点认为 Syk，即一种非受体酪氨酸激酶募集到的 αvβ3 活性构象在 c-src 依赖性的破骨细胞中[17]，它的靶点 Vav3 蛋白[10]［一个鸟嘌呤核苷酸交换因子（GEF）大家族的成员］转换 Rho GTP 酶从无活性的 GDP 到激活的 GTP 构象。

## 小 GTP 酶

GTP 酶的 Rho 家族在许多细胞类型中的肌动蛋白细胞骨架重构中的作用极为重要[18]，同样在破骨细胞骨吸收中发挥着核心作用（图 3.5）。Rho 和 Rac 附着于骨，结合 GTP 并且转运到细胞骨架。而这两个小 GTP 酶影响肌动蛋白细胞骨架，Rac 和 Rho 发挥独特的作用。Rho 信号介导肌动蛋白环的形成，

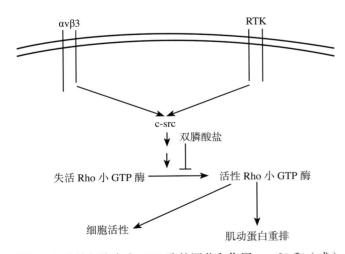

图 3.5　破骨细胞中小 GTP 酶的调节和作用。αvβ3 和（或）受体酪氨酸激酶（RTK）激活 Rho 家族中的 c-src- 依赖性小 GTP 酶发出的信号。双膦酸盐为强效抗骨吸收药物，阻断疏水部分添加到 GTP 酶，阻止它们的膜定位和活化。激活的 GTP 酶还能调节细胞活力，继而双膦酸盐诱导破骨细胞的死亡

并且 GTP 酶的组成型活性形式刺激伪足形成、破骨细胞的运动及骨吸收，而显性阴性的 Rho 抑制这些活动[19]。Rac 刺激破骨细胞前体促进片状伪足的出现，从而迁移到细胞的前面，其中 αvβ3 激活时移动[20]。总之，Rho 的效应很可能主要是对细胞黏附，而 Rac 介导细胞骨架的迁移机制。重要的是，在破骨细胞中 Vav3 蛋白的缺乏减弱 Rac，而不是由于 Rho 的活性[21]。

## 调控破骨细胞形成和（或）功能的因素

### 蛋白质

除了 M-CSF 和 RANKL 这两个重要的破骨细胞因子之外，在破骨细胞生物中还有一些蛋白，无论是在生理还是在病理生理方面，都起重要作用。

正如之前所探讨的，RANKL 的高亲和配体 OPG 作为 RANKL 的可溶性抑制剂，由间叶细胞分泌，是细胞因子和骨靶向类固醇的调节信号[5]。促炎细胞因子抑制 OPG 的表达，同时增强了 RANKL 的表达，伴随的净效应是破骨细胞的形成和功能显著增加。小鼠和人类的 OPG 基因缺失导致严重的骨质疏松症[22]，而该分子在肝启动子的控制下的过度表达将导致严重的骨硬化症[23]。总之，这些观察结果表明，骨骼或者血液循环中的 OPG 调节 RANKL 的骨吸收活性，有助于解释在临床情况下增加的骨丢失伴随着 TNF-α、白细胞介素（IL）-1、甲状旁腺激素（PTH）和 PTH 相关的蛋白质（PTHrP）的水平提高。在任何病因的甲状旁腺功能亢进症患者的血清中，PTH 水平增加，而转移性肺癌与乳腺癌的 PTHrP 的分泌增加[24-25]。F 抗体或可溶性 TNF 受体 -IgG 融合蛋白质能强效抑制如类风湿关节炎的炎性骨质溶解的病症中的骨质流失[26]。这项观察的分子基础可能是炎症性细胞因子与 RANKL 以独特方式的协同作用，很可能是因为 RANKL 和 TNF-α 逐步激活一系列下游效应的关键途径，导致一系列破骨转录因子的核定位（图 3.3）。最近的证据表明一个新的范例连接的 TNF-α、IL-1、后细胞因子的自然分泌抑制剂，IL-1 受体拮抗剂阻断 IL-1 的功能。具体而言，似乎是，至少在鼠破骨细胞及其前体中，许多的肿瘤坏死因子的作用是通过肿瘤坏死因子的 IL-1 的刺激作用来调解，这反过来又增加 IL-1 受体拮抗剂（IL-1ra 的）的表达和分泌，一组活动代表一个复杂的控制通路。白介素受体拮抗剂的意义被

已经开发含有该分子的活性成分的 IgG 融合蛋白质和在类风湿关节炎患者中增强抗 TNF 抗体的减少骨丢失的能力所证实[27]。

埃勒根特的研究表明，干扰素 y（IFNy）是破骨细胞的形成和功能一个重要抑制物[28]。然而，这些研究结果可能与其他的体内观察不符，这些观察包括 IFNY 治疗儿童骨硬化症疾病的报道[29]和一系列表明 IFNY 刺激骨吸收事实的体内试验[30-31]。这个难题突出区分使用单一细胞因子在体外培养实验和体内结论的重要性。许多类似的研究涉及一系列其他细胞因子对破骨细胞的调节。这些因子包括各种白细胞介素、GM-CSF、IFNβ、基质细胞衍生因子 -1（SDF-1）、巨噬细胞炎性蛋白 -1（MIP-1）和单核细胞趋化蛋白 -1（MCP-1），但此时的结果在作为 GM-CSF 的小鼠与人的相对系统中，或者是矛盾的，或者是在人体试验中缺乏直接证据。未来的研究可能会澄清目前混乱的研究结论。最后，如 12 kDa 的 DNAX 活化蛋白（DAP12）免疫受体和 FC 受体 Y（FcRy）的相互作用存在于破骨细胞和它们的前体，它们对基质和骨髓 / 淋巴谱系的细胞的配体对于传输 RANK 衍生的信号有重要作用[28]。最近的研究表明，IL-17 是 Th17 细胞的产物，是在 TGF-β、IL-23 和 IL-6 的影响下由不受约束的前体细胞产生的 T- 细胞亚群[32-33]。

## 小分子

维生素 D 的活性形式为 1, 25- 二羟基维生素 D，具有类固醇激素的所有特征，其中包括核受体高亲和力与类视黄醇 X 受体异源二聚体结合来调节一组特定靶基因的转录。在肝和肾产生连续羟基化，维生素 D 这种活性形式在超生理水平是骨吸收行之有效的刺激物。多年研究表明，这一类固醇激素增加了 RANKL 基因的间充质细胞的转录，而减少了 OPG[5]。另外，1,25- 二羟维生素 D 抑制亲破骨激素 PTH 的合成[34]，提高钙从肠道的吸收。综合来看，后两者的效果可能是抗骨吸收，但人类许多研究表明，这种类固醇激素的高水平的净溶骨作用表明它刺激破骨细胞功能的能力超过任何骨骼合成代谢的作用。

雌激素（$E_2$）的丢失最常见于更年期，是老年人骨质流失显著发展的一个主要原因。有趣的是，现在很清楚，雌激素是调节男女骨量的主要性激素[35]。其中雌激素介导的溶骨作用的机制尚未完全清楚，但在过去的 10 年已经取得了显著的进步。原来的假设是现在解释的一部分，即降低血清 $E_2$ 通过循环巨噬细胞导致破骨细胞因子如 IL-6、TNF 和 IL-1 的数量增加。这些分子对基质细胞和破骨细胞前体起作用，通过调节亲破骨细胞因子（RANKL，M-CSF）和抗破骨细胞因子（OPG）的表达（在间充质细胞的情况下），并通过与 RANKL 本身的协同作用（在骨髓破骨细胞前体的情况下，图 3.2）提高骨吸收。不过，通过对淋巴细胞在介导骨生物学几个方面的关键作用的认识，我们认识到对于 $E_2$ 的细胞和分子靶点比我们以前认为的更加普遍。典型的是，$E_2$ 影响骨转换的骨吸收成分（类固醇对成骨细胞的单独影响），至少部分由 RANKL 和 TNF 的 T 细胞调节产生[30]。这种影响本身是间接的，$E_2$ 树突状细胞和巨噬细胞由相同细胞中的 TGFβ 的表达抑制抗原呈递。抗原呈递激活 T 细胞，从而提高 RANKL 和 TNF 产生。如前面所讨论的，第一分子是关键的破骨细胞因子，而第二分子可加强 RANKL 的作用，并且由 M-CSF 和 RANKL 的基质细胞刺激产生。这种 T 细胞和骨吸收之间的新发现也阐明了炎性骨溶解的各个方面。最后，一些研究表明，$E_2$ 在前体的调节信号通过活性氧作用增加了成熟破骨细胞的寿命和（或）功能[36]。

内源性糖皮质激素及其合成类似物已经并将继续成为免疫抑制剂治疗的一大支柱，是对骨生物学有重大影响的第三类固醇激素家族成员[37]。

长期给药方式的后果之一是因降低骨形成和骨吸收与后者绝对下降（低周转骨质疏松症）引起的严重的骨质疏松症。大多数的证据集中于成骨细胞作为主要目标,激素增加了骨形成细胞的凋亡。然而，许多人的研究证明，骨吸收的快速初始下降表明破骨细胞和（或）其前体也可以是目标。对于后一发现的分子基础还不清楚。然而，因为成骨细胞是骨吸收循环的一个必要组成部分，其长期下降的后果之一可能是继发于 RANKL 和（或）M-CSF 产生较低水平,导致破骨细胞形成和（或）功能降低。此外，糖皮质激素已被证明可减少破骨细胞凋亡[38]。

大量的临床资料表明，过量的前列腺素刺激骨质流失，但其细胞基础尚未建立。前列腺素靶向间质和成骨细胞，刺激 RANKL 的表达，并且抑制 OPG[30]，增加了 RANKL/OPG 比值，可见于各种人类研究，这本身足以解释其增加破骨细胞活性的临床所见。然而，体外研究再现困境，一些研究中前列腺素本身在小鼠细胞培养中调节破骨细胞。

磷酸肌醇在破骨细胞的细胞骨架组织中发挥独特和重要的作用[39-40]。M-CSF 或 RANKL 结合到其同源受体、c-Fms、RANK 或激活 αvβ3，募集磷酸肌醇 -3- 激酶（PI3K）到质膜，在那里将膜结合的磷脂酰肌醇 4,5- 二磷酸转换成磷脂酰肌醇 3,4,5- 三磷酸酯（图 3.3）。后一化合物被认为是广泛存在的细胞骨架活性蛋白质的特定基序[41]，因此 PI3K 在破骨细胞的细胞骨架组织中起核心作用，包括它的褶皱膜。Akt 是 PI3K 的下游靶点，并在破骨细胞功能中起重要作用，特别是通过介导 RANKL 和（或）M-CSF 刺激细胞增殖和（或）存活[40]。

## 骨髓细胞间的相互作用

最近有证据表明，某些类型的细胞在各种情况下对于破骨细胞生物学很重要（图 3.6）。首先，如前面所讨论的，T 细胞在雌激素缺乏骨丢失中发挥关键作用，但在一系列炎性疾病中也很重要，最值得注意的是类风湿关节炎[42]和牙周疾病[43]；这里的 Th17 亚单位可能会分泌 TNF 和 IL-17，即新近被描述的破骨细胞因子。鉴于破骨细胞前体和各种淋巴细胞亚群如 T、B 和 NK 细胞，是从相同的干细胞产生，一些介导免疫过程的相同的受体和配体也支配破骨细胞前体的成熟和成熟细胞降解骨的能力不

足为奇。由此已经产生骨免疫学的新学科，在未来将提供重要和令人兴奋的发现。

其次，尽管公认的间充质细胞是细胞因子和前列腺素作用于破骨细胞的主要介质，最近已清楚存在于皮质和骨松质的同一谱系的细胞，位于造血干细胞（HSC）微环境[44]。具体来说，造血干细胞作为多种相互作用的结果包括在两种细胞类型上的受体和配体，位置靠近成骨细胞[45]。此外，间叶细胞的衍生细胞分泌促进多向破骨细胞前体存活和增殖的膜结合和可溶性因子，以及影响破骨细胞形成和功能的分子。成骨细胞和大量的基质细胞致力于在骨髓中产生一系列的蛋白质，以及基部和对激素和生长因子有反应，从而导致造血干细胞具有功能性破骨细胞的能力。

第三，癌细胞通过刺激破骨细胞的形成和功能来促进它们渗透到骨髓腔。最初的刺激是由肺癌和乳腺癌细胞产生的 PTHrP[24-25, 36, 46]，从而提高骨髓间充质生产 RANKL 和 M-CSF，降低 OPG 和可能的趋化因子。基质溶解释放骨驻留的细胞因子和生长因子增多，在癌细胞上反馈为提高它们的生长和（或）存活率。这个循环被称为"恶性循环"[24]。多发性骨髓瘤可能使用不同但相关的策略，即分泌 MIPa 和 MCP-1，这两者都使破骨细胞前体趋化和增殖[47-48]。后者的化合物已被报道是由破骨细胞分泌，对 RANKL 有反应并且提高破骨细胞形成[2]。今后进一步的研究实验很可能将揭示更多在转移性疾病中分子介导的骨质流失。

## 细胞内信号途径

前面所述没有详细描述破骨细胞的形成或其降解骨的细胞内信号。本章最后的部分主要介绍所涉及的重要途径。简单地说，主要涉及 3 类蛋白质：接合体、激酶和转录因子（图 3.3），但 RANKL 诱导 $Ca^{2+}$ 的释放，即激活钙调蛋白依赖性磷酸酶钙调磷酸酶的途径例外。NFATlc 是此酶的主要底物，可导致其核移位和破骨细胞特异性基因的后续激活。重要的是，强效免疫抑制剂 FK506（他克莫司）和环孢素可抑制钙调磷酸酶的活性，因此可靶向破骨细胞[49]。

各种受体链接到的下游信号的接合体的多样性阻止提供一个有意义的概要，因此我们总结激酶和转录因子只有调节作用，它们一起调节受体驱动的

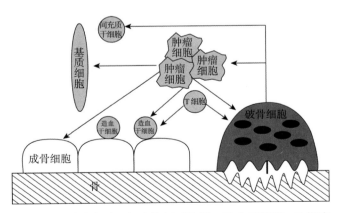

图 3.6　骨髓中细胞 - 细胞的相互作用。造血干细胞、T 细胞和破骨细胞的前体，存在于成骨细胞提供的干细胞微环境，还包括基质细胞，源自间充质干细胞。骨降解导致的基质相关生长因子（粗垂直线）的释放，它刺激间质细胞形成骨。这种"耦合"是破骨细胞活性的一个重要结果。激活后，T 细胞分泌刺激破骨细胞形成和功能的分子。肿瘤细胞释放细胞因子激活骨吸收；反之，基质衍生因子刺激肿瘤细胞增殖，即所谓恶性循环

增殖和（或）前体的存活。因此，αvβ3 和 c-Fms 介导增殖[10, 50]；αvβ3、c-Fms 和 RANK 负责再组织细胞骨架[2, 10]；c-Fms、RANK、TNFR1 和 IL-1R1 负责分化来自髓系祖细胞的成熟破骨细胞[2, 50-51]，并且 RANK、TNFRl 和 IL-lRl 还可调节它们的功能[52-53]。多个其他细胞因子和生长因子、靶向相同或其他不突出的途径，以及间接作用于可能促进骨吸收的总体控制等情况尚不清楚。

## 人类遗传学

以上内容可能表明，许多基因突变与破骨细胞的联系很可能已在人类中发现。实际上，很少有这样的基因变化被定义，超过 50% 的文献报道，骨硬化症患者是由调节破骨细胞酸分泌的氯离子通道缺陷引起（图 3.4）。有少数报道称，缺乏 RANK、质子泵或碳酸酐酶 II 与骨硬化病相关，而组织蛋白酶 K 的功能降低导致致密性骨发育不全。相反，RANK 激活表现为溶骨性骨骼疾病，而 OPG 缺乏导致一种严重的高周转率骨质疏松症。

## 参考文献

1. Suda T, Takahashi N, Udagawa N, Jimi E, Gillespie MT, Martin TJ. 1999. Modulation of osteoclast differentiation and function by the new members of the tumor necrosis factor receptor and ligand families. *Endocr Rev* 20: 345–57.
2. Boyle WJ, Simonet WS, Lacey DL. 2003. Osteoclast differentiation and activation. *Nature* 423: 337–42.
3. Pixley FJ, Stanley ER. 2004. CSF-1 regulation of the wandering macrophage: Complexity in action. *Trends Cell Biol* 14: 628–38.
4. Weitzmann MN, Cenci S, Rifas L, Brown C, Pacifici R. 2000. Interluekin-7 stimulates osteoclast formation by upregulating the T-cell production of soluble osteoclastogenic cytokincs. *Blood* 96: 1873–78.
5. Kostenuik PJ, Shalhoub V. 2001. Osteoprotegerin: A physiological and pharmacological inhibitor of bone resorption. *Curr Pharm Des* 7: 613–35.
6. Teitelbaum SL, Ross FP. 2003. Genetic regulation of osteoclast development and function. *Nat Rev Genet* 4: 638–49.
7. Salo J, Lehenkari P, Mulari M, Metsikko K, Vaananen HK. 1997. Removal of osteoclast bone resorption products by transcytosis. *Science* 276: 270–73.
8. Stenbeck G, Horton MA. 2004. Endocytic trafficking in actively resorbing osteoclasts. *J Cell Sci* 117: 827–36.
9. Hynes RO. 2002. Integrins: Bidirectional, allosteric signaling machines. *Cell* 110: 673–87.
10. Ross FP, Teitelbaum SL. 2005. alphavbeta3 and macrophage colony-stimulating factor: Partners in osteoclast biology. *Immunol Rev* 208: 88–105.
11. Teitelbaum SL. 2005. Osteoporosis and integrins. *J Clin Endocrinol Metab* 90: 2466–68.
12. Teitelbaum SL, Abu-Amer Y, Ross FP. 1995. Molecular mechanisms of bone resorption. *J Cell Biochem* 59: 1–10.
13. Van Wesenbeeck L, Odgren PR, Coxon FP, Frattini A, Moens P, Perdu B, MacKay CA, Van Hul E, Timmermans JP, Vanhoenacker F, Jacobs R, Peruzzi B, Teti A, Helfrich MH, Rogers MJ, Villa A, Van Hul W. 2007. Involvement of PLEKHMl in osteoclastic vesicular transport and osteopetrosis in incisors absent rats and humans. *J Clin Invest* 117: 919–30.
14. Vaananen HK, Zhao H, Mulari M, Halleen JM. 2000. The cell biology of osteoclast function. *J Cell Sci* 113: 377–81.
15. Schwartz MA, Ginsberg MH. 2002. Networks and crosstalk: Integrin signalling spreads. *Nat Cell Biol* 4: E65–8.
16. Horne WC, Sanjay A, Bruzzaniti A, Baron R. 2005. The role(s) of Src kinase and Cbl proteins in the regulation of osteoclast differentiation and function. *Immunol Rev* 208: 106–125.
17. Zou W, Kitaura H, Reeve J, Long F, Tybulewicz VLJ, Shattil SJ, Ginsberg MH, Ross FP, Teitelbaum SL. 2007. Syk, c-Src, the avp3 integrin, and ITAM immunoreceptors, in concert, regulate osteoclastic bone resorption. *J Cell Biol* 877–88.
18. Jaffe AB, Hall A. 2005. Rho GTPases: Biochemistry and biology. *Annu Rev Cell Dev Biol* 21: 247–69.
19. Chellaiah MA. 2005. Regulation of actin ring formation by rho GTPases in osteoclasts. *J Biol Chem* 280: 32930–43.
20. Fukuda A, Hikita A, Wakeyama H, Akiyama T, Oda H, Nakamura K, Tanaka S. 2005. Regulation of osteoclast apoptosis and motility by small GTPase binding protein Racl. *J Bone Miner Res* 20: 2245–53.
21. Faccio R, Teitelbaum SL, Fujikawa K, Chappel JC, Zallone A, Tybulewicz VL, Ross FP, Swat W. 2005. Vav3 regulates osteoclast function and bone mass. *Nat Med* 11: 284–90.
22. Whyte MP, Obrecht SE, Finnegan PM, Jones JL, Podgornik MN, McAlister WH, Mumm S. 2002. Osteoprotegerin deficiency and juvenile Paget's disease. *N Engl J Med* 347: 175–84.
23. Simonet WS, Lacey DL, Dunstan CR, Kelley M, Chang MS, Luthy R, Nguyen HQ, Wooden S, Bennett L, Boone T, Shimamoto G, DeRose M, Elliott R, Colombero A, Tan HL, Trail G, Sullivan J, Davy E, Bucay N, Renshaw-Gegg L, Hughes TM, Hill D, Pattison W, Campbell P, Sander S, Van G, Tarpley J, Derby J, Lee R, Boyle WJ. 1997. Osteoprotegerin: A novel secreted protein involved in the regulation of bone density. *Cell* 89: 309–19.
24. Clines GA, Guise TA. 2005. Hypercalcaemia of malignancy and basic research on mechanisms responsible for osteolytic and osteoblastic metastasis to bone. *Endocr Relat Cancer* 12: 549–83.
25. Martin TJ. 2002. Manipulating the environment of cancer cells in bone: A novel therapeutic approach. *J Clin Invest* 110: 1399–401.
26. Zwerina J, Redlich K, Schett G, Smolen JS. 2005. Pathogenesis of rheumatoid arthritis: Targeting cytokines. *Ann NY Acad Sci* 105: 716–29.
27. Zwerina J, Hayer S, Tohidast-Akrad M, Bergmeister H, Redlich K, Feige U, Dunstan C, Kollias G, Steiner G, Smolen J, Schett G. 2004. Single and combined inhibition of tumor necrosis factor, interleukin-1, and RANKL

pathways in tumor necrosis factor-induced arthritis: Effects on synovial inflammation, bone erosion, and cartilage destruction. *Arthritis Rheum* 50: 277–90.

28. Takayanagi H. 2005. Mechanistic insight into osteoclast differentiation in osteoimmunology. *J Mol Med* 83: 170–79.

29. Key LL, Rodriguiz RM, Willi SM, Wright NM, Hatcher HC, Eyre DR, Cure JK, Griffin PP, Ries WL. 1995. Long-term treatment of osteopetrosis with recombinant human interferon gamma. *N Engl J Med* 332: 1594–9.

30. Cenci S, Toraldo G, Weitzmann MN, Roggia C, Gao Y, Qian WP, Sierra O, Pacifici R. 2003. Estrogen deficiency induces bone loss by increasing T cell proliferation and lifespan through IFN-gamma-induced class II transactivator. *Proc Natl Acad Sci U S A* 100: 10405–10.

31. Kim MS, Day CJ, Selinger CI, Magno CL, Stephens SRJ, Morrison NA. 2006. MCP-1 -induced human osteoclast-like cells are tartrate- resistant acid phosphatase, NFATc1, and calcitonin receptor-positive but require receptor activator of NFkappaB ligand for bone resorption. *J Biol Chem* 281: 1274–85.

32. Stockinger B, Veldhoen M. 2007. Differentiation and function of Th17 T cells. *Curr Opin Immunol* 19: 281–6.

33. Udagawa N. 2003. The mechanism of osteoclast differentiation from macrophages: Possible roles of T lymphocytes in osteoclastogenesis. *J Bone Miner Metab* 21: 337–43.

34. Goltzman D, Miao D, Panda DK, Hendy GN. 2004. Effects of calcium and of the Vitamin D system on skeletal and calcium homeostasis: Lessons from genetic models. *J Steroid Biochem Mol Biol* 89–90: 485–89.

35. Syed F, Khosla S. 2005. Mechanisms of sex steroid effects on bone. *Biochem Biophys Res Commun* 32: 688–96.

36. Eastell R. 2005. Role of oestrogen in the regulation of bone turnover at the menarche. *J Endocrinol* 185: 223–34.

37. Canalis E, Bilezikian JP, Angeli A, Giustina A. 2004. Perspectives on glucocorticoid-induced osteoporosis. *Bone* 34: 593–98.

38. Weinstein RS, Chen J-R, Powers CC, Stewart SA, Landes RD, Bellido T, Jilka RL, Parfitt AM, Manolagas SC. 2002. Promotion of osteoclast survival and antagonism of bisphosphonate-induced osteoclast apoptosis by glucocorticoids. *J Clin Invest* 109: 1041–8.

39. Kobayashi T, Narumiya S. 2002. Function of prostanoid receptors: Studies on knockout mice. *Prostaglandins Other Lipids Mediat* 68–69: 557–3.

40. Golden LH, Insogna KL. 2004. The expanding role of PIS-kinase in bone. *Bone* 34: 3–12.

41. DiNitto JP, Cronin TC, Lambright DG. 2003. Membrane recognition and targeting by lipid-binding domains. *Sci STKE* 2003: re16.

42. Nakashima T, Wada T, Penninger JM. 2003. RANKL and RANK as novel therapeutic targets for arthritis. *Curr Opin Rheumatol* 15: 280–7.

43. Taubman MA, Valverde P, Han X, Kawai T. 2005. Immune response: The key to bone resorption in periodontal disease. *J Periodontol* 76: 2033–41.

44. Suda T, Arai F, Hirao A. 2005. Hematopoictic stem cells and their niche. *Trends Immunol* 26: 426–33.

45. Taichman RS. 2005. Blood and bone: Two tissues whose fates are intertwined to create the hematopoietic stem-cell niche. *Blood* 105: 2631–9.

46. Bendre M, Gaddy D, Nicholas RW, Suva LJ. 2003. Breast cancer metastasis to bone: It is not all about PTHrP. *Clin Orthop* (415 Suppl): S39–45.

47. Hata H. 2005. Bone lesions and macrophage inflammatory protein-1 alpha (MIP-la) in human multiple myeloma. *Leuk Lymphoma* 46: 967–72.

48. Kim MS, Day CJ, Morrison NA. 2005. MCP-1 is induced by receptor activator of nuclear factor KB ligand, promotes human osteoclast fusion, and rescues granulocyte macrophage colony stimulating factor suppression of osteoclast formation. *J Biol Chem* 280: 16163–9.

49. Seales EC, Micoli KJ, McDonald JM. 2006. Calmodulin is a critical regulator of osteoclastic differentiation, function, and survival. *J Cell Biochem* 97: 45–55.

50. Ross FP. 2006. M-CSF, c-Fms and signaling in osteoclasts and their precursors. *Ann NY Acad Sci* 1068: 110–6.

51. Rogers MJ. 2004. From molds and macrophages to mevalonate: A decade of progress in understanding the molecular mode of action of bisphosphonates. *Calcif Tissuc Int* 75: 451–61.

52. Blair HC, Robinson LJ, Zaidi M. 2005. Osteoclast signalling pathways. *Biochem Biophys Res Commun* 328: 728–38.

53. Feng X. 2005. Regulatory roles and molecular signaling of TNF family members in osteoclasts. *Gene* 350: 1–13.

54. Hershey CL, Fisher DE. 2004. Mitf and Tfe3: Members of a b-HLH-ZIP transcription factor family essential for osteoclast development and function. *Bone* 34: 689–96.

55. Lee ZH, Kim H-H. 2003. Signal transduction by receptor activator of nuclear factor kappa B in osteoclasts. *Biochem Biophys Res Commun* 305: 211–4.

56. Wagner EF, Eferl R. 2005. FosiAP-1 proteins in bone and the immune system. *Immunol Rev* 208: 126–40.

# 第 4 章

# 骨 细 胞

Lynda F. Bonewald

（陈群群　岳　野 译　王海彬　张　鹏 审校）

## 引言

在成人骨骼中，骨细胞占 90% ~ 95%，此外，还有 4% ~ 6% 的成骨细胞和 1% ~ 2% 的破骨细胞。这些分布在矿物基质中的细胞通常依靠树突状突起与基质中或骨表面的细胞相联系，树突状突起朝向骨表面或血管，呈放射状，可从骨表面延伸至骨髓中。树突状突起在骨中通过的微小管道称为骨小管（250 ~ 300nm），而细胞体被包裹在一个腔隙中（15 ~ 20μm）（图 4.1、4.2 和 4.3）。骨细胞的功能被认为是在这个广泛的腔隙 - 小管网络结构中作为感觉细胞来影响机械负载的介导。这些细胞不仅相互之间与骨细胞表面进行通信，而且它们的树突状突起延伸通过骨表面进入骨髓。骨细胞一直被认为是响应机械应力发送的信号来进行骨吸收或骨形成，已有的证据表明，这是骨细胞的主要功能。最近发现骨细胞具有另一个重要功能，即调节磷酸盐的动态平衡，因此，它在骨细胞网络中可以用作内分泌腺。有缺陷的骨细胞可能在一些骨疾病中发挥作用，特别是糖皮质激素引起的骨质疏松，以及成人及老年人的骨质疏松[1]。

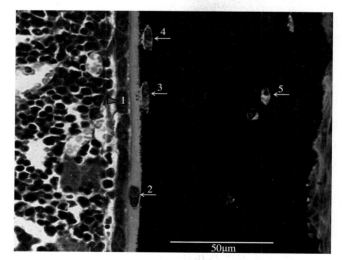

图 4.1 （也见彩图）四色染剂染色显示小鼠骨皮质中成骨细胞、骨细胞分化的组织切片。1= 基质产生的成骨细胞；2= 骨样骨细胞；3= 嵌入骨细胞；4= 新嵌入骨细胞；5= 成熟骨细胞。从这个组织切片，人们会以为只有骨陷窝内有孔隙；然而，从图 4.2 和图 4.3 可以看出，在骨小管的钙化骨基质内也有广泛的孔隙

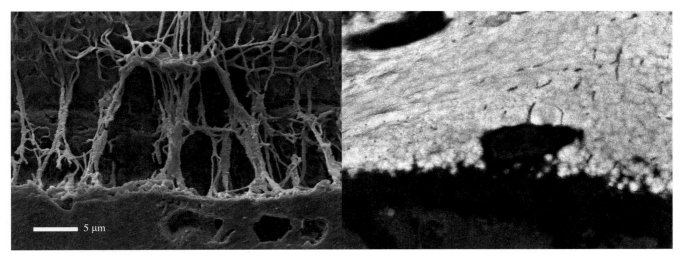

图 4.2 嵌入骨细胞保留了其与骨表面细胞的连接。左边的图像是酸蚀刻染料嵌入鼠骨皮质，利用这种技术，树脂可以填充腔隙 - 小管系统、类骨质和骨髓，但不能穿透矿物。轻度酸用于除去矿物，留下了树脂浇铸模型。注意在图像的底部与骨面连接缺陷的小管。右边的图像是由透射电子显微镜呈现出完全嵌入骨细胞和类骨质，包围矿物（白）的是骨样骨细胞。类骨质为黑色，成骨细胞在图像的底部

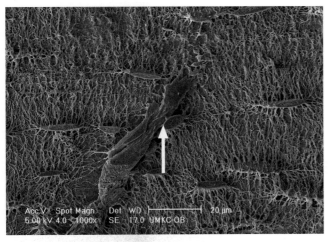

图 4.3 骨细胞中的腔隙 - 小管网络与骨基质的血管网络密切联系在一起，白色的标记点显示骨陷窝与血管有关

## 骨细胞的发育

骨祖细胞在未分化成熟为骨表面多边形的成骨细胞之前存在于骨髓中（成骨细胞向骨细胞转化的分析，见参考文献 [2] 和 [3]）。由一个未知的机制，其中一些细胞最终成为骨细胞，而有的成为衬细胞和经历被称为细胞程序性凋亡的细胞凋亡。成骨细胞、骨样 - 骨细胞、骨细胞可能在骨基质钙化的启动和调节中发挥不同的作用，但 Bordier 首先提出骨样 - 骨细胞是钙化过程的主要调节器 [5]。骨样 - 骨细胞积极组成这个模型，同时钙化这个模型。成骨细胞的胞体大小在骨样 - 骨细胞阶段减少约 30%，而此时胞质突起正在形成，大约 70% 的骨细胞完全成熟（图 4.1 和 4.2）。

成骨细胞的众多标志物已被确定，如核心结合因子（CBFA1）、成骨相关转录因子、碱性磷酸酶、Ⅰ 型胶原等。但直到最近，骨细胞的几个标志物才被发现 [3]。在 1996 年，与成骨细胞相比，描述骨细胞中的标志物仅限于低或无碱性磷酸酶、高酪蛋白激酶 Ⅱ，骨钙蛋白和 CD44 高表达。骨细胞的标志物如 E11/gp38、X 染色体上调节磷酸的内切中性肽链对（PHEX）、牙本质基质蛋白 1（DMP1）、硬化蛋白、成纤维细胞生长因子 23 和氧调控蛋白 150 直到那时才被确定（表 4.1）。这些标志物有些与成骨细胞的表达相重叠，但一些已被确定为特定的分化阶段。这些标志物用来鉴定骨细胞的功能（表 4.1）。肌动蛋白、集束蛋白 - 绒毛蛋白、α- 辅肌动蛋白和丝束蛋白被证明是标记骨细胞与丝束蛋白在树突分支点的强信号 [6]。这些肌动蛋白重组蛋白发挥的作用很可能是使其腔隙内骨细胞胞体的树枝状突起产生收缩和伸展的运动 [7-8]。CAPG 和消去蛋白已被证明在嵌入骨细胞中高度表达 [9]。

特异性标志物的启动子已被用于驱动的绿色荧光蛋白质（GFP）标记的成骨细胞在体内骨细胞的分化。胶原蛋白 1-GFP 强烈表达于成骨细胞和骨细胞，骨钙蛋白 -GFP 表达在一些成骨细胞的衬骨内膜表面和散在的骨细胞，同时也表达在骨细胞的选择

**表 4.1 骨细胞标志物**

| 标志物 | 表达 | 功能 |
| --- | --- | --- |
| E11/gp38 | 早期的嵌入细胞[45] | 枝晶的形成[45] |
| CD44 | 与成骨细胞相比，更高度表达于骨细胞[46] | 与 E11 透明质酸受体及细胞骨架相关[47] |
| 丝束蛋白 | 所有骨细胞[6] | 可能是枝晶分支？ |
| 磷酸盐调节基因 | 早期和晚期骨细胞[48-49] | 磷代谢[50] |
| 细胞外基质磷酸糖蛋白 | 晚期通过骨细胞向成骨细胞转化骨形成抑制剂[51] | 磷代谢的调节器[52] |
| DMP1 | 早期和成熟的骨细胞；骨细胞[53] | 磷代谢和钙化[42] |
| 硬化蛋白 | 晚期的嵌入骨细胞[54] | 骨形成抑制剂[55] |
| 成纤维细胞生长因子 23 | 早期和成熟的骨细胞[43] | 引起低磷血症[50] |
| 氧调控蛋白 150 | 成熟的骨细胞[11] | 保护缺氧[11] |

性启动子，8KB 的 DMP1 驱动的绿色荧光蛋白质在骨细胞中选择性表达。硬化蛋白是嵌入骨细胞的标志物，其由硬化蛋白基因所编码。这种蛋白质是骨形成的负调节物，靶向细胞是成骨细胞。硬化蛋白活性的抑制导致骨量增加；因此，中和抗体或小分子的治疗方法是目前许多研究的焦点，并正在进行临床测试[11]。

## 骨细胞是骨重建的基础单位

相当多的证据都证明骨细胞能调控骨吸收和骨形成。一些最早支持该理论的数据显示骨细胞可以发送信号以启动骨吸收，这些观察到的数据显示骨吸收可以在没有任何促进骨生长因子的骨细胞中支持破骨细胞形成和激活[12]，可在骨样 - 骨细胞 MLO-Y4 细胞系中观察到[13]。有人认为 NF-κB 的配体（RANKL）受体激活剂沿骨细胞树突的表达是骨内骨细胞刺激破骨细胞前体在骨表面表达的潜在方式。

骨细胞可以支持破骨细胞的激活和形成的主要手段是通过它们的凋亡。骨细胞凋亡，也称为程序性细胞死亡，是发生在微损伤位点的有序过程；所以认为骨细胞凋亡是由破骨细胞有针对性的去除。抗凋亡和促凋亡的分子表达可以在周围微裂纹的骨细胞中观察到；并且发现骨细胞中促凋亡分子的表达在微裂纹轨迹立即升高，而抗凋亡分子表达在 1～2mm 的微裂纹轨迹才升高[14]。因此，那些骨细胞不发生凋亡是由保护机制加以阻止的，而是由破骨细胞运往去除发生凋亡。使用 10KB 牙本质基质

蛋白 1（DMP1）启动子驱动的白喉毒素受体的表达影响骨细胞进行坏死靶向消融治疗[15]。小鼠中注射单次剂量的白喉毒素会导致剧烈的破骨细胞活化消除骨皮质中约 70% 的骨细胞。因此，适当的骨细胞是必要的，以防止破骨细胞的活化和维持骨量（图 4.4）。骨样骨细胞系 MLO-Y4 支持破骨细胞形成和成骨细胞分化[16]，并且令人惊奇的是其也支持间充质干细胞的分化[17]。它最有可能是初级骨细胞执行的所有 3 种功能（但仍有待证实）。因此，其具有调节骨重建的各个阶段的独特能力。

骨细胞在破骨细胞的调节中也发挥了重要作用，包括抑制破骨细胞的活化和吸收。近来已经表明，随着力量的加载，骨细胞发送信号抑制破骨细胞的活化（图 4.4 下图）[15]。与此相反，受侵害、缺氧、细胞凋亡或濒临死亡骨细胞，特别是力量的卸载，皆会出现发送未知信号，破骨细胞 / 前破骨细胞对骨表面开始吸收。因此，骨内骨细胞调节骨形成和钙化，抑制破骨细胞的骨吸收，同时也有在特定的条件下发送信号活化破骨细胞的能力。

## 骨细胞的凋亡

有人提出骨细胞的目的和功能是凋亡，从而释放吸收的信号。骨细胞凋亡可发生在相关的病理条件下，如骨质疏松症和骨性关节炎，导致骨骼脆性增加[18]。这种脆性被认为是由于检测微损伤和（或）启动修复的能力丧失。有几个条件已被证明会导致骨细胞的死亡，如缺氧静止、缺少雌激素、糖皮质

骨细胞在骨形成中的作用

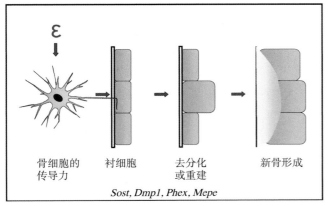

骨细胞的    衬细胞    去分化    新骨形成
传导力        或重建

*Sost, Dmp1, Phex, Mepe*

骨细胞在骨形成中的作用

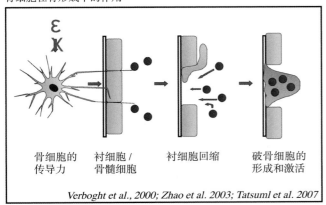

骨细胞的   衬细胞 /   衬细胞回缩   破骨细胞的
传导力    骨髓细胞           形成和激活

*Verboght et al., 2000; Zhao et al. 2003; Tatsuml et al. 2007*

**图 4.4** （也见彩图）骨中骨细胞的重建模型。骨细胞通过激动 Dmp1 和 Phex，以及钙化和骨形成的抑制剂，发挥骨形成和钙化的作用，如 Sost/ 硬化蛋白和 MEPE/OF45 在骨中高表达（上图）。这些促进骨形成和钙化的抑制剂最有可能相互制衡，以保持平衡和保持骨量

激素治疗中发生的缺氧等[18]。据报道，肿瘤坏死因子 α 和白细胞介素 -1（IL-1）增加与雌激素缺乏也会引起骨细胞凋亡[3]。卵巢切除后的自主运动似乎可以保持骨细胞活力和骨强度[19]。

已经发现有几种药物可以降低或抑制成骨细胞和骨细胞凋亡，包括雌激素、选择性雌激素受体调节剂、双膦酸盐、降钙素、CD40 配体、钙结合蛋白 -D28K，单核细胞趋化蛋白 MCP1 和 MCP3，以及通过前列腺素的释放的机械负荷[3]。骨细胞的存活率在维护骨的稳态和完整性中发挥显著的作用。尽管阻断骨细胞凋亡可能改善疾病，如由于老化或糖皮质激素治疗导致的骨质流失等；然而，骨细胞凋亡可能是正常的损伤修复和骨骼更换所必要的。任何阻断这一过程的药物可能加剧需要修复的条件。骨细胞的凋亡过程和随之而来的在一个老龄化或糖皮质激素治疗的骨骼发送的吸收信号可能与在正常

健康的骨骼回应微损伤形成鲜明的对比，这将是这些差异的重要识别和表征。

或者，若骨细胞不经历凋亡，它可以进入自我保护过程，称为自噬作用，其中骨细胞"吞噬自己"，即"自噬"的状态以保持生存力直到返回一个良好的环境。糖皮质激素可诱发这种状态下的骨细胞[20]，高或低的剂量分别决定了骨细胞是否分别发生凋亡或细胞自噬[21]。

## 骨细胞变化的微环境

大概 100 年前，有人认为骨细胞可以在特定条件下再吸收骨陷窝[22]。医学术语"溶骨性骨溶解"最初是用来形容甲状旁腺功能亢进症患者的变大的骨陷窝，后来才有固定的定义。"溶骨性骨溶解"有相反方面的含义，因为它与破骨细胞的骨吸收相混淆。"溶骨性骨溶解"所形成的"骨陷窝"与破骨细胞相似的这种情况并未在接种于牙本质切片的初级鸟骨细胞中观察到，从而得出的结论是骨细胞不能清除钙化基质。"溶骨性骨溶解"去除骨矿物质不会被探测到，因为在这些细胞不会形成一个空白的、具有特征性密封破骨细胞的骨吸收腔隙，可以快速使骨脱钙。与嵌入式所形成的腔隙相反，肾性骨病患者的成熟骨细胞骨陷窝的扩大可能是在骨形成过程中嵌入有缺陷钙化的骨样骨细胞[3, 23-25]。

除了骨陷窝的增大，变化可以发生在周围腔隙基质。术语名词"骨细胞光圈"被用来形容周围腔隙在佝偻病中的去钙化作用[26]，后来形容低磷酸盐病变的伴 X 染色体的低磷性佝偻病[27]。糖皮质激素除了具有对骨细胞凋亡的作用，也可能引起骨细胞扩大自己的骨陷窝，同时也从矿物中删除周围腔隙基质，从而产生低磷酸盐血症性佝偻病中骨的"光圈"[28]。因此，糖皮质激素可能会改变或影响骨细胞的代谢功能，而不仅仅诱导细胞死亡。

30 多年前，有人认为骨细胞不仅具有基质破坏能力，而且可以形成新的基质[29]。骨陷窝均表现摄取四环素，被称为"周围骨细胞周围腔隙性四环素标记"，用来表明其钙化或骨形成的能力。因此，骨细胞可以增加和去除它周围环境中的矿物。从骨陷窝和骨小管中去除矿物的能力对以下三者具有重要意义：① 矿物质的动态平衡；② 施加到细胞上的流体剪切应力的大小；③ 骨的机械性能。骨细胞腔隙 - 小管系统的表面积远远大于骨表面积几个级别，因

此，去除只有几埃的矿物质将对循环系统中的离子水平有显著的效果。骨陷窝及骨小管的扩大将减少骨流体流动的剪切应力，从而减少对骨细胞的机械负荷。空隙是一种材料应力集中的地方，腔隙的扩大将增强骨的这种集中作用。因此，改变腔隙大小和基质的属性除了对骨细胞功能影响较大以外，可能对骨性能和质量产生巨大的影响。

## 骨细胞的机械感觉和信号转导

骨骼在产后需要机械应变，但产前骨骼的发育和成长则不需要机械应变。成人和产后骨骼能够通过适应性的改造过程来不断地适应机械负载，在这个过程中，新生骨随着承受载荷的增加量而增加，当负荷卸载或失用的情况下会出现骨丢失。体内用于诱导骨形成和骨吸收的参数有众所周知的特征。频率、强度和加载时间都是重要的参数。骨量与峰值施加的应变影响[30]、骨形成率与负荷率相关[31]。当在负荷中间插入间隔时间后，所加载骨的骨形成率要比骨受到单一回合机械负荷增加率高，同时，如果加载是在更短的时间内完成，那么改善骨骼结构和强度比在更长时间内加载的增量更大[32]。机械传导领域的主要挑战是将体内这些机械加载参数应用到体外细胞培养模型中。理论模型和实验研究表明流动骨液是由血管外压力及加载在骨细胞的周期性压力所驱动[33]。机械力通过围绕骨细胞诱导的剪切应力和细胞膜的变形小管施加到骨引起流体流动；同时还有人提出，机械信息由初级纤毛传递，初级纤毛是指在每个细胞上发现的鞭毛状结构[34-35]。骨细胞可能使用组合的手段来感测机械应变[36]。理论模型预测从体内生理高峰负荷导致骨细胞壁和细胞膜的剪切应力的范围在 $8 \sim 30$ dyn/cm$^3$（1 dyn＝0.1Pa）[33]。最近的体内实验已经显示，沿着骨细胞的膜[37]在 $8 \sim 30$ dyn/cm$^3$ 的峰值剪切应力范围内的压力估计为 5Pa，这是在体外利用如此规模的应变验证的。

## 间隙连接和半通道在骨细胞通信的作用

骨细胞内沟通的一种手段是通过间隙连接和跨膜通道，从而连接两个相邻细胞的细胞质，在这个通道中，分子量小于 $1000D_a$ 的分子可以通过。间隙连接通道由一个被称为连接蛋白质家族的成员组成，Cx43 是骨细胞中的主要蛋白质。骨中大多数力的传导被认为是通过间隙连接介导的。

初级骨细胞和 MLO-Y4 骨样骨细胞表达大量的 Cx43 蛋白[38]，这表明 Cx43 蛋白除了作为间隙连接的一个组件以外，还有另一个功能。最近的研究表明，连接蛋白可以形成，具有被称为半通道的间隙连接通道的功能。半通道直接作为由流体流动的剪切应力[39]和诱导作为双膦酸盐[40]抗凋亡功能的传感器骨细胞的途径细胞 PGE$_2$ 的出口。半通道现在是几种类型细胞外骨液的开口，其中还包括其他通道，如钙、离子、电压、拉伸激活渠道和其他通道[41]。因此，间隙连接可能是树突连接中调解细胞内交流的一种形式；同时，沿树突（也许胞体）出现的半通道可能是调解骨细胞之间的细胞外通信的一种形式。

## 骨细胞在骨疾病中的潜在作用

骨样骨细胞在磷酸盐动态平衡中发挥作用。一旦成骨细胞开始在类骨质中嵌入，DMP1、Phex 和 Mepe 等分子便会升高（表 4.1）。患者常染色体隐性遗传低磷性佝偻病是由于 DMP1 突变引起的[42]。DMP1 缺失的小鼠与携带一个突变的 Pex 的羟脯氨酸大鼠有相似的表型，即骨软化症和因骨细胞 FGF23 水平升高所致的佝偻病[42-43]。骨细胞的腔隙 - 小管系统应被视为一个调节磷代谢的内分泌器官。这些分子相互作用的解析可见于高和低血磷酸盐的疾病（见 Phex/Fgf23 章节）。

骨细胞腔隙 - 小管系统的连通性和结构最有可能在骨病中发挥作用。骨细胞树突可能会改变静态和动态骨形成，这已被证明可以影响骨疾病[44]。在骨质疏松性骨中，有没有方向的骨小管及显著降低的连接性会随着疾病的严重程度有所增加。但与此相反，在骨关节炎骨中，可以观察到连接性减少，但骨小管的方向是确定的。在骨软化的骨中，骨细胞出现可行的高连通性，但过程扭曲，网络混乱[44]。变异性、复杂性的树突数目和微管可能对骨细胞功能和存活有很大的影响，并对骨的机械性能也有较大的影响。

骨细胞的凋亡可能会造成某些形式的股骨头坏死。股骨头坏死是一种含有空骨陷窝和由那些不"死"骨重建，可以在骨上保留多年。正如上文所述，骨细胞是需要发送信号才可以进行重建。早期提出的骨坏死机制包括："机械理论"，指骨质疏松症和骨小梁微裂纹不愈合的积累导致的疲劳性骨折；"血管理论"，指缺血是由显微脂肪栓子造成；还有一个新理论，一种媒介诱导骨细胞凋亡，从而导致不能重建的死骨 [18]。骨细胞的健康、破坏状态、生存能力和调节自己凋亡的能力很可能对维护骨的完整性起到非常明显的作用。骨质疏松症的骨质流失可能部分由于病理性，而不是生理骨细胞的细胞凋亡 [4]。维持骨细胞的生存能力和生理骨细胞凋亡后导致的正常骨修复将是重要的发展疗法。

总之，利用骨细胞未被发现的特定分子来调节骨重建是最有可能的。可以观察到骨细胞的选择性标志物硬化蛋白的中和抗体在大量增加的骨或维持骨的质量方面的作用 [11]，目前我们正在以更大的努力取得识别额外的标志物来解开周围骨细胞功能的谜团。对这些目标探析，将可能发现这些细胞的新功能，这不仅有助于了解基本的骨生理学知识，也可以理解和治疗骨疾病。

## 致谢

作者在骨细胞生物学的工作由国家卫生研究院 AR-46798 项目支持。

## 参考文献

1. Bonewald LF. 2011. The amazing osteocyte. *J Bone Miner Res* 26(2): 229–38.
2. Franz-Odendaal TA, Hall BK, Witten PE. 2006. Buried alive: How osteoblasts become osteocytes. *Dev Dyn* 235(1): 176–90.
3. Bonewald L. 2007. Osteocytes. In:,Marcus R, Feldman D, Nelson, D, Rosen, C (eds.) *Osteoporosis, 3rd Ed.* Boston: Elsevier. pp. 169–90.
4. Manolagas SC. 2000. Birth and death of bone cells: Basic regulatory mechanisms and implications for the pathogenesis and treatment of osteoporosis. *Endocr Rev* 21(2): 115–37.
5. Bordier PJ, Miravet L, Ryckerwaert A, Rasmussen H. 1976. Morphological and morphometrical characteristics of the mineralization front. A vitamin D regulated sequence of bone remodeling. In: Bordier PJ (ed.) *Bone Histomorphometry*, Paris: Armour Montagu. pp. 335–54.
6. Tanaka-Kamioka K, Kamioka H, Ris H, Lim SS. 1998. Osteocyte shape is dependent on actin filaments and osteocyte processes are unique actin-rich projections. *J Bone Miner Res* 13(10): 1555–68.
7. Dallas SL, Bonewald LF. 2010. Dynamics of the transition from osteoblast to osteocyte. *Ann NY Acad Sci* 1192(1): 437–43.
8. Veno P, Nicolella DP, Sivakumar P, Kalajzic I, Rowe D, Harris SE, Bonewald L, Dalls SL. 2006. Live imaging of osteocytes within their lacunae reveals cell body and dendrite motions. *J Bone Min Res* 21(Suppl 1): S38–S39.
9. Guo D, Keightley A, Guthrie J, Veno PA, Harris SE, Bonewald LF. 2010. Identification of osteocyte-selective proteins. *Proteomics* 10(20): 3688–98.
10. Kalajzic I, Braut A, Guo D, Jiang X, Kronenberg MS, Mina M, et al. 2004. Dentin matrix protein 1 expression during osteoblastic differentiation, generation of an osteocyte GFP-transgene. *Bone* 35(1): 74–82.
11. Paszty C, Turner CH, Robinson MK. 2010. Sclerostin: A gem from the genome leads to bone-building antibodies. *J Bone Miner Res* 25(9): 1897–904.
12. Tanaka K, Yamaguchi, Y, Hakeda, Y. 1995. Isolated chick osteocytes stimulate formation and bone-resorbing activity of osteoclast-like cells. *J Bone Miner Metab* 13: 61–70.
13. Zhao S, Zhang YK, Harris S, Ahuja SS, Bonewald LF. 2002. MLO-Y4 osteocyte-like cells support osteoclast formation and activation. *J Bone Miner Res* 17(11): 2068–79.
14. Verborgt O, Tatton NA, Majeska RJ, Schaffler MB. 2002. Spatial distribution of Bax and Bcl-2 in osteocytes after bone fatigue: complementary roles in bone remodeling regulation? *J Bone Miner Res* 17(5): 907–14.
15. Tatsumi S, Ishii K, Amizuka N, Li M, Kobayashi T, Kohno K, et al. 2007. Targeted ablation of osteocytes induces osteoporosis with defective mechanotransduction. *Cell Metab* 5(6): 464–75.
16. Heino TJ, Hentunen TA, Vaananen HK. 2002. Osteocytes inhibit osteoclastic bone resorption through transforming growth factor-beta: Enhancement by estrogen. *J Cell Biochem* 85(1): 185–97.
17. Heino TJ, Hentunen TA, Vaananen HK. 2004. Conditioned medium from osteocytes stimulates the proliferation of bone marrow mesenchymal stem cells and their differentiation into osteoblasts. *Exp Cell Res* 294(2): 458–68.
18. Weinstein RS, Nicholas RW, Manolagas SC. 2000. Apoptosis of osteocytes in glucocorticoid-induced osteonecrosis of the hip. *J Clin Endocrinol Metab* 85(8): 2907–12.
19. Fonseca H, Moreira-Goncalves D, Esteves JL, Viriato N, Vaz M, Mota MP, et al. 2011. Voluntary exercise has long-term in vivo protective effects on osteocyte viability and bone strength following ovariectomy. *Calcif Tissue Int* 88(6): 443–54.
20. Xia X, Kar R, Gluhak-Heinrich J, Yao W, Lane NE, Bonewald LF, et al. 2010. Glucocorticoid-induced autophagy in osteocytes. *J Bone Miner Res* 25(11): 2479–88.
21. Jia J, Yao W, Guan M, Dai W, Shahnazari M, Kar R, et al. 2011. Glucocorticoid dose determines osteocyte cell fate. *FASEB J* 25(10): 3366–76.
22. Recklinghausen FV (ed.) 1910. *Untersuchungen uber rachitis and osteomalacia.* Fischer, Jena, Germany.
23. Belanger LF. 1969. Osteocytic osteolysis. *Calcif Tissue Res* 4(1): 1–12.
24. Kremlien B, Manegold C, Ritz E, Bommer J. 1976. The influence of immobilization on osteocyte morphology: Osteocyte differential count and electron microscopic studies. *Virchows Arch A Pathol Anat Histol* 370(1): 55–68.
25. Qing H, Bonewald LF. 2009. Osteocyte remodeling of the perilacunar and pericanalicular matrix. *Int J Oral Sci* 1(2): 59–65.
26. Heuck F. 1970. Comparative investigations of the func-

tion of osteocytes in bone resorption. *Calcif Tissue Res* Suppl: 148–9.

27. Marie PJ, Glorieux FH. 1983. Relation between hypomineralized periosteocytic lesions and bone mineralization in vitamin D-resistant rickets. *Calcif Tissue Int* 35(4–5): 443–8.

28. Lane NE, Yao W, Balooch M, Nalla RK, Balooch G, Habelitz S, et al. 2006. Glucocorticoid-treated mice have localized changes in trabecular bone material properties and osteocyte lacunar size that are not observed in placebo-treated or estrogen-deficient mice. *J Bone Miner Res* 21(3): 466–76.

29. Baud CA, Dupont DH. 1962. The fine structure of the osteocyte in the adult compact bone. In: Breese, SS (ed.) *Electron Microscopy, Vol. 2.* New York: Academic Press. pp. QQ–10.

30. Rubin C. 1984. Skeletal strain and the functional significance of bone architecture. *Calcif Tissue Int* 36: S11–S8.

31. Turner CH, Forwood MR, Otter MW. 1994. Mechanotransduction in bone: Do bone cells act as sensors of fluid flow? *Faseb J* 8(11): 875–8.

32. Robling AG, Hinant FM, Burr DB, Turner CH. 2002. Shorter, more frequent mechanical loading sessions enhance bone mass. *Med Sci Sports Exerc* 34(2): 196–202.

33. Weinbaum S, Cowin SC, Zeng Y. 1994. A model for the excitation of osteocytes by mechanical loading-induced bone fluid shear stresses. *J Biomech* 27(3): 339–60.

34. Xiao Z, Zhang S, Mahlios J, Zhou G, Magenheimer BS, Guo D, et al. 2006. Cilia-like structures and polycystin-1 in osteoblasts/osteocytes and associated abnormalities in skeletogenesis and Runx2 expression. *J Biol Chem* 281(41): 30884–95.

35. Malone AM, Anderson CT, Tummala P, Kwon RY, Johnston TR, Stearns T, et al. 2007. Primary cilia mediate mechanosensing in bone cells by a calcium-independent mechanism. *Proc Natl Acad Sci U S A.* 104(33): 13325–30.

36. Bonewald LF. 2006. Mechanosensation and transduction in osteocytes. *Bonekey osteovision.* 3(10): 7–15.

37. Price C, Zhou X, Li W, Wang L. 2011. Real-time measurement of solute transport within the lacunar-canalicular system of mechanically loaded bone: direct evidence for load-induced fluid flow. *J Bone Miner Res* 26(2): 277–85.

38. Kato Y, Windle JJ, Koop BA, Mundy GR, Bonewald LF. 1997. Establishment of an osteocyte-like cell line, MLO-Y4. *J Bone Miner Res* 12(12): 2014–23.

39. Cherian PP, Siller-Jackson AJ, Gu S, Wang X, Bonewald LF, Sprague E, et al. 2005. Mechanical strain opens connexin 43 hemichannels in osteocytes: A novel mechanism for the release of prostaglandin. *Mol Biol Cell* 16(7): 3100–6.

40. Plotkin LI, Manolagas SC, Bellido T. 2002. Transduction of cell survival signals by connexin-43 hemichannels. *J Biol Chem* 277(10): 8648–57.

41. Klein-Nulend J, Bonewald, LF. 2008. The osteocyte. In: Bilezikian JP, Raisz, LG (eds.) *Principles of Bone Biology,*

*Vol 2.* San Diego: Academic Press. pp. QQ–10.

42. Feng JQ, Ward LM, Liu S, Lu Y, Xie Y, Yuan B, et al. 2006. Loss of DMP1 causes rickets and osteomalacia and identifies a role for osteocytes in mineral metabolism. *Nat Genet* 38(11): 1310–5.

43. Liu S, Lu Y, Xie Y, Zhou J, Quarles LD, Bonewald L, et al. 2006. Elevated levels of FGF23 in dentin matrix protein 1 (DMP1) null mice potentially explain phenotypic similarities to hyp mice. *J Bone Min Res* 21: S51.

44. Knothe Tate ML, Adamson JR, Tami AE, Bauer TW. 2004. The osteocyte. *Int J Biochem Cell Biol* 36(1): 1–8.

45. Zhang K, Barragan-Adjemian C, Ye L, Kotha S, Dallas M, Lu Y, et al. 2006. E11/gp38 selective expression in osteocytes: regulation by mechanical strain and role in dendrite elongation. *Mol Cell Biol* 26(12): 4539–52.

46. Hughes DE, Salter DM, Simpson R. 1994. CD44 expression in human bone: A novel marker of osteocytic differentiation. *J Bone Miner Res* 9(1): 39–44.

47. Ohizumi I, Harada N, Taniguchi K, Tsutsumi Y, Nakagawa S, Kaiho S, et al. 2000. Association of CD44 with OTS-8 in tumor vascular endothelial cells. *Biochim Biophys Acta* 1497(2): 197–203.

48. Westbroek I, De Rooij KE, Nijweide PJ. 2002. Osteocyte-specific monoclonal antibody MAb OB7.3 is directed against Phex protein. *J Bone Miner Res* 17(5): 845–53.

49. Ruchon AF, Tenenhouse HS, Marcinkiewicz M, Siegfried G, Aubin JE, DesGroseillers L, et al. 2000. Developmental expression and tissue distribution of Phex protein: Effect of the Hyp mutation and relationship to bone markers. *J Bone Miner Res* 15(8): 1440–50.

50. A gene (PEX) with homologies to endopeptidases is mutated in patients with X-linked hypophosphatemic rickets. The HYP Consortium. 1995. *Nat Genet* 11(2): 130–6.

51. Gowen LC, Petersen DN, Mansolf AL, Qi H, Stock JL, Tkalcevic GT, et al. 2003. Targeted disruption of the osteoblast/osteocyte factor 45 gene (OF45) results in increased bone formation and bone mass. *J Biol Chem* 278(3): 1998–2007.

52. Rowe PS, Kumagai Y, Gutierrez G, Garrett IR, Blacher R, Rosen D, et al. 2004. MEPE has the properties of an osteoblastic phosphatonin and minhibin. *Bone* 34(2): 303–19.

53. Toyosawa S, Shintani S, Fujiwara T, Ooshima T, Sato A, Ijuhin N, et al. 2001. Dentin matrix protein 1 is predominantly expressed in chicken and rat osteocytes but not in osteoblasts. *J Bone Miner Res* 16(11): 2017–26.

54. Poole KE, van Bezooijen RL, Loveridge N, Hamersma H, Papapoulos SE, Lowik CW, et al. 2005. Sclerostin is a delayed secreted product of osteocytes that inhibits bone formation. *Faseb J* 19(13): 1842–4.

55. Balemans W, Ebeling M, Patel N, Van Hul E, Olson P, Dioszegi M, et al. 2001. Increased bone density in sclerosteosis is due to the deficiency of a novel secreted protein (SOST). *Hum Mol Genet* 10(5): 537–43.

# 第 5 章

# 结缔组织通道调控生长因子

Gerhard Sengle • Lynn Y. Sakai

（何建东　成文翔 译　王海彬　张　鹏 审校）

## 引言

不同结缔组织表现不同功能。为了执行这些不同的生理功能，结缔组织细胞分泌不同的细胞外基质（extral cellular matrix，ECM）蛋白质并离散地进入各独立的结缔组织中。组织中有相对丰富的 ECM 蛋白质，这些蛋白质中的组织学形态以特定的发育、生理及稳定的性质组成结缔组织。如在骨骼里，Ⅰ型胶原蛋白是最充足的 ECM 蛋白质成分，Ⅰ型胶原蛋白纤维被组织在长而厚的束里，这与骨骼的机械性能需求一致。

比起 ECM 蛋白质中的其他次要成分，目前我们对胶原蛋白及蛋白聚糖对骨和软骨机械性能的作用有更多的了解。然而，通过最近的对一种称为"原纤维蛋白"的纤维形成 ECM 蛋白质的研究，我们发现，原纤维蛋白微纤维在骨骼的生长发育及维持方面扮演重要角色。本章总结了目前对原纤维蛋白微纤维和它们在结缔组织中的分子伴侣以及两者在骨骼生物学中的相关性的认识。

## 原纤维蛋白通道

原纤维蛋白对骨骼的重要性是在对引起马方综合征的一个突变基因原纤维蛋白 -1（FBN1）的鉴定时被第一次揭示[2]。马方综合征（OMIM #154700）在骨骼上的病症特征表现为身材高挑、手指和足趾异常细长（蜘蛛样指 / 趾）、脊柱侧凸及胸腔畸形、关节过度活动及肌肉萎缩、扁平足、颅面畸形（包括高腭弓）。马方综合征中的骨骼病变被认为是源于长骨的过度生长。其他器官的病变（包括心血管、眼、皮肤、肺及中枢神经系统）也同样有助鉴别马方综合征，说明原纤维蛋白 -1 在周围组织中与在受其影响的组织中一样重要。

原纤维蛋白 -2（FBN2）基因的突变引起比尔斯综合征或先天性挛缩细长指（趾）（CCA）[3]。CCA 的特点包括大小关节的挛缩、皱揉耳及蜘蛛样指 / 趾。FBN2 基因突变引起的疾病症状较少是因为 FBN2 基因 mRNA 在后天组织的低或无表达及 FBN1 mRNA

代偿性的高表达。

FBN1 基因突变也引起常染色体显性遗传的韦 - 马切萨尼综合征[4-5]。韦 - 马切萨尼综合征中的骨骼病变与马方综合征相反，表现为（OMIM # 608328）身材矮小、短指／趾、肌肉发达和关节僵直。与骨骼病变与马方综合相反不同，晶状体异位（由晶状体悬韧带无力导致）则是两者共有的典型症状。韦 - 马切萨尼综合征是肢端发育不良引起的诸多疾病之一。FBN1 突变基因最近在 geleophysic 和 acromicric 发育异常个体中被发现，这是两个肢端病症组的两个新症状[6]。

这些遗传学的发现证明原纤维蛋白在控制骨骼的生长方面扮演重要角色。特别是目前已清楚 FBN1 结构或功能上的改变将导致骨骼过长或过短。今后的此类遗传学紊乱的研究将重点在揭示 FBN1 影响骨生长的机制上。

## 原纤维蛋白微纤维

原纤维蛋白第一次被鉴定为在细胞外普遍存在的由小直径（10nm）微纤维组成的主要蛋白质[1]。在超微结构水平，原纤维蛋白微纤维可以根据它一致的小直径结构及独有的无周期带型的珠状或空洞外观与胶原蛋白纤维鉴别。原纤维蛋白微纤维常呈微纤维捆束并出现在弹力纤维里。

在生长的软骨中，原纤维蛋白微纤维呈鸡笼状（六角型网）环绕并延伸至软骨基质。在老化的软骨中，原纤维蛋白微纤维向软骨细胞侧向聚集而形成厚的带状纤维，这有助于将它从石棉状纤维中鉴别出来[7]。在脱钙骨中，原纤维蛋白微纤维可在沉积线、中央管（哈弗斯管）、骨陷窝、微管及含有 III 型胶原蛋白的纤维结构内看到[8]。

微纤维蛋白质组件包括原纤维蛋白 -1[1]、原纤维蛋白 -2[9] 及原纤维蛋白 -3[10]。有趣的是，FBN2 和 FBN3 mRNA 的表达水平高度地受胎儿发育程度影响，而 FBN1 可以在原肠胚时期子代中发现。微纤维可以是原纤维蛋白的异聚物或同聚物[12]。小鼠的基因敲除实验表明，原纤维蛋白 -2 的功能在指（趾）间隙形成中特别重要，因小鼠在原纤维蛋白 -2 缺失后发育为并指（趾）[13]。缺失原纤维蛋白 -1 的小鼠出现主动脉瘤及夹层，表明胚胎发育的第二周后主动脉形成需要原纤维蛋白 -1 的功能[14]。

原纤维蛋白及 LTBP（无活性 TGFβ 结合蛋白）形成一个结构关联的蛋白家族。每一种原纤维蛋白都是一个由钙结合的表皮生长因子（EGF）样串联重复域组成的模块蛋白（cbEGF）。cbEGF 域的延伸包含 8 半胱氨酸（8-cys）和被域离散的"杂种"域，因而显得既像 8-cys 域又像 cbEGF 域[15]。另外，每种原纤维蛋白两侧是 N 末端域及 C 末端域，并且包含一个富含脯氨酸或甘氨酸，或富含脯氨酸及氨酸的特殊区域[10]。原纤维蛋白在全部域的结构，大小在一级结构上是类似的，LTBP 在大小和一级结构上有所变化，但仍然保留域组织的整体相似度。与原纤维蛋白一样，LTBP 由相同类型的模块区域组成。出现在 LTBP-1 的 3 个 8-cys 区域之一，以共价键结合在 LAP，潜在物与 TGFβ-1 的前肽结合并促进潜在 TGFβ 结合物的分泌[16]。因此，8-cys 域也被称为 TB（TGFβ-binding）域。LTBP-1 被免疫定位到原纤维蛋白微纤维在软骨膜和成骨细胞的培养物上[17-18]，而 LTBP-1 及 -4 的 C- 末端与 FBN1 结合时已经被证明。

其他与原纤维蛋白微纤维相结合的蛋白质包括弹力蛋白、纤蛋白[20-21]、MAGP（微相关糖蛋白）[22]、基底膜蛋白多糖[23]、多功能蛋白聚糖[24]、核心蛋白多糖[25] 及双糖连环蛋白多糖[26]。这些结合蛋白质建立了从原蛋白纤维网延伸到基底膜，以及从微纤维周围的蛋白多糖壳到透明质酸及胶原的结缔组织通道（通过基底膜蛋白多糖相互作用）。这些结缔组织的通道整合原纤维蛋白微纤维网成特定器官（指软骨和骨）的组织学形式及机械和生理特性。此外，这些结缔组织通道起到整合生长因子信号到特定器官的机械和生理功能。

## 原纤维蛋白微纤维对生长因子的调控

基于 LTBP 受 FBN1 的直接影响，一个原纤维蛋白微纤维对细胞外无活性 TGFβ 大复合物的调节工作模型已经被提出[19]。根据这个模型，LTBP 将无活性 TGFβ 复合物定位于细胞外基质；基质中，C 末端通过原纤维蛋白与 LTBP 相互作用[19]，N 末端与其他基质元件（可能是纤维结合素）相互作用[16]，从而使 LTBP/TGFβ 大复合物达到稳定。预期上，FBN1 突变（如马方综合征）或缺失（在 FBN1 缺失小鼠上）将导致 LTBP/TGFβ 复合物不稳定。这个假说在 FBN1 突变或缺失小鼠模型上进行试验，而 TGFβ 信号的激活在肺[27]、二尖瓣[28]

及主动脉[29]中被发现。

为 TGFβ 信号的激活给予主动脉夹层及主动脉瘤这类马方综合征主要的致命病症更多的遗传学证据支持。TGFβ 受体突变产生的马方综合征相关的病症[30]被命名为洛伊 - 迪茨综合征[31-32]。洛伊 - 迪茨综合征最主要的病症（OMIM # 609192）特点包括主动脉瘤及夹层、眶距增宽、悬雍垂裂及（或）腭裂、动脉迂曲，以及偶有的颅缝早闭、智力发育迟缓。而根据报道，细长指 / 趾（蜘蛛样指 / 趾）这种与马方综合征相同的病症，在洛伊 - 迪茨综合征中不超过 20%[32]。

总之，来自人类及小鼠的遗传学研究证据表明，TGFβ 信号及 Fbn1 有共用的通道，至少在主动脉中是这样。然而，与马方综合征相比，洛伊 - 迪茨综合征的骨科病变并不明显，表明额外的信号机制可能在这两种遗传缺陷病症中对骨骼症状的表现有干预调整。在 Fbn1 突变小鼠上，对骨骼病症的统计分析数据可能受到纯合体早夭折的影响[14, 33-34]。骨骼病变（主要是脊柱后凸及肋骨生长过度）可以在杂合子 C1039G Fbn1 突变小鼠及下效 Fbn1 缺失小鼠上看到[35]，但并无报道表明 TGFβ 信号与这些症状有关。在 Fbn1 基因捏含有大量框架内重复的紧肤（TSK）小鼠（Fbn1Tsk）表明皮肤纤维化与骨骼过度生长一样，但 TGFβ 信号是否与紧肤骨骼病症有关仍然未知。

另一个可能涉及马方综合征发病机制的相关机制是原纤维蛋白与骨形成蛋白（BMP）之间的相互作用。原纤维蛋白 -1 与 BMP-7 前肽相结合，且 BMP-7 前肽的特定抗体和生长因子可以被免疫定位到原纤维蛋白微纤维上[37]。BMP-7 前肽和 BMP-7 前肽 / 生长因子复合物与原纤维蛋白微纤维结合，并从组织中隔离[38]。对 TGFβ 超家族的额外成员的研究表明，BMP-2、BMP-4、BMP-5、BMP-10 前肽及 GDF-5 也与原纤维蛋白相作用，而这些生长因子复合物可能利用这些交互作用作为机制来有效而彻底地将生长因子定位在细胞外间隙[39]。TGFβ 前肽与 LTBP 而非原纤维蛋白相结合[40]，BMP-7 前肽与原纤维蛋白而非 LTBP-1 相结合[37]，筒箭毒碱前肽（GDF-8）与 LTBP-3 相互作用[41]而非结合到原纤维蛋白[39]，这些发现支持了这些相互作用的特性。

原纤维蛋白 -2 敲除小鼠为原纤维蛋白 -2 影响 BMP-7 信号及肢体发育提供了活体证据[13]。Fbn2 缺失小鼠先天前后肢并趾。观察到第 2、3 或 2、3、4 趾出现软骨融合或紧致，并伴有趾间隙细胞凋亡。BMP-4 的表达及装载 BMP 珠保存在 Fbn2 缺失趾端，表明趾间隙原纤维蛋白 -2 的缺失使 BMP 信号失调必须具备软骨元素的彻底格式化及趾间组织的退化。此外，混合杂合小鼠（Fbn2[+/−]；Bmp-7[+/−]）同时有多趾及并趾（单一缺失特征，而不是单一的杂合子小鼠），表明两个基因在同一个通道控制趾节形成。

原纤维蛋白 -1 和原纤维蛋白 -2 蛋白质定位在发育中的趾端趾间隙中是非重叠的：原纤维蛋白 -1 位于软骨元素的边缘，而原纤维蛋白 -2 形成大量射线状贯穿趾间隙，以连接软骨元素与外胚层[42]。原纤维蛋白组织学上的不同或许可以解释为什么 BMP 信号在发育中的趾端失调而不是在其他组织中，这些组织中可能存在原纤维蛋白 -1 补偿原纤维蛋白 -2 缺失的现象。

## 微纤维支架上的分子组织机制

在 TGFβ 复合物中，TGFβ 前肽将生长因子二聚体潜藏，前肽以二硫键结合到 LTBP。因此，为了启动 TGFβ 信号，TGFβ 生长因子二聚体必须首先从这个无活性大复合物中释放。另外，BMP 并不需要激活。在试管细胞分析试验中，BMP-9 前肽 / 生长因子复合物具有与 BMP-9 生长因子一样的活性[43]。同样，BMP-7 前肽 / 生长因子复合物与 BMP-7 生长因子也具有同样活性[44]。在溶解状态，BMP Ⅱ 型受体能超过 BMP-7 前肽与 BMP-7 生长因子二聚体结合，并从前肽 / 生长因子复合体中取代前肽，表明 BMP-7 前肽不像 TGFβ 前肽，它并不阻止受体的结合，且不潜藏生长因子[44]。

尽管这些生长因子在结构上相似，细胞外信号控制机制却明显不同。然而 TGFβ 需通过蛋白质水解或解离机制像血小板反应蛋白、内皮糖蛋白或 β 聚糖之类的辅助因子来产生信号，而 BMP 只需通过与它的受体结合而不是激活物来激活信号，BMP 需要抑制剂（如头蛋白和其他一些物质）来控制细胞外产出的量。目前，基质作为一个在调控细胞外信号的重要物理支架正逐渐被重视。然而，基质调控细胞外信号的机制依然有许多未知。

原纤维蛋白和 BMP 以及 LTBP 和 TGFβ 的直接联系已经被证明。然而，这些蛋白之间是否有相互影响仍未完全清楚，微纤维支架由这些蛋白组成，在结缔组织中储存或积极生长因子以供立即使用。目前仍不清楚其他由微纤维支架介导的交互作用（如原纤维蛋白 / 纤蛋白的交互作用）如何影响这些基质 / 生长因子的交互作用。然而，自 TGFβ 和 BMP 信号都与微纤维支架相结合，可能预示着基质支架物理整合这些相异甚至有时相反的信号。基底膜蛋白多糖与原纤维蛋白结合 [23] 后，微纤维支架也可能整合 FGF 信号、BMP 及 TGFβ 信号。硫酸乙酰肝素蛋白多糖在调节纤维母细胞生长因子（FGF）信号及骨骼生物学中所扮演的角色已被广泛地回顾研究 [45-46]。

LTBP-2、LTBP-3、LTBP-1L 及一个 LTBP-4 下效基因编码被敲除的小鼠已有描述。只有 LTBP3 缺失小鼠出现骨骼症状（颅面畸形、脊柱后凸、长骨及椎骨硬化、石骨症）。据报道，这些突变小鼠出现的许多症状与 TGFβ 失去活性相关，表明某些特定器官中需要 LTBP 来取代 TGFβ 的功能。然而，这些小鼠模型都未表现模拟 Tgfb1 缺失的小鼠，提示这 4 种 LTBP 存在功能性富余和（或）单个 LTBP 额外的组织特异的功能 [16]。

一个关于 LTBP-4 缺乏肺成纤维细胞的有趣实验显示，BMP-4 信号增强，而 BMP 信号抑制剂的表达则被减弱了 [47]。这些在肺组织中已被证实的发现，是在 LTBP-4 缺失及 TGFβ 激活受损的情况下出现的。这个研究把研究者的注意力转移到 BMP 和 TGFβ 信号可能通过微纤维支架来结合的机制上。

在小鼠中，许多编码其他与原蛋白纤维微纤维结合的蛋白质的基因已被敲除。缺乏 5 种纤蛋白基因中任何一种的小鼠已经被报道，而骨骼症状未有报道。然而，在一个纤蛋白 -4 下效基因小鼠上，发现 TGFβ 信号被扰乱与动脉瘤生成有关 [48]。在人类身上，FBN4 突变除导致动脉瘤及皮肤松弛症外，还可导致骨骼病症（蜘蛛样指 / 趾）[49]，提示纤蛋白功能障碍可能扰乱原蛋白微纤维的共同通道。

生物化学的研究结果也已表明蛋白聚糖在微纤维支架上是潜在的交互作用者。多功能蛋白聚糖 [24]、基底膜蛋白多糖 [23] 及核心蛋白多糖 [25] 与原蛋白纤维结合，而双糖连环蛋白多糖则与弹力纤维部件结合 [26]。基底膜蛋白多糖缺乏（Hspg2[-/-]）小鼠有软骨生成障碍，很可能是由于结构效应和 FGF 信号失调，在围生期时就夭折 [50]。核心蛋白多糖与 TGFβ 生长因子结合 [51]，而双糖连环蛋白多糖调制 BMP-4 信号到成骨细胞 [52]。为了弄清楚在生长因子信号的

细胞外调节中这些相关联的蛋白聚糖怎么与微纤维支架协作，我们可能需要更多的研究。

## 总结

人类遗传紊乱已经表明原纤维蛋白在骨骼生物学中有重要角色。原纤维蛋白 -1 控制长骨生长，而 FBN1 突变将导致身材高挑、蜘蛛样指 / 趾（在马方综合征中）、身材矮小或短指 / 趾（在韦 - 马切萨尼综合征中）。原纤维蛋白也影响关节功能，FBN1 或 FBN2 突变可导致关节松弛、挛缩及强直。最新研究表明，原纤维蛋白基因突变将导致 TGFβ 及 BMP 信号失调，并引出微纤维支架与它在特定结缔组织通道中众多的分子伴侣对 TGFβ 和 BMP 信号调节的概念。

根据这个微纤维支架细胞外调节的概念，生长因子是"微调"[42]，而信号扰乱将导致广泛的病症。从生长因子信号完全缺失的小鼠模型来看，这些疾病可能出现有限相似的症状。为研究微纤维支架调节生长因子信号及人类疾病产生的机制，我们需要更复杂的小鼠模型。

图 5.1（A）描述了一个 TGFβ 和 BMP 信号细胞外调节的模型。细胞分泌无活性大 TGFβ 复合物及 BMP 复合物。通过与将无活性 TGFβ 复合定位到基质的 LTBP 结合，并与 BMP 复合物前肽一起，原纤维蛋白将生长因子信号定位和汇集。当生长因子信号进入并接触微纤维支架时，细胞就能激活或抑制它们。微纤维或其相关的蛋白质 [ 其中一些在图 5.1（B）可见 ] 能用包含在自身里的位置信息来调节这些选择（指激活或抑制）。另外，相关的蛋白质可以竞争性调节生长因子信号（如 LTBP 和纤蛋白会竞争原纤维蛋白的同一个结合点），或相继地与生长因子相交互。由此，微纤维支架就可以成为一个很有效率的调节生长因子信号的装置。

## 缩写

| 8-cys | 8- 半胱氨酸域 |
|---|---|
| BMP | 骨形态发生蛋白 |
| cbEGF | 结合类表皮生长因子 |
| CCA | 先天性挛缩性细长指（趾） |
| ECM | 细胞外基质 |
| FBN | 原纤维蛋白基因 |

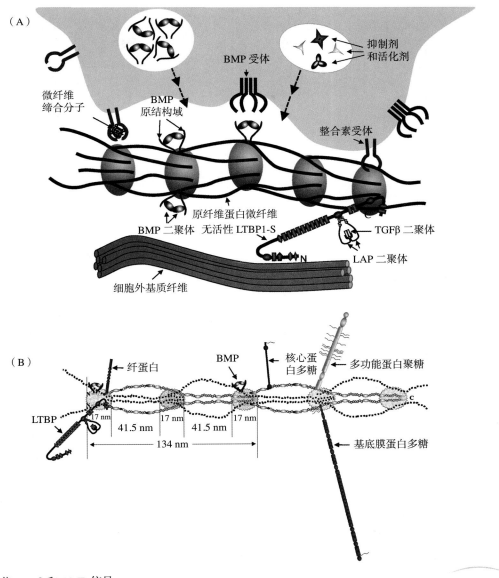

**图 5.1**　微纤维调节 TGFβ 和 BMP 信号

| GDF | 生长分化因子 |
|---|---|
| LTBP | 无活性 TGFβ 结合蛋白 |
| MAGP | 微纤维相关糖蛋白 |
| TGF | 转化生长因子 |
| Tsk | 紧肤 |

# 参考文献

1. Sakai LY, Keene DR, Engvall E. 1986. Fibrillin, a new 350kD glycoprotein, is a component of extracellular microfibrils. *J Cell Biol* 103: 2499–2509.
2. Dietz HC, Cutting GR, Pyeritz RE, Maslen CL, Sakai LY, Corson GM, Puffenberger EG, Hamosh A, Nantha-kumar EJ, Curristin SM, Stetten G, Meyers DA, Franco-mano CA. 1991. Marfan syndrome caused by a recurrent de novo missense mutation in the fibrillin gene. *Nature* 352: 337–339.
3. Gupta PA, Putnam EA, Carmical SG, Kaitila I, Stein-mann B, Child A, Danesino C, Metcalfe K, Berry SA, Chen E, Delorme CV, Thong MK, Ades LC, Milewicz DM. 2002. Ten novel FBN2 mutations in congenital contractural arachnodactyly: Delineation of the molecu-lar pathogenesis and clinical phenotype. *Hum Mutat* 19: 39–48.
4. Faivre L, Gorlin RJ, Wirtz MK, Godfrey M, Dagoneau N, Samples JR, Le Merrer M, Collod-Beroud G, Boileau C, Munnich A, Cormier-Daire V. 2003. In frame fibrillin-1 gene deletion in autosomal dominant Weill-Marchesani syndrome. *J Med Genet* 40: 34–36.
5. Sengle G, Tsutsui K, Keene DR, Tufa SF, Carlson EJ,

Charbonneau NL, Ono RN, Sasaki T, Wirtz MK, Samples JR, Fessler LI, Fessler JH, Sekiguchi K, Hayflick SJ, Sakai LY. 2012. Microenvironmental regulation by fibrillin-1. *Plos Genet* 8(1): e1002425.

6. LeGoff C, Mahaut C, Wang LW, Allali S, Abhyankar A, Jensen S, Zylberberg L, Collod-Beroud G, Bonnet D, Alanay Y, Brady AF, Cordier M-P, Devriendt K, Genevieve D, Kiper POS, Kitoh H, Krakow D, Lynch SA, LeMerrer M, Megarbane A, Mortier G, Odent S, Polak M, Rohrbach M, Sillence D, Stolte-Dijkstra I, Superti-Furga A, Rimoin DL, Topouchian V, Unger S, Zabel B, Bole-Feysot C, Nitschke P, Handford P, Casanova J-L, Boileau C, Apte SS, Munnich A, Cormier-Daire V. 2011. Mutations in the TGFβ binding-protein-like domain 5 of FBN1 are responsible for acromicric and geleophysic dysplasias. *Am J Hum Genet* 89: 7–14.

7. Keene DR, Jordan CD, Reinhardt DP, Ridgway CC, Ono RN, Corson GM, Fairhurst M, Sussman MD, Memoli VA, Sakai LY. 1997. Fibrillin-1 in human cartilage: Developmental expression and formation of special banded fibers. *J Histochem Cytochem* 45: 1069–1082.

8. Keene DR, Sakai LY, Burgeson RE. 1991. Human bone contains type III collagen, type VI collagen, and fibrillin. *J Histochem Cytochem* 39: 59–69.

9. Zhang H, Hu W, Ramirez F. 1995. Developmental expression of fibrillin genes suggests heterogeneity of extracellular microfibrils. *J Cell Biol* 129: 1165–1176.

10. Corson GM, Charbonneau NL, Keene DR, Sakai LY. 2004. Differential expression of fibrillin-3 adds to microfibril variety in human and avian, but not rodent, connective tissues. *Genomics* 83: 461–472.

11. Gallagher BC, Sakai LY, Little CD. 1993. Fibrillin delineates the primary axis of the early avian embryo. *Dev Dyn* 196: 70–78.

12. Charbonneau NL, Dzamba BJ, Ono RN, Keene DR, Corson GM, Reinhardt DP, Sakai LY. 2003. Fibrillins can co-assemble in fibrils, but fibrillin fibril composition displays cell-specific differences. *J Biol Chem* 278: 2740–2749.

13. Arteaga-Solis E, Gayraud B, Lee SY, Shum L, Sakai L, Ramirez F. 2001. Regulation of limb patterning by extracellular microfibrils. *J Cell Biol* 154: 275–281.

14. Carta L, Pereira L, Arteaga-Solis E, Lee-Arteaga SY, Lenart B, Starcher B, Merkel CA, Sukoyan M, Kerkis A, Hazeki N, Keene DR, Sakai LY, Ramirez F. 2006. Fibrillins 1 and 2 perform partially overlapping functions during aortic development. *J Biol Chem* 281: 8016–8023.

15. Corson GM, Chalberg SC, Dietz H C, Charbonneau NL, Sakai LY. 1993. Fibrillin binds calcium and is coded by cDNAs that reveal a multidomain structure and alternatively spliced exons at the 5′ end. *Genomics* 17: 476–484.

16. Rifkin DB. 2005. Latent transforming growth factor-β (TGF-β) binding proteins: Orchestrators of TGF-β availability. *J Biol Chem* 280: 7409–7412.

17. Dallas SL, Miyazono K, Skerry TM, Mundy GR, Bonewald LF. 1995. Dual role for the latent transforming growth factor-beta binding protein in storage of latent TGF-beta in the extracellular matrix and as a structural matrix protein. *J Cell Biol* 131: 539–549.

18. Dallas SL, Keene DR, Bruder SP, Saharinen J, Sakai LY, Mundy GR, Bonewald LF. 2000. Role of the latent transforming growth factor beta binding protein 1 in fibrillin-containing microfibrils in bone cells in vitro and in vivo. *J Bone Miner Res* 15: 68–81.

19. Isogai Z, Ono RN, Ushiro S, Keene DR, Chen Y, Mazzieri R, Charbonneau NL, Reinhardt DP, Rifkin DB, Sakai LY. 2003. Latent transforming growth factor β-binding protein 1 interacts with fibrillin and is a microfibril-associated protein. *J Biol Chem* 278: 2750–2757.

20. Reinhardt DP, Sasaki T, Dzamba BJ, Keene DR, Chu M-L, Göhring W, Timpl R, Sakai LY. 1996. Fibrillin-1 and fibulin-2 interact and are colocalized in some tissues. *J Biol Chem* 271: 19489–19496.

21. El Hallous E, Sasaki T, Hubmacher D, Getie M, Tiedemann K, Brinckmann J, Bätge B, Davis EC, Reinhardt DP. 2007. Fibrillin-1 interactions with fibulins depend on the first hybrid domain and provide an adaptor function to tropoelastin. *J Biol Chem* 282: 8935–8946.

22. Gibson MA, Hughes JL, Fanning JC, Cleary EG. 1986. The major antigen of elastin-associated microfibrils is a 31-kDa glycoprotein. *J Biol Chem* 261: 11429–11436.

23. Tiedemann K, Sasaki T, Gustafsson E, Göhring W, Bätge B, Notbohm H, Timpl R, Wedel T, Schlötzer-Schrehardt U, Reinhardt DP. 2005. Microfibrils at basement membrane zones interact with perlecan via fibrillin-1. *J Biol Chem* 280: 11404–11412.

24. Isogai Z, Aspberg A, Keene DR, Ono RN, Reinhardt DP, Sakai LY. 2002. Versican interacts with fibrillin-1 and links extracellular microfibrils to other connective tissue networks. *J Biol Chem* 277: 4565–4572.

25. Trask BC, Trask TM, Broekelmann T, Mecham RP. 2000. The microfibrillar proteins MAGP-1 and fibrillin-1 form a ternary complex with the chondroitin sulfate proteoglycan decorin. *Mol Biol Cell* 11: 1499–1507.

26. Reinboth B, Hanssen E, Cleary EG, Gibson MA. 2002. Molecular interactions of biglycan and decorin with elastic fiber components: Biglycan forms a ternary complex with tropoelastin and microfibril-associated glycoprotein 1. *J Biol Chem* 277: 3950–3957.

27. Neptune ER, Frischmeyer PA, Arking DE, Myers L, Bunton TE, Gayraud B, Ramirez F, Sakai LY, Dietz HC. 2003. Dysregulation of TGFβ activation contributes to pathogenesis in Marfan syndrome. *Nat Genet* 33: 407–411.

28. Ng CM, Cheng A, Myers LA, Martinez-Murillo F, Jie C, Bedja D, Gabrielson KL, Hausladen JM, Mecham RP, Judge DP, Dietz HC. 2004. TGF-beta-dependent pathogenesis of mitral valve prolapse in a mouse model of Marfan syndrome. *J Clin Invest* 114: 1586–1592.

29. Habashi JP, Judge DP, Holm TM, Cohn RD, Loeys BL, Cooper TK, Myers L, Klein EC, Liu G, Calvi C, Podowski M, Neptune ER, Halushka MK, Bedja D, Gabrielson K, Rifkin DB, Carta L, Ramirez F, Huso DL, Dietz HC. 2006. Losartan, an AT1 antagonist, prevents aortic aneurysm in a mouse model of Marfan syndrome. *Science* 312: 117–121.

30. Mizuguchi T, Collod-Beroud G, Akiyama T, Abifadel M, Harada N, Morisaki T, Allard D, Varret M, Claustres M, Morisaki H, Ihara M, Kinoshita A, Yoshiura K, Junien C, Kajii T, Jondeau G, Ohta T, Kishino T, Furukawa Y, Nakamura Y, Niikawa N, Boileau C, Matsumoto N. 2004. Heterozygous TGFBR2 mutations in Marfan syndrome. *Nat Genet* 36: 855–860.

31. Loeys BL, Chen J, Neptune ER, Judge DP, Podowski M, Holm T, Meyers L, Leitch CC, Katsanis N, Sharifi N, Xu FL, Myers LA, Spevak PJ, Cameron DE, De Backer J, Hellemans J, Chen Y, Davis EC, Webb CL, Kress W, Coucke P, Rifkin DB, De Paepe AM, Dietz HC. 2005. A syndrome of altered cardiovascular, craniofacial, neuro-

cognitive and skeletal development caused by mutations in TGFBR1 or TGFBR2. *Nat Genet* 37: 275–281.

32. Loeys BL, Schwarze U, Holm T, Callewaert BL, Thomas GH, Pannu H, De Backer JF, Oswald GL, Symoens S, Manouvrier S, Roberts AE, Faravelli F, Greco MA, Pyeritz RE, Milewicz DM, Coucke PJ, Cameron DE, Braverman AC, Byers PH, De Paepe AM, Dietz HC. 2006. Aneurysm syndromes caused by mutations in the TGF-beta receptor. *N Engl J Med* 355: 788–798.

33. Pereira L, Andrikopoulos K, Tian J, Lee SY, Keene DR, Ono R, Reinhardt DP, Sakai LY, Jensen-Biery N, Bunton T, Dietz HC, Ramirez F. 1997. Targeting of the gene encoding fibrillin-1 recapitulates the vascular aspect of Marfan syndrome. *Nat Gen* 17: 218–222.

34. Judge DP, Biery NJ, Keene DR, Geubtner J, Myers L, Huso DL, Sakai LY, Dietz HC. 2004. Evidence for a critical contribution of haploinsufficiency in the complex pathogenesis of Marfan syndrome. *J Clin Invest* 114: 172–181.

35. Pereira L, Lee SY, Gayraud B, Andrikopoulos K, Shapiro SD, Bunton T, Biery NJ, Dietz HC, Sakai LY, Ramirez F. 1999. Pathogenetic sequence for aneurysm revealed in mice underexpressing fibrillin-1. *Proc Natl Acad Sci U S A* 96: 3819–23.

36. Siracusa LD, McGrath R, Ma Q, Moskow JJ, Manne J, Christner PJ, Buchberg AM, Jimenez SA. 1996. A tandem duplication within the fibrillin 1 gene is associated with the mouse tight skin mutation. *Genome Res* 6: 300–313.

37. Gregory KE, Ono RN, Charbonneau NL, Kuo C-L, Keene DR, Bächinger HP, Sakai LY. 2005. The prodomain of BMP-7 targets the BMP-7 complex to the extracellular matrix. *J Biol Chem* 280: 27970–27980.

38. Kuo CL, Isogai Z, Keene DR, Hazeki N, Ono RN, Sengle G, Bächinger HP, Sakai LY. 2007. Effects of fibrillin-1 degradation on microfibril ultrastructure. *J Biol Chem* 282: 4007–4020.

39. Sengle G, Charbonneau NL, Ono RN, Sasaki T, Alvarez J, Keene DR, Bächinger HP, Sakai LY. 2008. Targeting of BMP growth factor complexes to fibrillin. *J Biol Chem* 283: 13874–13888.

40. Saharinen J, Keski-Oja J. 2000. Specific sequence motif of 8-cys repeats of TGF-beta binding proteins, LTBPs, repeats a hydrophobic interaction site for binding of small latent TGF-beta. *Mol Biol Cell* 11: 2691–2704.

41. Anderson SB, Goldberg AL, Whitman M. 2008. Identification of a novel pool of extracellular pro-myostatin in skeletal muscle. *J Biol Chem* 283: 7027–7035.

42. Charbonneau NL, Ono RN, Corson GM, Keene DR Sakai, LY. 2004. Fine tuning of growth factor signals depends on fibrillin microfibril networks. *Birth Defects Res C Embryo Today* 72: 37–50.

43. Brown MA, Zhao Q, Baker KA, Naik C, Chen C, Pukac L, Singh M, Tsareva T, Parice Y, Mahoney A, Roschke V, Sanyal I, Choe S. 2005. Crystal structure of BMP-9 and functional interactions with pro-region and receptors. *J Biol Chem* 280: 25111–25118.

44. Sengle G, Ono RN, Lyons KM, Bächinger HP, Sakai LY. 2008. A new model for growth factor activation: Type II receptors compete with the prodomain for BMP-7. *J Mol Biol* 381: 1025–1039.

45. Jackson RA, Nurcombe V, Cool SM. 2006. Coordinated fibroblast growth factor and heparan sulfate regulation of osteogenesis. *Gene* 379: 79–91.

46. DeCarlo AA, Whitelock JM. 2006. The role of heparan sulfate and perlecan in bone-regenerative procedures. *J Dent Res* 85: 122–132.

47. Koli K, Wempe F, Sterner-Kock A, Kantola A, Komor M, Hofmann WK, von Melchner H, Keski-Oja J. 2004. Disruption of LTBP-4 function reduces TGF-beta activation and enhances BMP-4 signaling in the lung. *J Cell Biol* 167: 123–133.

48. Hanada K, Vermeij M, Garinis GA, de Waard MC, Kunen MG, Myers L, Maas A, Duncker DJ, Meijers C, Dietz HC, Kanaar R, Essers J. 2007. Perturbations of vascular homeostasis and aortic valve abnormalities in fibulin-4 deficient mice. *Circ Res* 100: 738–746.

49. Dasouki M, Markova D, Garola R, Sasaki T. 2007. Charbonneau NL, Sakai LY, Chu ML. 2007. Compound heterozygous mutations in fibulin-4 causing neonatal lethal pulmonary artery occlusion, aortic aneurysm, arachnodactyly, and mild cutis laxa. *Am J Med Genet A* 143: 2635–2641.

50. Arikawa-Hirasawa E, Watanabe H, Takami H, Hassell JR, Yamada Y. 1999. Perlecan is essential for cartilage and cephalic development. *Nat Genet* 23: 354–358.

51. Yamaguchi Y, Mann DM, Ruoslahti E. 1990. Negative regulation of transforming growth factor-beta by the proteoglycan decorin. *Nature* 346: 281–284.

52. Chen X-D, Fisher LW, Gehron-Robey P, Young MF. 2004. The small leucine-rich proteoglycan biglycan modulates BMP-4 induced osteoblast differentiation. *FASEB J* 18: 948–958.

53. Engel J. 2006. Molecular machines in the matrix? *Matrix Biol* 25: 200–201.

# 第 6 章
# 骨 的 构 成

Adele L. Boskey • Pamela Gehron Robey

（董路珏　成文翔 译　王海彬　张　鹏 审校）

## 引言

　　骨构成人体结缔组织的最大部分，不同于其他结缔组织基质，骨基质是生理矿化的，且作为骨转换的结果，是整个生命中唯一不断再生的组织。骨作为一个器官，是由软骨关节、骨骺板的钙化软骨（发育个体）、骨髓腔、骨皮质和骨松质结构。骨组织是由长骨和扁骨的骨皮质和骨松质区域的矿化成分和非矿化成分（类骨质）组成。骨组织总共有 3 种细胞类型：① 骨形成的成骨细胞；② 骨细胞；③ 骨破坏的破骨细胞。这些细胞之间通过直接接触或通过信号分子相互交流、相互应答。关于这些细胞的细节部分在大量的出版文献中已经被讨论过了，如在 Lian 和 Stein[1] 所著章节里。本章专注于主要由成骨细胞合成的细胞外基质，也包括从循环系统吸收而来的蛋白质。细胞外基质（extra cellular matrix, ECM）占骨的大部分。关于基因和蛋白质结构的信息和骨细胞外基质的成分的潜在功能在过去 20 年里呈现爆炸式增长。这些信息在许多近期的综述中已经被及其详尽地描述过[2-3]，可以为读者提供一定的参考，这些文献数量太大而不能在这里一一详述。下面是骨的构成和骨基质蛋白的经典特征的一些摘要信息。表格列举了个别细胞外基质的具体的细节。

## 组成

　　骨是一种复合材料，它的细胞外基质按含量由高到低分别是由矿物质，胶原，水，非胶原蛋白和脂类组成（按年龄、种类、位置又有所不同）。这些组成成分都有机械力学和新陈代谢的功能。通过研究小鼠模型、分析健康的和患病的人类组织和细胞学研究，人们已经了解这些复合物的一些生物学功能。

### 矿物质

　　骨的矿物相是一个纳米晶体，自然矿物的高度替代模拟物，羟基磷灰石 $[Ca_{10}(PO_4)_6(OH)_2]$，主要的替代物是碳酸盐、镁、过磷酸钙，以及其他一些微量元素，它的成分主要取决于饮食和环境。虽然最初的矿物组成的明确的化学性质尚存争议，但被广泛接受的观点是，在发育阶段存在于骨中的最大量的生物矿物质是磷灰石。这个矿物质的理化性质已经由一系列的技术方法确定，包括化学分析、X 射线衍射、震动光谱、能量色散电子分析、磁共振、小角散射、传输和原子力显微镜[6]。

　　矿物质的功能包括强化胶原复合物，给组织提供更多的力学阻力，作为钙、磷酸盐、镁离子矿物质平衡的一个来源。因为理化原因，它通常是最小的矿物质结晶，在重建的过程中会丢失。因此，在骨质疏松症中，只有更大的晶体保留在骨质疏松的骨基质中提供脆弱的支撑[6]。当重建被破坏，如在骨质疏松症中，矿物结晶的多少与年龄的相关性就不大了[7]。

## 胶原蛋白

骨基质纤维网最基本的构件是Ⅰ型胶原蛋白，它是一个三螺旋形的分子机构，包括两个完全相同的α1链和一个结构相似但基因不同的α2链[8]，胶原蛋白α链的特征是有3个Gly-X-Y重复为一组（X通常是脯氨酸，Y通常是羟基脯氨酸）和几个翻译后修饰，包括：① 某些赖氨酰、脯氨酰残留物的羟基化；② 有葡萄糖和（或）半乳糖残留的羟赖氨酸的糖基化；③ 前肽末端的甘露糖的增加；④ 分子间和分子内的共价交叉连接的形成，不同于在软结缔组织找到的共价交叉连接。尿液中骨胶原蛋白交叉连接的测量已经证明是骨吸收的好的测量方法[9]。骨基质主要由Ⅰ型胶原蛋白组成，然而，微量的Ⅲ、Ⅴ和纤维相关的胶原蛋白（表6.1）可能在骨形成的一定阶段出现，并调节胶原蛋白纤维直径。

## 非胶原蛋白质

非胶原蛋白质构成总骨蛋白质的10%～15%，胶原蛋白质功能较多，使细胞外基质有机化，协调细胞基质和矿物质相互作用，调节矿化过程。这些功能的认知来自对溶解状态的分离蛋白质、对蛋白质敲除小鼠的研究或者蛋白质过表达、对人类疾病蛋白质突变的表征、对细胞培养的研究。表6.1总结了基因和蛋白质结构，这些蛋白质的功能与每个蛋白质家族的探讨有关。

### 血清衍生蛋白

总胶原蛋白的大约1/4是外来衍生的（表6.2），这部分蛋白主要由血清衍生蛋白组成，如白蛋白和$\alpha_2$-HS-糖蛋白，它们是酸性的，与骨基质相适应，因为它们对羟基磷灰石具有亲和性。虽然这些蛋白不是体内合成的，但它们可能对基质矿化和骨细胞增殖有影响，如$\alpha_2$-HS-糖蛋白，是胎球蛋白的人类模拟物，当小鼠缺乏的时候导致异位钙化[10]，暗示这种蛋白有抑制矿化作用。剩下的外来衍生部分由生长因子和大量各种其他微量分子，它们会影响局

### 表6.1 在骨基质中发现的胶原蛋白相关基因和蛋白质

| 蛋白质/基因 | 功能 | 疾病/动物模型/表型 |
| --- | --- | --- |
| Ⅰ型——17q21.23，7q21.3-22 [α1（Ⅰ）$_2$α2（Ⅰ）] α1（Ⅰ）$_3$] | 作为支架蛋白，绑定和安置其他能够使羟基磷灰石沉积物成核的蛋白质 | 人类基因突变：成骨不全症（OMIM 166210；166200；610854；259420；166220）小鼠型号：Oim小鼠；MOV14小鼠，脆弱的小鼠，机械强度弱，矿物晶体小，一些矿物质在胶原蛋白以外 |
| Ⅹ型——6q21-22.3 [α1（Ⅹ）$_3$] | 存在于生长板的肥大软骨，但可能不会调节基质矿化 | 人类基因突变：施密德干骺端软骨（OMIM 120110）；基因敲除小鼠：没有明显的骨骼表型，可能有造血型 |
| Ⅲ型——2q24.3-31 [α1（Ⅲ）]$_3$ | 在骨中微量存在，可以调节胶原纤维的直径，在骨中缺乏可以解释大直径的骨胶原纤维 | Ⅲ型人类基因突变：不同形式的Ehlers-Danlos综合征（OMIM 130050） |
| Ⅴ型——9q34.2-34.3；2q24.3-31，9q34.2-34.3 [α1（Ⅴ）$_2$α2（Ⅴ）] [α1（Ⅴ）α2（Ⅴ）α3（Ⅴ）] | 在骨中微量存在，可以调节胶原纤维的直径，在骨中缺乏可以解释大直径的骨胶原纤维 | Ⅴ型α1和α2突变（OMIM 120215；120190）小鼠型号：破坏纤维排列 |

**表 6.2　在骨基质发现的血清蛋白的基因和蛋白质特征**

| 蛋白质 / 基因 | 功能 | 疾病 / 动物模型 / 表型 |
|---|---|---|
| 白蛋白——2q11-13<br>69kd，非糖基化，1 个巯基，17 个二硫键，高亲和力的疏水结合袋 | 抑制羟基磷灰石晶体生长 | |
| α2HS 糖蛋白——3q27-29<br>胎球蛋白的前体蛋白，裂解以形成与二硫化物连接的 A 链和 B 链，丙氨酸 - 丙氨酸和脯氨酸 - 脯氨酸重复序列，N- 连接的寡糖，胱抑素样结构域 | 促进细胞内吞作用，有调理素的性能，单核细胞的趋化因子，胎球蛋白是一种生长因子；抑制钙化 | 基因敲除小鼠：成人异位钙化 |

部骨细胞活性 [1-2]。

在分子基础上，骨形成细胞合成分泌许多非胶原蛋白和胶原蛋白，这些蛋白大致能被分成 4 类（有时候有重叠）：① 蛋白多糖；② 糖基化蛋白；③ 具有潜在细胞黏附活性的糖基化蛋白；④ γ- 羧谷氨酸包含蛋白。单个骨蛋白成分的生理作用还没有明确，然而它们可能参与了调节矿物质的沉积，而且调控

成骨细胞和破骨细胞的新陈代谢。

## 蛋白多糖

蛋白多糖分子量大，包含酸性多聚糖侧链（糖胺聚糖），依附中央核心蛋白，骨基质包含这个家族的几个成员 [11]（表 3）。

在骨形成的初级阶段，大量的硫酸软骨素蛋白

**表 6.3　基因和蛋白质特征：骨中包含黏多糖的分子物**

| 蛋白质 / 基因 | 功能 | 疾病 / 动物模型 / 表型 |
|---|---|---|
| 聚集蛋白聚糖——15q26.1<br>• 2.5×10⁶ kd 的完整蛋白质<br>• 180 ~ 370 000 核心<br>• 100 个 25 kd 的 CS 链，一些类似大小的 KS 链、G1、G2、G3 与透明质酸结合的球状结构域位点，表皮生长因子和 C 反应蛋白样序列 | 矩阵式组织，保留水和离子，抵御机械力 | 人类基因突变：脊椎骨骺发育不良（OMIM 155760；608361）<br>小鼠型号：短而宽的畸形突变鼠，加速骨骺生长板钙化；软骨基质缺乏的小鼠身形缩短。<br>短小畸形鸡（突变）——异常骨形 |
| 多功能蛋白聚糖（PG-100）——5q12-14<br>• 1×10⁶ kd 的完整蛋白质<br>• 360 kD 的核<br>• 12 个 45 kd 的 CS 链，G1 和 G3 与透明质酸结合的球状结构域位点，表皮生长因子和 C 反应蛋白样序列 | 调节软骨；可以"捕获"将成为骨的空间 | 人类基因突变：瓦格纳综合征（一种眼部病症）（OMIM 143200） |
| 核心蛋白聚糖（1 类小分子多糖蛋白）——12q13.2<br>• 130kd 的完整蛋白质<br>• 10 个富含亮氨酸重复序列 38 ~ 45kd 的核，1 个 40 kd 的 CS 链 | 结合到胶原蛋白并调节原纤维的直径，结合 TGF-β 并调节其活性，抑制细胞附着至纤连蛋白 | 基因敲除小鼠：虽然胶原纤维异常，但没有明显的骨骼表型，DCN/BGN 双基因敲除——Ehler-Danlos 综合征早衰形式 |
| 聚糖（1 类小分子多糖蛋白）——Xq27<br>• 270 kd 的完整蛋白质<br>• 38 ~ 45 kd 的核 12 个富含亮氨酸重复序列、2 个 40 kd 的 CS 链的蛋白质 | 结合到胶原蛋白、TGF-β 和其他生长因子；细胞周围环境下，峰值骨量的遗传决定因素 | 基因敲除小鼠：骨量减少，骨变细薄，矿物质含量降低，晶体尺寸增加；身材矮小 |

**表 6.3 基因和蛋白质特征：骨中包含黏多糖的分子物** （续）

| 蛋白质 / 基因 | 功能 | 疾病 / 动物模型 / 表型 |
|---|---|---|
| **无孢蛋白（1 类小分子多糖蛋白）——9q21.3**<br>67 kd, 很可能没有 GAG 链 | 调节胶原蛋白结构 | 与骨关节炎相关的人类基因多态性（OMIM 608135） |
| **纤调蛋白（2 类小分子多糖蛋白）——1q32**<br>59 kd 的完整蛋白, 42 kd 的核心蛋白, 1 个 N- 连接的 KS 链 | 结合胶原蛋白, 可以调节纤维形成, 结合 TGF-β | 纤调蛋白 / 二聚糖双基因敲除小鼠：关节松弛, 并形成 supernumery sesmoid 骨 |
| **骨黏附蛋白聚糖（2 类小分子多糖蛋白）**<br>85 kd 的完整蛋白, 47 kd 的核心蛋白, RGD 序列 | 可能介导细胞附着 | |
| **基膜聚糖（2 类小分子多糖蛋白）——12q21.3-Q22**<br>70 ~ 80 kd 的完整蛋白, 37 kd 的核心蛋白 | 结合胶原蛋白, 可以调节 | 基膜聚糖 / 纤调蛋白双基因敲除小鼠：有异位钙化和 Ehler-Danlos 综合征的一个变种（OMIM 130 000） |
| **基底膜聚糖 -1p36.1**<br>5 个区域的硫酸乙酰肝素蛋白多糖, 400 kd 的核心蛋白 | 与基质成分相互作用来调节细胞信号传导；头侧发展 | 有突变基底膜聚糖的转基因小鼠：Schwartz-Jampel 综合征（软骨营养不良性肌强直）（OMIM 142461）：矿化受损和骨骼变形和关节异常<br>基因敲除小鼠：表型相似致死性发育不良（TD）Ⅰ型 |
| **磷脂酰肌醇聚糖 -3-Xq26**<br>脂质连接的硫酸乙酰肝素蛋白多糖, 65 kd 的核心蛋白, 保留 14 个半胱氨酸残基 | 调节 BMP-SMAD 信号, 调控细胞发育 | Simpson-Golabi-Behmel 综合征（OMIM 300037）<br>基因敲除小鼠：延迟软骨内成骨和损害破骨细胞生长 |
| **角（膜蛋白）聚糖（2 类小分子多糖蛋白）——12q22**<br>60 ~ 200 kDa 的完整蛋白质, 52 kDa 6 ~ 10 富含亮氨酸重复序列的核心蛋白, 多角质素硫酸侧链 | 调节成骨细胞分化 | 基因敲除细胞显示矿化延迟 |
| **骨甘氨酸 / 载体（3 类小分子多糖蛋白）——9q22**<br>299 个氨基酸的前体, 105 个氨基酸的成熟蛋白, 骨中无 GAG 序列, 在其他组织中的角质素硫酸 | 结合 TGF-β, 调节胶原纤维形成 | |
| **透明质酸——多基因复合**<br>结构不明的细胞外关联的多种蛋白质 | 可能与聚糖分子一起作用去捕获将成为骨的空间 | |

多糖、多功能蛋白聚糖、糖胺聚糖、透明质酸（不依附蛋白核心）高度表达，形成一个成骨区域。随着持续的骨形成，多功能蛋白聚糖被两个小的硫酸软骨素蛋白多糖取代，核心蛋白聚糖和二聚糖由富含亮氨酸的串联重复序列构成，核心蛋白聚糖与胶原蛋白原纤维生成的调节有关，在结缔组织和骨组织的细胞外基质区域被明显分散，然而二聚糖趋向存在于细胞外周。硫酸类肝素蛋白多糖，基底膜聚糖涉及肢体形成，被发现于骺板软骨细胞周围。然而细胞表面的磷脂酰肌醇聚糖家族与硫酸类肝素蛋白多糖相关，也会影响骨骼生长。另外，骨中还有其他小的富含亮氨酸的蛋白多糖，包括骨甘氨酸、角膜蛋白[12]、骨黏附蛋白聚糖、基膜聚醣、无孢蛋白、纤调蛋白聚糖[13]。虽然它们确切的生理功能还不清楚，但这些蛋白多糖被认为对保持大部分结缔组织基质的完整性很重要，如删除二聚糖基因导致骨松

质发育生长明显降低，表明它是一种骨形成的正调节物[2]。删除 epiphican 基因，或同时删除 epiphican 和二聚糖基因，导致股骨生长的短缩和早发骨性关节炎[14]。其他的功能可能来自蛋白多糖约束和调节细胞外生长因子的活性，因而影响细胞增殖和分化[1]。

## 糖基化蛋白

糖基化蛋白在骨中含量丰富功能多样，骨形成的标志之一是高水平的碱性磷酸酶的合成（表 6.4）。

碱性磷酸酶是一种糖蛋白酶，主要通过磷酸肌醇附着于细胞表面，但是从细胞表面劈裂开，发现内含矿化的基质。骨细胞生物学中碱性磷酸酶的功能还只是推测，没有确定。小鼠缺乏组织非特异性碱性磷酸酶会损害矿化作用，暗示这种酶在矿化沉积过程中的重要性[15]。

骨细胞产生的最丰富的 NCP 是骨粘连蛋白，它是一种在大多数动物骨总蛋白中约占 2% 的磷酸化糖蛋白。骨粘连蛋白在非骨组织迅速增殖、重建或组织发生重大变化时瞬时产生；上皮细胞的某些类型或与骨架相关的细胞及血小板中也发现有骨粘连蛋白。骨粘连蛋白、TSP-2 和骨膜均是"细胞基质蛋白质"的成员，在骨细胞和分化中均具有一定作用，并具有调节矿化的作用[16]。四连接素（对伤口愈合有重要作用）[2]、肌腱蛋白（调节细胞外基质组织）[17] 和分泌性磷蛋白 24（调节骨形态发生蛋白表达）[18] 也是在骨基质中发现的一些糖蛋白。

### 表 6.4　骨基质中糖蛋白的基因和蛋白质特征

| 蛋白质 / 基因 | 功能 | 疾病 / 动物模型 / 表型 |
| --- | --- | --- |
| **碱性磷酸酶（骨 - 肝 - 肾型同工酶）——1p34-36.1**<br>两个相同的 80 kd，二硫键连接，组织特异性翻译后修饰的亚基 | 潜在的钙离子载体，沉积矿物的水解抑制剂，如焦磷酸盐，提高了局部的磷酸盐浓度 | 人类基因突变：低磷酸酯酶症（OMIM 171760）（活性减少）<br>TNAP 基因敲除小鼠：生长障碍；矿化下降 |
| **骨粘连蛋白——5q31.3-Q32**<br>● 35～45 kd 的分子内二硫键，α 螺旋氨基端与多个低亲和力的钙离子结合位点，两个 EF 手高亲和力的钙离子位点，卵类黏蛋白同源性，糖基化，磷酸化，组织特异性修饰 | 调节胶原组织，可能介导了羟基磷灰石的沉积，结合生长因子，可以影响细胞周期，积极调节骨形成 | 基因敲除小鼠：严重的骨质疏松，降低骨小梁连接；降低矿物质含量，增加晶体尺寸 |
| **骨膜蛋白——13q13.3**<br>90 kd 的二硫键相连的蛋白质，与 BIGH3 同源性，促进细胞附着 | 调节胶原蛋白组织机构和应对机械信号 | 基因敲除小鼠：牙周和血管钙化 |
| **四连接素——3p22-p21.3**<br>由 4 个相同的 5.8kd 的亚基组成的 21 kd 的蛋白质，与去唾液酸蛋白质受体和聚集蛋白聚糖 G3 域有序列同源性 | 结合纤溶酶原，可调节基质矿化 | 基因敲除小鼠：没有长骨表型，脊柱畸形，增加植入体模型的矿化 |
| **肌腱蛋白 -C——9q33**<br>六聚体结构，6 个相同的 320 kd 的链，富含半胱氨酸，EGF 样重复序列，FN III 型重复序列 | 干扰细胞纤连蛋白相互作用 | 基因敲除小鼠：没有明显的骨表型 |
| **肌腱蛋白 -X——6p21.3**<br>有 5 个 N- 连接糖基化位点的六聚体，以及多个 EFG 和 40 个 III 型纤连蛋白的重复序列 | 调节细胞 - 基质相互作用 | 人类基因突变：Ehlers-Danlos II 型（OMIM 600985） |
| **分泌型焦磷酸蛋白 24——2q37**<br>24 kd 的分泌型焦磷酸蛋白，与巯基蛋白酶抑制剂的半胱氨酸蛋白酶抑制剂家族的成员有序列同源性 | 与血清矿化调节有关，调节 BMP 介导的骨转换 | |

## 小型 N 端连接整合糖蛋白和其他糖蛋白与细胞附件活性

所有的结缔组织细胞与细胞外环境进行交互作用，以响应直接刺激或调整（或两者）特定细胞功能，如迁移、增殖和分化（表 6.5 和表 6.6），这些特殊的相互作用涉及瞬时或稳定地黏附于细胞外大分子参与细胞附着，它们由细胞表面受体调节，随后转换细胞内信号。骨细胞合成至少 12 个可能调解细胞附着的蛋白质：小型 N 端连接整合糖蛋白家族成员（骨桥蛋白、骨涎蛋白、牙本质基质蛋白 -1、牙本质涎磷蛋白和细胞外基质磷蛋白），Ⅰ 型胶原蛋白，纤连蛋白，血小板反应蛋白（主要是 TSP-2，少量的 TSP1、TSP3、TSP4 和软骨寡聚基质蛋白），玻连蛋白，原纤蛋白，BAG-75，骨黏附蛋白聚糖（也是一种蛋白多糖）。这些蛋白质许多是磷酸化和（或）硫酸化的，并且都含有 RGD（精氨酸 - 甘氨酸 - 天冬酰胺）和能结合到细胞表面分子的结合部的细胞附着共有序列。然而，在某些情况下，细胞黏附可能只含有 RGD，暗示存在细胞附着的其他序列或机制[2]。血小板反应蛋白、纤连蛋白、玻连蛋白、原纤蛋白、骨桥蛋白在许多组织中表达。而某些类型的上皮细胞合成骨涎蛋白，在骨中高度富集，由肥大软骨细胞、成骨细胞、骨细胞、破骨细胞表达，骨涎蛋白的表达与矿物质的出现相关联[19]。骨涎蛋白基因敲除（KO）损害到成骨细胞和破骨细胞功能，骨涎蛋白的作用的确切机制尚不清楚[20]。在溶解状态下，骨涎蛋白有作为羟基磷灰石的成核剂的功能[2]，其发现与矿化灶中的骨酸性糖蛋白 -75 有关[21]，在矿化培养过程中含量增加。骨桥蛋白和骨涎蛋白是已知的可以使破骨细胞固定于骨，另外支持细胞附着，它们通过多元酸的氨基酸序列以极高的亲和力结合 $Ca^{2+}$。每个同级蛋白质调控溶解状态下的羟基磷灰石形成，其基因敲除有一个可以与这些体外的功能相关联的表型[2]。目前尚不清楚为什么骨中有如此多的含 RGD 的蛋白质，然而，每个

### 表 6.5 小型 N 端连接整合糖蛋白的基因和蛋白质特征

| 蛋白质 / 基因 | 功能 | 疾病 / 动物模型 / 表型 |
|---|---|---|
| 骨桥蛋白——4q21<br>• 44 ~ 75 kd，多聚谷氨酸的延伸，没有二硫键，糖基化，磷酸化，RGD 位于从 N- 末端的 2/3 | 结合到细胞和胶原蛋白，可以调节矿化，可调节细胞增殖，抑制一氧化氮合成酶，可调节抵抗病毒感染 | 基因敲除小鼠：降低晶体尺寸；提高矿物质含量；不受破骨重建影响 |
| 骨唾液蛋白——4q21<br>• 46 ~ 75 kd，多聚谷氨酸的延伸，没有二硫键，50% 糖类，酪氨酸硫酸化，RGD 位于 C- 末端的附近 | 结合到细胞，可调节骨重建，可以发起矿化 | 基因敲除小鼠：成骨细胞受损和破骨细胞功能 |
| DMP-1（牙本质基质蛋白 -1）——4q21<br>预计有 513 个氨基酸；富含丝氨酸，呈酸性，RGD 位于从 N- 末端的 2/3 | 调节生物矿化；调节骨细胞功能 | 人类基因突变：牙本质发育不全及低磷血症（OMIM 600980）<br>基因敲除小鼠：颅面低矿化和生长板异常和骨细胞功能缺陷 |
| 牙本质涎磷蛋白——4q21.3<br>基因产生的 3 种蛋白质：牙本质涎蛋白，牙本质磷蛋白和牙本质糖蛋白。都含有 RGD 位点；牙本质磷蛋白高度磷酸化 | 调节生物矿化 | 人类基因突变：牙本质发育不良和牙质生成不全，无骨性疾病（OMIM 125485）<br>基因敲除小鼠：9 个月时具有更薄的骨头，无显著其他骨表型，牙本质重度异常 |
| MEPE（细胞外基质磷酸化糖蛋白）——4q21.1<br>525 个氨基酸，2 个 N- 糖基化基序，黏多糖附着位点，RGD 细胞附着基序，磷酸化基序 | 调节生物矿化；调节 PHEX（磷酸盐调节基因中性肽链内切酶）的活性 | 人类：与致癌性软骨病有关<br>基因敲除小鼠：增加骨量和抗卵巢切除引发的骨丢失 |
| 其他 SIBLINGs：釉质素——4q21 | 调节釉质矿化 | 人类基因突变：牙釉质发育不全（OMIM 104500、204650） |

**表 6.6 其他含 RGD 的糖蛋白的基因和蛋白质特征**

| 蛋白质 / 基因 | 功能 | 疾病 / 动物模型 / 表型 |
|---|---|---|
| 凝血酶致敏蛋白 [1-4，COMP（软骨寡聚基质蛋白）]——15Q-1，6q27，1Q21-24，5q13，19p13.1<br>• 450 kd 的分子团，3 个相同的二硫键连接的 150 ~ 180 kd 的亚基，同源性纤维蛋白原，血清灭菌蛋白，表皮生长因子，胶原蛋白，血管性血友病，恶性疟原虫和钙调蛋白，RGD 在 C 末端球状结构域 | 细胞附着（但通常不传播），结合肝素、血小板、Ⅰ 型和 V 型胶原蛋白、凝血酶、纤维蛋白原、层粘连蛋白、纤维蛋白溶酶原和纤溶酶原激活物抑制剂，富含组氨酸糖蛋白 | 人类基因突变在 COMP（软骨寡聚基质蛋白）：假性软骨发育不全（OMIM 600310）<br>TSP-2 基因敲除小鼠：大量的胶原纤维，加厚的骨头；脊柱畸形 |
| 纤连蛋白——2q34<br>• 400kd，2 个不全相同的 ~200kd 亚基，由 Ⅰ、Ⅱ、Ⅲ 型重复序列，RGD 在第 11 个 Ⅲ 型重复序列的 N- 末端的 2/3 处 | 结合到细胞、纤维蛋白、肝素、明胶、胶原蛋白 | 基因敲除小鼠：骨骼发育之前的致死因子 |
| 玻连蛋白——17q11<br>• 70 kd，RGD 靠近 N- 末端，与生长调节素 B 有同源性，富含半胱氨酸，硫酸化，磷酸化 | 细胞附着蛋白，结合胶原蛋白、纤维蛋白溶酶原和纤溶酶原激活物抑制剂和肝素 | |
| 原纤维蛋白 1 和 2——15q21.1，5q23-q31<br>350 kd，EGF 样结构域，RGD，半胱氨酸基序 | 可调节弹性纤维的形成 | 人类原纤维蛋白 1 基因突变：马方综合征（OMIM 134797）<br>人类原纤维蛋白 2 基因突变：先天性挛缩性细长指（趾）（OMIM 121050） |

RGD 蛋白表达模式都不一样；同样，结合于蛋白质上的不同整合方式也不一样。这种变化表明，作为成熟阶段的一个功能，细胞 - 基质相互作用会发生改变，暗示他们可能在成骨细胞成熟的过程中也起到一定作用[2]。其翻译后修饰也发生变化，表明这些修饰可能确定其原位功能[17, 23-24]。

## 含有 γ- 羧基谷氨酸的蛋白质

4 种骨 - 基质非胶原蛋白、基质 γ- 羧基谷氨酸蛋白（MGP）、骨钙素 [ 骨 γ- 羧基谷氨酸蛋白（BGP）] 及骨膜素（也有骨基质糖蛋白）都是体内合成的，蛋白 S（主要由肝合成，也由成骨细胞合成）通过维生素 K 依赖性 γ- 羧化酶的作用被翻译后修饰（表 6.7）[2]。二羟基谷氨酰（GLA）残基增强钙结合。

**表 6.7 骨基质中含有蛋白质的 γ- 羧基谷氨酸的基因和蛋白质特征**

| 蛋白质 / 基因 | 功能 | 疾病 / 动物模型 / 表型 |
|---|---|---|
| 基质 γ- 羧基谷氨酸蛋白——12p13.1<br>• 15 kd，5 个 γ- 羧基谷氨酸残留，一个二硫键，磷酸丝氨酸残基 | 在软骨代谢、矿化的负调控方面可能有作用 | 人类基因突变：Keutel 综合征（OMIM 245150），过度软骨钙化<br>基因敲除小鼠：过度软骨钙化 |
| 骨钙素——1q25-31<br>• 5 kd，一个二硫键，位于 α 螺旋区域的 γ- 羧基谷氨酸残基 | 可调节破骨细胞及其前体的活性，可标记骨形成和骨吸收之间的转折点，可能是一种激素 | 基因敲除小鼠：骨硬化，骨增厚，晶粒尺寸减小，增加矿物质含量 |
| 骨膜蛋白——13q13.3 | 调节响应负载 | 基因敲除小鼠：血管钙化和牙周钙化 |
| 蛋白 S——3p11-q11.2<br>• 72 kd | 主要是肝的产品，但也可以由成骨细胞产生 | 人类基因突变：蛋白质缺乏伴有骨质疏松（OMIM076080） |

MGP 在许多结缔组织中被发现，然而骨钙素更具有骨特异性，骨膜素在所有响应负载的所有结缔组织中合成[25]。这些蛋白质的生理作用仍在研究中，MGP、骨钙素和骨膜素可能在矿物沉积和重建过程起控制作用。MGP- 缺陷小鼠在骨骼以外部位（如主动脉）促进钙化[26]，这意味着它是矿化的抑制剂。MGP 在血管中的表达可防止钙化，而在成骨细胞的表达可防止矿化[27]。骨钙素可能参与调节骨代谢。据报道骨钙素缺陷小鼠较正常小鼠骨密度增高[28]，但随着年龄的增长，矿物量在年龄对照组别中并没有什么改变[29]，这表明骨钙素对破骨细胞聚集有一定的作用。在人骨中，骨钙素集中在骨细胞内，它的释放可能是骨转换级联的信号。血清骨钙素测定证明，作为骨转换的标志物，其对代谢性疾病是有价值的[9]。相比之下，有报道称未羧化的骨钙素是一种激素，参与小鼠能量的调节和糖代谢[30]，但是针对人类的研究并没有发现这种功能[31]。骨膜蛋白感应负载、调节牙周和血管钙化[32]。骨膜素缺陷小鼠也有增加血管钙化的功能。

## 其他组成部分

前面的章节总结了骨细胞外基质的主要成分，但还有一些影响组织性质的其他次要成分。如有许多酶在加工处理细胞外基质成分的过程中是很重要的，其中一些与细胞相关，而另一些在细胞外基质被发现。读者可以在其他的综述文献[2, 23, 33-35]中找到更多的细节，生长因子在调节细胞 - 基质相互作用和细胞功能上作用不大[1]。水约占骨重量的 10%，根据物种和年龄有少许差别。水对于细胞和基质营养、离子流的控制、维持胶原蛋白结构都是很重要的，因为 I 型胶原蛋白包含了大部分的组织水。

脂类占骨干的重量不到 2%，然而，它们对骨的性质却有一些显著影响[36]。这一观点通过最近的几个实验包括中性鞘磷脂酶缺陷型小鼠具有矮化表型得到验证[37]。fro/fro 小鼠模型模仿严重成骨不全症，发现鞘磷脂酶出现化学诱导突变[38]，陷窝蛋白缺陷小鼠已经改变了机械性能[39]，报道称磷脂酶 D 在胚胎期参与最初的骨形成[40]。骨有机质的每个成分都会影响矿物沉积的机制。一些促进矿化，一些抑制矿物晶体的形成和（或）生长，一些有多重功能，在一定情况下起促进作用，在其他情况下又起抑制作用。本章讨论的在溶解状态下羟基磷灰石的形成与每种骨成分的已知作用关系已经归纳于表 6.8。

**表 6.8　对体外矿化的骨基质分子的影响**

| 促进或支持磷灰石的形成 | 抑制矿化 | 双功能（成核和抑制） | 无影响 | 暂时无数据 |
|---|---|---|---|---|
| I 型胶原 | 聚集蛋白聚糖 | 二聚糖 | 核心蛋白聚糖 | 血小板反应蛋白 |
| 蛋白脂质 | α2-HS 糖蛋白 | 骨粘连蛋白 | | 骨黏附蛋白聚糖 |
| （基质小泡核心） | 基质 γ- 羧基谷氨 | 纤连蛋白 | | 光蛋白聚糖 |
| BAG-75 | 酸蛋白（MGP） | 骨涎蛋白 | | 载体 |
| 碱性磷酸酶 | 骨钙素 | 骨桥蛋白 | | 四连蛋白 |
| | | MEPE | | 骨膜蛋白 |
| | | | | 角膜蛋白 |

## 参考文献

1. Lian JB, Stein GS. 2006 The cells of bone. In: Seibel MJ, Robins SJ, Bilezikian JP (eds.) *Dynamics of Bone and Cartilage Metabolism*. San Diego: Academic Press. pp. 221–58.
2. Zhu W, Robey PG, Boskey AL. 2007. The regulatory role of matrix protines in mineralization of bone. In: Marcus R, Feldman D, Nelson DA, Rosen CJ (eds.) *Osteoporosis, Vol. 1*. San Diego: Academic Press. pp. 191–240.
3. Shekaran A, Garcia AJ. 2011. Extracellular matrix-mimetic adhesive biomaterials for bone repair. *J Biomed Mater Res A* 96(1): 261–72.
4. Grynpas MD, Omelon S. 2007. Transient precursor strategy or very small biological apatite crystals? *Bone* 41(2): 162–4.
5. Dorozhkin SV. 2010. Amorphous calcium (ortho)phosphates. *Acta Biomater* 6(12): 4457–75.
6. Boskey AL. 2006. Organic and inorganic matrices. In:

Wnek G, Bowlin GL (eds.) *Encyclopedia of Biomaterials and Biomecial Engineering*. London, UK: Dekker Encyclopedias, Taylor & Francis Books. pp. 1–15.

7. Boskey AL. 2007. Osteoporosis and osteopetrosis. In: Baeuerlein E, Bchrens P, Epple M (eds.) *Biomineralization in Medicine, Vol. 7*. New York: Wiley. pp. 59–75.

8. Rossert J, de Crombrugghe B. 2002. Type I collagen: Structure, synthesis and regulation. In: Bilezikian JP, Raisz LA, Rodan GA (eds.) *Principles of Bone Biology, 2nd Ed., Vol 1*. San Diego: Academic Press. pp. 189–210.

9. Pagani F, Francucci CM, Moro L. 2005. Markers of bone turnover: Biochemical and clinical perspectives. *J Endocrinol Invest* 28(10 Suppl): 8–13.

10. Schafer C, Heiss A, Schwarz A, Westenfeld R, Ketteler M, Floege J, Muller-Esterl W, Schinke T, Jahnen-Dechent W. 2003. The serum protein alpha 2-Heremans-Schmid glycoprotein/fetuin-A is a systemically acting inhibitor of ectopic calcification. *J Clin Invest* 112(3): 357–66.

11. Robey PG. 2008. Non-collagenous bone matrix proteins. In: Bilezikian JP, Raisz LA, Rodan GA (eds.) *Principles of Bone Biology, Vol. 1*. San Diego: Academic Press. pp. 335–50.

12. Igwe JC, Gao Q, Kizivat T, Kao WW, Kalajzic I. 2011. Keratocan is expressed by osteoblasts and can modulate osteogenic differentiation. *Connect Tissue Res* 52(5): 401–7.

13. Schaefer L, Iozzo RV. 2008. Biological functions of the small leucine-rich proteoglycans: From genetics to signal transduction. *J Biol Chem* 283(31): 21305–9.

14. Nuka S, Zhou W, Henry SP, Gendron CM, Schultz JB, Shinomura T, Johnson J, Wang Y, Keene DR, Ramirez-Solis R, Behringer RR, Young MF, Hook M. 2010. Phenotypic characterization of epiphycan-deficient and epiphycan/biglycan double-deficient mice. *Osteoarthritis Cartilage* 18(1): 88–96.

15. Anderson HC, Sipe JB, Hessle L, Dhanyamraju R, Atti E, Camacho NP, Millan JL. 2004. Impaired calcification around matrix vesicles of growth plate and bone in alkaline phosphatase-deficient mice. *Am J Pathol* 164(3): 841–7.

16. Delany AM, Hankenson KD. 2009. Thrombospondin-2 and SPARC/osteonectin are critical regulators of bone remodeling. *J Cell Commun Signal* 3(3–4): 227–38.

17. Kimura H, Akiyama H, Nakamura T, de Crombrugghe B. 2007. Tenascin-W inhibits proliferation and differentiation of preosteoblasts during endochondral bone formation. *Biochem Biophys Res Commun* 356(4): 935–41.

18. Kii I, Nishiyama T, Li M, Matsumoto K, Saito M, Amizuka N, Kudo A. 2010. Incorporation of tenascin-C into the extracellular matrix by periostin underlies an extracellular meshwork architecture. *J Biol Chem* 285(3): 2028–39.

19. Paz J, Wade K, Kiyoshima T, Sodek J, Tang J, Tu Q, Yamauchi M, Chen J. 2005. Tissue- and bone cell-specific expression of bone sialoprotein is directed by a 9.0 kb promoter in transgenic mice. *Matrix Biol* 24(5): 341–52.

20. Wade-Gueye NM, Boudiffa M, Laroche N, Vanden-Bossche A, Fournier C, Aubin JE, Vico L, Lafage-Proust MH, Malaval L. 2010. Mice lacking bone sialoprotein (BSP) lose bone after ovariectomy and display skeletal site-specific response to intermittent PTH treatment. *Endocrinology* 151(11): 5103–13.

21. Huffman NT, Keightley JA, Chaoying C, Midura RJ,

Lovitch D, Veno PA, Dallas SL, Gorski JP. 2007. Association of specific proteolytic processing of bone sialoprotein and bone acidic glycoprotein-75 with mineralization within biomineralization foci. *J Biol Chem* 282(36): 26002–13.

22. Gordon JA, Tye CE, Sampaio AV, Underhill TM, Hunter GK, Goldberg HA. 2007. Bone sialoprotein expression enhances osteoblast differentiation and matrix mineralization in vitro. *Bone* 41(3): 462–73.

23. Qin C, Baba O, Butler WT. 2004. Post-translational modifications of sibling proteins and their roles in osteogenesis and dentinogenesis. *Crit Rev Oral Biol Med* 15(3): 126–36.

24. Prasad M, Butler WT, Qin C. 2010. Dentin sialophosphoprein in biomineralization. *Connect Tissue Res* 51: 404–17.

25. Coutu DL, Wu JH, Monette A, Rivard GE, Blostein MD, Galipeau J. 2008. Periostin, a member of a novel family of vitamin K-dependent proteins, is expressed by mesenchymal stromal cells. *J Biol Chem* 283(26): 17991–8001.

26. Luo G, Ducy P, McKee MD, Pinero GJ, Loyer E, Behringer RR, Karsenty G. 1997. Spontaneous calcification of arteries and cartilage in mice lacking matrix GLA protein. *Nature* 386(6620): 78–81.

27. Murshed M, Schinke T, McKee MD, Karsenty G. 2004. Extracellular matrix mineralization is regulated locally; different roles of two gla-containing proteins. *J Cell Biol* 165(5): 625–30.

28. Ducy P, Desbois C, Boyce B, Pinero G, Story B, Dunstan C, Smith E, Bonadio J, Goldstein S, Gundberg C, Bradley A, Karsenty G. 1996. Increased bone formation in osteocalcin-deficient mice. *Nature* 382(6590): 448–52.

29. Boskey AL, Gadaleta S, Gundberg C, Doty SB, Ducy P, Karsenty G. 1998. Fourier transform infrared microspectroscopic analysis of bones of osteocalcin-deficient mice provides insight into the function of osteocalcin. *Bone* 23(3): 187–96.

30. Lee NK, Sowa H, Hinoi E, Ferron M, Ahn JD, Confavreux C, Dacquin R, Mee PJ, McKee MD, Jung DY, Zhang Z, Kim JK, Mauvais-Jarvis F, Ducy P, Karsenty G. 2007. Endocrine regulation of energy metabolism by the skeleton. *Cell* 130(3): 456–69.

31. Kumar R, Vella A. 2011. Carbohydrate metabolism and the skeleton: Picking a bone with the beta-cell. *J Clin Endocrinol Metab* 96(5): 1269–71.

32. Bonnet N, Standley KN, Bianchi EN, Stadelmann V, Foti M, Conway SJ, Ferrari SL. 2009. The matricellular protein periostin is required for sost inhibition and the anabolic response to mechanical loading and physical activity. *J Biol Chem* 284(51): 35939–50.

33. Trackman PC. 2005. Diverse biological functions of extracellular collagen processing enzymes. *J Cell Biochem* 96(5): 927–37.

34. Ge G, Greenspan DS. 2006. Developmental roles of the BMP1/TLD metalloproteinases. *Birth Defects Res C Embryo Today* 78(1): 47–68.

35. Yadav MC, Simao AM, Narisawa S, Huesa C, McKee MD, Farquharson C, Millan JL. 2011. Loss of skeletal mineralization by the simultaneous ablation of PHOSPHO1 and alkaline phosphatase function: A unified model of the mechanisms of initiation of skeletal calcification. *J Bone Miner Res* 26(2): 286–97.

36. Goldberg M, Boskey AL. 1996. Lipids and biomineralizations. *Prog Histochem Cytochem* 31(2): 1–187.

37. Stoffel W, Jenke B, Block B, Zumbansen M, Koebke J. 2005. Neutral sphingomyelinase 2 (smpd3) in the control of postnatal growth and development. *Proc Natl Acad Sci U S A* 102(12): 4554–9.

38. Aubin I, Adams CP, Opsahl S, Septier D, Bishop CE, Auge N, Salvayre R, Negre-Salvayre A, Goldberg M, Guenet JL, Poirier C. 2005. A deletion in the gene encoding sphingomyelin phosphodiesterase 3 (Smpd3) results in osteogenesis and dentinogenesis imperfecta in the mouse. *Nat Genet* 37(8): 803–5.

39. Rubin J, Schwartz Z, Boyan BD, Fan X, Case N, Sen B, Drab M, Smith D, Aleman M, Wong KL, Yao H, Jo H, Gross TS. 2007. Caveolin-1 knockout mice have increased bone size and stiffness. *J Bone Miner Res* 22(9): 1408–18.

40. Gregory P, Kraemer E, Zurcher G, Gentinetta R, Rohrbach V, Brodbeck U, Andres AC, Ziemiecki A, Butikofer P. 2005. GPI-specific phospholipase D (GPI-PLD) is expressed during mouse development and is localized to the extracellular matrix of the developing mouse skeleton. *Bone* 37(2): 139–47.

# 第 7 章

# 啮齿动物骨量和微体系结构的评估

Blaine A. Christiansen

（唐宏宇　虎义平　译　王海彬　张　鹏　审校）

## 引言

　　啮齿动物模型是研究肌肉骨骼系统非常重要的工具。那些能够准确辨别骨量和骨结构的分析方法可以帮助诊断老龄或者疾病，以及由于饮食、遗传、药物或机械干预的影响导致的骨骼形态的变化。直到最近，定量组织学技术才作为评估骨小梁和骨皮质结构的标准。然而，这些技术用于评估骨小梁的微小结构时是受限制的，因为其结构参数是从几个二维（2D）切片以及内插于基于体视模型的三维（3D）结构分析得出的 [1]。尽管组织学分析技术仍在提供细胞结构和骨重建过程中相关动态指数的独特信息，使用二维组织学分析技术确定骨小梁的结构已是一种过时的技术，现在在很大程度上已被能够直接测量三维骨骼结构的成像技术所取代。

　　目前一些成像方式可用于动物模型骨骼形态的评估，不同方式需要不同的资金花费和提供不同益处。某些成像技术，如 X 线平片和外周双能 X 线骨密度仪（pDXA）提供相对廉价和快速的体内骨量和大体形态的评估，但空间分辨率较差，且仅限于平面图像。相比之下，三维成像技术如显微计算机断层扫描（μCT）能够直接测量骨微结构而无需依赖于体视模型，但需要更高的资金花费和更多的扫描时间。先进的三维成像技术能够以极高的分辨率（小于 1μm）识别骨结构，从而允许骨纳米结构的成像，如骨单位的网络和皮质孔隙率；但需要昂贵及困难的技术准备，同时没有被广泛使用的成像系统。

　　在本章中，我们将回顾常用来评估啮齿类动物骨量和微体系结构的成像技术，更多地关注到它们各自的优势和不足，以及与其成像技术相关的技术挑战。

## X 线平片

　　虽然二维 X 线平片未得到充分使用，但它是用于体内和体外评估大体骨骼形态的有用工具。如 X 线平片通常用于评估骨折愈合 [ 图 7.1（a）]，并已用于评估受伤小鼠模型的肢体发育和活动范围 [ 图 7.1（b）][2]。X 线平片是由沿单一扫描方向射线衰减的总和产生的。X 线平片的优点是骨骼形态的快速、相对便宜的可视化，但它们仅限于定性或半定量二维评估。

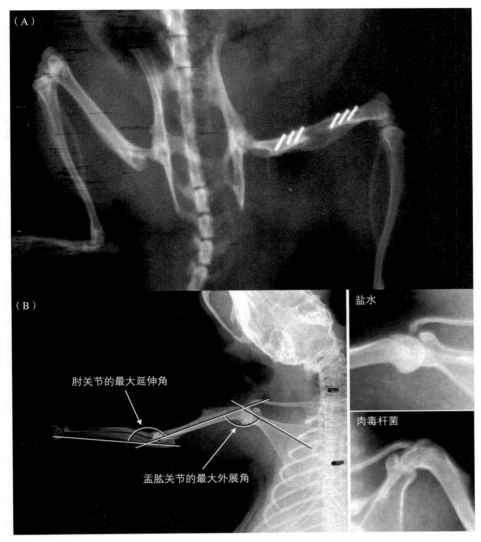

图 7.1　（A）大鼠骨骼的 X 线片图像，在股骨愈合的节段性缺损。X 线片可用于定性评估骨折愈合和骨的大体形态。（Image courtesy of J.C. Williams and M.A. Lee, University of California, Davis Medical Center.）（B）用于确定在生长期注射肉毒杆菌毒素或生理盐水的小鼠的活动范围和肢体发育的 X 线片图像（Images courtesy of S. Thomopoulos, Washington University in St. Louis, and reproduced with permission from Kim, Galatz, Patel et al.[2]）

## 外周双能 X 线吸光测定法

外周双能 X 线吸光测定法（pDXA）常用于体内或体外测量小动物骨矿物质含量（BMC, g），局部骨矿物质密度（BMD, g/cm$^2$），以及身体构成（脂肪、低体重百分比）。DXA 成像采用了紧凑型 X 射线源，将动物暴露于 2 个不同能量水平的 X 射线束。高能量和低能量光束的衰减比率使骨和软组织分离，并使脂肪组织和瘦组织分离。在小鼠和大鼠 pDXA 测量典型的像素大小是 0.18mm×0.18mm。体内 pDXA 测量已经广泛地用于论证骨骼变化与雌激素缺乏[3]、膳食和药物干预[4-5]的关系，以及和小鼠种系相关的在骨量和身体构成上的差异[6-7]。

一般来说，pDXA 提供全身骨量和身体构成高度重现的方法，在比较短的扫描时间（小于 5min）内对整个身体测量的精度误差小于 2%[8-9]。由于 DXA 成像相对大的像素，骨测量在各个骨骼部位如腰椎或股骨远端的精度需要不断地变更识别区而变得非常糟糕。此外，身体结构成分的测量精度较差，通常低估低体重量和高估脂肪量[8, 10-11]。这些差错在很大程度上可以通过酮体分析测定仔细校准 DXA 系统来避免，从而测定体内脂肪含量[10-11]，但研究者很少花时间来做这一点。DXA 成像具有相对有限的空间分辨率和评估区域（即 2D）图像，因此，它不是区分骨皮质和骨小梁隔室或小梁骨的微小结构的合适的成像方法。

## 外周定量计算机断层扫描

外周定量计算机断层扫描（pQCT）用于小动物体内和离体骨的几何形态、骨矿物质含量（BMC）和体积骨密度（vBMD）的三维评估研究。市售 pQCT 扫描仪能够实现约 70μm 的标称体素大小。pQCT 测量体内骨量和骨的形态的能力使其在纵向评估骨骼对老化、疾病和（或）干预的反应中发挥有效的作用。市售 pQCT 扫描仪的分辨率得不到骨小梁结构的有效成像，但可用于分析在 vBMD 的特异性隔室变化。

许多研究已经使用 pQCT 监测大鼠在药物干预[12-13] 或者机械干预[14] 之后骨皮质的几何形状，以及皮质和骨小梁的 vBMD 变化，或用来监测骨折的愈合[15]。pQCT 也被用来量化小鼠骨的密度和几何形态[16-17]。已经表明，这种成像方法对小鼠体内骨骼特征的精度和准确性的测量能够得到令人满意的结果[18]。不过，pQCT 的体素大小（约 70μm）相对于小鼠长骨的皮质厚度（100～300μm）比较大；因此，由于各部分平均容量的差异，这种成像方法可能存在明显的误差（将在下面"体素大小和图像分辨率"中描述）。正因为如此，pQCT 在评估小鼠骨隔室的特定骨参数的准确性是值得怀疑的。

## 磁共振成像

磁共振成像（MRI）使用强磁场和射频场使身体内的软组织成像。一些研究已经使用高分辨率的 MRI 评估小动物的骨小梁和骨皮质（图 7.2）[19-21]，尽管该技术更多被用于软组织的评估。这是因为骨质缺乏自由的质子不能产生 MR 信号，而软组织中含有丰富的游离质子，从而能产生强烈的信号。骨和周围的软组织之间的反差使骨微小结构分割和量化，它可以产生与从二维组织学获得高度相关的结果[19]。但是，MRI 扫描无法获得关于骨组织矿化（BMD）的信息。此外，磁共振成像系统具有足够强大的磁力来分辨骨小梁的微观结构，在小动物模型中还没有被广泛应用（典型的像素大小为 39～137μm），使得这种成像技术在人类或大型动物模型更适合应用[22]。

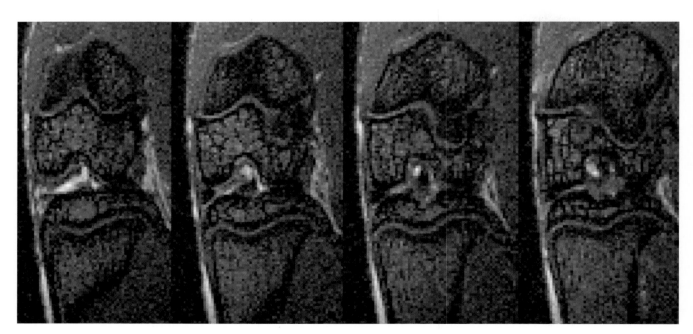

**图 7.2**　小鼠膝磁共振成像（MRI）。在 MRI 图像中，因为骨矿物质缺乏自由的质子且不产生 MR 信号，所以骨显示为黑色，而软组织中含有丰富的游离质子从而显示强信号。典型的 MRI 成像体素的大小是 39～137μm，使这一成像技术更适合应用于人类或大型动物模型

## 微型计算机断层扫描

微型计算机断层扫描（μCT）已成为评价动物模型骨形态和骨微小结构的金标准。微型计算机断层扫描使用从多个视角拍摄的 X 射线衰减数据来重构标本的三维表象，从而描述材料密度的空间分布（图 7.3）。目前，μCT 扫描仪体素大小标称可以

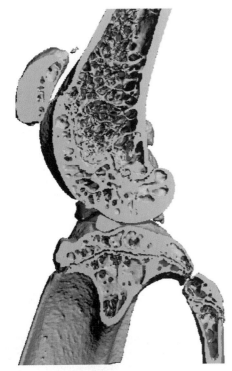

**图 7.3**　小鼠近端胫骨三维重建和股骨远端 μCT 扫描。小鼠和大鼠典型骨小梁分析的骨骼部位是胫骨近端骨骺或干骺端、股骨远端骨骺或干骺端以及腰椎的椎体

达到 5μm 或以下，这足够用于研究结构比如宽度为 20 ～ 50 μm 的小鼠骨小梁[23]。微型计算机断层扫描允许对骨小梁形态进行快速和无创的三维测量，这样使样品可用于随后的分析，如组织学或机械测试。μCT 扫描还可以通过比较所测材料的 X 射线衰减数据和已知标准，在体素逐体素基础上提供对骨组织矿化的评价，虽然这需要仔细的工作，同时对扫描分辨率和多色 X 射线源有一定的限制[24]。

微型计算机断层扫描已被广泛用于骨量和骨形态学研究，包括生长和发育的分析[25]、转基因小鼠的骨骼表型及动物模型的疾病状态，如绝经后骨质疏松和肾源性骨病。另外，μCT 已被用于评价药物干预[26]、机械负载[27] 和机械卸载[28] 的影响。此外，μCT 已被用于骨皮质宏观裂缝成像[29]、评估骨折愈合[30]，并且也被用在与灌注造影剂相结合，以评估三维血管体系结构[31]。

目前，所有的 μCT 系统允许骨样品的体外分析，一些系统提供体内扫描的附加功能。体内 μCT 提供了高分辨率的 μCT，允许形态变化的纵向研究（图7.4）。体内 μCT 是用于跟踪在几个星期或几个月的时间尺度发生骨质改变的理想策略，如失用或卵巢切除导致的骨质流失[32-33]，或由于药物或机械干预相关的骨量增加[34-36]。通过标注现在和之前时间点的三维图像，使得确定骨形成或骨吸收的精确位置成为可能[32,37]。总之，进行骨微结构的纵向评估的能力，有可能减少在一个给定的研究需要的动物数量，并可以提供有关骨骼发育、适应和修复对疾病的反应或治疗性干预新的信息。

尽管体内 μCT 明显的优点，也存在关于这个成

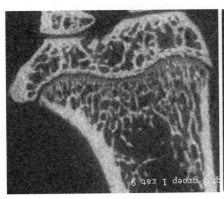
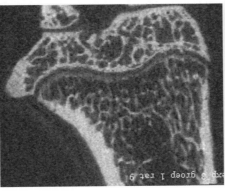
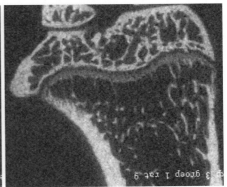

| 0 周 | 第 2 周 | 第 4 周 |

**图 7.4**　30 周龄的 Wistar 大鼠在卵巢切除初始、第 2 周、第 4 周后体内胫骨近端纵向 μCT 成像。留意干骺端骨小梁的明显恶化，尤其是生长板附近的骨小梁与几乎没有变化的骨骺比较（Images courtesy of J.E.M. Brouwers, Eindhoven University of Technology.）

像方法的一些担心。首先，有关于在体内 μCT 扫描期间发射电离辐射的量的忧虑，尤其是当动物在整个实验期间经历多次扫描，这种辐射可能对目标组织、目标过程或动物全身产生无关的效果。年幼、发育期动物和生物增殖过程，如骨折愈合或肿瘤生长，可能对辐射暴露尤其敏感。

此前有报道称，每周定期对小鼠四肢扫描（8 周）对骨小梁结构或骨髓细胞无影响[38]；而又有报道称，每周接受四肢扫描（5 周）的小鼠和大鼠骨小梁体积（BV/TV）比没有接受扫描的减少 8% ~ 20%[39]。确定体内重复 μCT 扫描潜在的影响，还需要进一步的研究。

## 纳米计算机断层扫描

纳米计算机断层扫描（nCT）是指骨组织以分辨率小于 1μm 的成像，首次成功实现是通过借助同步辐射系统。同步辐射系统利用一个从同 X 线源获得的高光子通量单 X 射线束，而不是用于标准计算机 μCT 成像系统的多 X 射线源。使用单 X 射线束可以消除重叠的光束伪影，并能够对组织矿物密度进行准确评估[40]。一些市售的成像系统在没有使用同 X 射线源的条件下，也能够实现亚微米级的标称像素大小。

与 nCT 系统相关的高空间分辨率使得可以对骨小梁结构进行极其精确的评估[23]，可能尤其适用于对年幼动物小骨骼结构的评估[41-42]，或评估骨皮质的超微结构特性。（如血管网和骨陷窝；图 7.5）[43-44]。尽管 nCT 成像通常用于切除后的标本，Kinney 等[45]进行了利用同源 X 线成像，体内观察雌激素缺乏大鼠胫骨近端早期骨小梁结构的恶化。

总之，nCT 提供切除的骨标本极高分辨率的微小结构和矿物密度成像。该技术的缺点是它的高成本和有限的可用性，相对较小的被检组织体积，并采集和分析测量结果所需的专业技能。

## 成像注意事项

为了确保测量的准确度和再现性，有一些常见的与骨成像相关联的问题必须加以考虑。从 μCT 或其他三维成像技术得到的结构测量值很大程度上依赖于许多与分析相关的技术问题，包括：① 扫描分辨率（像素大小）；② 用于定性骨和软组织的算法和阈值；③ 目标骨骼的部位和体积；④ 使用密度幻影校准系统。这里提出的 μCT 成像考虑因素同样适用于其他三维成像技术。

### 像素大小和图像分辨率

像素或立体像素，是对重建图像和层厚两维图像的三维立体表现。通常情况下，μCT 图像像素都有相等的三个维度，因此被描述为各向同性像素。理想情况下，最小的像素尺寸（即最高的扫描分辨

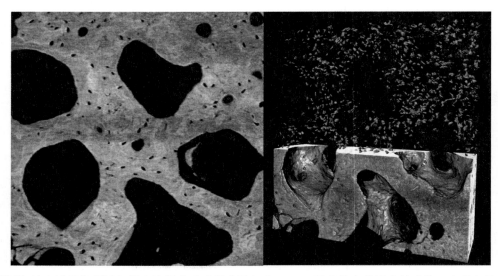

**图 7.5**（也见彩图）纳米计算机断层扫描允许骨皮质或骨小梁以小于 1μm 体素的高分辨率的成像。这使它能够研究骨的复杂的层次结构，包括微结构（如 50 ~ 200μm 的骨单位和骨小梁）和精细结构（如 10 ~ 25μm 血管网，3 ~ 15μm 骨陷窝）。（Image courtesy of Xradia and T.J. Wronski, University of Florida.）

率）可应用于所有扫描；然而，分辨率越高的扫描越昂贵，因为要求更多的扫描时间和内存；因此，应仔细考虑图像分辨率和扫描时间 / 文件大小之间的权衡。像素大小的差异对评价相对高厚度的结构（如 100～200μm）影响不大，如人类或大型动物模型骨皮质或骨小梁。然而，在分析更小的结构，如 20～60μm 大小的小鼠或大鼠骨小梁，像素大小对结果产生明显的影响（图 7.6）[46]。由于部分平均容积效应，相对于目标结构尺寸低分辨率（大像素尺寸）的扫描将导致骨矿物质密度的低估，当在一个 CT 体素扫描含有两种不同密度材料的样本（骨和软组织）时，根据不同的分割方法，部分平均容积错误通常会导致皮质或骨小梁层厚的高估和骨密度的低估。这已经在小鼠股骨和同样大小的铝管得到证实，在密度测量中物体的厚度与体素比率为 9∶1 或更少时，将产生至少 15% 的错误率[47]。通常，当体素大小与被测对象大小的比率减小，测量误差也将减小，这与被检样品大小无关（如从小鼠到人）。体素与物体大小的最低比率为 2，但这产生大量的局部错误（虽然整体结构平均值较小）。理想情况下，为了精确的形态学测量，该比率应该更高。

## 分割

分割过程包括分离矿化和未矿化的结构（骨和非骨）以便随后的定量分析。选择一个阈值的目的是获得生理学准确的结果（如与利用二维组织学方式获得的结果相类似）[48]。然而，这种"生理学准确"阈值取决于很多因素，包括扫描分辨率、骨体积分数（BV/TV），以及目标容量的骨矿物质密度。最简单的分割方法是使用一个从 μCT 数据提取的超

过给定的 CT 值（密度）体素的全局阈值。使用全局阈值的优点在于它是有效的，并且仅仅需要设置一个参数。在大多数研究中，使用一个单一的全局阈值对所有的扫描是可行的，从而证实了研究组之间的差异是由于实验的影响，而不是图像处理的结果。然而，对于适用于所有研究的阈值还没有达成共识，在骨矿化可能不是恒定的过程（如在增长与发展，或骨折愈合过程），或者组间骨体积分数存在极值范围[49-50]的研究中，阈值的选择必须更加小心，在这种情况下，单一全局阈值可能是不够的。因此，在某些情况下，需要使用更加复杂的分割工具，包括样本特异性阈值[51-52]和（或）以局部邻域为基础包含每个体素的局部分割方法。实例包括使用局部邻域柱状图说明由于束硬化导致成像的不均匀性[53]或使用局部图像梯度（Sobel operator）来确定有限分辨率图像骨髓的边缘[54]。不管应用什么分割方法，必须执行原始和分段扫描成像之间选择二维比较，以确保分割的精度（图 7.7）。

## 目标骨骼的部位和体积

目标骨骼的部位必须根据具体的研究问题慎重选择。对小鼠或大鼠骨小梁的分析，最常见的检查部位是胫骨近端、股骨远端和椎体。也经常需要分析多个骨骼部位，因为骨骼部位的异质性已经有报道[28,49]。对于将要机械测试的样本，量化骨皮质（长骨骨干）非常重要，因为在典型的机械测试过程中骨皮质承受大部分负载。

同样，在一个特定的骨骼部位选择目标体积（VOI）是一个重要的问题。评估骨小梁需要一个合适的 VOI，尤其要考虑到 VOI 延伸到长骨骨干的

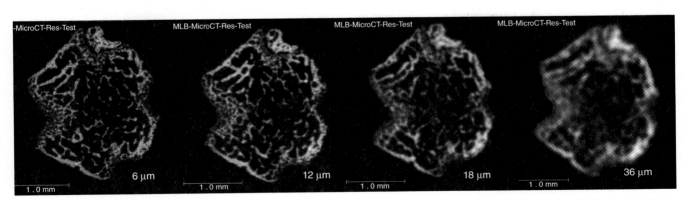

**图 7.6**　体素大小对图像质量的影响。成年小鼠股骨远端用分别为 6μm、12μm、18μm 和 36μm 标称体素尺寸扫描的二维灰度图像。图像采集分别在 70 kVp、114 mA 和 200-ms 累积时间（Images courtesy of Rajaram Manoharan, Beth Israeal Deaconess Medical Center, and reprinted with permission from Bouxsein, Boyd, Christiansen et al.[57]）

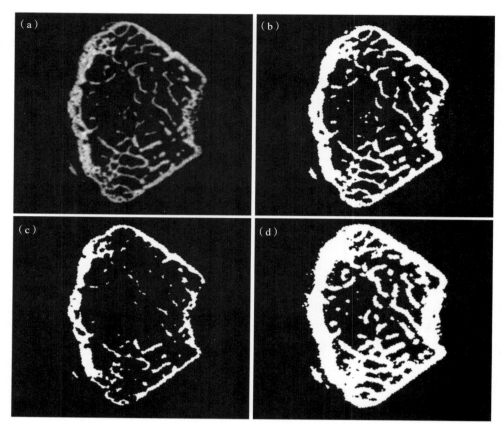

**图 7.7**　不同的阈值对图像分割效果。（a）原始、未分割的小鼠股骨远端图像。（b）正确分割的图像，显示骨结构的合理二值化。（c）用过高的阈值分割的图像，使关键的骨骼结构相对于原始、未分割的图像缺失和（或）变薄。（d）用过低的阈值分割的图像，使骨骼结构相对于原始、未分割的图像显得太厚。合适的分割要求目测，以及二维和三维的二值化图像与原始的灰度图像比较（Images courtesy of Rajaram Manoharan, Beth Israeal Deaconess Medical Center, and reprinted with permission from Bouxsein, Boyd, Christiansen et al. [57]）

距离。相对于一个包含在干骺端区域的 VOI，延伸 VOI 进入骨干太远会降低平均骨体积分数（图 7.8）。为了骨小梁结构的准确呈现，VOI 应该包含至少 3～5 倍骨小梁长度[55]。在骨干中段，三维皮质厚度测量必须基于一个比皮质的厚度要长的 VOI；否则，该厚度将被低估。

## 校准

　　校准幻象是将 CT 值转换成等矿物值所必需的，通常以从固态幻象获取的毫克每立方厘米（mg/cm³）钙羟基磷灰石（HA）表示。由于现代 μCT 系统出色的线性度，使仅用两个点来校准变得可能，虽然有些制造商使用多达 5 个点，覆盖从 0 到 1000 mg/cm³ 范围的 HA[56]。许多因素（如束硬化校正和标称像素大小等）可以影响密度结果，以及扫描器之间的绝对差异无法消除；然而，小心操作会使任何给定的研究都可以取得相对不错的测量结果。校准应根据

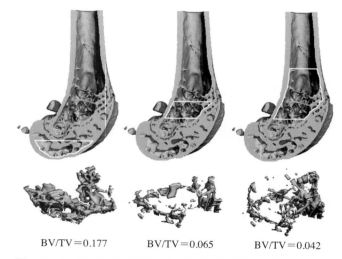

BV/TV=0.177　　BV/TV=0.065　　BV/TV=0.042

**图 7.8**　24 周龄雌性 C57BL/6 小鼠股骨远端目标体积对骨小梁 BV/TV 的影响。评价骨骺部的骨小梁（左）比干骺端的骨小梁通常会产生更高的 BV/TV 值（中，右）。同样，一个局限于靠近生长板干骺端骨小梁的目标体积（中）将产生一个较高的 BV/TV 值，相比于包含少量骨小梁、大量"空洞"骨干的较大目标体积（右）

制造商的建议常规进行。

## 其他考虑因素

　　存在其他的一些与图像采集、图像处理及分析相关的影响扫描最终结果的因素，包括样品制备和定位、扫描介质、扫描能量和强度、束硬化调整和图像过滤。这些因素同 μCT 分析报告扫描参数指南和结果一起，在之前已经回顾 [57]。

## 结论

　　通过非创伤性成像评估啮齿类动物的骨量和骨形态，是目前旨在提高我们对肌肉骨骼的发育、生长、适应和疾病认识的检查的重要组成部分。目前，有几种不同的对动物整体、器官、组织和细胞水平的成像方式是可行的，将越来越多地应用于骨结构和骨适应性变化研究。

## 参考文献

1. Parfitt AM, Drezner MK, Glorieux FH, Kanis JA, Malluche H, Meunier PJ, Ott SM, Recker RR. 1987. Bone histomorphometry: Standardization of nomenclature, symbols, and units. Report of the ASBMR Histomorphometry Nomenclature Committee. *J Bone Miner Res* 2(6): 595–610.

2. Kim HM, Galatz LM, Patel N, Das R, Thomopoulos S. 2009. Recovery potential after postnatal shoulder paralysis. An animal model of neonatal brachial plexus palsy. *J Bone Joint Surg Am* 91(4): 879–91.

3. Binkley N, Dahl DB, Engelke J, Kawahara-Baccus T, Krueger D, Colman RJ. 2003. Bone loss detection in rats using a mouse densitometer. *J Bone Miner Res* 18(2): 370–5.

4. Brochmann EJ, Duarte ME, Zaidi HA, Murray SS. 2003. Effects of dietary restriction on total body, femoral, and vertebral bone in SENCAR, C57BL/6, and DBA/2 mice. *Metabolism* 52(10): 1265–73.

5. Iida-Klein A, Hughes C, Lu SS, Moreno A, Shen V, Dempster DW, Cosman F, Lindsay R. 2006. Effects of cyclic versus daily hPTH(1–34) regimens on bone strength in association with BMD, biochemical markers, and bone structure in mice. *J Bone Miner Res* 21(2): 274–82.

6. Masinde GL, Li X, Gu W, Wergedal J, Mohan S, Baylink DJ 2002 Quantitative trait loci for bone density in mice: The genes determining total skeletal density and femur density show little overlap in F2 mice. *Calcif Tissue Int* 71(5): 421–8.

7. Reed DR, Bachmanov AA, Tordoff MG. 2007. Forty mouse strain survey of body composition. *Physiol Behav* 91(5): 593–600.

8. Nagy TR, Clair AL. 2000. Precision and accuracy of dual-energy X-ray absorptiometry for determining in vivo body composition of mice. *Obes Res* 8(5): 392–8.

9. Kolta S, De Vernejoul MC, Meneton P, Fechtenbaum J, Roux C. 2003. Bone mineral measurements in mice: Comparison of two devices. *J Clin Densitom* 6(3): 251–8.

10. Brommage R. 2003. Validation and calibration of DEXA body composition in mice. *Am J Physiol Endocrinol Metab* 285(3): E454–9.

11. Johnston SL, Peacock WL, Bell LM, Lonchampt M, Speakman JR. 2005. PIXImus DXA with different software needs individual calibration to accurately predict fat mass. *Obes Res* 13(9): 1558–65.

12. Gasser JA, Ingold P, Venturiere A, Shen V, Green JR. 2008. Long-term protective effects of zoledronic acid on cancellous and cortical bone in the ovariectomized rat. *J Bone Miner Res* 23(4): 544–51.

13. Armamento-Villareal R, Sheikh S, Nawaz A, Napoli N, Mueller C, Halstead LR, Brodt MD, Silva MJ, Galbiati E, Caruso PL, Civelli M, Civitelli R. 2005. A new selective estrogen receptor modulator, CHF 4227.01, preserves bone mass and microarchitecture in ovariectomized rats. *J Bone Miner Res* 20(12): 2178–88.

14. Silva MJ, Touhey DC. 2007. Bone formation after damaging in vivo fatigue loading results in recovery of whole-bone monotonic strength and increased fatigue life. *J Orthop Res* 25(2): 252–61.

15. McCann RM, Colleary G, Geddis C, Clarke SA, Jordan GR, Dickson GR, Marsh D. 2008. Effect of osteoporosis on bone mineral density and fracture repair in a rat femoral fracture model. *J Orthop Res* 26(3): 384–93.

16. Beamer WG, Donahue LR, Rosen CJ, Baylink DJ. 1996. Genetic variability in adult bone density among inbred strains of mice. *Bone* 18(5): 397–403.

17. Breen SA, Loveday BE, Millest AJ, Waterton JC. 1998. Stimulation and inhibition of bone formation: Use of peripheral quantitative computed tomography in the mouse in vivo. *Lab Anim* 32(4): 467–76.

18. Schmidt C, Priemel M, Kohler T, Weusten A, Muller R, Amling M, Eckstein F. 2003. Precision and accuracy of peripheral quantitative computed tomography (pQCT) in the mouse skeleton compared with histology and microcomputed tomography (microCT). *J Bone Miner Res* 18(8): 1486–96.

19. Weber MH, Sharp JC, Latta P, Sramek M, Hassard HT, Orr FW. 2005. Magnetic resonance imaging of trabecular and cortical bone in mice: Comparison of high resolution in vivo and ex vivo MR images with corresponding histology. *Eur J Radiol* 53(1): 96–102.

20. Gardner JR, Hess CP, Webb AG, Tsika RW, Dawson MJ, Gulani V. 2001. Magnetic resonance microscopy of morphological alterations in mouse trabecular bone structure under conditions of simulated microgravity. *Magn Reson Med* 45(6): 1122–5.

21. Kapadia RD, Stroup GB, Badger AM, Koller B, Levin JM, Coatney RW, Dodds RA, Liang X, Lark MW, Gowen M. 1998. Applications of micro-CT and MR microscopy to study pre-clinical models of osteoporosis and osteoarthritis. *Technol Health Care* 6(5–6): 361–72.

22. Jiang Y, Zhao J, White DL, Genant HK. 2000. Micro CT and micro MR imaging of 3D architecture of animal skeleton. *J Musculoskel Neuron Interact* 1: 45–51.

23. Martin-Badosa E, Amblard D, Nuzzo S, Elmoutaouakkil A, Vico L, Peyrin F. 2003. Excised bone structures in mice: Imaging at three-dimensional synchrotron radia-

tion micro CT. *Radiology* 229(3): 921–8.

24. Fajardo R, Cory E, Patel N, Nazarian A, Snyder B, Bouxsein M. 2009. Specimen size and porosity can introduce error into μCT-based tissue mineral density measurements. *Bone* 44(1): 176–84.

25. Hankenson KD, Hormuzdi SG, Meganck JA, Bornstein P. 2005. Mice with a disruption of the thrombospondin 3 gene differ in geometric and biomechanical properties of bone and have accelerated development of the femoral head. *Mol Cell Biol* 25(13): 5599–606.

26. von Stechow D, Zurakowski D, Pettit AR, Muller R, Gronowicz G, Chorev M, Otu H, Libermann T, Alexander JM. 2004. Differential transcriptional effects of PTH and estrogen during anabolic bone formation. *J Cell Biochem* 93(3): 476–90.

27. Christiansen BA, Silva MJ. 2006. The effect of varying magnitudes of whole-body vibration on several skeletal sites in mice. *Ann Biomed Eng* 34(7): 1149–56.

28. Squire M, Donahue LR, Rubin C, Judex S. 2004. Genetic variations that regulate bone morphology in the male mouse skeleton do not define its susceptibility to mechanical unloading. *Bone* 35(6): 1353–60.

29. Uthgenannt BA, Silva MJ. 2007. Use of the rat forelimb compression model to create discrete levels of bone damage in vivo. *J Biomech* 40(2): 317–24.

30. Gardner MJ, Ricciardi BF, Wright TM, Bostrom MP, van der Meulen MC. 2008. Pause insertions during cyclic in vivo loading affect bone healing. *Clin Orthop Relat Res* 466(5): 1232–8.

31. Bolland BJ, Kanczler JM, Dunlop DG, Oreffo RO. 2008. Development of in vivo muCT evaluation of neovascularisation in tissue engineered bone constructs. *Bone* 43(1): 195–202.

32. Boyd SK, Davison P, Muller R, Gasser JA. 2006. Monitoring individual morphological changes over time in ovariectomized rats by in vivo micro-computed tomography. *Bone* 39(4): 854–62.

33. Campbell GM, Buie HR, Boyd SK. 2008. Signs of irreversible architectural changes occur early in the development of experimental osteoporosis as assessed by in vivo micro-CT. *Osteoporos Int* 19(10): 1409–19.

34. Brouwers JE, Lambers FM, Gasser JA, van Rietbergen B, Huiskes R. 2008. Bone degeneration and recovery after early and late bisphosphonate treatment of ovariectomized wistar rats assessed by in vivo micro-computed tomography. *Calcif Tissue Int* 82(3): 202–11.

35. McErlain DD, Appleton CT, Litchfield RB, Pitelka V, Henry JL, Bernier SM, Beier F, Holdsworth DW. 2008. Study of subchondral bone adaptations in a rodent surgical model of OA using in vivo micro-computed tomography. *Osteoarthritis Cartilage* 16(4): 458–69.

36. Morenko BJ, Bove SE, Chen L, Guzman RE, Juneau P, Bocan TM, Peter GK, Arora R, Kilgore KS. 2004. In vivo micro computed tomography of subchondral bone in the rat after intra-articular administration of monosodium iodoacetate. *Contemp Top Lab Anim Sci* 43(1): 39–43.

37. Waarsing JH, Day JS, van der Linden JC, Ederveen AG, Spanjers C, De Clerck N, Sasov A, Verhaar JA, Weinans H. 2004. Detecting and tracking local changes in the tibiae of individual rats: A novel method to analyse longitudinal in vivo micro-CT data. *Bone* 34(1): 163–9.

38. Brouwers JE, van Rietbergen B, Huiskes R. 2007. No effects of in vivo micro-CT radiation on structural parameters and bone marrow cells in proximal tibia of wistar rats detected after eight weekly scans. *J Orthop*

*Res* 25(10): 1325–32.

39. Klinck RJ, Campbell GM, Boyd SK. 2008. Radiation effects on bone architecture in mice and rats resulting from in vivo micro-computed tomography scanning. *Med Eng Phys* 30(7): 888–95.

40. Nuzzo S, Lafage-Proust MH, Martin-Badosa E, Boivin G, Thomas T, Alexandre C, Peyrin F. 2002. Synchrotron radiation microtomography allows the analysis of three-dimensional microarchitecture and degree of mineralization of human iliac crest biopsy specimens: Effects of etidronate treatment. *J Bone Miner Res* 17(8): 1372–82.

41. Burghardt AJ, Wang Y, Elalieh H, Thibault X, Bikle D, Peyrin F, Majumdar S. 2007. Evaluation of fetal bone structure and mineralization in IGF-I deficient mice using synchrotron radiation microtomography and Fourier transform infrared spectroscopy. *Bone* 40(1): 160–8.

42. Matsumoto T, Yoshino M, Asano T, Uesugi K, Todoh M, Tanaka M. 2006. Monochromatic synchrotron radiation muCT reveals disuse-mediated canal network rarefaction in cortical bone of growing rat tibiae. *J Appl Physiol* 100(1): 274–80.

43. Raum K, Hofmann T, Leguerney I, Saied A, Peyrin F, Vico L, Laugier P. 2007. Variations of microstructure, mineral density and tissue elasticity in B6/C3H mice. *Bone* 41(6): 1017–24.

44. Schneider P, Stauber M, Voide R, Stampanoni M, Donahue LR, Muller R. 2007. Ultrastructural properties in cortical bone vary greatly in two inbred strains of mice as assessed by synchrotron light based micro- and nano-CT. *J Bone Miner Res* 22(10): 1557–70.

45. Kinney JH, Ryaby JT, Haupt DL, Lane NE. 1998. Three-dimensional in vivo morphometry of trabecular bone in the OVX rat model of osteoporosis. *Technol Health Care* 6(5–6): 339–50.

46. Muller R, Koller B, Hildebrand T, Laib A, Gianolini S, Ruegsegger P. 1996. Resolution dependency of microstructural properties of cancellous bone based on three-dimensional mu-tomography. *Technol Health Care* 4(1): 113–9.

47. Brodt MD, Pelz GB, Taniguchi J, Silva MJ. 2003. Accuracy of peripheral quantitative computed tomography (pQCT) for assessing area and density of mouse cortical bone. *Calcif Tissue Int* 73(4): 411–8.

48. Rajagopalan S, Lu L, Yaszemski MJ, Robb RA. 2005. Optimal segmentation of microcomputed tomographic images of porous tissue-engineering scaffolds. *J Biomed Mater Res A* 75(4): 877–87.

49. Glatt V, Canalis E, Stadmeyer L, Bouxsein ML. 2007. Age-related changes in trabecular architecture differ in female and male C57BL/6J mice. *J Bone Miner Res* 22(8): 1197–207.

50. Ominsky MS, Stolina M, Li X, Corbin TJ, Asuncion FJ, Barrero M, Niu QT, Dwyer D, Adamu S, Warmington KS, Grisanti M, Tan HL, Ke HZ, Simonet WS, Kostenuik PJ. 2009. One year of transgenic overexpression of osteoprotegerin in rats suppressed bone resorption and increased vertebral bone volume, density, and strength. *J Bone Miner Res* 24(7): 1234–46.

51. Meinel L, Fajardo R, Hofmann S, Langer R, Chen J, Snyder B, Vunjak-Novakovic G, Kaplan D. 2005. Silk implants for the healing of critical size bone defects. *Bone* 37(5): 688–98.

52. Ridler T, Calvard S. 1978. Picture thresholding using an iterative selection method. *IEEE Trans on Systems, Man and Cybernetics SMC* 8: 630–2.

53. Dufresne T. 1998. Segmentation techniques for analysis of bone by three-dimensional computed tomographic imaging. *Technol Health Care* 6(5–6): 351–9.

54. Waarsing JH, Day JS, Weinans H. 2004. An improved segmentation method for in vivo microCT imaging. *J Bone Miner Res* 19(10): 1640–50.

55. Harrigan TP, Jasty M, Mann RW, Harris WH. 1988. Limitations of the continuum assumption in cancellous bone. *J Biomech* 21(4): 269–75.

56. Ruegsegger P, Muller R. 1997. Quantitative computed tomography techniques in the determination of bone density and bone architecture. In: Leondes C (ed.) *Medical Imaging Systems Techniques and Applications—Brain and Skeletal Systems*. Singapore: Gordon and Breach Science Publishers. pp. 169–220.

57. Bouxsein ML, Boyd SK, Christiansen BA, Guldberg RE, Jepsen KJ, Muller R. 2010. Guidelines for assessment of bone microstructure in rodents using micro-computed tomography. *J Bone Miner Res* 25(7): 1468–86.

# 第 8 章

# 动物模型：基因操作

Karen M. Lyons

（霍少川　虎义平　译　王海彬　张　鹏　审校）

## 引言

操作基因小鼠有助于识别基因控制骨骼发育的过程及阐明它们的作用机制。运用这些技术可以检查基因功能丧失、功能获得以及基因产物的结构改变的影响。制造特定的基因突变有利于建立人类疾病动物模型、细胞基因谱研究、检查组织特殊功能和在单一细胞谱系内特殊分化阶段分解特殊基因。

## 目标基因的超表达

首先广泛运用在体内研究基因功能的方法是对转基因小鼠目标基因的超表达。这需要被克隆基因（cDNA）的下游启动子的全长编码序列。有几种启动子具有非常好的特性，在骨骼组织中被用于驱动基因表达。本章将对用于驱动转基因表达的启动子进行直接说明。这些启动子和其他启动子运用 Cre 重组酶能使目标基因超表达或表达不足将在其他章节中讨论。

## 软骨细胞

使用最广泛的软骨特异性启动子是来源于小鼠胶原基因（Col2al），该启动子驱动基因高水平地表达在附属物元素凝结阶段之后开始，在成骨层结晶常数凝结之前 [1]。Col11α 启动子在软骨细胞已经被用于基因超表达，然而，它们当中有些启动子也用于在软骨膜和成骨细胞中驱动基因表达 [2-3]。在软骨形成前肢体间质细胞中运用 Prx1 启动子超表达已经取得成功 [4]。启动子在肥大软骨细胞中驱动高水平表达还没有被描述。鸡和鼠的 Col10α1 启动子在肥大软骨细胞中允许转基因低至中水平的表达，然而，在肥大软骨细胞中转基因表达未被见到或者表达很弱 [5]。最近在小鼠中敲入 Col10α1-Cre，当它和 Cre 诱导转基因株系结合 [6] 可能在这些细胞中允许高水平的基因表达。

## 成骨细胞

有一些启动子在成骨细胞中允许基因超表达，最经常使用的是从大鼠或小鼠 Col1α1 近端启动子（2.3Col1a1）一个 2.3kb 的片段。强烈和特异性活性的启动子在胎儿和成人成熟的成骨细胞和骨细胞中可以见到 [7]。第二个 2.3Col1a1 基因启动子已被描述 [8]；该启动子在骨中显示了相似的活性，最近已经到其在脑中的表达 [9]。3.6kb 的 Col1a1 近端启动子在早期分化阶段（前成骨细胞）驱动很强的基因表达，但是它也在非骨组织中表达，如肌腱、皮肤、肌肉和脑 [8-9]。1.7kb 的小鼠骨钙蛋白（OC；Bglap）启动子已被用于在成熟的成骨细胞中基因表达，但这些启动子在成骨细胞中低百分比和相对低水平表达。与此相一致，1.7kb 的成骨细胞启动子无法有效地驱动 Cre 重组酶高水平表达 [7]。另外，3.5~3.9kb 的人类成骨细胞启动子片段在很大比例的成熟成骨细胞和骨细胞中驱动成骨细胞特异性表达 [10]。骨细胞特异性启动子并没有得到广泛使用，虽然骨细胞特异性转基因超表达可以潜在地使用 Dmpl-Cre 重组酶小鼠来完成 [11]。

## 肌腱和韧带

肌腱的构图和分化很少从基因方面进行研究，因为缺乏组织特异性的标志物。Scleraxis（Scx）在发育的肌腱和韧带及其祖细胞中编码转录因子表达。通过诱导 Cre 重组酶诱导的转录因子的表达，为 Scx-Cre 重组酶的小鼠发育提供了潜在的策略。

## 破骨细胞

有各种各样的启动子在破骨细胞和它们的前体细胞中驱动基因高水平表达，包括 CDllb 在单核细胞、巨噬细胞表达，同时沿着破骨细胞分化途径从祖细胞分化至成熟破骨细胞 [13]，以及 TRACP 在成熟破骨细胞及其前体中表达 [14]。

## 超表达方法的优点和缺点

转基因方法的主要优点是简单、廉价和潜在的基因高水平表达，转基因小鼠经常显示明显的表型。此外，在转基因菌株中的标记基因，如 Lac、GFP 和（或）ALP 在组织特异性启动子控制下表达，在体内使特殊类型的细胞容易可视化，不可能用其他的方法通过分辨率使它们隔离。其他基于位点特异性重组系统的特定谱系检查方法将在一个单独的章节中讨论。转基因方法的主要说明是基本的超表达模型往往产生蛋白表达的非生理性水平，这将混淆对正常基因作用的理解。修饰转基因方法可以克服一些这种不确定性，这些技术包括利用转基因编码

的显性负性变体或天然拮抗剂。这些方法导致功能丧失，从而靶向途径在正常生理范围内。

转基因的整合位点可能对组织特异性和表达水平产生巨大后果，可用来审视剂量依赖效应，但必须小心评估转基因表达水平，而且也要评估转基因表达的场所，使得多个转基因株系比较，可能难以解释。

最后，在骨骼组织中基因超表达会产生深远的影响，可能导致胚胎死亡，妨碍建立稳定的转基因株系。由于同样的原因，建立基因超表达的转基因谱系仅仅从存活拓展到性成熟兼容程度。几种生物系统解决这个问题，允许在赋予杀伤力水平建立基因过表达体系。一种运用对四环素（tet）产生应答的反式激活因子 [15]。这个体系允许组织特异性 tet-应答基因的表达。一种反式激活因子（tTA）的活性由四环素或四环素类似强力毒素（dox）修改，在组织特异性或普遍存在的启动子控制下表达。第二种成分是在四环素操纵子序列控制下对目的基因的应答表达。靶基因的表达可能被诱导或者抑制，取决于反式激活因子是否被 dox 诱导或抑制。第二种生物策略是使用 GAL4/UAS 系统。在组织特异性或诱导性启动子下，GAL4 反式激活因子转基因应变表达的运用，在 UAS 序列控制下，第二个目的基因转基因应变表达，其活性需要与 GAL4 结合。这些系统允许在软骨和骨的基因活性表达，已被用来发展转基因系 [16-17]。

## 基因靶点

使用最广泛的遗传操控基因技术是在小鼠胚胎干细胞中操控基因靶向。简要地说，靶向构建体包括一部分目的基因，连同呈现的基因产物失活或修改其活性的修饰。基因在干细胞中的靶向作用可以用于建立基因敲除模型。在这样的模型中，感兴趣的基因被修改，以使它编码具有改变活性的基因产物。这项技术的一个主要应用是产生人类遗传疾病的小鼠模型。因为胚胎干细胞的独特性能，在小鼠中消除或改变目标基因的结构式是可能的。这些可以被操纵的基因在培养后注射到小鼠胚泡内，种株仍具有增殖能力。一旦结合，就可以产生生殖细胞，从而建立携带修饰的小鼠基因株。胚胎干细胞首先从 129 细胞株中被诱导出，并且是最常用的。然而，129 小鼠很难生殖，并表现出异常的免疫学特性 [18]。

主管生殖能力的胚胎干细胞系，如 129、C57Bl/6 和 C3H，可以在市面购买。这些菌株有不同的骨矿物质密度（BMD）[19]，当解释骨骼表型时，必须要予以考虑。

在很多基因中，携带突变基因具有生殖能力的胚胎干细胞现在一应俱全。这些可以通过搜索小鼠基因组信息的网站找到（www.informatics.jax.org）。在目标基因中最耗时的步骤是胚胎干细胞被修饰成具有生殖能力的胚胎干细胞系。这是最常见的囊胚注射完成，导致 F0 小鼠部分具有被修饰的胚胎干细胞。这些嵌合体小鼠增殖获得 F1 小鼠是杂合的基因突变。有许多大学核心部门和商业团体定期进行囊胚注射。

### 目标基因的优点与缺点

功能丧失的基因表型为脱落的基因产物的生理作用提供了直接的洞察力。此外，可能出现靶基因的新颖活动，因为不像转基因模型，全部基因敲除模型不限于一个特定的组织或系统。

全部基因敲除方法的一个并发症是在早期发展中该基因的丧失，可能排除这些基因在骨骼组织作用的分型。另外，许多基因敲除菌株因为功能冗余没有表现出明显的表型，创造两倍甚至三倍的基因敲除模型可能是有必要的。另一个考虑是，全部敲除菌株通常包含在其中，可选择运用于筛选胚胎干细胞聚集的被保留在感兴趣位点修饰的同位基因。有时，这会导致对邻近基因的影响，这些影响可通过比较携带无效等位基因的小鼠表型来显示，这些无效等位基因已经被修改并筛选后留在原处。这在组织特异性敲除章节讨论。

## 组织特异性和诱导敲除和过表达

实现位点特异性重组的能力已经彻底该变了在骨骼肌细胞中基因作用的分析。组织特异性重组避免了与全部基因敲除或过度表达有关的初期杀伤力。在特殊类型骨骼肌细胞定型和分化的特殊阶段，研究人员可以选择工具沉默或表达基因。

几种方法可用于实现组织特异性基因敲除或激活，这些方法依赖于从噬菌体（Cre）或酵母（Flp）来源的位点特异性重组酶[20]。Cre 和 Flp 在特定的靶位点重组 DNA，根据位点的定位，重组酶催化切除或反转 DNA 的位点两侧。需要两个小鼠系列。对于 Cre-loxP 系统，有"floxed"菌株，在其中目标基因缺失的区域是 loxP 位点侧翼。第二个转基因小鼠系，其中 Cre 重组酶是在一种可诱导和（或）组织特异性启动子的控制下表达。小鼠体内携带 floxed 基因和 Cre 重组酶转基因，Cre 酶删除 loxP 位点两侧的序列。loxP 位点经常被置于内含子上，通常不对基因正常功能造成干扰。因此，除了 cre 酶在组织中表达外，floxed 靶基因的功能基本正常。

这种技术最常用于失活的基因，其中一个关键的外显子被 loxP 位点侧接。然而，它也被用于实现位点特异性诱导型表达。在这种情况下，转基因常常在强烈普遍存在的启动（如 CAG）子控制下产生[21]。当 Cre 重组酶催化的停止信号切除的基因被激活[22]，转基因的表达被通过 loxP 位点侧翼置入强大的转录停止信号所阻止。Engin 等[23] 提供了在成骨细胞的这种方法的一个例子。

大多数研究都使用 Cre 酶的组成活性形式。然而，配体调节的形式使基因活动暂时得到控制。最流行的策略是从突变体的雌激素受体（ER）中运用 Cre 重组酶的融合蛋白的配体结构域[24]，该雌激素受体域识别合成雌激素拮抗剂 4-OH 他莫昔芬（T）。但是对内源性 β-雌二醇不敏感。在没有 T 时，Cre-ER（T）融合蛋白保留在细胞质中。T 结合于 ER 区域诱导的构象变化，允许融合蛋白进入细胞核和催化重组。已经开发了许多 Cre 菌株，用于骨骼组织的分析。发表的 Cre 酶系列的完整列表可在小鼠基因组信息网站上找到（www.informatics.jax.org/recombinases）。几个最广泛的应用及一些有前景的基因将在下面讨论。

### 不凝聚的间质、间充质凝聚和神经嵴

Prx1-Cre 重组酶驱动早期凝结的四肢和头部间充质的表达[4]。Dermo1-Cre 重组酶在间充质凝聚中表达 Cre 酶[25]。Sox9 在间充质凝聚中也有表达。一个敲入 Sox9-Cre 重组酶品系在成骨细胞和软骨细胞前体缩合中驱动 Cre 重组酶的切除[26]，Wnt1-Cre 重组酶的转基因在神经嵴的迁移中驱动表达，同时使从这个来源获得的所有软骨细胞和成骨细胞基因消融[27]。

### 软骨

使用最广泛的软骨 Cre 重组酶菌株是 Col2a1-Cre[1]。在大多数研究中，启动子似乎被限于软骨细胞，

但是，当 *Col2al-Cre* 重组酶在软骨膜表达时，在软骨形成过程中可能出现一个简单的窗口[28]。因此，在特定的实验中应该控制 Cre 表达在软骨膜上的程度。迄今为止，已经公布的 Cre 重组酶系列没有表现出足够的稳定性，允许在肥大软骨细胞中、变形基因缺失，但一些工作组正在做这方面的工作。

在产后软骨中允许诱导重组工具的开发还是一个挑战。一些研究小组已经在 *Col2al* 启动子控制下运用 CreER（T）融合蛋白生产转基因品系。如果 T 是出生后 2 周之内服用，那么这些菌株在关节软骨细胞中允许切除[28-30]。然而，已经清楚 *Col2al* 在成年小鼠中表达很低，但是并不是所有的品系都已通过成年小鼠的检测，在一项研究中认为，*Col2al* 在成年小鼠重组的效率非常低[28]。主要的突破是小鼠*聚集蛋白聚糖 ACreERT2* 的发展，其中，CreERT2 已经被敲入蛋白多糖（*Acan*）位点[31]。这些小鼠在成年生长板、关节软骨和纤维软骨中有强大的 Cre 酶表达。

## 成骨细胞

转录因子 *Oxterix*（*Osx1*）在成骨细胞的前体中表达。一个 Cre-GFP 融合蛋白已经被敲入位于 BAC 反转录基因 *Osx1* 上[32]。这种结构使得成骨细胞前体成为靶基因。几种转基因株系中 Cre 重组酶在 *Col1a1* 启动子控制下表达，在成骨细胞中允许基因的切除。一个 3.6kb 的 *Col1a1* 启动子驱动 Cre 重组酶在成骨细胞中高水平表达，但是，正如上面讨论的，还要针对在皮肤、多个器官中肌腱和纤维细胞的类型[8-9]。*Col1a1-Cre* 重组酶序列（2.3kb）在成熟成骨细胞中表现出更多限制性表达，但是一些序列却在大脑中异常表达[9]。*Osteocalcin-Cre* 重组酶驱动在成熟细胞中切除，但是在出生前不能被激活[10]。几个可诱导的 Cre 酶菌株已经用于骨的开发，可诱导的 2.3kb 的 *Col1a1-ERT* 菌株已经描述过[33]。

## 破骨细胞

几个 Cre 菌株在骨髓细胞中允许敲除，包括小鼠 *LysMcre* 基因，其中 Cre 酶已经被引入到 M 溶菌酶的位置[34]，菌株 *CD11b* 启动子在巨噬细胞和破骨细胞中驱动 Cre 酶表达[35]。一些菌株允许 Cre 重组酶介导在成熟成骨细胞中重组，包括 Cre 酶敲入到组织蛋白酶 K（*Ctsk*）位点[35]，转基因序列在 *TRAPC* 和 *Ctsk* 启动子控制下表达 Cre 酶[36]。

## 使用基因诱导敲除时注意事项

*Cre-loxP* 系统最重要的优点是它的灵活性，允许在许多组织中多个时间点对基因功能的探索。但是，也有一些注意事项，它可能很难找到具有足够活性的驱动 Cre 表达的启动子，这些启动子可以使目标基因完全切除，这高度依赖于 floxed 等位基因。此外，具有相同启动子的 Cre 转基因菌株不在同实验室产生，它们表现出不同的特点和效率。出于这个原因，每一个研究应控制以验证 Cre 重组酶介导 floxed 基因系重组的程度。由于 Cre 重组酶重组的动力不同，使 floxed 基因也有差异，比较运用相同的 Cre 酶转基因株系对不同基因切除时应牢记。

在 floxed 基因中药物筛选试剂盒的存在对目标等位基因的表达，甚至对 Cre 酶转基因的存在都有重要响。突出的例子是 floxed *Fgf8* 菌株保留了新盒，导致亚等位基因表型减效[37]。在 *Scleraxis* 敲除时，药物试剂盒的存在导致妊娠 9.5 天的胚胎死亡[38]。在强烈的对比中，小鼠纯合子，一个 *Scleraxis* 无效等位基因，在成鼠中药物选择盒被移除是可行的。另一个重要的考虑因素是，在某些情况下，Cre 酶本身可能具有毒性表型，如果 Cre 酶作为一个融合绿色荧光蛋白更是如此[40]。

至于诱导型 Cre 重组酶的模型，诱导剂可能对表型具有更加重要的影响。强力毒素和他莫昔芬可以分别对软骨、骨和破骨靶基因缺失产生深刻影响。即使是低剂量的他莫昔芬用于催化 Cre-ER（T）介导的切除对骨可能有效果[41]。因此，在诱导物处理过 Cre 重组酶阴性对照组小鼠，可能需要检查该变量对所研究的突变表型的影响。

# 谱系追踪和活性报道

转基因小鼠已经被准许用于细胞谱系关系的决定和相对贡献能清晰的展示给定器官的不同来源细胞，这些研究基于一种携带自动报告基因的种系，如 *LacZ* 或 *GFP*。举例说，*R26R* 种系携带一种自动的 *Lac* 基因乳糖 Z，引进于 *ROSA26* 的基因座[42]。当用于表达种系的繁殖时，所有在 Cre 的细胞都表达，他们的后代都被 LacZ 表达。*R26R* 小鼠被用于测试表达 Cre 转基因株系特异性和效率，尽管用于骨骼的这种种系由于成骨细胞表达于内生的 LacZ 而受到限制。

多数的思考基于利用 *R26R* 来研究骨母细胞，如 *Wntl-Cre*；*R26R* 小鼠揭示额骨来源于神经嵴，但是顶骨来源于中胚层[43]。第二个例子就是在未成熟的成骨细胞连同侵入血管进入成长中的骨骼中[44]。最近，在特定的细胞器（细胞膜、细胞核等）以组织特异性和诱导方式表达荧光蛋白实时成像线路已经产生。这个系统被用于标记骨骼组织的 *Sox9-Cre* 位点[45]。转基因报告线路也可用于监控信号通路活性。如在活的有机体内，软骨内成骨过程中能利用 TOPGAL 小鼠追踪 β- 连环蛋白来监测 Wnt 通路活性[46]。当然这种方式也可有效用于在活体内监测骨形态生成蛋白通路[47-48]。

## 功能基因组学

功能数据对于 25 000 对小鼠基因中约 14 000 对是有效的。这些信息能通过小鼠基因图谱信息论（www.informatics.jax.org/phenotypes）中的表型 / 等位基因工程得到。然而，骨骼组织中涉及基因功能注解少于 4000 对，因此有许多留下来的工作要做。2007 年建立的国际基因敲除小鼠协会（IMKC）用于协调合成小鼠基因的条件等位基因的国际合作行动。自 2011 年起，合成的 ES 细胞携带约有 8000 条等位基因。突变小鼠地区资源中心已经允许在个人实验室采集和存储另外 320 株基因。另外一个主要的成就就是基因捕获的使用，高通量的突变发生方式。在这些和其他基因突变成就能在小鼠基因组信息和国际基因敲除小鼠协会（IMKC）网站上获得[49-50]。

## 总论

在基因操作上的所有成功的真正瓶颈在于显性。显性依赖于基因和环境因素。正如所讨论的，近交品系在它们的 BMP 最大值上有相当大的变异。而且，住房条件和食物对代谢参数和 BMP 有重大影响[51-52]。所以，即使基因完全相同的小鼠在不同的条件下有不同的显性。在不同的年龄进行显性评估是很重要的，因为在早期呈现的效果能在后期得到弥补。母体金属蛋白酶（MMP）-9 缺陷的小鼠能作为此方面的一个例子[53]，研究证明产前肥大膨胀区在出生的几个星期里是正常的。反之，其他显性仅仅在最晚阶段或者代谢应激下才显示出来。

在进行小鼠模型结果外推到人体时应注意，在人体和小鼠上生物力学负荷及激素作用于骨骼的效果明显不同。而且，当松果体终止时人体线性增长也停止，然而小鼠的生长不会停止。尽管比重近似，差异却很大，基因模型在骨骼生物学研究方面可能扮演越来越重要的角色。

## 致谢

作者得到美国国立卫生院基金（AR052686 和 AR044528）支持。

## 参考文献

1. Ovchinnikov DA, Deng JM, Ogunrinu G, Behringer RR. 2000. Col2a1-directed expression of Cre recombinase in differentiating chondrocytes in transgenic mice. *Genesis* 26: 145–6.
2. Horiki M, Imamura T, Okamoto M, Hayashi M, Murai J, Myoui A, Ochi T, Miyazono K, Yoshikawa H, Tsumaki N. 2004. Smad6/Smurf1 overexpression in cartilage delays chondrocyte hypertrophy and causes dwarfism with osteopenia. *J Cell Biol* 165: 433–445.
3. Li SW, Arita M, Kopen GC, Phinney DG, Prockop DJ. 1998. A 1,064 bp fragment from the promoter region of the Col11a2 gene drives lacZ expression not only in cartilage but also in osteoblasts adjacent to regions undergoing both endochondral and intramembranous ossification in mouse embryos. *Matrix Biol* 17: 213–221.
4. Logan M, Martin JF, Nagy A, Lobe C, Olson EN, Tabin CJ. 2002. Expression of Cre Recombinase in the developing mouse limb bud driven by a Prxl enhancer. *Genesis* 33: 77–80.
5. Campbell MR, Cress CJ, Appleman EH, Jacenko O. 2004. Chicken collagen X regulatory sequences restrict transgene expression to hypertrophic cartilage in mice. *Am J Pathol* 164: 487–499.
6. Kim Y, Murao, H, Yamamoto K, Deng JM, Behringer RR, Nakamura T, Akiyama H. 2011. Generation of transgenic mice for conditional overexpression of Sox9. *J Bone Miner Metab* 29: 123–129.
7. Dacquin R, Starbuck M, Schinke T, Karsenty G. 2002. Mouse alpha(1)-collagen promoter is the best known promoter to drive efficient Cre recombinase expression in osteoblasts. *Dev Dyn* 224: 245–251.
8. Liu F, Woitge HW, Braut A, Kronenberg MS, Lichtler AC, Mina M, Kream BE. 2004. Expression and activity of osteoblast-targeted Cre recombinase transgenes in murine skeletal tissues. *Int J Dev Biol* 48: 645–653.
9. Scheller EL, Leinninger GM, Hankenson KD, Myers MG Jr, Krebsbach PH. 2011. Ectopic expression of Col2.3 and Col3.6 promoters in the brain and association with leptin signaling. *Cells Tissues Organs* 194: 268–273.
10. Zhang M, Xuan S, Bouxsein ML, von Stechow D, Akeno N, Faugere MC, Malluche H, Zhao G, Rosen CJ, Efstratiadis A, Clemens TL. 2002. Osteoblast-specific knock-

out of the insulin-like growth factor (IGF) receptor gene reveals an essential role of IGF signaling in bone matrix mineralization. *J Biol Chem* 277: 44005–44012.

11. Lu Y, Xie Y, Zhang S, Dusevich V, Bonewald LF, Feng JQ. 2007. DMP1-targeted Cre expression in odontoblasts and osteocytes. *J Dent Res* 86: 320–325.

12. Blitz E, Viukov S, Sharir A, Shwartz Y, Galloway JL, Pryce BA, Johnson RL, Tabin CJ. 2009. Bone ridge patterning during musculoskeletal assembly is mediated through SCX regulation of Bmp4 at the tendon-skeleton junction. *Dev Cell* 17: 861–873.

13. Ferron M, Vacher J. 2005. Targeted expression of Cre recombinase in macrophages and osteoclasts in transgenic mice. *Genesis* 41: 138–145.

14. Reddy SV, Hundley JE, Windle JJ, Alcantara 0, Linn R, Leach RJ, Boldt DH, Roodman GD. 1995. Characterization of the mouse tartrate-resistant acid phosphatase (TRAP) gene promoter. *J Bone Miner Res* 10: 601–606.

15. Branda CS, Dymecki SM. 2004. Talking about a revolution: The impact of site-specific recombinases on genetic analyses in mice. *Dev Cell* 6: 7–28.

16. Liu Z, Shi W, Ji X, Sun C, Jee WS, Wu Y, Mao Z, Nagy TR, Li Q, Cao X. 2004. Molecules mimicking Smad1 interacting with Hox stimulate bone formation. *J Biol Chem* 279: 11313–11319.

17. Kobayashi T, Lyons KM, McMahon AP, Kronenberg HM. 2005. BMP signaling stimulates cellular differentiation at multiple steps during cartilage development. *Proc Natl Acad Sci U S A* 102: 18023–18027.

18. McVicar DW, Winkler-Pickett R, Taylor LS, Makrigiannis A, Bennett M, Anderson SK, Ortaldo JR. 2002. Aberrant DAPl2 signaling in the 129 strain of mice: Implications for the analysis of gene-targeted mice. *J Immunol* 169: 1721–1728.

19. Rosen CJ, Beamer WG, Donahue LR. 2001. Defining the genetics of osteoporosis: Using the mouse to understand man. *Osteoporosis Int* 12: 803–810.

20. Birling MC, Gofflot F, Warot X. 2009. Site-specific recombinases for manipulation of the mouse genome. *Methods Mol Biol* 561: 245–263.

21. Niwa H, Yamamura K, Miyazaki J. 1991. Efficient selection for high-expression transfectants with a novel eukaryotic vector. *Gene* 108: 193–199.

22. Saunders TL. 2011. Inducible transgenic mouse models. *Methods Mol Biol* 693: 103–115.

23. Engin F, Yao Z, Yang T, Zhou G, Bertin T, Jiang MM, Chen Y, Wang L, Zheng H, Sutton RE, Boyce BF, Lee B. 2008. Dimorphic effects of Notch signaling in bone homeostasis. *Nat Med* 14: 299–305.

24. Feil R, Brocard J, Mascrez B, LeMeur M, Metzger D, Chambon P. 1996. Ligand-activated site-specific recombination in mice. *Proc Natl Acad Sci U S A* 93: 10887–10890.

25. Yu K, Xu J, Liu Z, Sosic D, Shao J, Olson EN, Towler DA, Ornitz DM. 2003. Conditional inactivation of FGF receptor 2 reveals an essential role for FGF signaling in the regulation of osteoblast function and bone growth. *Development* 130: 3063–3074.

26. Akiyama H, Kim JE, Nakashima K, Balmes G, Iwai N, Deng JM, Zhang X, Martin JF, Behringer RR, Nakamura T, de Crombrugghe B. 2005. Osteo-chondroprogenitor cells are derived from Sox9 expressing precursors. *Proc Natl Acad Sci U S A* 102: 14665–14670.

27. Chai Y, Jiang X, Ito Y, Bringas P Jr, Han J, Rowitch DH, Soriano P, McMahon AP, Sucov HM. 2000. Fate of the mammalian cranial neural crest during tooth and mandibular morphogenesis. *Development* 127: 1671–1679.

28. Nakamura E, Nguyen MT, Mackem S. 2006. Kinetics of tamoxifen-regulated Cre activity in mice using a cartilage-specific CreER(T) to assay temporal activity windows along the proximodistal limb skeleton. *Dev Dyn* 235: 2603–26012.

29. Grover J, Roughley PJ. 2006. Generation of a transgenic mouse in which Cre recombinase is expressed under control of the type II collagen promoter and doxycycline administration. *Matrix Biol* 25: 158–65.

30. Chen M, Lichtler AC, Sheu TJ, Xie C, Zhang X, O'Keefe RJ, Chen D. 2007. Generation of a transgenic mouse model with chondrocyte-specific and tamoxifen-inducible expression of Cre recombinase. *Genesis* 45: 44–50.

31. Henry SP, Jang CW, Deng JM, Zhang Z, Behringer RR, de Crombrugghe B. 2009. Generation of aggrecan-CreERT2 knockin mice for inducible Cre activity in adult cartilage. *Genesis* 47: 805–814.

32. Rodda SJ, McMahon AP. 2006. Distinct roles for Hedgehog and canonical Wnt signaling in specification, differentiation and maintenance of osteoblast progenitors. *Development* 133: 3231–3244.

33. Kim JE, Nakashima K, de Crombrugghe B. 2004. Transgenic mice expressing a ligand-inducible cre recombinase in osteoblasts and odontoblasts: A new tool to examine physiology and disease of postnatal bone and tooth. *Am J Pathol* 165: 1875–1882.

34. Clausen BE, Burkhardt C, Reith W, Renkawitz R, Forster I. 1999. Conditional gene targeting in macrophages and granulocytes using LysMcre mice. *Transgenic Res* 8: 265–277.

35. Nakamura T, Imai Y, Matsumoto T, Sato S, Takeuchi K, Igarashi K, Harada Y, Azuma Y, Krust A, Yamamoto Y, Nishina H, Takeda S, Takayanagi H, Metzger D, Kanno J, Takaoka K, Martin TJ, Chambon P, Kato S. 2007. Estrogen prevents bone loss via estrogen receptor alpha and induction of Fas ligand in osteoclasts. *Cell* 130: 811–823.

36. Chiu WS, McManus JF, Notini AJ, Cassady AI, Zajac JD, Davey RA. 2004. Transgenic mice that express Cre recombinase in osteoclasts. *Genesis* 39: 178–1785.

37. Meyers EN, Lewandoski M, Martin GR. 1998. An Fgf8 mutant allelic series generated by Cre- and Flp-mediated recombination. *Nat Genet* 18: 136–141.

38. Brown D, Wagner D, Li X, Richardson JA, Olson EN. 1999. Dual role of the basic helix-loop-helix transcription factor scleraxis in mesoderm formation and chondrogenesis during mouse embryogenesis. *Development* 126: 4317–4329.

39. Murchison ND, Price BA, Conner DA, Keene DR, Olson EN, Tabin CJ, Schweitzer R. 2007. Regulation of tendon differentiation by scleraxis distinguishes force-transmitting tendons from muscle-anchoring tendons. *Development* 134: 2697–2708.

40. Huang WY, Aramburu J, Douglas PS, Izumo S. 2000. Transgenic expression of green fluorescence protein can cause dilated cardiomyopathy. *Nat Med* 6: 482–483.

41. Starnes LM, Downey CM, Boyd SK, Jirik FR. 2007. Increased bone mass in male and female mice following tamoxifen administration. *Genesis* 45: 229–35.

42. Soriano P. 1999. Generalized lacZ expression with the ROSA26 Cre reporter strain. *Nat Genet* 21: 70–71.

43. Jiang X, Iseki S, Maxson RE, Sucov HM, Morriss-Kay GM. 2002. Tissue origins and interactions in the mammalian skull vault. *Dev Biol* 241: 106–116.

44. Maes C, Kobayashi T, Selig MK, Torrekens S, Roth SI, Mackem S, Carmeliet G, Kronenberg HM. 2010. Osteoblast precursors, but not mature osteoblasts, move into developing and fractured bones along with invading blood vessels. *Dev Cell* 19: 329–344.

45. Shioi G, Kiyonari H, Abe T, Nakao K, Fujimori T, Jang CW, Huang CC, Akiyama H, Behringer RR, Aizawa S. 2011. A mouse reporter line to conditionally mark nuclei and cell membranes for in vivo live-imaging. *Genesis* 49(7): 570–578.

46. Day TF, Guo X, Garrett-Beal L, Yang Y. 2005. Wnt/beta-catenin signaling in mesenchymal progenitors controls osteoblast and chondrocyte differentiation during vertebrate skeletogenesis. *Dev Cell* 8: 739–750.

47. Monteiro RM, de Sousa Lopes SM, Korchynskyi O, ten Dijke P, Mummery CL. 2004. Spatio-temporal activation of Smad1 and Smad5 in vivo: Monitoring transcriptional activity of Smad proteins. *J Cell Sci* 117: 4653–63.

48. Blank U, Seto ML, Adams DC, Wojchowski DM, Karolak MJ, Oxburgh L. 2008. An in vivo reporter of BMP signaling in organogenesis reveals targets in the developing kidney. *BMC Dev Biol* 8: 86.

49. Blake JA, Bult CJ, Kadin JA, Richardson JE, Eppig JT. 2011. The Mouse Genome Database (MGD): Premier model organism resource for mammalian genomics and genetics. *Nucleic Acids Res* 39: D842–D848.

50. Ringwald M, Iyer V, Mason JC, Stone KR, Tadepally HD, Kadin JA, Bult CJ, Eppig JT, Oakley DJ, Briois S, Stupka E, Maselli V, Smedley D, Liu S, Hansen J, Baldock R, Hicks GG, Skarnes WC. 2011. The IKMC web portal: A central point of entry to data and resources from the International Knockout Mouse Consortium. *Nucleic Acids Res* 39: D849–855.

51. Nagy TR, Krzywanski D, Li J, Meleth S, Desmond R. 2002. Effect of group vs. single housing on phenotypic variance in C57BL/6J mice. *Obes Res* 10: 412–415.

52. Champy MF, Selloum M, Piard L, Zeitler V, Caradec C, Chambon P, Auwerx J. 2004. Mouse functional genomics requires standardization of mouse handling and housing conditions. *Mamm Genome* 15: 768–783.

53. Vu TH, Shipley JM, Bergers G, Berger JE, Helms JA, Hanahan D, Shapiro SD, Senior RM, Werb Z. 1998. MMP-9/gelatinase B is a key regulator of growth plate angiogenesis and apoptosis of hypertrophic chondrocytes. *Cell* 93: 411–422.

# 第9章

# 动物模型：决定骨密度的等位基因

Robert D. Blank

（马应亚 陈 旭 阮培灿 译 张 鹏 王海彬 邓春华 审校）

## 引言

关于小鼠骨骼表型等位基因变异影响的研究有很多，本文无法提供百科全书式的介绍，只能在此做一简短综述，以实例阐明特定方向的研究。该综述将涉及两大领域。第一，小鼠的表型研究；第二，现有数据的大致总结；第三，对未来研究方向进行预测。

重要的是，本文可让不熟悉实验小鼠的读者认识到，在小鼠研究中有许多特殊的遗传资源可以利用。关于这些知识和基因工程小鼠等我已经在之前的综述中向非专业人士回顾了一下[1]，故下面假设读者已经熟悉了经培育的小鼠品系。同样重要的是，我们的重点是已经建立的变异小鼠的品系，而不是对感兴趣的骨骼表型基因敲除或替换的小鼠的快速介绍。虽然这些显然是非常重要的，但已超出了本篇综述的范围。

## 表型

骨生物学家感兴趣的表型大多是"复杂性状"。所谓复杂性状，是指在多种基因和环境条件的综合作用下表现出来的性状。有时复杂性状也是可以定量的，这意味着这些性状还是有值可测的，而不是分类分级的。可以量化这种性状的基因位点被称为数量性状位点（QTL）。性状的这两个属性使他们成为具有吸引力的遗传研究对象。第一，它们是高度可遗传的，或者说，许多性状的变化可以归因于遗传。在人类研究中，该结论可由双胞胎研究和复发率来证实。在小鼠实验中，可由回交、杂交，或分析专门培育的小鼠如重组自交系决定。第二个属性在用于表型分析中是精确的，即具有高重现性的。虽然没有阻碍研究，但不够精确的分析也会使研究变得更加困难。因此，得用更大的样本量来区分基因信号，如噪声存在会降低精度，就是一种"马虎"的表型分析。因为遗传图谱研究需要大量的样品，故而虽不是必需属性，表型分析技术的快捷和技术上的易操作性也是其另一个优点。除了急需探究表型的遗传属性，如何用它来解释生物学问题也同样重要。因此，表型即使难以可靠计量但仍然是值得深入研究的。

骨密度（BMD）：采用外周定量计算机断层扫描（pQCT）演示，当代老鼠骨骼遗传学与近交品系小鼠的体积骨密度明显不同[2]。随后的研究中[3-4]都采用了 pQCT 和双能 X 线骨密度仪（DXA）技术，分别来图示小鼠数量性状位点以测定体积和面积骨密度。

骨小梁结构：显微断层摄影术（micro-CT）技术的改进也使得骨小梁结构检测技术得以发展，原先仅能用组织形态计量学测定，如今可以实现足够高通量的遗传分析进行研究[5]。虽然 micro-CT 分析数百个骨小梁结构标本是可行的，但在实践中这些表型研究还是主要描述基于其他表型的同类系小鼠，因为这些研究需要较小的样本量。

尺寸：小鼠长骨的长度和横截面尺寸已被通过各种各样的方法广泛研究[6-9]。骨的几何测量大大提高了对骨生物力学测试的解读，因此几乎所有的研究包括生物力学表型研究中都涵盖了骨的几何测量。值得注意的是，从骨几何学中所获得的遗传信号的强度通常超过其他的骨测量方法，表现为骨骼尺寸较骨质密度或机械性能与遗传信号有更高的关联性。

力学性能：能够进行力学性能试验是小鼠模型系统的巨大优势之一。力学性能的各个方面已被广泛研究[7, 9-12]。有几种不同的力学性能指标，虽然每个都能成功反映遗传信息学，但具体的遗传分析各不相同。一般情况下，抗屈强度及承受最大负荷或应力这两种骨强度指标的应用最为广泛，相对于位移（或应变）或能量（或刚性）具有更好的可重复性[13]。重要的是，各个力学性能的作用是不同的，且每个都在体内发挥着很重要的功能。

基因表达：相对廉价的芯片让基因组测量信息日渐丰富。这种信息的丰富本身可被认为是一种表型，并定位到基因[14]。当考虑结合多效性的传统表型时，QTL 表达 (eQTL) 可改善对 QTL 相关基因的识别[15]。相较于表型 QTL，eQTL 通常可以解释更多的基因表达中存在的遗传变异，在某些情况下接近 50%。eQTL 令人印象深刻的主要原因可能是，该型被评估的表型——基因表达——致病变种的生理特性比临床或生理表型要更多地保留了下来，从而其适应和反馈的影响都受到了限制。

动态表型：上述所有表型均是在某一时间获得"快照"。另外，也可以当作时间或响应干预的结果，映射出基因改变的特征。在小鼠中，动态表型已经被用于研究过度成熟的 BMD 变化[16]和机械负荷响应模型[17]。

主成分和其他复合表型：以上所考虑的表型并非独立的，因为每部分都与其他至少一个生物学特质存在某些重叠，但试图从每个生物学性质中提取独特的信息是非常有益的。这种方法的难点在于主成分（PC）数据分析[18]。PC 分析将原始表型转换成相同数目的正交 PC，每个定义为原始表型的特定线性组合。虽然 PC 已经被用于研究小鼠骨表型[7, 19]，但有两个重要的局限性：首先，因为它们是算法上直接测得的表型的线性组合，有违直观的生物学解释；其次，因为 PC 依赖于特定的表型研究，不同的调查小组的 PC 不能随便比较。

其他复合表型的遗传学也在研究当中。一个特别有趣的例子是下颌骨的形状[20]。在本研究中使用软件进行分析，将多个解剖位点的位置从相应平均位点位置转换为标准化的距离。该方法可用于构建一个比较形态学差异的数学框架，而不依赖于尺寸大小。

## 现有数据总结

可遗传性：人们早就认识到，近交系小鼠品系具有独特的、可重复的表型；对于体积 BMD[2]、面积 BMD[4]、架构特征[21]、生物力学性能[21-22]的各个方面以及对机械装卸的响应确实如此[23-24]。在小鼠中，所有这些性状都是高度遗传的，是成功地映射负责基因的先决条件。

协变：骨的性状是相互关联的。较大的骨头更强壮，更矿化的骨硬度更大，故面积骨密度取决于骨骼大小和矿化。从而很自然要问，这些在映射中使用的性状是否更"重要"或"有信息量"。几个研究小组研究了骨表型在细节之间的相互关系，结果显示问题没有简单的答案[12, 25-26]。衡量表型的相互依存关系的最简单方法是构造一个相关矩阵，其中包含每个性状与所有其他性状的相关性表列。这些都揭示了一些性状在很大程度上是彼此冗余的，例如，刚度和最大负荷，在很大程度上提供的是重叠的信息。如上所述，这种冗余是用计算机分析的结果。更有趣的是，从生物学的角度看，所观察到的矿物质和长骨横截面大小[12, 26]之间呈负相关关系。这些为骨架力学调控模型提供了有力的支持证据[27-28]。

多效性：多效性是特性基因位点影响多个性状。不出所料，在小鼠实验中发现的许多骨基因和位点均显示出多效性。多效性在研究相同的人口的多性状实验中是最好的。其中的机械和几何表型通常是在单个位点[6, 29]，或在不同的解剖部位的相同的表型[8, 30]。

对数据的一种可能的解释是，如前一节中所讨论，所观察到的多效性反映了特征之间的协方差。这种观点意味着所研究的性状是潜在的，是特殊且无法直接测得的，用现有的评估方法测得的只是近似值，只可以通过现有的分型检测来近似模拟。

另一种解释，大部分的表型和通过的 QTL 所编码的蛋白质之间存在差距，而非集中在大的机械差距上。根据这个理论，骨骼生物学家的主要任务是，通过观察综合生理学水平的差异如何影响骨骼，以填补在特定的级联蛋白的表达或活性。这是一个艰巨的任务，需要隔离多个组织并详细研究蛋白质功能，另外，解剖组织之间差异也影响了整个生物体的生理。

通过片段的差异解释了等位基因变异作为粗略的替代指标对生理多态性的影响，可以通过代偿机制进行缓冲。考虑多态性影响白蛋白转录的活性就是一个简单的例子。预期这种多态性将对白蛋白的 mRNA 有很大影响，但对血清白蛋白浓度的影响较小，甚至对血钙影响较小，对血清磷酸盐的影响可以忽略不计。在这个水平的每一步骤，额外的监管反馈回路都有助于最终的表型的体现。

集群：在确定的近交系小鼠品系杂交中，QTL 占多大的表型变异尚不准确定。识别负责基因的下一个步骤通常是结构嵌套的同源菌株，其中一个供体染色体片段进入受体菌株。通过这种方式，只有很短的基因组区域的表型结果，可以独立于其他 QTL 的遗传贡献的评估。重组或交叉，供体更精确到的染色体 QTL 定位。几次这样的实验研究[30-32]，结果表明供体段包含不是一个，而是与多个 QTL 骨表型紧密相连。基因的物理上的连接有通用的功能，是一种为保持兼容等位基因在一起的进化机制（综述见参考文献 [33]）。这种机制被认为是性染色体的出现的基础，可能控制骨骼。

性别限制：多个研究小组报告说，QTL 只影响男性或女性，或对某一性别具有更显著的影响[9, 32, 34]。这些研究结果的最重要的意义是，QTL 相关的基因参与了包括性激素信号或与性激素信号通路相关的途径。从性别的特异性而产生的额外机械洞察力是一个强大的工具，可用于确定致病基因，或用于研究性激素对骨骼的影响。

位点间的不一致：有一个最重要观点是，尽管一些 QTL 同时影响皮质和骨小梁，但皮质及骨小梁特性遗传基础是不同的[5]。相比之下，长骨的长度 QTL 往往会影响到多个类似位点[8]。这一发现表明，骨皮质和骨松质受到不同程度的生理反馈。一个常见的解释是，骨皮质更加适应监管与机械负荷，而骨小梁更加适应代谢信号。

人类数据的一致性：不仅是基因在物种间序列保守，且其连锁关系也保守。因此才可能发展人类和小鼠的详细比较遗传图谱。如果一个人知道一个基因在一个生物体的位置，那么在其他生物的位置也是已知的。基于这样的认识就可以求证一个物种的基因对骨特性是否也有其他影响。老鼠和人类之间有大量的 BMD 重叠基因[35]。该分析不包括那些尚在研究中的与小鼠 BMD 有关的表型，因为其中大多数都不适用于人类。

老鼠和人类数据在很多方面是互补的。已识别人类数据中某些特定的 DNA 序列变异与 BMD 相关，也许这是它们本身具有的功能意义或是因为它们位于连锁不平衡与功能性变体中。然而，分析仅限于常见的序列变异，与 BMD 相关的罕见变异并没有得到解决。因此，人类的研究考虑的表型变异只有一个非常小的部分。在小鼠中此类研究大约是人类的 5～10 倍，但是其基因位点的定位不及人类精确。此外，在小鼠中的遗传连锁研究中，实验的杂交与人类研究中的情况不同，其中只有一小部分的等位基因被认为是交叉的。其中差异较大部分可能部分归因于遗传差异的表型捕获的不同。另外如上文所述，由于老鼠连锁研究包括基因组的较大部分，还可以包含多个基因。然而，人类和老鼠之间高 QTL 的 BMD 的一致性说明鼠作为遗传学研究骨的生物模型是可以得到验证的。

除上述指标外，要认识到，老鼠并不是一个完美的模型，体型等特性的差异导致人类和小鼠之间的存在较大差别。体型差异的一个明显后果是小鼠骨皮质中无哈弗系统。因此，不能以小鼠为模型研究人类骨骼的结构。

## 未来的方向

除了以小鼠为模型研究人类骨生物学具有一定局限性，小鼠模型的使用还具有重要的遗传限制，这一点也很重要：包括在已经高度近交系动物身上进行的研究，只能研究有限的遗传变异，其遗传解析力大多数仅仅扩大至两三代人的实验交叉。

为了克服这些局限性，持续不断的协同交叉产生鼠源遗传图谱是克服了现有的鼠源遗传限制的遗传作图 [36]。我们的目标是产生一个大的八祖重组近交系。祖细胞被选择性捕获，具有超过 80％ 的目前已知杂交近交系小鼠品系之间的等位基因多样性。从这些菌株产生的 F1 代动物是同源，远交，并具有单倍体，其长度接近那些自然远交群体。这些近交系间的交配组合将可使用足够的不同基因型并应用全基因组关联方法用于人体研究。短单倍体将允许定位重要功能基因变异的短基因组片段。因此，外生性的优点将被保持，且基因分型仅需进行一次，多个动物共享一个共同的基因型，从而具有汇集估计表型的能力。第一次国际协作交叉 RI 株已育成，数百菌株也即将完成培育。未来这些菌株将成为小鼠骨研究的强大资源。

另一种方法为短鼠标育种实验，学习先进的相互杂交作用 [37]。随着每一代的繁殖，有额外的基因交叉、重组的发生。继承祖先染色体片段的长度缩短。出于这个原因，先进的相互杂交系都提高了与 F2 代小鼠相关的基因分辨能力，随着一代又一代的繁殖，基因分辨能力增加。然而，采用先进的互交小鼠的挑战是数据的统计分析需要家族结构，因此比 F2 代或回交实验更难以计算。采用先进的相互杂交，研究骨骼表型的一些工作已经发表 [30]。无疑在未来几年将会增加。

当然，小鼠模型在推进骨遗传学的研究和在未来的效用将取决于创新性实验整合功能、结构和机械元件的能力。小鼠中的遗传工具也将成为研究人员继续学习的新的生物手段，并用于改善人类生活条件。

## 致谢

RDB 衷心感谢来自美国国立卫生研究院基金支持 AR54753。

## 参考文献

1. Blank RD. 2010. Mouse genetics: Breeding strategies and genetic engineering. In: *Up To Date*.Waltham: Wolters Kluwer.
2. Beamer WG, Donahue LR, Rosen CJ, Baylink, DJ. 1996. Genetic variability in adult bone density among inbred strains of mice. *Bone* 18(5): 397–403.
3. Beamer WG, Shultz KL, Churchill GA, Frankel WN, Baylink DJ, Rosen CJ, and Donahue LR. 1999. Quantitative trait loci for bone density in C57BL/6J and CAST/EiJ inbred mice. *Mamm Genome* 10(11): 1043–9.
4. Klein RF, Mitchell SR, Phillips TJ, Belknap JK, Orwoll ES. 1998. Quantitative trait loci affecting peak bone mineral density in mice. *J Bone Miner Res* 13(11): 1648–56.
5. Bouxsein ML, Uchiyama T, Rosen CJ, Shultz KL, Donahue LR, Turner CH, Sen S, Churchill GA, Muller R, Beamer WG. 2004. Mapping quantitative trait loci for vertebral trabecular bone volume fraction and microarchitecture in mice. *J Bone Miner Res* 19(4): 587–99.
6. Volkman SK, Galecki AT, Burke DT, Miller RA, Goldstein SA. 2004. Quantitative trait loci that modulate femoral mechanical properties in a genetically heterogeneous mouse population. *J Bone Miner Res* 19(9): 1497–505.
7. Koller DL, Schriefer J, Sun Q, Shultz KL, Donahue LR, Rosen CJ, Foroud T, Beamer WG, Turner CH. 2003. Genetic effects for femoral biomechanics, structure, and density in C57BL/6J and C3H/HeJ inbred mouse strains. *J Bone Miner Res* 18(10): 1758–65.
8. Kenney-Hunt JP, Wang B, Norgard EA, Fawcett G, Falk D, Pletscher LS, Jarvis JP, Roseman C, Wolf J, Cheverud JM. 2008. Pleiotropic patterns of quantitative trait loci for 70 murine skeletal traits. *Genetics* 178(4): 2275–88.
9. Saless N, Litscher SJ, Lopez Franco GE, Houlihan MJ, Sudhakaran S, Raheem KA, O'Neil TK, Vanderby R, Demant P, Blank RD. 2009. Quantitative trait loci for biomechanical performance and femoral geometry in an intercross of recombinant congenic mice: Restriction of the Bmd7 candidate interval. *FASEB J* 23(7): 2142–54.
10. Li X, Masinde G, Gu W, Wergedal J, Hamilton-Ulland M, Xu S, Mohan S, Baylink DJ. 2002. Chromosomal regions harboring genes for the work to femur failure in mice. *Funct Integr Genomics* 1(6): 367–74.
11. Li X, Masinde G, Gu W, Wergedal J, Mohan S, Baylink DJ. 2002. Genetic dissection of femur breaking strength in a large population (MRL/MpJ x SJL/J) of F2 Mice: Single QTL effects, epistasis, and pleiotropy. *Genomics* 79(5): 734–40.
12. Saless N, Lopez Franco GE, Litscher S, Kattappuram RS, Houlihan MJ, Vanderby R, Demant P, Blank RD. 2010. Linkage mapping of femoral material properties in a reciprocal intercross of HcB-8 and HcB-23 recombinant mouse strains. *Bone* 46(5): 1251–9.
13. Leppanen OV, Sievanen H, Jarvinen TL. 2008. Biomechanical testing in experimental bone interventions—May the power be with you. *J Biomech* 41(8): 1623–31.
14. Cookson W, Liang L, Abecasis G, Moffatt M, Lathrop M. 2009. Mapping complex disease traits with global gene expression. *Nat Rev Genet* 10(3): 184–94.
15. Farber CR, van Nas A, Ghazalpour A, Aten JE, Doss S, Sos B, Schadt EE, Ingram-Drake L, Davis RC, Horvath S, Smith DJ, Drake TA, Lusis AJ. 2009. An integrative genetics approach to identify candidate genes regulating BMD: Combining linkage, gene expression, and association. *J Bone Miner Res* 24(1): 105–16.
16. Szumska D, Benes H, Kang P, Weinstein RS, Jilka RL, Manolagas SC, Shmookler Reis RJ. 2007. A novel locus on the X chromosome regulates post-maturity bone density changes in mice. *Bone* 40(3): 758–66.
17. Kesavan C, Mohan S, Srivastava AK, Kapoor S, Wergedal JE, Yu H, Baylink DJ. 2006. Identification of genetic loci that regulate bone adaptive response to mechanical loading in C57BL/6J and C3H/HeJ mice intercross. *Bone* 39(3): 634–43.

18. Pearson K. On lines and planes of closest fit to systems of points in space. 1901. *Philosophical Magazine* 2: 559–572.

19. Saless N, Litscher SJ, Vanderby R, Demant P, Blank RD. 2011. Linkage mapping of principal components for femoral biomechanical performance in a reciprocal HCB-8 x HCB-23 intercross. *Bone* 48(3): 647–53.

20. Klingenberg CP, Leamy LJ, Cheverud JM. 2004. Integration and modularity of quantitative trait locus effects on geometric shape in the mouse mandible. *Genetics* 166(4): 1909–21.

21. Turner CH, Hsieh YF, Muller R, Bouxsein ML, Baylink DJ, Rosen CJ, Grynpas MD, Donahue LR, Beamer WG. 2000. Genetic regulation of cortical and trabecular bone strength and microstructure in inbred strains of mice. *J Bone Miner Res* 15(6): 1126–31.

22. Jepsen KJ, Pennington DE, Lee YL, Warman M, Nadeau J. 2001. Bone brittleness varies with genetic background in A/J and C57BL/6J inbred mice. *J Bone Miner Res* 16(10): 1854–62.

23. Akhter MP, Cullen DM, Pedersen EA, Kimmel DB, Recker RR. 1998. Bone response to in vivo mechanical loading in two breeds of mice. *Calcif Tissue Int* 63(5): 442–9.

24. Judex S, Donahue LR, Rubin C. 2002. Genetic predisposition to low bone mass is paralleled by an enhanced sensitivity to signals anabolic to the skeleton. *FASEB J* 16(10): 1280–2.

25. Jepsen KJ, Akkus OJ, Majeska RJ, Nadeau JH. 2003. Hierarchical relationship between bone traits and mechanical properties in inbred mice. *Mamm Genome* 14(2): 97–104.

26. Jepsen KJ, Hu B, Tommasini SM, Courtland HW, Price C, Terranova CJ, Nadeau JH. 2007. Genetic randomization reveals functional relationships among morphologic and tissue-quality traits that contribute to bone strength and fragility. *Mamm Genome* 18(6–7): 492–507.

27. Frost HM. 2000. The Utah paradigm of skeletal physiology: An overview of its insights for bone, cartilage and collagenous tissue organs. *J Bone Miner Metab* 18(6): 305–16.

28. Frost HM. 2001. From Wolff's law to the Utah paradigm: Insights about bone physiology and its clinical applications. *Anat Rec* 262(4): 398–419.

29. Volkman SK, Galecki AT, Burke DT, Paczas MR, Moalli MR, Miller RA, Goldstein SA. 2003. Quantitative trait loci for femoral size and shape in a genetically heterogeneous mouse population. *J Bone Miner Res* 18(8): 1497–505.

30. Norgard EA, Jarvis JP, Roseman CC, Maxwell TJ, Kenney-Hunt JP, Samocha KE, Pletscher LS, Wang B, Fawcett GL, Leatherwood CJ, Wolf JB, Cheverud JM. 2009. Replication of long-bone length QTL in the F9-F10 LG,SM advanced intercross. *Mamm Genome* 20(4): 224–35.

31. Beamer WG, Shultz KL, Ackert-Bicknell CL, Horton LG, Delahunty KM, Coombs HF, 3rd, Donahue LR, Canalis E, Rosen CJ. 2007. Genetic dissection of mouse distal chromosome 1 reveals three linked BMD QTLs with sex-dependent regulation of bone phenotypes. *J Bone Miner Res* 22(8): 1187–96.

32. Edderkaoui B, Baylink DJ, Beamer WG, Shultz KL, Wergedal JE, Mohan S. 2007. Genetic regulation of femoral bone mineral density: Complexity of sex effect in chromosome 1 revealed by congenic sublines of mice. *Bone* 41(3): 340–5.

33. Charlesworth B. 2002. The evolution of chromosomal sex determination. *Novartis Found Symp* 244: 207–19; discussion 220–4, 253–7.

34. Orwoll ES, Belknap JK, Klein RF. 2001. Gender specificity in the genetic determinants of peak bone mass. *J Bone Miner Res* 16(11): 1962–71.

35. Ackert-Bicknell CL, Karasik D, Li Q, Smith RV, Hsu YH, Churchill GA, Paigen BJ, Tsaih SW. 2010. Mouse BMD quantitative trait loci show improved concordance with human genome-wide association loci when recalculated on a new, common mouse genetic map. *J Bone Miner Res* 25(8): 1808–20.

36. Churchill GA, Airey DC, Allayee H, Angel JM, Attie AD, Beatty J, Beavis WD, Belknap JK, Bennett B, Berrettini W, Bleich A, Bogue M, Broman KW, Buck KJ, Buckler E, Burmeister M, Chesler EJ, Cheverud JM, Clapcote S, Cook MN, Cox RD, Crabbe JC, Crusio WE, Darvasi A, Deschepper CF, Doerge RW, Farber CR, Forejt J, Gaile D, Garlow SJ, Geiger H, Gershenfeld H, Gordon T, Gu J, Gu W, de Haan G, Hayes NL, Heller C, Himmelbauer H, Hitzemann R, Hunter K, Hsu HC, Iraqi FA, Ivandic B, Jacob HJ, Jansen RC, Jepsen KJ, Johnson DK, Johnson TE, Kempermann G, Kendziorski C, Kotb M, Kooy RF, Llamas B, Lammert F, Lassalle JM, Lowenstein PR, Lu L, Lusis A, Manly KF, Marcucio R, Matthews D, Medrano JF, Miller DR, Mittleman G, Mock BA, Mogil JS, Montagutelli X, Morahan G, Morris DG, Mott R, Nadeau JH, Nagase H, Nowakowski RS, O'Hara BF, Osadchuk AV, Page GP, Paigen B, Paigen K, Palmer AA, Pan HJ, Peltonen-Palotie L, Peirce J, Pomp D, Pravenec M, Prows DR, Qi Z, Reeves RH, Roder J, Rosen GD, Schadt EE, Schalkwyk LC, Seltzer Z, Shimomura K, Shou S, Sillanpaa MJ, Siracusa LD, Snoeck HW, Spearow JL, Svenson K, Tarantino LM, Threadgill D, Toth LA, Valdar W, de Villena FP, Warden C, Whatley S, Williams RW, Wiltshire T, Yi N, Zhang D, Zhang M, Zou F. 2004. The Collaborative Cross, a community resource for the genetic analysis of complex traits. *Nat Genet* 36(11): 1133–7.

37. Darvasi A, Soller M. 1995. Advanced intercross lines, an experimental population for fine genetic mapping. *Genetics* 141(3): 1199–207.

# 第 10 章

# 骨重建的神经调控

Florent Elefteriou • Gerard Karsenty

（曾子全　马应亚　译　王海彬　张　鹏　审校）

## 引言

　　骨重建是骨骼持续不断更新的自我平衡的过程，其中，破骨细胞的破骨作用之后紧接着成骨细胞的重新成骨，从而保持骨量。鉴于这个过程的重要性，这个生理功能是由局部、内分泌以及神经因素控制的也就不足为奇了。本章将详述骨量的中枢调控的基本机制。

## 脂肪驱动的骨量的中枢调控

　　许多观察表明，食物（即能量摄入）与骨量之间以及生殖与骨量之间均存在联系。如肥胖患者免于骨质疏松症的危害，而在性腺功能缺陷后出现典型的骨质疏松症。面对这些和其他的观察，我们猜测在骨量、能量代谢及生殖之间，存在一个实质为内分泌调控的协同调控[1]。由于生殖和体重的调节包含了中枢组成部分，这个假说从一开始就意味着骨重建的中枢调控的存在。此外，由于大部分自我

平衡功能的调节都包括了中枢组成部分，骨重建的自我平衡性质为这个假说添加了概念性的证据。

　　我们的假说通过展示缺乏瘦素小鼠（ob/ob 小鼠，即肥胖小鼠）而得到证实，瘦素是一种脂肪组织源激素，其可以抑制食欲，呈现为能量消耗及骨量增加，并伴随着生殖力的提高[1]。此外，向 ob/ob 小鼠第三脑室内注射瘦素完全修改了它们的骨表型，并且确定了骨量的中枢调控的存在。特别提及这个实验是由于它的遗传特性。实际上，瘦素是重新被引入到那些缺乏它的动物的大脑中。瘦素在这些动物的血液中完全无法检测到，但是它们的高骨量完全被纠正了。由于脑室内注射瘦素完全纠正了 ob/ob 小鼠的高骨量表型，这个实验不仅确定了成骨作用的瘦素依赖性中枢调控，而且显示瘦素在活体内没有其他的成骨调控机制；否则，这个纠正过程将永远无法完成，这点已在基因方面确定。事实上，成骨细胞上缺乏瘦素受体的信号通路的小鼠拥有正常的骨量，而神经元上缺乏这类受体的小鼠却有着高骨量[2]。这项在小鼠身上的最初的发现后不久，在大鼠、

绵羊以及人类身上发现了骨量的中枢调控的存在[1, 3-4]，与这项工作一致的是骨密度的增长和骨折风险的降低与肥胖患者有关已被一个事实阐明，即肥胖是瘦素抵抗的一种状态。

## 骨量中枢调控的解剖、细胞和分子基础

事实上，那种认为骨量是由中枢调控的想法是出人意料的。因此，重要的是确认其可靠的分子基础。在这里要解决的问题是：瘦素在大脑中的何处？连接大脑中的瘦素信号与骨细胞之间的介质是什么？

研究测试了在野生型（WT）小鼠与 ob/ob 小鼠之间，哪些特殊的神经元集群受损，并在脑室注射瘦素之后，确定了下丘脑腹内侧（VMH）神经元是构成骨量中枢调控的一个主要的瘦素敏感中心[5]。破坏 VMH 神经元（即高度表达 ObRb——"瘦素长型受体"）的确重现了 ob/ob 小鼠的高成骨 / 高骨量表型，并且脑室内注射瘦素再也不能挽回 VMH 神经元被破坏的 ob/ob 小鼠的高骨量表型。值得注意的是，VMH 神经元的 ObRb 受体基因特异性消融之后，既不影响骨量也不影响食欲或者生殖力[6]。这些观察表明，瘦素需要完整的 VMH 神经元来实现它对骨骼的功能，但并不受其约束。换言之，瘦素必须在大脑的其他区域中调控神经介质的合成，然后将在下丘脑处起效。

## 脑源性 5- 羟色胺调控骨形成

5- 羟色胺是一种由十二指肠上的肠嗜铬细胞的色氨酸羟化酶 1（Tph1）以及脑干的血清胺神经元中的色氨酸羟化酶 2（Tph2）产生的吲哚胺，不能通过血脑屏障。因此，它实际上是一个具有两种不同的功能特性的分子，其不同功能取决于它的结合点：在肠中制造出来是一种激素，在大脑中制造出来是一种神经递质。除了它众所周知的影响认知功能的作用外，脑源性 5- 羟色胺最近显示出可作为 3 种自我平衡功能的调节者：骨重建、食欲和能量消耗。大脑缺乏 5- 羟色胺的 Tph2-/- 小鼠诱导了低骨量表型，其血清 5- 羟色胺水平没有任何变化，这表明脑源性 5- 羟色胺是骨形成的一种主要的中枢刺激物。脑源性 5- 羟色胺是第一个，也是迄今为止唯一一个调控骨量的神经肽；事实上，所有其他的显示的分子（见下文）能够穿过血脑屏障。

进一步的研究表明，表达 Tph2 的神经元表达 ObRb，而且瘦素显著地降低野生型小鼠的 Tph2 的表达及血清胺神经元的动作电位频率，但在表达 Tph2 的神经元上缺乏 ObRb 的小鼠（ObRbSERT-/- 小鼠）的血清胺神经元中却不是这样。因此，脑干的血清胺神经元上缺乏 ObRb 的 ObRbSERT-/- 小鼠显露出高骨量表型。轴突导向实验显示，在 VMH 和脑干神经元之间存在一个连接，通过对小鼠模型的基因分析，其中 Htr2c——编码 VMH 神经元中最高表达的 5- 羟色胺受体的基因，是缺失的，这表明脑源性 5- 羟色胺通过 Htr2c 基因对 VMH 神经元起到有利于骨量积累的作用[7]。在 VMH 神经元中，脑源性 5- 羟色胺通过钙调蛋白激酶（CaMK）级联过程，包括 CaMKKb 和 CaMKIV，使转录因子 CREB（cAMP 反应元件结合蛋白）磷酸化[8]。综合来看，这些研究证明，为了调控骨量的积累、食欲以及能量消耗，瘦素需要抑制表达 Tph2 的脑干神经元合成和释放 5- 羟色胺。同样确信在数个自我平衡功能里，血清胺神经元环路比之前所认为的发挥了更根本的影响。

## 交感神经系统是大脑瘦素信号的外周介质

下游途径的本质是通过脑干及下丘脑神经元调控远端细胞的生理活动，如成骨细胞及破骨细胞，并且已经通过基因和药理途径确定。早期的一个关于基因节段的关键实验指向了骨量的瘦素中枢调控的一种神经元调节。这个实验是关于异种共生，由通过手术把两只 ob/ob 小鼠的血液循环连接在一起所组成。对其中一只集中注射的一剂瘦素没有穿越血脑屏障。这只小鼠成为实验的对照，问题是：相反的另一只小鼠丢失了骨量吗？实际上并没有，因此指出了瘦素的神经传导作用。这个实验和反射性交感神经营养不良（是一种以局灶性高交感紧张为特征的疾病，与骨量丢失有关）患者的实际情况使我们推测，活动受到瘦素调控的交感神经系统可能是这个神经调控的中介者。对自主神经功能障碍小鼠的分析确认了在大脑和成骨细胞之间存在交感神经的联系。例如，缺乏多巴胺 β 羟化酶（Dbh），该酶催化合成小鼠的去甲肾上腺素（NE），显示出骨量的迟发增长，表明交感神经系统抑制了骨形成[5]。

支持这个结果的是，对小鼠及大鼠使用非选择性 β 肾上腺素受体（AR，肾上腺素受体）阻滞剂普萘洛尔治疗后显示出高骨量，然而小鼠使用非选择性 β 受体激动剂异丙肾上腺素或者选择性 β2 受体激动剂克伦特罗或沙丁胺醇治疗后显示出低骨量[59-12]。更重要的是，全身或在成熟成骨细胞上有选择性地缺乏 β2 肾上腺素能受体基因（Adrβ2，编码 β2 肾上腺素受体的基因）的小鼠，显示出骨形成的增长和骨吸收的降低，从而导致高骨量表型[13-14]。

同样，缺乏腺苷酸环化酶 5（β2 肾上腺素受体信号的下游介质）的小鼠，显示出骨量以及生物力学性能的正向改变[15]。重要的是，脑室内注射瘦素未能减少 β2 肾上腺素受体缺陷小鼠的骨量，不仅证明了交感神经系统（SNS）通过 β2 肾上腺素受体介导骨量的瘦素调控，而且证明了这项功能再也没有其他介质参与[13-14]。

在 β2 肾上腺素受体缺陷小鼠中观察到的成骨细胞数目的增长以及骨形成速率的提高提示自主神经系统抑制成骨细胞的增殖与活动。令人惊奇的是，缺陷小鼠的研究（仅仅在成骨细胞方面）发现生物钟的关键决定因素包括 Per1、Per2 或者 Cry1、Cry2，揭露出在神经末梢的生物钟基因传导成骨细胞增殖方面交感神经系统的作用[16]。这些研究表明成骨细胞表达出来的次级神经末梢生物钟基因通过抑制 G1 细胞周期蛋白的表达及增殖来调节瘦素依赖性交感神经的骨形成抑制作用。进一步的研究发现，成骨细胞的生物钟基因受到 β2 受体信号的控制，揭示瘦素和交感神经信号通过 AP-1 转录因子家族对成骨细胞增殖发挥抵抗和刺激效应[16]。这些结果与已知的骨髓细胞增殖、胶原合成和转化标志物的每日变化一致[17-18]。最近，对成骨细胞特定突变的小鼠的分析表明，CREB 和 cMyc 是介导成骨细胞增殖中 β2 受体激动效应的两个主要转录因子[14]。

虽然破骨细胞表达 β2 肾上腺素能受体[19]，但交感神经系统对破骨细胞分化的影响是间接的，其通过 β2 肾上腺素能受体和刺激核因子 κB 受体活化因子配体（RANKL）的骨诱裂发生因子受体催化剂的表达来由成骨细胞介导[13]。成骨细胞分化中所涉及的转录因子 ATF4[20]，被确认为 β2 肾上腺素能受体信号的目标，β2 肾上腺素能受体激动和直接结合 Rankl 启动子之后，ATF4 被蛋白激酶 A（PKA）磷酸化，从而激活 Rankl 通路的转录[13-14]（图 10.1）。

骨重建中交感神经系统的瘦素依赖性抵抗成骨

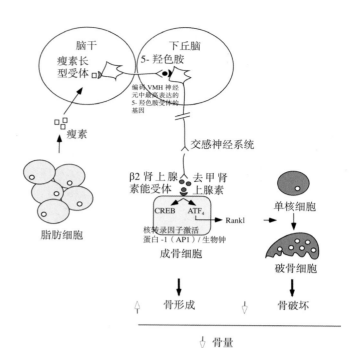

**图 10.1**　骨重建是在脑干及下丘脑血清胺神经元的控制之下。瘦素敏感性神经元（ObRb＋）存在于脑干中，通过下丘脑中枢发出 5- 羟色胺信号，调节传出到骨骼系统的交感神经。交感神经信号释放去甲肾上腺素（NE），通过成骨细胞上的 β2 受体（beta2AR），刺激骨形成和间接抑制骨吸收。这分别是通过控制核转录因子激活蛋白 -1（AP1）/ 生物钟和反应元件结合蛋白（CREB）中的 Rankl 表达以及依赖性 ATF4 等方式发现的。ATF4：β2 肾上腺素能受体信号的目标

功能在小鼠与人类之间是否守恒？把这个问题放到进化的观点中来看，需要重点声明的是小鼠身上没有任何作为激素的分子被认定为是在人类身上失去了其特征。已经确定的是瘦素是一种反向的成人骨密度（BMD）的独立预测指标[21]。同样，大多数有效的回顾性研究表明，在大鼠和小鼠的数据中，β 受体阻滞剂对骨折风险的保护作用是一致的[22-26]。然而，有些报告并没有发现 β 受体阻滞剂使用者和骨折风险之间任何显著的关系[27-28]。因此，需要长期的前瞻性随机对照研究来明确解释潜在的 β 受体阻滞剂对人类骨折风险的保护效应。另一个问题在于涉及交感神经信号的调节性内源性机制是否在已知的病理性骨病中扮演角色。交感神经激活的情况，如衰老、慢性压力和严重抑郁等，在这些条件下，可能有助于观察骨量的变化[29-34]。成骨细胞对交感神经信号的反应可能也与这样的条件相关，如所提出的糖皮质激素对 β2 受体信号的刺激效应[35]。

## 可卡因 - 苯丙胺调节转录肽是骨量的瘦素调控介质

基于基因筛选的一种方法表达为瘦素调控，但并不调控食欲或生殖力，发现了 Cart（可卡因 - 苯丙胺调节转录肽基因）介导瘦素的骨吸收抑制[13]。可卡因 - 苯丙胺调节转录肽（CART）是一种在中枢神经系统里广泛表达的神经肽，包括下丘脑神经元及胰腺等外周组织[36]。CART 在骨重建及下丘脑调控中的本质和重要性是由以下丘脑低或高 CART 表达以及有效的骨表型为特征的动物模型所支持的。在这些小鼠中观测到 ob/ob 小鼠中的低 Cart 表达伴随着骨吸收增强；反之，肥胖小鼠和下丘脑瘦素最低浓度 Mc4r（黑素细胞皮质激素受体）缺陷的小鼠的增强的下丘脑 Cart 表达与它们的低骨破坏和高骨量相关[13]。此外，Mc4r 缺陷小鼠中缺乏的 Cart 复制纠正了它们的骨吸收表型，这表明，Mc4r 缺陷小鼠 Cart 水平的增长引起了它们的高骨量表型[37]。血清 Cart 浓度的增长在引起了高骨量的同时，纠正了 Cart[-/-] 小鼠的低骨量，这个观察表明，CART 是作为一个循环的分子来调控骨重建的，而不是作为一个中枢神经肽。无论其作用方式如何，这个 CART 调控骨吸收的可控循环在人类身上是存在的，作为缺乏 MC4R 的个体，血清 CART 水平增加并增加骨密度，与降低骨吸收有关[13, 37-38]。CART 在骨吸收中活动的分子模式尚未明确。

## 自主神经系统调控骨重建的双重形式

交感神经系统（SNS）在骨重建的调控中起到至关重要的角色，提出了关于另一方面的副交感神经系统（PNS）在其中可能担当的角色问题，在此文中可能会存在。PNS 使用的主要神经递质最终是乙酰胆碱，可结合 5 种毒蕈碱样乙酰胆碱受体（M 受体）。在已经检测出的 4 种受体之中，显示 M3 受体（M3R）是唯一影响骨重建的毒蕈碱样乙酰胆碱受体亚型[39]。M3R-/- 小鼠确实展现出低骨量表型，并伴随着与交感神经系统活动增强小鼠身上观察到的细胞改变相似的细胞改变。与中枢神经相比，骨细胞中该受体的弱表达引出了如下假说，即中枢神经系统里的 M3R 信号调控骨重建，该假说已经通过运用特异性灭活 M3R-/- 的神经元和成骨细胞而确认了。此外，双重突变型小鼠品系的研究还缺乏一份

Adrβ2 和 M3R 的样本来支持这个凭借，M3R 通过减少交感神经活动来实现这个功能的模型。这些观察拓展了自主神经系统在骨重建调控中的重要性，以及提示副交感神经系统在交感神经系统上作为一个突破口，以一个与其他器官相类似的方式来抑制它对骨重建的抗成骨影响。

## 不断增多的骨基因神经肽名单

神经肽 Y（NPY）是一个在下丘脑的众所周知的瘦素靶点，有可能通过至少 5 个 Y 受体（Y1、Y2、Y4、Y5 和 Y6）起效，在中枢神经系统和外围有不同的分布。所有这些受体在下丘脑和几个其他应对配体中表达，包括多肽 YY 和胰多肽（PP）。NPY 的强表达存在于下丘脑区域，NPY 纤维从弓状核突出。在下丘脑 NPY 含量高的 ob/ob 小鼠里显示 NPY 表达被瘦素抑制。但是，脑室内注入外源性 NPY 调控会诱导骨丢失，表明瘦素和 NPY 在骨形成调控中不会互相对抗对方的功能，好像如同它们在体重的控制上所做的一样[40-41]。

为了支持 NPY 受体信号在骨重建调控中的作用，Y2 受体缺陷小鼠（Y2[-/-]mice）显示出骨松质量的增长，并且可模拟下丘脑 Y2 受体特定缺失的表型，这表明下丘脑中的 Y2 信号抑制骨形成[42-43]。有趣的是，Y2 和 Y4 受体同时失活与仅仅 Y2 失活相比，会导致骨量进一步增长，伴随血清中瘦素水平降低，这提示 Y4 对于瘦素缺陷的 Y2[-/-] 骨表型介导了附加效应[44]。从而，Y2 受体信号通过下丘脑传导，明显调节骨形成的骨重建过程。NPY 和 Y1 受体在骨细胞中表达，Y1R 的缺失促进间充质祖细胞的分化，也促进成熟成骨细胞的活动，构成一个高骨量表型可能的机制，这在 Y1R-/- 小鼠中表现明显[41, 45-46]。因此 NPY 可能起到一个中央神经递质和一个骨内的外周自分泌 / 旁分泌因子的作用。

神经肽 U（NMU）是可能参与骨重建调控的瘦素调控所表达的另一种神经肽。NMU 在下丘脑神经元及小肠中表达，其功能包括调节食欲和交感神经活化作用，通过 NMU 缺陷小鼠的肥胖得到证明[48]。这些小鼠由于骨形成增加而表现为一种高骨量表型[49]。NMU 受体、NMU1R 和 NMU2R，实际上在骨中并未检测出来，在体外 NMU 对成骨细胞分化的处理效果的缺乏，下丘脑神经元中 NMU2R 的表达，以及更重要的是，对 NMU 缺陷小鼠的脑

室内注射 NMU 对高骨量的纠正效果，共同证明了 NMU 通过中枢转导来调控骨重建脑室内注射 NMU 能够减少瘦素缺陷小鼠的高骨量，这表明 NMU 是处于瘦素下游来调控骨形成。最有趣的是，NMU 缺陷小鼠对瘦素的抗成骨效应和肾上腺素能激动剂有抵抗作用此外，在脑室内注射瘦素治疗后 NMU 缺陷小鼠的成骨细胞数量反而增加了，如同生物钟缺陷小鼠里观察到的那样，这表明成骨细胞中 NMU 调控了生物钟基因的功能（见后文）。这一假说的支持点是，与野生型小鼠骨骼相比，NMU 缺陷小鼠的骨骼中 Per 基因的表达被抑制。

内源性大麻素系统同样参与了中枢及外周调控骨重建途径。大麻素 1 型受体（CB1），通常因其参与治疗精神疾病、镇痛剂、促进食欲作用而闻名，其在中枢神经系统和副交感神经系统中表达，然而 CB2 受体大多在外周表达。主要的内源性 CB1 和 CB2 配体是 N- 花生四烯酸氨基乙醇（AEA 或者叫大麻素）和 2- 花生四烯酸甘油（2-AG）。有趣的是，瘦素能负面调控 2-AG 水平和骨量，而创伤性脑损伤能增加骨形成和中枢 2-AG 产物。这些观察和外周神经 CB1 信号抑制 NE 的释放[50]的事实导致几种评价大麻素系统对骨重建的贡献，并对 Cb1 或 Cb2 缺陷的基因突变小鼠进行了分析。Cb1 缺陷小鼠显示出依赖于环境的品系差异的骨表型[51-53]，这表明事实上内源性大麻素系统有助于骨重建的调控。2-AG 对 CB1 的接头前刺激和交感神经释放的 NE 的紧张性抑制提出了对交感神经系统的抗成骨效应的抑制，并且有助于创伤性脑损伤的骨诱导效应[54]。另外，CB2 受体和骨细胞（包括成骨细胞）生成的内源性大麻素，对于骨形成有刺激作用[55-57]。重要的是，CNR2 的多态性是骨质疏松症重要的遗传危险因素[58]，CB2 的外周表达和非作用于神经系统的 CB2 激动剂与其受体结合的有效性一样，成为了抗骨质疏松的靶点[59]。

一氧化氮合酶中的内皮型一氧化氮合酶（eNOS）和诱导型一氧化氮合酶（iNOS）亚型之间形成对比的是它们在骨细胞中的表达[60]，一氧化氮合酶（nNOS）的神经元形式在正常条件下不在骨细胞中表达[61]，但在 CNS 中高表达。这个观察以及 nNOS 缺陷小鼠的高骨量表型表明，中枢 NO 信号可能也通过中枢机制调控骨量[62]，虽然这依然缺乏直接证据。

## 感觉神经的作用如何？

尽管感觉型神经肽在骨骼中表达丰富[63-66]，这些神经与骨重建的相关性很少能够很好地定义。但是，一些研究支持感觉神经在此过程中起到了贡献。首先，家族性自主神经异常是一种常染色体隐性遗传病，患者患有无髓鞘的感觉神经元丢失、骨密度减少，以及频繁的骨折[67]；其次，由辣椒素诱导的大鼠骨丢失引起无髓鞘的感觉神经轴突的破坏，连同肽物质和 cGRP（降钙素基因相关肽）的表达减少。最后，体内外的研究都得出了这样的结论，cGRP 是一种同化因子，作用于成骨细胞，刺激其增殖和功能[70-71]。体外数据同样表明，cGRP 可能通过干扰 RANKL 活动从而参与调节交感神经系统的蛋白质重吸收效应[19]。

## 展望

这项正在发展的团体工作的意义是什么？首先，也是最明显的，考虑到瘦素和 5- 羟色胺表现出强有力的影响，可能还有新的骨量的全身调控物需要发现；其次，自从交感神经紧张对骨重建的两个方面表现出相反的影响之后，骨形成和骨吸收被认为总是通过相同方向调节的想法是错误的；第三，治疗上的本质意义是可能可以利用交感神经紧张对骨量的控制来为临床目的服务的。

## 参考文献

1. Ducy P, Amling M, Takeda S, Priemel M, Schilling AF, Beil FT, Shen J, Vinson C, Rueger JM, Karsenty G. 2000. Leptin inhibits bone formation through a hypothalamic relay: A central control of bone mass. *Cell* 100(2): 197–207.
2. Shi Y, Yadav VK, Suda N, Liu XS, Guo XE, Myers MG Jr, Karsenty G. 2008. Dissociation of the neuronal regulation of bone mass and energy metabolism by leptin in vivo. *Proc Natl Acad Sci U S A* 105(51): 20529–33.
3. Guidobono F, Pagani F, Sibilia V, Netti C, Lattuada N, Rapetti D, Mrak E, Villa I, Cavani F, Bertoni L, Palumbo C, Ferretti M, Marotti G, Rubinacci A. 2006. Different skeletal regional response to continuous brain infusion of leptin in the rat. *Peptides* 27(6): 1426–33.
4. Pogoda P, Egermann M, Schnell JC, Priemel M, Schilling AF, Alini M, Schinke T, Rueger JM, Schneider E, Clarke I, Amling M. 2006. Leptin inhibits bone formation not only in rodents, but also in sheep. *J Bone Miner Res*

21(10): 1591–9.

5. Takeda S, Elefteriou F, Levasseur R, Liu X, Zhao L, Parker KL, Armstrong D, Ducy P, Karsenty G. 2002. Leptin regulates bone formation via the sympathetic nervous system. *Cell* 111(3): 305–17.

6. Balthasar N, Coppari R, McMinn J, Liu SM, Lee CE, Tang V, Kenny CD, McGovern RA, Chua SC Jr, Elmquist JK, Lowell BB. 2004. Leptin receptor signaling in POMC neurons is required for normal body weight homeostasis. *Neuron* 42(6): 983–91.

7. Yadav VK, Oury F, Suda N, Liu ZW, Gao XB, Confavreux C, Klemenhagen KC, Tanaka KF, Gingrich JA, Guo XE, Tecott LH, Mann JJ, Hen R, Horvath TL, Karsenty G. 2009. A serotonin-dependent mechanism explains the leptin regulation of bone mass, appetite, and energy expenditure. *Cell* 138(5): 976–89.

8. Oury F, Yadav VK, Wang Y, Zhou B, Liu XS, Guo XE, Tecott LH, Schutz G, Means AR, Karsenty G. 2010. CREB mediates brain serotonin regulation of bone mass through its expression in ventromedial hypothalamic neurons. *Genes Dev* 24(20): 2330–42.

9. Bonnet N, Brunet-Imbault B, Arlettaz A, Horcajada MN, Collomp K, Benhamou CL, Courteix D. 2005. Alteration of trabecular bone under chronic beta2 agonists treatment. *Med Sci Sports Exerc* 37(9): 1493–501.

10. Bonnet N, Laroche N, Vico L, Dolleans E, Benhamou CL, Courteix D. 2006. Dose effects of propranolol on cancellous and cortical bone in ovariectomized adult rats. *J Pharmacol Exp Ther* 318(3): 1118–27.

11. Bonnet N, Benhamou CL, Malaval L, Goncalves C, Vico L, Eder V, Pichon C, Courteix D. 2008. Low dose beta-blocker prevents ovariectomy-induced bone loss in rats without affecting heart functions. *J Cell Physiol* 217(3): 819–27.

12. Sato T, Arai M, Goto S, Togari A. 2010. Effects of propranolol on bone metabolism in spontaneously hypertensive rats. *J Pharmacol Exp Ther* 334(1): 99–105.

13. Elefteriou F, Ahn JD, Takeda S, Starbuck M, Yang X, Liu X, Kondo H, Richards WG, Bannon TW, Noda M, Clement K, Vaisse C, Karsenty G. 2005. Leptin regulation of bone resorption by the sympathetic nervous system and CART. *Nature* 434(7032): 514–20.

14. Kajimura D, Hinoi E, Ferron M, Kode A, Riley KJ, Zhou B, Guo XE, Karsenty G. 2011. Genetic determination of the cellular basis of the sympathetic regulation of bone mass accrual. *J Exp Med* 208(4): 841–51.

15. Yan L, Vatner DE, O'Connor JP, Ivessa A, Ge H, Chen W, Hirotani S, Ishikawa Y, Sadoshima J, Vatner SF. 2007. Type 5 adenylyl cyclase disruption increases longevity and protects against stress. *Cell* 130(2): 247–58.

16. Fu L, Patel MS, Bradley A, Wagner EF, Karsenty G. 2005. The molecular clock mediates leptin-regulated bone formation. *Cell* 122(5): 803–15.

17. Simmons DJ, Nichols G Jr. 1966. Diurnal periodicity in the metabolic activity of bone tissue. *Am J Physiol* 210(2): 411–8.

18. Gundberg CM, Markowitz ME, Mizruchi M, Rosen JF. 1985. Osteocalcin in human serum: A circadian rhythm. *J Clin Endocrinol Metab* 60(4): 736–9.

19. Arai M, Nagasawa T, Koshihara Y, Yamamoto S, Togari A. 2003. Effects of beta-adrenergic agonists on bone-resorbing activity in human osteoclast-like cells. *Biochim Biophys Acta* 1640(2–3): 137–42.

20. Yang X, Matsuda K, Bialek P, Jacquot S, Masuoka HC, Schinke T, Li L, Brancorsini S, Sassone-Corsi P, Townes TM, Hanauer A, Karsenty G. 2004. ATF4 is a substrate of RSK2 and an essential regulator of osteoblast biology; implication for Coffin-Lowry Syndrome. *Cell* 117(3): 387–98.

21. Lorentzon M, Landin K, Mellstrom D, Ohlsson C. 2006. Leptin is a negative independent predictor of areal BMD and cortical bone size in young adult Swedish men. *J Bone Miner Res* 21(12): 1871–8.

22. Pasco JA, Henry MJ, Sanders KM, Kotowicz MA, Seeman E, Nicholson GC. 2004. Beta-adrenergic blockers reduce the risk of fracture partly by increasing bone mineral density: Geelong Osteoporosis Study. *J Bone Miner Res* 19(1): 19–24.

23. Schlienger RG, Kraenzlin ME, Jick SS, Meier CR. 2004. Use of beta-blockers and risk of fractures. *JAMA* 292(11): 1326–32.

24. Rejnmark L, Vestergaard P, Kassem M, Christoffersen BR, Kolthoff N, Brixen K, Mosekilde L. 2004. Fracture risk in perimenopausal women treated with beta-blockers. *Calcif Tissue Int* 75(5): 365–72.

25. Wiens M, Etminan M, Gill SS, Takkouche B. 2006. Effects of antihypertensive drug treatments on fracture outcomes: A meta-analysis of observational studies. *J Intern Med* 260(4): 350–62.

26. Rejnmark L, Vestergaard P, Mosekilde L. 2006. Treatment with beta-blockers, ACE inhibitors, and calcium-channel blockers is associated with a reduced fracture risk: A nationwide case-control study. *J Hypertens* 24(3): 581–9.

27. Reid IR, Gamble GD, Grey AB, Black DM, Ensrud KE, Browner WS, Bauer DC. beta-Blocker use, BMD, and fractures in the study of osteoporotic fractures. 2005. *J Bone Miner Res* 20(4): 613–8.

28. Levasseur R, Marcelli C, Sabatier JP, Dargent-Molina P, Breart G. 2005. Beta-blocker use, bone mineral density, and fracture risk in older women: Results from the Epidemiologie de l'Osteoporose prospective study. *J Am Geriatr Soc* 53(3): 550–2.

29. Schweiger U, Deuschle M, Korner A, Lammers CH, Schmider J, Gotthardt U, Holsboer F, Heuser I. 1994. Low lumbar bone mineral density in patients with major depression. *Am J Psychiatry* 151(11): 1691–3.

30. Michelson D, Stratakis C, Hill L, Reynolds J, Galliven E, Chrousos G, Gold P. 1996. Bone mineral density in women with depression. *N Engl J Med* 335(16): 1176–81.

31. Cizza G, Ravn P, Chrousos GP, Gold PW. 2001. Depression: A major, unrecognized risk factor for osteoporosis? *Trends Endocrinol Metab* 12(5): 198–203.

32. Yirmiya R, Goshen I, Bajayo A, Kreisel T, Feldman S, Tam J, Trembovler V, Csernus V, Shohami E, Bab I. 2006. Depression induces bone loss through stimulation of the sympathetic nervous system. *Proc Natl Acad Sci U S A* 103(45): 16876–81.

33. Diem SJ, Blackwell TL, Stone KL, Yaffe K, Haney EM, Bliziotes MM, Ensrud KE. 2007. Use of antidepressants and rates of hip bone loss in older women: The study of osteoporotic fractures. *Arch Intern Med* 167(12): 1240–5.

34. Eskandari F, Martinez PE, Torvik S, Phillips TM, Sternberg EM, Mistry S, Ronsaville D, Wesley R, Toomey C, Sebring NG, Reynolds JC, Blackman MR, Calis KA, Gold PW, Cizza G. 2007. Low bone mass in premenopausal women with depression. *Arch Intern Med* 167(21): 2329–36.

35. Ma Y, Nyman JS, Tao H, Moss HH, Yang X, Elefteriou F. 2011. β2-Adrenergic receptor signaling in osteoblasts contributes to the catabolic effect of glucocorticoids on bone. *J Biol Chem* 152(4): 1412–22.

36. Kristensen P, Judge ME, Thim L, Ribel U, Christjansen KN, Wulff BS, Clausen JT, Jensen PB, Madsen OD, Vrang N, Larsen PJ, Hastrup S. 1998. Hypothalamic CART is a new anorectic peptide regulated by leptin. *Nature* 393(6680): 72–6.

37. Ahn JD, Dubern B, Lubrano-Berthelier C, Clement K, Karsenty G. 2006. Cart overexpression is the only identifiable cause of high bone mass in melanocortin 4 receptor deficiency. *Endocrinology* 147(7): 3196–202.

38. Orwoll B, Bouxsein ML, Marks DL, Cone RD, Klein RF, editors. Increased bone mass and strength in melanocortin-4 receptor-deficient mice. 2004. ORS/AAOS Poster Presentation. 71st Annual Meeting of the AAOS, March 2004, San Francisco, CA.

39. Shi Y, Oury F, Yadav VK, Wess J, Liu XS, Guo XE, Murshed M, Karsenty G. 2010. Signaling through the M(3) muscarinic receptor favors bone mass accrual by decreasing sympathetic activity. *Cell Metab* 11(3): 231–8.

40. Elefteriou F, Takeda S, Liu X, Armstrong D, Karsenty G. 2003. Monosodium glutamate-sensitive hypothalamic neurons contribute to the control of bone mass. *Endocrinology* 144(9): 3842–7.

41. Baldock PA, Lee NJ, Driessler F, Lin S, Allison S, Stehrer B, Lin EJ, Zhang L, Enriquez RF, Wong IP, McDonald MM, During M, Pierroz DD, Slack K, Shi YC, Yulyaningsih E, Aljanova A, Little DG, Ferrari SL, Sainsbury A, Eisman JA, Herzog H. 2009. Neuropeptide Y knockout mice reveal a central role of NPY in the coordination of bone mass to body weight. *PLoS One* 4(12): e8415.

42. Baldock PA, Sainsbury A, Couzens M, Enriquez RF, Thomas GP, Gardiner EM, Herzog H. 2002. Hypothalamic Y2 receptors regulate bone formation. *J Clin Invest* 109(7): 915–21.

43. Shi YC, Lin S, Wong IP, Baldock PA, Aljanova A, Enriquez RF, Castillo L, Mitchell NF, Ye JM, Zhang L, Macia L, Yulyaningsih E, Nguyen AD, Riepler SJ, Herzog H, Sainsbury A. 2010. NPY neuron-specific Y2 receptors regulate adipose tissue and trabecular bone but not cortical bone homeostasis in mice. *PLoS One* 5(6): e11361.

44. Sainsbury A, Baldock PA, Schwarzer C, Ueno N, Enriquez RF, Couzens M, Inui A, Herzog H, Gardiner EM. 2003. Synergistic effects of Y2 and Y4 receptors on adiposity and bone mass revealed in double knockout mice. *Mol Cell Biol* 23(15): 5225–33.

45. Baldock PA, Allison SJ, Lundberg P, Lee NJ, Slack K, Lin EJ, Enriquez RF, McDonald MM, Zhang L, During MJ, Little DG, Eisman JA, Gardiner EM, Yulyaningsih E, Lin S, Sainsbury A, Herzog H. 2007. Novel role of Y1 receptors in the coordinated regulation of bone and energy homeostasis. *J Biol Chem* 282(26): 19092–102.

46. Lee NJ, Doyle KL, Sainsbury A, Enriquez RF, Hort YJ, Riepler SJ, Baldock PA, Herzog H. 2010. Critical role for Y1 receptors in mesenchymal progenitor cell differentiation and osteoblast activity. *J Bone Miner Res* 25(8): 1736–47.

47. Brighton PJ, Szekeres PG, Willars GB. 2004. Neuromedin U and its receptors: Structure, function, and physiological roles. *Pharmacol Rev* 56(2): 231–48.

48. Hanada R, Teranishi H, Pearson JT, Kurokawa M, Hosoda H, Fukushima N, Fukue Y, Serino R, Fujihara H, Ueta Y, Ikawa M, Okabe M, Murakami N, Shirai M, Yoshimatsu H, Kangawa K, Kojima M. 2004. Neuromedin U has a novel anorexigenic effect independent of the leptin signaling pathway. *Nat Med* 10(10): 1067–73.

49. Sato S, Hanada R, Kimura A, Abe T, Matsumoto T, Iwasaki M, Inose H, Ida T, Mieda M, Takeuchi Y, Fukumoto S, Fujita T, Kato S, Kangawa K, Kojima M, Shinomiya K, Takeda S. 2007. Central control of bone remodeling by neuromedin U. *Nat Med* 13(10): 1234–40.

50. Ishac EJ, Jiang L, Lake KD, Varga K, Abood ME, Kunos G. 1996. Inhibition of exocytotic noradrenaline release by presynaptic cannabinoid CB1 receptors on peripheral sympathetic nerves. *Br J Pharmacol* 118(8): 2023–8.

51. Tam J, Ofek O, Fride E, Ledent C, Gabet Y, Muller R, Zimmer A, Mackie K, Mechoulam R, Shohami E, Bab I. 2006. Involvement of neuronal cannabinoid receptor CB1 in regulation of bone mass and bone remodeling. *Mol Pharmacol* 70(3): 786–92.

52. Idris AI, van't Hof RJ, Greig IR, Ridge SA, Baker D, Ross RA, Ralston SH. 2005. Regulation of bone mass, bone loss and osteoclast activity by cannabinoid receptors. *Nat Med* 11(7): 774–9.

53. Idris AI, Sophocleous A, Landao-Bassonga E, Canals M, Milligan G, Baker D, van't Hof RJ, Ralston SH. 2009. Cannabinoid receptor type 1 protects against age-related osteoporosis by regulating osteoblast and adipocyte differentiation in marrow stromal cells. *Cell Metab* 10(2): 139–47.

54. Tam J, Trembovler V, Di Marzo V, Petrosino S, Leo G, Alexandrovich A, Regev E, Casap N, Shteyer A, Ledent C, Karsak M, Zimmer A, Mechoulam R, Yirmiya R, Shohami E, Bab I. 2008. The cannabinoid CB1 receptor regulates bone formation by modulating adrenergic signaling. *FASEB J* 22(1): 285–94.

55. Ofek O, Karsak M, Leclerc N, Fogel M, Frenkel B, Wright K, Tam J, Attar-Namdar M, Kram V, Shohami E, Mechoulam R, Zimmer A, Bab I. 2006. Peripheral cannabinoid receptor, CB2, regulates bone mass. *Proc Natl Acad Sci U S A* 103(3): 696–701.

56. Sophocleous A, Landao-Bassonga E, Van't Hof RJ, Idris AI, Ralston SH. 2011. The type 2 cannabinoid receptor regulates bone mass and ovariectomy-induced bone loss by affecting osteoblast differentiation and bone formation. *Endocrinology* 152(6): 2141–9.

57. Ofek O, Attar-Namdar M, Kram V, Dvir-Ginzberg M, Mechoulam R, Zimmer A, Frenkel B, Shohami E, Bab I. 2011. CB2 cannabinoid receptor targets mitogenic Gi protein-cyclin D1 axis in osteoblasts. *J Bone Miner Res* 26(2): 308–16.

58. Karsak M, Cohen-Solal M, Freudenberg J, Ostertag A, Morieux C, Kornak U, Essig J, Erxlebe E, Bab I, Kubisch C, de Vernejoul MC, Zimmer A. 2005. Cannabinoid receptor type 2 gene is associated with human osteoporosis. *Hum Mol Genet* 14(22): 3389–96.

59. Bab I, Zimmer A, Melamed E. 2009. Cannabinoids and the skeleton: From marijuana to reversal of bone loss. *Ann Med* 41(8): 560–7.

60. van't Hof RJ, Ralston SH. 2001. Nitric oxide and bone. *Immunology* 103(3): 255–61.

61. Helfrich MH, Evans DE, Grabowski PS, Pollock JS, Ohshima H, Ralston SH. 1997. Expression of nitric oxide synthase isoforms in bone and bone cell cultures. *J Bone Miner Res* 12(7): 1108–15.

62. van't Hof RJ, Macphee J, Libouban H, Helfrich MH, Ralston SH. 2004. Regulation of bone mass and bone turnover by neuronal nitric oxide synthase. *Endocrinology* 145(11): 5068–74.

63. Bjurholm A, Kreicbergs A, Brodin E, Schultzberg M. 1988. Substance P- and CGRP-immunoreactive nerves in bone. *Peptides* 9(1): 165–71.

64. Bjurholm A. 1991. Neuroendocrine peptides in bone. *Int Orthop* 15(4): 325–9.

65. Hill EL, Elde R. 1991. Distribution of CGRP-, VIP-, D beta H-, SP-, and NPY-immunoreactive nerves in the periosteum of the rat. *Cell Tissue Res* 264(3): 469–80.

66. Hukkanen M, Konttinen YT, Rees RG, Gibson SJ, Santavirta S, Polak JM. 1992. Innervation of bone from healthy and arthritic rats by substance P and calcitonin gene related peptide containing sensory fibers. *J Rheumatol* 19(8): 1252–9.

67. Maayan C, Bar-On E, Foldes AJ, Gesundheit B, Pollak RD. 2002. Bone mineral density and metabolism in familial dysautonomia. *Osteoporos Int* 13(5): 429–33.

68. Offley SC, Guo TZ, Wei T, Clark JD, Vogel H, Lindsey DP, Jacobs CR, Yao W, Lane NE, Kingery WS. 2005. Capsaicin-sensitive sensory neurons contribute to the maintenance of trabecular bone integrity. *J Bone Miner Res* 20(2): 257–67.

69. Ding Y, Arai M, Kondo H, Togari A. 2010. Effects of capsaicin-induced sensory denervation on bone metabolism in adult rats. *Bone* 46(6): 1591–6.

70. Ballica R, Valentijn K, Khachatryan A, Guerder S, Kapadia S, Gundberg C, Gilligan J, Flavell RA, Vignery A. 1999. Targeted expression of calcitonin gene-related peptide to osteoblasts increases bone density in mice. *J Bone Miner Res* 14(7): 1067–74.

71. Schinke T, Liese S, Priemel M, Haberland M, Schilling AF, Catala-Lehnen P, Blicharski D, Rueger JM, Gagel RF, Emeson RB, Amling M. 2004. Decreased bone formation and osteopenia in mice lacking alpha-calcitonin gene-related peptide. *J Bone Miner Res* 19(12): 2049–56.

# 第 11 章

# 骨 骼 愈 合

Michael J. Zuscik

（何建东　汪　洁 译　王海彬　张　鹏 审校）

骨骼修复的过程实质上是为了解决以下问题：① 骨科创伤引起的骨离断；② 通过制造骨创伤，以诱导修复反应为目的的外科手术或治疗。人们研究治疗策略以加强纤维骨不连、骨缺损及其他损伤的愈合，受此推动，在人类及动物模型上探索细胞及分子基础的这个愈合过程一直是过去 20 年的研究热点。临床上，联合、失败或延迟愈合已占全部骨折患者的 10%[1-2]，并可能导致一系列情况，如粉碎骨折、不适当固定、感染、肿胀、低氧 / 血液供应不足、代谢紊乱及其他慢性疾病[3]。总之，通过研究，人们已经对愈合所需的炎症、细胞及组织过程的分子和基因控制有了大体的了解，这些研究是建立在保守的跨物种研究基础上的，其骨骼元素并无差别。本章简要论述了目前人们对细胞和分子水平上的骨骼愈合过程的认识，并讨论了一些复杂愈合的关键情况，以及关于在临床发展和开放上加强骨不连的修复及促进愈合的治疗方式的总结。

## 骨骼愈合过程

细胞对愈合组织的贡献：骨骼愈合需要多种不同类型细胞的协调活动，包括炎症细胞、软骨及骨原细胞、软骨细胞、成骨细胞及破骨细胞。愈合过程在不同的脊椎动物中都是相似的，除了在愈合速度上人类会比较低等的动物 / 啮齿类快一些。因此，图 11.1 呈现了骨折愈合阶段修复组织的独特形态，为愈合过程的描述提供了一个大体基准。这个过程在骨折后立刻开始，通常包括膜内骨化和软骨内骨化[4-6]。创伤导致的骨折一开始会在损伤部位导致出血及血肿。血肿相关细胞因子包括肿瘤坏死因子 -α（TNF-α）和白细胞介素（IL）-1、-6、-11 及 -18[5]，两者导致炎症细胞在骨折部位的聚集和浸润，创造出炎症环境及关键的间充质干细胞（MSC）群的第二次聚集。这些 MSC 可以来自不同的地方，包括骨髓[7-8]、肌肉[9-10]、骨膜[11-12] 或体循环[13-14]。关于哪些是启动修复最关键的细胞群，目前有很多争论，数据显示一个关键的参与者是通过进入成骨或软骨分化系来应答炎症反应的骨膜祖细胞[12]。软骨内骨化总是在最靠近氧张力低及血管断裂的骨折处发生。另外，膜内化骨则总是发生在血管完整、远离断端的地方。骨折的稳定性对祖细胞有显著的影响，稳定骨折的愈合没有软骨产生的证据，而不稳定骨折则在骨折端产生大量软骨[15]。

鉴于骨膜是为骨骼修复提供 MSC 的主要来源，了解它的结构 / 功能对于研究愈合过程的组织及细胞动力学是非常关键的。总之，骨膜是覆盖在骨皮

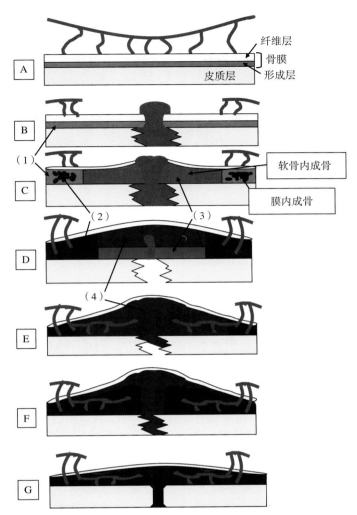

**图 11.1** （也见彩图）骨骼修复中的组织形态发生。骨膜是具有发达微血管的组织（图中红色血管所示），由外纤维层和内形成层组成。形成层包含大量可分化骨和软骨的干 / 祖细胞。在骨折和或截骨术后，血供被破坏，断端周围形成血凝块（血肿）。骨膜中的祖细胞集聚，在血供完整的区域其分化为成骨细胞以促进膜内成骨，而在断端血供不足出则分化为软骨细胞以促进软骨内成骨。在此图中，成骨细胞标示（1），新生成的矿化组织标示（2），组织支撑软骨标示（3）。膜内成骨在骨折两端血供良好处形成牢固的基质矿化物（1）。软骨内成骨与软骨细胞增长是同时的，这些软骨细胞是在由肥厚软骨组成的软骨生成组织中，如图所标记（4）。软骨组织继续成熟，最终在骨折处形成骨痂，骨痂内的血管再生也跟着完成。肥厚软骨里的软骨细胞最终分化，基质日益矿化扩展成由编织骨组成的骨痂（图中棕色部分）。重建过程由破骨细胞及成骨细胞驱动，两者将编织骨转变为板骨，并最终恢复其解剖外形

质上的血管化的连接组织。它分为鲜明的两层：外层包括成纤维细胞和夏贝氏纤维（连接骨外膜及骨皮质的一种纤维），内层称为形成层，包含促进骨折生长、愈合及再生的间充质干细胞及骨原细胞[16-17]。众所周知，儿童较成人有更厚、更好的生长层血管，从而愈合更快。

一旦骨膜 MSC 加入成骨或软骨分化系，软骨和成骨细胞的分化就开始了。直接覆盖在骨折端，骨两末端由于血管断裂导致血液供应减少，发生坏死。在这缺氧的中心地带，MSC 分化成软骨细胞，软骨

内骨化开始了。这与"缺氧是软骨形成的关键诱导"的学说是一致的[18-19]。随着细胞数量的扩张形成的组织被称为骨痂，MSC 在骨痂内直接分化成软骨细胞，这个过程是在最缺乏血供的区域发生的。中心位的 MSC 在直接覆盖在骨折端的骨痂内分化，软骨径向分化的成熟过程发生在生长板，概括来说包括增殖期、过度肥大期以及终末分化期[5]。钙化软骨作为骨形成的模板，被促进组织矿化的最终分化的肥大软骨细胞所填充。最终，终末分化期软骨细胞在钙化软骨基质里凋亡，在巨噬细胞集落刺激因

子（M-CSF）诱导下，破骨细胞驱动骨重建，剩余的软骨被移除，M-CSF 是核因子 -κB（RANK）配合基（RANKL）及骨保护素（OPG）的受体活化剂[20]。OGP 及 RANKL 表达最低时，则吸收达到最大化。骨折两侧远端及软骨内化骨两侧是膜内化骨发生的地方。这个区域有较好的血供，骨膜细胞分化为成骨细胞，直接铺设无机物而无需软骨过渡。正如叙述，骨折固定越好（最大稳定性），膜内化骨的占总的骨愈合的比例就越大。

当骨稳定性恢复，新骨生成并连接骨折端，骨折即被认为愈合了。初始的网状骨基质通过一个二次骨重建被有机片状骨替代，完成解剖上骨骼元素重构是一个关键性的最终步骤，这个过程也是受破骨细胞的支配，其受 IL-1 和 TNF-α 的诱导以及接下来通过重建骨痂里 RANKL 的功能性破骨细胞的增殖[23]，而在这最后阶段显得举足轻重。同样，骨折处的初始骨皮质被重建和替代，该处由于损伤引起血供缺乏而继发坏死。当解剖上的元素重构完成，生物力学稳定性恢复到与骨折前相当，骨骼重建才宣告完成。

骨折愈合的基因表达谱：鉴于骨修复过程是依赖破骨细胞重建条件软骨内化骨及膜内化骨的共同作用，愈合组织的基因档案是阶段依赖的，是这些细胞分化的反映。既然软骨内的修复过程能概括骨骼的发生发展，那基因档案能够部分反映在生长板肥大软骨细胞程序上看到的档案就不足为奇了。这是在膜内成骨和软骨骨痂转变为编织骨过程中成骨细胞分化的基因档案

关于软骨内骨化，间充质细胞的聚集与软骨形成早期标记的出现是同时的，这些标记包括 Sox-9 和 II 型胶原[24]。随着软骨细胞分化跟着发生，肥大相关基因的表达导致细胞体积显著增大，这些基因包括 X 型胶原、MMP9 和 MMP13，以及鲑鱼降钙素[4-5, 25]和印度刺猬因子[26]。在部分受低氧诱导因子 α（HIF-1α）诱导下[18]，终末期成熟的软骨细胞通过血管内皮生长因子（VEGF）[27]促使血管形成，并通过 RANKL 的表达使得破骨细胞生成 / 激活，从而开始骨重建[28]。

关于膜内骨化，成骨细胞分化的标记检测出含有 I 型胶原、骨桥蛋白以及鲑鱼降钙素。成骨细胞通过产生 VEGF 来促进骨痂的血管形成[29]。这些细胞的分化是受 Runx2 表达驱动的[30]，Runx2 是骨骼矿物化所需的一个转录因子。通过在愈合过程中建

立实时和区域性的基因表达图式，可以得出一个基准，用于监控愈合率，延迟或加速则取决于并发症，如衰老、糖尿病，或介入疗法中，如 BMP-2 疗法。

骨折愈合的分子控制：目前，我们对骨折修复的组织形态发生和启动反应的分子信号知之甚少。尽管人类和动物的组织再生能力非常有限，长期以来，人们一直猜测后天涉及软骨内骨化的骨骼修复能部分反映肢体发育中的基本通道 / 因子[6, 35]。关于发育过程，最令人关注的调节器就是隶属于转化生长因子（TGF-β）家族的骨形成蛋白（BMP）、印度刺猬因子（一种果蝇蛋白里的无翅哺乳动物同源染色体）、成纤维细胞生长因子（FGF）、胰岛素样生长因子（IGF）。相对于骨折修复，在骨皮质骨折几天后，BMP-2 表达就能在早期骨膜骨痂中被观察到。最近，Tsuji 等证明了肢体中 BMP-2 移除将扰乱后天骨折愈合[33]，明确了 BMP-2 在骨折修复中的重要地位。事实上，BMP 已经被批准用于许多骨折的修复愈合（参考文献 [36] 及下面讨论）。证据表明，骨折骨痂中成骨细胞分化需要 Wnt/ 钙紧张素信号[37-39]来驱动，暗示这个通道是骨痂矿化过程的一个重要参与者。刺猬因子在愈合的软骨分化时期同样重要，在大鼠的愈合模型中，此时 Ihh 的表达最高[26]。同样，FGF[40]和 IGF[41]也参与在骨骼愈合中。总之，骨折愈合领域的研究在继续进行，目标是全面了解这些通道和因子在成人骨折愈合过程中的作用。

除了在细胞分化过程中能体现肢体的形成发育，在损伤及骨折修复的炎症反应中涉及的基因在软骨内骨化中扮演关键角色[42-43]。例如，在炎症期，一个细胞因子的集群驱使 MSC 加入成骨或软骨分化系[5]，正如前文所描述那样。然后，在软骨内骨化期，软骨矿化的循环周转为初始编织骨的生成奠定了基础。正如所述，这个初始的骨重建过程是与巨噬细胞集落刺激因子（M-CSF）、RANKL、骨保护素（OPG）及 TNF-α 的上调是一致的，相关因子对软骨到骨的转变至关重要[20,44]。在第二次骨重建期编织骨转变成板层骨时，TNF-α、IL-1 及 IL-6 表达上调，在破骨细胞集聚中的相关因子对这个骨重建的最终步骤极其关键[21-23,45]。IL-6 剔除小鼠在股骨截骨术后的愈合修复中出现骨痂矿化和成熟的延迟，可成为这个学说的一个例证。所以，可以确定在骨骼修复过程中有促炎介质的参与。

一些研究还显示环氧化酶活动也与正常骨代谢有关，并提出非甾体抗炎药（NSAID）对骨修复有

不良影响[47-48]。阿司匹林及其他非甾体抗炎药能抑制环氧化酶（COX），而环氧化酶能催化花生四烯酸生成前列腺素和血栓素[49]。关于 COX 在骨骼愈合中的功能，最令人信服的证据来自于证明了 COX-2 在愈合过程中关键角色的遗传学模型。当 COX-2[-/-] 大鼠正常发育成长，成年大鼠在骨折后却出现骨骼修复功能受损[50]。在这个模型中，缺陷性愈合发生在炎症早期，并一直持续至愈合的修复阶段。从 COX-2[-/-] 大鼠中获取的骨折骨痂显示其有软骨形成延迟及骨折部位的持续间充质形态。缺陷骨骼愈合的表型恰与 COX-2 表达的早期诱导同时，进一步证明了在骨骼修复中，早期软骨形成需要这种酶的参与。

骨骼修复成功的关键因素是损伤组织中血管的再生，以供氧并促进营养及废物代谢，并提供了对愈合有潜在帮助的造血细胞前体。如前所述，修复过程中血管再生被认为是受 VEGF 及其同源受体 VEGFR1 和 VEGFR2 的调控。现已证明大鼠股骨骨折修复中，外源性 VEGF 增强了骨痂的血管长入以及促进骨桥生成以加速修复[51]。这在同源移植骨的愈合中已被证实，而在同源移植骨中 VEGF 基因治疗同样加强了愈合过程[52]。成骨细胞因它在 BMP 诱导下生成 VEGF 而被认为是愈合过程中血管再生的主要调节器[53]，而骨痂中肥大软骨细胞亦可生成 VEGF[28]。

## 骨折修复受损的条件及其治疗

正常骨折愈合过程可以被许多生理上、病理上及环境的因素严重影响，包括衰老、糖尿病和吸烟。临床数据为此提供了证据，而基础研究开始在一些病例上回顾深层的生物学基础细节。下面是关于影响骨骼愈合最重要的 3 个因素的一个简短讨论。

衰老：人们 30 年前就知道骨折愈合速度随年龄增长而降低，但对其机制的研究则进步甚少。研究发现，在儿童中，骨骼修复速度随年龄增长而降低[54]。此外，众多研究证明，在老年人群中骨不愈合是一个显著的临床问题[55-57]。一些学说被提出以解释老年人骨折愈合缓慢的机制。关于影响老年人骨折愈合的潜在分子学基础，最近研究表明，降低炎症期 COX-2 的表达将导致软骨生成减少和软骨期愈合的截止[31]。另外，在老年大鼠的软骨细胞的成熟及成骨细胞的分化中，BMP-2[58]、Ihh[59] 以及各种 Wnts[60] 的正常上调均有所下降，更影响了衰老状态下的愈合进展。降低祖细胞数量及响应性以增强脂肪形成能力是以影响软骨形成为代价的，且成骨作用及在愈合的各个阶段中的破骨细胞生成能力亦牵涉其中。衰老和上皮细胞的降低，以及调控上皮细胞的因子 / 通道亦有联系，说明在老年患者中血管再生受损也会影响愈合。目前的研究致力于明确老年人中这些变化对骨骼愈合过程影响的机制。

糖尿病：临床发现已证明 1 型糖尿病会影响骨折愈合[66-67]。与此相符，链脲佐菌素诱导的 1 型糖尿病动物模型在愈合受损方面表现为早期骨痂中间充质细胞增殖的下降、基质沉着物下降（胶原），以及已愈合骨折生物力学性能下降[68-69]。另外，糖尿病引起的 TNF-α 过度表达导致软骨细胞凋亡增加[71]，使骨痂中软骨丢失加快[70]。目前还未知是血内胰岛素不足还是高血糖症 / 晚期糖基化终末产物（AGE）导致愈合受损，对糖尿病大鼠骨提取模型[72]和股骨骨折鼠模型[73]进行胰岛素调控血糖，结果显示骨愈合能力恢复。有趣的是，在糖尿病的骨愈合中，成骨细胞的 RAGE（细胞 AGE 表面受体）表达增强了，这可能加大 AGE 对骨修复的影响。最后，在一个糖尿病大鼠骨折模型里，局部的骨髓输送胰岛素到骨折部位，并不改变全身血糖状态，只是在早期（间充质细胞增殖和软骨形成）和晚期（矿化及生物力学强度）缓解愈合时所需的不足[75]。这提供了一个新奇的假说，它推测在骨折部位的胰岛素对细胞有直接的合成作用。应当指出的是在与肥胖相关的 2 型糖尿病中，临床数据明确提示其对骨折愈合的影响[76]。但其影响的分子和代谢基础目前还未知。考虑到世界范围内不断扩大的肥胖人群和 2 型糖尿病患者数量，这将是个非常活跃的研究区域[77]。

吸烟：临床上已证实吸烟对于长骨骨折[78-79]和脊柱融合手术有不良影响[80]。对于这种不良影响的机制目前还所知甚少，仅假设吸烟着重影响间充质细胞的聚集和软骨形成。研究证明，兔的牵张成骨中软骨生成受抑制[81]以及鼠胫骨骨折模型中软骨形成延迟[82]，这些研究都支持这个假说。在吸烟与骨愈合关系的文章中，研究最多的是尼古丁，其已被证实会抑制兔的牵张成骨[83]、脊柱融合[84-85]以及骨折愈合[86]。相反，是吸烟而不是尼古丁，在兔中证实会抑制钛植入物周围的骨愈合[87-89]，在鼠骨折模型中影响生物力学强度的也不是尼古丁[90]。最近，吸烟中的另一种分子——多环芳烃，被发现会通过激活芳香烃受体影响大鼠胫骨愈合[91]。总之，对吸烟者或吸烟动物模型的愈合过程的完整描述是必需的，在内在分子机制被充分了解的情况下，鉴别吸烟过程中各种物质的影响非常重要。

## 分子靶向治疗促进骨愈合

目前，FDA 唯一批准的用于骨骼愈合的分子靶向疗法是 BMP-2。如前所述，这种疗法的内在机制是基于剔除肢体中 BMP-2 导致骨愈合中断[33]，从而确定了 BMP-2 在骨愈合中至关重要的作用。所以，许多动物研究鉴定出 BMP-2 的积极作用或其在各种骨骼愈合情况下的信号通道激活也就不奇怪了。随着 BMP-2 的作用被关注，临床数据也支持其用于临床实践，如将含有重组 BMP-2 的胶原海绵与自体骨松质结合来治疗胫骨干骨折[92-93]。脊柱融合患者在使用 INFUSE® 骨移植物（富含 BMP-2 胶原海绵）后，其术后 24 个月的颈功能与上肢疼痛评分也有所提高[94]。尽管这些研究中得出了积极的结果，仍需注意 BMP-2 用于骨骼愈合的临床成本效益仍是一个值得讨论的问题[3, 95]。

最近的研究着重于骨骼愈合分子靶向治疗的发展，使用具有促进骨合成代谢能力的因子来诱导修复骨不连：甲状旁腺激素（PTH）和细胞外因子 / 钙紧张素通道的催化剂。由于 PTH 是被 FDA 批准的用于骨质疏松患者以增强骨量的药物[96]，它已被推荐作为候选疗法用于治疗骨不连。除了一些临床报道外，最近关于人以及动物的研究显示了 PTH 在骨骼愈合方面积极的令人信服的证据。PTH 治疗骨愈合的内在机制仍有待确定，最近研究显示，PTH 通过在股骨骨折大鼠中上调 SOX-9 增强了间充质细胞的增殖以及加快软骨形成[103]。关于细胞外因子信号的调节，最近的研究证实，在骨与软骨生发层里钙紧张素信号无论是基因还是分子上的增强，都将加快鼠的骨折愈合[104]，提示在骨延迟愈合的治疗中涉及这个通道的激动的一种潜在疗法[105]。总之，这些最新的进步将使 PTH 和 Wnt3a 疗法成为加速愈合或减缓 / 逆转骨不连的重要的候选分子靶向疗法。

## 参考文献

1. Calori GM, Albisetti W, Agus A, Iori S, Tagliabue L. 2007.Risk factors contributing to fracture non-unions. *Injury* 38(Suppl 2): S11–18.
2. Tzioupis C, Giannoudis PV. 2007. Prevalence of long-bone non-unions. *Injury* 38(Suppl 2): S3–9.
3. Garrison KR, Shemilt I, Donell S, Ryder JJ, Mugford M, Harvey I, Song F, Alt V. 2010. Bone morphogenetic protein (BMP) for fracture healing in adults. *Cochrane Database Syst Rev* CD006950.
4. Einhorn TA. 1998. The cell and molecular biology of fracture healing. *Clin Orthop* 355(Suppl): S7–21.
5. Gerstenfeld LC, Cullinane DM, Barnes GL, Graves DT, Einhorn TA. 2003. Fracture healing as a post-natal developmental process: Molecular, spatial, and temporal aspects of its regulation *J Cell Biochem* 88: 873–884.
6. Marsell R, Einhorn TA. 2011. The biology of fracture healing. *Injury* 42: 551–555.
7. Matsumoto T, Mifune Y, Kawamoto A, Kuroda R, Shoji T, Iwasaki H, Suzuki T, Oyamada A, Horii M, Yokoyama A, Nishimura H, Lee SY, Miwa M, Doita M, Kurosaka M, Asahara T. 2008. Fracture induced mobilization and incorporation of bone marrow-derived endothelial progenitor cells for bone healing. *J Cell Physiol* 215: 234–242.
8. Ueno M, Uchida K, Takaso M, Minehara H, Suto K, Takahira N, Steck R, Schuetz MA, Itoman M. 2011. Distribution of bone marrow-derived cells in the fracture callus during plate fixation in a green fluorescent protein-chimeric mouse model. *Exp Anim* 60: 455–462.
9. Henrotin Y. 2011. Muscle: A source of progenitor cells for bone fracture healing. *BMC Medicine* 9: 136.
10. Glass GE, Chan JK, Freidin A, Feldmann M, Horwood NJ, Nanchahal J. 2011. TNF-alpha promotes fracture repair by augmenting the recruitment and differentiation of muscle-derived stromal cells. *Proc Natl Acad Sci U S A* 108:1585–1590.
11. Zhang X, Naik A, Xie C, Reynolds D, Palmer J, Lin A, Awad H, Guldberg R, Schwarz E, O'Keefe R. 2005. Periosteal stem cells are essential for bone revitalization and repair. *J Musculoskelet Neuronal Interact* 5: 360–362.
12. Ushiku C, Adams DJ, Jiang X, Wang L, Rowe DW. 2010. Long bone fracture repair in mice harboring GFP reporters for cells within the osteoblastic lineage. *J Orthop Res* 28: 1338–1347.
13. Granero-Molto F, Weis JA, Miga MI, Landis B, Myers TJ, O'Rear L, Longobardi L, Jansen ED, Mortlock DP, Spagnoli A. 2009. Regenerative effects of transplanted mesenchymal stem cells in fracture healing. *Stem Cells* 27: 1887–1898.
14. Kitaori T, Ito H, Schwarz EM, Tsutsumi R, Yoshitomi H, Oishi S, Nakano M, Fujii N, Nagasawa T, Nakamura T. 2009. Stromal cell-derived factor 1/CXCR4 signaling is critical for the recruitment of mesenchymal stem cells to the fracture site during skeletal repair in a mouse model. *Arthritis Rheum* 60: 813–823.

15. Thompson Z, Miclau T, Hu D, Helms JA. 2002. A model for intramembranous ossification during fracture healing. *J Orthop Res* 20: 1091–1098.

16. Augustin G, Antabak A, Davila S. 2007. The periosteum Part 1: Anatomy, histology and molecular biology. *Injury* 38: 1115–1130.

17. Orwoll ES. 2003. Toward an expanded understanding of the role of the periosteum in skeletal health. *J Bone Miner Res* 18: 949–954.

18. Komatsu DE, Hadjiargyrou M. 2004. Activation of the transcription factor HIF-1 and its target genes, VEGF, HO-1, iNOS, during fracture repair. *Bone* 34: 680–688.

19. Schipani E. 2005. Hypoxia and HIF-1 alpha in chondrogenesis. *Semin Cell Dev Biol* 16: 539–546.

20. Kon T, Cho TJ, Aizawa T, Yamazaki M, Nooh N, Graves D, Gerstenfeld LC, Einhorn TA. 2001. Expression of osteoprotegerin, receptor activator of NF-kappaB ligand (osteoprotegerin ligand) and related proinflammatory cytokines during fracture healing. *J Bone Miner Res* 16: 1004–1014.

21. Mountziaris PM, Mikos AG. 2008. Modulation of the inflammatory response for enhanced bone tissue regeneration. *Tissue Eng Part B Rev* 14: 179–186.

22. ZS Ai-Aql, AS Alagl, DT Graves, LC Gerstenfeld, TA Einhorn. 2008. Molecular mechanisms controlling bone formation during fracture healing and distraction osteogenesis. *J Dent Res* 87: 107–118.

23. Gerstenfeld LC, Sacks DJ, Pelis M, Mason ZD, Graves DT, Barrero M, Ominsky MS, Kostenuik PJ, Morgan EF, Einhorn TA. 2009. Comparison of effects of the bisphosphonate alendronate versus the RANKL inhibitor denosumab on murine fracture healing. *J Bone Miner Res* 24: 196–208.

24. Uusitalo H, Salminen H, Vuorio E. 2001. Activation of chondrogenesis in response to injury in normal and transgenic mice with cartilage collagen mutations. *Osteoarthritis Cartilage* 9(Suppl A): S174–S179.

25. Le AX, Miclau T, Hu D, Helms JA. 2001. Molecular aspects of healing in stabilized and non-stabilized fractures. *J Orthop Research* 19: 78–84.

26. Murakami S, Noda M. 2000. Expression of Indian hedgehog during fracture healing in adult rat femora. *Calcif Tissue Int* 66: 272–276.

27. Pufe T, Wildemann B, Petersen W, Mentlein R, Raschke M, Schmidmaier G. 2002. Quantitative measurement of the splice variants 120 and 164 of the angiogenic peptide vascular endothelial growth factor in the time flow of fracture healing: A study in the rat. *Cell Tissue Res* 309: 387–392.

28. Gerber HP, Vu TH, Ryan AM, Kowalski J, Werb Z, Ferrara N. 1999. VEGF couples hypertrophic cartilage remodeling, ossification and angiogenesis during endochondral bone formation. *Nat Med*, 5: 623–628.

29. Athanasopoulos AN, Schneider D, Keiper T, Alt V, Pendurthi UR, Liegibel UM, Sommer U, Nawroth PP, Kasperk C, Chavakis T. 2007. Vascular endothelial growth factor (VEGF)-induced up-regulation of CCN1 in osteoblasts mediates proangiogenic activities in endothelial cells and promotes fracture healing. *J Biol Chem* 282: 26746–26753.

30. Kawahata H, Kikkawa T, Higashibata Y, Sakuma T, Huening M, Sato M, Sugimoto M, Kuriyama K, Terai K, Kitamura Y, Nomura S. 2003. Enhanced expression of Runx2/PEBP2alphaA/CBFA1/AML3 during fracture healing. *J Orthop Sci* 8: 102–108.

31. Naik AA, Xie C, Zuscik MJ, Kingsley P, Schwarz EM, Awad H, Guldberg R, Drissi H, Puzas JE, Boyce B, Zhang X, O'Keefe RJ. 2009. Reduced COX-2 expression in aged mice is associated with impaired fracture healing. *J Bone Miner Res* 24: 251–264.

32. Lu H, Kraut D, Gerstenfeld LC, Graves DT. 2003. Diabetes interferes with the bone formation by affecting the expression of transcription factors that regulate osteoblast differentiation. *Endocrinology* 144: 346–352.

33. Tsuji K, Bandyopadhyay A, Harfe BD, Cox K, Kakar S, Gerstenfeld L, Einhorn T, Tabin CJ, Rosen V. 2006. BMP2 activity, although dispensable for bone formation, is required for the initiation of fracture healing. *Nat Genet* 38: 1424–1429.

34. Betz OB, Betz VM, Nazarian A, Egermann M, Gerstenfeld LC, Einhorn TA, Vrahas MS, Bouxsein ML, Evans CH. 2007. Delayed administration of adenoviral BMP-2 vector improves the formation of bone in osseous defects. *Gene Ther* 14: 1039–1044.

35. Vortkamp A, Pathi S, Peretti GM, Caruso EM, Zaleske DJ, Tabin C. 1998. Recapitulation of signals regulating embryonic bone formation during postnatal growth and in fracture repair. *Mech Dev* 71: 65–76.

36. De Biase P, Capanna R. 2005. Clinical applications of BMPs. *Injury* 36 Suppl 3: S43–S46.

37. Kakar S, Einhorn TA, Vora S, Miara LJ, Hon G, Wigner NA, Toben D, Jacobsen KA, Al-Sebaei MO, Song M, Trackman PC, Morgan EF, Gerstenfeld LC, Barnes GL. 2007. Enhanced chondrogenesis and Wnt signaling in PTH-treated fractures. *J Bone Miner Res* 22: 1903–1912.

38. Chen Y, Whetstone HC, Lin AC, Nadesan P, Wei Q, Poon R, Alman BA. 2007. Beta-catenin signaling plays a disparate role in different phases of fracture repair: Implications for therapy to improve bone healing. *PLoS Med* 4: e249.

39. Huang Y, Zhang X, Du K, Yang F, Shi Y, Huang J, Tang T, Chen D, Dai K. 2012. Inhibition of beta-catenin signaling in chondrocytes induces delayed fracture healing in mice. *J Orthop Res* 30: 304–310.

40. Szczesny G. 2002. Molecular aspects of bone healing and remodeling. *Pol J Pathol* 53: 145–153.

41. Weiss S, Henle P, Bidlingmaier M, Moghaddam A, Kasten P, Zimmermann G. 2007. Systemic response of the GH/IGF-I axis in timely versus delayed fracture healing. *Growth Horm IGF Res* 18(3): 205–12.

42. Lehmann W, Edgar CM, Wang K, Cho TJ, Barnes GL, Kakar S, Graves DT, Rueger JM, Gerstenfeld LC, Einhorn TA. 2005. Tumor necrosis factor alpha (TNF-alpha) coordinately regulates the expression of specific matrix metalloproteinases (MMPS) and angiogenic factors during fracture healing. *Bone* 36: 300–310.

43. Baldik Y, Diwan AD, Appleyard RC, Fang ZM, Wang Y, Murrell GA. 2005. Deletion of iNOS gene impairs mouse fracture healing *Bone* 37: 32–36.

44. Kimble RB, Bain S, Pacifici R. 1997. The functional block of TNF but not of IL-6 prevents bone loss in ovariectomized mice. *J Bone Miner Res* 12: 935–941.

45. Gerstenfeld LC, Shapiro FD. 1996. Expression of bone-specific genes by hypertrophic chondrocytes: implication of the complex functions of the hypertrophic chondrocyte during endochondral bone development. *J Cell Biochem* 62: 1–9.

46. Yang X, Ricciardi BF, Hernandez-Soria A, Shi Y, Pleshko CN, Bostrom MP. 2007. Callus mineralization

and maturation are delayed during fracture healing in interleukin-6 knockout mice. *Bone* 41: 928–936.

47. Sudmann E, Hagen T. 1976. Indomethacin-induced delayed fracture healing. *Arch Orthop Unfallchir* 85: 151–154.

48. Ho ML, Chang JK, Wang GJ. 1998. Effects of ketorolac on bone repair: A radiographic study in modeled demineralized bone matrix grafted rabbits. *Pharmacology* 57: 148–159.

49. Vane JR. 1971. Inhibition of prostaglandin synthesis as a mechanism of action for aspirin-like drugs. *Nat New Biol* 231: 232–235.

50. Zhang X, Schwarz EM, Young DA, Puzas JE, Rosier RN, O'Keefe RJ. 2002. Cyclooxygenase-2 regulates mesenchymal cell differentiation into the osteoblast lineage and is critically involved in bone repair. *J Clin Invest* 109: 1405–1415.

51. Street J, Bao M, deGuzman L, Bunting S, Peale FV Jr, Ferrara N, Steinmetz H, Hoeffel J, Cleland JL, Daugherty A, van Bruggen N, Redmond HP, Carano RA, Filvaroff EH. 2002. Vascular endothelial growth factor stimulates bone repair by promoting angiogenesis and bone turnover. *Proc Natl Acad Sci U S A* 99: 9656–9661.

52. Ito H, Koefoed M, Tiyapatanaputi P, Gromov K, Goater JJ, Carmouche J, Zhang X, Rubery PT, Rabinowitz J, Samulski RJ, Nakamura T, Soballe K, O'Keefe RJ, Boyce BF, Schwarz EM. 2005. Remodeling of cortical bone allografts mediated by adherent rAAV-RANKL and VEGF gene therapy. *Nat Med* 11: 291–297.

53. Deckers MM, van Bezooijen RL, van der Horst G, Hoogendam J, van Der Bent C, Papapoulos SE, Löwik CW. 2002. Bone morphogenetic proteins stimulate angiogenesis through osteoblast-derived vascular endothelial growth factor A. *Endocrinology* 143: 1545–1553.

54. Skak SV, Jensen TT. 1988. Femoral shaft fracture in 265 children. Log-normal correlation with age of speed of healing. *Acta Orthop Scand* 59: 704–707.

55. Nieminen S, Nurmi M, Satokari K. 1981. Healing of femoral neck fractures; influence of fracture reduction and age. *Ann Chir Gynaecol* 70: 26–31.

56. Nilsson BE, Edwards P. 1969. Age and fracture healing: A statistical analysis of 418 cases of tibial shaft fractures. *Geriatrics* 24: 112–117.

57. Hee HT, Wong HP, Low YP, Myers L. 2001. Predictors of outcome of floating knee injuries in adults: 89 patients followed for 2–12 years. *Acta Orthop Scand* 72: 385–394.

58. Meyer RA Jr, Desai BR, Heiner DE, Fiechtl J, Porter S, Meyer MH. 2006. Young, adult, and old rats have similar changes in mRNA expression of many skeletal genes after fracture despite delayed healing with age. *J Orthop Res* 24: 1933–1944.

59. Meyer RA Jr, Meyer MH, Tenholder M, Wondracek S, Wasserman R, Garges P. 2003. Gene expression in older rats with delayed union of femoral fractures, *J Bone Joint Surg Am* 85-A: 1243–1254.

60. Bajada S, Marshall MJ, Wright KT, Richardson JB, Johnson WE. 2009. Decreased osteogenesis, increased cell senescence and elevated Dickkopf-1 secretion in human fracture non union stromal cells. *Bone* 45: 726–735.

61. Gruber R, Koch H, Doll BA, Tegtmeier F, Einhorn TA, Hollinger JO. 2006. Fracture healing in the elderly patient. *Exp Gerontol* 41: 1080–1093.

62. Akune T, Ohba S, Kamekura S, Yamaguchi M, Chung UI, Kubota N, Terauchi Y, Harada Y, Azuma Y, Naka-

mura K, Kadowaki T, Kawaguchi H. 2004. PPARgamma insufficiency enhances osteogenesis through osteoblast formation from bone marrow progenitors. *J Clin Invest* 113: 846–855.

63. Cao JJ, Wronski TJ, Iwaniec U, Phleger L, Kurimoto P, Boudignon B, Halloran BP. 2005. Aging increases stromal/osteoblastic cell-induced osteoclastogenesis and alters the osteoclast precursor pool in the mouse. *J Bone Miner Res* 20: 1659–1668.

64. Brandes RP, Fleming I, Busse R. 2005. Endothelial aging. *Cardiovascular Research* 66: 286–294.

65. Edelberg JM, Reed MJ. 2003. Aging and angiogenesis. *Front Biosci* 8: s1199–s1209.

66. Loder RT. 1988. The influence of diabetes mellitus on the healing of closed fractures. *Clin Orthop Relat Res* 232: 210–216.

67. Blakytny R, Spraul M, Jude EB. 2011. Review: The diabetic bone: A cellular and molecular perspective. *Int J Low Extrem Wounds* 10: 16–32.

68. Beam HA, Parsons JR, Lin SS. 2002. The effects of blood glucose control upon fracture healing in the BB Wistar rat with diabetes mellitus. *J Orthop Res* 20: 1210–1216.

69. Funk JR, Hale JE, Carmines D, Gooch HL, Hurwitz SR. 2000. Biomechanical evaluation of early fracture healing in normal and diabetic rats. *J Orthop Res*, 18: 126–132.

70. Alblowi J, Kayal RA, Siqueira M, McKenzie E, Krothapalli N, McLean J, Conn J, Nikolajczyk B, Einhorn TA, Gerstenfeld L, Graves DT. 2009. High levels of tumor necrosis factor-alpha contribute to accelerated loss of cartilage in diabetic fracture healing. *Am J Pathol* 175: 1574–1585.

71. Kayal RA, Siqueira M, Alblowi J, McLean J, Krothapalli N, Faibish D, Einhorn TA, Gerstenfeld LC, Graves DT. 2010. TNF-alpha mediates diabetes-enhanced chondrocyte apoptosis during fracture healing and stimulates chondrocyte apoptosis through FOXO1. *J Bone Miner Res* 25: 1604–1615.

72. Hough S, Avioli LV, Bergfeld MA, Fallon MD, Slatopolsky E, Teitelbaum SL. 1981. Correction of abnormal bone and mineral metabolism in chronic streptozotocin-induced diabetes mellitus in the rat by insulin therapy. *Endocrinology* 108: 2228–2234.

73. Kayal RA, Alblowi J, McKenzie E, Krothapalli N, Silkman L, Gerstenfeld L, Einhorn TA, Graves DT. 2009. Diabetes causes the accelerated loss of cartilage during fracture repair which is reversed by insulin treatment. *Bone* 44: 357–363.

74. Santana RB, Xu L, Chase HB, Amar S, Graves DT, Trackman PC. 2003. A role for advanced glycation end products in diminished bone healing in type 1 diabetes. *Diabetes* 52: 1502–1510.

75. Gandhi A, Beam HA, O'Connor JP, Parsons JR, Lin SS. 2005. The effects of local insulin delivery on diabetic fracture healing. *Bone* 37: 482–490.

76. Khazai NB, Beck GR Jr, Umpierrez GE. 2009. Diabetes and fractures: An overshadowed association. *Curr Opin Endocrinol Diabetes Obes* 16: 435–445.

77. Shamseddeen H, Getty JZ, Hamdallah IN, Ali MR. 2011. Epidemiology and economic impact of obesity and type 2 diabetes. *Surg Clin North Am* 91: 1163–1172, vii.

78. Schmitz MA, Finnegan M, Natarajan R, Champine J. 1999. Effect of smoking on tibial shaft fracture healing. *Clin Orthop Relat Res* 365: 184–200.

79. Sloan A, Hussain I, Maqsood M, Eremin O, El-Sheemy M. 2010. The effects of smoking on fracture healing. *The Surgeon* 8: 111–116.

80. Hadley MN, Reddy SV. 1997. Smoking and the human vertebral column: A review of the impact of cigarette use on vertebral bone metabolism and spinal fusion. *Neurosurgery* 41: 116–124.

81. Ueng SW, Lee MY, Li AF, Lin SS, Tai CL, Shih CH. 1997. Effect of intermittent cigarette smoke inhalation on tibial lengthening: Experimental study on rabbits. *J Trauma* 42: 231–238.

82. El-Zawawy HB, Gill CS, Wright RW, Sandell LJ. 2006. Smoking delays chondrogenesis in a mouse model of closed tibial fracture healing. *J Orthop Res* 24: 2150–2158.

83. Ma L, Zheng LW, Cheung LK. 2007. Inhibitory effect of nicotine on bone regeneration in mandibular distraction osteogenesis. *Front Biosci* 12: 3256–3262.

84. Silcox DH III, Daftari T, Boden SD, Schimandle JH, Hutton WC, Whitesides TE Jr. 1995. The effect of nicotine on spinal fusion. *Spine* 20: 1549–1553.

85. Silcox DH III, Boden SD, Schimandle JH, Johnson P, Whitesides TE, Hutton WC. 1998. Reversing the inhibitory effect of nicotine on spinal fusion using an osteo-inductive protein extract. *Spine* 23: 291–296.

86. Raikin SM, Landsman JC, Alexander VA, Froimson MI, Plaxton NA. 1998. Effect of nicotine on the rate and strength of long bone fracture healing. *Clin Orthop Relat Res* 353: 231–237.

87. Balatsouka D, Gotfredsen K, Lindh CH, Berglundh T. 2005. The impact of nicotine on osseointegration. An experimental study in the femur and tibia of rabbits. *Clin Oral Implants Res* 16: 389–395.

88. Balatsouka D, Gotfredsen K, Lindh CH, Berglundh T. 2005. The impact of nicotine on bone healing and osseointegration. *Clin Oral Implants Res* 16: 268–276.

89. Cesar-Neto JB, Duarte PM, Sallum EA, Barbieri D, Moreno H Jr, Nociti FH Jr. 2003. A comparative study on the effect of nicotine administration and cigarette smoke inhalation on bone healing around titanium implants. *J Periodontol* 74: 1454–1459.

90. Skott M, Andreassen TT, Ulrich-Vinther M, Chen X, Keyler DE, LeSage MG, Pentel PR, Bechtold JE, Soballe K. 2006. Tobacco extract but not nicotine impairs the mechanical strength of fracture healing in rats. *J Orthop Res* 24: 1472–1479.

91. Kung MH, Yukata K, O'Keefe RJ, Zuscik MJ. 2011. Aryl hydrocarbon receptor-mediated impairment of chondrogenesis and fracture healing by cigarette smoke and benzo(a)pyrene. *J Cell Physiol* 227(3): 1062–1070.

92. Jones AL, Bucholz RW, Bosse MJ, Mirza SK, Lyon TR, Webb LX, Pollak AN, Golden JD, Valentin-Opran A. 2006. Recombinant human BMP-2 and allograft compared with autogenous bone graft for reconstruction of diaphyseal tibial fractures with cortical defects. A randomized, controlled trial. *J Bone Joint Surg Am* 88: 1431–1441.

93. Swiontkowski MF, Aro HT, Donell S, Esterhai JL, Goulet J, Jones A, Kregor PJ, Nordsletten L, Paiement G, Patel A. 2006. Recombinant human bone morphogenetic protein-2 in open tibial fractures. A sub-group analysis of data combined from two prospective randomized studies. *J Bone Joint Surg Am* 88: 1258–1265.

94. Baskin DS, Ryan P, Sonntag V, Westmark R, Widmayer MA. 2003. A prospective, randomized, controlled cervical fusion study using recombinant human bone morphogenetic protein-2 with the CORNERSTONE-SR allograft ring and the ATLANTIS anterior cervical plate. *Spine* 28: 1219–1224.

95. Garrison KR, Donell S, Ryder J, Shemilt I, Mugford M, Harvey I, Song F. 2007. Clinical effectiveness and cost-effectiveness of bone morphogenetic proteins in the non-healing of fractures and spinal fusion: A systematic review. *Health Technol Assess* 11: 1–iv.

96. FDA. 2003. Forteo approved for osteoporosis treatment. *FDA Consum* 37: 4.

97. Aspenberg P, Genant HK, Johansson T, Nino AJ, See K, Krohn K, Garcia-Hernandez PA, Recknor CP, Einhorn TA, Dalsky GP, Mitlak BH, Fierlinger A, Lakshmanan MC. 2010. Teriparatide for acceleration of fracture repair in humans: A prospective, randomized, double-blind study of 102 postmenopausal women with distal radial fractures. *J Bone Miner Res* 25: 404–414.

98. Andreassen TT, Willick GE, Morley P, Whitfield JF. 2004. Treatment with parathyroid hormone hPTH(1-34), hPTH(1-31), and monocyclic hPTH(1-31) enhances fracture strength and callus amount after withdrawal fracture strength and callus mechanical quality continue to increase. *Calcif Tissue Int* 74: 351–356.

99. Alkhiary YM, Gerstenfeld LC, Krall E, Westmore M, Sato M, Mitlak BH, Einhorn TA. 2005. Enhancement of experimental fracture-healing by systemic administration of recombinant human parathyroid hormone (PTH 1-34). *J Bone Joint Surg Am* 87: 731–741.

100. Komatsubara S, Mori S, Mashiba T, Nonaka K, Seki A, Akiyama T, Miyamoto K, Cao Y, Manabe T, Norimatsu H. 2005. Human parathyroid hormone (1-34) accelerates the fracture healing process of woven to lamellar bone replacement and new cortical shell formation in rat femora. *Bone* 36: 678–687.

101. Kaback LA, Soung DY, Naik A, Geneau G, Schwarz EM, Rosier RN, O'Keefe RJ, Drissi H. Teriparatide (1-34 human PTH) regulation of osterix during fracture repair. *J Cell Biochem* 105: 219–226.

102. Reynolds DG, Takahata M, Lerner AL, O'Keefe RJ, Schwarz EM, Awad HA. 2011. Teriparatide therapy enhances devitalized femoral allograft osseointegration and biomechanics in a murine model. *Bone* 48: 562–570.

103. Nakazawa T, Nakajima A, Shiomi K, Moriya H, Einhorn TA, Yamazaki M. 2005. Effects of low-dose, intermittent treatment with recombinant human parathyroid hormone (1-34) on chondrogenesis in a model of experimental fracture healing. *Bone* 37: 711–719.

104. Minear S, Leucht P, Jiang J, Liu B, Zeng A, Fuerer C, Nusse R, Helms JA. 2010. Wnt proteins promote bone regeneration. *Sci Transl Med* 2: 29ra30.

105. Einhorn TA. 2010. The Wnt signaling pathway as a potential target for therapies to enhance bone repair. *Sci Transl Med* 2: 42ps36.

# 第 12 章

# 骨折愈合的生物力学

Elise F. Morgan • Thomas A. Einhorn

（唐宏宇　汪　洁译　王海彬　张　鹏审校）

## 引言

骨折愈合涉及动态生物过程的相互作用，对损伤骨严格地执行修复和功能。本章介绍骨折愈合的生物力学，重点描述评估愈合程度的方法（主要通过机械功能恢复的程度来限定）和骨折愈合对局部力学环境的作用。骨折愈合通常分为初期和二期骨折愈合，前者的特点是直接皮质重建，而后者涉及牢固的骨膜骨痂形成。本章介绍的评估骨折愈合程度的技术同等适用于初期和二期骨折。然而，骨折愈合的生物力学阶段和骨折愈合的力学生物学的观点在很大程度上特定适用于二期愈合。我们同时提醒，本章不包括骨折内固定的生物力学讨论，这一主题在其他章节论述[1-4]。

## 骨折愈合的生物力学评价

在实验室环境中，愈合骨的机械性能通常通过机械加载扭转试验或三点弯曲试验检测，而很少采用拉压试验。测试类型的选择由技术及生理因素决定。如在研究长骨骨折愈合时，弯曲和扭转试验是合乎逻辑的选择，因为这些骨头在体内就会发生弯曲和扭转。扭转试验使骨痂的每一个横截面经受相同的扭矩，三点弯曲试验使整个骨痂形成不均匀的弯曲力矩。其结果是，三点弯曲试验中骨痂的折断不一定发生在其最薄弱的横截面。

无论采用何种机械测试类型，可得到的测试结果仅是骨的强度、刚度、硬度和韧性（图 12.1）。对于扭转试验，一个额外的参数——扭转到故障（断裂），可以作为骨痂延展性的一个衡量指标。用于衡量导致故障（断裂）的力或力矩的强度，虽然对于一个给定的骨痂只能测量一次，但可以取得关于硬度和刚度的多个测量结果。已经报道了多级测试方法通过在平面对骨痂进行无创载荷测试，或使用不同于将骨痂加载到断裂的阶段测试加载模型。有了这些方法，可以在多个平面对弯曲刚度[5]、扭转及抗压刚度[6]进行量化。

在图 12.1 所阐释的机械性能是结构特性，而不是材料属性。材料属性描述特定类型的材料（组织）的固有机械性能，如编织骨、纤维软骨或肉芽组织。骨折部骨痂的结构特性取决于个人骨痂的材料属性、组织的空间布置和其整体几何形态。虽然可以使用骨痂的几何形态测量连同其结构特性来获得一些骨痂材料属性的信息[7]，但对这些材料属性真正的衡

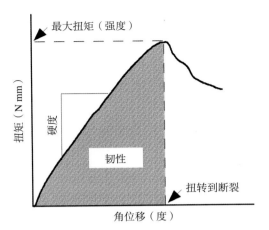

**图 12.1**　典型的小鼠胫骨骨折后 21 天的扭矩 - 弯曲曲线。被注释的曲线用来显示基本的生物力学参数定义。扭转刚度通过标距长度乘以扭转硬度来计算。类似的定义也适用于弯曲试验

量需要对个体骨痂进行直接测试 [8-9]。

## 骨折愈合的生物力学阶段

White 等 [10] 使用愈合兔胫骨多个时间点扭转试验的结果（图 12.2）来定义二期骨折愈合的 4 个生物力学阶段。阶段 1 的特征在于非常低的骨痂的刚度和强度，并且扭转试验时在原骨折线发生断裂。阶段 2 对应于骨痂的刚度明显增加，以及在较小程度上强度的增加。然而，直到阶段 3，扭转试验过程

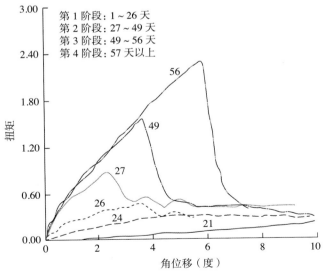

**图 12.2**　兔胫骨骨折后愈合的不同时间点（以天计算）转矩 - 弯曲曲线（After White et al.[10]）

中发生至少部分原骨折线外侧的断裂。这一阶段也以骨痂的强度较第 2 阶段增加为特点。最后，在第 4 阶段中，扭转试验过程中断裂发生在完好的骨头，而不是经过原有的骨折线。虽然通常骨折愈合是用 4 个生物阶段（炎症、软痂形成、骨痂形成、重建）来描述，这些阶段与 4 个生物力学阶段没有一对一的关系。阶段 1 确实与炎症阶段相对应，但阶段 2 包括软骨痂阶段，同时还包括骨痂阶段的第一部分。只有当阶段 2 中观察到骨折线骨桥的出现才有骨的刚度的增加。从阶段 3 到阶段 4 的转变大致对应重建阶段的开始。

如果骨痂足够大时，第 3 阶段中骨痂的刚性和强度可超过完好的骨头。即使该骨痂组织在此阶段没有那些高度矿化的板层骨那样的刚度或强度，与完整的骨相比，骨痂较大的横截面面积和惯性矩可过度代偿较低质材料的性能。然而，虽然坚固，在愈合过程的这个点骨痂的机械性能还是不够的。通过重建，能够以较小量的骨痂保持足够的机械完整性。

最近的一些研究结果进一步阐明了愈合不同生物学阶段的生物力学结果。如间歇性甲状旁腺激素（PTH）（1-34）治疗已被证实能增加骨痂强度 [11-12]，主要是由于增强了软骨形成 [13] 的结果。然而，尽管 PTH 治疗能够增加骨痂的大小，但观察到组成骨痂的矿化组织比例略有下降 [13]，这表明机械强度增加仅仅是骨痂几何形态调整的结果 [图 12.3（A）]。骨桥生物力学重要性的程度（第 2 阶段），特别是外层皮质桥的重要程度，在洛伐他汀对骨折愈合治疗的影响的研究中得到了论证 [14]。对于愈合的后期阶段，双膦酸盐类药物的治疗已经显示出通过抑制骨痂重建来提高骨痂的强度，从而形成更大的骨痂和更多比例的矿化组织。[图 12.3（B）][15-16]。

## 骨折愈合的无创性评估

虽然在骨折愈合的研究中机械测试提供愈合测量的金标准，但愈合的临床评估需要无创的方法。已有报道多种无创的用来测量骨痂硬度的方法，包括轴向载荷或弯曲试验，一些方法的临床可行性已经得到证明。通常情况下，这些方法依赖于测量骨折间隙的距离，或者在一个已知的力或弯曲力矩作用下管脚间距 [17-19]。如果存在一个外部固定器，仅

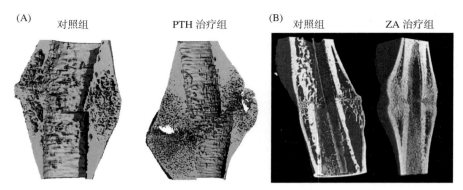

图 12.3 （A）典型的大鼠骨折后 14 天生理盐水组（对照组）和 PTH 治疗组骨折处骨痂纵向剖开 3D 微型计算机断层扫描重建图像 [13]。（B）骨折后 2 周用生理盐水（对照组）和骨折后 6 周用唑来膦酸（ZA）治疗的大鼠纵向横截骨折处骨痂和皮质图像

仅需要考虑相对于该固定器骨痂承担的负荷分数。通过这些方法，骨折愈合的定量标准已经提出。例如，已经提出了当弯曲刚度（所施加的弯曲力矩到角位移的比率）超过某个阈值（15Nm/ 度，在人的胫骨骨折的情况下）就可以认为骨折是愈合的 [17]，该 "愈合时间" 可以被定义为实现骨痂的骨桥接所需的时间（虽然通过 X 线片评价骨桥接是主观的）[20]；并且，在牵张成骨中，当由固定器加载的轴向力的分数小于 10% 时，外固定器可以移去 [21]。

其他非侵入性评估骨愈合的方法提供替代而不是直接的测量骨痂的力学性能，包括声发射 [22]、超声 [23-28] 和计算机断层扫描成像（CT）。CT 和标准影像学分析的直接比较表明，前者更具可比性或更好的预测骨痂的抗压强度 [29]、弯曲强度 [14]、扭转强度和刚度 [30-32]，更明确地判断愈合进程 [33] 和骨不连 [34]。然而，对于 CT 衍生或结合 CT 是否是最好的预测一系列的骨折和（或）骨缺损类型骨痂的强度和刚度的方法，目前还没有达成共识。

重要的是，绝大多数非侵入性的用来监测骨折愈合的方法集中在骨痂的刚度，而不是骨痂的强度。虽然刚度的非侵入性测量可能会提供有关愈合过程的有价值的信息，一个评估强度的方法会更具有临床意义，因为它在理论上提供骨痂承受重量和承载负荷的能力的信息。在这方面，声学方法可能会具备相当大的优势，因为分析骨折间隙的超声波传播可用于检测间隙内的骨桥接。另一个可行的方法是基于 CT 的有限 Meta 分析，用 CT 图像来构造骨痂的有限元模型。用这种方法来评估骨痂的刚度已得到了论证 [35]；然而，为了准确地评估，这种方法需要两个关键类型的输入：① 骨痂组织的弹性属性和断裂属性；② 在体内骨痂进行负载和（或）位移的

类型。如前面提到的，直接测量骨痂组织的材料属性的方法已有报道 [9,36]。在骨缺损步行训练实验中使用如逆动力学分析技术评估负载，最近的研究也取得了实质性进展 [37-38]。

## 骨折愈合的力学生物学

骨折愈合经常被用来作为研究局部力学环境对骨组织分化的影响的场景。骨折骨痂的机械负荷最常见的是负重的结果；然而，动态化或微动的骨折缝隙也已经被纳入研究。这些研究的结果表明，负载的影响在很大程度上取决于加载的模式 [39-42]、比率 [43-44] 和量级 [45-46]，以及间隙大小 [45] 和被制定的动态化缝隙的愈合时间 [47-50]。应用循环压缩位移可以通过增加骨痂形成及更快的骨化和桥接来增强愈合 [51-52]。这种效应在中间应变率（40 mm/s）被认为是最大的，通过与快速（400 mm/s）或慢速（2 mm/s）应变率比较 [53]。然而，施加周期性压缩位移的益处可能局限于导致片段间应变（定义为施加的位移相对于间隙大小的比率）为 7% 或更低的位移 [39, 45, 54-55]。此外，骨折间隙的动态化可能在愈合过程最早期阶段是有害的 [47]，而在后期阶段是有利的 [48-50]。

由于牵张成骨在实验和临床环境的成功，证明了通过截骨间隙应用连续拉伸位移也可以促进骨形成。然而，与循环压缩载荷效果相比，牵张成骨的骨形成主要是通过膜内成骨。当仅仅施加 2 天时间的拉伸位移，牵张的这些特征似乎也能保持，伴随着相对于原始截骨间隙长度的缩短 [56]，当拉伸位移以一个一直振荡的方式施加（如 1 ~ 10Hz 频率）时，结果会不一样 [39]。骨折部位的剪切力或横向移动力的影响是有争议的，一些研究认为增强骨愈合 [41-42]，

另外一些研究认为增加纤维组织形成和延迟骨愈合[40, 57]。一系列的针对截骨间隙使用剪切运动和弯曲运动研究调查称，施加的这两种运动结果使间隙内软骨形成，而不是骨形成[58-59]。

同以上总结的一些早期实验的研究一样，Perren[60-61]、Perren 和 Cordey[43] 提出了片段间应变理论，此理论认为，只有在组织能够承受时该片段间应变的现值才能在骨折间隙形成。这个理论与观测到的最初间隙内肉芽组织形成、接下来的软骨形成和骨形成是一致的。由于施加载荷的结果，各类型组织的连续形成进一步降低片段间应变，这也导致后面更坚硬组织的形成。

片段间应变理论提供了骨折间隙内力学环境过于简化的描述，它使用一个标量（片段间应变）来描述一个不同的多轴应变场，其变化是间隙内位置的一个函数。更新的骨骼组织分化的力学生物学模型力求通过考虑整个骨折间隙的局部机械刺激来解释这一复杂性 [ 图 12.4（A）－（C）][62-64]，以及成骨和血管生成之间的关系 [ 图 12.4（D）][65-66]。Carter 等提出，静水压力和拉伸应变不同的组合促进形成不同的骨骼组织[62]，而 Claes 和 Heigle 已经推测，这两个刺激可以调节膜内骨化与软骨内骨化[63]。Prendergast 等提出了两个相反的关键刺激，即剪切应变和流体流动[64, 67]。预测骨折愈合的组织学分析模型的直接比较，以及局部机械刺激（如骨缺损部剪切应变）实验测量表明，最准确的预测是那些基于剪切应变和流体流动的方法[68-69]。然而，每一个理论都是无法完全预测骨折愈合过程中的某些组织学特征[64, 68]，这表明局部机械环境在调节愈合中的确切作用还没有被完全阐明。

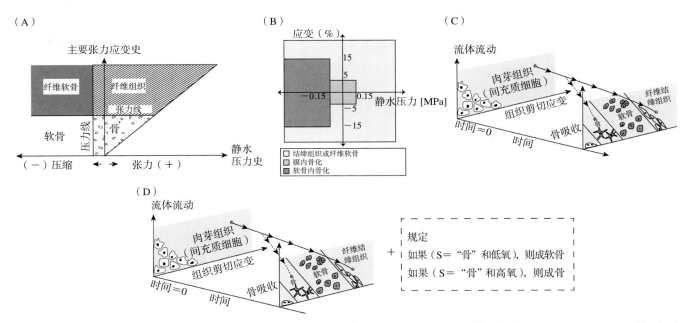

**图 12.4**　骨骼组织分化的力学生物学模型。（A）Carter 等[62]；（B）Claes 和 Heigle[63]；（C）Lacroix 和 Prendergast[64]；（D）Checa 和 Prendergast[65]

## 总结

骨折愈合的基本结果是恢复足够的机械完整性，以允许负重和进行日常生活活动。因此，骨折愈合的生物力学分析对修复的整个过程的评估是至关重要的。目前，骨折二期愈合的生物力学进程已经被很好地表征，并且已经建立标准量化愈合的程度的体外方法。测量骨刚度恢复情况的无创方法也已有报道；然而，测量骨强度恢复情况的无创方法仍处于开发阶段。迄今为止，对机械因素影响的研究表明，通过机械负荷是可以促进愈合的，同时这方面越来越多的文献报道表明，进一步增强愈合是可能的。因此，对骨折愈合的生物力学的理解，不仅可以用于对愈合的评估，同时也可以应用于研发新的修复策略。

# 参考文献

1. Chao EYS, Aro HT. 1997. Biomechanics of fracture fixation. In: Mow VC, Hayes WC (eds.) *Basic Orthopaedic Biomechanics*. Philadelphia: Lippincott-Raven. pp. 317–352.

2. Bottlang M. 2011. Biomechanics of far cortical locking. *J Orthop Trauma* 25(6): e60.

3. Moss DP, Tejwani NC. 2007. Biomechanics of external fixation: A review of the literature. *Bull NYU Hosp Jt Dis* 65(4): 294–9.

4. Bong MR, Kummer FJ, Koval KJ, Egol KA. 2007. Intramedullary nailing of the lower extremity: Biomechanics and biology. *J Am Acad Orthop Surg* 15(2): 97–106.

5. Foux A, Black RC, Uhthoff HK. 1990. Quantitative measures for fracture healing: An in-vitro biomechanical study. *J Biomech Eng* 112(4): 401–6.

6. Tsiridis E, Morgan EF, Bancroft JM, Song M, Kain M, Gerstenfeld L, Einhorn TA, Bouxsein ML, Tornetta P 3rd. 2007. Effects of OP-1 and PTH in a new experimental model for the study of metaphyseal bone healing. *J Orthop Res* 25(9): 1193–203.

7. Ulrich-Vinther M, Andreassen TT. 2005. Osteoprotegerin treatment impairs remodeling and apparent material properties of callus tissue without influencing structural fracture strength. *Calcif Tissue Int* 76(4): 280–6.

8. Leong PL, Morgan EF. 2008. Measurement of fracture callus material properties via nanoindentation. *Acta Biomater* 4(5): 1569–75.

9. Manjubala I, Liu Y, Epari DR, Roschger P, Schell H, Fratzl P, Duda GN. 2009. Spatial and temporal variations of mechanical properties and mineral content of the external callus during bone healing. *Bone* 45(2): 185–92.

10. White AA 3rd, Panjabi MM, Southwick WO. 1977. The four biomechanical stages of fracture repair. *J Bone Joint Surg Am* 59(2): 188–92.

11. Alkhiary YM, Gerstenfeld LC, Krall E, Sato M, Westmore M, Mitlak B, Einhorn TA. 2004. Parathyroid hormone (1-24; teriparitide) enhances experimental fracture healing. *Transactions of the Annual Meeting of the Orthopaedic Research Society, Vol 29*. San Francisco: Orthopaedic Research Society. p. 328.

12. Andreassen TT, Ejersted C, Oxlund H. 1999. Intermittent parathyroid hormone (1-34) treatment increases callus formation and mechanical strength of healing rat fractures. *J Bone Miner Res* 14(6): 960–8.

13. Kakar S, Einhorn TA, Vora S, Miara LJ, Hon G, Wigner NA, Toben D, Jacobsen KA, Al-Sebaei MO, Song M, Trackman PC, Morgan EF, Gerstenfeld LC, Barnes GL. 2007. Enhanced chondrogenesis and Wnt-signaling in parathyroid hormone treated fractures. *J Bone Miner Res* 22(12): 1903–12.

14. Nyman JS, Munoz S, Jadhav S, Mansour A, Yoshii T, Mundy GR, Gutierrez GE. 2009. Quantitative measures of femoral fracture repair in rats derived by micro-computed tomography. *J Biomech* 42(7): 891–7.

15. Amanat N, McDonald M, Godfrey C, Bilston L, Little D. 2007. Optimal timing of a single dose of zoledronic acid to increase strength in rat fracture repair. *J Bone Miner Res* 22(6): 867–76.

16. Little DG, McDonald M, Bransford R, Godfrey CB, Amanat N. 2005. Manipulation of the anabolic and catabolic responses with OP-1 and zoledronic acid in a rat critical defect model. *J Bone Miner Res* 20(11): 2044–52.

17. Richardson JB, Cunningham JL, Goodship AE, O'Connor BT, Kenwright J. 1994. Measuring stiffness can define healing of tibial fractures. *J Bone Joint Surg Br* 76(3): 389–94.

18. Hente R, Cordey J, Perren SM. 2003. In vivo measurement of bending stiffness in fracture healing. *Biomed Eng Online* 2: 8.

19. Ogrodnik PJ, Moorcroft CI, Thomas PB. 2001. A fracture movement monitoring system to aid in the assessment of fracture healing in humans. *Proc Inst Mech Eng H* 215(4): 405–14.

20. Claes LE, Cunningham JL. 2009. Monitoring the mechanical properties of healing bone. *Clin Orthop Relat Res* 467(8): 1964–71.

21. Aarnes GT, Steen H, Ludvigsen P, Waanders NA, Huiskes R, Goldstein SA. 2005. In vivo assessment of regenerate axial stiffness in distraction osteogenesis. *J Orthop Res* 23(2): 494–8.

22. Watanabe Y, Takai S, Arai Y, Yoshino N, Hirasawa Y. 2001. Prediction of mechanical properties of healing fractures using acoustic emission. *J Orthop Res* 19(4): 548–53.

23. Gerlanc M, Haddad D, Hyatt GW, Langloh JT, St Hilaire P. 1975. Ultrasonic study of normal and fractured bone. *Clin Orthop Relat Res* (111): 175–80.

24. Glinkowski W, Gorecki A. 2006. Clinical experiences with ultrasonometric measurement of fracture healing. *Technol Health Care* 14(4-5): 321–33.

25. Brown SA, Mayor MB. 1976. Ultrasonic assessment of early callus formation. *Biomed Eng* 11(4): 124–7, 136.

26. Dodd SP, Cunningham JL, Miles AW, Gheduzzi S, Humphrey VF. 2008. Ultrasound transmission loss across transverse and oblique bone fractures: An in vitro study. *Ultrasound Med Biol* 34(3): 454–62.

27. Dodd SP, Miles AW, Gheduzzi S, Humphrey VF, Cunningham JL. 2007. Modelling the effects of different fracture geometries and healing stages on ultrasound signal loss across a long bone fracture. *Comput Methods Biomech Biomed Engin* 10(5): 371–5.

28. Saulgozis J, Pontaga I, Lowet G, Van der Perre G. 1996. The effect of fracture and fracture fixation on ultrasonic velocity and attenuation. *Physiol Meas* 17(3): 201–11.

29. Jamsa T, Koivukangas A, Kippo K, Hannuniemi R, Jalovaara P, Tuukkanen J. 2000. Comparison of radiographic and pQCT analyses of healing rat tibial fractures. *Calcif Tissue Int* 66(4): 288–91.

30. Augat P, Merk J, Genant HK, Claes L. 1997. Quantitative assessment of experimental fracture repair by peripheral computed tomography. *Calcif Tissue Int* 60(2): 194–9.

31. den Boer FC, Bramer JA, Patka P, Bakker FC, Barentsen RH, Feilzer AJ, de Lange ES, Haarman HJ. 1998. Quantification of fracture healing with three-dimensional computed tomography. *Arch Orthop Trauma Surg* 117(6-7): 345–50.

32. Nazarian A, Pezzella L, Tseng A, Baldassarri S, Zurakowski D, Evans CH, Snyder BD. 2010. Application of structural rigidity analysis to assess fidelity of healed fractures in rat femurs with critical defects. *Calcif Tissue Int* 86(5): 397–403.

33. Grigoryan M, Lynch JA, Fierlinger AL, Guermazi A, Fan

B, MacLean DB, MacLean A, Genant HK. 2003. Quantitative and qualitative assessment of closed fracture healing using computed tomography and conventional radiography. *Acad Radiol* 10(11): 1267–73.

34. Kuhlman JE, Fishman EK, Magid D, Scott WW Jr, Brooker AF, Siegelman SS. 1988. Fracture nonunion: CT assessment with multiplanar reconstruction. *Radiology* 167(2): 483–8.

35. Shefelbine SJ, Simon U, Claes L, Gold A, Gabet Y, Bab I, Muller R, Augat P. 2005. Prediction of fracture callus mechanical properties using micro-CT images and voxel-based finite element analysis. *Bone* 36(3): 480–8.

36. Leong PL, Morgan EF. 2008. Measurement of fracture callus material properties via nanoindentation. *Acta Biomaterialia* 4(5): 1569–75.

37. Prasad J, Wiater BP, Nork SE, Bain SD, Gross TS. 2010. Characterizing gait induced normal strains in a murine tibia cortical bone defect model. *J Biomech* 43(14): 2765–70.

38. Histing T, Kristen A, Roth C, Holstein JH, Garcia P, Matthys R, Menger MD, Pohlemann T. 2010. In vivo gait analysis in a mouse femur fracture model. *J Biomech* 43(16): 3240–3.

39. Augat P, Merk J, Wolf S, Claes L. 2001. Mechanical stimulation by external application of cyclic tensile strains does not effectively enhance bone healing. *J Orthop Trauma* 15(1): 54–60.

40. Schell H, Epari DR, Kassi JP, Bragulla H, Bail HJ, Duda GN. 2005. The course of bone healing is influenced by the initial shear fixation stability. *J Orthop Res* 23(5): 1022–8.

41. Bishop NE, van Rhijn M, Tami I, Corveleijn R, Schneider E, Ito K. 2006. Shear does not necessarily inhibit bone healing. *Clin Orthop Relat Res* 443: 307–14.

42. Park SH, O'Connor K, McKellop H, Sarmiento A. 1998. The influence of active shear or compressive motion on fracture-healing. *J Bone Joint Surg Am* 80(6): 868–78.

43. Wolf S, Augat P, Eckert-Hubner K, Laule A, Krischak GD, Claes LE. 2001. Effects of high-frequency, low-magnitude mechanical stimulus on bone healing. *Clin Orthop* (385): 192–8.

44. Goodship AE, Cunningham JL, Kenwright J. 1998. Strain rate and timing of stimulation in mechanical modulation of fracture healing. *Clin Orthop* 355 Suppl: S105–15.

45. Claes L, Augat P, Suger G, Wilke HJ. 1997. Influence of size and stability of the osteotomy gap on the success of fracture healing. *J Orthop Res* 15(4): 577–84.

46. Claes L, Eckert-Hubner K, Augat P. 2002. The effect of mechanical stability on local vascularization and tissue differentiation in callus healing. *J Orthop Res* 20(5): 1099–105.

47. Claes L, Blakytny R, Gockelmann M, Schoen M, Ignatius A, Willie B. 2009. Early dynamization by reduced fixation stiffness does not improve fracture healing in a rat femoral osteotomy model. *J Orthop Res* 27(1): 22–7.

48. Weaver AS, Su YP, Begun DL, Miller JD, Alford AI, Goldstein SA. 2010. The effects of axial displacement on fracture callus morphology and MSC homing depend on the timing of application. *Bone* 47(1): 41–8.

49. Claes L, Blakytny R, Besse J, Bausewein C, Ignatius A, Willie B. 2011. Late dynamization by reduced fixation stiffness enhances fracture healing in a rat femoral osteotomy model. *J Orthop Trauma* 25(3): 169–74.

50. Willie BM, Blakytny R, Glockelmann M, Ignatius A, Claes L. 2011. Temporal variation in fixation stiffness affects healing by differential cartilage formation in a rat osteotomy model. *Clin Orthop Relat Res* 469(11): 3094–101.

51. Goodship AE, Kenwright J. 1985. The influence of induced micromovement upon the healing of experimental tibial fractures. *J Bone Joint Surg Br* 67(4): 650–5.

52. Claes LE, Wilke HJ, Augat P, Rubenacker S, Margevicius KJ. 1995. Effect of dynamization on gap healing of diaphyseal fractures under external fixation. *Clin Biomech (Bristol, Avon)* 10(5): 227–34.

53. Goodship AE, Watkins PE, Rigby HS, Kenwright J. 1993. The role of fixator frame stiffness in the control of fracture healing. An experimental study. *J Biomech* 26(9): 1027–35.

54. Augat P, Margevicius K, Simon J, Wolf S, Suger G, Claes L. 1998. Local tissue properties in bone healing: influence of size and stability of the osteotomy gap. *J Orthop Res* 16(4): 475–81.

55. Claes LE, Heigele CA, Neidlinger-Wilke C, Kaspar D, Seidl W, Margevicius KJ, Augat P. 1998. Effects of mechanical factors on the fracture healing process. *Clin Orthop* 355 Suppl: S132–47.

56. Claes L, Augat P, Schorlemmer S, Konrads C, Ignatius A, Ehrnthaller C. 2008. Temporary distraction and compression of a diaphyseal osteotomy accelerates bone healing. *J Orthop Res* 26(6): 772–7.

57. Augat P, Burger J, Schorlemmer S, Henke T, Peraus M, Claes L. 2003. Shear movement at the fracture site delays healing in a diaphyseal fracture model. *J Orthop Res* 21(6): 1011–7.

58. Cullinane DM, Fredrick A, Eisenberg SR, Pacicca D, Elman MV, Lee C, Salisbury K, Gerstenfeld LC, Einhorn TA. 2002. Induction of a neoarthrosis by precisely controlled motion in an experimental mid-femoral defect. *J Orthop Res* 20(3): 579–86.

59. Cullinane DM, Salisbury KT, Alkhiary Y, Eisenberg S, Gerstenfeld L, Einhorn TA. 2003. Effects of the local mechanical environment on vertebrate tissue differentiation during repair: Does repair recapitulate development? *J Exp Biol* 206(Pt 14): 2459–71.

60. Perren SM. 1979. Physical and biological aspects of fracture healing with special reference to internal fixation. *Clin Orthop Relat Res* 138: 175–180.

61. Perren SM, Cordey J. 1980. The concept of interfragmentary strain. In: Uhtoff HK (ed.) *Current Concepts of Internal Fixation of Fractures*. Berlin: Springer. pp. 63–77.

62. Carter DR, Beaupre GS, Giori NJ, Helms JA. 1998. Mechanobiology of skeletal regeneration. *Clin Orthop* 355 Suppl: S41–55.

63. Claes LE, Heigele CA. 1999. Magnitudes of local stress and strain along bony surfaces predict the course and type of fracture healing. *J Biomech* 32(3): 255–66.

64. Lacroix D, Prendergast PJ. 2002. A mechano-regulation model for tissue differentiation during fracture healing: Analysis of gap size and loading. *J Biomech* 35(9): 1163–71.

65. Checa S, Prendergast PJ. 2009. A mechanobiological model for tissue differentiation that includes angiogenesis: A lattice-based modeling approach. *Ann Biomed Eng* 37(1): 129–45.

66. Simon U, Augat P, Utz M, Claes L. 2011. A numerical

model of the fracture healing process that describes tissue development and revascularisation. *Comput Methods Biomech Biomed Engin* 14(1): 79–93.

67. Prendergast PJ, Huiskes R, Soballe K. 1997. ESB Research Award 1996. Biophysical stimuli on cells during tissue differentiation at implant interfaces. *J Biomech* 30(6): 539–48.

68. Isaksson H, Wilson W, van Donkelaar CC, Huiskes R, Ito K. 2006. Comparison of biophysical stimuli for mechano-regulation of tissue differentiation during fracture healing. *J Biomech* 39(8): 1507–16.

69. Morgan EF, Salisbury Palomares KT, Gleason RE, Bellin DL, Chien KB, Unnikrishnan GU, Leong PL. 2010. Correlations between local strains and tissue phenotypes in an experimental model of skeletal healing. *J Biomech* 43(12): 2418–24.

# 第 13 章

# 人类全基因组关联研究

Douglas P. Kiel

（陈　鹏　陈　青译　王海彬　张　鹏审校）

参考文献　104

作为骨表型常见的研究指标之一，同时也是骨几何形态及超声测量的指标之一，骨密度具有高度遗传性，已经在双胞胎及家族史的研究中得到了证明[1-3]。通过对青年患者髋部骨折及椎体骨折的研究，我们认为骨折也具有遗传性[4-5]。在过去 10 年中，通过对以家族为基础的队列试验研究及候选基因研究的连锁分析[6-10]，与骨骼表型相关的基因研究已日趋成熟[11-14]。但是，连锁分析法不能遴选数量性状位点，而具有这些位点的特定基因在家族性状的遗传性上作用重大；同时，在某些复杂疾病如骨质疏松研究中也作用甚微。骨密度及骨几何形态相关基因的发现使候选基因研究在现存的知识条件下局限在研究一组与骨生物学相关的基因上。而且，许多早期发现的阳性基因在后续的研究中无法得到重复。上述的利弊使得对骨质疏松的研究进入到了全基因组研究阶段，同时伴随着基因分型技术的进步，计算机存贮平台的发展及大宗数据分析统计方法的提升。因此，在过去的 5 年里，骨骼遗传学进入到了全基因组相关性研究（genome-wide association，GWA）的时代[15-17]。

GWA 借助高通量平台技术能对数以万计甚至百万计的变异基因、单核苷酸多态性（SNP）进行基因分型，并且能把 SNP 与多种表型联系起来。在整个基因组水平，利用 GWA 研究变异基因与表型的相关性是非常有效的。然而，GWA 也存在很多问题，尤其是从统计学的角度来看。因为在全基因组水平进行相关性检测需要对数据作出调整，来满足多次测试的要求。严格意义上，统计测试为了得到"显著"相关性，需要大量的样品。因此，GWA 对整个科学界的相互合作产生了重大影响。就其本身而言，独立的研究不足以在全基因组水平上分析如此多的单核苷酸多态性。为了获得大量的数据以开展 GWA，全世界的队列研究组织已经组成了联盟来增加必要的可信性及合作能力，这对于承担独立队列研究中的大样本 Meta 分析是必需的。

为了增强 GWA 的合作性，其中的一个措施是妥善协调独立研究中的表型差异，从而使检测误差最小化。其他措施还包括 PhenX 项目中已经使用的表型检测方法。为了使异质性降到最低，研究人员需要考虑到潜在的混杂数据，把数据分析标准化，使群体分层的影响最小化，并且要有合适的评价标准来评估来自不同基因分型平台的数据。

为了整合队列研究的数据，研究者会"汇总"数以百万计的 SNP 信息，即使这些信息不都是用来基因分型的。目前基于 HapMap 工程的用于基因分型汇总的方法有很多，该工程建立的单体型图有利于汇总[18-19]。该工程分两个阶段对来自不同地域的 4 种人群的 270 个样品的 SNP 进行了基因分型[20]。最近，1000 基因工程（http://www.1000genomes.org/）正在对超过 95% 的变异体进行特征化分析，这些变异基因能被现行的高通量测序手段检测，并且在五大主要人群（来自欧洲、东亚、南亚、西非及美洲）中出现等位基因的概论不低于 1%。该计划同时也对出现率低于 0.1% 的等位基因进行分类，因为他们通常存在于编码区[21]。

所有发表过的 GWA 结果都记录在由美国国家基因组研究机构维护的网站中（ http://www.ebi.ac.uk/fgpt/gwas/ ）。目前骨骼遗传学的研究主要集中在 BMD 表型上，研究手段上经历了从使用双能 X 线吸收仪测量骨密度到外周定量 CT（pQCT）测量骨体积的变化，同样的方法也适用于骨折的研究。基于 DXA 测量得出的 BMD 及髋关节几何特征的第一个 GWA 出现在 Framingham 研究中。该研究使用的基因分类平台对 1141 个样品的 10 万个 SNP 进行分析，但是在 $P$ 值为 $5×10^{-8}$ 的条件下，没有得出具有显著意义的结果[22]。

骨质疏松遗传因子联盟（GEFOS）开展了目前最大的 Meta 分析。来自 GEFOS 的第一次 Meta 分析包含了 5 个 GWA，它们是对 19 195 名来自北欧后裔的股骨颈及腰椎的 BMD 进行研究[23]。

使用 DXA 获得的脊柱及髋关节的 BMD 表型中，20 个基因位点有显著差异（GWS；$P<5×10^{-8}$），其中 13 个与 BMD 有关的位点是新发现的，包括 1p31.3（GPR177）、2p21（SPTBN1）、3p22（CTNNB1）、4q21.1（MEPE）、5q14（MEF2C）、7p14（STARD3NL）、7q21.3（FLJ42280）、11p11.2（LRP4、ARHGAP1、F2）、11p14.1（DCDC5）、11p15（SOX6）、16q24（FOXL1）、17q21（HDAC5）和 17q12（CRHR1）。

其余的 7 个基因位点与骨骼代谢相关，如 1p36（ZBTB40）、6q25（ESR1）、8q24（TNFRSF11B 也是骨保护素）、11q13.4（LRP5）、12q13（SP7，也是 osterix）、13q14（TNFSF11 也是 RANKL）和 18q21（TNFRSF11A 也是 RANK）。

GEFOS 联盟的第二项研究使用 DXA 对髋关节及脊柱的 BMD 做了检测，这些样本来自 17 个 GWA 及 32 961 名东亚人和欧洲人。无论检测部位是股骨颈还是腰椎，与 BMD 密切相关的 SNP 又在 50 933 人中做了重复试验[24]。用于重复试验的样本来自骨质疏松遗传标志物协会（GENOMOS），该协会在 GWA 研究 BMD 之前，曾对大量的与 BMD 相关的候选基因作过 Meta 分析。GEFOS 在重复的队列研究中，通过对 31 016 例病例及 102 444 名对照组人员的研究，也对骨折表型作了 Meta 分析，目的是检测与 BMD 密切相关的基因是否与低能创伤的骨折有关。该 Meta 分析在全基因组水平上发现了 56 个位点的基因与 BMD 显著相关（$P<5×10^{-8}$），其中 32 个为首次发现。全部的结果均在表 13.1 中列出，

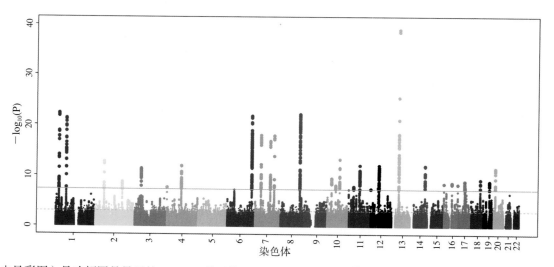

图 13.1 （也见彩图）曼哈顿图是最近的 GEFOS 联盟的 GWA Meta 分析结果[23]。此图列出了所有 2 543 686 个 SNP 中与全基因组明显相关的基因，SNP 是由 HapMap 数据资料归纳而来，HapMap 的数据资料来自 d' Etude du 人类多态性研究中心（CEPH）的样本，这些样本由 30 个组于 1980 年收集，样品人群是具有北欧及西欧血统的美国人。每个点代表一个与腰椎骨密度相关的 $P$ 值，$P$ 值是在固定模式下的 Meta 分析得来（全基因组 Meta 分析发现了 56 个与骨密度相关的位点及 14 个与骨折风险相关的位点。Reproduced with permission from Estrada K, Styrkarsdottir U, Evangelou E, et al. 2012. *Nat Gene* 44:491-501.）

命名为"Manhattan"，数值用 $P$ 值的 $-\log_{10}$ 表示。每个点代表与 Meta 分析结果相关联的 SNP 表型的 $P$ 值。*MEF2C* 的区域图作为代表的基因之一在表 13.2 中列出。与 BMD 有关的信号区位于 *MEF2C* 基因的

5'端，该基因编码的蛋白在成骨细胞及维持成熟肌肉细胞的分化状态中起到一定作用。该基因还是骨形成抑制子和 SOST 的转录激活子，该过程受甲状旁腺激素调控。

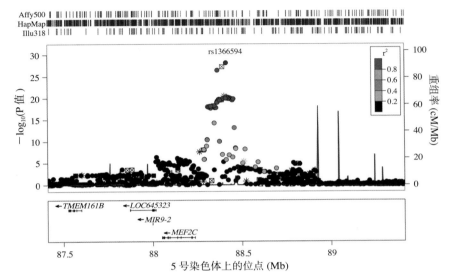

图 13.2 （也见彩图）$P$ 值区域图，反映的是 *MEF2C* 基因 5'端 SNP 与 GEFOS Meta 分析得出的 BMD 之间的相关性[23]。（全基因组 Meta 分析发现了 56 个与骨密度相关的位点及 14 个与骨折风险相关的位点。Reproduced with permission from Estrada K, Styrkarsdottir U, Evangelou E, et al. 2012. *Nat Gene* 44:491-501.）

　　研究人员根据这么多新发现的基因及以前确认基因的研究结果，同时使用了被称为"GRAIL"的正式的文本挖掘算法[26]，并借助 PubMed 来确定基因与疾病的关联程度。分析认为这些复杂的基因集中在 RANK-RANKL-OPG 通路、间充质干细胞分化过程中、软骨内成骨及 Wnt 信号通路中。另外，Meta 分析也发现了位点中基因并不都是在骨生物学中有意义。研究人员还检测了与 BMD 相关的位点是否也与骨折相关，结果显示 14 个与 BMD 相关的位点也与骨折有关（$P<5\times10^{-4}$），其中有 6 个 $P<5\times10^{-8}$，具有显著差异，包括 18p11.21（C18orf19）、7q21.3（SLC25A13）、11q13.2（LRP5）、4q22.1（MEPE）、2p16.2（SPTBN1）和 10q21.1（DKK1）。

　　韩国基因组流行病学研究组织在 9000 名参与者中进行了一个中等规模的 GWA，对利用 DXA 从欧洲人后裔中获得的 BMD 特征的 GWA Meta 分析结果作了重复试验。但是，这项研究使用的是定量超声（声速或"SOS"）检测尺骨、胫骨和跟骨部位的骨密度。可想而知的是，这次结果没有得到与

GEFOS 研究相同的结果。原因首先是因为人种不同，其次是测量的部位不同，另外还使用了与 BMD 测量相关性不大的技术手段。对印度绝经前女性（$n$=1524）的 GWA 也没能发现与 BMD 显著相关的位点；但是，研究人员把前 50 个分析结果在绝经前的非洲裔个体（$n$=669）中作了重复研究，在 14 号染色体上接近 *CATSPERB* 基因的某个位点具有一定的可重复性。在绝经前女性的研究中只有一个较大的 GWA 发现了两个位点与脊柱或者髋关节的 BMD 有相关性。另外两个 GWA 在病例数量上要比 GEFOS 的 Meta 分析少很多，但是结果与 GEFOS 的 Meta 分析结果大致相同。也就是说，同其他复杂表型的研究一样，许多变异基因对如 BMD 这样具有复杂特征的表型，需要大量的样本来进行研究[29]。

　　最近，来自欧洲的研究人员借助 pQCT 对 1500 多名青少年开展了 GWA Meta 分析并作了基因分型，发现核受体因子 κb 的受体激活子（RANKL）基因（TNFSF11）与骨皮质的 BMD 相关，并且在青年男性中的相关性及影响比女性要大[30]。这项研究的意

义在于：使用的表型能提供与骨骼相关的特定信息。假设骨皮质、骨小梁在形成及重建过程中受不同基因影响，那么细化骨骼表型对于更好地了解潜在的基因结构是非常重要的。

骨表型的遗传性不能用 GWA 作出解释，说明存在具有微小作用的大量变异基因，或者作用甚大但是数量较少的基因还没有被发现。部分基因结构上的变异也是有可能存在的，如拷贝数的变异，使用现在的基因分型方法无法检测或者无法深入研究。因为早期在归纳和分析方法上的局限，很少有 GWA 对 X 染色体进行过研究[31-33]。而且基因与基因之间的相互作用，目前也是无法研究的。

GWA 在骨骼遗传领域中的应用是很有前景的。因为大的研究机构具有发现新基因位点的能力，因此新的生物发现近在咫尺。下一步就是要对已发现的位点进行深度检测，发现其功能性的变异，对相关性大的位点深入图谱分析及测序，并对基因和环境的相互作用进行研究。研究人员可以对某些明显的相互作用进行研究，包括根据基因构成对骨骼承重时的表型变化进行分析，利用药理学发现变异基因来预测骨骼表型对骨质疏松药物的反应，或者是利用营养基因组学发现营养疗法（VD 和钙）治疗骨质疏松时的变异基因。

## 参考文献

1. Karasik D, Myers RH, Cupples LA, et al. 2002. Genome screen for quantitative trait loci contributing to normal variation in bone mineral density: The Framingham Study. *J Bone Miner Res* 17: 1718–27.
2. Karasik DE, Myers RH, Hannan MT, et al. 2001. Mapping of quantitative ultrasound of the calcaneus to chromosomes 1 and 5 by genome-wide linkage analysis. *J Bone Min Res* 16(Suppl 1): S167.
3. Karasik D, Dupuis J, Cupples LA, et al. 2007. Bivariate linkage study of proximal hip geometry and body size indices: The Framingham study. *Calcif Tissue Int* 81: 162–73.
4. Michaelsson K, Melhus H, Ferm H, Ahlbom A, Pedersen NL. 2005. Genetic liability to fractures in the elderly. *Arch Intern Med* 165: 1825–30.
5. Liu CT, Karasik D, Zhou Y, Hsu YH, Genant HK, Broe KE, Lang TF, Samelson EJ, Demissie S, Bouxsein ML, Cupples LA, Kiel DP. 2012. Heritability of prevalent vertebral fracture and volumetric bone mineral density and geometry at the lumbar spine in three generations of the framingham study. *J Bone Miner Res* 27: 954–8.
6. Johnson ML, Gong G, Kimberling W, Recker SM, Kimmel DB, Recker RB. 1997. Linkage of a gene causing high bone mass to human chromosome 11 (11q12-13). *Am J Hum Genet* 60: 1326–32.
7. Koller DL, Rodriguez LA, Christian JC, et al. 1998. Linkage of a QTL contributing to normal variation in bone mineral density to chromosome 11q12-13. *J Bone Miner Res* 13: 1903–8.
8. Styrkarsdottir U, Cazier JB, Kong A, et al. 2003. Linkage of osteoporosis to chromosome 20p12 and association to BMP2. *PLoS Biol* 1: E69.
9. Deng HW, Deng XT, Conway T, Xu FH, Heaney R, Recker RR. 2002. Determination of bone size of hip, spine, and wrist in human pedigrees by genetic and lifestyle factors. *J Clin Densitom* 5: 45–56.
10. Deng HW, Livshits G, Yakovenko K, et al. 2002. Evidence for a major gene for bone mineral density/content in human pedigrees identified via probands with extreme bone mineral density. *Ann Hum Genet* 66: 61–74.
11. Langdahl BL, Uitterlinden AG, Ralston SH. 2008. Large-scale analysis of association between polymorphisms in the transforming growth factor beta 1 gene (TGFB1) and osteoporosis: The GENOMOS Study. *Bone* 42(5): 969–81.
12. Ralston SH, Uitterlinden AG, Brandi ML, et al. 2006. Large-scale evidence for the effect of the COLIA1 Sp1 polymorphism on osteoporosis outcomes: The GENOMOS study. *PLoS Med* 3: e90.
13. van Meurs JB, Trikalinos TA, Ralston SH, et al. 2008. Large-scale analysis of association between LRP5 and LRP6 variants and osteoporosis. *JAMA* 299: 1277–90.
14. Ioannidis JP, Ralston SH, Bennett ST, et al. 2004. Differential genetic effects of ESR1 gene polymorphisms on osteoporosis outcomes. *JAMA* 292: 2105–14.
15. Altshuler D, Daly MJ, Lander ES. 2008. Genetic mapping in human disease. *Science* 322: 881–8.
16. Hindorff LA, Sethupathy P, Junkins HA, et al. 2009. Potential etiologic and functional implications of genome-wide association loci for human diseases and traits. *Proc Natl Acad Sci U S A* 106: 9362–7.
17. Manolio TA. 2009. Cohort studies and the genetics of complex disease. *Nat Genet* 41: 5–6.
18. de Bakker PI, Ferreira MA, Jia X, Neale BM, Raychaudhuri S, Voight BF. 2008. Practical aspects of imputation-driven meta-analysis of genome-wide association studies. *Hum Mol Genet* 17: R122–8.
19. Marchini J, Howie B, Myers S, McVean G, Donnelly P. 2007. A new multipoint method for genome-wide association studies by imputation of genotypes. *Nat Genet* 39: 906–13.
20. Manolio TA, Brooks LD, Collins FS. 2008. A HapMap harvest of insights into the genetics of common disease. *J Clin Invest* 118: 1590–605.
21. 1000 Genomes Project Consortium. 2010. A map of human genome variation from population-scale sequencing. *Nature* 467: 1061–73.
22. Kiel DP, Demissie S, Dupuis J, Lunetta KL, Murabito JM, Karasik D. 2007. Genome-wide association with bone mass and geometry in the Framingham Heart Study. *BMC Med Genet* 8(Suppl 1): S14.
23. Rivadeneira F, Styrkarsdottir U, Estrada K, et al. 2009. Twenty bone-mineral-density loci identified by large-scale meta-analysis of genome-wide association studies. *Nat Genet* 41(11): 1199–206.
24. Estrada K, Styrkarsdottir U, Evangelou E, et al. 2012. Genome-wide association meta-analysis identifies 56 bone mineral density loci and reveals 14 loci associated with risk of fracture. *Nat Genet* 44: 491–501.
25. Leupin O, Kramer I, Collette NM, et al. 2007. Control

of the SOST bone enhancer by PTH using MEF2 transcription factors. *J Bone Miner Res* 22: 1957–67.

26. Raychaudhuri S, Plenge RM, Rossin EJ, et al. 2009. Identifying relationships among genomic disease regions: Predicting genes at pathogenic SNP associations and rare deletions. *PLoS Genet* 5: e1000534.

27. Cho YS, Go MJ, Kim YJ, et al. 2009. A large-scale genome-wide association study of Asian populations uncovers genetic factors influencing eight quantitative traits. *Nat Genet* 41: 527–34.

28. Koller DL, Ichikawa S, Lai D, et al. 2010. Genome-wide association study of bone mineral density in premenopausal European-American women and replication in African-American women. *J Clin Endocrinol Metab* 95: 1802–9.

29. Manolio TA, Collins FS, Cox NJ, et al. 2009. Finding the missing heritability of complex diseases. *Nature* 461: 747–53.

30. Paternoster L, Lorentzon M, Vandenput L, et al. 2010. Genome-wide association meta-analysis of cortical bone mineral density unravels allelic heterogeneity at the RANKL locus and potential pleiotropic effects on bone. *PLoS Genet* 6: e1001217.

31. Clayton D. 2008. Testing for association on the X chromosome. *Biostatistics* 9: 593–600.

32. Hickey PF, Bahlo M. 2011. X chromosome association testing in genome wide association studies. *Genet Epidemiol* 35: 664–70.

33. Loley C, Ziegler A, Konig IR. 2011. Association tests for X-chromosomal markers—A comparison of different test statistics. *Hum Hered* 71: 23–36.

# 第 14 章

# 循环的成骨细胞

Robert J. Pignolo • Moustapha Kassem

（雷 平 陈 青译 王海彬 张 鹏 审校）

## 引言

假设骨的重建是破骨细胞和成骨细胞在某一点连续发生骨吸收和骨形成，这一过程是空间和时间的偶联。破骨细胞起源于造血前体细胞，通过循环到达骨面。目前，骨形成的表面吸收成骨细胞的种类和通道，尚不十分明确。成骨细胞的经典描述是类似纤维原细胞。现在主要派生于骨髓基质的干细胞；因此被描述为骨髓基质干细胞（marrow stromal stem cell，MSC）（也被称为骨骼或间充质干细胞），最近的证据显示，它们存在于来自血管腔表面的血管上皮[1]。

习惯上，MSC 通过可塑黏附从低密度单核细胞分离出来，被描述为 $CD105^+$、$CD73^+$、$CD90^+$、$CD14^-$、$CD34^-$、$CD45^-$、$CD79^-$ 和 $CD19^-$ 细胞[2]。总之，$CD44^+$、$CD63^+$、$CD146^+$ 和 $Stro-1^+$ 细胞是其特点[3]。一些最近的组织学检测研究显示，自骨重吸收和骨形成之后，成骨细胞通过血管被吸收至骨生成的表面，使特殊的骨重建隔离室形象化，重建隔离室上的一层排列细胞连接到毛细血管，这为破骨细胞和成骨细胞到达骨表面提供了路径[4]。然而，系统的注入研究表明，可塑的黏附 MSC 难以被介入到完好的骨组织[5]；这表明，MSC 是不循环的（即与液态的造血干细胞相比，它们是固态的）。

另外，大量的实验研究已测试出成骨细胞群的循环入口的存在，它被命名为循环成骨前细胞（circulating osteogenic precursor，COP），具有从循环中进入成骨面的能力。目前，已使用过各种方法对警察细胞的生物学特性和其在骨形成中所扮演的角色进行了总结。

## 间生态实验

异种共生实验是以联合一对小鼠共享同一个循环系统为基础的。采用这种模式，Kumagai 等创建出了联合一对野生型（WT）自体滑鼠和滑鼠标示超量表达绿色 fluorescence 蛋白（GFP）[6]。以下腓骨骨折的连体 WT 伙伴，$GFP^+$ 碱性磷酸酶（ALP）+

细胞被发现定位于骨痂，通过循环提示补充。然而，Boban 等在转基因细胞胶原蛋白 I 2.3-GFP（Col.I2.3-GFP）或骨钙素中检测到 COP 细胞，被加入到转基因，在生物共生的控制下过度表达胸苷激酶（TK）（OCN）的 GFP 小鼠 Col.I2.3（Col2.3ΔTK）[7]。当给予 Col2.3ΔTK 转基因小鼠更昔洛韦（GCV），成骨细胞被破坏，但是在除去药物时，骨骼可完全恢复。以下 GCV 诱导成骨细胞消融，研究者没有发现任何证据表明 GFP 标记的细胞在 Col2.3ΔTK 老鼠的体内存在，说明基质形成成骨细胞和骨细胞表达 Col. I 或 OCN 不流通。

## 骨髓移植实验

Olmstead-Davis 等为 COP 细胞属于骨髓细胞的"侧群"（SP）提供了证据，SP 细胞是通过它们排出的 DNA 结合染料能力确定身份的。当骨髓消融小鼠的移植（不仅包括成骨细胞，而且包括造血干细胞）与 SP 细胞的再生有关，这表明 SP 细胞的成骨细胞和造血谱系含有一个共同的前体[8]。Dominici 等获得类似的结果，致死剂量照射的小鼠移植后，其塑形非黏附骨髓细胞以 GFD 标记，生成了成骨细胞、骨细胞及造血干细胞[9]。此外，Hayakawa 等的报道称，造血细胞和 MSC 可重组致死剂量照射野生型小鼠与 GFP+ 的绿色荧光蛋白转基因小鼠的骨髓单个核细胞[10]。

## 异位成骨实验

Otsuru 等证明存在于小鼠中的 COP 细胞有助于骨形态发生蛋白（BMP）2 诱导异位骨的形成[11]。其次，在致死量照射和随后的 GFP+ 转基因骨髓移植，以及骨钙素表达的 GFP+ 成骨细胞中发现了新形成的异位骨。另外，GFP+ 外周血单核细胞分离自 BMP2- 植入 GFP 小鼠到 BMP2- 植入野生型裸鼠移植导致的 GFP+ 骨钙蛋白+ 细胞中的异位骨堆积[11]。作者强调 COP 细胞作为 CD45−CD44+CXCR4+，并且能够在体外和体内分化为成骨细胞[12]。

## 人类疾病中的 COP 细胞

很少有研究探讨供体 MSC 和成骨细胞在骨髓移植已成功的患者的骨骼中存在。KOC 等研究可否将供体来源的 MSC 被转移到异基因造血干细胞移植的患者，治疗溶酶体或过氧化物酶体贮积病[13]。13 例移植后 1 ~ 14 年的患者的骨髓 MSC 培养，尽管成功适配造血植入，没有证据表明在供体干细胞基础上的荧光原位杂交（FISH）技术存在的使用探头的 X 和 Y 染色体性别不匹配的移植，或者分析简单多态的放射性标记的 PCR 扩增阳离子重复序列[13]。与此相反，骨髓移植被证明可以改善致死性成骨不全（OI）和移植后的塑形黏附，骨髓 MSC 造成了移植和 6 例临床病例的改善[14]。此外，Suda 等报道供体来源的 COP 细胞存在于接受性别不匹配的造血干细胞移植患者中[15]。

## 使用药物研究 MSC 的动员

Hong 等能够通过 P 物质的动员，在小鼠和大鼠的外周血单核细胞层（CD45−，CD29+）和能够分化的类中胚层细胞（成骨细胞、脂肪细胞、软骨细胞）中分离 COP 细胞[16]。Pitchford 等[17] 报道以 VEGF 和 CXCR4 拮抗剂 AMD3100 治疗后，外周血富含 MSC 样细胞（塑形黏附、CD29+、CD105+、CD34−、CD45−、VE- 钙粘连蛋白和 vWF−），表明动员是从骨髓到外围血。此外，Tondreau 等已经证实，在外周血中含有 G-CSF 动员的 CD133+ 细胞，能够克制由成骨细胞分化的具有可塑黏附的类 MSC 细胞[18]。

## COP 细胞的特性和分离方法

用不同方法从外周血中获得 COP 细胞。

### 塑形黏附

Kuznetsov 等确定循环干细胞（称为"循环结缔组织前体"[19] 或者从人类和实验动物的外周血中通过塑形吸附的"循环骨骼肌干细胞"[20]，细胞被描述为骨粘连蛋白+、骨 I 型胶原（Col. I）+、α- 平滑肌（ASM）+、CD45− 细胞和内皮标志物阴性细胞。这些细胞的频率在人类中非常低，但在实验动物中则更为丰富，如豚鼠[19-20]。有趣的是，Zvaifler 等修改此方法，并从具有相似的表型的健康志愿者的外周血中取得较为成功的分离的干细胞[21]。Rochefort 等报道存在于外周血的塑形黏附 MSC 的频率在大鼠模型中增加了对慢性缺氧的耐受，这表明病理生理条件（包括缺氧）可动员干细胞从骨髓流向外周血[22]。此外，Otsuru 等在鼠外周血中分离的塑形黏附 CD45⁻ CD44⁺ CXCR4⁺ 细胞展示了他们归巢到 BMP2 诱导异位骨形成的部位。循环 MSC 类细胞也从脐带血中分离[23-24]。

### 塑形非黏附细胞

根据概念，即流体相细胞是非黏附的，Long 等已经报道骨钙素（OCN）⁺ 或骨桥蛋白⁺ 骨髓塑形非黏附细胞的存在[25-26]。Eghbali-Fatourechi 等扩展了这些研究，已从外周血中分离出塑形非黏附细胞群[27]，这表明，大约高达 50% 的 OCN⁺ 细胞表现出了单核细胞形态[28]。然而，这些细胞可能在标准体外培养条件下展示成骨细胞比骨髓干细胞较低的增长率和不太可靠的分化能力[27]。

### 血管谱系细胞中分离的 COP 细胞

许多研究者描述了血管细胞的成骨分化潜能。例如，一个共同的祖先（称为 "mesangioblast"）在胚胎背主动脉[29-30]中培养可以分化成内皮细胞和中胚层细胞（成骨细胞、脂肪细胞、肌细胞）作为 Flk1⁺、CD34⁺、VE- 钙黏蛋白⁺、平滑肌细胞[29-30]。一些研究表明，出生后的机体骨髓中存在与之相对应的细胞群[31-32]。

另外，已经描述了当局部施加循环内皮细胞，可在试管中获得类成骨细胞[33]和加强骨折的愈合。Lounev 等的一个谱系追踪研究表明，细胞募集到小鼠的异位骨形成的部位，证明 Tie2⁺ 细胞（作为假定的标记内皮细胞），而不是 MyoD⁺（肌细胞）或平滑肌肌球蛋白重链细胞，在新骨形成中做出显著的贡献[34]。此外，血管内皮细胞通过激活素样激酶 -2（ALK2）受体依赖性机制可以转变成中胚层的多功能类干细胞[35]。有趣的是，软骨细胞和成骨细胞在纤维发育不良骨化进程中表达出内皮细胞标志物。因此，在内皮细胞中组成型活性 ALK2 的表达可导致内皮转变至间质，并采集显性类干细胞。然而，驻留在骨骼肌间质的多功能间充质细胞还可以是祖细胞为异位骨化的来源，至少在小鼠中 BMP2 促进骨骼的发育，内皮细胞不可能完全提供这些前体细胞[36]。

### 从成纤维细胞、单核细胞以及造血系的其他细胞分离 COP 细胞

目前，在外周血造血的几个源性细胞群已被鉴定为具有成骨潜能。Matsumoto 等证明了人外周血 CD34⁺ 细胞级分包含较小 OCN⁺ 细胞群，经静脉滴注可发现大鼠股骨骨折模型的骨折部位[37]。有几项研究检测循环结缔组织细胞即成纤维细胞的生物学特性。细胞将首先在受伤模型的机体内检测出来[38]。成纤维细胞是从外周血中的单核细胞部分通过依附纤维连接蛋白包被的可塑性培养出来的，成纤维细胞样形态和组合的造血细胞（CD34⁺、CD45⁺、CD13⁺）和由 I 型胶原为代表的表型间质中胚层。纤维细胞表现出 CXCR4 表达的不同水平和分化成中胚层细胞类型（如成骨细胞、脂肪细胞、软骨细胞），但分化的效率低，没有证据表明在体内的骨形成是持续的[39]。

Kuwana 等根据一个已经确定的外周血单核细胞组分群，该群被称为 "单核细胞来源的间充质祖细胞"（外膜蛋白），依附纤维连接蛋白包被的可塑板[40]。细胞最初表现出单核细胞样形态，然后在培养中获得成纤维细胞样形态。细胞是 CD14⁺ CD45⁺ CD34⁺ Col I⁺ 和能分化成成骨细胞、脂肪细胞以及按照标准规则分化的心肌细胞[39]。Suda 等证实了这些结果，并描述了细胞作为 CD14⁺ CD34⁺ CD45⁺ CXCR4⁺ col I⁺ ALP⁺ Tie2⁺ 的群体，在植入后，在有免疫缺陷的小鼠体内形成异位骨[15]。从外周血单核细胞中分离的干细胞存在广泛分化潜能的类似方法已被广泛报道[41-42]。因此，外膜蛋白及纤维细胞可能是相同的细胞群。

## COP 细胞可能的生理和病理功能有哪些？

一些研究表明，COP 细胞参与了许多生理过程，包括长骨骼发育和骨折的愈合。在青春期男孩体内发现的一些循环 OCN⁺COP（塑形非黏附）细胞是成人的 5 倍以上，其数量是与相关血清胰岛素样生长因子（IGF）I 和 IGF 结合水平蛋白的 3 倍[28]。Eghbali-Fatourechi 等也报道了增加循环中的 OCN⁺COP 细胞数量来治疗 3 名近期骨折的男子[28]。同样，从 22%

有髋部骨折的患者的外周血中检测到循环的塑形黏附 COP 细胞（MSC 等、CD105$^+$、CD73$^+$、CD90$^+$、CD45$^-$、CD14$^-$），这些骨折的患者中年轻的患者占 46%，但在患有髋关节骨性关节炎的年龄和性别匹配组女性的外周血中未检测到此种细胞[43]。

人们在动物实验研究中得到的数据支持这些发现。在上述研究中 Kumagai 等在通过手术连接组成表达 GFP 的连体转基因小鼠和同基因野生型小鼠中，分别创建一个对侧后肢的横形腓骨骨折，并评估循环细胞在骨痂形成中所作的贡献[6]。对 GFP$^+$ 细胞和 ALP 染色共定位分析，骨折骨痂组织形态计量学分析，发现与未骨折的对照组相比，实验组中的 GFP$^+$、ALP$^+$ 细胞在骨折后的 2～3 周显著增加。有趣的是，在一个股骨骨折未愈合的裸大鼠模型体内和一个胫骨骨折的小鼠模型内分别注入人类 CD34$^+$ 细胞和鼠塑形黏附 MSC 样、CXCR4$^+$ 细胞，骨愈合的生物力学评估、放射学、组织学标准显著增强。

也有人提出，COP 细胞参与异位骨化（HO）的形成，其可以发生在肺、血管、心脏和关节周围软组织部位。强烈的证据表明，循环的纤维细胞是肺纤维化的调解员[45]，它在肺的纤维化与骨化中起合理的调解作用。也有越来越多的证据表明，COP 细胞参与其他的异位骨化，如髋关节置换术、终末期主动脉瓣膜病和遗传性综合征的骨骼外骨形成[15, 46-47]。动物模型中的异位骨化也支持 COP 细胞参与异位骨化的形成[11-12,15]。在 FOP，与病情稳定或未受影响的个体相比，骨骼外骨形成活跃的患者体内有大量的克隆源性 COP 细胞，而这些 COP 细胞存在早期的纤维增生病变[15]。

血管钙化的过程以前被认为是钙离子沉积的结果，但现在认为是骨形成始末中的一个积极的病理生理过程。抽样调查发现大约有 13%～15% 颈动脉内膜切除术和主动脉瓣狭窄的患者发生血管钙化[48-49]。检测主动脉瓣终末期患者中的 COP 细胞发现，这些细胞参血管钙化的过程就是先前沉积的钙离子[46]。这种观察还被另一种报道所支持，即外周动脉病患者中 OCN 阳性细胞水平的升高及冠心病患者中骨钙素在血管内皮干细胞的表达的增加[50-51]。血管硬化是建立在损伤和炎症基础上的，这表明异位骨化不分时间和地点。

最近的数据也表明，COP 细胞可能反映出骨重建的变化是由骨代谢疾病所导致的。与对照组相比，甲状旁腺功能减退症的患者体内 OCN$^+$ COP 细胞均较低，而且通过 PTH（1-84）给药可以提高 COP 细胞数 3 倍[52]。COP 细胞在骨质疏松症患者体内增加已被报道，但它们的成骨细胞分化有缺陷[53]。

## COP 细胞：一种综合体

上述实验证据表明，COP 细胞是一种异质细胞群体，是跨越从造血干细胞到塑形黏附基质细胞的几个中间形式（图 14.1），并且是反映功能异质性的一个连续表型。在生理和病理生理过程中，COP 细胞可能发挥的病因或辅助作用，即一个常见的机械连接可能会导致损伤、炎症，或相对缺氧的发生。在个人经历正常的生理生长或骨组织的修复，COP 细胞可能通过炎症信号被招募到靶组织，如骨折修复中，或通过从低氧微环境释放的信号被招募到靶组织，如长骨发育过程的骺板。例如，一个可能的解释是 COP 细胞的水平升高在青春期生长中可能形成一种与激烈的重建相关的氧梯度，这与 Canalis 所设想的一样[54]，即循环成骨细胞返回到骨架上，在那里它们可以作为成熟的成骨细胞。

COP 细胞归巢到损伤与炎症区的基础，这是对异位骨化的最佳描述。骨外骨形成可通过骨骼肌软组织损伤被沉淀，形成假定的炎症细胞因子释放和迁移的因素（图 14.2）。炎症信号出现是 BMP 诱导 HO 所必需的，也是单核细胞谱系触发损伤后异位成骨所必需的[55]。

在炎性环境中，基质细胞衍生因子 -1（SDF-1）和 BMP 可作为重要的趋化分子[45, 56-57]，这是有据可查的。SDF-1（CXCL12）是诱发缺氧组织损伤和形式的渐变，即吸引细胞表达其同源受体 CXCR4。通过 CXCR4，COP 细胞可能从骨髓和他们的归巢中释放到受伤部位（图 14.2）。这种归巢机制是建立在纤维细胞定位肺纤维化的病变基础上的[45]。另外，还确定在小鼠模型中，BMP2 诱导 HO，骨祖细胞表达的 CXCR4 由 SDF-1 趋化从骨髓迁移到异位骨形成区域[11-12]。BMP 可扮演两个角色，即骨形成和吸引炎性细胞[58]。

SDF-1/CXCR4 轴可能是由缺氧、血管生成肽、炎症细胞因子和损伤来调动骨髓来源祖细胞的最终共同途径[59-61]。此轴一直与形成、再生和肿瘤发生 / 转移的多种过程密切相关。这并不奇怪，相同的归巢机制可能是参与 COP 细胞的动员和目标。

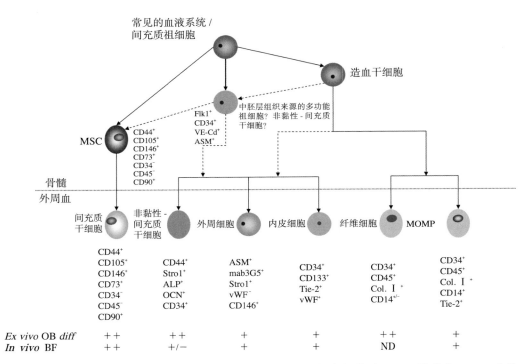

**图 14.1** （也见彩图）循环成骨前体细胞及其可能衍生的谱系表征。--- ：假定的关系；BF ：骨形成；diff ：分化；MOMP ：单核细胞来源的间充质祖细胞；MSC ：间充质干细胞；OB ：成骨细胞（Reprinted with permission from Pignolo RJ, Kassem M. 2011. Circulating osteogenic cells: Implications for injury, repair, and regeneration. J Bone Miner Res 26: 1–9.）

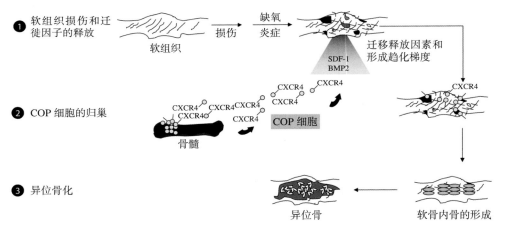

**图 14.2** COP 细胞归巢在异位骨形成中的假定机制。BMP ：骨形态发生蛋白；SDF ：基质细胞衍生因子（Reprinted with permission from Pignolo RJ, Kassem M. 2011. Circulating osteogenic cells: Implications for injury, repair, and regeneration. J Bone Miner Res 26: 1–9.）

## 结束语

几个关键的概念可能就概括了普遍 COP 细胞真正的生理功能。第一，COP 细胞的骨形成功能可能不是它们的主要作用，但在损伤、修复或异常细胞因子信号的条件下是一种适应性反应。COP 细胞的最终命运可能会参加组织再生，在某些情况下指令骨重新形成。这一假说的推论是所在部位的 MSC 细胞作为首要骨软骨祖细胞，而 COP 细胞可能在非骨骼部位成骨及组织损伤时起作用，如骨折的愈合。

第二，COP 细胞的归巢可能由 CXCR4/SDF-1 轴所介导，其中多个共享进程需要干细胞的迁移。COP 细胞可能分享一个祖细胞迁移的共同机制，损伤和炎症有可能会促进这种作用。

最后，COP 细胞生物学的新兴领域有望开发基因和细胞治疗方法以增强骨形成，同样，可以把 COP 细胞水平的诊断试验作为一种疾病状态的生物标志物。

## 致谢

本研究得到美国国家健康研究院资助 R01AG028873（Robert J. Pignolo），得到 AG025929（Robert J. Pignolo）、Ian Cali 基金／宾夕法尼亚大学研究中心的 FOP 及相关疾病发展资助奖（Robert J. Pignolo）——Novo Nordisk 基金会（Moustapha Kassem）、Lundbeck 基金会（Moustapha Kassem）资助，以及南丹麦地区的资助（Moustapha Kassem）。

## 参考文献

1. Sacchetti B, Funari A, Michienzi S, Di Cesare S, Piersanti S, Saggio I, Tagliafico E, Ferrari S, Robey PG, Riminucci M, Bianco P. 2007. Self-renewing osteoprogenitors in bone marrow sinusoids can organize a hematopoietic microenvironment. *Cell* 131: 324–336.
2. Dominici M, Le Blanc K, Mueller I, laper-Cortenbach I, Marini F, Krause D, Deans R, Keating A, Prockop Dj, Horwitz E. 2006. Minimal criteria for defining multipotent mesenchymal stromal cells. The International Society for Cellular Therapy position statement. *Cytotherapy* 8: 315–317.
3. Gronthos S, Graves SE, Ohta S, Simmons PJ. 1994. The STRO-1+ fraction of adult human bone marrow contains the osteogenic precursors. *Blood* 84: 4164–4173.
4. Hauge EM, Qvesel D, Eriksen EF, Mosekilde L, Melsen F. 2001. Cancellous bone remodeling occurs in specialized compartments lined by cells expressing osteoblastic markers. *J Bone Miner Res* 16: 1575–1582.
5. Bentzon JF, Stenderup K, Hansen FD, Schroder HD, Abdallah BM, Jensen TG, Kassem M. 2005. Tissue distribution and engraftment of human mesenchymal stem cells immortalized by human telomerase reverse transcriptase gene. *Biochem Biophys Res Commun* 330: 633–640.
6. Kumagai K, Vasanji A, Drazba JA, Butler RS, Muschler GF. 2008. Circulating cells with osteogenic potential are physiologically mobilized into the fracture healing site in the parabiotic mice model. *J Orthop Res* 26: 165–175.
7. Boban I, Barisic-Dujmovic T, Clark SH. Parabiosis model does not show presence of circulating osteoprogenitor

cells. *Genesis* 48: 171–182.
8. Olmsted-Davis EA, Gugala Z, Camargo F, Gannon FH, Jackson K, Kienstra KA, Shine HD, Lindsey RW, Hirschi KK, Goodell MA, Brenner MK, Davis AR. 2003. Primitive adult hematopoietic stem cells can function as osteoblast precursors. *Proc Natl Acad Sci U S A* 100: 15877–15882.
9. Dominici M, Pritchard C, Garlits JE, Hofmann TJ, Persons DA, Horwitz EM. 2004. Hematopoietic cells and osteoblasts are derived from a common marrow progenitor after bone marrow transplantation. *Proc Natl Acad Sci U S A* 101: 11761–11766.
10. Hayakawa J, Migita M, Ueda T, Shimada T, Fukunaga Y. 2003. Generation of a chimeric mouse reconstituted with green fluorescent protein-positive bone marrow cells: A useful model for studying the behavior of bone marrow cells in regeneration in vivo. *Int J Hematol* 77: 456–462.
11. Otsuru S, Tamai K, Yamazaki T, Yoshikawa H, Kaneda Y. 2007. Bone marrow-derived osteoblast progenitor cells in circulating blood contribute to ectopic bone formation in mice. *Biochem Biophys Res Commun* 354: 453–458.
12. Otsuru S, Tamai K, Yamazaki T, Yoshikawa H, Kaneda Y. 2008. Circulating bone marrow-derived osteoblast progenitor cells are recruited to the bone-forming site by CXCR4/SDF-1 pathway. *Stem Cells* 26: 223–234.
13. Koc ON, Peters C, Aubourg P, Raghavan S, Dyhouse S, DeGasperi R, Kolodny EH, Yoseph YB, Gerson SL, Lazarus HM, Caplan AI, Watkins PA, Krivit W. 1999. Bone marrow-derived mesenchymal stem cells remain host-derived despite successful hematopoietic engraftment after allogeneic transplantation in patients with lysosomal and peroxisomal storage diseases. *Exp Hematol* 27: 1675–1681.
14. Horwitz EM, Gordon PL, Koo WK, Marx JC, Neel MD, McNall RY, Muul L, Hofmann T. 2002. Isolated allogeneic bone marrow-derived mesenchymal cells engraft and stimulate growth in children with osteogenesis imperfecta: Implications for cell therapy of bone. *Proc Natl Acad Sci U S A* 99: 8932–8927.
15. Suda RK, Billings PC, Egan KP, Kim JH, McCarrick-Walmsley R, Glaser DL, Porter DL, Shore EM, Pignolo RJ. 2009. Circulating osteogenic precursor cells in heterotopic bone formation. *Stem Cells* 27: 2209–2219.
16. Hong HS, Lee J, Lee E, Kwon YS, Lee E, Ahn W, Jiang MH, Kim JC, Son Y. 2009. A new role of substance P as an injury-inducible messenger for mobilization of CD29(+) stromal-like cells. *Nat Med* 15: 425–435.
17. Pitchford SC, Furze RC, Jones CP, Wengner AM, Rankin SM. 2009. Differential mobilization of subsets of progenitor cells from the bone marrow. *Cell Stem Cell* 4: 62–72.
18. Tondreau T, Meuleman N, Delforge A, Dejeneffe M, Leroy R, Massy M, Mortier C, Bron D, Lagneaux L. 2005. Mesenchymal stem cells derived from CD133-positive cells in mobilized peripheral blood and cord blood: Proliferation, Oct4 expression, and plasticity. *Stem Cells* 23: 1105–1112.
19. Kuznetsov SA, Mankani MH, Leet AI, Ziran N, Gronthos S, Robey PG. 2007. Circulating connective tissue precursors: Extreme rarity in humans and chondrogenic potential in guinea pigs. *Stem Cells* 25: 1830–1839.
20. Kuznetsov SA, Mankani MH, Gronthos S, Satomura K, Bianco P, Robey PG. 2001. Circulating skeletal stem

cells. *J Cell Biol* 153: 1133–1140.

21. Zvaifler NJ, Marinova-Mutafchieva L, Adams G, Edwards CJ, Moss J, Burger JA, Maini RN. 2000. Mesenchymal precursor cells in the blood of normal individuals. *Arthritis Research* 2: 477–488.

22. Rochefort GY, Delorme B, Lopez A, Herault O, Bonnet P, Charbord P, Eder V, Domenech J. 2006. Multipotential mesenchymal stem cells are mobilized into peripheral blood by hypoxia. *Stem Cells* 24: 2202–2208.

23. Rosada C, Justesen J, Melsvik D, Ebbesen P, Kassem M. 2003. The human umbilical cord blood: A potential source for osteoblast progenitor cells. *Calcif Tissue Int* 72: 135–142.

24. Kern S, Eichler H, Stoeve J, Kluter H, Bieback K. 2006. Comparative analysis of mesenchymal stem cells from bone marrow, umbilical cord blood, or adipose tissue. *Stem Cells* 24: 1294–1301.

25. Long MW, Williams JL, Mann KG. 1990. Expression of human bone-related proteins in the hematopoietic microenvironment. *J Clin Invest* 86: 1387–1395.

26. Long MW, Robinson JA, Ashcraft EA, Mann KG. 1995. Regulation of human bone marrow-derived osteoprogenitor cells by osteogenic growth factors. *J Clin Invest* 95: 881–887.

27. Eghbali-Fatourechi GZ, Modder UI, Charatcharoenwitthaya N, Sanyal A, Undale AH, Clowes JA, Tarara JE, Khosla S. 2007. Characterization of circulating osteoblast lineage cells in humans. *Bone* 40: 1370–1307.

28. Eghbali-Fatourechi GZ, Lamsam J, Fraser D, Nagel D, Riggs BL, Khosla S. 2005. Circulating osteoblast-lineage cells in humans. *N Engl J Med* 352: 1959–1966.

29. Minasi MG, Riminucci M, De Angelis L, Borello U, Berarducci B, Innocenzi A, Caprioli A, Sirabella D, Baiocchi M, De Maria R, Boratto R, Jaffredo T, Broccoli V, Bianco P, Cossu G. 2002. The meso-angioblast: A multipotent, self-renewing cell that originates from the dorsal aorta and differentiates into most mesodermal tissues. *Development* 129: 2773–2783.

30. Cossu G, Bianco P. 2003. Mesoangioblasts—Vascular progenitors for extravascular mesodermal tissues. *Curr Opin Genet Dev* 13: 537–542.

31. Reyes M, Dudek A, Jahagirdar B, Koodie L, Marker PH, Verfaillie CM. 2002. Origin of endothelial progenitors in human postnatal bone marrow. *J Clin Invest* 109: 337–346.

32. Qi H, Aguiar DJ, Williams SM, La Pean A, Pan W, Verfaillie CM. 2003. Identification of genes responsible for osteoblast differentiation from human mesodermal progenitor cells. *Proc Natl Acad Sci U S A* 100: 3305–3310.

33. Rozen N, Bick T, Bajayo A, Shamian B, Schrift-Tzadok M, Gabet Y, Yayon A, Bab I, Soudry M, Lewinson D. 2009. Transplanted blood-derived endothelial progenitor cells (EPC) enhance bridging of sheep tibia critical size defects. *Bone* 45: 918–924.

34. Lounev VY, Ramachandran R, Wosczyna MN, Yamamoto M, Maidment AD, Shore EM, Glaser DL, Goldhamer DJ, Kaplan FS. 2009. Identification of progenitor cells that contribute to heterotopic skeletogenesis. *J Bone Joint Surg Am* 91: 652–663.

35. Medici D, Shore EM, Lounev VY, Kaplan FS, Kalluri R, Olsen BR. 2010. Conversion of vascular endothelial cells into multipotent stem-like cells. *Nat Med* 16: 1400–1406.

36. Wosczyna, MN, Biswas, AA, Cogswell, CA, Goldhamer, DJ. 2012. Multipotent progenitors resident in the skeletal muscle interstitium exhibit robust BMP-dependent osteogenic activity and mediate heterotopic ossification. *J Bone Miner Res* 27: 1004–1017.

37. Matsumoto T, Kawamoto A, Kuroda R, Ishikawa M, Mifune Y, Iwasaki H, Miwa M, Horii M, Hayashi S, Oyamada A, Nishimura H, Murasawa S, Doita M, Kurosaka M, Asahara T. 2006. Therapeutic potential of vasculogenesis and osteogenesis promoted by peripheral blood CD34-positive cells for functional bone healing. *Am J Pathol* 169: 1440–1457.

38. Bucala R, Spiegel LA, Chesney J, Hogan M, Cerami A. 1994. Circulating fibrocytes define a new leukocyte subpopulation that mediates tissue repair. *Molecular Medicine* 1: 71–81.

39. Choi YH, Burdick MD, Strieter RM. 2010. Human circulating fibrocytes have the capacity to differentiate osteoblasts and chondrocytes. *Int J Biochem Cell Biol* 42: 662–671.

40. Kuwana M, Okazaki Y, Kodama H, Izumi K, Yasuoka H, Ogawa Y, Kawakami Y, Ikeda Y. 2003. Human circulating CD14+ monocytes as a source of progenitors that exhibit mesenchymal cell differentiation. *J Leukoc Biol* 74: 833–845.

41. Zhao Y, Glesne D, Huberman E. 2003. A human peripheral blood monocyte-derived subset acts as pluripotent stem cells. *Proc Nat Acad Sci U S A* 100: 2426–2431.

42. Ratajczak MZ, Kucia M, Reca R, Majka M, Janowska-Wieczorek A, Ratajczak J. 2004. Stem cell plasticity revisited: CXCR4-positive cells expressing mRNA for early muscle, liver and neural cells "hide out" in the bone marrow. *Leukemia* 18: 29–40.

43. Alm JJ, Koivu HM, Heino TJ, Hentunen TA, Laitinen S, Aro HT. 2010. Circulating plastic adherent mesenchymal stem cells in aged hip fracture patients. *J Orthop Res* 28: 1634–1642.

44. Granero-Molto F, Weis JA, Miga MI, Landis B, Myers TJ, O'Rear L, Longobardi L, Jansen ED, Mortlock DP, Spagnoli A. 2009. Regenerative effects of transplanted mesenchymal stem cells in fracture healing. *Stem Cells* 27: 1887–1898.

45. Phillips RJ, Burdick MD, Hong K, Lutz MA, Murray LA, Xue YY, Belperio JA, Keane MP, Strieter RM. 2004. Circulating fibrocytes traffic to the lungs in response to CXCL12 and mediate fibrosis. *J Clin Invest* 114: 438–446.

46. Egan KP, Kim J-H, Mohler ER 3rd, Pignolo RJ. 2011. Role for circulating osteogenic precursor (COP) cells in aortic valvular disease. *Arterioscler Thromb Vasc Biol* 31: 2965–2971.

47. Egan KP, Pignolo RJ. 2010. COP cells in periarticular non-hereditary heterotopic ossification. *J Bone Miner Res* 25: S1.

48. Mohler ER 3rd, Gannon F, Reynolds C, Zimmerman R, Keane MG, Kaplan FS. 2001. Bone formation and inflammation in cardiac valves. *Circulation* 103: 1522–1528.

49. Hunt JL, Fairman R, Mitchell ME, Carpenter JP, Golden M, Khalapyan T, Wolfe M, Neschis D, Milner R, Scoll B, Cusack A, Mohler ER 3rd. 2002. Bone formation in carotid plaques: A clinicopathological study. *Stroke* 33: 1214–1219.

50. Gossl M, Modder UI, Atkinson EJ, Lerman A, Khosla S. 2008. Osteocalcin expression by circulating endothelial progenitor cells in patients with coronary atherosclerosis. *J Am Coll Cardiol* 52: 1314–1325.

51. Pal SN, Rush C, Parr A, Van Campenhout A, Golledge

J. 2010. Osteocalcin positive mononuclear cells are associated with the severity of aortic calcification. *Atherosclerosis* 210: 88–93.

52. Rubin MR, Manavalan JS, Dempster DW, Shah J, Cremers S, Kousteni S, Zhou H, McMahon DJ, Kode A, Sliney J, Shane E, Silverberg SJ, Bilezikian JP. 2011. Parathyroid hormone stimulates circulating osteogenic cells in hypoparathyroidism. *J Clin Endocrinol Metab* 96: 176–186.

53. Dalle Carbonare L, Valenti MT, Zanatta M, Donatelli L, Lo Cascio V. 2009. Circulating mesenchymal stem cells with abnormal osteogenic differentiation in patients with osteoporosis. *Arthritis Rheum* 60: 3356–3365.

54. Canalis E. 2005. The fate of circulating osteoblasts. *N Engl J Med* 352: 2014–2016.

55. Kan L, Liu Y, McGuire TL, Palila Berger DM, Awatramani RB, Dymecki SM, Kessler JA. 2009. Dysregulation of local stem/progenitor cells as a common cellular mechanism for heterotopic ossification. *Stem Cells* 27: 150–156.

56. Ceradini DJ, Kulkarni AR, Callaghan MJ, Tepper OM, Bastidas N, Kleinman ME, Capla JM, Galiano RD, Levine JP, Gurtner GC. 2004. Progenitor cell trafficking is regulated by hypoxic gradients through HIF-1 induction of SDF-1. *Nat Med* 10: 858–864.

57. Du R, Lu KV, Petritsch C, Liu P, Ganss R, Passegue E, Song H, Vandenberg S, Johnson RS, Werb Z, Bergers G. 2008. HIF1alpha induces the recruitment of bone marrow-derived vascular modulatory cells to regulate tumor angiogenesis and invasion. *Cancer Cell* 13: 206–220.

58. Cunningham NS, Paralkar V, Reddi AH. 1992. Osteogenin and recombinant bone morphogenetic protein 2B are chemotactic for human monocytes and stimulate transforming growth factor beta 1 mRNA expression. *Proc Natl Acad Sci U S A* 89: 11740–11744.

59. Schober A. 2008. Chemokines in vascular dysfunction and remodeling. *Arterioscler Thromb Vasc Biol* 28: 1950–1959.

60. Hoenig MR, Bianchi C, Sellke FW. 2008. Hypoxia inducible factor-1 alpha, endothelial progenitor cells, monocytes, cardiovascular risk, wound healing, cobalt and hydralazine: A unifying hypothesis. *Curr Drug Targets* 9: 422–435.

61. Dar A, Kollet O, Lapidot T. 2006. Mutual, reciprocal SDF-1/CXCR4 interactions between hematopoietic and bone marrow stromal cells regulate human stem cell migration and development in NOD/SCID chimeric mice. *Exp Hematol* 34: 967–975.

# 第 2 篇

# 骨骼生理学

*本篇主编*　Ego Seeman

# 第 15 章
# 人类胎儿和新生儿的骨发育

Tao Yang • Monica Grover • Kyu Sang Joeng • Brendan Lee

（成文翔 译 张 鹏 王海彬 审校）

## 引言

对人类骨骼发育的认知，特别是在子宫内的发育，已经通过很多动物模型进行了分析。然而，人类骨骼发育的直接研究仍旧是十分宝贵的，因为人类骨骼疾病中的病理和基因发现对于提出新的假设、验证模型组织、发掘骨骼发育的新机制非常重要。此外，并非所有的人体条件都可以用动物模型来模拟。本章将重点论述与人类胎儿及新生儿骨骼发育相关的生理数据和导致胎儿及新生儿骨骼疾病的内在及外在因素等方面。

## 胎儿和新生儿骨骼发育生理学

从人类胎儿发育开始（受精 8 周后），骨架已基本确定。与早期胎儿相比，新生儿的身长大约翻了 12 倍（头臀长度分别为 30mm 与 360mm）。因此，胎儿阶段的骨骼发育非常迅速，如从第 16 ~ 41 周，股骨生长平均值为每天 0.35mm[1]。骨化是个体生长发育中一个重要的组成部分，它涉及成骨细胞的分化、基质产生、矿化和血管生成。研究显示，大多数骨骼在胎儿阶段发育开始的数周已经骨化，并且在每个独立的骨骼都有明显的矿化中心，如锁骨、肱骨以及下颌骨骨化发生在胚胎阶段（第 6 周或第 7 周）。相比之下，距骨和骶骨的骨化较晚，发生在第 28 周或出生后[2]。为了维持骨骼形状，并适应迅速增长，骨化过程必须与骨吸收同时进行，这是通过骨骼内外的破骨细胞介导的。这一骨重建的过程从妊娠的第 4 个月和第 5 个月变得显著[2]。

为了适应胎儿骨骼的快速生长和骨化，胎儿发育需要大量的"建筑材料"，包括蛋白质和矿物质。这些物质通过胎盘的浓度梯度从母体中输送。在孕晚期，每公斤胎儿体重会有超过 150g 钙和 70g 磷通过主动运输被转移至胎儿[3]。矿物运输的实际步骤并未完全了解。目前，通过 3 个步骤的模型已经提出通过胎盘的钙转运。TRPV6——电压依赖性钙通道，存在于胎盘的母体侧，是一种存在于滋养层细胞的细胞内结合蛋白。一些研究表明，这种通道将钙传输至钙结合蛋白 D9K，最后，钙经由 PMCA3 转运（一种血浆中的在基底外侧膜的胎质膜钙 -ATP 酶蛋白）[4-6]。磷通过胎盘的运输不太好理解，但 NaPi-Iib——钠依赖的无机磷转运体——被认为在胎盘磷转运中发挥重要的作用[7]。

负责把矿物质通过胎盘主动转运到胎儿的主要激素是甲状旁腺激素相关肽( PTHrP )[8]。胎儿、胎盘、脐带和乳腺组织产生这种激素。缺乏 PTHrP 的小鼠存在致命的骨骼发育异常，其特点是软骨形成的过程中所有骨骼过早矿化，在胎盘中直接通过 PTH1R 的受体起作用[9]。另外，甲状旁腺激素（PTH）和维生素 D，二者是维持成年人钙、磷稳态的关键激素，但在胎儿血清中含量较低，这可能是高血钙水平的影响[10]。甲状旁腺激素在胎儿骨骼的矿化中很重要，而在钙经胎盘主动转运过程中作用不明显。与之类似，尽管母体维生素 D 缺乏与患有先天性佝偻病相关，但维生素 D 在矿物质运输中不发挥主要作用[11]。另外，在降钙素或降钙素基因相关肽缺失小鼠中可见降钙素在胎儿骨骼发育中可能不发挥主要作用[12]。在成年期骨骼健康中发挥作用的其他激素，如生长激素和皮质醇，已被证明会影响婴儿出生时的体重和增重。此外，生长激素和皮质醇水平被认为是潜在的骨损失速率的决定因素。与这一假设相符，即宫内环境的影响可能会改变骨骼对于生长激素和皮质醇的灵敏度[13]。

出生后，骨骼保持快速增长而且需要摄入大量的矿物质以支持骨骼发育。与胎儿期钙水平高于母亲的血清钙不同，新生儿表现出钙水平降低，因为胎盘源被去除而迅速达到基底水平；与之对应的是 PTH 的水平急剧上升。新生儿变得依赖于肠道吸收的钙及负责维持血钙水平的主要激素 PTH 和维生素 D。骨骼钙被存储，并且肾钙重吸收来维持血清钙水平。早产儿的母亲缺乏维生素 D，母亲患糖尿病会使低钙更为明显。婴儿期是快速骨矿化阶段，缺乏维生素 D 可导致佝偻病和低钙血症。因此，美国小儿科学会建议所有的婴儿每天补充 600 国际单位的维生素 D。

## 影响胎儿 / 新生儿骨骼发育的外在因素

### 营养影响

孕妇在怀孕期间的营养状况会影响胎儿的营养摄取。动物模型显示，成年大鼠在怀孕期间低蛋白饮食导致骨面积和骨矿含量偏低，以及生长板形态改变[14]。此外，校正性别和胎龄后，新生儿骨量被认为是与出生体重、出生身长和胎盘重量呈明显的正相关，说明了在怀孕期间产妇营养的重要性[15]。也有研究表明骨矿物质密度（BMD）和成人骨骼尺寸大小的遗传影响可能被子宫内营养不良所改变[16]。

### 机械影响

宫内胎动是对抗机械性刺激的一种耐受能力，是导致矿物质堆积的一种形式。子宫内肌肉骨骼互动（可能是由骨细胞的网络调节）的重要性在新生儿肌肉疾病或肌张力低时是显而易见的，因为他们的骨密度较低[17]。婴儿生理性骨质疏松症表现为骨皮质密度降低，存在于出生后的 6 个月内；虽然主

要是由于骨髓腔扩大造成[18]，但分娩后的运动不耐受也可能是一个促进因素[17]。这是否具有临床意义是存在争议的。

### 环境影响

大约 1/1000 的活婴受到中轴骨缺陷的影响。许多毒素和药物与其病因有关，包括视黄酸、丙戊酸、砷和一氧化碳。这些可导致椎体缺陷，如块状椎和非分段半椎体。孕妇糖尿病不予以控制可引起胎儿骨骼缺陷，特别是新生儿低血钙骶管发育不全，其机制尚不完全清楚[19]。未控制的糖尿病大鼠胎盘的钙结合蛋白的 mRNA 减少；这可以解释通过胎盘钙转运的减少[20]。此外，母亲吸烟与骨化中心的数量减少有关，孕妇饮酒影响钙调激素，从而可引起胎儿骨缺陷[19]。

### 其他影响

季节变化已被证明影响新生骨矿物质含量（BMC）可能受母体维生素 D 水平的影响。早产儿和小于胎龄儿也与佝偻病和骨质疏松症的风险增加相关，由于多种因素，包括缺氧、行动不便，并降低矿产供应 / 摄入。此外，性别和种族可能也有些作用。在一些研究中，男性新生儿的 BMC 高于女性，非裔美国人的新生儿 BMC 高于白种人新生儿[21]。

## 遗传性胎儿 / 新生儿骨骼疾病

多种信号和代谢途径参与了胎儿的骨骼发育，人类基因突变的鉴定已作为揭示这些信号通路和机制的重要指导。虽然与这些通路基因相关的失调最终会导致人类骨骼疾病，但其中许多很难在新生儿中诊断。这是因为疾病发生较温和，可能不会引起骨骼的明显畸形和骨量异常，如骨折可能在胎儿或新生儿阶段相对温和的机械负荷作用下并未表现出来。在这里，我们选择了严重的骨疾病影响胎儿和新生儿的骨骼关键发育过程的几个例子。

### 骨基质生成缺陷

成骨不全（OI）是一组人类先天性骨疾病，其特征在于骨脆性。OI 最严重的后果可能会导致胎儿和新生儿骨折和死亡。这些严重的 OI 病因学与异常产物、翻译后修饰或纤维胶原代谢相关，尤其是 I 型胶原蛋白，它是骨基质的主要底物，如 COL1A1

和 COL1A2 [ 编码 I 型胶原蛋白的 proa1（ I ）和 proa2（ I ）链 ] 的显性遗传位点突变导致胶原链的翻译后过修饰（ II 和 III 类）和严重成骨不全[22]。最近所说的隐性突变基因对于 I 型胶原蛋白的修饰和转运都十分重要。这些基因（和相应的基因产物）包括 CRTAP（软骨相关蛋白）[23]、LEPRE1（脯氨酰羟化酶）[24]、PPIB（亲环素 B）[25]、FKBP10（FK506 结合蛋白 10）[26]、SERPINH1（热休克蛋白 47）[27] 和 SERPINF1（色素上皮衍生因子）[28]。

## 矿物质平衡缺陷

钙敏感受体基因（CASR）的隐性失活突变是新生儿重度原发性甲状旁腺功能亢进症（NSHPT）的原因[29-30]。本病的特点是极端的高钙血症和严重的新生儿甲状旁腺功能亢进症，包括骨骼脱矿、呼吸窘迫和甲状旁腺增生。受影响的婴幼儿若未进行甲状旁腺切除术，NSHPT 通常是致命的。与此相反，家族性低尿钙性高钙血症（FHH）由 CASR 不足引起，表现为温和性低钙，并且不会表现出复杂性甲状旁腺功能亢进。

## 矿物沉积缺陷

围产期和婴幼儿低磷酸酯酶症是一种致命的先天性代谢性疾病，体现在宫内矿质过少而导致胸腔狭小、变形或四肢短小，迅速因呼吸衰竭死亡。婴儿低磷酸酯酶症是由编码组织非特异性碱性磷酸酶（TNSALP）（位于成骨细胞和软骨细胞细胞膜的糖蛋白，能够在最佳碱性 pH 值时水解单磷酸酯）隐性基因突变导致[31]。TSNALP 活性的缺乏导致无机焦磷酸盐的细胞外积聚（PPI），这有效地抑制羟基磷灰石晶体的生长，并导致严重的婴儿骨骼矿质过少[32]。TNSALP 的不足也导致低磷酸酯酶症，但较轻的病情，通常不能及时诊断。

## 破骨细胞功能缺陷

小儿恶性骨硬化病（IMO）是一组严重的常染色体隐性遗传骨硬化症。虽然骨量明显高于正常，但受影响的骨头变得很脆。IMO 出现在胎儿阶段；可在分娩过程中发生锁骨骨折以及在婴儿期经常发生骨折。受影响的婴儿患低钙血症。此外，由于破骨细胞的功能有缺陷，可以容纳造血的骨髓空间逐渐减少。因此，第一年如果不妥善处理，大多数受影响最严重的婴儿因为骨的骨髓[33] 被侵占而发生贫血和血小板减少。遗传学上，IMO 是由破骨细胞活性相关的重要基因突变造成的。破骨细胞的骨吸收主要依赖于骨吸收陷窝的酸化阳离子。因此，酸分泌缺陷可由以下原因导致，如 CLCN7 或 OSTM1 突变（CLCN7 编码氯通道 7，由 OSTM1 基因产物形成稳定复合体，骨硬化症相关跨膜稳定蛋白 1），或在 TRCIRG1（编码 T 细胞的免疫调节剂 1，液泡质子泵的一个亚基）有突变，这已经在破骨细胞丰富的 IMO 患者中得到鉴定[34-37]。

## 颅缝闭合和骨生成缺陷

新生儿的颅骨是由被纤维颅缝（囟门）连接独立的头盖骨组成。这些缝合线可使头骨灵活地通过产道，以便其通过时不破坏婴儿的大脑。此外，颅骨骨缝含有成骨间质细胞，是颅骨骨骼生长的重要场所，以适应婴儿期大脑的迅速增长[38-39]。颅骨融合正常在出生后启动并在成年完成。颅缝的延迟或提前关闭的疾病在新生儿中并不少见。锁骨颅骨发育不全（CCD）的患者有持续开放及未骨化的颅骨骨缝。这是由于 Runx2 单倍剂量不足引起的，该基因是控制成骨细胞分化多个步骤的主要基因[40-42]。相反，骨缝过早关闭导致颅缝早闭，这会严重抑制颅骨生长，从而导致颅内压增高，可严重损害神经系统的发育[38]。该颅缝早闭的病因包括 FGF 受体（FGFR1、FGFR2 和 FGFR3）显性激活突变[43-46] 或 TWIST1 表达不足[47-48]。MSX2[49]、EFNB1[50]、Gli3[51]、RAB23[52]、POR[53] 及 RECQL4[54] 基因的突变也在某些罕见的颅缝早闭类型中被发现。

## 参考文献

1. Salle BL, Rauch F, Travers R, Bouvier R, Glorieux FH. 2002. Human fetal bone development: Histomorphometric evaluation of the proximal femoral metaphysis. *Bone* 30: 823–828.
2. Gardner E. 1971. Osteogenesis in the human embryo and fetus. In: *The Biochemistry and Physiology of Bone, 2nd Ed., Vol.3, Chapter 2*. London: Academic. pp. 77–118.
3. Neer R, Berman M, Fisher L, Rosenberg LE. 1967. Multicompartmental analysis of calcium kinetics in normal adult males. *J Clin Invest* 46: 1364–1379.
4. Belkacemi L, Bedard I, Simoneau L, Lafond J. 2005. Calcium channels, transporters and exchangers in placenta: A review. *Cell Calcium* 37: 1–8.
5. Bianco SD, Peng JB, Takanaga H, Suzuki Y, Crescenzi A, Kos CH, Zhuang L, Freeman MR, Gouveia CH, Wu J, Luo H, Mauro T, Brown EM, Hediger MA. 2007.

Marked disturbance of calcium homeostasis in mice with targeted disruption of the Trpv6 calcium channel gene. *J Bone Miner Res* 22: 274–285.

6. Suzuki Y, Kovacs CS, Takanaga H, Peng JB, Landowski CP, Hediger MA. 2008. Calcium channel TRPV6 is involved in murine maternal-fetal calcium transport. *J Bone Miner Res* 23: 1249–1256.

7. Shibasaki Y, Etoh N, Hayasaka M, Takahashi MO, Kakitani M, Yamashita T, Tomizuka K, Hanaoka K. 2009. Targeted deletion of the tybe IIb Na(+)-dependent Pi-cotransporter, NaPi-IIb, results in early embryonic lethality. *Biochem Biophys Res Commun* 381: 482–486.

8. Kovacs CS, Kronenberg HM. 1997. Maternal-fetal calcium and bone metabolism during pregnancy, puerperium, and lactation. *Endocr Rev* 18: 832–872.

9. Kovacs CS, Lanske B, Hunzelman JL, Guo J, Karaplis AC, Kronenberg HM. 1996. Parathyroid hormone-related peptide (PTHrP) regulates fetal-placental calcium transport through a receptor distinct from the PTH/PTHrP receptor. *Proc Natl Acad Sci U S A* 93: 15233–15238.

10. Salle BL, Glorieux FH, Delvin EE. 1988. Perinatal vitamin D metabolism. *Biol Neonate* 54: 181–187.

11. Mahon P, Harvey N, Crozier S, Inskip H, Robinson S, Arden N, Swaminathan R, Cooper C, Godfrey K. 2010. Low maternal vitamin D status and fetal bone development: Cohort study. *J Bone Miner Res* 25: 14–19.

12. McDonald KR, Fudge NJ, Woodrow JP, Friel JK, Hoff AO, Gagel RF, Kovacs CS. 2004. Ablation of calcitonin/calcitonin gene-related peptide-alpha impairs fetal magnesium but not calcium homeostasis. *Am J Physiol Endocrinol Metab* 287: E218–E226.

13. Dennison EM, Syddall HE, Rodriguez S, Voropanov A, Day IN, Cooper C. 2004. Polymorphism in the growth hormone gene, weight in infancy, and adult bone mass. *J Clin Endocrinol Metab* 89: 4898–4903.

14. Mehta G, Roach HI, Langley-Evans S, Taylor P, Reading I, Oreffo RO, ihie-Sayer A, Clarke NM, Cooper C. 2002. Intrauterine exposure to a maternal low protein diet reduces adult bone mass and alters growth plate morphology in rats. *Calcif Tissue Int* 71: 493–498.

15. Godfrey K, Walker-Bone K, Robinson S, Taylor P, Shore S, Wheeler T, Cooper C. 2001. Neonatal bone mass: Influence of parental birthweight, maternal smoking, body composition, and activity during pregnancy. *J Bone Miner Res* 16: 1694–1703.

16. Dennison EM, Arden NK, Keen RW, Syddall H, Day IN, Spector TD, Cooper C. 2001. Birthweight, vitamin D receptor genotype and the programming of osteoporosis. *Paediatr Perinat Epidemiol* 15: 211–219.

17. Land C, Schoenau E. 2008. Fetal and postnatal bone development: Reviewing the role of mechanical stimuli and nutrition. *Best Pract Res Clin Endocrinol Metab* 22: 107–118.

18. Rauch F, Schoenau E. 2001. Changes in bone density during childhood and adolescence: An approach based on bone's biological organization. *J Bone Miner Res* 16: 597–604.

19. Alexander PG, Tuan RS. 2010. Role of environmental factors in axial skeletal dysmorphogenesis. *Birth Defects Res C Embryo Today* 90: 118–132.

20. Husain SM, Birdsey TJ, Glazier JD, Mughal MZ, Garland HO, Sibley CP. 1994. Effect of diabetes mellitus on maternofetal flux of calcium and magnesium and calbindin9K mRNA expression in rat placenta. *Pediatr Res* 35: 376–381.

21. Namgung R, Tsang RC. 2000. Factors affecting newborn bone mineral content: In utero effects on newborn bone mineralization. *Proc Nutr Soc* 59: 55–63.

22. Marini JC, Forlino A, Cabral WA, Barnes AM, San Antonio JD, Milgrom S, Hyland JC, Korkko J, Prockop DJ, De PA, Coucke P, Symoens S, Glorieux FH, Roughley PJ, Lund AM, Kuurila-Svahn K, Hartikka H, Cohn DH, Krakow D, Mottes M, Schwarze U, Chen D, Yang K, Kuslich C, Troendle J, Dalgleish R, Byers PH. 2007. Consortium for osteogenesis imperfecta mutations in the helical domain of type I collagen: Regions rich in lethal mutations align with collagen binding sites for integrins and proteoglycans. *Hum Mutat* 28: 209–221.

23. Morello R, Bertin TK, Chen Y, Hicks J, Tonachini L, Monticone M, Castagnola P, Rauch F, Glorieux FH, Vranka J, Bachinger HP, Pace JM, Schwarze U, Byers PH, Weis M, Fernandes RJ, Eyre DR, Yao Z, Boyce BF, Lee B. 2006. CRTAP is required for prolyl 3- hydroxylation and mutations cause recessive osteogenesis imperfecta. *Cell* 127: 291–304.

24. Cabral WA, Chang W, Barnes AM, Weis M, Scott MA, Leikin S, Makareeva E, Kuznetsova NV, Rosenbaum KN, Tifft CJ, Bulas DI, Kozma C, Smith PA, Eyre DR, Marini JC. 2007. Prolyl 3-hydroxylase 1 deficiency causes a recessive metabolic bone disorder resembling lethal/severe osteogenesis imperfecta. *Nat Genet* 39: 359–365.

25. van Dijk FS, Nesbitt IM, Zwikstra EH, Nikkels PG, Piersma SR, Fratantoni SA, Jimenez CR, Huizer M, Morsman AC, Cobben JM, van Roij MH, Elting MW, Verbeke JI, Wijnaendts LC, Shaw NJ, Hogler W, McKeown C, Sistermans EA, Dalton A, Meijers-Heijboer H, Pals G. 2009. PPIB mutations cause severe osteogenesis imperfecta. *Am J Hum Genet* 85: 521–527.

26. Alanay Y, Avaygan H, Camacho N, Utine GE, Boduroglu K, Aktas D, Alikasifoglu M, Tuncbilek E, Orhan D, Bakar FT, Zabel B, Superti-Furga A, Bruckner-Tuderman L, Curry CJ, Pyott S, Byers PH, Eyre DR, Baldridge D, Lee B, Merrill AE, Davis EC, Cohn DH, Akarsu N, Krakow D. 2010. Mutations in the gene encoding the RER protein FKBP65 cause autosomal-recessive osteogenesis imperfecta. *Am J Hum Genet* 86: 551–559.

27. Christiansen HE, Schwarze U, Pyott SM, AlSwaid A, Al Balwi M, Alrasheed S, Pepin MG, Weis MA, Eyre DR, Byers PH. 2010. Homozygosity for a missense mutation in SERPINH1, which encodes the collagen chaperone protein HSP47, results in severe recessive osteogenesis imperfecta. *Am J Hum Genet* 86: 389–398.

28. Becker J, Semler O, Gilissen C, Li Y, Bolz HJ, Giunta C, Bergmann C, Rohrbach M, Koerber F, Zimmermann K, de Vries P, Wirth B, Schoenau E, Wollnik B, Veltman JA, Hoischen A, Netzer C. 2011. Exome sequencing identifies truncating mutations in human SERPINF1 in autosomal-recessive osteogenesis imperfecta. *Am J Hum Genet* 88: 362–371.

29. Pollak MR, Brown EM, Chou YH, Hebert SC, Marx SJ, Steinmann B, Levi T, Seidman CE, Seidman JG. 1993. Mutations in the human Ca(2+)-sensing receptor gene cause familial hypocalciuric hypercalcemia and neonatal severe hyperparathyroidism. *Cell* 75: 1297–1303.

30. Bai M, Pearce SH, Kifor O, Trivedi S, Stauffer UG, Thakker RV, Brown EM, Steinmann B. 1997. In vivo and in vitro characterization of neonatal hyperparathyroidism resulting from a de novo, heterozygous mutation in the Ca2+-sensing receptor gene: Normal maternal

calcium homeostasis as a cause of secondary hyperpara-thyroidism in familial benign hypocalciuric hypercalce-mia. *J Clin Invest* 99: 88–96.

31. Weiss MJ, Cole DE, Ray K, Whyte MP, Lafferty MA, Mulivor RA, Harris H. 1988. A missense mutation in the human liver/bone/kidney alkaline phosphatase gene causing a lethal form of hypophosphatasia. *Proc Natl Acad Sci U S A* 85: 7666–7669.

32. Whyte MP. 2010. Physiological role of alkaline phospha-tase explored in hypophosphatasia. *Ann N Y Acad Sci* 1192: 190–200.

33. Stark Z, Savarirayan R. 2009. Osteopetrosis. *Orphanet J Rare Dis* 4: 5.

34. Kornak U, Kasper D, Bosl MR, Kaiser E, Schweizer M, Schulz A, Friedrich W, Delling G, Jentsch TJ. 2001. Loss of the ClC-7 chloride channel leads to osteopetrosis in mice and man. *Cell* 104: 205–215.

35. Frattini A, Orchard PJ, Sobacchi C, Giliani S, Abinun M, Mattsson JP, Keeling DJ, Andersson AK, Wallbrandt P, Zecca L, Notarangelo LD, Vezzoni P, Villa A. 2000. Defects in TCIRG1 subunit of the vacuolar proton pump are responsible for a subset of human autosomal reces-sive osteopetrosis. *Nat Genet* 25: 343–346.

36. Ramirez A, Faupel J, Goebel I, Stiller A, Beyer S, Stockle C, Hasan C, Bode U, Kornak U, Kubisch C. 2004. Iden-tification of a novel mutation in the coding region of the grey-lethal gene OSTM1 in human malignant infantile osteopetrosis. *Hum Mutat* 23: 471–476.

37. Lange PF, Wartosch L, Jentsch TJ, Fuhrmann JC. 2006. ClC-7 requires Ostm1 as a beta-subunit to support bone resorption and lysosomal function. *Nature* 440: 220–223.

38. Morriss-Kay GM, Wilkie AO. 2005. Growth of the normal skull vault and its alteration in craniosynostosis: Insights from human genetics and experimental studies. *J Anat* 207: 637–653.

39. Opperman LA. 2000. Cranial sutures as intramembra-nous bone growth sites. *Dev Dyn* 219: 472–485.

40. Lee B, Thirunavukkarasu K, Zhou L, Pastore L, Baldini A, Hecht J, Geoffroy V, Ducy P, Karsenty G. 1997. Mis-sense mutations abolishing DNA binding of the osteoblast-specific transcription factor OSF2/CBFA1 in cleidocranial dysplasia. *Nat Genet* 16: 307–310.

41. Mundlos S, Otto F, Mundlos C, Mulliken JB, Aylsworth AS, Albright S, Lindhout D, Cole WG, Henn W, Knoll JH, Owen MJ, Mertelsmann R, Zabel BU, Olsen BR. 1997. Mutations involving the transcription factor CBFA1 cause cleidocranial dysplasia. *Cell* 89: 773–779.

42. Otto F, Thornell AP, Crompton T, Denzel A, Gilmour KC, Rosewell IR, Stamp GW, Beddington RS, Mundlos S, Olsen BR, Selby PB, Owen MJ. 1997. Cbfa1, a candi-date gene for cleidocranial dysplasia syndrome, is essen-tial for osteoblast differentiation and bone development. *Cell* 89: 765–771.

43. Bellus GA, Gaudenz K, Zackai EH, Clarke LA, Szabo J, Francomano CA, Muenke M. 1996. Identical mutations in three different fibroblast growth factor receptor genes in autosomal dominant craniosynostosis syndromes. *Nat Genet* 14: 174–176.

44. Meyers GA, Orlow SJ, Munro IR, Przylepa KA, Jabs EW. 1995. Fibroblast growth factor receptor 3 (FGFR3) trans-membrane mutation in Crouzon syndrome with acan-thosis nigricans. *Nat Genet* 11: 462–464.

45. Rutland P, Pulleyn LJ, Reardon W, Baraitser M, Hayward R, Jones B, Malcolm S, Winter RM, Oldridge M, Slaney SF, et al. 1995. Identical mutations in the FGFR2 gene cause both Pfeiffer and Crouzon syndrome phenotypes. *Nat Genet* 9: 173–176.

46. Muenke M, Schell U, Hehr A, Robin NH, Losken HW, Schinzel A, Pulleyn LJ, Rutland P, Reardon W, Malcolm S, et al. 1994. A common mutation in the fibroblast growth factor receptor 1 gene in Pfeiffer syndrome. *Nat Genet* 8: 269–274.

47. el Ghouzzi V, Le Merrer M, Perrin-Schmitt F, Lajeunie E, Benit P, Renier D, Bourgeois P, Bolcato-Bellemin AL, Munnich A, Bonaventure J. 1997. Mutations of the TWIST gene in the Saethre-Chotzen syndrome. *Nat Genet* 15: 42–46.

48. Howard TD, Paznekas WA, Green ED, Chiang LC, Ma N, Ortiz de Luna RI, Garcia DC, Gonzalez-Ramos M, Kline AD, Jabs EW. 1997. Mutations in TWIST, a basic helix-loop-helix transcription factor, in Saethre-Chotzen syndrome. *Nat Genet* 15: 36–41.

49. Jabs EW, Muller U, Li X, Ma L, Luo W, Haworth IS, Klisak I, Sparkes R, Warman ML, Mulliken JB, et al. 1993. A mutation in the homeodomain of the human MSX2 gene in a family affected with autosomal domi-nant craniosynostosis. *Cell* 75: 443–450.

50. Wieland I, Jakubiczka S, Muschke P, Cohen M, Thiele H, Gerlach KL, Adams RH, Wieacker P. 2004. Mutations of the ephrin-B1 gene cause craniofrontonasal syndrome. *Am J Hum Genet* 74: 1209–1215.

51. Vortkamp A, Gessler M, Grzeschik KH. 1991. GLI3 zinc-finger gene interrupted by translocations in Greig syndrome families. *Nature* 352: 539–540.

52. Jenkins D, Seelow D, Jehee FS, Perlyn CA, Alonso LG, Bueno DF, Donnai D, Josifova D, Mathijssen IM, Morton JE, Orstavik KH, Sweeney E, Wall SA, Marsh JL, Nurnberg P, Passos-Bueno MR, Wilkie AO. 2007. RAB23 mutations in Carpenter syndrome imply an unexpected role for hedgehog signaling in cranial-suture development and obesity. *Am J Hum Genet* 80: 1162–1170.

53. Fluck CE, Tajima T, Pandey AV, Arlt W, Okuhara K, Verge CF, Jabs EW, Mendonca BB, Fujieda K, Miller WL. 2004. Mutant P450 oxidoreductase causes disordered steroidogenesis with and without Antley-Bixler syn-drome. *Nat Genet* 36: 228–230.

54. Mendoza-Londono R, Lammer E, Watson R, Harper J, Hatamochi A, Hatamochi-Hayashi S, Napierala D, Her-manns P, Collins S, Roa BB, Hedge MR, Wakui K, Nguyen D, Stockton DW, Lee B. 2005. Characterization of a new syndrome that associates craniosynostosis, delayed fontanel closure, parietal foramina, imperforate anus, and skin eruption: CDAGS. *Am J Hum Genet* 77: 161–168.

# 第 16 章
# 骨骼生长和骨量峰值强度

Qingju Wang • Ego Seeman

（李金超 译 张 鹏 王海彬 审校）

## 引言

特定年龄组的骨特点变化，如骨量和大小，个体差异较大；标准差大约是平均值的 10%～15%。因此，95% 和 5% 的人群之间骨骼大小差距大约为 50%。骨量丢失的差异程度较小（标准差＝1% 平均值），因此，骨骼特性的差别比骨丢失的差别更容易引发成年人骨折 [1]。

尽管在子宫内骨特性的差别未知，但在青春期前甚至两岁前，骨特性差异已经确定 [2-3]。例如，王等报道青春期前儿童和其绝经前母亲在胫骨横断面区域（CSA）和体积骨密度（vBMD）差异程度上几乎没有区别 [3]。然而，皮质 vBMD 的差异（骨基质矿化和皮质内孔隙率的功能）在青少年期减少，提示骨质组成随着个体的成熟越来越趋于一致 [2,4]。如果是这样的话，骨强度的差异更可能是由于骨的结构差异而非骨质组成导致。

尽管骨骼特性很大一部分是遗传决定的，我们没有发现有评定子宫内股骨长度的证据；由早期妊娠时百分位置推测，出生时股骨长度只有 7% 的差异 [5]。Wang 等的研究显示青春期和成人期的骨骼形态可以由 6 个月的形态推测，而不是出生当时 [6]。生命中第 1 年的时候，就已经确立以后的骨骼形态 [7]。

Wang 等报道 6 个月及以后（而不是出生时）婴儿的顶踵长（CHL），可以预测出 20 年后的体重、骨大小、质量及强度，同时也可以推测其父母的骨骼特性 [6]。从 6 个月到进入青春期和成年，CHL 或者高度即进入一个生长轨道。这也适用于骨特性，如总体和局部的骨量、骨大小、胫骨桡骨横断面区域、弯曲和压缩指数。这些参数提示个体骨骼与他人的区别点，以及产后 1 年后骨骼成熟特性的家族相似性。

Loro 等报道 Tanner 2 期的特性百分等级在 3 年中没有变化，60%～90% 的差异归因于在青春期前的差异 [2]。因此，青春期内的特点如宽大椎骨、高椎骨、vBMD 等均会保持到成熟期。

Cheng 等报道总骨矿物含量（BMC）的排名会从 7 岁持续到青春期 [8]。Emaus 等报道了 5366 名年龄在 45～84 的男性和女性的 7 年随访研究，测量他们在经过单一能量的 X 线照射后末梢骨的矿物密度 [9]。患有脊柱和髋关节骨折的健康绝经期前女性的女儿，在相应位置也具有结构性的异常 [10]。青春期前臂骨折的女性具有减小的远端桡骨 vBMD，这一缺陷持续到成年 [11]。

## 骨骼的塑形、重建、外部大小、形状及内部结构

骨塑形依据遗传图谱构造骨大小和形状；体外生长的胎儿肢芽形成临近的股骨，因此骨形状的差

异主要由遗传因素决定。骨塑形也适应骨大小、形状及矿物的空间分布至承重处[12-14]。网球运动员的击球手和非击球手之间的差别证明了骨膜在生长过程中具有适应承重环境的能力[15-16]。尚没有报道成年后的锻炼有这样强的效果。

在青春期前女性中，胫骨横断面的形状在 10 岁时就已经呈现椭圆形[3]。在两年内，通过前后增加两倍量承重，骨膜椭圆性增加（图 16.1）。因此，弯曲强度在前后方向（Imax）比内外方向（Imin）增加得更多。骨量增加 22%，则主要轴（Imax）的抗弯曲强度增加 44%[3]。

前后表面骨膜大于内外表面的骨膜，形成了胫骨的椭圆形形状，证明了如果通过调整矿物质的空间分布而不是更多的矿物质，可以优化骨强度，减轻骨重量。如果在相交区域周长的骨皮质的厚度增加同样的量，骨抗弯性会增加 4 倍[3]。

股骨颈形状的异质性也进一步的证实了这个观点（图 16.2）[17]。在和股骨干结合处，股骨颈（FN）的大小和椭圆度为最大，朝正中点移动则减少。然后，大小增加但是形状逐渐变圆。横断切面的大小和形状的多样性是由于相同量的矿物分布到不同横断面的不同空间。相同量的骨组成一个大的横切面，骨皮质紧邻股骨干，这些骨皮质量分布在下方。更接近的地方，骨皮质的骨减少，骨小梁的骨增加。骨皮质变薄，在股骨头部位更多的骨是骨小梁，骨皮质变薄并最终分布在骨周边。这些结构上的特点可能是为了适应股骨颈上不同的承重模式。

在不同部位，不同的骨膜附着生长伴随着骨内膜或者骨内表面的吸收。管状骨的重量由吸收决定，后者开凿骨髓腔，使变厚的皮质外移；中性轴的距离增强骨抗弯曲性[12]。Wang 等报道青春期前，儿童的骨膜表面的骨沉积在两年之间没有明显差异[3]。因此，大骨相对其初始横断面大小沉积比小骨更少量的骨。大骨由于其更高的骨吸收开凿出更大的骨腔，反映在高骨吸收标记抗酒石酸酸性磷酸酶 5b（TRACP）。这些个体具有比较薄的骨皮质，因此大骨相对轻；他们具有低的 vBMD[3]。小管状骨横切面的个体通常具有更多骨量，形成相对致密的骨。小横切面的骨，由于其细长，理论上相对容易骨折；但是由于相对其横切面的大小，更多的骨膜附着生长，抵消了其易骨折，小的骨髓腔隙使 vBMD 较大[3]。高峰值的 vBMD 不是由于骨形成增加（这样代价较高），而是由于骨吸收减弱（骨吸收不是紧随骨形成，是塑形而不是重建）。同样，低 vBMD 是由于骨吸收增加，而不是骨形成较少。

## 骨形态的性别差异

身材生长是由于四肢骨和轴向骨生长不同所致。在青春期前，四肢骨生长比轴向骨生长更多（大约 2 倍），青春期后四肢骨生长减慢，轴向骨生长加速[18-21]。在青春期的前两年（女孩 11～13 岁，男孩 13～15 岁），轴向骨生长和四肢骨生长对身高的贡献相似（女孩 7.7cm vs 7.4cm，男孩 8.5cm vs 8.0cm）；然而到了青春期后期，身高的增加主要源于轴向骨生长而不是四肢骨生长（男女孩均为 4.5 vs 1.5cm）[18-21]。男性在出生时骨架较大，并且多出青春期前生长 2 年时间。

青春期前，两性在骨长度上没有差异，有个别研究认为男性骨要稍宽[22-23]。这种骨宽度差异有可能在孕期或者出生后的前半年体内激素水平不同所致[24]。骨长度、宽度、重量和强度的不同主要在青春期出现。

青春期期间，骨膜附着生长，增加骨宽度；而骨内膜吸收扩大了男孩的骨髓腔[25-26]。骨皮质厚度增加是由于骨膜附着生长高于吸收。女孩骨膜附着生长较早减弱，在一些部位骨髓大小没有变化，但是在另一些部位骨髓收缩[4,25-28]。骨膜附着生长停止

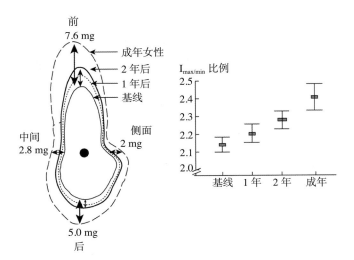

图 16.1　沿着骨中心的骨量分布（黑点位于骨中心）。局部的骨膜敷着生长沿骨周长不断变化。前后位（AP）的骨量沉积多于内外（ML）区，造成沿着 AP 轴（$I_{max}$）而不是 ML 轴（$I_{min}$）增强椭圆度和抗弯强度[3]（Reproduced with permission from The Endocrine Society）

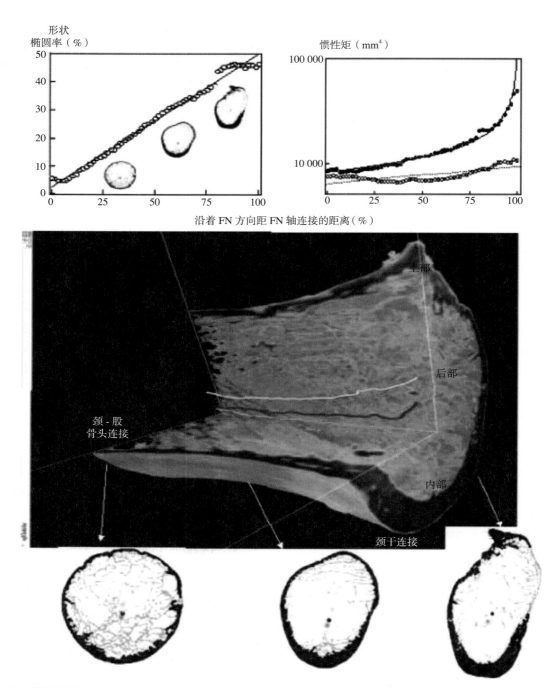

**图 16.2** （也见彩图）横断切面骨矿物组织的形状、大小和空间分布，以及股骨颈的强度指数。从股骨颈 - 头结合处，外部形状逐渐变化为椭圆（左上）。随着椭圆度的进一步升高，Imax（闭合圆）指数性增加，地理指标指数表明高低位，Imin（开放圆）的前后位变化很小（右上）[17]（Reproduced with permission）

和骨髓收缩造成女孩相对男孩骨和骨髓较小，但是皮质厚度相当[26-30]。青春期后的女孩体内高水平的雌激素促进骨膜附着生长[31-32]。

在长骨干骺端，两性的骨管 vBMD 在 5 岁至青年期均保持稳定[33-34]。在此区域，BMC、vBMD 和横断切面大小的两性差异出现在青春期后，男性具

有更厚的骨小梁和更大每单位骨体积（BV/TV）[35-36]。需要进一步研究以确定这些观察。

随着椎骨体积增加和随之而来的骨量增加，vBMD 在青春期前没有增加[37]。在青春期，两性的骨小梁 vBMD 均增加，因为骨小梁厚度增加，数目并不增加，但是两性没有差异[38]。青春期前男孩椎

骨横断面超过女孩约 15%，成熟后超过大于 25%，但是骨小梁的数目或者厚度两性没有差异[39-42]。也就是说，青春期前性别的形态学差异是大小，而不是密度；是椎骨总 CSA，而不是椎骨高度或者椎骨密度。

## 干骺端生长和儿童骨折

骨折的发生（尤其是在桡骨干骺端远端）高峰，女孩在 10～12 岁，男孩在 12～14 岁，与青春期生长加速符合[43]。线性生长的峰值早于骨量的峰值。如桡骨末梢生长快于干骺端末梢，在这个位置，纵向生长超过骨形成，形成干骺端的骨皮质[44]。这是骨小梁的皮质形成，相对的延迟导致孔隙度的过渡阶段[28,45]。因为孔隙度的过渡阶段，干骺端的 vBMD 在青春期减弱，导致易于骨折[4,33,46]

随着重量和骨长度的增加，以及 vBMD 的减少，安全因素或者骨强度指数（SSI）降低直到青春期后开始增加[47]。与之对应的是，长骨骨干的 vBMD 青春期继续增加，尽管在青春期早期相对晚期较慢[4]。

儿童时期的多孔性及较低的皮质密度是暂时的。在青春期，皮质多孔性减低，皮质 vBMD 增加[48]。这是由于纵向骨生长减慢而骨小梁继续聚集（图16.3）。早期暴露于性激素的女孩可能增加干骺端皮质固结，减少剩余的骨质空隙。这也部分解释了为何女孩的皮质密度高于男孩[49-50]。

在纵向生长时，较宽的干骺端必须重建以便适

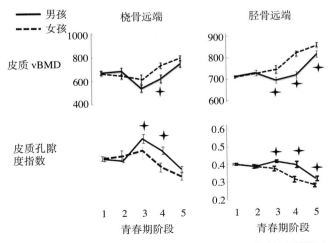

图 16.3　女孩（虚线）和男孩（实线）胫骨和桡骨干骺端远端的皮质 vBMD 和皮质多孔性。皮质 vBMD 在 Tanner 3 期最低，因为此区域的快速生长[44]（Reproduced with permission）

应相对细长的骨干。不同于骨干的骨膜附着生长造成的骨直径增加，干骺端皮质在骨膜表面重吸收，通过骨小梁聚集在骨膜表面形成骨[51]。这种骨膜再吸收的塑形和表面形成短暂的空隙和皮质厚度的降低，使这个区域更易于抵抗压力和皱区造成的骨折。

骨小梁结构控制干骺端的体积。其来源于软骨生长板（初期骨小梁）。血管侵入后，成骨细胞沉积于编织骨的软骨钙化隔板形成初期骨小梁。其重形成更加厚的但是分离的次级骨小梁。儿童间的初期骨小梁结构特点差异很小[52]。然后，随后的初级骨小梁重建导致个体间不同的骨小梁结构。厚且致密连接的骨小梁更易于愈合。女孩骨小梁 BV/TV 高预示她们母亲绝经期前的皮质厚[53]。

女性干骺端的骨小梁密度与儿童和青春期年龄无关。我们使用高分辨率的计算机断层摄影发现5～18 岁女孩在桡骨或胫骨干骺端远端的骨小梁的数目、厚度没有增加或者分离[44]。相反，男性青春期骨小梁 vBMD 增加，因为骨小梁厚度增加而数目没有变化。因此，在青年人中，男性具有厚骨小梁，但是与女性具有相似的骨小梁数目。此性别差异可能在后期骨吸收发生的生活中具有重要的意义。在女性中，薄骨小梁更易于穿孔。

## 疾病对骨形态学影响的成熟阶段特异性

四肢骨与轴向骨生长不同，前者先于后者；骨大小和骨量的生长速度也不同。因此，疾病在生长期间的影响取决于发生疾病时所处在的成熟阶段，而不仅仅是疾病的严重程度。因为在青春期前或青春期早期四肢生长快于轴骨架生长，疾病可能对四肢形态造成更严重的影响。例如，青春期前的疾病影响桡骨生长，影响其抗弯能力[54-55]。青春期后期可能对轴生长产生更大的影响，在少壮时期很少造成外部形态学缺陷[28]。这些区域的生长特点和疾病作用对身高和 BMD 的影响不明显。

疾病导致青春期女性性激素缺乏，促使女性骨骼继续生长，因此干骺端没有闭合和骨膜附着生长继续。骨膜附着生长进一步增加骨宽度，然而内皮质附着生长没有发生。皮质厚度减少（尽管轻度），骨更加宽大。与之对比的是，青春期躯干生长有可能受到影响，产生短小却宽大的椎体和矮小坐高[56-58]。男性青春期延迟会减弱骨膜附着生长，产生薄骨皮质的狭小骨，然而同时四肢生长继续，产

生更长、更纤细的薄骨皮质，使男性更易于骨折。女性因延迟的青春期生物机械优势和缺少内皮质附着生长造成皮质变得更薄所导致的大直径骨被持续的骨膜附着生长抵消[59-62]。

## 结论

骨骼在生长过程中其脆弱性可优先出现，因为在生长中，骨骼的特性是生长大于丢失。因此，调节骨形态的因素，如锻炼和营养，更有可能在生长中进行规划。干骺端骨小梁的形态预示着骨小梁和骨皮质的形态，并且从童年到青年保持不变。影像技术的进步可以定量矿物质组成和骨的微观结构，为骨强度的定量打开大门，因此，有骨折风险的患者可以得到确定并给予治疗。

## 参考文献

1. Hui SL, Slemenda CW, Johnston CC. 1990. The contribution of bone loss to postmenopausal osteoporosisi. *Osteoporos Int* 1(1): 30–4.

2. Loro ML, Sayre J, Roe TF, Goran MI, Kaufman FR, Gilsanz V. 2000. Early identification of children predisposed to low peak bone mass and osteoporosis later in life. *J Clin Endocrinol Metab* 85(10): 3908–18.

3. Wang Q, Cheng S, Alén M, Seeman E; Finnish Calex Study Group. 2009. Bone's structural diversity in adult females is established before puberty. *J Clin Endocrinol Metab* 94(5): 1555–61.

4. Wang Q, Alen M, Nicholson P, Lyytikainen A, Suuriniemi M, Helkala E, Suominen H, Cheng S. 2005. Growth patterns at distal radius and tibial shaft in pubertal girls: A 2-year longitudinal study. *J Bone Miner Res* 20(6): 954–61.

5. Bjornerem A, Johnsen SL, Nguyen TV, Kiserud T, Seeman E. 2010. The shifting trajectory of growth in femur length during gestation. *J Bone Miner Res* 25(5): 1029–33.

6. Wang Q, Alen M, Lyytikainen A, Xu L, Tylavsky FA, Kujala UM, Kroger H, Seeman E, Cheng S. 2010. Familial resemblance and diversity in bone mass and strength in the population are established during the first year of postnatal life. *J Bone Miner Res* 25(7): 1512–20.

7. Pietilainen KH, Kaprio J, Rasanen M, Winter T, Rissanen A, Rose RJ. 2001. Tracking of body size from birth to late adolescence: contribution of birth length, birth weight, duration of gestation, parents' body size, and twinship. *Am J Epidemiol* 154(1): 21–9.

8. Cheng S, Volgyi E, Tylavsky FA, Lyytikainen A, Tormakangas T, Xu L, Cheng SM, Kroger H, Alen M, Kujala UM. 2009. Trait-specific tracking and determinants of body composition: A 7-year follow-up study of pubertal growth in girls. *BMC Med* 7: 5.

9. Emaus N, Berntsen GK, Joakimsen R, Fonnebo V. 2006. Longitudinal changes in forearm bone mineral density in women and men aged 45–84 years: The Tromso Study, a population-based study. *Am J Epidemiol* 163(5): 441–449.

10. Seeman E, Tsalamandris C, Formica C, Hopper JL, McKay J. 1994. Reduced femoral neck bone density in the daughters of women with hip fractures: The role of low peak bone density in the pathogenesis of osteoporosis. *J Bone Miner Res* 9(5): 739–743.

11. Cheng S, Xu L, Nicholson PH, Tylavsky F, Lyytikainen A, Wang Q, Suominen H, Kujala UM, Kroger H, Alen M. 2009. Low volumetric BMD is linked to upper-limb fracture in pubertal girls and persists into adulthood: A seven-year cohort study. *Bone* 45: 480–6.

12. Ruff CB, Hayes WC. 1982. Subperiosteal expansion and cortical remodeling of the human femur and tibia with aging. *Science* 217(4563): 945–948.

13. Ruff C. 2003. Growth in bone strength, body size, and muscle size in a juvenile longitudinal sample. *Bone* 33(3): 317–329.

14. Lanyon LE. 1992. Control of bone architecture by functional load bearing. *J Bone Miner Res* 7 Suppl 2: S369–375.

15. Bass SL, Saxon L, Daly RM, Turner CH, Robling AG, Seeman E, Stuckey S. 2002. The effect of mechanical loading on the size and shape of bone in pre-, peri-, and postpubertal girls: A study in tennis players. *J Bone Miner Res* 17(12): 2274–2280.

16. Kontulainen S, Sievanen H, Kannus P, Pasanen M, Vuori I. 2002. Effect of long-term impact-loading on mass, size, and estimated strength of humerus and radius of female racquet-sports players: A peripheral quantitative computed tomography study between young and old starters and controls. *J Bone Miner Res* 17(12): 2281–2289.

17. Zebaze RM, Jones A, Welsh F, Knackstedt M, Seeman E. 2005. Femoral neck shape and the spatial distribution of its mineral mass varies with its size: Clinical and biomechanical implications. *Bone* 37(2): 243–252.

18. Maresh MM. 1955. Linear growth of long bones of extremities from infancy through adolescence; continuing studies. *AMA Am J Dis Child* (1960) 89: 725–42.

19. Tanner JM, Whitehouse RH. 1976. Clinical longitudinal standards for height, weight, height velocity, weight velocity and stages of puberty. *Arch Dis Child* 51: 170–9.

20. Hensinger RN. 1986. *Standards in Pediatric Orthopedics*. New York: Raven Press.

21. Karlberg J. 1990. The infancy-childhood growth spurt. *Act Paediatr Scand* 367: 111–8.

22. Clark EM, Ness AR, Tobias JH. 2007. Gender differences in the ratio between humerus width and length are established prior to puberty. *Osteoporos Int* 18(4): 463–70.

23. Hogler W, Blimkie CJ, Cowell CT, Kemp AF, Briody J, Wiebe P, Farpour-Lambert N, Duncan CS, Woodhead HJ. 2003. A comparison of bone geometry and cortical density at the mid-femur between prepuberty and young adulthood using magnetic resonance imaging. *Bone* 33(5): 771–8.

24. Bolton NJ, Tapanainen J, Koivisto M, Vihko R. 1989. Circulating sex hormone-binding globulin and testosterone in newborns and infants. *Clin Endocr* 31(2): 201–7.

25. Neu C, Rauch F, Manz F, Schoenau E. 2001. Modeling of cross-sectional bone size, mass and geometry at the proximal radius: A study of normal bone development using peripheral quantitative computed tomography. *Osteoporos Int* 12: 538–47.

26. Tanner JM, Hughes PC, Whitehouse RH. 1981. Radiographically determined widths of bone muscle and fat in the upper arm and calf from age 3–18 years. *Ann Hum Biol* 8(6): 495–517.

27. Garn SM. 1972. The course of bone gain and the phases of bone loss. *Orth Clin North Am* 3(3): 503–20.

28. Bass S, Delmas PD, Pearce G, Hendrich E, Tabensky A, Seeman E. 1999. The differing tempo of growth in bone size, mass, and density in girls is region-specific. *J Clin Invest* 104(6): 795–804.

29. Garn SM, Miller RL, Larsen KE. 1976. *Metacarpal lengths, cortical diameters and areas from the 10-state nutrition survey.* Ann Arbor, MI: University of Michigan, Center for Human Growth and Development.

30. Neu CM, Rauch F, Manz F, Schoenau E. 2001. Modeling of cross-sectional bone size, mass and geometry at the proximal radius: A study of normal bone development using peripheral quantitative computed tomography. *Osteoporos Int* 12(7): 538–47.

31. Wang Q, Alen M, Nicholson PH, Halleen JM, Alatalo SL, Ohlsson C, Suominen H, Cheng S. 2006. Differential effects of sex hormones on peri- and endocortical bone surfaces in pubertal girls. *J Clin Endocinol Metab* 91(1): 277–82.

32. Wang Q, Nicholson PH, Suuriniemi M, Lyytikainen A, Helkala E, Alen M, Suominen H, Cheng S. 2004. Relationship of sex hormones to bone geometric properties and mineral density in early pubertal girls. *J Clin Endocrinol Metab* 89(4): 1698–703.

33. Rauch F, Schoenau E. 2005. Peripheral quantitative computed tomography of the distal radius in young subjects—New reference data and interpretation of results. *J Musculoskelet Neuronal Interact* 5(2): 119–26.

34. Moyer-Mileur LJ, Quick JL, Murray MA. 2007. Peripheral quantitative computed tomography of the tibia: Pediatric reference values. *J Clin Densitom* 11: 283–94.

35. Khosla S, Riggs BL, Atkinson EJ, Oberg AL, McDaniel LJ, Holets M, Peterson JM, Melton LJ 3rd. 2006. Effects of sex and age on bone microstructure at the ultradistal radius: a population-based noninvasive in vivo assessment. *J Bone Miner Res* 21(1): 124–31.

36. Seeman E, Delmas PD. 2006. Bone quality—The material and structural basis of bone strength and fragility. *N Engl J Med* 354(21): 2250–61.

37. Gilsanz V, Roe TF, Mora S, Costin G, Goodman WG. 1991. Changes in vertebral bone density in black girls and white girls during childhood and puberty. *N Engl J Med* 325(23): 1597–600.

38. Parfitt AM, Travers R, Rauch F, Glorieux FH. 2000. Structural and cellular changes during bone growth in healthy children. *Bone* 27(4): 487–94.

39. Gilsanz V, Boechat MI, Roe TF, Loro ML, Sayre JW, Goodman WG. 1994. Gender differences in vertebral body sizes in children and adolescents. *Radiology* 190(3): 673–7.

40. Ebbesen EN, Thomsen JS, Beck-Nielsen H, Nepper-Rasmussen HJ, Mosekilde L. 1999. Age- and gender-related differences in vertebral bone mass, density, and strength. *J Bone Miner Res* 14(8): 1394–403.

41. Schultz AB, Sorensen SE, Andersson GB. 1984. Measurement of spine morphology in children, ages 10–16. *Spine* 9(1): 70–3.

42. Veldhuizen AG, Baas P, Webb PJ. 1986. Observations on the growth of the adolescent spine. *J Bone Joint Surg Br* 68(5): 724–8.

43. Cooper C, Dennison E, Leufkins H, Bishop N, van Staa T. 2004. Epidemiology of childhood fractures in britain: A study using the general practice research database. *J Bone Miner Res* 19(12): 1976–81.

44. Wang Q, Wang XF, Iuliano-Burns S, Ghasem-Zadeh A, Zebaze R, Seeman E. 2010. Rapid growth produces transient cortical weakness: A risk factor for metaphyseal fractures during puberty. *J Bone Miner Res* 25(7): 1521–6.

45. Bailey DA, McKay H, Mirwald RL, Crocker P, Faulkner DL. 1999. A six-year longitudinal study of the relationship of physical activity to bone mineral accrual in growing children: The Univerisity of Saskatchewan bone mineral accrual study. *J Bone Miner Res* 14(10): 1672–9.

46. Kirmani S, McCready L, Holets M, Fischer PR, Riggs BL, Melton LJ, Khosla S. 2007. Decreases in cortical thickness, and not changes in trabecular microstructure, are associated with the pubertal increase in forearm fractures in girls. *J Bone Miner Res* 22(Suppl): Abstract No.1193.

47. Rauch F, Neu C, Manz F, Schoenau E. 2001. The development of metaphyseal cortex—Implications for distal radius fractures during growth. *J Bone Miner Res* 16(8): 1547–55.

48. Kirmani S, Christen D, van Lenthe GH, Fischer PR, Bouxsein ML, McCready LK, Melton LJ, Riggs BL, Amin S, Muller R, Khosla S. 2008. Bone structure at the distal radius during adolescent growth. *J Bone Miner Res* 24: 1033–42.

49. Havill LM, Mahaney MC, L Binkley T, Specker BL. 2007. Effects of genes, sex, age, and activity on BMC, bone size, and areal and volumetric BMD. *J Bone Miner Res* 22(5): 737–46.

50. Schoenau E, Neu CM, Rauch F, Manz F. 2002. Gender-specific pubertal changes in volumetric cortical bone mineral density at the proximal radius. *Bone* 31(1): 110–3.

51. Cadet ER, Gafni RI, McCarthy EF, McCray DR, Bacher JD, Barnes KM, Baron J. 2003. Mechanisms responsible for longitudinal growth of the cortex: Coalescence of trabecular bone into cortical bone. *J Bone Joint Surg 85-A*(9): 1739–48.

52. Fazzalari NL, Moore AJ, Byers S, Byard RW. 1997. Quantitative analysis of trabecular morphogenesis in the human costochondral junction during the postnatal period in normal subjects. *Anat Rec* 248(1): 1–12.

53. Wang Q, Ghasem-Zadeh A, Wang XF, Iuliano-Burns S, Seeman E. 2011. Trabecular bone of growth plate origin influences both trabecular and cortical morphology in adulthood. *J Bone Miner Res* 26(7): 1577–83.

54. Macdonald H, Kontulainen S, Petit M, Janssen P, McKay H. 2006. Bone strength and its determinants in pre- and early pubertal boys and girls. *Bone* 39(3): 598–608.

55. Seeman E, Karlsson MK, Duan Y. 2000. On exposure to anorexia nervosa, the temporal variation in axial and appendicular skeletal development predisposes to site-specific deficits in bone size and density: A cross-sectional study. *J Bone Miner Res* 15(11): 2259–65.

56. Poyrazoglu S, Gunoz H, Darendeliler F, Saka N, Bundak R, Bas F. 2005. Constitutional delay of growth and puberty: From presentation to final height. *J Pediatr Endocrinol Metab* 18(2): 171–9.

57. Morishima A, Grumbach MM, Simpson ER, Fisher C, Qin K. 1995. Aromatase deficiency in male and female

siblings caused by a novel mutation and the physiological role of estrogens. *J Clin Endocrinol Metab* 80(12): 3689–98.

58. Conte FA, Grumbach MM, Ito Y, Fisher CR, Simpson ER. 1994. A syndrome of female pseudohermaphrodism, hypergonadotropic hypogonadism, and multicystic ovaries associated with missense mutations in the gene encoding aromatase (P450arom). *J Clin Endocrinol Metab* 78(6): 1287–92.

59. Yap F, Hogler W, Briody J, Moore B, Howman-Giles R, Cowell CT. 2004. The skeletal phenotype of men with previous constitutional delay of puberty. *J Clin Endocrinol Metab* 89(9): 4306–11.

60. Finkelstein JS, Klibanski A, Neer RM. 1996. A longitudinal evaluation of bone mineral density in adult men with histories of delayed puberty. *J Clin Endocrinol Metab* 81(3): 1152–5.

61. Finkelstein JS, Neer RM, Biller BM, Crawford JD, Klibanski A. 1992. Osteopenia in men with a history of delayed puberty. *New Eng J Med* 326(9): 600–4.

62. Zhang XZ, Kalu DN, Erbas B, Hopper JL, Seeman E. 1999. The effects of gonadectomy on bone size, mass, and volumetric density in growing rats are gender-, site-, and growth hormone-specific. *J Bone Miner Res* 14(5): 802–9.

# 第 17 章
# 骨量积累的种族差异

Shane A. Norris • Lisa K. Micklesfield • John M. Pettifor

（岳　野译　成文翔　王海彬　审校）

儿童期和青春期是骨量积累的关键时期，关系到二三十岁时最大骨量峰值的获得[1]。虽然骨量峰值被广泛认为是未来骨骼健康和骨折危险的重要决定因素，但也有证据表明，儿童时期获得的骨量会影响青春期的骨折概率[2-3]。在早期，许多遗传因素和环境因素在决定骨量积累的速度和程度方面起重要作用。这些因素包括营养状况，如饮食中钙和蛋白质的摄入量[4]、生长速率[5]，以及青春期发育的速度和时长[6]。种族不仅是影响骨量峰值的重要因素，同时还影响到儿童期、青春期[7]甚至以后的骨折概率[8]。

世界各地不同的区域和不同的人群中髋部骨折发生率显著不同。有报道称斯堪的纳维亚经年龄校正的骨折发生率最高，每年10万名挪威女性中就有920人发生髋部骨折；而非洲则最低，喀麦隆35岁以上的女性为平均10万人中只有4.1[9-10]人；南非黑人男性和女性的发生率每年每10万人中分别仅为4.5和4.2人[8]。同样在美国，骨质疏松骨折在非裔美国人中较少发生；另外，相比西班牙裔白种人来说，非裔美国人、亚洲人和西班牙裔人群发生较迟[11]。近期，一项南非的研究显示黑人在儿童期和青春期时的骨折概率比相同年龄段白种人低1倍[7]。

了解决定骨量的遗传和环境因素对于确定不同地域种族人群的骨折和骨质疏松危险因素十分关键。有些证据表明早期居住地相比当前居住地对髋骨骨折率的影响更大[9, 12]。在一些国家，如南非，

生活方式和社会经济因素对于骨折的影响在不同种族人群中是不同的[13]，尽管这样，遗传因素的首要影响也不能低估。为了预测成年人的骨骼健康状况，特别是骨量峰值，了解种族差异对于矿物质代谢和骨量积累方面所起的作用成为一个十分重要的研究方向。

## 骨和矿物质代谢的种族差异

通过测量不同种族人群中骨更新率和尿钙排泄量可以了解骨密度和骨折速度的差异。大多数的研究集中在比较黑人和白人种群的差异。美国的许多成人研究结果都不是很清楚，一些研究显示非裔美国人的骨转换率比白人要低[14-15]，另一些研究则没有区别[16]。在南非，采用髂耻嵴形态学测量得出成年黑人的骨转换率比白人更高[17]。儿童和青少年体内的钙吸收、25-羟基维生素 D、1, 25-二羟维生素 D 和尿钙水平也被做了比较。一些研究显示，非裔美国女孩的钙吸收高于白人女孩，且尿钙排泄低，因此体内会有更高的钙滞留。一项关于白人和墨西哥裔美国儿童的相似研究表明，他们都不缺乏维生素 D，但是墨西哥裔美国女孩有更高的甲状旁腺激素（PTH）水平和较低的 25-羟基维生素 D[25-（OH）D]水平，尽管这种差别对钙的吸收与排泄或者骨钙动力学没有显著性影响[19]。很多这样的对比研究难以阐述清楚，这是因为群体间习惯性钙摄入量和维生

素 D 水平的差异本身就会影响到肠钙吸收、骨更新及尿钙排泄。

## 骨量积累、骨质和骨几何学的种族差异

文献中对骨量的种族差异已经描述得很清楚，指出非裔美国人比白人中轴骨和四肢骨的骨量更高 [24-27]（表 17.1）。这些发现归纳出非洲人群骨量和骨强度比白人群体更高，这些数据恰好可以用于解释非洲人群骨折率低的原因。尽管对其他国家的儿童和青少年骨量鲜有研究，但很清楚的是非洲和冈比亚的黑人儿童和青少年并不是所有部位的骨量都比其他国家如美国的儿童和青少年更高。在南非，黑人儿童只有髋骨骨量更高；而在冈比亚，黑人儿童桡骨矿物质含量还没有英国白人儿童高 [28-32]。这些数据说明归纳总结骨量的种族差异是存在一定困难的。与之类似，南非 9 岁黑人儿童和美国儿童比较时，校正年龄、性别和身高后，南非黑人儿童整体骨矿物质含量（BMC）明显更高一些 [29]。而居住在不同地域的同一种族人群之间也会有些差别，这也许可以为环境因素对于骨量的显著影响提供一

**表 17.1　南非（SA）和美国（US）儿童身体构成及骨骼数据比较 [57]**

| | SA | US | 参考文献 |
|---|---|---|---|
| **生长** | | | |
| 体重 | B<W（仅男孩） | B>W | 25，28 |
| 身高 | B<W | B=W；B>W | 5，25，28，37-38，40 |
| 坐高 | B<W（仅男孩） | B=W；B<W | 5，33，40 |
| **身体构成** | | | |
| 脂肪量 | B=W | B=W | 29 |
| 去脂体重 | B<W | B>W | 25，28-29，37 |
| **DXA 测量参数** | | | |
| 全身 BMC | B=W；B<W | B>W | 25-29，31 |
| 腰椎 BMC | B>W（仅女孩）；B<W | B>W*；B=W；B>W | 24-26，28，30-31，58 |
| 股骨颈 BMC | B>W | B>W | 24，30-31 |
| 桡骨中部 BMC | B>W | B>W*（仅女孩） | 24，31 |
| **pQCT 测量参数** | | | |
| 腿部肌肉截面积（CSA） | B<W | B>W | 37-38 |
| 手臂肌肉 CSA | B<W（仅男孩） | B=W | 37-38 |
| 腿部脂肪 CSA | B=W | B=W | 37-38 |
| 胫骨干骺端（小梁 BMD） | B=W** | B>W** | 37-38 |
| 胫骨干骺端（总 BMD） | B=W** | B>W** | 37-38 |
| 胫骨干骺端（总面积） | B=W** | B>W** | 37-38 |
| 胫骨干骺端 [ 骨强度指数（BSI）] | B=W** | B>W** | 37-38 |
| 径向干骺端（小梁 BMD） | B>W（仅女孩）** | B>W** | 37-38 |
| 径向干骺端（总 BMD） | B=W** | B=W** | 37-38 |
| 径向干骺端（总面积） | B>W（仅男孩）** | B=W** | 37-38 |
| 径向干骺端（BSI） | B=W** | B>W** | 37-38 |
| 胫骨干（总面积） | B>W** | B>W** | 37-38 |
| 胫骨干（皮质区域） | B=W** | B>W** | 37-38 |
| 胫骨干（皮质密度） | B>W（仅男孩）** | B>W** | 37-38 |
| 胫骨干（皮质厚度） | B<W** | 无数据支持 | 37-38 |
| 胫骨干（骨内直径） | B>W** | 无数据支持 | 37-38 |
| 胫骨干（胫骨直径） | B>W** | 无数据支持 | 37-38 |
| 胫骨干（骨膜周长） | B>W** | 无数据支持 | 37-38 |
| 胫骨干（极强度——应力指数） | B>W** | B>W** | 37-38 |

* 未对身高差异进行校正

** SA 数据：对骨龄校正；US 数据：对年龄、性别、胫骨长度、胫骨肌肉 CSA 进行了校正。斜体和粗体数据表示 SA 和 US 人群有差异。B：黑人儿童；W：白人儿童

些证据。

计算机断层扫描的儿科研究提示不管性别是男是女，种族对于中轴骨和四肢骨的骨密度和尺寸的影响有显著性差异[33]。非裔美国青少年中轴骨椎体的骨松质骨密度比美国白人青少年的要高，而且从青春期到青春期后骨密度增长的幅度也是非裔美国青少年比美国白人青少年的大幅增高（前者增长幅度为 34%，后者为 11%）。然而，椎体的截面面积在两个种族群体中没有区别[33]。因此，理论上说，白人群体中轴骨较低的椎体强度和较高的骨折概率的结构基础是骨松质密度较低，这或许可以反映出他们骨松质的骨小梁较少。相比之下，种族还可以影响到附肢骨，如股骨的横截面积，而非骨皮质的区域或骨密度[33]。尽管儿童的股骨横截面积随着身高、体重和其他人体测量参数而增加，但在非裔美国儿童中增加幅度更高一些[33]。既然增强骨骼强度的骨皮质数量是相同的，那非裔美国人附肢骨骨骼上的优势就有可能是因为骨骼横截面积更大的缘故[35]。来自亚洲和拉美年轻人的数据提示他们的骨量与白种人相似，但比非裔美国儿童要低[36]。非西班牙、西班牙及亚洲儿童的骨骼和身高差异可用 BMD 的种族差异来解释，与之类似，在南非儿童中，特异部位骨的长度比身高能更好地提示骨量如何，黑人儿童局部骨骼长度比白人儿童要更长[5]。

近期外周定量计算机断层扫描（pQCT）被用于比较测量不同种族儿童[37-40]和成人[41-43]附肢骨体积密度和骨几何学。一项关于非裔美国、西班牙和亚洲 10 岁儿童的比较研究表明，在校正了年龄、性别、胫骨长度和胫骨肌横截面以后，非裔美国儿童和西班牙儿童的骨强度高于白人儿童，这是因为他们有更高的体积密度和更多的皮质区域[38]。Leonard 等近期的一项研究显示种族差异可能与生长成熟有关，即在校正了一系列协变量以后，坦纳 1 期美国黑人比白人群体的高 13.4，而坦纳 5 期只高了 2.5%。近期南非的一项研究数据也表明 13 岁黑人儿童与白人儿童相比，在 38% 的胫骨处（主要的皮质区）而非干骺端（主要有骨小梁组成）骨的尺寸和强度有种族差异[37]。这些发现与双能 X 线骨密度仪（DXA）测得的南非黑人和白人成人和儿童的种族差异一致，该差异出现在主要由皮质区构成的髋骨部位，而非主要由骨小梁构成的腰椎。

一项用 pQCT 研究的绝经前后美籍华人和美国白人女性的比较研究表明，骨骼微体系结构的其他信息可以帮助我们理解为何华人女性的骨折率比白人女性低，尽管用 DXA 测得的华人女性 BMD 低一些[41-42]。绝经前后女性骨小梁和骨皮质的密度和厚度经协变量校准后比白人女性高[41]，还有其他一些微体系结构的优势在老年华人女性中也如此[42]。

## 饮食中钙摄入量及骨量的种族差异

一项克罗地亚的研究数据显示，饮食中钙的摄入并不影响骨量峰值，而且骨量峰值差异是出现在 30 岁时，表明饮食中钙主要对生长过程而非成年以后起作用[44]。另外，一些流行病学研究也显示，饮食中钙摄入量极低的区域骨质疏松的概率明显增高[45]。但是反之，那些平均钙摄入量最高的国家（如斯堪的纳维亚）骨质疏松和骨折率也是最高的[46]。

有证据表明，钙摄入量的最高阈值就是摄入过多的钙已经不能够增加骨量时。这个阈值对青少年来说大概是 1600mg/d，但是钙的潴留会影响身材尺寸[47]，这一点在南非和国际其他人群的种族差异上显现出来（表 17.1）。

钙消耗量影响骨矿物质增长速率最有力的证据来自年轻健康受试者的对照补充试验。7 岁到青春期的钙补充随机对照试验显示，与安慰剂组相比，每天大概补充 670mg 钙（即日常膳食中钙摄入量的最高值）的试验组远端和近端桡骨 BMD、全身 BMD 和掌骨皮质指数大大增加[4]。这一差别在随后的试验中并未找到确切原因。这些优势在钙剂补充撤销以后还会不会再维持？ Winzenberg 等通过随机对照试验的元分析对这一现象进行了研究，结果显示在停止钙剂补充以后，除了上肢以外，对骨骼矿物质的影响都消失了，上肢在以后的生活中骨折的风险不大[48]。

针对不同种族儿童补充钙剂效果的研究很少。其中有一项试验是 10 岁女孩在喝了两年学生奶以后骨矿获得有所改善；然而，在学生奶停止 3 年以后发现钙补充对于骨量的效果并没有持续下去[49]。Dibba 团队研究了钙剂补充对于青春期前冈比亚黑人儿童钙摄入的影响，在进行钙剂补充前每天平均钙摄入量大约 300mg[50]，在钙剂补充期间，他们桡骨中段和远端的 BMC 和 BMD 均有所增加，骨钙素水平有所下降，但是对于骨骼尺寸和高度并无影响。随后的 12 ~ 24 个月后，钙剂补充组比安慰剂组的桡骨中段的尺寸校准的 BMC 和 BMD 分别增高了 5%

和 5.1%[51]。

## 南非个案研究

在南非人群研究中，环境因素包括生活方式和社会经济因素（SES）在决定骨量和骨强度方面的作用已有清楚的描述。SES 以社会支持和可支配收入作为指标，与青春期前和青春期早期儿童全身骨骼面积和骨矿物含量密切相关[52]。评估发现非洲黑人儿童钙摄入量非常低，低于美国白人儿童建议日常摄入量（RDA）的一半[53-54]。这么低的钙摄入量可能导致白人儿童比非洲和美国黑人儿童的腰椎骨量更高。但腰椎是由超过 66% 的骨小梁组成，更新时受到激素和代谢环境的影响，这或许可以解释未达到最佳营养标准且低钙摄入的南非黑人儿童为何会出现上述现象[55]。类似的是，南非白人女性有更多的休闲活动，而黑人南非女性则以步行作为主要的出行方式，也因而累积了更多的中等强度劳动[56]。然而，骨骼特别是髋骨对于体力活动的应答反应可能也是存在种族差异的。近期研究显示，休闲活动在白人女性中明显影响髋骨和腰椎的 BMD，而在黑人女性中体力活动对于任何部位的骨骼都不产生明显影响[13]。在儿童中也有类似情况，更多的应力荷载与白人儿童 BMD 相关，对黑人儿童却不存在该种联系[28]。

## 结论

本章阐述了髋骨骨折率的种族差异，证实了许多因子都会影响到骨骼健康。骨量是从儿童期到青春期不停积累的，而种族的差异贯穿了整个成长过程。因此，骨量累积的种族间差异研究有助于发现骨质疏松发病早期的病因机制，以及通过积极的干预改善后期发病的表现；特别是在骨量累积的过程中探索环境因素和文化环境，以及它们对饮食摄入、钙代谢、骨量及基因的影响，都可用来了解不同种族的多样性和存在的特异危险因素。

## 参考文献

1. Baxter-Jones AD, Faulkner RA, Forwood MR, Mirwald RL, Bailey DA. 2011. Bone mineral accrual from 8 to 30 years of age: An estimation of peak bone mass. *J Bone Miner Res* 26(8): 1729–1739.

2. Clark EM, Ness AR, Bishop NJ, Tobias JH. 2006. Association between bone mass and fractures in children: A prospective cohort study. *J Bone Miner Res* 21(9): 1489–1495.

3. Chevalley T, Bonjour JP, van RB, Ferrari S, Rizzoli R. 2011. Fractures during childhood and adolescence in healthy boys: Relation with bone mass, microstructure, and strength. *J Clin Endocrinol Metab* 96(10): 3134–3142.

4. Matkovic V, Goel PK, Badenhop-Stevens NE, et al. 2005. Calcium supplementation and bone mineral density in females from childhood to young adulthood: A randomized controlled trial. *Am J Clin Nutr* 81(1): 175–188.

5. Nyati LH, Norris SA, Cameron N, Pettifor JM. 2006. Effect of ethnicity and sex on the growth of the axial and appendicular skeleton of children living in a developing country. *Am J Phys Anthropol* 130(1): 135–141.

6. Iuliano-Burns S, Hopper J, Seeman E. 2009. The age of puberty determines sexual dimorphism in bone structure: A male/female co-twin control study. *J Clin Endocrinol Metab* 94(5): 1638–1643.

7. Thandrayen K, Norris SA, Pettifor JM. 2009. Fracture rates in urban South African children of different ethnic origins: The Birth to Twenty cohort. *Osteoporos Int* 20(1): 47–52.

8. Solomon L. 1968. Osteoporosis and fracture of the femoral neck in the South African Bantu. *J Bone Joint Surg Br* 50(1): 2–13.

9. Dhanwal DK, Cooper C, Dennison EM. 2010. Geographic variation in osteoporotic hip fracture incidence: The growing importance of Asian influences in coming decades. *J Osteoporos* 2010: 757102.

10. Cheng SY, Levy AR, Lefaivre KA, Guy P, Kuramoto L, Sobolev B. 2011. Geographic trends in incidence of hip fractures: A comprehensive literature review. *Osteoporos Int* 22(10): 2575–2586.

11. Maggi S, Kelsey JL, Litvak J, Heyse SP. 1991. Incidence of hip fractures in the elderly: A cross-national analysis. *Osteoporos Int* 1(4): 232–241.

12. Lauderdale DS, Thisted RA, Goldberg J. 1998. Is geographic variation in hip fracture rates related to current or former region of residence? *Epidemiology* 9(5): 574–577.

13. Chantler S, Dickie K, Goedecke JH, et al. 2011. Site-specific differences in bone mineral density in black and white premenopausal South African women. *Osteoporos Int* 9(5): 574–577.

14. Kleerekoper M, Nelson DA, Peterson EL, et al. 1994. Reference data for bone mass, calciotropic hormones, and biochemical markers of bone remodeling in older (55–75) postmenopausal white and black women. *J Bone Miner Res* 9(8): 1267–1276.

15. Finkelstein JS, Sowers M, Greendale GA, et al. 2002. Ethnic variation in bone turnover in pre- and early perimenopausal women: Effects of anthropometric and lifestyle factors. *J Clin Endocrinol Metab* 87(7): 3051–3056.

16. Perry HM 3rd, Horowitz M, Morley JE, et al. 1996. Aging and bone metabolism in African American and Caucasian women. *J Clin Endocrinol Metab* 81(3): 1108–1117.

17. Schnitzler CM, Pettifor JM, Mesquita JM, Bird MD, Schnaid E, Smyth AE. 1990. Histomorphometry of iliac crest bone in 346 normal black and white South African adults. *Bone Miner* 10(3): 183–199.

18. Abrams SA, O'Brien KO, Liang LK, Stuff JE. 1995. Differences in calcium absorption and kinetics between black and white girls aged 5–16 years. *J Bone Miner Res* 10(5): 829–833.

19. Abrams SA, Copeland KC, Gunn SK, Stuff JE, Clarke LL, Ellis KJ. 1999. Calcium absorption and kinetics are similar in 7- and 8-year-old Mexican-American and Caucasian girls despite hormonal differences. *J Nutr* 129: 666–671.

20. Braun M, Palacios C, Wigertz K, et al. 2007. Racial differences in skeletal calcium retention in adolescent girls with varied controlled calcium intakes. *Am J Clin Nutr* 85(6): 1657–1663.

21. Bryant RJ, Wastney ME, Martin BR, et al. 2003. Racial differences in bone turnover and calcium metabolism in adolescent females. *J Clin Endocrinol Metab* 88(3): 1043–1047.

22. Poopedi MA, Norris SA, Pettifor JM. 2011. Factors influencing the vitamin D status of 10-year-old urban South African children. *Public Health Nutr* 14(2): 334–339.

23. Weaver CM, McCabe LD, McCabe GP, et al. 2008. Vitamin D status and calcium metabolism in adolescent black and white girls on a range of controlled calcium intakes. *J Clin Endocrinol Metab* 93(10): 3907–3914.

24. Bell NH, Shary J, Stevens J, Garza M, Gordon L, Edwards J. 1991. Demonstration that bone mass is greater in black than in white children. *J Bone Miner Res* 6(7): 719–723.

25. Nelson DA, Simpson PM, Johnson CC, Barondess DA, Kleerekoper M. 1997. The accumulation of whole body skeletal mass in third- and fourth-grade children: Effects of age, gender, ethnicity, and body composition. *Bone* 20(1): 73–78.

26. Hui SL, Dimeglio LA, Longcope C, et al. 2003. Difference in bone mass between black and white American children: Attributable to body build, sex hormone levels, or bone turnover? *J Clin Endocrinol Metab* 88(2): 642–649.

27. Horlick M, Thornton J, Wang J, Levine LS, Fedun B, Pierson RN Jr. 2000. Bone mineral in prepubertal children: Gender and ethnicity. *J Bone Miner Res* 15(7): 1393–1397.

28. McVeigh JA, Norris SA, Cameron N, Pettifor JM. 2004. Associations between physical activity and bone mass in black and white South African children at age 9 yr. *J Appl Physiol* 97(3): 1006–1012.

29. Micklesfield LK, Norris SA, Nelson DA, Lambert EV, van der Merwe L, Pettifor JM. 2007. Comparisons of body size, composition, and whole body bone mass between North American and South African children. *J Bone Miner Res* 22(12): 1869–1877.

30. Micklesfield LK, Norris SA, van der Merwe L, Lambert EV, Beck T, Pettifor JM. 2009. Comparison of site-specific bone mass indices in South African children of different ethnic groups. *Calcif Tissue Int* 85(4): 317–325.

31. Vidulich L, Norris SA, Cameron N, Pettifor JM. 2006. Differences in bone size and bone mass between black and white 10-year-old South African children. *Osteoporos Int* 17(3): 433–440.

32. Prentice A, Laskey MA, Shaw J, Cole TJ, Fraser DR. 1990. Bone mineral content of Gambian and British children aged 0–36 months. *Bone Miner* 10(3): 211–224.

33. Gilsanz V, Skaggs DL, Kovanlikaya A, et al. 1998. Differential effect of race on the axial and appendicular skeletons of children. *J Clin Endocrinol Metab* 83(5): 1420–1427.

34. Kleerekoper M, Nelson DA, Flynn MJ, Pawluszka AS, Jacobsen G, Peterson EL. 1994. Comparison of radiographic absorptiometry with dual-energy x-ray absorptiometry and quantitative computed tomography in normal older white and black women. *J Bone Miner Res* 9(11): 1745–1749.

35. van der Meulen MC, Beaupre GS, Carter DR. 1993. Mechanobiologic influences in long bone cross-sectional growth. *Bone* 14(4): 635–642.

36. Bachrach LK, Hastie T, Wang MC, Narasimhan B, Marcus R. 1999. Bone mineral acquisition in healthy Asian, Hispanic, black, and Caucasian youth: A longitudinal study. *J Clin Endocrinol Metab* 84(12): 4702–4712.

37. Micklesfield LK, Norris SA, Pettifor JM. 2011. Determinants of bone size and strength in 13-year-old South African children: The influence of ethnicity, sex and pubertal maturation. *Bone* 48(4): 777–785.

38. Wetzsteon RJ, Hughes JM, Kaufman BC, et al. 2009. Ethnic differences in bone geometry and strength are apparent in childhood. *Bone* 44(5): 970–975.

39. Pollock NK, Laing EM, Taylor RG, et al. 2011. Comparisons of trabecular and cortical bone in late adolescent black and white females. *J Bone Miner Metab* 29(1): 44–53.

40. Leonard MB, Elmi A, Mostoufi-Moab S, et al. 2010. Effects of sex, race, and puberty on cortical bone and the functional muscle bone unit in children, adolescents, and young adults. *J Clin Endocrinol Metab* 95(4): 1681–1689.

41. Walker MD, McMahon DJ, Udesky J, Liu G, Bilezikian JP. 2009. Application of high-resolution skeletal imaging to measurements of volumetric BMD and skeletal microarchitecture in Chinese-American and white women: Explanation of a paradox. *J Bone Miner Res* 24(12): 1953–1959.

42. Walker MD, Liu XS, Stein E, et al. 2011. Differences in bone microarchitecture between postmenopausal Chinese-American and white women. *J Bone Miner Res* 26(7): 1392–1398.

43. Wang XF, Wang Q, Ghasem-Zadeh A, et al. 2009. Differences in macro- and microarchitecture of the appendicular skeleton in young Chinese and white women. *J Bone Miner Res* 24(12): 1946–1952.

44. Matkovic V, Kostial K, Simonovic I, Buzina R, Brodarec A, Nordin BE. 1979. Bone status and fracture rates in two regions of Yugoslavia. *Am J Clin Nutr* 32(3): 540–549.

45. Heaney RP. 1992. Calcium in the prevention and treatment of osteoporosis. *J Intern Med* 231(2): 169–180.

46. Hjartaker A, Lagiou A, Slimani N, et al. 2002. Consumption of dairy products in the European Prospective Investigation into Cancer and Nutrition (EPIC) cohort: Data from 35 955 24-hour dietary recalls in 10 European countries. *Public Health Nutr* 5(6B): 1259–1271.

47. Hill KM, Braun MM, Egan KA, et al. 2011. Obesity augments calcium-induced increases in skeletal calcium retention in adolescents. *J Clin Endocrinol Metab* 96(7): 2171–2177.

48. Winzenberg T, Shaw K, Fryer J, Jones G. 2006. Effects of calcium supplementation on bone density in healthy children: Meta-analysis of randomised controlled trials. *BMJ* 333(7572): 775.

49. Zhu K, Zhang Q, Foo LH, et al. 2006. Growth, bone

mass, and vitamin D status of Chinese adolescent girls 3 y after withdrawal of milk supplementation. *Am J Clin Nutr* 83(3): 714–721.

50. Dibba B, Prentice A, Ceesay M, Stirling DM, Cole TJ, Poskitt EM. 2000. Effect of calcium supplementation on bone mineral accretion in Gambian children accustomed to a low-calcium diet. *Am J Clin Nutr* 71(2): 544–549.

51. Dibba B, Prentice A, Ceesay M, et al. 2002. Bone mineral contents and plasma osteocalcin concentrations of Gambian children 12 and 24 mo after the withdrawal of a calcium supplement. *Am J Clin Nutr* 76(3): 681–686.

52. Norris SA, Sheppard ZA, Griffiths PL, Cameron N, Pettifor JM. 2008. Current socio-economic measures, and not those measured during infancy, affect bone mass in poor urban South african children. *J Bone Miner Res* 23(9): 1409–1416.

53. Labadarios D, Steyn NP, Maunder E, et al. 2005. The National Food Consumption Survey (NFCS): South Africa, 1999. *Public Health Nutr* 8(5): 533–543.

54. MacKeown JM, Pedro TM, Norris SA. 2007. Energy, macro- and micronutrient intake among a true longitudinal group of South African adolescents at two interceptions (2000 and 2003): The Birth-to-Twenty (Bt20) Study. *Public Health Nutr* 10(6): 635–643.

55. McVeigh JA, Norris SA, Pettifor JM. 2007. Bone mass accretion rates in pre- and early-pubertal South African black and white children in relation to habitual physical activity and dietary calcium intakes. *Acta Paediatr* 96(6): 874–880.

56. Goedecke JH, Levitt NS, Lambert EV, et al. 2009. Differential effects of abdominal adipose tissue distribution on insulin sensitivity in black and white South African women. *Obesity (Silver Spring)* 17(8): 1506–1512.

57. Micklesfield LK, Norris SA, Pettifor JM. 2011. Ethnicity and bone: A South African perspective. *J Bone Miner Metab* 29(3): 257–267.

58. McCormick DP, Ponder SW, Fawcett HD, Palmer JL. 1991. Spinal bone mineral density in 335 normal and obese children and adolescents: Evidence for ethnic and sex differences. *J Bone Miner Res* 6(5): 507–513.

# 第 18 章
# 生长期间钙和其他营养素

Tania Winzenberg • Graeme Jones

（虎义平 译　张　鹏　王海彬 审校）

## 引言

骨矿物质密度（bone minera density，BMD，也称为骨密度）是反映骨量峰值和骨量丢失速率的指标[1]。童年是可能进行干预的一个重要时间点，构建的模型表明，骨量峰值增加 10% 将使骨质疏松发生延缓 13 年[2]。此外，童年时低 BMD 是骨折的一个危险因素[3]，这表明，优化年龄段相应的骨量也可能对儿童骨折率具有更直接的好处。本章将评论关键的营养素对儿童骨骼发育的影响。

## 钙

足量的钙摄入对儿童骨骼发育比较重要，这已经被广泛接受，虽然观察结果和干预研究不一致[4]。病例对照研究已经发现低钙 / 奶制品的摄入与 11 ~ 13 岁男孩发生骨折危险增加相关，但是这些没有在其他研究组被证实[5-7]。在两性研究中已发现低钙 / 奶制品摄入与复发性骨折相关[8-9]。

儿童摄入高水平的钙在许多发达国家得到了推广，目前世界卫生组织基于北美和西欧数据推荐婴儿每天摄入 300 ~ 400mg，儿童每天 400 ~ 700mg，青少年每天 1300mg[10]。从 348 例儿童的钙平衡研究模型数据表明存在一个钙阈值，低于该值时骨骼钙

积累与摄入相关，但是高于该值时骨骼累积保持不变。这种变化随着年龄增，长在 9 ~ 17 岁的儿童中达到 1730mg。另有一个相似的阈值，在 12 ~ 15 岁女孩大约为 1300mg。但是，短期钙平衡研究和长期钙补充来实现改善骨质成果之间的关系还有待确定。在一项系统分析的随机对照试验（RCT）中[13-14]，高于或者低于钙摄入量 1400mg 的情况下每天骨积累没有差异，这使研究者对于平衡研究结果的临床相关性产生了怀疑。

这项系统分析[13-14]也发现钙补充对于股骨颈（FN）或者腰椎（LS）的骨密度没有效果。补充对身体骨矿物含量（BMC）总体作用较小，一旦补充停止该效果并不会持续。对于上肢骨密度倒有一个小的持续作用，补充组相比对照组骨密度增加 1.7%，这可能降低骨折的绝对风险，儿童骨折发生率峰值为每年 0.2%。然而，增加钙摄入从平均每天 700mg 到每天 1200mg，临床结果表明上肢骨密度的微小增加不大可能显著降低骨折风险。进一步证据并未确定持续补充导致骨骼质量的改善。系统分析表明改善效果大小不随低于每天 600mg 的基础钙摄入量而有所不同。随后一项针对儿童（平均年龄 12 岁）日常钙摄入量低于每天 650mg 的随机对照试验显示，当儿童连续 18 个月平均每天补充 555mg 钙后，TB BMC、总体髋关节（TH）和 LS BMD 极大增加（分

别为 2.3% 、2.5% 和 2.2%）。但是总体分析显示，一旦停止补充，其作用没有持续 [15]。这里总体分析仅仅包含了安慰剂对照试验，奶制品并没有包括在许多随机对照试验中 [16-22]。本质上来看，这些研究结果相似，主要证明钙补充没有作用 [16] 或者仅起短到中短期的作用 [18-21]，其补充停止后并没有持续 [19,22]。唯一有较大作用的研究是干预组有显著较高水平的维生素 D 摄入 [17]，那么该效果究竟有多少是因为补充钙，有多少是因为补充了维生素 D，并不十分清楚。

## 维生素 D

　　维生素 D 缺乏在儿童比较常见，尤其在青春期后期 [23-26]。有观察表明轻度维生素 D 缺乏（低于 50nmol/L）可能影响骨代谢。在儿童中补充维生素 D 对改善骨密度的效果在最近 6 项随机对照试验中进行了总体分析 [27-28]。在所有儿童，补充维生素 D 对整体骨矿物含量、髋部骨密度或者前臂骨密度的改善不明显，作用甚微 [ 标准差（SMD）为 0.10 或者低于所有 3 个位点 ]，而对腰椎骨矿物密度（SMD +0.15, 95%CI -0.01 ～ +0.31, $P = 0.07$）有少许作用。但是，在研究中，儿童的平均血清维生素 D 基础水平较低（低于 35nmol/L），对整体骨密度含量和腰椎骨密度却有显著作用。这里来自补充组的基线大约相当于 2.6% 和 1.7% 的增加。对骨折缺乏系统研究，并且这些研究也不能表明效果会随着维生素 D 的补充而累积。然而，数据表明缺乏维生素 D 的儿童补充维生素 D 能够有效地改善临床结果，尤其如果将来试验能够证明骨骼可伴随维生素 D 的持续补充而有所改善。

## 水果和蔬菜

　　水果和蔬菜的摄入被假设通过一些机制对骨有作用，包括轻度代谢性碱中毒、维生素 K、维生素 C、抗氧化剂和植物雌激素的诱导，虽然单独的植物雌激素对儿童骨代谢影响不大 [29]。观测数据支持儿童水果和蔬菜摄入量和骨成果之间存在正相关关系。交叉部分中一个 8 岁儿童 [30] 的尿钾水平同水果和蔬菜摄入和骨密度正相关。此外，Tanner 2 期 [31] 每天消耗 3 份或者更多水果和蔬菜比那些每天消耗低于 3 份的女孩有更大的骨面积、更低的尿钙排泄和更低的甲状旁腺激素水平，虽然在骨矿物质密度或者

骨代谢指标没有差异。在其他交叉研究中，消耗大量水果的 12 岁女孩比适中水果消耗者具有较高的脚跟骨矿物质密度 [32]，同时在青春期少男少女 [33]，水果摄入与脊柱大小——调节骨矿物含量（SA-BMC）正相关，在男孩与股骨颈脊柱大小——调节骨矿物含量正相关。纵向数据也表明了其益处。超过 7 岁以后，水果和蔬菜摄入量对男孩整体骨矿物含量是一个独立的预测因子，但是不针对女孩 [34]。年龄在 10 ～ 15 岁儿童 [35]，增加水果摄入超过一年的女孩与对照相比会在硬度指数（通过定量超声测量）有 4.7% 的较大增加，增加蔬菜摄入会有 3.6% 的增加；同时男孩增加蔬菜的摄入也会有 2.4% 的增加。儿童从 3.8 ～ 7.8 岁遵守一个饮食结构特点即高摄入深绿色和深黄色蔬菜这与高骨量相关 [36]。儿童对水果和蔬菜摄入能够通过饮食干预每天增加 0.3 ～ 0.99 份 [37]。需要进一步研究以确认骨骼健康显著改善是否通过增加水果和蔬菜摄入来起作用的。

## 孕期饮食

　　营养对儿童骨骼发育的影响可能开始于子宫，而且由于在子宫内发育，这些影响可能作用于早期的骨骼发育和童年的骨量积累。怀孕期间钙补充的随机对照试验已给出了矛盾的结果，因此目前还不清楚改善产妇钙摄入量是否有利于子宫内骨骼的发育。一项试验证明，无论是每天 600mg 或者 300mg 的钙，结果新生儿在尺骨、桡骨、腓骨和胫骨（通过 X 线检测）都有较高的骨密度 [38]。256 名女性补充 2g 的钙并没有表现出对新生儿整体骨骼或全部腰椎的任何作用，虽然母亲摄入的钙低于基础水平 600mg/d，但伴随钙补充整体骨密度含量较高 [39]。相反，给每天钙摄入不足 400mg 的冈比亚怀孕女性补充碳酸钙（1500mg/d）对整体骨骼及桡骨骨密度含量或者骨矿物质密度未起到改善作用 [40]。近期，有一项随机对照试验是对怀孕女性每天 1200mg 补钙进行比较的（无论来自橙汁 / 碳酸钙的钙补充组还是无干预对照的奶制品食物补充组）。乳制品比钙补充具有较高的整体钙水平，这可能是由于乳制品含有较高的维生素 D [41]。

　　其他孕期营养补充对童年骨成果的随机对照试验相对缺乏，证据基本都来自观察数据。孕妇血清 25- 羟维生素 D（25-OH D）在妊娠晚期与 9 岁儿童整个身体和腰椎骨密度含量成正相关 [42]。在另一组

中，胎儿早期即怀孕 19 周母体血清 25-OH 维生素 D 与股骨的发育变化（通过高分辨率的三维超声确定）相关 [43]。Viljakainen 等报道在新生儿的母亲第一孕期维生素 D 在 42.6nmol/L 以上比这些维生素 D 低于这个水平的母亲胫骨骨密度含量和横截面积（CSA）都高 [44]。14 个月时，两组儿童的血清维生素 D 水平类似，维持在 64nmol/L [45]；在胫骨骨密度含量的差异不再明显，但是横截面积的差异仍持续，表明原骨缺损只是局部的修正。在发展中国家，贫穷区域孕期补锌导致胎儿股骨骨干长度增加 [46]。母体怀孕 32 周叶酸摄入与脊柱脊椎大小调节骨密度含量正相关，后调整为 9 岁儿童的体重和身高 [47]；母体妊娠 28 周血红细胞叶酸与 6 岁儿童脊柱骨矿物质密度正相关 [48]。

其他营养因素也正在被观察研究中。母体在第三孕期期间摄入镁、磷、钾和蛋白质饮食已经表明与骨密度正相关，同时 8 岁的儿童骨密度与母体脂肪摄入负相关 [49]。在同样 16 岁的青少年，胫骨颈和腰椎骨矿物密度与孕期母亲持续摄入镁和脂肪多少相关。腰椎骨矿物质密度也与母体奶制品摄入以及钙和磷密度正相关。在同一模型中所有影响显著的营养物质，脂肪密度与颈骨颈和腰椎负相关，然而，镁密度仍然与颈骨颈正相关 [50]。在另一个组中 [47]，妊娠 32 周母体镁摄入与 9 岁儿童的身高以及整体骨矿物质含量和骨矿物质密度正相关。母体钾摄入与儿童的重量以及脊柱骨矿物质含量和骨矿物质密度正相关。产妇饮食在同一研究中主要成分分析确定一个模式即大量摄入水果、蔬菜、粗面粉面包，面食和大米，同时低量摄入加工食品，这被量化为一个"谨慎饮食积分"。这么一个高积分与更高的整体及腰椎骨矿物质含量和骨矿物质密度相关 [51]。类似的是，在一个印度乡村母亲 - 儿童配对组，摄入奶制品、豆类和水果都与 6 岁儿童脊柱骨矿物质密度正相关 [48]。

虽然研究有限，但这些数据进一步支持了研究妊娠营养干预的必要性。

## 母乳哺育

通常，研究表明婴儿母乳喂养相比配方奶喂养有较低的骨增生，可能由于维生素 D 含量低和持续母乳喂养降低了磷含量 [52]。但是，足月儿母乳喂养对骨骼健康的长期影响数据表明这种起初较低的骨增生是暂时的，集中生长发生在童年后期。这包括

来自一项随机对照试验中两种婴儿的喂养方式——配方奶和母乳比较数据，其在骨矿物含量初期的差异没有持续超过 12 个月 [53]，与纵向观察数据一样。在 8 岁的儿童 [54]，母乳喂养的儿童相比人工奶喂养的儿童具有较高的胫骨颈、腰椎和整体骨矿物质密度，并且效果最显著的是母乳喂养超过 3 个月的儿童。在 7 ~ 9 岁的儿童，接受母乳喂养与宽带超声或者声速不相关，但是持续母乳喂养与掌骨直径正相关 [55]。延长母乳喂养的影响与短期喂养的效果不同，在两性之间的效果也不同，虽然这些都还没有确定。在一项观察研究中，母乳喂养超过 7 个月，结果使 32 岁男性具有较低的整体骨矿物质密度、腰椎骨面积和腰椎骨矿物含量，但是女性中没有 [56]。但是，母乳喂养持续时间在不同的组与 4 岁儿童骨密度成果不相关 [57]。

在更小年龄组，其他骨测量观察研究没有证明母乳喂养和骨密度之间的相关性 [58-59]。然而，在一项回顾性研究中，母乳喂养超过 3 个月的绝经前女性有更大的桡骨皮质厚度及趋向更大的桡骨皮质面积和骨皮质矿物含量，但是其他位置没有 [60]。重要的是，在一项纵向研究中和一项 4 ~ 15 岁儿童病例对照研究中显示，母乳喂养防止青春期前儿童的骨折风险 [9, 61]，而没有关于从出生到 18 岁期间对骨折风险的纵向观察研究 [62]。

## 盐

已经证明尿钠排泄与女童的尿钙排泄相关 [63-65]，虽然与急性氯化钠负荷不相关 [65]。尽管如此，在对儿童骨骼评估结果的一些研究中，尿钠排泄并没有反过来被证明与骨密度相关 [30, 64]，虽然在一项交叉研究中 10 岁女童其饮食中钠的摄入量与骨面积大小调节相关（不是骨矿物含量）[66]。尿钠也被证明在青春期男孩与高的骨转换状态相关 [67]。儿童膳食的高钠摄入是否有相反的作用，在其他骨成果研究中不能确定。在临床上，儿童摄入钠是否确实对骨有重要的作用，还需要更多的纵向研究确认。

## 软饮料和牛奶摄入缺乏

已经证明碳酸饮料的摄入与女童的骨矿物密度下降相关，但是与男童不相关 [68-69]，而且与两性骨折风险增加相关。低牛奶摄入和较高的碳酸饮料摄

入是儿童伴随反复骨折的独立骨折危险因素 [9]。其他研究已经报道摄入较高的可乐增加骨折风险，而不包括其他非可乐碳酸饮料 [70-71]。目前不清楚这些影响是不是由于摄入牛奶而避免的。两项研究已经证明骨折危险因素之间的联系 [7]，外周定量计算机断层扫描（PQCT）测得 [72] 持续摄入可乐饮料后调整为摄入牛奶，二者所起的作用是独立的。牛奶摄入缺乏也可能对儿童的骨骼是有害的影响。青春期前的儿童牛奶摄入缺乏具有较低的整体骨矿物含量和骨矿物质密度面积 [73]，以及童年骨折风险增加 [74]。童年低牛奶饮用的影响或许延伸到成人生活，并与观察到的成年女性低骨矿物质密度 [75] 和较高的骨折风险相关 [76]。

总之，越来越多的证据显示儿童骨骼发育与多个营养因素相关。对钙补充已经得到了最大程度的研究，但其影响对公共健康的意义是有限的，这使得探索其他营养的作用变得非常重要。

## 致谢

Graeme Jones 的工作获得了澳大利亚政府国家卫生与医药研究协会的资金支持。

## 参考文献

1. Hansen MA, Overgaard K, Riis BJ, Christiansen C. 1991. Role of peak bone mass and bone loss in postmenopausal osteoporosis: 12 year study. *BMJ* 303(6808): 961–4.

2. Hernandez CJ, Beaupre GS, Carter DR. 2003. A theoretical analysis of the relative influences of peak BMD, age-related bone loss and menopause on the development of osteoporosis. *Osteoporos Int* 14(10): 843–7.

3. Clark EM, Tobias JH, Ness AR. 2006. Association between bone density and fractures in children: A systematic review and meta-analysis. *Pediatrics* 117(2): e291–7.

4. Lanou AJ, Berkow SE, Barnard ND. 2005. Calcium, dairy products, and bone health in children and young adults: A reevaluation of the evidence. *Pediatrics* 115(3): 736–43.

5. Goulding A, Jones IE, Taylor RW, Williams SM, Manning PJ. 2001. Bone mineral density and body composition in boys with distal forearm fractures: A dual-energy x-ray absorptiometry study. *J Pediatr* 139(4): 509–15.

6. Goulding A, Cannan R, Williams SM, Gold EJ, Taylor RW, Lewis-Barned NJ. 1998. Bone mineral density in girls with forearm fractures. *J Bone Miner Res* 13(1): 143–8.

7. Ma D, Jones G. 2004. Soft drink and milk consumption, physical activity, bone mass, and upper limb fractures in children: A population-based case-control study. *Calcif Tissue Int* 75(4): 286–91.

8. Goulding A, Grant AM, Williams SM. 2005. Bone and body composition of children and adolescents with repeated forearm fractures. *J Bone Miner Res* 20(12): 2090–6.

9. Manias K, McCabe D, Bishop N. 2006. Fractures and recurrent fractures in children; varying effects of environmental factors as well as bone size and mass. *Bone* 39(3): 652–7.

10. World Health Organization, Food and Argiculture Organization of the United Nations. 2004. *Vitamin and Mineral Requirements in Human Nutrition, 2nd Ed.*

11. Matkovic V, Heaney RP. 1992. Calcium balance during human growth: evidence for threshold behavior. *Am J Clin Nutr* 55(5): 992–6.

12. Jackman LA, Millane SS, Martin BR, Wood OB, McCabe GP, Peacock M, Weaver CM. 1997. Calcium retention in relation to calcium intake and postmenarcheal age in adolescent females. *Am J Clin Nutr* 66(2): 327–33.

13. Winzenberg TM, Shaw K, Fryer J, Jones G. 2006. Calcium supplementation for improving bone mineral density in children. *Cochrane Database Syst Rev* CD005119. doi: 10.1002/14651858.CD005119.pub2.

14. Winzenberg T, Shaw K, Fryer J, Jones G. 2006. Effects of calcium supplementation on bone density in healthy children: Meta-analysis of randomised controlled trials. *BMJ* 333(7572): 775.

15. Lambert HL, Eastell R, Karnik K, Russell JM, Barker ME. 2008. Calcium supplementation and bone mineral accretion in adolescent girls: An 18-mo randomized controlled trial with 2-y follow-up. *Am J Clin Nutr* 87(2): 455–62.

16. Lau EMC, Lee WTK, Leung S, Cheng J. 1992. Milk supplementation—A feasible and effective way to enhance bone gain for Chinese adolescents in Hong Kong? *J Appl Nutr* 44(3–4): 16–21.

17. Chan GM, Hoffman K, McMurry M. 1995. Effects of dairy products on bone and body composition in pubertal girls. *J Pediatr* 126(4): 551–6.

18. Cadogan J, Eastell R, Jones N, Barker ME. 1997. Milk intake and bone mineral acquisition in adolescent girls: Randomised, controlled intervention trial. *BMJ* 315(7118): 1255–60.

19. Merrilees MJ, Smart EJ, Gilchrist NL, Frampton C, Turner JG, Hooke E, March RL, Maguire P. 2000. Effects of diary food supplements on bone mineral density in teenage girls. *Eur J Nutr* 39(6): 256–62.

20. Lau EM, Lynn H, Chan YH, Lau W, Woo J. 2004. Benefits of milk powder supplementation on bone accretion in Chinese children. *Osteoporos Int* 15(8): 654–8.

21. Du X, Zhu K, Trube A, Zhang Q, Ma G, Hu X, Fraser DR, Greenfield, H. 2004. School-milk intervention trial enhances growth and bone mineral accretion in Chinese girls aged 10–12 years in Beijing. *Br J Nutr* 92(1): 159–68.

22. Zhu K, Zhang Q, Foo LH, Trube A, Ma G, Hu X, Du X, Cowell CT, Fraser DR, Greenfield H. 2006. Growth, bone mass, and vitamin D status of Chinese adolescent girls 3 y after withdrawal of milk supplementation. *Am J Clin Nutr* 83(3): 714–21.

23. Looker AC, Dawson-Hughes B, Calvo MS, Gunter EW, Sahyoun NR. 2002. Serum 25-hydroxyvitamin D status of adolescents and adults in two seasonal subpopulations from NHANES III. *Bone* 30(5): 771–7.

24. Jones G, Blizzard C, Riley MD, Parameswaran V, Greenaway TM, Dwyer T. 1999. Vitamin D levels in prepubertal children in Southern Tasmania: Prevalence and determinants. *Eur J Clin Nutr* 53(10): 824–9.

25. Jones G, Dwyer T, Hynes KL, Parameswaran V, Greenaway TM. 2005. Vitamin D insufficiency in adolescent males in Southern Tasmania: Prevalence, determinants, and relationship to bone turnover markers. *Osteoporos Int* 16(6): 636–41.

26. Rockell JE, Skeaff CM, Williams SM, Green TJ. 2006. Serum 25-hydroxyvitamin D concentrations of New Zealanders aged 15 years and older. *Osteoporos Int* 17(9): 1382–9.

27. Winzenberg T, Powell S, Shaw KA, Jones G. 2011. Effects of vitamin D supplementation on bone density in healthy children: Systematic review and meta-analysis. *BMJ* 342: c7254.

28. Winzenberg TM, Powell S, Shaw KA, Jones G. 2010. Vitamin D supplementation for improving bone mineral density in children. *Cochrane Database Syst Rev* 10: CD006944.

29. Jones G, Dwyer T, Hynes K, Dalais FS, Parameswaran V, Greenaway TM. 2003. A randomized controlled trial of phytoestrogen supplementation, growth and bone turnover in adolescent males. *Eur J Clin Nutr* 57(2): 324–7.

30. Jones G, Riley MD, Whiting S. 2001. Association between urinary potassium, urinary sodium, current diet, and bone density in prepubertal children. *Am J Clin Nutr* 73(4): 839–44.

31. Tylavsky FA, Holliday K, Danish R, Womack C, Norwood J, Carbone L. 2004. Fruit and vegetable intakes are an independent predictor of bone size in early pubertal children. *Am J Clin Nutr* 79(2): 311–7.

32. McGartland CP, Robson PJ, Murray LJ, Cran GW, Savage MJ, Watkins DC, Rooney MM, Boreham CA. 2004. Fruit and vegetable consumption and bone mineral density: The Northern Ireland Young Hearts Project. *Am J Clin Nutr* 80(4): 1019–23.

33. Prynne CJ, Mishra GD, O'Connell MA, Muniz G, Laskey MA, Yan L, Prentice A, Ginty F. 2006. Fruit and vegetable intakes and bone mineral status: A cross sectional study in 5 age and sex cohorts. *Am J Clin Nutr* 83(6): 1420–8.

34. Vatanparast H, Baxter-Jones A, Faulkner RA, Bailey DA, Whiting SJ. 2005. Positive effects of vegetable and fruit consumption and calcium intake on bone mineral accrual in boys during growth from childhood to adolescence: The University of Saskatchewan Pediatric Bone Mineral Accrual Study. *Am J Clin Nutr* 82(3): 700–6.

35. Hirota T, Kusu T, Hirota K. 2005. Improvement of nutrition stimulates bone mineral gain in Japanese school children and adolescents. *Osteoporos Int* 16(9): 1057–64.

36. Wosje KS, Khoury PR, Claytor RP, Copeland KA, Hornung RW, Daniels SR, Kalkwarf HJ. 2010. Dietary patterns associated with fat and bone mass in young children. *Am J Clin Nutr* 92(2): 294–303.

37. Knai C, Pomerleau J, Lock K, McKee M. 2006. Getting children to eat more fruit and vegetables: A systematic review. *Prev Med* 42(2): 85–95.

38. Raman L, Rajalakshmi K, Krishnamachari KA, Sastry JG. 1978. Effect of calcium supplementation to undernourished mothers during pregnancy on the bone density of the bone density of the neonates. *Am J Clin Nutr* 31(3): 466–9.

39. Koo WW, Walters JC, Esterlitz J, Levine RJ, Bush AJ, Sibai B. 1999. Maternal calcium supplementation and fetal bone mineralization. *Obstet Gynecol* 94(4): 577–82.

40. Jarjou LM, Prentice A, Sawo Y, Laskey MA, Bennett J, Goldberg GR, Cole TJ. 2006. Randomized, placebo-controlled, calcium supplementation study in pregnant Gambian women: Effects on breast-milk calcium concentrations and infant birth weight, growth, and bone mineral accretion in the first year of life. *Am J Clin Nutr* 83(3): 657–66.

41. Chan GM, McElligott K, McNaught T, Gill G. 2006. Effects of dietary calcium intervention on adolescent mothers and newborns: A randomized controlled trial. *Obstet Gynecol* 108(3 Pt 1): 565–71.

42. Javaid MK, Crozier SR, Harvey NC, Gale CR, Dennison EM, Boucher BJ, Arden NK, Godfrey KM, Cooper C. 2006. Maternal vitamin D status during pregnancy and childhood bone mass at age 9 years: A longitudinal study. *Lancet* 367(9504): 36–43.

43. Mahon P, Harvey N, Crozier S, Inskip H, Robinson S, Arden N, Swaminathan R, Cooper C, Godfrey K. 2009. Low maternal vitamin D status and fetal bone development: Cohort study. *J Bone Miner Res* 25(1): 14–9.

44. Viljakainen HT, Saarnio E, Hytinantti T, Miettinen M, Surcel H, Makitie O, Andersson S, Laitinen K, Lamberg-Allardt, C. 2010. Maternal vitamin D status determines bone variables in the newborn. *J Clin Endocrinol Metab* 95(4): 1749–57.

45. Viljakainen HT, Korhonen T, Hytinantti T, Laitinen EK, Andersson S, Makitie O, Lamberg-Allardt C. 2011. Maternal vitamin D status affects bone growth in early childhood—A prospective cohort study. *Osteoporos Int* 22(3): 883–91.

46. Merialdi M, Caulfield LE, Zavaleta N, Figueroa A, Costigan KA, Dominici F, Dipietro JA. 2004. Randomized controlled trial of prenatal zinc supplementation and fetal bone growth. *Am J Clin Nutr* 79(5): 826–30.

47. Tobias JH, Steer CD, Emmett PM, Tonkin RJ, Cooper C, Ness AR. 2005. Bone mass in childhood is related to maternal diet in pregnancy. *Osteoporos Int* 16(12): 1731–41.

48. Ganpule A, Yajnik CS, Fall CH, Rao S, Fisher DJ, Kanade A, Cooper C, Naik S, Joshi N, Lubree H, Deshpande V, Joglekar C. 2006. Bone mass in Indian children—Relationships to maternal nutritional status and diet during pregnancy: The Pune Maternal Nutrition Study. *J Clin Endocrinol Metab* 91(8): 2994–3001.

49. Jones G, Riley MD, Dwyer T. 2000. Maternal diet during pregnancy is associated with bone mineral density in children: A longitudinal study. *Eur J Clin Nutr* 54(10): 749–56.

50. Yin J, Dwyer T, Riley M, Cochrane J, Jones G. 2010. The association between maternal diet during pregnancy and bone mass of the children at age 16. *Eur J Clin Nutr* 64(2): 131–7.

51. Cole ZA, Gale CR, Javaid MK, Robinson SM, Law C, Boucher BJ, Crozier SR, Godfrey KM, Dennison EM, Cooper C. 2009. Maternal dietary patterns during pregnancy and childhood bone mass: A longitudinal study. *J Bone Miner Res* 24(4): 663–8.

52. Specker B. 2004. Nutrition influences bone development from infancy through toddler years. *J Nutr* 134(3): 691S–5S.

53. Specker BL, Beck A, Kalkwarf H, Ho M. 1997. Randomized trial of varying mineral intake on total body bone mineral accretion during the first year of life. *Pediatrics*. 99(6): E12.

54. Jones G, Riley M, Dwyer T. 2000. Breastfeeding in early life and bone mass in prepubertal children: A longitudinal study. *Osteoporos Int* 11(2): 146–52.

55. Micklesfield L, Levitt N, Dhansay M, Norris S, van der Merwe L, Lambert E. 2006. Maternal and early life influences on calcaneal ultrasound parameters and metacarpal morphometry in 7- to 9-year-old children. *J Bone Miner Metab* 24(3): 235–42.

56. Pirila S, Taskinen M, Viljakainen H, Kajosaari M, Turanlahti M, Saarinen-Pihkala UM, Makitie O. 2011. Infant milk feeding influences adult bone health: A prospective study from birth to 32 years. *PLoS One* 6(4): e19068.

57. Harvey NC, Robinson SM, Crozier SR, Marriott LD, Gale CR, Cole ZA, Inskip HM, Godfrey KM, Cooper C. 2009. Breast-feeding and adherence to infant feeding guidelines do not influence bone mass at age 4 years. *Br J Nutr* 102(6): 915–20.

58. Kurl S, Heinonen K, Jurvelin JS, Lansimies E. 2002. Lumbar bone mineral content and density measured using a Lunar DPX densitometer in healthy full-term infants during the first year of life. *Clin Physiol Funct Imaging* 22(3): 222–5.

59. Young RJ, Antonson DL, Ferguson PW, Murray ND, Merkel K, Moore TE. 2005. Neonatal and infant feeding: Effect on bone density at 4 years. *J Pediatr Gastroenterol Nutr* 41(1): 88–93.

60. Laskey MA, de Bono S, Smith EC, Prentice A. 2007. Influence of birth weight and early diet on peripheral bone in premenopausal Cambridge women: A pQCT study. *J Musculoskelet Neuronal Interact* 7(1): 83.

61. Ma DQ, Jones G. 2002. Clinical risk factors but not bone density are associated with prevalent fractures in prepubertal children. *J Paediatr Child Health* 38(5): 497–500.

62. Jones IE, Williams SM, Goulding A. 2004. Associations of birth weight and length, childhood size, and smoking with bone fractures during growth: Evidence from a birth cohort study. *Am J Epidemiol* 159(4): 343–50.

63. O'Brien KO, Abrams SA, Stuff JE, Liang LK, Welch TR. 1996. Variables related to urinary calcium excretion in young girls. *J Pediatr Gastroenterol Nutr* 23(1): 8–12.

64. Matkovic V, Ilich JZ, Andon MB, Hsieh LC, Tzagournis MA, Lagger BJ, Goel PK. 1995. Urinary calcium, sodium, and bone mass of young females. *Am J Clin Nutr* 62(2): 417–25.

65. Duff TL, Whiting SJ. 1998. Calciuric effects of short-term dietary loading of protein, sodium chloride and potassium citrate in prepubescent girls. *J Am Coll Nutr* 17(2): 148–54.

66. Hoppe C, Molgaard C, Michaelsen KF. 2000. Bone size and bone mass in 10-year-old Danish children: Effect of current diet. *Osteoporos Int* 11(12): 1024–30.

67. Jones G, Dwyer T, Hynes KL, Parameswaran V, Udayan R, Greenaway TM. 2007. A prospective study of urinary electrolytes and bone turnover in adolescent males. *Clin Nutr* 26(5): 619–23.

68. Whiting S, Heaky A, Psiuk S, Mirwald R, Kowalski K, Bailey DA. 2001. Relationship between carbonated and other low nutrient dense beverages and bone mineral content of adolescents. *Nutr Res* 21: 1107–15.

69. McGartland C, Robson PJ, Murray L, Cran G, Savage MJ, Watkins D, Rooney M, Boreham C. 2003. Carbonated soft drink consumption and bone mineral density in adolescence: The Northern Ireland Young Hearts project. *J Bone Miner Res* 18(9): 1563–9.

70. Wyshak G, Frisch RE. 1994. Carbonated beverages, dietary calcium, the dietary calcium/phosphorus ratio, and bone fractures in girls and boys. *J Adolesc Health* 15(3): 210–5.

71. Petridou E, Karpathios T, Dessypris N, Simou E, Trichopoulos D. 1997. The role of dairy products and non alcoholic beverages in bone fractures among schoolage children. *Scand J Soc Med* 25(2): 119–25.

72. Libuda L, Alexy U, Remer T, Stehle P, Schoenau E, Kersting M. 2008. Association between long-term consumption of soft drinks and variables of bone modeling and remodeling in a sample of healthy German children and adolescents. *Am J Clin Nutr* 88(6): 1670–7.

73. Black RE, Williams SM, Jones IE, Goulding A. 2002. Children who avoid drinking cow milk have low dietary calcium intakes and poor bone health. *Am J Clin Nutr* 76(3): 675–80.

74. Goulding A, Rockell JE, Black RE, Grant AM, Jones IE, Williams SM. 2004. Children who avoid drinking cow's milk are at increased risk for prepubertal bone fractures. *J Am Diet Assoc* 104(2): 250–3.

75. Vatanparast H, Whiting SJ. 2004. Early milk intake, later bone health: Results from using the milk history questionnaire. *Nutr Rev* 62(6 Pt 1): 256–60.

76. Kalkwarf HJ, Khoury JC, Lanphear BP. 2003. Milk intake during childhood and adolescence, adult bone density, and osteoporotic fractures in US women. *Am J Clin Nutr* 77(1): 257–65.

# 第 19 章
# 健康骨骼的生长：机械载荷的重要性

Mark R. Forwood

（马应亚 译　张　鹏　王海彬 审校）

## 引言

骨骼的基本形态是由基因决定的，但它的最终质量和构造需适应机械因素的影响。当骨骼受到机械载荷，其抵抗骨折的能力主要取决于它们的质量、材料性质、几何形状和组织质量[1]。作为一个成年人，需要认识每个机械因素的影响，了解在童年时期进行干预是否会优化骨骼力学。不幸的是，直到最近的研究才把面积骨密度（areal bone mineral density，aBMD）作为观察指标，观察指标还包括体积密度和几何形状[2]。目前还不能确定童年的适应性可否转化为成年后抗骨折的效力，但至少后者变量可作为骨强度的指标。有令人信服的证据表明，生长中的骨骼相比成人骨骼有更大的应对机械负荷增加的能力[2-9]。现在的问题是：何时是最佳时期，怎样可以优化骨强度，使成年和老年骨折的风险降低。

## 何时为最佳时期？

骨质疏松性骨折发生是因为减少的骨量降低了骨骼负荷的安全系数。这可能会导致与年龄有关的骨质流失及（或）无法达到最佳骨量峰值[10-11]。童年和青春期骨骼由于生长、塑形和重建而经历了快速的变化，在这一过程中骨骼最大限度地生长。人们普遍认为，在青春期骨量大幅增加，青少年晚期或成年早期达到一个骨量峰值（peak bone mass，PBM）[12]。直到最近，骨量峰值获得的时间点仍然有争议。一些研究表明，它在 20 岁[13-14] 达到；但其他人认为，人生的第 3 个 10 年达到 PBM[15]。从童年（8 岁）到青年期（最大年龄 30）长骨矿物质增长的测量数据，证明了 PBM 出现在 20 多岁至快 30 岁期间[16]（图 19.1）。就肢体部位而言，下肢达到骨量峰值是最早的，在 1 年之内达到生长速度高峰（PHV），约 4 年后腰椎 PHV 达到高峰。重要的是，根据不同的骨骼部位，成人 BMC 的 33% ~ 46% 是在青春期 PHV 前后的 4 年里累积的。在女性中，从 50 岁绝经后到 80 岁，累计的骨矿物质会丢失 2 倍[17]。

虽然骨量峰值是由遗传决定的[10]，但是它受锻炼等机械因素的影响。该证据并不是普遍的[18-19]，前青春期和青春期早期较青春期后期增加锻炼更有利于引起一种在骨骼生长的适应性反应[8-9, 20-30]。该现象可见于球拍运动中，与成年后才开始该运动的人相比，从青春期前就开始训练的球员拿球拍的手臂骨骼和另一只手臂相比差别明显[8-9]（图 19.2）。

成年人的体力活动的结果是维持骨量，而非骨量积累[5]，在成长中必须实现优化 PBM 的因素，尤其当机械负荷刺激可以加速已经活跃的骨塑形过程以及骨表面很大部分的活性骨细胞时。也有证据表明，在青春期，男性和女性体内雌激素水平提高可以上调功能性 ERα，以协助骨骼张力相关反应[31-32]，

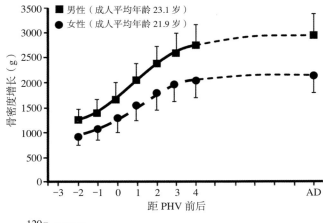

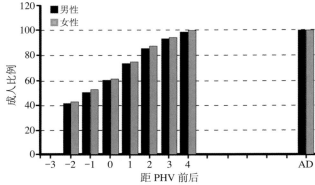

**图 19.1**　骨矿物质增长（全身 BMC）从青春期前期 [ 生长高峰（PHV）的前 2 年 ] 到成年（AD）。当到达成熟，在 PHV 之后 7 年，全身的 BMC 达到了骨质高峰，女性和男性分别约为 18.8 岁和 20.5 岁（Adapted from Baxter-Jones.[16]）

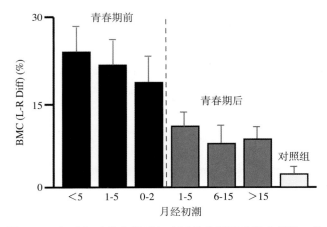

**图 19.2**　与成年（青春期后）才开始球拍运动的人相比，从青春期前就开始训练的女性拿球拍的手臂和另一只手臂相比 BMC 差别明显（Adapted from Kannus et al.[8]）

从而解释了在青春期早期身体对于体育锻炼活动的反应更加灵敏的原因 [19, 21, 24-26, 28, 33]。

## 有效处理载荷的方法特性

如果积极活动可以预防骨折，那么我们需要了解实现自适应形态学改变的机械刺激的特点。我们知道静态或静力加载只能对骨产生最小自适应刺激 [34-37]，甚至可以抑制骨骼的正常生长 [38]。新骨形成的激活需要超过一定的阈值 [39]，但调节阈值的应变率和加载程度之间也存在相互作用 [37,39-42]。因为骨组织具有弹性，且应力传递到骨细胞需要通过间质流体力学的作用，致使应变速率发挥调节作用 [43]。外部负荷如那些锻炼时承受的、发生响应的负荷频率最佳范围最高达约 2.0 赫兹 [42]。在体力活动方面，即相对高应变率的练习或负荷保持一段时间将会比施加平缓负荷更加有效。也就是说，跳跃练习相比简单地步行或作等长肌力练习产生更大的成骨作用。

负荷的一个关键特征是负荷周期很少可以引发适应性反应 [36,43-44]。负荷效应起作用相对较快，及时增加负荷持续时间超过约每天 40 次循环也是效果甚微 [36]。长时间运动尽管对心血管有益，但是对强健骨骼方面的作用很小。儿童不需要长时间锻炼，也不需要打乱日常常活动安排去刺激骨架生长。而如果是较小的锻炼量并穿插休息时间反而会更有利于成骨化 [45-48]。这是因为骨细胞对负荷刺激的敏感性需要一段休息时间后才能恢复。例如，每天 4 个运动周期，每个周期 90 次，相比于 1 个运动周期 360 次，坚持 2 周后胫骨新骨形成会提高 80%[45]。若相同的方式坚持 16 周，90 次 4 周期比 360 次 1 周期的锻炼方式使受负荷的尺骨具有更大的抗弯强度 [47]。这主要是由于抵抗轴向弯曲的几何学适应性提高了（图 19.3）[47]。

增加机械负荷的方法已经越来越多地采用体育锻炼进行干预 [18, 24-26, 28, 49-53]。但是，进行正常水平活动的儿童也比久坐不动的儿童具有更强壮的骨骼 [22]，或者可由如体操这样的高冲击运动来实现 [54-55]。众多的对照试验已验证了其中一些可以最大程度优化骨骼生长的规律 [2, 21, 27, 49, 52, 56]，如温哥华的骨骼健康 Ⅱ [25-26] 和 "Action Schools！ BC" [18, 24, 50] 就是专门围绕如何提高成骨指标的研究 [57]。在 "Action Schools！ BC" 中，骨负荷包括每周进行 5 天、每天 15 分钟的简单活动 [50]，骨骼健康研究中每周 4 天每天 3 次( 在每下课铃后 )仅 3 分钟的组合跳跃活动。在最初的试验中，该过程可使 2% 的男孩和女孩的腰椎和股骨颈的骨量增加 [ 骨矿物质含量（BMC）]。

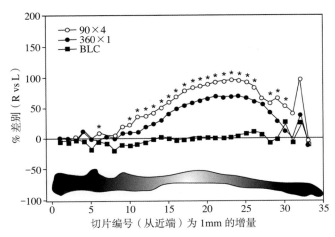

图 19.3  当每日负荷被分为 4 个周期，每个周期 90 次，而不是一个单一周期的 360 次，尺骨用来抗弯曲（截面惯性矩——CSMI）的几何属性显著增加。图表说明了负荷动物 CSMI( Imin )负荷肢体和不负荷肢体之间以及基线对照（BLC）之间的差别（ Adapted from Robling et al.[47] ）

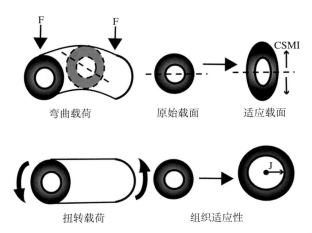

图 19.4  骨骼适应性的目的并非增加截面上的骨量，而是有效提升其可承受的最大负荷。这样可使骨强度增加而不造成任何伤害。骨表面适当的骨重可使骨的弯曲或扭转载荷提升 [ 分别为横截面转动惯量（CSMI）或极惯性矩（J）]。这些改变可增加弯曲和扭转载荷，不同呈度影响 BMC 和 BMD，故这时 DXA 的结果不一定表达其真实情况

在学校添置一些其他的体育教育设施也可颇为有效提高儿童骨强度的指标 [51]。

"Action Schools！ BC"活动对照试验中，以外周定量 CT（pQCT）估测胫骨远端的骨强度都有增加 [18]，2%～4% 的前青春期男性脊椎和全身 BMC 有增加 [24]，2%～4% 前青春期女性股骨颈 BMC（弯曲强度的指标）增加 [24]。这个活动相比其他高强度骨负荷活动能够较温和实现成骨指标的优化，但效果显著 [2, 21,49,52,58]。

## 骨量峰值还是峰值骨强度？

骨骼适应机械负荷必须增加骨强度，而不过度增加运动的代谢消耗。这种理念引发了骨骼强度和骨骼重量之间的矛盾。因此，高效率的适应不能简单地增加骨量，而必须实现有效的提升骨骼的几何性能，同时提高骨的结构特性（图 19.4）。改变骨骼几何性能是否会增加骨折风险，临床上通常不采用双能 X 线骨密度仪（DXA）进行评估，因为它不能区分骨骼的几何形状、密度、皮质和骨松质 [1, 59]。DXA 对检测骨尺寸的微小变化来说分辨率太低，而这微小变化可能会大幅增加骨强度。有一个很好的例子可以说明这一点，对大鼠尺骨进行连续 16 周轴向载荷，每天 3 次，aBMD 温和增长 5%[47]。这与令人难以置信的增长 64% 的最终断裂强度形成明显对比。出现这样的显著差异是因为新骨形成发生在

骨膜表面，而此处相对增长较小的骨沉积就为其提供了一个可以应对最大应力的不成比例的机械优势。也等于策略性地将少量骨放置在远离弯曲轴线的地方，就可以产生非常大的弯曲负荷的效应（图 19.3 和图 19.4）。尽管如此，绝大多数体力活动研究都依赖于从 DXA 派生的 BMD 或 BMC 指数测量来评估适应性反应。而采用从 DXA 派生的髋关节结构分析可提供一些力学性质指标，以评估骨强度的成熟度 [22, 29]。但目前在动物实验中开始越来越多地使用微型计算机断层扫描（micro-CT），以及在儿童中使用 pQCT [2,9,18,60,61-62] 来区别骨密度和几何形状的改变，并证明增加骨强度，而不是骨量，可以很好地达到骨骼适应性改变的目标 [9,62]。重要问题是，这些变化是否可以保持到成年和老年。

## 童年骨适应的持久化

很显然，童年和青春期身体活动部位影响骨骼的适应性生长。这一骨量 [ 骨矿物质密度（BMD）] 的增加是相对温和的，在 1%～5% 之间，但也可以表明骨骼几何性能的适应性改变可以在很大程度上提升骨骼强度。几乎没有办法证明童年的适应性生长可否预防老年骨质疏松性骨折。回顾性研究相关的复杂变量，如体质的自我选择，是否可以降低特定活动给骨骼提供长期保护的确定性。但也有少数从童年到青少年，一直到成年的研究。早期这种现

象的研究表明，从小训练获得的骨量增长在成年后会丢失[63-65]。其中一些研究是横向研究，或是开始于青春期起步相对较晚，这样就比较难于控制成熟度之类的复杂变量。有一项从童年到青春期的纵向研究，BMC 的持续影响会延伸至停止训练或体力活动干预之后 8 年之久[49,66-68]（图 19.5）。此外，进行体力活动的青春期儿童比他们常久坐的同龄人更容易实现骨量的增长（BMC）[20,22]，而且他们较高的BMC 水平可以一直保持到成年期[69]。

童年的骨量到成年是适量保留的，保存了骨骼结构和几何形状，相关骨强度可能保存得更为完整。保存骨量或结构之间的区别可由快速生长的啮齿动物在结束短期训练后仍能终生保持骨骼的适应性结构来说明[70]。5 周龄时开始前肢训练，经历 7 周的短期运动计划，然后动物被限制在笼中活动长达 92周（2 岁，相当于衰老的啮齿动物）。可见运动引起的骨量增加（aBMD 和 BMC）未保留到成年。但是，能长期保存变化的骨结构变化，这使受训动物拥有更强的骨骼强度和疲劳寿命[70]。男性和女性网球选手在童年（约 10 岁）时就开始训练，运动停止后由运动诱发的童年期产生的适应性改变却被保留了下来[71-72]。退役 3 年后有增加的骨量大部分可保留至30 岁，而改变的骨骼结构提供了更大的骨强度，如皮质区和股骨颈横截面转动惯量。综上所述，这些数据说明童年时的体力活动可以保持良好的骨骼适应性改变一直到到成年。相比单独以骨量预测，这些结构的改变可以更好地降低成人骨折的风险。

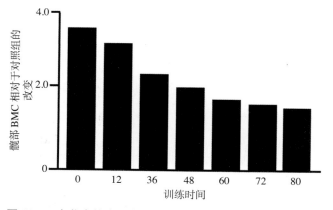

**图 19.5** 在儿童约为 8 岁时干预 7 个月的在校跳跃成绩[49]。在 7 个月的计划（0 个月）结束时，髋部 BMC 显著大于对照组（3.6%）。在随后停止训练长达 8 年后，校正基线年龄、身高、体重和运动改变之后，运动组保留较大的髋部 BMC（1.4%）[66-67]（Adapted from Gunter et al.[67]）

## 结论

相较于成人，儿童和青少年的骨骼能够更加适应体力活动的机械刺激而发生结构改变。有强有力的证据表明，前青春期和青春期早期阶段这种效应更加明显。为了使骨骼健康成长，身体活动不应该包含静态或等长收缩练习，但应纳入周期性的重复载荷练习，其中包括一系列应力大小和方向的改变，如跑步和跳跃。由于多个周期才能引起适应性反应，因此插入休息时间的间歇性锻炼比长期单一运动练习更能促进成骨。这些运动参数已经纳入了可行的公共卫生干预措施中，照此执行可以使儿童和青少年的骨量和骨强度得到改善。这些骨结构的适应性改变也可以一直持续到成年，并可降低骨折风险。

## 参考文献

1. Forwood MR. 2001. Mechanical effects on the skeleton: Are there clinical implications? *Osteoporos Int* 12: 77–83.
2. Heinonen A, Sievänen H, Kannus P, Oja P, Pasanen M, Vuori I. 2000. High-impact exercise and bones of growing girls: A 9-month controlled trial. *Osteoporos Int* 11: 1010–1017.
3. Forwood MR, Burr DB. 1993. Physical activity and bone mass: Exercises in futility? *Bone Miner* 21: 89–112.
4. Jarvinen TL, Pajamaki I, Sievanen H, Vuohelainen T, Tuukkanen J, Jarvinen M, Kannus P. 2003. Femoral neck response to exercise and subsequent deconditioning in young and adult rats. *J Bone Miner Res* 18: 1292–1299.
5. Parfitt AM. 1994. The two faces of growth: Benefits and risks to bone integrity. *Osteoporos Int* 4: 382–398.
6. Rubin CT, Bain SD, McLeod KJ. 1992. Suppression of the osteogenic response in the aging skeleton. *Calcif Tissue Int* 50: 306–313.
7. Turner CH, Takano Y, Owan I. 1995. Aging changes mechanical loading thresholds for bone formation in rats. *J Bone Miner Res* 10: 1544–1549.
8. Kannus P, Haapasalo H, Sankelo M, Sievanen H, Pasanen M, Heinonen A, Oja P, Vuori I. 1995. Effect of starting age of physical activity on bone mass in the dominant arm of tennis and squash players. *Ann Intern Med* 123: 27–31.
9. Kontulainen S, Sievanen H, Kannus P, Pasanen M, Vuori I. 2002. Effect of long-term impact-loading on mass, size, and estimated strength of humerus and radius of female racquet-sports players: A peripheral quantitative computed tomography study between young and old starters and controls. *J Bone Miner Res* 17: 2281–2289.
10. Ferrari S, Rizzoli R, Slosman D, Bonjour JP. 1998. Familial resemblance for bone mineral mass is expressed before puberty. *J Clin Endocrino Metab* 83: 358–361.
11. Hui SL, Slemenda CW, Johnston CC. 1990. The contribution of bone loss to post menopausal osteoporosis. *Osteoporos Int* 1: 30–34.
12. Faulkner RA, Bailey DA. 2007. Osteoporosis: A pediat-

10. Ferrari S, Rizzoli R, Slosman D, Bonjour JP. 1998. Familial resemblance for bone mineral mass is expressed before puberty. *J Clin Endocrino Metab* 83: 358–361.

11. Hui SL, Slemenda CW, Johnston CC. 1990. The contribution of bone loss to post menopausal osteoporosis. *Osteoporos Int* 1: 30–34.

12. Faulkner RA, Bailey DA. 2007. Osteoporosis: A pediatric concern? *Med Sport Sci* 51: 1–12.

13. Bachrach LK, Hastie T, Wang M-C, Narasimhan B, Marcus R. 1999. Bone mineral acquisition in healthy Asian, Hispanic, Black and Caucasian youth: A longitudinal study. *J Clin Endocrinol Metab* 84: 4702–4712.

14. Faulkner RA, Bailey DA, Drinkwater DT, McKay HA, Arnold C, Wilkinson AA. 1996. Bone densitometry in Canadian children 8–17 years of age. *Calcif Tissue Int* 59: 344–351.

15. Recker EE, Davies KM, Hinders SM, Heaney RP, Stegman MR, Kimmel DB. 1992. Bone gain in young adult women. *JAMA* 268: 2403–2408.

16. Baxter-Jones ADG, Faulkner RA, Forwood MR, Mirwald RL, Bailey DA. 2011. Bone mineral accrual from 8 to 30 years of age: An estimation of peak bone mass. *J Bone Miner Res* 26: 1729–1739.

17. Arlot M, Sornay-Rendu E, Garnero P, VeyMarty B, Delmas PD. 1997. Apparent pre- and postmenopausal bone loss evaluated by DXA at different skeletal sites in women: The OFELY cohort. *J Bone Miner Res* 12: 683–690.

18. Macdonald HM, Kontulainen SA, Khan KM, McKay HA. 2007. Is a school-based physical activity intervention effective for increasing tibial bone strength in boys and girls? *J Bone Miner Res* 22: 434–446.

19. Sundberg M, Gardsell P, Johnell O, Karlsson MK, Ornstein E, Sandstedt B, Sernbo I. 2001. Peripubertal moderate exercise increases bone mass in boys but not in girls: A population-based intervention study. *Osteoporos Int* 12: 230–238.

20. Bailey DA, McKay HA, Mirwald RL, Crocker PR, Faulkner RA. 1999. A six-year longitudinal study of the relationship of physical activity to bone mineral accrual in growing children: The University of Saskatchewan bone mineral accrual study. *J Bone Miner Res* 14: 1672–1679.

21. Bradney M, Pearce G, Naughton G, Sullivan C, Bass S, Beck T, Carlson J, and Seeman E. 1998. Moderate exercise during growth in prepubertal boys: Changes in bone mass, size, volumetric density, and bone strength: A controlled prospective study. *J Bone Miner Res* 13: 1814–1821.

22. Forwood MR, Baxter-Jones AD, Beck TJ, Mirwald RL, Howard A, Bailey DA. 2006. Physical activity and strength of the proximal femur during the adolescent growth spurt: A longitudinal analysis. *Bone* 38: 576–583.

23. Kannus P, Haapasalo H, Sankelo M, Sievanen H, Pasanen M, Heinonen A, Oja P, Vuori I. 1995. Effect of starting age of physical activity on bone mass in the dominant arm of tennis and squash players. *Ann Intern Med* 123: 27–31.

24. MacDonald HM, Kontulainen S, Petit M, Khan K, McKay HA. 2008. Does a novel school-based physical activity model benefit femoral neck bone strength in pre- and early pubertal children? *Osteoporos Int* 9: 1445–1456.

25. Mackelvie KJ, McKay HA, Khan KM, Crocker PR. 2001. A school-based exercise intervention augments bone mineral accrual in early pubertal girls. *J Pediatr* 139: 501–508.

26. MacKelvie KJ, Petit MA, Khan KM, Beck TJ, McKay HA. 2004. Bone mass and structure are enhanced following a 2-year randomized controlled trial of exercise in prepubertal boys. *Bone* 34: 755–764.

27. Morris FL, Naughton GA, Gibbs JL, Carlson JS, Wark JD. 1997. Prospective ten-month exercise intervention in premenarcheal girls: Positive effects on bone and lean mass. *J Bone Miner Res* 12: 1453–1462.

28. Petit MA, McKay HA, MacKelvie KJ, Heinonen A, Khan KM, Beck TJ. 2002. A randomized school-based jumping intervention confers site and maturity-specific benefits on bone structural properties in girls: A hip structural analysis study. *J Bone Miner Res* 17: 363–372.

29. Sundberg M, Gardsell P, Johnell O, Karlsson MK, Ornstein E, Sandstedt B, Sernbo I. 2002. Physical activity increases bone size in prepubertal boys and bone mass in prepubertal girls: A combined cross-sectional and 3-year longitudinal study. *Calcif Tissue Int* 71: 406–415.

30. Zouch M, Jaffré C, Thomas T, Frère D, Courteix D, Vico L, Alexandre C. 2008. Long-term soccer practice increases bone mineral content gain in prepubescent boys. *J Bone Spine* 75: 41–49.

31. Damien E, Price JS, Lanyon LE. 2000. Mechanical strain stimulates osteoblast proliferation through the estrogen receptor in males as well as females. *J Bone Miner Res* 15: 2169–2177.

32. Zaman G, Jessop HL, Muzylak M, De Souza RL, Pitsillides AA, Price JS, Lanyon LE. 2006. Osteocytes use estrogen receptor alpha to respond to strain but their ERalpha content is regulated by estrogen. *J Bone Miner Res* 21: 1297–1306.

33. Hind K, Burrows M. 2007. Weight bearing exercise and bone mineral accrual in children and adolescents: A review of controlled trials. *Bone* 40: 14–27.

34. Hert J, Liskova M, Landa J. 1971. Reaction of bone to mechanical stimuli. 1. Continuous and intermittent loading of tibia in rabbit. *Folia Morphol (Praha)* 19: 290–300.

35. Hert J, Liskova M, Landrgot B. 1969. Influence of the long-term, continuous bending on the bone. An experimental study on the tibia of the rabbit. *Folia Morphol (Praha)* 17: 389–399.

36. Rubin CT, Lanyon LE. 1984. Regulation of bone formation by applied dynamic loads. *J Bone Joint Surg Am* 66: 397–402.

37. Turner CH, Owan I, Takano Y. 1995. Mechanotransduction in bone: Role of strain rate. *Am J Physiol* 269: E438–442.

38. Robling AG, Duijvelaar KM, Geevers JV, Ohashi N, Turner CH. 2001. Modulation of appositional and longitudinal bone growth in the rat ulna by applied static and dynamic force. *Bone* 29: 105–113.

39. Turner C, Forwood M, Rho J, Yoshikawa T. 1994. Mechanical loading thresholds for lamellar and woven bone formation. *J Bone Miner Res* 9: 87–97.

40. Mosley JR, Lanyon LE. 1998. Strain rate as a controlling influence on adaptive modeling in response to dynamic loading of the ulna in growing male rats. *Bone* 23: 313–318.

41. O'Connor JA, Lanyon LE, MacFie H. 1982. The influence of strain rate on adaptive bone remodelling. *J Biomech* 15: 767–781.

42. Turner CH, Forwood MR, Otter MW. 1994. Mechano-

transduction in bone: Do bone cells act as sensors of fluid flow? *Faseb J* 8: 875–878.

43. Rubin CT, Lanyon LE. 1987. Kappa Delta Award paper. Osteoregulatory nature of mechanical stimuli: Function as a determinant for adaptive remodeling in bone. *J Orthop Res* 5: 300–310.

44. Rubin CT, Lanyon LE. 1985. Regulation of bone mass by mechanical strain magnitude. *Calcif Tissue Int* 37: 411–417.

45. Robling AG, Burr DB, Turner CH. 2000. Partitioning a daily mechanical stimulus into discrete loading bouts improves the osteogenic response to loading. *J Bone Miner Res* 15: 1596–1602.

46. Robling AG, Burr DB, Turner CH. 2001. Recovery periods restore mechanosensitivity to dynamically loaded bone. *J Exp Biol* 204: 3389–3399.

47. Robling AG, Hinant FM, Burr DB, Turner CH. 2002. Improved bone structure and strength after long-term mechanical loading is greatest if loading is separated into short bouts. *J Bone Miner Res* 17: 1545–1554.

48. Robling AG, Hinant FM, Burr DB, Turner CH. 2002. Shorter, more frequent mechanical loading sessions enhance bone mass. *Med Sci Sports Exerc* 34: 196–202.

49. Fuchs RK, Bauer JJ, Snow CM. 2001. Jumping improves hip and lumbar spine bone mass in prepubescent children: A randomized controlled trial. *J Bone Miner Res* 16: 148–156.

50. McKay HA, MacLean L, Petit M, MacKelvie-O'Brien K, Janssen P, Beck T, Khan KM. 2005. "Bounce at the Bell": A novel program of short bouts of exercise improves proximal femur bone mass in early pubertal children. *Br J Sports Med* 39: 521–526.

51. Löfgren B, Detter F, Dencker M, Stenevi-Lundgren S, Nilsson JÅ, Karlsson MK. 2011. Influence of a 3-year exercise intervention program on fracture risk, bone mass, and bone size in prepubertal children. *J Bone Miner Res* 26: 1740–1747.

52. Linden C, Ahlborg HG, Besjakov J, Gardsell P, Karlsson MK. 2006. A school curriculum-based exercise program increases bone mineral accrual and bone size in pre-pubertal girls: Two-year data from the pediatric osteoporosis prevention (POP) study. *J Bone Miner Res* 21: 829–835.

53. Weeks BK, Young CM, Beck BR. 2008. Eight months of regular in-school jumping improves indices of bone strength in adolescent boys and Girls: The POWER PE study. *J Bone Miner Res* 23: 1002–1011.

54. Faulkner RA, Forwood MR, Beck TJ, Mafukidze JC, Russell K, Wallace W. 2003. Strength indices of the proximal femur and shaft in prepubertal female gymnasts. *Med Sci Sports Exerc* 35: 513–518.

55. Erlandson MC, Kontulainen SA, Chilibeck PD, Arnold CM, Baxter-Jones AD. 2011. Bone mineral accrual in 4- to 10-year-old precompetitive, recreational gymnasts: A 4-year longitudinal study. *J Bone Miner Res* 26: 1313–1320.

56. Specker B, Binkley T. 2003. Randomized trial of physical activity and calcium supplementation on bone mineral content in 3- to 5-year-old children. *J Bone Miner Res* 18: 885–892.

57. Turner CH, Robling AG. 2003. Designing exercise regimens to increase bone strength. *Exerc Sport Sci Rev* 31: 45–50.

58. MacKelvie KJ, McKay HA, Petit MA, Moran O, Khan KM. 2002. Bone mineral response to a 7-month randomized controlled, school-based jumping intervention in 121 prepubertal boys: Associations with ethnicity and body mass index. *J Bone Miner Res* 17: 834–844.

59. Prentice A, Parsons TJ, Cole TJ. 1994. Uncritical use of bone mineral density in absorptiometry may lead to size-related artifacts in the identification of bone mineral determinants. *Am J Clin Nutr* 60: 837–842.

60. Daly RM, Saxon L, Turner CH, Robling AG, Bass SL. 2004. The relationship between muscle size and bone geometry during growth and in response to exercise. *Bone* 34: 281–287.

61. Macdonald H, Kontulainen S, Petit M, Janssen P, McKay H. 2006. Bone strength and its determinants in pre- and early pubertal boys and girls. *Bone* 39: 598–608.

62. Macdonald HM, Cooper DM, McKay HA. 2009. Anterior–posterior bending strength at the tibial shaft increases with physical activity in boys: Evidence for non-uniform geometric adaptation. *Osteoporos Int* 20: 61–70.

63. Gustavsson A, Olsson T, Nordström P. 2003. Rapid loss of bone mineral density of the femoral neck after cessation of ice hockey training: A 6-year longitudinal study in males. *J Bone Miner Res* 18: 1964–1969.

64. Karlsson MK, Linden C, Karlsson C, Johnell O, Obrant K, Seeman E. 2000. Exercise during growth and bone mineral density and fractures in old age. *Lancet* 355: 469–470.

65. Nordström A, Olsson T, Nordström P. 2004. Bone gained from physical activity and lost through detraining: A longitudinal study in young males. *Osteopor Int* 16: 835–841.

66. Gunter K, Baxter-Jones AD, Mirwald RL, Almstedt H, Fuller A, Durski S, Snow C. 2008. Jump starting skeletal health: A 4-year longitudinal study assessing the effects of jumping on skeletal development in pre and circum pubertal children. *Bone* 42: 710–718.

67. Gunter K, Baxter-Jones AD, Mirwald RL, Almstedt H, Fuchs RK, Durski S, Snow C. 2008. Impact exercise increases BMC during growth: An 8-year longitudinal study. *J Bone Miner Res* 23: 986–993.

68. Scerpella TA, Dowthwaite JN, Rosenbaum PF. 2011. Sustained skeletal benefit from childhood mechanical loading. *Osteoporos Int* 22: 2205–2210.

69. Baxter-Jones AD, Kontulainen SA, Faulkner RA, Bailey DA. 2008. A longitudinal study of the relationship of physical activity to bone mineral accrual from adolescence to young adulthood. *Bone* 43: 1101–1109.

70. Warden SJ, Fuchs RK, Castillo AB, Nelson IR, Turner CH. 2007. Exercise when young provides lifelong benefits to bone structure and strength. *J Bone Miner Res* 22: 251–259.

71. Haapasalo H, Kontulainen S, Sievanen H, Kannus P, Jarvinen M, Vuori I. 2000. Exercise-induced bone gain is due to enlargement in bone size without a change in volumetric bone density: A peripheral quantitative computed tomography study of the upper arms of male tennis players. *Bone* 27: 351–357.

72. Kontulainen S, Kannus P, Haapasalo H, Sievänen H, Pasanen M, Heinonen A, Oja P, Vuori I. 2001. Good maintenance of exercise-induced bone gain with decreased training of female tennis and squash players: A prospective 5-year follow-up study of young and old starters and controls. *J Bone Miner Res* 16: 195–201.

# 第 20 章
# 妊娠和泌乳

Christopher S. Kovacs · Henry M. Kronenberg

（汪　洁译　张　鹏　王海彬 审校）

为了胎儿骨骼的矿化，胎儿和胎盘会从母体循环系统汲取钙，因此，正常怀孕会促使女性对钙稳态机制的需求。类似要求还发生在哺乳期女性，以便母乳可以提供足够的钙，并能使婴儿骨骼持续增长。尽管孕妇和哺乳期女性出现类似的钙需求，每个生殖周期的调整都有显著不同。这些激素介导的调整通常可以满足每日胎儿和婴幼儿的钙需求，而对母亲的骨骼没有长期的影响。相关详细报道可以在一些全面综述中了解[1-3]（图 20.1）。

## 妊娠

胎儿的骨骼发育期间大约需要 30g 钙，大约 80% 的需要在妊娠晚期，此时胎儿骨骼迅速矿化[4]。钙的需求量大约是孕产妇肠道钙吸收的两倍，由 1,25-二羟基维生素 D（骨化三醇或 1,25-D）和其他因素调节。

### 矿物离子和趋钙激素

正常的怀孕引起血清化学特征和趋钙激素的变化[1]。由于人血清清蛋下降，血清总钙在怀孕早期会有所下降，但离子钙（生理上的重要成分）保持不变。血清磷和镁的水平是正常的。

从北美和欧洲的女性研究中发现，在妊娠前 3 个月以双位点完整性分析血清甲状旁腺激素（PTH）

水平降到了低于正常范围（即平均非妊娠水平的 10%~30%），但是在产期稳步增加到正常范围之内[5-9]。相比之下，亚洲和冈比亚女性的研究中甲状旁腺激素水平没有被抑制，这可能反映了这些人群的钙和维生素 D 摄入量低[10]。总 1,25-D 水平在怀孕早期双倍增加，并维持这种增长直到结束；游离 1,25-D 水平从怀孕后期开始增加[1,11]。甲状旁腺激素水平下降，而 1,25-D 增加。孕妇的肾可能起绝大部分的作用，而不是胎盘；如果不是肾起作用，1,25-D 怀孕期间应该上升。肾缺失的女性在怀孕前和怀孕期间 1,25-D 水平非常低[12]。肾 1α- 羟化酶的上调受 PTH 相关的蛋白质（PTHrP）、雌二醇、催乳激素和胎盘催乳素的影响。怀孕期间血清降血钙素含量也增加。

怀孕期间 PTHrP 水平的增加可能源于母亲和胎儿的多个组织。在怀孕期间 PTHrP 可能导致 1,25-D 的高水平和抑制甲状旁腺激素。PTHrP 可能还有其他作用，如在胎儿中调节胎盘钙运输[1,13]。PTHrP 也可能在怀孕期间保护母体骨骼，由于 PTHrP 的羧基终端部分（"骨抑制素"）已被证明能够抑制破骨细胞的骨吸收[14]。

怀孕引起了其他激素的显著改变，包括性类固醇、催乳素、胎盘催乳素、胰岛素样生长因子 -1（IGF-1）。这些可能会直接或间接对孕期钙和骨代谢产生影响，但这些问题很大程度上是未知的。

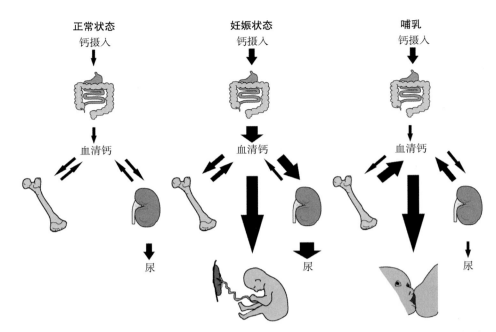

图 20.1    此图示意妊娠和哺乳期间相比正常状态时钙稳态的差别。粗箭头表示相对正常状态或非妊娠状态时钙水平有相对的上升或下降。虽然没有指明，妊娠期间血清（总）钙是下降的，而妊娠和哺乳期间离子钙维持不变（Adapted from[1], © 1997, The Endocrine Society）

## 钙的肠吸收

早在怀孕的第 12 周起，孕妇钙的肠吸收量是平时的两倍，这是母体的一个重大调节，以满足胎儿的钙吸收量。肠内钙吸收的增加很可能是 1,25-D 调节肠道细胞的结果，但值得注意的是，肠钙吸收加倍发生在自由 1,25-D 水平升高的几个月前。同时，啮齿动物的研究表明，尽管严重缺乏维生素 D 或维生素 D 受体，妊娠引起的肠钙吸收的增加仍然发生[15-17]。催乳素、胎盘催乳素和其他因素也刺激肠内钙的吸收，这些在啮齿动物的研究中已被证实[18-19]。女性在怀孕早期提高钙的吸收会导致积极的钙平衡[20]，这能够使母体在怀孕后期钙需求高峰之前在骨骼储存足够的钙。

## 肾钙的处理

早在怀孕第 12 周时，24 小时尿钙排泄增加，常常超过正常范围[1]。因为空腹尿钙值是正常或偏低的，24 小时尿钙的增加反映了肠道吸收钙的增加（吸收高钙尿）。怀孕的降血钙素水平升高也可能促进肾钙排泄。

## 骨钙代谢

动物模型表明，骨更新的组织形态学参数在怀孕期间有所增加，正常小鼠的骨矿物质含量可能增加或减少，这主要取决于遗传背景[1, 21-22]。同类组织的形态学数据在人类怀孕时期是不可用的，但一项小型研究表明，在 15 名选择 8～10 周终止妊娠的女性与非妊娠女性、足月孕妇相比骨吸收参数有所增加[23]。

大多数人类怀孕期间骨骼钙代谢的研究是检查骨形成血清标志物和骨吸收尿液标志物的变化。这些研究都带有一些容易混淆的变量，包括缺乏孕前基准值，在孕期血液稀释对血清标志物的影响，增加肾小球滤过率（GFR），改变肌酐排泄，胎盘、子宫，胎儿血液标志物的影响，通过胎盘的降解和清除，缺乏每日定时或禁食标本。考虑到这些限制，许多研究报道尿中标记的骨吸收（24 小时收集）从早期到怀孕中期有所增加（包括脱氧吡啶啉、吡啶啉和羟脯氨酸）。相反，怀孕早期和中期骨形成的血清标志（一般不校正血液稀释或增加肾小球滤过率 GFR）往往从孕前或非孕期下降，而在产期之前上升到正常或高于正常值（包括骨钙素、原骨胶原 I 羧基多肽和骨特异性碱性磷酸酶）。在怀孕早期总碱性磷酸酶升高，主要是由于胎盘部分；在怀孕期间它不是一个有用的骨形成的标志。

基于有限的骨活检数据和测量标记（之前提到的混杂因素）可以得出这样的结论：从怀孕第 10 周

开始，骨吸收增加。在怀孕的这个阶段母体对胎儿的钙转移相比怀孕后期的钙转移峰值较小。特别是在怀孕后期预期骨吸收的标志物会增加，但实际没有明显增加。

在怀孕期间骨钙含量的变化已经通过使用连续面积骨密度（aBMD）来评估。由于担心胎儿辐射，很少作这样的研究。这些研究都被身体成分的变化所混淆，在正常怀孕期间体重和骨骼体积改变会导致人为的 aBMD 读取数据的变化。使用单和（或）双光子吸光测定法，一些前瞻性研究没有发现孕期骨皮质或骨小梁 aBMD 有显著变化 [1]。最近的一些研究利用双能 X 射线吸收仪（DXA）检测了怀孕前（1 ~ 8 个月前，但不定期）和产后（产后 1 ~ 6 周）[24] 的 aBMD。大多数研究涉及 16 个或更少的类别。一项研究发现腰椎 aBMD 测量值在产后 1 ~ 2 周内没有改变，而其他研究报告产后 1 ~ 6 周之间腰椎 aBMD 测量有 4% ~ 5% 的减少。由于产褥期伴随着每月 1% ~ 3% 的骨密度流失（参见下面的哺乳章节），在很多研究中有可能获得第二种测量结果，即记录产后 2 ~ 6 周导致的骨质流失。其他纵向研究由超声测量另一个末梢区域——跟骨，发现孕期递减指数与体积骨矿物质密度（BMD）相关。上述研究都不能明确骨钙含量是否在怀孕早期增加超过怀孕后期的问题。因而需要进一步的研究以及更大的样本来弄清怀孕期间骨质流失的程度。

但可以肯定的是怀孕期间任何急性骨代谢的变化都不会导致长期骨骼钙含量或力学的变化。大量有关骨质疏松或骨质缺少女性的研究都未能找到一个评价骨密度和骨折风险关系的有效方法 [1,25]。

### 孕期骨质疏松症

女性在怀孕期间或怀孕后不久偶尔出现脆性骨折和低 BMD，在大多数情况下，怀孕期间低骨密度的可能性不能被排除。由于怀孕和其他因素引起的矿物质代谢变化导致一些女性可能会从骨骼中过度吸收钙，如低膳食钙和维生素 D 摄入量不足。怀孕时骨吸收的速度明显增加可能导致骨折的风险，因为高速率的骨更新是除怀孕以外骨骼脆性骨折的一个独立危险因素。因此，妊娠和产褥期脆性骨折可能是低骨密度和骨吸收增加的结果，以及其他可能的因素。在哺乳期间，更多的矿物质代谢发生变化，可能会进一步加剧一些女性骨折的风险（见下文）。

髋关节暂时性骨质疏松症是一种罕见的、自限形式的与怀孕相关的骨质疏松症。怀孕期间它可能不表现为钙调激素水平或矿物平衡的改变，而更确切地说可能是局部因素的结果。这些患者表现为单边或双边髋关节疼痛、跛行和（或）在怀孕后期髋部骨折。有磁共振成像（MRI）证据显示股骨头和股骨颈的骨密度降低的症状是股骨头和骨髓腔含水量增加的结果，也可能出现关节积液。症状和放射性检查结果通常在产后 2 ~ 6 个月内缓解。

### 原发性甲状旁腺功能亢进

虽然可能是一种罕见的疾病（患病率没有可用数据），但越来越多的文献报道原发性甲状旁腺功能亢进会给怀孕时的胎儿和新生儿带来不良的影响，包括 30% 的自然流产或死产率。这种产后不良结果被认为源于胎儿和新生儿甲状旁腺受到抑制；这种抑制可能偶尔会延长到出生后数月之久。为了防止这些不良反应，普遍推荐在怀孕中期进行手术纠正。几个病例分析发现选择性外科手术耐受性良好，相比于早期的文献报道的病例，极大地降低了不良反应的发生率。在以前早期的情况下，许多女性的原发性甲状旁腺功能亢进相对严重，现在这些已经不常见（症状、肾钙质沉着症和肾功能不全）。若怀孕期间原发性甲状旁腺功能亢进发病温和且无症状，但并发症会不断发生，由于缺乏明确的数据，在怀孕中期手术仍是最常用的手段 [26]。

### 家族性低钙尿高钙血症

尽管家族性低尿钙高钙血症（FHH）尚未报道在怀孕期间影响母亲，但孕妇血钙过多会导致胎儿和新生儿甲状旁腺受到抑制继而发生手足抽搐。

### 甲状旁腺功能低下和假性甲状旁腺功能低下

在怀孕早期，一些甲状旁腺功能减退女性很少出现低血钙症状，也很少需要补充钙。这符合孕妇甲状旁腺激素的局限作用，在发生甲状旁腺激素缺乏的时候建议增加 1,25-D 和（或）增加肠钙吸收。然而，从其他案例报道可以很明显看出，有些怀孕的甲状旁腺功能减退女性需要增加骨化三醇补充以避免低血钙症恶化。由于甲状旁腺功能减退导致的产妇低钙血症与子宫内胎儿发育成甲状旁腺功能亢进和胎儿死亡有关，因而维持孕妇正常的离子钙水平非常重要。因为怀孕期间人血清清蛋白有所下降，故应持续监测离子钙水平，而不是总钙水平。在妊娠后期，甲状旁腺功能减退女性可能发生血钙过多，除非骨化三醇用量大幅减少或停止。这种效应可能是由怀孕晚期产妇循环系统中 PTHrP 水平增加导致的。

在有限的假性甲状旁腺功能减退症案例报道中，发现孕期血清钙水平是正常的，而甲状旁腺激素水平降低一半，1,25-D 水平升高 2～3 倍[27]。然而，假性甲状旁腺功能减退者发生这些变化的机制仍不清楚。

### 维生素 D 缺乏和不足

母亲在怀孕期间 25- 羟基维生素 D 浓度没有显著改变[3]，即使女性开始时 25- 羟基维生素 D 水平极低，仅 20nmol/L（8ng/ml）[31]，所以孕妇无需补充更多的维生素 D 以保持体内 25- 羟维生素 D 水平。目前还没有大型随机试验验证维生素 D 缺乏或不足对人类怀孕的影响。然而，从小型临床维生素 D 补充剂试验观察性研究的可用数据和案例报告表明，维生素 D 缺乏与动物实验一致，与任何孕产妇体内钙平衡破坏无关，胎儿在分娩的时候血清钙正常，骨架矿化完全[32-33]。在随机试验中唯一认可的好处即是在怀孕期间补充维生素 D 可增加孕产妇和脐带血 25- 羟基维生素 D 水平，但不改变婴儿脐带血钙或人体测量参数。

### 低钙的摄入量

因吸收性高钙尿通常发生在怀孕期间，通常这可能被视为钙摄取超过了母体的需求。研究表明钙剂补充并没有改善孕产妇和新生儿骨骼密度[34]；相反，在一项随机试验中发现 2g 钙补充剂组与安慰剂组相比，若母亲平日钙摄入量最低到 1/5（每天少于 600mg）的情况下新生儿 BMD 才会有所增加[35]。这表明只有那些饮食摄入钙水平非常低的孕妇（和她们的婴儿）可能对钙补充剂受益。

低钙摄入与子痫前期的风险增加有关。当膳食摄入的钙量低时钙补充可能减少子痫前期的风险，而对于膳食钙摄入量足够时是没有效果的[36-39]。

## 泌乳

母乳中钙的每日平均损失是 210mg，有报道称女性喂养双胞胎损失高达 1000mg 钙。临时去矿化作用的骨架可能是分泌乳汁的主要机制，满足哺乳期的钙需求。这种去矿化作用可能没有由甲状旁腺激素或 1, 25-D 调节，但可能在一系列雌激素水平下降的情况下由 PTHrP 调节。

### 矿物离子和钙调激素

只有哺乳期女性的平均离子钙水平增加，但仍处于正常水平。血清磷水平在哺乳期也会升高，水平可能超过正常范围。由于肾的磷酸再吸收水平可能有所增加，因此血清磷水平的增加可反映肾磷酸盐排泄下降的情况下从饮食和骨骼重吸收途径获得的进入血液的磷酸盐增加的综合效应。

由双位点免疫放射性单克隆抗体（IRMA）分析发现，总甲状旁腺激素在哺乳期的前几个月中下降 50% 或更多。相比之下，高 1,25-D 水平的孕产妇游离和固定的 1,25-D 水平在分娩后几天内降至正常，并持续至整个哺乳期。降血钙素水平在产后 6 周降至正常。缺乏降血钙素基因的小鼠在哺乳期间骨矿物质含量丢失两倍，这表明生理水平的降血钙素可以保护母体骨架那段时期被过度吸收[21]。降血钙素是否在人体生理学中扮演类似的角色是未知的。至今没有甲状腺切除的怀孕和哺乳女性的研究案例，但就算有这样的研究，也并不明确该作用机制，因为除甲状腺外，胎盘、垂体、哺乳期的乳房也能产生降血钙素

以双位点 IRMA 检验发现，哺乳期女性 PTHrP 水平明显高于非孕对照组。PTHrP 的来源可能是乳腺，因为乳汁中 PTHrP 水平比恶性高钙血症患者和正常对照的血钙水平超过 1000 倍以上。此外，PTHrP 基因缺失的哺乳期小鼠只从乳腺组织获取的血液 PTHrP 水平低于对照组哺乳期小鼠[40]。对动物的研究表明，PTHrP 可能调节乳房发育和血液流动，以及乳汁的钙含量。此外，PTHrP 从哺乳期乳房进入母体循环可能会导致母体骨骼钙的重吸收，肾小管钙的再吸收，甲状旁腺激素受到（间接）抑制。为了支持这一假说，在哺乳期小鼠乳腺组织删除 PTHrP 基因，导致更温和的骨矿物质含量损失[40]。在人类，PTHrP 水平与骨密度丢失的数量有关：可负性调节甲状旁腺激素水平和正性调节哺乳期女性的离子钙含量[41-43]。此外，观察哺乳期女性甲状旁腺可以更好地证明 PTHrP 水平对于钙稳态的影响（见下文）。

## 肠道钙吸收

肠钙吸收速率怀孕时增高，后来会下降到未孕时水平。这与 1, 25-D 水平降至正常相对应。

## 肾钙的处理

对于人类来说，哺乳期间的肾小球滤过率（GFR）下降，肾排泄钙通常是减少到低至每 24 小时 50mg 水平。这表明肾小管钙再吸收必然增加，可能是 PTHrP 的作用。

## 骨钙代谢

动物组织形态学数据一致表明，大鼠哺乳 2 ~ 3 周时骨转换增加，骨矿物质损失 35% 或更多[1]。相对缺乏人类组织形态学数据，但可以将许多评估哺乳期女性骨形成的血清标志物和骨吸收尿标志物的代表性和前瞻性研究作为代替。很多妊娠期的标志物被用于哺乳期女性。如哺乳期女性 GFR 下降，血管内体积收缩。有报道称骨吸收尿标志物（24h 收集）在哺乳期会提高 2 ~ 3 倍，高于在怀孕后期达到的水平。骨形成的血清标志物（血液浓缩或 GFR 降低，未经校正）在哺乳期间通常会升高并超过怀孕后期水平。由于胎盘部分损失总碱性磷酸酶在产后会立即下降，但因骨特异性部分的升高仍高于正常。尽管变量复杂，这些发现表明哺乳期间骨转换率是特异性增加的。

哺乳期间连续测量 aBMD[单光子吸光测定法（SPA）、双光子吸光测定法（DPA）或 DXA] 显示哺乳 2 ~ 6 个月骨小梁部位（腰椎、髋关节、股骨远端半径）的骨矿物质含量下降了 3.0% ~ 10.0%，皮质区和全身骨量呈现较小的流失[1, 25]。这些 aBMD 变化与大鼠、小鼠和灵长类动物研究结果一致，研究发现骨骼吸收很大程度上发生在骨小梁，内皮质表面次之。哺乳期女性骨量损失的峰值达到每月 1% ~ 3%，远远超过被认为骨量快速流失的绝经后女性，其速度为每年 1% ~ 3%。母体骨骼矿物质流失可能是哺乳的一个正常结果，当每日钙摄入量超过推荐量后可能就无法通过补充钙剂来预防了。几项研究表明，哺乳期补充钙不能显著降低骨流失的量[44-47]。毫无疑问，乳汁中钙的流式与哺乳期女性 BMD 下降密切相关[48]。

调控骨骼钙含量快速损失的机制不是很清楚。哺乳期雌激素水平降低显然很重要，但不可能成为

唯一的解释。可能是哺乳期雌激素缺乏的影响，育龄女性在使用 GnRH 受体激动剂治疗子宫内膜异位和其他疾病时导致的雌激素也会引发钙和骨代谢的变化。6 个月的 GnRH 受体激动剂治疗所致急性雌激素缺乏导致骨小梁 aBMD 的损失（但不是皮质）1% ~ 4%，尿钙排泄增加和 1, 25-D 和甲状旁腺激素受到抑制[1]。在哺乳期，女性并不是雌激素不足，但失去更多 aBMD（骨小梁和皮质），1, 25-D 水平正常（相对于低水平），以及尿钙排泄减少（而非增加）。单独的雌激素缺乏和哺乳期的区别是由于 PTHrP 的影响，在哺乳期雌激素降低会得到一定的补充。受哺乳和高催乳素水平刺激，哺乳期 PTHrP 和雌激素缺乏会伴随骨骼的重吸收（图 20.2）。

哺乳期的骨密度损失在断奶期间可能大大逆转[1, 25, 45]，尽管恢复的速度和程度可能由于骨骼不同的部位和恢复技术而不同。在孕妇给婴儿断奶后骨

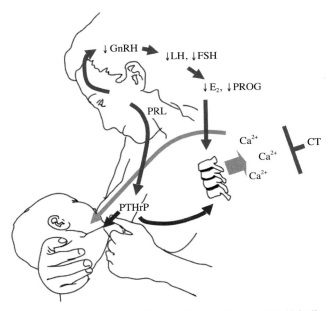

图 20.2　乳房在哺乳期间是骨骼流失矿质的关键调控部位。哺乳和催乳素将抑制下丘脑促性腺激素释放激素（GnRH）中心，进而抑制了促性腺激素 [促黄体激素（LH）和促卵泡激素（FSH）] 的分泌，导致卵巢性类固醇（雌二醇和黄体酮）水平降低。乳房甲状旁腺激素相关的蛋白质（PTHrP）的产生和释放受几个因素控制，包括吮吸、催乳素、钙受体。PTHrP 进入血液中，结合系统中低水平的雌二醇，从而明显上调骨吸收。骨吸收增加后会释放钙和磷酸盐进入血液，然后到达乳腺导管，并很快输送至母乳。高浓度的 PTHrP 也输送到乳汁，但吸入的 PTHrP 是否也会调节新生儿生理性钙平衡还未可知。降钙素（CT）可能会响应 PTHrP 和低雌二醇，抑制骨骼（Reprinted from Ref. 64, ©2005, with kind permission of Springer Science and Business Media B.V.）

密度呈现每月 0.5% ~ 2% 的增长。这个恢复骨密度的机制是不确定的。因此长远来看，哺乳诱导的骨矿物质的损耗在临床上不重要。绝大多数的流行病学研究并未发现绝经前后女性的哺乳史对骨量峰值、骨质密度或髋部骨折风险所产生的不良影响。

### 哺乳期骨质疏松症

由 DXA 测定仪检测证实很少有女性在哺乳期遭受脆性骨折和骨质疏松。像怀孕时的骨质疏松症一样，这可能是一个巧合，并不是相关联的疾病；女性怀孕之前可能骨密度就比较低低；或者，某些情况下可能发生骨骼正常去矿化作用在哺乳期间加剧，在怀孕期间骨密度和骨代谢也可能发生连续变化。例如，哺乳期从乳房过度释放 PTHrP 进入母体循环，其结合雌激素的作用可能导致过度的骨吸收、骨质疏松症和骨折。与之相一致的是，在一个哺乳期骨质疏松的病例中显示 PTHrP 水平，并一直维持到断奶后几个月[49]。同时，大多数哺乳期发生椎体压缩性骨折的情况下，在断奶以后骨密度会自发增高，这符合哺乳诱导的骨流失而造成脆弱性骨折这一理论[50]。

### 甲状腺功能减退和假性甲状腺功能减退

为治疗甲状旁腺功能减退而补充的骨化三醇和钙量在产后会下降，特别对哺乳女性，如果骨化三醇用量没有相应减少则可能发生高钙血症[51]。这与一个病例中观察到的结果相一致，达到母体血液循环中 PTHrP 的量正好足够刺激 1, 25-D 合成和维持产妇正常的（或略高于）血清钙水平[52]。

对假性甲状腺功能减退的调节机制知之甚少。患者很可能对肾的 PTHrP 有抵抗性反应，而且在分娩时会丢失胎盘来源的 25-D，因此在哺乳期间很可能对骨化三醇的需求会增加，并进一步调整。

### 维生素 D 缺乏和不足

在哺乳期间，产妇的 25- 羟基维生素 D 浓度是不变的[53-54]，因为维生素 D 或 25- 羟维生素 D 很少传递到母乳。小型临床试验的观察性研究和病例报告的可用数据均显示，不管维生素 D 状态如何都不会影响乳汁钙含量，无论是维生素 D 缺乏还是每天补充高达 6400 IU 的剂量[32-33]。这可能是因为产妇体内的钙平衡是由雌激素缺乏和 PTHrP 诱导的骨骼钙吸收决定的。缺乏维生素 D 的母亲，特别是母

乳喂养而没有补充维生素 D 或阳光照射，新生儿出生后将受到影响。一项小型试验研究表明，每天补充 6400IU 的维生素 D 可以增加乳汁中维生素 D 和 25（OH）D 的含量，使母乳喂养的新生儿获得超过 75nmol/l（30ng/ml）的足够的 25（OH）D；这与直接给婴儿补充 300IU 的维生素 D 可以达到相同的效果[55]。

### 低钙摄入量

母乳的钙含量可能很大程度上是来自于骨骼吸收，因此，低钙摄入不会改变母乳中的钙含量，也不会加剧产妇在哺乳期的骨质流失[56-59]。相反，哺乳期乳腺上皮细胞表达的钙受体可以通过上调 2 型膜钙腺苷三磷酸酶（PMCA2）来调节母乳中的钙含量[61]。钙受体也调节母乳中液体含量和乳房中 PTHrP 的产生[60]。

## 青少年怀孕和哺乳期

少女怀孕和哺乳不会降低骨量峰值[62]。一项 NHANES Ⅲ 研究分析了 819 名 20 ~ 25 岁的女性，发现青少年时期怀孕的女性与未产妇以及成年时期怀孕的女性有一样的 BMD[63]。研究发现，母乳喂养的女性与未实施母乳喂养的女性以及未产妇具有一样的 BMD[63]。因此，青少年和成年人一样，在哺乳丢失骨量，但后来回完全恢复，并且对骨骼没有任何的长期不良影响。

## 启示

在怀孕和哺乳期，会有一些新的调控机制出现来弥补日常钙稳态调控因子的不足。胎儿钙质的需求比怀孕早期提高了 2 倍多，而且在很大程度上是经由肠内吸收，这种适应可能不能完全用 1, 25-D 水平增加来解释。相比之下，骨骼钙的重吸收是母乳提供钙的一个主导机制，同时还要依赖肾对于钙的保留机制。哺乳期间的这些变化可能由 PTHrP 与雌激素缺乏而不是甲状旁腺激素和维生素 D 调节。因此，钙剂治疗哺乳期女性对骨质疏松很少或根本没有影响。

这些观察表明，产妇妊娠和哺乳会随着时间作不同的适应，此时饮食中钙的摄入占据主导地位，哺乳过程有一个必须但暂时的骨骼钙质流失，但断

奶后会完全恢复。从哺乳期女性骨骼钙的快速恢复看，其机制尚不明确。弄清楚哺乳后骨骼修复的机制可能会导致新的骨质疏松症和其他代谢性骨疾病治疗方式的发展。虽然一些女性由于怀孕或哺乳会经历脆性骨折，但绝大多数女性可以放心，怀孕和哺乳时钙和骨代谢的变化是正常、健康的，没有长期负面影响。

## 参考文献

1. Kovacs CS, Kronenberg HM. 1997. Maternal-fetal calcium and bone metabolism during pregnancy, puerperium and lactation. *Endocr Rev* 18: 832–72.
2. Wysolmerski JJ. 2007. Conversations between breast and bone: Physiological bone loss during lactation as evolutionary template for osteolysis in breast cancer and pathological bone loss after menopause. *BoneKEy* 4(8): 209–25.
3. Kovacs CS. 2011. Calcium and bone metabolism disorders during pregnancy and lactation. *Endocrinol Metab Clin N America* 40(4): 795–826.
4. Trotter M, Hixon BB. 1974. Sequential changes in weight, density, and percentage ash weight of human skeletons from an early fetal period through old age. *Anat Rec* 179: 1–18.
5. Dahlman T, Sjoberg HE, Bucht E. 1994. Calcium homeostasis in normal pregnancy and puerperium. A longitudinal study. *Acta Obstet Gynecol Scand* 73: 393–8.
6. Gallacher SJ, Fraser WD, Owens OJ, Dryburgh FJ, Logue FC, Jenkins A, Kennedy J, Boyle IT. 1994. Changes in calciotrophic hormones and biochemical markers of bone turnover in normal human pregnancy. *Eur J Endocrinol* 131: 369–74.
7. Cross NA, Hillman LS, Allen SH, Krause GF, Vieira NE. 1995. Calcium homeostasis and bone metabolism during pregnancy, lactation, and postweaning: A longitudinal study. *Am J Clin Nutr* 61: 514–23.
8. Rasmussen N, Frolich A, Hornnes PJ, Hegedus L. 1990. Serum ionized calcium and intact parathyroid hormone levels during pregnancy and postpartum. *Br J Obstet Gynaecol* 97: 857–9.
9. Seki K, Makimura N, Mitsui C, Hirata J, Nagata I. 1991. Calcium-regulating hormones and osteocalcin levels during pregnancy: A longitudinal study. *Am J Obstet Gynecol* 164: 1248–52.
10. Singh HJ, Mohammad NH, Nila A. 1999. Serum calcium and parathormone during normal pregnancy in Malay women. *J Matern Fetal Med* 8(3): 95–100.
11. Kovacs CS. 2001. Calcium and bone metabolism in pregnancy and lactation. *J Clin Endocrinol Metab* 86(6): 2344–8.
12. Turner M, Barre PE, Benjamin A, Goltzman D, Gascon-Barre M. 1988. Does the maternal kidney contribute to the increased circulating 1,25-dihydroxyvitamin D concentrations during pregnancy? *Miner Electrolyte Metab* 14: 246–52.
13. Kovacs CS, Lanske B, Hunzelman JL, Guo J, Karaplis AC, Kronenberg HM. 1996. Parathyroid hormone-related peptide (PTHrP) regulates fetal-placental calcium transport through a receptor distinct from the PTH/PTHrP receptor. *Proc Natl Acad Sci U S A* 93: 15233–8.
14. Cornish J, Callon KE, Nicholson GC, Reid IR. 1997. Parathyroid hormone-related protein-(107-139) inhibits bone resorption in vivo. *Endocrinology* 138: 1299–304.
15. Halloran BP, DeLuca HF. 1980. Calcium transport in small intestine during pregnancy and lactation. *Am J Physiol* 239: E64–8.
16. Brommage R, Baxter DC, Gierke LW. 1990. Vitamin D-independent intestinal calcium and phosphorus absorption during reproduction. *Am J Physiol* 259: G631–G8.
17. Fudge NJ, Kovacs CS. 2010. Pregnancy up-regulates intestinal calcium absorption and skeletal mineralization independently of the vitamin D receptor. *Endocrinology* 151(3): 886–95.
18. Pahuja DN, DeLuca HF. 1981. Stimulation of intestinal calcium transport and bone calcium mobilization by prolactin in vitamin D-deficient rats. *Science* 214: 1038–9.
19. Mainoya JR. 1975. Effects of bovine growth hormone, human placental lactogen and ovine prolactin on intestinal fluid and ion transport in the rat. *Endocrinology* 96: 1165–70.
20. Heaney RP, Skillman TG. 1971. Calcium metabolism in normal human pregnancy. *J Clin Endocrinol Metab* 33: 661–70.
21. Woodrow JP, Sharpe CJ, Fudge NJ, Hoff AO, Gagel RF, Kovacs CS. 2006. Calcitonin plays a critical role in regulating skeletal mineral metabolism during lactation. *Endocrinology* 147: 4010–21.
22. Kirby BJ, Ardeshirpour L, Woodrow JP, Wysolmerski JJ, Sims NA, Karaplis AC, Kovacs CS. 2011. Skeletal recovery after weaning does not require PTHrP. *J Bone Miner Res* 26(6): 1242–51.
23. Purdie DW, Aaron JE, Selby PL. 1988. Bone histology and mineral homeostasis in human pregnancy. *Br J Obstet Gynaecol* 95(9): 849–54.
24. Kovacs CS, El-Hajj Fuleihan G. 2006. Calcium and bone disorders during pregnancy and lactation. *Endocrinol Metab Clin N America* 35(1): 21–51.
25. Sowers M. 1996. Pregnancy and lactation as risk factors for subsequent bone loss and osteoporosis. *J Bone Miner Res* 11: 1052–60.
26. Schnatz PF, Curry SL. 2002. Primary hyperparathyroidism in pregnancy: Evidence-based management. *Obstet Gynecol Surv* 57(6): 365–76.
27. Breslau NA, Zerwekh JE. 1986. Relationship of estrogen and pregnancy to calcium homeostasis in pseudohypoparathyroidism. *J Clin Endocrinol Metab* 62: 45–51.
28. Hillman LS, Slatopolsky E, Haddad JG. 1978. Perinatal vitamin D metabolism. IV. Maternal and cord serum 24,25-dihydroxyvitamin D concentrations. *J Clin Endocrinol Metab* 47: 1073–7.
29. Morley R, Carlin JB, Pasco JA, Wark JD. 2006. Maternal 25-hydroxyvitamin D and parathyroid hormone concentrations and offspring birth size. *J Clin Endocrinol Metab* 91(3): 906–12.
30. Ardawi MS, Nasrat HA, BA'Aqueel HS. 1997. Calcium-regulating hormones and parathyroid hormone-related peptide in normal human pregnancy and postpartum: A longitudinal study. *Eur J Endocrinol* 137(4): 402–9.
31. Brooke OG, Brown IR, Bone CD, Carter ND, Cleeve HJ, Maxwell JD, Robinson VP, Winder SM. 1980. Vitamin D supplements in pregnant Asian women: Effects on calcium status and fetal growth. *Br Med J* 280: 751–4.

32. Kovacs CS. 2008. Vitamin D in pregnancy and lactation: Maternal, fetal, and neonatal outcomes from human and animal studies. *Am J Clin Nutr* 88(2): 520S–8S.

33. Kovacs CS. 2011. Fetus, Neonate and Infant. In: Feldman D, Pike WJ, Adams JS (eds.). *Vitamin D: Third Edition*. New York: Academic Press. pp. 625–46.

34. Prentice A. 2003. Pregnancy and Lactation. In: Glorieux FH, Petifor JM, Jüppner H (eds.) *Pediatric Bone: Biology & Diseases*. New York: Academic Press. pp. 249–69.

35. Koo WW, Walters JC, Esterlitz J, Levine RJ, Bush AJ, Sibai B. 1999. Maternal calcium supplementation and fetal bone mineralization. *Obstet Gynecol* 94(4): 577–82.

36. Hofmeyr GJ, Lawrie TA, Atallah AN, Duley L. 2010. Calcium supplementation during pregnancy for preventing hypertensive disorders and related problems. *Cochrane Database Syst Rev* (8): CD001059.

37. Kumar A, Devi SG, Batra S, Singh C, Shukla DK. 2009. Calcium supplementation for the prevention of preeclampsia. *Int J Gynaecol Obstet* 104(1): 32–6.

38. Hiller JE, Crowther CA, Moore VA, Willson K, Robinson JS. 2007. Calcium supplementation in pregnancy and its impact on blood pressure in children and women: Follow up of a randomised controlled trial. *Aust N Z J Obstet Gynaecol* 47(2): 115–21.

39. Villar J, Abdel-Aleem H, Merialdi M, Mathai M, Ali MM, Zavaleta N, Purwar M, Hofmeyr J, Nguyen TN, Campodonico L, Landoulsi S, Carroli G, Lindheimer M. 2006. World Health Organization randomized trial of calcium supplementation among low calcium intake pregnant women. *Am J Obstet Gynecol* 194(3): 639–49.

40. VanHouten JN, Dann P, Stewart AF, Watson CJ, Pollak M, Karaplis AC, Wysolmerski JJ. 2003. Mammary-specific deletion of parathyroid hormone-related protein preserves bone mass during lactation. *J Clin Invest* 112(9): 1429–36.

41. Kovacs CS, Chik CL. 1995. Hyperprolactinemia caused by lactation and pituitary adenomas is associated with altered serum calcium, phosphate, parathyroid hormone (PTH), and PTH-related peptide levels. *J Clin Endocrinol Metab* 80: 3036–42.

42. Dobnig H, Kainer F, Stepan V, Winter R, Lipp R, Schaffer M, Kahr A, Nocnik S, Patterer G, Leb G. 1995. Elevated parathyroid hormone-related peptide levels after human gestation: Relationship to changes in bone and mineral metabolism. *J Clin Endocrinol Metab* 80: 3699–707.

43. Sowers MF, Hollis BW, Shapiro B, Randolph J, Janney CA, Zhang D, Schork A, Crutchfield M, Stanczyk F, Russell-Aulet M. 1996. Elevated parathyroid hormone-related peptide associated with lactation and bone density loss. *J Am Med Assoc* 276: 549–54.

44. Kolthoff N, Eiken P, Kristensen B, Nielsen SP. 1998. Bone mineral changes during pregnancy and lactation: A longitudinal cohort study. *Clin Sci (Colch)* 94(4): 405–12.

45. Polatti F, Capuzzo E, Viazzo F, Colleoni R, Klersy C. 1999. Bone mineral changes during and after lactation. *Obstet Gynecol* 94(1): 52–6.

46. Kalkwarf HJ, Specker BL, Bianchi DC, Ranz J, Ho M. 1997. The effect of calcium supplementation on bone density during lactation and after weaning. *N Engl J Med* 337(8): 523–8.

47. Cross NA, Hillman LS, Allen SH, Krause GF. 1995. Changes in bone mineral density and markers of bone remodeling during lactation and postweaning in women consuming high amounts of calcium. *J Bone Miner Res* 10: 1312–20.

48. Laskey MA, Prentice A, Hanratty LA, Jarjou LM, Dibba B, Beavan SR, Cole TJ. 1998. Bone changes after 3 mo of lactation: Influence of calcium intake, breast-milk output, and vitamin D-receptor genotype. *Am J Clin Nutr* 67(4): 685–92.

49. Reid IR, Wattie DJ, Evans MC, Budayr AA. 1992. Post-pregnancy osteoporosis associated with hypercalcaemia. *Clin Endocrinol (Oxf)* 37: 298–303.

50. Phillips AJ, Ostlere SJ, Smith R. 2000. Pregnancy-associated osteoporosis: Does the skeleton recover? *Osteoporos Int* 11(5): 449–54.

51. Caplan RH, Beguin EA. 1990. Hypercalcemia in a calcitriol-treated hypoparathyroid woman during lactation. *Obstet Gynecol* 76: 485–9.

52. Mather KJ, Chik CL, Corenblum B. 1999. Maintenance of serum calcium by parathyroid hormone-related peptide during lactation in a hypoparathyroid patient. *J Clin Endocrinol Metab* 84(2): 424–7.

53. Kent GN, Price RI, Gutteridge DH, Smith M, Allen JR, Bhagat CI, Barnes MP, Hickling CJ, Retallack RW, Wilson SG. 1990. Human lactation: Forearm trabecular bone loss, increased bone turnover, and renal conservation of calcium and inorganic phosphate with recovery of bone mass following weaning. *J Bone Miner Res* 5: 361–9.

54. Sowers M, Zhang D, Hollis BW, Shapiro B, Janney CA, Crutchfield M, Schork MA, Stanczyk F, Randolph J. 1998. Role of calciotrophic hormones in calcium mobilization of lactation. *Am J Clin Nutr* 67(2): 284–91.

55. Wagner CL, Hulsey TC, Fanning D, Ebeling M, Hollis BW. 2006. High-dose vitamin D3 supplementation in a cohort of breastfeeding mothers and their infants: A 6-month follow-up pilot study. *Breastfeed Med* 1(2): 59–70.

56. Prentice A. 2000. Calcium in pregnancy and lactation. *Annu Rev Nutr* 20: 249–72.

57. Prentice A, Jarjou LM, Cole TJ, Stirling DM, Dibba B, Fairweather-Tait S. 1995. Calcium requirements of lactating Gambian mothers: Effects of a calcium supplement on breast-milk calcium concentration, maternal bone mineral content, and urinary calcium excretion. *Am J Clin Nutr* 62: 58–67.

58. Prentice A, Jarjou LM, Stirling DM, Buffenstein R, Fairweather-Tait S. 1998. Biochemical markers of calcium and bone metabolism during 18 months of lactation in Gambian women accustomed to a low calcium intake and in those consuming a calcium supplement. *J Clin Endocrinol Metab* 83(4): 1059–66.

59. Prentice A, Yan L, Jarjou LM, Dibba B, Laskey MA, Stirling DM, Fairweather-Tait S. 1997. Vitamin D status does not influence the breast-milk calcium concentration of lactating mothers accustomed to a low calcium intake. *Acta Paediatr* 86(9): 1006–8.

60. VanHouten J, Dann P, McGeoch G, Brown EM, Krapcho K, Neville M, Wysolmerski JJ. 2004. The calcium-sensing receptor regulates mammary gland parathyroid hormone-related protein production and calcium transport. *J Clin Invest* 113(4): 598–608.

61. VanHouten JN, Neville MC, Wysolmerski JJ. 2007. The calcium-sensing receptor regulates plasma membrane calcium adenosine triphosphatase isoform 2 activity in mammary epithelial cells: A mechanism for calcium-

regulated calcium transport into milk. *Endocrinology* 148(12): 5943–54.

62. Bezerra FF, Mendonca LM, Lobato EC, O'Brien KO, Donangelo CM. 2004. Bone mass is recovered from lactation to postweaning in adolescent mothers with low calcium intakes. *Am J Clin Nutr* 80(5): 1322–6.

63. Chantry CJ, Auinger P, Byrd RS. 2004. Lactation among adolescent mothers and subsequent bone mineral density. *Arch Pediatr Adolesc Med* 158(7): 650–6.

64. Kovacs CS. 2005. Calcium and bone metabolism during pregnancy and lactation. *J Mammary Gland Biol Neoplasia* 10(2): 105–18.

# 第 21 章
# 绝 经 期

Ian R. Reid

（ 陈 青 译 张 鹏 王海彬 审校 ）

## 引言

绝经期意味着月经这一以往正常的生理现象将不再发生，通常发生于 48 ~ 50 岁的健康女性。卵巢激素分泌从女性绝经期前几年开始逐渐减少。骨质和钙元素的代谢在这一过渡时期也明显变化。雌激素由卵巢产生，对矿物质代谢起着最为重要的作用，尽管对黄体酮和卵巢雄性激素也可能有所影响。绝经期后骨损失开始出现，直至死亡，这也是老年女性发生骨质疏松性骨折的核心原因。

## 对骨的影响

绝经期前，在骨骼的各处都观察不到骨损失[1-2]，骨折发生率也很稳定。绝经期对骨的显著影响是骨折发生率提高；绝经后期第 1 个 10 年内，这一现象在前臂和脊椎尤为明显。导致围绝经期骨量迅速减少。骨损失在骨松质中比密质骨更为显著，因为前者有更大的表面积，使骨吸收可以发生（如近期的一项研究[3]显示，腿骨的骨损失率为每年 1.4%，而脊椎则为 1.6%）。因此，绝经早期骨折主要发生于骨小梁丰富的区域，如前臂的末端和脊椎。骨质的损失和骨折率的增加可以通过雌激素替代疗法来预防。

围绝经期骨质损失主要是因为骨吸收[4]。活体骨组织检查发现，正常的绝经后期女性骨面吸收率增加。这些变化源于重建单元激活概率的增加以及吸收期的延长。绝经期女性骨吸收指数是绝经前的两倍，而骨形成标志物只有绝经前水平的 50%[5]，从而导致了骨平衡的负向倾斜。骨损失导致穿孔、骨小梁的损失、骨内膜的吸收、皮质变薄和密质骨孔度的增加[7]。组织形态测定相关参数以及生化标记的变化可以通过雌激素替代疗法恢复至绝经前的水平。

伴随绝经期的骨转化部分是由于雌激素对骨细胞的直接作用。成骨细胞和破骨细胞表面都有雌激素受体。雌激素促进成骨细胞和脂肪细胞共同的前体细胞向前者发育[8]，增强成骨细胞分化能力，提高各种成骨细胞蛋白质的产量 [ 如胰岛素样生长因子 1、I 型原骨胶原、转化生长因子 β（TGFβ），以及骨形态形成蛋白 -6]。因此，雌激素对分离的成骨细胞具有促进代谢的作用，对骨细胞[10]和成骨细胞凋亡有抑制作用[11]。在体内，雌激素替代疗法最初通常会导致成骨细胞数量和活性的降低[12]。这是由于成骨细胞和破骨细胞的活性紧密耦联，以及雌激素降低破骨细胞吸收这一最重要的效应。然而，有证据表明，在人类中高浓度的雌激素可能通过增强成骨细胞生长因子的合成[13]而提高一些反映成骨细胞活性的组织形态学参数（如平均壁厚）。

雌激素通过降低成骨细胞或基质细胞的核因子-κB 受体活化因子配体（RANKL），以及骨保护素合成的增加[15]，而促进破骨细胞的凋亡[14]。这些直接效应源于雌激素对骨髓基质细胞和单核细胞的作用，这些细胞产生具有破骨细胞招募和（或）活性的激活剂，如白介素-1（IL-1）、白介素-6（IL-6）和肿瘤坏死因子-α（TNFα）[16]。雌激素还通过 IL-17 及干扰素-γ 的变化调控 T 细胞 TNF-α 的产量[18]。雌激素降低这些细胞因子的产量[19]，调节 IL-1 受体的水平[20]。卵巢摘除后由于阻断了这些细胞因子而导致的骨损失的降低，TNF-α 和 IL-1 的阻断也可降低绝经后期女性的骨吸收[21]。TNF-α 和 IL-1 可能部分通过调节基质细胞 IL-6 的产量和巨噬细胞集落刺激因子的产量来起作用[22]。T 细胞表面 CD40 配体与基质细胞和成骨细胞 CD40 结合，这对雌激素同这些细胞的相互作用是极为重要的，雌激素还通过调节巨噬细胞集落刺激因子（G-CSF）、RANKL 和骨保护素而调节骨的重吸收过程[23]。这些细胞因子的作用近期被研究者通过综述进行了具体的总结[24]。雌激素还有抗氧化效应，降低小鼠骨中的活性氧[25]，从而降低了骨细胞的凋亡[26]，还可通过一氧化氮水平的增加[27]，降低 T 细胞分化和相应的 TNF-α 产量，从而降低骨吸收。雌激素对成骨细胞和骨髓细胞因子的作用还可能通过它对于其他系统性骨活性因子的调控，如生长激素[28]和促卵泡激素（FSH）[29]。

## 对钙代谢的影响

随着绝经期而出现的骨损失伴随着外周骨代谢的相应变化。肠道钙吸收的降低和尿钙损失的增加可能对这些变化起同等作用[30]。绝经期与 1,25-二羟基维生素 D[1,25-（OH）$_2$D] 的循环总浓度而非游离浓度的降低有关，暗示了其主要效应是作用于维生素 D 结合蛋白。而肠黏膜细胞含有雌激素受体，可能通过调节上皮的钙离子通道 CaT1[32]，在 17β-雌二醇存在下直接加强钙离子的转运[31]，表明雌激素的作用依赖于维生素 D。

在肾中，肾小管对钙离子的重吸收在雌激素存在的情况下明显升高[33-34]。一项研究[34]发现，在雌激素存在的情况下，甲状旁腺激素（PTH）浓度更高，暗示了肾中钙离子的存储。然而，高浓度的 PTH 并

没有在其他多项研究中发现。因此，雌激素可能通过肾中的受体直接调节肾小管对钙离子的吸收，体外对肾小管细胞的研究显示了 17β-雌二醇对钙离子膜转运的刺激效应[35]。

肠道和肾对钙离子处理的变化可能都是绝经后期骨损失的原因，或者代表了对钙离子的稳态调节效应。如果前者是原因，PTH 的浓度会在绝经后期的女性中增加，以应对肠道和肾的钙离子损失，从而维持血浆中钙离子的浓度。反之将会导致骨损失。另外，如果骨损失是最初事件，则 PTH 浓度被抑制，而导致了肠道和肾中钙离子吸收的再次下降。虽然针对绝经期 PTH 浓度作用的研究很多，却始终没能得到一致的结论。这表明雌激素直接作用于骨、肾和肠道，这些反应对 PTH 的分泌的相反的效应会导致 PTH 浓度不一致的变化。此外，雌激素自身也有可能直接调节 PTH 的分泌[36-37]。

绝经期对循环钙离子浓度的作用虽然小，却是持续而明显的。总的钙离子浓度在绝经期后增加了 0.05 mmol/L[33, 38]。这部分导致了在雌激素存在下血浆量的浓缩和白蛋白浓度的增加[39-40]，部分导致了血浆碳酸氢盐浓度的提高，而碳酸氢盐浓度的提高导致了血浆钙复合物水平提高。绝经后期高浓度的碳酸氢盐则可导致呼吸性酸中毒，原因是黄体酮对中央神经系统呼吸刺激效应的缺失，这一反应可被雌激素加强[41-42]。尽管蛋白质结合和复杂钙复合物都有变化，离子化的钙浓度通常在绝经期前后维持不变。

## 结论

上图总结了绝经期对骨生理的影响。其主要效应是导致了骨转换的增加，尤其是骨吸收。骨损失可能通过肠道和肾小管对钙吸收的降低导致。骨损失持续发生于整个绝经后期阶段，导致骨量峰值始终处于正常值下限女性的骨折风险高。

## 参考文献

1. Chapurlat RD, Garnero P, Sornay-Rendu E, Arlot ME, Claustrat B, Delmas PD. 2000. Longitudinal study of bone loss in pre- and perimenopausal women: Evidence for bone loss in perimenopausal women. *Osteoporos Int* 11(6): 493–8.
2. Sowers MR, Jannausch M, McConnell D, Little R, Greendale GA, Finkelstein JS, Neer RM, Johnston J,

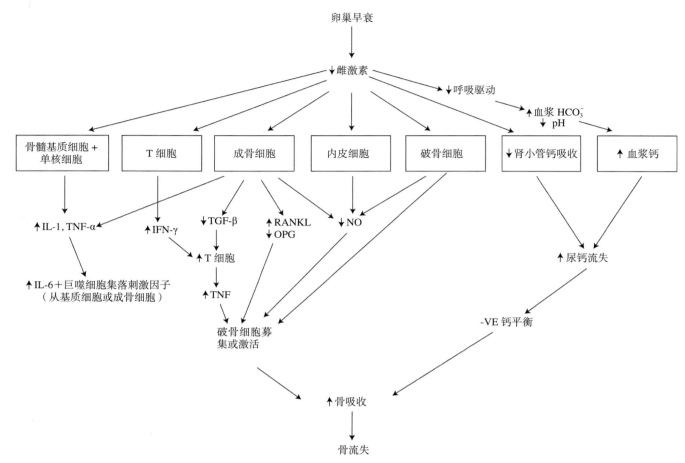

**图 21.1**　绝经期导致骨损失的可能途径。为简便起见，本图没有展示雌激素合成作用的缺失对成骨细胞的作用。卵巢雄性激素和黄体酮的产生同样导致了一些改变

Ettinger B. 2006. Hormone predictors of bone mineral density changes during the menopausal transition. *J Clin Endocrinol Metab* 91(4): 1261–7.

3. Macdonald HM, New SA, Campbell MK, Reid DM. 2005. Influence of weight and weight change on bone loss in perimenopausal and early postmenopausal Scottish women. *Osteoporos Int* 16(2): 163–71.

4. Heaney RP, Recker RR, Saville PD. 1978. Menopausal changes in bone remodeling. *J Lab Clin Med* 92: 964–70.

5. Garnero P, Sornayrendu E, Chapuy MC, Delmas PD. 1996. Increased bone turnover in late postmenopausal women is a major determinant of osteoporosis. *J Bone Miner Res* 11(3): 337–49.

6. Akhter MP, Lappe JM, Davies KM, Recker RR. 2007. Transmenopausal changes in the trabecular bone structure. *Bone* 41: 111–6.

7. Cooper DM, Thomas CD, Clement JG, Turinsky AL, Sensen CW, Hallgrímsson B. 2007. Age-dependent change in the 3D structure of cortical porosity at the human femoral midshaft. *Bone* 40(4): 957–65.

8. Okazaki R, Inoue D, Shibata M, Saika M, Kido S, Ooka H, Tomiyama H, Sakamoto Y, Matsumoto T. 2002. Estrogen promotes early osteoblast differentiation and inhibits adipocyte differentiation in mouse bone marrow stromal cell lines that express estrogen receptor (ER) alpha or beta. *Endocrinology* 143(6): 2349–56.

9. Fujita M, Urano T, Horie K, Ikeda K, Tsukui T, Fukuoka H, Tsutsumi O, Ouchi Y, Inoue S. 2002. Estrogen activates cyclin-dependent kinases 4 and 6 through induction of cyclin D in rat primary osteoblasts. *Biochem Biophys Res Commun* 299(2): 222–8.

10. Tomkinson A, Reeve J, Shaw RW, Noble BS. 1997. The death of osteocytes via apoptosis accompanies estrogen withdrawal in human bone. *J Clin Endocrinol Metab* 82(9): 3128–35.

11. Gohel A, McCarthy MB, Gronowicz G. 1999. Estrogen prevents glucocorticoid-induced apoptosis in osteoblasts in vivo and in vitro. *Endocrinology* 140(11): 5339–47.

12. Vedi S, Compston JE. 1996. The effects of long-term hormone replacement therapy on bone remodeling in postmenopausal women. *Bone* 19(5): 535–9.

13. Bord S, Beavan S, Ireland D, Horner A, Compston JE. 2001. Mechanisms by which high-dose estrogen therapy produces anabolic skeletal effects in postmenopausal women: Role of locally produced growth factors. *Bone* 29(3): 216–22.

14. Kameda T, Mano H, Yuasa T, Mori Y, Miyazawa K,

Shiokawa M, Nakamaru Y, Hiroi E, Hiura K, Kameda A, Yang NN, Hakeda Y, Kumegawa M. 1997. Estrogen inhibits bone resorption by directly inducing apoptosis of the bone-resorbing osteoclasts. *J Exp Med* 186(4): 489–95.

15. Syed F, Khosla S. 2005. Mechanisms of sex steroid effects on bone. *Biochem Biophys Res Comm* 328(3): 688–96.

16. Manolagas SC, Jilka RL. 1995. Mechanisms of disease: Bone marrow, cytokines, and bone remodeling. Emerging insights into the pathophysiology of osteoporosis. *N Engl J Med* 332(5): 305–11.

17. Ryan MR, Shepherd R, Leavey JK, Gao YH, Grassi F, Schnell FJ, Qian WP, Kersh GJ, Weitzmann MN, Pacifici R. 2005. An IL-7-dependent rebound in thymic T cell output contributes to the bone loss induced by estrogen deficiency. *Proc Natl Acad Sci U S A* 102(46): 16735–40.

18. Cenci S, Toraldo G, Weitzmann MN, Roggia C, Gao YH, Qian WP, Sierra O, Pacifici R. 2003. Estrogen deficiency induces bone loss by increasing T cell proliferation and lifespan through IFN-gamma-induced class II transactivator. *Proc Natl Acad Sci U S A* 100(18): 10405–10.

19. Rogers A, Eastell R. 1998. Effects of estrogen therapy of postmenopausal women on cytokines measured in peripheral blood. *J Bone Miner Res* 13(10): 1577–86.

20. Sunyer T, Lewis J, Collin-Osdoby P, Osdoby P. 1999. Estrogen's bone-protective effects may involve differential IL-1 receptor regulation in human osteoclast-like cells. *J Clin Invest* 103(10): 1409–18.

21. Charatcharoenwitthaya N, Khosla S, Atkinson EJ, McCready LK, Riggs BL. 2007. Effect of blockade of TNF-alpha and interleukin-1 action on bone resorption in early postmenopausal women. *J Bone Miner Res* 22(5): 724–9.

22. Kimble RB, Srivastava S, Ross FP, Matayoshi A, Pacifici R. 1996. Estrogen deficiency increases the ability of stromal cells to support murine osteoclastogenesis via an interleukin-1-and tumor necrosis factor-mediated stimulation of macrophage colony-stimulating factor production. *J Biol Chem* 271(46): 28890–7.

23. Li JY, Tawfeek H, Bedi B, Yang XY, Adams J, Gao KY, Zayzafoon M, Weitzmann MN, Pacifici R. 2011. Ovariectomy disregulates osteoblast and osteoclast formation through the T-cell receptor CD40 ligand. *Proc Natl Acad Sci U S A* 108(2): 768–73.

24. Pacifici R. 2010. T cells: Critical bone regulators in health and disease. *Bone* 47(3): 461–71.

25. Almeida M, Han L, Martin-Millan M, Plotkin LI, Stewart SA, Roberson PK, Kousteni S, O'Brien CA, Bellido T, Parfitt AM, Weinstein RS, Jilka RL, Manolagas SC. 2007. Skeletal involution by age-associated oxidative stress and its acceleration by loss of sex steroids. *J Biol Chem* 282: 27285–97.

26. Mann V, Huber C, Kogianni G, Collins F, Noble B. 2007. The antioxidant effect of estrogen and Selective Estrogen Receptor Modulators in the inhibition of osteocyte apoptosis in vitro. *Bone* 40(3): 674–84.

27. Ralston SH. 1997. The Michael-Mason-Prize essay 1997. Nitric oxide and bone: What a gas! *Br J Rheumatol* 36(8): 831–8.

28. Friend KE, Hartman ML, Pezzoli SS, Clasey JL, Thorner MO. 1996. Both oral and transdermal estrogen increase growth hormone release in postmenopausal women—A clinical research center study. *J Clin Endocrinol Metab* 81(6): 2250–6.

29. Sun L, Peng Y, Sharrow AC, Iqbal J, Zhang Z, Papachristou DJ, Zaidi S, Zhu LL, Yaroslavskiy BB, Zhou H, Zallone A, Sairam MR, Kumar TR, Bo W, Braun J, Cardoso-Landa L, Schaffler MB, Moonga BS, Blair HC, Zaidi M. 2006. FSH directly regulates bone mass. *Cell* 125(2): 247–60.

30. Heaney RP, Recker RR, Saville PD. 1978. Menopausal changes in calcium balance performance. *J Lab Clin Med* 92: 953–63.

31. Arjandi BH, Salih MA, Herbert DC, Sims SH, Kalu DN. 1993. Evidence for estrogen receptor-linked calcium transport in the intestine. *Bone Miner* 21(1): 63–74.

32. Van Cromphaut SJ, Rummens K, Stockmans I, Van Herck E, Dijcks FA, Ederveen A, Carmeliet P, Verhaeghe J, Bouillon R, Carmeliet G. 2003. Intestinal calcium transporter genes are upregulated by estrogens and the reproductive cycle through vitamin D receptor-independent mechanisms. *J Bone Miner Res* 18(10): 1725–36.

33. Nordin BEC, Wlshart JM, Clifton PM, McArthur R, Scopacasa F, Need AG, Morris HA, O'Loughlin PD, Horowitz M. 2004. A longitudinal study of bone-related biochemical changes at the menopause. *Clin Endocrinol* 61(1): 123–30.

34. McKane WR, Khosla S, Burritt MF, Kao PC, Wilson DM, Ory SJ, Riggs BL. 1995. Mechanism of renal calcium conservation with estrogen replacement therapy in women in early postmenopause—A clinical research center study. *J Clin Endocrinol Metab* 80(12): 3458–64.

35. Dick IM, Liu J, Glendenning P, Prince RL. 2003. Estrogen and androgen regulation of plasma membrane calcium pump activity in immortalized distal tubule kidney cells. *Mol Cell Endocrinol* 212(1–2): 11–8.

36. Duarte B, Hargis GK, Kukreja SC. 1988. Effects of estradiol and progesterone on parathyroid hormone secretion from human parathyroid tissue. *J Clin Endocrinol Metab* 66(3): 584–7.

37. Greenberg C, Kukreja SC, Bowser EN, Hargis GK, Henderson WJ, Williams GA. 1987. Parathyroid hormone secretion: Effect of estradiol and progesterone. *Metabolism* 36(2): 151–4.

38. Sokoll LJ, Dawson-Hughes B. 1989. Effect of menopause and aging on serum total and ionized calcium and protein concentrations. *Calcif Tissue Int* 44: 181–5.

39. Aitken JM, Lindsay R, Hart DM. 1974. The redistribution of body sodium in women on long-term estrogen therapy. *Clin Sci Mol Med* 47: 179–87.

40. Minkoff JR, Young G, Grant B, Marcus R. 1986. Interactions of medroxyprogesterone acetate with estrogen on the calcium-parathyroid axis in post-menopausal women. *Maturitas* 8: 35–45.

41. Bayliss DA, Millhorn DE. 1992. Central neural mechanisms of progesterone action: Application to the respiratory system. *J Appl Physiol* 73: 393–404.

42. Orr-Walker BJ, Horne AM, Evans MC, Grey AB, Murray MAF, McNeil AR, Reid IR. 1999. Hormone replacement therapy causes a respiratory alkalosis in normal postmenopausal women. *J Clin Endocrinol Metab* 84(6): 1997–2001.

# 第 3 篇

# 矿物质平衡

*本篇主编*　Ego Seeman

# 第 22 章
# 钙和镁的调节

Murray J. Favus · David Goltzman

（刘　丰　译）

# 钙

## 分布

### 体内分布

成人体内含有约 1000g 的钙，其中 99% 以 $[Ca_{10}(PO_4)_6(OH)_2]$ 的形式存在于骨的矿物质中。晶体在骨的机械负重性能中起关键作用，是体内多种钙依赖的生物体系的备用钙源，并使血钙离子浓度维持在正常范围。体内其余的 1% 的钙存在于血液、细胞外液和软组织中。在血清中，总钙浓度是 $10^{-3}mol/L$，是最常见的血清钙浓度水平。在总钙中，离子化钙（50%）是起化学作用的部分，在临床上能够测量，另外的 40% 的钙与白蛋白 pH 依赖性结合，剩余的 10% 的钙则以复合磷酸盐或者柠檬酸盐的形式存在。

### 细胞水平

细胞质中的钙浓度大约是 $10^{-6}mol/L$，细胞内外跨膜浓度相差 1000 倍（细胞外液的钙浓度是 $10^{-3}mol/L$），这有利于钙离子进入细胞内；同时细胞内电荷也比细胞外电荷小 50mV。因此，膜内外的化学和电梯度有利于钙进入细胞内，而细胞则必须对抗这种情况，以保持细胞活力。钙诱导的细胞死亡主要是以下一些机制来防止，包括通过细胞三磷酸腺苷（ATP）依赖性的钙泵和钙通道从细胞内排出钙；Na-Ca 交换；细胞内的钙与位于细胞质、内质网（ER）

和线粒体上的蛋白相结合。与内质网和线粒体相结合的钙能对细胞内的钙形成缓冲，它能移动，以维持细胞质内钙的水平，并能通过创造钙的峰值来调解膜受体的信号传导，从而调节多种生物系统。

### 血液浓度

血液中的钙约 45% 通过与血浆蛋白（主要为白蛋白）结合来运输，部分（约 10%）与小的阴离子（如磷酸盐和柠檬酸盐）结合；还有一部分（大约 45%）以游离或离子化的状态存在[1]。虽然只有离子状态下的钙才可进入细胞、激活细胞过程，但大多数临床实验室报告的是血清总钙浓度，正常的血清总钙浓度通常波动在 8.5 ~ 10.5mg/dL（2.12 ~ 2.62mmol）之间；高于这个水平被认为是高钙血症。离子钙的正常浓度范围为 4.65 ~ 5.25mg/dL（1.16 ~ 1.31mmol）。当蛋白浓度，特别是白蛋白浓度波动时，总钙水平可能会发生变化，而钙离子浓度则可能保持相对稳定。静脉穿刺过程中脱水或血液浓缩会提高血清清蛋白浓度，从而使血清总钙浓度假性增高。对于因白蛋白水平增高而导致的总钙浓度的增高，当血白蛋白水平高过 4g/dL 时，可以通过从总钙浓度中每 1g/dL 减去 0.8mg/dL 来校正。反之，当白蛋白水平低于 4g/dL 时，总钙浓度可以通过每 1g/dL 加上 0.8mg/dL 来校正。即使在血清清蛋白浓度正常的情况下，改变血液的 pH 值也会改变钙离子复合物的平衡常数，当酸中毒时可减少钙离子与白蛋白的绑定，而碱中毒时提高两者的结合。因此，在血清蛋白或 pH 值发生较大变化时，需要直接测量钙离子浓度来确定生理血清钙水平。

## 矿物质的体内平衡

细胞外液中的钙浓度严格地保持在一个相当狭窄的范围内，因为钙离子发挥了很多细胞功能，包括细胞分裂、细胞黏附、质膜完整性、蛋白质分泌、肌肉收缩、神经兴奋性、糖原代谢和血液凝固。

骨骼、肠道和肾在确保钙的体内平衡中都扮演了重要的角色。总体而言，在一个正常人，如果每天饮食中摄入 1000mg 的钙，大约 200mg 会被吸收。大约 10g 的钙每天通过肾过滤后，大多数会被重吸收，约 200mg 在尿液中排泄。通常每 24 小时排泄的钙在 100 ~ 300mg（2.5 ~ 7.5mmol/d）之间。骨骼可存储约 1kg 的钙，是体内钙的主要储存室。通常，由于正常的骨转换，大约每天有 500mg 的钙从骨骼溶解释放，等量的钙又沉积于骨骼中（图 22.1）

钙敏感细胞通过调节激素的生成，从而对血钙浓度进行精准的调节[2-5]。这些激素作用于骨、肠道和肾的特定细胞，可以通过改变钙的流动来维持血钙水平。因此，当血钙减少时可刺激颈部的甲状旁腺释放甲状旁腺激素，该激素可增强骨吸收和从骨骼中释放出钙和磷酸盐。甲状旁腺激素还可以增强肾钙的重吸收，同时抑制磷酸盐再吸收。低钙血症和甲状旁腺

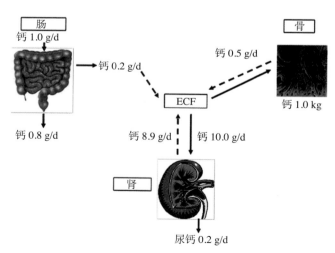

图 22.1　钙代谢平衡。一个成年人平均每天摄入 1g 钙元素（$Ca^{2+}$），吸收约 200mg/d，排出 800mg/d。大约 1kg 的钙存贮在骨骼中，约 500mg/d 通过吸收被释放或在骨形成中沉积。每天通过肾过滤 10g 钙，只有约 200mg 或更少出现在尿液中，其余的被吸收

激素本身能刺激无活性的维生素 D、25- 羟维生素 $D_3$ 转换为有活性的 1,25- 羟维生素 $D_3$[1,25-$(OH)_2D_3$][6]，从而提高肠内钙的吸收，轻度增加肾磷酸盐的重吸收。骨钙的释放，肠钙吸收的增加，以及从肾重吸收钙的增加，使得血浆钙浓度恢复正常，从而进一步抑制甲状旁腺激素和 1,25-$(OH)_2D_3$ 的生成。反之，在血浆钙高于正常范围时，对肾钙敏感受体（CaSR）的刺激减少，甲状旁腺激素分泌减少，1,25-$(OH)_2D_3$ 生成减少，抑制骨骼中钙的释放，减少肠钙吸收和肾钙的重吸收，使升高的血浆钙恢复至正常水平。

## 甲状旁腺激素和 1,25-$(OH)_2D_3$ 对靶组织的作用
### 肠钙运输

净肠钙吸收可以由一个已知成分的饮食摄入的钙量、尿钙排泄和粪钙损失的外部平衡法技术测量。在净吸收下降至大约每天 200mg 钙（5.0mmol）时负吸收发生。膳食中钙吸收的部分随年龄和摄入钙量的不同，可能会从 20% ~ 60% 发生变化。净钙吸收率在儿童的青春生长期、怀孕和哺乳期都比较高。有效的钙质吸收通过长时间的饮食限制使吸收钙达到摄入钙的最大化。男性和女性随着年龄的增长，净钙吸收下降，因此需要增加钙的摄入量来弥补低吸收率。排泄钙每天丢失 100 ~ 200mg（2.5 ~ 5.0mmol/L）。排泄钙由未被吸收的膳食钙、包含在肠道中的钙、胰腺和胆道分泌物的钙组成。排泄钙不受激素或血清钙的影响。

大约 90% 的钙吸收发生在十二指肠和空肠的大部分表面积。钙需要量增加可刺激十二指肠、回肠，甚至整个结肠的上皮内钙主动转运，从而保证老年男性和女性钙质吸收增加 20% ~ 45%，儿童和年轻成人中增加 55% ~ 70%。1,25-$(OH)_2D_3$ 增加了小肠和结肠吸收膳食钙的效率。主动转动的钙质吸收占膳食钙吸收负荷的 10% ~ 15%[7]。肠道钙跨细胞膜的主动吸收包括 3 个连续步骤；一个限速步骤涉及通过上皮钙通道使细胞膜的钙转入肠道细胞；表达瞬时受体电位通道（TRPV6），即通道相关蛋白；膜联蛋白 2 钙结合蛋白 D9K；在较小程度上，基底外侧挤压系统 PMCA1b[8-9]。减少膳食钙的摄入量可以增加甲状旁腺激素分泌和 1,25-$(OH)_2D_3$ 生成。增加的 1,25-$(OH)_2D_3$ 可以增加 TRPV6 的表达，从而增强部分钙吸收来补偿饮食钙的减少[10]。

肠上皮钙运输包括主要由 1,25-$(OH)_2D_3$ 调节的

耗能、细胞介导可饱和的主动过程、由跨上皮的电化学梯度驱动的被动扩散及细胞旁途径的重吸收。细胞介导的通路包括 TRPV6 钙通道是饱和的，1.0mmol/Kt（1/2 最大传输）。被动扩散与细胞腔内钙的浓度成线性增加。成人摄入低钙饮食会增加 $1,25-(OH)_2D_3$ 生成，通过增加饱和钙的吸收来增加钙吸收的效率。高膳食钙摄入可抑制 $1,25-(OH)_2D_3$ 的吸收，以被动的细胞旁路运输占吸收的主导。增加和减少肠钙吸收的原因如表 22.1 所示。

### 肾钙处理

　　肾在确保钙平衡的过程中扮演着重要的角色，甲状旁腺激素的主要作用是调节肾功能[11-13]，通过刺激肾钙重吸收（近端小管）和排泄（远曲肾小球）。表 22.2 列出了多个影响钙处理的因素（第 26 章、第 28 章和第 73 章都描述了 PTH 对肾的分子作用）。PTH 对调制近端小管钙的流通量影响不大，过滤的钙 65% 被重吸收，耦合的溶质如钠和水等被散装运输[12]。在肾单位区，PTH 还可以刺激 25-(OH)D3-1α 羟化酶 [1α(OH)ase]，导致 $1,25-(OH)_2D_3$ 合成增加[14]。血浆钙减少刺激 $1,25-(OH)_2D_3$ 生产，但是，这是否通过钙敏感受体（CaSR）发生，目前未知。最后，PTH 还可以通过抑制顶端 3 型 $Na^+/H^+$ 交换器[15] 和通过抑制顶端 $Na^+/Pi$ 协同转运的基底外侧的 $Na^+/K^+$ ATP 酶[16]，抑制近端小管的 $Na^+$ 和 $HCO_3^-$ 重吸收。

大约 20% 的过滤钙由皮质厚升支的亨利套（CTAL）重吸收，15% 在远曲小管重吸收（DCT）。在这两个位置 PTH 与甲状旁腺激素受体（PTHR）结合[17-18]，从而提高钙的重吸收。在皮质厚升支的亨利套，通过增加 Na/K/2Cl 交换器的活性，驱动氯化钠再吸收，刺激细胞外钙和镁再吸收[19]。CaSR 也存在 CTAL 中[20]，增加血浆钙可激活磷脂酶 A2，从而减少 Na/K/ 2Cl 交换器和顶端 K 通道的活性和减少细胞外钙的再吸收。因此，提高血浆钙可对抗 PTH 对肾单位的影响，事实上，以这种方式参与自身体内平衡的调控。严重的高钙血症可能导致氯化钠重吸收受到抑制和氯化钠从尿中排泄。因此，血浆钙可能类似于"循环"利尿剂如呋塞米的作用。

　　在远端小管，PTH 能通过瞬时受体电位通道（TRPV5）影响[8] 细胞腔内钙转移到肾小管细胞。它还可以影响从顶端细胞的钙易位，能影响钙从细胞顶端转运到含有蛋白质（如钙结合蛋白 -D28K）的基底外侧表面，通过特定的 NCX1 进行 $Na^+/Ca^{2+}$ 交换，将细胞中的钙释放入血液，PTH 还通过 CAMP 介导的机制来增强 NCX1 的活性，从而显著刺激钙在 DCT 的重吸收。

### 骨吸收和钙释放

　　在骨骼中，PTHR 定位于间充质起源的成骨细胞表型的细胞，而非血液来源的破骨细胞[21]。PTH 的主要生理作用表现为通过增强破骨细胞的骨吸收作用和钙释放到细胞外液来维持钙的动态平衡。骨形成和骨吸收已在第 1 篇和第 25 章至第 29 章中详细讨论。

### 骨重建的影响因素

　　钙活性激素 PTH、PTHrP 和 $1,25-(OH)_2D_3$ 启动破骨细胞性骨吸收，增加骨重建的激活频率。这些钙活性激素中的任何一种过量即可破坏骨转换的生理性控制，导致细胞外液钙稳态失衡和高钙血症。骨转换的生理和病理状态的分子基础在第 2 章至第 4 章、第 25 章、第 26 章、第 29 章和第 7 篇中已详细说明。

### 激素的产生和钙动态平衡的调控
### PTH 的生成

　　甲状旁腺分泌 PTH 主要受细胞外液的钙的调节。

| 表 22.1　增加或减少肠钙吸收的因素 | |
| --- | --- |
| 增加钙吸收： | 减少钙吸收： |
| 增加肾 $1,25-(OH)_2D_3$ 的生成 | 减少肾 $1,25-(OH)_2D_3$ 的生成 |
| 生长期、怀孕期、哺乳期 | 维生素 D 缺乏、慢性肾功能不全 |
| 原发性甲状旁腺功能亢进 | 甲状旁腺功能低下 |
| 维生素 D 依赖性 I 型佝偻病 | 高龄 |
| 特发性高钙尿 | 正常 $1,25-(OH)_2D_3$ 的生成 |
| 肾外 $1,25-(OH)_2D_3$ 的生成增加 | 糖皮质激素过量 |
| 肉瘤或其他肉芽组织疾病 | |
| B 细胞淋巴瘤 | |

细胞外液的钙和甲状旁腺激素分泌之间的关系是类似陡峭的逆 S 形曲线，其特征是在细胞外液低钙时甲状旁腺激素大量分泌，在一个中点或"设定点"，细胞外液钙可最大程度半量抑制 PTH，使 CaSR 在细胞外液高钙水平时分泌最少[22-23]。甲状旁腺通过 CaSR 检测细胞外液钙水平[24]。持续性低钙血症可最终导致甲状旁腺细胞增殖和增加甲状旁腺总分泌量[25]。1,25-$(OH)_2D_3$ 降低 PTH 的合成和甲状旁腺细胞增殖[26]。PTH 分泌和 CaSR 功能的分子活动在第 26 章和第 28 章中详述。

### 维生素 D 的产生和功能

低钙血症、低磷血症和升高的 PTH 浓度可刺激肾产生 1,25-$(OH)_2D_3$。作为负反馈回路的一部分，肾 1α 羟化酶同样可被 1,25-$(OH)_2D_3$ 强有力地抑制。维生素 D 代谢途径的分子内容已在第 29 章中描述。

维生素 D 对骨的正常矿化是必不可少的，可能是由于通过间接地增加肠道钙及磷酸盐的吸收，并保持这些离子利于羟基磷灰石沉积在骨基质。1,25-$(OH)_2D_3$ 对骨的主要间接作用表现为当饮食中钙不足时对钙库的动员增加以保持正常的细胞外液钙水平[27]。PTH 和 1,25-$(OH)_2D_3$ 通过与成骨前基质细胞上的受体结合来增强破骨细胞性骨吸收，并刺激 RANK/RANK 系统以增强破骨细胞系统从它的单核细胞的前体增殖、分化和活化的能力[29]。据报道称内源性和外源性 1,25-$(OH)_2D_3$ 在体内有合成代谢作用[30-31]。通过刺激钙敏感受体，1,25-$(OH)_2D_3$ 对肾钙处理有直接作用。1,25-$(OH)_2D_3$ 是否对提高肾小管钙的重吸收有直接作用仍然存在争议。

## 镁

### 体内分布

成年人体内大约有 1.04 mol（25 g）镁，其中约 66% 在骨骼中，33% 在细胞内，1% 在细胞外液（包括血液）[1-2]。骨骼中羟基磷灰石晶体中镁含量变化很大，主要位于骨皮质，一部分参与细胞外液镁平衡。镁是细胞内含量最多的二价阳离子，它在细胞质中的浓度约为 $5 \times 10^{-4}$mol/L，在细胞中作为辅助因子调节一些重要的生物系统[1]。细胞外液镁的浓度接近于细胞内环境的浓度。我们对细胞内液和细胞外液中镁的调控因子知之甚少。

### 细胞内含量

细胞质内离子型镁占细胞内镁含量的 5%～10%。细胞质内镁通过结合到细胞内细胞器而被调节，其中 60% 是在线粒体参与磷酸盐转运和 ATP 的利用。我们对细胞内镁的调控了解很少。

### 动态平衡

血清中的镁 70% 是离子或络合物，剩下的 30% 与蛋白结合[1-2]。血液中的镁不像钙一样被严格调控，但其伴随着流入和流出细胞外液、肠道对镁的吸收、肾重吸收镁、流入和流出骨骼而波动。血液中镁也调节 PTH 的分泌，但其效力小于钙对 PTH 的调节。

### 肠道吸收

镁是骨骼健康的必要条件，然而，与钙不同，镁存在于所有食物类别中，在细胞来源的食物中特别丰富。因此，缺镁是由于摄入不足，而不会是因为肠道或肾功能严重缺陷。肠道对镁的吸收与饮食摄取镁成正比。镁平衡的研究表明，在稳定的镁摄入量的条件下，当镁的摄入大于 28mg（2mmol），镁的吸收超过镁分泌，镁的平衡变为正平衡。镁的吸收效率为 35%～40%，高于通常的摄取范围（168～720mg/d 或 7～30mmol）。镁的吸收也随饮食成分的变化而变化，如与磷结合形成不溶性的复合物，从而降低镁的吸收。与对钙和磷的吸收动作相反，1,25-$(OH)_2D_3$ 不刺激镁的吸收。血清 1,25-$(OH)_2D_3$ 水平与镁的吸收之间没有相关性[32]。

小肠和结肠对镁的吸收和分泌在很大程度上是电压依赖性的，镁转运的旁细胞途径受管腔镁浓度的驱动。已证明镁离子通道 TRPM6 在小肠刷状缘上皮细胞的顶膜，其在镁的动态平衡中发挥重要作用[32]。TRPM6 是否由 PTH 或 1,25-$(OH)_2D_3$ 调节，尚未确定。

### 肾处理

超过滤的镁占总血清镁的 70%（离子型和络合型）。基于尿镁排泄（每 24h 大约 24mmol），在尿液最终形成之前，约 95% 过滤的镁被肾小管重吸收。重吸收镁中的一小部分（15%）发生在近曲小管，而约 70% 的过滤镁沿皮质 TALH 被重吸收[19,33]。镁离子也可以刺激基底膜的钙受体，从而降低肾重吸收镁。远曲小管对镁的重吸收是跨细胞的转运过程，大约 10% 的镁被重吸收。镁的重吸收被严格调控，有多种因素可能会增加或减少肾小管重吸收镁（表22.2）。由于很少有远端肾小管重吸收镁，细胞外液体积增加会降低镁的重吸收，并增加尿镁排泄。高镁血症增加尿镁排泄，部分通过 CaR 激活[20]。与此相反，低镁血症增加 TALH 镁的重吸收并降低尿镁排泄。袢利尿剂增加尿镁排泄，噻嗪类利尿剂对镁的转运影响最小（表22.2）。镁离子的通道 TRPM6 在肾远曲小管顶膜中被找到，其可能同时在肾和小肠中参与镁的动态平衡。

**表 22.2　激素和环境调节尿钙和尿镁的排泄**

| 激素和环境 | 钙 | 镁 |
|---|---|---|
| **肾小球滤过** | | |
| 　高钙血症 | 升 | 降 |
| 　低钙血症 | 降 | 升 |
| 　高镁血症 | – | 升 |
| 　低镁血症 | 降 | 降 |
| 　肾功能不全 | 降 | 降 |
| **肾小管重吸收增加** | | |
| 　细胞外液体积收缩 | | |
| 　低钙血症 | 升 | 升 |
| 　噻嗪类利尿剂 | 升 | 升 |
| 　磷酸盐给药 | 升 | – |
| 　代谢性碱中毒 | 升 | 升 |
| 　甲状旁腺激素 | 升 | 升 |
| 　甲状旁腺激素相关肽 | 升 | 升 |
| 　家族性低尿钙高钙血症 | 升 | 升 |
| | 升 | – |
| **肾小管重吸收减少** | | |
| 　细胞外液容量扩展 | 降 | 降 |
| 　高钙血症 | 降 | 降 |
| 　磷酸剥夺 | 降 | 降 |
| 　代谢性酸中毒 | 降 | – |
| 　袢利尿剂 | 降 | 降 |
| 　环孢霉素 A | 降 | 降 |
| 　常染色体显性遗传低钙血症 | 降 | – |
| 　登特病 | 降 | – |
| 　巴特综合征 | 降 | – |
| 　吉特尔曼综合征 | – | 降 |

降：降低肾小球滤过率或肾小管的重吸收
升：升高肾小球滤过率或肾小管的重吸收
"–" 表示存在适度的影响或没有特别有用的信息

## 参考文献

1. Walser M. 1961. Ion association: VI. Interactions between calcium, magnesium, inorganic phosphate, citrate, and protein in normal human plasma. *J Clin Invest* 40: 723–30.
2. Parfitt AM, Kleerekoper M. 1980. Clinical disorders of calcium, phosphorus and magnesium metabolism. In: Maxwell MH, Kleeman CR (eds.) *Clinical Disorders of Fluid and Electrolyte Metabolism, 3rd Ed.* New York: McGraw-Hill. pp. 947.
3. Stewart AF, Broadus AE. 1987. Mineral metabolism. In: Felig P, Baxter ID, Broadus AE, Frohman LA (eds.) *Endocrinology and Metabolism, 2nd Ed.* New York: McGraw-Hill. p. 1317.
4. Bringhurst FR, Demay MB, Kronenberg HM. 1998. Hormones and disorders of mineral metabolism. In: Wilson JD, Foster DW, Kronenberg HM, Larsen PR (eds.) *Williams Textbook of Endocrinology, 9th Ed.* Philadelphia: Saunders. p. 1155.
5. Brown EM. 2001. Physiology of calcium homeostasis. In: Bilezikian JP, Marcus R, Levine MA (eds.) *The Parathyroids: Basic and Clinical Concepts, 2nd Ed.* San Diego: Academic Press. p. 167.
6. Fraser DR, Kodicek E. 1973. Regulation of 25-hydroxycholecalciferol-1-hydroxylase activity in kidney by parathyroid hormone. *Nat New Biol* 241: 163–6.
7. Favus MF. 1992. Intestinal absorption of calcium, magnesium and phosphorus. In: Coe FL, Favus MJ (eds.) *Disorders Of Bone and Mineral Metabolism.* New York: Raven. p. 57.
8. Hoenderop JGJ, Nilius B, Bindels RJM. 2005. Calcium absorption across epithelia. *Physiol Rev* 85: 373–422.
9. Van de Graaf SFJ, Boullart I, Hoenderop JGJ, Bindels RJM. 2004. Regulation of the epithelial Ca²⁺ channels TRPV5 and TRPV6 by 1α,25-dihydroxy Vitamin D3 and dietary Ca²⁺. *J Steroid Biochem Molec Biol* 89–90: 303–8.
10. Lieben L, Benn BS, Ajibade D, Stockmans I, Moermans K, Hediger MA, Peng JB, Christakos S, Bouillon R, Carmeliet G. 2010. Trpv6 mediates intestinal calcium absorption during calcium restriction and contributes to bone homeostasis. *Bone* 47: 301–8.
11. Friedman PA, Gesek FA. 1995. Cellular calcium transport in renal epithelia: Measurement, mechanisms, and regulation. *Physiol Rev* 75: 429–71.
12. Nordin BE, Peacock M. 1969. Role of kidney in regulation of plasma-calcium. *Lancet* 2: 1280–3.
13. Rouse D, Suki WN. 1995. Renal control of extracellular calcium. *Kidney Int* 38: 700–8.
14. Brenza HL, Kimmel-Jehan C, Jehan F, et al. 1998. Parathyroid hormone activation of the 25-hydroxyvitamin D3-1a-hydroxylase gene promoter. *Proc Natl Acad Sci U S A* 95: 1387–91.
15. Azarani A, Goltzman D, Orlowski J. 1995. Parathyroid hormone and parathyroid hormone-related peptide inhibit the apical Na+/H+ exchanger NHE-3 isoform in renal cells (OK) via a dual signaling cascade involving protein kinase A and C. *J Biol Chem* 270: 20004–10.

16. Derrickson BH, Mandel LJ. 1997. Parathyroid hormone inhibits Na(+)-K(+)-ATPase through Gq/G11 and the calcium-independent phospholipase A2. *Am J Physiol* 272: F781–8.

17. Juppner H, Abou-Samra AB, Freeman MW, et al. 1991. A G protein-linked receptor for parathyroid hormone and parathyroid hormone-related peptide. *Science* 254: 1024–6.

18. Abou-Samra AB, Juppner H, Force T, et al. 1992. Expression cloning of a common receptor for parathyroid hormone and parathyroid hormone-related peptide from rat osteoblast-like cells: A single receptor stimulates intracellular accumulation of both cAMP and inositol triphosphates and increases intracellular free calcium. *Proc Natl Acad Sci U S A* 89: 2732–6.

19. De Rouffignac C, Quamme GA. 1994. Renal magnesium handling and its hormonal control. *Physiol Rev* 74: 305–22.

20. Hebert SC. 1996. Extracellular calcium-sensing receptor: Implications for calcium and magnesium handling in the kidney. *Kidney Int* 50: 2129–39.

21. Rouleau MF, Mitchell J, Goltzman D. 1988. In vivo distribution of parathyroid hormone receptors in bone: Evidence that a predominant osseous target cell is not the mature osteoblast. *Endocrinology* 123: 187–91.

22. Potts JT Jr, Juppner H. 1997. Parathyroid hormone and parathyroid hormone-related peptide in calcium homeostasis, bone metabolism, and bone development: The proteins, their genes, and receptors. In: Avioli LV, Krane SM (eds.) *Metabolic Bone Disease, 3rd Ed.* New York: Academic Press. p. 51.

23. Grant FD, Conlin PR, Brown EM. 1990. Rate and concentration dependence of parathyroid hormone dynamics during stepwise changes in serum ionized calcium in normal humans. *J Clin Endocrinol Metab* 71: 370–8.

24. Brown EM, Gamba G, Riccardi D, et al. 1993. Cloning and characterization of an extracellular Ca(2+)-sensing receptor from bovine parathyroid. *Nature* 366: 575–80.

25. Kremer R, Bolivar I, Goltzman D, et al. 1989. Influence of calcium and 1,25-dihydroxycholecalciferol on proliferation and proto-oncogene expression in primary cultures of bovine parathyroid cells. *Endocrinology* 125: 935–41.

26. Goltzman D, Miao D, Panda DK, Hendy GN. 2004. Effects of calcium and of the vitamin D system on skeletal and calcium homeostasis: lessons from genetic models. *J Steroid Biochem Mol Biol* 89–90: 485–9.

27. Li YC, Pirro, AE, Amling M, et al. 1997. Targeted ablation of the vitamin D receptor: An animal model of vitamin D-dependent rickets type II with alopecia. *Proc Natl Acad Sci U S A* 94: 9831–5.

28. Lee SK, Lorenzo JA. 1999. Parathyroid hormone stimulates TRANCE and inhibits osteoprotegerin messenger ribonucleic acid expression in murine bone marrow cultures: Correlation with osteoclast-like cell formation. *Endocrinology* 140: 3552–61.

29. Takahashi N, Udagawa N, Takami M, et al. 2002. Cells of bone: Osteoclast generation. In: Bilezikian JP, Raisz LG, Rodan GA (eds.) *Principles of Bone Biology, 2nd Ed.* San Diego: Academic Press. p. 109.

30. Panda DK, Miao D, Bolivar I, Li J, Huo R, Hendy GN, Goltzman D. 2004. Inactivation of the 25-dihydroxyvitamin D-1alpha-hydroxylase and vitamin D receptor demonstrates independent effects of calcium and vitamin D on skeletal and mineral homeostasis. *J Biol Chem* 279: 16754–66.

31. Xue Y, Karaplis AC, Hendy GN, Goltzman D, Miao D. 2006. Exogenous 1,25-dihydroxyvitamin D3 exerts a skeletal anabolic effect and improves mineral ion homeostasis in mice which are homozygous for both the 1alpha hydroxylase and parathyroid hormone null alleles. *Endocrinology* 147: 4801–10.

32. Schmulen AC, Leman M, Pak CY, Zerwekh J, Morawski S, Fordtran JS, Vergne-Marini P. 1980. Effect of 1,25(OH)2D3 on jejunal absorption of magnesium in patients with chronic renal disease. *Am J Physiol* 238: G349–52.

33. Yu ASL. 2004. Renal transport of calcium, magnesium, and phosphate. In: Brenner BM (ed.) *The Kidney, 7th Ed.* Philadelphia: Saunders. pp. 535–72.

# 第 23 章
# 胎儿钙代谢

Christopher S. Kovacs

（曾　荣　译）

在成年人体内，甲状旁腺激素、$1,25\text{-}(OH)_2$ 维生素 D[$1,25\text{-}(OH)_2D$] 或骨化三醇（$1,25\text{-}D$）、降钙素和性激素的相互作用是维持矿物质代谢正常和骨稳态的重要因素。然而，我们对胎儿的矿物质代谢和骨稳态的调控却知之甚少。因为对人类胎儿的研究的限制性较大，所以对胎儿矿物质平衡的了解大部分来自于动物实验，而且部分动物研究结果并不能应用于人类。本章简要回顾现有的人与动物的研究数据，有 2 篇全面的综述更详细阐述这个问题[1-2]。

胎儿矿物质代谢将胞外钙浓度（和其他矿物质）维持于适当的高水平，这是胎儿组织代谢的生理需求，可为胎儿出生前的骨骼矿化提供充足的钙。妊娠后期，胎儿骨骼矿化进程十分迅速。人类胎儿骨骼矿化约需 20g～30g 钙，妊娠期后 3 个月钙积累量达 80%[3-4]。大鼠妊娠周期为 3 周，其胎儿骨骼矿化所需钙量为 12.5g，妊娠期的最后 5 天钙积累量达 95%[5]。

## 矿物离子和钙调激素

人类胎儿和其他哺乳动物的胎儿一样，在妊娠晚期血清钙（总钙和离子钙）水平明显高于母体的血清钙水平。在此期间胎儿血清磷也显著升高，但血清镁水平仅稍高于母体。

妊娠期胎儿血清矿物浓度升高具有重要的生理意义。胎儿钙浓度持续高于母体水平是胎儿骨骼正常钙化的生理需求。下面对此展开讨论。研究表明，在 *Pthrp*、*Pthr1*、*Hoxa3*、*Trpv6* 基因缺失和 *Hoxa3/Pthrp* 基因双重突变的胎儿中，血钙浓度显著降低并不影响妊娠末期的胎儿存活率[6-9]。但是子宫内血钙浓度维持于高水平可能对胎儿出生后的存活有重要作用。人类出生后，胎儿血清钙减少 20%～30%[10-12]，啮齿动物减少 40%[13-14]，在接下来的 24 小时后上升至成年水平。如果胎儿血清钙水平较低，出生后血钙水平可能更低，手脚抽搐和死亡风险更高。因此，*Pthrp*、*Pthr1* 和 *Hoxa3* 基因缺失的胎儿出生后的早期死亡率与上述可能性一致[8,15-16]，但是 *Tpv6* 基因缺失的低血钙胎儿在围产期并没有死亡[9,17]。

引起母体血钙水平过低的原因很多，但是胎儿体内的钙水平却能一直保持较高水平。例如，小鼠（*Vdr* 基因缺陷）维生素 D 受体表达缺失，胎儿血钙水平却正常；同样，啮齿类动物幼儿先天性维生素 D 缺乏，但也能维持正常血钙水平[18-22]。与此类似，胎儿在维生素 D 严重缺乏（25-OHD 为 10 nmol/L 对比母体治疗后为 138 nmol/L）的情况下，脐带血钙水平却正常[23]。先天性 *Vdr* 基因缺失的儿童 2 岁前不会出现低钙血症或佝偻病[2]。

胎儿的钙调激素水平不同于成年人，恰好反映了它在胎儿体内的不同作用，人为因素并不能改变其代谢率或清除率。在妊娠晚期，胎儿甲状旁腺激素（PTH）水平比母体低很多，它对胎儿的发育十分重要，无论小鼠缺乏甲状腺激素或甲状旁腺激素，都会出现低钙血症和骨矿化不全[7,8,24-25]。妊娠晚期胎儿血液中 1,25-D 水平较低，原因是高水平的血钙和血磷以及低浓度的 PTH 抑制了 1α-羟化酶的活性。相对而言，1,25-D 对胎儿矿物质平衡的调控作用显得没那么重要，因为在几种维生素 D 缺乏的模型中，如猪缺乏 1α-羟化酶和小鼠 Vdr 基因缺失，其血清矿物质浓度和骨骼矿化程度均正常[2]。胎儿的降钙素水平比母体高，可能与胎儿血钙水平更高有关，然而在钙平衡调节中，降钙素并不起基本作用[26]。

在脐血中，甲状旁腺激素相关的蛋白质（PTHrP）的浓度是甲状旁腺激素的 15 倍。PTHrP 可在多种组织中产生，在胚胎和胎儿的发育过程中（详见甲状旁腺激素相关的蛋白质章节）起多种作用。Pthrp 基因缺失胎儿的 PTHrP 表达缺失可导致软骨内骨发育异常和轻度低钙血症[15]，以及胎盘钙转运率下降[15,27]。Pthrp 基因缺失的胎儿继发甲状旁腺功能亢进[7]，血钙浓度降至母体水平，表明 PTH 并不能取代 PTHrP 的作用维持胎儿血钙浓度于正常水平。与之相反，PTHrP 也不能替代 PTH 缺失的作用，这表明胎儿甲状旁腺缺陷或 PTH 缺乏都会出现低钙血症，而不会出现代偿性 PTHrP 水平升高[7-8,24]。

性激素对胎儿骨骼发育和矿物质沉积的作用机制尚未明确。小鼠缺乏雌激素 α-受体、β-受体或芳香化酶，出生时激素正常，出生后骨骼代谢发生变化，但是研究并未检查胎儿骨骼的相应变化[28-32]。出生后核因子-κB（RANK）受体激活剂、RANK 配体（RANKL）和骨保护素在人类与基因敲除大鼠模型中的作用已经非常清楚，但是在胎儿矿物质代谢中的作用机制尚未明确。值得重视的是，小鼠缺乏 RANK 或者 RANKL，出生时无异常，而且断奶前也可保持正常的血清钙和血清磷水平[33-34]。

## 胎儿甲状旁腺

甲状旁腺结构完整是维持胎儿的钙、镁和磷正常代谢的必要基础。甲状旁腺缺陷可导致小鼠胎儿血钙低于母体水平[7-8]，然而不管缺乏 PTH 还是

PTHrP，都能使胎儿的钙水平降至母体水平[24]。胎儿的甲状旁腺和 PTH 对于骨骼的正常矿化和胎盘矿物质的转运不可或缺。对羊胎儿的研究表明，甲状旁腺通过生成 PTH 和 PTHrP 调节矿物质平衡，同时，对于大鼠的研究也表明，胎儿的甲状旁腺只产生 PTH[35]。至今，我们尚不能明确人类胎儿的甲状旁腺是否仅仅产生 PTH 或者同时产生 PTH 和 PTHrP。

## 钙敏感受体

成年人的甲状旁腺钙敏感受体（CaSR）通过抑制 PTH 控制血清钙水平，不至于使胎儿血清钙水平过高。相反，当胎儿血钙水平升高时，CaSR 抑制 PTH 的分泌[3,6]。另外，在 CaSR 基因缺失的胎儿模型中，CaSR 的失活破坏胎儿代谢平衡，引起甲状旁腺功能亢进，使血清钙、1,25-D 和骨转换率升高，最终导致低骨钙[36]。CaSR 在人类和大鼠胎盘中均有表达[37]，并且在调控胎盘矿物质转运方面也可能发挥作用。CaSR 基因缺失的胎儿胎盘钙转运率下降，尚不明确这是否是胎盘 CaSR 缺失所导致的直接后果[36]。

## 胎儿肾与羊水

胎儿肾在维持钙代谢平衡中具有一定作用。它通过滤过压和其他因素如 PTHrP、PTH 来调节钙、镁、磷的重吸收和分泌。胎儿肾也能合成 1,25-D，但 Vdr 基因缺失的小鼠胎儿和一些维生素 D 严重缺乏的啮齿类动物胎儿的血清矿物质或骨骼矿物含量并无异常[2]，这可能表明胎儿肾产生的 1,25-D 并不那么重要。

胎儿时期肾的钙调节作用可能不重要，因为肾的钙流失只是暂时的生理过程。胎儿的尿液是羊水液体与溶液的主要来源，胎儿吞进羊水中的钙使肾分泌出来的钙得以再次利用。

## 胎盘矿物离子转运

如上所述，大部分胎盘钙和其他矿物质的转运发生在妊娠晚期，转运速率较快。钙、镁、磷以主动转运方式通过胎盘以满足胎儿需求，但只有胎盘钙转运的研究较为详细。胎盘钙转运过程与钙通过肠黏膜的过程相似，钙离子通过子宫内膜的基底膜

通道进入钙转运细胞，进一步与钙结合蛋白结合，以通过钙转运细胞，然后在 $Ca^{2+}$-ATP 酶作用下通过胎儿绒毛膜分泌出来。

动物模型研究表明，尽管母体血钙过低或母体激素低下，如甲状旁腺功能缺失、维生素 D 缺乏和 *Vdr* 基因缺失，母 - 胎钙转运率通常都能保持正常 [1,6]。此现象是否与人类一致尚未有定论（详见如下胎儿对母体甲状旁腺功能低下的反应）。母 - 胎钙转运水平能维持正常并不代表母体的血钙过低不会影响胎儿。反之，在母体低血钙条件下，胎儿仍能从母体循环中获取足够的钙量，这是胎儿适应能力的表现。

许多研究纷纷建立动物模型，探讨胎儿胎盘钙转运调节机制。摘除羊胎儿的甲状腺和甲状旁腺可引起胎盘内钙转运率下降，表明甲状旁腺参与钙转运的调节 [38]。相反，去除 *Hoxa3* 基因的小鼠甲状旁腺缺如，但其胎盘钙转运正常 [8]。上述两种结果可能相悖，我们需要确定甲状旁腺是否是循环中 PTHrP 的重要来源。在羊胎儿和 *Pthrp* 基因缺失小鼠中，PTHrP 或其他特殊的中等分子量 PTHrP 均能够刺激胎盘钙转运 [27,39-40]。另外，也有证据表明，小鼠胎盘表达 PTH 并促进胎盘钙和其他阳离子的转运 [24]。然而胎盘的钙转运并不需要降血钙素和 1,25-D [18,26]。

## 胎儿骨骼

妊娠第 8 周时，人类软骨骨骼基本形成，包括手指、足趾和完整的关节。第 8 ~ 12 周，初级骨化中心在椎骨和长骨中形成，直至妊娠后期的第 3 个月才出现大量骨矿化。妊娠第 34 周，股骨出现二次骨化中心，但出生时大部分骨骺还是软骨，其他骨骼的二次骨化也发生于出生后 [41]。

妊娠后期，胎儿骨骼要经历高强度的生长和矿化才能支撑机体，与成年人一样，它也参与调节矿物质代谢平衡。胎儿骨骼中的钙被重吸收以维持血钙浓度，该生理过程在母体血钙严重低下 [6] 的情况下或在 *CaSR* 基因缺陷的小鼠胎儿 [36] 中更加明显。甲状腺功能正常是胎儿骨骼矿物质正常沉积的必要因素，甲状旁腺功能低下（摘除羊胎儿的甲状腺和甲状旁腺、胎鼠甲状旁腺功能缺失，*Pth* 基因缺失的胎儿）和甲状旁腺功能亢进（小鼠 *CaSR* 缺陷），骨骼矿物沉积量都会减少。

对甲状旁腺缺陷、PTH 或 PTHrP 缺乏的小鼠胎儿的进一步对比研究表明，PTH 和 PTHrP 在调节胎

儿骨骼发育和矿化中存在相互作用 [35]。软骨细胞和软骨膜在增殖过程中产生 PTHrP，促进软骨支架形成，而后逐渐分解形成骨骼 [42]。前成骨细胞和成骨细胞以自分泌和旁分泌的形式生成 PTHrP，促进成骨细胞发挥作用 [43]。PTH 随着血液循环作用于成骨细胞，使胎儿血钙和血镁保持于适当水平，促进骨骼矿化。PTHrP 表达缺失，引起软骨细胞快速分化和早期凋亡，使胎儿出现严重软骨发育不全 [15]；骨骼钙化加速或异常，而骨含量可能正常 [7,15]。*Pthrp* 基因缺失继发甲状旁腺功能亢进，使骨骺正常表达 I 型胶原蛋白和胶原蛋白酶 -3，但骨钙素和骨桥蛋白表达上调，骨矿化程度升高 [15,44]。RTP/PTHrP 受体（PTH1R）缺失（*Pthr1* 缺陷胎儿），胎儿将出现胶原蛋白酶 -3、骨钙素和骨桥蛋白表达下降，骨矿化量降低，表现为软骨发育不全和成骨功能下降（*Pthrp* 基因缺陷）[16,44]。

甲状旁腺缺陷或 PTH 缺失，软骨细胞在软骨内成骨正常，但是骨间隔的矿化程度将显著降低 [7,24-25]。甲状旁腺 *Hoxa3* 基因缺失的胎儿成骨细胞特异性基因表达正常，但在 *Pth* 基因缺失胎儿中表达减少，两者不一致，因此我们尚不能确定 PTH 缺失是否会导致成骨细胞功能缺陷 [7,24,25]。甲状旁腺缺陷或者 PTH 缺失引起胎儿的血钙和血镁水平明显降低，它可能通过减少骨骼表面和成骨细胞中的矿物质沉积量而减弱骨矿化功能。

## 胎儿对母体甲状旁腺功能亢进的反应

人类母体原发性甲状旁腺功能亢进对胎儿产生不良后果，包括自发性流产和死胎，可能是胎儿甲状旁腺功能受抑制的结果 [45]。PTH 不能通过胎盘 [46-47]，母体血钙升高可促进更多的钙通过胎盘进入胎儿体内，从而抑制胎儿甲状旁腺功能。这种情况可在新生儿中持续几个月，甚至造成永久性损害 [48-49]。当母亲罹患家族性低尿钙高血钙症，出现高钙血症时，胎儿会发生甲状旁腺功能抑制的类似情况 [50-51]。小鼠母体的血钙慢性升高时会抑制胎儿的 PTH 的水平 [36]，但胎儿的存活并没有受到明显的影响。

## 胎儿对母体甲状旁腺功能减退的反应

人类妊娠期间母体甲状旁腺功能减退会导致胎儿甲状旁腺功能亢进。胎儿甲状旁腺功能亢进的特

点包括甲状旁腺增生、骨骼广泛脱钙、骨膜下骨吸收、长骨弯曲变形、囊性纤维性骨炎、肋骨和四肢骨骨折、低出生体重、自发性流产、死胎以及新生儿死亡[6]。如果母体患上假性甲状旁腺功能减退、肾小管酸中毒和慢性肾衰竭，胎儿和新生儿都会出现类似的骨骼改变[6]。人体骨骼的变化不同于动物模型，虽然动物母体甲状旁腺功能减退，但是其胎儿骨骼和血钙大致正常。

## 胎儿对母体维生素 D 缺乏的反应

因为 25-OHD 可以稳定地通过胎盘，所以胎儿脐带血 25-OHD 浓度一般可以维持在母体水平的 80% ~ 100% 之内。这意味着如果母体缺乏维生素 D 或维生素 D 不足，胎儿同样会出现维生素 D 缺乏的症状。

上文所述，在维生素 D 严重缺乏的动物模型和 Vdr 基因缺失的小鼠胎儿中，钙代谢和骨骼矿物质含量表现正常[2]。研究数据表明，尽管维生素 D 严重缺乏和 Vdr 基因缺陷，人类胎儿钙代谢平衡和骨矿物质含量也可能不受影响，但是证据非常有限。

这些数据包括正常的骨灰重量、骨矿物质含量（由原子吸收光谱测得）、佝偻病放射学表现，以及一些死于产科事故的维生素 D 严重缺乏的婴儿资料[52]。因维生素 D 严重缺乏死于产科事故和 1α-羟基酶或 Vdr 基因缺陷的婴儿，一般不会发生低钙血症和佝偻病，或至少出生后数月后才被发现，其发病高峰一般发生在出生后的第 2 年[2]。新生儿骨密度与维生素 D 的缺乏没有相关性[2]。最近，在两项大规模的随机试验中，孕妇在妊娠期间每天使用 4000IU 维生素 D，结果发现维生素 D 或 25-OHD 对新生儿脐带血的血钙水平或者骨骼参数没有影响[53]。

现有的动物和人体数据表明，尽管母体严重缺乏维生素 D，人类胎儿都能保持骨骼的正常生长发育和维持血清钙为正常水平。如果新生儿和婴儿缺乏维生素 D，出生后容易出现低钙血症，且具有发展为佝偻病的风险[2]。母体维生素 D 缺乏对胎儿的钙平衡几乎没什么影响，这是因为与患有甲状旁腺功能减退的母体相比，母体继发性甲状旁腺功能亢进可减小胎儿血钙降低的幅度，而且胎盘的钙转运（涉及阳离子转运的相关基因）不依赖骨化三醇和 VDR 基因的表达。

最近，几项临床研究对此提出质疑，胎儿在母体维生素 D 缺乏的情况下是否真的能够保持骨骼的正常生长发育。这些研究旨在验证妊娠期间母体 25-OHD 水平和胎儿、新生儿及儿童骨骼生长发育之间的相关性。结果表明 25-OHD 的浓度高低与胎儿出生体重、脐带血钙水平、骨骼长度和骨密度不存在相关性[54-57]。在第 1 个研究中 25-OHD 浓度过低（28nmol/L）可能与下肢骨长度（膝至跟骨）较短有关，但在校正妊娠时间后，差异没有统计学意义[54]。第 2 项研究发现当母体 25-OHD 低于 50nmol/L 时，其浓度与股骨远端的骨骺横截面积增大相关，并推断这是佝偻病的早期表现[55]。但第 3 项研究却发现母体 25-OHD 高于 42.6 nmol/L 时其浓度与胫骨的骨骺横截面积增大相关，并认为这是骨强度增加的表现[56]。后两项研究的分析过于主观，以至于一项研究得出骨骺横截面积增大是不良结果，但另一项研究却认为这种变化是有利的结论。

第 4 项由 Javaid 进行的研究被广泛报道，研究认为母体血清 25-OHD 值与胎儿出生的体重、身高、胎盘重量、腹围、头围和脐带血钙不存在相关性[57]。为期 9 个月的随访研究发现，母体 25-OHD 值与婴儿的骨骼和人体测量参数仍然无相关性。然而，妊娠期母体 25-OHD 浓度低于 27.5 nmol/L 时，其子女骨矿物质含量低于母体；25-OHD 浓度为 50nmol/L 或更高者，9 岁时其 25-OHD 值与骨矿物质含量测定值轻度减低有关。这些研究结果证明在胎儿发育过程中维生素 D 有助于提高儿童骨量峰值[58]。

对于这些相关研究，我们需要记住几点。在报道研究结果具有统计学意义之前，需提前说明要研究的影像学参数。在胫骨与股骨的研究中，为什么会出现两种截然不同的结果，而不出现一致结果？对此，我们不能排除研究结果的偶然性，也不能断定该结果具有临床意义。引起母体 25-OHD 值低下的原因中混杂着许多因素，包括肥胖、社会经济地位低下、营养不良、缺乏锻炼和产前护理欠缺以及维生素补充缺乏等。我们是否可以简单地认为妊娠期母体 25-OHD 水平过低是健康状况低下的一种标志物？在 Javaid 的研究中，出生时胎儿 25-OHD 水平正常，9 岁却出现骨矿物质含量低，其时间跨度较长。子宫内 25-OHD 水平过低是否能导致 9 岁时骨矿物质含量降低？或者可以说妊娠晚期 25-OHD 水平偏低的母体其社会经济地位越低下或营养状况更差，而母体的其他因素保持不变，使胎儿处于同样的条件？相关研究还只是一种假设，并未能证明其因果关系。因此，在临床试验中只有控制混杂因素才能够明确在妊娠期间补充维生素 D 是否对胎儿、新生儿、婴儿和儿童的骨骼有利。上述提及的两项最大的临床试验未能发现维生素 D 对骨骼有利[53]。可惜的是，原本拟定的新生儿骨密度测量计划未能够完成。

## 胎儿钙平衡调节

以上讨论内容总结如下。

### 钙的来源

钙和其他矿物质一样主要通过胎盘进入胎儿骨骼，但钙也可以通过其他几种渠道进入胎儿血液循环（图 23.1），如肾重吸收钙；然后分泌到尿液中，胎儿通过吞咽羊水再次重新吸收钙质；骨骼生长发育过程中也重吸收钙。部分钙返回母体循环中（回流）。母体的骨骼是胎儿矿物质的潜在来源，为了向胎儿提供矿物质，母体可能会出现矿物质不足。

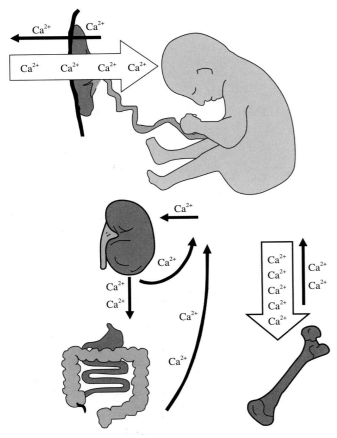

图 23.1　胎儿期钙的来源（Reproduced with permission from Ref.59.©2003 Academic Press）

### 血钙的调节

胎儿的血钙通过 PTHrP 和 PTH 的调节作用维持于比母体高的水平，当然还可能存在其他潜在因素。血钙水平升高时，CaSR 抑制 PTH 的生成，低水平的 PTH 对维持血钙水平以及促进骨骼矿盐沉积必不可少。低水平 PTH、高血钙和高血磷抑制 1,25-D 的合成和分泌。甲状旁腺可能通过生成 PTH 和 PTHrP 或只生成 PTH 发挥主要作用，PTHrP 和 PTH 可在胎盘中生成，PTHrP 也可在胎儿的其他组织中生成。

PTH 和 PTHrP 都存在胎儿血液循环中，能够单独或协同其他激素调节胎儿的血钙平衡。它们均不能替代各自的作用。如其中一种激素表达缺失，血钙会下降；如两者都缺失，血钙会进一步下降。当缺乏 PTHrP 时，PTH 会上调；但当甲状旁腺缺乏或 PTH 表达缺失时，PTHrP 不会上调。PTH 与靶组织（肾、骨、胎盘）中的 PTH1R 结合调节血钙水平，PTHrP 的中间或羧基末端部分与 PTH1R 或其他新型受体结合发挥效应。

胎儿血钙升高并不是胎盘钙主动转运的简单结果，因为在甲状旁腺缺如和 *Pth* 基因缺失的小鼠体内钙转运正常，而在 PTH1R 表达缺失的小鼠胎盘中钙转运相对增加，但是每种动物模型中都存在低钙血症[8,24,27]。另外，CaSR 基因缺失的胎儿胎盘钙转运率降低，但血钙水平明显增加，这可能是胎儿骨重吸收的结果[36]。

### 胎盘钙转运

胎盘的钙转运受 PTHrP 和 PTH 的调节，而胎盘（也可能是甲状旁腺）也可能是两种激素的重要来源。CaSR 也可能参与胎盘钙转运细胞内的钙转运。

### 骨骼的矿化

PTH 和 PTHrP 对骨骼发育和矿化的作用是相对独立的（图 23.2）。一般情况下，PTH 保持血钙浓度于成人水平，直接作用于骨基质中的成骨细胞，引导骨基质矿化。相反，PTHrP 在骨骼局部通过诱导软骨内骨的发育和调节成骨细胞的功能发挥作用，从骨外通过调节血钙和胎盘钙转运促进骨骼发育和矿化。PTH 对骨骼矿物质沉积的影响更加显著，PTH 的缺失导致骨骼矿化不全，而 PTHrP 缺失则不会出现这种情况。

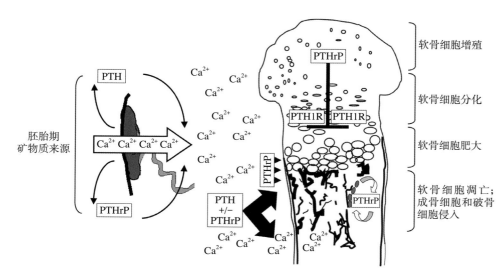

图 23.2 PTH、PTHrP 和 1,25-D 在胎儿期的相关作用。胎盘是矿物质的主要来源。PTH 和 PTHrP 主要在胎盘内表达，但也可能来源于全身其他地方。PTHrP 促进钙离子转运，可能也包括镁离子转运；PTH 调节钙离子转运和阳离子转运蛋白的表达。胎盘磷转运的调节机制尚未明确。在软骨内，PTHrP 由增生的软骨细胞和软骨膜细胞生成（箭头所示），作用于前肥大软骨细胞（PTH 表达的部位），以延缓前肥大软骨细胞分化成肥大软骨细胞。肥大软骨细胞凋亡后，血管长入，软骨破骨细胞和破骨细胞吸收软骨基质，然后成骨细胞形成初级骨松质。前成骨细胞和破骨细胞通过旁分泌和自分泌方式表达 PTHrP，促进骨形成（半圆形箭头所示）。在胎儿期，PTHrP 和 PTH 共同调节胎儿的血钙、镁和磷，其浓度都保持高于母体外周血水平以利于胎儿的骨矿化。胎儿期的血钙调节、胎盘钙转运、软骨内成骨，以及骨矿化均不需要 1,25-D 或者 VDR 的作用（Adapted with permission from Ref. 60 . 2012 Elsevier.）

# 参考文献

1. Kovacs CS. Fetal mineral homeostasis. 2011. In: Glorieux FH, Pettifor JM, Jüppner H (eds.) *Pediatric Bone: Biology and Diseases, 2nd Ed.* San Diego: Elsevier/Academic Press. pp. 247–75.

2. Kovacs CS. 2011. Fetus, neonate and infant. In: Feldman D, Pike WJ, Adams JS (eds.) *Vitamin D: Third Edition.* New York: Academic Press. pp. 625–46.

3. Givens MH, Macy IC. 1933. The chemical composition of the human fetus. *J Biol Chem* 102: 7–17.

4. Widdowson EM, Dickerson JW. 1964. Chemical composition of the body. In: Comar CL, Bronner F (eds.) *Mineral Metabolism: An Advanced Treatise, Volume II, The Elements, Part A.* New York: Academic Press. pp. 1–247.

5. Comar CL. 1956. Radiocalcium studies in pregnancy. *Ann N Y Acad Sci* 64: 281–98.

6. Kovacs CS, Kronenberg HM. 1997. Maternal–fetal calcium and bone metabolism during pregnancy, puerperium and lactation. *Endocr Rev* 18: 832–72.

7. Kovacs CS, Chafe LL, Fudge NJ, Friel JK, Manley NR. 2001. PTH regulates fetal blood calcium and skeletal mineralization independently of PTHrP. *Endocrinology* 142(11): 4983–93.

8. Kovacs CS, Manley NR, Moseley JM, Martin TJ, Kronenberg HM. 2001. Fetal parathyroids are not required to maintain placental calcium transport. *J Clin Invest* 107(8): 1007–15.

9. Suzuki Y, Kovacs CS, Takanaga H, Peng JB, Landowski CP, Hediger MA. 2008. Calcium TRPV6 is involved in murine maternal-fetal calcium transport. *J Bone Miner Res* 23(8): 1249–56.

10. Loughead JL, Mimouni F, Tsang RC. 1988. Serum ionized calcium concentrations in normal neonates. *Am J Dis Child* 142: 516–8.

11. David L, Anast CS. 1974. Calcium metabolism in newborn infants. The interrelationship of parathyroid function and calcium, magnesium, and phosphorus metabolism in normal, sick, and hypocalcemic newborns. *J Clin Invest* 54: 287–96.

12. Schauberger CW, Pitkin RM. 1979. Maternal-perinatal calcium relationships. *Obstet Gynecol* 53: 74–6.

13. Garel JM, Barlet JP. 1976. Calcium metabolism in newborn animals: The interrelationship of calcium, magnesium, and inorganic phosphorus in newborn rats, foals, lambs, and calves. *Pediatr Res* 10: 749–54.

14. Krukowski M, Smith JJ. 1976. pH and the level of calcium in the blood of fetal and neonatal albino rats. *Biol Neonate* 29: 148–61.

15. Karaplis AC, Luz A, Glowacki J, Bronson RT, Tybulewicz VL, Kronenberg HM, Mulligan RC. 1994. Lethal skeletal dysplasia from targeted disruption of the parathyroid hormone-related peptide gene. *Genes Dev* 8: 277–89.

16. Lanske B, Karaplis AC, Lee K, Luz A, Vortkamp A, Pirro A, Karperien M, Defize L, Ho C, Abou-Samra AB, Jüppner H, Segre GV, Kronenberg HM. 1996. PTH/PTHrP receptor in early development and Indian hedgehog-regulated bone growth. *Science* 273: 663–6.

17. Bianco SD, Peng JB, Takanaga H, Suzuki Y, Crescenzi A, Kos CH, Zhuang L, Freeman MR, Gouveia CH, Wu J, Luo H, Mauro T, Brown EM, Hediger MA. 2007. Marked disturbance of calcium homeostasis in mice with targeted disruption of the Trpv6 calcium channel gene. *J Bone Miner Res* 22(2): 274–85.

18. Kovacs CS, Woodland ML, Fudge NJ, Friel JK. 2005. The vitamin D receptor is not required for fetal mineral homeostasis or for the regulation of placental calcium transfer. *Am J Physiol Endocrinol Metab* 289(1): E133–E44.

19. Halloran BP, De Luca HF. 1981. Effect of vitamin D deficiency on skeletal development during early growth in the rat. *Arch Biochem Biophys* 209: 7–14.

20. Halloran BP, DeLuca HF. 1979. Vitamin D deficiency and reproduction in rats. *Science* 204: 73–4.

21. Miller SC, Halloran BP, DeLuca HF, Jee WS. 1983. Studies on the role of vitamin D in early skeletal development, mineralization, and growth in rats. *Calcif Tissue Int* 35: 455–60.

22. Brommage R, DeLuca HF. 1984. Placental transport of calcium and phosphorus is not regulated by vitamin D. *Am J Physiol* 246: F526–F9.

23. Brooke OG, Brown IR, Bone CD, Carter ND, Cleeve HJ, Maxwell JD, Robinson VP, Winder SM. 1980. Vitamin D supplements in pregnant Asian women: Effects on calcium status and fetal growth. *Br Med J* 280: 751–4.

24. Simmonds CS, Karsenty G, Karaplis AC, Kovacs CS. 2010. Parathyroid hormone regulates fetal-placental mineral homeostasis. *J Bone Miner Res* 25(3): 594–605.

25. Miao D, He B, Karaplis AC, Goltzman D. 2002. Parathyroid hormone is essential for normal fetal bone formation. *J Clin Invest* 109(9): 1173–82.

26. McDonald KR, Fudge NJ, Woodrow JP, Friel JK, Hoff AO, Gagel RF, Kovacs CS. 2004. Ablation of calcitonin/calcitonin gene related peptide-a impairs fetal magnesium but not calcium homeostasis. *Am J Physiol Endocrinol Metab* 287(2): E218–26.

27. Kovacs CS, Lanske B, Hunzelman JL, Guo J, Karaplis AC, Kronenberg HM. 1996. Parathyroid hormone-related peptide (PTHrP) regulates fetal-placental calcium transport through a receptor distinct from the PTH/PTHrP receptor. *Proc Natl Acad Sci U S A* 93: 15233–8.

28. Mueller SO, Korach KS. 2001. Estrogen receptors and endocrine diseases: Lessons from estrogen receptor knockout mice. *Curr Opin Pharmacol* 1(6): 613–9.

29. Vidal O, Lindberg MK, Hollberg K, Baylink DJ, Andersson G, Lubahn DB, Mohan S, Gustafsson JA, Ohlsson C. 2009. Estrogen receptor specificity in the regulation of skeletal growth and maturation in male mice. *Proc Natl Acad Sci U S A* 97(10): 5474–9.

30. Windahl SH, Andersson G, Gustafsson JA. 2002. Elucidation of estrogen receptor function in bone with the use of mouse models. *Trends Endocrinol Metab* 13(5): 195–200.

31. Lubahn DB, Moyer JS, Golding TS, Couse JF, Korach KS, Smithies O. 1993. Alteration of reproductive function but not prenatal sexual development after insertional disruption of the mouse estrogen receptor gene. *Proc Natl Acad Sci U S A* 90(23): 11162–6.

32. Couse JF, Curtis SW, Washburn TF, Lindzey J, Golding TS, Lubahn DB, Smithies O, Korach KS. 1995. Analysis of transcription and estrogen insensitivity in the female mouse after targeted disruption of the estrogen receptor gene. *Mol Endocrinol* 9(11): 1441–54.

33. Kong YY, Yoshida H, Sarosi I, Tan HL, Timms E, Capparelli C, Morony S, Oliveira-dos-Santos AJ, Van G, Itie A, Khoo W, Wakeham A, Dunstan CR, Lacey DL, Mak TW, Boyle WJ, Penninger JM. 1999. OPGL is a key regulator of osteoclastogenesis, lymphocyte development and lymph-node organogenesis. *Nature* 397(6717): 315–23.

34. Li J, Sarosi I, Yan XQ, Morony S, Capparelli C, Tan HL, McCabe S, Elliott R, Scully S, Van G, Kaufman S, Juan SC, Sun Y, Tarpley J, Martin L, Christensen K, McCabe J, Kostenuik P, Hsu H, Fletcher F, Dunstan CR, Lacey DL, Boyle WJ. 2009. RANK is the intrinsic hematopoietic cell surface receptor that controls osteoclastogenesis and regulation of bone mass and calcium metabolism. *Proc Natl Acad Sci U S A* 97(4): 1566–71.

35. Simmonds CS, Kovacs CS. 2010. Role of parathyroid hormone (PTH) and PTH-related protein (PTHrP) in regulating mineral homeostasis during fetal development. *Crit Rev Eukaryot Gene Expr* 20(3): 235–73.

36. Kovacs CS, Ho-Pao CL, Hunzelman JL, Lanske B, Fox J, Seidman JG, Seidman CE, Kronenberg HM. 1998. Regulation of murine fetal-placental calcium metabolism by the calcium-sensing receptor. *J Clin Invest* 101: 2812–20.

37. Kovacs CS, Chafe LL, Woodland ML, McDonald KR, Fudge NJ, Wookey PJ. 2002. Calcitropic gene expression suggests a role for intraplacental yolk sac in maternal-fetal calcium exchange. *Am J Physiol Endocrinol Metab* 282(3): E721–32.

38. Care AD, Caple IW, Abbas SK, Pickard DW. 1986. The effect of fetal thyroparathyroidectomy on the transport of calcium across the ovine placenta to the fetus. *Placenta* 7: 417–24.

39. Care AD, Abbas SK, Pickard DW, Barri M, Drinkhill M, Findlay JB, White IR, Caple IW. 1990. Stimulation of ovine placental transport of calcium and magnesium by mid-molecule fragments of human parathyroid hormone-related protein. *Exp Physiol* 75: 605–8.

40. Rodda CP, Kubota M, Heath JA, Ebeling PR, Moseley JM, Care AD, Caple IW, Martin TJ. 1988. Evidence for a novel parathyroid hormone-related protein in fetal lamb parathyroid glands and sheep placenta: Comparisons with a similar protein implicated in humoral hypercalcaemia of malignancy. *J Endocrinol* 117: 261–71.

41. Moore KL, Persaud TVN. 1998. *The Developing Human, 6th Ed.* Philadelphia, PA: W. B. Saunders.

42. Karsenty G. 2001. *Chondrogenesis just ain't what it used to be. J Clin Invest* 107(4): 405–7.

43. Miao D, He B, Jiang Y, Kobayashi T, Soroceanu MA, Zhao J, Su H, Tong X, Amizuka N, Gupta A, Genant HK, Kronenberg HM, Goltzman D, Karaplis AC. 2005. Osteoblast-derived PTHrP is a potent endogenous bone anabolic agent that modifies the therapeutic efficacy of administered PTH 1-34. *J Clin Invest* 115(9): 2402–11.

44. Lanske B, Divieti P, Kovacs CS, Pirro A, Landis WJ, Krane SM, Bringhurst FR, Kronenberg HM. 1998. The parathyroid hormone/parathyroid hormone-related peptide receptor mediates actions of both ligands in murine bone. *Endocrinology* 139: 5192–204.

45. Schnatz PF, Curry SL. 2002. Primary hyperparathyroidism in pregnancy: Evidence-based management. *Obstet Gynecol Surv* 57(6): 365–76.

46. Northrop G, Misenhimer HR, Becker FO. 1977. Failure of parathyroid hormone to cross the nonhuman primate placenta. *Am J Obstet Gynecol* 129: 449–53.

47. Garel JM, Dumont C. 1972. Distribution and inactivation of labeled parathyroid hormone in rat fetus. *Horm Metab Res* 4: 217–21.

48. Bruce J, Strong JA. 1955. Maternal hyperparathyroidism and parathyroid deficiency in the child, with account of effect of parathyroidectomy on renal function, and of attempt to transplant part of tumor. *Q J Med* 24: 307–19.

49. Better OS, Levi J, Grief E, Tuma S, Gellei B, Erlik D. 1973. Prolonged neonatal parathyroid suppression. A sequel to asymptomatic maternal hyperparathyroidism. *Arch Surg* 106: 722–4.

50. Powell BR, Buist NR. 1990. Late presenting, prolonged hypocalcemia in an infant of a woman with hypocalciuric hypercalcemia. *Clin Pediatr (Phila)* 29: 241–3.

51. Thomas BR, Bennett JD. 1995. Symptomatic hypocalcemia and hypoparathyroidism in two infants of mothers with hyperparathyroidism and familial benign hypercalcemia. *J Perinatol* 15: 23–6.

52. Maxwell JP, Miles LM. 1925. Osteomalacia in China. *J Obstet Gynaecol Br Empire* 32(3): 433–73.

53. Wagner CL. Vitamin D supplementation during pregnancy: Impact on maternal outcomes. Presented at the Centers for Disease Control and Prevention Conference on Vitamin D Physiology in Pregnancy: Implications for Preterm Birth and Preeclampsia. April 26–27, 2011. Atlanta, Georgia: Centers for Disease Control and Prevention.

54. Morley R, Carlin JB, Pasco JA, Wark JD. 2006. Maternal 25-hydroxyvitamin D and parathyroid hormone concentrations and offspring birth size. *J Clin Endocrinol Metab* 91(3): 906–12.

55. Mahon P, Harvey N, Crozier S, Inskip H, Robinson S, Arden N, Swaminathan R, Cooper C, Godfrey K. 2010. Low maternal vitamin D status and fetal bone development: Cohort study. *J Bone Miner Res* 25(1): 14–9.

56. Viljakainen HT, Saarnio E, Hytinantti T, Miettinen M, Surcel H, Makitie O, Andersson S, Laitinen K, Lamberg-Allardt C. 2010. Maternal vitamin D status determines bone variables in the newborn. *J Clin Endocrinol Metab* 95(4): 1749–57.

57. Javaid MK, Crozier SR, Harvey NC, Gale CR, Dennison EM, Boucher BJ, Arden NK, Godfrey KM, Cooper C. 2006. Maternal vitamin D status during pregnancy and childhood bone mass at age 9 years: A longitudinal study. *Lancet* 367(9504): 36–43.

58. Cooper C, Westlake S, Harvey N, Javaid K, Dennison E, Hanson M. 2006. Review: Developmental origins of osteoporotic fracture. *Osteoporos Int* 17(3): 337–47.

59. Kovacs CS. 2003. Fetal mineral homeostasis. In: Glorieux FH, Pettifor JM, Jüppner H (eds.) *Pediatric Bone: Biology and Diseases*. San Diego: Academic Press. pp. 271–302.

60. Kovacs CS. 2012. Fetal control of calcium and phosphate homeostasis–Lessons from mouse models. In: Thakker RV, Whyte MP, Eisman JA, Igarashi T (eds). *Genetics of Bone Biology and Skeletal Disease*. San Diego: Academic Press/Elsevier. pp. 205–220.

# 第 24 章
# 成纤维细胞生长因子 −23（FGF23）

Kenneth E. White · Michael J. Econs

（魏秋实 译　邓伟民 审校）

## 引言

体外和体内的研究表明，在磷（Pi）的动态平衡失调中，成纤维细胞生长因子 -23（FGF23）是调控肾 Pi 和维生素 D 稳态的关键因子。尽管每一种失调有其独特的分子机制，但是高水平的 FGF23 与低磷血症伴低水平或正常 1,25-(OH)$_2$ 维生素 D 表现的综合征有关，具体包括显性遗传性低磷血症性佝偻病（ADHR）、X- 性连锁低磷血症（XLH）、肿瘤性骨质软化症（TIO）、常染色体隐性遗传性低磷血症性佝偻病（ARHR1 和 ARHR2）。高磷血症的遗传性疾病通常伴有 1,25-(OH)$_2$D 水平升高，如肿瘤钙化（TC）与 FGF23 活性降低有关。这些发现提供了独特的视野，让我们了解 FGF23 活性对肾磷和维生素 D 代谢的影响。

## FGF23 基因和蛋白质

人类 FGF23 基因定位于染色体 12p13（小鼠定位于染色体 6）。它包括 3 个编码外显子及一个开放的 251 个残基的框架[1]。骨组织中 FGF23 表达量最高。FGF23 基因在成骨细胞、骨细胞、扁平骨衬细胞和骨祖细胞中均有表达[2]。定量 PCR 表明长骨中 FGF23 mRNA 表达量最高，其次是胸腺、脑和心脏[3]。

蛋白质印记分析表明，全长 32 kD 的物种以及 12 和 20 kD 的裂解产物可分泌野生型 FGF23[3-5]。FGF23 的裂解发生于枯草杆菌蛋白酶样前蛋白酶（SPC）的蛋白水解位点（$_{176}$RXXR$_{179}$ /S$_{180}$），该位点分离保守的来自突变的 C- 末端尾部 FGF 状的 N- 末端结构域。

## FGF23 活性

FGF23 可降低肾磷的重吸收，这一点与 PTH 的功能类似，但 FGF23 还具有与 1,25-(OH)$_2$D 相反的功能。在肾磷重吸收中，有两个主要转运蛋白对其做出响应，即 II 型 Na-Pi 同转运体 NPT2a 和 NPT2c，它们在肾近曲小管的顶部表达。FGF23 转运通过下调 NPT2a 和 NPT2c 来抑制肾磷重吸收[6]。

通常情况下，低磷血症是增加血清 1,25-(OH)$_2$D 分泌的强阳性刺激因子。然而，TIO、ADHR、XLH 和 ARHR 患者都有明显的低磷血症，而 1,25-(OH)$_2$D 水平虽正常，但呈不适当降低。在小鼠中，当暴露于 FGF23 时，1α- 羟化酶表达降低，24- 羟化酶分解代谢升高[4]。因此，在 TIO、ADHR、XLH 和 ARHR 患者表现有持续低磷血症时，FGF23 对肾维生素 D 代谢酶的影响最有可能是抑制 1,25-(OH)$_2$D 合成。

## FGF23 的体内调节

人体研究发现，饮食磷刺激 FGF23 生成，而抑制磷和添加磷黏合剂使血清 FGF23 水平降低[7]，表明 FGF23 在体内磷代谢的调节过程中起重要作用。动物实验发现，FGF23 对血清磷的反应比人体研究更具有戏剧性。小鼠给予高和低磷饮食引起了 FGF23 和饮食磷摄入之间的预期关系[8]。

维生素 D 对 FGF23 具有重要的调节作用。小鼠体内注射 20～200 纳克 1, 25-(OH)$_2$D 导致血清 FGF23 呈剂量依赖性增加[9]。FGF23 的变化发生在血清磷变化之前，这表明 FGF23 是由维生素 D 直接调节。生理学上，在维生素 D 代谢中检测 FGF23 的作用可得到一致的结果。FGF23 可下调的 1α- 羟化酶的基因表达[6,9]，因此，血液中 1, 25-(OH)$_2$D 浓度升高为 1α- 羟化酶激活的产物，继而维生素 D 刺激 FGF23 生成，下调 1α- 羟化酶的表达，这是一个完整的反馈环路。

## FGF23 受体

FGF23 是 FGF 特殊类别家族成员之一，包括 FGF19 和 FGF21，相对于旁分泌 / 自分泌激素而言，它们都属于内分泌激素。FGF23 与其共受体 α-Klotho（αKL）结合后才能发生生物学效应。αKL 缺失的小鼠有严重钙化和血清磷明显升高[10]，与 FGF23 缺失的小鼠[11-12]和钙盐沉积症患者相似。然而，无论是 αKL 还是 FGF23 缺失的小鼠比患者拥有更多的极端表型。重要的是，αKL 和 FGF23 缺失小鼠的缺陷可以用低磷饮食降低血清磷得到改善[13]。与 FGF23 缺失小鼠一致，αKL 缺失的小鼠近曲小管中 Npt2a 增加[14]，这表明高磷血症继发于肾对磷重吸收增加。

αKL 作为几个异构体被产生。膜结合的 KL（mKL）是一个分子量为 130-kD 的单次跨膜蛋白，拥有一个巨大的细胞外结构域和一个非常短的（10 个残基）细胞内结构域，不具有发送信号的能力[15]。mKL 蛋白在靠近跨膜结构域的细胞外发生裂解，产生了 αKL 的循环形式。KL（sKL）的分泌型异构体约有 80 kD，在外显子 3 处剪切后形成异构体，不包含跨膜结构域[15]。

FGF23 信号最可能的机制是 FGF23 与 αKL 结合，形成 FGF23-αKL 复合物，使典型的 FGF 受体募集，转导受体信号。其中一个发现是 FGFR1c 和 αKL 复合物的形成[16]，另一个发现是 FGFR3c 和 FGFR4 也参与其中[17]。信号可能通过有丝分裂原激活的蛋白激酶（MAPK）的级联反应[17]。最近的动物研究表明，FGFR3 和 FGFR4 基因敲除小鼠部分纠正了 Hyp 小鼠的表型，表明这些受体是 FGF23 生理相关受体[18]。FGFR1 可能在磷酸盐动态平衡中起重要作用，而 FGFR3c 和 FGFR4 可能与维生素 D 状况有关[18]。重要的是，在肾内，αKL 位于远曲小管[14]；然而，FGF23 调节近端小管中 NPT2a、NPT2c 和维生素 D 的作用[4,6]。急性递送 FGF23 导致肾远曲小管内 ERK1/2 磷酸化[19]；因此，肾中局部 DCT-PT 轴伴随的 FGF23 传递机制目前还不清楚。

## 血清检测

有几种方法可以测量循环中 FGF23 的浓度。一种广泛使用的测定法是 "C- 末端" FGF23 的酶联免疫吸附法（ELISA），同时与捕获和检测抗体结合的 C- 末端的 FGF23$_{176}$ RXXR$_{179}$/ S 的切割位点[20]。此法可识别完整长度的 FGF23 和 C 端蛋白片段。在大样本的对照和 TIO 患者的研究中，ELISA 法用于检测 TIO 和 XLH 患者的 FGF23 水平[20]，这表明血清 FGF23 在正常个体中是可以检测到的。平均血清 FGF23 水平在 TIO 患者中升高 10 倍，肿瘤切除后迅速下降。重要的是，与对照组相比，很多 XLH 患者（13/21）的 FGF23 水平升高[20]，在那些 "正常" 的 FGF23 患者中，可能是低磷血症所致的 "不恰当正常"。

已经开发了完整的 FGF23 ELISA 分析法，该方法使用结构特异性单克隆抗体跨越 $_{176}$RXXR$_{179}$/ S$_{180}$ SPC 位点，从而识别 FGF23 的 N- 和 C- 末端部分[21]。该测定法检测正常成人的平均循环 FGF23 浓度是 29pg/ml[21]。这两项试验的结果普遍认为是 XLH 和 TIO 患者 FGF23 浓度的相对范围，大多数 XLH 患者中 FGF23 的浓度是升高的。从 2 例 TIO 患者经手术切除后的有限数据表明 FGF23 的半衰期在 20～50min 之间[22-23]。

# FGF23 相关性疾病

## FGF23 生物活性增加的相关疾病

### 常染色体显性遗传性低磷血症性佝偻病

重要的是，常染色体显性遗传性低磷血症性佝偻病（ADHR；OMIM 193100）具有早期或迟发性可变表达能力，这一特征可与其他遗传性低磷血症相区别[24]。ADHR 突变发生在 FGF23 枯草杆菌蛋白酶样前蛋白转化酶（SPC）的切割位点，$_{176}RXXR_{179}/S_{180}$ 内，在 176 或 179 位置的精氨酸（R）残基被谷氨酰胺（Q）或色氨酸（W）所取代[1,4,25]（表 24.1）。将突变的 ADHR 插入到野生型 FGF23，相对于野生型 FGF23 表达 32kD 和典型的裂解产物，突变细胞分泌的 FGF23 主要是全长（32kD）的活性肽[5]。

### 肿瘤性骨质软化症

肿瘤性骨质软化症（TIO）是一个与肿瘤相关的孤立性肾磷减少引起的后天失调性疾病。TIO 患者与 ADHR 患者具有类似的生化指标[26]，骨活检可确诊骨质软化症。临床症状包括肌肉无力、疲劳和骨痛[26]。不完全骨折较常见，近端肌无力可以变得严重[26]。TIO 患者血清 FGF23 升高[20-21]，肿瘤引起 TIO 患者 FGF23 基因表达增高[25]。手术切除肿瘤后血清 FGF23 迅速下降[20]。

### X- 性连锁低磷血症性佝偻病

X- 性连锁低磷血症性佝偻病（XLH；OMIM 307800）是 PHEX 基因（X 染色体内肽酶同源磷调节基因）失活突变引起的疾病[27]。PHEX 是膜结合金属蛋白酶 M13 家族的成员，在骨细胞如成骨细胞、软骨细胞和成牙本质细胞均有较高表达[28]。

有报道表明，许多 XLH 患者血清 FGF23 升高[20-21]。尽管最初认为 PHEX 可能裂解 FGF23，但事实并非如此[3]。相反，Hyp 小鼠（XLH 模型鼠）骨中 FGF23 基因表达明显地增加[3,8]。升高的 FGF23 基因水平表明 XLH 患者升高的血清 FGF23 是由于骨细胞分泌过量的 FGF23 所致，相对而言，FGF23 分泌到循环之后，通过细胞表面的蛋白酶使 FGF23 的降解率降低。虽然 FGF23 与 PHEX 基因之间很可能是间接的相互作用，所编码的蛋白质在骨中具有重叠的表达[2-3,28]。目前，PHEX 的底物是未知的。

### 常染色体隐性遗传性低磷血症性佝偻病 1 型和 2 型

常染色体隐性遗传性低磷血症性佝偻病 1 型（ARHR1；OMIM # 241520）：牙本质基质蛋白 -1（DMP1）属于小分子整合素结合配体 N- 连接糖蛋白家族成员，高度表达于骨细胞中。DMP1 敲除小鼠和 ARHR 患者以及伴有孤立性肾磷减少的骨质软化症患者均与高 FGE23 血症有关。来自 ARHR 家庭的基因突变分析显示，其中第 1 个家庭的突变由于 DMP1 起始密码子缺如，第 2 家庭中 DMP1 的 C 端缺失[29]。突变发生于 DMP1 的剪切位点，这可能导致该蛋白失去功能[30]。使用 DMP1 敲除小鼠研究疾病机制，表现为 DMP1 缺失抑制骨细胞成熟，导致血清 FGF23 明显升高伴骨矿化受到抑制的病理变化[29]。重要的是，DMP1 敲除小鼠是 Hyp 小鼠的生化表型，ARHR 和 XLH 患者（以及 DMP1 敲除和 Hyp 小鼠）表现有独特的骨细胞周围损伤的骨组织学特征[29]。因此，这些发现表明，PHEX 在 DMP1 介导的骨细胞成熟过程中的也起重要作用，导致 FGF23 表达增高。

常染色体隐性遗传性低磷血症性佝偻病 2 型（ARHR2；OMIM # 613312）：核苷酸外焦磷酸盐 / 磷酸二酯酶（ENPP1）突变可产生无机焦磷酸盐，从而控制生理性矿化和病理性软骨钙化，也可引起 ARHR。研究表明，ENPP1 可调节成骨细胞分化而不依赖于细胞外磷酸[31]。与 DMP1 功能类似，ENPP1 功能突变可能导致骨细胞早期分化缺陷和 FGF23 表达量增高。

## 与 FGF23 升高相关的其他遗传性疾病

除了上面描述的疾病，FGF23 在几个孤立性肾磷减少的骨发育异常疾病中也有上调的趋势。这些疾病包括由于 GS 体细胞激活突变引起的骨纤维发育不良综合征（OMIM # 174800）[2]、opsismodysplasia（OMIM # 258480）[32]、由 FGFR1 的活化突变引起的单纯性三角头畸形（OMIM # 166250）[33] 和表皮痣综合征（ENS）[34]。

## FGF23 生物活性降低的相关疾病

### 家族性瘤样钙盐沉着症

家族性瘤样钙盐沉着症（TC；OMIM # 211900）

是一种常染色体隐性遗传疾病，以牙齿畸形以及关节周围软组织和血管钙化为特点[35]。生化异常包括高磷血症、TRP 百分比增加和 $1,25-(OH)_2D$ 水平不适当性降低。钙和 PTH 通常都在正常范围之内，但 PTH 可能被抑制。骨质增生性高磷血症综合征（HHS）是一种罕见的代谢疾病，以局限性骨质增生为特点，生化改变与 TC 类似[36-37]。

### 因 GALNT3 突变所致的家族性瘤样钙盐沉着症 / 骨质增生性高磷血症综合征

遗传性 TC 的第一个基因是 UDP-N- 乙酰基 -α-D- 半乳糖胺：N- 乙酰氨基半乳糖转移酶 3（GALNT3）[38]。GALNT3 在高尔基体上表达，并从新生蛋白质的 O- 连接的糖基化上启动。TC 患者的临床数据显示 ELISA 评估平均血清 FGF23 的 C- 末端水平比正常人高 30 倍[38]。重要的是，后来的研究证明，TC 患者血清 FGF23 的 C- 末端水平确实升高，但是 ELISA 检测血清完整的 FGF23 水平却降低了（表 24.1）[39]。这些发现已被证实，GALNT3 的缺失导致细胞内 FGF23 降解，产生非功能性 FGF23 蛋白[40]。FGF23 在 $_{176}RH\ TR_{179}/S_{180}$ 位点（苏氨酸 178）中的特定残基上被 O- 糖基化，因此，如果这个残基缺乏糖化则被认为是完整的 FGF23 被破坏了[40]。

HHS 也是因 GALNT3 失活突变所致[36]，而且这些患者还表现出不适当的 C- 末端到完整的 FGF23 ELISA 值（表 24.1）[36-37]。事实上，一些 HHS 的突变基因与导致 TC 的突变基因是相同的[37]，这表明遗传背景可能影响疾病的表型，且 TC 和 HHS 可以代表相同疾病的不同严重程度。

### 因 FGF23 突变所致的家族性瘤样钙盐沉着症

TC 也可以是隐性发病，因 FGF23 基因失活突变所致[41-43]。FGF23 的 N- 末端的 FGF 样结构域范围内的这些突变已经发生错义突变（S71G、M96T、S129F）。发生 TC 病变会破坏 FGF23，该发现支持 TC 患者的 FGF23 突变，与 GALNT3-TC 患者 ELISA 法检测 FGF23 具有相同的结果（即 C- 端的浓度明显升高，完整的 FGF23 浓度降低[41-42]），事实上，这些突变体在细胞分泌之前就已经被裂解了[41-43]。因此，GALNT3-TC 和 FGF23-TC 的共同点是缺乏完整的 FGF23 生成。不完整的 FGF23 通过增加肾重吸收导致血磷升高，通过一个正反馈循环反过来又导致无功能 FGF23 片段分泌增加。

### 因 Klotho 突变所致的家族性瘤样钙盐沉着症

aKlotho（αKL）是 FGF23 的一个共受体，已证实是一个 13 岁女性肾 FGF23 生物活性缺陷患者发生 TC 的候选基因。该患者表现为高磷血症、高钙血症、PTH 升高、C- 端 FGF23 和完整的 FGF23 均升高[44]（约是正常水平的 100～550 倍），以及足跟和大脑异位钙化。这名女性患者有正常的青春发育期，她表现的异位钙化与 αKL 缺陷小鼠是一致的，她的循环 FGF23 升高[16]。患者在 αKL（KL1 位）

**表 24.1　遗传或后天失调的 FGF23 相关疾病**

| 疾病 | 突变基因 | 突变方式 | 与 FGF23 的关系 | 对血磷的影响 | 对血 $1,25-(OH)_2D$ 的影响 | 完整 FGF23 浓度（Kainos, Inc.） | C 端 FGF23 浓度（Immutopic, Inc.） |
|---|---|---|---|---|---|---|---|
| ADHR | FGF23 | 活化 | 稳定全长、活化的 FGF23 | ↓ | ↔ | ↔ 或 ↑ | ↔ 或 ↑ |
| XLH | PHEX | 失活 | 骨细胞分泌 FGF23 增多 | ↓ | ↔ | ↔ 或 ↑ | ↔ 或 ↑ |
| ARHR1 | DMP1 | 失活 | 骨细胞分泌 FGF23 增多 | ↓ | ↔ | ↔ 或 ↑ | ↔ 或 ↑ |
| ARHR2 | ENPP1 | 失活 | FGF23 分泌增多 | ↓ | ↔ | ↔ 或 ↑ | |
| TIO | - | - | 肿瘤合成过多的 FGF23 | ↓ | ↔ | ↔ 或 ↑ | ↔ 或 ↑ |
| TC/HHS | FGF23 或 GALNT3 | 失活 | 不稳定全长、活化的 FGF23 | ↑ | ↔ 或 ↑ | ↓ | ↑ |
| TC | KL | 失活 | FGF23 依赖的信号减弱 | ↑ | ↔ 或 ↑ | ↑ | ↑ |

细胞外域一个高度保守的残基（组氨酸 193 精氨酸，或 H193R）有一个新的隐性突变。与野生型 αKL 相比，突变的 KL 表达显著降低，这导致了 αKL 调解 FGF23 依赖信号途径明显降低 [44]。因此，H193R 的 αKL 失活突变导致 TC 表型，阐明了 αKL 功能的发挥有赖于 FGF23 的生物活性。

## 慢性肾病

慢性肾病（CKD）患者血清 FGF23 升高，最近的研究表明这种 FGF23 是具有生物活性的 [45]。其中一份报告表明，血清 FGF23 升高是肾疾病进展的预测因子，而不是非糖尿病性 CKD 的预测因子 [46]。其他研究报告表明，高 FGF23 浓度与 CKD 患者的左心室肥厚相关 [47]。此外，流行病学研究表明肾和非肾性高 FGF23 血症患者病死率均较高 [48]。这些研究结果的病理生理意义尚待阐明，是否高 FGF23 浓度在某种程度上具有毒性以及是否血清 FGF23 升高是严重疾病的简单标志物，目前还不清楚。

## 参考文献

1. ADHRConsortium. 2000. Autosomal dominant hypo-phosphataemic rickets is associated with mutations in FGF23. *Nat Genet* 26: 345–348
2. Riminucci M, Collins MT, Fedarko NS, Cherman N, Corsi A, White KE, Waguespack S, Gupta A, Hannon T, Econs MJ, Bianco P, Gehron Robey P. 2003. FGF-23 in fibrous dysplasia of bone and its relationship to renal phosphate wasting. *J Clin Invest* 112: 683–692.
3. Liu S, Guo R, Simpson LG, Xiao ZS, Burnham CE, Quarles LD. 2003. Regulation of fibroblastic growth factor 23 expression but not degradation by PHEX. *J Biol Chem* 278: 37419–37426
4. Shimada T, Mizutani S, Muto T, Yoneya T, Hino R, Takeda S, Takeuchi Y, Fujita T, Fukumoto S, Yamashita T. 2001. Cloning and characterization of FGF23 as a causative factor of tumor-induced osteomalacia. *Proc Natl Acad Sci U S A* 98: 6500–6505.
5. White KE, Carn G, Lorenz-Depiereux B, Benet-Pages A, Strom TM, Econs MJ. 2001. Autosomal-dominant hypo-phosphatemic rickets (ADHR) mutations stabilize FGF-23. *Kidney Int* 60: 2079–2086.
6. Larsson T, Marsell R, Schipani E, Ohlsson C, Ljunggren O, Tenenhouse HS, Juppner H, Jonsson KB. 2004. Trans-genic mice expressing fibroblast growth factor 23 under the control of the alpha1(I) collagen promoter exhibit growth retardation, osteomalacia, and disturbed phos-phate homeostasis. *Endocrinology* 145: 3087–3094.
7. Burnett SM, Gunawardene SC, Bringhurst FR, Juppner H, Lee H, Finkelstein JS. 2006. Regulation of C-terminal and intact FGF-23 by dietary phosphate in men and women. *J Bone Miner Res* 21: 1187–1196.
8. Perwad F, Azam N, Zhang MY, Yamashita T, Tenen-house HS, Portale AA. 2005. Dietary and serum phos-phorus regulate fibroblast growth factor 23 expression and 1,25-dihydroxyvitamin D metabolism in mice. *Endocrinology* 146: 5358–5364.
9. Shimada T, Hasegawa H, Yamazaki Y, Muto T, Hino R, Takeuchi Y, Fujita T, Nakahara K, Fukumoto S, Yamashita T. 2004. FGF-23 is a potent regulator of vitamin D metabolism and phosphate homeostasis. *J Bone Miner Res* 19: 429–435.
10. Tsujikawa H, Kurotaki Y, Fujimori T, Fukuda K, Nabeshima Y. 2003. Klotho, a gene related to a syn-drome resembling human premature aging, functions in a negative regulatory circuit of vitamin D endocrine system. *Mol Endocrinol* 17: 2393–2403.
11. Shimada T, Kakitani M, Yamazaki Y, Hasegawa H, Takeuchi Y, Fujita T, Fukumoto S, Tomizuka K, Yamashita T. 2004. Targeted ablation of Fgf23 demon-strates an essential physiological role of FGF23 in phos-phate and vitamin D metabolism. *J Clin Invest* 113: 561–568.
12. Sitara D, Razzaque MS, Hesse M, Yoganathan S, Taguchi T, Erben RG, Jüppner H, Lanske B. 2004. Homozygous ablation of fibroblast growth factor-23 results in hyper-phosphatemia and impaired skeletogenesis, and reverses hypophosphatemia in Phex-deficient mice. *Matrix Biol* 23: 421–432.
13. Segawa H, Yamanaka S, Ohno Y, Onitsuka A, Shiozawa K, Aranami F, Furutani J, Tomoe Y, Ito M, Kuwahata M, Tatsumi S, Imura A, Nabeshima Y, Miyamoto KI. 2006. Correlation between hyperphosphatemia and type II Na/Pi cotransporter activity in klotho mice. *Am J Physiol Renal Physiol* 292: F769–779
14. Li SA, Watanabe M, Yamada H, Nagai A, Kinuta M, Takei K. 2004. Immunohistochemical localization of Klotho protein in brain, kidney, and reproductive organs of mice. *Cell Struct Funct* 29: 91–99.
15. Matsumura Y, Aizawa H, Shiraki-Iida T, Nagai R, Kuro-o M, Nabeshima Y. 1998. Identification of the human klotho gene and its two transcripts encoding membrane and secreted klotho protein. *Biochem Biophys Res Commun* 242: 626–630.
16. Urakawa I, Yamazaki Y, Shimada T, Iijima K, Hasegawa H, Okawa K, Fujita T, Fukumoto S, Yamashita T. 2006. Klotho converts canonical FGF receptor into a specific receptor for FGF23. *Nature* 444(7120): 770–774.
17. Kurosu H, Ogawa Y, Miyoshi M, Yamamoto M, Nandi A, Rosenblatt KP, Baum MG, Schiavi S, Hu MC, Moe OW, Kuro-o M. 2006. Regulation of fibroblast growth factor-23 signaling by klotho. *J Biol Chem* 281: 6120–6123.
18. Li H, Martin A, David V, Quarles LD. 2011. Compound deletion of Fgfr3 and Fgfr4 partially rescues the Hyp mouse phenotype. *Am J Physiol Endocrinol Metab* 300: E508–517.
19. Farrow EG, Davis SI, Summers LJ, White KE. 2009. Initial FGF23-mediated signaling occurs in the distal convoluted tubule. *J Am Soc Nephrol* 20: 955–960.
20. Jonsson KB, Zahradnik R, Larsson T, White KE, Sugi-moto T, Imanishi Y, Yamamoto T, Hampson G, Koshi-yama H, Ljunggren O, Oba K, Yang IM, Miyauchi A, Econs MJ, Lavigne J, Juppner H. 2003. Fibroblast growth factor 23 in oncogenic osteomalacia and X-linked hypo-phosphatemia. *N Engl J Med* 348: 1656–1663.

21. Yamazaki Y, Okazaki R, Shibata M, Hasegawa Y, Satoh K, Tajima T, Takeuchi Y, Fujita T, Nakahara K, Yamashita T, Fukumoto S. 2002. Increased circulatory level of biologically active full-length FGF-23 in patients with hypophosphatemic rickets/osteomalacia. *J Clin Endocrinol Metab* 87: 4957–4960.

22. Khosravi A, Cutler CM, Kelly MH, Chang R, Royal RE, Sherry RM, Wodajo FM, Fedarko NS, Collins MT. 2007. Determination of the elimination half-life of fibroblast growth factor-23. *J Clin Endocrinol Metab* 92: 2374–2377.

23. Takeuchi Y, Suzuki H, Ogura S, Imai R, Yamazaki Y, Yamashita T, Miyamoto Y, Okazaki H, Nakamura K, Nakahara K, Fukumoto S, Fujita T. 2004. Venous sampling for fibroblast growth factor-23 confirms preoperative diagnosis of tumor-induced osteomalacia. *J Clin Endocrinol Metab* 89: 3979–3982.

24. Econs MJ, McEnery PT. 1997. Autosomal dominant hypophosphatemic rickets/osteomalacia: Clinical characterization of a novel renal phosphate-wasting disorder. *J Clin Endocrinol Metab* 82: 674–681.

25. White KE, Jonsson KB, Carn G, Hampson G, Spector TD, Mannstadt M, Lorenz-Depiereux B, Miyauchi A, Yang IM, Ljunggren O, Meitinger T, Strom TM, Jüppner H, Econs MJ. 2001. The autosomal dominant hypophosphatemic rickets (ADHR) gene is a secreted polypeptide overexpressed by tumors that cause phosphate wasting. *J Clin Endocrinol Metab* 86: 497–500.

26. Ryan EA, Reiss E. 1984. Oncogenous osteomalacia. Review of the world literature of 42 cases and report of two new cases. *Am J Med* 77: 501–512.

27. HypConsortium. 1995. A gene (PEX) with homologies to endopeptidases is mutated in patients with X-linked hypophosphatemic rickets. The HYP Consortium. *Nat Genet* 11: 130–136.

28. Beck L, Soumounou Y, Martel J, Krishnamurthy G, Gauthier C, Goodyer CG, Tenenhouse HS. 1997. Pex/PEX tissue distribution and evidence for a deletion in the 3′ region of the Pex gene in X-linked hypophosphatemic mice. *J Clin Invest* 99: 1200–1209.

29. Feng JQ, Ward LM, Liu S, Lu Y, Xie Y, Yuan B, Yu X, Rauch F, Davis SI, Zhang S, Rios H, Drezner MK, Quarles LD, Bonewald LF, White KE. 2006. Loss of DMP1 causes rickets and osteomalacia and identifies a role for osteocytes in mineral metabolism. *Nat Genet* 38: 1310–1315.

30. Lorenz-Depiereux B, Bastepe M, Benet-Pages A, Amyere M, Wagenstaller J, Müller-Barth U, Badenhoop K, Kaiser SM, Rittmaster RS, Shlossberg AH, Olivares JL, Loris C, Ramos FJ, Glorieux F, Vikkula M, Juppner H, Strom TM. 2006. DMP1 mutations in autosomal recessive hypophosphatemia implicate a bone matrix protein in the regulation of phosphate homeostasis. *Nat Genet* 38: 1248–1250.

31. Nam HK, Liu J, Li Y, Kragor A, Hatch NE. 2011. Ectonucleotide pyrophosphatase/phosphodiesterase-1 (Enpp1) regulates osteoblast differentiation. *J Biol Chem*. 286(45): 39059–71.

32. Zeger MD, Adkins D, Fordham LA, White KE, Schoenau E, Rauch F, Loechner KJ. 2007. Hypophosphatemic rickets in opsismodysplasia. *J Pediatr Endocrinol Metab* 20: 79–86.

33. White KE, Cabral JM, Davis SI, Fishburn T, Evans WE, Ichikawa S, Fields J, Yu X, Shaw NJ, McLellan NJ, McKeown C, Fitzpatrick D, Yu K, Ornitz DM, Econs MJ.

2005. Mutations that cause osteoglophonic dysplasia define novel roles for FGFR1 in bone elongation. *Am J Hum Genet* 76: 361–367.

34. Hoffman WH, Jueppner HW, Deyoung BR, O'Dorisio M S, Given KS. 2005. Elevated fibroblast growth factor-23 in hypophosphatemic linear nevus sebaceous syndrome. *Am J Med Genet A* 134: 233–236.

35. Prince MJ, Schaeffer PC, Goldsmith RS, Chausmer AB. 1982. Hyperphosphatemic tumoral calcinosis: Association with elevation of serum 1,25-dihydroxycholecalciferol concentrations. *Ann Intern Med* 96: 586–591.

36. Frishberg Y, Topaz O, Bergman R, Behar D, Fisher D, Gordon D, Richard G, Sprecher E. 2005. Identification of a recurrent mutation in GALNT3 demonstrates that hyperostosis-hyperphosphatemia syndrome and familial tumoral calcinosis are allelic disorders. *J Mol Med* 83: 33–38.

37. Ichikawa S, Guigonis V, Imel EA, Courouble M, Heissat S, Henley JD, Sorenson AH, Petit B, Lienhardt A, Econs MJ. 2007. Novel GALNT3 mutations causing hyperostosis-hyperphosphatemia syndrome result in low intact fibroblast growth factor 23 concentrations. *J Clin Endocrinol Metab* 92: 1943–1947.

38. Topaz O, Shurman DL, Bergman R, Indelman M, Ratajczak P, Mizrachi M, Khamaysi Z, Behar D, Petronius D, Friedman V, Zelikovic I, Raimer S, Metzker A, Richard G, Sprecher E. 2004. Mutations in GALNT3, encoding a protein involved in O-linked glycosylation, cause familial tumoral calcinosis. *Nat Genet* 36: 579–581.

39. Garringer HJ, Fisher C, Larsson TE, Davis SI, Koller DL, Cullen MJ, Draman MS, Conlon N, Jain A, Fedarko NS, Dasgupta B, White KE. 2006. The role of mutant UDP-N-acetyl-alpha-D-galactosamine-polypeptide N-acetylgalactosaminyltransferase 3 in regulating serum intact fibroblast growth factor 23 and matrix extracellular phosphoglycoprotein in heritable tumoral calcinosis. *J Clin Endocrinol Metab* 91: 4037–4042.

40. Frishberg Y, Ito N, Rinat C, Yamazaki Y, Feinstein S, Urakawa I, Navon-Elkan P, Becker-Cohen R, Yamashita T, Araya K, Igarashi T, Fujita T, Fukumoto S. 2007. Hyperostosis-hyperphosphatemia syndrome: A congenital disorder of O-glycosylation associated with augmented processing of fibroblast growth factor 23. *J Bone Miner Res* 22: 235–242.

41. Benet-Pages A, Orlik P, Strom TM, Lorenz-Depiereux B. 2005. An FGF23 missense mutation causes familial tumoral calcinosis with hyperphosphatemia. *Hum Mol Genet* 14: 385–390.

42. Larsson T, Yu X, Davis SI, Draman MS, Mooney SD, Cullen MJ, White KE. 2005. A novel recessive mutation in fibroblast growth factor-23 causes familial tumoral calcinosis. *J Clin Endocrinol Metab* 90: 2424–2427.

43. Araya K, Fukumoto S, Backenroth R, Takeuchi Y, Nakayama K, Ito N, Yoshii N, Yamazaki Y, Yamashita T, Silver J, Igarashi T, Fujita T. 2005. A novel mutation in fibroblast growth factor 23 gene as a cause of tumoral calcinosis. *J Clin Endocrinol Metab* 90: 5523–5527.

44. Ichikawa S, Imel EA, Kreiter ML, Yu X, Mackenzie DS, Sorenson AH, Goetz R, Mohammadi M, White KE, Econs MJ. 2007. A homozygous missense mutation in human KLOTHO causes severe tumoral calcinosis. *J Clin Invest* 117: 2684–2691.

45. Shimada T, Urakawa I, Isakova T, Yamazaki Y, Epstein M, Wesseling-Perry K, Wolf M, Salusky IB, Juppner H. 2010. Circulating fibroblast growth factor 23 in patients

with end-stage renal disease treated by peritoneal dialysis is intact and biologically active. *J Clin Endocrinol Metab* 95: 578–585.

46. Fliser D, Kollerits B, Neyer U, Ankerst DP, Lhotta K, Lingenhel A, Ritz E, Kronenberg F, Kuen E, Konig P, Kraatz G, Mann JF, Muller GA, Kohler H, Riegler P. 2007. Fibroblast growth factor 23 (FGF23) predicts progression of chronic kidney disease: The Mild to Moderate Kidney Disease (MMKD) Study. *J Am Soc Nephrol* 18: 2600–2608.

47. Mirza MA, Larsson A, Melhus H, Lind L, Larsson TE. 2009. Serum intact FGF23 associate with left ventricular mass, hypertrophy and geometry in an elderly population. *Atherosclerosis* 207: 546–551.

48. Gutiérrez OM, Mannstadt M, Isakova T, Rauh-Hain JA, Tamez H, Shah A, Smith K, Lee H, Thadhani R, Jüppner H, Wolf M. 2008. Fibroblast growth factor 23 and mortality among patients undergoing hemodialysis. *N Engl J Med* 359: 584–592.

# 第 25 章
# 性 激 素

Stavros C. Manolagas · Maria Almeida · Robert L. Jilka

（张　荣　译　邓伟民　审校）

## 引言

在成年时期，雌激素和雄激素影响骨骼的发育。性腺功能的缺失或障碍与骨骼畸形相关，亚里士多德（公元前384—前322年）就发现了这一关系；关于性激素对骨的重要影响，他强调的年龄的重要性如下："如果动物在幼年时被阉割，则与非阉割者相比，其会变得更高和更纤弱；然后如果其在成年时被阉割，其不会变得更高"。在20世纪40年代，Fuller Albright首先提出了更年期与骨量丢失的关系[1]，大大增加了人们对甾体激素在骨骼中作用的兴趣。从那时起，有大量文献记载男性在生长过程中缺乏雌激素会影响其骨骼的发育，在成年将引起内环境的紊乱；并且在两性都有助于骨质疏松的发展。然而，在男性或女性中，对性激素缺乏导致的负面影响的细胞和分子学机制及雌激素维持男性骨骼的分子作用机制仍不清楚。直至最近，对性激素缺乏和高龄是否对骨产生负面影响及怎样产生影响仍不清楚。在本章中，我们将简要回顾一下性腺素的生物合成和雄激素向雌激素转化的过程。在骨中，这两种激素作用于雌、雄激素受体，并激活信号通路。不同类型骨细胞上的雌、雄激素的生物效应影响骨骼发育。性激素的缺乏与骨质疏松症的发展相关，天然雌激素或相关人工合成的雌激素最终将用于骨质疏松症治疗。除了雌激素、雄激素，性腺也产生黄体酮，其在骨中也有微弱作用。

## 激素的生物合成

雌激素和雄激素都来源于胆固醇代谢产物C19[2-3]，在脊椎动物中雌激素种类很多，最常见的为17β-雌二醇（$E_2$）、雌酮（$E_1$）、雌三醇。雌二醇来源于卵巢，是绝经前女性体内循环中的主要雌激素，女性体内雌激素的浓度约20~200pg/ml，在月经周期不同时段，雌激素水平不同。绝经后女性体内的雌激素主要是雌酮，主要在卵巢外（包括骨中）合成。

男性体内的主要性激素为睾酮（T），其95%来源于睾丸，在体内循环中的浓度约3~10ng/ml。剩余5%的睾酮来源于肾上腺，通过3β-羟基类固醇脱氢酶（3β-HSD）和17β-羟基类固醇脱氢酶（17β-HSD）转化为脱氢表雄酮（DHEA）。双氢睾酮（DHT）是男性体内循环中含量排行第二的雄激素，在外周雄激素作用的靶组织中，由睾酮通过5α-还原酶转化而来。尽管体内双氢睾酮水平低于睾酮，约为0.25~0.75ng/ml，但它对雄激素受体（AR）有更高的亲和力，因此双氢睾酮更有生物活性。在男性体内循环中仍然存在雌二醇（$E_2$）（大约50pg/ml），是通过睾酮的芳香化产生。在男性体循环中的雌二醇大约20%来源于睾丸，由睾酮（T）从细胞色素P450芳香化酶转化而来。剩余80%来源于外周组织，脱氢表雄酮（DHEA）在外周组织中通过芳香化和脱氢作用转化为微弱的雌酮（E₁），然后通过17β-羟基类固醇脱氢酶（17β-HSD）转化为E₂（图25.1）。

在女性中，卵巢中的性激素中间体C19也能产生睾酮，大多数在卵巢内表达。在女性体内睾酮和双氢睾酮含量较低（低于3ng/ml），同男性一样，在

性腺外组织中合成。

总睾酮中的50%~60%及总雌二醇中的20%~40%在循环中以较高亲和力与性激素结合球蛋白（SHBG）结合[4]，剩下的大多数以较低亲和力与白蛋白结合。总循环中无论是雌激素还是雄激素，仅2%能自由进入细胞，发挥生物学效应。

绝经后女性体内的雌激素一般都低于同龄男性，在男性衰老过程中，睾酮每年仅减少约1%，总雌二醇水平保持不变。然而在中老年男性中性激素结合球蛋白（SHBG）显著增加，导致雌二醇比睾酮的生物效应下降较快[5]。

## 受体和分子的作用机制

像其他甾体激素一样，雌激素或雄激素通过结合相应特定的受体蛋白质：雌激素受体α（ERα）或雌激素受体β（ERβ）及雄激素受体（AR），发挥生物学效应[6]。这些受体是配体激活转录因子，与同源或异配体结合时，直接附加到特定的DNA序列，后者被称为靶基因调控区域的激素反应原件（HRE）（图25.2），像雌激素受体与核受体κB(NF-κB)一样，通过其他转录因子的蛋白质-蛋白质相互作用与基因启动子DNA受体结合[7]。此关联抑制核受体κB的活化和白介素-6（IL-6）的基因转录[8]。

雌激素和雄激素也能激活胞质信号，如络氨酸蛋白激酶（Src）、Shc、丝裂原活化蛋白（MAP）激酶包括细胞外信号调节激酶（ERK）、磷脂酰肌醇3激酶（PI3K）和丝氨酸苏氨酸激酶（JNK）通路的非基因或非基因引向行为，引起配体与细胞膜及细

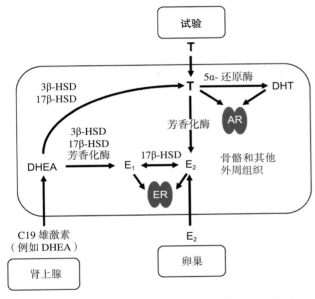

图25.1　性腺和外周组织中的雌激素和雄激素的生物合成。T：睾酮；E₁：雌酮；E₂：17β雌二醇；DHT：双氢睾酮；DHEA：脱氢表雄酮；AR：雄激素受体；ER：雌激素受体；HSD：羟基类固醇脱氢酶

图25.2　雌激素受体激活信号通路。在经典的基因信号通路17β-雌二醇（由三角形表示）与其受体结合，转位到细胞核发生二聚化，黏附于雌激素反应元件（ERE）DNA，并激活或发生转录。在雌激素反应元件非依赖性的基因组信号通路，配体激活的受体结合其他转录因子（由NF-κB的亚基p50和p65表示），从而防止它们与其他反应元件的DNA结合。在非基因导向的模型中，配体激活受体（位于质膜或细胞质）与胞质酶和触发器级联，正向或反相调节转录因子如ELK-1和C-jun的活化

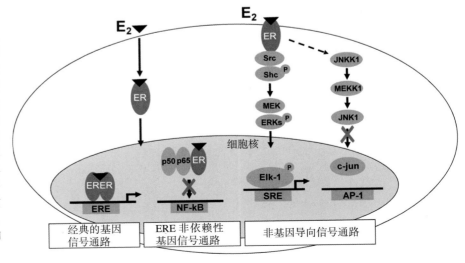

胞质表面的雌激素受体结合，激活下游激酶，引起转录因子的活化[9]。通过后者，雌激素受体控制一系列基因的作用远大于直接与 DNA 的联系[10]。

在所有类型的骨细胞包括骨骼软骨细胞、骨髓基质细胞、成骨细胞、骨细胞、破骨细胞，均发现雌激素 α 受体、雌激素 β 受体和雄激素受体[11]。然而，在男性和女性中，与生殖器官相比，骨细胞表面的雌激素受体水平要低[12]。在小鼠中，缺乏雌激素受体 β 不会影响成骨细胞数量和骨量[13]。另外，研究小鼠雌激素 β 受体基因突变表明，除卵巢功能受损外，对于身体主要系统的发育和动态平衡，不要求同型雌激素受体（至少在小鼠中）[14]。因此，在骨中雌激素 β 受体可能不是很重要，其在骨膜并置中可能产生抑制的作用[15]。

## 性激素影响骨骼生长

性别是决定骨骼的大小和形状的一个重要因素，这种形状上的差异在性别上部分表现在女性骨盆是为了满足妊娠和分娩下一代的需要。骨骼生长通过软骨形成使骨骺生长板变长，据此钙化软骨会被吸收，破骨细胞和软骨逐渐被成骨细胞的骨矿化取代。同时，骨沿径向生长，皮质变密，髓腔变大，在骨表面吸收大于形成和导致骨膜形成和骨骼重构[16]。

从青春期开始，低水平的雌激素或雄激素促进男女骨线性迅速增长，其作用从软骨形成开始[16]。青春期男性与女性长骨的外周长和骨髓腔进一步扩大，到青春期结束，高水平的雌激素对于骨骺关闭和停止线性增长是必不可少的。骨膜骨形成大幅度增加，导致男性比女性的骨头大；相反，女性比男性有更多软骨形成。女性青春期起步较早，男性持续时间较长，但两者没有绝对增长率的差别。这可以解释男女之间骨架大小差异的部分原因。

### 线性增长的影响

在男女青春期骨骼的变化中，雌激素是不可缺少的，因此，芳香化酶缺陷的女性和雌激素缺乏的男性，将不会出现快速生长和骨骺闭合[17]。给予芳香化酶缺乏患者雌激素替代后将促进骨生长。另外，在青春期前，给予适量的雌二醇将增加骨的纵向生长[18]。另外，男性和女性的芳香化酶基因的多度表达将加速骨生长，导致骨骺过早关闭[19]。在男性中雌激素 α 受体功能损失，骨的线性快速生长消失，

进一步证明雌激素在男性骨中的重要作用[20]。骨骼线性生长依赖生长激素（GH）/ 胰岛素样生长因子（IGF）轴，在这一过程中，雌激素的部分作用是激活生长激素 - 胰岛素样生长因子（GH–IGF）轴[16]。

目前，雄激素是否主要影响线性增长尚不清楚，在雌激素 α 受体突变的男性中和芳香化酶缺乏的男女两性中，血清睾酮处于高水平，这一点将不支持雄激素在骨线性增长中起显著作用这一观点[17,20]。另外，由于雄激素受体突变引起雄激素不敏感综合征患者身高要比正常男女高[21]。而且，给男孩添加双氢睾酮导致骨生长的推迟；在生长中的大鼠或家兔中，添加双氢睾酮刺激骨的纵向生长，也证明了雄激素的这一作用[16]。至今，在小鼠模型中，没有关于雄激素、雌激素和它们的受体在骨的快速生长中作用的一致性数据。

### 对骨膜扩大的影响

男性与女性相比，在青春期有更大的骨膜扩张，主要由于男性体内较高水平的雄激素。然而，在芳香化酶缺乏的患者中添加雌激素将增加骨骼大小，这种假定同样导致骨膜增加[22]；研究结果同样指出，在啮齿类动物，雌激素和雄激素与各自受体结合，导致成长中的雄性小鼠骨膜扩张，因此雄激素突变或缺失的雄性小鼠骨膜扩张减少[23]。在男性中双氢睾酮是负责骨膜扩张的雄激素。因此，缺乏 I 型 5α- 还原酶将减少骨皮质厚度[24]。然而在小鼠中缺失雌激素受体 α，而不是雌激素 β，也会引起骨膜形成减少，股骨宽度减少[13]。在去睾丸的雄性小鼠中抑制雌二醇合成的芳香化酶抑制剂将使骨膜扩张进一步减少，表明促进桡骨生长的雌激素来源于外周组织[25]。骨膜的最佳扩张需要适量的雄激素受体与雌激素 α 受体，相对于其中一种受体缺乏，小鼠骨膜周围缺乏两种受体[26]。

不同于男性，在女性中雌激素限制桡骨生长，生长中的卵巢切除的大鼠或小鼠，在青春期早期增加骨膜扩张[25]。此外，缺少雌激素 β 受体的雌性小鼠骨膜周长增加[15]。雌激素在雌雄骨膜中发挥相反的效应，这是否也在人类中发生，尚不清楚。

在青春期结束，纵向骨生长停止，在增殖区软骨细胞的复制下降，这将导致生长板远端处软骨合成减少，以及近端软骨更换减少。因此导致生长板关闭。在男女青春期结束，缺乏雌激素 α 受体的男性[20] 或芳香化酶缺陷的男女中[17,27]，骨生长板闭合

是受雌二醇的影响，将导致骨生长板闭合失败，会继续纵向生长。而且，缺乏雌激素受体的特异性软骨细胞将导致骨生长板闭合失败，表明雌二醇对软骨细胞增殖有直接抑制作用[28]。同样，去卵巢的生长中大鼠的增殖区软骨细胞数量增加[29]。

## 性激素对骨骼维持的影响

一生中旧骨定期吸收，并被新骨取代，包括短暂的成骨和破骨细胞构成的多细胞单元。这一过程被称为重建。骨细胞的修复、重建需要精心策划的特殊场地，被埋藏在矿化骨中的寿命较长的前成骨细胞能感知和响应机械力的变化[30]。

过剩的破骨细胞相对于重建的需要与腔内修复的不足的成骨细胞相对于腔内修复的需要，对大多数获得性骨代谢疾病，包括骨质疏松症都是至关重要的[31-32]。雌激素或雄激素缺乏导致骨质流失与骨重建率增加相关，增加破骨细胞和成骨细胞数量也增加骨吸收和形成，尽管并不平衡。反之，雌激素或雄激素减少骨质吸收，抑制骨重建，帮助保持骨形成和骨吸收之间的平衡。这些激素在骨髓腔内影响成骨细胞和骨细胞形成，同时具有对于成骨细胞促凋亡，对于成熟的成骨细胞和骨细胞抗凋亡的作用。

30 年前，大量的细胞模型、原代细胞培养、啮齿动物的研究提出几种机制来解释性激素在骨骼动态平衡中的保护作用。该列表包括雌激素或雄激素在成骨细胞、破骨细胞的增殖、分化和寿命中的直接作用，同时由骨髓基质细胞、T 和 B 淋巴细胞、巨噬细胞和树突状细胞产生细胞因子（包括白介素 -1β、白介素 -6、白介素 -7、肿瘤坏死因子 α、巨噬细胞集落刺激因子、核因子 -κB 受体活化因子、破骨细胞抑制因子和前列腺素类）介导的间接影响[32-33]。一项来自绝经前和绝经后女性的骨髓腔细胞研究表明，雌激素缺乏将增加成骨细胞祖细胞、T 和 B 细胞核因子 -κB 受体活化因子产生和减少破骨细胞抑制因子产生[34]，但是，雌激素可能并不直接影响核因子 -κB 受体活化因子基因的转录（C.A. O'Brien，尚未发表）；核因子 -κB 受体活化因子是由成骨细胞祖细胞或成熟的成骨细胞在重建过程中产生[30]；破骨细胞抑制因子的水平在绝经前和绝经后女性循环中没有差异[35]。

在过去的 10 年中，已研究性激素对骨骼整体作用的一些贡献，包括更有利的方法如遗传方法。特别是生殖期小鼠体细胞或不同类型的骨细胞亚型中雌激素或雄激素受体的消除或修改。不幸的是，完全消除雌激素 α 受体的小鼠没有足够的证据，由于雌激素受体的不完全消除，或者由于消除导致类固醇激素对下丘脑 / 垂体促性腺激素的负反馈，雌激素对骨的生理效应导致高水平的雌二醇和睾酮，从而混淆骨表型的解释。最近有研究雌激素受体 α 特异性表型的尝试，提供了更多有意义的见解。

## 对破骨细胞的影响

通过两项实验选择性删除破骨细胞中雌激素受体 α——一个使用成熟破骨细胞中表达的组织蛋白酶 K 助剂（雌激素受体 α 小鼠），另一种使用溶酶菌 M（LysM）基因激动剂（雌激素受体 α 溶酶菌 M 小鼠），在所有的单核细胞、巨噬细胞、中性粒细胞中表达，破骨细胞最主要通过雌激素受体 α 介导细胞自主性，雌激素对女性骨骼的作用是抗骨吸收。

很明确，雌激素 α 受体的雌性小鼠表现出骨量减少是由于破骨细胞数量增加，自主细胞促凋亡机制影响雌激素对成熟破骨细胞的作用[36]。研究证明，促凋亡作用的破骨细胞上的雌激素由破骨细胞产生，由 Fas 配体介导，雌激素 α 受体小鼠并没有表现出基础条件下的破骨细胞祖细胞的变化，卵巢切除后两周，没有出现任何骨质流失。根据这一结果，Nakamura 等总结成熟破骨细胞上的雌激素促凋亡作用，引起骨保护性能。尽管其他研究者与 Nakamura 的发现相反，他们并不能确认在破骨细胞中雌激素能增加 FasL 基因的转录[37-38]。

在 ER α、LysM 敲除小鼠的中，破骨细胞祖细胞的数量是骨松质破骨细胞的两倍。在雌激素充足的情况下，ER α、LysM 敲除小鼠的骨松质质量降低，在雌激素缺乏状态，并没有预期表现骨松质减少[37]。与同窝出生的小鼠对照，雌激素减少，在骨皮质中将出现相同的降低过程。去除破骨细胞上雌激素的影响，选择性雌激素撤退后防止骨松质损失的证据表明，在骨筋膜室，雌激素通过 ERα 对破骨细胞的前体和它们的后代细胞的保护效果是足够的。

在 ERα$_{LysM}$$^{-/-}$ 小鼠完全消失，破骨细胞上雌激素促凋亡的作用，但是对 ERα 敲入突变防止与 DNA

（ERaNERKI/⁻）结合的小鼠不产生影响[37]。而且，雌激素的聚合物形式不能刺激核发起包括诱导破骨细胞的行动，ERα 与野生型 ERα 中的雌二醇一样有效。这些结果表明，破骨细胞生成和寿命的衰减，不能发挥由经典雌激素反应元件（ERE）介导的雌激素作用机制。类固醇受体共激活因子 -1 缺失导致骨骼中网状骨（而不是皮质）抵抗雌二醇，基因导向作用机制可能也需要抗骨吸收的雌激素的影响[39]，或至少基因导向与非基因导向途径相互依存。

雌激素和雄激素对 T 和 B 淋巴细胞促进性激素再吸收和整体抗骨吸收的影响仍不清楚[33,40]。

## 对成骨细胞的影响

破骨细胞中 ERα 缺失，在女性中不会影响骨皮质，在男性中不会影响骨松质和骨皮质[37]。这些研究表明，在破骨细胞消除雌激素的促凋亡作用导致骨松质骨髓腔的骨质流失由破骨细胞吸收。破骨细胞穿孔的骨小梁被填充后形成雌激素对成骨细胞（或许其他细胞类型）的影响，皮质的保护作用是不可少的，间充质干细胞（Osx1 表达细胞）的雌激素 α 受体缺失导致皮质厚度下降，这种效应在雌性、雄性小鼠均已证明。这证明在男性女性中，ERα 促进成骨细胞增殖、分化和（或）存活[41]。总之，这些证据说明雌激素对成骨细胞和破骨细胞活性的影响，是由雌激素 α 受体介导的细胞自主行为。

性激素对成熟骨的成骨细胞抗凋亡机制的重要性，以及成骨细胞干细胞和它有丝分裂的后代的增殖、抗增殖、分化、抗分化的重要性尚不清楚。目前，也不清楚在性激素缺乏状态下是否增加骨形成导致细胞自主活动损失、抑制成骨细胞的生成、间接影响二次骨吸收增加。

## 对骨细胞的影响

骨细胞是迄今为止哺乳动物骨中最丰富的细胞。它们的生活年限对应于骨的年龄，相对寿命短的是只在重建过称出现的成骨细胞和破骨细胞[42]。骨细胞是雌激素和雄激素的靶细胞之一。雌激素或雄激素抑制成骨细胞和骨细胞凋亡[9,43]。这种效果需要激活 Src/Shc/ERK 信号通路和下游转录因子如 Elk-1、C/EBPS 和 CREB[9]。相反，人类[44]、大鼠[45]和小鼠[43]的雌激素或雄激素缺乏会增加骨细胞凋亡，导致患病率增加。Frost 认为机械力（被认为一个假定

的骨骼力学调控）导致骨重建变化，以便于调节骨量到一定水平，适应当前环境的机械力。他还推测雌激素减少的最小有效应变是启动骨形成的必要条件。在人类雌激素和运动对骨量可能发挥添加剂的效果支持这一假说[46]。而且，Lanyon 等报道小鼠骨形成增加通常发生在机械负荷减少和雌激素缺乏的状态下[47]。

年老体力活动减少、卧床休息或太空飞行不可避免地导致骨质流失[46]。机械力降低的小鼠模型中，成骨细胞凋亡的患病率增加最多，其次为骨吸收、骨矿化和骨强度的损失[48]，另外，机械应变是骨细胞存活的需要。生理水平的机械应变阻止培养的骨细胞凋亡[49]。雌激素受体在机械力对骨细胞的促生存效果的作用与小鼠缺乏雌激素 α 或 β 受体出现的成骨细胞反应一致[47]。

骨细胞雌激素 α 受体在骨细胞的功能形成发挥重要作用，从而影响骨强度。鉴于这一事实，骨细胞产生的分子控制破骨细胞或成骨细胞的形成，增加骨细胞凋亡，性激素缺乏同时也可以影响骨量[30,50-51]。

## 性激素缺乏与老化

超过 60 岁，随着年龄增长会出现骨骼退化，主要归因于更年期卵巢功能逐渐衰退，以及老年男性中后来的、较小的雌激素下降[52-53]。然而，最近的流行病学证明，人类随着年龄增长，在性激素出现任何明显下降之前，女性和男性的骨形成和骨吸收之间失去平衡。与此相同的是，在 65 岁以后，大多数非脊椎骨折发生在骨皮质区，大多数骨质流失也发生于这个年龄段[54]。而且在绝经后雌激素开始下降之前的围绝经期女性骨量变化证明，从绝经期到 75 岁，女性失去全身骨矿物的 22%，其中 13.3% 由于老化，7.75% 由于雌激素下降。股骨颈失去的 14% 与年龄相关，仅仅 5.3% 与雌激素消退相关[55]。另外，最近的研究通过高分辨率定量 CT 检查从 50 ~ 80 岁死去的女性股骨皮质，分析发现骨皮质的流失是皮质内孔隙增加的结果[54]。另外，Khosla 等研究表明，人类骨损失的发生与雌激素缺乏息息相关，骨小梁缺失的严重程度与雌激素无关[53]。

对小鼠模型的研究表明，与骨年龄相关的内在机制如氧化应激（OS）占主导，在其他器官和组织中（如卵巢）与年龄相关的变化可能是诱因[52]。

## 活性氧簇对骨细胞生存的影响

氧化应激（OS）许多年中一直被认为作为一个共同机制在一些退变性疾病的发病中与衰老相关。同样，在骨质疏松症，一些与活性氧簇（ROS）相关的证据随年龄增长、骨形成减少，以及与雌激素缺乏相关的骨吸收增加[12,52,56]。根据这一证据，OS增加骨细胞中 ROS 的产生、促进细胞凋亡、减少骨形成[12,57-58]。另外，ROS 是 RANKL 诱导的破骨细胞生成、活化、生存的关键（图 25.3）[52]。骨生物学与 ROS 的研究结果一致，现在普遍认为，ROS 既可以是有氧代谢有害的副产品，出现蛋白质、类脂体、DNA 破坏，导致细胞死亡，也包括产生于细胞表面受体、传播细胞内信号的信号源[52]。

从原核生物到哺乳动物的有机体，为了保护 OS，网络重叠机制清除 ROS，包括各种形式的超氧化物歧化酶（SOD）和过氧化氢酶，以及含巯基氧化还原寡肽，其中最丰富的是谷胱甘肽和硫氧还蛋白。减少这些清除机制，增加线粒体呼吸链泄露和其他细胞氧化酶活性增加，是 OS 3 个主要机制[52]。在过去的几年里，FOXO 转录因子已成为对抗 OS 的另一个重要的防御机制，主要是为了保持长寿命的细胞，包括干细胞的完整性。与此一致，整体删除 FoxO，年老影响年轻小鼠的骨骼[57]，这表明提供了一种氧化防御机制，以处理骨细胞不断有氧代谢产生的氧自由基，对于整个生命骨量的稳态不可缺少。

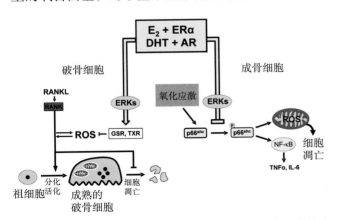

图 25.3　活性氧簇（ROS）影响破骨细胞和成骨细胞的生存，这些作用受性激素反调节。在破骨细胞中，ROS 需要RANKL 诱导的细胞分化、激活和生存。另外，ROS 刺激成骨细胞凋亡，并减弱成骨作用。雌激素或雄激素通过胞质激酶如 ERK 对抗生产和 ROS 的影响。这些抗氧化作用导致性激素减弱破骨细胞生成和存活，促进成骨细胞及其生存，并衰减 NF-κB 和细胞因子的产生（Ref 52.Reproduced with modifications and permission from Endocrine Reviews）

## 在骨细胞中雌激素或雄激素削弱氧化应激

性激素缺乏类似于老化，会增加 ROS 的生成及骨骼中肿瘤抑制基因 p53 和 p66[Shc] 的活性（生长因子适配器 Shc 的 66-Kd 亚型，适应在 OS、细胞凋亡和老化中起关键作用），抗氧化剂可以防止急性卵巢或睾丸功能损失对骨功能的不利影响（图 25.4）[12,56]。因此，性激素缺乏可加速老化[42,52]。

相反，雌激素或芳香化的雄激素减少 OS 和 p66[Shc] 活性，并拮抗 ROS 诱导成骨细胞凋亡、NF-κB 活化，以及在成骨细胞通过 PKCβ/p66 信号级联衰减产生的细胞因子[12,59]（图 25.3），它们还减少骨髓中的 ROS[12,60]。另外，雌激素或雄激素通过抗氧化机制削弱破骨细胞上的 RANKL。在 ERα 敲除的小鼠，雌激素所有的抗氧化作用防止与 DNA[NERKI] 结合，并与雌二醇的树枝状聚合物（EDC）共轭，因此，不能刺激 ERα 核发起行为[37,61]。这些观察表明，雌激素对 OS 以及对成骨细胞和破骨细胞的生存的影响不需要 ERα 与 DNA 反应元件绑定（图 25.3）。

雌激素的细胞自主效果保护成骨干细胞抵抗来自 ROS 的不利影响（或许是 ROS 的生成），有利于间充质干细胞（Osx1 的表达）雌激素受体 α 的删除导致骨量减少[41]。

根据最新进展，雌激素缺乏不仅造成成熟成骨细胞存活减少，而且也阻碍了成骨细胞的生成，这样一种方式，相对于骨吸收增加的需求，成骨细胞数量相对不足。在女性中，破骨细胞雌激素缺乏，在网状腔骨小梁的完整穿孔，由破骨细胞的骨吸收，随后成骨细胞的骨形成填充。另一方面，雌激素的流失，影响成骨细胞的生成，寿命可能与骨皮质有关。（图 25.5）。

## 性激素的缺乏对骨质疏松症的影响

男性和女性的骨流失是由于年龄增长，但是男性比女性患骨质疏松少的原因有两个：首先，男性在青春期获得更多的骨；其次，男性在老化过程中骨流失少，不会突然失去雌激素。

骨小梁穿孔和连接丢失主要来自更年期骨松质损失加速。此阶段之后几年骨质流失较慢，主要影响大脑皮质区。最后一阶段发生在男女间，与成骨细胞数量减少、骨形成下降及骨小梁数目减少有关。在老年女性和男性中，减少的板宽度与骨质疏松症的组织学结果一致。此外，中年男性骨质流失与

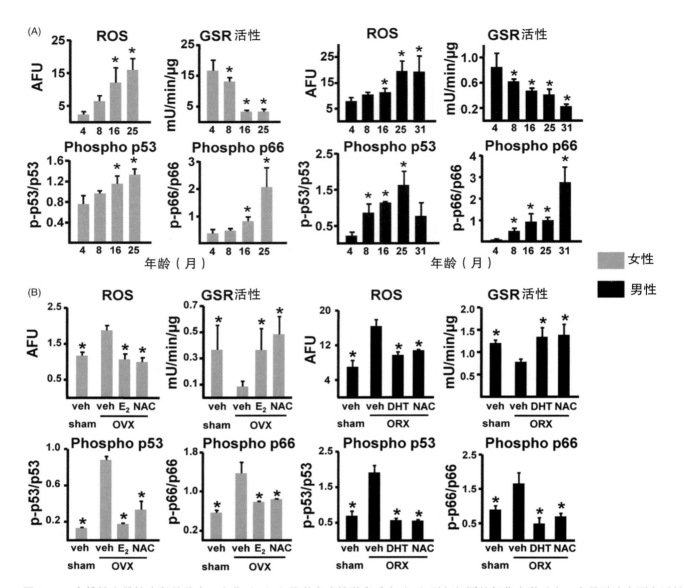

图 25.4　在雄性和雌性小鼠骨骼中，老化（A）和雌激素或雄激素丢失（B）引起相同的氧化应激反应。在骨髓腔中测定活性氧簇（ROS）和谷胱甘肽还原酶（GSR）活性和 C57BL6 椎体溶解小鼠 p53 和 p66 磷酸化（phospho）。5 个月时将卵巢切除（OVX）或睾丸切除（ORX），6 周后安乐死后测量（Ref 52. Reproduced with permission from Endocrine Reviews ）

骨小梁变薄而不是穿孔有关[62]。急性雌激素缺乏（如更年期）和长期雌激素缺乏症（如中老年男性和女性骨质疏松症）的影响不同提示大幅修改性激素损失的影响如增加破骨细胞形成及老化机制内在骨重写。除了老化和雌激素缺乏，另外两个年龄依赖性发病机制有助于OS的增加和骨损失：脂质过氧化[63]及增加内源性糖皮质激素[64]。

因此，这两种机制可能参与骨流失的后期阶段，进一步扩大 OS 和抑制成骨。为了支持这一论点，趋势小鼠上调成骨细胞（和破骨细胞）干细胞，同时避免服用糖皮质激素激素[65]。

## 雌激素、雄激素缺乏与男性骨质疏松症

不仅女性，在男性中雌激素缺乏也是骨质疏松症发展的重要机制。以下 3 个证据支持这一观点：①前面已讨论过，男性雌激素 α 受体或芳香化酶突变的遗传证据[17,20]；②芳香化酶抑制剂短期临床试验结果；③血清游离雌二醇水平与骨密度（BMD）或骨重建标志之间的横断面相关性[53]。而且，先前的雌激素受体基因 α 突变的纵向研究表明，骨骼发育和成长中遇到障碍。不同情况下，绝大多数骨质疏松症患者有正常的骨骼发育和生长，但启动并达

到峰值后骨开始流失[66]。而且，是否循环中雌激素或雄激素小的差异及多大程度的影响，有助于老年骨标记或骨密度的变化仍然未知，尤其是较小的差异可能并不影响围绝经前后骨密度的差异[67]。更重要的是，如上所讨论的，在更年期雌激素缺乏引起的骨松质损失结果主要来自于骨小梁穿孔和连接丢失；后者骨质流失的速度较慢，发生在老年女性和男性，主要影响皮质区[68]，与成骨细胞数量、骨形成率减少、骨小梁厚度减小有关。

另外，人类雄激素和雄激素受体在男性骨骼稳态中的重要作用，已经被特发性低促性腺激素症或完全雄激素不敏感综合征患者低骨量证明[69-70]。同时，在雄性小鼠中雄激素受体完全删除导致骨逆转高，骨吸收减少，骨量、骨皮质体积减小[71]。然而，形成鲜明的对比，双氢睾酮可抑制破骨细胞形成，刺激破骨细胞凋亡，完全防止去睾丸化诱导的骨质流失[37,43]。这项研究的作者得出结论，雄激素受体删除，并未影响到破骨细胞生成和破骨细胞存活，骨吸收增加归因于成骨细胞 RANKL 生产增加。重要的是，与之对比，雄激素缺乏对骨小梁和骨皮质量产生不利影响，在这些小鼠中增加骨小梁或骨皮质的形成。如果可能，对成骨细胞的细胞自主性影响是骨质流失的唯一损失。

尽管相对于衰老和 OS，雌激素对于老年男性骨质疏松症的发展贡献相对不确定，雄激素参与的雌激素受体介导行为很少或没有在骨松质中发挥雄激素的保护作用可能，但它们可能在骨皮质中发挥雄激素保护作用。 支持的观点认为雄激素对骨小梁的保护作用不能被芳香化的雄激素的雌激素受体 α 受体介导，在小鼠骨小梁中选择性删除成熟破骨细胞或整个破骨细胞谱系对雄性骨小梁没有影响[36-37]。另外，芳香化的雄激素可防止 ORX 介导的骨小梁损失。而且，在雌激素受体功能突变的纯合子受损的男性，骨小梁的数量可以保存，表明在缺少雌激素 α 受体时，雄激素可保留骨小梁数量[66]。研究者一致认为，雄激素保持骨小梁的功能是由雄激素受体介导的，在成熟的成骨细胞的雄激素受体缺失或过度表达将各自减少或增加骨小梁体积[72-73]；与将雄激素受体全部删除相比，骨小梁的作用（如遗传功能）是微乎其微的，表明破骨细胞上雄激素受体介导的雄激素作用是其雄激素保护作用的主要机制（图 25.5）。

与雄激素受体完全消除对比，从成熟的成骨细胞或破骨细胞特异性消除雄激素受体不会影响皮质层厚度和骨膜直径[74-75]。成熟的成骨细胞中缺乏雄激素受体，在小鼠中将很少影响骨皮质功能。完全消除雄激素受体的这种情况消失。有证据表明，雄激素受体的重要作用是在成骨早期阶段。支持这种可能是在成骨细胞干细胞早期选择性删除雌激素 α 受体[41]，第一次表明性激素通过细胞的自主性作用于早期干细胞，正向调节骨的形成（图 25.5）。

在成年男性骨骼通过雄激素受体的睾酮、双氢睾酮激素发挥保留骨的功能有多少，而不是雄激素转化为雌激素作用于雌激素受体，目前仍不清楚[23]。破骨细胞、成骨细胞或其他类型细胞的细胞自主性对雄激素的保骨功能发挥多大程度，它们对成年骨骼的保护、生长的作用是否来源于相似或不同机制，也不清楚。因此，雄激素在骨中的作用的基础和临床方面有相当大的差距，不能确定性激素缺乏相对于老化和老年男性骨质疏松症有多大影响。对于性激素，有多少是真正的雌激素，而不是雄激素缺乏和或者相对于睾酮或双氢睾酮雌二醇生物利用度降低。然而，一些临床研究显示，在老年男性，雌二醇（而不是睾酮）生物活性降低与骨量相关[53]。

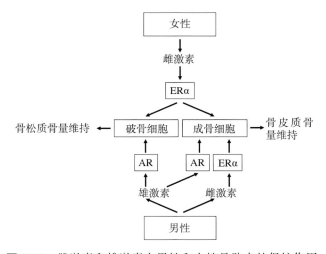

图 25.5　雌激素和雄激素在男性和女性骨骼中的保护作用。在女性，通过破骨细胞和成骨细胞自主作用，雌激素分别防止骨松质和骨皮质骨量丢失。在男性雄激素对破骨细胞的细胞自主效应（通过雄激素受体），责之于对骨松质室的保护作用。尽管，细胞自主性影响到雄激素（通过雄激素受体）和雄激素转化为雌激素（通过雌激素 α 受体）对皮质室的保护作用

## 性激素在治疗骨质疏松症中的作用

　　以天然雌激素为主的相关治疗，存在子宫、乳房和心血管系统的严重不良反应，并降低中老年更年期女性的疗效，现今已显著减少了长期使用雌激素替代疗法用于预防骨质疏松症。FDA 批准的选择性雌激素受体调节剂雷洛昔芬，避免了雌激素对子宫、乳房的不利影响，并有效减少骨折的风险 [76-77]。然而，其疗效低于天然雌激素；与 FDA 批准的替代抗骨吸收药物如最新的双膦酸盐和抗 RANKL 抗体相比，其疗效甚至更低。目前，还没有清晰认识选择性雌激素受体调节剂（SERM）在其他组织中作为激动剂和拮抗剂的作用。这种情况阻碍了一个理想的选择性 SERM 的设计，没有任何与雌激素相关的不良反应，包括凝血机制和静脉血栓栓塞事件的不利影响，可长期用于骨质疏松症的预防和治疗 [78-79]。临床前研究显示，选择性雄激素调节剂（SARM）保留了雄激素对骨骼和肌肉合成代谢的作用，而在前列腺局部发挥拮抗剂作用 [80]。然而，SARM 作为治疗方法的发展受阻，证据为它们可能对心脏产生不利影响。因此，这一阶段这类化合物的未来是不确定的。

## 参考文献

1. Reifenstein EC, Albright F. 1947. The metabolic effects of steroid hormones in osteoporosis. *J Clin Invest* 26(1): 24–56.
2. Longcope C. 1998. Metabolism of estrogens and progestins. In: Fraser IS, Jansen RP, Lobo RA (eds.) *Estrogens and Progestens in Clinical Practice.* New York: Churchill Livingstone. pp. 89–94.
3. Griffin JE, Wilson JD. 1998. Disorders of the testes and male reproductive tract. In: Wilson JD, Foster DW, Kronenberg HM, et al. (eds.)_*Williams Textbook of Endocrinology.* Philadelphia: W.B. Saunders Co. pp. 819–75.
4. Siiteri PK, Murai JT, Hammond GL, Nisker JA, Raymoure WJ, Kuhn RW. 1982. The serum transport of steroid hormones. *Recent Prog Horm Res* 38: 457–510.
5. Khosla S, Melton LJ 3rd, Atkinson EJ, O'Fallon WM, Klee GG, Riggs BL. 1998. Relationship of serum sex steroid levels and bone turnover markers with bone mineral density in men and women: A key role for bioavailable estrogen. *J Clin Endocrinol Metab* 83(7): 2266–74.
6. Tsai MJ, O'Malley BW. 1994. Molecular mechanisms of action of steroid/thyroid receptor superfamily members. *Annu Rev Biochem* 63: 451–86.
7. McKenna NJ, Lanz RB, O'Malley BW. 1999. Nuclear receptor coregulators: Cellular and molecular biology. *Endocr Rev* 20(3): 321–44.
8. Stein B, Yang MX. 1995. Repression of the interleukin-6 promoter by estrogen receptor is mediated by NF-kappa B and C/EBP beta. *Mol Cell Biol* 15: 4971–9.
9. Kousteni S, Bellido T, Plotkin LI, O'Brien CA, Bodenner DL, Han L, Han K, DiGregorio GB, Katzenellenbogen JA, Katzenellenbogen BS, Roberson PK, Weinstein RS, Jilka RL, Manolagas SC. 2001. Nongenotropic, sex-nonspecific signaling through the estrogen or androgen receptors: Dissociation from transcriptional activity. *Cell* 104: 719–30.
10. Rai D, Frolova A, Frasor J, Carpenter AE, Katzenellenbogen BS. 2005. Distinctive actions of membrane-targeted versus nuclear localized estrogen receptors in breast cancer cells. *Mol Endocrinol* 19(6): 1606–17.
11. Vanderschueren D, Vandenput L, Boonen S, Lindberg MK, Bouillon R, Ohlsson C. 2004. Androgens and bone. *Endocr Rev* 25(3): 389–425.
12. Almeida M, Han L, Martin-Millan M, Plotkin LI, Stewart SA, Roberson PK, Kousteni S, O'Brien CA, Bellido T, Parfitt AM, Weinstein RS, Jilka RL, Manolagas SC. 2007. Skeletal involution by age-associated oxidative stress and its acceleration by loss of sex steroids. *J Biol Chem* 282(37): 27285–97.
13. Sims NA, Dupont S, Krust A, Clement-Lacroix P, Minet D, Resche-Rigon M, Gaillard-Kelly M, Baron R. 2002. Deletion of estrogen receptors reveals a regulatory role for estrogen receptors-beta in bone remodeling in females but not in males. *Bone* 30(1): 18–25.
14. Antal MC, Krust A, Chambon P, Mark M. 2008. Sterility and absence of histopathological defects in nonreproductive organs of a mouse ERbeta-null mutant. *Proc Natl Acad Sci U S A* 105(7): 2433–8.
15. Windahl SH, Vidal O, Andersson G, Gustafsson JA, Ohlsson C. 1999. Increased cortical bone mineral content but unchanged trabecular bone mineral density in female ERbeta(-/-) mice. *J Clin Invest* 104(7): 895–901.
16. van der Eerden BC, Karperien M, Wit JM. 2003. Systemic and local regulation of the growth plate. *Endocr Rev* 24(6): 782–801.
17. Jones ME, Boon WC, McInnes K, Maffei L, Carani C, Simpson ER. 2007. Recognizing rare disorders: Aromatase deficiency. *Nat Clin Pract Endocrinol Metab* 3(5): 414–21.
18. Caruso-Nicoletti M, Cassorla F, Skerda M, Ross JL, Loriaux DL, Cutler GB Jr. 1985. Short term, low dose estradiol accelerates ulnar growth in boys. *J Clin Endocrinol Metab* 61(5): 896–8.
19. Stratakis CA, Vottero A, Brodie A, Kirschner LS, DeAtkine D, Lu Q, Yue W, Mitsiades CS, Flor AW, Chrousos GP. 1998. The aromatase excess syndrome is associated with feminization of both sexes and autosomal dominant transmission of aberrant P450 aromatase gene transcription. *J Clin Endocrinol Metab* 83(4): 1348–57.
20. Smith EP, Boyd J, Frank GR, Takahashi H, Cohen RM, Specker B, Williams TC, Lubahn DB, Korach KS. 1994. Estrogen resistance caused by a mutation in the estrogen-receptor gene in a man. *N Engl J Med* 331: 1056–61.
21. Quigley CA, De Bellis A, Marschke KB, el Awady MK, Wilson EM, French FS. 1995. Androgen receptor defects: Historical, clinical, and molecular perspectives. *Endocr Rev* 16(3): 271–321.

22. Bouillon R, Bex M, Vanderschueren D, Boonen S. 2004. Estrogens are essential for male pubertal periosteal bone expansion. *J Clin Endocrinol Metab* 89(12): 6025–9.

23. Callewaert F, Boonen S, Vanderschueren D. 2010. Sex steroids and the male skeleton: A tale of two hormones. *Trends Endocrinol Metab* 21(2): 89–95.

24. Windahl SH, Andersson N, Borjesson AE, Swanson C, Svensson J, Moverare-Skrtic S, Sjogren K, Shao R, Lagerquist MK, Ohlsson C. 2011. Reduced bone mass and muscle strength in male 5α-reductase type 1 inactivated mice. *PLoS ONE* 6(6): e21402.

25. Callewaert F, Venken K, Kopchick JJ, Torcasio A, van Lenthe GH, Boonen S, Vanderschueren D. 2010. Sexual dimorphism in cortical bone size and strength but not density is determined by independent and time-specific actions of sex steroids and IGF-1: Evidence from pubertal mouse models. *J Bone Miner Res* 25(3): 617–26.

26. Callewaert F, Venken K, Ophoff J, De Gendt K, Torcasio A, van Lenthe GH, Van Oosterwyck H, Boonen S, Bouillon R, Verhoeven G, Vanderschueren D. 2009. Differential regulation of bone and body composition in male mice with combined inactivation of androgen and estrogen receptor-alpha. *FASEB J* 23(1): 232–40.

27. Santen RJ, Brodie H, Simpson ER, Siiteri PK, Brodie A. 2009. History of aromatase: Saga of an important biological mediator and therapeutic target. *Endocr Rev* 30(4): 343–75.

28. Börjesson AE, Lagerquist MK, Liu C, Shao R, Windahl SH, Karlsson C, Sjögren K, Movérare-Skrtic S, Antal MC, Krust A, Mohan S, Chambon P, Sävendahl L, Ohlsson C. 2010. The role of estrogen receptor alpha in growth plate cartilage for longitudinal bone growth. *J Bone Miner Res* 25(12): 2690–700.

29. Tajima Y, Yokose S, Kawasaki M, Takuma T. 1998. Ovariectomy causes cell proliferation and matrix synthesis in the growth plate cartilage of the adult rat. *Histochem J* 30(7): 467–72.

30. Xiong J, Onal M, Jilka RL, Weinstein RS, O'Brien CA. 2011. Matrix-embedded cells control osteoclast formation. *Nat Med* 17(10): 1235–41.

31. Manolagas SC. 2000. Birth and death of bone cells: Basic regulatory mechanisms and implications for the pathogenesis and treatment of osteoporosis. *Endocr Rev* 21(2): 115–37.

32. Manolagas SC, Kousteni S, Jilka RL. 2002. Sex steroids and bone. *Recent Prog Horm Res* 57: 385–409.

33. Weitzmann MN, Pacifici R. 2006. Estrogen deficiency and bone loss: An inflammatory tale. *J Clin Invest* 116(5): 1186–94

34. Eghbali-Fatourechi G, Khosla S, Sanyal A, Boyle WJ, Lacey DL, Riggs BL. 2003. Role of RANK ligand in mediating increased bone resorption in early postmenopausal women. *J Clin Invest* 111(8): 1221–30.

35. Clowes JA, Riggs BL, Khosla S. 2005. The role of the immune system in the pathophysiology of osteoporosis. *Immunol Rev* 208: 207–27.

36. Nakamura T, Imai Y, Matsumoto T, Sato S, Takeuchi K, Igarashi K, Harada Y, Azuma Y, Krust A, Yamamoto Y, Nishina H, Takeda S, Takayanagi H, Metzger D, Kanno J, Takaoka K, Martin TJ, Chambon P, Kato S. 2007. Estrogen prevents bone loss via estrogen receptor alpha and induction of Fas ligand in osteoclasts. *Cell* 130(5): 811–23.

37. Martin-Millan M, Almeida M, Ambrogini E, Han L, Zhao H, Weinstein RS, Jilka RL, O'Brien C, Manolagas SC. 2010. The estrogen receptor alpha in osteoclasts mediates the protective effects of estrogens on cancellous but not cortical bone. *Mol Endocrinol* 24(2): 323–34.

38. Krum SA, Miranda-Carboni GA, Hauschka PV, Carroll JS, Lane TF, Freedman LP, Brown M. 2008. Estrogen protects bone by inducing Fas ligand in osteoblasts to regulate osteoclast survival. *EMBO J* 27(3): 535–45.

39. Mödder UI, Sanyal A, Kearns AE, Sibonga JD, Nishihara E, Xu J, O'Malley BW, Ritman EL, Riggs BL, Spelsberg TC, Khosla S. 2004. Effects of loss of steroid receptor coactivator-1 on the skeletal response to estrogen in mice. *Endocrinology* 145(2): 913–21.

40. Lee SK, Kadono Y, Okada F, Jacquin C, Koczon-Jaremko B, Gronowicz G, Adams DJ, Aguila HL, Choi Y, Lorenzo JA. 2006. T lymphocyte-deficient mice lose trabecular bone mass with ovariectomy. *J Bone Miner Res* 21(11): 1704–12.

41. Almeida M, Iyer S, Martin-Millan M, Bartell SM, Han L, Ambrogini E, Onal M, Xiong J, Weinstein RS, Jilka RL, O'Brien CA, Manolagas SC. 2013. Estrogen receptor α signaling in osteoblast progenitors stimulates cortical bone accrual. *J Clin Invest* 123: 394–404.

42. Manolagas SC, Parfitt AM. 2010. What old means to bone. *Trends Endocrinol Metab* 21(6): 369–74.

43. Kousteni S, Chen JR, Bellido T, Han L, Ali AA, O'Brien CA, Plotkin L, Fu Q, Mancino AT, Wen Y, Vertino AM, Powers CC, Stewart SA, Ebert R, Parfitt AM, Weinstein RS, Jilka RL, Manolagas SC. 2002. Reversal of bone loss in mice by nongenotropic signaling of sex steroids. *Science* 298: 843–6.

44. Tomkinson A, Reeve J, Shaw RW, Noble BS. 1997. The death of osteocytes via apoptosis accompanies estrogen withdrawal in human bone. *J Clin Endocrinol Metab* 82(9): 3128–35.

45. Tomkinson A, Gevers EF, Wit JM, Reeve J, Noble BS. 1998. The role of estrogen in the control of rat osteocyte apoptosis. *J Bone Miner Res* 13(8): 1243–50.

46. Marcus R. 2002. Mechanisms of exercise effects on bone. In: Bilezikian JP, Raisz LG, Rodan GA (eds.) *Principles of Bone Biology*. San Diego: Academic Press. pp. 1477–88.

47. Lee K, Jessop H, Suswillo R, Zaman G, Lanyon L. 2003. Endocrinology: Bone adaptation requires oestrogen receptor-alpha. *Nature* 424(6947): 389.

48. Aguirre JI, Plotkin LI, Stewart SA, Weinstein RS, Parfitt AM, Manolagas SC, Bellido T. 2006. Osteocyte apoptosis is induced by weightlessness in mice and precedes osteoclast recruitment and bone loss. *J Bone Miner Res* 21(4): 605–15.

49. Plotkin LI, Mathov I, Aguirre JI, Parfitt AM, Manolagas SC, Bellido T. 2005. Mechanical stimulation prevents osteocyte apoptosis: Requirement of integrins, Src

kinases, and ERKs. *Am J Physiol Cell Physiol* 289(3): C633–C643.

50. O'Brien CA, Jia D, Plotkin LI, Bellido T, Powers CC, Stewart SA, Manolagas SC, Weinstein RS. 2004. Glucocorticoids act directly on osteoblasts and osteocytes to induce their apoptosis and reduce bone formation and strength. *Endocrinology* 145(4): 1835–41.

51. Winkler DG, Sutherland MK, Geoghegan JC, Yu C, Hayes T, Skonier JE, Shpektor D, Jonas M, Kovacevich BR, Staehling-Hampton K, Appleby M, Brunkow ME, Latham JA. 2003. Osteocyte control of bone formation via sclerostin, a novel BMP antagonist. *EMBO J* 22(23): 6267–76.

52. Manolagas SC. 2010. From estrogen-centric to aging and oxidative stress: A revised perspective of the pathogenesis of osteoporosis. *Endocr Rev* 31(3): 266–300.

53. Khosla S, Melton LJ 3rd, Riggs BL. 2011. The unitary model for estrogen deficiency and the pathogenesis of osteoporosis: Is a revision needed? *J Bone Miner Res* 26(3): 441–51.

54. Zebaze RM, Ghasem-Zadeh A, Bohte A, Iuliano-Burns S, Mirams M, Price RI, Mackie EJ, Seeman E. 2010. Intracortical remodelling and porosity in the distal radius and post-mortem femurs of women: A cross-sectional study. *Lancet* 375(9727): 1729–36.

55. Recker R, Lappe J, Davies K, Heaney R. 2000. Characterization of perimenopausal bone loss: A prospective study. *J Bone Miner Res* 15(10): 1965–73.

56. Lean JM, Davies JT, Fuller K, Jagger CJ, Kirstein B, Partington GA, Urry ZL, Chambers TJ. 2003. A crucial role for thiol antioxidants in estrogen-deficiency bone loss. *J Clin Invest* 112(6): 915–23.

57. Ambrogini E, Almeida M, Martin-Millan M, Paik JH, Depinho RA, Han L, Goellner J, Weinstein RS, Jilka RL, O'Brien CA, Manolagas SC. 2010. FoxO-mediated defense against oxidative stress in osteoblasts is indispensable for skeletal homeostasis in mice. *Cell Metab* 11(2): 136–46.

58. Jilka RL, Almeida M, Ambrogini E, Han L, Roberson PK, Weinstein RS, Manolagas SC. 2010. Decreased oxidative stress and greater bone anabolism in the aged, as compared to the young, murine skeleton by parathyroid hormone. *Aging Cell* 9(5): 851–67.

59. Almeida M, Han L, Ambrogini E, Bartell SM, Manolagas SC. 2010. Oxidative stress stimulates apoptosis and activates NF-kappaB in osteoblastic cells via a PKCbeta/p66shc signaling cascade: Counter regulation by estrogens or androgens. *Mol Endocrinol* 24(10): 2030–7.

60. Grassi F, Tell G, Robbie-Ryan M, Gao Y, Terauchi M, Yang X, Romanello M, Jones DP, Weitzmann MN, Pacifici R. 2007. Oxidative stress causes bone loss in estrogen-deficient mice through enhanced bone marrow dendritic cell activation. *Proc Natl Acad Sci U S A* 104(38): 15087–92.

61. Almeida M, Martin-Millan M, Ambrogini E, Bradsher R 3rd, Han L, Chen XD, Roberson PK, Weinstein RS, O'Brien CA, Jilka RL, Manolagas SC. 2010. Estrogens attenuate oxidative stress, osteoblast differentiation and apoptosis by DNA binding-independent actions of the ERalpha. *J Bone Mineral Res* 25(4): 769–81.

62. Ebeling PR. 2008. Clinical practice. Osteoporosis in men. *N Engl J Med* 358(14): 1474–82.

63. Almeida M, Ambrogini E, Han L, Manolagas SC, Jilka RL. 2009. Increased lipid oxidation causes oxidative stress, increased PPAR{gamma} expression and diminished pro-osteogenic Wnt signaling in the skeleton. *J Biol Chem* 284(40): 27438–48.

64. Weinstein RS, Wan C, Liu Q, Wang Y, Almeida M, O'Brien CA, Thostenson J, Roberson PK, Boskey AL, Clemens TL, Manolagas SC. 2010. Endogenous glucocorticoids decrease skeletal angiogenesis, vascularity, hydration, and strength in aged mice. *Aging Cell* 9: 147–61.

65. Weinstein RS, Jia D, Powers CC, Stewart SA, Jilka RL, Parfitt AM, Manolagas SC. 2004. The skeletal effects of glucocorticoid excess override those of orchidectomy in mice. *Endocrinology* 145(4): 1980–7.

66. Smith EP, Specker B, Bachrach BE, Kimbro KS, Li XJ, Young MF, Fedarko NS, Abuzzahab MJ, Frank GR, Cohen RM, Lubahn DB, Korach KS. 2008. Impact on bone of an estrogen receptor-alpha gene loss of function mutation. *J Clin Endocrinol Metab* 93(8): 3088–96.

67. Sowers MR, Greendale GA, Bondarenko I, Finkelstein JS, Cauley JA, Neer RM, Ettinger B. 2003. Endogenous hormones and bone turnover markers in pre- and perimenopausal women: SWAN. *Osteoporos Int* 14(3): 191–7.

68. Parfitt AM. 1992. The two-stage concept of bone loss revisited. *Triangle* 31: 99–110.

69. Finkelstein JS, Klibanski A, Neer RM, Greenspan SL, Rosenthal DI, Crowley WF Jr. 1987. Osteoporosis in men with idiopathic hypogonadotropic hypogonadism. *Ann Intern Med* 106: 354–61.

70. Marcus R, Leary D, Schneider DL, Shane E, Favus M, Quigley CA. 2000. The contribution of testosterone to skeletal development and maintenance: Lessons from the androgen insensitivity syndrome. *J Clin Endocrinol Metab* 85(3): 1032–7.

71. Kawano H, Sato T, Yamada T, Matsumoto T, Sekine K, Watanabe T, Nakamura T, Fukuda T, Yoshimura K, Yoshizawa T, Aihara K, Yamamoto Y, Nakamichi Y, Metzger D, Chambon P, Nakamura K, Kawaguchi H, Kato S. 2003. Suppressive function of androgen receptor in bone resorption. *Proc Natl Acad Sci U S A* 100(16): 9416–21.

72. Wiren KM, Semirale AA, Zhang XW, Woo A, Tommasini SM, Price C, Schaffler MB, Jepsen KJ. 2008. Targeting of androgen receptor in bone reveals a lack of androgen anabolic action and inhibition of osteogenesis: A model for compartment-specific androgen action in the skeleton. *Bone* 43(3): 440–51.

73. Chiang C, Chiu M, Moore AJ, Anderson PH, Ghasem-Zadeh A, McManus JF, Ma C, Seeman E, Clemens TL, Morris HA, Zajac JD, Davey RA. 2009. Mineralization and bone resorption are regulated by the androgen receptor in male mice. *J Bone Miner Res* 24(4): 621–31.

74. Nakamura T, Watanabe T, Nakamichi Y, Azuma Y, Yoshimura K, Matsumoto T, Fukuda T, Ochiai E, Metzger D, Chambon P, et al. 2005. Genetic evidence of androgen receptor function in osteoclasts. *J Bone Min Res* 20(Suppl 1): S104.

75. Notini AJ, McManus JF, Moore A, Bouxsein M, Jimenez M, Chiu WS, Glatt V, Kream BE, Handelsman DJ, Morris HA, Zajac JD, Davey RA. 2006. Osteoblast deletion of exon 3 of the androgen receptor gene results in trabecular bone loss in adult male mice. *J Bone Miner Res* 22(3): 347–56.

76. Rossouw JE, Anderson GL, Prentice RL, LaCroix AZ, Kooperberg C, Stefanick ML, Jackson RD, Beresford SA, Howard BV, Johnson KC, Kotchen JM, Ockene J; Writing Group for the Women's Health Initiative Investigators. 2002. Risks and benefits of estrogen plus progestin in healthy postmenopausal women: Principal results From the Women's Health Initiative randomized controlled trial. *JAMA* 288(3): 321–33.

77. North American Menopause Society. 2010. Estrogen and progestogen use in postmenopausal women: 2010 position statement of The North American Menopause Society. *Menopause* 17(2): 242–55.

78. Cummings SR, Ensrud K, Delmas PD, LaCroix AZ, Vukicevic S, Reid DM, Goldstein S, Sriram U, Lee A, Thompson J, Armstrong RA, Thompson DD, Powles T, Zanchetta J, Kendler D, Neven P, Eastell R; PEARL Study Investigators. 2010. Lasofoxifene in postmenopausal women with osteoporosis. *N Engl J Med* 362(8): 686–96.

79. Cummings SR, McClung M, Reginster JY, Cox D, Mitlak B, Stock J, Amewou-Atisso M, Powles T, Miller P, Zanchetta J, Christiansen C. 2011. Arzoxifene for prevention of fractures and invasive breast cancer in postmenopausal women. *J Bone Miner Res* 26(2): 397–404.

80. Rosen J, Negro-Vilar A. 2002. Novel, non-steroidal, selective androgen receptor modulators (SARMs) with anabolic activity in bone and muscle and improved safety profile. *J Musculoskelet Neuronal Interact* 2(3): 222–4.

# 第 26 章
# 甲状旁腺激素

Robert A. Nissenson · Harald Jüppner

（田　琦 译　邓伟民 审校）

## 引言

　　甲状旁腺最早出现在人类从水生环境到缺钙的陆地环境的进化运动中。维持足够的血钙水平（1.1～1.3 mmol/L）需要正常的神经肌肉功能、骨骼矿化和其他生理过程。甲状旁腺的主要细胞分泌甲状旁腺激素（PTH），后者能感应到血钙减少的微妙变化，从而维持正常的血钙。本章会讨论 PTH 的作用机制：通过促进骨吸收和骨钙释放；通过减少尿钙损失和增加磷排泄；通过增强肠钙吸收；间接通过肾产生活化的维生素 D 代谢物 1,25-(OH)$_2$ 维生素 D。血钙和 1,25-(OH)$_2$ 维生素 D 引起负反馈，从而抑制甲状旁腺激素分泌，而血清磷促进甲状旁腺激素分泌增加。成纤维细胞生长因子 23 抗体（FGF23）是第 3 种可以调节钙磷体内平衡的激素，它促进肾排泄磷并减少循环系统中 1,25-(OH)$_2$ 维生素 D 的水平，因此减少肠钙的吸收。在广泛膳食钙摄入情况下，血钙、甲状旁腺激素、FGF23、1,25-(OH)$_2$ 维生素 D 和磷的相互作用可使血钙水平保持在非常小的范围内。本章总结了我们目前对甲状旁腺激素分泌和作用的理解，有关该领域的历史回顾详见参考文献 [1]。

## 甲状旁腺激素与甲状旁腺激素相关的蛋白质

　　哺乳动物的甲状旁腺激素是一个含 115 个氨基酸的前多肽原，但是甲状腺分泌只有 84 个氨基酸的单链多肽。其在啮齿类动物的下丘脑和胸腺中也被检测到非常有限的表达。这些腺体的生长发育依赖于转录因子 GCM2（啮齿动物为 Gcm2）以及其他几个上游蛋白，包括 SOX3、转录因子级联 Hoxa3-Pax1/9-Eya、GATA3、转录因子 Tbx1 和 Shh-Bmp4 信号网络 [2-3]。GATA3 和 GCMB 的突变可能是孤立性甲状旁腺功能减退的原因之一 [4-7]。

　　甲状旁腺激素与甲状旁腺激素相关肽（PTHrP）有相当大的序列同源性，然而，仅限于二者氨基末端 1-34 区域 [8]。此外，PTH 与 PTHrP 跟 TIP39（39 个氨基酸的结节状漏斗肽）有一定的同源性 [9]，同一个因子在大脑和睾丸中分别表达为痛觉和男性生育力（图 26.1）。

　　甲状旁腺激素相关的蛋白质最初被确认为恶性肿瘤的高血钙体液性介质 [8,10-11]，并在软骨形成、平滑肌功能和乳腺的分支形态发生中有重要的生理作用 [12]。甲状旁腺激素、甲状旁腺激素相关的蛋白质和 TIP39 有相似的结构，至少甲状旁腺激素与甲状旁腺激素相关的蛋白质是最有可能来源于一个共同遗传前体基因（图 26.2）。

## 甲状旁腺激素合成和分泌

　　对于人类来说，位于 11 号号染色体短臂上有一个单独的哺乳动物甲状旁腺激素基因，它可以编码前体分子前甲状旁腺激素原。切除包含 25 个氨基残基的前序列和包含 6 个氨基残基的原序列后，形成

了最终的包含 84 个氨基酸残基的甲状旁腺激素肽。前序列作为一个信号肽的作用，指示新生多肽在内质网进行机械跨膜运输。前序列的作用没有明确的界定，但是它可能需要多肽的高效内质网运输；它同时可能在后续中发挥作用，如蛋白质折叠过程中[14]。PTH（1-84）一旦产生进入甲状旁腺主细胞内分泌囊泡，其命运即将发生改变。成熟的激素可以通过经典的胞外分泌机制分泌或在分泌囊泡内通过钙敏感蛋白酶裂解，导致 PTH（1-84）的片段产生分泌（氨基末端区域缺失部分），并且因此对 PTH/PTHrP 受体应答调节不活跃[15]。循环中 PTH（1-84）裂解后的羧基片段可出现在外围组织，如肝和肾中[16]。以往 PTH（1-84）的裂解被视为激素失生物活性的机制，但也有一些证据表明是羧基末端的作用[17]。

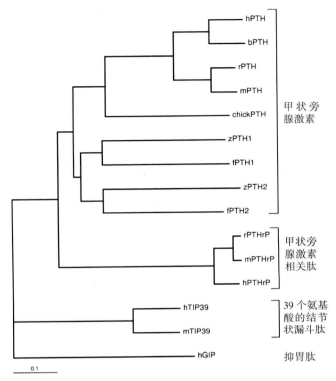

图 26.1　甲状旁腺激素和相关多肽的系统进化分析（Reproduced with permission from Endocrine Reviews. Ref[52]）

## 细胞外钙对甲状旁腺激素分泌的调节

　　甲状旁腺的主要生理功能是充当"钙信号"，感知血钙水平并相应调整甲状旁腺激素的分泌（图 26.3）。

　　游离钙与甲状旁腺激素分泌的关系呈现 S 形，微量的血钙的改变会引起甲状旁腺激素分泌显著变化。这条曲线的中点（设定值）是反映通过细胞外钙抑制甲状旁腺的敏感性[18]。

　　血钙的改变可以通过多个机制影响 PTH（1-84）

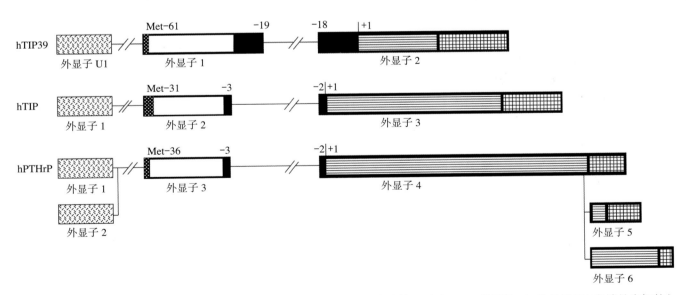

图 26.2　人类 TIP39、PTH 和 PTHrP 基因编码的图解结构。边框区域代表外显子（TIP39 基因的 5′ 外显子 U1 末端是未知的）。白框表示前序列，黑框表示箆序列，灰色点画框表示成熟的蛋白质序列，条纹框表示非编码区域。白框前小条纹框表示外显子的序列。发起者蛋氨酸的位置也被标记出。+1 表示分泌蛋白质的开始的相对位置（Reproduced with permission from Endocrine Reviews . Ref[52]）

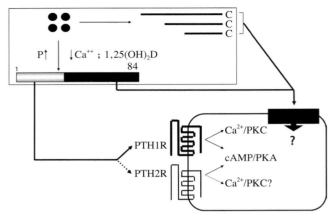

**图 26.3** 甲状旁腺激素不同受体的产生与激活。完整的 PTH 和不同片段都是从甲状旁腺分泌。低钙和高磷会增加 PTH 的合成和分泌，但是游离钙和 1,25-(OH)D 升高会导致其下降；要注意的是，调节作用是通过钙感知受体调控的。不同受体与 PTH 的氨基或羧基末端部分相互作用。PTH 通过其羧基末端部分激活 PTH/PTHrP 受体（PTH1R），一个 G 蛋白耦联受体，通过至少两个不同的信号通路 cAMP/KPA 和 Ca²⁺/PKC 来调控其动作。有密切关系的甲状腺素 2 受体（PTH2R）最有可能是 TIP39 的主要受体；但是，至少人类 PTH2R 也可被 PTH 氨基末端激活。仅与 PTH 羧基末端部分相互作用的其他受体，还未被克隆

分泌。短期细胞外钙的增加使甲状旁腺细胞内游离钙水平上升，从而激活在分泌囊泡内的钙敏感蛋白酶，导致 PTH（1-84）裂解为羧基末端片段增多。细胞外钙增加也会降低存储的甲状旁腺激素从分泌囊泡释放，尽管该调节作用的分子细节还不明确。长期的血钙变化（如长期饮食钙量不足或甲状旁腺激素抵抗）会导致甲状旁腺激素 mRNA 表达和甲状旁腺激素分泌细胞数量增加。

细胞外钙是通过大量表达在甲状旁腺细胞表面细胞的质膜上的钙敏感受体（CaSR）测量的 [19]。细胞外钙水平增加会抑制甲状旁腺激素分泌，而其水平下降会促进甲状旁腺激素分泌。与在毫微摩尔级范围内（与细胞内游离钙水平一致）跟游离钙具有亲和力的细胞内钙结合蛋白不同，可推测钙敏感受体在毫克分子的范围内跟游离钙有亲和力。钙敏感受体是 G 蛋白耦联受体超家族的成员，其中包括胞外区的钙结合元素和其胞质中的信号决定子。钙（或钙受体激动药物如西那卡塞）与该敏感受体结合触发激活异源三聚体 G 蛋白，其包括 α- 亚基 Gq/11 和 Gi（在较小程度上），其分别兴奋磷脂酶 C 和抑制腺苷酸环化酶 [20-21]。这导致细胞内游离钙增加和甲状旁腺细胞内的环腺苷酸水平减少。激活的信号通路

抑制甲状旁腺激素的合成和分泌的机制还没有完全明确。当血钙下降时，通过甲状旁腺细胞膜上的钙敏感受体减少细胞内信号，从而增加甲状旁腺激素分泌。钙敏感受体在人类轴承钙敏感受体功能丧失基因突变的重要作用是显而易见的。在杂合的状态，这样的突变导致家族性良性低尿钙高钙血症（FHH），其特点是面对血钙过多时不适当地升高甲状旁腺激素水平 [22-23]。由于功能性钙敏感受体数量的减少，可定量抵抗钙对 PTH 分泌的抑制作用；这种紊乱通常不需要手术干预。纯合子的状态下，有危及生命的高钙血症患者（严重的甲状旁腺功能亢新生儿）表现出甲状旁腺激素分泌剧烈增加，其不能被双膦酸盐控制并且可能不被钙敏感受体调节剂控制，通常在婴儿时期进行全甲状旁腺切除。破坏掉钙敏感受体的纯合子和杂合子小鼠显示相似的表型 [24]，有趣的是，去除小鼠的 Gq/11 功能后，两个主要的 G 蛋白都与钙敏感受体有关，还导致了严重的新生儿甲状旁腺功能亢进，从而确认了 Gq/11 在钙敏感受体信号中的作用 [25]。钙敏感受体的点突变诱导的基本信号是常染色体显性低钙血症的原因 [26-27]。

通过钙敏感受体信号抑制甲状旁腺基因表达的机制获得有限信息。一些研究表明钙可以负向调节甲状旁腺激素基因的转录 [28]，而其他人则提供了关于钙转录后效应的证据，该效应通过结合一个因子到非编码区来降低甲状旁腺激素 mRNA 的稳定性 [29]。这种效应可能是通过增加 CaSR 依赖性细胞内游离钙水平来介导的 [30]。相关因子的同一性还有待建立。

在正常生理条件下，甲状旁腺细胞很少增殖。然而，慢性低钙血症引起甲状旁腺细胞大小和数量的增加 [31]。

人们对钙敏感受体在许多甲状旁腺之外组织的表达有相当大的兴趣，其包括肾、甲状腺 C 细胞、肠道、骨骼、软骨等 [26]。肾中的钙敏感受体有助于尿钙排泄的调节，其与甲状旁腺激素无关；因此，在家族性良性低尿钙高血钙症患者中观察到信号减弱会导致高钙血症和低钙尿，这是由于远端小管对钙的再吸收增强。尽管钙敏感受体在其他外周组织中的生理作用还未明确，最近的关于条件基因敲除模型研究表明，软骨细胞和成骨细胞中钙敏感受体的表达对正常软骨内的骨发育至关重要 [32-33]。现已开发了几种与钙敏感性受体相互作用的药物，它们可以有效改变钙敏感受体下游第二信使通路 [27,34]。受体刺激药物可以结合钙敏感受体，使受体对细胞

外钙敏感性增强，从而增强受体信号，减少甲状旁腺激素分泌。受体刺激药物对原发性或继发性甲状旁腺功能亢进有临床实用性。钙离子阻断药物对钙敏感性受体起药理拮抗作用，使受体对细胞外钙敏感性降低，从而增加甲状旁腺激素分泌。

## 1,25-(OH)₂维生素 D 对甲状旁腺激素分泌的调节

多年以来，我们知道维生素 D 缺乏会增加甲状旁腺激素生成。这是由于 1,25-(OH)₂维生素 D 的水平不足时肠内钙的吸收减少，使得甲状旁腺激素分泌增加，导致低血钙症，并且从而通过此生物活性维生素 D 类似物减少调节甲状旁腺激素分泌的负反馈。1,25-(OH)₂维生素 D 的产生通常受慢性肾病（CKD）的限制。即使在慢性肾病的早期阶段，FGF23 的水平就已升高，以促进尿磷排泄。但是，升高的 FGF23 水平降低了 1-α 羟化酶活性，并增加了 24- 羟化酶活性，从而减少 1,25-(OH)₂维生素 D 的产生，并加速其代谢成生物活性类似物。维生素 D 代谢的变化导致了慢性肾病患者低血钙症和继发性甲状旁腺功能亢进的发展。通常 Frank 高磷血症不会发展，直到慢性肾病后期，才进一步导致甲状旁腺激素分泌增加。

1,25-(OH)₂维生素 D 抑制甲状旁腺激素的分泌源于甲状旁腺激素基因的转录被抑制的结果[35]。这可能与 1,25(OH)₂维生素 D 诱导的维生素 D 受体与甲状旁腺激素基因启动子[36]中反向调控元件结合以及 1,25-(OH)₂维生素 D 诱导的维生素 D 受体与转录阻遏因子联合有关[37]。钙和 1,25-(OH)₂维生素 D 协同抑制甲状旁腺激素基因的表达，并且抑制甲状旁腺细胞增殖。

## 血磷、α-KLOTHO 和 FGF23 对甲状旁腺激素分泌的调节

很早以前，人们就发现高磷血症（如在慢性肾病晚期）与甲状旁腺增生和甲状旁腺功能亢进有关。高磷血症的影响在一定程度上是由于血磷与可降低血钙的游离钙的结合，从而刺激甲状旁腺激素合成、分泌，并且增加甲状旁腺细胞数量[38]。但是，血清磷也直接通过促进甲状旁腺激素 mRNA 的稳定性[29]来影响甲状旁腺，增加甲状旁腺激素合成。

FGF23 是甲状旁腺功能的另一个调节器，它由骨细胞和成骨细胞分泌，会响应增高的口服磷酸盐摄入量和其他可能因素。FGF23 作用于肾以降低 NPT2a 和 NPT2c（两个在近端肾小管的钠依赖磷酸盐转运蛋白）的表达，从而减少磷的再吸收[39]。这些作用需要 FGF23 与它的同源 FGF 受体和共受体 α-Klotho 结合[40]。FGF23 可能直接抑制甲状旁腺激素分泌[41-42]，从而使甲状旁腺的调节活动更加复杂。

## 甲状旁腺激素的作用机制

PTH 靶细胞活动由 PTH/PTHrP 受体（蛋白耦联受体超家族成员之一）发起[43]。甲状旁腺激素与它的受体结合引起至少 3 个不同的信号传导过程[12,44]。最重要的途径是激活 Gsα 信号的受体介导，导致腺苷酸环化酶激活，从而增加环磷酸腺苷的细胞水平，并且激活蛋白激酶 A。由于 Ⅰa 型假性甲状旁腺功能减退症患者中与 Gsα 不足有关的肾阻力[45]和肢端发育不全患者[46]频发 PRKAR1A 突变（蛋白激酶 A 的调节亚基），这一信号通路在肾对 PTH 的反应上显得十分重要。甲状旁腺激素对调控骨吸收和骨形成（如 RANKL 和 SOST）关键基因的表达至少部分通过环腺苷酸途径[47-48]。PTH/PTHrP 受体也结合到 Gq 蛋白上，导致磷脂酶 C 的激活，随后激活蛋白激酶 C，并且增加细胞内自由钙。在甲状旁腺激素于肾与骨的作用中，该途径可能起较小的调节作用[49-50]。PTH 与 PTH/PTHrP 受体结合，同时吸收连接物蛋白抑制蛋白到细胞膜[51]。抑制蛋白已经被证实参与了脱敏和下调 PTH/PTHrP 受体的过程，然而它也充当信号分子，可能促使靶细胞对甲状旁腺激素应答[53]。有趣的是，甲状旁腺激素衍生物吸收抑制蛋白到膜时，不需要激活能在体内促骨形成的 G 蛋白信号[54]。

最近的研究已经发现了关于 PTH/PTHrP 受体信号的新复杂性。① PTH/PTHrP 受体在细胞膜上的位置，被认为其仅是启动信号，但是 PTH（1-34）最近被证明在受体内吞过程中一直绑定在 PTH/PTHrP 受体上，并且与 Gsα 的次序激活 / 环腺苷酸的信号有关[55]。PTH/PTHrP 受体信号的时间和空间可能是靶细胞反应的重要决定因素。② PTH/PTHrP 受体激活可能对标准 Wnt 信号通路发挥直接调节作用。PTH/PTHrP 受体已被证明在生理上与这一通路的组成部分——LRP6[56]和 dishevelled[57]相互作用，两个例子中的互动作用可促进甲状旁腺激素刺激 Wnt

信号。这些有争议的结果使我们对体内骨与肾中甲状旁腺激素的作用机制有了新的认识。

# 参考文献

1. Potts JT. 2005. Parathyroid hormone: Past and present. *J Endocrinol* 187(3): 311–25.

2. Zajac JD, Danks JA. 2008. The development of the parathyroid gland: From fish to human. *Curr Opin Nephrol Hypertens* 17(4): 353–6.

3. Gordon J, Patel SR, Mishina Y, Manley NR. 2010. Evidence for an early role for BMP4 signaling in thymus and parathyroid morphogenesis. *Dev Biol* 339(1): 141–54.

4. Adachi M, Tachibana K, Asakura Y, Tsuchiya T. 2006. A novel mutation in the GATA3 gene in a family with HDR syndrome (Hypoparathyroidism, sensorineural Deafness and Renal anomaly syndrome). *J Pediatr Endocrinol Metab* 19(1): 87–92.

5. Grigorieva IV, Mirczuk S, Gaynor KU, Nesbit MA, Grigorieva EF, Wei Q, Ali A, Fairclough RJ, Stacey JM, Stechman MJ, Mihai R, Kurek D, Fraser WD, Hough T, Condie BG, Manley N, Grosveld F, Thakker RV. 2010. Gata3-deficient mice develop parathyroid abnormalities due to dysregulation of the parathyroid-specific transcription factor Gcm2. *J Clin Invest* 120(6): 2144–55.

6. Ding C, Buckingham B, Levine MA. 2001. Familial isolated hypoparathyroidism caused by a mutation in the gene for the transcription factor GCMB. *J Clin Invest* 108(8): 1215–20.

7. Mannstadt M, Bertrand G, Muresan M, Weryha G, Leheup B, Pulusani SR, Grandchamp B, Jüppner H, Silve C. 2008. Dominant-negative GCMB mutations cause an autosomal dominant form of hypoparathyroidism. *J Clin Endocrinol Metab* 93(9): 3568–76.

8. Strewler GJ, Stern PH, Jacobs JW, Eveloff J, Klein RF, Leung SC, Rosenblatt M, Nissenson RA. 1987. Parathyroid hormonelike protein from human renal carcinoma cells. Structural and functional homology with parathyroid hormone. *J Clin Invest* 80(6): 1803–7.

9. Usdin TB, Hoare SR, Wang T, Mezey E, Kowalak JA. 1999. TIP39: A new neuropeptide and PTH2-receptor agonist from hypothalamus. *Nat Neurosci* 2(11): 941–3.

10. Suva LJ, Winslow GA, Wettenhall RE, Hammonds RG, Moseley JM, Diefenbach-Jagger H, Rodda CP, Kemp BE, Rodriguez H, Chen EY, et al. 1987. A parathyroid hormone-related protein implicated in malignant hypercalcemia: Cloning and expression. *Science* 237(4817): 893–6.

11. Broadus AE, Mangin M, Ikeda K, Insogna KL, Weir EC, Burtis WJ, Stewart AF. 1988. Humoral hypercalcemia of cancer. Identification of a novel parathyroid hormone-like peptide. *N Engl J Med* 319(9): 556–63.

12. Gensure RC, Gardella TJ, Jüppner H. 2005. Parathyroid hormone and parathyroid hormone-related peptide, and their receptors. *Biochem Biophys Res Commun* 328(3): 666–78.

13. Kemper B, Habener JF, Mulligan RC, Potts JT Jr, Rich A. 1974. Pre-proparathyroid hormone: A direct translation product of parathyroid messenger RNA. *Proc Natl Acad Sci U S A* 71(9): 3731–5.

14. Wiren KM, Ivashkiv L, Ma P, Freeman MW, Potts JT Jr, Kronenberg HM. 1989. Mutations in signal sequence cleavage domain of preproparathyroid hormone alter protein translocation, signal sequence cleavage, and membrane-binding properties. *Mol Endocrinol* 3(2): 240–50.

15. Habener JF, Kemper B, Potts JT Jr. 1975. Calcium-dependent intracellular degradation of parathyroid hormone: A possible mechanism for the regulation of hormone stores. *Endocrinology* 97(2): 431–41.

16. D'Amour P. 2006. Circulating PTH molecular forms: What we know and what we don't. *Kidney Int Suppl* (102): S29–33.

17. Murray TM, Rao LG, Divieti P, Bringhurst FR. 2005. Parathyroid hormone secretion and action: Evidence for discrete receptors for the carboxyl-terminal region and related biological actions of carboxyl- terminal ligands. *Endocr Rev* 26(1): 78–113.

18. Brown EM. 1983. Four-parameter model of the sigmoidal relationship between parathyroid hormone release and extracellular calcium concentration in normal and abnormal parathyroid tissue. *J Clin Endocrinol Metab* 56(3): 572–81.

19. Brown EM, Gamba G, Riccardi D, Lombardi M, Butters R, Kifor O, Sun A, Hediger MA, Lytton J, Hebert SC. 1993. Cloning and characterization of an extracellular Ca(2+)-sensing receptor from bovine parathyroid. *Nature* 366(6455): 575–80.

20. Brown EM, MacLeod RJ. 2001. Extracellular calcium sensing and extracellular calcium signaling. *Physiol Rev* 81(1): 239–97.

21. Chang W, Chen TH, Pratt S, Shoback D. 2000. Amino acids in the second and third intracellular loops of the parathyroid Ca2+-sensing receptor mediate efficient coupling to phospholipase C. *J Biol Chem* 275(26): 19955–63.

22. Pearce SH, Williamson C, Kifor O, Bai M, Coulthard MG, Davies M, Lewis-Barned N, McCredie D, Powell H, Kendall-Taylor P, Brown EM, Thakker RV. 1996. A familial syndrome of hypocalcemia with hypercalciuria due to mutations in the calcium-sensing receptor. *N Engl J Med* 335(15): 1115–22.

23. Pollak MR, Seidman CE, Brown EM. 1996. Three inherited disorders of calcium sensing. *Medicine (Baltimore)* 75(3): 115–23.

24. Ho C, Conner DA, Pollak MR, Ladd DJ, Kifor O, Warren HB, Brown EM, Seidman JG, Seidman CE. 1995. A mouse model of human familial hypocalciuric hypercalcemia and neonatal severe hyperparathyroidism. *Nat Genet* 11(4): 389–94.

25. Wettschureck N, Lee E, Libutti SK, Offermanns S, Robey PG, Spiegel AM. 2007. Parathyroid-specific double knockout of Gq and G11 alpha-subunits leads to a phenotype resembling germline knockout of the extracellular Ca2+ -sensing receptor. *Mol Endocrinol* 21(1): 274–80.

26. Egbuna OI, Brown EM. 2008. Hypercalcaemic and hypocalcaemic conditions due to calcium-sensing receptor mutations. *Best Pract Res Clin Rheumatol* 22(1): 129–48.

27. Hu J, Spiegel AM. 2007. Structure and function of the human calcium-sensing receptor: Insights from natural and engineered mutations and allosteric modulators. *J Cell Mol Med* 11(5): 908–22.

28. Russell J, Sherwood LM. 1987. The effects of 1,25-dihydroxyvitamin D3 and high calcium on transcription of the pre-preparathyroid hormone gene are direct. *Trans Assoc Am Physicians* 100: 256–62.

29. Moallem E, Kilav R, Silver J, Naveh-Many T. 1998. RNA-Protein binding and post-transcriptional regulation of parathyroid hormone gene expression by calcium and phosphate. *J Biol Chem* 273(9): 5253–9.

30. Ritter CS, Pande S, Krits I, Slatopolsky E, Brown AJ. 2008. Destabilization of parathyroid hormone mRNA by extracellular Ca2+ and the calcimimetic R-568 in parathyroid cells: Role of cytosolic Ca and requirement for gene transcription. *J Mol Endocrinol* 40(1): 13–21.

31. Cozzolino M, Brancaccio D, Gallieni M, Galassi A, Slatopolsky E, Dusso A. 2005. Pathogenesis of parathyroid hyperplasia in renal failure. *J Nephrol* 18(1): 5–8.

32. Chang W, Tu C, Chen TH, Bikle D, Shoback D. 2008. The extracellular calcium-sensing receptor (CaSR) is a critical modulator of skeletal development. *Sci Signal* 1(35): ra1.

33. Dvorak-Ewell MM, Chen TH, Liang N, Garvey C, Liu B, Tu C, Chang W, Bikle DD, Shoback DM. 2011. Osteoblast extracellular Ca(2+) -sensing receptor regulates bone development, mineralization and turnover. *J Bone Miner Res* 26(12): 2935–47.

34. Steddon SJ, Cunningham J. 2005. Calcimimetics and calcilytics—Fooling the calcium receptor. *Lancet* 365(9478): 2237–9.

35. Silver J, Russell J, Sherwood LM. 1985. Regulation by vitamin D metabolites of messenger ribonucleic acid for preproparathyroid hormone in isolated bovine parathyroid cells. *Proc Natl Acad Sci U S A* 82(12): 4270–3.

36. Okazaki T, Igarashi T, Kronenberg HM. 1988l. 5′-flanking region of the parathyroid hormone gene mediates negative regulation by 1,25-(OH)2 vitamin D3. *J Biol Chem* 263(5): 2203–8.

37. Kim MS, Fujiki R, Murayama A, Kitagawa H, Yamaoka K, Yamamoto Y, Mihara M, Takeyama K, Kato S. 2007. 1Alpha,25(OH)2D3-induced transrepression by vitamin D receptor through E-box-type elements in the human parathyroid hormone gene promoter. *Mol Endocrinol* 21(2): 334–42.

38. Naveh-Many T, Rahamimov R, Livni N, Silver J. 1995. Parathyroid cell proliferation in normal and chronic renal failure rats. The effects of calcium, phosphate, and vitamin D. *J Clin Invest* 96(4): 1786–93.

39. Fukumoto S. 2008. Physiological regulation and disorders of phosphate metabolism–pivotal role of fibroblast growth factor 23. *Intern Med* 47(5): 337–43.

40. Urakawa I, Yamazaki Y, Shimada T, Iijima K, Hasegawa H, Okawa K, Fujita T, Fukumoto S, Yamashita T. 2006. Klotho converts canonical FGF receptor into a specific receptor for FGF23. *Nature* 444(7120): 770–4.

41. Ben-Dov IZ, Galitzer H, Lavi-Moshayoff V, Goetz R, Kuro-o M, Mohammadi M, Sirkis R, Naveh-Many T, Silver J. 2007. The parathyroid is a target organ for FGF23 in rats. *J Clin Invest* 117(12): 4003–8.

42. Krajisnik T, Bjorklund P, Marsell R, Ljunggren O, Akerström G, Jonsson KB, Westin G, Larsson TE. 2007. Fibroblast growth factor-23 regulates parathyroid hormone and 1alpha-hydroxylase expression in cultured bovine parathyroid cells. *J Endocrinol* 195(1): 125–31.

43. Jüppner H, Abou-Samra AB, Freeman M, Kong XF, Schipani E, Richards J, Kolakowski LF Jr, Hock J, Potts JT Jr, Kronenberg HM, et al. 1991. A G protein-linked receptor for parathyroid hormone and parathyroid hormone-related peptide. *Science* 254(5034): 1024–6.

44. Datta NS, Abou-Samra AB. 2009. PTH and PTHrP signaling in osteoblasts. *Cell Signal* 21(8): 1245–54.

45. Weinstein LS, Liu J, Sakamoto A, Xie T, Chen M. 2004. Minireview: GNAS: Normal and abnormal functions. *Endocrinology* 145(12): 5459–64.

46. Linglart A, Menguy C, Couvineau A, Auzan C, Gunes Y, Cancel M, Motte E, Pinto G, Chanson P, Bougneres P, Clauser E, Silve C. 2011. Recurrent PRKAR1A mutation in acrodysostosis with hormone resistance. *N Engl J Med* 364(23): 2218–26.

47. Fu Q, Manolagas SC, O'Brien CA. 2006. Parathyroid hormone controls receptor activator of NF-kappaB ligand gene expression via a distant transcriptional enhancer. *Mol Cell Biol* 26(17): 6453–68.

48. Keller H, Kneissel M. 2005. SOST is a target gene for PTH in bone. *Bone* 37(2): 148–58.

49. Pfister MF, Forgo J, Ziegler U, Biber J, Murer H. 1999. cAMP-dependent and -independent downregulation of type II Na-Pi cotransporters by PTH. *Am J Physiol* 276(5 Pt 2): F720–5.

50. Guo J, Liu M, Yang D, Bouxsein ML, Thomas CC, Schipani E, Bringhurst FR, Kronenberg HM. 2010. Phospholipase C signaling via the parathyroid hormone (PTH)/PTH-related peptide receptor is essential for normal bone responses to PTH. *Endocrinology* 151(8): 3502–13.

51. Vilardaga JP, Frank M, Krasel C, Dees C, Nissenson RA, Lohse MJ. 2001. Differential conformational requirements for activation of G proteins and the regulatory proteins arrestin and G protein-coupled receptor kinase in the G protein-coupled receptor for parathyroid hormone (PTH)/PTH-related protein. *J Biol Chem* 276(36): 33435–43.

52. Bisello A, Manen D, Pierroz DD, Usdin TB, Rizzoli R, Ferrari SL. 2004. Agonist-specific regulation of parathyroid hormone (PTH) receptor type 2 activity: Structural and functional analysis of PTH- and tuberoinfundibular peptide (TIP) 39-stimulated desensitization and internalization. *Mol Endocrinol* 18(6): 1486–98.

53. Bianchi EN, Ferrari SL. 2009. Beta-arrestin2 regulates parathyroid hormone effects on a p38 MAPK and NFkappaB gene expression network in osteoblasts. *Bone* 45(4): 716–25.

54. Gesty-Palmer D, Flannery P, Yuan L, Corsino L, Spurney R, Lefkowitz RJ, Luttrell LM. 2009. A beta-arrestin-biased agonist of the parathyroid hormone receptor (PTH1R) promotes bone formation independent of G protein activation. *Sci Transl Med* 1(1): 1ra.

55. Ferrandon S, Feinstein TN, Castro M, Wang B, Bouley R, Potts JT, Gardella TJ, Vilardaga JP. 2009. Sustained cyclic AMP production by parathyroid hormone receptor endocytosis. *Nat Chem Biol* 5(10): 734–42.

56. Wan M, Yang C, Li J, Wu X, Yuan H, Ma H, He X, Nie S, Chang C, Cao X. 2008. Parathyroid hormone signaling through low-density lipoprotein-related protein 6. *Genes Dev* 22(21): 2968–79.

57. Romero G, Sneddon WB, Yang Y, Wheeler D, Blair HC, Friedman PA. 2010. Parathyroid hormone receptor directly interacts with dishevelled to regulate beta-Catenin signaling and osteoclastogenesis. *J Biol Chem* 285(19): 14756–63.

58. Gensure RC, Ponugoti B, Gunes Y, Papasani MR, Lanske B, Bastepe M, Rubin DA, Jüppner H. 2004. Identification and characterization of two parathyroid hormone-like molecules in zebrafish. *Endocrinology* 145(4): 1634–9.

59. John MR, Arai M, Rubin DA, Jonsson KB, Jüppner H. 2002. Identification and characterization of the murine and human gene encoding the tuberoinfundibular peptide of 39 residues. *Endocrinology* 143(3): 1047–57.

# 第 27 章
# 甲状旁腺激素相关的蛋白质

John J. Wysolmerski

（潘志国 译　邓伟民 审校）

## 引言

　　1941 年,《新英格兰杂志》报道了一个病历报告, Full Albright 首次假设肿瘤合并高钙血症可能生成甲状旁腺激素（PTH）样肿瘤 [1]。随后 1980 和 1990 年归纳的恶病质高钙血症（humoral hypercalcemia of malignancy，HHM）的生化特征，符合 Albright 通过检测甲状旁腺激素相关的蛋白质（PTHrP）的预测 [2-6]。目前已了解 PTHrP 和 PTH 是相关分子，都可刺激同型 I 类 PTH/PTHrP 受体（PTHR1）[7-9]。一般来说，PTHrP 有分泌、旁分泌和胞内分泌的作用。但是，HHM 患者的 PTHrP 不能进入循环系统模仿 PTH 的全身作用。本章将详细讨论 HHM，并对 PTHrP 的正常生理作用进行综述。

## PTHrP 基因和 PTH/PTHrP 基因家族

　　人类的 PTHrP 通过单复制基因编码，在 12- 短链染色体上包含 8 个外显子和至少 3 个启动子 [3,6,8]。根据 139、141、173 这 3 种氨基酸特异性翻译产物的不同，3- 基因末端替代拼接可分化为 3 类不同家族的 mRNA 编码。这些不同 PTHrP 转录的生理重要性目前尚不明确。犬齿类动物和低级脊椎动物如鸟、鱼等没有 PTHrP1-173[7-8,10-11]。有时在生长发育时，

每个脏器均可检测到 PTHrP 的 mRNA。有很多不同的激素和增长因子调节 PTHrP 的 mRNA 的翻译和稳定性。钙敏感受体（CaSR）和 PTH 可共同调节大多数细胞中 PTHrP 的表达 [12-13]。另一常见现象是观察到机械变形可诱导 mRNA 水平 [18]。读者可参考其他综述来综合理解 PTHrP 表达位点和调节 [7-9]。

　　PTHrP 和 PTH 共享结构组成和序列同源，这提示他们是互相关联的 [3,5-6,8]。两种包含外显子 / 内含子组成比例的基因编码前 - 后序列和初期成熟肽比例是完全一样的。而且，两种基因在氨基末端享有高度序列同源性，起始 13 个氨基酸中的 8 个相同，接下来 21 个氨基酸的二级结构预测高度相同。这些常见序列使两种肽可以与 PTHR1 结合，并激活 PTHR1，从而揭示了 PTHrP 在 HHM 患者中引起高钙血症的原因 [4]。与上述提到的结构相似，结合人类基因上相关染色体的位点，提示两种基因可能来自同一始祖。PTH 家族同样包含 PTH-L 基因和更远端相关的结节状漏斗肽 39（TIP39）基因。所有的这些基因都源自同一祖先,随着脊椎一同分化。鱼包含 2 个 PTH 基因、2 个 PTHrP 基因和 1 个 PTH-L 基因；两栖动物包含 1 个 PTH 基因、1 个 PTHrP 基因和 1 个 PTH-L 基因；哺乳类动物包含 1 个 PTH 基因和 1 个 PTHrP 基因 [10-11]。因此，PTHrP 是古老的 PTH 样肽家族中的一员，低级脊椎动物较哺乳动物分化更多。

## PTHrP 是一种激素原

与 POMC 基因类似，PTHrP 的主要翻译产物通过大量的翻译后逐步引起一系列生理肽的重叠[8]。细胞特异性 PTHrP 的流程和不同 PTHrP 肽的重要性，目前尚不清楚，但已经定义了很多特殊分泌形式的 PTHrP。首先，多种细胞分泌 PTHrP 1-36[8,14]。而且癌症和哺乳时角质细胞和哺乳类上皮细胞可分泌大量长链氨基末端 PTHrP[15-17]。与 PTHR1 发生作用的为氨基末端。分泌的中域肽包括氨基酸 38-94、38-95 和 38-101[8,18]。这些不同的特殊分泌形式的生理还不清楚，但 PTHrP 的中域刺激胎盘钙转运，调节肾碳酸氢钠处理能力，而且这部分分子包含核定位信号[19-21]。最后 C- 末端碎片包含氨基酸 107-108 和 109-138。这些肽可抑制破骨细胞功能，刺激成骨细胞增殖[8,20]。

## PTHrP 受体

PTHrP 的氨基末端和 PTHR1 受体结合，激活 PTHR1[ 原型 7- 跨膜包含 G- 蛋白耦联受体（GPCR），属于 GPCR 大家族的 B 族一员 ][7-12]。和 PTHrP 基因一样，PTHR1 是大多数 PTH 受体基因家族的一员。虽然 PTH 可与家族中其他受体结合，但 PTHrP 仅和 PTHR1 作用。该受体通过 cAMP 和蛋白激酶 A 通路、肌醇磷酸酶、二酰甘油和细胞内钙瞬变来传导信号，可同 Gas 和 Gaq11 耦联[7,22]。大部分体外研究发现该受体与 PTHrP 和 PTH 结合，有高度亲和性，均能同等激活受体。当将 PTH 和 PTHrP 的氨基末端碎片与动物融合时，上述情况仍存在[7-8]。然而人类的 PTH1R 对 PTH 和 PTHrP 的反应不同[23-24]。连续 3~7 天予以两种肽类注射后，低剂量 PTH1-34 较 PTHrP1-36 更容易出现高钙血症。PTHrP 较 PTH 在刺激肾 1-α- 羟化酶生成 $1,25-(OH)_2$ 维生素 D 的作用更弱。由于两种肽与受体结合的结构不同，PTHrP1-36 生成 cAMP 的持续时间短于 PTH1-34[25]。

PTHrP 的 C 末端肽和中域的生理活动提示 PTHrP 的不同形式可能存在额外其他受体，然而目前还没有找到相关受体。

## PTHrP 核

免疫组化研究定位了不同细胞类型的 PTHrP 核位点[20,26]。也有很多机制解释 PTHrP 可避免分泌，保持在细胞内[20,26]。一旦出现在细胞质，PTHrP 以规律形式穿梭于核内外，依赖位于氨基酸的 84-93 和特殊穿梭蛋白输入蛋白 β1 间的特异性核定位序列（NLS），替代微管中的 PTHrP，使其进入核孔[20,26-27]。通过相关的穿梭蛋白 CRM1 有利于核的 PTHrP 输出，而且可能在肽的 C- 末端区域存在一个不同的识别序列[20]。目前尚不清楚 PTHrP 的交通瓶颈调节，但通过细胞环调节——周期素依赖激酶的 Thr85 的磷酸化，P34cdc2 可能在细胞环依赖模式中调节核输入作用[20]。PTHrP 核的功能仍不明确，但和 RNA 结合在一些细胞中，PTHrP 定位在细胞核，可能参与调节 RNA 运输、核糖体动力学和（或）蛋白质翻译[20,26]。无论 PTHrP 核的具体作用是什么，这一通路非常重要。两组使用排除了核定位信号的缩短 PTHrP 替换内源性小鼠的 PTHrP 基因[28-29]，两组小鼠均在几周内由于出现细胞老化和增长停滞而死亡。

## PTHrP 的生理功能

大多数组织器官中都能检测到 PTHrP，大部分功能属于 PTHrP。读者可参考其他综述来完整理解这些结果[8-9]。接来下会简要讲述 PTHrP 的作用区域，以及其在完整器官中的生理作用。

### 骨骼肌

破坏 PTHrP 的基因可干扰长骨和软骨的细胞分化，导致侏儒和盾状胸、影响呼吸、导致围产儿死亡。去除 PTHrP 基因表达可产生类似的表型；转基因小鼠软骨细胞中 PTHrP 过表达或持续激活可产生相反的作用[30,32]。动物模型显示，氨基末端的 PTHrP 通过 PTHR1 起作用，和增长面软骨细胞分化保持一致来维持发育中长骨细胞的有序增长（图 27.1）[33]。增长面由软骨细胞增殖分化组成，可扩展为肥厚软骨细胞，它可以分泌基质、产生凋亡、形成钙化架，重建为原发的骨海绵。PTHrP 主要在分化型肥厚软骨细胞产生的 IHH 刺激下由顶端不成熟的软骨细胞分泌，反过来激活位于肥厚前期增殖的软骨细胞的 PTHR1，减慢肥厚细胞的分化速度。在这种形式下，IHH 和 PTHrP 通过局部负反馈环，调节软骨细胞的分化速度。大量证据表明 PTHrP 通过 PKA 依赖模式调节 HDAC4 移动入核，从而影响软骨细胞的分化，调节转录因子网络的活性，如 Zfp521、MEF2 和

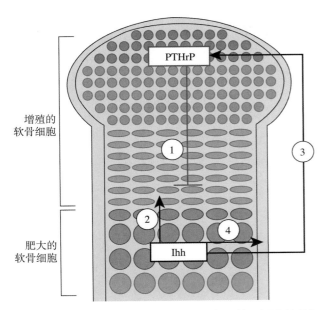

图 27.1 （也见彩图）PTHrP 和 Ihh 通过负反馈环调节软骨细胞的增殖和分化。①软骨细胞增殖系统在骨栏里从骨末端未分化的软骨细胞分化为增殖的软骨细胞，然后转变成肥厚前期软骨细胞和最终分化的肥厚软骨细胞；② PTHrP 由长骨末端未分化和增殖的软骨细胞生成，PTH1R 延迟软骨细胞的分化，维持增殖，延迟肥大软骨细胞 Ihh 的生成；③刺激骨末端的 PTHrP 生成。④ Ihh 同样作用于软骨膜细胞产生骨领的成骨细胞（Kronenberg HM. 2003. Developmental regulation of the growth plate. Nature 423: 332–336. Reprinted by permission from Macmillan Publishers Ltd. Copyright 2003.）

Runx2 等 [34-36]。这可以解释为什么 GNAS、HDAC4 和 PTHrP 基因变异会产生类似的骨骼发育缺陷 [37-39]。

PTHrP 在其他软骨也有生成，如围绕肋软骨和关节下软骨的软骨膜直接和关节腔透明软骨相连 [40-41]。在这些地方，PTHrP 可预防软骨细胞的肥厚分化，以及不恰当的骨侵蚀 [40-42]。最近有研究发现 PTHrP 对于小鼠维持软骨细胞增长十分重要。出生后破坏 PTHrP 基因会导致增长面融合引起的发育停滞 [43]。这些研究提出了 PTHrP 信号可能参与青少年的增长面融合，或者骨关节炎中关节软骨的丢失 [42-43]。

除软骨外，PTHrP 也有促进骨合成代谢的作用。杂合的无 PTHrP 小鼠出生正常，但之后出现骨小梁减少 [44]。而且选择性耗竭成骨细胞的 PTHrP 基因可引起骨密质减少、成骨减少、骨矿沉积、成骨细胞的形成和存活减少 [45]。培养成骨细胞系可生成 PTHrP，体外研究发现，还可通过机械变形诱导生成 PTHrP 产物。这也提示 PTHrP 可能参与调节骨骼负载的合成反应。然而除了成骨细胞特异性 PTHrP 敲除小鼠有清晰表型外，在骨骼成纤维细胞中 PTHrP

表达种群存在一定争议，甚至认为这些细胞正常情况下不表达该基因 [40-41]。骨质缺乏的动物模型提示，通过模仿骨骼局部 PTHrP 的自然功能，间断 PTH 治疗可促进骨的合成反应。

## 乳腺

PTHrP 的 mRNA 发现不久，就在哺乳期的乳房发现了 PTHrP 的表达，而且乳汁中 PTHrP 含量很高 [46-47]。目前已知 PTHrP 对乳房发育有重要作用，参与调节哺乳期的全身钙代谢，对乳癌的病理生理有一定的作用。

同其他上皮附件一样，乳腺初期上皮反折成芽状底座，分支发展为乳腺导管系统。由芽状上皮细胞与导管底座附近的间质细胞的一系列连续相互作用进行调控 [48]。当小鼠乳腺芽胚开始形成时，上皮细胞生成 PTHrP，与周围间质细胞表达的 PTHR1 相互作用，维持环绕乳腺芽胚的间质细胞，正常分化成乳腺导管 [49]。PTHrP 或 PTHR1 敲除小鼠乳腺缺损就是因为 PTHrP 信号丢失干扰了上皮和间质细胞的重要相互作用所致（图 27.2）。人类胚胎期乳腺的形成同小鼠的类似，也同样需要 PTHrP [50]。

哺乳期，PTHrP 由乳房上皮细胞生成，并且大部分分泌进入乳汁 [17-46]。虽然在乳汁中的功能不清楚，但 PTHrP 同样可由哺乳期的乳房进入循环，参与调节全身钙离子代谢。产生乳汁需要大量的钙，主要来源于母体的骨骼。哺乳期女性和犬齿类动物都发现骨质重吸收率升高，骨质快速丢失 [51]。哺乳期小鼠的 PTHrP 水平升高和人类的骨质丢失相关，且循环中的 PTHrP 水平直接与骨质的重吸收相关，与骨密度成显著负相关 [16,52]。除此之外，干扰哺乳期乳腺 PTHrP 基因可减少循环中 PTHrP 的水平、降低骨周转、保持骨密度，这些均证明哺乳期乳房分泌 PTHrP 进入循环，增加骨的重吸收 [17]。哺乳期乳房同样表达 CaSR，可抑制 PTHrP 的分泌，增加乳房的钙输送 [13]。这些相互作用提示了一个经典的内分泌负反馈通路，乳腺细胞分泌 PTHrP，将钙离子从骨头运送去身体其他地方，而钙反过来进一步抑制 PTHrP 的分泌。因此，在哺乳期，乳房和骨髓都参与这一作用，引起了骨骼钙储备的转移，以保证充分的钙输送来产生乳汁（图 27.3）。而且，鱼在产卵期 PTHrP 有类似的功能 [10]。因此，PTHrP 的可复制功能是原始的，哺乳期的 PTHrP 的功能可能是主要的物种进化压力之一，使得 PTHrP 和 PTH 使用相

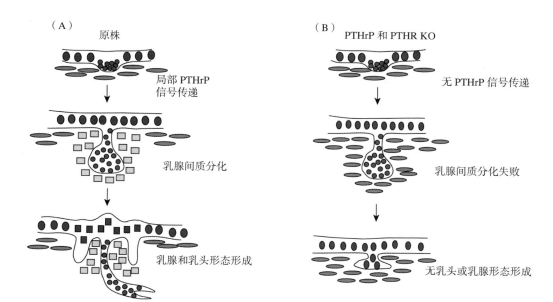

图 27.2 （也见彩图）PTHrP 调节胚胎乳腺间质细胞的发育。（A）在正常乳腺发育中，PTHrP 由形成中的乳芽上皮细胞分泌（红圈），与未成熟的皮间质相互作用（绿圈），诱导乳腺间质的形成（黄圈）。这些细胞在 PTHrP 刺激下维持乳腺上皮细胞的寿命，促进形态分支，诱导产生特殊的乳头皮肤（紫圈）。（B）在 PTHrP- 或 PTHR1 敲除胚胎中形成乳芽，但不形成乳腺间质。因此乳腺上皮细胞转化为上皮细胞（蓝圈），形态分化失败，不形成乳头（Adapted with permission from Foley J, Dann P, Hong J, Cosgrove J, Dreyer BE, Rimm D, Dunbar, ME, Philbrick WM, Wysolmerski JJ. 2001. Parathyroid hormone-related protein maintains mammary epithelial fate and triggers nipple skin differentiation during embryonic breast development. Development 128: 513–525 and the Company of Biologists Ltd. )

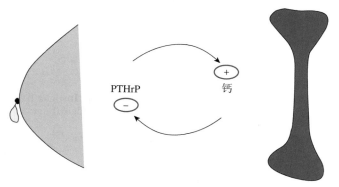

图 27.3 哺乳期乳房和骨骼相互作用为乳汁生成提供充足的钙离子。哺乳期乳房分泌 PTHrP 进入全身循环，PTHrP 和骨细胞的 PTH1R 作用，增加了骨的重吸收率，释放骨钙储存。乳腺上皮细胞表达 CaSR，抑制 PTHrP 的生成，在乳房和骨之间建立了经典的内分泌负反馈通路

同的 PTHR1 发生作用。

## 胎盘

孕期钙必须主动从母体的胎盘转运至胎儿。而且胎盘泵维持胎儿体内较高的钙浓度，从而钙离子可以顺浓度梯度进行转运[51]。而 PTHrP 敲除小鼠不存在这一浓度梯度，而且 PTHrP 缺乏的胎儿会发生相对低钙血症，提示胎儿 PTHrP 在介导从母体至胎盘的钙转运作用十分重要[21]。PTHrP 的来源可能是胎盘本身，并且由 CaSR 调节胎盘 PTHrP 的生成[53-54]。羊和小鼠的动物实验说明应该是 PTHrP 中域，而不是氨基末端负责胎盘的钙转运[19,21]。

## 平滑肌和心血管系统

机械变形和松弛肌肉使大量不同的平滑肌细胞床可表达 PTHrP[8-9,55-57]。血管中的 PTHrP 由血管收缩剂和血管收缩诱导产生，扩展收缩的血管。因此，PTHrP 也可作为血管的局部调节剂[58]。

PTHrP 调节血管平滑肌细胞的分化。分泌型 PTHrP 氨基末端可通过细胞表面的 PTHRI 表达来抑制细胞增殖。然而，通过 P27[kip1] 细胞环调节蛋白不稳定和刺激细胞通过 G1/S 查点，PTHrP 的中域和氨基末端在细胞核内作用达到继续增殖的目的[59-60]。因为 PTHrP[-/-] 胚胎主动脉的平滑肌细胞增殖减弱，在发育过程中这一通路可能是主动的[60]。此外，啮齿类动物和人类在球囊成形术血管损伤和动脉粥样硬化病变时，也可引起 PTHrP 表达增高。大量研究证实，PTHrP 在肌细胞的损伤中的作用十分重要，可能促进球囊成形术后血管内膜的生成[61-62]。

# 牙齿

还在生长的牙齿被牙槽骨包围，牙齿必须和骨质保持一定的空隙进行正常的形态变化。牙齿形成后，从牙囊的根部长出进入口腔。长牙依赖于不相邻的骨转换，牙冠形成破骨细胞重吸收骨表面；在底部，成骨细胞促使其突破牙囊长出。缺乏 PTHrP 牙齿仍可生成，但不能破出牙囊。正常来说星型网状细胞生成 PTHrP，作用于牙泡细胞，促进牙囊骨质形成。没有了 PTHrP，就不存在成骨细胞形成，骨质不能破出牙囊，牙齿就会受损[63-65]。

# 胰岛

胰岛内 4 种神经内分泌细胞都表达 PTHrP[66]。β 细胞将 PTHrP 储存于分泌腺内，与胰岛素协同释放[67]。胰岛表达 PTHR1，β 细胞通过激活磷脂酶 C、增加细胞内钙离子浓度与 PTHrP 相互作用[68]。由于 β 细胞的增殖增加、胰岛素生成增加、β 细胞凋亡受抑制等的联合作用，导致 PTHrP 的过表达引起 β 细胞密度增加，出现高胰岛素血症和低血糖[68-69]。PTHrP 还可促进体外培养的人 β 细胞增殖，并改善葡萄糖刺激的胰岛素分泌。PTHrP 的这些作用可通过包含 PKC-ζ、E 细胞周期素和 cdk2 通路进行介导[70]。

# 中枢和外周神经系统

颅内特殊神经元均广泛表达 PTHrP 和 PTH1R，包括皮质区域、小脑、海马回、下丘脑和垂体[71-72]。在培养的海马神经元中，钙离子通过 L 型钙通道内流引起 PTHrP 释放。PTHrP 可反过来作用于 PTHR1，抑制 L 型钙通道活性；因此推论 PTHrP 通过自分泌/旁分泌短反馈环来防止延长或重复除极化造成的损伤，这种损伤又名兴奋性毒性[73]。破坏小鼠的 PTHrP 基因可导致钾盐诱导的抽搐。

除神经元外，胶质细胞和星形细胞也表达 PTHrP[74-76]。胎儿和恶性胶质细胞可表达 PTHrP 基因，但不在成人大脑的恶性胶质细胞表达[76]。然而，在大鼠挤压伤后外周神经系统的 Schwann 低分化细胞中反应的胶质细胞可诱导其表达[75-77]。PTHrP 可抑制这些细胞的分化，提示可能对维持神经再生的反分化状态有一定的作用。

# 结论

PTHrP 是引起 HHM 临床表现的原因之一。它和 PTH 相关，两者都有相同的 PTHR1 受体。通常，从鱼到哺乳动物都可以观察到 PTHR1 反作用调节 PTHrP，在复制时可以作为一种激素模仿 PTH 的作用。虽然通过演化使这些关系发生改变，并使肿瘤中 PTHrP 分泌进入循环引起高钙血症，但目前认识到 PTHrP 通常可通过局部生成和局部作用参与大多数部位的正常发育，调节生理活动。通过小鼠的基因学研究探讨 PTHrP 的功能，不过大部分结果仍停留在对其生理功能的认识层面上。

# 致谢

本研究获得美国国立卫生研究院 DK077565、DK55501 和 CA153702 项目的资金支持，以及 DOD BCRP 的 BC095546 项目的支持。在本章准备过程中，Arthur Broadus 和 Rupangi Vasavada 博士与作者进行有价值的交流，在此作者表示感谢。

# 参考文献

1. Mallory TB. 1941. Case records of the Massachusetts General Hospital. Case #27461. *N Eng J Med* 225: 789–791.

2. Burtis WJ, Wu T, Bunch C, Wysolmerski JJ, Insogna KL, Weir EC, Broadus AE, Stewart AF. 1987. Identification of a novel 17,000-dalton parathyroid hormone-like adenylate cyclase-stimulating protein from a tumor associated with humoral hypercalcemia of malignancy. *J Biol Chem* 262: 7151–7156.

3. Mangin M, Webb AC, Dreyer BE, Posillico JT, Ikeda K, Weir EC, Stewart AF, Bander NH, Milstone LM, Barton DE, Francke U, Broadus AE. 1988. An identification of a cDNA encoding a parathyroid hormone-like peptide from a human tumor asociated with humoral hypercalcemia of malignancy. *Proc Natl Acad Sci U S A* 85: 597–601.

4. Stewart AF, Horst RL, Deftos LJ, Cadman EC, Lang R, Broadus AE. 1980. Biochemical evaluation of patients with cancer-associated hypercalcemia: Evidence for humoral and nonhumoral groups. *N Eng J Med* 303: 1377–1383.

5. Strewler GJ, Stern PH, Jacobs JW, Evelott J, Klein RF, Leung SC, Rosenblatt M, Nissenson RA. 1987. Parathyroid hormone-like protein from human renal carcinoma cells. Structural and functional homology with parathyroid hormone. *J Clin Invest* 80: 1803–1807.

6. Suva LJ, Winslow GA, Wettenhall RE, Hammonds RG, Moseley JM, Diefenbach-Jagger H, Rodda CP, Kemp BE, Rodriguez H, Chen EY. 1987. A parathyroid hormone-related protein implicated in malignant hypercalcemia:

Cloning and expression. *Science* 237: 893–896.

7. Gensure RC, Gardella TJ, Jüppner H. 2005. Parathyroid hormone and parathyroid hormone-related peptide, and their receptors. *Biochem Biophys Res Commun* 328: 666–678.

8. Philbrick WM, Wysolmerski JJ, Galbraith S, Holt EH, Orloff JJ, Yang KH, Vasavada R, Weir EC, Broadus AE, Stewart AF. 1996. Defining the roles of parathyroid hormone-related protein in normal physiology. *Physiol Rev* 76: 127–173.

9. Strewler GJ. 2000. The physiology of parathyroid hormone-related protein. *N Engl J Med* 342: 177–185.

10. Guerreiro PM, Renfro JL, Power DM, Canario AV. 2007. The parathyroid hormone family of peptides: Structure, tissue distribution, regulation, and potential functional roles in calcium and phosphate balance in fish. *Am J Physiol Regul Integr Comp Physiol* 292: R679–696.

11. Pinheiro PL, Cardoso JC, Gomes AS, Fuentes J, Power DM, Canario AV. 2010. Gene structure, transcripts and calciotropic effects of the PTH family of peptides in Xenopus and chicken. *BMC Evol Biol* 10: 373.

12. Chattopadhyay N. 2006. Effects of calcium-sensing receptor on the secretion of parathyroid hormone-related peptide and its impact on humoral hypercalcemia of malignancy. *Am J Physiol Endocrinol Metab* 290: E761–770.

13. VanHouten J, Dann P, McGeoch G, Brown EM, Krapcho K, Neville M, Wysolmerski JJ. 2004. The calcium-sensing receptor regulates mammary gland parathyroid hormone-related protein production and calcium transport. *J Clin Invest* 113: 598–608.

14. Orloff JJ, Reddy D, de Papp AE, Yang KH, Soifer NE, Stewart AF. 1994. Parathyroid hormone-related protein as a prohormone: Posttranslational processing and receptor interactions. *Endocr Rev* 15: 40–60.

15. Burtis WJ, Brady TG, Orloff JJ, Ersbak JB, Warrell RP Jr, Olson BR, Wu TL, Mitnick ME, Broadus AE, Stewart AF. 1990. Immunochemical characterization of circulating parathyroid hormone-related protein in patients with humoral hypercalcemia of cancer. *N Engl J Med* 322: 1106–1112.

16. Sowers MF, Hollis BW, Shapiro B, Randolph J, Janney CA, Zhang D, Schork A, Crutchfield M, Stanczyk F, Russell-Aulet M. 1996. Elevated parathyroid hormone-related peptide associated with lactation and bone density loss. *JAMA* 276: 549–554.

17. VanHouten JN, Dann P, Stewart AF, Watson CJ, Pollak M, Karaplis AC, Wysolmerski JJ. 2003. Mammary-specific deletion of parathyroid hormone-related protein preserves bone mass during lactation. *J Clin Invest* 112: 1429–1436.

18. Soifer NE, Dee KE, Insogna KL, Burtis WJ, Matovcik LM, Wu TL, Milstone LM, Broadus AE, Philbrick WM, Stewart AF. 1992. Parathyroid hormone-related protein. Evidence for secretion of a novel mid-region fragment by three different cell types. *J Biol Chem* 267: 18236–18243.

19. Care AD, Abbas SL, Pickard DW, Barri M, Drinkhill M, Findley JBC, White IR, Caple IW. 1990. Stimulation of ovine placental transport of calcium and magnesium by mid-molecule fragments of human parathyroid hormone-related protein. *Exp Physiol* 75: 605–608.

20. Jans DA, Thomas RJ, Gillespie MT. 2003. Parathyroid hormone-related protein (PTHrP): A nucleocytoplasmic shuttling protein with distinct paracrine and intracrine roles. *Vitam Horm* 66: 345–384.

21. Kovacs CS, Lanske B, Hunzelman JL, Guo J, Karaplis AC, Kronenberg HM. 1996. Parathyroid hormone-related peptide (PTHrP) regulates fetal-placental calcium transport through a receptor distinct from the PTH/PTHrP receptor. *Proc Natl Acad Sci U S A* 93: 15233–15238.

22. Juppner H, Abou-Samra AB, Freeman M, Kong XF, Schipani E, Richards J, Kolakowski LF Jr, Hock J, Potts JT Jr, Kronenberg HM, et al. 1991. A G protein-linked receptor for parathyroid hormone and parathyroid hormone-related peptide. *Science* 254: 1024–1026.

23. Horwitz MJ, Tedesco MB, Sereika SM, Syed MA, Garcia-Ocana A, Bisello A, Hollis BW, Rosen CJ, Wysolmerski JJ, Dann P, Gundberg C, Stewart AF. 2005. Continuous PTH and PTHrP infusion causes suppression of bone formation and discordant effects on 1,25(OH)2 vitamin D. *J Bone Miner Res* 20: 1792–1803.

24. Horwitz MJ, Tedesco MB, Sereika SM, Prebehala L, Gundberg CM, Hollis BW, Bisello A, Garcia-Ocana A, Carneiro RM, Stewart AF. 2011. A seven day continuous infusion of PTH or PTHrP suppresses bone formation and uncouples bone turnover. *J Bone Miner Res* 26: 2287–2297.

25. Dean T, Vilardaga JP, Potts JT Jr, Gardella TJ. 2008. Altered selectivity of parathyroid hormone (PTH) and PTH-related protein (PTHrP) for distinct conformations of the PTH/PTHrP receptor. *Mol Endocrinol* 22: 156–166.

26. Fiaschi-Taesch NM, Stewart AF. 2003. Minireview: Parathyroid hormone-related protein as an intracrine factor—Trafficking mechanisms and functional consequences. *Endocrinology* 144: 407–411.

27. Roth DM, Moseley GW, Pouton CW, Jans DA. 2011. Mechanism of microtubule-facilitated "fast track" nuclear import. *J Biol Chem* 286: 14335–14351.

28. Miao D, Su H, He B, Gao J, Xia Q, Goltzman D, Karaplis AC. 2005. Deletion of the mid- and carboxyl regions of PTHrP produces growth retardation and early senescence in mice. *J Bone Mineral Res* 20: S14.

29. Toribio RE, Brown HA, Novince CM, Marlow B, Hernon K, Lanigan LG, Hildreth BE 3rd, Werbeck JL, Shu ST, Lorch G, Carlton M, Foley J, Boyaka P, McCauley LK, Rosol TJ. 2010. The midregion, nuclear localization sequence, and C terminus of PTHrP regulate skeletal development, hematopoiesis, and survival in mice. *FASEB J* 24: 1947–1957.

30. Lanske B, Karaplis AC, Lee K, Luz A, Vortkamp A, Pirro A, Karperien M, Defize LH, Ho C, Mulligan RC, Abou-Samra A-B, Jueppner H, Segre GV, Kronenberg HM. 1996. PTH/PTHrP receptor in early development and Indian hedgehog-regulated bone growth. *Science* 273: 663–666.

31. Schipani E, Lanske B, Hunzelman JL, Luz A, Kovacs CS, Lee K, Pirro A, Kronenberg HM, Jueppner H. 1997. Targeted expression of constitutively active receptors for parathyroid hormone and parathyroid hormone-related peptide. *Proc Natl Acad Sci U S A* 94: 13689–13694.

32. Weir EC, Philbrick WM, Amling M, Niff LA, Baron R, Broadus AE. 1996. Targeted overexpression of parathyroid hormone-related peptide in chondrodysplasia and delayed endochondrial bone formation. *Proc Natl Acad Sci U S A* 93: 10240–10245.

33. Kronenberg HM. 2006. PTHrP and skeletal development. *Ann N Y Acad Sci* 1068: 1–13.

34. Correa D, Hesse E, Seriwatanachai D, Kiviranta R, Saito H, Yamana K, Neff L, Atfi A, Coillard L, Sitara D, Maeda Y, Warming S, Jenkins NA, Copeland NG, Horne WC, Lanske B, Baron R. 2010. Zfp521 is a target gene and key effector of parathyroid hormone-related peptide signaling in growth plate chondrocytes. *Dev Cell* 19: 533–546.

35. Kozhemyakina E, Cohen T, Yao TP, Lassar AB. 2009. Parathyroid hormone-related peptide represses chondrocyte hypertrophy through a protein phosphatase 2A/histone deacetylase 4/MEF2 pathway. *Mol Cell Biol* 29: 5751–5762.

36. Seriwatanachai D, Densmore MJ, Sato T, Correa D, Neff L, Baron R, Lanske B. 2011. Deletion of Zfp521 rescues the growth plate phenotype in a mouse model of Jansen metaphyseal chondrodysplasia. *FASEB J* 25: 3057–3067.

37. Klopocki E, Hennig BP, Dathe K, Koll R, de Ravel T, Baten E, Blom E, Gillerot Y, Weigel JF, Kruger G, Hiort O, Seemann P, Mundlos S. 2010. Deletion and point mutations of PTHLH cause brachydactyly type E. *Am J Hum Genet* 86: 434–439.

38. Maass PG, Wirth J, Aydin A, Rump A, Stricker S, Tinschert S, Otero M, Tsuchimochi K, Goldring MB, Luft FC, Bahring S. 2010. A cis-regulatory site downregulates PTHLH in translocation t(8;12)(q13;p11.2) and leads to Brachydactyly Type E. *Hum Mol Genet* 19: 848–860.

39. Williams SR, Aldred MA, Der Kaloustian VM, Halal F, Gowans G, McLeod DR, Zondag S, Toriello HV, Magenis RE, Elsea SH. 2010. Haploinsufficiency of HDAC4 causes brachydactyly mental retardation syndrome, with brachydactyly type E, developmental delays, and behavioral problems. *Am J Hum Genet* 87: 219–228.

40. Chen X, Macica C, Nasiri A, Judex S, Broadus AE. 2007. Mechanical regulation of PTHrP expression in entheses. *Bone* 41: 752–759.

41. Chen X, Macica CM, Dreyer BE, Hammond VE, Hens JR, Philbrick WM, Broadus AE. 2006. Initial characterization of PTH-related protein gene-driven lacZ expression in the mouse. *J Bone Miner Res* 21: 113–123.

42. Macica C, Liang G, Nasiri A, Broadus AE. 2011. Genetic evidence that parathyroid hormone-related protein regulates articular chondrocyte maintenance. *Arthritis Rheum* 63: 3333–3343.

43. Hirai T, Chagin AS, Kobayashi T, Mackem S, Kronenberg HM. 2011. Parathyroid hormone/parathyroid hormone-related protein receptor signaling is required for maintenance of the growth plate in postnatal life. *Proc Natl Acad Sci U S A* 108: 191–196.

44. Amizuka N, Karaplis AC, Henderson JE, Warshawsky H, Lipman ML, Matsuki Y, Ejiri S, Tanaka M, Izumi N, Ozawa H, Goltzman D. 1996. Haploinsufficiency of parathyroid hormone-related peptide (PTHrP) results in abnormal postnatal bone development. *Dev Biol* 175: 166–176.

45. Miao D, He B, Jiang Y, Kobayashi T, Soroceanu MA, Zhao J, Su H, Tong X, Amizuka N, Gupta A, Genant HK, Kronenberg HM, Goltzman D, Karaplis AC. 2005. Osteoblast-derived PTHrP is a potent endogenous bone anabolic agent that modifies the therapeutic efficacy of administered PTH 1-34. *J Clin Invest* 115: 2402–2411.

46. Budayr AA, Halloran BP, King JC, Diep D, Nissenson RA, Strewler GJ. 1989. High levels of a parathyroid hormone-like protein in milk. *Proc Natl Acad Sci U S A* 86: 7183–7185..

47. Thiede MA, Rodan GA. 1988. Expression of a calcium-mobilizing parathyroid hormone-like peptide in lactating mammary tissue. *Science* 242: 278–280.

48. Robinson GW. 2007. Cooperation of signalling pathways in embryonic mammary gland development. *Nat Rev Genet* 8: 963–972.

49. Hens JR, Wysolmerski JJ. 2005. Key stages of mammary gland development: Molecular mechanisms involved in the formation of the embryonic mammary gland. *Breast Cancer Res* 7: 220–224.

50. Wysolmerski JJ, Cormier S, Philbrick WM, Dann P, Zhang JP, Roume J, Delezoide AL, Silve C. 2001. Absence of functional type 1 parathyroid hormone (PTH)/PTH-related protein recpetors in humans is associated with abnormal breast development and tooth impaction. *J Clin Endocrinol Metab* 86: 1788–1794.

51. Kovacs CS. 2001. Calcium and bone metabolism in pregnancy and lactation. *J Clin Endocrinol Metab* 86: 2344–2348.

52. VanHouten JN, Wysolmerski JJ. 2003. Low estrogen and high parathyroid hormone-related peptide levels contribute to accelerated bone resorption and bone loss in lactating mice. *Endocrinology* 144: 5521–5529.

53. Hellman P, Ridefelt P, Juhlin C, Akerstrom G, Rastad J, Gylfe E. 1992. Parathyroid-like regulation of parathyroid-hormone-related protein release and cytoplasmic calcium in cytotrophoblast cells of human placenta. *Arch Biochem Biophys* 293: 174–180.

54. Kovacs CS, Ho C, Seidman CE, Seidman JG, Kronenberg HM. 1996. Parathyroid calcium sensing receptor regulates fetal blood calcium and fetal-maternal calcium gradient independently of the maternal calcium levels. *J Bone Miner Res* 22: S121.

55. Thiede MA, Daifotis AG, Weir EC, Brines ML, Burtis WJ, Ikeda K, Dreyer BE, Garfield RE, Broadus AE. 1990. Intrauterine occupancy controls expression of the parathyroid hormone-related peptide gene in pre-term rat myometrium. *Proc Natl Acad Sci U S A* 87: 6969–6973.

56. Thiede MA, Harm SC, McKee RL, Grasser WA, Duong LT, Leach RM Jr. 1991. Expression of the parathyroid hormone-related protein gene in the avian oviduct: Potential role as a local modulator of vascular smooth muscle tension and shell gland motility during the egg-laying cycle. *Endocrinology* 129: 1958–1966.

57. Yamamoto M, Harm SC, Grasser WA, Thiede MA. 1992. Parathyroid hormone-related protein in the rat urinary bladder: A smooth muscle relaxant produced locally in response to mechanical stretch. *Proc Natl Acad Sci U S A* 89: 5326–5330.

58. Massfelder T, Helwig JJ. 1999. Parathyroid hormone-related protein in cardiovascular development and blood pressure regulation. *Endocrinology* 140: 1507–1510.

59. Fiaschi-Taesch N, Sicari BM, Ubriani K, Bigatel T, Takane KK, Cozar-Castellano I, Bisello A, Law B, Stewart AF. 2006. Cellular mechanism through which parathyroid hormone-related protein induces proliferation in arterial smooth muscle cells: Definition of an arterial smooth muscle PTHrP/p27kip1 pathway. *Circ Res* 99: 933–942.

60. Massfelder T, Dann P, Wu TL, Vasavada R, Helwig JJ, Stewart AF. 1997. Opposing mitogenic and anti-mitogenic actions of parathyroid hormone-related protein in vascular smooth muscle cells: A critical role for nuclear targeting. *Proc Natl Acad Sci U S A* 94:

13630–13635.

61. Fiaschi-Taesch N, Takane KK, Masters S, Lopez-Talavera JC, Stewart AF. 2004. Parathyroid-hormone-related protein as a regulator of pRb and the cell cycle in arterial smooth muscle. *Circulation* 110: 177–185.

62. Ishikawa M, Akishita M, Kozaki K, Toba K, Namiki A, Yamaguchi T, Orimo H, Ouchi Y. 2000. Expression of parathyroid hormone-related protein in human and experimental atherosclerotic lesions: Functional role in arterial intimal thickening. *Atherosclerosis* 152: 97–105.

63. Boabaid F, Berry JE, Koh AJ, Somerman MJ, McCcauley LK. 2004. The role of parathyroid hormone-related protein in the regulation of osteoclastogenesis by cementoblasts. *J Periodontol* 75: 1247–1254.

64. Calvi LM, Shin HI, Knight MC, Weber JM, Young MF, Giovannetti A, Schipani E. 2004. Constitutively active PTH/PTHrP receptor in odontoblasts alters odontoblast and ameloblast function and maturation. *Mech Dev* 121: 397–408.

65. Philbrick WM, Dreyer BE, Nakchbandi IA, Karaplis AC. 1998. Parathyroid hormone-related protein is required for tooth eruption. *Proc Natl Acad Sci U S A* 95: 11846–11851.

66. Asa SL, Henderson J, Goltzman D, Drucker DJ. 1990. Parathyroid hormone-like peptide in normal and neoplastic human endocrine tissues. *J Clin Endocrinol Metab* 71: 1112–1118.

67. Plawner LL, Philbrick WM, Burtis WJ, Broadus AE, Stewart AF. 1995. Cell type-specific secretion of parathyroid hormone-related protein via the regulated versus the constitutive secretory pathway. *J Biol Chem* 270: 14078–14084.

68. Vasavada RC, Wang L, Fujinaka Y, Takane KK, Rosa TC, Mellado-Gil JM, Friedman PA, Garcia-Ocana A. 2007. Protein kinase C-zeta activation markedly enhances beta-cell proliferation: An essential role in growth factor mediated beta-cell mitogenesis. *Diabetes* 56: 2732–2743.

69. Vasavada RC, Cavaliere C, D'Ercole AJ, Dann P, Burtis WJ, Madlener AL, Zawalich K, Zawalich W, Philbrick W, Stewart AF. 1996. Overexpression of parathyroid hormone-related protein in the pancreatic islets of transgenic mice causes islet hyperplasia, hyperinsulinemia, and hypoglycemia. *J Biol Chem* 271: 1200–1208.

70. Guthalu Kondegowda N, Joshi-Gokhale S, Harb G, Williams K, Zhang XY, Takane KK, Zhang P, Scott DK, Stewart AF, Garcia-Ocana A, Vasavada RC. 2010. Parathyroid hormone-related protein enhances human ss-cell proliferation and function with associated induction of cyclin-dependent kinase 2 and cyclin E expression. *Diabetes* 59: 3131–3138.

71. Weaver DR, Deeds JD, Lee K, Segre GV. 1995. Localization of parathyroid hormone-related peptide (PTHrP) and PTH/PTHrP receptor mRNAs in rat brain. *Brain Res Mol Brain Res* 28: 296–310.

72. Weir EC, Brines ML, Ikeda K, Burtis WJ, Broadus AE, Robbins RJ. 1990. Parathyroid hormone-related peptide gene is expressed in the mammalian central nervous system. *Proc Natl Acad Sci U S A* 87: 108–112.

73. Chatterjee O, Nakchbandi IA, Philbrick WM, Dreyer BE, Zhang JP, Kaczmarek LK, Brines ML, Broadus AE. 2002. Endogenous parathyroid hormone-related protein functions as a neuroprotective agent. *Brain Res* 930: 58–66.

74. Chattopadhyay N, Evliyaoglu C, Heese O, Carroll R, Sanders J, Black P, Brown EM. 2000. Regulation of secretion of PTHrP by Ca(2+)-sensing receptor in human astrocytes, astrocytomas, and meningiomas. *Am J Physiol Cell Physiol* 279: C691–699.

75. Funk JL, Trout CR, Wei H, Stafford G, Reichlin S. 2001. Parathyroid hormone-related protein (PTHrP) induction in reactive astrocytes following brain injury: A possible mediator of CNS inflammation. *Brain Res* 915: 195–209.

76. Shankar PP, Wei H, Davee SM, Funk JL. 2000. Parathyroid hormone-related protein is expressed by transformed and fetal human astrocytes and inhibits cell proliferation. *Brain Res* 868: 230–240.

77. Macica CM, Liang G, Lankford KL, Broadus AE. 2006. Induction of parathyroid hormone-related peptide following peripheral nerve injury: Role as a modulator of Schwann cell phenotype. *Glia* 53: 637–648.

# 第 28 章
# 钙离子敏感受体

Edward M. Brown

（魏秋实 译 邓伟民 审校）

## 引言

包括人在内的复杂的陆地生物，其细胞外钙离子浓度几乎维持在恒定的水平，大概的正常范围是 1.1～1.3 mmol[1]。恒定的细胞外钙离子浓度能够为钙离子的细胞外多种功能提供可靠的补充（如凝结因子、黏附分子或其他很多蛋白质的共因子），能够调节神经兴奋和为无数的细胞内功能提供钙离子来源[1]。另外，钙盐和磷酸盐是骨骼矿物质相主要成分，骨骼能够保护重要器官、促进运动；骨骼也是当食物来源不能满足身体需要时钙和磷的不断的来源。

相反，细胞内的钙离子浓度大约是 100nm，比细胞外钙离子浓度低将近 10 000 倍[2]。细胞内钙离子浓度的变化作为细胞内第二信使，能够调控多种信号通路，包括细胞运动、分化、增殖、凋亡、肌肉收缩和激素分泌[2]。所有细胞内钙离子都来源于细胞外液中的钙离子（ECF）。因此，维持一个几乎恒定的钙离子水平，确保钙离子来源，以完成其细胞内角色是非常重要的。

恒定的细胞外钙离子浓度主要依靠体内自我平衡系统维持，包括甲状旁腺、分泌降钙素的 C 细胞、肾、骨骼及肠道[1]，在本书中其他部分将详述。这个自我平衡机制的主要组成部分是几种类型细胞，这些细胞能够"感觉到"细胞外钙离子浓度的小波动，并且进一步反应，使其回归到正常值。在这个过程中扮演关键角色的甲状旁腺通过分泌 PTH 响应低钙血症，然后增加肾小管对钙的重吸收作用，有助于骨中钙的净释放，通过增加肾合成 1, 25-$(OH)_2D_3$ 增强肠道的钙吸收。

本章主要描述钙离子敏感受体的特性和功能，G 蛋白耦联受体通过其感受细胞外钙离子的能力在钙离子动态平衡过程中起着核心作用[1]。这是在甲状旁腺细胞、C 细胞、肾中的一部分肾单位，以及在骨和小肠测量细胞外钙离子水平的主要机制。因此，它通过其在刚才列举的那些类型的细胞中参与细胞外钙离子浓度的动态平衡调节功能可以作为人体的"钙离子平衡器"或"calciostat"。

## 钙离子敏感受体的结构和功能

钙离子敏感受体最初是从牛的甲状旁腺中克隆出来[3]，然后又从其他不同物种包括人的组织中克隆出来[4]。所有的克隆都表现出高度的氨基酸序列相似性（84%）和预测结构，这表明组织及其同源物种具有相同的钙离子敏感受体祖先基因，即所谓的直系同源基因。类似的基因已经从进化上更遥远的物种中分离出，如鲑鱼和角鲨[5]，研究表明约有 60%～70% 的氨基酸与人类钙离子敏感受体序列一致。因此，钙离子敏感受体起源于脊椎动物从海洋到大陆迁移之前，并且参与调节硬骨鱼类和软骨鱼类（如鲨鱼等）细胞外钙离子浓度稳定、平衡的过程[5]。

图 28.1 展示了人类钙离子敏感受体蛋白质的预测结构。它含有的 3 个主要结构域：①包含 612 个

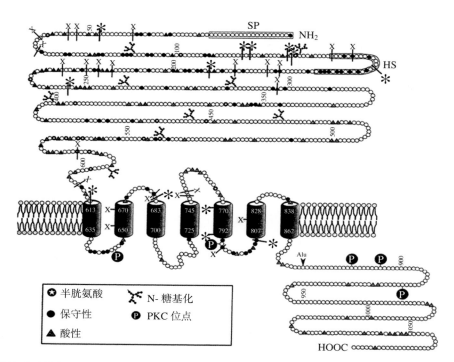

**图 28.1**  人类钙离子敏感受体的预测结构（见文中详细描述）。SP：信号肽；HS：疏水基团。X 代表自然发生失活突变的位点，星号表示激活突变的位置（From Brown EM,Bai M,Pollak M. In: Avioli L,Krane SM（eds.）*Metabolic Bone Disease and Clinically Related Diseases*. San Diego: Academic Press. 1999,pp. 479–499.）

氨基酸的细胞外氨基端区域（ECD）：在其羧基末端，半胱氨酸富集区后紧跟一个肽接头的第一跨膜螺旋；②包含 250 个氨基酸的跨膜区（TMD）：具有七个跨膜区，属于 G 蛋白耦联受体的超家族；③包含 216 个氨基酸的细胞内羧基端（C-）尾部[6]。

## 钙离子敏感受体基因及其属性

人类钙离子敏感受体基因定位于染色体 3q13.3-21（三号染色体长臂）。它具有 7 个外显子，其中第 1 个编码上游翻译起始位点的序列，并包含两个启动子。剩余的 6 个外显子包含翻译起始位点和上文描述的钙敏感受体（CaSR）的 3 个主要结构域，其中 2 ~ 6 外显子编码 ECD，第 7 外显子编码 TMD 和 C-末端[6]。白细胞介素 1β[7]、白细胞介素 6[8]、1,25-(OH)$_2$D$_3$[9] 以及活化的 CaSR 本身[10] 可上调 CaSR 的表达。细胞外钙离子浓度以及 1,25-(OH)$_2$D$_3$ 水平升高时 CaSR 被活化，可能有助于理解这两种因素抑制甲状腺功能的原因。趋化因子 MCP-1 和 SDF-1α 可能是通过增加预制受体易位到质膜而提高细胞表面上 CaSR 的表达[11]。在各种原因引起的甲状旁腺功能亢进中，CaSR 的表达通常是下调的[12]。

## 钙离子敏感受体的生物合成与结构

钙离子敏感受体在胞质内质网中合成，同时伴有 20 个氨基酸信号肽的切割，从而引导新生蛋白质链进入胞质内质网的内腔。受体通过其半胱氨酸 129 和 131 以分子内二硫键形式结合，使其在胞质内质网中二聚化[13]。CaSR 从胞质内质网运输到高尔体之后，在该受体上的 8 个 O- 连接糖基化位点上发生糖基化，这个过程是 CaSR 表达所必需的[6]。有几种蛋白质已经确定，在 CaSR 从胞质内质网高效转运到高尔基体，最终到达细胞表面的过程中起到重要作用，包括低分子量的单体 G 蛋白、Rab1[14]、运输受体 p24a 以及所谓的受体活性修饰蛋白（RAMP）1 和 -3[15]。这些蛋白质可以解除 CaSR 的 C- 末端内在胞质内质网中存在的滞留信号[6]。

受体可通过激动剂进行活化，G 蛋白耦联受体激酶（GRK）可通过磷酸化它的 C- 末端使 CaSR 快速失敏，并与异三聚体的 G 蛋白失耦联，如 G q/11[16]。相对小剂量的激动剂可使受体内部发生活化[17]，然而，另一种单体 G 蛋白 Rab11a 可促进细胞内 CaSR 再利用到细胞表面[15]。细胞表面 CaSR

的持续可用性，部分归因于激动剂可诱导细胞内 CaSR 插入到质膜（17a）上，这对于通过 CaSR 确保持续、有效的监测细胞外钙离子浓度是非常重要的，其作用类似于 "calciostat"。

## 细胞外钙离子结合及 CaSR 调节信号的激活

　　基于相关同源性的代谢型谷氨酸受体（mGluR）模型，一般认为可以假设 CaSR 的细胞外氨基端区域（ECD）是一个双叶的配置，类似于捕蝇草（图 28.2）[18]。几个 mGluR 的 ECD 已结晶，无论使用或不使用它们的激动剂谷氨酸盐，都可以通过 X- 射线晶体成像来观察它的结构。如 mGluR、CaSR 与其激动剂钙离子有结合位点，该位点位于两个乙酰胆碱单体凸起之间的缝隙处（图 28.2）[19-20]。钙与该位点的结合可促进捕蝇草（VFT）区域关闭，并通过 CaSR 跨膜区（TMD）、胞内环和 C- 末端附加的构象变化引发细胞内信号传导，激活 G 蛋白[6]。这表明在 ECD 区域很可能存在额外的钙离子结合位点，也可能在 TMD 区域，这对于受体结合过程中正协同作用的程度是非常重要的，如钙离子与一个位点的结合可促进钙离子与其他优点的结合[20]。细胞外钙离子浓度与 CaSR 介导的生物学反应之间形成一个陡峭的斜线关系，这对于维持附近细胞外钙离子的恒定是必不可少的[1]。在人类 CaSR 的胞内环

和 C- 尾部含有 5 个预计的蛋白激酶 C（PKC）的位点。CaSR 介导的蛋白激酶 C（PKC）激活减弱了受体对磷脂酶 C（PLC）的刺激，这主要是通过 CaSR 的 C- 尾部苏氨酸 888（T888）上一个关键的 PKC 结合位点磷酸化来实现的[21]。而 PKC 诱导的 C- 尾部磷酸化给予 CaSR 介导的 PLC 刺激一个负反馈调节作用。

　　关于细胞质膜，甲状旁腺中的 CaSR 位于质膜微囊中，微囊是质膜上烧瓶状的内陷[22]。在这个区域内，CaSR 与微囊蛋白 1（caveolin-1）结合，caveolin-1 富含一个关键的胆固醇结构域，是形成微囊的主要结构蛋白质，还可与多种其他蛋白质相互作用，包括信号蛋白（如 G 蛋白）[23]。CaSR 的 C- 尾部与细丝蛋白 -A 相互作用，细丝蛋白 -A 是一种肌动蛋白结合蛋白，与微囊蛋白 1 类似，充当多种蛋白质的支架[24]。CaSR 可激活丝裂原活化蛋白激酶（MAPK），如 ERK1/2 部分依赖于其与细丝蛋白 -A 的结合[24]。细丝蛋白 -A 与 CaSR 的 C- 尾部的结合可提高受体对降解的抵抗性。相反，E3 泛素连接酶（dorfin）与 CaSR 的 C- 尾部结合，被认为可促进蛋白质的蛋白酶体降解[25]。

## CaSR 激动剂和 CaSR 信号

　　除细胞外 Ca²⁺ 外，CaSR 可被多种激动剂激活（图 28.3），包括其他二价基（如 Mg²⁺ 和 Sr²⁺），三价阳

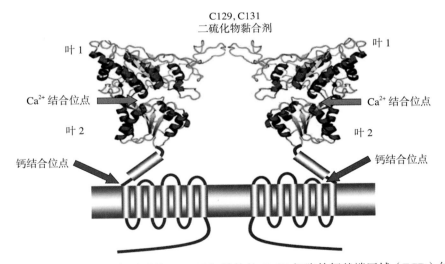

**图 28.2**　（也见彩图）基于几种代谢型谷氨酸受体 ECD 已知结构的 CaSR 细胞外氨基端区域（ECD）结构示意图。值得注意的是，ECD 是个二聚体，有一个双叶的配置类似于捕蝇草，在两叶之间的缝隙处是钙离子的结合位点。在 ECD 区域很可能存在额外的钙离子结合位点。一个氨基酸的结合位点（如苯丙氨酸）接近于细胞外钙离子的结合位点。相反，钙模拟剂如西那卡塞与 CASR 跨膜区（TMD）位点结合，该药物的氨基酸组挂靠在两个疏水端部之间的 Glu837（From Huang Y, Zhou Y, Yang W, Butters R, Lee HW, Li S, Castiblanco A, Brown EM, Yang JJ. 2007. Identification and dissection of Ca（²⁺）-binding sites in the extracellular domain of Ca（²⁺）-sensing receptor. *J Biol Chem* 282: 19000–10. Copyright The American Society for Biochemistry and Molecular Biology.）

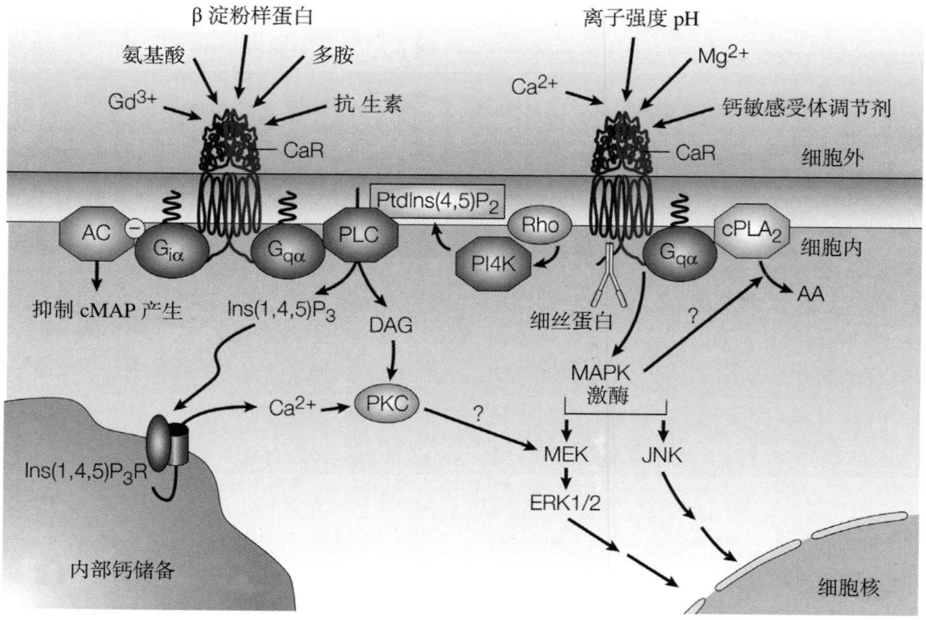

**图 28.3** （也见彩图）多个激动剂和调节 CaSR 活性的其他因素以及众多的细胞内信号通路，通过 CaSR 均能调节细胞的功能。$Ca^{2+}$、$Mg^{2+}$、氨基糖苷类、抗生素、精胺和其他多胺，以及 β 淀粉样肽，都是 CaSR 的聚阳离子受体激动剂。芳香族氨基酸和钙模拟剂这些药物可激活 CaSR，用于控制甲状旁腺功能亢进，是 CaSR 的变构调节剂。前者与一个 ECD 区靠近钙离子结合位点的区域结合，后者捆绑到 TMD 区域；两者都可提高 CaSR 对阳离子激动剂表观亲和力。AA：花生四烯酸；AC：腺苷酸环化酶；cAMP：环磷酸腺苷；cPLA 2：胞质型磷脂酶 A 2；DAG：甘油二酯；ERK：细胞外信号调节激酶；Gαi 和 Gαq：分别为 I- 和 Q- 型异源三聚 G- 蛋白的 α 亚单位；Ins（1, 4, 5）P₃：1,4,5 - 三磷酸肌醇；Ins（1, 4, 5）P₃ R：1,4,5 - 三磷酸肌醇受体；JNK：Jun N- 末端激酶；MAPK：促分裂原活化蛋白激酶；MEK：MAPK 激酶；PI4K：磷脂酰肌醇 4 - 激酶；PKC：蛋白激酶 C；PLC：磷脂酶 C；PtdIns（4,5）P₂：磷脂酰肌醇（4,5）二磷酸（From Hofer A, Brown EM. 2003. Extracellular calcium sensing and signaling. *Nat Rev Cell Mol Biol* 4: 530–538.）

离子（$La^{3+}$ 和 $Gd^{3+}$）以及有机聚阳离子，后者包括聚赖氨酸、聚精氨酸和新霉素。所有这些都是所谓的 I 型受体激动剂（如它们可以在没有 $Ca^{2+}$ 的条件下激活受体）。与此相反，II 型 CaSR 的活化剂需要细胞外 $Ca^{2+}$ 的存在才可以起到激活 CaSR 的作用[26]，其中包括一些氨基酸，特别是芳香族化合物和钙模拟剂。前者到一个靠近 ECD 两叶之间的缝隙处钙离子结合位点的区域，后者是一种在甲状旁腺增生状态下抑制甲状旁腺功能的药物[26]；它们与 TMD 区域类似于口袋的位点结合（图 28.2）。相反，CaSR 拮抗剂与 TMD 区域重叠部位的位点结合，但是，与钙模拟剂的捆绑部位不完全相同[27]。

## CaSR 可以充当细胞外 $Mg^{2+}$ 传感器吗？

一些证据支持 CaSR 具有感知和设置源于自然实验中的细胞外 $Mg^{2+}$ 的作用，初步证明了 CaSR 是维持细胞外 $Ca^{2+}$ 动态平衡的核心要素。也就是说，个体由于 CaSR 杂合子失活突变引起高钙血症，即家族性低尿钙高钙血症（FHH），伴有血清镁离子水平在正常范围的上限或轻度升高范围[28]。相反，个体由于 CaSR 基因激活突变可以表现轻微的低镁血症[1]。因此，CaSR 的失活和激活突变不仅可以重置细胞外 $Ca^{2+}$，也可以重置细胞外 $Mg^{2+}$。在某种程度上，CaSR 对细胞外 $Mg^{2+}$ 动态平衡的调节可以发生在甲状旁腺，即高镁血症可以抑制甲状旁腺激素（PTH）的释放，还可发生在肾的皮质厚升支，升高的细胞外 $Mg^{2+}$ 不仅降低 $Ca^{2+}$ 的重吸收，而且还降低 $Mg^{2+}$ 的重吸收[29]。

## CaSR 介导的细胞内信号

通过各种激动剂和活化剂促使 CaSR 活化后，可以调节许多信号途径（表 28.1）[6]。其中包括磷脂

**表 28.1 CaSR 对细胞内信号的调节机制 \***

1. 多种细胞外配体(二、三价阳离子,有机多价阳离子,氨基酸,钙模拟剂,钙拮抗剂等)
2. CaSR 基因表达变化
3. CaSR 脱敏、内化和降解的变化
4. CaSR 转移到质膜的变化
5. CaSR 与支架蛋白(微囊蛋白 1、细丝蛋白)结合的相互作用使其与分子信号(MAPK 元件、G 蛋白等)结合
6. G 蛋白的活化
   a. 异三聚体 G 蛋白(Gi//O、Gq/11、G12/13、G)
   b. 低分子量 G 蛋白(Arf6、RhoA、Ras、Rab1、Rab11A)
7. 第二信使的产生
   a. 腺苷酸环化酶(形成 cAMP)
   b. 磷脂酶 $A_2$(形成花生四烯酸)
   c. 磷脂酶 C(形成 $IP_3$、DAG)
   d. 磷脂酶 D(形成磷脂酸)
8. 脂质激酶的活化
   a. PI-3 激酶(形成 $PIP_3$)
   b. PI-4 激酶(形式肌醇 4- 磷酸)
9. 蛋白激酶的活化
   a. 蛋白激酶 A(PKA)
   b. 蛋白激酶 B(AKT)
   c. 蛋白激酶 C(PKC)
   d. 钙调蛋白依赖性激酶(CaMK Ⅱ)
   e. 酪氨酸激酶
   f. 丝裂原活化蛋白激酶(ERK1/2、P38 MAPK、JNK)

\* 详细内容参见正文和缩写

酶 C、$A_2$(PLA$_2$)和 D(PLD)的激活。CaSR 可以通过 G 蛋白(G q/11)激活 PLC,通过 MAPK(如 ERK1/2)或钙调蛋白依赖性机制激活 PLA$_2$,并通过蛋白激酶 C(PKC)和 G12/13 激活 PLD。由 PLA$_2$ 产生的花生四烯酸(AA)可以进一步代谢,以产生具有生物活性的物质,其中包括来源于细胞色素 P450 途径的物质(20- 羟基二十碳四烯酸,即 20-HETE)[30]、来自 12/15 脂氧合酶的物质(如 12- 和 15-HETE)[31],以及来自环加氧酶(即 PGE$_2$)的物质[32]。在牛甲状旁腺细胞中,升高的细胞外 $Ca^{2+}$ 水平可诱导细胞内 $Ca^{2+}$ 水平暂时性升高,这是 PLC 活化以及随后 IP$_3$ 调节细胞内 $Ca^{2+}$ 储存池释放的结果[6]。升高的细胞外 $Ca^{2+}$ 水平也可通过不完全确定的钙离子内流途径促使细胞内 $Ca^{2+}$ 水平持续性升高,可能包括激活一个或多个钙离子来促进钙离子

渗透流,还可能通过瞬时受体电位的非选择性阳离子通道家族(如 TRPC1)来促进钙离子内流[33]。罕见的是,CaSR 和 PLC 信号的活化可以启动缓慢的细胞内 $Ca^{2+}$ 振荡,并可以编码与之相关的振幅和(或)频率信息的形成[34]。升高的细胞外 $Ca^{2+}$ 浓度可通过抑制 G 蛋白(Gi)从而抑制腺苷酸环化酶[35],来降低甲状旁腺细胞内激动剂诱发的 cAMP 积聚[6]。然而,升高的细胞外 $Ca^{2+}$ 浓度也可降低其他细胞中 cAMP 积聚,可能是由于钙离子抑制了腺苷酸环化酶亚型的活性[6] 或者增加了磷酸二酯酶促使的 cAMP 降解[36]。

CaSR 信号的另一个常见形式涉及 MAPK 通路的活化,包括 ERK1/2、p38MAPK 和 JNK,均是通过 PKC 和酪氨酸激酶依赖途径实现的[37]。由 CaSR 激活的其他信号机制 / 途径包括单体 G 蛋白(如 Ras 和 RhoA 蛋白)、脂质激酶 [ 磷脂酰肌醇 3 激酶(PI3K)(产生 PIP$_3$)和 PI-4 激酶(PI4K)]、蛋白激酶(蛋白激酶 A、B、C 以及 CaMK Ⅱ 的钙调蛋白激酶Ⅱ)。这个有趣的综述可称之为关于 CaSR 信号的全面的最新进展总结[6,37]。

## 组织中 CaSR 在维持细胞外 $Ca^{2+}$ 动态平衡中的作用

### 甲状旁腺

体内甲状旁腺中 CaSR 的 mRNA 和蛋白质表达水平很高(表 28.2)[38]。大量的证据支持 CaSR 是高水平细胞外 $Ca^{2+}$ 浓度抑制 PTH 分泌过程中的重要调节因子。基于这个作用,CaSR 通过调节刺激 PTH 分泌对低钙血症作出反应,甲状旁腺中的 CaSR 提供了一个屏障,细胞外 $Ca^{2+}$ 自我平衡系统利用这个屏障积极应对低钙血症。支持 CaSR 在细胞外 $Ca^{2+}$ 调节 PTH 分泌过程中的重要性的证据如下:①人类和纯合子小鼠 CaSR 基因失活("敲除")显示高水平细胞外 $Ca^{2+}$ 抑制 PTH 分泌的过程严重受损[1,39];②体内和体外实验表明钙模拟剂敏锐地抑制 PTH 分泌[26],进一步说明 CaSR 在调控 PTH 分泌中的重要作用。

尽管经历了几十年的研究,对 CaSR 如何抑制 PTH 释放的机制仍然不清楚。最近的研究表明,G q/11 活化是必不可少的,因为小鼠敲除这种 G 蛋白出现严重的甲状旁腺功能亢进,其结果与纯合子小鼠 CaSR 基因敲除类似[40]。参与细胞外 $Ca^{2+}$ 调节 PTH 释放的下游信号通路可能包括花生四烯酸(AA)代谢产生 12- 和 15- 脂氧合酶的途径[41] 和(或)

**表 28.2　CaSR 在 Ca²⁺ 稳态组织中的作用**

| 组织 | 功能 |
| --- | --- |
| 甲状旁腺细胞 | 抑制 PTH 分泌 |
|  | 降低前体 PTH mRNA 的表达 |
|  | 抑制甲状旁腺细胞增生 |
|  | 抑制 PTH 降解 |
|  | 上调 CaSR 和 VDR 的表达 |
| C 细胞 | 刺激降钙素分泌 |
| 肾 | 增加 VDR 的表达（近曲小管） |
|  | 抑制 Ca²⁺ 和 Mg²⁺ 的重吸收（厚壁升支） |
|  | 激活 TRPV5（远曲小管） |
|  | 刺激胃酸分泌（皮质集合管） |
|  | 抑制水的重吸收（内层髓质集合管） |
| 肠道 | 上调参与钙离子吸收的基因 |
|  | 刺激胃泌素、胃酸分泌 |
|  | 增加胆囊收缩素的分泌 |
|  | 抑制结肠内液体分泌 |
| 成骨细胞 | 刺激成骨细胞增殖、趋化作用、分化、骨骼生长、矿化 |
| 破骨细胞 ** | 促进破骨细胞分化 |
|  | 支持 PTH 对血钙的动员 |
|  | 抑制骨吸收 |
|  | 刺激细胞凋亡 Mentaverri |
| 哺乳期乳房 | 刺激 Ca²⁺ 转运到乳汁 |
| 胎盘 | 刺激 Ca²⁺ 转运到胎儿 |

** CaSR 如何支持破骨细胞分化，一方面[68,75]抑制破骨细胞的作用，刺激细胞凋亡；另一方面[68]，其作用尚未完全阐明

ERK1/2 途径[6,37]。通过这些信号级联下游成员不明确的作用机制，CaSR 最终诱导肌动蛋白为基础的细胞骨架聚合，这可能是对含 PTH 分泌囊泡释放的物理屏障[42]。高水平细胞外 Ca²⁺ 激发失活，CaSR 调节细胞内 Ca²⁺ 向胞外分泌增加，这种情况几乎存在于所有其他分泌细胞，可能与参与囊泡融合的突触相关的蛋白质（SNAP-23）钙离子不敏感的异构体存在有关[37]。另一个甲状旁腺细胞中 CaSR 调节过程是 PTH 基因的表达，因为模拟的 CaSR 活化剂——NPS R-568，使原来升高的 PTH mRNA 表达水平降低[43]。CaSR 调节 PTH mRNA 表达水平的变化是前 PTH mRNA 稳定性改变的结果，而不是通过钙调素（CAM）和蛋白磷酸酶 2B 刺激途径引起 PTH 基因转录的结果[44]。

最后，CaSR 抑制甲状旁腺细胞增殖，因为个体的纯合子 CaSR 失活突变[1]或 CaSR 纯合子基因敲除小鼠[39]表现出明显的甲状旁腺细胞增生。此外，给予实验性肾功能不全大鼠模型钙模拟剂治疗，可减缓甲状旁腺增生的程度[45]。CaSR 调节的甲状旁腺细胞增殖被认为是细胞周期蛋白依赖性激酶抑制剂 p21 ^WAF1 活化以及生长因子 TGF-α 和它的受体 EGFR 下调的结果[46]。

## C 细胞

CaSR 的克隆可以直接采用 C 细胞表达该受体[47]。随后有关 CaSR 基因敲除小鼠研究表明，CaSR 在高水平细胞外 Ca²⁺ 刺激降钙素（CT）分泌中的调节作用[48]。相比在甲状旁腺中 CaSR 的作用，在 C 细胞中的 CaSR 可提供更多的屏障以预防高钙血症。一个关于 CaSR 如何刺激降钙素分泌的模型[49]，涉及 CaSR 诱导激活的一种非选择性阳离子通道，它可以导致细胞去极化，从而刺激电压依赖性钙通道，使细胞内 Ca²⁺ 浓度升高，并启动胞外分泌。

## 肾

在大鼠肾中，CaSR 几乎遍及整个肾单位[50]，尽管一些研究报道了比较有限的分布[51]。CaSR 蛋白表达的最高水平是在肾皮质厚升支的细胞基底外侧表面[50]。这个肾单位对 PTH 调节二价阳离子的重吸收起关键作用[52]。CaSR 在远曲小管（DCT）也有一个基底外侧定位，在这里 PTH 同样可以刺激 Ca²⁺ 的重吸收。CaSR 还驻留在近端小管（PT）刷状缘微绒毛的基部、髓袢升支（mTAL）的上皮细胞基底外侧表面[50]、皮质集合管（CCD）的 A 型（acidsecreting）闰细胞[50]，以及内髓集合管（IMCD）的腔面[53]。最后 4 个肾段不直接参与肾钙转运的调节，但是在这些部位，CaSR 可能潜在地调节其他溶质和（或）水的转运。

在近端小管，CaSR 抑制 PTH 诱导的高磷酸盐[54]，并增强维生素 D 受体的表达[55]。后者可能直接参与高水平细胞外 Ca²⁺ 引起循环 1,25-(OH)₂D₃ 水平下降的过程，因为活化的维生素 D 受体（VDR）减少了 1,25-(OH)₂D₃ 的合成，增加了 24,25-(OH)₂ D₃ 的产量。

CaSR 在肾皮质厚升支的基底膜外侧表面的位置支持其作为较高部位的肾小管周围抑制作用的调节

因子，而不影响这个区域中腔内细胞外 $Ca^{2+}$ 对灌注管段肾单位中 $Ca^{2+}$ 和 $Mg^{2+}$ 的重吸收作用[54]。CaSR 通过"速尿样"的方式来抑制 Na-K-2Cl 协同转运蛋白和这个区域中与细胞旁路线引起 $Ca^{2+}$ 重吸收机制相关联组份的全部活动。此协同转运蛋白有助于肾小管腔阳性的产生，跨膜电位梯度可以推动约 50% 的 NaCl 和肾皮质厚升支的大多数 $Ca^{2+}$ 和 $Mg^{2+}$ 细胞旁路的被动重吸收。然而，其他人报告了有差异的调查研究结果，包括高水平细胞外 $Ca^{2+}$ 抑制肾皮质厚升支中 $Ca^{2+}$ 的转运，而不伴有 NaCl 或 $Mg^{2+}$ 转运减少以及 $Ca^{2+}$ 细胞旁路通透性降低[54a]。已有报道发现，肾小管周围的 $Ca^{2+}$ 水平的升高，不仅可以抑制细胞旁路 $Ca^{2+}$ 转运，还可抑制跨膜 $Ca^{2+}$ 转运[54]。因此，需要更多的研究来解决这些差异。在任何情况下，高钙血症引起高钙尿症有两个明显的 CaSR 介导的途径：①抑制 PTH 的释放，然后减少 $Ca^{2+}$ 的重吸收；②直接抑制肾皮质厚升支中 $Ca^{2+}$ 的重吸收。CaSR 对肾小管 $Ca^{2+}$ 重吸收的直接抑制作用，就像 CaSR 刺激降钙素分泌一样，代表了能抵御高钙血症的屏障[48]。

最近的数据表明，CaSR 通过刺激瞬时受体电位阳离子通道亚家族 V 型（TRPV5）的活化来增加远曲小管（DCT）中 $Ca^{2+}$ 的重吸收，这是跨细胞的 $Ca^{2+}$ 重吸收内流机制[56]。另外，细胞外 $Ca^{2+}$ 提高了维生素 D 诱导的关键基因表达，这些基因参与到 DCT 中 $Ca^{2+}$ 的跨细胞转运。这些基因包括 TRPV5、钙结合蛋白 D28K、基底外侧钙泵、PMCA1b 和钠-钙交换体（NCX1）[57]。在正常环境中，细胞外 $Ca^{2+}$ 调节 DCT 中 $Ca^{2+}$ 转运的机制，目前还不清楚。最近研究还表明，CaSR 通过诱导皮质集合管（CCD）A 型闰细胞的酸分泌激活，可防止 TRPV5 基因敲除的高尿钙症小鼠肾结石的发生[58]。后段尿中细胞外 $Ca^{2+}$ 浓度高时，内髓集合管（IMCD）顶端的 CaSR 可以通过抑制垂体后叶素对 IMCD 中水重吸收的刺激作用，从而稀释尿中 $Ca^{2+}$ 浓度，抵御钙结石形成[53]。

## 肠道

CaSR 在大鼠整个肠道内均有表达，其中包括小肠上皮细胞的基底表面、大肠和小肠隐窝内以及肠神经系统[59]。肠道 CaSR 是否有助于维持全身 $Ca^{2+}$ 的动态平衡？细胞外 $Ca^{2+}$ 可以调节肠道多种功能。高血钙可以减少饮食中钙的吸收[60]。最近的研究还证明，饮食和（或）血中 $Ca^{2+}$ 可直接活化 1- 羟化

酶基因敲除小鼠的 TRPV6（肠顶端吸收通道与肾中 TRPV5 对应）、钙结合蛋白 D9K 和 PMCA1b 的表达，因此，不能产生 $1,25-(OH)_2D_3$。这些基因表达水平增加与高钙饮食的生理相关性是不确定的，但这可以表明，胃肠道（GI）道本身有感知细胞外 $Ca^{2+}$ 的能力[57]。

正如前面所指出的，除了对细胞外 $Ca^{2+}$ 做出响应外，氨基酸也可使 CaSR 活化[61]。此外，最近已经证明，CaSR 可以通过介导胃中的胃泌素和胃酸分泌[62]以及小肠中的胆囊收缩素来调节胃肠道功能[63]。这可能使 CaSR 作为胃肠道的一个"营养素传感器"，即它同时可以监视肠腔内容物的矿物质和氨基酸水平，并在消化过程中作出适当调整[61]。肠神经系统中的 CaSR 可以调节胃肠道促进分泌的功能，通过辨别低和高钙血症的发生情况，从而分别提高和降低胃肠道蠕动。因此，CaSR 可以作为一个胃肠道控制分泌功能的营养传感器。最近的研究表明，激活结肠中的 CaSR 可以显著降低液体分泌，潜在提供了一种治疗腹泻的方法，如可以使用一种钙模拟剂[36]。

## 骨和软骨

骨微环境中的细胞外 $Ca^{2+}$ 浓度随着破骨细胞骨吸收和成骨细胞骨形成的过程而大幅波动。事实上，破骨细胞骨吸收床下面的细胞外 $Ca^{2+}$ 浓度可高达 40mmol[64]。此外，细胞外 $Ca^{2+}$ 对体外骨细胞具有生理意义上的作用。例如在体外实验中，升高的细胞外 $Ca^{2+}$ 浓度可以刺激前成骨细胞的增殖和分化[65]，潜在提高近期骨吸收部位的利用率，促进成骨细胞分化成熟，并且增加骨蛋白质矿化的能力[66-67]。另外，高水平的细胞外 $Ca^{2+}$ 浓度可以抑制破骨细胞的体外活性[68-69]。当细胞外 $Ca^{2+}$ 对骨细胞的作用发生在体内时，升高的细胞外 $Ca^{2+}$ 浓度可以通过提高骨形成和抑制骨吸收促进 $Ca^{2+}$ 进入骨净转移量。细胞外 $Ca^{2+}$ 的这些作用是由 CaSR 介导的吗？

一些研究人员[68,70-71]（但不是所有的[72]）已经发现 CaSR 在体外成骨样细胞、前破骨细胞以及体内的骨组织中均有表达。这些表达 CaSR 的细胞包括破骨细胞和成骨细胞谱系。此外，在体外使用显性失活的 CaSR 结构或者钙拮抗剂表明，CaSR 能调节高水平的细胞外 $Ca^{2+}$ 浓度对体外成骨细胞重要参数的刺激效果（如增殖[73]、分化和骨矿化[66]）。在体内，从成骨细胞中条件性敲除 CaSR 的含有 runted 表型小鼠有很少的骨骼矿化，几周后小鼠死亡，大

力支持了 CaSR 对成骨细胞生物学作用起到关键的调节作用[74]。

对于破骨细胞谱系的细胞，体外实验显示前破骨细胞可以表达 CaSR，从兔或小鼠骨髓来源的破骨细胞也可表达该受体[68]。然而，在小鼠、大鼠和牛的骨组织中，只有少数多核破骨细胞可以表达 CaSR 的 mRNA 和蛋白质[71]。在体内，CaSR 可能在破骨细胞的生成过程中起到许可 / 刺激作用[68,75]。它也是 PTH 调节小鼠体内全血钙过程必不可少的因素[75]。然而，它也对破骨细胞功能也有抑制作用，通过调节高水平的细胞外 $Ca^{2+}$ 浓度（5～20 mmol）对破骨细胞活性的抑制效应并刺激破骨细胞凋亡来影响破骨细胞功能[68]。目前还不清楚 CaSR 对破骨细胞形成和功能是如何发挥刺激和抑制效应的。

在完整骨中的一些软骨细胞存在 CaSR mRNA 和蛋白质表达，包括生长板的肥大软骨细胞，它们是长骨生长的主要参与者[71]。高水平的细胞外 $Ca^{2+}$ 浓度剂量依赖性地减少软骨细胞系（RCJ3.1C5.18 细胞）中编码重要软骨蛋白质的 mRNA 表达水平，其中包括蛋白聚糖、Ⅱ 和 X 型胶原的 α1 链和碱性磷酸酶[71]。这些作用都有可能是 CaSR 介导的，使用 CaSR 反义寡核苷酸降低 CaSR 表达可以逆转高水平细胞外 $Ca^{2+}$ 对蛋白多糖 mRNA 表达的活化作用[71]。最近的数据已经证明了小鼠软骨细胞条件性敲除 CaSR 后导致胚胎期（E14）第 14 日之前死亡的胚胎致死表型，确认了 CaSR 在软骨形成中的重要作用[74]。

## CaSR 在乳房和胎盘

小鼠在哺乳过程中，乳房中 CaSR 表达量大大增加[76]。该受体具有两个功能，均与细胞外 $Ca^{2+}$ 动态平衡相关：①可以促进钙从血液运输母乳；②可以抑制乳腺上皮细胞的甲状旁腺激素相关肽（PTHrP）分泌到母乳中，也可能到血液中[76]。因此，当母体钙被限制，PTHrP 将分泌，从而导致肾中 $Ca^{2+}$ 更有效地再吸收和骨骼中 $Ca^{2+}$ 释放。额外的 $Ca^{2+}$ 通过肾和骨可以被输送到乳汁中。由于刚才描述了细胞外 $Ca^{2+}$ 和 PTHrP 之间的反比关系，可以认为在哺乳期乳房在一定程度上被看作一个甲状旁腺"附件"。

胎盘通过提供足够数量的钙给正在发育的胎儿骨骼，特别是在人的妊娠晚期，对胎儿发育的起着关键作用。发生钙泵的跨细胞运动与其他 $Ca^{2+}$ 运输上皮细胞具有相同的机制，包括 TRPV6、结合蛋白

D9K 和 PMCA。人类胎盘中 CaSR 表达于滋养层细胞、细胞滋养层细胞和合体滋养层细胞[77]。Kovacs 等探讨了 CaSR 在调节胎盘 $Ca^{2+}$ 转运中的作用[78]，研究利用 CaSR 的外显子 5 敲除小鼠。正如预期的那样，CaSR-/- 胎儿出现严重的甲状旁腺增生，伴随骨吸收和尿钙排泄增加。然而，CaSR-/- 胎儿胎盘的转运功能明显低于 CaSR+/+ 和 CaSR+/- 胎儿[78]。因此，正常情况下，CaSR 提高胎盘 $Ca^{2+}$ 转运功能。当其发生时，至少一部分是通过 PTHrP 的依赖性途径，因为体内敲除 PTHrP 后 $Ca^{2+}$ 转运功能下降，类似于 CaSR-/- 胎儿[78]。也就是说，只有在 PTHrP 存在时，CaSR 才能刺激胎盘中 $Ca^{2+}$ 转运，因此，可以推测 PTHrP 位于 CaSR 的"下游"。

此外，组织中 CaSR 在参与 $Ca^{2+}$ 动态平衡中扮演重要角色，CaSR 在许多细胞均有表达，并调节这些细胞功能，不累及矿物离子动态平衡（http:// biogps.gnf. org/#goto = genereport&id = 846）。在一些组织中有关 CaSR 作用的实例可以在最近的评论中发现[6,37]。

## 参考文献

1. Brown EM. 2007. Clinical lessons from the calcium-sensing receptor. *Nat Clin Pract Endocrinol Metab* 3: 122–33.
2. Berridge MJ, Bootman MD, Roderick HL. 2004. Calcium signalling: Dynamics, homeostasis and remodelling. *Nat Rev Mol Cell Biol* 4: 517–29.
3. Brown EM, Gamba G, Riccardi D, Lombardi M, Butters R, Kifor O, et al. 1993. Cloning and characterization of an extracellular Ca(2+)-sensing receptor from bovine parathyroid. *Nature* 366: 575–80.
4. Garrett JE, Capuano IV, Hammerland LG, Hung BC, Brown EM, Hebert SC, et al. 1995. Molecular cloning and functional expression of human parathyroid calcium receptor cDNAs. *J Biol Chem* 270: 12919–25.
5. Nearing J, Betka M, Quinn S, Hentschel H, Elger M, Baum M, et al. 2002. Polyvalent cation receptor proteins (CaRs) are salinity sensors in fish. *Proc Natl Acad Sci U S A* 99: 9231–6.
6. Magno AL, Ward BK, Ratajczak T. 2011. The calcium-sensing receptor: A molecular perspective. *Endocr Rev* 32: 3–30.
7. Nielsen PK, Rasmussen AK, Butters R, Feldt-Rasmussen U, Bendtzen K, Diaz R, et al. 1997. Inhibition of PTH secretion by interleukin-1 beta in bovine parathyroid glands in vitro is associated with an up-regulation of the calcium- sensing receptor mRNA. *Biochem Biophys Res Commun* 238: 880–5.
8. Canaff L, Zhou X, Hendy GN. 2008. The proinflammatory cytokine, interleukin-6, up-regulates calcium-sensing receptor gene transcription via Stat1/3 and Sp1/3. *J Biol Chem* 283: 13586–600.

9. Canaff L, Hendy GN. 2002. Human calcium-sensing receptor gene. Vitamin D response elements in promoters P1 and P2 confer transcriptional responsiveness to 1,25-dihydroxyvitamin D. *J Biol Chem* 277: 30337–50.

10. Emanuel RL, Adler GK, Kifor O, Quinn SJ, Fuller F, Krapcho K, et al. 1996. Calcium-sensing receptor expression and regulation by extracellular calcium in the AtT-20 pituitary cell line. *Mol Endocrinol* 10: 555–65.

11. Olszak IT, Poznansky MC, Evans RH, Olson D, Kos C, Pollak MR, et al. 2000. Extracellular calcium elicits a chemokinetic response from monocytes in vitro and in vivo. *J Clin Invest* 105: 1299–305.

12. Goodman WG, Quarles LD. 2008. Development and progression of secondary hyperparathyroidism in chronic kidney disease: Lessons from molecular genetics. *Kidney Int* 74: 276–88.

13. Ray K, Hauschild BC, Steinbach PJ, Goldsmith PK, Hauache O, Spiegel AM. 1999. Identification of the cysteine residues in the amino-terminal extracellular domain of the human Ca(2+) receptor critical for dimerization. Implications for function of monomeric Ca(2+) receptor. *J Biol Chem* 274: 27642–50.

14. Zhuang X, Adipietro KA, Datta S, Northup JK, Ray K. 2010. Rab1 small GTP-binding protein regulates cell surface trafficking of the human calcium-sensing receptor. *Endocrinology* 151: 5114–23.

15. Huang C, Miller RT. 2007. The calcium-sensing receptor and its interacting proteins. *J Cell Mol Med* 11: 923–34.

16. Pi M, Oakley RH, Gesty-Palmer D, Cruickshank RD, Spurney RF, Luttrell LM, et al. 2005. Beta-arrestin- and G protein receptor kinase-mediated calcium-sensing receptor desensitization. *Mol Endocrinol* 19: 1078–87.

17. Lorenz S, Frenzel R, Paschke R, Breitwieser GE, Miedlich SU. 2007. Functional desensitization of the extracellular calcium-sensing receptor is regulated via distinct mechanisms: Role of G protein-coupled receptor kinases, protein kinase C and beta-arrestins. *Endocrinology* 148: 2398–404.

17a. Breitwieser GE. 2012. Minireview: The intimate link between calcium sensing receptor trafficking and signaling: Implications for disorders of calcium homeostasis. *Mol Endocrinol*. 26: 1482–95.

18. Hu J, Spiegel AM. 2003. Naturally occurring mutations in the extracellular Ca2+-sensing receptor: Implications for its structure and function. *Trends Endocrinol Metabol* 14: 282–8.

19. Silve C, Petrel C, Leroy C, Bruel H, Mallet E, Rognan D, et al. 2005. Delineating a Ca2+ binding pocket within the venus flytrap module of the human calcium-sensing receptor. *J Biol Chem* 280: 37917–23.

20. Huang Y, Zhou Y, Castiblanco A, Yang W, Brown EM, Yang JJ. 2009. Multiple Ca(2+)-binding sites in the extracellular domain of the Ca(2+)-sensing receptor corresponding to cooperative Ca(2+) response. *Biochemistry* 48: 388–98.

21. Davies SL, Ozawa A, McCormick WD, Dvorak MM, Ward DT. 2007. Protein kinase C-mediated phosphorylation of the calcium-sensing receptor is stimulated by receptor activation and attenuated by calyculin-sensitive phosphatase activity. *J Biol Chem* 282: 15048–56.

22. Kifor O, Diaz R, Butters R, Kifor I, Brown EM. 1998. The calcium-sensing receptor is localized in caveolin-rich plasma membrane domains of bovine parathyroid cells. *J Biol Chem* 273: 21708–13.

23. Williams TM, Lisanti MP. 2004. The Caveolin genes: From cell biology to medicine. *Ann Med* 36: 584–95.

24. Awata H, Huang C, Handlogten ME, Miller RT. 2001. Interaction of the calcium-sensing receptor and filamin, a potential scaffolding protein. *J Biol Chem* 276: 34871–9.

25. Huang Y, Niwa J, Sobue G, Breitwieser GE. 2006. Calcium-sensing receptor ubiquitination and degradation mediated by the E3 ubiquitin ligase dorfin. *J Biol Chem* 281: 11610–7.

26. Nemeth EF. 2004. Calcimimetic and calcilytic drugs: Just for parathyroid cells? *Cell Calcium* 35: 283–9.

27. Miedlich SU, Gama L, Seuwen K, Wolf RM, Breitwieser GE. 2004. Homology modeling of the transmembrane domain of the human calcium sensing receptor and localization of an allosteric binding site. *J Biol Chem* 279: 7254–63.

28. Strewler GJ. 1994. Familial benign hypocalciuric hypercalcemia—From the clinic to the calcium sensor [Editorial; comment]. *West J Med* 160: 579–80.

29. Quamme GA. 1997. Renal magnesium handling: New insights in understanding old problems. *Kidney Int* 52: 1180–95.

30. Wang WH, Lu M, Hebert SC. 1996. Cytochrome P-450 metabolites mediate extracellular Ca(2+)-induced inhibition of apical K+ channels in the TAL. *Am J Physiol* 271: C103–11.

31. Bourdeau A, Moutahir M, Souberbielle J, Bonnet P, Herviaux P, Sachs C, et al. 1994. Effects of lipoxygenase products of arachidonate metabolism on parathyroid hormone secretion. *Endocrinology* 135: 1109–12.

32. Wang D, An SJ, Wang WH, McGiff JC, Ferreri NR. 2001. CaR-mediated COX-2 expression in primary cultured mTAL cells. *Am J Physiol Renal Physiol* 281: F658–64.

33. Cai S, Fatherazi S, Presland RB, Belton CM, Roberts FA, Goodwin PC, et al. 2006. Evidence that TRPC1 contributes to calcium-induced differentiation of human keratinocytes. *Pflugers Arch* 452: 43–52.

34. Breitwieser GE, Gama L. 2001. Calcium-sensing receptor activation induces intracellular calcium oscillations. *Am J Physiol Cell Physiol* 280: C1412–21.

35. Gerbino A, Ruder WC, Curci S, Pozzan T, Zaccolo M, Hofer AM. 2005. Termination of cAMP signals by Ca2+ and G(alpha)i via extracellular Ca2+ sensors: A link to intracellular Ca2+ oscillations. *J Cell Biol* 171: 303–12.

36. Geibel J, Sritharan K, Geibel R, Geibel P, Persing JS, Seeger A, et al. 2006. Calcium-sensing receptor abrogates secretagogue- induced increases in intestinal net fluid secretion by enhancing cyclic nucleotide destruction. *Proc Natl Acad Sci U S A* 103: 9390–7.

37. Brennan SC, Conigrave AD. 2009. Regulation of cellular signal transduction pathways by the extracellular calcium-sensing receptor. *Curr Pharm Biotechnol* 10: 270–81.

38. Kifor O, Moore FD Jr, Wang P, Goldstein M, Vassilev P, Kifor I, et al. 1996. Reduced immunostaining for the extracellular Ca2+-sensing receptor in primary and uremic secondary hyperparathyroidism [see Comments]. *J Clin Endocrinol Metab* 81: 1598–606.

39. Ho C, Conner DA, Pollak MR, Ladd DJ, Kifor O, Warren HB, et al. 1995. A mouse model of human familial hypocalciuric hypercalcemia and neonatal severe hyperparathyroidism [see Comments]. *Nat Genet* 11: 389–94.

40. Wettschureck N, Lee E, Libutti SK, Offermanns S, Robey PG, Spiegel AM. 2007. Parathyroid-specific double knockout of Gq and G11 alpha-subunits leads to a phenotype resembling germline knockout of the extracellular Ca2+ -sensing receptor. *Mol Endocrinol* 21: 274–80.

41. Bourdeau A, Moutahir M, Souberbielle JC, Bonnet P, Herviaux P, Sachs C, et al. 1994. Effects of lipoxygenase products of arachidonate metabolism on parathyroid hormone secretion. *Endocrinology* 135: 1109–12.

42. Quinn SJ, Kifor O, Kifor I, Butters RR Jr, Brown EM. 2007. Role of the cytoskeleton in extracellular calcium-regulated PTH release. *Biochem Biophys Res Commun* 354: 8–13.

43. Levi R, Ben-Dov IZ, Lavi-Moshayoff V, Dinur M, Martin D, Naveh-Many T, et al. 2006. Increased parathyroid hormone gene expression in secondary hyperparathyroidism of experimental uremia is reversed by calcimimetics: Correlation with posttranslational modification of the trans acting factor AUF1. *J Am Soc Nephrol* 17: 107–12.

44. Naveh-Many T, Nechama M. 2007. Regulation of parathyroid hormone mRNA stability by calcium, phosphate and uremia. *Curr Opin Nephrol Hypertens* 16: 305–10.

45. Colloton M, Shatzen E, Miller G, Stehman-Breen C, Wada M, Lacey D, et al. 2005. Cinacalcet HCl attenuates parathyroid hyperplasia in a rat model of secondary hyperparathyroidism. *Kidney Int* 67: 467–76.

46. Cozzolino M, Lu Y, Finch J, Slatopolsky E, Dusso AS. 2001. p21WAF1 and TGF-alpha mediate parathyroid growth arrest by vitamin D and high calcium. *Kidney Int* 60: 2109–17.

47. Freichel M, Zink-Lorenz A, Holloschi A, Hafner M, Flockerzi V, Raue F. 1996. Expression of a calcium-sensing receptor in a human medullary thyroid carcinoma cell line and its contribution to calcitonin secretion. *Endocrinology* 137: 3842–8.

48. Kantham L, Quinn SJ, Egbuna OI, Baxi K, Butters R, Pang JL, et al. 2009. The calcium-sensing receptor (CaSR) defends against hypercalcemia independently of its regulation of parathyroid hormone secretion. *Am J Physiol Endocrinol Metab* 297: E915–23.

49. McGehee DS, Aldersberg M, Liu KP, Hsuing S, Heath MJ, Tamir H. 1997. Mechanism of extracellular Ca2+ receptor-stimulated hormone release from sheep thyroid parafollicular cells. *J Physiol (Lond)* 502: 31–44.

50. Riccardi D, Hall AE, Chattopadhyay N, Xu JZ, Brown EM, Hebert SC. 1998. Localization of the extracellular Ca2+/polyvalent cation-sensing protein in rat kidney. *Am J Physiol* 274: F611–22.

51. Yang T, Hassan S, Huang YG, Smart AM, Briggs JP, Schnermann JB. 1997. Expression of PTHrP, PTH/PTHrP receptor, and Ca(2+)-sensing receptor mRNAs along the rat nephron. *Am J Physiol* 272: F751–8.

52. de Rouffignac C, Quamme G. 1994. Renal magnesium handling and its hormonal control. *Physiol Rev* 74: 305–22.

53. Sands JM, Naruse M, Baum M, Jo I, Hebert SC, Brown EM, et al. 1997. Apical extracellular calcium/polyvalent cation-sensing receptor regulates vasopressin-elicited water permeability in rat kidney inner medullary collecting duct. *J Clin Invest* 99: 1399–405.

54. Ba J, Friedman PA. 2004. Calcium-sensing receptor regulation of renal mineral ion transport. *Cell Calcium* 35: 229–37.

54a. Loupy A, Ramakrishnan SK, Wootla B, Chambrey R, de la Faille R, Bourgeois S, Bruneval P, Mandet C, Christensen EI, Faure H, Cheval L, Laghmani K, Collet C, Eladari D, Dodd RH, Ruat M, Houillier P. 2012. PTH-independent regulation of blood calcium concentration by the calcium-sensing receptor. *J Clin Invest.* 122: 3355–67.

55. Maiti A, Beckman MJ. 2007. Extracellular calcium is a direct effecter of VDR levels in proximal tubule epithelial cells that counter-balances effects of PTH on renal Vitamin D metabolism. *J Steroid Biochem Mol Biol* 122: 3355–67.

56. Topala CN, Schoeber JP, Searchfield LE, Riccardi D, Hoenderop JG, Bindels RJ. 2009. Activation of the Ca2+-sensing receptor stimulates the activity of the epithelial Ca2+ channel TRPV5. *Cell Calcium* 45: 331–9.

57. Thebault S, Hoenderop JG, Bindels RJ. 2006. Epithelial Ca2+ and Mg2+ channels in kidney disease. *Adv Chronic Kidney Dis* 13: 110–7.

58. Renkema KY, Velic A, Dijkman HB, Verkaart S, van der Kemp AW, Nowik M, et al. 2009. The calcium-sensing receptor promotes urinary acidification to prevent nephrolithiasis. *J Am Soc Nephrol* 20: 1705–13.

59. Chattopadhyay N, Cheng I, Rogers K, Riccardi D, Hall A, Diaz R, et al. 1998. Identification and localization of extracellular Ca(2+)-sensing receptor in rat intestine. *Am J Physiol* 274: G122–30.

60. Krishnamra N, Angkanaporn K, Deenoi T. 1994. Comparison of calcium absorptive and secretory capacities of segments of intact or functionally resected intestine during normo-, hypo-, and hyper-calcemia. *Can J Physiol Pharmacol* 72: 764–70.

61. Conigrave AD, Mun HC, Brennan SC. 2007. Physiological significance of L-amino acid sensing by extracellular Ca(2+)-sensing receptors. *Biochem Soc Trans* 35: 1195–8.

62. Geibel JP, Hebert SC. 2009. The functions and roles of the extracellular Ca2+-sensing receptor along the gastrointestinal tract. *Annu Rev Physiol* 71: 205–17.

63. Liou AP, Sei Y, Zhao X, Feng J, Lu X, Thomas C, et al. 2011. The extracellular calcium-sensing receptor is required for cholecystokinin secretion in response to L-phenylalanine in acutely isolated intestinal I cells. *Am J Physiol Gastrointest Liver Physiol* 300: G538–46.

64. Silver IA, Murrils RJ, Etherington DJ. 1988. Microlectrode studies on the acid microenvironment beneath adherent macrophages and osteoclasts. *Exp Cell Res* 175: 266–76.

65. Godwin SL, Soltoff SP. 1997. Extracellular calcium and platelet-derived growth factor promote receptor-mediated chemotaxis in osteoblasts through different signaling pathways. *J Biol Chem* 272: 11307–12.

66. Dvorak MM, Siddiqua A, Ward DT, Carter DH, Dallas SL, Nemeth EF, et al. 2004. Physiological changes in extracellular calcium concentration directly control osteoblast function in the absence of calciotropic hormones. *Proc Natl Acad Sci U S A* 101: 5140–5.

67. Quarles LD. 1997. Cation-sensing receptors in bone: A novel paradigm for regulating bone remodeling? *J Bone Miner Res* 12: 1971–4.

68. Mentaverri R, Yano S, Chattopadhyay N, Petit L, Kifor O, Kamel S, et al. 2006. The calcium sensing receptor is directly involved in both osteoclast differentiation and apoptosis. *FASEB J* 20: 2562–4.

69. Zaidi M, Adebanjo OA, Moonga BS, Sun L, Huang CL. 1999. Emerging insights into the role of calcium ions in osteoclast regulation. *J Bone Miner Res* 14: 669–74.

70. Yamaguchi T, Chattopadhyay N, Kifor O, Butters RR Jr, Sugimoto T, Brown EM. 1998. Mouse osteoblastic cell line (MC3T3-E1) expresses extracellular calcium (Ca2+o)-sensing receptor and its agonists stimulate chemotaxis and proliferation of MC3T3-E1 cells. *J Bone Miner Res* 13: 1530–8.

71. Chang W, Tu C, Chen T-H, Komuves L, Oda Y, Pratt S, et al. 1999. Expression and signal transduction of calcium-sensing receptors in cartilage and bone. *Endocrinology* 140: 5883–93.

72. Pi M, Hinson TK, Quarles L. 1999. Failure to detect the extracellular calcium-sensing receptor (CasR) in human osteoblast cell lines. *J Bone Miner Res* 14: 1310–9.

73. Chattopadhyay N, Yano S, Tfelt-Hansen J, Rooney P, Kanuparthi D, Bandyopadhyay S, et al. 2004. Mitogenic action of calcium-sensing receptor on rat calvarial osteoblasts. *Endocrinology* 145: 3451–62.

74. Chang W, Tu C, Chen TH, Bikle D, Shoback D. 2008. The extracellular calcium-sensing receptor (CaSR) is a critical modulator of skeletal development. *Sci Signal* 1: ra1.

75. Shu L, Ji J, Zhu Q, Cao G, Karaplis A, Pollak MR, et al. 2011. The calcium-sensing receptor mediates bone turnover induced by dietary calcium and parathyroid hormone in neonates. *J Bone Miner Res* 26: 1057–71.

76. VanHouten J, Dann P, McGeoch G, Brown EM, Krapcho K, Neville M, et al. 2004. The calcium-sensing receptor regulates mammary gland parathyroid hormone-related protein production and calcium transport. *J Clin Invest* 113: 598–608.

77. Bradbury RA, Sunn KL, Crossley M, Bai M, Brown EM, Delbridge L, et al. 1998. Expression of the parathyroid Ca(2+)-sensing receptor in cytotrophoblasts from human term placenta. *J Endocrinol* 156: 425–30.

78. Kovacs CS, Ho-Pao CL, Hunzelman JL, Lanske B, Fox J, Seidman JG, et al. 1998. Regulation of murine fetal-placental calcium metabolism by the calcium-sensing receptor. *J Clin Invest* 101: 2812–20.

# 第 29 章
# 维生素 D：生成、新陈代谢、作用机制和临床应用

Daniel Bikle · John S. Adams · Sylvia Christako

（姜冰洁 译　邓伟民 审校）

## 维生素 D₃ 的产生

7- 脱氢胆固醇产生维生素 D₃（7-DHC）（图 29.1）。尽管 7-DHC 经太阳光照射能产生前维生素 D₃（前维生素 D₃ 随后经历一个与温度有关的三烯结构的重新排列，形成维生素 D₃、光甾醇和速固醇），但这条途径的生理调节作用直到 Holick 等的研究后才得到很好的理解[1-3]。他们证明，前维生素 D₃ 在太阳光或者紫外线照射（最大的有效波长在 290～310μm 之间）的影响下的形成速度相当快，并在 1h 内达到最大。表皮的色素沉着的程度和曝光的强度与所需时间的对应关系能达到前维生素 D₃ 的最大浓度，但不能改变前维生素 D₃ 所获得的最高水平。尽管前维生素 D₃ 达到最高水平，但在生物学上不活跃的光甾醇和速固醇在持续的紫外线照射下能够累积。因此，由于前维生素 D₃ 与光甾醇和速固醇之间的光转化，太阳光的迁延照射不能产生有毒的维生素 D₃。表皮的黑色素通过紫外线照射还可以降低阳光对皮肤上维生素 D₃ 的合成效果。日光暴露增加黑色素的生产，并且提供了另外一个避免过多维生素 D₃ 产生的途径。值得注意的是，紫外线照射的强度对维生素 D₃ 的产生也很重要，并且依赖于纬度。在加拿大的埃德蒙顿市（52°N），从 10 月中旬到 4 月中旬，暴露的皮肤中产生的维生素 D₃ 很少；然而，在圣胡安（18°N），皮肤常年产生维生素 D₃[4]。在衣服和防晒霜覆盖的地方，维生素 D₃ 的产生能有效地被阻止。

## 维生素 D 的新陈代谢

维生素 D₃ 和其植物来源的维生素 D₂（统称为维生素 D）的大多数的活动是通过它们自身的生物学惰性来完成的。维生素 D 在皮肤合成之后，转运到循环途径，并在一周内从血清中消失[5]。维生素 D 与血清中的维生素 D 结合蛋白结合，并且在循环中运输到存储的地方（主要是脂肪和肌肉）[6] 和组织，主要是肝，在肝中发生维生素 D 新陈代谢的第一步，转化成激素原 25- 羟基维生素 D（25OHD；图 29.2）。还有许多细胞色素 P450 酶能够使维生素 D 转化成 25OHD。这些酶表现出对底物维生素 D 有较高的反应能力，并且释放产物 25OHD 返回到循环途径中而不是融入到胆汁中。同样，血清 25OHD 是进入体内的维生素 D 是否太多或者太少的最可靠的指标[7]。25OHD 有生物学惰性，除非因为摄入大量的维生素 D 在血液中呈现中毒浓度。另外，它必须

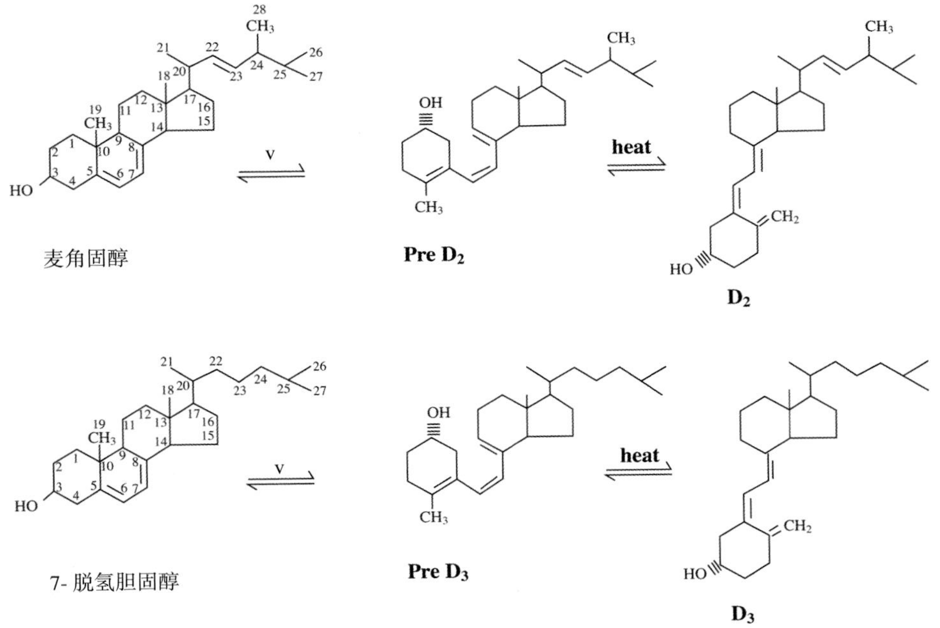

**图 29.1**　麦角固醇和 7- 脱氢胆固醇分别转化成维生素 D₂( 钙化醇 ) 和维生素 D₃（胆钙化醇）的光解作用。光解作用后形成一个中间物，这个中间物经过热激活的异构化作用转变成维生素 D 的形式。在维生素 D 的生成过程中，A- 环的旋转使 3β 羟基在 A 环的平面上指向不同的方向

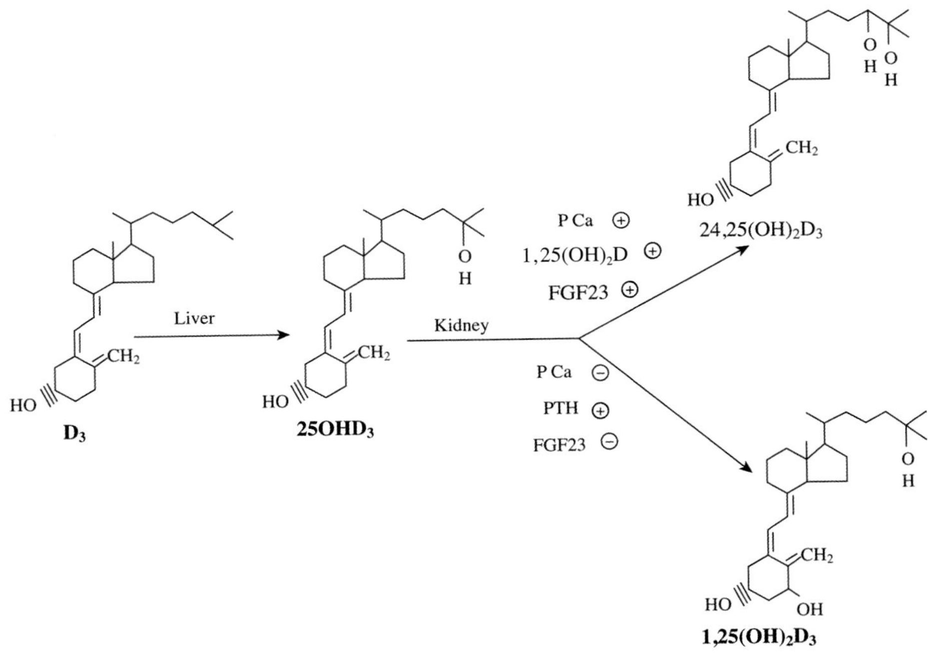

**图 29.2**　维生素 D 的新陈代谢。肝使维生素 D 转变成 25OHD，肾使 25OHD 转变成 1,25-(OH)₂D₃ 和 24,25-(OH)₂D₃。维生素 D 新陈代谢的控制主要表现在肾内，因为在肾内，低血磷、低血钙、低 FGF23 和高甲状旁腺激素（PTH）水平促使 1,25-(OH)₂D₃ 生成，而高血磷、高血钙高浓度 FGF23、高 1,25-(OH)₂D₃ 水平和低 PTH 水平促使 24,25-(OH)₂D₃ 生成

通过 CYP27B1 1a 羟化酶转化为 1,25- 二羟基维生素 D[1,25-(OH)$_2$D]，自然、特异地产生维生素 D 受体（VDR）的配体（图 29.2）。CYP27B1 是一个含血红素、线粒体内嵌入膜、细胞色素 P450 混合的需要氧分子的功能氧化酶，也是一个生物活性电子的来源。虽然近端肾小管上皮细胞是 CYP27B1 最丰富的来源，并负责生产相对大量的 1,25-(OH)$_2$D，但 CYP27B1 在体内矿物离子平衡的情况下是促使激素发挥内分泌功能的必要因子，这个酶也存在于肾外的其他组织细胞内，包括免疫细胞、多种正常的和恶性的上皮细胞[8]，通过这些上皮细胞和它邻近细胞的 VDR 促进 1,25-(OH)$_2$D 的胞内分泌或旁分泌。正如下面所述，VDR 在人体组织中有非常广泛的分布。已被证实的有 4 个主要调节 CYP27B1 的方法：① 控制底物 25OHD 对酶的可用性；② 控制 CYP27B1 的数量；③ 通过辅因子的实用性改变酶的活性；④ 控制选择性叠加的异化的 24- 羟化酶 CYP24A 的数量和活性。

对于肝，CYP27B1 底物是由滤过的胞内吞噬作用以及巨成红细胞糖蛋白结合的维生素 D 结合蛋白携带 25OHD 从泌尿端肾小管细胞进入到近端肾小管细胞所提供。对近端肾单位的 CYP27B1 的调节主要是控制循环的甲状旁腺激素和 FGF-23 的转录水平，而甲状旁腺激素和 FGF-23 分别是 CYP27B1 基因表达的重要刺激因子和抑制因子（见下文）。在肾，CYP24A 也是一种线粒体的 P450，它不仅限制 1,25-(OH)$_2$D 的数量，通过促进其分解代谢成 1,24,25(OH)$_3$D，从而离开肾到远端靶组织，而且可以分流 25OHD 底物远离 CYP27B1。在这两种情况下，这些 24- 羟基化的产物是被同一种酶降解成副链断裂的水溶性降解产物。CYP24A 基因在 1,25-(OH)$_2$D 自身严格转录控制下，对肾合成和释放的 1,25-(OH)$_2$D 的数量可提供一种负反馈调节的强有力的方式[9]。相比之下，一些肾外的、胞内分泌 / 旁分泌的 CYP27B1 的活性，如在角质细胞和疾病激活的巨噬细胞里，细胞外 25OHD 底物在早期可制约一些酶和细胞因子的活性，如肿瘤坏死因子 -α（TNF-α）、干扰素 -γ（IFN-γ）和 Toll- 样受体（TLR）的活化。在巨噬细胞内，可能产生过多的 1,25-(OH)$_2$D 进入循环中引起高钙血症。可以推测，这是由于 CYP24 基因末端的一个氨基被剪切后表达 CYP24 基因的各种产物，从而不能转运到线粒体内[10-11]。结果就是产生一种没有催化活性的酶，尽

管它可以作为 CYP24 的底物 1,25(OH)$_2$D 和 25OHD 的细胞质存储库。另外，与肝内的 CYP27B1 相反，肾外的 CYP27B1 至少在巨噬细胞内：① 通过甲状旁腺激素（PTH）或者 FGF-23（炎症细胞在任何程度上没有表达的这些分子的受体）免疫控制；② 容易被微生物菌剂分泌的 TLR 配体感应；③ 能被非传统的电子供体如一氧化氮上调[8]。角质细胞内的 CYP27B1 受细胞因子比如 TNF-α[12] 和 IFN-γ[13] 刺激而不是 c-AMP，而且能被 TLR2 激活[14]。另外，角质细胞内的 CYP27B1 与肝内和巨噬细胞内的 CYP27B1 有共同的特征，即与细胞内限制 1,25-(OH)$_2$D 水平的非常活跃的 CYP24A 有关。

## 维生素 D 在血液中的运输

为了让激素 1,25-(OH)$_2$D 到达除了刚刚描述的能合成和发挥局部作用的皮肤以外的任何靶组织，维生素 D 必须能够脱离它在皮肤内合成的场所或者它在肠内被吸收的位置，并且能被运输到能表达任意 1 种维生素 D-25- 羟化酶基因的组织。25OHD 必须运输到 CYP27B1 基因表达的组织位点，并且合成的 1,25-(OH)$_2$D 必须能进入包含类固醇激素基因组活动且表达 VDR 细胞的靶组织。血清维生素 D 结合蛋白（DBP）是白蛋白家族蛋白质的一员，是维生素 D 和它血清中的代谢产物的特异伴侣蛋白[15]。它有很高的容量（少于 5% 的人类维生素 D 代谢产物饱和）和与维生素 D 结合有很高的亲和力（nM 变化），特别是 25- 羟基化的代谢产物 25OHD、24,25-(OH)$_2$D 和 1,25-(OH)$_2$D[16]。DBP 主要在肝产生，并且能自由地滤过肾小球进入尿液。DBP 血清半衰期是 2.5～3.0 天，表明它必须很大程度上从过滤一次的尿液中回收。回收是通过胞内吞噬，与嵌入近端肾小管上皮细胞的细胞膜上类似 LDL 辅助受体 megalin 和 cubulin 分子结合，最终经热蛋白 -70 家族中的细胞内维生素 D 结合蛋白（IDBP）的伴侣蛋白跨细胞运输返回到循环中来实现的[17]。有趣的是，1,25-(OH)$_2$D$_3$ 灌注到 DBP 失活的小鼠体内能够到达肝、肠道和骨骼，并且能够正常地起作用，尽管不能在血液中检测到灌注的激素[18]。人类中不存在如上所述那样的 DBP 失活纯合体，不像 DBP 失活的小鼠那样可行和多产[19]，如此一个人类的基因模型可能是胚胎期的致命因子。

## 维生素 D 代谢产物的内在化

　　一旦与 DBP 结合并且穿梭到新陈代谢的位点，发挥作用和（或）分解代谢，维生素 D 的代谢产物必须能进入它们的靶细胞内部并且安全地到达细胞内的目的地（如细胞核通过 VDR 和线粒体内膜传输 CYP27B1 和 CYP24A 羟化酶）。尽管有可能，细胞间隙内远离血清 DBP 的类固醇代谢产物的单纯扩散以及随后的通过细胞膜扩散到一个特定细胞内位点看起来不太可能，这个所谓的游离激素假说能说明目标代谢产物传递到所有细胞所需的特异性。正如我们对肝的描述，有可能存在一个结合 DBP 的细胞膜位点的"受体"，表现为浓缩和（或）胞内吞噬的内化 DBP，并且它的载体和细胞内的伴侣蛋白一起移动载体或者代谢产物到特定的细胞内位点（如 CYP27B1 和 VDR）[20]。

## 分子作用机制

　　活化型的维生素 D——1,25-(OH)$_2$D 的作用机制与其他的类固醇激素相似，1,25-(OH)$_2$D$_3$ 的细胞内功能调节因子是 VDR。1,25-(OH)$_2$D 与 VDR 能立体定向结合，VDR 是一个具有很高亲和力并且与核受体超级家族的其他成员拥有广泛同源性的低容量细胞内受体，包含了类固醇和甲状腺激素的受体。VDR 的功能是作为一个异二聚体和维甲类 X 受体（RXR）一起激活维生素 D 的目的基因。一旦形成 1,25-(OH)$_2$D$_3$-VDR-RXR 二聚体复合物后，即与特定的 DNA 序列 [维生素 D 应答元件（VDREs）] 在导致转录激活或者抑制目的基因的内部或者周围相互作用[21-24]。一般而言，为了激活转录，VDRE 是由两个从 3 个核苷酸对上分离出的碱基序列 GGGTGA 直接重组。涉及 1,25-(OH)$_2$D-VDR-RXR 二聚体复合物与 DNA 绑定后作为介导的 VDR 再转录的机制目前已经很明确。TFIIB、几个 TATA 结合蛋白影响因素（TAF）和 p160 辅助活化剂、有组蛋白乙酰基转移酶活性的类固醇受体的活化剂 -1、-2 和 -3（SRC-1、SRC-2 和 SRC-3）已被证实参与介导 VDR 的转录。除了乙酰化作用外，甲基化也发生在核心组蛋白。最近的研究已经表明，组蛋白甲基转移酶和 p160 辅助活化剂也可能在介导 VDR 的转录激活中发挥着基础性的作用[25]。介导 VDR 转录也被辅助活化剂复合物 DRIP（与更普遍被称为

中介的蛋白质相互作用的维生素 D 受体）所介导。这个复合物没有组蛋白乙酰基转移酶的活性，至少在某种程度上，凭借 RNA 聚合酶Ⅱ的招募[23,26]，而有 VDR 的功能。此外，许多特定的转录因子包括 YY1 和 CCAAT、与蛋白 β 和 δ 结合的增强子都被报道能调节介导 VDR 的转录[27-29]。利用 ATP 水解所释放的能量重塑染色质 SWI/SNF 复合物，也涉及介导 VDR 的转录[30]。也有人提出，VDR 细胞和基因的特定功能可能通过不同辅助活化剂的招募而被调节。此外，VDR 结合位点的全基因组研究指出，虽然许多 VDR 的调控区位于目的基因启动子的近端，也有许多位于众多碱基对的上游和下游以及内含子和外显子的位点。结合到这些位点的 VDR 已被报道在很大程度上（但也不是全部）依赖于通过 1,25-(OH)$_2$D 激活[31]。这些全基因组的研究提供了参与 1,25-(OH)$_2$D 基因表达调控机制的新观点。

## 钙磷代谢的调节

　　1,25-(OH)$_2$D 传统的作用是通过骨骼、肠道和肝三个靶组织参与钙和磷流量的调节。1,25-(OH)$_2$D 在这些组织中运行的机制将在下文详细地描述。然而，1,25-(OH)$_2$D 的受体在这些传统的靶组织中广泛存在且不被限制。实际上，不包含 VDR 的组织数量可能比包含 VDR 的组织数量要少得多。另外，如前所述，这些组织表达 CYP27B1，因此能够使它们自己产生 1,25-(OH)$_2$D。大量维生素 D 活性代谢产物具有非传统性作用，其中包括对细胞增殖和变异、激素分泌的调节和免疫调节的影响，这些言论的生物学意义被发现。下面将讨论这些作用的例子。

　　关于维生素 D 的传统内分泌作用，1,25-(OH)$_2$D 和两种肽类激素 —— 甲状旁腺激素（PTH）和 FGF23 相互配合（图 29.3）。在不同的情况下，正反馈和负反馈调节环路是可行的。甲状旁腺激素（PTH）是在肝中 1,25-(OH)$_2$D$_3$ 产生的主要刺激因子。1,25-(OH)$_2$D$_3$ 通过转录机制直接抑制 PTH 的产生，并通过增加血清钙的水平间接抑制 PTH 的产生。甲状旁腺腺体能表达 VDR 和 CYP27B1，所以 PTH 的分泌调节可能涉及内源性和外源性的 1,25-(OH)$_2$D 的参与。钙通过甲状旁腺腺体中的钙敏感性受体（CaSR）来抑制 PTH 的释放。在甲状旁腺腺体内正如钙升高 VDR 的水平一样，1,25-(OH)$_2$D 增

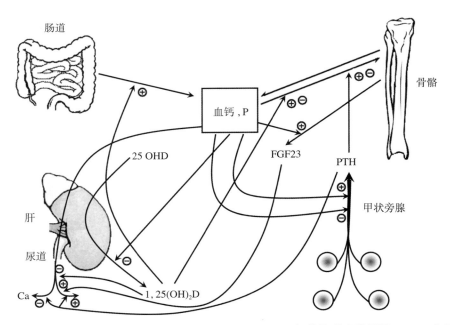

**图 29.3**　经典的作用：骨矿物质体内平衡的矿物质反馈循环。1,25-(OH)₂D 与其他激素特别是 FGF23 和甲状旁腺激素（PTH）相互作用调节体内钙磷的平衡。正如图 29.2 所述，FGF23 通过肝抑制 1,25-(OH)₂D 的生成，而 PTH 刺激生成。反之，1,25-(OH)₂D 抑制 PTH 的产生，而激发 FGF23 的生成

加 CaSR 的水平，这更进一步明确了钙和 1,25-(OH)₂D 对 PTH 分泌的负面影响。另外，FGF23 通过肝抑制 1,25-(OH)₂D 的产生同时增加 CYP24A 的表达，然而在骨骼中 1,25-(OH)₂D 刺激 FGF23 的产生。FGF23 要求 klotho（一种参与钙磷体内平衡的多功能蛋白质）作为一个辅因子向 FGF23 发信号。1,25-(OH)₂D 也上调 klotho 并且减少 klotho 诱导的 CYP27B1 应答。Klotho 缺陷型小鼠和 FGF23 缺陷型小鼠显示相应的表型［包括高磷血症和 1,25-(OH)₂D 的合成增加］更能指出 klotho 和 FGF23 的协同作用[32]。正如对 VDR 失活小鼠体内磷酸调节的 1,25-(OH)₂D 的独立影响实验所示，摄入的磷酸盐也能调节 FGF23 的水平（高磷酸盐的摄入起刺激作用）。同样，高水平磷酸通过对 1,25-(OH)₂D 产生的抑制效应来刺激 PTH 的分泌。钙磷是否有它们自己的受体还不清楚。FGF23 在许多组织中表达，包括甲状旁腺腺体，但是它在骨细胞、骨衬细胞和活跃的成骨细胞中表达量最大。因此，当考虑到 1,25-(OH)₂D 在体内的作用机制时，PTH 和 FGF23 的作用连同它们调节的矿物质——钙和磷也必须被考虑在内。

## 典型的靶组织

### 骨骼

无论是 1,25-(OH)₂D 直接作用于骨骼还是通过刺激肠道钙磷的吸收，1,25-(OH)₂D 间接地介导它的抗佝偻病的效用都是不确定的。VDR 敲除的小鼠 [VDR 淘汰的（KO）小鼠 ] 发生继发性甲状旁腺功能亢进、低钙血症和断奶后的佝偻病[33-34]。然而，当 VDR 敲除的小鼠被喂养一种救援的食物（包含高水平的钙、磷和乳糖）时，血清游离钙和 PTH 的水平恢复正常化，阻止了佝偻病和软骨病；这些结果显示 1,25-(OH)₂D₃ 的主要作用是从刺激肠道钙磷的吸收中给骨骼供应钙和磷，而不是 1,25-(OH)₂D 对骨骼的一种直接作用[35]。另外，在 VDR 敲除的小鼠的肠道内 VDR 的转基因表达导致了血清钙、骨密度和骨量的正常化[36]。然而，使用 CYP27B1 缺陷小鼠和 CYP27B1/VDR 双缺陷小鼠的体内研究显示，当应用营救性饮食预防低钙血症和继发性甲状旁腺功能亢进时，并不是所有的成骨细胞数量变化、骨矿沉积率和骨量均被补救，暗示了 1,25-(OH)₂D-VDR 系统对骨骼的直接影响[37]。在体外完成的一些研究也支

持 1,25-(OH)$_2$D 对骨骼的直接影响[38]。1,25-(OH)$_2$D 能刺激成骨细胞分化和破骨细胞生成[38]。1,25-(OH)$_2$D 对破骨细胞生成的影响是间接的。VDR 不仅存在于破骨细胞而且还存在于骨祖细胞、成骨细胞前体和成熟的成骨细胞。1,25-(OH)$_2$D 对破骨细胞形成的刺激涉及成骨细胞内 1,25-(OH)$_2$D 对核因子 -κB 受体活化因子配体（RANKL）的上调作用，并且需要成骨细胞前体和破骨细胞前体之间的直接接触[39]。破骨细胞生成抑制因子——骨保护素是对 RANKL 的一个诱饵受体，对抗 RANKL 的功能，因此阻止破骨细胞的生成。1,25-(OH)$_2$D 下调骨保护素[39]。据报道，1,25-(OH)$_2$D 还能刺激成骨细胞内钙结合蛋白骨钙蛋白和骨桥蛋白的生成[40-41]。Runx2 是成骨细胞分化的一个转录调节因子，也被 1,25-(OH)$_2$D 调节[42]。在成骨细胞内过度表达的转基因小鼠能增加骨的形成，进一步表明 1,25-(OH)$_2$D 对骨骼的直接影响[43]。因此，1,25-(OH)$_2$D 对骨骼的影响是多种多样的，能影响骨的形成或再吸收。

## 肠道

当有生长、怀孕和哺乳相关的需求时，钙的需求也增加时，1,25-(OH)$_2$D 的合成可提高肠道钙吸收率。在 VDR 缺陷的小鼠内，一个主要的缺点是肠道内钙的吸收，并暗示为了维持钙的体内平衡，1,25-(OH)$_2$D$_3$ 的一个主要作用是增加肠道钙的吸收[35]。据说，肠道内钙的吸收由两种不同的钙运输模式组成：主要跨细胞的饱和过程和非饱和的扩散模式。后者要求腔内游离钙的浓度高于 2 ～ 6mM，并且是侧面扩散（即在邻近的肠上皮细胞之间）。在侧面扩散的途径中，钙的运动能穿过紧密连接结构和细胞间隙并且与肠腔内钙的浓度直接相关。在十二指肠内主要观察到肠道钙吸收的饱和成分。沿着所有的肠道（十二指肠、空肠、回肠和结肠）都能观察到不饱和的过程——扩散。据报道，1,25-(OH)$_2$D 能影响细胞间和细胞旁路的通道[44-46]。跨细胞的过程由 3 个 1,25-(OH)$_2$D 调节的步骤组成：钙穿过刷状缘微绒毛进入细胞、细胞内的扩散和钙在能量的需求下经基底外侧膜挤出[44-46]。据说被肠道内的 1,25-(OH)$_2$D 诱导的钙结合蛋白能促进钙穿过细胞内部向基底外侧膜扩散。有趣的是，最近对钙结合蛋白 -D$_{9k}$ 无效的突变小鼠的研究显示，1,25-(OH)$_2$D$_3$ 介导的肠道内钙的吸收和血清钙水平与野生型小鼠相比没有变化[47-48]。这个结论为钙结合蛋白单独对 1,25-(OH)$_2$D 介导的肠道内钙的吸收无效提供了证据。

1,25-(OH)$_2$D 也影响钙离子从肠上皮细胞的挤出。据报道，质膜钙泵（PMCA）也能被 1,25-(OH)$_2$D 刺激，这就暗示肠道钙的吸收可能涉及 1,25-(OH)$_2$D 对钙泵表达的直接影响[45]。1,25-(OH)$_2$D 也能增加钙进入到肠上皮细胞的比率。最近一个与钙结合蛋白共存和被 1,25-(OH)$_2$D 诱导的钙离子选择性通道 TRPV6 在老鼠的十二指肠内被克隆[49-50]。这就显示 TRPV6 在维生素 D 依赖钙进入肠上皮细胞中起很重要的作用。对钙结合蛋白 -D$_{9k}$/TRPV6 双缺陷的小鼠的研究显示，肠道钙的吸收对低膳食钙或 1,25-(OH)$_2$D 的反应在这两种蛋白质的缺乏中最差，钙结合蛋白 -D$_{9k}$ 和 TRPV6 可能共同影响钙的吸收[51]。钙结合蛋白可能不仅是钙离子扩散的促进因子（挑战了维生素 D 介导的细胞间钙吸收的传统模式）而且充当钙离子通过 TRPV6 内流的一种调节器。除肠道内钙的吸收外，1,25-(OH)$_2$D 也能提高肠道磷的吸收。虽然涉及的机制是一个争议的问题，但也有人提出 FGF23 和 1,25-(OH)$_2$D 刺激磷的主动运输[52-53]。

## 肾

在 1,25-(OH)$_2$D 介导的矿物质体内平衡中，参与的第 3 个靶组织是肾。据报道，1,25-(OH)$_2$D 增强 PTH 对远端肾小管钙吸收的作用，至少在某种程度上，可以通过增加 PTH 受体的 mRNA 和在远端肾小管细胞内的结合能力来实现[54]。1,25-(OH)$_2$D 也诱导远端肾小管钙结合蛋白的合成[44]。有人认为，钙结合蛋白 -D$_{28k}$ 激发远端肾小管膜内钙转运系统的高亲和力，而且钙结合蛋白 -D$_{9k}$ 增强基底外侧膜内三磷酸腺苷依赖性钙的转运[44]。在肠道内有类似的研究，一个与钙结合蛋白共存和被 1,25-(OH)$_2$D 诱导的顶端的钙离子通道 TRPV5 在远曲小管和集合管内被证实[49]。据报道，钙结合蛋白 -D$_{28k}$ 与 TRPV5 有直接的关系，并且可以控制 TRPV5 介导的钙离子内流[55]。因此 1,25-(OH)$_2$D 通过增强 PTH 的活性和诱导 TRPV5 和钙结合蛋白来影响远端小管内钙的转运。1,25-(OH)$_2$D 在肾的另一个重要的作用是抑制 CYP27B1 和诱导 CYP24[56]。除了钙在远端肾单位的转运和 CYP27B1 和 CYP24A 的调节作用外，1,25-(OH)$_2$D 对磷酸钠转运体 b（NPTB）介导的磷酸盐在近端肾小管内重吸收的影响也被提出[57]。据报道，根据甲状旁腺的状态和试验的条件，1,25-(OH)$_2$D 可以提高或降低肾的磷酸盐的重吸收。

## 非典型目标组织

### 甲状旁腺

甲状旁腺（PTG）是 1,25-$(OH)_2$D 的一个重要靶器官。正如前面所讨论的，1,25-$(OH)_2$D 抑制 PTH 的合成和分泌，并且为了维持甲状旁腺的正常状态阻止腺体内甲状旁腺生成细胞的增殖[58-59]。还被证明 1,25-$(OH)_2$D 上调钙敏感性受体的转录，这显示 1,25-$(OH)_2$D 可提高 PTG 对钙抑制的敏感性。除了包含 VDR，PTG 还表达 CYP27B1；同样，局部生成的 1,25-$(OH)_2$D 和循环的 1,25-$(OH)_2$D 可能有助于 PTH 的产生和分泌。

### 胰腺

胰腺是 1,25-$(OH)_2$D 受体被明确的第一非典型靶组织之一[61]。据报道，尽管 1,25-$(OH)_2$D 对胰岛素的分泌起重要作用，但其准确的机制还不清楚。自动射线照相术的数据和免疫细胞化学染色的研究在胰岛 β 细胞分别定位到 VDR 和钙结合蛋白 -$D_{28k}$[62-63]。用钙结合蛋白 -$D_{28k}$ 缺陷的突变小鼠做出的研究表明，钙结合蛋白 -$D_{28k}$ 通过调节细胞内钙离子可以调节去极化刺激的胰岛素的释放[64]。除了调节胰岛素的释放，钙结合蛋白 -$D_{28k}$ 通过缓冲钙离子而免受 β 细胞的细胞因子介导的损害[65]。这些发现对 1- 型糖尿病和胰岛 β 细胞的细胞激素损伤的预防有重要的治疗意义，同样对 2 型糖尿病和胰岛素分泌增强也有重要治疗意义。

## 维生素 D 的免疫生物学

30 年以前，对 1,25-$(OH)_2$D 免疫应答的非典型性调节和发现在人类激活的炎性细胞出现 VDR[66] 和病态活化的巨噬细胞产生 1,25-$(OH)_2$D 的能力[67] 一起被报道。最近的研究表明，1,25-$(OH)_2$D 调节先天性和获得性免疫，但作用相反，即促进前者而抑制后者。

### 维生素 D 和先天免疫

先天免疫包括免疫系统的识别和对攻击型抗原的应答。在 1986 年，Rook 等描述了使用培养的人类巨噬细胞所作的研究，在研究中指出 1,25-$(OH)_2$D 能抑制肺结核分枝杆菌（M.tb.）的生长[68]。尽管这种创意的报道被广泛引用，但它仅在过去几年才公开对维生素 D 代谢产物抗菌作用的综合评估。人类基因组的网上筛选显示在抗菌肽的人类基因启动子中存在一个维生素 D 的应答元件，并且抗菌肽的产物 LL37 是一个具有杀菌能力的抗菌肽链[69]。随后的研究证实，1,25-$(OH)_2$D[70] 和它的前体 25OHD[71] 分别具有诱导抗菌肽在单核细胞 / 巨噬细胞和表皮家族细胞的表达能力，加强表达 25OHD 活化酶 CYP27B1 的细胞内抗菌应答诱导胞内分泌 / 自分泌的潜能。尽管许多细胞的类型是可检测的，功能上有效的表达和 CYP27B1 的活性似乎依赖于一个广谱免疫监督蛋白质 Toll 样受体（TLR）的细胞特异性激发。TLR 是一个非催化的大家族，宿主细胞跨膜的模式识别受体（PRR）与特异的病原体相关的膜模式或致病原散布的 PAMP 相互作用，并且引起宿主细胞内的固有免疫应答[72]。

就这一点而言，Liu 等[73] 最近使用 DNA 芯片显示在不包括树突状细胞的 M.tb. 巨噬细胞的 PAMP 之一激活人类巨噬细胞的 TLR2/1- 二聚体之后基因表达的改变，因此经过处理以后显示，加强 CYP27B1 和 VDR 的表达，增加基因产物和调节抗菌肽基因和后来杀死的分枝杆菌对 25OHD 和 1,25-$(OH)_2$D 的免疫应答的胞内分泌诱导。事实上，在一定细胞外浓度的 25OHD 激素原中微生物的死亡比在相似的细胞外浓度的 1,25-$(OH)_2$D 中能更有效地实现，向微生物挑战的人类先天性免疫的强度依赖于宿主内血清 25OHD 的水平。在 25OHD 足量的血清补救缺乏者的能力的一些研究中证实了这个观念，在维生素 D 缺乏的血清中，人类巨噬细胞内抗菌肽被动的抗菌性应答受到限制[74]。一个类似于维生素 D 直接抗菌性的产生能力最近在受伤的皮肤中被观察到[14]，这表明 1,25-$(OH)_2$D 细胞内合成和染色体活性的抗菌肽被动型 TLR 的表达是对致病原入侵的一个普通的应答特点。支持这种观点的临床证据开始积累[75]，在人类未来的调研中维生素 D 或 25OHD 作为辅助治疗能提高人类在治疗或预防观念中的先天免疫反应的实用性需要更深入地研究。通过这些事件的加强，局部产生的 1,25-$(OH)_2$D 超出细胞的边界，在邻近的表达 VDR 的单核细胞上起作用，促使它们转化为成熟的巨噬细胞[76]，从而通过前馈信号达到加强固有免疫反应的效果。

## 维生素 D 和获得性免疫反应

获得性免疫反应通常由 T 和 B 淋巴细胞以及它们分别产生的细胞因子和免疫球蛋白来特异地对抗通过先天免疫反应细胞（也就是巨噬细胞、树突状细胞等等）传递给它们的抗原的能力来确定。如前所述 [66]，在 VDR 活化状态下，对 1,25-(OH)$_2$D 有非钙性反应的靶细胞中首次观察到人类 T 淋巴细胞和 B 淋巴细胞。与局部产生的 1,25-(OH)$_2$D 促进先天免疫反应的作用相反，1,25-(OH)$_2$D 表现出对淋巴细胞功能一种抑制作用。关于 B 淋巴细胞，1,25-(OH)$_2$D 抑制其增殖和免疫球蛋白的产生，并且阻碍 B 淋巴前体细胞向成熟浆细胞的变异。而 T 淋巴细胞通过 VDR 起作用的 1,25-(OH)$_2$D 抑制 γ 型炎性干扰素、巨噬细胞激发的 Th（helper）1 细胞和趋化因子产生的 Th17 细胞的增殖 [77]。1,25-(OH)$_2$D 强有力的抗增殖作用表现在对 Th2 细胞的免疫抑制和调控性 T 细胞（Tregs）[78] 上，调控性 T 细胞通过激发树突状细胞衍生的 T 细胞自动引导的分子 CCL22 的表达，促进其炎性位点的积累 [79]。实际上，1,25-(OH)$_2$D 具有抑制获得性免疫反应的能力，使它及其类似物应用于炎性和肿瘤疾病的辅助治疗。

总之，1,25-(OH)$_2$D 集体协调一致的作用是促进宿主对入侵病原体的免疫反应，同时限制对病原体可能过度的免疫反应，这是具有代表性的耐受过程。另外一个好的例子是细胞内病原体 M.tb. 的感染。在这种病例中，病原体经巨噬细胞在宿主入侵的位点引起一个异常强大的先天免疫反应，而这种反应又被内源性生成的 1,25-(OH)$_2$D 加强。如果大量的 1,25-(OH)$_2$D 溢出巨噬细胞的界限，在那个环境中的 VDR 表达的激活的淋巴细胞的免疫刺激被 1,25-(OH)$_2$D 抑制。如果先天性免疫反应达到极端和足量的 1,25-(OH)$_2$D 找到它的方式进入到普通的循环中，可以观察到可能发生在人类像结节病和肺结核的肉芽肿形成的疾病，即一种内分泌功能的激素、最明显的高钙尿和高钙血症。

# 角化细胞在表皮和毛囊中的作用

## 1,25-(OH)$_2$D 调节的表皮分化

自从同型酶 CYP27B1 在角化细胞中产生，同时在肝中被发现，局部产生的 1,25-(OH)$_2$D 可能是表皮分化的一个自分泌或旁分泌的因素；正常情况下，角化细胞产生的 1,25-(OH)$_2$D 似乎不足以提高循环中的 1,25-(OH)$_2$D 水平 [80]。随着表皮分化的减少，皮肤中 VDR 的浓度和 1,25-(OH)$_2$D 的产量降低。分化的激发伴随着外皮蛋白和谷氨酰胺转移酶 [81] 的 mRNA 和蛋白质水平的升高，促进一个完整屏障形成的后期分化，标志着丝聚蛋白和兜甲蛋白 [82] 的水平也同时升高。1,25-(OH)$_2$D 改变角化细胞分化的机制有很多种，包括增强钙离子在分化中的作用的 CaSR 的诱导和磷酸酯酶 C 家族的诱导。磷酸酯酶 C 家族在分化过程中提供第二信使，如二酰甘油和三磷酸肌醇。虽然 VDR 无效的小鼠最引人注目的征象是秃头的发生（许多 VDR 突变的患者也发生，但不是所有的患者）这些小鼠表现出一个在表皮分化中的缺陷，正如外皮蛋白和兜甲蛋白水平的降低、透明角质颗粒的损失、钙梯度的减少和层状体生成和分泌的破坏表现的一样，产生有缺陷的屏障功能。此外，VDR 和 1,25-(OH)$_2$D 产物是在表皮损伤和感染的反应中抗菌肽表达所必需的 [14]。

## VDR 对毛囊周期的调节

如上所述，秃头症是许多 VDR 突变患者众所周知的部分表型 [83]。维生素 D 的缺乏和 CYP27B1 自身的缺乏与秃头症是不相关的，并且不能结合 1,25-(OH)$_2$D 或其辅助激活剂的 VDR 突变体能治疗秃头症 [84]。最近，无毛（Hr）和 β 连环蛋白得到关注，无毛是一个假定的转录因素，它有能力结合 VDR 和抑制其配体依赖的转录活性，如 Hr 与 VDR 结合很可能调节它的转录活性（反之亦然）。人类和小鼠体内的 Hr 突变体和小鼠体内转录的无活性 β 连环蛋白的突变体导致 VDR 无效的动物拟表型在毛发周期中形态学上的变化被观察到。在这些模型中，这种畸形导致秃头症在循环周期末的退化期形成，阻止生长期的再起始。VDR 无效小鼠和那些扰乱 Wnt 信号在隆起丢失的干细胞或许可以作为隆起和真皮乳头之间相互作用减少的结果 [85-86]。因此，虽然 VDR 调节毛囊周期的机制还没有确定，毛囊周期可以作为一个 VDR 调节不依赖与它的配体 1,25-(OH)$_2$D 的生理过程的最好的例子，并为转录调节因子作用的机制指向了一个新的方向。

## 在营养方面的注意事项

### 预防维生素D过量

血清25OHD水平为评估维生素D状态提供了一个有效的替代品，因为维生素D转化成25OHD比后来的25OHD转化成1,25-(OH)₂D更不好控制（即主要的底物依赖）。1,25-(OH)₂D的水平不像25OHD的水平能很好地维持，直到由于继发性甲状旁腺功能亢进维生素D缺乏达到极端，因此不能为维生素D缺乏的评估提供一个有用的索引，至少在初始阶段不能。从历史观点上说，足量的维生素D能预防儿童佝偻病和成人软骨病，而维生素D的足量是由足量的25OHD水平所明确的。25OHD水平低于5ng/ml（12nM）伴随着佝偻病或软骨病的高患病率。然而越来越多的共识是这些正常水平的下限太低。最近美国医学研究所的一个专家团推荐20ng/ml（50nM）的浓度对97.5%的人群是足够的，直到50ng/ml（125nM）是安全的[87]。对1~70岁的个人，每天600IU的维生素D被认为能满足需要，直到4000IU的维生素也被认为是安全的[87]。这些建议主要是基于评估跌倒和骨折的临床随机安慰-对照试验所得的数据；支持维生素D非骨骼作用的数据，由于缺乏其他方面的RCT，在他们的建议中被考虑初步使用。很多维生素D的专家认为这些建议的下限太低和上限太有限制性，呼吁更好的临床数据，特别是对非骨骼的作用。关于低维生素D水平的建议补充的指南不能纠正这些肥胖、黑肤色、限制曝晒阳光时间和吸收不良的成年人的维生素D缺乏。而且，大量来自动物和细胞的研究和流行病学组织的数据支持维生素D大范围有益的作用；因此，在这些领域中足够的RCT数据可能最终改变这些对有非骨骼型效用维生素D补充量的IOM的建议。

### 对肌肉骨骼系统的影响

对维生素D足量定义的反思来自于对维生素D影响除骨矿化外许多的生理功能的鉴别。25OHD的水平与甲状旁腺激素（PTH）呈反比，例如，当25OHD的水平低于20～30ng/ml时，PTH的水平增加。据报道当25OHD的水平从20ng/ml增加到32ng/ml时，肠道钙的转运明显地增加。大量流行病学调查显示25OHD水平与骨密度呈正相关性，并且没有证据表明高原25OHD水平低于30ng/ml，与

钙同时补充的维生素D能够改善老年人的骨密度（BMD）。同样，25OHD水平与肌肉功能（如行走速度、站立）之间的正向关系已被证明，甚至超过20~38ng/ml区间，虽然这种相关性在低水平时最强。维生素D补充（至少800IU）能改善下肢功能，减少身体的摇摆和减少跌倒。最重要的是，足够的维生素D水平和钙的补充可以预防骨折[88-89]。

### 对肌肉骨骼系统以外的影响

维生素D的影响延伸到了肌肉骨骼系统和钙体内平衡的调节之外。众所周知，维生素D缺乏伴随着各种传染病，如肺结核，而且1,25-(OH)₂D被长期认为能加强单核细胞杀死分枝杆菌。通过对被分枝杆菌的脂肽激活的单核细胞表达CYP27B1，使循环中的25OHD转化成1,25-(OH)₂D，依次诱导一种加强分枝杆菌死亡的抗菌肽的观察，公布了这些观察结果的营养层面。不足的25OHD水平在这个过程中止[73]。维生素D缺乏和（或）生活在高纬度地区（阳光少）与许多自身免疫性疾病相关包括1型糖尿病、多发性硬化症和克罗恩病[90]。25OHD的水平与2型糖尿病和代谢综合征呈负相关，并且一些研究表明维生素D和钙的补充可能防止葡萄糖耐受不良患者的糖尿病的发展。补充维生素D被观察到能提高胰岛素的分泌和活性。足量的维生素D能预防某些癌症的潜能可能是最引人注目的原因。大量流行病学的数据表明25OHD的水平、纬度和（或）维生素的摄入与癌症发病率呈负相关的记录[7]。虽然许多类型的癌症显示减少[91]，但大部分的注意力被投入到了胸腺、结肠和前列腺。在一个相对较小的4年前瞻性试验中，使用1100IU维生素D和1400~1500mg的钙1年之后研究显示减少77%的癌症[92]，包括乳腺癌和结肠癌的减少。在这项研究中，维生素D的补充使25OHD的平均水平从28.8ng/ml上升到38.4ng/ml，而安慰剂或只有补充钙的试验没有变化。然而，一些维生素D代谢产物或类似物对癌症的预防或治疗的试验很少得到令人满意的结果。

## 维生素的治疗策略

足量的日光照射是获得维生素D最有成本效率的方式。全身暴露于阳光已被计算出相当于提供了10 000IU的维生素$D_3$[93]。一个对四肢0.5的最小红斑剂量的阳光（即皮肤轻微变红所需剂量的一半）

或者紫外线照射，等同于浅肤色的人在晴朗的夏天下曝晒 5~10min 所获得的剂量，已被计算出相当于 3000IU 的维生素 $D_3$[7]。尽管对于那些不能或不愿从口服补充剂获得的人，它仍然是一个可行的选择，然而对于日光和皮肤癌和（或）限制这条途径的太阳能老化的皮肤之间的关系的关注很可能走向极端。一些研究表明平均每 100IU 的维生素 $D_3$ 补充量能使 25OHD 的水平上升 0.5 ~ 1ng/ml[93-94]。对于肥胖者或那些吸收不良者（包括减肥手术之后），可能需要更高的剂量。许多的研究建议，700~800IU 的维生素 D 是预防骨折和跌倒的所需补充量的较低的限量，尽管如上所述，IOM 推断 600IU 足够。除了野生蛙鱼和其他鱼类制品如鳕鱼肝油之外的非强化食品维生素含量很少，牛奶和其他强化的饮料包含 100IU/8 盎司。维生素 $D_2$ 和部分维生素 $D_3$ 似乎不能提升或维持 25OHD 的水平，因为它们很快被消除。因此，如果使用维生素 $D_2$，至少需要每周给予一次。尽管 IOM 的报告显示至少在一般的人群，上限必须限制到 4000IU[95]，但在每天少于 10000IU 剂量的几项研究中，由于补充维生素 D 而出现的中毒现象没有被观察到。

## 参考文献

1. Holick MF, McLaughlin JA, Clark MB, Doppelt SH. 1981. Factors that influence the cutaneous photosynthesis of previtamin D3. *Science* 211: 590–593.

2. Holick MF, MacLaughlin JA, Clark MB, Holick SA, Potts JT Jr, Anderson RR, Blank IH, Parrish JA, Elias P. 1980. Photosynthesis of previtamin D3 in human and the physiologic consequences. *Science* 210: 203–205.

3. Holick MF, Richtand NM, McNeill SC, Holick SA, Frommer JE, Henley JW, Potts JT Jr. 1979. Isolation and identification of previtamin D3 from the skin of exposed to ultraviolet irradiation. *Biochemistry* 18: 1003–1008.

4. Webb AR, Kline L, Holick MF. 1988. Influence of season and latitude on the cutaneous synthesis of vitamin D3: Exposure to winter sunlight in Boston and Edmonton will not promote vitamin D3 synthesis in human skin. *J Clin Endocrinol Metab* 67: 373–378.

5. Adams JS, Clemens TL, Parrish JA, Holick MF. 1982. Vitamin-D synthesis and metabolism after ultraviolet irradiation of normal and vitamin-D-deficient subjects. *N Engl J Med* 306: 722–725.

6. Heaney RP, Horst RL, Cullen DM, Armas LA. 2009. Vitamin D3 distribution and status in the body. *J Am Coll Nutr* 28: 252–256.

7. Holick MF. 2007. Vitamin D deficiency. *N Engl J Med* 357: 266–281.

8. Hewison M, Burke F, Evans KN, Lammas DA, Sansom DM, Liu P, Modlin RL, Adams JS. 2007. Extra-renal 25-hydroxyvitamin D3-1alpha-hydroxylase in human health and disease. *J Steroid Biochem Mol Biol* 103: 316–321.

9. Zierold C, Darwish HM, DeLuca HF. 1995. Two vitamin D response elements function in the rat 1,25-dihydroxyvitamin D 24-hydroxylase promoter. *J Biol Chem* 270: 1675–1678.

10. Ren S, Nguyen L, Wu S, Encinas C, Adams JS, Hewison M. 2005. Alternative splicing of vitamin D-24-hydroxylase: A novel mechanism for the regulation of extrarenal 1,25-dihydroxyvitamin D synthesis. *J Biol Chem* 280: 20604–20611.

11. Wu S, Ren S, Nguyen L, Adams JS, Hewison M. 2007. Splice variants of the CYP27b1 gene and the regulation of 1,25-dihydroxyvitamin D3 production. *Endocrinology* 148: 3410–3418.

12. Bikle DD, Pillai S, Gee E, Hincenbergs M. 1989. Regulation of 1,25-dihydroxyvitamin D production in human keratinocytes by interferon-gamma. *Endocrinology* 124: 655–660.

13. Bikle DD, Pillai S, Gee E, Hincenbergs M. 1991. Tumor necrosis factor-alpha regulation of 1,25-dihydroxyvitamin D production by human keratinocytes. *Endocrinology* 129: 33–38.

14. Schauber J, Dorschner RA, Coda AB, Buchau AS, Liu PT, Kiken D, Helfrich YR, Kang S, Elalieh HZ, Steinmeyer A, Zugel U, Bikle DD, Modlin RL, Gallo RL. 2007. Injury enhances TLR2 function and antimicrobial peptide expression through a vitamin D-dependent mechanism. *J Clin Invest* 117: 803–811.

15. Cooke NE, Haddad JG. 1989. Vitamin D binding protein (Gc-globulin). *Endocr Rev* 10: 294–307.

16. Liang C, Cooke N. 2005. Vitamin D-binding protein. In: Feldman D, Pike JW, Glorieux F (eds.) *Vitamin D, 2nd Ed.* San Diego: Elsevier Academic Press. pp. 117–134.

17. Willnow T, Nykjaer A. 2005. Endocytic pathways for 25-(OH) vitamin D3. In: Feldman D, Pike JW, Glorieux F (eds.) *Vitamin D, 2nd Ed.* San Diego: Elsevier Academic Press. pp. 153–163.

18. Zella LA, Shevde NK, Hollis BW, Cooke NE, Pike JW. 2008. Vitamin D-binding protein influences total circulating levels of 1,25-dihydroxyvitamin D3 but does not directly modulate the bioactive levels of the hormone in vivo. *Endocrinology* 149: 3656–3667.

19. Safadi FF, Thornton P, Magiera H, Hollis BW, Gentile M, Haddad JG, Liebhaber SA, Cooke NE. 1999. Osteopathy and resistance to vitamin D toxicity in mice null for vitamin D binding protein. *J Clin Invest* 103: 239–251.

20. Adams JS. 2005. "Bound" to work: The free hormone hypothesis revisited. *Cell* 122: 647–649.

21. Christakos S, Dhawan P, Liu Y, Peng X, Porta A. 2003. New insights into the mechanisms of vitamin D action. *J Cell Biochem* 88: 695–705.

22. DeLuca HF. 2004. Overview of general physiologic features and functions of vitamin D. *Am J Clin Nutr* 80: 1689S–1696S.

23. Rachez C, Freedman LP. 2000. Mechanisms of gene regulation by vitamin D(3) receptor: A network of coactivator interactions. *Gene* 246: 9–21.

24. Sutton AL, MacDonald PN. 2003. Vitamin D: More than a "bone-a-fide" hormone. *Mol Endocrinol* 17: 777–791.

25. Christakos S, Dhawan P, Benn BS, Porta A, Hediger M, Oh GT, Jeung EB, Zhong Y, Ajibade D, Dhawan K, Joshi S. 2007. Vitamin D: Molecular mechanism of action. *Ann NY Acad Sci* 1116: 340–348.

26. Christakos S, Dhawan P, Peng X, Obukhov AG, Nowycky MC, Benn BS, Zhong Y, Liu Y, Shen Q. 2007. New insights into the function and regulation of vitamin D target proteins. *J Steroid Biochem Mol Biol* 103: 405–410.

27. Dhawan P, Peng X, Sutton AL, MacDonald PN, Croniger CM, Trautwein C, Centrella M, McCarthy TL, Christakos S. 2005. Functional cooperation between CCAAT/enhancer-binding proteins and the vitamin D receptor in regulation of 25-hydroxyvitamin D3 24-hydroxylase. *Mol Cell Biol* 25: 472–487.

28. Guo B, Aslam F, van Wijnen AJ, Roberts SG, Frenkel B, Green MR, DeLuca H, Lian JB, Stein GS, Stein JL. 1997. YY1 regulates vitamin D receptor/retinoid X receptor mediated transactivation of the vitamin D responsive osteocalcin gene. *Proc Natl Acad Sci U S A* 94: 121–126.

29. Raval-Pandya M, Dhawan P, Barletta F, Christakos S. 2001. YY1 represses vitamin D receptor-mediated 25-hydroxyvitamin D(3)24-hydroxylase transcription: Relief of repression by CREB-binding protein. *Mol Endocrinol* 15: 1035–1046.

30. Christakos S, Dhawan P, Shen Q, Peng X, Benn B, Zhong Y. 2006. New insights into the mechanisms involved in the pleiotropic actions of 1,25dihydroxyvitamin D3. *Ann N Y Acad Sci* 1068: 194–203.

31. Pike JW, Meyer MB. 2010. The vitamin D receptor: New paradigms for the regulation of gene expression by 1,25-dihydroxyvitamin D(3). *Endocrinol Metab Clin North Am* 39: 255–269.

32. Imura A, Tsuji Y, Murata M, Maeda R, Kubota K, Iwano A, Obuse C, Togashi K, Tominaga M, Kita N, Tomiyama K, Iijima J, Nabeshima Y, Fujioka M, Asato R, Tanaka S, Kojima K, Ito J, Nozaki K, Hashimoto N, Ito T, Nishio T, Uchiyama T, Fujimori T, Nabeshima Y. 2007. alpha-Klotho as a regulator of calcium homeostasis. *Science* 316: 1615–1618.

33. Li YC, Pirro AE, Amling M, Delling G, Baron R, Bronson R, Demay MB. 1997. Targeted ablation of the vitamin D receptor: An animal model of vitamin D-dependent rickets type II with alopecia. *Proc Natl Acad Sci U S A* 94: 9831–9835.

34. Yoshizawa T, Handa Y, Uematsu Y, Takeda S, Sekine K, Yoshihara Y, Kawakami T, Arioka K, Sato H, Uchiyama Y, Masushige S, Fukamizu A, Matsumoto T, Kato S. 1997. Mice lacking the vitamin D receptor exhibit impaired bone formation, uterine hypoplasia and growth retardation after weaning. *Nat Genet* 16: 391–396.

35. Amling M, Priemel M, Holzmann T, Chapin K, Rueger JM, Baron R, Demay MB. 1999. Rescue of the skeletal phenotype of vitamin D receptor-ablated mice in the setting of normal mineral ion homeostasis: Formal histomorphometric and biomechanical analyses. *Endocrinology* 140: 4982–4987.

36. Xue Y, Fleet JC. 2009. Intestinal vitamin D receptor is required for normal calcium and bone metabolism in mice. *Gastroenterology* 136: 1317–1327, e1311–1312.

37. Panda DK, Miao D, Bolivar I, Li J, Huo R, Hendy GN, Goltzman D. 2004. Inactivation of the 25-hydroxyvitamin D 1alpha-hydroxylase and vitamin D receptor demonstrates independent and interdependent effects of calcium and vitamin D on skeletal and mineral homeostasis. *J Biol Chem* 279: 16754–16766.

38. Raisz LG, Trummel CL, Holick MF, DeLuca HF. 1972. 1,25–dihydroxycholecalciferol: A potent stimulator of bone resorption in tissue culture. *Science* 175:

768–769.

39. Yasuda H, Shima N, Nakagawa N, Yamaguchi K, Kinosaki M, Mochizuki S, Tomoyasu A, Yano K, Goto M, Murakami A, Tsuda E, Morinaga T, Higashio K, Udagawa N, Takahashi N, Suda T. 1998. Osteoclast differentiation factor is a ligand for osteoprotegerin/osteoclastogenesis-inhibitory factor and is identical to TRANCE/RANKL. *Proc Natl Acad Sci U S A* 95: 3597–3602.

40. Prince CW, Butler WT. 1987. 1,25-Dihydroxyvitamin D3 regulates the biosynthesis of osteopontin, a bone-derived cell attachment protein, in clonal osteoblast-like osteosarcoma cells. *Coll Relat Res* 7: 305–313.

41. Price PA, Baukol SA. 1980. 1,25-Dihydroxyvitamin D3 increases synthesis of the vitamin K-dependent bone protein by osteosarcoma cells. *J Biol Chem* 255: 11660–11663.

42. Drissi H, Pouliot A, Koolloos C, Stein JL, Lian JB, Stein GS, van Wijnen AJ. 2002. 1,25-(OH)2-vitamin D3 suppresses the bone-related Runx2/Cbfa1 gene promoter. *Exp Cell Res* 274: 323–333.

43. Gardiner EM, Baldock PA, Thomas GP, Sims NA, Henderson NK, Hollis B, White CP, Sunn KL, Morrison NA, Walsh WR, Eisman JA. 2000. Increased formation and decreased resorption of bone in mice with elevated vitamin D receptor in mature cells of the osteoblastic lineage. *FASEB J* 14: 1908–1916.

44. Raval-Pandya M, Porta A, Christakos S. 1998. Mechanism of action of 1,25 dihydroxyvitamin D3 on intestinal calcium absorption and renal calcium transportation. In: Holick MF (ed.) *Vitamin D Physiology, Molecular Biology and Clinical Applications*. Totowa, NJ: Humana Press. pp. 163–173.

45. Wasserman RH, Fullmer CS. 1995. Vitamin D and intestinal calcium transport: Facts, speculations and hypotheses. *J Nutr* 125: 1971S–1979S.

46. Fleet JC, Schoch RD. 2010. Molecular mechanisms for regulation of intestinal calcium absorption by vitamin D and other factors. *Crit Rev Clin Lab Sci* 47: 181–195.

47. Akhter S, Kutuzova GD, Christakos S, DeLuca HF. 2007. Calbindin D9k is not required for 1,25-dihydroxyvitamin D3-mediated Ca2+ absorption in small intestine. *Arch Biochem Biophys* 460: 227–232.

48. Kutuzova GD, Akhter S, Christakos S, Vanhooke J, Kimmel-Jehan C, Deluca HF. 2006. Calbindin D(9k) knockout mice are indistinguishable from wild-type mice in phenotype and serum calcium level. *Proc Natl Acad Sci U S A* 103: 12377–12381.

49. Hoenderop JG, Nilius B, Bindels RJ. 2003. Epithelial calcium channels: From identification to function and regulation. *Pflugers Arch* 446: 304–308.

50. Peng JB, Chen XZ, Berger UV, Vassilev PM, Tsukaguchi H, Brown EM, Hediger MA. 1999. Molecular cloning and characterization of a channel-like transporter mediating intestinal calcium absorption. *J Biol Chem* 274: 22739–22746.

51. Benn BS, Ajibade D, Porta A, Dhawan P, Hediger M, Peng JB, Jiang Y, Oh GT, Jeung EB, Lieben L, Bouillon R, Carmeliet G, Christakos S. 2008. Active intestinal calcium transport in the absence of transient receptor potential vanilloid type 6 and calbindin-D9k. *Endocrinology* 149: 3196–3205.

52. Williams KB, DeLuca HF. 2007. Characterization of

intestinal phosphate absorption using a novel in vivo method. *Am J Physiol Endocrinol Metab* 292: E1917–1921.

53. Sabbagh Y, O'Brien SP, Song W, Boulanger JH, Stockmann A, Arbeeny C, Schiavi SC. 2009. Intestinal npt2b plays a major role in phosphate absorption and homeostasis. *J Am Soc Nephrol* 20: 2348–2358.

54. Sneddon WB, Barry EL, Coutermarsh BA, Gesek FA, Liu F, Friedman PA. 1998. Regulation of renal parathyroid hormone receptor expression by 1, 25-dihydroxyvitamin D3 and retinoic acid. *Cell Physiol Biochem* 8: 261–277.

55. Lambers TT, Weidema AF, Nilius B, Hoenderop JG, Bindels RJ. 2004. Regulation of the mouse epithelial Ca2(+) channel TRPV6 by the Ca(2+)-sensor calmodulin. *J Biol Chem* 279: 28855–28861.

56. Omdahl JL, Bobrovnikova EA, Choe S, Dwivedi PP, May BK. 2001. Overview of regulatory cytochrome P450 enzymes of the vitamin D pathway. *Steroids* 66: 381–389.

57. Kaneko I, Segawa H, Furutani J, Kuwahara S, Aranami F, Hanabusa E, Tominaga R, Giral H, Caldas Y, Levi M, Kato S, Miyamoto K. 2011. Hypophosphatemia in vitamin D receptor null mice: Effect of rescue diet on the developmental changes in renal Na+ -dependent phosphate cotransporters. *Pflugers Arch J Physiol* 461: 77–90.

58. Demay MB, Kiernan MS, DeLuca HF, Kronenberg HM. 1992. Sequences in the human parathyroid hormone gene that bind the 1,25- dihydroxyvitamin D3 receptor and mediate transcriptional repression in response to 1,25-dihydroxyvitamin D3. *Proc Natl Acad Sci U S A* 89: 8097–8101.

59. Martin KJ, Gonzalez EA. 2004. Vitamin D analogs: Actions and role in the treatment of secondary hyperparathyroidism. *Semin Nephrol* 24: 456–459.

60. Canaff L, Hendy GN. 2002. Human calcium-sensing receptor gene. Vitamin D response elements in promoters P1 and P2 confer transcriptional responsiveness to 1,25-dihydroxyvitamin D. *J Biol Chem* 277: 30337–30350.

61. Christakos S, Norman AW. 1979. Studies on the mode of action of calciferol. XVIII. Evidence for a specific high affinity binding protein for 1,25 dihydroxyvitamin D3 in chick kidney and pancreas. *Biochem Biophys Res Commun* 89: 56–63.

62. Clark SA, Stumpf WE, Sar M, DeLuca HF, Tanaka Y. 1980. Target cells for 1,25 dihydroxyvitamin D3 in the pancreas. *Cell Tissue Res* 209: 515–520.

63. Morrissey RL, Bucci TJ, Richard B, Empson N, Lufkin EG. 1975. Calcium-binding protein: Its cellular localization in jejunum, kidney and pancreas. *Proc Soc Exp Biol Med* 149: 56–60.

64. Sooy K, Schermerhorn T, Noda M, Surana M, Rhoten WB, Meyer M, Fleischer N, Sharp GW, Christakos S. 1999. Calbindin-D(28k) controls [Ca(2+)](i) and insulin release. Evidence obtained from calbindin-d(28k) knockout mice and beta cell lines. *J Biol Chem* 274: 34343–34349.

65. Rabinovitch A, Suarez-Pinzon WL, Sooy K, Strynadka K, Christakos S. 2001. Expression of calbindin-D(28k) in a pancreatic islet beta-cell line protects against cytokine-

68. Rook GA, Steele J, Fraher L, Barker S, Karmali R, O'Riordan J, Stanford J. 1986. Vitamin D3, gamma interferon, and control of proliferation of Mycobacterium tuberculosis by human monocytes. *Immunology* 57: 159–163.

69. Wang TT, Nestel FP, Bourdeau V, Nagai Y, Wang Q, Liao J, Tavera-Mendoza L, Lin R, Hanrahan JW, Mader S, White JH. 2004. Cutting edge: 1,25-dihydroxyvitamin D3 is a direct inducer of antimicrobial peptide gene expression. *J Immunol* 173: 2909–2912.

70. Gombart AF, Borregaard N, Koeffler HP. 2005. Human cathelicidin antimicrobial peptide (CAMP) gene is a direct target of the vitamin D receptor and is strongly up-regulated in myeloid cells by 1,25-dihydroxyvitamin D3. *FASEB J* 19: 1067–1077.

71. Weber G, Heilborn JD, Chamorro Jimenez CI, Hammarsjo A, Torma H, Stahle M. 2005. Vitamin D induces the antimicrobial protein hCAP18 in human skin. *J Invest Dermatol* 124: 1080–1082.

72. Medzhitov R. 2007. Recognition of microorganisms and activation of the immune response. *Nature* 449: 819–826.

73. Liu PT, Stenger S, Li H, Wenzel L, Tan BH, Krutzik SR, Ochoa MT, Schauber J, Wu K, Meinken C, Kamen DL, Wagner M, Bals R, Steinmeyer A, Zugel U, Gallo RL, Eisenberg D, Hewison M, Hollis BW, Adams JS, Bloom BR, Modlin RL. 2006. Toll-like receptor triggering of a vitamin D-mediated human antimicrobial response. *Science* 311: 1770–1773.

74. Adams JS, Ren S, Liu PT, Chun RF, Lagishetty V, Gombart AF, Borregaard N, Modlin RL, Hewison M. 2009. Vitamin D-directed rheostatic regulation of monocyte antibacterial responses. *J Immunol* 182: 4289–4295.

75. Hewison M. 2011. Antibacterial effects of vitamin D. *Nat Rev Endocrinol* 7: 337–345.

76. Kreutz M, Andreesen R, Krause SW, Szabo A, Ritz E, Reichel H. 1993. 1,25-dihydroxyvitamin D3 production and vitamin D3 receptor expression are developmentally regulated during differentiation of human monocytes into macrophages. *Blood* 82: 1300–1307.

77. Bruce D, Ooi JH, Yu S, Cantorna MT. 2010. Vitamin D and host resistance to infection? Putting the cart in front of the horse. *Exp Biol Med (Maywood)* 235: 921–927.

78. Penna G, Adorini L. 2000. 1 Alpha,25-dihydroxyvitamin D3 inhibits differentiation, maturation, activation, and survival of dendritic cells leading to impaired alloreactive T cell activation. *J Immunol* 164: 2405–2411.

79. Penna G, Amuchastegui S, Giarratana N, Daniel KC, Vulcano M, Sozzani S, Adorini L. 2007. 1,25-Dihydroxyvitamin D3 selectively modulates tolerogenic properties in myeloid but not plasmacytoid dendritic cells. *J Immunol* 178: 145–153.

80. Bikle DD, Nemanic MK, Whitney JO, Elias PW. 1986. Neonatal human foreskin keratinocytes produce 1,25-dihydroxyvitamin D3. *Biochemistry* 25: 1545–1548.

81. Su MJ, Bikle DD, Mancianti ML, Pillai S. 1994. 1,25-Dihydroxyvitamin D3 potentiates the keratinocyte response to calcium. *J Biol Chem* 269: 14723–14729.

82. Hawker NP, Pennypacker SD, Chang SM, Bikle DD. 2007. Regulation of human epidermal keratinocyte differentiation by the vitamin D receptor and its coactiva-

At top right, first entry continuation:
*Invest* 72: 1856–1860.

tors DRIP205, SRC2, and SRC3. *J Invest Dermatol* 127: 874.

83. Malloy PJ, Pike JW, Feldman D. 1999. The vitamin D receptor and the syndrome of hereditary 1,25-dihydroxyvitamin D-resistant rickets. *Endocr Rev* 20: 156–188.

84. Skorija K, Cox M, Sisk JM, Dowd DR, MacDonald PN, Thompson CC, Demay MB. 2005. Ligand-independent actions of the vitamin D receptor maintain hair follicle homeostasis. *Mol Endocrinol* 19: 855–862.

85. Bikle DD, Elalieh H, Chang S, Xie Z, Sundberg JP. 2006. Development and progression of alopecia in the vitamin D receptor null mouse. *J Cell Physiol* 207: 340–353.

86. Cianferotti L, Cox M, Skorija K, Demay MB. 2007. Vitamin D receptor is essential for normal keratinocyte stem cell function. *Proc Natl Acad Sci U S A* 104: 9428–9433.

87. Ross AC, Manson JE, Abrams SA, Aloia JF, Brannon PM, Clinton SK, Durazo-Arvizu RA, Gallagher JC, Gallo RL, Jones G, Kovacs CS, Mayne ST, Rosen CJ, Shapses SA. 2011. The 2011 report on dietary reference intakes for calcium and vitamin D from the Institute of Medicine: What clinicians need to know. *J Clin Endocrinol Metab* 96: 53–58.

88. Bischoff-Ferrari HA, Willett WC, Wong JB, Giovannucci E, Dietrich T, Dawson-Hughes B. 2005. Fracture preven-tion with vitamin D supplementation: A meta-analysis of randomized controlled trials. *JAMA* 293: 2257–2264.

89. Chapuy MC, Arlot ME, Duboeuf F, Brun J, Crouzet B, Arnaud S, Delmas PD, Meunier PJ. 1992. Vitamin D3 and calcium to prevent hip fractures in the elderly women. *N Engl J Med* 327: 1637–1642.

90. Ponsonby AL, McMichael A, van der Mei I. 2002. Ultra-violet radiation and autoimmune disease: Insights from epidemiological research. *Toxicology* 181–182: 71–78.

91. Boscoe FP, Schymura MJ. 2006. Solar ultraviolet-B expo-sure and cancer incidence and mortality in the United States, 1993–2002. *BMC Cancer* 6: 264.

92. Lappe JM, Travers-Gustafson D, Davies KM, Recker RR, Heaney RP. 2007. Vitamin D and calcium supplementa-tion reduces cancer risk: Results of a randomized trial. *Am J Clin Nutr* 85: 1586–1591.

93. Vieth R. 1999. Vitamin D supplementation, 25-hydroxyvitamin D concentrations, and safety. *Am J Clin Nutr* 69: 842–856.

94. Heaney RP, Davies KM, Chen TC, Holick MF, Barger-Lux MJ. 2003. Human serum 25-hydroxycholecalciferol response to extended oral dosing with cholecalciferol. *Am J Clin Nutr* 77: 204–210.

95. Hathcock JN, Shao A, Vieth R, Heaney R. 2007. Risk assessment for vitamin D. *Am J Clin Nutr* 85: 6–18.

# 第4篇

# 代谢性骨病

本篇主编　Douglas C. Bauer

# 第 30 章
# 双能 X 线吸收测定骨密度

Glen Blake • Judith E. Adams • Nick Bishop

（丁　悦　傅光涛　译）

## 引言

随着 20 世纪 80 年代后期双能 X 线骨密度仪（DXA）的问世，双能 X 线吸收测定法已经成为现在测定骨密度（bone mineral density，BMD）最广泛使用的方法[1]。选择双能 X 线吸收测定法测定 BMD 的一个重要原因是：绝经后女性或老年男性的双能 X 线吸收测定的检查结果可以用于诊断世界卫生组织（WHO）定义的骨质疏松。WHO 对骨质疏松的定义为：脊柱、股骨颈或全髋骨 BMD 小于或等于健康年轻人 BMD 均值的 2.5 个标准差（SD）[2-5]。双能 X 线吸收法的其他优点包括：较高的测定精确度、较低的电离辐射量和较短的扫描时间（表 30.1）[6]。根据近期出台的《WHO 骨折危险因子评估工具》（FRAX），双能 X 线吸收法测定股骨颈骨 BMD 已经成为评估患者 10 年髋部骨折及主要部位骨质疏松性骨折风险的重要依据[7]。但是，双能 X 线吸收测定骨密度（dual energy X-ray densitometry，DXA）检测也有一定的局限性（表 30.1）。由于 DXA 扫描得到的是二维平面的投射影像，测得的面积骨密度（areal BMD，$BMD_a$，单位 $g/cm^2$）的结果受骨形态大小的影响。这对于儿童来说尤其是个问题[8]，而对成人来说，种族和性别也会对检测结果有一定的影响[9]。而且，从

X 线结果转化到 $BMD_a$ 的算法是建立在"软组织在构成上是均匀的"这一假设上的。事实上，软组织是由肌肉和脂肪组织混合构成的，这就是测量误差

---

**表 30.1　DXA 扫描的优、缺点对比**

**优点**

已公认可以用 T 值解释 $BMD_a$ 结果

证实可以预测骨质疏松骨折风险

利用 FRAX® 方案可以预测 10 年内骨质疏松骨折风险

用于证明抗骨折治疗的疗效

可以监测治疗效果

应用广泛

有稳定的校正系统

是质量控制程序的有效工具

较短的扫描时间

患者检查前准备快速简便

较低的放射剂量

可信的参考范围

**缺点**

2D 平面投射结果受骨形状和大小的影响

假定软组织结构均匀而对结果产生偏差

不同测量部位结果没有可比性

老年人脊柱 $BMD_a$ 受退行性疾病的影响

骨折与非骨折人群结果重叠

不能鉴别骨软化与骨质疏松引起的低骨钙量

的由来[10]。由于以上原因及其他因素，导致了不同部位测得的骨密度值会出现较大的差异[11-12]。

## 技术方面

DXA 扫描仪是利用 X 射线透射过身体后形成两种不同光子的能量衰减测定骨密度的[13]。利用以两种选定的参考物为标准将测量结果转换为实际密度[14]。上述两种选定的参考物一个是骨矿物质 [ 羟基磷灰石，$Ca_5(PO_4)_3OH$]，另一个参考物是邻近感兴趣的骨区域（ROI）周围的软组织。DXA 扫描显示的是选定解剖部位的点对点密度，并利用边缘探测软件找到骨边界，综合骨边界的像素可以找到骨区域（BA，$cm^2$）。$BMD_a$ 的扫描结果显示的是骨区域中平均 $BMD_a$ 值，$BMD_a$ 值乘以骨区域面积得到骨矿化量（BMC；g），即整个骨区域里全部羟基磷灰石的质量。原始的 DXA 扫描仪只能用单个探测端发射笔形束 X 射线在一个解剖部位进行直线扫描，扫描时间需要 5 ~ 10min。而后出现的扇形束扫描仪利用阵列的探测端将扫描时间缩短为每部位 1min，并提高了扫描图像的质量。DXA 检查的放射剂量是极少的，进行脊柱和髋部检查的辐射量在 1 ~ 10 μSv，这只仅仅相当或低于自然界中的辐射量（2.5mSv/ 年 =7μSv/ 天）[15]。但如果使用成人模式对儿童进行扫描，辐射量相对稍升高[16]。

DXA 结果的准度误差是因人而异的，因为在相同的扫描部位中每个人脂肪组织（包括髓腔内的脂肪组织）的分布是不均匀的[10,17-18]。精度误差（1% ~ 2%[19]）一般比准度误差（3% ~ 7%[10]）小，这是因为当同一个患者再次扫描时，脂肪组织对结果的影响是相同的。准度误差可以通过研究尸体标本的骨灰原位扫描来确定，从而得到真正的骨矿盐质量。也可以利用 CT 或 MRI 扫描脂肪组织的方法估计准度误差[18, 20]。有人认为，DXA 的准度误差太大，不适合做检测[21-22]。但是，这些研究因利用人体模型[21] 而过大地估计了误差[20]，且他们也低估了从流行病学研究中印证的 DXA 对骨折风险强大的预测能力[23-26]。虽然 DXA 的检测结果存在准度误差，但要知道这在临床工作中是普遍存在，如血压和体温的测量[27-30]。

## 扫描部位

DXA 检查主要用于扫描中轴骨骼即腰椎和髋部 $BMD_a$ 的测量（图 30.1）[1]。中轴骨骼 DXA 检查有 3 个用途：① 诊断骨质疏松；② 评估患者骨折风险；③ 疗效的监测[6]。选择检测脊柱和髋部的原因是髋部 BMD 是预测髋关节骨折的最可靠的部位[23-24]。股骨颈 T 值可用于 FRAX 计算[7]，脊柱 $BMD_a$ 可用于疗效监测[31]。利用 DXA 扫描获得的脊柱和髋部骨密度，可通过 WHO 推荐的骨质疏松及骨量降低的诊断标准，诊断绝经后女性的骨质疏松及骨量降低（骨质疏松的前期表现）[3-5]。

T 值是患者 $BMD_a$ 与同性别同种族健康年轻人群 $BMD_a$ 相差的标准差数：

$$T 值 = （ 测得的 BMD_a - 健康青年人平均 BMD_a ） / 健康年轻人 BMD_a$$

（公式 30.1）

若脊柱、股骨颈、髋部 T 值小于或等于 -2.5 即可诊断骨质疏松[3-4]，T 值在 -2.5 ~ -1.0 之间诊断为骨量降低。若上述 3 个部位 T 值均大于 -1.0 则可认为骨量正常。

检查结果也报告 Z 值，Z 值与 T 值相似，但 Z 值不将患者 $BMD_a$ 与正常青年人 $BMD_a$ 均值比较，Z 值是将患者检测结果与同种族、同年龄、同性别的健康人群比较：

$$Z 值 = （ 测得的 BMD_a - 匹配的年龄 BMD_a 均值 ） / 匹配年龄人群标准差$$

（公式 30.2）

许多 DXA 扫描仪可以测定前臂的 $BMD_a$。当脊柱或髋部不能进行 $BMD_a$ 检测时，这是一个很好的候选部位[3-4]。如患者曾行双侧髋关节置换术，严重脊柱退变性疾病的老年人或患者体重超出扫描仪的安全极限范围。桡骨 1/3 处的骨皮质的扫描可用于检查患甲状旁腺亢进症的患者。

全身骨扫描可以检测全身骨骼的 $BMD_a$[33]，但颅骨一般不参加扫描分析。这个方法多用于年龄较小的儿童，成人髋部扫描不适合扫描小儿正在生长的骨骼[3-4, 34]。在成人，借助 BMC 及肌肉和脂肪组织的质量，全身骨扫描可检测局部的 BMD[35]。

各种各样的外周 DXA（pDXA）扫描仪使前臂、足跟及手部检查变成可能。理论上这是快速、廉价、方便的检查方法。而实际上，这种备选类型的检查

（A）

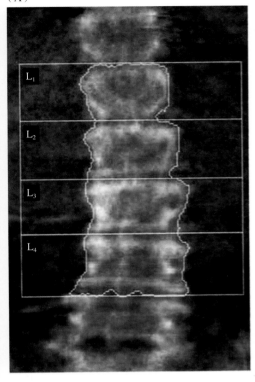

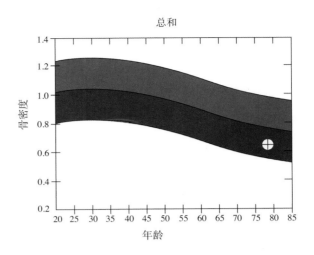

总和

DXA 结果总结：

| 部位 | 面积 (cm²) | 骨矿化量 (g) | 骨密度 (g/cm²) | T 值 | 百分比 (%) | Z 值 | 调幅 (%) |
|---|---|---|---|---|---|---|---|
| L₁ | 12.57 | 7.24 | 0.576 | -3.8 | 58 | -1.5 | 78 |
| L₂ | 14.46 | 9.41 | 0.651 | -3.4 | 63 | -0.9 | 87 |
| L₃ | 14.78 | 10.30 | 0.697 | -3.5 | 64 | -0.8 | 89 |
| L₄ | 18.11 | 11.43 | 0.631 | -3.9 | 59 | -1.1 | 84 |
| 总和 | 59.91 | 38.38 | 0.641 | -3.7 | 61 | -1.1 | 84 |

全身 BMD CV 1.0%，ACF＝1.025，BCF＝0.994，TH＝6.442
WHO 分型：骨质疏松症

图 30.1 （A）脊柱 DXA 扫描结果。结果显示：（左）腰椎扫描图像；（右上）患者与人为设定的标准年龄和骨密度参考曲线图；（右下）椎体和全脊柱（L₁～L₄）骨密度及 T 值与 Z 值的结束（接下页）

结果与中轴 DXA 结果有一定出入，两者相关系数在 0.5～0.65 之间[12]。这也为 pDXA 的结果如何向中轴 DXA 结果转化设置了障碍[36]。但是，由于 T 值的不一致性，每种类型的 DXA 检查都存在不确定性，就像在比较同一患者的脊柱与髋部结果时出现的不一致[11-12]。

## 骨折风险预测

能确定患者的高骨折风险是进行 DXA 检查的最重要原因[37]。最初，关于 BMDₐ 测量意义的理论是以骨折阈值为依据的，图 30.2 显示的是骨折风险升高患者的骨密度检测结果[38]。然而，大量流行病学研究数据证实：BMDₐ 值与骨折风险的关联应该用"风险梯度"模型体现。这种"风险梯度"描述当骨折风险增高时 BMDₐ 随之下降的近似指数（图 30.2）[23-24]。风险梯度利用相对风险（RR）来表示，BMDₐ 值每下降一个标准差骨折风险增高的程度。Meta 分析结果示相对风险的范围是 1.5～2.5（图

30.3），表明了用 BMDₐ 值预测骨折的意义与用血压值预测脑卒中及血清胆固醇值预测心肌梗死的意义是相似的[24]。并不是所有类型的骨折风险都同样适合用 BMDₐ 值来预测。BMDₐ 值最适合于预测如髋部、脊柱、前臂、肱骨及骨盆骨折，不适合预测如面部、踝关节、足部及足趾骨折[25]。

RR 值越大的部位，BMDₐ 值对骨折的预测效能越高[6]，原因如图 30.4 所示。如果考虑针对特殊人群如在特定年龄的所有绝经后女性，那么 Z 值将呈钟形曲线分布。综合高骨折风险的人群分布曲线，可以得出"相关骨折人群的 Z 值分布曲线是峰值向负方向偏移的钟形曲线"的结论。这就暴露了 BMDₐ 检测的一大局限性，即骨折人群与非骨折人群的 BMDₐ 曲线有部分重叠，而 DXA 检查是不能很好地区分这部分人群的 [图 30.4（A）]。但是，随 RR 值增大，两组曲线也逐渐分离，BMDₐ 就可以更好地区分骨折和非骨折人群 [图 30.4（B）][6]。

在临床上，选择一个 RR 值较大的部位可以借助于如图 30.4（A）和图 30.4（B）的受试者工作特

（B）

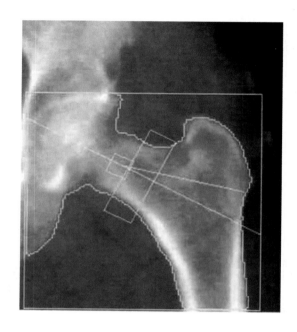

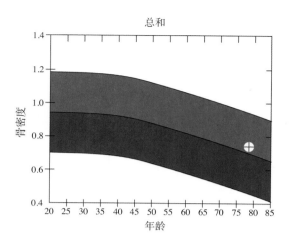

总和

DXA 结果总结：

| 部位 | 面积<br>(cm²) | 骨矿化量<br>(g) | 骨密度<br>(g/cm²) | T 值 | 百分比<br>( % ) | Z 值 | 调幅<br>(%) |
|---|---|---|---|---|---|---|---|
| 股骨颈 | 4.87 | 3.14 | 0.645 | -1.8 | 76 | 0.4 | 107 |
| 总和 | 42.54 | 31.61 | 0.743 | -1.6 | 79 | 0.4 | 106 |

全身 BMD CV 1.0%，ACF＝1.025，BCF＝0.994，TH＝4.677
WHO 分型：骨量减少

10 年骨折风险 ¹

| 风险类型 | |
|---|---|
| 重要部位骨质疏松骨折 | 10% |
| 髋部骨折 | 3.0% |
| 报告的危险因素<br>UK，股骨颈 BMD＝0.645，体重指数（BMI）＝20.2 | |

¹FRAX™ 1.00 版本。未经治疗的患者骨折可能性
若患者已接受治疗，骨折可能性将降低

图 30.1 （接前页）（B）髋部 DXA 扫描结果示：（左）髋部扫描图像；（右上）患者年龄与骨密度曲线，参考 NHANES Ⅲ 的参考范围 [43]；（右下）股骨颈区及髋部 T 值与 Z 值（参照 NHANES Ⅲ 的参考范围）及 FRAX 对 10 年髋部及其他主要部位（髋部、前臂、肱骨及椎体）骨质疏松性骨折风险的评估

征曲线（ROC 曲线）的方法。ROC 曲线表示阳性（有风险的患者确实发生了骨折）与假阳性（有风险的患者并没有实际发生骨折）的对比 [图 30.4（C）]。如 ROC 曲线面积所示，RR 值越大，曲线下面积（AUC）越大，即检测结果能更好地区分骨折风险最高的人群。

## 扫描伪影

解读扫描图像的要点是确认 BMDₐ 结果没有被伪影影响。伴有骨赘的椎间盘退化性疾病、脊柱强直、关节突增生的骨性关节炎、主动脉钙化、椎体骨折等都可影响 65 岁以上老年患者脊柱扫描的结果（表 30.2）[39]。金属物、脐环和纽扣可引起技术伪影，这些因素能影响不同脊柱节段的 T 值及 Z 值。扫描分析需去除伪像对椎体的影响，在临床中至少要有两个以上的椎体未受到伪影影响时，诊断才能成立 [3]。椎板切除术将会使测得 BMDₐ 偏低。对于脊柱扫描来说，是否选择正确椎体对结果的影响是很大的，通常会将 T₁₂～L₃ 或 L₂～L₅ 误认为是 L₁～L₄，患者的脊柱异常是导致误差的来源之一 [40]。近期作钡餐检查的患者要至少一个月后钡剂才能完全清除。

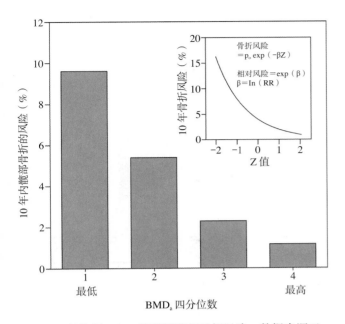

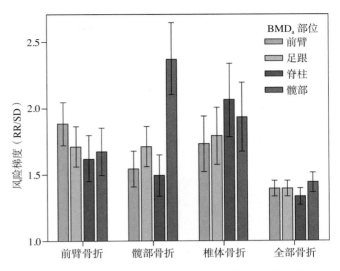

图 30.2　股骨颈 $BMD_a$ 值预测髋部骨折风险。数据来源于一个有关骨质疏松骨折的 2 年随访研究[23]。图中示："风险梯度"模型即骨折风险变化指数与 Z 值及"梯度 β"的关系。结果用 RR 表示，即 Z 值每下降一个单位，骨折风险增加的相对风险（RR）。RR 值与"梯度 β"有关，RR＝exp（β），也就是说，β 是 RR 的自然对数，β＝ln（RR）

图 30.3　不同骨骼部位（腰部、髋部、脊柱及其他骨折）骨折的 RR 值（定义为 $BMD_a$ 中每下降 1 个标准差增加的相对风险）和 4 个不同部位（前臂、足跟、脊柱及股骨颈）$BMD_a$ 值。误差线显示 95% 可信区间。数据来源于骨质疏松骨折的 10 年随访研究（SOF）[25]，该 SOF 显示 RR 值最大的意义是利用髋部 $BMD_a$ 值预测髋部骨折风险（RR＝2.4），这表明临床利用 $BMD_a$ 值预测髋部骨折风险最有价值

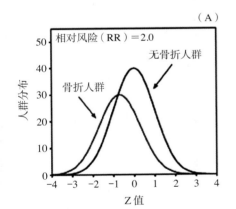

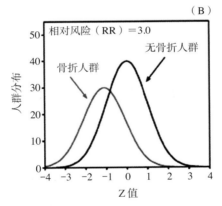

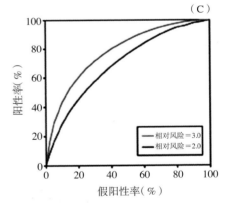

图 30.4　（也见彩图）（A）骨折人群与同龄无骨折人群的 Z 值分布曲线。无骨折人群的 Z 值曲线呈钟形对称分布于峰值（Z＝0）两侧。骨折人群的 Z 值曲线也呈钟形，并随 RR 值的增大对称轴向负方向移动。（A）中 RR＝2.0。（B）与（A）相似，只是 RR＝3.0。RR 越大，骨折与非骨折人群的曲线重合越少。（C）是图（A）及图（B）的 ROC 曲线。ROC 曲线表示阳性（有风险的患者确实发生了骨折）与假阳性（有风险的患者并没有实际发生骨折）的对比。如 ROC 曲线面积所示，RR 值越大，$BMD_a$ 值的预测效能越高

近期做了锝 -99m 核素扫描的患者要等上 48h 后放射核素才能衰变[41-42]。同时也要认识到，DXA 检查不能区分骨软化症（如维生素 D 缺乏）或骨质疏松引起的低 $BMD_a$。

如果患者患有广泛的退化性疾病，那么脊柱扫描几乎无诊断价值，这类患者应该采用髋部扫描。髋部扫描同样需要仔细推敲，因为髋部也可能因为解剖变异使目标区域（ROI）很难正确定位。随访检

表 30.2　伪影引起 DXA 测定 $BMD_a$ 错误的原因

| |
| --- |
| **$BMD_a$ 高估** |
| 脊柱退变性疾病及骨质增生（骨赘） |
| 椎体骨折 |
| 外来的钙化（主动脉钙化、淋巴结钙化） |
| 金属（金属夹、硬币、肚脐环、内固定钉） |
| 其他（纽扣、钱包） |
| 硬化性转移灶 |
| 椎体血管瘤 |
| 强直性脊柱炎伴椎旁钙化 |
| 服用含锶药物（雷奈酸锶、保健品） |
| **$BMD_a$ 低估** |
| 椎板切除术 |
| 溶骨性转移灶 |
| 肠道内钡造影剂 |
| 近期接受放射性核素检查 |

查时，仔细阅读扫描图像尤为重要。复查时应注意与既往检查对比。对髋关节扫描来说，患者的体位应该相同，髋关节的旋转、外展位应一致，目标区域（ROI）框也应该放置在同一区域。若随访检查显示的结果变化难以解释，应对结果进行反复检查，以排除技术误差。

## 利用 T 值和 Z 值解读扫描结果

当 $BMD_a$ 检查完成后，临床医生将得到一份反映患者情况的检查报告。国际临床骨密度学会（ISCD）出台了关于 DXA 扫描报告的解读指南，该指南可以从 ISCD 官方网站上免费下载 [3]；同时也可从已发表的文献中查到 [4]。结果用 T 值和 Z 值表示，根据相应的年龄、性别、种族对应相应的参考范围（公式 30.1 和 30.2）。绝经后女性或 50 岁以上男性若其腰椎、股骨颈或全髋部的 T 值小于等于 −2.5，骨质疏松诊断即可成立 [3-4]。髋部的 T 值得测算可以根据美国全国健康和营养检查调查（NHANES）Ⅲ 的数据进行计算 [43]。白人女性参考范围（caucasian female reference）可以用于各种族甚至是男性的结果解读 [3-4]。但是，在某种情况下需对前臂（1/3 桡骨）进行扫描。WHO 出台的 T 值定义标准只能用于上述部位 DXA 检查的测算，因为其他检查方法（如 QCT、QUS）将会过高或过低的诊断骨质疏松 [12,44]。如果方法正确，利用 WHO 推荐的 T 值定义标准来诊断骨质疏松，会像根据血压值诊断高血压病和根据血清胆固醇值诊断高胆固醇血症一样准确。

对于绝经前女性和年龄小于 50 岁的男性，Z 值比 T 值更适合于解释结果 [3-4]。特别需指出的是，由于未达到骨量峰值及骨形态大小对检查结果的影响，T 值绝不适用于对儿童骨密度检查的评价 [8]。当使用 Z 值分析时，一定要有相应的相关人群及种族数据参考。Z 值小于 −2.0 表示骨密度低于相应年龄人群的期望值 [3-4]。

## 利用 FRAX® 解读扫描结果

WHO 提出的用于 DXA 扫描新用途是利用股骨颈 $BMD_a$ 和临床危险因子来预测女性及 40 ~ 90 岁男性的患者髋部或一个主要部位（后者定义为髋部、脊柱、前臂或肱骨）10 年内骨折风险 [45]。FRAX "WHO 骨折危险因素评估工具" 可以通过网站进行在线快速评估。现在一些厂商的 DXA 仪在结果中已经合并报告骨折危险因素评估结果 [ 图 30.1（B）]。利用 T 值决定患者治疗方案的是有局限性的，因为如年龄和近期骨量不足骨折病史等因素是相互独立的危险因子，这些危险因子在评估患者 10 年内骨折风险时与 $BMD_a$ 是同等重要的。在 FRAX 方案中一系列临床危险因素（表 30.3）和 $BMD_a$ 共同对患者进行评估，这提升了评估 ROC 曲线结果的准确性（图 30.5）。

FRAX 算法是根据北美、欧洲和亚洲的 9 个不同骨折研究数据的 mata 分析得出的。这些研究包括了男性和女性共 46 000 人，共计 190 000 人年的随访，包括了 850 例髋部骨折和 3 300 例其他部位骨质疏松性骨折 [45]。

骨折危险因素算法建立后，研究者们进行了一项共包括 230 000 名受试者，超过 120 万人年的随访验证研究。该研究数据来源于 11 个未参与建立该算法原始模型的独立研究 [45]。由于该研究巨大的样本量，国际化的研究范围和良好的设计和实施，FRAX 算法可以说是自 DXA 检查骨密度出现以来最重要的进展。

FRAX 正逐渐被纳入治疗骨质疏松的国家指南。美国国家骨质疏松基金会（NOF）已将 FRAX 评估髋部骨折风险超过 3% 和其他主要部位骨质疏松性骨折风险超过 20% 的患者作为治疗标准（表 30.4）[5]。在英国，全国骨质疏松指导小组（NOOG）提出了

**表 30.3　FRAX® WHO 骨折风险评估工具包含的临床危险因素[7]**

国籍或地理位置
种族来源（仅美国）
年龄
性别
体重和身高（BMI）
成年后外伤性骨折病史
髋部骨折家族史
目前吸烟情况
激素使用或既往激素使用史
类风湿关节炎
继发性骨质疏松
酗酒 ≥ 3 单位 / 天
股骨颈 BMD$_a$

不同的治疗算法，小组建议 FRAX 应作为一个初筛方案来分选需 DXA 检查的患者[46]。FRAX 在提出时也引起过一些讨论和异议[47-49]。故 FRAX 评估工具也纠正了一些错误，并不断得到改进，截至撰稿时，已有 47 个不同国家使用该版本。在近期的文献里能找到 FRAX 的最新版本[50]。

## 精度误差与面积骨密度（BMD$_a$）变化的监测

利用 DXA 扫描对接受治疗的患者进行监测比其他方法更具争议[51-52]，其中高精确度尤其重要[53]。精度误差体现在不同患者 BMD$_a$ 结果的再现性及对受试者的重复多次测量。精度通常用变异系数（CV）

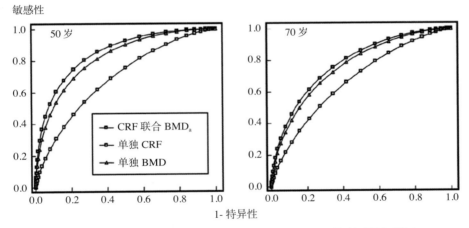

**图 30.5**　50 岁和 70 岁患者的髋部骨折风险评分的 ROC 曲线。结果来源于 FRAX® 验证研究[45]（Reproduced with permission.）CRF = 临床危险因子

**表 30.4　来自国家骨质疏松基金会 2010 治疗标准[5]**

绝经后女性及年龄 ≥ 50 岁男性有下列情况需进行治疗：

　髋部或椎体（临床或形态学）骨折
　股骨颈或脊柱 T 值 ≤ −2.5（正确评估并排除继发因素）
　骨量降低（股骨颈或脊柱 −2.5 < T 值 < −1.0）及 10 年髋部骨折风险 ≥ 3% 或 10 年其他主要部位骨质疏松骨折风险 ≥ 20%（依据美国修正 WHO 算法）

的百分比表示，通常脊柱和全髋的 BMD$_a$ 精度误差范围是 1% ~ 1.5%，股骨颈的 BMD$_a$ 是 2% ~ 2.5%[19]。DXA 扫描仪的精度可以很好地保持较长时间，因为其有稳定的校准系统及厂家提供的检测，可以检测由于时间推移所致仪器出现偏差。然而，高精度依赖于经过专业训练且有经验的操作者和厂家提供的严格的质量保证协议。

当对患者进行疗效监测时，若需得出有统计学差异的结论，BMD$_a$ 的变化必须不小于"最小显著性改变量"（LSC），即 2.8 倍精度误差（脊柱及全髋 BMD$_a$ 变化量 3% ~ 4.5%，股骨颈 BMD$_a$ 变化量 6% ~ 7.5%）[53-54]。通常随访检查时应尽可能使用同一台仪器，避免产生更大误差。尤其是在两次检查间有足够长的时间间隔（18 ~ 24 个月），除非存在可预料的剧烈 BMD$_a$ 变化（如口服大剂量糖皮质激素）[3-4]。

## 椎体骨折的评估

不管患者取仰卧位还是侧卧位（仰卧位通常用 C 臂 X 线机），单能或双能扇束 DXA 扫描仪（双能扫描图像通常可以更清晰地显示胸椎区域）能显示 T$_4$ ~ L$_4$ 的侧位像。利用这些图像，医生可以用肉眼判断是否存在椎体骨折，也可评估椎体的形态[55-56]。该方法采用侧方扫描投影，由于 X 线机球管与探测器在脊柱同时移动，因此 X 线波总是平行于椎体终板，这就可以避免椎体终板由于传统的圆锥形 X 线束的平行效应而产生的"豆罐"伪影，而且其电离辐射剂量（1/100 ~ 1/40th）大大低于脊柱照片。椎体骨折的评估（VFA）适应证指南和扫描解读已由 ISCD 发表[3-4,57]。该方法在排除椎体骨折方面非常令人满意[58]。然而，该方法是否可替换通常的脊柱放射学检查诊断椎体骨折，还需要大量的研究证实。

## DXA 在儿童中的应用

任何对儿童骨形态及骨量的评估是为现在或未来的相应健康骨骼提供数据。在儿科临床实践中，DXA 检查是最广泛应用的骨定量检查技术。然而，DXA 在使用中的问题及数据的解读仍存在着争议[59-67]。

DXA 检查可以在二维层面估计骨形态大小及范围内的骨量，当骨量被对应的骨形态大小校正时称"面积"BMD$_a$（g/cm$^2$）[8]。制造商会根据儿童和青少年期相应的身高及体重增加 BMD$_a$ 的参考值。该参考值清楚地表明，DXA 检查不是真正测量体积骨密度，而是体现骨形态大小和骨量的复合值。这并不能说是 DXA 检查的缺点，因为骨形态的大小（特别是儿童好发骨折的长骨形态大小）是体现骨质强壮与否的重要因素。另外，上述不足可以通过利用脊柱及股骨颈的"体积 BMD 估计值"[ 矿化骨密度（BMAD，g/cm$^3$）] 解决[68-69]。

儿童 DXA 检查的优点有较短的扫描时间、较低的辐射剂量和广泛的实用性。健康儿童通过 DXA 检查 BMD$_a$ 结果可预测检查部位及其他部位的骨折风险；通过对年龄为 9.9 岁儿童进行 2 年的前瞻性研究发现[70]，对校正身高、体重和骨区域的全身骨密度与骨折密切相关（图 30.6）。然而，尚无其他年龄段健康儿童和患骨代谢疾病儿童的 DXA 预测数据。

由于儿童的生长发育及生理性骨量增加，因此，对于儿童的研究比较困难[64]。而且儿童很容易骨折，数据显示有一半的男孩及 1/3 的女孩会在青春期结束前罹患骨折[71-72]。只有一处骨折的健康儿童是不必考虑骨骼方面的疾病的。

儿童进行 DXA 检查的前提是考虑儿童有较高的

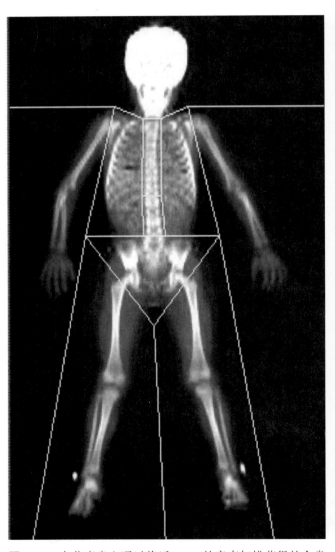

图 30.6　在儿童身上通过将近 1 min 的扇束扫描获得的全身 DXA 显示了全身及局部的骨骼信息（头部显示不良）及躯体的组织构成（如肌肉及脂肪）

骨折风险。这些风险包括：患有原发性骨代谢疾病，如成骨不全症和特发性青少年骨质疏松症；迟缓性瘫痪（脑瘫和杜氏肌营养不良症）；炎症性疾病（克罗恩病、囊性纤维化及幼年特发性关节炎）；内分泌紊乱，如神经性厌食症和库欣综合征（特纳综合征除外）；化学治疗或器官移植后及重型地中海贫血等[73]。另外，虽没有明显的潜在风险，但反复罹患骨折的儿童也需要进行 DXA 检查。

儿童 DXA 检查的常规部位是腰椎（$L_1 \sim L_4$）及包括头部的全身扫描，其检查精度与成人相似[74]。一些研究也将前臂和股骨近端作为检查部位，但由于股骨远端是畸形和挛缩的好发部位，故一般不作为检查部位。脊柱、股骨颈、全身、股骨远端都有标准化的参考数据[34,62,75]。值得注意的是，不同的参考数据会影响 $BMD_a$ 及 Z 值的临床相关性[65]。

检测结果通常与性别、年龄和种族有关[62,75]。进一步的校正研究利用假设的健康儿童椎体的形状（圆柱、立方体）来估算 BMAD[76-77]，或利用骨形态、大小、质量与身高或身体构成的关系（如体重）来估算[63,67,78-80]。近期数据显示，$BMD_a$ 同样受椎体形状的影响[81]。现代的 DXA 扫描仪提供了包括脊柱和全身扫描的校正功能，使其适应相应的躯体形态大小。但是，现阶段尚无固定的校正方法应用于临床工作，也没有研究显示理想的方法用于骨折预测和骨骼健康评估。

临床医师应对高骨折风险的儿童在开始治疗前进行 DXA 检查，并根据疾病严重程度确定检查时间间隔，一般建议时间间隔不少于 6 个月[74]。虽然现已公认儿童接受糖皮质激素治疗会增加骨折风险，但鉴别潜在疾病对骨骼影响比较困难，故对在此类疾病治疗阶段的儿童来说，不建议过频地进行 DXA 检查[73]。

对检查结果的解读需结合临床。骨质疏松的诊断不应建立在孤立的 $BMD_a$ 检查上[4]。如果 Z 值低于 -2.0 可诊断为"实足年龄低骨密度"[3-4,8]。若患儿反复骨折，且没有明显的临床疾病，而 $BMD_a$ 又在正常范围之内，则可以放心。若存在潜在疾病，则需进一步监测及进行影像学检查。在临床上，即使 $BMD_a$ 值在正常范围内，患轻度成骨不全症的儿童也易发生胸椎骨折，上述情况也见于肾病综合征[82]。因此，DXA 检查得出正常的骨密度结果并不能排除椎体骨折的发生。椎体低骨密度或反复骨折可导致慢性骨痛及自主运动的丧失，这提示积极干预的价值在于避免骨量下降引起的骨折。

## 结论

DXA 因其准确的结果、较低的电离辐射剂量，成为了广泛使用的检测 $BMD_a$ 的方法。本法可用于 WHO 推荐的（腰椎、股骨颈、桡骨的 1/3 或髋部 T 值 ≤ -2.5）绝经后女性及 50 岁以上男性骨质疏松的诊断及帮助制订治疗方案。DXA 检查的基本原理是其识别骨折风险增加的能力，新的 WHO "FRAX 骨折危险因素评估工具"就是建立在此之上，从而确定了骨密度检查临床应用的科学依据。DXA 检查也有一定的局限性。由于二维投射及软组织构成不同等原因，同一患者不同部位扫描结果不一致。虽然 DXA 检查的结果非常精确，但由于这种不一致性产生的误差将影响诊断的准确性。故 DXA 检查应被视为骨骼健康的比较粗糙的判断依据。而 FRAX 方案的一个优点是把骨密度测量值作为另一种类型的临床危险因素，而不是骨骼状况的唯一特殊指标。FRAX 方案的另一个优点是为今后的研究提供了重要方向，即实现最佳的 ROC 曲线预测骨折风险。由于 DXA 检查受骨形态大小的影响，研究者们在解读儿童 DXA 检查结果时也遇到了一些问题。而是否应该引用尺寸校正？到底哪种方法最好？至今尚未达成共识。

## 参考文献

1. Chun KJ. 2011. Bone densitometry. *Semin Nucl Med* 41(3): 220–8.
2. Kanis JA, Glüer CC. 2000. An update on the diagnosis and assessment of osteoporosis with densitometry. *Osteoporos Int* 11(3): 192–202.
3. International Society for Clinical Densitometry. 2007. *ISCD 2007 Official Positions & Pediatric Official Positions*. West Hartford (CT): International Society for Clinical Densitometry. Available from: http://www.iscd.org.
4. Lewiecki EM, Gordon CM, Baim S, Leonard MB, Bishop NJ, Bianchi ML, Kalkwarf HJ, Langman CB, Plotkin H, Rauch F, Zemel BS, Binkley N, Bilezikian JP, Kendler DL, Hans DB, Silverman S. 2008. International Society for Clinical Densitometry 2007 Adult and Pediatric Official Positions. *Bone* 43(6): 1115–21.
5. National Osteoporosis Foundation. 2010. *Clinician's Guide to Prevention and Treatment of Osteoporosis*. Washington, DC: National Osteoporosis Foundation. Available from: http://www.nof.org/professionals/clinical-guidelines.
6. Blake GM, Fogelman I. 2007. The role of DXA bone density scans in the diagnosis and treatment of osteopo-

rosis. *Postgrad Med J* 83(982): 509–17.

7. World Health Organization Collaborating Centre for Metabolic Bone Diseases. FRAX® WHO Fracture Risk Assessment Tool Web Version 3.7 [Internet]. Sheffield, UK: University of Sheffield. September 14, 2012. Available from: http://www.shef.ac.uk/FRAX.

8. Adams JE, Ahmed SF, Alsop C, Bishop N, Crabtree N, Fewtrell M, Mughal MZ, Shaw NJ, Stevens MR, Ward K. 2004. *A Practical Guide to Bone Densitometry in Children*. Bath, UK: National Osteoporosis Society.

9. Seeman E. 1998. Growth in bone mass and size—Are racial and gender differences in bone mineral density more apparent than real? *J Clin Endocrinol Metab* 83(5): 1414–9.

10. Blake GM, Fogelman I. 2008. How important are BMD accuracy errors for the clinical interpretation of DXA scans? *J Bone Miner Res* 23(4): 457–62.

11. Woodson G. 2000. Dual X-ray absorptiometry T-score concordance and discordance between the hip and spine measurement sites. *J Clin Densitom* 3(4): 319–24.

12. Lu Y, Genant HK, Shepherd J, Zhao S, Mathur A, Fuerst TP, Cummings SR. 2001. Classification of osteoporosis based on bone mineral densities. *J Bone Miner Res* 16(5): 901–10.

13. Blake GM, Fogelman I. 1997. Technical principles of dual-energy x-ray absorptiometry. *Semin Nucl Med* 27(3): 210–28.

14. Lehmann LA, Alvarez RE, Macovski A, Brody WR, Pelc NJ, Riederer SJ, Hall AL. 1981. Generalized image combinations in dual KVP digital radiography. *Med Phys* 8(5): 659–67.

15. Damilakis J, Adams JE, Guglielmi G, Link TM. 2010. Radiation exposure in X-ray-based imaging techniques used in osteoporosis. *Eur Radiol* 20(11): 2707–14.

16. Blake GM, Naeem M, Boutros M. 2006. Comparison of effective dose to children and adults from dual x-ray absorptiometry examinations. *Bone* 38(6): 935–42.

17. Svendsen OL, Hassager C, Skødt V, Christiansen C. 1995. Impact of soft tissue on in vivo accuracy of bone mineral measurements in the spine, hip and forearm: A human cadaver study. *J Bone Miner Res* 10(6): 868–73.

18. Tothill P, Pye DW. 1992. Errors due to non-uniform distribution of fat in dual x-ray absorptiometry of the lumbar spine. *Br J Radiol* 65(777): 807–13.

19. Shepherd JA, Fan B, Lu Y, Lewiecki EM, Miller P, Genant HK. 2006. Comparison of BMD precision for Prodigy and Delphi spine and femur scans. *Osteoporos Int* 17(9): 1303–8.

20. Blake GM, Griffith JF, Yeung DK, Leung PC, Fogelman I. 2009. Effect of increasing vertebral marrow fat content on BMD measurement, T-Score status and fracture risk prediction by DXA. *Bone* 44(3): 495–501.

21. Bolotin HH, Sievänen H, Grashuis JL, Kuiper JW, Järvinen TL. 2001. Inaccuracies inherent in patient-specific dual-energy X-ray absorptiometry bone mineral density measurements: Comprehensive phantom-based evaluation. *J Bone Miner Res* 16(2): 417–26.

22. Bolotin HH. 2007. DXA in vivo BMD methodology: An erroneous and misleading research and clinical gauge of bone mineral status, bone fragility, and bone remodelling. *Bone* 41(1): 138–54.

23. Cummings SR, Black DM, Nevitt MC, Browner W, Cauley J, Ensrud K, Genant HK, Palermo L, Scott J, Vogt TM. 1993. Bone density at various sites for prediction of hip fractures. *Lancet* 341(8837): 72–5.

24. Marshall D, Johnell O, Wedel H. 1996. Meta-analysis of how well measures of bone mineral density predict occurrence of osteoporotic fractures. *BMJ* 312(7041): 1254–9.

25. Stone KL, Seeley DG, Lui LY, Cauley JA, Ensrud K, Browner WS, Nevitt MC, Cummings SR. 2003. BMD at multiple sites and risk of fracture of multiple types: Long-term results from the Study of Osteoporotic Fractures. *J Bone Miner Res* 18(11): 1947–54.

26. Johnell O, Kanis JA, Oden A, Johansson H, De Laet C, Delmas P, Eisman JA, Fujiwara S, Kroger H, Mellstrom D, Meunier PJ, Melton LJ 3rd, O'Neill T, Pols H, Reeve J, Silman A, Tenenhouse A. 2005. Predictive value of BMD for hip and other fractures. *J Bone Miner Res* 20(7): 1185–94.

27. Campbell NR, Chockalingam A, Fodor JG, McKay DW. 1990. Accurate, reproducible measurement of blood pressure. *CMAJ* 143(1): 19–24.

28. Rotch AL, Dean JO, Kendrach MG, Wright SG, Woolley TW. 2001. Blood pressure monitoring with home monitors versus mercury sphygmomanometer. *Ann Pharmacother* 35(7–8): 817–2.

29. Modell JG, Katholi CR, Kumaramangalam SM, Hudson EC, Graham D. 1998. Unreliability of the infrared tympanic thermometer in clinical practice: A comparative study with oral mercury and oral electronic thermometers. *South Med J* 91(7): 649–54.

30. Rubia-Rubia J, Arias A, Sierra A, Aguirre-Jaime A. 2011. Measurement of body temperature in adult patients: Comparative study of accuracy, reliability and validity of different devices. *Int J Nurs Stud* 48(7): 872–80.

31. Faulkner KG. 1998. Bone densitometry: Choosing the proper site to measure. *J Clin Densitom* 1(3): 279–85.

32. Silverberg SJ, Lewiecki EM, Mosekilde L, Peacock M, Rubin MR. 2009. Presentation of asymptomatic primary hyperparathyroidism: Proceedings of the Third International Workshop. *J Clin Endocrinol Metab* 94(2): 351–65.

33. Nuti R, Martini G. 1992. Measurements of bone mineral density by DXA total body absorptiometry in different skeletal sites in postmenopausal osteoporosis. *Bone* 13(2): 173–8.

34. Ward KA, Ashby RL, Roberts SA, Adams JE, Zulf Mughal M. 2007. UK reference data for the Hologic QDR Discovery dual-energy x ray absorptiometry scanner in healthy children and young adults aged 6–17 years. *Arch Dis Child* 92(1): 53–9.

35. Schoeller DA, Tylavsky FA, Baer DJ, Chumlea WC, Earthman CP, Fuerst T, Harris TB, Heymsfield SB, Horlick M, Lohman TG, Lukaski HC, Shepherd J, Siervogel RM, Borrud LG. 2005. QDR 4500A dual-energy X-ray absorptiometer underestimates fat mass in comparison with criterion methods in adults. *Am J Clin Nutr* 81(5): 1018–25.

36. Blake GM, Chinn DJ, Steel SA, Patel R, Panayiotou E, Thorpe J, Fordham JN. 2005. A list of device specific thresholds for the clinical interpretation of peripheral x-ray absorptiometry examinations. *Osteoporos Int* 16(12): 2149–56.

37. Kanis JA. 2002. Diagnosis of osteoporosis and assessment of fracture risk. *Lancet* 359(9321): 1929–36.

38. Nordin BE. 1987. The definition and diagnosis of osteoporosis. *Calcif Tissue Int* 40(2): 57–8.

39. Liu G, Peacock M, Eilam O, Dorulla G, Braunstein E, Johnston CC. 1997. Effect of osteoarthritis in the lumbar spine and hip on bone mineral density and diagnosis of osteoporosis in elderly men and women. *Osteoporos Int* 7(6): 564–9.

40. Peel NF, Johnson A, Barrington NA, Smith TW, Eastell R. 1993. Impact of anomalous vertebral segmentation on measurements of bone mineral density. *J Bone Miner Res* 8(6): 719–23.

41. McKiernan FE, Hocking J, Cournoyer S. 2006. Antecedent 99mTc-MDP and 99mTc-sestamibi administration corrupts bone mineral density measured by DXA. *J Clin Densitom* 9(2): 164–6.

42. Sala A, Webber C, Halton J, Morrison J, Beaumont L, Zietak A, Barr R. 2006. Effect of diagnostic radioisotopes and radiographic contrast media on measurements of lumbar spine bone mineral density and body composition by dual-energy x-ray absorptiometry. *J Clin Densitom* 9(1): 91–6.

43. Looker AC, Wahner HW, Dunn WL, Calvo MS, Harris TB, Heyse SP, Johnston CC Jr, Lindsay R. 1998. Updated data on proximal femur bone mineral levels of US adults. *Osteoporos Int* 8(5): 468–89.

44. Faulkner KG, Von Stetten E, Miller P. 1999. Discordance in patient classification using T-scores. *J Clin Densitom* 2(3): 343–50.

45. Kanis JA, Oden A, Johnell O, Johansson H, De Laet C, Brown J, Burckhardt P, Cooper C, Christiansen C, Cummings S, Eisman JA, Fujiwara S, Glüer C, Goltzman D, Hans D, Krieg MA, La Croix A, McCloskey E, Mellstrom D, Melton LJ 3rd, Pols H, Reeve J, Sanders K, Schott AM, Silman A, Torgerson D, van Staa T, Watts NB, Yoshimura N. 2007. The use of clinical risk factors enhances the performance of BMD in the prediction of osteoporotic fractures in men and women. *Osteoporos Int* 18(8): 1033–46.

46. Kanis JA, McCloskey EV, Johansson H, Strom O, Borgstrom F, Oden A. 2008. Case finding for the management of osteoporosis with FRAX-assessment and intervention thresholds for the UK. *Osteoporos Int* 19(10): 1395–408.

47. Binkley N, Lewiecki EM. 2010. The evolution of fracture risk estimation. *J Bone Miner Res* 25(10): 2098–100.

48. Watts NB, Diab DL. 2011. A backbone for FRAX? *J Bone Miner Res* 26(3): 458–9.

49. Leslie WD, Lix LM. 2011. Absolute fracture risk assessment using lumbar spine and femoral neck bone density measurements: Derivation and validation of a hybrid system. *J Bone Miner Res* 26(3): 460–7.

50. Kanis JA, Hans D, Cooper C, Baim S, Bilezikian JP, Binkley N, Cauley JA, Compston JE, Dawson-Hughes B, El-Hajj Fuleihan G, Johansson H, Leslie WD, Lewiecki EM, Luckey M, Oden A, Papapoulos SE, Poiana C, Rizzoli R, Wahl DA, McCloskey EV; Task Force of the FRAX Initiative. 2011. Interpretation and use of FRAX in clinical practice. *Osteoporos Int* 22(9): 2395–411.

51. Compston J. 2009. Monitoring bone mineral density during antiresorptive treatment for osteoporosis. *BMJ* 338: b1276.

52. Bell KJ, Hayen A, Macaskill P, Irwig L, Craig JC, Ensrud K, Bauer DC. 2009. Value of routine monitoring of bone mineral density after starting bisphosphonate treatment: Secondary analysis of trial data. *BMJ* 338: b2266.

53. Bonnick SL, Johnston CC Jr, Kleerekoper M, Lindsay R, Miller P, Sherwood L, Siris E. 2001. Importance of precision in bone density measurements. *J Clin Densitom* 4(2): 105–10.

54. Glüer CC. 1999. Monitoring skeletal changes by radiological techniques. *J Bone Miner Res* 14(11): 1952–62.

55. Link TM, Guglielmi G, van Kuijk C, Adams JE. 2005. Radiologic assessment of osteoporotic vertebral fractures: Diagnostic and prognostic implications. *Eur Radiol* 15(8): 1521–32.

56. Ferrar L, Jiang G, Adams J, Eastell R. 2005. Identification of vertebral fractures: An update. *Osteoporos Int* 16(7): 717–28.

57. Schousboe JT, Vokes T, Broy SB, Ferrar L, McKiernan F, Roux C, Binkley N. 2008. Vertebral Fracture Assessment: The 2007 ISCD Official Positions. *J Clin Densitom* 11(1): 92–108.

58. Rea JA, Li J, Blake GM, Steiger P, Genant HK, Fogelman I. 2000. Visual assessment of vertebral deformity by X-ray absorptiometry: A highly predictive method to exclude vertebral deformity. *Osteoporos Int* 11(8): 660–8.

59. van Rijn RR, van der Sluis IM, Link TM, Grampp S, Guglielmi G, Imhof H, Glüer C, Adams JE, van Kuijk C. 2003. Bone densitometry in children: A critical appraisal. *Eur Radiol* 13(4): 700–10.

60. Fewtrell MS; British Paediatric and Adolescent Bone Group. 2003. Bone densitometry in children assessed by dual X-ray absorptiometry: Uses and pitfalls. *Arch Dis Child* 88(9): 795–8.

61. Mughal M, Ward K Adams J. 2004. Assessment of bone status in children by densitometric and quantitative ultrasound techniques. In: Carty H, Brunelle F, Stringer DA, Kao SC (eds.) *Imaging in Children (Vol 1)*. Edinburgh: Elsevier Science. pp. 477–86.

62. Kalkwarf HJ, Zemel BS, Gilsanz V, Lappe JM, Horlick M, Oberfield S, Mahboubi S, Fan B, Frederick MM, Winer K, Shepherd JA. 2007. The bone mineral density in childhood study: Bone mineral content and density according to age, sex, and race. *J Clin Endocrinol Metab* 92(6): 2087–99.

63. Zemel BS, Leonard MB, Kelly A, Lappe JM, Gilsanz V, Oberfield S, Mahboubi S, Shepherd JA, Hangartner TN, Frederick MM, Winer KK, Kalkwarf HJ. 2010. Height adjustment in assessing dual energy x-ray absorptiometry measurements of bone mass and density in children. *J Clin Endocrinol Metab* 95(3): 1265–73.

64. Kalkwarf HJ, Gilsanz V, Lappe JM, Oberfield S, Shepherd JA, Hangartner TN, Huang X, Frederick MM, Winer KK, Zemel BS. 2010. Tracking of bone mass and density during childhood and adolescence. *J Clin Endocrinol Metab* 95(4): 1690–8.

65. Kocks J, Ward K, Mughal Z, Moncayo R, Adams J, Högler W. 2010. Z-score comparability of bone mineral density reference databases for children. *J Clin Endocrinol Metab* 95(10): 4652–9.

66. Crabtree NJ, Leonard MB, Zemel BS. 2010. Dual energy X-ray absorptiometry. In: Sawyer AJ, Bachrach LK, Fung EB (eds.) *Bone Densitometry in Growing Patients: Guidelines for Clinical Practice*. Totowa, NJ: Humana Press Inc. pp. 41–58.

67. Short DF, Zemel BS, Gilsanz V, Kalkwarf HJ, Lappe JM, Mahboubi S, Oberfield SE, Shepherd JA, Winer KK, Hangartner TN. 2011. Fitting of bone mineral density with consideration of anthropometric parameters. *Osteoporos Int* 22(4): 1047–57.

68. Katzman DK, Bachrach LK, Carter DR, Marcus R. 1991. Clinical and anthropometric correlates of bone mineral

acquisition in healthy adolescent girls. *J Clin Endocrinol Metab* 73(6): 1332–9.

69. Lu PW, Cowell CT, Lloyd-Jones SA, Briody JN, Howman-Giles R. 1996. Volumetric bone mineral density in normal subjects, aged 5–27 years. *J Clin Endocrinol Metab* 81(4): 1586–90.

70. Clark EM, Ness AR, Bishop NJ, Tobias JH. 2006. Association between bone mass and fractures in children: A prospective cohort study. *J Bone Miner Res* 21(9): 1489–95.

71. Cooper C, Dennison EM, Leufkens HG, Bishop N, van Staa TP. 2004. Epidemiology of childhood fractures in Britain: A study using the general practice research database. *J Bone Miner Res* 19(12): 1976–81.

72. Jones IE, Williams SM, Dow N, Goulding A. 2002. How many children remain fracture-free during growth? A longitudinal study of children and adolescents participating in the Dunedin Multidisciplinary Health and Development Study. *Osteoporos Int* 13(12): 990–5.

73. Bishop N, Braillon P, Burnham J, Cimaz R, Davies J, Fewtrell M, Hogler W, Kennedy K, Mäkitie O, Mughal Z, Shaw N, Vogiatzi M, Ward K, Bianchi ML. 2008. Dual-energy X-ray absorptiometry assessment in children and adolescents with diseases that may affect the skeleton: The 2007 Pediatric Official Positions. *J Clin Densitom* 11(1): 29–42.

74. Shepherd JA, Wang L, Fan B, Gilsanz V, Kalkwarf HJ, Lappe J, Lu Y, Hangartner T, Zemel BS, Fredrick M, Oberfield S, Winer KK. 2011. Optimal monitoring time interval between DXA measures in children. *J Bone Miner Res* 26(11): 2745–52.

75. Zemel BS, Stallings VA, Leonard MB, Paulhamus DR, Kecskemethy HH, Harcke HT, Henderson RC. 2009. Revised pediatric reference data for the lateral distal femur measured by Hologic Discovery/Delphi dual-energy X-ray absorptiometry. *J Clin Densitom* 12(2): 207–18.

76. Carter DR, Bouxsein ML, Marcus R. 1992. New approaches for interpreting projected bone densitometry data. *J Bone Miner Res* 7(2): 137–45.

77. Kröger H, Kotaniemi A, Kröger L, Alhava E 1993. Development of bone mass and bone density of the spine and femoral neck: A prospective study of 65 children and adolescents. *Bone Miner* 23(3): 171–82.

78. Mølgaard C, Thomsen BL, Prentice A, Cole TJ, Michaelsen KF. 1997. Whole body bone mineral content in healthy children and adolescents. *Arch Dis Child* 76(1): 9–15.

79. Crabtree NJ, Kibirige MS, Fordham J, Banks LM, Muntoni F, Chinn D, Boivin CM, Shaw NJ. 2004. The relationship between lean body mass and bone mineral content in paediatric health and disease. *Bone* 35(4): 965–72.

80. Dimitri P, Wales JHK, Bishop N. 2010. Fat and bone in children: Differential effects of obesity on bone size and mass according to fracture history. *J Bone Miner Res* 25(3): 527–36.

81. Barlow T, Carlino W, Blades HZ, Crook J, Harrison R, Arundel P, Bishop NJ. 2011. The role of bone shape in determining gender differences in vertebral bone mass. *J Clin Densitom* 14(4): 440–6.

82. Sbrocchi AM, Rauch F, Matzinger M, Feber J, Ward LM. 2011. Vertebral fractures despite normal spine bone mineral density in a boy with nephrotic syndrome. *Pediatr Nephrol* 26(1): 139–42.

# 第 31 章
# 定量计算机断层扫描在成人及儿童中的应用

C.C. Glüer

（丁　悦　傅光涛　译）

## 引言

骨密度（BMD）是预测骨折风险的一项最有效指标，但是现在由标准骨密度测量法——双能 X 线吸收骨密度测定法（DXA）获得的面积骨密度（$BMD_a$）存在着局限性，尤其是在描述治疗过程中骨骼情况的变化时更明显。未来，定量计算机断层扫描（quantitative eomputed tomography，QCT）将会是潜在的替代方案，因为 QCT 除了可以测量骨体积密度，还可以进一步评估骨组织的超微结构，并计算整体的骨强度。本章将讲述 QCT 技术及临床应用。

## 方法学

基于 X 线的计算机断层扫描（CT）可以为我们提供三维形态学以及成分组成方面的信息。在重建 3D 图像上，组织的对比度决定于重元素（如钙）的吸收程度。图像的灰度是以 Hounsfield 单位（HU）表示的 CT 值来描述的。但就 QCT 而言，一个已知成分的参考物是与患者一起进行整体扫描的，这就实现了 HU 与钙羟基磷灰石（Ca-HAP）等值的骨密度转换。对早期以 $K_2HPO_4$ 校准的测量方式来说，其需要应用一个校正因子来显示 Ca-HAP 结果[1]，以对比已知的参考范围。与 DXA 不同，QCT 测量的骨密度反映了体积骨密度，而不是面积骨密度。

单能 QCT：单能 QCT 在 1976 年被 Rüegsegger 等[2] 和 Isher-wood 等[3] 应用于桡骨测量。随后，Genant 和 Boyd[4] 将其应用对脊柱的测量上。骨髓内脂肪可使测得的骨密度下降。80kVp 的低导管电压设置较 120kVp 导管电压能减少脂肪相关的测量精度误差[5-6]，双能 QCT 方案提高了测量的精准度，但相较于精确度的微小提高，增加的放射暴露程度使得双能 QCT 方案并没有在临床上发挥重要作用。最近问世的单能 CT 扫描将促进单能 QCT 在未来的作用。QCT 测量会先生成一个横向平面的粗测量 [图 31.1（A）和（B）]，让被测量区域可以被置于正确的解剖位置，直到上个世纪 90 年代，被测量的区域都是由多个独立且在空间上隔离的 CT 断面组成的，每个 5～10mm 厚 [单层 QCT；图 31.1（A）]。现在，更多人选择 3D 数据集 [多层 QCT；图 31.1（B）]，3D 数据集涵盖了各方位从几十到几百个 CT 切片。这使得目标部位（VOI）可以自动化及精准地确定，快速的数据采集仅需 1～10 s 的扫描时间，实际上解决了分辨率受空间限制的问题，使人体体内外周检查部位厚度达 100～200 μm[7]。由于对于平面的解决方式较为落后，在测量中心位置切片厚度大于或等于 300 μm。

脊柱 QCT：若使用单层方法检测 $L_1$ ～ $L_3$ 或者 $T_{12}$ ～ $L_3$，则至少需评估两个椎体。椎骨中心位置应使用 80kVp、140mAs、切片厚度为 8～10mm[ 图

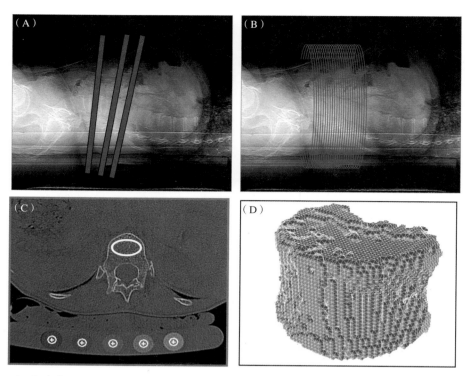

**图 31.1** QCT 检查。（A）定位图片，用于 3 个相邻椎体的单层或多层；（B）数据采集；（C）典型的单层扫描图片，显示椭圆形的目的区域，患者下面是校准像；（D）沿皮层边缘描绘目的区域的多层评估的叠图

31.1（C）]，在此情况下，可以达到良好精准度，减少放射暴露，减少脂肪组织的干扰[8]。更先进的多层检查 [ 图 31.1（D）]L$_1$ ~ L$_3$，常用的测量参数是 120kVp、50 ~ 120mAs、切片厚度在 1 ~ 3mm 之间、1 档。对于椎骨来说，一般会测量椎体前端富含骨松质的区域或者包含更多骨松质的更大区域。骨小梁区域在绝经期后会有较高信号，故 QCT 优于 DXA 评估。为了对椎体脆弱程度更精确地评估，应该同时测量骨皮质边缘，而皮质边缘十分纤薄（300 ~ 600μm）[9]，由于在 3D 图像上的部分容积效应，尤其在偏轴心成像平面上皮质边缘显得较厚（大于 1mm）[10][ 图 31.2]。随着 HRQCT 扫描的问世，对椎体 3D 图像皮质边缘厚度和骨小梁分离度的评估精准度有了显著提高（120kVp、350mAs、切片厚

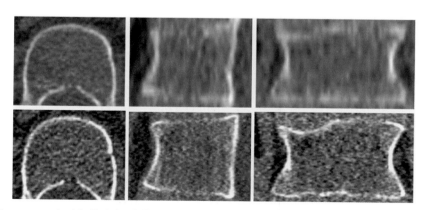

**图 31.2** QCT（上）和 HRQCT（下）的空间分辨率比较，左、中、右分别是水平位，冠状位和矢状位。参数：QCT：120 kVp、100mAs、0.72 mm×0.72 mm ×3 mm、Kernel B、阈值：250 mg/ml；HRQCT：120 kVp、359 mAs、0.16 mm×0.16 mm×0.33 mm、Kernel D、阈值 250 mg/ml；QCT 测得皮质厚度为 3.3 mm，HRQCT 测得皮质厚度为 1.9mm。QCT 测得皮质密度 133 mg/ml，HRQCT 测得皮质密度 255mg/ml。QCT 不能评估三维微结构，而 HRQCT 可以显示皮质包壳。对于定量评估，必须考虑部分容积效应

度 0.3～0.5mm、1 档），在基于灰度的模糊距离变换方法下，评估骨小梁距离会出现少于 100μm[11] 的误差。因为 CT 扫描仪在空间分辨率和重建上的区别，故多部位检查将会有一定的挑战性。同时，应该深入研究结构性空间校准理论。

髋部 QCT：近年来，120kVp、100mAs、3 mm 切片厚度的 QCT 髋部多层数据收集分析软件（Mindways 软件公司，Austin，TX，USA）已上市，这个软件可以分析股骨颈和转子的骨小梁和皮质，可用于研究股骨颈骨折和转子骨折的差异并评价疗效[12-13]。此软件也提供较准确的股骨 BMD$_a$ 预测结果（CTXA 基于 QCT 数据进行计算）[14]。对皮质进行精准评估很重要，同时也是具有挑战性的，良好的结果可通过建模获得[15]。这个软件可免费下载（http://mi.eng.cam.ac.uk/~rwp/stradwin/docs/thickness.htm）。目前正在开发股骨近端多样感兴趣区（volumes of interesr，VOI）的研究软件，该软件可以评估在疾病或治疗状态下的骨形态结构和骨密度变化[16-18]。

外周 QCT（pQCT）：pQCT 通常被用于前臂远端和胫骨远端，采用参数为 45～60kVp、140～400mAs 单层 pQCT X- 射线电子管设置可以实现 1～3mm 的切片厚度和 100～300μm 的像素，用于测量桡骨远端（4% 半径，主要为骨松质）或较近位置（15%～65% 半径，骨皮质）的骨密度。

最近，多层高分辨率 pQCT（multislice high-resolution pQCT，HRpQCT）已上市。其切片厚度 82μm 足以显示显微结构（图 31.3）。在 60kVp、0.9mA 的微聚焦 X 射线电子管下，可测量长度在 9.02mm 以内的桡骨远端和胫骨远端的结构。依靠 3D 距离转换技术在计算大量的显微结构变量时，图像是二维的，包含的变量为皮质厚度（皮质面积以及周长）、骨小梁数等。骨体积分数并不是微

结构变量，而从假设组织密度恒定为 1 200 mg Ca-HAP/ml 的骨松质密度计算出来的。因为骨小梁厚度和分离度来源于 Tb.N 和 BV/TV，所以应该注意其对密度的影响。骨密度变量测量的精度是较高的（小于 1%），大多数显微结构的变量范围是在 4%～5% 以内[19]。这个方法首次实现了高精度的骨小梁以及皮质密度和显微结构的测量（在 10% 对比下，调到 100μm 转换功能）[20-21] 为了实现较高的空间分辨率，厂商正针对测量区域和显微结构开发软件[22-24]，以避免移动产生的伪影[25-26]。

辐射暴露：所需图像像素的高低、被测量的位置（接近对放射敏感的器官）和被测量区域的大小决定了辐射暴露程度。通过调节 X 射线能量可以优化辐射程度，对能量的选择同时也会影响到结果的精确性。早期的单层 QCT 扫描 T$_{12}$～L$_2$ 椎体，为 50～100μSv 的较低辐射程度[27]，早前的 QCT 层扫描在辐射程度可能有较大的差别，L$_1$～L$_3$ 的 120kVp、100mAs 的 QCT 有效剂量是 1.5～2.3mSv，T$_{12}$ 的 120kVp、360mAs HRQCT 有效剂量为 3.3～3.7mSv（男性略低于女性）。120kVp、100mAs QCT 在女性髋部检查的辐射值为 1.0～1.4mSv，在男性为 2.1～3.0mSv。pQCT 的辐射暴露程度较小，桡骨 HRpQCT[7] 的辐射量约 3μSv。然而，由于局部皮肤放射暴露较高，使空间分辨率的提高受到了限制。相比之下，髋部或脊柱的 DXA 扫描辐射暴露是 0.5～5μSv[28]。

## 临床应用

### 参考数据

图 31.4（左图）显示了最近公布[29] 的小儿脊柱 L$_1$～L$_3$ 单层 QCT 参考数据，欧洲[1] 及北美洲成人[30] 脊柱的单层 QCT 参考范围也已公布（大量的

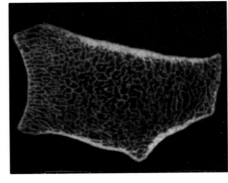
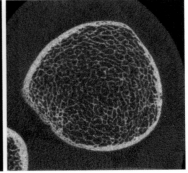

图 31.3　前臂远端（左）和胫骨（右）的 HRpQCT 扫描，可以看见骨小梁的显微结构和皮质的孔隙（courtesy Scanco 医疗公司，Bruettisellen，瑞士）

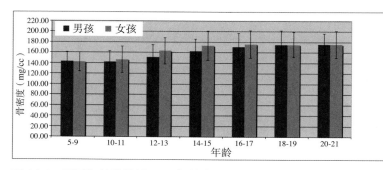
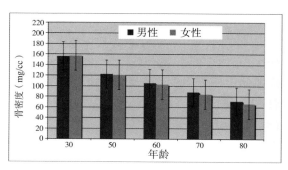

图 31.4    不同年龄段单层 QCT 扫描脊柱骨小梁的 BMD 的参考数据。已公布的儿童研究数据（左图[29]）通过系数 0.59 调整回校准单位 mg/ml K$_2$HPO$_4$，即骨密度 2.01g/ml 与矿化密度 1.183mg/cm$^3$ K$_2$HPO$_4$[109]。成人数据（右图）根据年龄的线性规律进行调整[1]。若年龄段扩展到 20 岁，则与儿童研究数据相匹配。QCT 应为 80～85kVp 的单能模式

队列研究也发表了补充数据[31]）。在这两项研究中，QCT 扫描方法随着扫描仪的变化而变化，校准标准、Vp 和切片厚度结果有赖于适合模型的选择，BMD 的结果偏差低于人群 SD[1]，假设一个双能扫描提供了最准确的数据，那么 20～40 岁之间的中轴切片的体积骨密度大概是固定的 140mg/ml，80 岁时减少到 60mg/ml，标准差为 25mg/ml[1]。年轻男性有相近的体积骨密度 SD，体积骨密度在 80 岁时会缓慢降低到 70mg/ml[1]，单能扫描获得的 BMD 值会高 10%～15%，这是 kVp 的设定所决定的［图 31.4（右）][1]。由于靠近终板部较致密的骨计算在体积内，故多切片脊柱 QCT 显示的骨密度值较高，一些大样本的队列数据已经发表[32]，然而，由于对于如何放置 VOI 并没有统一的意见，所以，暂时还没有标准的资料可供参考。

对于 pQCT 来说，已有单层扫描结果的参考范围[33]。而对于 HRpQCT 来说，参考数据[34]，在多中心研究中，单层和多层的扫描结果可以通过欧洲前臂骨模型（European Forearm Phantom）进行交叉校准[35]。

### 儿童骨密度状态的诊断

Z 值可用于对儿童的诊断，由于投射技术而使用 DXA 对儿童骨骼的评估存在局限性[36]。最重要的因素是骨的大小、骨骼几何变化和组织构成（骨小梁与骨皮质、红骨髓与黄骨髓）。所以，QCT 扫描方法可能比较符合要求，但是 QCT 的辐射暴露程度高于 DXA，QCT 受骨形态大小的影响较小，但是对骨髓变化敏感[5]。与 DXA 不同的是，QCT 可以区分小骨和低骨密度，如果实足年龄和骨龄有差别（根据 Greulich-Peyl 或者 Tanner-Whitehouse 评分），

即便 QCT 也不能提供全部的答案，因为不能将低骨密度器官和低组织矿化区分开来。性发育阶段是预测体积骨密度的重要因素[37]。所以，如果其青春期偏离了标准范围，对 Z 值的预期值就要进行适当的调整。

外周扫描的辐射暴露较小。此外，前臂 pQCT 结果提示了骨生长和机械或激素内分泌因素在青少年时期的重要关系。然而，pQCT 的许多变量会使临床工作产生困惑。对于前臂单层 pQCT 来说，应选择 4% 的桡骨测量骨小梁或者骨皮质作为参考曲线[38-39]，6～15 岁的男孩或者女孩的体积骨密度都不会发生变化，而此后男孩稍升高。然而，pQCT 结果也可能会有偏差，应考虑到部分容积效应，尤其是在年龄较小或者测量皮质时。HRpQCT 也许是个比较好的选择[40]，但是目前没有儿童数据可供参考，最近这个技术被用于各种骨病。如对于有慢性肾病的儿童，并没有观察到健康对照者与患者存在显著性差异的致病因素[41]，对于 pQCT 和 HRpQCT，要考虑潜在的脊髓、股骨和外周骨密度对其的影响。

骨密度测定的适应证已经在 ISCD[42] 和英国国家骨质疏松协会[36] 发表。但是，两者更关注 DXA 检查。无论 BMD 是否偏离特定年龄的参考值，QCT 和 pQCT 均可代替 DXA 获得更高的准确值。但对于脊柱 QCT 来说，会产生更高的辐射暴露，迄今为止，HRpQCT 依然是用于儿童的研究工具。

### 成人骨密度的诊断

T 值应用于对成人的诊断，QCT 扫描结果不适用 WHO 提供的诊断标准 T 值 ≤ -2.5。在为了建立相应的 QCT 诊断临界值，专家们在基于等同骨折风

险或骨折患病率上作出了许多努力。然而，与 DXA 相比，QCT 随着年龄增长减少得更快，所以 QCT 的 T 值诊断阈值要低于−2.5（与 DXA 结果等同）。阈值不是恒定的，会随着年龄增长而减少。如脊椎骨骨小梁为 72mg/ml 时[43]QCT 的 T 值是−3.2，可能与 50 岁时的 DXA T 值是−2.5 的临床意义相同，但是对于年龄更大的个体来说，结果可能更低。使用 QCT 技术与上述已发表的参考数据是有区别的，需应用校正因素。此外，在多层切片处理方式中，要对单层与多层区域进行分析。QCT 测得脊椎骨小梁骨密度（或基于 DXA 的脊椎骨密度）与 pQCT 或者 HRpQCT 测得的桡骨或者胫骨骨密度有一定的关联性（相关系数 r 分别是 r=0.4[44]，r=0.3 至 r=0.7[45]）。所以，不能使用 pQCT 或者 HRpQCT 来准确预测脊椎骨密度状态。因为很难恰当判断非常规低放射骨密度，pQCT 或者 HRpQCT 检查结果不能充分诊断骨质疏松症。

## 骨折风险评估

QCT 可以对体积骨密度及骨显微结构进行评估，这两者都是骨强度[46-47]的重要决定因素，所以是潜在的骨折风险评估方法[48-49]。骨密度[44]和形态结构[50]在不同检查部位有很大的变化，因此对不同的骨折要用不同的成像方法进行评估。标准危害比（sHR）和风险比（sRR）结果显示了在人口差异中的个体标准差。

## 椎体骨折

对于男性椎体骨折，多层 QCT 预测椎体骨折明显优于 BMDa，两者 ROC 曲线下面积（AUC）之比为 0.83 和 0.76（P<0.05），sHR（校正年龄后）分别是 5.7（3.1，10.3）及 3.2（2.0，5.2）[51]。只有一个骨折前瞻研究结果显示，女性脊椎 QCT 与双能光子吸光测量法的预测能力相似[52]。在多个横断面的对比研究中，单能脊椎 QCT 在与 DXA 在总体上诊断女性有无椎体骨折与 DXA 效能相似[17, 44, 53-57]。也有几个研究发现单能 QCT 有更明显的优势。最近研究显示，椎体多层 QCT 对女性患者椎体骨折的预测优于 DXA[58]。

对于 pQCT，还没有关于椎体骨折发生的前瞻研究，单层横断面扫描的研究（对于女性）很难被阐释清楚，因为作者通常检测了很多 pQCT 变量，所以很难判断观察机构是否会影响对独立样本的重

复测试[44, 59-61]。对于多层 pQCT 来说，只有一个使用较陈旧仪器的日本课题组提供的女性研究数据提供了阳性结果[54]。

在 HRpQCT 方面，两项最近的横断面研究显示了女性独立于 DXA 之外的影响椎骨骨折结果变量（采用密度及显微结构的变量）[7, 62]。但另一项研究显示无显著性差异[58]。在男性中，一项基于一定人口的研究显示椎骨骨折密度与显微结构变量年龄校正区别。在 BMDa 之外，皮质厚度也对此有一定影响。两个对照研究[63]（分别为男性组[63]和女性组[64]）数据显示，HRpQCT 值与椎体骨折的严重程度存在显著相关性，BMDa 受骨皮质厚度影响。

综上所述，在对于椎骨骨折风险的预测上，QCT vBMD 优于 DXA，在桡骨或者胫骨上的测量也同样反映了骨的状态，尤其是男性和女性有严重骨折时。

## 髋部骨折

股骨近端是一个含有大量复杂组织的部位。所以，必须进行体积骨密度的 3D 评估及髋部骨皮质和骨松质分布的 QCT 检测。除了密度以外，QCT 可以预测潜在的髋骨骨折，也可进行多种结构的评估，上述结构包括了髋骨轴心长度[12, 65]、髋臼宽度[66]、横断面区域[12, 66]和颈干角[12, 67]。密度和结构性检查共同定义了生物力学上的动力强度指标[12, 68]，同样，BMD 可用于有限 Meta 分析（见下文）或统计学建立股骨模型显示股骨颈或转子间骨折断裂的关键区域[69]。男性的前瞻性研究显示，通过髋部 QCT 可预测髋部骨折[70]。股骨颈 BMD（sHR=3.6）是预测骨折的最好指标。结合其他 3 个独立的预测因子，即骨小梁 BMD、皮质体积的百分比和最小横截面积，可与 DXA 扫描得出的股骨颈面积骨密度（BMDa）有相同的预测效能（sHR=4.1）。股骨颈结构独立于 BMDa 与骨折发生相关，但 QCT 的变量并不能加强预测能力，其对骨折的预测能力也未优于 BMDa。QCT 和 DXA 预测髋部的股骨近端骨折风险，只有在各自指标的最低四分位数有显著增加[70]。女性 DXA 检测情况则不同，DXA 长时间的变化更加平缓[71-72]，也许经长时间随访研究，对于男性来说，会有更多的发现。已有前瞻性研究评价了肌肉和脂肪组织对骨折风险预测的影响。QCT 扫描由于脂肪干扰而使肌肉密度的下降，导致甚至调整后 BMD（sRR=1.5）对髋部骨折概率升高[73]。对于女性来说，只有髋部横断面研究显示 QCT，包括小梁骨密度及

骨皮质厚度等多变量模型可以提高骨折的分辨率[74]。

脊柱 QCT：可以鉴别髋部转子间骨折，但不能鉴别股骨颈骨折[75]。

关于桡骨和胫骨的 HRpQCT 检查，但横断面研究显示了 3 组女性（髋部骨折组、腰椎骨折组、无骨折组）之间的结果存在显著差异。髋部骨折组和对照组女性直接对比显示，骨皮质的 HRpQCT 扫描优于脊柱和髋部 $BMD_a$[45]。然而，由于需要进行年龄校正，故结果仍存在着不确定性。

综上所述，股骨近端 DXA 检查得到的 $BMD_a$ 仍然是预测髋部骨折最有效及最佳的方法，但是该部位的多变量 QCT 扫描结果能达到类似的预测效能。基于 QCT 显示的显微结构和 BMD 分布的强度指数和有限 Meta 分析模型，能提供不同负重状态下更详细的骨强度情况。

迄今为止，HRpQCT 数据还不足以判断潜在疾病。

## 混合型骨折组

一般来说，骨折分为"外周骨折""非椎体骨折"和"临床骨折"。目前基于断层扫描（pQCT）的影像诊断外周骨折仅适用于桡骨和胫骨[76]。对于男性来说，胫骨 sHR 范围在 1.4 ~ 1.6 之间，桡骨远端 1/3 sHR 范围在 1.6 ~ 2.2 之间的意义相当于股骨颈 $BMD_a$ 为 2.3。股骨颈 $BMD_a$ 的骨折风险预测能力可通过基于 pQCT 多变量模型的强度指数显著提高（最佳结果：增加桡骨内侧横截面的 $BMD_a$ 后 ROC 曲线下的 AUC 从 0.73 提高到 0.80）。

对于 HRpQCT，可用桡骨的骨小梁骨密度及其显微结构与胫骨的骨小梁、骨皮质骨密度及其显微结构来鉴别男性患者外周骨折。但是，除了上述部位的骨密度指标外并没有独立显微结构的指标可对其进行评估[63]。对女性患者来说，尽管脊柱或股骨近端的 $BMD_a$ 很难区分，但女性的临床骨折可以通过范围较大的骨密度和微结构变量来鉴别[77]。女性患者的各型骨折的预测中，密度及显微结构指标的作用类似，其评估效能等于甚至优于利用髋部 $BMD_a$ 值，一些密度和显微结构指标是互不影响的[62]。一个队列的两组临床研究结果显示，男性骨折患者的骨密度及结构指标变异较大，即便在校正 $BMD_a$ 的情况下也几乎无统计学意义，这与女性患者是不同的[63,78]。

利用脊柱 QCT 预测白人女性、黑人女性及黑人

男性的非椎体骨折的研究表明，QCT 并不优于 DXA 检查得到的 $BMD_a$[79]。

综上所述，可以利用 pQCT 及 HRpQCT（证据等级低）评估非椎体骨折及临床骨折风险，而预期的脊柱及髋部 QCT 结果差强人意。其检查外周部位的优势是可测定密度及密度分布，而不是显微结构。DXA 检查得到的 $BMD_a$ 始终是最好最合适的预测指标，而 HRpQCT 的优点是可通过桡骨骨小梁检测和胫骨骨皮质获得更多的信息。

## 临床解读

根据脊柱单层 QCT 得到的 T 值计算的骨折风险小于通过 DXA 检查得到的，这是因为 T 值与年龄相关的比重多于 BMD。所以，对于一定的风险水平，QCT 测得的 T 值小于 DXA，这种差异随着年龄增加而变得明显。脊柱 QCT 预测髋部骨折存在局限性，由于髋部骨折发生率随年龄增加而增加，QCT 测得的 T 值与 DXA 测得的 T 值也有差异，并随年龄增加而增加。利用 QCT 确定治疗方案也存在局限性。把患者的数据与合适的参考值范围（目前尚无）进行比较，将更有价值。如果以 T 值表示，QCT 的干预阈值很可能要比 DXA 低。从循证医学的角度来看，一般来说仍然推荐依靠可靠的 DXA 测量值制订治疗方案。未来可能需要建立基于 QCT 的干预标准：用患者的风险代替 T 值。通过 Z 值可计算 QCT 相关风险，据此建立标准化风险梯度，并对年龄相关风险进行校正，进而更准确地估计患者的风险[80]。然而，这需要标准化的方法、参考数据以及更多关于 QCT 相关骨折风险的研究。这些问题在 ISCD 关于 QCT 的声明中有更详细的阐述[31]。

## 监测骨骼状态的变化

监测技术必须具备良好的纵向敏感度（即该技术及早发现指标变化的能力）。纵向敏感度的定义是应答率与（长期）精密度误差的比值[80]。与 DXA 相比，单层脊椎 CT 的精密度误差会稍大一些，但对于自动定位 VOI 的多层扫描方法来说，其精密度误差可以达到 1% 左右的水平，这与脊椎 DXA 的相近[81]。与 DXA 相似，QCT 的最小显著变化可用于解释患者的个体变化[80]。在服用抗骨吸收药物的患者，应答率大约应是 DXA 的两倍[82]，而在服用促骨形成药物的患者则需 3 倍[83-84]。因此，进行 QCT 检测的间隔时间应相应缩短。与 DXA 相似，QCT 很难区

分药物的效应是促进成骨还是抑制溶骨，这与 DXA 相似，因为矿化增加、孔隙减少（以哈弗斯管道系统的数目和大小衡量）、低矿化骨量均导致测得的容积骨密度增加。目前尚不明确 QCT 的变化能在多大程度上反映药物预防骨折的效果，但对于同一名患者，基于 QCT 或 HRQCT 进行有限 Meta 分析所得出的椎骨强度与药物治疗的相关性更高[84-85]。

股骨近端 QCT 可以区分药物对骨皮质及骨小梁的促进成骨效应和抑制溶骨效应[86-87]。分析某些特定部位的骨强度指标有助于研究药物成骨作用的机制，这是 DXA 做不到的[13]。应用 QCT 的研究表明，航天飞行会导致骨密度下降约 1% ~ 2.7%。

桡骨 pQCT 用于监测双膦酸盐疗效的纵向敏感度不如脊柱 DXA[89-90]，但用 pQCT 测得的骨小梁 BMD 可提示疗效[91]。HRpQCT 技术可能有更好的表现，其良好的空间分辨率可分辨治疗后骨皮质和骨小梁各自的变化。如用于比较迪诺塞麦与阿仑膦酸钠时，HRpQCT 提示两者对骨小梁的作用相近，但对骨皮质的作用有所不同[92]。通过对骨小梁和骨皮质的检测，双膦酸盐对胫骨的治疗反应比桡骨明显[93]。在纵向 HRpQCT 研究中，VOI 匹配十分关键。仪器制造商提供的方法是基于骨骼外径匹配，但这种方法可能产生误差，如在骨膜附着生长，尤其是针对儿童的研究。对于这些情况，从关节中线一定距离处定位 VOI 同样可能有问题，因为这样做没有考虑到骨骼的长度。对于胫骨，以 8% 胫骨长度作为标准可能是个可行的替代办法[40]。

药物治疗对骨皮质厚度、孔隙以及密度的影响是日趋热门的研究领域。然而目前仍存在局限性，哈弗斯管腔的平均内径较小，约 70 ~ 80μm[94]。对 100μm 孔隙，调制函数（modulation transfer function，MTF）为 10%，即使哈弗斯切割锥的直径稍大，约 100 ~ 300μm[95]，在髋部骨折也常见直径大于 385μm 的巨大骨单位[96]，基于 HRpQCT 的孔隙率测定也会因部分容积效应产生显著偏倚。由于同样的原因，薄骨皮质的组织矿化密度（tissue mineral density，TMD）会被低估。药物对总体骨皮质的作用可通过 HRpQCT 测得，但要想辨别对孔隙率 TMD 及骨皮质厚度的作用，是有一定挑战的。评估治疗所引起的其他变化，包括区分骨内沉积与骨内小梁化，或区分骨内沉积与骨外沉积，可能会容易一些。要评估治疗引起的骨小梁的微结构变化，直接测 Tb.N 优于 BV/TV，因为目前认为后者只反映骨密度（见上文）。

骨骼对锶盐的结合可导致误差[97]，应用 HRpQCT 辅助评估雷尼酸锶的治疗效果，需考虑到这一方面。除了高估骨密度，部分容积效应还可导致结构测量的偏倚，因而使治疗带来的变化难于解读。

最后，还需考虑到桡骨、胫骨以及股骨近端和椎体骨折部位对治疗的反应有所不同。

## 基于 QCT 的有限元模型

断层扫描的一个主要优势是可以使用数据作为有限 Meta 分析的基本元素。在基于像素的有限元模型中，骨建模是分段的进行的，并且被分割对象的每个像素（或多像素集）都被转换成一个单一的元素。这些元件构成了一个表示整个骨骼的网状结构。网状结构的骨密度被转换成一种弹性张量。如假设骨组织的正交异性对称，通过计算机建模，研究在施加外部负载的情况下元素之间相互的机械作用。元素相对简单的机械性能就可以通过计算机建模推导整个骨的复杂的机械性能。元素群可通过颜色编码使给定的负荷下所产生变化的情况可视化（图 31.5）。这个压力 - 变形关系的线性模型可以用来推导整个骨骼的压力 - 变形关系，以确定骨骼的硬度，而非线性的模型可估算整个骨骼强度，即负重骨折。

在机械试验中，已证实该方法预测的整骨强度比 DXA 或 QCT 更准确。有限 Meta 分析可以在特定的负重条件下对整个骨骼的机械能力进行建模[48, 99-102]。它可以用于研究骨皮质和骨松质分别对整个骨强度[47]的影响，而且它也可以识别那些最有可能在外力作用

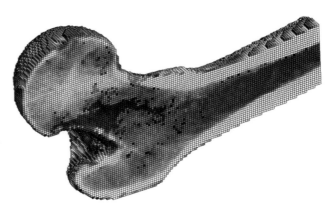

图 31.5 （也见彩图）侧卧位的股骨近端的建模。高塑性应变（红色）的区域很可能是骨折最起始部；灰度值表示骨密度（Image provided courtesy of Tony Keaveny.）

下骨折的[103]薄弱区域。有限元建模分析可以直接预测特定骨骼所能承受的力量。在男性，基于 QCT 的脊柱有限 Meta 分析骨强度对预测脊柱骨折的能力显著优于年龄校正后的面积骨密度，sHR 为 7.2（3.6，14.1）：3.2（2.0，5.2）[51]，而对于髋部骨折的预测，DXA 是最优选方法。与冲击力大小结合，可以推导出评估指数，如"负荷与强度比"（也称为"因子或风险"）[104]；若得出的值大于 1，则可预测骨折。这个方法是否优于以有限元为基础的骨折风险评估仍存在争议[51,58]。近年来的研究表明，采用有限元模型可获得更详细的疗效信息[84-85,105-107]。

有限 Meta 分析具有巨大潜力，并或许可以成为评价骨质脆弱的一个替代指标。采用患者个体化有限元模型评价骨强度，使临床医师和患者获得比 T 值更易于解释的结果。然而，到目前为止，全世界只有极少数的研究中心进行该研究，故将该方法应用于临床常规仍然需要相当大的努力。计算能力仍然是限制其发展的一个因素，另外一些建模方法的细节仍存在争议[98]。此外，影响潜在 QCT 数据的精度误差也会使有限 Meta 分析结果产生偏差，如雷奈酸锶可增加骨密度。继发性骨质疏松使组织特性发生了变化，因此，对这些结果需要谨慎分析。随着骨折风险和疗效评估，有限元模型将需要进一步改进：

- 通过不同的但更接近真实的配置进行标准化评估
- 减小和适应网状结构单元（当前元素的大小尚不能利用 HRQCT）
- 整合骨小梁网的各向异性
- 非线性建模方法的标准化
- 校准强度 – 密度关系
- 解决特殊的强度 – 密度关系
- 解决不同骨骼部位的组织特性差异
- 整合了骨胶原和年龄的作用

## 小结与展望

重新重视 QCT 有两个主要的原因：DXA 在治疗监测方面有很多不足，QCT 不仅更完善，而且也可以直接测量骨强度（解决了由于治疗引起的骨强度变化这两个方面的问题）。成像技术的进一步精细即改善空间分辨率（如通过使用平板探测器[108]），图像处理技术的改进（如自动放置自动定义的 VOI 和以灰度级为基础的参数评估）和达成一致的标准化（包括成像方案、VOI 定义和微结构交叉校准程序）使以下几个方面有显著的进步：

- 区别皮质孔隙度的改变与 TMD 的改变
- 鉴别促进骨与抑制骨吸收作用
- 鉴别了骨膜内与骨膜外沉积
- 提高了预测能力，同样适用于已接受治疗的受试者
- 提高了骨密度改变和治疗干预引起骨折风险降低的一致性，即更好地评估个体治疗效果
- 结合材料特点

如今，QCT 是临床评估骨状态的一个重要工具[31]。然而，仍需要更多的前瞻性研究来评价风险和应用指南建立。在目前的临床工作中，基于 QCT 的诊断只能在扫描仪、校准方法以及成像方案制定良好的情况下进行，结果还需与参考值对比。不过最近的研究表明，QCT 在临床研究领域有巨大的发展潜力。

## 致谢

非常感谢 Judith Adams、Keenan Brown、Graeme Campbell、Christian Graeff、Tony Keaveny、Andres Laib 和 Jaime Peña 对本章节内容的辛勤付出。

## 参考文献

1. Kalender WA, Felsenberg D, Louis O, Lopez P, Klotz E, Osteaux M, Fraga J. 1989. Reference values for trabecular and cortical vertebral bone density in single and dual-energy quantitative computed tomography. *Eur J Radiol* 9(2): 75–80.
2. Rüegsegger P, Elsasser U, Anliker M, Gnehm H, Kind H, Prader A. 1976. Quantification of bone mineralization using computed tomography. *Radiology* 121(1): 93–97.
3. Isherwood I, Rutherford RA, Pullan BR, Adams PH. 1976. Bone-mineral estimation by computer-assisted transverse axial tomography. *Lancet* 2(7988): 712–715.
4. Genant HK, Boyd D. 1977. Quantitative bone mineral analysis using dual energy computed tomography. *Invest Radiol* 12(6): 545–551.
5. Glüer CC, Genant HK. 1989. Impact of marrow fat on accuracy of quantitative CT. *J Comput Assist Tomogr* 13(6): 1023–1035.
6. Lang TF. 2010. Quantitative computed tomography. *Radiol Clin North Am* 48(3): 589–600.
7. Boutroy S, Bouxsein ML, Munoz F, Delmas PD. 2005. In vivo assessment of trabecular bone microarchitecture by high-resolution peripheral quantitative

computed tomography. *J Clin Endocrinol Metab* 90(12): 6508–6515.

8. Cann CE. 1981. Low-dose CT scanning for quantitative spinal mineral analysis. *Radiology* 140(3): 813–815.

9. Vesterby A, Gundersen HJ, Melsen F, Mosekilde L. 1991. Marrow space star volume in the iliac crest decreases in osteoporotic patients after continuous treatment with fluoride, calcium, and vitamin D2 for five years. *Bone* 12(1): 33–37.

10. Silva MJ, Wang C, Keaveny TM, Hayes WC. 1994. Direct and computed tomography thickness measurements of the human, lumbar vertebral shell and endplate. *Bone* 15(4): 409–414.

11. Krebs A, Graeff C, Frieling I, Kurz B, Timm W, Engelke K, Glüer CC. 2009. High resolution computed tomography of the vertebrae yields accurate information on trabecular distances if processed by 3D fuzzy segmentation approaches. *Bone* 44(1): 145–152.

12. Ito M, Wakao N, Hida T, Matsui Y, Abe Y, Aoyagi K, Uetani M, Harada A. 2010. Analysis of hip geometry by clinical CT for the assessment of hip fracture risk in elderly Japanese women. *Bone* 46(2): 453–457.

13. Borggrefe J, Graeff C, Nickelsen TN, Marin F, Glüer CC. 2010. Quantitative computed tomographic assessment of the effects of 24 months of teriparatide treatment on 3D femoral neck bone distribution, geometry, and bone strength: Results from the eurofors study. *J Bone Miner Res* 25(3): 472–481.

14. Khoo BC, Brown K, Cann C, Zhu K, Henzell S, Low V, Gustafsson S, Price RI, Prince RL. 2009. Comparison of QCT-derived and DXA-derived areal bone mineral density and T scores. *Osteoporos Int* 20(9): 1539–1545.

15. Treece GM, Gee AH, Mayhew PM, Poole KE. 2010. High resolution cortical bone thickness measurement from clinical Ct data. *Med Image Anal* 14(3): 276–290.

16. Engelke K, Fuerst T, Dasic G, Davies RY, Genant HK. 2010. Regional distribution of spine and hip QCT BMD responses after one year of once-monthly ibandronate in postmenopausal osteoporosis. *Bone* 46(6): 1626–1632.

17. Lang TF, Guglielmi G, Van Kuijk C, De Serio A, Cammisa M, Genant HK. 2002. Measurement of bone mineral density at the spine and proximal femur by volumetric quantitative computed tomography and dual-energy X-ray absorptiometry in elderly women with and without vertebral fractures. *Bone* 30(1): 247–250.

18. Poole KE, Treece GM, Ridgway GR, Mayhew PM, Borggrefe J, Gee AH. 2011. Targeted regeneration of bone in the osteoporotic human femur. *Plos One* 6(1): E16190.

19. Krug R, Burghardt AJ, Majumdar S, Link TM. 2010. High-resolution imaging techniques for the assessment of osteoporosis. *Radiol Clin North Am* 48(3): 601–621.

20. Liu XS, Shane E, Mcmahon DJ, Guo XE. 2011. Individual trabecula segmentation (ITS)-based morphological analysis of microscale images of human tibial trabecular bone at limited spatial resolution. *J Bone Miner Res* 26(9): 2184–2193.

21. Sekhon K, Kazakia GJ, Burghardt AJ, Hermannsson B, Majumdar S. 2009. Accuracy of volumetric bone mineral density measurement in high-resolution peripheral quantitative computed tomography. *Bone* 45(3): 473–479.

22. Shi L, Wang D, Hung VW, Yeung BH, Griffith JF, Chu WC, Heng PA, Cheng JC, Qin L. 2010. Fast and accu-

rate 3-D registration of HR-pQCT images. *IEEE Trans Inf Technol Biomed* 14(5): 1291–1297.

23. Varga P, Zysset PK. 2009. Assessment of volume fraction and fabric in the distal radius using HR-pQCT. *Bone* 45(5): 909–917.

24. Varga P, Zysset PK. 2009. Sampling sphere orientation distribution: An efficient method to quantify trabecular bone fabric on grayscale images. *Med Image Anal* 13(3): 530–541.

25. Pialat JB, Burghardt AJ, Sode M, Link TM, Majumdar S. 2012. Visual grading of motion induced image degradation in high resolution peripheral computed tomography: Impact of image quality on measures of bone density and micro-architecture. *Bone* 50(1): 111–118.

26. Sode M, Burghardt AJ, Pialat JB, Link TM, Majumdar S. 2011. Quantitative characterization of subject motion in HR-pQCT images of the distal radius and tibia. *Bone* 48(6): 1291–1297.

27. Kalender WA. 1992. Effective dose values in bone mineral measurements by photon absorptiometry and computed tomography. *Osteoporos Int* 2(2): 82–87.

28. Blake GM, Wahner HW, Fogelman I. 1999. *The Evaluation of Osteoporosis*. London: Martin Dunitz.

29. Gilsanz V, Perez FJ, Campbell PP, Dorey FJ, Lee DC, Wren TA. 2009. Quantitative CT reference values for vertebral trabecular bone density in children and young adults. *Radiology* 250(1): 222–227.

30. Block JE, Smith R, Glueer CC, Steiger P, Ettinger B, Genant HK. 1989. Models of spinal trabecular bone loss as determined by quantitative computed tomography. *J Bone Miner Res* 4(2): 249–257.

31. Engelke K, Adams JE, Armbrecht G, Augat P, Bogado CE, Bouxsein ML, Felsenberg D, Ito M, Prevrhal S, Hans DB, Lewiecki EM. 2008. Clinical use of quantitative computed tomography and peripheral quantitative computed tomography in the management of osteoporosis in adults: the 2007 iscd official positions. *J Clin Densitom* 11(1): 123–162.

32. Sigurdsson G, Aspelund T, Chang M, Jonsdottir B, Sigurdsson S, Eiriksdottir G, Gudmundsson A, Harris TB, Gudnason V, Lang TF. 2006. Increasing sex difference in bone strength in old age: The Age, Gene/Environment Susceptibility-Reykjavik study (AGES-REYKJAVIK). *Bone* 39(3): 644–651.

33. Butz S, Wuster C, Scheidt-Nave C, Gotz M, Ziegler R. 1994. Forearm BMD as measured by peripheral quantitative computed tomography (pQCT) in a german reference population. *Osteoporos Int* 4(4): 179–184.

34. Dalzell N, Kaptoge S, Morris N, Berthier A, Koller B, Braak L, Van Rietbergen B, Reeve J. 2009. Bone micro-architecture and determinants of strength in the radius and tibia: age-related changes in a population-based study of normal adults measured with high-resolution pQCT. *Osteoporos Int* 20(10): 1683–1694.

35. Pearson J, Ruegsegger P, Dequeker J, Henley M, Bright J, Reeve J, Kalender W, Felsenberg D, Laval-Jeantet AM, Adams JE, et al. 1994. European semi-anthropomorphic phantom for the cross-calibration of peripheral bone densitometers: Assessment of precision accuracy and stability. *Bone Miner* 27(2): 109–120.

36. National Osteoporosis Society. 2004. *A Practical Guide to Bone Densitometry in Children*. Bath: National Osteoporosis Society.

37. Gilsanz V, Boechat MI, Roe TF, Loro ML, Sayre JW,

Goodman WG. 1994. Gender differences in vertebral body sizes in children and adolescents. *Radiology* 190(3): 673–677.

38. Neu CM, Manz F, Rauch F, Merkel A, Schoenau E. 2001. Bone densities and bone size at the distal radius in healthy children and adolescents: A study using peripheral quantitative computed tomography. *Bone* 28(2): 227–232.

39. Rauch F, Schoenau E. 2005. Peripheral quantitative computed tomography of the distal radius in young subjects— New reference data and interpretation of results. *J Musculoskelet Neuronal Interact* 5(2): 119–126.

40. Burrows M, Liu D, Mckay H. 2010. High-resolution peripheral QCT imaging of bone micro-structure in adolescents. *Osteoporos Int* 21(3): 515–520.

41. Bacchetta J, Boutroy S, Vilayphiou N, Ranchin B, Fouque-Aubert A, Basmaison O, Cochat P. 2011. Bone assessment in children with chronic kidney disease: Data from two new bone imaging techniques in a single-center pilot study. *Pediatr Nephrol* 26(4): 587–595.

42. Rauch F, Plotkin H, Dimeglio L, Engelbert RH, Henderson RC, Munns C, Wenkert D, Zeitler P. 2008. Fracture prediction and the definition of osteoporosis in children and adolescents: The ISCD 2007 Pediatric Official Positions. *J Clin Densitom* 11(1): 22–28.

43. Lafferty FW, Rowland DY. 1996. Correlations of dual-energy X-ray absorptiometry, quantitative computed tomography, and single photon absorptiometry with spinal and non-spinal fractures. *Osteoporos Int* 6(5): 407–415.

44. Grampp S, Genant HK, Mathur A, Lang P, Jergas M, Takada M, Glüer CC, Lu Y, Chavez M. 1997. Comparisons of noninvasive bone mineral measurements in assessing age-related loss, fracture discrimination, and diagnostic classification. *J Bone Miner Res* 12(5): 697–711.

45. Vico L, Zouch M, Amirouche A, Frere D, Laroche N, Koller B, Laib A, Thomas T, Alexandre C. 2008. High-resolution pQCT analysis at the distal radius and tibia discriminates patients with recent wrist and femoral neck fractures. *J Bone Miner Res* 23(11): 1741–1750.

46. Wegrzyn J, Roux JP, Arlot ME, Boutroy S, Vilayphiou N, Guyen O, Delmas PD, Chapurlat R, Bouxsein ML. 2010. Role of trabecular microarchitecture and its heterogeneity parameters in the mechanical behavior of ex vivo human L3 vertebrae. *J Bone Miner Res* 25(11): 2324–2331.

47. Eswaran SK, Gupta A, Adams MF, Keaveny TM. 2006. Cortical and trabecular load sharing in the human vertebral body. *J Bone Miner Res* 21(2): 307–314.

48. Keaveny TM. 2010. Biomechanical computed tomography-noninvasive bone strength analysis using clinical computed tomography scans. *Ann N Y Acad Sci* 1192: 57–65.

49. Hansen S, Jensen JE, Ahrberg F, Hauge EM, Brixen K. 2011. The combination of structural parameters and areal bone mineral density improves relation to proximal femur strength: An in vitro study with high-resolution peripheral quantitative computed tomography. *Calcif Tissue Int* 89(4): 335–346.

50. Cohen A, Dempster DW, Müller R, Guo XE, Nickolas TL, Liu XS, Zhang XH, Wirth AJ, Van Lenthe GH, Kohler T, Mcmahon DJ, Zhou H, Rubin MR, Bilezikian JP, Lappe JM, Recker RR, Shane E. 2010. Assessment of trabecular and cortical architecture and mechanical competence of bone by high-resolution peripheral computed tomography: Comparison with transiliac bone biopsy. *Osteoporos Int* 21(2): 263–273.

51. Wang X, Sanyal A, Cawthon PM, Palermo L, Jekir M, Christensen J, Ensrud KE, Cummings SR, Orwoll E, Black DM, Keaveny TM. 2012. Prediction of new clinical vertebral fractures in elderly men using finite element analysis of CT scans. *J Bone Miner Res* 27(4): 808–816.

52. Ross PD, Genant HK, Davis JW, Miller PD, Wasnich RD. 1993. Predicting vertebral fracture incidence from prevalent fractures and bone density among non-black, osteoporotic women. *Osteoporos Int* 3(3): 120–126.

53. Yu W, Glüer CC, Grampp S, Jergas M, Fuerst T, Wu CY, Lu Y, Fan B, Genant HK. 1995. Spinal bone mineral assessment in postmenopausal women: A comparison between dual X-ray absorptiometry and quantitative computed tomography. *Osteoporos Int* 5(6): 433–439.

54. Tsurusaki K, Ito M, Hayashi K. 2000. Differential effects of menopause and metabolic disease on trabecular and cortical bone assessed by peripheral quantitative computed tomography (pQCT). *Br J Radiol* 73(865): 14–22.

55. Bergot C, Laval-Jeantet AM, Hutchinson K, Dautraix I, Caulin F, Genant HK. 2001. A comparison of spinal quantitative computed tomography with dual energy X-ray absorptiometry in european women with vertebral and nonvertebral fractures. *Calcif Tissue Int* 68(2): 74–82.

56. Guglielmi G, Cammisa M, De Serio A, Scillitani A, Chiodini I, Carnevale V, Fusilli S. 1999. Phalangeal US velocity discriminates between normal and vertebrally fractured subjects. *Eur Radiol* 9(8): 1632–1637.

57. Duboeuf F, Jergas M, Schott AM, Wu CY, Glüer CC, Genant HK. 1995. A comparison of bone densitometry measurements of the central skeleton in post-menopausal women with and without vertebral fracture. *Br J Radiol* 68(811): 747–753.

58. Melton LJ 3rd, Riggs BL, Keaveny TM, Achenbach SJ, Hoffmann PF, Camp JJ, Rouleau PA, Bouxsein ML, Amin S, Atkinson EJ, Robb RA, Khosla S. 2007. Structural determinants of vertebral fracture risk. *J Bone Miner Res* 22(12): 1885–1892.

59. Formica CA, Nieves JW, Cosman F, Garrett P, Lindsay R. 1998. Comparative assessment of bone mineral measurements using dual X-ray absorptiometry and peripheral quantitative computed tomography. *Osteoporos Int* 8(5): 460–467.

60. Clowes JA, Eastell R, Peel NF. 2005. The discriminative ability of peripheral and axial bone measurements to identify proximal femoral, vertebral, distal forearm and proximal humeral fractures: A case control study. *Osteoporos Int* 16(12): 1794–1802.

61. Grampp S, Lang P, Jergas M, Glüer CC, Mathur A, Engelke K, Genant HK. 1995. Assessment of the skeletal status by peripheral quantitative computed tomography of the forearm: Short-term precision in vivo and comparison to dual X-ray absorptiometry. *J Bone Miner Res* 10(10): 1566–1576.

62. Sornay-Rendu E, Boutroy S, Munoz F, Delmas PD. 2007. Alterations of cortical and trabecular architecture are associated with fractures in postmenopausal women, partially independent of decreased BMD measured by DXA: The OFELY study. *J Bone Miner Res* 22(3): 425–433.

63. Szulc P, Boutroy S, Vilayphiou N, Chaitou A, Delmas

PD, Chapurlat R. 2011. Cross-sectional analysis of the association between fragility fractures and bone micro-architecture in older men: The STRAMBO study. *J Bone Miner Res* 26(6): 1358–1367.

64. Sornay-Rendu E, Cabrera-Bravo JL, Boutroy S, Munoz F, Delmas PD. 2009. Severity of vertebral fractures is associated with alterations of cortical architecture in postmenopausal women. *J Bone Miner Res* 24(4): 737–743.

65. Faulkner KG, Cummings SR, Black D, Palermo L, Glüer CC, Genant HK. 1993. Simple measurement of femoral geometry predicts hip fracture: The study of osteoporotic fractures. *J Bone Miner Res* 8(10): 1211–1217.

66. Glüer CC, Cummings SR, Pressman A, Li J, Glüer K, Faulkner KG, Grampp S, Genant HK. 1994. Prediction of hip fractures from pelvic radiographs: the study of osteoporotic fractures. The Study of Osteoporotic Fractures Research Group. *J Bone Miner Res* 9(5): 671–677.

67. Pulkkinen P, Partanen J, Jalovaara P, Jamsa T. 2004. Combination of bone mineral density and upper femur geometry improves the prediction of hip fracture. *Osteoporos Int* 15(4): 274–280.

68. Karlamangla AS, Barrett-Connor E, Young J, Greendale GA. 2004. Hip fracture risk assessment using composite indices of femoral neck strength: The Rancho Bernardo study. *Osteoporos Int* 15(1): 62–70.

69. Li W, Kornak J, Harris T, Keyak J, Li C, Lu Y, Cheng X, Lang T. 2009. Identify fracture-critical regions inside the proximal femur using statistical parametric mapping. *Bone* 44(4): 596–602.

70. Black DM, Bouxsein ML, Marshall LM, Cummings SR, Lang TF, Cauley JA, Ensrud KE, Nielson CM, Orwoll ES. 2008. Proximal femoral structure and the prediction of hip fracture in men: A large prospective study using QCT. *J Bone Miner Res* 23(8): 1326–1333.

71. Cummings SR, Black DM, Nevitt MC, Browner W, Cauley J, Ensrud K, Genant HK, Palermo L, Scott J, Vogt TM. 1993. Bone density at various sites for prediction of hip fractures. The Study of Osteoporotic Fractures Research Group. *Lancet* 341(8837): 72–75.

72. Schott AM, Cormier C, Hans D, Favier F, Hausherr E, Dargent-Molina P, Delmas PD, Ribot C, Sebert JL, Breart G, Meunier PJ. 1998. How hip and whole-body bone mineral density predict hip fracture in elderly women: The EPIDOS Prospective Study. *Osteoporos Int* 8(3): 247–254.

73. Lang T, Cauley JA, Tylavsky F, Bauer D, Cummings S, Harris TB. 2010. Computed tomographic measurements of thigh muscle cross-sectional area and attenuation coefficient predict hip fracture: The health, aging, and body composition study. *J Bone Miner Res* 25(3): 513–519.

74. Bousson VD, Adams J, Engelke K, Aout M, Cohen-Solal M, Bergot C, Haguenauer D, Goldberg D, Champion K, Aksouh R, Vicaut E, Laredo JD. 2011. In vivo discrimination of hip fracture with quantitative computed tomography: Results from the prospective European Femur Fracture Study (EFFECT). *J Bone Miner Res* 26(4): 881–893.

75. Lang TF, Augat P, Lane NE, Genant HK. 1998. Trochanteric hip fracture: strong association with spinal trabecular bone mineral density measured with quantitative CT. *Radiology* 209(2): 525–530.

76. Sheu Y, Zmuda JM, Boudreau RM, Petit MA, Ensrud KE, Bauer DC, Gordon CL, Orwoll ES, Cauley JA. 2011. Bone strength measured by peripheral quantitative computed tomography and the risk of nonvertebral fractures: the osteoporotic fractures in men (MrOS) study. *J Bone Miner Res* 26(1): 63–71.

77. Stein EM, Liu XS, Nickolas TL, Cohen A, Thomas V, Mcmahon DJ, Zhang C, Yin PT, Cosman F, Nieves J, Guo XE, Shane E. 2010. Abnormal microarchitecture and reduced stiffness at the radius and tibia in post-menopausal women with fractures. *J Bone Miner Res* 25(12): 2572–2581.

78. Vilayphiou N, Boutroy S, Szulc P, Van Rietbergen B, Munoz F, Delmas PD, Chapurlat R. 2011. Finite element analysis performed on radius and tibia HR-pQCT images and fragility fractures at all sites in men. *J Bone Miner Res* 26(5): 965–973.

79. Mackey DC, Eby JG, Harris F, Taaffe DR, Cauley JA, Tylavsky FA, Harris TB, Lang TF, Cummings SR; Health, Aging, And Body Composition Study Group. 2007. Prediction of clinical non-spine fractures in older black and white men and women with volumetric BMD of the spine and areal BMD of the hip: The Health, Aging, and Body Composition Study*. *J Bone Miner Res* 22(12): 1862–1868.

80. Glüer CC. 1999. Monitoring skeletal changes by radiological techniques. *J Bone Miner Res* 14(11): 1952–1962.

81. Engelke K, Mastmeyer A, Bousson V, Fuerst T, Laredo JD, Kalender WA. 2009. Reanalysis precision of 3D quantitative computed tomography (QCT) of the spine. *Bone* 44(4): 566–572.

82. Black DM, Greenspan SL, Ensrud KE, Palermo L, Mcgowan JA, Lang TF, Garnero P, Bouxsein ML, Bilezikian JP, Rosen CJ. 2003. The effects of parathyroid hormone and alendronate alone or in combination in postmenopausal osteoporosis. *N Engl J Med* 349(13): 1207–1215.

83. Graeff C, Timm W, Nickelsen TN, Farrerons J, Marin F, Barker C, Glüer CC. 2007. Monitoring teriparatide-associated changes in vertebral microstructure by high-resolution CT in vivo: Results from the EUROFORS study. *J Bone Miner Res* 22(9): 1426–1433.

84. Keaveny TM, Donley DW, Hoffmann PF, Mitlak BH, Glass EV, San Martin JA. 2007. Effects of teriparatide and alendronate on vertebral strength as assessed by finite element modeling of QCT scans in women with osteoporosis. *J Bone Miner Res* 22(1): 149–157.

85. Graeff C, Chevalier Y, Charlebois M, Varga P, Pahr D, Nickelsen TN, Morlock MM, Glüer CC, Zysset PK. 2009. Improvements in vertebral body strength under teriparatide treatment assessed in vivo by finite element analysis: Results from the EUROFORS study. *J Bone Miner Res* 24(10): 1672–1680.

86. Black DM, Greenspan SL, Ensrud KE, Palermo L, Mcgowan JA, Lang TF, Garnero P, Bouxsein ML, Bilezikian JP, Rosen CJ. 2003. The effects of parathyroid hormone and alendronate alone or in combination in postmenopausal osteoporosis. *N Engl J Med* 349(13): 1207–1215.

87. Mcclung MR, San Martin J, Miller PD, Civitelli R, Bandeira F, Omizo M, Donley DW, Dalsky GP, Eriksen EF. 2005. Opposite bone remodeling effects of teriparatide and alendronate in increasing bone mass. *Arch Intern Med* 165(15): 1762–1768.

88. Lang T, Leblanc A, Evans H, Lu Y, Genant H, Yu A.

2004. Cortical and trabecular bone mineral loss from the spine and hip in long-duration spaceflight. *J Bone Miner Res* 19(6): 1006–1012.

89. Qin L, Choy W, Au S, Fan M, Leung P. 2007. Alendronate increases BMD at appendicular and axial skeletons in patients with established osteoporosis. *J Orthop Surg Res* 2: 9.

90. Schneider PF, Fischer M, Allolio B, Felsenberg D, Schroder U, Semler J, Ittner JR. 1999. Alendronate increases bone density and bone strength at the distal radius in postmenopausal women. *J Bone Miner Res* 14(8): 1387–1393.

91. Sawada K, Morishige K, Nishio Y, Hayakawa J, Mabuchi S, Isobe A, Ogata S, Sakata M, Ohmichi M, Kimura T. 2009. Peripheral quantitative computed tomography is useful to monitor response to alendronate therapy in postmenopausal women. *J Bone Miner Metab* 27(2): 175–181.

92. Seeman E, Delmas PD, Hanley DA, Sellmeyer D, Cheung AM, Shane E, Kearns A, Thomas T, Boyd SK, Boutroy S, Bogado C, Majumdar S, Fan M, Libanati C, Zanchetta J. 2010. Microarchitectural deterioration of cortical and trabecular bone: Differing effects of denosumab and alendronate. *J Bone Miner Res* 25(8): 1886–1894.

93. Burghardt AJ, Kazakia GJ, Sode M, De Papp AE, Link TM, Majumdar S. 2010. A longitudinal HR-pQCT study of alendronate treatment in postmenopausal women with low bone density: Relations among density, cortical and trabecular microarchitecture, biomechanics, and bone turnover. *J Bone Miner Res* 25(12): 2558–2571.

94. Currey JD. 1964. Some effects of ageing in human haversian systems. *J Anat* 98: 69–75.

95. Borah B, Dufresne T, Nurre J, Phipps R, Chmielewski P, Wagner L, Lundy M, Bouxsein M, Zebaze R, Seeman E. 2010. Risedronate reduces intracortical porosity in women with osteoporosis. *J Bone Miner Res* 25(1): 41–47.

96. Bell KL, Loveridge N, Power J, Garrahan N, Meggitt BF, Reeve J. 1999. Regional differences in cortical porosity in the fractured femoral neck. *Bone* 24(1): 57–64.

97. Rizzoli R, Chapurlat RD, Laroche JM, Krieg MA, Thomas T, Frieling I, Boutroy S, Laib A, Bock O, Felsenberg D. 2011. Effects of strontium ranelate and alendronate on bone microstructure in women with osteoporosis: Results of a 2-year study. *Osteoporos Int* 23(1): 305–315.

98. Christen D, Webster DJ, Müller R. 2010. Multiscale modelling and nonlinear finite element analysis as clinical tools for the assessment of fracture risk. *Philos Transact A Math Phys Eng Sci* 368(1920): 2653–2668.

99. Van Rietbergen B. 2001. Micro-FE analyses of bone: State of the art. *Adv Exp Med Biol* 496: 21–30.

100. Chevalier Y, Pahr D, Allmer H, Charlebois M, Zysset P. 2007. Validation of a voxel-based FE method for prediction of the uniaxial apparent modulus of human trabecular bone using macroscopic mechanical tests and nanoindentation. *J Biomech* 40(15): 3333–3340.

101. Crawford RP, Cann CE, Keaveny TM. 2003. Finite element models predict in vitro vertebral body compressive strength better than quantitative computed tomography. *Bone* 33(4): 744–750.

102. Keyak JH, Skinner HB, Fleming JA. 2001. Effect of force direction on femoral fracture load for two types of loading conditions. *J Orthop Res* 19(4): 539–544.

103. Keyak JH, Rossi SA, Jones KA, Les CM, Skinner HB. 2001. Prediction of fracture location in the proximal femur using finite element models. *Med Eng Phys* 23(9): 657–664.

104. Bouxsein ML, Melton LJ 3rd, Riggs BL, Muller J, Atkinson EJ, Oberg AL, Robb RA, Camp JJ, Rouleau PA, Mccollough CH, Khosla S. 2006. Age- and sex-specific differences in the factor of risk for vertebral fracture: A population-based study using qct. *J Bone Miner Res* 21(9): 1475–1482.

105. Keaveny TM, Hoffmann PF, Singh M, Palermo L, Bilezikian JP, Greenspan SL, Black DM. 2008. Femoral bone strength and its relation to cortical and trabecular changes after treatment with PTH, alendronate, and their combination as assessed by finite element analysis of quantitative CT scans. *J Bone Miner Res* 23(12): 1974–1982.

106. Chevalier Y, Quek E, Borah B, Gross G, Stewart J, Lang T, Zysset P. 2010. Biomechanical effects of teriparatide in women with osteoporosis treated previously with alendronate and risedronate: Results from quantitative computed tomography-based finite element analysis of the vertebral body. *Bone* 46(1): 41–48.

107. Keaveny TM, Mcclung MR, Wan X, Kopperdahl DL, Mitlak BH, Krohn K. 2011. Femoral strength in osteoporotic women treated with teriparatide or alendronate. *Bone*.

108. Gupta R, Cheung AC, Bartling SH, Lisauskas J, Grasruck M, Leidecker C, Schmidt B, Flohr T, Brady TJ. 2008. flat-panel volume CT: Fundamental principles, technology, and applications. *Radiographics* 28(7): 2009–2022.

109. Gilsanz V. 2011. Personal communication.

# 第 32 章
# 骨的磁共振成像

Sharmila Majumdar

（丁　悦　傅光涛　译）

## 引言

　　骨结构 3D 成像技术作为一种新兴的辅助检查技术在判断骨质量方面起着举足轻重的作用。近期出现的显微计算机断层扫描（microcomputed tomography，μCT）技术已经发展到可以从微观和宏观的角度提供骨小梁和骨皮质的高分辨率图像的水平。这种技术以往只常规用于标本的评估分析，最近已经被用于动物活体以及人类的肢端成像。磁共振（magnetic rosonance，MR）成像作为 X 线、CT 和骨扫描之外的补充，常用于不完全骨折、应力性骨折和代谢性骨折等疾病的检查。由于不同软组织在 MR 技术中存在较大的对比度差异以及得益于不同 MR 技术的应用，现 MR 技术已经发展到可以区分骨质疏松性骨折和代谢性骨病，并能够明确应力性骨折病变以及相应骨髓改变的水平。而最新的 MR 技术通过对骨小梁和骨皮质高分辨率的成像，甚至可达到多解剖学部位无创性活检的目标。

## 骨小梁的磁共振成像

　　骨小梁是由许多棒状和板状的小单位相互交叉连通组成的立体网状结构，其间填充着由水和脂肪组成的骨髓组织。骨小梁的磁场敏感度明显不同于骨髓组织，这导致了骨与骨髓的临界面产生了一个磁场敏感性变化的梯度。静磁场的强度、骨与骨髓接触面的面积以及骨小梁本身大小，这些差异产生了组织的不同梯度磁场，进而导致了磁场的不均质性[1-3]。而这些影响引起了信号的急剧衰减，这种衰减的速率也就所说的 T2* 信号。在一个由骨与骨髓共同组成的体素单位中，静电场的不均质性导致了该体素单位信号的湮灭。T2* 信号加权的方法可以用于对骨小梁的量化，进而用于对骨强度、骨质疏松的程度及疗效的评估[4]。

　　除了区别组织不同成分的需要，显示骨小梁细微的组成结构（约 100μm）也需要很高分辨率的成像。以磁共振成像（MRI）方法来显示骨微观结构的适用性取决于 MR 在合适的信号获取时间内产生足够高信号的图片的能力以及从图像中精确并可重复地推导出骨小梁结构能力。在高分辨率的 MRI 技术中，信噪比、空间分辨率以及成像时间被认为是 3 个互相制约的决定性因素。空间分辨率和信噪比都直接与成像时间相关，而空间分辨率和信噪比之间则呈负相关的关系。骨小梁 MRI 技术在不断发展中，现在的目标就是要增加信噪比并加快信号获取的所需时间。

　　通过调整不同的信号获取时间、相关的脉冲开关时机以及脉冲持续时间来管理 MR 信号采集过程中被称之为"偏转角"的参数，可以获得不同对比度和信噪比的图像。MR 脉冲序列在广义上可以分为自旋回波序列和梯度回波序列，因为磁化系数的差异，使梯度回波序列对骨小梁厚度的敏感性相对较差。所以，一般认为 3D 自旋回波序列（SE）在骨小梁的微观结构成像中要优于梯度回波序列（GE）。然而，在选择短重复时间（TR）的条件下，由于高信噪比效应以及能在短时间内获得 SD 立体信息从而避免因患者运动而产生伪影的特性，GE 序列也有一定的应用价值[5-6]。另外，一系列运用不同偏转角的 3D-SE 脉冲序列也已经得到充分的发展，如快速 SE 激发成像（RASEE）[7-8]、大偏转角自旋回波成像[9]、快速大偏转角自旋回波成像（FLASE）[10] 以及一种全新的完全平衡稳定状态下的 3D- 自旋回波脉冲序列等[11]。而如何选择合适的脉冲序列来进行骨小梁的成像仍是当下值得研究的一个热点。该序列在不同研究中心使用的变异、序列的稳定性、整个成像时间及与之相对应的在解剖学上的精细程度和覆盖范围都是影响因素。

因为信噪比和静磁场强度呈正线性相关，那么也许我们可以认为在 MRI 中，给予一个 3T（特斯拉）的磁场强度要优于只给予一个 1.5T（特斯拉）的磁场强度。Phan 等在 40 具尸体的跟骨上分别做了在 3T 和 1.5T 的磁场强度下的 MRI，并以 μCT 成像作为对照的金标准[12]，研究结果表明，骨小梁结构在 3T 磁场强度下的 MRI 与 μCT 成像的相关性显著高于 1.5T 磁场强度下 MRI 与 μCT 成像的相关性（$P < 0.05$）。一些初期的实验表明，7T 磁场强度下的 GE 序列扫描仪可以为高分辨率 MR 的骨小梁成像多提供两倍的信噪比[13-14]。插图 32.1 展示了桡骨、锁骨、胫骨和腓骨在 3T 磁场强度下获得的高分辨 MRI，其中呈高信号的是骨髓，而呈辉纹状低信号的则是骨小梁。这些图片便可以用于推断分析从而评估微观结构。

当下大多数衍生于 MRI 的主流组织形态学结构定量测量方法包括 app.BV/TV、app.Tb.N、app.Tb.Sp、app.Tb.Th[15-16]。这些方法要求图像可以细分为骨质和骨髓两种成分，或者得到二元化图像。由于 MRI 信息不是在真实的显微镜下获得的，所以 Majumdar 等[17] 又称 MRI 为"表观成像"。尽管 MRI 是通过有限分辨率的方法获得的信息，但它却能高保真地反映真实结构。将 MRI 进行二值化处理并不是微不足道的事情。利用局部体积效应，已经发展

了许多直接运用灰度图像显示成像结果的技术。而考虑到局部体积效应引起的图像模糊性，Saha 等[18] 将模糊距离转换技术（FDT，一种可以用来消除骨皮质和骨髓二值化分配的方法）用于计算骨小梁的厚度和更稳定可靠的估算丢失的分辨率。某些数学描述如数码拓扑分析技术也已经被用于小梁网表面和弯曲边缘、结合点以及内部数值的定量测量[19]。

## 骨皮质的磁共振成像

MRI 同样被用于骨皮质的成像，尤其是用于股骨近心端的成像。这是由于 MRI 具有将成像平面排列成垂直于股骨颈的能力，巨大的优势使其能够更精确的获得骨皮质结构的信息[20]。另外，MRI 具有可以显示软组织如骨髓的能力，可以用于那些被骨髓填充的骨皮质孔隙的定量测量。

在超短波回波时间的条件下运用先进的 MRI 方法可以定量测量骨皮质中哈弗斯管和陷窝 - 微管系统中的水分含量。这些较小的水成分存在于胶原质、基质以及含结晶水的矿盐中[21]。而微孔通常都是以微米级的单位，因此难于被观测到，但是运用 MRI 测定骨质水分的方法可以提供一种间接测量骨质孔隙的方法，而不需要设法直接测量那些小孔。

## 骨强度、骨折、骨质疏松的 MR 结构测量与对治疗的反应

一些关于通过 MRI 获得的骨小梁结构测量结果与骨强度的关系在体外实验研究已经得出了结论[17,22-24]。桡骨和股骨近端的骨结构测量与全骨强度的相关性也已经在相应实验中得到了证实[25-26]。

绝经前期正常女性、绝经后的正常女性以及绝经后的骨质疏松女性的远端桡骨在 1.5T 磁场强度的条件下分别进行高分辨率 MRI[27]。绝经后非骨折与绝经后骨质疏松受试者中，脊椎的骨密度、桡骨小梁骨密度、骨小梁体积、骨小梁间隔以及骨小梁的数目具有显著性差异。研究显示桡骨小梁的间隔和数目与小梁骨密度有中等相关性，而与骨皮质骨密度相关性不大。

各种距离转换技术被用于绝经后患者的远端桡骨 3D 成像及相关结构参数（如 app.Tb.N、app.Tb.Th、app.Tb.Sp）的获取而不需要建立假设的模型[28]。最近提出了一种称为表观个体内离散分布

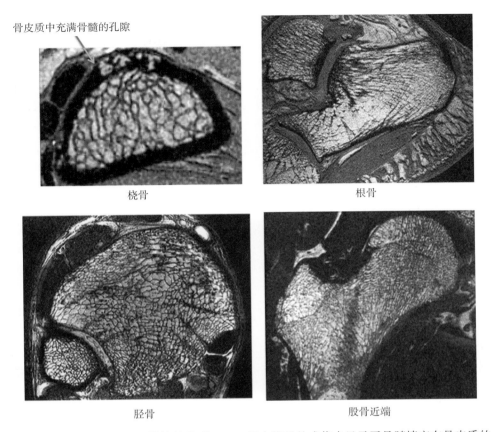

骨皮质中充满骨髓的孔隙

桡骨

根骨

胫骨

股骨近端

**图 32.1**　桡骨、胫骨、腓骨和锁骨的骨小梁结构的典型 MRI。图中桡骨的成像中显示了骨髓填充在骨皮质的孔隙中。以上图像是在 3T 磁场强度下用常规电信号扫描仪获取的

（app.Tb.Sp.SD）的新指标。对于非骨折患者，app.Tb.Sp.SD 可如 DXA 那样分辨桡骨及脊椎的骨折，但在髋部，其分辨率不如 DXA。对 20 个髋骨骨折以及 19 个年龄匹配的绝经后受试者分别进行 MR 衍生的方法测量桡骨远端[29]和跟骨[30]的骨小梁结构，测量髋骨及桡骨远端 DXA 骨密度（计算机 X 射线断层摄影术 pQCT）。远端桡骨 app.Tb.Sp 和 app.Tb.N 的测量结果以及髋骨骨密度的测量结果显示了两组间的显著性差异（$P < 0.05$）。而桡骨骨小梁骨密度的测量结果只显示了两组间的临界性差异（$P = 0.05$）。跟骨形态学参数显示了两组间显著性差异，较跟骨骨密度测量有优势[30]。

　　运用 MR 矢状面成像测量 50 名男性（26 例骨质疏松患者和 24 名年龄匹配的健康受试者）[31]，结构参数尤其是连续性参数显示了两组间有显著性差异（$P < 0.05$）。

　　另外，用活体成像和微小 - 有限 Meta 分析进行了另一研究。Newitt 等[32]把受试者分成两组，一组是有正常骨密度的绝经后女性 [$n = 22$，平均年龄（58±7）岁]，另一组是脊椎或股骨骨密度低于年轻正常女性 1~2.5 个 SD 的绝经后女性 [$n = 37$，平均年龄（62±11）岁]。结果表明：骨质疏松组具有更大的各向异性，具体的方法是通过计算平均截取长度的比值（$MIL_1/MIL_3$）获得的骨小梁微观结构以及弹性模量的各向异性。迄今为止，所有关于 MRI 在预测骨折风险的重要性的研究都是通过横断面研究得出的，而为了进一步确定 MRI 在预测骨折风险的重要地位，有必要进行前瞻性骨折试验。

　　MRI 在评估疗效中的作用也被肯定。随访了 91 名绝经后骨质疏松的女性两年（降钙素喷鼻组，$n = 46$；安慰剂组，$n = 45$）[33]。每年除了用双能 X 线吸收法测定脊椎、髋骨、腕骨和跟骨的骨密度外，还用 MR 测量桡骨远端和跟骨的骨小梁结构。MRI 的测量显示治疗组的个体桡骨远端区域的骨小梁微观结构仍维持（没有明显丢失），而安慰剂组的骨小梁微观结构则明显恶化。

　　有一项 10 例严重的未经处理的性腺功能减退的男性患者和与之年龄、种族相匹配的性腺功能正常

的男性参加的胫骨骨小梁结构的研究。两项复合的局部解剖学参数作为该实验的决定性指标：① 表面体素（代表枝状结构）和曲形体素（代表杆状结构）的比值，当微观体系结构越完整时该比值越高；② 侵蚀指数，即微观结构损坏时，预期升高的参数与预期降低的参数的比值，损坏得越严重，该比值越高。结果显示，性腺功能减退组的表面 / 曲形比较性功能正常组低 36%（$P=0.004$），而侵蚀指数比性功能正常组高 36%（$P=0.003$）[34]。与之相反，两组间脊椎和髋骨的骨密度测量结果并没有显著性差异。经过 24 个月的睾酮治疗，脊椎的骨密度增加了 7.4%（$P<0.001$），而全髋的骨密度增加了 3.8%（$P=0.008$）。治疗后通过 MRI 评估得到的骨小梁体系结构参数同样发生了改变：表面 / 曲形比升高了 11%（$P=0.004$），而局部解剖学侵蚀指数降低了 7.5%（$P=0.004$）[35]。

到目前为止，由于信噪比的制约，MRI 在关于活体骨小梁微观结构的研究应用还停留在外周骨，如胫骨远端、股骨远端、桡骨及跟骨等。然而，骨质疏松性骨折的主要发生部位还是在非外周区域，如椎体、股骨近端（髋骨）。直到最近，运用了高效信噪比序列、高磁场强度和相控阵线圈的技术之后，高分辨 MRI 才开始应用于股骨近端[36]的成像和研究。

## MR 技术在骨皮质测量中的应用

虽然在研究 MRI 测量骨小梁结构方面做了许多重要的工作，但却很少有关于 MR 应用于骨皮质几何学宏观结构方面的研究，尽管后者在研究骨强度方面有同样重要的地位。最近，Gomberg[20] 利用 MRI 研究了股骨的骨皮质外壳几何学结构，这极大地扩展了 MR 在描述骨结构方面潜在的应用可能。在最新的研究中，同时运用 HR-pQCT 和 MRI[37] 对 49 位绝经后骨质疏松女性 [ 年龄（$56\pm3.7$）] 的桡骨远端和胫骨远端进行成像。研究结果显示受试者间骨皮质空隙数量并没有显著性差异，但受试者中的骨皮质是否含有骨髓却具有显著性差异。

骨质水分定量测量的方法已经开始运用于绵羊活体和人类尸体标本的研究上，该方法在区别受试者不同年龄和疾病状态的敏感度方面也已经得到了评估[38]。比较该方法得出的分别于来源于 DXA 和 pQCT 的体积骨密度及面积骨密度的数据进行了。通过引入一个外部额外的参照物可以校正骨质的水含量，具体方法是事先在受试者的胫骨中段注入含 10% $D_2O$ 的水与 27% $MnCl_2$ 混合物。研究结果表明，标本用 $D_2O$ 替代水的方法与单一用水测量的方法得出的数据具有极好的一致性（$R^2=0.99$）。体内研究显示，绝经后组的骨质水含量比绝经前组高 65%[39]。肾性骨营养不良患者比绝经前组的受试者骨质含水量高 135%。而传统的骨密度测定方法显示了相反的结果，两组间差异很小。

## 结论

利用成像技术描述骨小梁和骨皮质的微观结构特点已经是成熟并不断进展的热点。在骨样本上研究微观结构与生物力学性能关系的基础上，更先进的研究已经着手于将该技术运用于人类活体受试者身上。在此背景下，成像特点与年龄、骨折程度及治疗后反应的关系都成为研究热点。外周 CT 和 MR 先进性技术（非离子的、外周部位、跟骨、股骨）的运用正不断进步并以极快速度发展。随着稳健的分析和规范化数据库的建立，在未来它们将有更大的临床应用潜力。

## 参考文献

1. Majumdar S, Thomasson D, Shimakawa A, Genant HK. 1999. Quantitation of the susceptibility difference between trabecular bone and bone marrow: Experimental studies. *Magn Reson Med* 22(1): 111–27.
2. Weisskoff RM, Zuo CS, Boxerman JL, Rosen BR. 1994. Microscopic susceptibility variation and transverse relaxation: Theory and experiment. *Magn Reson Med* 31(6): 601–10.
3. Ford JC, Wehrli FW, Chung HW. 1993. Magnetic field distribution in models of trabecular bone. *Magn Reson Med* 30(3): 373–9.
4. Link TM, Majumdar S, Augat P, Lin JC, Newitt D, Lane NE, Genant HK. 1998. Proximal femur: Assessment for osteoporosis with T2* decay characteristics at MR imaging. *Radiology* 209(2): 531–6.
5. Majumdar S, Link TM, Augat P, Lin JC, Newitt D, Lane NE, Genant HK. 1999. Trabecular bone architecture in the distal radius using magnetic resonance imaging in subjects with fractures of the proximal femur. Magnetic Resonance Science Center and Osteoporosis and Arthritis Research Group. *Osteoporos Int* 1999;10(3): 231–9.
6. Newitt DC, Van Rietbergen B, Majumdar S. 2002. Processing and analysis of in vivo high-resolution MR images of trabecular bone for longitudinal studies: Reproducibility of structural measures and micro-finite element analysis derived mechanical properties. *Osteoporos Int* 13: 278–87.
7. Jara H, Wehrli FW, Chung H, Ford JC. 1993. High-

resolution variable flip angle 3D MR imaging of trabecular microstructure in vivo. *Magn Reson Med* 29(4): 528–39.

8. Bogdan AR, Joseph PM. 1990. RASEE: A rapid spin-echo pulse sequence. *Magn Reson Imaging* 8(1): 13–9.

9. DiIorio G, Brown JJ, Borrello JA, Perman WH, Shu HH. 1995. Large angle spin-echo imaging. *Magn Reson Imaging* 13(1): 39–44.

10. Ma J, Wehrli FW, Song HK. 1996. Fast 3D large-angle spin-echo imaging 3D FLASE. *Magn Reson Med* 35(6): 903–10.

11. Krug R, Han ET, Banerjee S, Majumdar S. 2006. Fully balanced steady-state 3D-spin-echo (bSSSE) imaging at 3 Tesla. *Magn Reson Med* 56(5): 1033–40.

12. Phan CM, Matsuura M, Bauer JS, Dunn TC, Newitt D, Lochmueller EM, Eckstein F, Majumdar S, Link TM. 2006. Trabecular bone structure of the calcaneus: Comparison of MR imaging at 3.0 and 1.5 T with micro-CT as the standard of reference. *Radiology* 239(2): 488–96.

13. Zuo J, Bolbos R, Hammond K, Li X, Majumdar S. 2008. Reproducibility of the quantitative assessment of cartilage morphology and trabecular bone structure with magnetic resonance imaging at 7 T. *Magn Reson Imaging* 26(4): 560–6.

14. Krug R, Carballido-Gamio J, Banerjee S, Stahl R, Carvajal L, Xu D, Vigneron D, Kelley DA, Link TM, Majumdar S. 2007. In vivo bone and cartilage MRI using fully-balanced steady-state free-precession at 7 tesla. *Magn Reson Med* 58(6): 1294–8.

15. Parfitt AM, Mathews CH, Villanueva AR, Kleerekoper M, Frame B, Rao DS. 1983. Relationships between surface, volume, and thickness of iliac trabecular bone in aging and in osteoporosis. Implications for the microanatomic and cellular mechanisms of bone loss. *J Clin Invest* 72(4): 1396–409.

16. Parfitt AM. Assessment of trabecular bone status. 1983. *Henry Ford Hosp Med J* 31(4): 196–8.

17. Majumdar S, Newitt D, Mathur A, Osman D, Gies A, Chiu E, Lotz J, Kinney J, Genant H. 1996. Magnetic resonance imaging of trabecular bone structure in the distal radius: Relationship with X-ray tomographic microscopy and biomechanics. *Osteoporos Int* 6(5): 376–85.

18. Saha PK, Wehrli FW. 2004. Measurement of trabecular bone thickness in the limited resolution regime of in vivo MRI by fuzzy distance transform. *IEEE Trans Med Imaging* 23(1): 53–62.

19. Gomberg BR, Saha PK, Song HK, Hwang SN, Wehrli FW. 2000. Topological analysis of trabecular bone MR images. *IEEE Trans Med Imaging* 19(3): 166–74.

20. Gomberg BR, Saha PK, Wehrli FW. 2005. Method for cortical bone structural analysis from magnetic resonance images. *Acad Radiol* 12(10): 1320–32.

21. Timmins PA, Wall JC. 1977. Bone water. *Calcif Tissue Res* 23(1): 1–5.

22. Hwang SN, Wehrli FW, Williams JL. 1997. Probability-based structural parameters from three-dimensional nuclear magnetic resonance images as predictors of trabecular bone strength. *Med Phys* 24(8): 1255–61.

23. Pothuaud L, Laib A, Levitz P, Benhamou CL, Majumdar S. 2002. Three-dimensional-line skeleton graph analysis of high-resolution magnetic resonance images: A validation study from 34-microm-resolution microcomputed tomography. *J Bone Miner Res* 17(10): 1883–95.

24. Majumdar S, Kothari M, Augat P, et al. 1998. High-resolution magnetic resonance imaging: Three-dimensional trabecular bone architecture and biomechanical properties. *Bone* 22: 445–54.

25. Ammann P, Rizzoli R. 2003. Bone strength and its determinants. *Osteoporos Int* 14 Suppl 3: S13–8.

26. Link TM, Bauer J, Kollstedt A, Stumpf I, Hudelmaier M, Settles M, Majumdar S, Lochmuller EM, Eckstein F. 2004. Trabecular bone structure of the distal radius, the calcaneus, and the spine: Which site predicts fracture status of the spine best? *Invest Radiol* 39(8): 487–97.

27. Majumdar S, Genant H, Grampp S, Newitt D, Truong V, Lin J, Mathur A. 1997. Correlation of trabecular bone structure with age, bone mineral density and osteoporotic status: In vivo studies in the distal radius using high resolution magnetic resonance imaging. *J Bone Miner Res* 12: 111–8.

28. Laib A, Newitt DC, Lu Y, Majumdar S. 2002. New model-independent measures of trabecular bone structure applied to in vivo high-resolution MR images. *Osteoporos Int* 13(2): 130–6.

29. Majumdar S, Link T, Augat P, et al. 1999. Trabecular bone architecture in the distal radius using MR imaging in subjects with fractures of the proximal femur. *Osteoporos Int* 10: 231–9.

30. Link TM, Majumdar S, Augat P, Lin JC, Newitt D, Lu Y, Lane NE, Genant HK. 1998. In vivo high resolution MRI of the calcaneus: Differences in trabecular structure in osteoporosis patients. *J Bone Miner Res* 13(7): 1175–82.

31. Boutry N, Cortet B, Dubois P, Marchandise X, Cotten A. 2003. Trabecular bone structure of the calcaneus: Preliminary in vivo MR imaging assessment in men with osteoporosis. *Radiology* 227(3): 708–17.

32. Newitt DC, Majumdar S, van Rietbergen B, von Ingersleben G, Harris ST, Genant HK, Chesnut C, Garnero P, MacDonald B. 2002. In vivo assessment of architecture and micro-finite element analysis derived indices of mechanical properties of trabecular bone in the radius. *Osteoporos Int* 13(1): 6–17.

33. Chesnut CH 3rd, Majumdar S, Newitt DC, Shields A, Van Pelt J, Laschansky E, Azria M, Kriegman A, Olson M, Eriksen EF, Mindeholm L. 2005. Effects of salmon calcitonin on trabecular microarchitecture as determined by magnetic resonance imaging: Results from the QUEST study. *J Bone Miner Res* 20(9): 1548–61.

34. Benito M, Gomberg B, Wehrli FW, Weening RH, Zemel B, Wright AC, Song HK, Cucchiara A, Snyder PJ. 2003. Deterioration of trabecular architecture in hypogonadal men. *J Clin Endocrinol Metab* 88(4): 1497–502.

35. Benito M, Vasilic B, Wehrli FW, Bunker B, Wald M, Gomberg B, Wright AC, Zemel B, Cucchiara A, Snyder PJ. 2005. Effect of testosterone replacement on trabecular architecture in hypogonadal men. *J Bone Miner Res* 20(10): 1785–91.

36. Krug R, Banerjee S, Han ET, Newitt DC, Link TM, Majumdar S. 2005. Feasibility of in vivo structural analysis of high-resolution magnetic resonance images of the proximal femur. *Osteoporos Int* 16(11): 1307–14.

37. Goldenstein J, Kazakia G, Majumdar S. 2010. In vivo evaluation of the presence of bone marrow in cortical porosity in postmenopausal osteopenic women. *Ann Biomed Eng* 38(2): 235–46.

38. Techawiboonwong A, Song HK, Wehrli FW. 2008. In vivo MRI of submillisecond T(2) species with two-dimensional and three-dimensional radial sequences and applications to the measurement of cortical bone

water. *NMR Biomed* 21(1): 59–70.

39. Techawiboonwong A, Song HK, Leonard MB, Wehrli FW. 2008. Cortical bone water: In vivo quantification with ultrashort echo-time MR imaging. *Radiology* 248(3): 824–33.

# 第 33 章
# 放射性核素显像在代谢性骨病中的应用

Gary J.R. Cook • Gopinath Gnanasegaran • Ignac Fogelman

（丁　悦　傅光涛　译）

## 引言

放射性核素骨显像是检测骨骼良性病变及肿瘤转移时应用最广泛的方法。现在的 γ 相机系统能够在很短的扫描时间内提供高分辨率的图像（全身或局部的骨显像）。放射性核素骨显像的辐射剂量是相当低的（0.005 mSv/MBq，其常规的辐射剂量是 3 ~ 5 mSv，相当于从颈部到骨盆 CT 扫描的 20% ~ 25%）。最近，单光子发射 CT（single photon emission，SPECT）成像应用广泛，成为核医学的常规检查，它能像 CT 那样对病变有较高的敏感性及特异性。目前，混合 SPECT/CT 及正电子发射断层（positron emission tomography，PET）/CT 扫描仪是诊断性医疗设备中的最新产品。

标记 $^{99m}$Tc 的双膦酸盐类化合物 [ 如亚甲基二膦酸（MDP）] 是放射性核素骨显像最常用的放射性药物。放射性药物定位于骨的确切机制尚未明确，可能是双膦酸盐类化合物吸附于矿化活跃区的羟基磷灰石晶体的表面。放射性药物在骨的集聚程度与局部的血流相关，但受成骨活跃程度及随后骨形成的影响更大。一般来说，骨的病理性改变包括局部骨转换增加、成骨及溶骨活性的加强。因为成骨及溶骨在骨的病理性改变中常同时出现，所以在大多数病理情况下会出现对骨示踪剂吸收的增加。

## 肿瘤骨转移

放射性核素骨显像常规应用于检查高风险的或无症状的前列腺、乳腺或其他癌症患者是否存在骨转移。其对骨病灶的成功显像依赖于与肿瘤转移导致的骨破坏同时存在的成骨反应。但在一些少见的情况下，如侵袭性较强的肿瘤发生骨转移时，由于骨不能产生足够的成骨反应，因此可能会出现假阴性，上述情况最常见于多发性骨髓瘤。肿瘤骨转移的放射性核素显像方面的内容已超出本章叙述的范围，其详细内容可查阅参考文献[1-3]。

## 骨质疏松症

骨扫描并不用于诊断骨质疏松症本身，而常用在诊断骨质疏松患者是否合并椎体或其他部位（如骶骨、骨盆或肋骨）的骨折，且在评估及治疗有无背痛症状的患者时起重要作用[4]。椎体骨折的特征性表现是受累平面对示踪剂吸收强烈的、线性的增加（图 33.1）。虽然骨折后骨扫描就可能有阳性表现，但出现时间因骨折位置而异，脊柱骨折在骨扫描上出现异常需要 2 周时间[5]。放射性药物的吸收随时间逐渐减少，患者骨扫描的表现在骨折后 3 ~ 18 个月内恢复正常，平均时间是 9 ~ 12 个月。因此，放

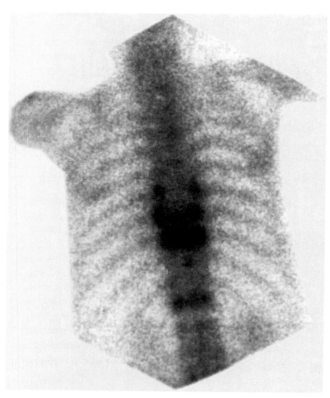

图 33.1　$^{99m}$Tc-MDP 骨扫描显示了椎体骨折时对示踪剂典型的线性吸收。不同的吸收强度表明了骨折发生于不同的时间

射性药物的强度也可以用于评估骨折发生的时间。

　　一般来说，如果患者诉背痛且 X 线提示多发椎体骨折，但骨扫描正常，则基本上可以排除是新发的骨折。在这种情况下，则应考虑引起背痛的其他病因（如 facetal 关节病等），而骨扫描可鉴别上述病因。

　　椎体骨折的诊断是建立在形态学测量的基础上的，但形态学异常并不是骨折特有的。例如，它可以由先天性椎体异常引起[6]。由于患者在出现症状的数月后，骨扫描均有异常（一般 6 ~ 18 个月均有阳性表现，强度逐渐下降），因此，骨扫描在判断形态学异常是否由椎体骨折引起时起到一定的作用。同样，MR 扫描上出现水肿提示急性骨折（这是医生决定行椎体成形术或是行椎体后凸成形术的重要依据）。而其他影像学特征则可以区分椎体塌陷的病因的是良性还是恶性疾病[7-8]。

　　敏感度高的放射性核素骨扫描在诊断其他部位（如肋骨、骨盆、髋部等）的潜在骨质疏松性骨折时起重要作用。骨折位置（如骶骨）导致的低敏感度，或因患者不适或移动而没有获取足够的图像，都会

造成 X 线诊断不明确。在这种情况下，放射性核素骨扫描在诊断疑似骨折时能起一定的作用。

　　放射性核素骨扫描在评估背痛时间超过单纯椎体骨折引起的疼痛持续时间的患者时（如合并其他未发现的椎体骨折的患者）有一定价值。此外，我们认为，骨质疏松症合并慢性背痛的患者可能存在未发现的累及邻近小关节的畸形[9]。但上述畸形到底是椎体塌陷时对关节的物理性破坏造成的，还是继发的退变或炎症性改变所致，尚不明确。而诊断小关节畸形需要 SPECT 成像。

## Paget 病

　　放射性核素骨扫描无论是诊断 Paget 病，还是确定其累及骨骼的范围都起到非常重要的作用。它是一种敏感度比 X 线高的评估全身骨骼情况的简易方法[10]。长骨受累的典型表现是：从骨末端向近端或远端蔓延的、"V"形或火焰状的剧烈的强度升高（图 33.2）。全骨受累是提示骨扫描异常原因为 Paget 病而非其他疾病的线索之一，且在骨盆、骶骨及椎体上的表现最为明显。Paget 病最常见的鉴别诊断是骨纤维异常增殖症。骨纤维异常增殖症的骨边缘缺损有助于鉴别这两种疾病。

　　现在对骨扫描在评估治疗反应时的作用并没有一致的结论。患者治疗后 3 ~ 4 个月可行骨扫描检查。但需要注意的是，在个别患者中，Paget 病的损伤可有多种表现方式。静脉给予双膦酸盐治疗后，患者的一部分骨骼可完全恢复正常，但大部分骨有所改善，小部分可能会维持原状[11]。

　　骨扫描是一种敏感的、能评估持续性代谢活跃疾病及发现疾病复发而决定进一步治疗时机的方法，但这种说法还没有得到足够的证据支持。骨扫描在生物标志物不那么敏感的单骨性病变的患者身上起重要的作用[12]。我们应该认识到，经过成功的双膦酸盐治疗后，骨扫描的表现仍可以是不正常的，甚至是怪异的，因为不同类型的摄取表现有时可类似于转移性疾病。因此，对既往史及既往治疗方案的了解是对骨扫描结果作出正确解释的基础。现已有数种定量法能够完整地评估骨骼对示踪剂的摄取，但没有一种方法被认为有常规临床检查的应用价值[13]。

　　放射性核素骨扫描有时会发现 Paget 病的并发症。尽管骨肉瘤合并 Paget 病非常少见（少于 1%）。

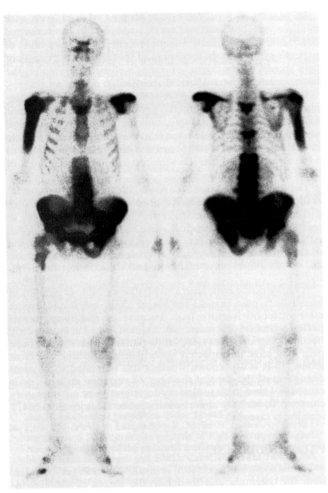

图 33.2　$^{99m}$Tc-MDP 骨扫描（正位及侧位）显示 Paget 病好发的几个部位出现活度升高

提示肉瘤样变的表现包括异形变、局部对示踪剂的不规则吸收及与骨破坏区域一致的光子缺损区。但当存在骨折或肉瘤样变，或者两者兼有之时，骨扫描可能会出现误诊。因此，一般来说，放射性核素骨扫描诊断 Paget 病的骨骼并发症并不非常可靠，所以有必要行辅助性 X 线检查。

放射性药物氟代脱氧葡萄糖（$^{18}$F-FDG）PET 不仅能够评估组织的糖代谢，还能区分许多肿瘤的良恶性。骨扫描原则上是区分 Paget 病良性病变及相关骨肉瘤非常有用的方法。但是，我们必须认识到，在一些活跃期的 Paget 病患者的骨扫描上也可见对 FDG 的摄取 [14]。人体摄取骨特异性 PET 示踪剂氟代脱氧葡萄糖的机制类似于对 $^{99m}$ 二膦酸锝的摄取。有文献报道 $^{18}$F-FDG PET 可用于评估 Paget 病的活动度，并是一种可靠的非侵入性方法，可用于评估双膦酸盐疗法对 Paget 病疗效 [15]。虽然 PET

提供的信息和传统的骨扫描基本一样，但其定量准确性更好。

## 甲状旁腺功能亢进

大多数的原发性甲状旁腺功能亢进患者是没有症状的，也不太可能跟骨扫描改变联系在一起。甲状旁腺功能亢进的诊断主要依靠生化检查，因此骨扫描并不是常规检查之一。骨扫描常用于鉴别高血钙的病因、鉴别恶性肿瘤及识别骨代谢障碍的典型特征等。骨扫描可以显示许多甲状旁腺功能亢进的特征，其中最重要的是骨对示踪剂摄取的普遍升高，表现为骨与软组织的对比度增加。因此，正常情况下能在骨扫描上清楚看到的肾代谢活动此时可能会不太明显。因为其明显的高亮度的成像，此种现象被称为"超级影像"。其他典型的特征包括颅骨及下颚骨突出、肋骨的骨软骨交界处的隆起（串珠征）、胸骨对示踪剂的摄取持续升高（领带征），有时可见横纹（条纹领带征）[16]。异位钙化可导致软组织对骨放射性药物的摄取，并可能与重型甲状旁腺功能亢进有关。

核医学是术前定位异常甲状旁腺最常用的方法。大多数情况下使用的是双相 $^{99m}$ 锝 - 甲氧基异丁基异腈成像（早期及延迟成像时间分别为 15min 及 2~3h）[17]。目前，放射性核素定位甲状旁腺瘤最常用的放射性核素示踪剂是 $^{99m}$ 锝 - 甲氧基异丁基异腈。继发性甲状旁腺功能亢进患者最常见的病因是腺体增生而不是腺瘤，故上述方法对这些患者意义不大。

$^{99m}$ 锝 - 甲氧基异丁基异腈甲状旁腺成像出现假阳性结果最常见的原因包括甲状腺结节（单个或多个结节）、甲状腺癌、淋巴瘤及引起淋巴结病变的其他疾病。受限于系统分辨率及甲状旁腺对示踪剂的摄取数量，$^{99m}$ 锝 - 甲氧基异丁基异腈成像有时并不能发现微小的甲状旁腺病灶，此时就会出现假阴性。已有文献报道在放射性核素骨扫描的基础上加做 $^{99m}$ 锝 - 甲氧基异丁基异腈 SPECT 可以提高敏感性及准确性。最近，$^{99m}$ 锝 - 甲氧基异丁基异腈 SPECT/CT 已经应用于腺瘤的定位。文献报道，在诊断正常位置的甲状旁腺瘤时，$^{99m}$ 锝 - 甲氧基异丁基异腈 SPECT 跟传统的 SPECT 相比并没有显著优势，但在诊断异位甲状旁腺瘤时能起一定作用 [18]。

有文献提出，使用 $^{11}$C- 蛋氨酸 PET 成像能够在传统核医学技术定位失败的复发性甲状旁腺功能亢进患者身上准确定位异常的甲状旁腺组织[19]。这种方法使用的示踪剂半衰期短，其生产过程需要回旋加速器，而大多数医疗中心都没有配备回旋加速器，所以这种方法能否成为常规检查还是存在争议的。

## 肾性骨病

肾性骨病是由慢性肾功能不全导致的数种骨代谢障碍的综合作用引起的，且是骨扫描表现最严重的疾病。此病由骨质疏松症、骨软化、骨生成不良及不同程度的继发性甲状旁腺功能亢进组成。此病最常见的骨扫描图像是超级影像下的类似甲状旁腺功能亢进的表现（图 33.3）。而膀胱活度的缺失可鉴别此病与甲状旁腺功能亢进。虽然可提示存在肾性

骨病，但骨扫描一般仅用来反映甲状旁腺功能亢进的严重程度，且不能取代组织学分析来判定疾病的潜在病因。动力缺失性骨病的特征性表现是骨对示踪剂的吸收较少，因此骨扫描能够鉴别此病和骨转换加快的疾病。

## 骨软化

骨软化患者的骨扫描表现通常和甲状旁腺功能亢进患者相似。但在疾病的早期，该病的骨扫描结果可为正常。对示踪剂的亲和力反映了类骨质对示踪剂的弥漫摄取，但这很可能是由原本存在的继发性甲状旁腺功能亢进引起的。出现局部病灶提示可能存在假性或真性骨折。生化检查能提示患者患有

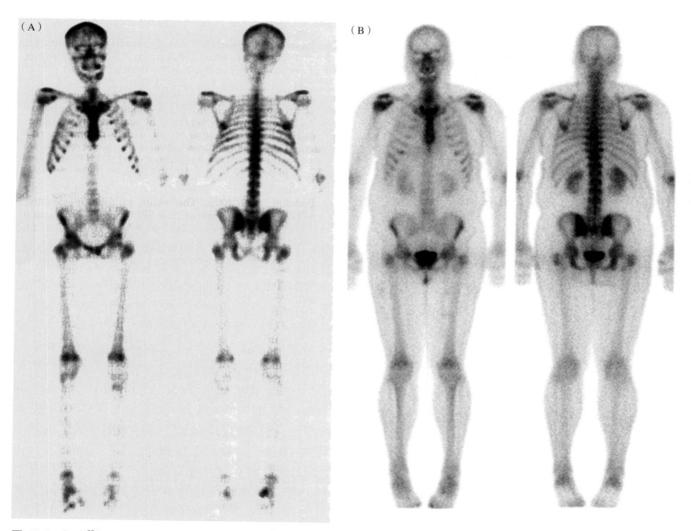

图 33.3 （A）99mTc-MDP 骨扫描显示了慢性肾衰竭及生化检查提示骨软化的患者的全身骨骼对示踪剂摄取的增加（骨软组织比率升高）；（B）正常人的骨扫描

骨软化，但诊断依赖于组织学检查。此外，骨扫描典型的特征也有助于诊断该病。使用骨扫描诊断假性骨折比 X 线检查更加敏感[20-21]。

## 结论

放射性核素骨扫描是一种能够评估恶性及代谢性骨病的很有价值的方法，它能够提供骨代谢的功能性及潜在定量的相关信息。解剖 / 功能性混合成像的最新进展巩固了放射性核素成像在骨骼疾病中的作用。此外，SPECT/CT 混合成像使更准确地评估临床特定问题（如骨质疏松患者合并持续背痛）成为可能。

## 参考文献

1. O'Sullivan JM, Cook GJ. 2002. A review of the efficacy of bone scanning in prostate and breast cancer. *Q J Nucl Med* 46: 152–9.
2. Gnanasegaran G, Cook GJ, Fogelman I. 2007. Musculoskeletal system. In: Biersack H, Freeman L (eds.) *Clinical Nuclear Medicine*. Berlin: Springer-Verlag. Chapter 10, pp. 241–62.
3. Van der Wall H, Clarke S. 2004. The evaluation of malignancy: Metastatic bone disease. In: Ell P, Gambhir, S (eds.) *Nuclear Medicine in Clinical Diagnosis and Treatment 3rd Ed.* Philadelphia: Churchill Livingstone Chapter 45, pp. 641–5.
4. Cook GJR, Hannaford E, Lee M, Clarke SEM, Fogelman I. 2002. The value of bone scintigraphy in the evaluation of osteoporotic patients with back pain. *Scand J Rheumatol* 31: 245–8.
5. Spitz J, Lauer I, Tittel K, Wiegand H. 1993. Scintimetric evaluation of remodeling after bone fractures in man. *J Nucl Med* 34: 1403–9.
6. Eastell R, Cedel SL, Wahner HW, Riggs BL, Melton LJ. 1991. Classification of vertebral fractures. *J Bone Miner Res* 6: 207–15.
7. Yamato M, Nishimura G, Kuramochi E, Saiki N, Fujioka M. 1998. MR appearance at different ages of osteoporotic compression fractures of the vertebrae. *Radiat Med* 16: 329–34.
8. Wang KC, Jeanmenne A, Weber GM, Thawait SK, Carrino JA. 2011. An online evidence-based decision support system for distinguishing benign from malignant vertebral compression fractures by magnetic resonance imaging feature analysis. *J Digit Imaging* 24: 507–15.
9. Ryan PJ, Evans PA, Gibson T, Fogelman I. 1992. Osteoporosis and chronic back pain: A study with single photon emission computed bone scintigraphy. *J Bone Miner Res* 7: 1455–1459.
10. Fogelman I, Carr D. 1980. A comparison of bone scanning and radiology in the assessment of patients with symptomatic Paget's disease. *Eur J Nucl Med* 5: 417–21.
11. Ryan PJ, Gibson T, Fogelman I. 1992. Bone scintigraphy following pamidronate therapy for Paget's disease of bone. *J Nucl Med* 33: 1589–93.
12. Patel S, Pearson D, Hosking DJ. 1995. Quantitative bone scintigraphy in the management of monostotic Paget's disease of bone. *Arthritis Rheum* 38: 1506–12.
13. Fogelman I, Bessent RG, Gordon D. 1981. A critical assessment of bone scan quantitation (bone to soft tissue ratios) in the diagnosis of metabolic bone disease. *Eur J Nucl Med* 6: 93–97.
14. Cook GJ, Maisey MN, Fogelman I. 1997. Fluorine-18-FDG PET in Paget's disease of bone. *J Nucl Med* 7: 1495–7.
15. Installe J, Nzeusseu A, Bol A, Depresseux G, Devogelaer JP, Lonneux M. 2005. 18F-fluoride PET for monitoring therapeutic response in Paget's disease of bone. *J Nucl Med* 6: 1650–8.
16. Fogelman I, Carr D. A comparison of bone scanning and radiology in the evaluation of patients with metabolic bone disease. *Clin Radiol* 31: 321–6.
17. Palestro CJ, Tomas MB, Tronco GG. 2005. Radionuclide imaging of the parathyroid glands. *Semin Nucl Med* 5: 262–6.
18. Gayed IW, Kim EE, Broussard WF, Evans D, Lee J, Broemeling LD, Ochoa BB, Moxlcy DM, Erwin WD, Podoloff DA. 2005. The value of 99mTc-sestamibi SPECT/CT over conventional SPECT in the evaluation of parathyroid adenomas or hyperplasia. *J Nucl Med* 46: 248–52.
19. Cook GJ, Wong JC, Smellie WJ, Young AE, Maisey MN, Fogelman I. 1998. [11C]Methionine positron emission tomography for patients with persistent or recurrent hyperparathyroidism after surgery. *Eur J Endocrinol* 139: 195–7.
20. Fogelman I, McKillop JH, Bessent RG, Boyle IT, Turner JG, Greig WR. 1978. The role of bone scanning in osteomalacia. *J Nucl Med* 19: 245–8.
21. Fogelman I, McKillop JH, Greig WR, Boyle IT. 1977. Pseudofractures of the ribs detected by bone scanning. *J Nucl Med* 18: 1236–7.

# 第 34 章
# FRAX®：骨折风险的评估

John A Kanis

（丁　悦　傅光涛　译）

## 引言

骨折风险评估的一个主要目标是：在低骨折风险患者中依据骨量来诊断哪些患者需要积极治疗并避免不必要的治疗。从既往的观点来看，由于骨质疏松症主要依据骨量来诊断，故骨折风险评估主要依据对骨密度（BMD）的测量[1-2]。BMD 是骨折风险评估的核心组成部分，而骨折风险预测准确性的提高有赖于将其他骨折风险指标考虑进去，特别是那些 BMD 提供的额外信息。现已开发出一些风险预测模型，但使用最广泛的是 FRAX®。

## 输入与输出

FRAX® 是一个基于计算机技术的计算方法（http：//www.shef.ac.uk/FRAX），主要用于代谢性骨病的研究，由世界卫生组织中心开发，并于 2008 年首次公开发布[3-4]。该方法主要用于初级保健，它通过那些容易获得的临床危险因素计算 50 岁以上男性和绝经后女性的骨折概率。FRAX® 的输出结果是 10 年内主要部位发生骨质疏松性骨折的概率（髋关节、临床脊椎、肱骨或手腕骨折）和 10 年内发生髋部骨折的概率（图 34.1）。

骨折的概率是从骨折的危险性及死亡的风险综合评估而得出的。骨折风险的计算根据年龄、体重指数以及其他的危险因素，包括之前发生过脆性骨折、父母髋部骨折史、当前吸烟史、长期口服糖皮质激素、风湿性关节炎、过量饮酒及其他原因引起的继发性骨质疏松症。可以选择的输入股骨颈骨密度以提高骨折风险预测的精确性。除了风湿性关节炎和长期使用糖皮质激素外，其他引起继发性骨质疏松症的因素由于其可引起（表 34.1）低骨密度故被认为可能会增加骨折的风险。

利用从全世界，包括北美洲、欧洲、亚洲和澳大利亚等数据中心获得以人群为基础的队列研究原始数据推断得出的信息，经过一系列 Meta 分析的方法可确定独立的骨折危险因素，从而建立了骨折危险因素和骨折风险的关系[3]。利用原始数据构建模型能够包含每个危险因子在多种可能的环境下所产生的影响以及各个危险因子间的相互作用而产生的重要预测性作用，从而提高计算骨折风险的精确性[5-6]。在相似地理分布及病例数超过 100 万人／年的条件下，关于临床危险因素是否需联合应用骨密度来评估骨折风险的独立队列研究也已经得出了结果[7-9]。

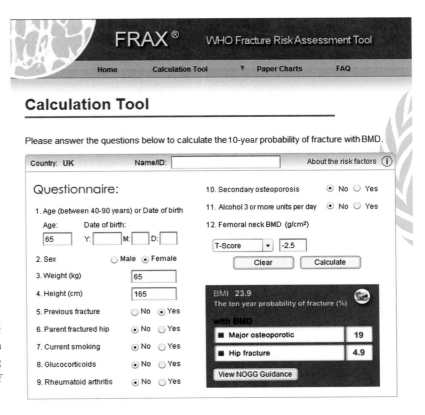

**图 34.1**　英国版本的 FRAX 工具（英国模型，版本 3.1。http://www.shef.ac.uk/FRAX）数据输入和结果输出格式的截图（With permission of the World Health Organization Collaborating Centre for Metabolic Bone Diseases, University of Sheffield Medical School, U.K.）

骨折的可能性是综合考虑骨折的风险及死亡风险而计算得出的。将死亡风险列入考虑范围的重要性在于那些短期内有较高死亡风险的人相比于具有更长预期寿命的正常人发生骨折的可能性要小（图34.2）。此外，一些对死亡风险有影响的因素同样也在影响着骨折的风险，如年龄的增加、低体重指数（BMI）、低骨密度、糖皮质激素使用史和吸烟史。其他不考虑死亡风险计算骨折概率的方法在世界不同地区使用有着显著性差异[9-10]。因此，在那些骨折和死亡流行病学特点已知的国家，FRAX® 可以被校正[11]。该模型目前可用于 52 个国家并支持 24 种语言。特殊人种模型在美国和新加坡可以使用。

FRAX 自 2008 年推出网站后被广泛用于患者的评估，目前每个工作日约处理 11 000 次计算。

继美国食品和药物管理局（FDA）的审核，FRAX 被并入双能 X 线骨密度仪（DXA）扫描仪以用于在 DXA 扫描时提供骨折风险评估。对于那些没有上网条件的地方，国际骨质疏松基金会成功开发了手持计算器和用于 iPhone 和 iPad 的应用程序（http://itunes.apple.com/us/app/frax/id370146412?mt=8）。

## 性能特点

骨折风险评估的目的在于它是预测骨折的重要技术。这通常用一个分数表示，即每减少一个标准差单位所增加的风险评分，也就是术语"风险梯度"。表 34.2 所示为分别单独运用临床危险因素、股骨颈骨密度及二者组合所计算得到的风险梯度。

根据年龄和所预测骨折的类型，单独应用临床危险因素可以产生一个位于 1.4 ~ 2.1 之间的风险梯度值。这些梯度值与单独应用 BMD 得出的骨折风险预测值[13-14]相差无几，这说明了临床危险因素在预测骨折方面具有重大的价值，并且在许多缺乏 DXA 设备的国家和地区，这种方法可以被广泛采用[15]。然而，联合应用 BMD 与临床危险因素会有很大的收获，特别是在预测髋部骨折时。如在 50岁的年龄段组单独应用 BMD 预测得出的风险梯度是 3.4/SD，而加入临床危险因素这个参考指标后风险梯度值是 4.2/SD。虽然风险梯度（GR）值的升高似乎与骨密度（BMD）呈一定的正相关关系，尤其是在其他骨质疏松导致的骨折方面，但需要认识到，

**表 34.1 与增加骨折风险有关的骨质疏松症继发原因***

| 继发性病因 | 示例 |
|---|---|
| 糖皮质激素 | 任何剂量，连续使用超过 2 个月<br>大剂量使用吸入性糖皮质激素<br>Cushing 病 |
| 风湿性关节炎 | |
| 慢性肝病 | 酗酒 |
| 未经治疗的性腺<br>功能减退 | 双侧卵巢切除术或睾丸切除术<br>神经性厌食症<br>乳腺癌化疗<br>围绝经期使用他莫昔芬<br>芳香酶抑制剂<br>前列腺癌患者使用 GnRH 抑制剂<br>垂体功能减退 |
| 长时间制动 | 脊髓损伤<br>帕金森病<br>脑卒中<br>肌肉萎缩<br>强直性脊柱炎 |
| 器官移植 | |
| 1 型和 2 型糖尿病 | |
| 甲状腺疾病 | 未经治疗的甲状腺功能亢进<br>过度治疗引起的甲状腺功能减退 |
| 胃肠疾病 | 克罗恩病<br>溃疡性结肠炎 |
| 慢性阻塞性肺病 | |

\* Adapted from Ref. 3 with permission of the World Health Organization Collaborating Centre for Metabolic Bone Diseases, University of Sheffield Medical School, U.K.

风险梯度间并不是乘法运算关系。如在 70 岁年龄段组中单独应用 BMD 可得到髋部骨折 GR 值为 2.8/SD，而单独应用临床危险因素时 GR 值为 1.8/SD。如果这两个试验是完全独立的话，那么合并后的 GR 值应该是 $\sqrt{(2.08^2 + 1.8^2)} = 3.06$。而由观测统计得出的 GR 值（2.9）达不到该理论值的上限，这是因为临床危险因素和 BMD 间存在显著的相关性，而并非完全独立的。

## 局限性

FRAX 不应该被认为是评估患者的金标准，而应该是作为一个参考平台。骨密度测定同样如此。因此，这些结果不应该在不充分考虑其优势和不足的情况下就不加鉴别地直接用于患者的治疗当中。但在某些情况下，其不足的地方（如在骨病的专业性诊治中）在某些方面也可变成优势（如初级保健预防医学）。

用 FRAX 算法进行骨折风险评估是不考虑当前或之前治疗带来的影响，虽然某些治疗会引起 BMD 的升高 [16]，从而一定程度上影响骨折概率的预测。FRAX 算法同样不考虑某些危险因素的量效应。如两次以上的椎骨骨折相对于只有一次椎骨骨折会引起更高的骨折风险 [17]。而一次临床椎骨骨折相比于其他部位的骨折所引起的骨折风险高了将近一倍。量效应的影响在糖皮质使用、吸烟及喝酒在骨折风险评估上同样很显著 [3,18]。由于在 FRAX 算法上不可能模拟所有这些外界影响，所以这些局限性都使

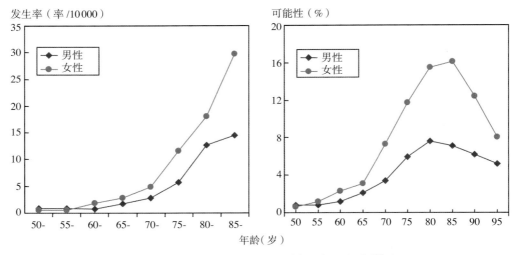

**图 34.2** 瑞典各年龄段女性髋部骨折的发生率及相应的 10 年内发生髋部骨折的概率 [12]（data deriued from Ref.12）

得 FRAX 算法得出的数据应加以评估、修正后才能用于临床判断。

针对于糖皮质激素的剂量效应（表 34.3），已经编写出了可以用于传统 FRAX 算法上的简单算法程序，从而可以更精确地评估发生髋部骨折和主要部位的骨质疏松性骨折的可能。如一名服用大量糖皮质激素的 60 岁老人，发生主要部位骨折的风险概率初始评估值是 18%，而运用新算法修正后将提高 15%，达到 21%。与之相对，那些暴露于低剂量糖皮质激素下的患者，修正后的骨折风险概率值降为 15%。

另一个局限性是 FRAX 算法只用 DXA 测量的股骨颈骨密度的 T 值作为输入值，而不考虑其他部位或其他技术的参考值。而现在腰椎 DXA 的测量很普遍，腰椎 BMD 也被纳入了许多临床指南中[20-23]，并用于疗效的监测。因此，研究人员有兴趣将腰椎 BMD 纳入 FRAX 算法，而目前这一设想尚无法实现。尤其一些股骨颈和腰椎的 T 值差别较大的情况下更有价值[24]。有专家提出，在腰椎和股骨颈 T 值每相差 1 个 SD，FRAX 计算得出的主要部位骨折的概率值将上升或下降 10%。例如，在一个病例中，股骨颈骨密度的 T 评分是 −2.2SD，以此用 FRAX 计算得出的骨折概率是 19%，而腰椎的 T 值是 −3.5SD，两者 T 值的差异是 1.3SD（3.5～2.2），将此数值四舍五入（1.0SD），那么包括腰椎 BMD 值后的骨折修正概率值即升高 10%（19＋1.9），达到 21%。

表 34.2　单独使用股骨颈骨密度值、临床危险因素及二者联合使用时得出的风险梯度［风险评分中的改变（HR/SD）］（95% 置信区间）[7]

| 年龄 | 单独使用临床危险因素 | 单独使用骨密度值 | 二者联合 |
|---|---|---|---|
| **（a）髋部骨折** | | | |
| 50 | 2.05（1.58～2.68） | 3.68（2.61～5.19） | 4.23（3.12～5.73） |
| 60 | 1.95（1.63～2.33） | 3.07（2.42～3.89） | 3.51（2.85～4.33） |
| 70 | 1.84（1.65～2.05） | 2.78（2.39～3.23） | 2.91（2.56～3.31） |
| 80 | 1.75（1.62～1.90） | 2.28（2.09～2.50） | 2.42（2.18～2.69） |
| 90 | 1.66（1.47～1.87） | 1.70（1.50～1.93） | 2.02（1.71～2.38） |
| **（b）其他骨质疏松性骨折** | | | |
| 50 | 1.41（1.28～1.56） | 1.19（1.05～1.34） | 1.44（1.30～1.59） |
| 60 | 1.48（1.39～1.58） | 1.28（1.18～1.39） | 1.52（1.42～1.62） |
| 70 | 1.55（1.48～1.62） | 1.39（1.30～1.48） | 1.61（1.54～1.68） |
| 80 | 1.63（1.54～1.72） | 1.54（1.44～1.65） | 1.71（1.62～1.80） |
| 90 | 1.72（1.58～1.88） | 1.56（1.40～1.75） | 1.81（1.67～1.97） |

数据包括髋部骨折和其他骨质疏松引起的骨折

With kind permission from Springer Science + Business Media B.V.

表 34.3　10 年内发生髋部骨折或主要部位骨质疏松性骨折的概率与各年龄段不同糖皮质激素用量的调整比例[19]

| 剂量 | 等效的泼尼松龙（mg/d） | 40 | 50 | 60 | 70 | 80 | 90 | 所有年龄段 |
|---|---|---|---|---|---|---|---|---|
| **髋部骨折** | | | | | | | | |
| 低 | ＜2.5 | −40 | −40 | −40 | −40 | −30 | −30 | −35 |
| 中 ᵃ | 2.5～7.5 | | | | | | | |
| 高 | ≥7.5 | +25 | +25 | +25 | +20 | +10 | +10 | +20 |
| **主要部位骨质疏松性骨折** | | | | | | | | |
| 低 | ＜2.5 | −20 | −20 | −15 | −20 | −20 | −20 | −20 |
| 中 ᵃ | 2.5～7.5 | | | | | | | |
| 高 | ≥7.5 | +20 | +20 | +15 | +15 | +10 | +10 | +15 |

ᵃ 未行调整

With kind permission from Springer Science + Business Media B.V.

## 干预阈值和评估阈值

在运用 FRAX 预测骨折概率的临床实践中，要决定治疗（干预阈值）和 BMD 测定（评估阈值）。一种常用方法如插图 34.3 所示 [25]。根据骨折风险评估的结果并基于年龄、性别、体质指数和临床危险因素对患者进行分类，在只有这些信息而没有 BMD 检测结果的情况下，对于一些高骨折风险的患者应该给予相关的治疗。许多指南都建议对于曾有过脆性骨折病史（在北美，椎骨或髋骨骨折）[21,23,26] 但缺乏骨密度相关资料的女性应及时给予治疗。许多内科医生也会给患者做 BMD 检测，但通常是为了寻找病因而非用于决定治疗方案（如作为监测疗效的基线）。在缺乏骨密度资料的情况下，也存在由于其骨折概率太低而决定不作治疗的情况，如一名身体健康没有临床骨折危险因素的绝经期女性。所以，并不是每一个个体都需要骨密度检测。图 34.3 的中间组的人群范围在不同的国家会有所不同。在美国，这会是一个很大的范围，而在许多缺乏或没有骨密度测定技术的国家 [15]，这一范围则必然相对较小。而在一些其他国家，如英国，可提供的 BMD 测定技术相对次优，那么这一中间类别的范围则处于以上两种极端之间。

FRAX 已经在一定程度上应用于许多评估指南，包括奥地利、比利时、加拿大、欧洲、法国、希腊、匈牙利、爱尔兰、意大利、日本、荷兰、波兰、新加坡、斯里兰卡、瑞典、瑞士、英国和美国的指南。因为骨折的风险、治疗骨折的费用、骨折的治疗方法、医疗保险的水平，以及患者愿意支付的费用在不同的国家而有所不同，所以从国际的角度上去确定一个干预阈值标准是有困难的。因此，基于评估骨折概率的指南在细节上会有所不同。指南一般使用各种不同的年龄段相关性骨折概率阈值或一个适用于所有年龄段的固定概率阈值。在英国和北美的指南中，针对各个年龄段的绝经后女性都提供了相应的示例和说明。

## 英国的指南

英国关于界定高骨折风险患者的指南 [ 从国家骨质疏松指南组（NOGG）[25-27] 发展而来 ] 建议那些曾有过脆性骨折的绝经后女性在没有 BMD 检测数据时仍应该考虑给予积极干预措施。对于那些没有脆性骨折病史但有与 FRAX 相关危险因素的女性患者，NOGG 设定的干预阈值是一个与脆性骨折病史阳性女性相等的年龄特异性骨折概率值。同样的干预阈值适用于男性，这是因为干预措施在男性患者身上所体现的效价比与同等危险等级的女性患者极其相似 [28-29]。

NOGG 的管理策略还考虑另外两个阈值（图 34.4）：

如果在阈值概率之下，那么既不需要考虑治疗也不需要考虑 BMD 检测（评估阈值下限）；

如果在阈值概率之上，则推荐进行治疗而不用再参考 BMD 检测的结果（评估阈值上线）。

换句话说，一些高骨折风险的患者将在不进行 BMD 检测的情况下给予治疗措施，相反，那些低骨折风险的患者既不需要 BMD 检测也不进行治疗。这种方法的好处在于最有效合理的管理实施 BMD 检测。如在 NOGG 策略下确诊一例髋部骨折平均只需要 3.5 次扫描，而按照医师皇家学院以前的指南则平均需要 14 次扫描。如此低次数的使用 BMD 检测意味着确诊骨折的成本以及每个骨折患者整个诊疗过程的花费将明显减少 [30]。

实行这一节俭的方法的理由在于骨折概率（无 BMD 数据）和 BMD 检测结果之间的相关性。一些研究表明，根据整合 BMD 数据后 FRAX 计算的结果按照从高危到低危（反之亦然，从低危到高危）

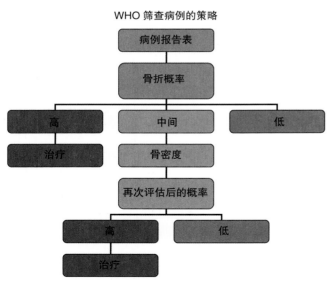

WHO 筛查病例的策略

图 34.3　评估个体骨折风险的管理策略 [25]（With kind permission from Springer Science＋Business Media B.V.）

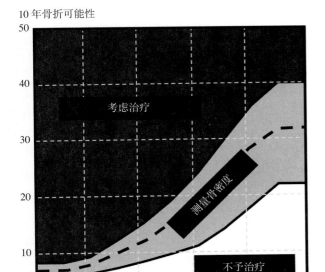

10 年骨折可能性

**图 34.4**　（也见彩图）国家骨质疏松指南组基于 10 年主要部位骨折可能性的评估指南。虚线表示需要干预的阈值，此数值随年龄而增大。如评估是在没有 BMD 的情况下做出的，则可能性的评估值处于灰色区域的患者应行 BMD 检查

进行重新分类的结果是或多或少接近并局限于干预阈值的。事实上，超过 80% 的女性在没有 BMD 数据情况下进行重新分类后只有 5% 的概率在干预阈值之内，而在 95% 的女性中这一概率上升到 10%。因此，BMD 检测只有那些骨折概率在干预阈值内的 10% 的女性才需要做。由此，将近 50% 没有脆性骨折病史的女性可以避免这一不必要的检查[31]。

## 北美的指南

在美国和加拿大，国家指南建议对那些有过脊椎或髋部骨折病史的女性以及那些 BMD T 值小于或等于 -2.5SD 的女性应给予积极治疗[20-21,23,26]。同样，在英国，他们认为高危组患者应该接受治疗，但他们只把脆性骨折病史阳性的患者列入高危组。相反，英国的指南并没有建议 T 值超过 -1.0SD 的绝经后患者应被治疗。在英国，没有临床危险因素的女性被列入排除组。因此，FRAX 模型在北美只有当女性的 T 值在 -1.0SD 和 -2.5SD 之间才意义较大。对于那些在 10 年内发生主要部位骨折概率大于或等于 20% 的患者或在 10 年内发生髋部骨折概率大于或等于 3% 的患者（美国指南，不包括加拿大）

建议积极治疗。

因此，英国和北美的指南既有相同之处也有所不同。相同之处在于二者都选择高危组的患者进行积极干预治疗，而对于低危组则不给予治疗（虽然分组标准不尽相同）。不同之处在于干预阈值（固定或者年龄相关）与 BMD 检测在中间组应用（在北美是包括该组所有女性，在英国则是位于评估阈值内的女性）。这两个方法并没有对错之分，但二者都是不完美的，而这两个方法会一直沿用到有更好的骨折风险预测方法产生。

## 不参考 BMD 检测结果的指南

世界上许多地区缺乏或没有 BMD 检测的条件。在这种情况下，可以使用 BMD 缺如的 FRAX 模型。FRAX 算法中用到的临床危险因素与 BMD 之间并不是完全独立的。事实上，用临床危险因素对髋部骨折可能进行的评分（没有用到 BMD 资料）与股骨颈 BMD 检测结果有着不强但却明显存在的相关性。这些说明了当在没有 BMD 资料的情况用 FRAX 算法筛选出的高危人群会倾向于那些 BMD 较低的群体，而发生骨折的概率越高，相应的 BMD 会越低。当选择一个固定的干预阈值时，高危组的 BMD 将比低危组低将近 1SD[31]。

如上所述，用单独应用临床危险因素的 FRAX 算法预测骨折风险具有一定的可靠性，而这一方法在许多缺乏 DXA 设施的国家是可行的。尽管如此，干预阈值仍需做进一步的确定。

## FRAX 的其他应用

一些研究已经观察了基于 FRAX 计算得出骨折概率与治疗骨质疏松症中用到的骨活性药物疗效之间的关系。在某些实例中，高骨折风险基线的患者会体现出更好的疗效（相对风险降低）[32]。而这一研究结果影响了高危患者的靶向治疗，因而治疗骨折所得的收益也被提高了。同时，这也对健康经济评估和关于骨质疏松症干预措施的 Meta 分析产生了影响[33]。

## 结论

FRAX 在评估女性和男性骨折概率方面展示了

显著的优越性，并且可用于高危患者的药物干预效果的评估中。由于各个国家具体要考虑的因素不同，FRAX 并不能给出一个明确的干预阈值，但它可以提供一个评估骨折风险的平台，而这正是临床医生和公共卫生机构制定合理治疗计划所需要的。FRAX 这个工具虽然远远算不上完美，但它要优于单独使用 BMD 检测结果进行风险评估。FRAX 被高度关注、大量使用以及被许多指南采用的特点引起了业界的高度兴趣，关注的焦点包括如何改进该模型、向其他国家推广，尤其是在临床诊断时应该如何看待分析其局限性并修正诊断。

## 声明

笔者与本章内容无利益冲突。

## 参考文献

1. World Health Organization. 1994. Assessment of fracture risk and its application to screening for postmenopausal osteoporosis. *Technical Report Series 843.* Geneva: WHO.
2. Kanis JA, McCloskey EV, Johansson H, Oden A, Melton LJ 3rd, Khaltaev N. 2008. A reference standard for the description of osteoporosis. *Bone* 42: 467–75.
3. Kanis JA, on behalf of the World Health Organization Scientific Group. 2008. Assessment of osteoporosis at the primary health-care level. *Technical Report.* WHO Collaborating Centre, University of Sheffield, UK. Available online at http://www.shef.ac.uk/FRAX/index.htm.
4. Kanis JA, Johnell O, Oden A, Johansson H, McCloskey EV. 2008. FRAX™ and the assessment of fracture probability in men and women from the UK. *Osteoporos Int* 19: 385–97.
5. De Laet C, Oden A, Johansson H, Johnell O, Jonsson B, Kanis JA. 2005. The impact of the use of multiple risk indicators for fracture on case-finding strategies: A mathematical approach. *Osteoporos Int* 16: 313–8.
6. Kanis JA, Johnell O, Oden A, De Laet C, Jonsson B, Dawson A. 2002. Ten-year risk of osteoporotic fracture and the effect of risk factors on screening strategies. *Bone* 30: 251–8.
7. Kanis JA, Oden A, Johnell O, et al. 2007. The use of clinical risk factors enhances the performance of BMD in the prediction of hip and osteoporotic fractures in men and women. *Osteoporos Int* 18: 1033–46.
8. Leslie WD, Lix LM, Johansson H, Odén A, McCloskey E, Kanis JA. 2010. Independent clinical validation of a

9. Canadian FRAX tool: Fracture prediction and model calibration. *J Bone Miner Res* 25: 2350–8.
9. Hippisley-Cox J, Coupland C. 2009. Predicting risk of osteoporotic fracture in men and women in England and Wales: Prospective derivation and validation of QFractures Scores. *Br Med J* 339: b4229.
10. Nguyen ND, Frost SA, Center JR, Eisman JA, Nguyen TV. 2008. Development of prognostic nomograms for individualizing 5-year and 10-year fracture risks. *Osteoporos Int* 19: 1431–44.
11. Kanis JA, Johnell O, De Laet C, Jonsson B, Oden A, Oglesby A. 2002. International variations in hip fracture probabilities: Implications for risk assessment. *J Bone Miner Res* 17: 1237–44.
12. Kanis JA, Johnell O, Oden A, et al, 2000, Long-term risk of osteoporotic fracture in Malmo. *Osteoporos Int* 11: 669–74.
13. Johnell O, Kanis JA, Oden A, et al, 2005, Predictive value of bone mineral density for hip and other fractures. *J Bone Miner Res* 20: 1185–1194; Erratum in 2007 *J Bone Miner Res* 22: 774.
14. Marshall D, Johnell O, Wedel H. 1996. Meta-analysis of how well measures of bone mineral density predict occurrence of osteoporotic fractures. *Br Med J* 312: 1254–59.
15. Kanis JA, Johnell O. 2004. Requirements for DXA for the management of osteoporosis in Europe. *Osteoporos Int* 16: 229–38.
16. Leslie WD, Lix LM, Johansson H, et al. 2012. Does osteoporosis therapy invalidate FRAX for fracture prediction? *J Bone Miner Res* 27: 1243–51.
17. Delmas PD, Genant HK, Crans GG, et al. 2003. Severity of prevalent vertebral fractures and the risk of subsequent vertebral and nonvertebral fractures: Results from the MORE trial. *Bone* 33: 522–32.
18. Van Staa TP, Leufkens HG, Abenhaim L, Zhang B, Cooper C. 2000. Use of oral corticosteroids and risk of fractures. *J Bone Miner Res* 15: 993–1000.
19. Kanis JA, Johansson H, Oden A, McCloskey EV. 2011. Guidance for the adjustment of FRAX according to the dose of glucocorticoids. *Osteoporos Int* 2: 809–16.
20. Baim S, Binkley N, Bilezikian JP, et al. 2008. Official Positions of the International Society for Clinical Densitometry and executive summary of the 2007 ISCD Position Development Conference. *J Clin Densitom* 11: 75–91.
21. Dawson-Hughes B. 2008. A revised clinician's guide to the prevention and treatment of osteoporosis. *J Clin Endocrinol Metab* 93: 2463–65.
22. National Osteoporosis Foundation. 2008. *Clinician's guide to prevention and treatment of osteoporosis.* Washington, DC: National Osteoporosis Foundation. www.nof.org.
23. Papaioannou A, Morin S, Cheung AM, et al. 2010. 2010 clinical practice guidelines for the diagnosis and management of osteoporosis in Canada: Summary. *CMAJ* 182: 1864–73.
24. Leslie WD, Lix LM, Johansson H, Oden A, McCloskey E, Kanis JA. 2011. Spine-hip discordance and fracture

risk assessment: A physician-friendly FRAX enhancement. *Osteoporos Int* 22: 839–47.

25. Kanis JA, McCloskey EV, Johansson H, Strom O, Borgstrom F, Oden A, and the National Osteoporosis Guideline Group. 2008. Case finding for the management of osteoporosis with FRAX®—Assessment and intervention thresholds for the UK. *Osteoporos Int* 19: 1395–1408; Erratum in 2009 *Osteoporos Int* 20: 499–502.

26. Grossman JM, Gordon R, Ranganath VK, et al. 2010. American College of Rheumatology 2010 recommendations for the prevention and treatment of glucocorticoid-induced osteoporosis. *Arthritis Care Res (Hoboken)* 62: 1515–26.

27. Compston J, Cooper A, Cooper C, Francis R, Kanis JA, Marsh D, McCloskey EV, Reid DM, Selby P, Wilkins M; National Osteoporosis Guideline Group (NOGG). 2009. Guidelines for the diagnosis and management of osteoporosis in postmenopausal women and men from the age of 50 years in the UK. *Maturitas* 62:105–8.

28. Kanis JA, Stevenson M, McCloskey EV, Davis S, Lloyd-Jones M. 2007. Glucocorticoid-induced osteoporosis: A systematic review and cost-utility analysis. *Health Technol Assess* 11: 1–256.

29. Tosteson AN, Melton LJ 3rd, Dawson-Hughes B, Baim S, Favus MJ, Khosla S, Lindsay RL; National Osteoporosis Foundation Guide Committee. 2008. Cost-effective osteoporosis treatment thresholds: The United States perspective. *Osteoporos Int* 19: 437–47.

30. Johansson H, Kanis JA, Oden A, Johnell O, Compston J, McCloskey EV. 2011. A comparison of case finding strategies in the UK for the management of hip fractures. *Osteoporos Int* 23: 907–15.

31. Johansson H, Oden A, Johnell O, Jonsson B, De Laet C, Oglesby A, et al. 2004. Optimisation of BMD measurements to identify high risk groups for treatment—A test analysis. *J Bone Miner Res* 19: 906–13.

32. Kanis JA, Oden A, Johansson H, Borgström F, Ström O, McCloskey E. 2009. FRAX® and its applications to clinical practice. *Bone* 44: 734–43.

33. Ström O, Borgström F, Kleman M, McCloskey E, Odén A, Johansson H, Kanis JA. 2010 FRAX and its applications in health economics—Cost-effectiveness and intervention thresholds using bazedoxifene in a Swedish setting as an example. *Bone* 47: 430–7.

# 第 35 章
# 骨转换生化标志物在骨质疏松症中的应用

Pawel Szulc • Douglas C. Bauer • Richard Eastell

（丁　悦　黄思俊　译）

## 引言

骨转换的特点是包括两个相反的活动：骨形成与骨吸收[1]。在骨重建期间（生长抑制后和老化过程中），骨形成之前都有骨吸收。两个过程由一个基本多细胞单位（basic multicellular unit，BMU）[此单位也称为骨重建单位（bone remodeling unit，BRU）] 偶联。在骨吸收过程中，骨的矿物质溶解和骨基质的分解代谢都通过破骨细胞，导致吸收腔的形成和骨基质成分的释放。接下来，在骨形成的过程中，成骨细胞合成的骨基质可以填补吸收腔并进行矿化。

骨生化转换指标（BTM）分两组，分别是骨形成指标和骨吸收指标（表 35.1）。最近，国际骨质疏松基金和国际临床化学实验医学联盟召集的专家座谈小组，提议将 Ⅰ 型原胶原蛋白 N 端（PINP）和血清 Ⅰ 型原胶原蛋白 C 端（CTX-I）分别作为骨形成和骨吸收的参考指标[2]。PINP 由组装成纤维的翻译后 Ⅰ 型原胶原分子裂解衍生而来。循环的 PINP 主要起源于骨，无昼夜节律，并在骨形成 - 刺激疗法中快速增加。血清 CTX-I 是 Ⅰ 型骨胶原蛋白的一种分解产物，它主要出现在骨中，并在抗骨吸收治疗中快速减少。然而，血清 CTX-I 有明显的昼夜节律，若要测量其血中含量，则必须早上空腹进行。CTX-I 以它的天然（α）和 β 异构体形态存在，可以发生消旋化（D- 型

| 表 35.1　骨生化转换指标 |
| --- |
| 骨形成 |
| 　骨钙素（OC） |
| 　骨碱性磷酸酶（bone ALP） |
| 　Ⅰ 型原胶原蛋白 N 端前肽（PINP） |
| 　Ⅰ 型原胶原蛋白 C 端前肽（PICP） |
| 骨吸收 |
| 　Ⅰ 型胶原蛋白 C 端末肽（CTX-I） |
| 　Ⅰ 型胶原蛋白 N 端末肽（NTX-I） |
| 　基质金属蛋白酶产 Ⅰ 型胶原蛋白 C 端末肽（CTX-MMP，ICTP） |
| 　α1 链脱氧吡啶螺旋肽 620-633（DPD） |
| 　抗酒石酸酸性磷酸酶 5b（TRACP5b） |

和 L- 型）。骨 AP 和 TRACP5b 分别是反映成骨细胞和破骨细胞新陈代谢活动的酶。而其他 BTM 则是在骨形成或骨吸收中释放到血液的骨基质成分。

## 分析变异和分析前期变异

分析变异（通过批内和批间变异系数来评定）依赖于 BTM、测量方法和技术人员的专业技术[3]。有几个 BTM 的测量方法是可行的（放射性免疫测定、免疫放射分析、酶免疫测定、化学发光法）。单

克隆抗体测定特定的分子量。无论在项目研究中和临床实践中，自动化的分析器使快速、方便、全自动并精确的 BIM 测量成为可能[4]。此外，小型化的床边测定设备（POC）可以进行快速的尿肌酐校正 NTX-1 的测定[5]。

分析前变异对 BTM 的检查影响很强[6]。它由大量因素组成（表 35.2），这些因素可能同时在一个人中存在。昼夜节奏对 BTM 变化有很大的影响，尤其是血清骨吸收标志物，其峰值出现于后半夜，最低点出现在下午[7]。CTX-I 变化幅度比其他 BTM 更大。进食对骨吸收的影响很大。进餐后血清 CTX-I 减少，最可能与葡萄糖刺激诱导肠道合成胰高血糖素样肽 2 有关[8]。因此，必须在标准条件下采集血液，最好是在早晨空腹状态下。对于尿液的收集，选择一个时间点收集（第二天早上无效）还是 24h 收集可根据权衡结果准确性和操作可行性决定。定点样本可以很容易地收集到，且患者的负担最少。24h 收集却能反映整体骨转换。然而，当肾功能不稳定时，不能被肌酐校正的 24h BTM 排泄可能被人为低估。在因肌肉减少症所致的低肌酐排泄量的情况下，每毫克的尿肌酐排泄的 BTM 可被人为高估。测定每体积肾小球过滤液中的 BTM 量是假设肾小球滤过量和肌酐的相同，且肾小管没有对 BTM 重吸收。

骨代谢受维生素 D 和钙水平的影响，尤其是中老年人。维生素 D 缺乏症且同时存在 25- 羟基维生素 D 缺乏和 PTH 高的足不出户的老人，他们的 BTM 水平普遍较经常走动活动的老人高。由于 25- 羟基维生素 D 冬季最低，尤其是很少出门的中老年人，BTM 水平的季节变化最明显。相比之下，维生素 D 充足年轻人的 BTM 水平受季节变化影响最小。

骨转移患者的 BTM 水平通常会增加，并与骨转移的扩散相关[9-10]。血清 I 型胶原吡啶交联终肽（ICTP）和 α-α-CTX-I（CTX-I 的天然存在形式）被认为是骨转移最敏感的标志[9-11]。

BTM 的水平会受近期骨折影响[12-13]。在骨折后的第一个小时内，与应激相关的皮质醇分泌物影响而使 OC 下降。随后，反映骨折愈合的骨形成与骨吸收活动增加。BTM 水平通常在骨折后持续上升 4 个月，然后经历长达 1 年的下降。

内源性和外源性的糖皮质激素会抑制骨形成[14]。OC 水平的下降最为迅速，随后 PICP 和 PINP 迟缓下降。骨吸收会增加，但数据不太一致。小剂量泼尼松（5mg/d）减少骨形成，但不能减少骨吸收。吸

入糖皮质激素引起 OC 水平降低是剂量依赖和药物依赖性，但对其他的 BTM 没有显著影响[15]。

| 表 35.2　骨转换分析前变异性的决定因素 |
| --- |
| **可改变的决定因素** |
| 　昼夜节律变化 |
| 　月经变化 |
| 　季节变化 |
| 　节食和食物摄入（特别是血清 CTX-I） |
| 　锻炼和体育活动 |
| **不容易改变的决定因素** |
| 　年龄 |
| 　性别 |
| 　绝经状况 |
| 　维生素 D 缺乏和继发性甲状旁腺功能亢进 |
| 　短期和长期的逐日差异 |
| 　以骨转换加速为特征的疾病 |
| 　　原发性甲状旁腺功能亢进 |
| 　　甲状腺功能亢进 |
| 　　肢端肥大症 |
| 　　Paget 病 |
| 　　骨转移 |
| 　骨转换无关的疾病 |
| 　　Cushing 病 |
| 　　多发性骨髓瘤 |
| 　以低骨转换为特征的疾病 |
| 　　甲状腺功能减退症 |
| 　　甲状旁腺功能减退 |
| 　　垂体功能减退 |
| 　　生长激素缺乏 |
| 　肾功能损害（取决于具体阶段） |
| 　近期骨折 |
| 　抑郁症 |
| 　与限制活动相关的慢性疾病 |
| 　　脑卒中 |
| 　　偏瘫 |
| 　　痴呆 |
| 　　阿尔茨海默病 |
| 　　骨骼肌减少症 |
| 　用药 |
| 　　口服糖皮质激素 |
| 　　吸入糖皮质激素（仅影响骨钙素） |
| 　　芳香化酶抑制剂（抗芳香化酶剂） |
| 　　口服避孕药 |
| 　　促性腺素释放激素激动剂 |
| 　　抗癫痫药 |
| 　　噻唑烷二酮 |
| 　　肝素 |
| 　　维生素 K 拮抗剂 |

芳香酶抑制剂（在乳腺癌治疗中使用）减少雌激素的残留分泌。促性腺激素释放激素激动剂（在前列腺癌治疗中使用）抑制了雄激素的分泌，并降低 17β- 雌二醇水平，因此，两组药物均导致骨转换的加速和骨量丢失加快。在上述两种情况下，预期骨转换的增加在伴随的双膦酸盐治疗中未能看到。

口服避孕药的绝经前女性有较低的 BTM 但 BTM 水平的变化与复方口服避孕药的成分略相关[16]。

噻唑烷二酮促进间充质细胞分化为脂肪细胞，但可能抑制成骨细胞的形成。这也会降低骨形成，而骨吸收则保持稳定或略有增加[17]。成骨细胞早期表达的 PINP 和骨碱性磷酸酶比成熟成骨细胞表达的 OC 较早迅速下降。

## BTM 及参考值

大量的研究报道了不同的 BTM 参考区间。参考值取决于研究对象的选择（年龄、性别、招募的方式、入选和排除的标准），地理区域（包括文化习惯），测量方法，实验室的专业水平和统计方法。鉴于这些问题，在临床实践中报告参考值应谨慎。

## 骨转换率和骨丢失

年轻成人每 BMU 的替换骨量约等于骨吸收去除的骨量。绝经后和患有加速骨丢失的疾病，骨吸收相关标志物水平会迅速升高。骨形成活动增加以填补更多的骨吸收腔，因而骨形成标志物的血清水平亦会升高。因为骨形成量小于骨吸收量，故会出现在 BMU 水平上的净骨量丢失。因此，BMU 的增加量是绝经后的 BTM 水平和骨丢失的主要决定因素。

在大多数研究中，较高 BTM 水平的基线关系到日后更快的骨流失。然而，假设 BTM 一定，骨丢失量就存在很大的个体差异，损失值是离散分布的[18]。因此，从病理生理学的角度来看，骨转换率似乎决定随后的骨损失。与此相对的是，从临床的角度来看，BTM 不能用于预测个体的骨丢失加速。

## 骨转换率和骨折风险

部分的前瞻性队列研究和病例对照研究表明，

通过 BTM 水平加强预测骨折风险能力并不依赖于年龄、骨质密度（BMD）和骨折史[19-21]。这种相关性可见于绝经后女性和老年女性中，而未在跌倒为骨折最强预测因子的男人或年老体弱的人中发现。BTM 水平预测的主要部位骨质疏松性骨折（椎体、髋部、多处骨折），而不适用于少数外周的骨质疏松骨折。BTM 预测骨折的研究为短期内的随访（5 年以内），而非较长时间的研究。骨折风险的预测主要通过尿骨吸收标志物，在一些研究中还会采用骨 ALP（骨碱性磷酸酶）。但未使用其他骨形成标志物（OC、PICP、PINP）或陈旧的非特异性标志物（总 ALP、羟脯氨酸）。

高骨转换率与低 BMD、较快的骨丢失以及包括小梁间室（小梁穿孔和损失，微弱的骨小梁连接）和皮质间室（皮质变薄、孔隙率增加）劣质骨微结构有关[22]。因此，剩下的骨将承受较高的压力，导致骨组织更快速地疲劳，力学性能进一步恶化[23]。骨吸收腔引发应力上升，导致局部骨小梁的弱化。高骨转换也与近期形成的较高比例不完全矿化骨有关，这具有次优的力学抵抗力。骨重建周期越短，留给骨基质蛋白（如交联 I 型胶原和 I 型胶原 β- 异构体）的翻译后修饰时间越短。一项绝经后女性的研究显示，I 型胶原蛋白的异构化率降低（通过 CTX-I 的尿 α/β 比值评估）是独立于其他预测因素的较高风险骨折相关因素[24]。

BTM 的潜在临床应用价值是巨大的，他们可以帮助辨识在抗骨质疏松治疗中将会获得最佳疗效的女性，并可以提高治疗的性价比。然而，BTM 和骨折风险的正面数据或负面数据都应该谨慎解读。如上所述，BTM 的结果在肾功能波动或不正确采集时可能变得不准确。特别是在低肌肉重量且摔倒风险高的患者中，尿骨吸收标志物可能被高估。

虽然前景看好，临床使用 BTM 预测骨折需要格外规范化，包括采集生物样品的时机、BTM 的选择、尿标志物的表达、定义正确的临床阈值以及选择骨折类型和随访时长，使 BTM 尽可能是准确的。

## 骨转换率与监测

BTM 反映药物骨转换中的代谢作用，有助于建立足够的剂量，预测治疗相关的骨密度增加和治疗相关的骨折风险降低。因此，BTM 有潜力成为对骨质疏松症有用的临床管理工具。

## 对代谢的影响

治疗相关的 BTM 变化取决于该药物的作用机制。抗骨吸收药物抑制骨吸收且迅速降低骨吸收标志物的水平。由于治疗前，骨形成在 BMU 中已持续进行，骨形成标志物是稳定的，在治疗过程中，当成骨细胞填补少量的 BMU 形成时骨形成指标降低。当骨吸收减少，骨形成仍处于基线水平时，BMD 迅速增加。抗骨吸收治疗过程中的 BTM 变化，取决于给药途径与药物剂量，以及抑制骨吸收的程度和药物作用的细胞机制。如静脉注射双膦酸盐或皮下注射狄诺塞麦（单克隆抗 RANKL 抗体），BTM 水平的下降速度比使用口服制剂更快。

组织蛋白酶 K（CatK）抑制剂，目前处于临床开发阶段，被视为一种影响 BTM 的抗骨吸收的药物 [25-26]。CatK 是由破骨细胞表达的半胱氨酸蛋白酶，能在酸性环境下分、降解胶原蛋白。CatK 抑制剂通过抑制 I 型胶原蛋白的分解代谢而减少骨吸收。

骨吸收期间，骨胶原首先被基质金属蛋白酶（MMPs）分解，再被 CatK 分解。MMPs 释放 CTX-MMP（由 MMPs 聚集的 I 型胶原 C- 端肽，又称血清 I 型胶原吡啶交联终肽）[27]。然后由 CatK 降解 CTT-MMP 释放 CTX-I 并在 N- 末端产生 NTX-I。CatK 抑制剂由此降低了 CTX-I 和 NTX-I 的水平。相比之下，CTX-MMP 并不进一步分解代谢，致其血清水平的升高。因此，血清 CTX-MMP 并不反映 CatK 抑制剂对骨转化的抑制。

与双膦酸盐和狄诺塞麦不同，CatK 抑制剂不减少破骨细胞的数量，只抑制其活性。因此，反映破骨细胞数量的 TRACP5b 浓度，在用双膦酸盐或狄诺塞麦治疗期间降低，但在 CatK 抑制剂治疗过程中保持稳定，甚至上升 [26, 28]。此外，现有的破骨细胞向骨祖细胞发出信号，刺激成骨细胞的召集和分化 [29]。因此，相比双膦酸盐或狄诺塞麦治疗，CatK 抑制剂治疗期间的骨形成减少并不明显。

强效的骨形成刺激药物，如人重组 PTH（1-34）（又叫特立帕肽）和 PTH（1-84），能诱导随骨吸收增加后快速的骨形成增加（尤其是 PINP）[30-31]。在治疗的早期阶段，骨形成增加，而骨吸收仍然处于较低水平。我们将这一阶段称为"合成代谢窗"，即骨密度增加最迅速，且主要发生在骨小梁。最新数

据显示，在健康受试者中，人源硬骨素单克隆抗体能诱导迅速且剂量依赖性的骨形成增加和缓慢短暂的血清 CTX-I 下降 [32]。雷奈酸锶在治疗早期有略增加骨碱性磷酸酶和降低血清 CTX-I 的作用，然后两者皆进入平台期，并贯穿随后整个治疗过程。

## BTM 与治疗骨质疏松症的新方法

BTM 可能有助于建立抗骨质疏松药的最佳剂量，因为与 BMD 相比，治疗相关的 BTM 变化更迅速。一般来说，较高剂量的抗骨吸收制剂与 BTM 水平的更大下降有关，而 BTM 水平的更大降低与 BMD 水平的更大幅度增加有关。BMD 增加后，经皮 17β- 雌二醇、选择性雌激素受体调节剂（SERM）和口服双膦酸盐均能引起剂量依赖性的骨吸收减少（3 个月后达最大值）和骨形成减少（6 个月后达最大值）。口服 CatK 抑制剂会出现类似更速效的反应。首剂皮下狄诺塞麦间歇治疗或静脉注射双膦酸盐引起非常迅速地剂量依赖性骨吸收减少 [34]。在促骨形成 PTH（1-84）的治疗中发现，剂量依赖性 BMD 和 BTM 增加主要发生于腰椎和骨形成标志物 [35]。

BTM 可能用于同种药物不同剂量的临床等效性评价。使用同种药物不同处理方案治疗的两组患者出现相似的 BTM 下降，表明两个方案有相似的疗效。

## BTM 与抗骨质疏松治疗的疗效

在基线 PINP 水平高（极高危组）的绝经后女性中，阿仑膦酸钠降低非脊椎骨折的作用较强 [38]。但是在脊柱骨折或其他 BTM 中并没有发现类似的趋势。由利塞膦酸钠或特立帕肽所致的相对骨折风险降低不依赖于治疗前的 BTM 水平 [39-40]。然而，在这两项研究中，未经干预的具有较高 BTM 水平的女性有较高的骨折发生率。因此，绝对骨折风险降低幅度（避免骨折的次数）在治疗前骨转换较高的女性中最大。

抗骨吸收治疗引起的骨密度变化并不是评价抗骨折疗效的最佳指标。相反，早期的 BTM 水平下降（6~12 个月）与长期的骨密度增加及抗骨折疗效（2~3 年）有关 [41-42]。对于一定的 BTM 水平降低和治疗过程中一定的 BTM 水平，积极治疗组和安慰剂组的椎体骨折发生率相近 [42-43]。虽然早期由特立帕肽引起的 BTM 水平上升与随后的骨密度增加，尤其与增加的骨小梁单位体积骨密度呈正相关 [44]，但是

短期的 BTM 变化与骨折风险并无相关性。

## 抗骨质疏松治疗停药后的 BTM

双膦酸盐累积在骨骼中不被代谢分解。因此，双膦酸盐累积剂量越低，BTM 越早返回基线。使用阿仑膦酸钠若干年停药后，BTM 增加，BMD 下降，但过程缓和[45]。与此相反，激素替代疗法，狄诺塞麦和 CatK 抑制剂均不会在骨骼积聚。因此，这些药停药后 BTM 水平将随后快速上升，甚至可能超过治疗前水平[46-47]，伴随此增长的是骨密度降低和潜在骨折风险的增加。PTH（1-84）治疗 1 年后停药，BTM 水平将回归至基线值，骨小梁体积骨密度也会下降[48]。

狄诺塞麦停药 12 个月后，再用同种药物可迅速降低患者的 BTM 达到与接受持续治疗的患者相近的水平[47]。特立帕肽停药后停止治疗 12 个月，使用相同试剂可引起 BTM 水平上升[49]，然而此升幅远低于此药物的初次使用者。

我们需要更多的研究以确定抗骨质疏松治疗停药后的 BTM 改变是与随后的骨折风险相关。

## 联合治疗与 BTM

已开展的组合两种不同抗骨质疏松药物治疗绝经后女性的研究中，同时使用阿仑膦酸钠和 PTH（1-84），迅速降低了骨吸收（血清 CTX-I），但低于单独使用阿仑膦酸钠；可暂时增加骨形成（PINP，骨 ALP），但不如单独使用 PTH（1-84）[50]。然后骨形成减少，并保持稍低于基线的水平。明确了阿仑膦酸钠在治疗期间对 BTM 改变的重要作用，因为混合治疗组中 BMD 的改变与单独使用阿仑膦酸钠类似。

PTH 治疗对抗骨吸收药物治疗后 BTM 作用依赖于骨转换的抑制程度，引起取决于抗骨吸收的药物和治疗持续的时间。在长期的阿仑膦酸钠治疗后，特立帕肽引起的 BTM 升高被推迟，但推迟的程度小于雷洛昔芬治疗后[51]。在用利塞膦酸钠治疗的女性中，BTM 更高，而特立帕肽引起的 BTM 升高比那些用阿仑膦酸钠治疗更明显[52]。单独用阿仑膦酸钠治疗的女性出现的 BTM 水平下降与 PTH（1-84）治疗后使用阿仑膦酸钠所引起的 BTM 水平改变无法区别[48, 53]。这种对强烈抑制骨转换作用可能会阻止在用 PTH（1-84）治疗骨骼形成下的骨吸收，从而导致额外的骨密度增加。

在已接受阿仑膦酸钠治疗至少 6 个月的绝经后女性中，狄诺塞麦引起 BTM 水平进一步减少，随后是 BMD 进一步增加[54]。

## BTM 与个人治疗监测

监测抗骨吸收治疗的目的是评估骨转换降低的程度。超过最小有意义变化（2.8×BTM 测定中的批间变异系数）的 BTM 水平并超过了随机的 BTM 变化率，可能代表治疗真正的生物效应。理论上绝经前女性用药期间的 BTM 水平应低于平均值。

抗骨质疏松治疗中依从性不佳导致更高的骨折风险[55]。服用利塞膦酸钠的绝经后女性，NTX-I 监测并没有比常规护理提高用药的持续性。依从性越好，平均骨转换跌幅越大，但目前还不清楚这种相关性是否可用于临床[56]。有趣的是，获 NTX-I 水平持续降低信息的女性，对抗骨吸收药物使用的持续性更好[57-58]。

目前的数据仍不足以评价 BTM 测量对患者是否存在非典型股骨粗隆骨折或下颚骨坏死的风险有用[59-60]。同样，根据现有的数据，是不可能制定一个 BTM 阈值来作为停药或重新治疗的标准。

## 男性骨转换指标

男生的生长突增时间比女生迟，但持续时间比女生长。因此，年轻男性进入定型期（生长停滞后 BMD 峰值的形成）迟于女性。因为男性较女性高，故他们的骨头较长，并且他们的骨头更宽，即使经尺寸校正之后。在 20 ~ 25 岁之间，男性的 BTM 水平高于女性，因为在他们较长较宽的骨头中骨转换更活跃（较迟的骨定形）。随后，在 50 ~ 60 岁期间，BTM 减少至其最低水平[61-63]。60 岁以后，骨形成指标保持稳定或略有增加，而骨吸收增加。老年男性的尿 DPD 和血清 CTX-MMP 随年龄增加，而血清 CTX-I 保持稳定，这可能反映了参与降解 I 型胶原蛋白的各种酶的活性[62, 64]。

高骨转换率的男性骨密度较低，皮质微结构差[62, 65]。这表明与年龄相关的男性骨丢失至少有部分是由于骨吸收增加导致的。具有高 BTM 水平老年男性后续的骨丢失较快；但这种相关性相对较弱[66, 68]。在巢式病例对照研究中，CTX-MMP 水平升高与较高的临床骨折发生率相关[69]。然而，大型的前瞻性队列研究表明，BTM 并不能独立地预测老年男性骨质疏松性骨折[66-67]。有趣的是，无论男性和女性，较高的胶原 C 端肽 α/β 比值可独立于其他因子预测老年性脆性骨折[70]。

## BTM 与男性抗骨质疏松治疗

如果生物活性睾酮已经达到标准浓度，睾酮替代疗法（TRT）可抑制因明显性腺功能减退（而不是男性交界性睾酮浓度降低）引起的骨转换[71-72]。在 TRT 治疗期间，骨吸收迅速降低，但每毫克肌酐尿排泄量降低在一定程度上与增加的肌肉质量相关。骨形成在 TRT 治疗的开始阶段（直接刺激作用）增加、平稳，最后降低，反映了骨转换的大致下降速度。

口服（每日给药、每周给药或每月给药）和静脉注射双膦酸盐降低绝经后女性 BTM 的程度相似[73-76]。这些效果在老年男性骨质疏松症、男性性腺功能低、感染艾滋病的人、人心脏移植后和脑卒中后的人都可看到。但在接受去雄激素疗法治疗前列腺癌的男性中，狄诺塞麦引起的 BTM 水平下降小于绝经后女性。

特立帕肽治疗的男性患者 1 个月后骨形成会增加（PINP），3 个月后骨吸收会增加[78]。与此相反，在性腺功能正常的骨质疏松男性中，特立帕肽停药后 BTM 水平会逐步降低[79]。用阿仑膦酸钠治疗 6 个月的男性，特立帕肽引起骨形成标志物增加（但比单独用特立帕肽治疗的男性少），且血清 NTX-I 的浓度也从基线轻微增加[80]。

## 结论

BTM 提高了我们对骨转换，骨密度，骨脆性与抗骨质疏松的治疗效果（生物学机制、时间进程、抗折的疗效）关系的理解。BTM 数据显示，骨转换率（自发或治疗后）与绝经后及老年女性骨脆性增加是独立相关的（尤其是尿重吸收标志物）。从临床的观点看来，我们乐观地认为 BTM 测量指标可能有助于识别绝经后女性的骨折高风险，并可能提高抗骨吸收治疗的依从性。这提示我们，BTM 的应用可提高抗骨质疏松治疗的疗效。

## 参考文献

1. Marti J, Seeman E. 2008. Bone remodelling: Its local regulation and the emergence of bone fragility. *Best Pract Res Clin Endocrinol Metab* 22: 701–722.
2. Vasikaran S, Cooper C, Eastell R, Griesmacher A, Morris HA, Trenti T, Kanis JA. 2011. International Osteoporosis Foundation and International Federation of Clinical Chemistry and Laboratory Medicine Position on bone marker standards in osteoporosis. *Clin Chem Lab Med* 49(8): 1271–1274.
3. Schafer AL, Vittinghoff E, Ramachandran R, Mahmoudi N, Bauer DC. 2010. Laboratory reproducibility of biochemical markers of bone turnover in clinical practice. *Osteoporos Int* 21: 439–445.
4. Garnero P, Borel O, Delmas PD. 2001. Evaluation of a fully automated serum assay for C-terminal cross-linking telopeptide of type I collagen in osteoporosis. *Clin Chem* 47: 694–702.
5. Blatt JM, Allen MP, Baddam S, Chase CL, Dasu BN, Dickens DM, Hardt SJ, Hebert RT, Hsu YC, Kitazawa CT, Li SF, Mangan WM, Patel PJ, Pfeiffer JW, Quiwa NB, Scratch MA, Widunas JT. 1998. A miniaturized, self-contained, single-use, disposable assay device for the quantitative determination of the bone resorption marker, NTx, in urine. *Clin Chem* 44: 2051–2052.
6. Szulc P, Delmas PD. 2008. Biochemical markers of bone turnover: Potential use in the investigation and management of postmenopausal osteoporosis. *Osteoporos Int* 19: 1683–1704.
7. Qvist P, Christgau C, Pedersen BJ, Schlemmer A, Christiansen C. 2002. Circadian variation in the serum concentration of C-terminal telopeptide of type I collagen (serum CTx): Effects of gender, age, menopausal status, posture, daylight, serum cortisol, and fasting. *Bone* 31 57–61.
8. Yavropoulou MP, Tomos K, Tsekmekidou X, Anastasiou O, Zebekakis P, Karamouzis M, Gotzamani-Psarrakou A, Chassapopoulou E, Chalkia P, Yovos JG. 2011. Response of biochemical markers of bone turnover to oral glucose load in diseases that affect bone metabolism. *Eur J Endocrinol* 164: 1035–1041.
9. Voorzanger-Rousselot N, Juillet F, Mareau E, Zimmermann J, Kalebic T, Garnero P. 2006. Association of 12 serum biochemical markers of angiogenesis, tumour invasion and bone turnover with bone metastases from breast cancer: A crosssectional and longitudinal evaluation. *Br J Cancer* 95: 506–514.
10. Leeming DJ, Koizumi M, Byrjalsen I, Li B, Qvist P, Tankó LB. 2006. The relative use of eight collagenous and noncollagenous markers for diagnosis of skeletal metastases in breast, prostate, or lung cancer patients. Cancer *Epidemiol Biomarkers Prev* 15: 32–38.
11. Leeming DJ, Delling G, Koizumi M, Henriksen K, Karsdal MA, Li B, Qvist P, Tankó LB, Byrjalsen I. 2006. Alpha CTX as a biomarker of skeletal invasion of breast cancer: Immunolocalization and the load dependency of urinary excretion. *Cancer Epidemiol Biomarkers Prev* 15: 1392–1395.

12. Ivaska KK, Gerdhem P, Akesson K, Garnero P, Obrant KJ. 2007. Effect of fracture on bone turnover markers: A longitudinal study comparing marker levels before and after injury in 113 elderly women. *J Bone Miner Res* 22: 1155–1164.

13. Stoffel K, Engler H, Kuster M, Riesen W. 2007. Changes in biochemical markers after lower limb fractures. *Clin Chem* 53: 131–134.

14. Dovio A, Perazzolo L, Osella G, Ventura M, Termine A, Milano E, Bertolotto A, Angeli A. 2004. Immediate fall of bone formation and transient increase of bone resorption in the course of high-dose, short-term glucocorticoid therapy in young patients with multiple sclerosis. *J Clin Endocrinol Metab* 89: 4923–4928.

15. Richy F, Bousquet J, Ehrlich GE, Meunier PJ, Israel E, Morii H, Devogelaer JP, Peel N, Haim M, Bruyere O, Reginster JY. 2003. Inhaled corticosteroids effects on bone in asthmatic and COPD patients: A quantitative systematic review. *Osteoporos Int* 14: 179–190.

16. Herrmann M, Seibel MJ. 2010. The effects of hormonal contraceptives on bone turnover markers and bone health. *Clin Endocrinol (Oxf)* 72: 571–583.

17. Grey A, Bolland M, Gamble G, Wattie D, Horne A, Davidson J, Reid IR. 2007. The peroxisome proliferator-activated receptor-gamma agonist rosiglitazone decreases bone formation and bone mineral density in healthy postmenopausal women: A randomized, controlled trial. *J Clin Endocrinol Metab* 92: 1305–1310.

18. Rogers A, Hannon RA, Eastell R. 2000. Biochemical markers as predictors of rates of bone loss after menopause. *J Bone Miner Res* 15: 1398–1404.

19. Vasikaran S, Eastell R, Bruyère O, Foldes AJ, Garnero P, Griesmacher A, McClung M, Morris HA, Silverman S, Trenti T, Wahl DA, Cooper C, Kanis JA. 2011. Markers of bone turnover for the prediction of fracture risk and monitoring of osteoporosis treatment: A need for international reference standards. *Osteoporos Int* 22: 391–420.

20. Daele PLA van, Seibel MJ, Burger H, Hofman A, Grobbee DE, van Leeuwen JPTM, Birkenhager JC, Pols HAP. 1996. Case-control analysis of bone resorption markers, disability, and hip fracture risk: The Rotterdam study. *Br Med J* 312: 482–483.

21. Garnero P, Hausher E, Chapuy MC, Marcelli C, Grandjean H, Muller C, Cormier C, Bréart G, Meunier PJ, Delmas PD. 1996. Markers of bone resorption predict hip fracture in elderly women: The Epidos prospective study. *J Bone Miner Res* 11: 1531–1538.

22. Bouxsein ML, Delmas PD. 2008. Considerations for development of surrogate endpoints for antifracture efficacy of new treatments in osteoporosis: A perspective. *J Bone Miner Res* 23: 1155–1167.

23. Dempster DW. 2000. The contribution of trabecular architecture to cancellous bone quality. *J Bone Miner Res* 15: 20–23.

24. Garnero P, Cloos P, Sornay-Rendu E, Qvist P, Delmas PD. 2002. Type I collagen racemization and isomerization and the risk of fracture in postmenopausal women: The OFELY prospective study. *J Bone Miner Res* 17: 826–833.

25. Bone HG, McClung MR, Roux C, Recker RR, Eisman JA, Verbruggen N, Hustad CM, DaSilva C, Santora AC, Ince BA. 2010. Odanacatib, a cathepsin-K inhibitor for osteoporosis: A two-year study in postmenopausal women with low bone density. *J Bone Miner Res* 25: 937–947.

26. Eastell R, Nagase S, Ohyama M, Small M, Sawyer J, Boonen S, Spector T, Kuwayama T, Deacon S. 2011. Safety and efficacy of the cathepsin K inhibitor ONO-5334 in postmenopausal osteoporosis: The OCEAN study. *J Bone Miner Res* 26: 1303–1312.

27. Garnero P, Ferreras M, Karsdal MA, Nicamhlaoibh R, Risteli J, Borel O, Qvist P, Delmas PD, Foged NT, Delaissé JM. 2003. The type I collagen fragments ICTP and CTX reveal distinct enzymatic pathways of bone collagen degradation. *J Bone Miner Res* 18: 859–867.

28. Eastell R, Christiansen C, Grauer A, Kutilek S, Libanati C, McClung MR, Reid IR, Resch H, Siris E, Uebelhart D, Wang A, Weryha G, Cummings SR. 2011. Effects of denosumab on bone turnover markers in postmenopausal osteoporosis. *J Bone Miner Res* 26: 530–537.

29. Pederson L, Ruan M, Westendorf JJ, Khosla S, Oursler MJ. 2008. Regulation of bone formation by osteoclasts involves Wnt/BMP signaling and the chemokine sphingosine-1-phosphate. *Proc Natl Acad Sci U S A* 105: 20764–20769.

30. Glover SJ, Eastell R, McCloskey EV, Rogers A, Garnero P, Lowery J, Belleli R, Wright TM, John MR. 2009. Rapid and robust response of biochemical markers of bone formation to teriparatide therapy. *Bone* 45: 1053–1058.

31. Greenspan SL, Bone HG, Ettinger MP, Hanley DA, Lindsay R, Zanchetta JR, Blosch CM, Mathisen AL, Morris SA, Marriott TB. 2007. Effect of recombinant human parathyroid hormone (1-84) on vertebral fracture and bone mineral density in postmenopausal women with osteoporosis: A randomized trial. *Ann Intern Med* 146: 326–339.

32. Padhi D, Jang G, Stouch B, Fang L, Posvar E. 2011. Single-dose, placebo-controlled, randomized study of AMG 785, a sclerostin monoclonal antibody. *J Bone Miner Res* 26: 19–26.

33. Meunier PJ, Roux C, Seeman E, Ortolani S, Badurski JE, Spector TD, Cannata J, Balogh A, Lemmel EM, Pors-Nielsen S, Rizzoli R, Genant HK, Reginster JY. 2004. The effects of strontium ranelate on the risk of vertebral fracture in women with postmenopausal osteoporosis. *N Engl J Med* 350: 459–468.

34. McClung MR, Lewiecki EM, Cohen SB, Bolognese MA, Woodson GC, Moffett AH, Peacock M, Miller PD, Lederman SN, Chesnut CH, Lain D, Kivitz AJ, Holloway DL, Zhang C, Peterson MC, Bekker PJ. 2006. Denosumab in postmenopausal women with low bone mineral density. *N Engl J Med* 354: 821–831.

35. Hodsman AB, Hanley DA, Ettinger MP, Bolognese MA, Fox J, Metcalfe AJ, Lindsay R. 2003. Efficacy and safety of human parathyroid hormone-(1-84) in increasing bone mineral density in postmenopausal osteoporosis. *J Clin Endocrinol Metab* 88: 5212–5220.

36. Delmas PD, Benhamou CL, Man Z, Tlustochowicz W, Matzkin E, Eusebio R, Zanchetta J, Olszynski WP, Recker RR, McClung MR. 2008. Monthly dosing of 75 mg risedronate on 2 consecutive days a month: Efficacy and safety results. *Osteoporos Int* 19: 1039–1045.

37. Rizzoli R, Greenspan SL, Bone G 3rd, Schnitzer TJ, Watts NB, Adami S, Foldes AJ, Roux C, Levine MA, Uebelhart B, Santora AC 2nd, Kaur A, Peverly CA, Orloff JJ. 2002. Two-year results of once-weekly administration of alendronate 70 mg for the treatment of postmenopausal osteoporosis. *J Bone Miner Res* 17: 1988–1996.

38. Bauer DC, Garnero P, Hochberg MC, Santora A, Delmas

P, Ewing SK, Black DM. 2006. Pretreatment levels of bone turnover and the antifracture efficacy of alendronate: The fracture intervention trial. *J Bone Miner Res* 21: 292–299.

39. Seibel MJ, Naganathan V, Barton I, Grauer A. 2004. Relationship between pretreatment bone resorption and vertebral fracture incidence in postmenopausal osteoporotic women treated with risedronate. *J Bone Miner Res* 19: 323–329.

40. Delmas PD, Licata AA, Reginster JY, Crans GG, Chen P, Misurski DA, Wagman RB, Mitlak BH. 2006. Fracture risk reduction during treatment with teriparatide is independent of pretreatment bone turnover. *Bone* 39: 237–243.

41. Bauer DC, Black DM, Garnero P, Hochberg M, Ott S, Orloff J, Thompson DE, Ewing SK, Delmas PD. 2004. Change in bone turnover and hip, non-spine, and vertebral fracture in alendronate-treated women: The fracture intervention trial. *J Bone Miner Res* 19: 1250–1258.

42. Eastell R, Hannon RA, Garnero P, Campbell MJ, Delmas PD. 2007. Relationship of early changes in bone resorption to the reduction in fracture risk with risedronate: Review of statistical analysis. *J Bone Miner Res* 22: 1656–1660.

43. Reginster JY, Sarkar S, Zegels B, Henrotin Y, Bruyere O, Agnusdei D, Collette J. 2004. Reduction in PINP, a marker of bone metabolism, with raloxifene treatment and its relationship with vertebral fracture risk. *Bone* 34: 344–351.

44. Chen P, Satterwhite JH, Licata AA, Lewiecki EM, Sipos AA, Misurski DM, Wagman RB. 2005. Early changes in biochemical markers of bone formation predict BMD response to teriparatide in postmenopausal women with osteoporosis. *J Bone Miner Res* 20: 962–970.

45. Black DM, Schwartz AV, Ensrud KE, Cauley JA, Levis S, Quandt SA, Satterfield S, Wallace RB, Bauer DC, Palermo L, Wehren LE, Lombardi A, Santora AC, Cummings SR. 2006. Effects of continuing or stopping alendronate after 5 years of treatment: The Fracture Intervention Trial Long-term Extension (FLEX): A randomized trial. *JAMA* 296: 2927–2938.

46. Sornay-Rendu E, Garnero P, Munoz F, Duboeuf F, Delmas PD. 2003. Effect of withdrawal of hormone replacement therapy on bone mass and bone turnover: The OFELY study. *Bone* 33: 159–166.

47. Miller PD, Bolognese MA, Lewiecki EM, McClung MR, Ding B, Austin M, Liu Y, San Martin J. 2008. Effect of denosumab on bone density and turnover in postmenopausal women with low bone mass after long-term continued, discontinued, and restarting of therapy: A randomized blinded phase 2 clinical trial. *Bone* 43: 222–229.

48. Black DM, Bilezikian JP, Ensrud KE, Greenspan SL, Palermo L, Hue T, Lang TF, McGowan JA, Rosen CJ. 2005. One year of alendronate after one year of parathyroid hormone (1-84) for osteoporosis. *N Engl J Med* 353: 555–565.

49. Finkelstein JS, Wyland JJ, Leder BZ, Burnett-Bowie SM, Lee H, Jüppner H, Neer RM. 2009. Effects of teriparatide retreatment in osteoporotic men and women. *J Clin Endocrinol Metab* 94: 2495–2501.

50. Black DM, Greenspan SL, Ensrud KE, Palermo L, McGowan JA, Lang TF, Garnero P, Bouxsein ML, Bilezikian JP, Rosen CJ. 2003. The effects of parathyroid

hormone and alendronate alone or in combination in postmenopausal osteoporosis. *N Engl J Med* 349: 1207–1215.

51. Ettinger B, San Martin J, Crans G, Pavo I. 2004. Differential effects of teriparatide on BMD after treatment with raloxifene or alendronate. *J Bone Miner Res* 19: 745–751.

52. Miller PD, Delmas PD, Lindsay R, Watts NB, Luckey M, Adachi J, Saag K, Greenspan SL, Seeman E, Boonen S, Meeves S, Lang TF, Bilezikian JP. 2008. Early responsiveness of women with osteoporosis to teriparatide after therapy with alendronate or risedronate. *J Clin Endocrinol Metab* 93: 3785–3793.

53. Rittmaster RS, Bolognese M, Ettinger MP, Hanley DA, Hodsman AB, Kendler DL, Rosen CJ. 2000. Enhancement of bone mass in osteoporotic women with parathyroid hormone followed by alendronate. *J Clin Endocrinol Metab* 85: 2129–2134.

54. Kendler DL, Roux C, Benhamou CL, Brown JP, Lillestol M, Siddhanti S, Man HS, San Martin J, Bone HG. 2010. Effects of denosumab on bone mineral density and bone turnover in postmenopausal women transitioning from alendronate therapy. *J Bone Miner Res* 25: 72–81.

55. Siris ES, Harris ST, Rosen CJ, Barr CE, Arvesen JN, Abbott TA, Silverman S. 2006. Adherence to bisphosphonate therapy and fracture rates in osteoporotic women: Relationship to vertebral and nonvertebral fractures from 2 US claims databases. *Mayo Clin Proc* 81: 1013–1022.

56. Eastell R, Vrijens B, Cahall DL, Ringe JD, Garnero P, Watts NB. 2011. Bone turnover markers and bone mineral density response with risedronate therapy: Relationship with fracture risk and patient adherence. *J Bone Miner Res* 26: 1662–1669.

57. Clowes JA, Peel NF, Eastell R. 2004. The impact of monitoring on adherence and persistence with antiresorptive treatment for postmenopausal osteoporosis: A randomized controlled trial. *J Clin Endocrinol Metab* 89: 1117–1123.

58. Delmas PD, Vrijens B, Eastell R, Roux C, Pols HA, Ringe JD, Grauer A, Cahall D, Watts NB. 2007. Effect of monitoring bone turnover markers on persistence with risedronate treatment of postmenopausal osteoporosis. *J Clin Endocrinol Metab* 92: 1296–1304.

59. Baim S, Miller PD. 2009. Assessing the clinical utility of serum CTX in postmenopausal osteoporosis and its use in predicting risk of osteonecrosis of the jaw. *J Bone Miner Res* 24: 561–574.

60. Visekruna M, Wilson D, McKiernan FE. 2008. Severely suppressed bone turnover and atypical skeletal fragility. *J Clin Endocrinol Metab* 93: 2948–2952.

61. Fatayerji D, Eastell R. 1999. Age-related changes in bone turnover in men. *J Bone Miner Res* 14: 1203–1210.

62. Szulc P, Garnero P, Munoz F, Marchand F, Delmas PD. 2001. Cross-sectional evaluation of bone metabolism in men. *J Bone Miner Res* 16: 1642–1650.

63. Khosla S, Melton LJ 3rd, Atkinson EJ, O'Fallon WM, Klee GG, Riggs BL. 1998. Relationship of serum sex steroid levels and bone turnover markers with bone mineral density in men and women: a key role for bioavailable estrogen. *J Clin Endocrinol Metab* 83: 2266–2274.

64. Chandani AK, Scariano JK, Glew RH, Clemens JD, Garry PJ, Baumgartner RN. 2000. Bone mineral density

and serum levels of aminoterminal propeptides and cross-linked N-telopeptides of type I collagen in elderly men. *Bone* 26: 513–518.

65. Chaitou A, Boutroy S, Vilayphiou N, Munoz F, Delmas PD, Chapurlat R, Szulc P. 2010. Association between bone turnover rate and bone microarchitecture in men: The STRAMBO study. *J Bone Miner Res* 25: 2313–2323.

66. Bauer DC, Garnero P, Harrison SL, Cauley JA, Eastell R, Ensrud KE, Orwoll E. 2009. Biochemical markers of bone turnover, hip bone loss, and fracture in older men: The MrOS study. *J Bone Miner Res* 24: 2032–2038.

67. Szulc P, Montella A, Delmas PD. 2008. High bone turnover is associated with accelerated bone loss but not with increased fracture risk in men aged 50 and over: The prospective MINOS study. *Ann Rheum Dis* 67: 1249–1255.

68. Dennison E, Eastell R, Fall CH, Kellingray S, Wood PJ, Cooper C. 1999. Determinants of bone loss in elderly men and women: A prospective population-based study. *Osteoporos Int* 10: 384–391.

69. Meier C, Nguyen TV, Center JR, Seibel MJ, Eisman JA. 2005. Bone resorption and osteoporotic fractures in elderly men: The dubbo osteoporosis epidemiology study. *J Bone Miner Res* 20: 579–587.

70. Bauer D, Garnero P, Litwack Harrison S, Cauley J, Ensrud K, Eastell R, Orwoll E. Type I Collagen Isomerization (Alpha/Beta CTX Ratio) and Risk of Clinical Vertebral Fracture in Men: A Prospective Study. http://www.asbmr.org/Meetings/AnnualMeeting/AbstractDetail.aspx?aid=7ed933e3-0487-4b5a-b2dd-747876d1ecde.

71. Amory JK, Watts NB, Easley KA, Sutton PR, Anawalt BD, Matsumoto AM, Bremner WJ, Tenover JL. 2004. Exogenous testosterone or testosterone with finasteride increases bone mineral density in older men with low serum testosterone. *J Clin Endocrinol Metab* 89: 503–510.

72. Wang C, Swerdloff RS, Iranmanesh A, Dobs A, Snyder PJ, Cunningham G, Matsumoto AM, Weber T, Berman N. 2001. Effects of transdermal testosterone gel on bone turnover markers and bone mineral density in hypogonadal men. *Clin Endocrinol (Oxf)* 54: 739–750.

73. Orwoll ES, Binkley NC, Lewiecki EM, Gruntmanis U, Fries MA, Dasic G. 2010. Efficacy and safety of monthly ibandronate in men with low bone density. *Bone* 46: 970–976.

74. Boonen S, Orwoll ES, Wenderoth D, Stoner KJ, Eusebio R, Delmas PD. 2009. Once-weekly risedronate in men with osteoporosis: Results of a 2-year, placebo-controlled, double-blind, multicenter study. *J Bone Miner Res* 24: 719–725.

75. Bolland MJ, Grey AB, Horne AM, Briggs SE, Thomas MG, Ellis-Pegler RB, Woodhouse AF, Gamble GD, Reid IR. 2007. Annual zoledronate increases bone density in highly active antiretroviral therapy-treated human immunodeficiency virus-infected men: A randomized controlled trial. *J Clin Endocrinol Metab* 92: 1283–1288.

76. Orwoll E, Ettinger M, Weiss S, Miller P, Kendler D, Graham J, Adami S, Weber K, Lorenc R, Pietschmann P, Vandormael K, Lombardi A. 2000. Alendronate for the treatment of osteoporosis in men. *N Engl J Med* 343: 604–610.

77. Smith MR, Egerdie B, Hernández Toriz N, Feldman R, Tammela TL, Saad F, Heracek J, Szwedowski M, Ke C, Kupic A, Leder BZ, Goessl C. 2009. Denosumab in men receiving androgen-deprivation therapy for prostate cancer. *N Engl J Med* 361: 745–755.

78. Orwoll ES, Scheele WH, Paul S, Adami S, Syversen U, Diez-Perez A, Kaufman JM, Clancy AD, Gaich GA. 2003. The effect of teriparatide [human parathyroid hormone (1-34)] therapy on bone density in men with osteoporosis. *J Bone Miner Res* 18: 9–17.

79. Leder BZ, Neer RM, Wyland JJ, Lee HW, Burnett-Bowie SM, Finkelstein JS. 2009. Effects of teriparatide treatment and discontinuation in postmenopausal women and eugonadal men with osteoporosis. *J Clin Endocrinol Metab* 94: 2915–2921.

80. Finkelstein JS, Leder BZ, Burnett SM, Wyland JJ, Lee H, de la Paz AV, Gibson K, Neer RM. 2006. Effects of teriparatide, alendronate, or both on bone turnover in osteoporotic men. *J Clin Endocrinol Metab* 91: 2882–2887.

# 第 36 章
# 临床实践中的骨活检和骨形态计量学

Robert R. Recker

（丁　悦　黄思俊　译）

## 引言

未脱钙髂骨的活检标本组织学检查是一个有价值且成熟的临床治疗和研究工具，可用于研究代谢性骨骼疾病病因学、发病机制和治疗。在本章中，我们将回顾骨细胞的结构和功能；确定一组基本结构和动态组织形态学变量；由一系列骨代谢疾病的例子勾勒出一种解读结果的方法；描述如何获取、处理和分析髂骨活检标本的技术；确认需要使用骨形态计量学的临床情况；以及得到骨形态计量学和其他评估骨特性与骨生理学方法的关系。

## 骨细胞的结构和功能

### 骨骼的中介组织

Frost[1] 在他定义的骨骼中介组织（the intermediary organigation，IO）中描述骨细胞有 4 种不同的功能：生长、构建、重建、骨折修复。虽然每种功能都涉及破骨细胞和成骨细胞，但由于相互协调而使结果有很大的不同。生长可拉伸骨骼；构建可在生长过程中塑形；重建过程中去除并替换骨组织；骨折修复愈合结构破坏的部位。

IO 的重塑在成年人生活中占主导地位，也是本章的重点。互相协同的骨细胞组（即破骨细胞、成骨细胞、骨细胞和基质细胞）构成的基本多细胞单位（BMU），BMU 是进行骨重建的基本单位。而基本的结构单元（BSU）则是一组 BMU 形成的新骨组织[2]。所有成人代谢性骨骼疾病都涉及 IO 重塑紊乱。

### 骨细胞

破骨细胞由多个单核细胞融合而成，一般为多核，会重吸收骨质（基质、类骨质及矿物）。破骨细胞会在骨松质的表面产生浅坑，并出现在哈弗氏管前缘（"切割锥"）。光镜下可见细胞呈不规则突起、泡沫状，嗜酸性细胞质如围墙般附着于骨质表面。皱褶缘出现在细胞和矿化骨基质之间的流体腔里，其抗酒石酸酸性磷酸酶（TRAP）染色呈阳性。

成骨细胞在重吸收部位形成新骨。它们产生胶原和非胶原骨基质参与骨矿化的过程[3]。在光学显微镜下，可见排队在矿化类骨质表面的丰满细胞。随着成骨点的成熟，使细胞逐渐失去饱满的外形。

骨细胞由成骨细胞分化而成，会留在重塑的地方，在骨形成发展的过程中被埋在重塑部位。他们独立存在于矿化骨基质的小陷窝内。他们的胞质突起在精细狭窄的骨小管网中伸展，而形成分布在整个活骨内的互相连接的网。该网络可以很方便地监视局部的环境应变和局部的微损伤，并开启组织骨细胞响应应变或微损伤。

成骨细胞还会分化为内衬细胞，覆盖在骨松质和骨皮质的表面。在光镜下，为细长的、扁平的细胞，细胞核深染。重塑的定位和启动可能涉及这些细胞。

## 骨重建过程

重塑发生在骨松质和哈弗氏管表面。第一步是激活破骨细胞前体形成破骨细胞，然后开始挖掘空腔。在移走约 0.05mm³ 骨组织后，重塑点在短时间内保持静止。接着成骨细胞化前体在此活化，把刚挖空处填满。完成重塑周期平均需要大约 6 个月的时间[4]：再吸收需要约 4 周，其余的时间则用于再生。

健康的骨骼重塑系统利用所需要的重塑材料，在保持良好生理环境的前提下，用新的、力学性能完好的骨组织来取代老化、微损伤的老年骨组织。然而，过度使用会耗尽系统的修复微损伤（发生在新兵的应力性骨折是一个例子）的能力。健康的骨重建系统会通过调控骨骼结构来满足不断变化的力学需求。但是，该系统也会迅速减少未被充分利用的骨（如延长卧床休息时间、瘫痪患者或宇航员中的骨丢失）。所有的骨丢失都是由骨重建所造成。骨重建系统会受到营养和激素以及机械的影响。如成人的维生素 D 缺乏症的患者则会有骨基质的矿化不足。最后，如其他章节所描述，骨重建涉及复杂的细胞间和细胞内的信号传导过程，且遗传性代谢性骨骼也会参与这一过程。图 36.1 至 36.3 为人类髂骨活检标本的显微摄影照片。一个详细的图集也已出版[5]。

## 基本组织形态学变量

进行组织形态学检查的骨活检标本通常在髂嵴获取，并运到专门的实验室进行处理和显微镜下分析。本章后面各节概述了这些程序。除了已制定的几十个测量和计算外，我们在这里描述几个常用的变量，它们一起描述了基本结构和力学特点。命名经美国骨与矿物质研究学会认可[6]。

### 结构特点

核心宽度（C.Wi）表示髂骨活检点的厚度（骨膜表面之间即距离，以毫米为单位）。皮质宽度（Ct.Wi）是皮质之间合起来的厚度，以毫米为单位。皮质孔隙率（Ct.Po）是皮质内的孔面积占总皮质面积百分比。

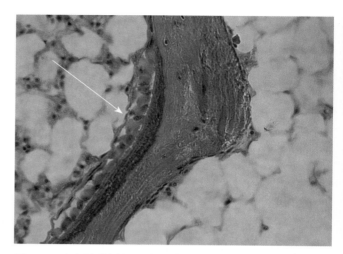

图 36.1 （也见彩图）一个正常的骨形成表面。未矿化的类骨质覆盖着丰满的成骨细胞，见箭头所指

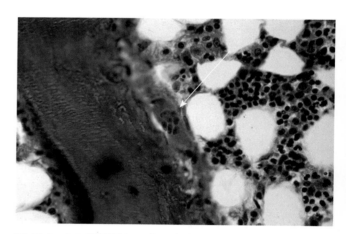

图 36.2 （也见彩图）一个正常的骨吸收表面。箭头所指为一个在 Howship 陷窝内的多核破骨细胞

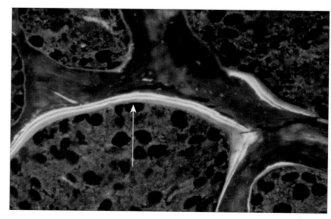

图 36.3 （也见彩图）箭头所示为含有荧光双标记的矿化表面

骨松质体积率（BV/TV）是骨松质占骨髓总面积（包括骨小梁）的百分比。壁厚（W.Th）是静止的骨松质表面（即表面没有骨质或 Howship 的腔隙）和相应的粘合线之间的平均距离，以微米为单位。

骨小梁厚度（Tb.Th）是指个体骨小梁之间的平均距离，以微米为单位。小梁间距（Tb.Sp）是小梁之间平均距离，也是以微米为单位。每毫米小梁数量（Tb.N）的计算公式为（BV/TV）/Tb.Th.这些变量可以用于评估骨小梁连接度[7]。小梁连接性的测量值包括节点到自由端的比值[8]、星体积[9-10]和骨小梁的模式因子（TBPf）[11]。

侵蚀面（ES/BS）是 Howship 空隙占骨松质的百分数，无论其中有无破骨细胞。成骨细胞表面(Ob.S/BS)和破骨细胞表面（Oc.S/BS）是由成骨细胞和破骨细胞分别占骨松质的百分比。类骨质表面（OS/BS）是松质表面矿化的骨样的百分比，无论有无成骨细胞。类骨质厚度（O.Th）是类骨质在骨松质表面的平均厚度，以微米为单位。

## 动力学特性

在活检前一个严格的时间内口服荧光染料标记试剂，荧光双标记沉淀在矿化活跃部位，从而可以确定变化率[12]。矿化表面（MS/BS）是骨松质表面矿化的百分比，也就是被标记的百分比。最准确的 MS/BS 是双标记部位加上单标记部位的 1/2[13]。明确定义 MS/BS 是至关重要的，因为它用来计算骨形成率、骨形成期和矿化滞后时间。

矿物质同位率（MAR）是指新的骨矿物质添加到骨松质表面的速率（单位为 μm/d）。MAR 代表双标记区域的标记之间的距离除以标志物间期（每个标签时段的中点之间的跨度，以天为单位）。这和所有关于厚度的测量值都必须按比例对倾角进行校正（即选择部位的表面平面和骨松质表面的平面之间的随机角度）[7]。

激活频率（Ac.f）是一个新的重塑周期每天更换在骨松质的表面上任一点开始的可能性。骨形成率（BFR/BV 和 BFR/BS）是骨松质体积（mm³/mm³/year）和骨松质表面积（mm³mm²/mm/year）的预测值；BFR/BS = Ac. f×W. Th[14]。形成期（FP）是形成一个新骨松质所需要的时间，以年为单位。矿化延迟时间（MLT）是类骨质的形成和矿化之间的间隔天数。MLT 最准确的计算公式为 O.Th/MAR×MS/OS。微

裂纹密度（Cr. d.）是单位矿化骨面积（#/mm²）的微裂纹数量，微裂纹长度（Cr. L）[15]（以毫米为单位）是可视的微裂平均长度。细胞凋亡可以使用特殊染色量化为凋亡细胞后总骨细胞的百分比。

## 结果解读

### 参考数据

1988 年 Recker 等发表了[4]建立的绝经后白人女性组织形态学度量变量参考值。将 34 名健康受试者平均分到 3 个年龄组：45～54 岁、55～64 岁和 65～74 岁，他们活检时大致年龄范围为绝经年龄至已绝经数年。一项年龄范围 19～46 岁，纳入 12 名黑人和 13 名白人的对比研究也已发表[17]。

2000 年，Glorieux 等[18]报道了每个年龄组的 58 名白人组织形态数据。5 个年龄组分别是：1.5～6.9 岁、7.0～10.9 岁、11.0～13.9 岁、14.0～16.9 岁 和 17.0～22.9 岁。活检标本是在骨科矫形手术时获得，患者除了卧床外都很健康。该结果包括由在 8 名受试对象内重复活检结果算出的变异系数（CV）。

我们中心最近发表文章报道由几组髂骨活检标本得到的 Ac.f。50 个配对髂骨活检标本分别在更年期期间、绝经后早期、末次月经后一年几个时间段获取。Ac.f 的中位数分别从 0.13/ 年升到 0.24/ 年（P＜0.001）。而在另一组表面正常的平均绝经 13 年的女性中，Ac.f 仍然较高（中位数 0.37，P＜0.01）[19]。其他已发表的数据参考数据库[20-23]。

### 正常骨髓成分替换

髂骨活检部位的骨髓腔中有各种造血细胞及比例不同的脂肪细胞。如果这些正常的骨髓成分被纤维组织（纤维性骨炎）、肿瘤细胞或异常造血细胞代替，这种变化将在组织形态学中显示出来。这里所描述的活检准备可保留细胞的细节、空间关系及结构特色。然而，因出报告所需时间较长（特殊的至少 4 周），所以不适于血液诊断。

### 骨皮质缺损

活检的角度和活检部位皮质厚度的变化会影响 Ct.Wi 值。然而，腰椎和（或）股骨近端的低骨密度往往体现在低值 Ct.Wi[24]。皮质小梁形成的证据（即形成具有特征的粗骨小梁的过渡区）表示曾存在于

骨髓附近区域中的骨皮质已经丢失 [25]。

## 骨松质缺失

低 BV/TV 表示骨松质缺失。一般骨小梁变薄（减少 Tb.Th）和（或）小梁组成成分的全部缺失（骨小梁连接不良）可能是缺失的原因。发现后者（如低 Tb.N 同时高 Tb.Sp）的特征是骨质比它的整体质量更加脆弱。

## 骨重建的改变

Ac.f 是骨松质重建总体水平的评价指标。Ac.f 的值与骨吸收标志物相关（$r=0.71$）（Recker，未发表的发现）。表面健康的女性活检标本中，采用荧光标记的方法，该标志物则会在骨松质被发现。然而，前面提到的我们实验室最近报道的 3 例未经治疗的绝经后骨质疏松症的女性却无标记（即 Ac.f 为 0）[19]。此外，骨质疏松药物会抑制重塑过程，以及其是否有时会抑制重塑而使微损伤修复不够，最近被广泛关注。这牵涉到关于异常低重塑率在组织形态学定义的问题，而这个问题在最近发表的文章中已被详细探讨 [26]。这些作者的结论是，人类髂骨活检标本中无荧光标记的是重塑异常减少的证据。

## 异常的类骨质形态

在板层和编织骨类骨质（胶原蛋白）纤维的布置特性是显而易见的。板层骨包含分层排列的胶原纤维，编织骨则为随机排列的胶原纤维。在髂骨活检中编织骨通常代表强烈刺激而产生的快速骨形成，如佩吉特氏病或肾性骨病，它也可以发生在纤维性骨炎。在成骨不全症中，骨胶原的异常导致生产不同数量的编织骨，甚至可以是细微到难以检测。如在染色切片见到骨细胞数量增加和随机排列的胶原蛋白则提示编织骨的存在。但是，找出编织骨的最佳方法是使用偏光镜片在光镜下观察未染色切片。一个偏光镜片放置在显微镜台下光源上，另一个被放置在光路中切片的上面。当偏光镜片被转动的过程中，使得其中一个保持相对另一个 90° 偏光（在目镜的视野很暗），由于光的折射在编织骨是随机的，这时的编织骨和板层骨的区域之间的差别是显而易见。

## 非矿化骨样组织的堆积

Parfitt 描述了骨形成的动态指标和骨样组织堆积

的静态指标 [14] 之间的复杂关系。表明骨质无法正常矿化的指标有升高的 OS/BS、O.Th 和 MLT。如果矿化完全停止，双标记则不显示，但 MLT 是不可测量的 [27]。

# 代谢性骨病的发现

在表 36.1 中，可见代表类型的代谢性骨骼疾病的主要组织形态学发现。如需进一步信息，我们鼓励读者查找本书中专门描写特异性疾病的章节和阅读目前的文献。

## 绝经后骨质疏松症

绝经后女性骨质疏松症的特点是骨皮质缺损、皮质内的骨小梁和骨松质缺失、骨小梁连接差。Tb.Th 下降是适度、动态的测量值，它的幅度有很大的差异 [28-29]。绝经后骨质疏松女性 Ac.f 的平均值则依旧居高不下，但数值差异也很大 [19]。

## 糖皮质激素诱导的骨质疏松症

在治疗的早期，Ac.f 会增加；此后，Ac.f、MAR 和 MS/BS 都逐渐下降。有报道提出，从糖皮质激素性骨坏死患者的股骨标本中可以发现大量凋亡的骨细胞和内衬细胞 [30]。这导致人们思考：是什么样的机制可以让骨细胞维持骨骼的机械完整性独立于骨密度和（或）骨重建。（见糖皮质激素引起的骨质疏松和检测骨细胞凋亡的章节。）

## 原发性甲状旁腺功能亢进

原发性甲状旁腺功能亢进导致骨皮质缺损，会导致 Ct.Po 和皮质内骨小梁形成增加 [31]。Ct.Po 与空腹血清 PTH 呈正相关 [32]。BV/TV 通常是一定的，并保持正常骨松质结构 [33-34]。还可以看到类骨质呈现编织状外观和骨小梁周围纤维化 [35]。

## 性腺功能减退

女性和男性的性腺功能低下都使 Ac.f 升高，导致骨皮质和骨松质的缺损。在低 BV/TV 和（或）Tb.Th 时，会失去骨小梁连接性 [36]。

## 维生素 D 缺乏骨病

任何原因引起维生素 D 的缺乏都会导致维生素 D 缺乏骨病（HVO）。Parfitt[27] 描述了 3 个阶段。在

**表 36.1　描述几种代谢性骨病类型的重要组织形态学调查结果样式**

| | 骨髓腔 | 骨皮质 | 骨松质 | 骨重建 | 类骨质形态 | 类骨质矿化 |
|---|---|---|---|---|---|---|
| 绝经后骨质疏松 | — | 骨皮质缺损伴骨皮质内层骨小梁形成 | 骨松质缺失伴骨小梁连接性差 | Ac.f 值普遍上升，但变化波动大 | — | — |
| 糖皮质激素诱导的骨质疏松症 | — | 骨皮质缺损 | 骨松质缺失 | 早期 Ac.f 升高；晚期 Ac.f 下降 | — | — |
| 原发性甲状旁腺功能亢进 | 骨小梁周围可见纤维组织 | 骨皮质缺损，Ct.Po 增加，骨皮质内层骨小梁形成 | 通常无异常 | Ac.f 升高 | 可见编织骨 | — |
| 性腺功能减退（男性和女性） | — | 骨皮质缺损 | 骨松质缺失或伴有骨小梁连接性差 | Ac.f 升高 | — | — |
| 维生素 D 缺乏性骨病 | 可见纤维组织 | — | — | 早期 Ac.f 升高 | — | 早期 OS/BS 升高；晚期 MLT 和 O.Th 升高，双重标志物可消失 |
| 低血磷酸盐性骨病 | 可见纤维组织 | — | — | — | — | MLT 和 O.Th 升高，双重标志物可消失 |
| 肾性骨病（高转化型） | 可见纤维组织 | 皮质内骨小梁形成 | 成骨细胞、骨细胞和骨小梁畸形 | 骨重建活动明显增加 | 可见编织骨 | OS/BS 上升 |
| 肾性骨病（低转化型） | — | — | — | 骨重建活动明显降低 | — | OS/BS 上升（骨软化型）；OS/BS 下降（衰弱型） |
| 肾性骨病（混合型） | 可见纤维组织 | — | BV/TV 变化 | 不协调的骨重塑活动 | 可见不规则编织和类骨质 | OS/BS 和 O.Th 上升 |

HVOi（"前软骨病"）时，Ac.f 和 OS/BS 增加，但 O.Th 没有增加。HVOii 和 HVOiii 的特征则为未矿化的类骨质积累（骨软化症），与此同时，MLT 和 O.Th 明显增加（即 MLT＞100 天及 O.Th＞12.5 μm，在倾斜角修正后）[27]。一些双标记可以在 HVOii 看到，但在 HVOiii 一般没有。骨皮质缺损也是晚期 HVO 进度的特征之一；由于血清钙的下降而导致的继发性甲状旁腺功能亢进和骨髓腔纤维化也是常见的。终身亚临床维生素 D 不足可能会导致男性和女性日后的骨质疏松症。

伴有骨软化低骨密度特征的骨疾病常在使用抗癫痫药物（AED）治疗的患者中出现[37]。肝酶诱导的抗癫痫药物是导致问题的关键。目前，新的抗癫痫药物也还未能防止这类问题[38]。

## 低磷骨病

任何病因的磷酸盐缺乏也会导致骨软化症，其组织形态学与进展的 HVO 相似[27]。这些病例一般都涉及肾小管对磷的重吸收缺陷所导致的磷代谢缺陷。然而，大多数情况下，不是由原发性肾小管异常而造成，而是由于血浆中磷的稳态异常[39]。继发性甲状旁腺功能亢进发生变化。髂骨活检常用于评估疗效。

## 胃肠病骨

有研究表明，HVO 与许多吸收和消化功能紊乱有密切关系[40]。然而，这些情况也进一步促进钙和其他营养的缺乏。吸收不良不是唯一的问题。如一项关于无症状的乳糜泻患者的钙平衡的研究结果显示内源性粪钙增加，因为肠道会将钙留在其管腔内而不被吸收[41]。骨形态计量学则可用于检验治疗的效果（如皮质类固醇激素或手术），Parfitt 描述了低骨转换的组织形态特点，存在 HVO 和继发甲状旁腺功能亢进症，这些患者的骨受到了多次损伤[27]。

## 肾性骨病

终末期肾病（ESRD）的患者骨形态计量学有至少以下 3 个类型：高骨转换与纤维性骨炎（甲状旁腺增生性骨病），低骨转换（包括骨软化及再生不良型亚型）和具有高骨转换、骨形成变化和未矿化的类骨质积累的混合性骨病[42-45]。（见慢性肾病矿物质骨骼疾病的章节）。

髂嵴活检仍是一个有用的"金标准"，并以此为基础制定对终末期肾性骨病的治疗方案[42]。一个有代表性的例子是通过高钙血症来评价慢性透析患者的骨痛和骨折。如果活检显示高骨转换及纤维性骨炎，则可以进行局部甲状旁腺切除术。但是，如果活检可见鲜有骨转换（很少或没有荧光标记），有或没有广泛的铝沉积，此时甲状旁腺切除术则是禁忌，应使用螯合剂治疗。活检同样也有将助于确定维生素 D 匮乏的程度，并判断维生素 D 治疗是否足够。

## 获取标本

在本节中，我们概述获得骨活检标本，处理它们，并进行组织形态学分析的过程。对于更详细的步骤，我们建议参考最近发表的文献[46]。

### 荧光标记

在临床中，四环素类抗生素是唯一合适的荧光标记剂[12]。常用的为地美环素（150mg，每天 4 次）或盐酸四环素（250mg，每天 4 次）。双标记过程涉及两个给药周期，遵守给药方案是至关重要的。一般有较好效果的周期安排为给药 3 天，停药 14 天；再给药 3 天，停药 5～14 天后活检（简写为 3-14-3-5），以 17 天为周期间隔[13]。四环素必须空腹服用，因此，每次给药前后至少 1h 方可以摄入食物。

### 活检过程

进行组织形态计量学检查的标本需要使用内径为 7.5mm 或更小的环锯。锯齿应每用 2～3 次检查之后进行锐化（如果需要则翻新）。髂骨活检可在门诊小手术设备下进行，与常规的准备程序一致（如外科手术衣、帽子、口罩、隔离衣、手套，手术局部也应该进行相应的准备和铺巾）及准备相应的预防措施（如脉搏血氧饱和度和血压监测）。在操作之前，患者应该停阿司匹林至少 3 天，4 小时内不应摄入食物。如果需在另一情况下完成第二次活检，它应在与第一次相对的一侧完成。因此每名患者仅能行两次髂骨活检。患者应穿着患者服仰卧于手术台上，通过前臂静脉留置针注入咪达唑仑（2.5～5mg）。

活检部位是髂前上棘后方约 2cm 的地方，也就是约髂嵴下 2cm 处。两侧髂骨的皮肤、皮下组织、骨膜皆被局部麻醉浸润。行 2cm 的皮肤切口和钝性分离后可见骨膜。将环钻插入并稳定、温和用力和谨慎地推进。活检物取出后要检查其是否完整且其芯未被压裂，样本应该包括两个皮层以及中间的骨松质。将其转移到 20 毫升装有 70% 的乙醇带螺旋盖的小瓶中（请注意，目前在研究中使用的某些特殊的过程，需要不固定的标本）。

骨缺损部位用止血纱填充。局部压迫止血后，用 3 ~ 5 针缝合伤口后用敷料加压覆盖。后续护理也有相关的要求（即敷料在位，48h 内绝对干燥，然后允许每日一次淋浴，直到拆线时不能沐浴或进行剧烈的体力活动，一般为术后 1 周拆线）。此术后约 2 天内会有局部的疼痛，且会留下一个小瘢痕。

患者通常将推进环钻的过程形容为"像抽筋"，患者对这里所描述的骨活检手术很少有明显不适。尽管在手术过程中出血通常很少，但某些情况仍有出血风险（如肝疾病、血液透析或药物止血）。有时会有穿刺点的淤血，但一般不会有血肿。在早期的调查中，曾报道 9131 例标本活检术的不良事件发生率为 0.7%，其中有 22 例血肿、17 例疼痛时间超过 7 天、11 例短暂性神经病变、6 例伤口感染、2 例骨折、1 例合并骨髓炎。无死亡或永久伤残的病例[47]。

## 样本处理及分析

### 标本的处理和加工

对于常规形态计量学，骨标本应保持在 70% 乙醇内固定至少 48h。此方法可使标本在室温下的运输和长期贮存。用于运输、装卸和储存标本的药瓶应用 70% 乙醇装满。

在实验室处理步骤包括脱水、脱脂、包埋、切片、制作标本、脱塑、染色和镜检。

适当的修整后，将组织块以平行于活检核心的长轴方式切片。以 400μm 为单位切两组或以上的标本，将开始 35% ~ 40% 包埋入样品。未染色的切片厚度为 8 ~ 10μm，用于检查类骨质形态，并测量荧光物质标记的表面。5 ~ 7μm 厚的切片则用甲苯胺蓝染色来测量壁厚。5μm 厚的标本则被 GOLDNER 染色[48]后用于其他组织 - 形态学测量。

### 显微镜

前面描述的组织形态学变量都是由显微镜镜下观察所得。这些数据包括骨皮质层和骨松质层的宽度，骨、类骨质和骨髓的容积，总骨小梁的周长与成骨或骨吸收特征值（图 36.2）；类骨质和骨单元壁的厚度；两个标记之间的厚度。无偏移的读取显

微镜下表现的方法已被报道[49]。

我们的组织形态计量学实验室使用交互式图像分析系统（BIOQUANT OSTEO 2011 v11.2 骨生物学研究系统；BIOQUANT 图片分析公司，纳什维尔，田纳西州，美国）。数码相机安装在显微镜上，使显微图像呈现在屏幕上，并使用鼠标进行测量。使用波长在 350nm 的荧光检查荧光标志物（图 36.3）。

## 骨活检和骨形态计量的指征

在临床使用骨形态计量学的目的是收集信息（即建立一个诊断，明确预后、评估依从性或对治疗的反应），在此基础上作出临床判断。由于是侵入性操作，一定要考虑通过操作所获的信息与它的风险、不适和费用应是成正比的。鉴于此，检查的临床适应证应加以限制。临床医生可以在无骨活检的情况下诊断治疗大多数的代谢性骨骼疾病，如骨质疏松症。然而，也有一些情况是需要进行荧光标记后骨活检，如表 36.2 所列。

**表 36.2　骨组织形态学在临床上能提供有用信息的例子**[*]

1. 不正常情况下的极度骨骼脆弱
2. 当怀疑有矿物缺陷时
3. 评估依从性对吸收不良综合征的疗效
4. 描述肾性营养不良综合征的骨病灶特点
5. 诊断与评估维生素 D 抵抗骨软化症和类似疾病治疗反应
6. 当怀疑有罕见的代谢性骨病时

\* Adapted with permission (Ref. 50).

骨形态计量学一直是而且仍然是评估作用机理、安全性以及新的骨活性药物疗效的关键方法。临床前动物实验包括多部位活检，并用不同颜色的荧光标记（如钙黄绿素或二甲酚橙）。测试每一种新的骨活性药物治疗应该包括至少一个亚组受试者的骨活检。

骨小梁形态计量学提供了用于检查骨特性和骨生理的方法。骨皮质形态计量学测量很少使用，因为它需要通过肋骨活检获取，这一过程更危险、昂贵，且比髂骨活检更为痛苦。因为相对于哈弗系统长轴来说，髂骨是随机标本，所以从标本获得的骨皮质重建信息极少。

# 致谢

感谢 Susan Bare、Kathy McCon 和 Toni Howard 帮助描述技术步骤和提供数码显微照片。

Recker 医生的研究经费来自默克、诺华、宝洁、罗氏及惠氏公司。

# 参考文献

1. Frost HM. 1986. *Intermediary Organization of the Skeleton*. Boca Raton: CRC Press.
2. Frost HM. 1973. *Bone Remodeling and its Relationship to Metabolic Bone Diseases*. Springfield, IL: Charles C. Thomas.
3. Marotti G, Favia A, Zallone AZ. 1972. Quantitative analysis on the rate of secondary bone mineralization. *Calc Tiss Res* 10: 67–81.
4. Recker RR, Kimmel DB, Parfitt AM, Davies KM, Keshawarz N, Hinders S. 1988. Static and tetracycline-based bone histomorphometric data from 34 normal postmenopausal females. *J Bone Miner Res* 3: 133–144.
5. Malluche HH, Faugere MC. 1986. In: Malluche HH, Faugere MC (eds.) *Atlas of Mineralized Bone Histology*. New York: Karger.
6. Parfitt AM, Drezner MK, Glorieux FH, Kanis JA, Malluche H, Meunier PJ, Ott SM, Recker RR. 1987. Bone histomorphometry: Standardization of nomenclature, symbols, and units. *J Bone Miner Res* 2: 595–610.
7. Parfitt AM. 1983. The physiologic and clinical significance of bone histomorphometric data. In: Recker RR (ed.) *Bone Histomorphometry: Techniques and Interpretation*. Boca Raton: CRC Press. pp. 143–224.
8. Garrahan NJ, Mellish RWE, Compston JE. 1986. A new method for the two-dimensional analysis of bone structure in human iliac crest biopsies. *J Microsc* 142: 341–349.
9. Vesterby A, Gundersen HJG, Melsen F. 1989. Star volume of marrow space and trabeculae of the first lumbar vertebra: Sampling efficiency and biological variation. *Bone* 10: 7–13.
10. Vesterby A, Gundersen HJG, Melsen F, Mosekilde L. 1991. Marrow space star volume in the iliac crest decreases in osteoporotic patients after continuous treatment with fluoride, calcium, and vitamin D2 for five years. *Bone* 12: 33–37.
11. Hahn M, Vogel M, Pompesius-Kempa M, Delling G. 1992. Trabecular bone pattern factor: A new parameter for simple quantification of bone microarchitecture. *Bone* 13: 327–330.
12. Frost HM. 1969. Measurement of human bone formation by means of tetracycline labelling. *Can J Biochem Physiol* 41: 331–342.
13. Schwartz MP, Recker RR. 1982. The label escape error: Determination of the active bone-forming surface in histologic sections of bone measured by tetracycline double labels. *Metab Bone Dis Relat Res* 4: 237–241.
14. Parfitt AM. 2002. Physiologic and pathogenetic significance of bone histomorphometric data. In: Coe FL, Favus M (eds.) *Disorders of Bone and Mineral Metabolism, 2nd Ed.* Philadelphia: Lippincott Williams & Wilkins. pp. 469–485.
15. Chapurlat RD, Arlot M, Burt-Pichat B, Chavassieux P, Roux JP, Portero-Muzy N, Delmas PD. 2007. Microcrack frequency and bone remodeling in postmenopausal osteoporotic women on long-term bisphosphonates: A bone biopsy study. *J Bone Miner Res* 22: 1502–1509.
16. Jilka RL, Weinstein RS, Parfitt AM, Manolagas SC. 2007. Perspective: Quantifying osteoblast and osteocyte apoptosis: Challenges and rewards. *J Bone Miner Res* 22: 1492–1505.
17. Weinstein RS, Bell NH. 1988. Diminished rates of bone formation in normal black adults. *N Engl J Med* 319: 1698–1701.
18. Glorieux FH, Travers R, Taylor A, Bowen JR, Rauch F, Norman M, Parfitt AM. 2000. Normative data for iliac bone histomorphometry in growing children. *Bone* 26: 103–109.
19. Recker R, Lappe J, Davies KM, Heaney R. 2004. Bone remodeling increases substantially in the years after menopause and remains increased in older osteoporosis patients. *J Bone Miner Res* 19: 1628–1633.
20. Parfitt AM, Travers R, Rauch F, Glorieux FH. 2000. Structural and cellular changes during bone growth in healthy children. *Bone* 27: 487–494.
21. Cosman F, Morgan D, Nieves J, Shen V, Luckey M, Dempster D, Lindsay R, Parisien M. 1997. Resistance to bone resorbing effects of PTH in black women. *J Bone Miner Res* 12: 958–966.
22. Han Z-H, Palnitkar S, Rao DS, Nelson D, Parfitt AM. 1997. Effects of ethnicity and age or menopause on the remodeling and turnover of iliac bone: Implications for mechanisms of bone loss. *J Bone Miner Res* 12: 498–508.
23. Dahl E, Nordal KP, Halse J, Attramadal A. 1988. Histomorphometric analysis of normal bone from the iliac crest of Norwegian subjects. *Bone Miner* 3: 369–377.
24. Cosman R, Schnitzer MB, McCann PD, Parisien MV, Dempster DW, Lindsay R. 1992. Relationships betwen quantitative histological measurements and noninvasive assessments of bone mass. *Bone* 13: 237–242.
25. Keshawarz NM, Recker RR. 1984. Expansion of the medullary cavity at the expense of cortex in postmenopausal osteoporosis. *Metab Bone Dis Relat Res* 5: 223–228.
26. Recker RR, Kimmel DB, Dempster D, Weinstein R, Wronski TJ, Burr DB. 2011. Issues in modern bone histomorphometry. *Bone* 49(5): 955–64..
27. Parfitt AM. 1998. Osteomalacia and related disorders. In: Avioli LV, Krane SM (eds.) *Metabolic Bone Disease and Clinically Related Disorders*. Boston: Academic Press. pp. 327–386.
28. Kimmel DB, Recker RR, Gallagher JC, Vaswani AS, Aloia JF. 1990. A comparison of iliac bone histomorphometric data in post-menopausal osteoporotic and normal subjects. *Bone Miner* 11: 217–235.
29. Recker RR, Barger-Lux MJ. 2001. Bone remodeling findings in osteoporosis. In: Marcus R, Feldman D, Kelsey J (eds.) *Osteoporosis, 2nd Ed.* San Diego: Academic Press. pp. 59–70.
30. Weinstein RS, Nicholas RW, Manolagas SC. Apoptosis of osteocytes in glucocorticoid-induced osteonecrosis of the hip. *J Clin Endocrinol Metab* 85: 2907–2912.
31. Ericksen E. 2002. Primary hyperparathyroidism: Lessons from bone histomorhometry. *J Bone Miner Res* 17 Suppl 2: N95–7.

32. van Doorn L, Lips P, Netelenbos JC, Hackeng WHL. 1993. Bone histomorphometry and serum concentrations of intact parathyroid hormone (PTH(1-84)) in patients with primary hyperparathyroidism. *Bone Miner* 23: 233–242.

33. Parisien M, Mellish RW, Silverberg SJ, Shane E, Lindsay R, Bilezikian JP, Dempster DW. 1992. Maintenance of cancellous bone connectivity in primary hyperparathyroidism: Trabecular strut analysis. *J Bone Miner Res* 7: 913–919.

34. Uchiyama T, Tanizawa T, Ito A, Endo N, Takahashi HE. 1999. Microstructure of the trabecula and cortex of iliac bone in primiary hyperparathyroidism patients determined using histomorphometry and node-strut analysis. *J Bone Miner Res* 17: 283–288.

35. Monier-Faugere M-C, Langub MC, Malluche HH. 1998. Bone biopsies: A modern approach. In: Avioli LV, Krane SM (eds.) *Metabolic Bone Disease and Clinically Related Disorders, 3rd Ed*. San Diego: Academic Press. pp. 237–273.

36. Audran M, Chappard D, Legrand E, Libouban H, Basle MF. 2001. Bone microarchitecture and bone fragility in men: DXA and histomorphometry in humans and in the orchidectomized rat model. *Calcif Tissue Int* 69: 214–217.

37. Pack AM, Morrell MJ. 2004. Epilepsy and bone health in adults. *Epilepsy Behav* 5: S24–S29.

38. Fitzpatrick LA. 2004. Pathophysiology of bone loss in patients receiving anticonvulsant therapy. *Epilepsy Behav* 5: S3–S15.

39. Antoniucci DM, Yamashita T, Portale AA. 2006. Dietary phosphorus regulates serum fibroblast growth factor-23 concentrations in healthy men. *J Clin Endocrinol Metab* 91: 3144–3149.

40. Arnala I, Kemppainen T, Kroger H, Janatuinen E, Alhava EM. 2001. Bone histomorphometry in celiac disease. *Ann Chir Gynaecol* 90: 100–104.

41. Ott SM, Tucci JR, Heaney RP, Marx SJ. 1997. Hypocalciuria and abnormalities in mineral and skeletal homeostasis in patients with celiac sprue without intestinal symptoms. *Endocrinol Metab* 4: 206.

42. Pecovnik BB, Bren A. 2000. Bone histomorphometry is still the golden standard for diagnosing renal osteodystrophy. *Clin Nephrol* 54: 463–469.

43. Parker CR, Blackwell PJ, Freemont AJ, Hosking DJ. 2002. Biochemical measurements in the prediction of histologic subtype of renal transplant bone disease in women. *Am J Kidney Dis* 40: 396.

44. Elder G. 2002. Pathophysiology and recent advances in the management of renal osteodystrophy. *J Bone Miner Res* 17: 2094–2105.

45. Malluche HH, Langub MC, Monier-Faugere MC. 1997. Pathogenisis and histology of renal osteodystrophy. *J Bone Miner Res* 7: S184–S187.

46. Recker RR, Barger-Lux MJ. 2001. Transilial bone biopsy. In: Bilezikian JP, Raisz L, Rodan GA (eds.) *Principles of Bone Biology. 2nd Ed*. San Diego: Academic Press. pp. 1625–1634.

47. Rao DS, Matkovic V, Duncan H. 1980. Transiliac bone biopsy: Complications and diagnostic value. *Henry Ford Hosp Med J* 28: 112–118.

48. Goldner J. 1938. A modification of the Masson trichrome technique for routine laboratory purposes. *Am J Pathol* 14: 237–243.

49. Kimmel DB, Jee WSW. 1983. Measurements of area, perimeter, and distance: Details of data collection in bone histomorphometry. In: Recker RR (ed.) *Bone Histomorphometry: Techniques and Interpretation*. Boca Raton: CRC Press. pp. 80–108.

50. Barger-Lux MJ, Recker RR. 2005. Towards understanding bone quality: Transilial bone biopsy and bone histomorphometry. *Clin Rev Bone Miner Metab* 4: 167–176.

# 第 37 章
# 椎体骨折的诊断与分型

James F. Griffith · Judith E. Adams · Harry K. Genant

（丁　悦　傅光涛　译）

## 椎体骨折的意义

椎体骨折是骨质疏松性骨折中最常见且最早出现的骨折，在 50~59 岁女性中的发生率是 15%，在年龄大于 85 岁女性中的发生率则是 50%[1-2]。对椎体骨折的准确识别是综合性临床评估、确定人群患病率、骨折风险和评估疗效的基础[3-5]。由于骨量减少比骨质疏松症常见，几乎一半的椎体骨折发生在骨密度低的患者（T 值≤-1.0；骨量减少），多于发生在由双能 X 线骨密度仪（DXA）诊断的骨质疏松症患者（T 值≤-2.5）[6-7]。老年人发生非外伤性椎体骨折是骨强度降低及诊断骨质疏松症无可争议的证据。因此，美国骨质疏松基金会推荐：对于年龄大于 50 岁、有新发非外伤性椎体骨折的患者，无须考虑 DXA 测定的 T 值，都应该接受适当的骨保护 / 骨强化治疗[8]。

存在骨质疏松性椎体骨折，其数量及严重程度是预测再发椎体骨折风险非常重要的预测依据[9]。8 年后，有陈旧性（如既往出现的）椎体骨折的患者再次发生椎体及股骨近端骨折的风险分别比无椎体骨折病史的患者增加 5 倍及 3 倍[10]。在出现新的（如新发的）椎体骨折后的一年里，再次椎体骨折的发生率是 20%。重度椎体骨折的患者再次发生椎体骨折的相对风险是轻度椎体骨折患者的 4 倍，而多发椎体骨折的患者发生再次椎体骨折的相对风险则是

单发椎体骨折患者的 3 倍[11]。椎体骨折不仅是骨折风险升高的指标，它还与生活质量下降、死亡率上升相关，尤其是肺部疾病和肿瘤的患者[12]。如果能够早期诊断椎体骨折并给予适当的抗骨折治疗，新发椎体或非椎体骨折的发生率将会显著下降[13]。

虽然椎体骨折在临床工作中的重要性显而易见，但在临床工作中仍有漏诊的病例[14-15]。漏诊主要有两大原因：首先，椎体骨折典型的症状如背痛及活动受限等，通常被认为是脊柱强直引起的，所以大多数患者不会寻求治疗[15]；但是，提高患者的警觉性也不能提高诊断率，因为回顾性研究发现只有大约 1/3 的椎体骨折患者有明显的症状[16]。其次，是因为很多影像学检查没有报告椎体骨折，如到急诊室就诊的老年人中有 17% 的患者的胸部侧位片可见中到重度的椎体骨折，但只有 50% 的胸片报告提及了椎体骨折，而接受适当药物干预的患者就更少了[7]。因为没有包括轻微骨折及没有拍摄腰椎 X 线片，就连此研究也低估了真正的骨折发生率[17]。

由于许多椎体骨折的患者没有临床症状，所以阅片的放射科医师及临床医生应特别注意患者是否发生椎体骨折[4-5]。一旦发现椎体骨折，影像报告中务必要明确注明为"椎体骨折"，且应避免使用模糊不清的术语（如椎体塌陷、椎体压缩、椎体高度下降、椎体楔形变、楔形畸形、双凹椎体或鳕鱼畸形等）。椎体骨折的发生、位置及严重程度也应该详细描述。

世界卫生组织在 2008 年发布了 10 年骨折风险评估工具 [ 骨折风险预测简易工具（FRAX）] 来帮助个体化评估骨质疏松性骨折的风险。双能 X 线骨密度仪测定的骨密度虽然能够预测整体的相对椎体骨折风险，但在临床实践中评估个体的骨折风险却比较困难。网络的 FRAX 预测模型结合了易测量的临床危险因素，如年龄、性别、种族、体重、身高、骨折病史、吸烟史、饮酒史、类固醇激素使用史及类风湿关节炎病史，且适用于全世界范围内的不同人群（http：//www.shef.ac.uk/FRAX）。FRAX 是一个重要的创新，让临床医生能够个体化评估患者的骨折风险，它能识别有骨折风险的患者，且适用于那些因未能使用骨密度仪而没有骨密度结果的患者。由于其结果并不影响对骨密度正常或骨质疏松症患者的临床处理，FRAX 主要适用于骨量减少的患者[18-19]。FRAX 现已包含在各国的骨质疏松症管理及治疗指南中，但各国的干预方案各不一样。美国的国家骨质疏松症基金会（NOF）已将那些 FRAX 结果提示髋关节骨折风险达到 3% 或主要骨质疏松性骨折风险达到 20% 的患者纳入治疗范围[20]。英国的国家骨质疏松指南小组（NOCG）发布了不同的治疗方案，他们推荐应用 FRAX 来选择能从 DXA 检查中获益的患者[20-21]。

## 椎体骨折的病理生理学

椎体的骨松质部分相当大，故其强度更多地依赖于骨松质而不是骨皮质。因为骨松质薄且表面积大，所以它对微环境的改变特别敏感，在骨质疏松症的发展过程中比骨皮质更早受到影响。

因此，椎体特别容易发生骨质疏松性骨折。椎体最薄弱的部分是终板的中心部分及椎体的前上方，因为此处的低骨密度并不能由更高的骨小梁强度来弥补[22]。与急性发病的四肢骨折不同，椎体骨折经常在数月或数年内持续进展。新发骨折与骨折修复并存这一组织学特点证明了骨质疏松性椎体骨折是一个逐渐发展的过程[23-24]（图 37.1）。

骨是一种机械负荷与用途相适应的组织结构。椎体横截面增大能够增加椎体的强度。男性的骨骼比女性大，因此其负重也更大。平行排列的骨膜骨可通过增加椎体横截面来弥补骨密度降低引起脆性增加，在男性身上尤其如此。一个以体积定量螺旋 CT（vQCT）为依据的纵向研究表明，女性不仅椎

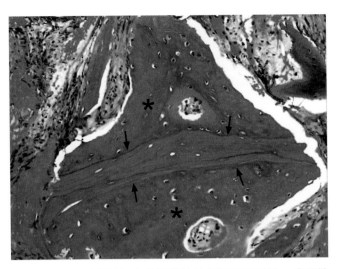

图 37.1　（也见彩图）人骨折椎体的组织切片可见一片死骨（箭头），其中包含的骨细胞已转变为无活细胞核的陷窝。*：这片死骨与尚不成熟的修复新骨相邻。苏木紫 & 伊红染色 ×180

体更小且骨密度下降速度更快，其椎体横截面的增加比男性慢许多，这就是女性椎体骨折风险更高的原因[25]。

当作用到椎体上的力超过椎体强度时，就会发生椎体骨折。自然状态下，功能性负重是脊柱的主要压力。Micro-CT 结合有限 Meta 分析（FEA）表明：椎体的主要负重通路平行于垂直走向的椎体骨小梁。虽然骨皮质外壳及水平走向的骨小梁被认为在支撑垂直走向的骨小梁对抗屈曲及膨胀时起重要作用，但它们在抵抗压力时却不起重要作用[26]。水平及垂直走向骨小梁的数量都会随年龄的增大而减少，只有水平走向骨小梁的厚度会随年龄而减少[27]。FEA 显示上述现象的原因是：水平走向骨小梁的重吸收是"压力适应性重吸收"导致，而垂直走向骨小梁的重吸收是微损伤导致，故其重吸收优先发生于水平走向骨小梁中[28]。这也导致了椎体在骨折发生前就会在影像学检查上出现非常明显的垂直条纹。当 X 线提示明显的骨量减少时，就应怀疑骨质疏松症并行骨密度检查。骨小梁除了其走行方向和椎体强度有关外，其形状在患有骨质疏松症时还会从片状转变为杆状[29]。

取决于受力大小及内在椎体强度，椎体骨折的严重程度可以从轻微的椎体外周骨折到严重的整个椎体的骨折。大多数椎体骨折发生在胸中段及胸腰段[30]。这些节段的椎体所受的应力可能会超过其内在椎体强度。胸腰段位于相对固定的胸段及活动性

更好的腰段的交界处。后凸畸形患者在屈曲脊柱时，胸中段及胸腰段的压力负荷会明显增加。T₄ 水平以上发生骨质疏松性椎体骨折是非常罕见的[31]。脊柱负荷是由地心引力及肌张力决定的，而肌张力又受体重、高度、肌肉活动、协调性、力量、脊柱弯曲度及椎间盘特性影响[32]。在单个、特别是发生前楔形变的椎体骨折，应力会作用于椎体的前方。在这种情况下，可能会发生"椎体骨折级联反应"，即以很快的速度出现邻近的椎体骨折[32]。

## 椎体骨折的检测

### 临床检测

　　年龄增大、非椎体的骨折病史、低骨密度、低体重指数、吸烟、怀孕期间低牛奶摄入、活动少、摔伤及长期服用含铝抗酸药都会增加初次发生椎体骨折的可能性[33]。由于症状不典型，大约只有 1/4 的椎体骨折被诊断出来[4]。临床上诊断新发椎体骨折最有效的指标是测量的身高下降大于 2cm 或患者回忆的身高下降超过 4cm。在诊断新发椎体骨折时，测量的身高下降超过 2cm 这一指标的敏感度是 35%，特异度是 94%[34]。同时，患者指出高度下降超过 4cm 这一指标发现椎体骨折的可能性比上述指标大 3 倍[35]。

### 脊柱 X 线

　　X 线是应用最广泛及最便宜的骨显像方法，它能显示骨密度的分级，且在 X 线上正常骨的密度比骨质疏松骨高得多。我们能够在 X 线上准确区分出正常骨和明确的骨质疏松。但是大部分患者的骨骼都介于正常和明确的骨质疏松症之间，故使用 X 线来区分骨密度轻微降低及骨质疏松症并不非常准确。骨质疏松性椎体骨折只会在骨密度降低的情况下发生。X 线检测骨密度降低及骨质疏松症是比较主观的，且依赖于 X 线检测技术、设备及患者的个人情况。骨质疏松症的其他影像学征象，如骨皮质变薄、骨小梁稀疏、骨皮质膜下扇贝状改变及骨皮质内隧道样改变等，也有助于诊断骨质疏松症。但这些征象的发现和骨密度检查一样，很大程度上依赖于观察者的经验。

　　大部分椎体骨折是通过胸椎及腰椎 X 线诊断的。X 线检查操作容易、快速，应用广泛且费用相对较低，是诊断椎体骨折非常好的方法。标准化的高质量的

图像是 X 线检查达到最佳效果所必需的。X 线应显示 C₇～S₁ 节段的椎体。我们应该花时间及精力来获取经过精细校准的，摆放正确的脊柱正位片（AP）及侧位片。行胸椎及腰椎 X 线检查时，X 线束分别以 T₇ 及 L₃ 为焦点，焦点 - 底片距离均为 100cm[ 图 37.2（a），（b）]。因为肩胛骨及肩部影像的重叠，C₇～T₃ 节段的椎体在侧位片上经常显示不清。但幸运的是，单纯的骨质疏松性骨折在这一区域并不常见。照侧位片时，脊柱必须与胶片平行，这样才能使位于中心 X 线球管的椎体终板重叠成像，表现为一条浓密的、界限分明的骨皮质线。X 线束的散射会导致终板到中心点的距离变凹（"豆罐"效应），但不要误诊为椎体骨折。一般情况下，脊柱侧位片就足够了。但脊柱正位片有时会用于：① 诊断是否存在脊柱侧弯；② 评估椎体骨折的解剖学位置。脊柱正位片在评估胸椎情况时非常有用，因为胸椎不像腰椎，不能持续看到其轮廓。但我们应该意识到，胸椎冠状位（正位）X 线上的轻微骨折也有可能会被忽视。胸椎、腰椎侧位片及正位片典型电离辐射

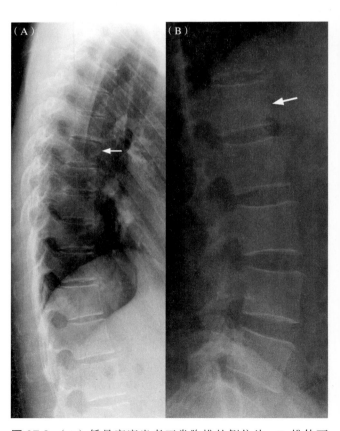

图 37.2 （A）低骨密度患者正常胸椎的侧位片，T₆ 椎体可见轻微的生理性楔形变（箭头）。（B）正常腰椎的侧位片，L₁ 椎体可见轻微的生理性楔形变（箭头）

的效应剂量分别是 0.3mSv 和 0.4mSv，0.3mSv 和 0.7mSv。相比之下，一次跨越大西洋 16h 的返程飞行的背景辐射仅为 0.07mSv[36]。

## X 线诊断椎体骨折存在的问题

虽然中、重度椎体骨折的 X 线诊断已达成共识，但轻微椎体骨折的诊断标准仍存在较大的争议。诊断轻微椎体骨折的困难性在于评估椎体骨折患者的 X 线存在为以下 6 大陷阱：

（1）轻微的生理性前 / 后楔形变可能会被误认为是轻微骨折，但它是一个正常的且完全必要的胸、腰段椎体的特征。因为脊柱存在胸段后凸到腰段前凸的过渡，其生理性弯曲会使胸段、上腰段的椎体前缘及下腰段的椎体后缘发生轻微的楔形变，而中腰段的椎体不会发生楔形变 [ 图 37.3（A），（B）][37]。楔形变的程度因人而异，并取决于固有的矢状面脊柱弯曲度。

（2）当不存在骨质疏松时，短椎体高度（SVH）是生理性楔形变、年龄增大和椎关节强直患者的共同特征（图 37.4）。30 ~ 70 岁的女性患者的 $T_4 ~ L_5$ 椎体前面及中后方的总高度每年分别减少约 1.5mm 和 1.2mm[38-39]。因为椎体高度的真正减少值只能在系列的影像学研究中得到确认，所以我们不能肯定，椎体高度与基线图像相比有轻微的下降就必然是椎体骨折造成的。短椎体高度是指椎体高度比预期高度下降约 20%。鉴别短椎体高度及轻微椎体骨折可能是椎体骨折诊断中最困难及最具争议性的问

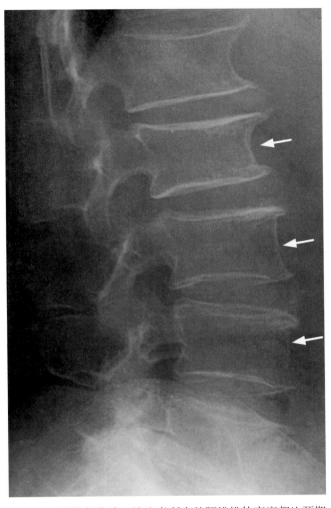

图 37.4　腰椎侧位片。该患者所有的腰椎椎体高度都比预期椎体高度下降 15% ~ 20%，即所谓的"短椎体高度"。应注意到存在脊柱强直及边缘骨赘形成

题。大部分的证据都表明，单纯的短椎体高度和低骨密度及椎体骨折没有关系[40]。一项使用双能 X 线骨密度仪评估椎体骨折（VFA）的研究，通过对比 250 名绝经前女性及 1350 名绝经后女性发现，SVH 的发生率约为 35%。绝经前女性及绝经后女性的短椎体高度发生率相近，且和腰椎低骨密度没有关系。伴有短椎体高度的绝经前期女性的体重、年龄都比无短椎体高度的女性更大，但前者脊柱的骨密度比后者更高[41]。单纯的、不伴终板变化的短椎体高度，很可能是年龄增大或脊柱强直导致的椎体重塑加重生理性楔形变引起的。

（3）脊柱畸形是一种被称为青少年脊柱后凸症（Scheuermann 病）的罕见脊柱疾病的特征[40]。该病一般发生于青少年，并以胸、腰椎体终板不规则或

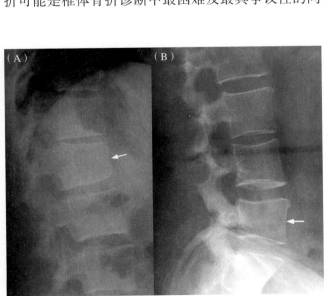

图 37.3　（A）L₁ 椎体前方的生理性楔形变（箭头）；（B）L₅ 椎体后方的生理性楔形变（箭头）

凹陷为特征 [ 图 37.5（A），（B）]。该病可仅累及一两个椎体，也可累及更多的节段。该病与椎体高度降低有关，常伴有椎体前后径的增加、小椎间盘或椎间盘过早退变。

（4）发育性或更常见的退行性脊柱侧凸会导致椎体倾斜及椎体的高度不同。倾斜脊柱的终板轮廓在侧位片上会显示为假的双面凹陷，从而被误诊为椎体骨折。在正位片上，椎体特别是位于脊柱弯曲顶点的节段，其凸面会显得较短而凹面则会显得较长或显示正常的高度。假设脊柱侧凸的楔形变是以一边为主的，且与脊柱侧凸的严重程度相符，那就不应该诊断为椎体骨折。解释中、重度脊柱侧弯患者的椎体高度时存在的困难常导致这些患者被临床试验排除。双能 X 线骨密度仪测定骨密度时存在混杂因素也是导致上述情况的原因之一。

（5）许莫结节是椎间盘退变性疾病相关的终板的凹痕。小的许莫氏结节很常见，在影像学研究中的发现率是 40%～75%，而在腰椎退行性疾病中则更是常见。中等大小或大的许莫氏结节则少见得多，且会被误认为是终板骨折。但一般可通过许莫氏结节分界清晰的圆形轮廓、完整硬化边和仅累及终板的中心部分来区分此病和终板骨折 [ 图 37.5（A）和图 37.5（C）]。

（6）丘比特之弓畸形是一种相当常见的发育性终板轮廓异常。此病最常累及椎体的下缘，而椎体上缘则较少累及，且多见于 L₄ 和 L₅ 椎体[42][ 图 37.5（A）和图 37.5（D）]。此种轮廓畸形也会累及更高

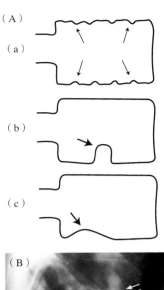

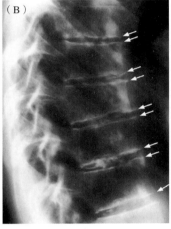

图 37.5 （A）图是分别由（a）青少年脊柱后凸症、（b）许莫结节、（c）Cupid 弓形畸形引起的终板压缩的示意图。（B）中胸段侧位片显示了青少年脊柱后凸症患者的弥漫性不规则的终板（箭头），变窄的椎间盘及细长的椎体前后径

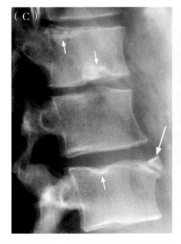

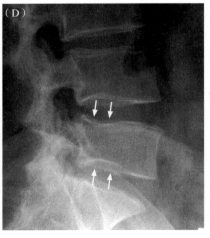

图 37.5 （续上图）（C）腰椎侧位片显示了终板上下缘的中等大小的许莫氏结节（小箭头）。图中还显示了椎体边缘的骨赘生成（长箭头）。（D）下腰段侧位片显示了丘比特之弓畸形导致的 L₅（箭头）终板上下缘的光滑的凹陷

节段的腰椎及胸腰椎椎体的终板。丘比特之弓畸形很可能是椎体矢状面的终板软骨的中心部分缺失导致的 [42]。中心部分的软骨缺失会损伤椎体的软骨下骨生长，导致了在影像学上看到典型的终板凹陷。这种畸形的形状在正位片上类似"丘比特之弓"。在侧位片上，其终板下缘的后 2/3 呈锯齿状，类似于终板骨折。

因此，我们可以认为，所有的椎体骨折都会导致椎体畸形，但不是所有的椎体畸形都是由骨折引起的 [31]。椎体骨折必须与其他那些可改变椎体外形的疾病相鉴别。这些疾病应采用"畸形"这一术语来描述 [43]。通过仔细查看影像学特征，我们就可以区分椎体骨折及各种各样的椎体畸形。

## 椎体骨折的定义

虽然现在关于椎体骨折的构成还没有一个被广泛认同的定义，但大多数人认为椎体骨折包括了椎体前、中、后高度的减少。影像学对椎体骨折准确的识别对临床决策和研究椎体骨折发生率及抗骨折治疗有效性来说都是非常重要的。没有经验的阅片者对椎体骨折的误诊或漏诊会显著地歪曲研究结果 [44]。

临床诊断椎体骨折的方法和研究中使用的方法差异很大。在临床实践中，患者有特定的临床指征，医师只需评估单个检查，而且有既往 X 线或其他影像学资料供参考。在必要时还可以获取更加专业的意见或行进一步的影像学检查来协助诊断。而在研究工作中，行 X 线检查的人群经常是没有特定临床需求的，且评估范围也仅限于侧位片。另外，数量巨大的研究对象也要求高效率的工作，评估图像的人的阅片经验也参差不齐 [31]。

为了建立准确、可重复及客观的诊断椎体骨折的方法，现已建立及总结出了数种在 X 线上诊断椎体骨折并对其严重程度进行分级的方法。这些方法也可用于 DXA VFA 及 CT 成像中，并可大致分为定性、半定量（SQ）及形态定量（QM）3 类。

## 半定量分析

半定量分析（SQ）包括测量椎体高度后由专业的阅片者对椎体高度下降的病因进行评估；或是更常见的事先不行椎体高度的测量，仅由经验丰富的阅片者对脊柱 X 线片进行评估。运用最广泛的 SQ 评估法是 Genant 等提出的 [30, 45]（图 37.6）。椎体骨折分为 1（轻微）～3（严重）3 个等级。X 线随

访中出现再发骨折会使评级上升一个或更多的等级（图 37.7）。1 级（轻微）的椎体骨折是指椎体前、中、和（或）后缘的高度比邻近正常椎体或根据经验得出的预期高度下降 20% ～ 25%（图 37.6）。2 级（中等）的椎体骨折是指椎体高度下降 25% ～ 40%（图 37.6）。3 级（严重）的椎体骨折是指椎体高度下降 > 40%（图 37.6）。之所以使用约等于号（ ≈ ）是因为椎体高度的下降值一般是用肉眼判断的而不是直接测量的。此外，终板屈曲或过伸时的其他形态变化及骨皮质边缘的中断也是椎体骨折的诊断依据之一。在研究中使用这些分级使我们能够在每个患者的评估过程中使用脊柱畸形指数（SDI），即 $T_4 \sim L_4$ 椎体的半定量评分之和 [46]。

椎体骨折严重程度的分级显示了椎体骨折逐渐加重的事实，而且让我们在随访 X 线检查中能够描述椎体骨折由轻微到中度或由中度到严重的进程（图 37.7）。椎体骨折越严重，其二维组织形态学及三维显微 CT 测定的骨的结构参数值就越差 [47]，未来发生骨折的风险也越大。因此，无论是临床还是科研，除了记录骨折的发生，对其严重程度进行分级也是非常重要的。

半定量分析法是使阅片一致性优化的标准化方法。对初发骨折来说，每 3 个阅片者判断骨折的一致性 κ 评分是 0.84 ～ 0.87，而再发骨折的评分则是 0.86 ～ 0.96 [47-48]。使用半定量法分析脊柱骨折的 X 线比其他评估椎体骨折的方法更快，在临床实践中更易操作，且适用于流行病学研究及临床疗效试验。半定量分析法发现的椎体骨折与骨密度低有关，且是独立于 BMD 外的再发骨折预测因子 [9,14,49-50]。随访研究时应按时间顺序逐一查看 X 线片，以便全面了解椎体外形的改变。虽然视觉评估法检测椎体骨折比形态分析法更主观，但有经验的阅片者可以通过此法发现非骨质疏松性畸形。半定量分析法也更能解决 X 线技术引起的错误，如可明显影响椎体测量的放大效应等。若由经过培训且经验丰富的人阅片时，半定量分析法将是评估椎体骨折实用且可重复的方法。

## 椎体形态定量测量

椎体形态定量测量（QM）常用于科研工作而不是临床实践 [52]。与其他方法相比，它的两个主要的优势是：① 不那么熟练的或非医学专业的人员也可使用；② 在系列 X 线图像上，它可对椎体高度的下

0 级：正常，未骨折的椎体

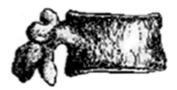

0.5 级：不确定或怀疑骨折，即病变椎体与邻近或相同椎体相比，其前、中或后缘高度下降小于 20%

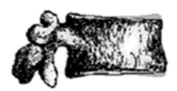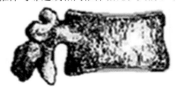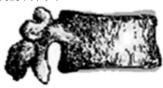

1 级：轻微骨折，即病变椎体与邻近或相同椎体相比，其前、中或后缘高度下降约 20% ~ 25%

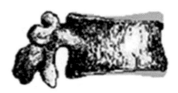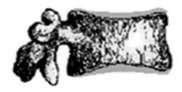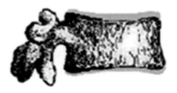

2 级：中度骨折，即病变椎体与邻近或相同椎体相比，其前、中或后缘高度下降约 25% ~ 40%

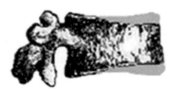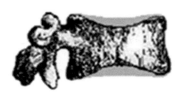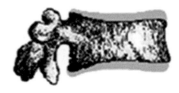

3 级：重度骨折，即病变椎体与邻近或相同椎体相比，其前、中或后缘高度下降超过 40%

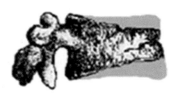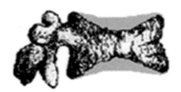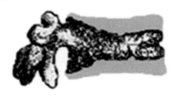

**图 37.6**　Genant 半定量分析法对椎体骨折严重程度分级的示意图（adapted from Ref.[26]）

降值进行客观的测量。虽然此种方法的描述及定义非常简单明确，但其在临床应用时还是相当主观的。

　　$T_4 \sim L_4$ 椎体的外形是由上、下终板的 6 个点（各自的边角及中心点）决定的（图 37.8）。边缘的骨刺、钩突及许莫氏结节并不包括在内。中心 X 线束沿椎体边缘至椎体中心的方向照射，会使终板的形状呈卵圆形。我们选择上、下终板的卵圆形轮廓的中点为参照点（图 37.8）。

　　6 个参考点可以人工亦可由计算机自动设置。

自动设置法包括了计算机对数字脊柱影像上椎体边界的识别。必要时，自动设置的参考点还可由经过培训的人员进行审核及调整。前（$A_H$）、中（$M_H$）、后（$P_H$）椎体高度马上就可以用于数据分析及归档。

　　椎体高度比用于定义椎体外形，$A_H/P_H$ 反映了前楔形变的程度，$M_H/P_H$ 反映了终板的凹陷程度，邻近正常椎体的 $P_H/P_{H'}$ 则反映了椎体后缘的压缩[53]。常见椎体骨折的定义是 1 个或超过 3 个的椎体高度比（$A_H/P_H$、$M_H/P_H$ 或 $P_H/P_{H'}$）与参考人群的均数相

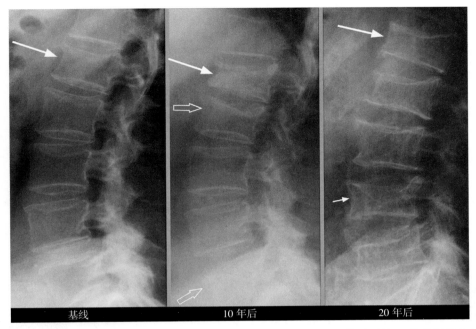

**图 37.7**　同一患者的腰椎侧位片显示了椎体骨折类似于"级联椎"的发展过程。基线时可见 $L_1$ 椎体轻微的骨折（长箭头）。10 年后，$L_1$ 椎体骨折已发展至中度（长箭头），$L_2$、$L_3$ 椎体可见新发骨折（宽箭头）。20 年后 $L_4$ 椎体可见新发骨折（短箭头）

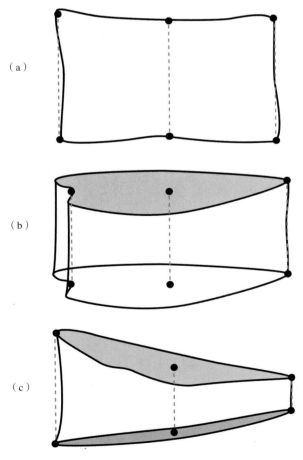

**图 37.8**　（a）正常椎体；（b）倾斜椎体；（c）前楔形变骨折椎体的参考点设置示意图

比下降超过 20% 或 3 个 SD（标准差）。骨折发生的定义是 3 个高度比（$A_H/P_H$、$M_H/P_H$ 或 $P_H/P_{H'}$）中的任一个与基线相比，下降超过 15% 或 3 ~ 4mm[1,54]。虽然椎体形态定量法（QM）在正常人群中的重复性很好（不同观察者间的变异系数小于 2%），但它在骨质疏松性骨折人群中的重现率却比较低（以 $M_H$ 为例，观察者间及观察者自身的变异系数分别是 5% 及 6.3%）[55]。

椎体形态定量法参考点的设置是部分主观的，特别是椎体中点的设置。因为 X 线束的倾斜会在此处产生双重的终板轮廓。即使有好的 X 线技术，轻微的脊柱侧凸也会导致终板看起来稍微向前移动。在这种情况下，观察者的经验就会影响基线及系列影像检查的参考点的放置。随访 X 线片上的形态定量法参考点设置的轻微变化都会导致患者误诊为再次骨折，尽管资深阅片者认为单纯是投影时轻微的变化引起。形态定量法不能鉴别椎体骨折及非骨折性椎体畸形（如短椎体高度及生理性楔形变）。虽然半定量分析法和形态定量法在诊断中、重度椎体骨折时的一致性良好，但两者在诊断轻微椎体骨折时的一致性较差。大多数情况下，这是形态定量法对轻微椎体骨折的诊断假阳性导致的[15,55]。因此，所有根据椎体形态发现的骨折，在诊断为椎体骨折前，都应该经过资深阅片者审核[55]。

参考数据的质量及诊断标准的选择都会极大地影响骨折的检出率，因此无论是建立标准的数据库，还是确定椎体骨折的诊断标准都是非常困难的[2]。椎体形态定量法最适用于：① 大型的纵向研究；② 在有大型标准数据库的情况下，运用双能 X 线骨密度仪的椎体骨折评估系统来评估单个椎体。计算机椎体形态测量法适用于对大量脊柱 X 线片进行分析，特别适用于多中心试验中的单中心分析。依靠统计模型及其他方法，更多复杂的自动化椎体形态模型已经建立起来了[2,56]。

## 函数定性法

函数定性法（ABQ），顾名思义，是一种对椎体骨折的定性评估法。此法更多地依赖于骨折相关性终板的异常，而不是椎体高度的降低。ABQ 法将椎体分为：① 正常；② 骨质疏松性骨折；③ 非骨质疏松性畸形或短椎体高度（SVH）。骨质疏松性椎体骨折的诊断依据椎体终板骨折及预期椎体高度的下降，但没有椎体高度下降值的下限[57]。如果 X 线上看到骨皮质边缘的骨折，这就明确说明存在骨折且骨折很可能是最近发生的。当 1 个或更多的椎体高度（前、中、后）比预期高度低，且不伴骨折相关的特定终板异常时（如微骨折导致的终板下纹路改变），就被诊断为非骨质疏松性畸形。

## 双能 X 线骨密度仪

双能 X 线骨密度仪（DXA）椎体骨折成像被称为椎体骨折评估（VFA）（图 37.9），与 X 线相比，VFA 有一些优势，包括因其可用同一台 DXA 而使操作更加方便、放射剂量更低（小于脊柱 X 线剂量的 5%）、花费更低等[36,58]。VFA 是一种更加迅速的监测再发椎体骨折方法[58]。结合椎体骨折的情况及患者的骨密度，能够提高对椎体骨折及非椎体骨折风险预测的准确性[5,9,59]。

VFA 需要一个无论是患者仰卧时能旋转 C 臂扫描，还是在患者侧卧时固定 C 臂扫描都能够操作的，已装载合适软件的扇形放射束的双能 X 线骨密度扫描器。现代的扇形放射束双能 X 线骨密度扫描仪可以在患者屏住呼吸的少于 10s 的时间内获取 $T_4 \sim L_4$ 椎体的单能量图像。这些低剂量成像亦可在患者行骨密度仪监测骨密度的同时，用来评估椎体骨折的情况。可以完整地看到 40% ~ 70% 患者的 $T_4 \sim T_6$ 椎体，而 $T_7$ 及以下的椎体几乎在所有患者中都能完整

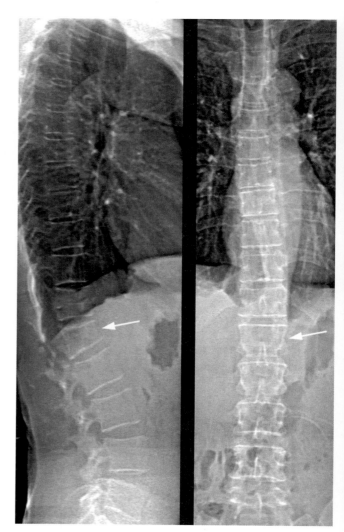

图 37.9　基于双能 X 线骨密度仪的椎体骨折评估（VFA）显示了 $L_1$ 椎体的中度骨折（箭头）

地看到[60]。

VFA 是一项有助于计算机分析的数字技术。获取图像后，我们就可以使用人工或自动化椎体形态测定（即 MXA）了[2]。椎体被划分为 4 个或 6 个参考点、椎体高度、高度比及平均高度（可自动计算）（图 37.10）。通过对比标准数据库，可自动评估骨折情况[2]。VFA 脊柱成像参考点的重叠，可使随访的后续 VFA 与基线对比[2]。由于应用现有的软件无法在大多数儿童持续显示椎体轮廓，因此 VFA 在儿童的应用仍有问题[61]。

虽然常规使用 VFA 形态学分析，但我们并不推荐单独使用此法来诊断骨折。国际临床骨测量学会（ISCD）推荐在 VFA 上运用 Genant 半定量法，即通过目测来诊断椎体骨折并对其严

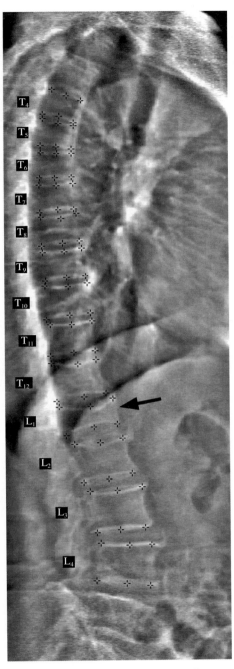

**图 37.10**　双能 X 线骨密度仪的椎体骨折评估（VFA）。此图显示了由 6 个参考点勾勒出来的 T₄ ~ L₄ 椎体的轮廓。图中可见 L₁ 椎体的轻微骨折（箭头）

重程度进行分级。（http：//www.iscd.org/Visitors/positions/OfficialPositionsText.cfm）。在 VFA 上运用半定量分析法评估椎体骨折的效果比 X 线好 [45,62]。VFA 目测法评估上胸段脊椎虽然具有优越性，但其因图像的空间分辨率比 X 线低而受到限制（虽然胸椎不是骨折的好发部位）。VFA 诊断轻微的 1 级椎

体骨折（比预期椎体高度下降 20% ~ 25%）只有中等敏感性。但 VFA 诊断中度（比预期椎体高度下降 25% ~ 40%）或重度（比预期椎体高度下降超过 40%）椎体骨折的敏感性 / 特异性大于 90%[63]。更加复杂的 MXA 分析模型，如主动表观模型（AAS）等，可能会有助于解决诊断轻微椎体骨折时存在的问题。AAS 是一项分析椎体外形及终板附近骨结构有无统计性差异的计算机技术，可以提高鉴别轻微椎体骨折及其他非骨折性椎体畸形的能力 [64]。

　　VFA 跟 X 线相比的另外一个优点是图像失真度（"豆罐效应"）较少。因为 VFA 的扫描技术能保持 X 线束的方向垂直于脊柱而不是散开的，从而减少了终板的平行效应。但是在患者合并脊柱侧弯的情况下使用 VFA 评估椎体骨折，也存在和 X 线一样的困难。VFA 的其他优点包括便利性（骨扫描及椎体骨折评估可在一次检查中同时进行，并使用同一台器械）、低放射剂量 [36] 及相对的低费用。VFA 将在椎体骨折诊断及骨折风险评估中占据越来越重要的位置。在一项使用 DXA 的涉及约 1000 例患者的研究中（64% 是女性患者，平均年龄为 53 岁），在 BMD 的基础上加做 VFA 诊断出了大量漏诊的椎体骨折，并改变了 20% 患者的加拿大骨折风险分级 [65]。DXA 评估椎体骨折后所提供的新增信息可以成为骨折风险评估（FRAX）模型的一部分，并与 DXA 测定的股骨颈骨密度及临床危险因素一起，提高个体 10 年内发生髋部骨折或主要部位骨质疏松性骨折（桡骨远端、股骨近端、肱骨近端或椎体骨折）的风险预测（%）的准确性 [19]。

## 其他影像学方法

### 计算机断层扫描（CT）

　　多层螺旋计算机断层扫描（MDCT）的广泛应用及其易于重建中线矢状面的特点，使我们在所有因不同临床指征而需进行的胸、腹部 CT 检查中都能评估胸、腰椎的情况（图 37.11）。由于其他影像学显像可能会顺带包括脊柱，CT 可能会意外发现椎体骨折。我们必须留意有无椎体骨折，并在发现后清楚地报告骨折情况 [4]。在一项对年龄大于 55 岁患者胸部 CT 的研究中发现，1/4 的患者存在中、重度胸部椎体骨折，但只有少于 1/5 的 CT 报告中提到了椎体骨折 [66]。阅读 CT 时，应常规查看有无椎体骨折，因为 CT 覆盖的脊柱长度比轴向剖面更大 [67-68]。

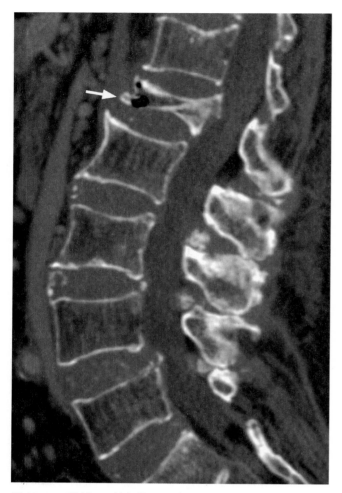

**图 37.11**　腹部 CT 的矢状面重建资料（骨窗）显示广泛的中度骨量减少及 L₁ 椎体重度骨折（箭头），L₁ 椎体内还可见气体

虽然 MDCT 能够实现椎体结构的亚毫米成像（最小层面厚度为 0.6mm，最小像素大小为 0.25mm），但这些对单个骨小梁成像来说还是不够的。然而，可用于研究椎体结构特征的是纹理分析法而不是真的结构分析。采用容积 MDCT 得出的结构参数判断患者有无椎体骨折 [69] 及评估特立帕肽疗效的效果优于双能 X 线骨密度仪测出的骨密度 [70]。

有限 Meta 分析（FEA）是一项用于复杂结构虚拟强度分析的成熟工程计算机技术。FEA 及其他结构分析法根据容积定量 CT（vQCT）的资料来无创性评估骨强度的效果比单纯应用定量 CT 骨密度测定更好，因为前者可提供更个体化及可监控的治疗方案来预防椎体及其他部位的骨质疏松性骨折 [71]。对尸体椎体的 μCT 资料进行有限 Meta 分析能够评估骨小梁及骨皮质在椎体不同区域中对骨强度的综

合影响 [72]。

限制 CT 在椎体骨折诊断中更加广泛应用的主要原因是费用及辐射剂量。DXA 的有效辐射剂量是 0.01 ~ 0.05mSv，腰椎 2D QCT 的辐射剂量是 0.06 ~ 0.3mSv，而容积 CT 检测椎体微结构的辐射剂量是 3mSv（相当于 1.5 年的背景辐射）[73]。

## 磁共振成像

虽然跟 CT 相比，空间分辨率的问题仍然限制 MRI 应用于评估椎体微结构，但 MRI 仍有着独特的优势，如没有电离辐射、能够评估生理功能（如分子扩散及血流灌注等）及比其他影像学检查更好地评估骨髓改变等。

由于椎体骨折是一个逐渐加重的过程，且其严重程度偶尔会轻微加重，而同时具有高特异度及高敏感度的影像学检查是不存在的。因此，只有当椎体高度下降超过 20% 的时候，X 线才能发现椎体骨折。这种方法显然会忽略为数众多的不引起明显椎体畸形但却能引起明显疼痛的轻微椎体骨折。而 MRI 可以解决这一问题，MRI 能够发现轻微急性椎体骨折时的骨髓水肿。在不伴脊髓浸润的情况下，脊髓水肿是急性或亚急性椎体骨折的敏感征象，即使 X 线未发现骨折。随着 MRI 的应用日益广泛，将会有更多的医生使用它来评估急性椎体骨折。

在没有既往图像来对比椎体外形改变的情况下，在 X 线上判断椎体骨折的发生时间通常是比较困难的。缺乏骨皮质中断，出现代偿性硬化及椎体边缘出现硬化或骨赘有助于诊断陈旧性椎体骨折。但是，我们通常看不到上述特征。判断骨折发生时间最好的方法是 MRI 压脂序列出现脊髓水肿。在 T2 加权压脂序列的矢状面图像上发现脊髓水肿及水肿的严重程度是判断骨折发生时间及骨折严重程度的可靠依据。相反，不伴脊髓水肿的椎体骨折不是近期发生的，也不像是经皮椎体成形术或球囊扩张椎体后凸成形术的术后改变，更不可能是引起临床症状的原因。

MRI 研究显示了与骨密度正常的椎体相比，非骨折性骨质疏松椎体的血流灌注是如何减少的 [74-75]。而血流灌注减少最有可能的原因是动脉粥样硬化、内皮功能受损及骨质疏松椎体的骨髓造血细胞数量相对减少导致的组织氧合需求减少 [76-77]。根据 MRI 计算出来的骨质疏松骨折椎体的灌注参数比邻近非骨折椎体低 [78]。血流灌注良好显然是正常骨代谢、

骨折愈合及微损伤修复的先决条件。急性骨折椎体的强化组织内区域越小，骨折椎体在随访中发生椎体高度下降的可能性就越大[79]。

　　急性骨质疏松性椎体骨折发生骨不愈合的概率约为 10%。骨不愈合常见于 $T_{12}$ 及 $L_1$ 椎体，在 X 线上表现为贯穿椎体的水平裂隙。与已愈合的骨折相比，这些不愈合的椎体骨折常引起更加严重的腰痛[80]。当椎体后缘的骨皮质后移，伴 $T_2$ 序列上局部的高信号或椎体内弥漫低信号时，骨不愈合的风险会显著上升[80]。因此，MRI 可发现这些特别容易加重或发生骨不愈合的急性椎体骨折，从而增加患者从积极治疗（如椎体成形术）获益的可能性。

## 鉴别骨质疏松性骨折及肿瘤性骨折

　　肿瘤骨转移及骨质疏松性骨折的好发部位都是脊柱，且两者都好发于中老年人。大约有 1/3 的恶性肿瘤患者发生椎体骨折的原因是骨质疏松而不是肿瘤[81]。在骨折的急性期，骨质疏松性骨折椎体的髓腔内充满了血液及液体。这些液体会被逐步吸收并被数量不定的纤维肉芽组织所取代。这些修复组织会随时间逐渐被重吸收，并恢复为正常的黄骨髓。因此，鉴别髓腔充满脂肪的慢性骨质疏松性椎体骨折和肿瘤导致的病理性骨折并不困难（图 37.12）。困难的是鉴别急性 / 亚急性骨质疏松性椎体骨折及肿瘤性骨折。

　　表 37.1 罗列出了有助于鉴别急性 / 亚急性骨质疏松性椎体骨折及肿瘤性骨折的影像学表现[82]。诊断时应综合考虑上述影像学表现，并根据其相关识别能力给予不同的权重。骨折椎体内残余骨髓脂肪是诊断骨质疏松性骨折时非常有用的征象。发现椎体内空腔含有液体是另外一个在 MRI 上诊断骨质疏松性骨折的有用征象。上述征象在骨质疏松性骨折的发生率约为 40%，而在肿瘤性骨折的发生率约为 6%[83]（图 37.12）。液体积聚在发生严重骨折椎体终板邻近的骨折空腔内，并在 X 线或 CT 上表现为裂隙。真空裂隙中的气体是在压缩 / 解压力作用下释放的氮气组成的[84]。因此，脊柱内气体在脊柱屈曲及伸展时产生，且在患者仰卧时，气体会在 15min 内（如行 MR 检查）被液体所取代[84]。因此，MRI 上的椎体内液体及 X 线上的椎体内气体反映了类似的病理状态。两者都表明椎体内存在空腔，是椎体内没有充满肿瘤或其他软组织的证据。静脉注射造影剂并不是一种有效的鉴别方法，因为急性 / 亚急性椎体

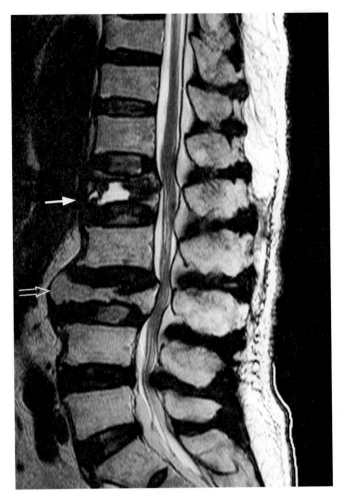

**图 37.12**　T2 加权矢状面 MRI 显示了典型的 $T_{12}$ 椎体骨质疏松性骨折，可见一些骨髓脂肪的残留及椎体内被液体填充的空腔（实心箭头）。另可见 $L_3$ 椎体的慢性骨折及其被脂肪填充的骨髓腔（空心箭头）

骨折跟肿瘤性骨折一样，也会出现增强[82]。但是，偶然发现的沿骨折线的延迟增强可提示骨质疏松性椎体骨折。上述征象并不是肿瘤性椎体骨折的特点。

　　诊断椎体骨折的标准 MRI 检查应包括：① T1 加权序列的矢状位图像，主要用于评估骨折形态及骨髓脂肪的情况；② T2 加权压脂序列的矢状位图像，主要用于评估骨髓水肿及液体；③ T2 加权序列的横截面成像，主要用于评估椎体及椎体旁软组织的情况。如果对骨折的原因仍有疑问，可以在标准 MRI 检查的基础上加作功能成像，如弥散加权成像[85] 及化学位移成像[86]。如果行 MRI 检查后仍有疑问，CT 是很有用的辅助检查。在临床实践中，医生往往可仅凭影像学（X 线、CT、MRI）特征就能准确鉴别骨质疏松性骨折及肿瘤性骨折，而不需行经

表 37.1  有助于鉴别骨质疏松性椎体骨折及肿瘤性骨折的影像学表现

1. 骨髓内残留骨髓脂肪信号 ***
2. 未累及椎弓根或椎体后部成分 ***
3. 椎体内气体或液体 **
4. T1 序列发现椎体内低信号的骨折线（一般靠近骨折的终板）**
5. 未发现离散的软组织包块 ***
6. 出现极轻微或轻度的椎体旁组织肿胀 **
7. 未发现硬膜外团块 **
8. 无 T4 水平以上的骨折 ***
9. 发现位于椎体后部的三角形骨折块 *
10. 非凸状的椎体后缘骨皮质边缘 *
11. 有肿瘤转移至其他节段椎体的证据 *
12. 邻近椎体近乎完整的黄骨髓 *
13. 有骨量减少的 X 线证据 *
14. CT 上可见骨折椎体内的骨小梁残留 ***（图 37.13）

上表用星号来划分上述征象在鉴别诊断时起的作用大小：***=非常有用，**=比较有用，*=起的作用较小。既往的恶性肿瘤史在鉴别诊断时是比较有用的。如果在行标准 MR 成像后仍有疑问，我们可以加做弥散加权成像或化学位移成像 [82]

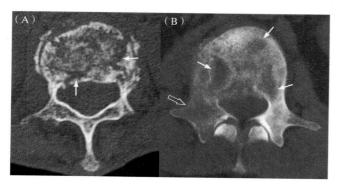

图 37.13 （A）骨质疏松性骨折的横截面 CT 显示了椎体骨小梁的残留及椎体中的骨折线（箭头）；（B）肿瘤性骨折的横截面 CT 显示了肿瘤侵犯导致的相当不连续的骨溶解区域（箭头）及被肿瘤侵犯的右侧椎弓根及邻近的神经根管（空心箭头）

皮椎体活检术。

患者在某些情况下会行 FDG-PET（正电子发射计算机断层摄影）检查，并作为临床检查的一部分。而上述检查也有助于区分骨质疏松性骨折与肿瘤性椎体骨折。与我们预测一样，肿瘤性椎体骨折摄取的放射性物质 [ 标准摄入值为 2.2～7.1，均数为（3.99±1.52）（SD）] 比骨质疏松性骨折 [ 标准摄入值为 0.7～4.9，均数为（1.94±0.97）（SD）] 更多。

初步研究发现，FDG-PET 检测恶性肿瘤性椎体骨折的阳性预测值是 71%，阴性预测值是 91%[87]。

## 脊柱成像检测椎体骨折的临床共识

总之，无论是否已行 X 线或椎体骨折风险评估，脊柱成像评估椎体骨折的指征是相似的。ISCD 关于使用 VFA 的最新共识已总结为表 37.2[12]。是否进行脊柱 X 线检查或依赖 DXA 的 VFA，由检查的可行性及经验决定。

如果患者骨密度正常，除非存在明显的身高下降或腰背部疼痛，大多数医生是不建议其行脊柱影像学检查的。

如果患者的 DXA 骨密度检查提示骨质疏松，大多数临床医生会选择开始治疗。在这种情况下，虽然椎体骨折的发现会影响 FRAX 的 10 年骨折风险预测的结果 [19]，但其对患者有无额外的好处却存在争议 [13]。同样，如果影像学检查发现中、重度或复合性椎体骨折，就可能会改变治疗方案的选择。如在准备行长期骨保护治疗（如双膦酸盐）之前，使用促骨合成的药物（如甲状旁腺激素 [PTH]）是合适的。

如果低骨密度患者存在任一处的脆性骨折（最常见于椎体），大多数的临床医生会采取治疗干预措施。如果低骨密度患者没有脆性骨折病史，脊柱 X 线或 VFA 提示存在椎体骨折会影响临床决策。合并椎体骨折的低骨密度患者会从一系列的抗骨吸收治疗中获益，上述治疗可降低患者未来发生骨折的风险 [12]。如果患者有长期口服糖皮质激素史及任何部位的骨质疏松性骨折病史，无论脊柱 X 线是否提示椎体骨折，大多数临床医生都会考虑行抗骨质疏松治疗。因此，额外的影像学检查可能是不必要的，除非需要使用 FRAX 来全面地评估骨折风险。长期口服糖皮质激素的患者即使没有骨质疏松性骨折病史也需要脊柱影像学检查，特别对于有腰痛病史、身高降低或年龄大于 65 岁的患者。

## 结论

无论患者骨密度如何，在没有或仅有微小创伤的情况下发生椎体骨折都说明患者的骨强度降低。椎体骨折常常是最先出现的脆性骨折。早期诊断椎体骨折并给予适当的治疗可降低未来发生骨折的风险、患者的疼痛、畸形及患者的痛苦。X 线的定性、

**表 37.2　ISCD 关于使用 VFA 筛查椎体骨折的共识**

1. 当检查结果可影响临床方案时应考虑使用 VFA
2. 达到 BMD 的低骨量（骨量降低）诊断标准的绝经后女性，加上以下任一条：
   1）年龄大于或等于 70 岁
   2）历史身高下降大于 4cm（1.6 英寸）
   3）预期身高下降大于 2cm（0.8 英寸）
   4）自诉有椎体骨折病史（未被证实）
   5）符合下列标准的 2 条或以上：
      a）年龄介于 60~69 岁
      b）自诉既往有非椎体骨折病史
      c）历史身高下降介于 2~4cm 之间
      d）与椎体骨折风险增加相关的慢性系统性疾病（如中、重度 COPD，血清阳性类风湿关节炎，克罗恩病）
3. 达到 BMD 的低骨量（骨量降低）诊断标准的男性，加上以下任一条：
   1）年龄大于或等于 80 岁
   2）历史身高下降大于 6cm（2.4 英寸）
   3）预期身高下降大于 3cm（1.2 英寸）
   4）自诉有椎体骨折病史（未被证实）
   5）符合下列标准的 2 条或以上：
      a）年龄介于 70~79 岁
      b）自诉既往有非椎体骨折病史
      c）历史身高下降介于 3~6cm 之间
      d）药物去雄激素治疗或睾丸切除术后
      e）与椎体骨折风险增加相关的慢性系统性疾病（如中、重度 COPD，血清阳性类风湿关节炎，克罗恩病）
   6）长期服用糖皮质激素的男性或女性（每日剂量大于或等于 5mg 的泼尼松，服药时间在 3 个月以上）
4. 如果经证实的 1 个或多个节段的椎体骨折会改变临床方案，那么达到 BMD 的低骨量（骨量降低）诊断标准的男性或绝经后女性适合使用 VFA

Http：//www.iscd.org/visitors/positions/OfficialPositionsText.cfm.[48]

半定量及定量评估法是诊断椎体骨折的标准。良好的脊柱影像学检查操作技术及医师在图像分析方面丰富的经验是准确诊断椎体骨折的关键。VFA 越来越多地应用于椎体骨折的鉴别诊断中。任何包含脊柱的影像学检查都可能偶然发现椎体骨折。容积 QCT 测定的椎体密度及结构参数可以在体外实验中预测椎体的压缩力，而这些参数和非线性 FEA 可一起应用于活体研究。未来，高分辨率的成像技术对椎体强度进行的虚拟评估可以更有效地识别有骨折风险的患者。MRI 的敏感度高于其他成像技术，它能够发现微小的急性或亚急性椎体骨折和再发骨折、判断骨折的发生时间及鉴别骨质疏松性骨折与肿瘤性骨折。

## 参考文献

1. Melton LJ 3rd, Lane AW, Cooper C, Eastell R, O'Fallon WM, Riggs BL. 1993. Prevalence and incidence of vertebral deformities. *Osteoporos Int* 3: 113–119.
2. Diacinti D, Guglielmi G. 2010. Vertebral morphometry. *Radiol Clin North Am* 48: 561–575.
3. Szulc P, Bouxsein ML. 2010. *Overview of Osteoporosis. Epidemiology and Clinical Management.* International Osteoporosis Foundation Vertebral Fracture Initiative Resource Document Part I, pp. 1–64. http://www.iofbonehealth.org/health-professionals/educational-tools-and-slide-kits/vertebral-fracture-teaching-program.html.
4. Adams JE, Lenchik L, Roux C, Genant HK. 2010. *Radiological Assessment of Vertebral Fracture.* International Osteoporosis Foundation Vertebral Fracture Initiative Resource Document Part II, pp. 1–49. http://www.iofbonehealth.org/health-professionals/educational-

tools-and-slide-kits/vertebral-fracture-teaching-program. html.

5. Lenchik L, Rogers LF, Delmas PD, Genant HK. 2004. Diagnosis of osteoporotic vertebral fractures: Importance of recognition and description by radiologists. *AJR Am J Roentgenol* 183: 949–958.

6. Siris ES, Miller PD, Barrett-Connor E, Faulkner KG, Wehren LE, Abbott TA, Berger ML, Santora AC, Sherwood LM. 2001. Identification and fracture outcomes of undiagnosed low bone mineral density in postmenopausal women: Results from the National Osteoporosis Risk Assessment. *JAMA* 286: 2815–2822.

7. Williams AL, Al-Busaidi A, Sparrow PJ, Adams JE, Whitehouse RW. 2009. Under-reporting of osteoporotic vertebral fractures on computed tomography. *Eur J Radiol* 69: 179–183.

8. National Osteoporosis Foundation. 2010. *The Clinician's Guide to Prevention and Treatment of Osteoporosis.* Washington, DC: National Osteoporosis Foundation. http://www.nof.org/files/nof/public/content/file/344/upload/159.pdf .

9. Siris ES, Genant HK, Laster AJ, Chen P, Misurski DA, Krege JH. 2007. Enhanced prediction of fracture risk combining vertebral fracture status and BMD. *Osteoporos Int* 18: 761–770.

10. Black DM, Arden NK, Palermo L, Pearson J, Cummings SR. 1999. Prevalent vertebral deformities predict hip fractures and new vertebral deformities but not wrist fractures. Study of Osteoporotic Fractures Research Group. *J Bone Miner Res* 14: 821–828.

11. Lindsay R, Silverman SL, Cooper C, Hanley DA, Barton I, Broy SB, Licata A, Benhamou L, Geusens P, Flowers K, Stracke H, Seeman E. 2001. Risk of new vertebral fracture in the year following a fracture. *JAMA* 285: 320–323.

12. Lips P, van Schoor NM. 2005. Quality of life in patients with osteoporosis. *Osteoporos Int* 16: 447–455.

13. Ensrud KE, Schousboe JT. 2011. Clinical practice. Vertebral fractures. *N Engl J Med* 364: 1634–1642.

14. Delmas PD, van de Langerijt L, Watts NB, Eastell R, Genant H, Grauer A, Cahall DL; IMPACT Study Group. 2005. Underdiagnosis of vertebral fractures is a worldwide problem: The IMPACT study. *J Bone Miner Res* 20: 557–563.

15. Grigoryan M, Guermazi A, Roemer FW, Delmas PD, Genant HK. 2003. Recognizing and reporting osteoporotic vertebral fractures. *Eur Spine J* 12 Suppl 2: S104–112.

16. Cooper C, Atkinson EJ, O'Fallon WM, Melton LJ 3rd. 1992. Incidence of clinically diagnosed vertebral fractures: A population-based study in Rochester, Minnesota, 1985–1989. *J Bone Miner Res* 7: 221–227.

17. Gehlbach SH, Bigelow C, Heimisdottir M, May S, Walker M, Kirkwood JR. 2000. Recognition of vertebral fracture in a clinical setting. *Osteoporos Int* 11: 577–582.

18. Kanis JA, Johnell O, Oden A, Johansson H, McCloskey E. 2008. FRAX and the assessment of fracture probability in men and women from the UK. *Osteoporos Int* 19: 385–397.

19. Kanis JA, Hans D, Cooper C, Baim S, Bilezikian JP, Binkley N, Cauley JA, Compston JE, Dawson-Hughes B, El-Hajj Fuleihan G, Johansson H, Leslie WD, Lewiecki EM, Luckey M, Oden A, Papapoulos SE, Poiana C, Rizzoli R, Wahl DA, McCloskey EV. 2011. Task Force of the FRAX Initiative. Interpretation and use of FRAX in clinical practice. *Osteoporos Int* 22: 2395–2411.

20. National Osteoporosis Guidelines Group (NOGG) guidelines. http://www.shef.ac.uk/NOGG/.

21. Kanis JA, McCloskey EV, Johansson H, Strom O, Borgstrom F, Oden A. 2008. Case finding for the management of osteoporosis with FRAX—Assessment and intervention thresholds for the UK. *Osteoporos Int* 19: 1395–1408.

22. Banse X, Devogelaer JP, Grynpas M. 2002. Patient-specific microarchitecture of vertebral cancellous bone: A peripheral quantitative computed tomographic and histological study. *Bone* 30: 829–835.

23. Vernon-Roberts B, Pirie CJ. 1973. Healing trabecular microfractures in the bodies of lumbar vertebrae. *Ann Rheum Dis* 32: 406–412.

24. Diamond TH, Clark WA, Kumar SV. 2007. Histomorphometric analysis of fracture healing cascade in acute osteoporotic vertebral body fractures. *Bone* 40: 775–780.

25. Riggs BL, Melton Iii LJ 3rd, Robb RA, Camp JJ, Atkinson EJ, Peterson JM, Rouleau PA, McCollough CH, Bouxsein ML, Khosla S. 2004. Population-based study of age and sex differences in bone volumetric density, size, geometry, and structure at different skeletal sites. *J Bone Miner Res* 19: 1945–1954.

26. Fields AJ, Lee GL, Liu XS, Jekir MG, Guo XE, Keaveny TM. 2011. Influence of vertical trabeculae on the compressive strength of the human vertebra. *J Bone Miner Res* 26: 263–269.

27. Thomsen JS, Ebbesen EN, Mosekilde LI. 2002. Age-related differences between thinning of horizontal and vertical trabeculae in human lumbar bone as assessed by a new computerized method. *Bone* 31: 136–142.

28. Mc Donnell P, Harrison N, Liebschner MA, Mc Hugh PE. 2009. Simulation of vertebral trabecular bone loss using voxel finite element analysis. *J Biomech* 42: 2789–2796.

29. Shi X, Liu XS, Wang X, Guo XE, Niebur GL. 2010. Effects of trabecular type and orientation on microdamage susceptibility in trabecular bone. *Bone* 46: 1260–1266.

30. Genant HK, Jergas M, Palermo L, Nevitt M, Valentin RS, Black D, Cummings SR. 1996. Comparison of semiquantitative visual and quantitative morphometric assessment of prevalent and incident vertebral fractures in osteoporosis. The Study of Osteoporotic Fractures Research Group. *J Bone Miner Res* 11: 984–996.

31. Genant HK, Jergas M. 2003. Assessment of prevalent and incident vertebral fractures in osteoporosis research. *Osteoporos Int* 14 Suppl 3: S43–55.

32. Christiansen BA, Bouxsein ML. 2010. Biomechanics of vertebral fractures and the vertebral fracture cascade. *Curr Osteoporos Rep* 8: 198–204.

33. Nevitt MC, Cummings SR, Stone KL, Palermo L, Black DM, Bauer DC, Genant HK, Hochberg MC, Ensrud KE, Hillier TA, Cauley JA. 2005. Risk factors for a first-incident radiographic vertebral fracture in women > or = 65 years of age: The study of osteoporotic fractures. *J Bone Miner Res* 20: 131–140.

34. Siminoski K, Jiang G, Adachi JD, Hanley DA, Cline G, Ioannidis G. Hodsman A, Josse RG, Kendler D, Olszynski WP, Ste Marie LG, Eastell R. 2005. Accuracy of height loss during prospective monitoring for detection of incident vertebral fractures. *Osteoporos Int* 16: 403–410.

35. Siminoski K, Warshawski RS, Jen H, Lee K. 2006. The accuracy of historical height loss for the detection of

vertebral fractures in postmenopausal women. *Osteoporos Int* 17: 290–296.

36. Damilakis J, Adams JE, Guglielmi G, Link TM. 2010. Radiation exposure in X-ray-based imaging techniques used in osteoporosis. *Eur Radiol* 20: 2707–2714.

37. Masharawi Y, Salame K, Mirovsky Y, Peleg S, Dar G, Steinberg N, Hershkovitz I. 2008. Vertebral body shape variation in the thoracic and lumbar spine: Characterization of its asymmetry and wedging. *Clin Anat* 21: 46–54.

38. Diacinti D, Acca M, D'Erasmo E, Tomei E, Mazzuoli GF. 1995. Aging changes in vertebral morphometry. *Calcif Tissue Int* 57: 426–429.

39. Masunari N, Fujiwara S, Nakata Y, Nakashima E, Nakamura T. 2007. Historical height loss, vertebral deformity, and health-related quality of life in Hiroshima cohort study. *Osteoporos Int* 18: 1493–1499.

40. Ferrar L, Jiang G, Armbrecht G, Reid DM, Roux C, Glüer CC, Felsenberg D, Eastell R. 2007. Is short vertebral height always an osteoporotic fracture? The Osteoporosis and Ultrasound Study (OPUS). *Bone* 41: 5–12.

41. Ferrar L, Roux C, Reid DM, Felsenberg D, Glüer CC, Eastell R. 2011. Prevalence of non-fracture short vertebral height is similar in premenopausal and postmenopausal women: The osteoporosis and ultrasound study. *Osteoporos Int* 23: 1035–1040.

42. Chan KK, Sartoris DJ, Haghighi P, Sledge P, Barrett-Connor E, Trudell DT, Resnick D. 1997. Cupid's bow contour of the vertebral body: Evaluation of pathogenesis with bone densitometry and imaging-histopathologic correlation. *Radiology* 202: 253–256.

43. Link TM, Guglielmi G, van Kuijk C, Adams JE. 2005. Radiologic assessment of osteoporotic vertebral fractures: Diagnostic and prognostic implications. *Eur Radio* 15: 1521–1532.

44. Li EK, Tam LS, Griffith JF, Zhu TY, Li TK, Li M, Wong KC, Chan M, Lam CW, Chu FS, Wong KK, Leung PC, Kwok A. 2009. High prevalence of asymptomatic vertebral fractures in Chinese women with systemic lupus erythematosus. *J Rheumatol* 36: 1646–1652.

45. Genant HK, Wu CY, van Kuijk C, Nevitt MC. 1993. Vertebral fracture assessment using a semiquantitative technique. *J Bone Miner Res* 8: 1137–1148.

46. Genant HK, Siris E, Crans GG, Desaiah D, Krege JH. 2005. Reduction in vertebral fracture risk in teriparatide-treated postmenopausal women as assessed by spinal deformity index. *Bone* 37: 170–174.

47. Genant HK, Delmas PD, Chen P, Jiang Y, Eriksen EF, Dalsky GP, Marcus R, San Martin J. 2007. Severity of vertebral fracture reflects deterioration of bone microarchitecture. *Osteoporos Int* 18: 69–76.

48. Wu CY, Li J, Jergas M, Genant HK. 1995. Comparison of semiquantitative and quantitative techniques for the assessment of prevalent and incident vertebral fractures. *Osteoporos Int* 5: 354–370.

49. Siris E, Adachi JD, Lu Y, Fuerst T, Crans GG, Wong M, Harper KD, Genant HK. 2002. Effects of raloxifene on fracture severity in postmenopausal women with osteoporosis: Results from the MORE study. Multiple Outcomes of Raloxifene Evaluation. *Osteoporos Int* 13: 907–913.

50. Schousboe JT, Vokes T, Broy SB, Ferrar L, McKiernan F, Roux C, Binkley N. 2008. Vertebral Fracture Assessment: The 2007 ISCD Official Positions. *J Clin Densitom* 11: 92–108.

51. Buehring B, Krueger D, Checovich M, Gemar D, Vallarta-Ast N, Genant HK, Binkley N. 2010. Vertebral fracture assessment: Impact of instrument and reader. *Osteoporos Int* 21: 487–494.

52. Guglielmi G, Diacinti D, van Kuijk C, Aparisi F, Krestan C, Adams JE, Link TM. 2008. Vertebral morphometry: Current methods and recent advances. *Eur Radiol* 18: 1484–1496.

53. Grados F, Fechtenbaum J, Flipon E, Kolta S, Roux C, Fardellone P. 2009. Radiographic methods for evaluating osteoporotic vertebral fractures. *Joint Bone Spine* 76: 241–247.

54. Eastell R, Cedel SL, Wahner HW, Riggs BL, Melton LJ 3rd. 1991. Classification of vertebral fractures. *J Bone Miner Res* 6: 207–215.

55. Grados F, Roux C, de Vernejoul MC, Utard G, Sebert JL, Fardellone P. 2001. Comparison of four morphometric definitions and a semiquantitative consensus reading for assessing prevalent vertebral fractures. *Osteoporos Int* 12: 716–722.

56. Roberts MG, Pacheco EM, Mohankumar R, Cootes TF, Adams JE. 2010. Detection of vertebral fractures in DXA VFA images using statistical models of appearance and a semi-automatic segmentation. *Osteoporos Int* 21: 2037–2046.

57. Jiang G, Eastell R, Barrington NA, Ferrar L. 2004. Comparison of methods for the visual identification of prevalent vertebral fracture in osteoporosis. *Osteoporos Int* 15: 887–896.

58. Gallacher SJ, Gallagher AP, McQuillian C, Mitchell PJ, Dixon T. 2007. The prevalence of vertebral fracture amongst patients presenting with non-vertebral fractures. *Osteoporos Int* 18: 185–192.

59. Schousboe JT, Vokes T, Binkley N, Genant HK. 2010. *Densitometric Vertebral Fracture Assessment (VFA)*. International Osteoporosis Foundation Vertebral Fracture Initiative Resource Document Part III, pp. 1–49. http://www.iofbonehealth.org/health-professionals/educational-tools-and-slide-kits/vertebral-fracture-teaching-program.html.

60. Ferrar L, Jiang G, Barrington NA, Eastell R. 2000. Identification of vertebral deformities in women: Comparison of radiological assessment and quantitative morphometry using morphometric radiography and morphometric X-ray absorptiometry. *J Bone Miner Res* 15: 575–585.

61. Mayranpaa MK, Helenius I, Valta H, Mayranpaa MI, Toiviainen-Salo S, Makitie O. 2007. Bone densitometry in the diagnosis of vertebral fractures in children: Accuracy of vertebral fracture assessment. *Bone* 41: 353–359.

62. Schousboe JT, Debold CR. 2006. Reliability and accuracy of vertebral fracture assessment with densitometry compared to radiography in clinical practice. *Osteoporos Int* 17: 281–289.

63. Fuerst T, Wu C, Genant HK, von Ingersleben G, Chen Y, Johnston C, Econs MJ, Binkley N, Vokes TJ, Crans G, Mitlak BH. 2009. Evaluation of vertebral fracture assessment by dual X-ray absorptiometry in a multicenter setting. *Osteoporos Int* 20: 1199–1205.

64. Roberts M, Cootes T, Pacheco E, Adams J. 2007. Quantitative vertebral fracture detection on DXA images using shape and appearance models. *Acad Radiol* 14: 1166–1178.

65. Jager PL, Slart RH, Webber CL, Adachi JD, Papaioannou AL, Gulenchyn KY. 2010. Combined vertebral fracture assessment and bone mineral density measurement: A patient-friendly new tool with an important impact on the Canadian Risk Fracture Classification. *Can Assoc Radiol J* 61: 194–200.

66. Williams AL, Al-Busaidi A, Sparrow PJ, Adams JE, Whitehouse RW. 2009. Under-reporting of osteoporotic vertebral fractures on computed tomography. *Eur J Radiol* 69: 179–183.

67. Takada M, Wu CY, Lang TF, Genant HK. 1998. Vertebral fracture assessment using the lateral scoutview of computed tomography in comparison with radiographs. *Osteoporos Int* 8: 197–203.

68. Samelson EJ, Christiansen BA, Demissie S, Broe KE, Zhou Y, Meng CA, Yu W, Cheng X, O'Donnell CJ, Hoffmann U, Genant HK, Kiel DP, Bouxsein ML. 2011. Reliability of vertebral fracture assessment using multidetector CT lateral scout views: The Framingham Osteoporosis Study. *Osteoporos Int* 22: 1123–1131.

69. Ito M, Ikeda K, Nishiguchi M, Shindo H, Uetani M, Hosoi T, Orimo H. 2005. Multi-detector row CT imaging of vertebral microstructure for evaluation of fracture risk. *J Bone Miner Res* 20: 1828–1836.

70. Graeff C, Timm W, Nickelsen TN, Farrerons J, Marín F, Barker C, Glüer CC; EUROFORS High Resolution Computed Tomography Substudy Group. 2007. Monitoring teriparatide-associated changes in vertebral microstructure by high-resolution CT in vivo: Results from the EUROFORS study. *J Bone Miner Res* 22: 1426–1433.

71. Keaveny TM, Donley DW, Hoffmann PF, Mitlak BH, Glass EV, San Martin JA. 2007. Effects of teriparatide and alendronate on vertebral strength as assessed by finite element modeling of QCT scans in women with osteoporosis. *J Bone Miner Res* 22: 149–157

72. Eswaran SK, Gupta A, Adams MF, Keaveny TM. 2006. Cortical and trabecular load sharing in the human vertebral body. *J Bone Miner Res* 21: 307–314.

73. Krug R, Burghardt AJ, Majumdar S, Link TM. 2010. High-resolution imaging techniques for the assessment of osteoporosis. *Radiol Clin North Am* 48: 601–621.

74. Griffith JF, Yeung DK, Antonio GE, Lee FK, Hong AW, Wong SY, Lau EM, Leung PC. 2005. Vertebral bone mineral density, marrow perfusion, and fat content in healthy men and men with osteoporosis: Dynamic contrast-enhanced MR imaging and MRspectroscopy. *Radiology* 236: 945–951.

75. Griffith JF, Yeung DK, Antonio GE, Wong SY, Kwok TC, Woo J, Leung PC. 2006. Vertebral marrow fat content and diffusion and perfusion indexes in women with varying bone density: MR evaluation. *Radiology* 241: 831–838.

76. Griffith JF, Wang YX, Zhou H, Kwong WH, Wong WT, Sun YL, Huang Y, Yeung DK,Qin L, Ahuja AT. 2010. Reduced bone perfusion in osteoporosis: Likely causes in an ovariectomy rat model. *Radiology* 254: 739–746.

77. Griffith JF, Kumta SM, Huang Y. 2011. Hard arteries, weak bones. *Skeletal Radiol* 40: 517–521.

78. Biffar A, Schmidt GP, Sourbron S, D'Anastasi M, Dietrich O, Notohamiprodjo M, Reiser MF, Baur-Melnyk A. 2011. Quantitative analysis of vertebral bone marrow perfusion using dynamic contrast-enhanced MRI: Initial results in osteoporotic patients with acute vertebral fracture. *J Magn Reson Imaging* 33: 676–683.

79. Kanchiku T, Taguchi T, Toyoda K, Fujii K, Kawai S. 2003. Dynamic contrast-enhanced magnetic resonance imaging of osteoporotic vertebral fracture. *Spine* 28: 2522–2526

80. Tsujio T, Nakamura H, Terai H, Hoshino M, Namikawa T, Matsumura A, Kato M, Suzuki A, Takayama K, Fukushima W, Kondo K, Hirota Y, Takaoka K. 2011. Characteristic radiographic or magnetic resonance images of fresh osteoporotic vertebral fractures predicting potential risk for nonunion: A prospective multicenter study. *Spine* 36: 1229–1235.

81. Fornasier VL, Czitrom AA. 1978. Collapsed vertebrae: A review of 659 autopsies. *Clin Orthop Relat Res* (131): 261–265.

82. Griffith JF, Guglielmi G. 2010. Vertebral fracture. *Radiol Clin North Am* 48: 519–529.

83. Baur A, Stäbler A, Arbogast S, Duerr HR, Bartl R, Reiser M. 2002. Acute osteoporotic and neoplastic vertebral compression fractures: Fluid sign at MR imaging. *Radiology* 225: 730–735.

84. Malghem J, Maldague B, Labaisse MA, Dooms G, Duprez T, Devogelaer JP, Vande Berg B. 1993. Intravertebral vacuum cleft: Changes in content after supine positioning. *Radiology* 187: 483–487.

85. Karchevsky M, Babb JS, Schweitzer ME. 2008. Can diffusion-weighted imaging be used to differentiate benign from pathologic fractures? A meta-analysis. *Skeletal Radiol* 37: 791–795.

86. Ragab Y, Emad Y, Gheita T, Mansour M, Abou-Zeid A, Ferrari S, Rasker JJ. 2009. Differentiation of osteoporotic and neoplastic vertebral fractures by chemical shift {in-phase and out-of phase) MR imaging. *Eur J Radiol* 72: 125–133.

87. Bredella MA, Essary B, Torriani M, Ouellette HA, Palmer WE. 2008. Use of FDG-PET in differentiating benign from malignant compression fractures. *Skeletal Radiol* 37: 405–413.

# 第 38 章
# 基因检测方法

Christina Jacobsen · Yiping Shen · Ingrid A. Holm

（丁　悦　傅光涛　译）

## 引言

在临床工作中，为了检测与遗传性疾病相关的基因型、突变、表型或核型而进行的针对人类DNA、RNA、染色体、蛋白质以及某些特定的代谢物的分析，称为基因检测[1-2]。寻找某个个体的DNA（基因和基因组）中可能是潜在病因的突变，通常是基因检测的主要工作。本章将着眼于基于DNA的基因检测。在过去几年中，我们对遗传性骨病已经了解得更多，目前市面上也能买到针对更多种疾病的试剂盒。本章我们将讨论目前基因检测有哪些种类，其中哪些适用于骨病，并提出骨病患者的基因检测方法。

## 基因检测方法概述

基因组异常可以是多种多样的。根据其对基因组结构的影响大小，变异可分为小规模变异和大规模变异，而这两大类又分别包括了不同类型的变异。目前已开发出针对不同类型变异的分子检验技术。现在我们简要讨论一下分子诊断实验室中用来检测一系列遗传性疾病相关变异的基因检测技术。

### 变异的类型
#### 小规模变异
#### 碱基对替换

人类基因组中最常见的变异类型是某个碱基被另一种碱基替换。大部分的单个碱基变异位于基因间区域（包含很少或不含基因的DNA序列）和内含子区域（位于基因内部但会被RNA剪切掉的DNA序列）。位于编码区域（外显子）的碱基变异又依其对蛋白质氨基酸序列的影响而有所不同。

同义变异：也叫"沉默变异"，不改变编码的氨基酸，因此不影响最终的蛋白质产物，因为基因编码并不是严格一对一的。尽管理论上讲同义变异可能有临床意义，但大多数情况下我们认为同义变异不会导致疾病，很难预测同义变异可能产生什么结果。

非同义变异：是指会导致氨基酸序列改变的变异。碱基的改变如果导致相应的氨基酸变成另一种氨基酸，称为错义变异；如果导致出现了终止密码子，称为无义突变。有时，碱基的改变导致终止密码子的丢失（如终止密码子变成了引入氨基酸的密码子），可以显著影响蛋白质结构的非同义变异可能导致疾病。

剪接变异：是指在剪接点（外显子的最初两个核苷酸或最末两个核苷酸）发生的变异，它可以导致外显子剪接方式的改变。这种变异可能导致外显子被跳过，从而使 mRNA 中不含外显子。如果被跳过的这段外显子所含的核苷酸数目不是 3 的整数倍，将导致框移变异以及下游氨基酸序列的改变，这通常会导致下游提前出现一个终止密码子，而蛋白质则被截短。这种变异通常会导致疾病。

### 插入 / 缺失

插入 / 缺失是指一个或数个核苷酸的插入或缺失。插入 / 缺失的核苷酸数目如果是 3 的整数倍，通常将导致氨基酸的框移缺失或插入，但不打乱下游氨基酸序列；如果不是，将导致缺失或插入复制，以及产生新的氨基酸或终止密码子，同时打乱下游氨基酸序列。其中后者对蛋白质结构和功能的影响通常比前者更大，常常导致疾病。

### 重复扩增

基因组本身内部有一些区域含有重复序列，此类序列重复次数的增加既可以发生在编码区，也可以发生在非编码区。已知这种变异与某些致病基因相关，是一类重要的变异与致病机制。

### 表观遗传学变异

某些疾病与表观遗传学改变模式如甲基化有关。甲基化模式的改变可影响基因的表达，从而致病。

## 检测 DNA 小规模变异的方法

对聚合酶链反应（polymerase chain reaction, PCR）扩增产物进行 Sanger 法测序是检测大多数小规模变异的最有效方法。基因分型法也可用于检测某些特定的突变，但较为少用。对于重复扩增变异，需要进行基于 PCR，偶尔也进行基于 DNA 印迹（Southern-blot）的检测来确定重复的次数。针对甲基化的 PCR 或多重连接依赖式探针扩增( multiplex ligation dependent probe amplification, MLPA）经常被用于检测致病基因的甲基化状态，判断表观遗传学突变。MLPA 是一种常用的多元 PCR 方法，不仅可检测甲基化状态，还可检测基因缺失或复本扩增。多重目标基因可以使用位于相应的多个寡核苷酸探针外侧端的共用引物对进行扩增。只有两个基因探针都与靶点结合时，目标基因的 PCR 扩增才能进行，所以未结合的基因探针不会被扩增。因此，扩增的幅度反映了可结合的基因靶点的数量。MLPA 通过使用针对甲基化位点的基因探针和对甲基化敏感的限制性内切酶检测甲基化状态。限制性内切酶干扰甲基化的 DNA 的聚合，从而减弱扩增信号。甲基化位点的扩增信号强度与未加入限制性内切酶的 DNA 扩增信号强度的比值反映了甲基化水平。MLPA 有时也作为 Sanger 测序法的补充，如先行 Sanger 法测序，如果结果没有异常，再做 MLPA 检测有无外显子缺失；有时我们同时进行这两种检测。对于常见缺失或复本扩增的疾病，通常先行 MLPA，因为它比测序容易和快捷得多。

### 大规模变异

这类变异至少涉及一个基因的一个外显子，甚至更大范围的基因片段。常用的 PCR 和 Sanger 测序法用于大规模变异的检测并不可靠。大规模变异可分为以下几种类型。

### 拷贝数变异

拷贝数变异（copy number variants, CNV）属于失衡的结构变异。长久以来我们已知基因组 DNA 拷贝数可有增减，但最近研究发现，CNV 在人类基因组中不仅数目上比以往所认知的要大得多，而且对基因组结构和功能有重要作用。这个发现使人们再次对 CNV 予以关注。很多 CNV，特别是较大的 CNV，有重要的临床意义。CNV 是与遗传性疾病相关的第二常见的变异方式。最近，基于微阵列的基因组测绘技术使有效分析全基因组范围内的基因失衡成为可能，而且有很高的敏感性、分辨率和可重复性。在很多临床方案中，基于微阵列的基因组测绘技术都被推荐为一线基因检测技术。

基于微阵列的基因组测绘技术有两种。其一起源于比较基因组杂交（comparative genomic hybridization, CGH）技术，以单碱基 CGH 为代表。最近 CGH 技术加入了单核苷酸多态性（single nucleotide polymorphism, SNP）探针，因此既可检测 CNV，也可检测杂合性缺失（loss of heterozygosity, LOH）。另一个检测平台源于 SNP 基因分型检测。向基因分型检测微阵列中加入 CNV 探针可显著提高检测 CNV 的敏感性。这两种方法有合二为一的趋势。新一代测序技术（next generation sequencing, NGS）可能在检测 CNV 和很多其他类型的大规模变异方面最终替代基于微阵列的检测技术。目前，通过 NGS 检测 CNV 是生物信息学领域的研究热点。

### 平衡的结构变异

　　另一类大规模变异是移位与倒位。直到最近，平衡的基因变异都只能被传统的细胞遗传学方法检测。微阵列技术无法检测平衡的变异。由于细胞遗传学方法的分辨率有限，平衡的变异一直被认为是无法检测的。另外，过去由细胞遗传学方法确定的许多显然是不平衡的基因重排，在应用了高分辨率的基于微阵列的基因检测技术后被发现包含了隐匿的不平衡。基于 NGS 的方法可以有效而稳定地解决检测平衡的基因重排的技术难题。只要相关的信息学难题得到解决，它将成为全基因组范围内检测平衡的与不平衡的基因变异的选择。

### 杂合性丢失

　　杂合性丢失（LOH）可由一个等位基因的缺失，或从父方和母方其中一方获得两个等位基因导致。从父方和母方的其中一方获得两个等位基因的现象会导致染色体中性杂合性缺失（copy neutral LOH，cn-LOH），通常也称为单亲二体病（uniparental disomy，UPD）。家族内的 cn-LOH 可能是由于遗传一致性（identity-by-descent，IBD）。IBD 提示两个个体是远亲，甚至是近亲。基于微卫星标志物的基因分型方法既往被用于检测 UPD。近来，微阵列平台也可以用来在全基因组范围内检测大片段的 LOH 和 UPD。NGS 的数据也很容易在全基因组范围内提供达到单碱基的分辨率的基因分型信息。因此，我们可以更完整地了解全基因组 cn-LOH 情况。

### 基于 DNA 的基因检测新方法

　　变异的本质决定了哪种方法更适合于基因检测。科技创新一直在改变我们对患者进行基因检测的方式。如下所述，随着基于微阵列和 NGS 的技术的发明，基因检测技术正在发生翻天覆地的变化。

　　传统方法研究一个突变、一个基因或一个患者，而不能同时研究多个。临床医生先做出初步诊断，然后进行最有可能帮助解释患者病情的检查。根据致病基因的已知突变谱，分子诊断实验室会选择 Sanger 测序法检测小规模变异，或如定量 PCR 或 MLPA 的靶向方法检测 CNV。

　　目前基因检测最常用的方法是基于全基因或基因嵌板的检测。测序只能检测小规模突变，所以经常辅以 MLPA 或定量 PCR 进行 CNV 检测以判断有误外显子缺失或复本扩增。

　　应用于 CNV 和 LOH 的全基因组染色体微阵列（chromosomal microarray，CMA）分析比传统的细胞遗传学技术大大促进了临床应用，尽管后者对于遗传背景复杂或者未知的患者仍然是一线检测方法。对于在全基因组范围内检测与疾病相关的基因缺陷，CMA 是十分有用的筛查手段。

　　基于 NGS 的全外显子组或全基因组检测是通过对单克隆扩增或单个 DNA 分子进行大量并行的测序工作而得到序列信息。最近，NGS 的技术进展缩短了测序所需时间，因此基于 NGS 的诊断方法变得性价比更高。NGS 注定会带来基因检测的变革。在科研和临床基因检测中使用全外显子组，而不是全基因组，对符合孟德尔遗传规律的遗传病进行检测的前提是：蛋白质编码序列只占据人类基因组的 1%，却包含了大约人类 85% 的已知致病突变。不过，考虑到大规模变异可以在基于全基因组的检测中被同时检出，而难以在全外显子测序中检出，因此我们可以预测，只要其费用降低到作为常规检查，人们也可以接受，全基因组测序将成为科研与临床诊断之选。目前，仍有许多挑战，尤其是在数据解析领域。数据解析通常包括数据库的检索、分离分析、生物信息学预测与功能展示。尽管如此，NGS 将最终替代包括传统测序法与基因分型在内的目前常用的许多基因检测方法，而检测 CNV 的技术对于证实 NGS 检测到的变异仍是有帮助的。

## 目前可用于骨病的基因检查

　　在过去几年中，我们对骨遗传性疾病的了解已大大增加，市面上也能买到针对更多种疾病的试剂盒。不幸的是，市面上能买到的诊断试剂总是落后于致病基因的研究进展 [3]。尽管如此，临床上已经有很多骨病的基因检测方法，不论是代谢性骨病还是骨骼发育不良。

### 代谢性骨病

　　在临床工作中，基因检测是诊断代谢性骨病的有效方法。目前有很多种基因引起的代谢性骨病已经有了基因检测方法。

#### 家族性低血磷性佝偻病

　　家族性低血磷性佝偻病（familial hypophosphatemic rickets，FHR）是最常见的遗传性佝偻病。临床上，FHR 患儿有典型的佝偻病体征，包括开始走路后的 O 型腿和生长迟缓。如果没有家族史，FHR 可能被误认为营养缺乏性佝偻病。生化检验可以将 FHR 从其他类型的佝偻病中鉴别出来，包括正常的 25-（OH）维生素 D、低血磷、偏低或正常的 1,25-（OH）$_2$ 维生素 D，正常血钙水平以及正常或稍偏高的甲状旁腺激素（parathyroid hormone，PTH）水平。典型的佝偻病影像学发现可以排除包括生理性弯曲和骨骼发育不良等其他可能的诊断。目前最常见的 FHR 是 X- 连锁低血磷性佝偻病（X-linked hypophosphatemic rickets，XHL/XHR），它是由与 X 染色体上的内肽酶基因同源的磷调控基因（phosphate-regulating gene with homology to endopeptidases located on the X-chromosome，PHEX）突变引起的。XHR 表现为 X 连锁显性遗传，因此女性患者多于男性患者（2∶1），并且不会从父亲传给儿子。低血磷性佝偻病还有其他形式，包括常染色体显性低血磷性佝偻病（autosomal dominant hypophosphatemic rickets，ADHR）和常染色体隐性低血磷性佝偻病（autosomal recessive hypophosphatemic rickets，ARHR）。XLH 是目前最常见的类型，但针对所有类型的基因检测方法都已成熟，可以用于遗传模式不明确时的鉴别诊断[4]。

### 维生素 D 相关疾病

维生素 D 通路中有两种基因缺陷可导致佝偻病。Ⅰ 型维生素 D 依赖型佝偻病（vitamin D-dependent rickets type Ⅰ，VDDR-Ⅰ），也叫 1-α- 羟化酶缺陷，特征是低 1,25-（OH）$_2$ 维生素 D 水平、正常 25-（OH）维生素 D 水平、高 PTH 水平以及低钙血症。而 Ⅰ 型维生素 D 依赖型佝偻病（vitamin D-dependent rickets type Ⅱ，VDDR-Ⅱ），也叫维生素 D 抵抗型佝偻病，由于受体抵抗，表现为 1,25-（OH）$_2$ 维生素 D 水平显著升高。1-α- 羟化酶基因 CYP27B 的突变导致了 VDDR-Ⅰ，而 VDDR-Ⅱ 的病因则是维生素 D 受体突变。目前两者都有基因诊断方法。

### 低磷酸酯酶症

低磷酸酯酶症是一种遗传性骨病，特征是骨和牙齿矿化障碍、低血磷酸脂酶活性和低骨磷酸酯酶活性导致的儿童期佝偻病和成人期骨软化症。此病疾病谱宽，有 6 种临床类型，可能表现为可导致死产的严重矿化不全、儿童期佝偻病、成人期病理性骨折或牙齿型低碱性磷酸酯酶症［严重龋齿和（或）乳牙过早脱落］。低磷酸酯酶症的病因是编码非组织特异性碱性磷酸酯酶（tissue-non-specific alkaline phosphatase，TNSALP）的 ALPL 基因突变。

### 骨骼发育不全

基因检测可以确诊骨骼发育不全，也可用于诊断不明确患者的鉴别诊断。对所有骨骼发育不全的疑似患者均应进行详尽的体格检查，对根据病史和体格检查不能确诊的患者，还应进行全身骨骼系统 X 线检查。骨骼发育不全可分为数百种，而涉及的基因也非常多。在此我们重点阐述一些目前可以进行基因检测的较常见的骨骼发育不全。

#### 成骨不全症

成骨不全症（osteogenesis imperfect，OI）以低骨量和高骨折风险为特征。大多数 OI 患者有 Ⅰ 型胶原基因 COL1A1 和 COL1A2 的突变，或者编码参与 Ⅰ 型胶原的组装、修饰和分泌的蛋白质的基因突变。COL1A1 和 COL1A2 基因的显性突变导致了 Ⅰ 至 Ⅳ 型的 OI。临床可以表现为非常严重的 Ⅱ 型（围生期即可致死），或相对"温和"的 Ⅰ 型；Ⅲ 型 OI 是非致死型 OI 中最严重的，而 Ⅳ 型 OI 严重程度中等。隐型 OI 在人群中则少见得多（虽然在某些种族群体中更多见），而且一般病情严重。

针对 OI 的基因检测通常出于两个目的。有些儿童患有多发骨折，但其他方面正常，没有明显矮小或畸形，这时可以通过基因检测诊断 Ⅰ 型 OI。有些儿童临床表现较重，通过体格检查即可诊断 OI，这时可以通过基因检测确诊 OI。基因检测还可用于产前咨询，以及区分伴有 COL1A1 和 COL1A2 显性突变的 Ⅰ ～ Ⅳ 型 OI 与隐性突变型 OI。对于有严重 OI 临床表型，但无 COL1A1 和 COL1A2 突变的患者，应该进行隐性突变型 OI 的基因检测。另外，OI 的确诊是很重要的，因为目前有针对儿童患者群体的双膦酸盐药物治疗（通常用帕米膦酸盐）[5]，针对成人患者的治疗目前正在研究中。双膦酸盐已用于很多 OI 患儿，被认为通过降低 OI 患儿胶原异常引起的骨转换标志物升高而起到治疗作用[6]。尽管双膦酸盐治疗不能纠正 OI 患者的基因缺陷，但有研究报道该疗法可以增加患者骨密度，降低骨折的发生率[7]。

## 软骨发育不全与 FGFR3 相关的其他疾病

软骨发育不全是一种相对常见的运动系统畸形。患者通常矮小，肢体近端短缩，并且显得头部较大、额部隆起。虽然软骨发育不全通常基于体格检查和 X 线作出诊断，但基因检测可以帮助确诊，尤其是诊断不明确的时候。几乎所有的软骨发育不全病例都由成纤维细胞生长因子受体 3（fibroblast growth factor receptor 3，FGFR3）基因的一到两个突变导致。本病为常染色体显性遗传，几乎 80% 的病例为新发突变[8-9]。

FGFR3 基因突变还与其他几种疾病相关，比如软骨生成减退，Ⅰ型和Ⅱ型致死性侏儒症，以及伴有发育延迟和黑棘皮病的严重软骨发育不全（severe achondroplasia with developmental delay and acanthosis nigricans，SADDAN）。在这些疾病中，软骨生成减退是最常见的，也是软骨发育不全的一种较轻的表现型，不伴有头部增大，矮小身材也不甚严重。

## 多发性骨骺发育不良

多发性骨骺发育不良（multiple epiphyseal dysplasia，MED）是以长骨骨骺异常为特征的运动系统发育畸形。患者通常从儿童期开始有髋、膝关节疼痛症状，并导致进展型早发性骨关节炎，轻度身材矮小也很常见。MED 有两种类型，分别表现为显性和隐性遗传形式。这两种类型的临床症状相似，但隐性型患者还可能有其他先天畸形，包括腭裂和畸形足。MED 的临床诊断通常基于症状和 X 线所见异常骨骺，基因检测可用于确诊，以及在家族史不明确时鉴别显性型与隐性型。数个不同基因的突变均可导致显性型 MED，也就是说，它是一类遗传异质性疾病。COMP、COL9A1、COL9A2、COL9A3 和 MATN3 基因的突变都可导致显性型 MED。考虑到这一情况，我们推荐分阶段的基因检测方法，即从最常受累的基因开始逐个筛查，直到发现有缺陷的基因[10-11]。

# 何时需要进行基因检测

在以下情况下，应该考虑到代谢性骨病的可能：下肢弯曲，多发性骨折，实验室检查结果提示代谢性骨病可能（如碱性磷酸酶升高、低钙血症、低维生素 D 或低磷血症），X 线片提示佝偻病可能。可疑代谢性骨病的初步检查包括 X 片以及以下一系列实验室检查：血肌酐、血钙、血镁、血磷、碱性磷酸酶、1,25-（OH）$_2$ 维生素 D、25-（OH）维生素 D、PTH、尿钙、尿磷以及尿肌酐。另外还应考虑到可能导致代谢性骨病的系统性因素，如肾功能不全、炎症性肠病以及乳糜泻等。在可疑骨骼发育不全病例，初步评估应包括详尽的体格检查及骨骼 X 片，找出骨骼病变的特征。

对可疑代谢性骨病的检查结果可能会提示相关遗传因素，如低血磷性佝偻病〔低血磷、正常 1,25-（OH）$_2$ 维生素 D、正常 25-（OH）维生素 D 及正常血钙〕，以及假性甲状旁腺功能低下（低血钙、高 PTH）。X 线片可能确诊临床疑似骨骼发育不全病例，并且通常可以帮助鉴别诊断。初步确定遗传相关性后，是否进行基因检测取决于以下因素：有无诊治的必要性、有无生殖咨询的需要、患者及其家庭有无进行检查的意愿，以及相关费用因素。在预约任何基因检测前，医生必须先确认临床是否可以进行该检测。在美国，出于合法性及相关赔付的考虑，所有的基因检测都必须在 CLIA 授权的临床实验室进行[12]。在 www.genetests.org 网站可以查到哪家 CLIA 授权的临床实验室可以做需要进行的检测。出于科研目的的检测必须在伦理委员会监督下进行，而且检测结果通常在通过 CLIA 授权的临床实验室重复检测得到验证后才能告知患者[13]。幸运的是，大多数科研进行的基因检测都可以很快地应用于临床。

进行基因检测的最常见情况是需要通过基因检测进行诊断或确诊。当有确切的治疗方法，而必须先确诊时，基因检测尤其有用。OI 就是个明显的例子，因为双膦酸盐治疗对 OI 是有效的。

如果诊断不明确，那么分阶段的检测方法可能可以节约资源，但也可能延长诊断所需时间。分阶段检测方法是每次进行一项基因检测，如果检测结果为阴性，则依次进行下一项检测。一份血液样本通常可以为多次检验提供足够的 DNA，不需多次取血。分阶段检测方法对遗传异质性疾病也有用处。我们可以从最常受累的基因开始，如果结果为阴性，则逐步筛查其他的基因。如果诊断的确立对治疗方案有影响，而且拖延治疗对患者不利，那么为了患者利益考虑可以一次进行多项检测。

在临床上，基因检测还可用于生殖咨询。通过家族史、体格检查和 X 线进行临床诊断的骨骼疾病不在少数。诊断不是难题，但是了解导致临床表型的特定突变对决定是否生育仍然意义重大。患儿的父母在考虑生育下一胎时，希望能够进行产前检查。这种情况下，必须了解父母确切的基因突变情况，判断他们是否是携带者（如果为显性突变，则为患者），才能为下一胎进行产前检查。对于隐性遗传的疾病，应该对成年家族成员进行携带者检测，但对儿童则不宜进行，只有他们长大后，对此项检测有知情同意能力时方可进行[14]。

患者及其家庭成员可能由于各种原因要求或拒绝进行基因检测。需要进行基因检测才能做出初步诊断或者确诊时，应当与患者（或患儿父母）充分讨论进行基因检测的风险与获益。讨论的内容包括为什么需要进行基因检测，检测结果（有或无基因突变）如何影响患者目前的治疗，以及检测结果可能会对患者未来的治疗产生什么影响。讨论这些问题可以减少患者对基因检测的误解和焦虑[15]。美国2008年的基因信息无歧视法案（Genetic Information Nondiscrimination Act，GINA）明确禁止医疗保障提供者与雇主由于基因检测结果对某些个体的歧视，但在其他领域，如长期护理或人寿保险，GINA并不能保护个体免受基因歧视[16]。有时，阴性检查结果并不能排除临床诊断，事实上这也是常见的情况，并且需要与患者交代清楚。目前对临床诊断患者进行的基因检测能否检测出致病突变，也取决于疾病本身的种类。而患者及其家属可能认为阴性结果就是"最终答案"，其实他们需要明白阴性结果并不能绝对排除基于临床给出的诊断。

在一些情况下，是否进行基因检测要考虑费用问题。基因检测是目前最昂贵的实验室检测之一，其费用可高达数百至数万美元。第三方支付者越来越不愿意支付基因检测的费用，尤其是没有明确的临床指征时。只要其父母的相关信息有据可查，儿童的诊断性基因检测费用即可由私立保险公司支付。尽管如此，医生也应告知拥有大额赔付保险计划的家庭，基因检测的费用可能超出赔付额度，所以可能仍需一大笔额外的支出。赔付范围可能不包括致病基因携带者检测，除非是产前检测。随着基因检测在临床上应用得越来越频繁，医院等机构可能限制此类检测的预约数量，或者规定此类检测只能在患者的保险公司可直接付款的实验室预约，这样可以有效限制一些患者和检测服务提供者的过度预约。检测费用越来越高，所以检测服务提供者有责任确保只在对患者有确切的益处的必要情况下才进行基因检测。

越来越多的基因检测可用于各种骨骼系统疾病，这对患者和医疗服务提供者都是好消息。基因检测可用于诊断、后续治疗和患者及其家庭的生殖咨询。与此同时，就像所有其他医学检查一样，基因检测也有其风险和益处，不一定对所有患者都适用。

## 参考文献

1. Holtzman NA, Watson MS (eds.) 1997. *Promoting Safe and Effective Genetic Testing in the United States*. Bethseda, MD: National Human Genome Research Institute. Available from: http://www.genome.gov/10001733.
2. Holtzman NA, Watson MS. 1999. Promoting safe and effective genetic testing in the United States. Final report of the Task Force on Genetic Testing. *J Child Fam Nurs* 2: 388–90.
3. Das S, Bale SJ, Ledbetter DH. 2008. Molecular genetic testing for ultra rare diseases: Models for translation from the research laboratory to the CLIA-certified diagnostic laboratory. *Genet Med* 10: 332–6.
4. Carpenter TO, Imel EA, Holm IA, Jan de Beur SM, Insogna KL. 2011. A clinician's guide to X-linked hypophosphatemia. *J Bone Miner Res* 26: 1381–8.
5. Glorieux FH, Bishop NJ, Plotkin H, Chabot G, Lanoue G, Travers R. 1998. Cyclic administration of pamidronate in children with severe osteogenesis imperfecta. *N Engl J Med* 339: 947–52.
6. Falk MJ, Heeger S, Lynch KA, DeCaro KR, Bohach D, Gibson KS, Warman ML. 2003. Intravenous bisphosphonate therapy in children with osteogenesis imperfecta. *Pediatrics* 111: 573–8.
7. Phillipi CA, Remmington T, Steiner RD. 2008. Bisphosphonate therapy for osteogenesis imperfecta. *Cochrane Database Syst Rev* 2008(4): CD005088. DOI: 10.1002/14651858.CD005088.pub2.
8. Carter EM, Davis JG, Raggio CL. 2007. Advances in understanding etiology of achondroplasia and review of management. *Curr Opin Pediatr* 19: 32–7.
9. Shirley ED, Ain MC. 2009. Achondroplasia: Manifestations and treatment. *J Am Acad Orthop Surg* 17: 231–41.
10. Briggs MD, Wright MJ, Mortier GR. 1993. Multiple Epiphyseal Dysplasia, Dominant. In: Pagon RA, Bird TD, Dolan CR, Stephens K, Adam MP (eds.) SourceGeneReviews™ [Internet]. Seattle, WA: University of Washington.
11. Li LY, Zhao Q, Ji SJ, Zhang LJ, Li QW. 2011. Clinical features and treatment of the hip in multiple epiphyseal dysplasia in childhood. *Orthopedics* 34: 352.
12. Rivers PA, Dobalian A, Germinario FA. 2005. A review and analysis of the clinical laboratory improvement amendment of 1988: Compliance plans and enforcement policy. *Health Care Manage Rev* 30: 93–102.
13. Hens K, Nys H, Cassiman JJ, Dierickx K. 2011. The return of individual research findings in paediatric genetic research. *J Med Ethics* 37: 179–83.
14. Borry P, Fryns JP, Schotsmans P, Dierickx K. 2006.

Carrier testing in minors: A systematic review of guidelines and position papers. *Eur J Hum Genet* 14: 133–8.

15. Henneman L, Timmermans DR, Van Der Wal G. 2006. Public attitudes toward genetic testing: Perceived benefits and objections. *Genet Test* 10: 139–45.

16. Payne PW Jr, Goldstein MM, Jarawan H, Rosenbaum S. Health insurance and the Genetic Information Nondiscrimination Act of 2008: Implications for public health policy and practice. *Public Health Rep* 124: 328–31.

# 第 5 篇

# 骨质疏松症

本篇主编　Paul D. Miller • Socrates E. Papapoulos

# 第 39 章
# 骨质疏松症概述

Michael Kleerekoper

（梁启瑶 译 邓伟民 审校）

2000 年 3 月，美国国家研究院发展会议重新将骨质疏松症定义为"一种以骨强度降低为特征并导致骨折风险增高的骨骼疾病"。骨强度反映两个主要特征：骨密度和骨质量。骨密度表示单位面积或体积内的矿物质量。任何个体的骨密度由峰值骨量和骨流失量共同决定。而骨质量涉及骨结构、更新、累积性损伤（如轻微骨折）和矿化作用。当损伤性应力（如创伤）作用在骨质疏松的骨骼上时，容易发生骨折。因此，对于骨折，骨质疏松是一个关键的危险因素；而且值得注意的是，对于影响骨代谢的危险因素和骨折的危险因素，这两者是有区别的。

近 10 年中，多家机构对这种常见的疾病进行了研究。接下来的 27 章将会详细说明骨质疏松症的各个方面——病因学、诊断、治疗。本章将作一个提要。

在本书的第 40 章和第 41 章详细叙述了骨质疏松症的流行病学及发病机制，并推荐通过骨双能 X 线密度测定仪（DXA）和由世界卫生组织制定的 FRAX 模型联合对年龄相关的骨量下降和骨折风险进行评估，其中也包括通过有创（骨活检）和无创（高清计算机断层扫描和磁共振成像）的手段记录骨的微结构的变化。研究越来越清楚地表明，骨折风险主要取决于骨质量，这甚至有可能远大于对骨量的依赖。值得注意的是，这项新兴科学在研究跌倒与骨折发生的关系方面作出了贡献。而与骨质疏松相关的脆性骨折则最好被定义为：从不高于站立高度的位置上跌倒而造成的骨折。

并非所有与跌倒相关的骨折都反映了骨质疏松症，尤其对于儿童来说。下图阐明了在人的一生中骨获得和骨流失量。在达到骨峰值以前，骨量在出生时较低，并在随后的 20 或 30 年里增多（如图所示，根据所测评的骨骼部位而改变）。骨形成和骨重吸收在出生时都是最高的，而且在幼年阶段的几年内下降迅速。在这一个年龄群体里，跌倒很常见的。一方面因为这些学步儿童正处于学习站立和走路阶段，另一方面是因为渐渐成长和参与一些体育活动。在练习三轮车进而到二轮自行车的过程中，这些儿童常常会跌倒和骨折，但由于高骨重建率提升迅速，大部分儿童可完全康复。重建活动的激增导致了青春期的快速生长。在这期间，青少年骨折的机会减少，除非参加了强烈身体接触的运动。在健康人身上骨峰值和骨的重建是很稳定的，除非出现继发性骨流失。在女性中，雌激素的降低和（或）更年期（第43 章）的促性腺激素升高导致骨重建的反转，如骨的重吸收超过了骨形成和骨量减少。与这种重建导致的骨微结构破坏一致的是，最可能是还没有完全确认其对骨骼肌完整性的干扰。

骨质疏松症在绝经后越来越普遍，这是因为有多种因素导致骨流失和骨质疏松，同时也增加了绝经前期女性的骨折风险。尤其是厌食、易饥饿和运动性闭经干扰雌激素和孕激素周期性产生（第43 章）。矛盾的是，对于多囊卵巢综合征患者（PCOS），其月经功能的改变对骨质并没有不良效应。甚至多囊卵巢综合征患者的骨量可能高于月经正常的同龄组患者——据推测这可能与雄激素水平的升高有关。

与年龄相关的骨流失也会发生在男性身上，但其机制不像文献记录中的女性的那样。年龄相关的睾酮下降和随着男性年龄增大睾酮昼夜节律变化的改变，这两者都是男性骨质流失的重要决定因素。也有越来越多的数据显示，在男性和女性中，脂肪量（上升）和肌肉量（下降）之间关系的改变是骨流失的主要影响因素。性激素、性激素结合蛋白、促性腺激素及生长因子对男性的骨质获得和骨流失的贡献，在第 43 章将作详述。

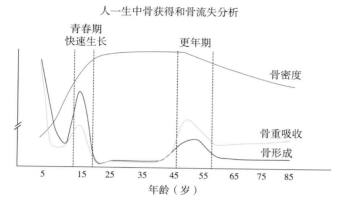

人一生中骨获得和骨流失分析

图 39.1 （也见彩图）女性一生中骨获得和骨流失的表现以及骨重建的改变

营养和生活方式是发展和维持骨骼健康（第 42 章和第 47 章）的关键因素。关键的营养成分是足量吸收的钙和维生素 D。最近，几个主要的组织机构公布了关于钙和维生素 D 的最佳摄入量指导方针。而然这些准则的一致性仍然是局限的。目前的问题仅仅是，在生命的不同阶段，到底"如何多"或"如何少"的钙和维生素 D 摄入量才被认为是足够的。有时，人们可能不能摄入足够的钙，但是另一方面，在饮食中吸收过量的钙却是不太可能的。含钙肾结石的患者常常随着他们自己的意愿，会很不明智地减少钙的摄入。较低的食用钙摄入更有可能增加含钙肾结石的风险，而且这样也会危害到骨骼健康。最近，一场关于过量摄入钙是否会增加冠状动脉疾病风险的争论正在兴起，这个问题仍然没有得到解决。关于维生素 D 的问题就更加复杂了。特别是有那样一个趋势，至少在美国，人们在每年的身体检查中都会去检查 25- 羟基维生素 D（ 25OHD ）的水平。比起实验室研究的花费，每天用 1000 ~ 2000 单位维生素 D 的花费实际上更低，而且研究中维生素 D 中毒的可能性非常小。有吸收障碍或明显营养不良病史的患者将受益于规律的 25OHD 控制，但这只是普遍人群中的一小部分而已。正如钙摄入曾被认为与心血管疾病相关联，一个迅速发展的学说指出，可能根据每一个器官系统和疾病状态，25OHD 的等级与该疾病是相关的。假设这是真的，因为维生素 D 受体出现在很多或大部分组织中。然而，迄今为止，公布出来的数据是不一致和不确定的。在本章内容完成之前的 90 天中，已有 129 篇同行评审的出版物以"与维生素 D 相关的疾病"为主题在 PubMed 出版。"绝经前期的骨质疏松症"章节（第 63 章）和"预

防跌倒"章节（第 45 章）会提供另外一些重要信息，即在一生中如何保持骨骼健康和骨骼完整性。

上文提及的大量概述都与"原发"骨质疏松症相关，都把骨流失归咎于老龄化本身，或是众所周知的老龄化激素下降的结果，正如雌激素和睾酮的降低。"继发"骨质疏松症涉及一些疾病，一开始并不是反映骨骼的问题，而是反映了原发病自身的有害结果（如与乳糜泻有关的吸收障碍）和（或）是对多种疾病疗法（如糖皮质激素）的效果。第 45 章将详细描述对骨骼重建和骨量产生有害影响的疾病与疗法，这些疾病与疗法或许与增加跌倒的风险相关。

目前，研究人员已经掌握了很多关于原发性和继发性的骨质疏松症的细胞和分子机制。并且在这个方案中，令人兴奋的新兴科学技术正解开潜在的新因素。这项科学促进了药物治疗的发展，将最大限度地缓解进一步的骨流失，而且最大限度地降低了骨流失和疾病所致骨折的可能性。第 48 章至第 53 章对其作用机制和治疗的临床应用进行了描述。相关文献已经记录了这些疗法，这有助于提高骨矿密度，减少骨折风险，并且为这些关于临床方案所叙述的疗法的正确使用提供指导。这些治疗方法都在临床案例中显示出抗骨折的作用，因此一种特效药已经获得监管部门的注册审批。第 53 章探究联合用药的潜在可能，或者连续的骨吸收抑制和骨形成的刺激疗法。由于在人的一生中，骨获得和流失都依赖于骨形成和重吸收的相互作用，这有助于决定最佳的用药组合，用以对骨重建产生不同的作用。尽管这些疗法离进入临床使用还需假以时日，但是这个研究方向仍然值得去探索追求。

第 56 章描述了将来关于骨质疏松症的预防和治疗疗法。在此，这些治疗以迅速增长的知识和临床前研究为基础。而相关的临床前研究则针对更复杂的影响骨骼健康的代谢途径。狄诺塞麦（第 50 章）作为一种用作减少骨折风险有效疗法，已经被认可。根据相关报道，与过去单克隆抗体相比，尽管单克隆抗体常用于治疗疾病或除骨质疏松症外的其他状况，但狄诺塞麦看起来产生较少不良事件。Wnt 信号、LRP5 和一些分子如在破骨细胞中表达的组织蛋白酶 K，全部都是互相联系的。对这些机制的了解毫无疑问地推动了研究的发展和其他治疗的市场化。

令人激动的是，这是了解和保持骨骼健康向前迈进的一步，然而这种疗法还有待观察。虽然现存

被认可的疗法都能降低骨折风险，但新疗法被期待使药物变得更加有效，以至于比现在正使用的药物更能降低骨折风险。不能否认，市场上的治疗对于少数患者产生潜在的不良反应。希望在研究之后，有潜力的新药物治疗将带来更少的不良反应。其中一些不良反应（如非典型股骨干骨折和颌骨坏死）明显地影响患者的健康。因此，开处方的临床医生本身必须熟悉这些潜在不良反应，无论对于任何疾病和相关治疗都应该如此。关于监测治疗效果与将不良事件风险减至最少的指南已经出版，但是其中仍然存在许多未能解答的问题。骨质疏松症的关键临床试验促使了药品市场化和配药获得许可，但是除了特立帕肽形成刺激剂外，这些试验并没有获得任何上市前的警告标签。这标签并非基于任何患者

的不良反应，而是仅仅由于刚断奶大鼠出现了骨肉瘤。这导致特立帕肽的临床应用被禁止长达两年之久。骨质疏松症患者使用特立帕肽治疗而导致骨肉瘤的机会是十分罕见的。然而，显然地某些被许可的骨质疏松症治疗被过度使用，这对患者造成严重的伤害。但对于个别患者，这些影响仍然无法被预测。精心开发的指南已经提供了指导，通过这些指导，临床医生可以监控患者的不良反应和关于可能的临时治疗中断的不明确指引。

总而言之，在 1990 年从《Primer》的第一版出版以来，由于有技术去评估骨折风险和当前治疗方法的效果，我们对于骨质疏松症的原发性和继发性发病机制的理解已经迅速增加。本章强调了我们现存的知识基础，并且洞察未来的治疗选择。

# 第 40 章
# 骨质疏松性骨折的流行病学

Nicholas Harvey • Elaine Dennison • Cyrus Cooper

（魏秋实 译　邓伟民 审校）

## 引言

　　骨质疏松症是一种以骨量减少、骨组织微结构系统性损伤为特点的骨骼疾病，常导致骨脆性增强，易于发生骨折[1]。20 世纪在德国和法国首次提出骨质疏松这一术语，意思是"多孔的骨"，并初步暗示了一个组织学上的诊断。之后对其定义有所改进，意思是骨矿化正常，但骨量减少。临床上已经很难定义骨质疏松症，将重点放在骨密度（BMD）上可能无法涵盖所有的骨折危险因素，而基于骨折的定义又无法识别高危患者群。1994 年，世界卫生组织（WHO）[2] 召开会议来解决这个问题，并定义骨质疏松症包括骨密度和既往骨折史两个方面。由此可见，WHO 对骨质疏松症的定义并没有考虑到骨微结构的变化，这个定义可能削弱了骨骼自身因素对骨密度的影响。近些年，针对个体患病风险进行评估是一个热门的研究方向[3]，这也是 FRAX 评估系统出现的原因[4]。FRAX 是一个基于网络的评估工具，它通过使用临床危险因素加 / 减 BMD 值来计算在未来 10 年后个体发生骨质疏松或髋部骨折的绝对风险。FRAX 具有整合危险因素的优点，且部分地独立于 BMD，如年龄和既往骨折史，从而可以更容易地对是否开展治疗做出决定。骨质疏松性相关的骨折除影响健康外，对经济也会产生巨大的影响：每年在该病上的花费，在美国为 179 亿美元，在英国为 17 亿英镑（表 40.1 概括了骨质疏松性骨折对西

方国家的影响）[5]。髋部骨折是这些数字的最大贡献者。

**表 40.1　骨质疏松性骨折的影响**

| | 髋 | 脊柱 | 腕 |
|---|---|---|---|
| **罹患风险（%）** | | | |
| 女性 | 23 | 29 | 21 |
| 男性 | 11 | 14 | 5 |
| 例 / 年 | 620 000 | 810 000 | 574 000 |
| 住院（%） | 100 | 2 ~ 10 | 5 |
| 相对生存率 | 0.83 | 0.82 | 1.00 |

费用：所有地区合并后大约 390 亿欧元

## 骨折流行病学

### 发病率和患病率

　　如图 40.1 所示，按年龄和性别分布的影像学上椎体、髋部和腕部骨折的发生率[6-7]。

　　美国卫生局 2004 年的报告中强调骨质疏松性相关骨折负担沉重[8]。据估计，50 岁以上的美国人有 1000 万人患有骨质疏松症，每年大约有 150 万人发生脆性骨折。另有 34 万美国人具有患病的风险。一项关于英国人骨折发生的研究表明，其人口风险也是如此[6]。因此，对于 50 岁的女性来说，在她们剩

余生命中发生骨质疏松性相关骨折的概率是 1/2，而这个数字在男性为 1/5。

在社会上骨折呈双峰分布，主要发生于青年和老年人。年轻人中，长骨骨折占主导地位，一般是经历过重大外伤，男性往往多于女性。在这组人群中很少出现骨强度的问题，尽管现有数据表明，这可能不是完全不相干的危险因素[9]。超过 35 岁的女性，骨折的发生率陡峭上升，达到男性的两倍。之前的研究是通过影像学而不是临床表现来确定椎骨畸形，认为该峰值主要是由于髋部和前臂远端骨折，但从图 40.1 可以看出，椎体骨折也能显示，在峰值确定上同样做出显著贡献。

### 髋部骨折

在大多数人群中，髋部骨折发病率随年龄增长呈指数性增加（图 40.1）。在 50 岁以下人群中，女性与男性发病率之比约为 2：1[10]。总体而言，约 98% 的髋部骨折发生在 35 岁及以上人群，其中 80% 发生在女性（因为老年女性比男性多）。据 1990 年统计，全世界大约有 166 万髋部骨折[11]，其中女性约 119 万，男性约 46.3 万。大多数于站立位跌倒后发生骨折，90% 发生在 50 岁以上的人群[12]。最近工作的特点在于评估英国人群中年龄和性别特定的发病率，研究使用一般实践研究数据库（GPRD），包括了英国人口总数的 6%。因此，在英国 50 岁人群髋部骨折的寿命风险在女性和男性分别为 11.4%

和 3.1%[6]。大部分这种风险都积累于老年时期，如果一个 50 岁的女性 10 年髋部骨折的风险是 0.3%，那么，当她 80 岁时，髋部骨折的风险上升到 8.7%[6]。而男性的对应数据则分别为 0.2% 和 2.9%。髋部骨折发生具有季节性，在温带国家的冬天其发病率上升，但主要是在室内，这意味着这种增长不是简单的因为滑倒在结冰的路面，其他可能的原因包括神经肌肉反射迟缓和冬天光照少。跌倒的方向非常重要，臀部（横向）直接跌倒比向前跌倒更容易发生骨折[13]。

不同群体间发病率差异很大，通常白人发病率大于非白人，尽管有一个给定的性别或种族，但群体内仍存在差异。在欧洲，髋部骨折的发生率因国家而异存在 7 倍的变化[14]。这些结果表明，环境因素在髋部骨折的病因中起重要作用，但迄今为止，有关这些因素的研究，如吸烟、饮酒、活动水平、肥胖和移民身份，仍未解释这些因素的变化趋势。

### 椎体骨折

最近的关于欧洲脊柱骨质疏松症研究（EVOS）数据显示，整个欧洲 50～79 岁年龄标准化的男性和女性患病率分别为 12.2% 和 12.0%[15]。长久以来，人们一直认为发生椎体骨折的女性比男性更常见，但 EVOS 的数据表明，在年轻人中情况并非如此。50～60 岁人群畸形的患病率是相似的，如果男性的患病率不高，可能是因为外伤的发生率较高[15]。老

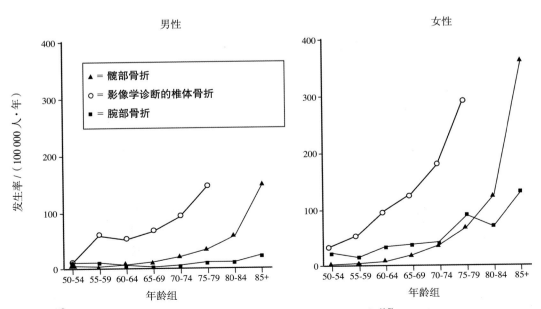

图 40.1 按年龄和性别分布的基于影像学诊断的椎体、髋部以及腕部骨折的发生率[6-7]

年女性的椎体骨折大多是在正常活动时发生，如蹲起动作，并不是因跌倒而发生。

许多椎体骨折是无症状的，并且对于那些目前可以自食其力的患者，关于畸形的影像学定义是有分歧的。因此，在使用 X 线筛选人群的研究中，所有椎体畸形的发病率估计是髋部骨折的 3 倍，其中只有 1/3 的人群需要医疗照顾[16]。来自 EVOS 的数据已使用 X 线在大样本人群中对椎体骨折做出了准确评估。在 75 ~ 79 岁人群中，椎体骨折的发病率有如此的定义：每年 1000 名男性中有 13.6 人患病，1000 名女性中有 29.3 人患病[7]。与此相比，来自明尼苏达州罗切斯特的早期研究数据中定义，根据临床表现确定骨折发生率，每年 1000 名男性中有 0.2 人患病，1000 名 75 ~ 84 岁人群中有 9.8 人患病[17]。来自 EVOS 关于标准化年龄的整体发病率显示，每年 1000 名女性中有 10.7 人患病，1000 名男性中有 5.7 人患病。

图 40.2 显示了来自 EVOS 数据中基于 X 线骨形态学测量确定椎体骨折发生率与基于其他人群为基础的影像学研究得出的椎体骨折发生率的对比情况。这表明椎体骨折发生率的异质性明显低于年龄和性别校正的髋部骨折发生率的地区间差异。图中对比了根据 X 线诊断的椎体骨折和通过临床诊断或住院而诊断的椎体骨折患者的发生率。它清楚地表明了在重要骨质疏松性骨折的临床识别和住院确诊中仍存在很大的不足。

### 前臂远端骨折

与髋部和椎体骨折相比，腕部骨折的发生具有不同的模式。45 ~ 60 岁之间的白人女性发病率增高，此后出现一个平稳的过渡期[16]。这可能与随着年龄的增加神经肌肉反射改变有关，可能也是身体向侧方或向后跌倒，伸展的前臂撑地防止身体跌倒所致。大多数腕部骨折发生于女性，且 50% 的腕部骨折发生于 65 岁以上女性。来自 GPRD 的数据显示，50 岁女性发生腕部骨折风险的比率为 16.6%，到 70 岁下降到 10.4%。男性腕部骨折发病率低，且不会随年龄而增长（50 岁男性发生腕部骨折风险的比率为 2.9%，70 岁为 1.4%）[6]。

### 个体化骨折聚类

流行病学研究表明，存在不同类型脆性骨折的患者，将要发生其他类型骨折的风险是增加的。例如，

以前存在的椎体畸形导致后续椎体畸形的发生风险增加了 7 ~ 10 倍[18]。这是增加骨折风险的相对水平，直到看到个体发生一侧髋部骨折，然后另一侧发生骨折。此外，来自明尼苏达州罗切斯特的数据表明，前臂远端骨折发生后，发生髋部骨折的风险在女性和男性分别增加了 1.4 倍和 2.7 倍[19]。随后发生椎体骨折的相应数字为 5.2 和 10.7。来自 EVOS 的数据表明，根据椎骨畸形发生率预测髋部骨折的比率是 2.8 ~ 4.5，这就增加了椎体畸形的数量[20]。基线椎体畸形的数量和形态也能预测椎体骨折[21]。一年内新椎体骨折发病率指数是 19.2%[22]，罗切斯特数据显示基线事件 10 年后任意骨折的累积发病率为 70%。这些数据强调了及时治疗新发现的椎体畸形的重要性。最近，来自荷兰的一项针对 4140 名绝经后女性的随访研究为这一观点提供了进一步的支持[23]。在这项队列研究中，54% 在初始骨折发生后 5 年内再发骨折，23% 在 1 年内再发骨折。再发骨折的相对风险随初始骨折时间而下降。因此，在初始骨折发生后第 1 年内，再发骨折的相对危险度为 5.3；第 2 ~ 5 年内是 2.8；第 6 ~ 10 年内是 1.4；10 年以上下降到 0.41。最后，达博骨质疏松症的流行病学研究证实了 10 年以上男性和女性再骨折的发生率是相似的；增加的骨折发生率出现在大多数不同类型基线骨折后，不包括肋骨（男）和踝骨（女）[24]。

### 时间趋势及未来预测

世界各地的预期寿命在不断增加，在每个地理区域内老年人口数呈上升趋势。世界上 65 岁以上的人口预计将从目前的 3.23 亿上升到 2050 年的 15.55 亿。单凭这些人口结构的变化可以预测，在世界范围内的 35 岁人群中，发生髋部骨折的人数增加。发病率估计从 1990 年的 166 万上升到 2050 年的 626 万。假设骨折的发生率具有年龄特异性，65 岁以上的人群数量从 1990 年的 3200 万增加到 2050 年的 6900 万，那么，在美国髋部骨折的人数将会增加 3 倍[25]。在英国，髋部骨折的数量可能从 1985 年的 46 000 增加至 2016 年的 117 000[26]。然而，在发达国家，来自瑞士和芬兰的研究表明，在过去的十年里，年龄调整的髋部骨折发病率有所下降[2-3,27-28]。之所以出现这些变化可能是一个出生队列效应、肥胖增加或更好的筛查以及治疗骨质疏松症，这些潜在因素可能部分抵消了老年人口预计增加的影响。年龄调整的骨折发病率下降的这种模式得到最近 1 篇系统评

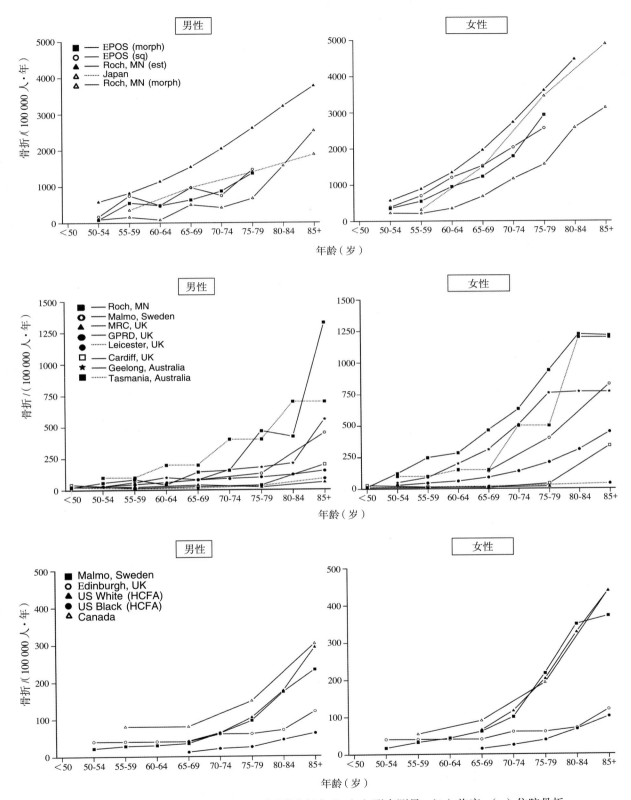

**图 40.2** 在几个人群中椎体骨折的发生率，基于以下因素进行定义：（a）形态测量，（b）临床，（c）住院骨折

估中纳入的研究报告支持[29]。因此，在西方人群中，无论是在北美、欧洲还是大洋洲，在 20 世纪下半叶报道年龄调整后的髋部骨折发病率是增加的，这些研究一直继续随访这些人群的发展趋势，发现在过去二十年中比率是稳定的，一些中心观察到年龄调整后的髋部骨折发病率有所下降。相反，在第三世界国家，并没有报道年龄调整后的骨折发病率下降的趋势，因此，随着老年人口的增加，加上采用西方化的生活方式，可以确信我们的后代中骨质疏松性骨折的全球负担会增加。图 40.3 总结了这些长期变化。

因此，骨折数量的增加很可能是世界各地分布的不平衡所致，拉丁美洲和亚洲的老年人口增加可能导致髋部骨折地理分布的转变，因为只有 1/4 发生在欧洲和北美[25]。

### 地理

有一个给定种族和性别的人群中髋部骨折发生率的变化趋势[14,30]。因此，斯堪的纳维亚半岛的白人居民年龄调整后的髋部骨折发病率高于美国或大洋洲基线相同的受试者。在欧洲范围内的变化率约为 11 倍[14,30]。这些差异不能通过活动水平、吸烟、肥胖、饮酒或迁移状态的差异来解释[14]。来自 EVOS 的研究表明，国家之间椎体畸形的发病率相差 3 倍，其中斯堪的纳维亚半岛的发病率最高。各中心之间的发病率范围男性和女性分别为 7.5% ～ 19.8% 和 6.2% ～ 20.7%。在欧洲，髋部骨折发生率存在明显的差异，这些差异可以通过体力活动和体重指数水平的不同来解释[15]。

## 死亡率和发病率

### 死亡率

已经研究报道了三种最常见的骨质疏松性骨折的死亡模式。在明尼苏达州罗切斯特研究了三种最常见的骨质疏松性骨折的死亡模式，发现男性和女

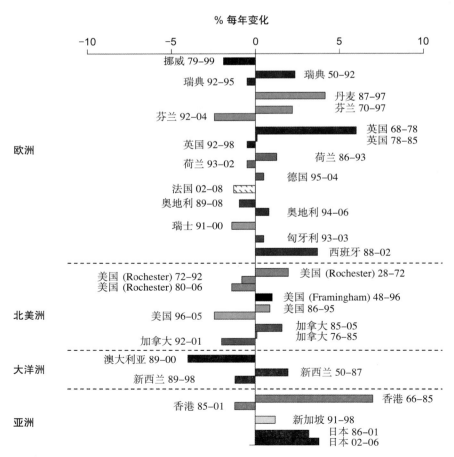

图 40.3 （也见彩图）髋部骨折发生率的长期趋势。Reproduced with permission from Cooper et al. (Ref. 29)

性髋部和椎体骨折 5 年生存率是年龄相仿的无骨折人群的 80%[31]。

## 髋部骨折

髋部骨折的死亡率男性高于女性，而且随着年龄而增高[32]，在存在其他疾病和之前骨折残留较差功能状态的人群中死亡率更高。在美国每年发生的约 300 000 髋部骨折患者在 6 个月内约有超过 31 000 人死亡。在住院的 50 岁以上骨折患者中，约有 8% 的男性和 3% 的女性死亡。在英国，髋部骨折后 12 个月的生存率，与 90.0% 的预期相比，男性为 63.3%，而在女性，与 91.1% 的预期相比，生存率为 74.9%[6]。骨折后死亡风险是最大的，并且随时间逐渐下降。死亡原因通常不是直接由于骨折本身，而是其他导致骨折并减少寿命的慢性疾病。

然而，最近的数据表明，髋部骨折后长达 10 年内死亡率将持续升高。对 60 岁及以上的社区女性和男子的达博流行病学调查研究表明，因再发骨折引发的死亡风险在后续 5 年将进一步升高[32]。除轻微骨折外，75 岁以上的患者所有类型的骨折存活率都很低，死亡率上升。据估计，因髋部骨折死亡的患者中，只有 25% 直接是因为骨折或并发症所致，如感染、血栓栓塞和手术治疗[33]。在达博的研究中提出，高死亡率的主要预测因素包括性别（男性）、增龄、股四头肌无力以及随后的骨折，没有并发症。在女性，吸烟、低骨密度和身体摇摆也是预测因素，低水平的体力活动是男性的预测因素[32]。最近澳大利亚的一项病例对照研究表明，在护理机构的人群，其死亡的模式和原因可能有所不同。因此，在安老院的 2005 位老人中，髋部骨折在骨折愈合后 1 年内的存活率与对照人群一样[34]。在调整了年龄、性别、机构类型、体重、行动不便、认知功能、并发症和药物数量后，髋部骨折手术后前 3 个月内死亡风险比对照组增加了 3 倍；随后风险比下降（在骨折后 3～9 个月内风险比为 1.99，骨折后 9 个月以上风险比为 0.88）。在髋部骨折愈合后 9 个月内，感染是女性以及心脏疾病是男女两性死亡的主要原因，使用双膦酸盐与髋部骨折愈合后死亡率降低密切相关。在 GPRD 和达博的研究中病例和对照组人群之间死亡率的迅速均衡化很可能反映了受限制的人群死亡率高于自由生活的人群。

## 椎体骨折

椎体骨折与死亡率增加相关，这种关系远远超出了骨折后 1 年[31]，并发症明显降低了相对存活率。

椎体骨折后生存率从骨折确诊时开始明显下降。这与髋部骨折生存模式相反。在英国 GPRD 的研究中观察到，女性椎体骨折后 12 个月的生存率为 86.5%，而预期生存率为 93.6%。在骨折后第 5 年的生存率为 56.5%，而预期生存率为 69.9%[6]。

## 发病率

在美国，所有类型的骨折幸存者 7% 有一定程度的永久残疾，8% 需要长期的家庭护理。总体而言，一名 50 岁的美国白人女性发生任何骨折后，有 13% 的概率出现功能减退[35]。

## 髋部骨折

如同死亡率，髋部骨折最有助于引起骨质疏松症相关的残疾。患者容易发生急性并发症，如褥疮、支气管肺炎和泌尿道感染。也许最重要的远期预后是行走功能障碍。骨折前住院的患者有 50% 在之后都无法独立行走。年龄是决定预后的一个重要因素，50～55 岁的髋部骨折受害者中 14% 被送入养老院，而 90 岁以上者则为 55%[35]。

## 椎体骨折

尽管只有少数椎体骨折受到临床的高度重视，但 45 岁及以上的椎体骨折患者每年住院累计人数在美国有 52 000 人，在英国和威尔士有 2188 人。椎体骨折的主要临床后果是腰背痛、驼背和身高变矮。生活质量评分随着骨折椎体的数量增多而减小[36]。

## 前臂远端骨折

腕部骨折似乎没有增加死亡率[6]。虽然腕部骨折可能影响某些活动，如写字或做饭，尽管超过半数的报告显示在骨折后 6 个月内功能较差，但总体来说只有少数患者遗留严重残疾[35]。

## 儿童低骨量

很少有研究调查骨脆性在儿童骨折中的作用，可能是因为人们认为这个年龄段外伤是导致骨折的主要因素。在发育的骨骼中骨密度和骨折风险之间没有直接的关系，因此，定义"骨质疏松症"是相当困难的。因此，一致的观点是，使用"年龄低骨量（有或无骨折）"，而不使用"骨质疏松症"。大多数证据来自于欧洲关于儿童骨折流行病学的两个大型研究[37-39]。在瑞典马尔默，每 10 000 名女生和男生中分别有 212 和 257 名发生骨折，从出生到 16 岁之间，女孩和男孩的骨折总发生率分别为 27% 和 42%。桡骨远端骨折最为常见，其次是手的指骨骨折[38-39]。来自马尔默的十年后随访研究发现，骨折的发病率比初始研究下降了近 10%[40]。

在英国 GPRD 研究中也发现了类似的模式[37]。每 10 000 名儿童发生骨折数为 133.1 人，男孩多于女孩，骨折发生率分别为 1.616% 和 1.029%。再次，不论男女，最常见的骨折部位是桡骨和尺骨，每年 10 000 人中有 39.3 人发生骨折。从以往研究看，关于儿童骨折的病因大多数研究集中在创伤的影响，而在老年患者则考虑骨脆性的作用。然而，最近的一些研究已经证明，发生前臂远端骨折的儿童，前臂远端面低且体积骨密度低于年龄和性别匹配的对照组[41-42]。来自 GPRD 的研究数据与这些发现一致，峰值骨折发生与进入青春期的年龄相对应，这个时候身高生长与累积体积骨密度之间不平衡是最大原因[37]。其他的研究表明，儿童骨折的危险因素包括肥胖和高水平的剧烈活动[42-43]。儿童体力活动增加与骨量增加相关[43-44]，这促使了不同原因增加骨折风险的可能性，单独与骨量和创伤风险相关。

### 成年脆性骨折对早期生命的影响

最近的研究工作强调了儿童时期骨矿物质积累以及成年早期达到充足峰值骨量的意义，这些研究阐明了峰值骨量是生命晚期骨质疏松风险的主要决定因素[45]。在过去的二十年中，已有证据表明，早期的环境对未来的骨骼健康可能会有长期影响。这种现象为"发育可塑性"，据此，单一基因型可能会导致不同的表型，这取决于当时的周围环境，这一点在自然界是公认的。目前越来越多的流行病学证据表明，一个较差的子宫内环境可导致成年期低骨量，无论是在第三或第六/第七个十年[46-48]。此外，来自芬兰的研究已经证明，贫困的婴儿和童年成长过程与 70 年后髋部骨折的风险增加密切相关[49-50]。生理学研究表明甲状旁腺激素/维生素 D 轴机制，

缺乏维生素 D 的母亲在妊娠晚期生的孩子在儿童期骨量减少[51-53]。这种新颖的研究领域可能最终会引发新的治疗策略，以改善儿童的骨骼健康，随之降低后代骨质疏松性骨折的负担。

## 结论

骨质疏松症是对公众健康产生巨大影响的疾病。骨质疏松性骨折带来的影响是巨大的，不仅是对个人，对健康服务、经济和人口均有一定的影响。峰值骨量不足有许多危险因素，更年期骨量过度丢失和骨折已经被阐明，加上新的药物疗法，我们现在以开发新的预防和治疗策略为目的，既为全人类，也为那些高风险者。

## 致谢

感谢医学研究理事会（英国），英国关节炎研究学会，国家骨质疏松症学会（英国），国际骨质疏松基金会和欧盟男性骨质疏松症联合会为这项工作提供的资金支助。

## 参考文献

1. [No authors listed]. 1993. Consensus development conference: Diagnosis, prophylaxis and treatment of osteoporosis. *Am J Med* 941: 646–650.
2. World Health Organization Study Group. 1994. Assessment of fracture risk and its application to screening for postmenopausal osteoporosis. *World Health Organ Tech Rep Ser* 843: 1–129.
3. Kanis JA, Johnell O, Oden A, Dawson A, De Laet C, Jonsson B. 2001. Ten-year probabilities of osteoporotic fractures according to BMD and diagnostic thresholds. *Osteoporosis Int* 12: 989–995.
4. Kanis JA, McCloskey EV, Johansson H, Strom O, Borgstrom F, Oden A. 2008. Case finding for the management of osteoporosis with FRAX—Assessment and intervention thresholds for the UK. *Osteoporos Int* 19: 1395–1408.
5. Ström O, Borgström F, Kanis JA, Compston J, Cooper C, McCloskey EV, Jönsson B. 2011. Osteoporosis: Burden, health care provision and opportunities in the EU: A report prepared in collaboration with the International Osteoporosis Foundation (IOF) and the European Federation of Pharmaceutical Industry Associations (EFPIA). *Arch Osteoporos*. 6(1–2): 59–155.
6. van Staa TP, Dennison EM, Leufkens HG, Cooper C. 2001. Epidemiology of fractures in England and Wales. *Bone* 29: 517–522.
7. The European Prospective Osteoporosis Study (EPOS) Group 2002 Incidence of vertebral fracture in Europe:

Results from the European Prospective Osteoporosis Study (EPOS). *J Bone Miner Res* 17: 716–724.

8. U.S. Department of Health and Human Services. 2004. *Bone Health and Osteoporosis: A Report of the Surgeon General.* Rockville, MD.

9. Goulding A, Jones IE, Taylor RW, Manning PJ, Williams SM. 2000. More broken bones: A 4-year double cohort study of young girls with and without distal forearm fractures. *J Bone Miner Res* 15: 2011–2018.

10. Melton LJ. 1988. Epidemiology of fractures. In: Riggs BL, Melton LJ (eds). *Osteoporosis: Etiology, Diagnosis and Management.* New York: Raven Press. pp. 133–154.

11. Cooper C, Melton LJ. 1992. Epidemiology of osteoporosis. *Trends Endocrinol Metab* 314: 224–229.

12. Gallagher JC, Melton LJ, Riggs BL, Bergstrath E. 1980. Epidemiology of fractures of the proximal femur in Rochester, Minnesota. *Clin Orthop* 150: 163–171.

13. Nevitt MC, Cummings SR. 1993. Type of fall and risk of hip and wrist fractures: The study of osteoporotic fractures. The Study of Osteoporotic Fractures Research Group. *J Am Geriatr Soc* 41: 1226–1234.

14. Johnell O, Gullberg B, Allander E, Kanis JA. 1992. The apparent incidence of hip fracture in Europe: A study of national register sources. MEDOS Study Group. *Osteoporosis Int* 2: 298–302.

15. O'Neill TW, Felsenberg D, Varlow J, Cooper C, Kanis JA, Silman AJ. 1996. The prevalence of vertebral deformity in European men and women: The European Vertebral Osteoporosis Study. *J Bone Miner Res* 11: 1010–1018.

16. Melton LJ, Cooper C. 2001. Magnitude and impact of osteoporosis and fractures. In: Marcus R, Feldman D, Kelsey J (eds). *Osteoporosis, 2nd Ed., Vol 1.* San Diego: Academic Press. pp. 557–567.

17. Cooper C, Atkinson EJ, O'Fallon WM, Melton LJ. 1992. Incidence of clinically diagnosed vertebral fractures: A population-based study in Rochester, Minnesota, 1985–1989. *J Bone Miner Res* 7: 221–227.

18. Ross PD, Davis JW, Epstein RS, Wasnich RD. 1991. Pre-existing fractures and bone mass predict vertebral fracture incidence in women. *Ann Intern Med* 114: 919–923.

19. Cuddihy MT, Gabriel SE, Crowson CS, O'Fallon WM, Melton LJ. 1999. Forearm fractures as predictors of subsequent osteoporotic fractures. *Osteoporosis Int* 9: 469–475.

20. Ismail AA, Cockerill W, Cooper C, Finn JD, Abendroth K, Parisi G, et al. 2001. Prevalent vertebral deformity predicts incident hip though not distal forearm fracture: Results from the European Prospective Osteoporosis Study. *Osteoporosis Int* 12: 85–90.

21. Lunt M, O'Neill T, Armbrecht G, Reeve J, Felsenberg D, Cooper C, et al. 2002. Characteristics of prevalent vertebral deformity and the risk of incident vertebral fracture. *Rheumatology* 41 [Suppl 1]: 101–102. [Abstract]

22. Lindsay R, Silverman SL, Cooper C, Hanley DA, Barton I, Broy SB, et al. 2001. Risk of new vertebral fracture in the year following a fracture. *JAMA* 285: 320–323.

23. van Geel TA, van Helden S, Geusens PP, Winkens B, Dinant GJ. 2009. Clinical subsequent fractures cluster in time after first fractures. *Ann Rheum Dis* 68(1): 99–102.

24. Center JR, Bliuc D, Nguyen TV, Eisman JA. 2007. Risk of subsequent fracture after low-trauma fracture in men and women. *JAMA* 297(4): 387–394.

25. Cooper C, Campion G, Melton LJ. 1992. Hip fractures in the elderly: A world-wide projection. *Osteoporosis Int* 2: 285–289.

26. Royal College of Physicians. 1989. Fractured neck of femur: Prevention and management. Summary and report of the Royal College of Physicians. *J Roy Coll Physicians Lond* 23: 8–12.

27. Chevalley T, Guilley E, Herrmann FR, Hoffmeyer P, Rapin CH, Rizzoli R. 2007. Incidence of hip fracture over a 10-year period (1991–2000): Reversal of a secular trend. *Bone* 40: 1284–1289.

28. Kannus P, Niemi S, Parkkari J, Palvanen M, Vuori I, Jarvinen M. 2006. Nationwide decline in incidence of hip fracture. *J Bone Miner Res* 21: 1836–1838.

29. Cooper C, Cole ZA, Holroyd CR, Earl SC, Harvey NC, Dennison EM, Melton LJ, Cummings SR, Kanis JA. 2011. Secular trends in the incidence of hip and other osteoporotic fractures. *Osteoporos Int* 22: 1277–1288.

30. Elffors I, Allander E, Kanis JA, Gullberg B, Johnell O, Dequeker J, et al. 1994. The variable incidence of hip fracture in southern Europe: The MEDOS Study. *Osteoporosis Int* 4: 253–263.

31. Cooper C, Atkinson EJ, Jacobsen SJ, O'Fallon WM, Melton LJ. 1993. Population-based study of survival after osteoporotic fractures. *Am J Epidemiol* 137: 1001–1005.

32. Bliuc D, Nguyen ND, Milch VE, Nguyen TV, Eisman HA, Center JR. 2009. Mortality risk associated with low-trauma osteoporotic fracture and subsequent fracture in men and women. *JAMA* 310(5): 513–521.

33. Sernbo I, Johnell O. 1993. Consequences of a hip fracture: A prospective study over 1 year. *Ostoeporosis Int* 3: 148–153.

34. Cameron ID, Chen JS, March LM, Simpson JM, Cumming RG, Seibel MJ, Sambrook PN. 2009. Hip fracture causes excess mortality due to cardiovascular and infectious disease in institutionalized older people: A prospective five-year study. *J Bone Miner Res* 25: 866–872.

35. Chrischilles EA, Butler CD, Davis CS, Wallace RB. 1991. A model of lifetime osteoporosis impact. *Arch Intern Med* 151: 2026–2032.

36. Oleksik A, Lips P, Dawson A, Minshall ME, Shen W, Cooper C, et al. 2000. Health-related quality of life in postmenopausal women with low BMD with or without prevalent vertebral fractures. *J Bone Miner Res* 15: 1384–1392.

37. Cooper C, Dennison EM, Leufkens HG, Bishop N, van Staa TP. 2004. Epidemiology of childhood fractures in Britain: A study using the general practice research database. *J Bone Miner Res* 19: 1976–1981.

38. Landin LA. 1997. Epidemiology of children's fractures. *J Pediatr Orthop B* 6: 79–83.

39. Landin LA. 1983. Fracture patterns in children. Analysis of 8,682 fractures with special reference to incidence, etiology and secular changes in a Swedish urban population 1950–1979. *Acta Orthop Scand Suppl* 202: 1–109.

40. Tiderius CJ, Landin L, Duppe H. 1999. Decreasing incidence of fractures in children: An epidemiological analysis of 1,673 fractures in Malmo, Sweden, 1993–1994. *Acta Orthop Scand* 70: 622–626.

41. Goulding A, Jones IE, Taylor RW, Manning PJ, Williams SM. 2000 more broken bones: A 4-year double cohort study of young girls with and without distal forearm fractures. *J Bone Miner Res* 15: 2011–2018.

42. Clark EM, Ness AR, Bishop NJ, Tobias JH. 2006. Association between bone mass and fractures in children: A prospective cohort study. *J Bone Miner Res* 21:

1489–1495.

43. Clark EM, Ness AR, Tobias JH. 2008. Vigorous physical activity at age 9 increases the risk of childhood fractures, despite increasing bone mass. *J Bone Miner Res* 23(7): 1012–1022.

44. Harvey NC, Cole ZA, Crozier SR, Kim M, Ntani G, Goodfellow L, Robinson SM, Inskip HM, Godfrey KM, Dennison EM, Wareham N, Ekelund U, Cooper C. 2012. Physical activity, calcium intake and childhood bone mineral: A population-based cross-sectional study. *Osteoporos Int* 23(1): 121–130.

45. Hernandez CJ, Beaupre GS, Carter DR. 2003. A theoretical analysis of the relative influences of peak BMD, age-related bone loss and menopause on the development of osteoporosis. *Osteoporos Int* 14: 843–847.

46. Cooper C, Cawley M, Bhalla A, Egger P, Ring F, Morton L, et al. 1995. Childhood growth, physical activity, and peak bone mass in women. *J Bone Miner Res* 10: 940–947.

47. Gale CR, Martyn CN, Kellingray S, Eastell R, Cooper C. 2001. Intrauterine programming of adult body composition. *J Clin Endocrinol Metab* 86: 267–272.

48. Dennison EM, Syddall HE, Sayer AA, Gilbody HJ, Cooper C. 2005. Birth weight and weight at 1 year are independent determinants of bone mass in the seventh decade: The Hertfordshire cohort study. *Pediatr Res* 57: 582–586.

49. Cooper C, Eriksson JG, Forsen T, Osmond C, Tuomilehto J, Barker DJ. 2001. Maternal height, childhood growth and risk of hip fracture in later life: A longitudinal study. *Osteoporosis Int* 12: 623–629.

50. Javaid MK, Eriksson JG, Kajantie E, Forsen T, Osmond C, Barker DJ, Cooper C. 2011. Growth in childhood predicts hip fracture risk in later life. *Osteoporos Int* 22: 69–73.

51. Javaid MK, Crozier SR, Harvey NC, Gale CR, Dennison EM, Boucher BJ, Arden NK, Godfrey KM, Cooper C. 2006. Maternal vitamin D status during pregnancy and childhood bone mass at age 9 years: A longitudinal study. *Lancet* 367: 36–43.

52. Mahon P, Harvey N, Crozier S, Inskip H, Robinson S, Arden N, Swaminathan R, Cooper C, Godfrey K. 2010. Low maternal vitamin D status and fetal bone development: Cohort study. *J Bone Miner Res* 25: 14–19.

53. Harvey NC, Javaid MK, Poole JR, Taylor P, Robinson SM, Inskip HM, Godfrey KM, Cooper C, Dennison EM. 2008. Paternal skeletal size predicts intrauterine bone mineral accrual. *J Clin Endocrinol Metab* 93: 1676–1681.

# 第 41 章
# 骨质疏松症的发病机制概述

Ian R. Reid

（魏秋实 译 邓伟民 审校）

参考文献 339

骨质疏松症的发病机制不尽相同，它们决定了骨骼的强度和易受创伤的程度。老年人骨骼外伤主要与跌倒有关，导致跌倒的原因主要包括疲劳、神经肌肉异常、视力、应用安神药、体位性低血压以及家居环境的安全性（存在的危险如地毯和电线松懈，缺乏扶手等安全装置）。跌倒在本书其他章节另行介绍，本章将重点介绍骨骼强度的决定因素。

表 41.1 中所列各因素决定了骨骼强度（以及脆性）。过去主要强调骨量，临床上以骨矿物质密度（BMD）进行测量。因此，在儿童期和青春期（如全身营养状况、体力活动、基因）能最大限度地提高骨量以及在更年期和老年期（脂肪量、体力活动、钙摄入、维生素 D 状态）能延迟或减缓骨量丢失的

### 表 41.1　骨强度 / 骨脆性的组成部分

- 骨量
- 骨质特性（基质和矿物质）
  - 胶原蛋白，交联，晚期糖化终产物，交联的异构化
  - 编织与层状
  - 矿化
  - ？微裂纹
- 微观结构
  - 骨小梁厚度
  - 骨小梁连接性
  - 皮质孔隙率
- 宏观结构
  - 髋轴长度
  - 直径

一些因素可降低骨折风险 [1-2]。在人的一生中，并发的疾病、体重、生活方式因素以及某些药物，尤其是糖皮质激素类，均可对骨量产生影响（表 41.2）。在女性，骨量主要取决于雌激素水平，且雌激素替代物可以持续维持绝经后女性的骨量 [3]。

一项研究表明，骨量不是骨折风险的唯一决定因素，年龄可以独立于骨密度而增加骨折风险。因此，对于具有同样骨密度且股骨颈 T 值为 −3 的人来说，80 岁女性可能发生髋部骨折的概率是 50 岁女性的 6 倍 [4]。已证实使用糖皮质激素者骨折风险有类似的增长，这种增长与骨密度无关 [5]。因此，近年来越来越注重骨质量以及骨量。骨质量的组成部分不断地被更改，但主要包括蛋白质类基质和骨矿化阶段的材料特性，以及骨的结构（表 41.1）。基质作为主要干扰因素，如在成骨不全，显然对骨骼脆性有很大影响，但现在有证据表明，胶原蛋白交联、交联的异构化状态，以及晚期糖基化终产物水平对骨骼强度也有影响 [6]。在性激素、细胞因子以及遗传因素作用下，这些骨基质生物学特性受到骨转换率的影响 [7]。另外，晚期糖基化终产物受环境葡萄糖浓度的影响，当存在糖尿病时其水平会增加。这可能有助于理解糖尿病患者的骨折风险增加，而不依赖于 BMD [8]。一些研究表明，骨的微小裂纹也可能影响骨骼强度，且与低转换水平相关 [9]。这些指标的不利变化导致骨骼强度下降，这已经在使用高剂量双膦酸盐药物的一些动物实验中得到证实 [6,10]。最近的人体研究表明这些因素对骨强度的影响很小，骨强度主要由骨小梁体积决定 [11]。在病理情况下（如

表 41.2　引起继发性骨质疏松症的原因

| 炎症性疾病 | 束缚性疾病 |
|---|---|
| 类风湿关节炎 | 帕金森病 |
| 炎症性肠疾病 | 脊髓灰质炎 |
| 囊性纤维化 | 脑瘫，截瘫 |
| **骨髓疾病** | **结缔组织合成缺陷** |
| 多发性骨髓瘤 | 成骨不全症 |
| 肥大细胞增多症 | 马方综合征 |
| 白血病 | 高胱氨酸尿症 |
| **性腺功能减退** | **内分泌病** |
| 运动型闭经 | 甲状腺毒症？ |
| 血色素沉着病 | 甲状旁腺功能亢进症 |
| 特纳综合征 | 糖尿病 |
| 先天性睾丸发育不全综合征 | **其他** |
| 化疗后，垂体功能低下 | 怀孕 / 哺乳 |
| **体重过低** | 强直性脊柱炎 |
| 神经性厌食症 | 高尿钙症，肾结石 |
| 艾滋病病毒感染 | 沮丧 |
| **吸收不良** | **药物** |
| 腹腔疾病，胃切除 | 糖皮质激素，酒精，咖 |
| 肝病，全肠外营养 | 啡因，醋酸甲羟孕酮， |
| | 抗惊厥药，甲氨蝶呤， |
| | 肝素，环孢霉素，奥美 |
| | 拉唑,芳香化酶抑制剂， |
| | 雄激素剥夺疗法 |

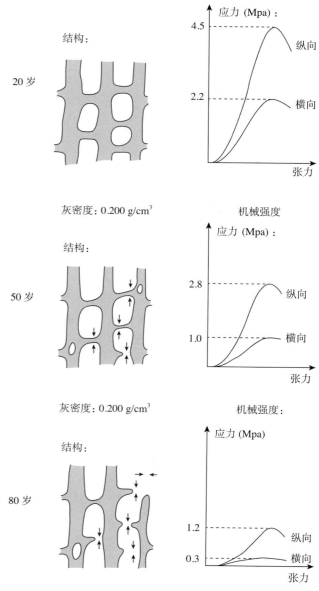

图 41.1　来自三个不同年龄组：20 岁、50 岁、80 岁人群的椎体骨灰密度、体系结构和骨小梁的机械强度（纵向和横向）之间的典型关系（From Mosekilde L. 1993. Vertebral structure and strength *in vivo* and *in vitro*. *Calcif Tissue Int* 53（Suppl 1）：S121–S6.）

Paget 病），高转换率可致胶原纤维正常层状排列紊乱，导致编织骨沉积，从而使其具有较差的力学性能。低钙血症、低磷血症或其他干扰因素（如氟化或高剂量的依替膦酸）的存在，可影响正常骨矿化，导致骨的压缩强度降低。

　　骨微结构影响其强度。由于骨量丢失，个别小梁发生穿孔，可以预测，骨强度降低的程度远比骨量减少大得多（图 41.1）。因此，骨小梁连续性的丢失在骨质疏松性骨折患者中比对照组更容易观察到[12]。高转换率可导致骨小梁穿孔，可能是因为骨小梁两侧的骨吸收陷窝贯通所致。即使没有导致穿孔，高转换率也可因骨小梁两侧的骨吸收陷窝彼此相邻导致关键骨小梁变细，使骨小梁的脆性增加。这也许可以解释高转换率与骨折风险独立相关[13]，虽然这可能也是由于高转换状态引起骨量丢失严重所致[14]。在骨皮质中，破骨细胞活性增强导致皮质孔隙率增加，骨强度下降，最终引起骨皮质丢失，这就是"骨皮质转化为小梁骨"的结果[15]。在绝经后的前 15 年

内，小梁骨丢失超过骨皮质，但此后二者相反，骨皮质变得孔隙率增加，因此存在更大的区域需要重建，而在内部的小梁骨丢失程度则下降[15]。

　　宏观结构也会影响骨骼的脆性。这已经很清楚地阐明了髋轴长度和髋部骨折风险之间存在正相关关系[16]。增加髋轴长度和高度（也是一个骨折危险因素）可能会增加多年之后的髋部骨折风险，因为

全球营养相比过去 60 年已有所改善[17]。在一定程度上，骨骼宏观结构的变化可能对抗随年龄增长引起的骨量损失。Ahlborg[18] 已经明确证实绝经后女性前臂的髓质和骨膜直径增加基本上废除了因成骨细胞和破骨细胞活性持续性失衡所致的组织水平强度的下降。骨骼直径增加可提高对弯曲和扭转的耐受力。

上述范例从构成骨骼的解剖部件剖析了骨骼的脆性。其中每个部件受多种因素影响，包括基因、营养（钙、维生素 D、蛋白质、脂肪量、瘦组织量）和生活方式（酗酒、吸烟、体力活动），以及病理学和药物的影响。在这些大标题下考虑发病机制是同样正确的，这就是下面章节所采用的方法。因此，建立一个多重影响骨骼靶标的多因素网络，这些因素相互作用，最终确定一个个体的骨折风险评估方法。临床上，可以将发病机制所涉及的因素量化和组合到一起，从而形成评估骨折危险的一个数值[19-20]。这些分析表明，年龄、性别、体重、骨密度和骨折史是骨折风险的关键因素，此外，其他一些因素同样影响骨折风险，包括跌倒、吸烟、饮酒、使用糖皮质激素、身高、骨折家族史以及现有的其他疾病[21]。这再一次体现了在骨骼脆性评估中，多种因素相互作用可以影响多个结局指标。

# 参考文献

1. Reid IR, Ames R, Evans MC, Sharpe S, Gamble G, France JT, Lim TM, Cundy TF. 1992. Determinants of total body and regional bone mineral density in normal postmenopausal women—A key role for fat mass. *J Clin Endocrinol Metab* 75(1): 45–51.

2. Reid IR, Ames RW, Evans MC, Sharpe SJ, Gamble GD. Determinants of the rate of bone loss in normal postmenopausal women. *J Clin Endocrinol Metab* 1994;79(4): 950–4.

3. Lindsay R. 1988. Prevention and treatment of osteoporosis with ovarian hormones. *Ann Chir Gynaecol* 77 (5–6): 219–23.

4. Kanis JA, Johnell O, Oden A, Jonsson B, De Laet C, Dawson A. 2000. Risk of hip fracture according to the World Health Organization criteria for osteopenia and osteoporosis. *Bone* 27(5): 585–90.

5. Van Staa TP, Laan RF, Barton IP, Cohen S, Reid DA, Cooper C. 2003. Bone density threshold and other predictors of vertebral fracture in patients receiving oral glucocorticoid therapy. *Arthritis Rheum* 48(11): 3224–9.

6. Tang SY, Allen MR, Phipps R, Burr DB, Vashishth D. 2009. Changes in non-enzymatic glycation and its association with altered mechanical properties following 1-year treatment with risedronate or alendronate. *Osteoporos Int* 20(6): 887–94.

7. Kelly PJ, Hopper JL, Macaskill GT, Pocock NA, Sambrook PN, Eisman JA. 1991. Genetic factors in bone turnover. *J Clin Endocrinol Metab* 72(4): 808–13.

8. Schwartz AV, Vittinghoff E, Bauer DC, Hillier TA, Strotmeyer ES, Ensrud KE, Donaldson MG, Cauley JA, Harris TB, Koster A, Womack CR, Palermo L, Black DM. 2011. Association of BMD and FRAX score with risk of fracture in older adults with type 2 diabetes. *JAMA* 305: 2184–92.

9. Allen MR, Iwata K, Phipps R, Burr DB. 2006. Alterations in canine vertebral bone turnover, microdamage accumulation, and biomechanical properties following 1-year treatment with clinical treatment doses of risedronate or alendronate. *Bone* 39(4): 872–9.

10. Allen MR, Reinwald S, Burr DB. 2008. Alendronate reduces bone toughness of ribs without significantly increasing microdamage accumulation in dogs following 3 years of daily treatment. *Calcif Tissue Int* 82(5): 354–60.

11. Follet H, Viguet-Carrin S, Burt-Pichat B, Depalle B, Bala Y, Gineyts E, Munoz F, Arlot M, Boivin G, Chapurlat RD, Delmas PD, Bouxsein ML. 2011. Effects of preexisting microdamage, collagen cross-links, degree of mineralization, age, and architecture on compressive mechanical properties of elderly human vertebral trabecular bone. *J Orthop Res* 29: 481–8.

12. Parfitt AM, Mathews CHE, Villanueva AR, Kleerekoper M, Frame B, Rao DS. 1983. Relationships between surface, volume, and thickness of iliac trabecular bone in aging and osteoporosis. *J Clin Invest* 72: 1396–409.

13. Garnero P, Sornay-Rendu E, Claustrat B, Delmas PD. 2000. Biochemical markers of bone turnover, endogenous hormones and the risk of fractures in postmenopausal women: The OFELY study. *J Bone Miner Res* 15(8): 1526–36.

14. Rogers A, Hannon RA, Eastell R. 2000. Biochemical markers as predictors of rates of bone loss after menopause. *J Bone Miner Res* 15(7): 1398–404.

15. Zebaze RMD, Ghasem-Zadeh A, Bohte A, Iuliano-Burns S, Mirams M, Price RI, Mackie EJ, Seeman E. 2010. Intracortical remodelling and porosity in the distal radius and post-mortem femurs of women: A cross-sectional study. *Lancet* 375(9727): 1729–36.

16. Faulkner KG, Cummings SR, Black D, Palermo L, Gluer CC, Genant HK. 1993. Simple measurement of femoral geometry predicts hip fracture: The study of osteoporotic fractures. *J Bone Miner Res* 8(10): 1211–7.

17. Reid IR, Chin K, Evans MC, Jones JG. 1994. Relation between increase of hip axis in older women in 1950s and 1990s and increase in age specific rates of hip fracture. *BMJ* 309: 508–9.

18. Ahlborg HG, Johnell O, Turner CH, Rannevik G, Karlsson MK. 2003. Bone loss and bone size after menopause. *N Engl J Med* 349(4): 327–34.

19. Nguyen ND, Frost SA, Center JR, Eisman JA, Nguyen TV. 2007. Development of a nomogram for individualizing hip fracture risk in men and women. *Osteoporos Int* 18(8): 1109–17.

20. Kanis JA, Johnell O, Oden A, Johansson H, McCloskey E. 2008. FRAX and the assessment of fracture probability in men and women from the UK. *Osteoporos Int* 19(4): 385–97.

21. Bolland MJ, Siu ATY, Mason BH, Horne AM, Ames RW, Grey AB, Gamble GD, Reid IR. 2011. Evaluation of the FRAX and Garvan fracture risk calculators in older women. *J Bone Miner Res* 26(2): 420–7.

# 第 42 章
# 营养与骨质疏松症

Connie M. Weaver · Robert P. Heaney

（戴　杰　译　邓伟民　审校）

## 概述

　　营养元素对包括骨内细胞在内的所有细胞的存活都是必不可少的。然而，影响骨质的各种因素并不是由单独的营养元素所决定，而是取决于整个饮食结构，这其中包括具有充足的必需营养物质、独立营养元素在抑制剂存在与否情况下的吸收和利用、骨和脂肪生长及维持所需的能量以及酸碱代谢平衡。世界各地的饮食习惯与其他生活方式的选择会导致某些对于骨骼特别重要的营养元素的缺乏（包括钙、蛋白质和维生素 D）。我们应该能够准确地综合和量化独立营养元素或饮食结构在塑造和维持骨骼中的作用，然而现在这种评估能力受到一定限制，这种限制主要是由于膳食参考摄入量方法评估的局限性和饮食对骨骼作用结果观察时间的滞后性。营养疗法作为骨质疏松症患者治疗的一个重要组成部分，将在另一章进行讨论。对药物治疗而言，饮食，包括膳食补充，可能是最重要的补充手段。但是，饮食更重要的是起到预防的作用。饮食对寿命的累积效果影响峰值骨量的进展和骨量的后续维持。骨质疏松症现已被称为"儿科疾病"，这是因为成人的骨峰值很大程度上在儿童时期就已经决定了。

## 饮食在峰值骨量形成中的作用

　　在婴儿期和青春期，骨骼呈现快速的增长。伴随着这个增长过程，人体对营养物质也有更高的需求，其中钙、磷、镁对骨质基质的形成尤为重要。维生素 D 活性状态对整个肠道活性钙的吸收必不可少，多种营养成分（包括蛋白质、铜、锌、铁等）对胶原蛋白的合成也是至关重要的。在婴儿期，通过母乳喂养或精心研制的婴幼儿配方奶粉能更容易补充所需的营养。除了维生素 D 的含量，母乳其他营养物质的分布相对恒定，而且几乎不受母体饮食习惯的影响[1]。相比之下，当饮食习惯变得越来越容易受同龄人影响的时候，青春期的生长会发生突增，这是峰值骨量增长的一个极为重要的时期。在峰值骨量增长的 4 年间，大约有 40% 的峰值骨量可以稳定保留。在一项对白色人种的男孩和女孩进行的纵向研究中，峰值骨量增长速度男孩为 409g/d，女孩为 325g/d[2]。一组关于黑色人种和白色人种女孩钙摄入量饮食的对照研究表明，随着峰值骨量的自然增长，钙的摄入量占骨骼中钙变化的 12.3%，相比之下种族因素则占骨钙变化的 13.7%，而性成熟的衡量标准则占骨钙变化的另外 4%[3]。单独的营养元素也具有明显作用［见图 42.1（A）］，这强调了营养在生命这一阶段的重要性。它也显示了遗传因素对不同种族骨质的广泛影响，可以作为基因分型的粗略指标[4]。有趣的是，与白色人种相比，黑色人种并不需要更高的钙摄入量去实现更大的峰值骨量累积[3]；与白色人种的女生相比，白色人种男生并不需要更高的钙摄入量去实现更大的峰值骨量累积[5]；与黑色人种和白色人种的青少年相比，美籍华人的女生和男生可以在较低的钙需求量下实现骨盐钙沉积的最大化[6]。虽然现在并没有研究证实众多饮食基因的相互作用与骨质增长有关，然而钙的吸收效率与维生素 D 受体 Fok1 的多态性相关已经得到证实[7]。与骨骼大小相关的基因可能作为在峰值骨量遗传学差异中的候选基因，当骨生长区域调整时，骨密度中的大部分种族差异会在青春期早期消失[8]。进一步调整乳制品中钙的摄入和身体活动时，残余的差异也会消失[2]。

饮食除为身体发育提供原材料外，还可以通过改变生长调节来影响骨质增长。在一项随机对照试验中，青春早期的女孩每天服用一品脱牛奶能增加血清 IGF-1，这在干预组与对照组都被认为与骨密度（BMD）的增加存在一定程度的因果关系[9]。在测量的因素当中，血清 IGF-1 是白色人种男孩在青春期钙摄入后评估骨钙保留最好的预测指标，钙摄入能预测 21.7% 的骨钙保留，而血清 IGF-1 能预测 11.5% 的骨钙保留[10]。

饮食可以改变月经初潮的时间，可能是通过生长激素的调节而产生作用。这在一项研究中有所体现：一群 7～9 岁的女孩随机服用富含乳制品矿物质的产品 16 年直到身体达到接近峰值骨量的水平[11]。这些接受了复杂矿物成分饮食的女孩与对照组相比，月经初潮年龄平均提前近 5 个月，虽然这种现象只维持了 1 年。长时间服用雌激素使月经初潮提前，同时也导致在骨骼六个定点部位有较明显的骨质增生。

在老年人的生活中，值得我们特别关注的是低峰值骨量所导致的骨折风险。同样地，骨折风险在儿童时期也应该得到重视，尤其在骨整合生长滞后而骨密度相对较低的时期[12]。在过去的三十年，儿童期骨折的发生率有大幅提升[13]，而儿童时期发生骨折的风险是由于快速增长的儿童肥胖和低水平的复合钙摄入量共同所致。在青春期，由于钙的摄入量增加，钙保留增加至一个平稳水平，但是这种钙保留增加的平稳水平会引起体重指数的增加[14]。因此，在超重和肥胖的儿童中，骨骼发育较大能减少骨折的风险，而次优钙的摄入可能会限制这种骨骼发育。

短期的饮食干预是否对整个生活产生持久影响存在争议。一项随机对照试验中，停止干预后的随访结果表明，通过丰富钙源的补充而获得骨量的优势已经不明显[15]，但这并非对所有的因素而言[16]。此外，在一项关于补钙的随机对照中，从青春早期到峰值骨量形成，追赶性生长的可能性已经有所提高[17]，尽管这在全身或者桡骨测量的最终骨密度平均值并没有差异，全髋骨密度也显示无追赶性生长，在身材较高的女性身上也没有差异[18,19]。在青年时期，关于饮食影响一生的证据来自于那些因饮食失调导致骨密度无法恢复的人群[19]。

## 营养对维持骨量的作用

骨量最终是由当前和既往机械载荷所修饰的遗传程序以及营养不足或充足而决定的。如果必需的

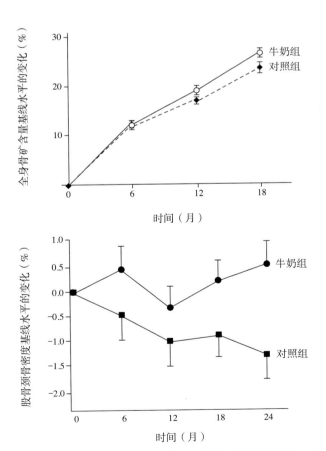

**图 42.1**（A）随机对照试验中补充牛奶能促进发育阶段女孩的骨质增长[9]，（B）绝经后女性的骨量丢失减少[25]

营养物质摄入和吸收不足，遗传潜能就不能得以实现或维持。

钙离子是骨矿物质中主要的阳离子。骨钙是一个非常大的营养储备，在进化过程中，结构功能得以再次形成与骨质疏松症之间具有重要的相关性。骨结构密度对骨强度的变化有双重影响，因此，任何骨量减少都会引起骨强度下降。骨吸收的整体活性是由甲状旁腺激素（PTH）系统调控的，但反之PTH 会根据细胞外液中钙离子平衡的要求发生变化，而不会因为骨质结构的需要作出应答。任何时候当吸收钙的摄入量不足以满足生长和（或）皮肤排泄及分泌损耗的要求时，都会刺激吸收，由于身体利用骨吸收中钙的释放，骨量将减少。这种储备功能只在需要的时候被使用，且这种使用通常是暂时性的。这种持续性的不平衡会消耗钙储备，从而降低骨强度。一旦骨钙已经达到峰值骨量，为保证骨骼的主要作用，机体会通过汗液、皮肤脱落和排泄物以抵消钙的强制性流失。

除了消耗或限制骨量，钙摄入量的降低还会通过 PTH 刺激增加骨重建而直接导致骨骼呈现脆性。骨小梁的吸收作用面引起作用力转移到相邻的骨质，导致局部应变的增加。这样一来，过多的重塑除对骨量有影响之外，对骨质本身同样也是一个导致脆性增加的因素。当吸收了足够的钙，PTH 刺激下的重塑也会随之降低，而骨脆性增加的风险也会降低[20]。在主要治疗试验中关于骨折发生率的研究表明，钙摄入量能预测并提示骨折发生的风险[21-22]。

## 饮食模式

为了满足国民营养需求、提高身体健康状况以及减少疾病发生的风险，一些饮食模式在全世界范围内得到推荐使用。大多数乳制品与骨骼健康密切相关，这些乳制品能提供所推荐的 20%～75% 的钙、蛋白质、磷、镁和钾。全世界推荐乳制品的摄取量是每人每天 2～3 份。在世界大部分地区，乳制品的摄入量呈持续的低水平，这可能与乳糖消化不良症的高发生率有关。在过去半个世纪里，美国的牛奶消耗量已不断下降，与此同时"软饮料"（不含酒精的饮料）的消耗量有所增加[23]。儿童足量牛奶的摄入与足量的一系列营养物质相关，包括钙、钾、镁、锌、铁、核黄素（维生素 B）、维生素 A、叶酸和维生素 D 等[24]。所谓的可替代物质能替换整套营养元

素，但这并不能替代牛奶的作用[25]。不同文化背景下的牛奶消费与骨骼健康呈正性关系。在南斯拉夫[26]和中国[27]，高奶制品消耗地区的人群比低奶制品消耗地区的人群有更好的骨衡量标准。在一项对 173 名中国绝经后女性进行的为期 2 年的随机对照试验中，与对照组相比，在每天饮用牛奶（含 1200mg/d 钙）的试验组中股骨颈的骨密度丢失减少[28]［如图 42.1(B)］。对儿童[29]和成人[30]而言，不饮用牛奶者比饮用牛奶者有更高的骨折风险。回顾性研究表明[31]，儿童时期饮用牛奶与其年长时髋骨骨折的风险呈负相关。欧洲委员会得出结论[32]，在单次剂量中大多数个体能够耐受 12 克的乳糖。美国国立卫生研究院的共识会议得出结论[33]，大多数自我认为乳糖吸收不良者都没有出现临床上的乳糖不耐症。因认识到乳糖耐受而避免使用自认为"不必要"的乳制品，会有降低个体骨质增长的倾向[34]。

其他两组食物也通过影响酸碱平衡而与骨骼健康相关：水果与蔬菜（正性作用），肉、鱼和家禽（负性作用）。肉类的高硫氨基酸形成的酸性物质能增加尿钙；因为含钾的原因，蔬菜和水果产生的碱性物质具有保护钙不随尿液流失的作用。然而，最近的研究对此提出了质疑。一项平衡研究的 Meta 分析发现，没有支持膳食蛋白质增加了高钙尿而导致负钙平衡这个假说的证据[35]。通过增加钙的吸收或减少内源性分泌能补偿尿钙增加的损失[36-37]。蛋白质摄入与年龄相关的骨质流失呈负预测关系，补充蛋白质能减少老年人的骨折发生率[38]。一项随机对照的回顾性研究[39]已经肯定了蛋白质和钙的相互作用。随后在弗雷明汉的一项研究中，动物蛋白质摄取较高者（钙消耗量少于 800mg/d）比动物蛋白质摄取较低者，发生髋骨骨折的风险高 2.8 倍（$P=0.02$）；然而，当钙摄入量高于 800mg/d 时，高蛋白质的摄入则会降低骨折的发生率[40]。与食物蛋白质相似，钾能减少尿钙的排出，但这种作用也通过减少钙的吸收而抵消，所以钙的平衡并没有变化[41]。一些蔬菜和草药具有降低骨重吸收的功能，但这种影响与碱性载荷或钾含量无相关性[42]。

食盐是尿钙排泄最大的预测因素[43]。钠和钙在肾中都具有转运蛋白的作用。在青春期，黑色人种的女孩比白色人种的女孩排钠量更低，所以排钙量也低，这也许是由于在肾运输作用方面存在种族差异[44]。

## 膳食生物活性成分

人们对生物活性成分产生了浓厚的兴趣，因为这可以通过替代或减少药物治疗的剂量来改善骨质流失，或者以预防的方式来促进骨骼健康。通常情况下，必须将这些生物活性成分添加到食物中或者单独作为膳食补充剂，因为在食物中这些活性成分的含量可能无法达到有效剂量。因此，关于生物活性成分的性质和剂量、作用机制以及有效作用条件等，还有很多值得研究探讨之处。

和其他种类相比，与雌激素受体结合的类黄酮是研究较多的一种生物活性成分，尤其是大豆异黄酮[45]。在亚洲大豆异黄酮消耗的流行病学证据是与减少髋骨骨折的风险相关。但在西方国家，大豆的消耗量很低，所以大豆异黄酮的补充通常是由膳食添加剂提供。尽管纯化的染料木黄酮糖苷配基[46]及其高剂量使用显示对绝经后女性骨质流失有所获益[47]，但目前几乎没有人支持将大豆异黄酮的补充推广作为绝经后女性骨质流失的评价依据。

除了体外培育的大豆和动物模型，黄酮类化合物还可以来自梅干和蓝莓。骨质疏松症和其他慢性疾病被认为是炎症性疾病。在这个基础上，类黄酮能够改善活性氧、参与骨代谢的调节并改善骨细胞的氧化还原状态，有利于成骨细胞、破骨细胞和骨细胞的存活，所以在饮食中类黄酮可以起到保护性的作用。培养的蓝莓通过激活 Wnt/β- 连环蛋白信号通路来增加成骨细胞的生成和骨矿沉积率[48]。酸碱混合物能够诱导和蓝莓类似的作用[49]。在一个为期1年的关于绝经后女性的试验中[50]，与苹果干相比，梅干能以100g/d 的速率提高尺骨骨密度和脊椎骨密度。

某些碳水化合物和纤维在较低位的肠腔内发酵，这对于骨继发的矿物含量增加是有利的[51]。通过肠道菌群发酵的这些益生菌，短链脂肪酸的产生可能会导致矿物质溶解，同时通过提高双歧杆菌的比例对微生物群产生影响。

## 结论

骨骼健康依赖于机械载荷与大量、微量营养素的足够摄入之间的联合作用。钙、维生素 D 和蛋白质是骨骼健康必需的三大基本营养素。对于大多数饮食都会有一种关键元素的缺乏，同时也会伴有几种营养元素的不足。只有确保饮食中富含全部必需的营养物质，才能实现对骨的最佳保护。单一营养元素的补充方案往往不足以确保对骨的最佳营养支持与保护。一些生物活性成分可能通过减少慢性炎症来改善骨质健康。

## 参考文献

1. Prentice A, Laskey A, Jarjon LMA. 1999. Lactation and bone development: Implications for calcium requirement of infants and lactating mothers. In: Bonjour JP, Tsang RC (eds). *Nutrition and Bone Development*. Philadelphia: Lippincott-Raven. pp. 127–145.
2. Bailey DA, McKay HA, Mirwald RL, Crocker PRE, Faulkner KA. 1999. A six-year longitudinal study of the relationship of physical activity to bone mineral accrual in growing children: The University of Saskatchewan bone mineral accrual study. *J Bone Miner Res* 14: 1672–1679.
3. Braun M, Palacios C, Wigertz K, Jackman LA, Bryant KJ, McCabe LD, Martin BR, McCabe GP, Peacock M, Weaver CM. 2007. Racial differences in skeletal calcium retention in adolescent girls on a range of controlled calcium intakes. *Am J Clin Nutr* 85: 1657–1663.
4. Walker, MD, Novotny R, Bilezikian JP, Weaver CM. 2008. Race and diet interactions in the acquisition, maintenance, and loss of bone. *J Nutr* 138: 1256S–1260S.
5. Braun MM, Martin BR, Kern M, McCabe GP, Peacock M, Jiang Z, Weaver CM. 2006. Calcium retention in adolescent boys on a range of controlled calcium intakes. *Am J Clin Nutr* 84: 414–418.
6. Wu L, Martin BR, Braun MM, Wastney ME, McCabe GP, McCabe LD, DiMeglio LA, Peacock M, Weaver CM. 2010. Calcium requirements and metabolism in Chinese American boys and girls. *J Bone Miner Res* 25(8): 1842–1849.
7. Ames SK, Ellis KJ, Gunn SR, Copeland KC, Abrams SA. 1999. Vitamin D receptor gene Fok1 polymorphism predicts calcium absorption and bone mineral density in children. *J Bone Miner Res* 14: 740–746.
8. Weaver CM, McCabe LD, McCabe GP, Novotny R, Van Loan M, Going S, Matkovic V, Boushey C, Savaiano DA; ACT Research Team. 2007. Bone mineral and predictors of bone mass in white, Hispanic, and Asian early pubertal girls. *Calcif Tissue Int* 81(5): 352–363.
9. Cadogan J, Eastell R, Jones N, Barker ME. 1997. Milk intake and bone mineral acquisition in adolescent girls: Randomized, controlled intervention trial. *BMJ* 315: 1255–1260.
10. Hill K, Braun MM, Kern M, Martin BR, Navalta J, Sedlock D, McCabe LD, McCabe GP, Peacock M, Weaver CM. Predictors of calcium retention in adolescent boys. *J Clin Endocrinol Metab* 93(12): 4743–4748.
11. Chevalley T, Rizzoli R, Hans D, Ferrari S, Bonjour J-P. 2005. Interaction between calcium intake and menarcheal age on bone mass gain: An eight-year follow-up study from prepuberty to postmenarche. *J Clin Endocrinol Metab* 90: 44–51.

12. Bailey DA, Martin AD, McKay AA, Whiting S, Mirwald R. 2000. Calcium accretion in girls and boys during puberty: A longitudinal analysis. *J Bone Miner Res* 15: 2245–2250.

13. Khosla S, Melton LJ 3rd, Dekutoski MB, Achenbach SJ, Oberg AL, Riggs BL. 2003. Incidence of childhood distal forearm fractures over 30 years. *JAMA* 290: 1479–1485.

14. Hill KM, Braun MM, Egan KA, Martin BR, McCabe LD, Peacock M, McCabe GP, Weaver CM. 2011. Obesity augments calcium-induced increases in skeletal calcium retention in adolescents. *J Clin Endocrinol Metab* 96: 2171–2177.

15. Lee WTK, Leung SSF, Leung DMY, Cheng JCY. 1996. A follow-up study on the effect of calcium-supplement withdrawal and puberty on bone acquisition of children. *Am J Clin Nutr* 64: 71–77.

16. Ghatge KD, Lambert HL, Barker ME, Eastell R. 2001. Bone mineral gain following calcium supplementation in teenage girls is preserved two years after withdrawal of the supplement. *J Bone Miner Res* 16: S173.

17. Matkovic V, Goel PK, Badenhop-Stevens NE, Landoll JD, Li B, Ilich JZ, Skugor M, Nagode L, Mobley SL, Ha EJ, Hangartner T, Clairmont A. 2005. Calcium supplementation and bone mineral density in females from childhood to young adulthood: A randomized controlled trial. *Am J Clin Nutr* 81: 175–188.

18. Matkovic V, Landoll JD, Badenhop-Stevens NE, Ha Y-Y, Crnevic-Orlic Z, Li B, Goel P. 2004. Nutrition influences skeletal development from childhood to adulthood: A study of hip, spine, and forearm in adolescent females. *J Nutr* 134: 701S–705S.

19. Biller BMK, Caughlin JF, Sake V, Schoenfeld D, Spratt DI, Klitanski A. 1991. Osteopenia in women with hypothalamic amenorrhea: A prospective study. *Obstet Gynecol* 78: 996–1001.

20. Wastney ME, Martin BR, Peacock M. Smith D, Jiang XY, Jackman LA, Weaver CM. 2000. Changes in calcium kinetics in adolescent girls induced by high calcium intake. *J Clin Endocrinol Metab* 85: 4470–4475.

21. Chapuy MC, Arlot ME, Duboeuf F, Brun J, Crouzet B, Arnaud S, Delmas PD, Meunier PJ. 1992. Vitamin D3 and calcium to prevent hip fractures in elderly women. *N Engl J Med* 327: 1637–1642.

22. Dawson-Hughes B, Harris SS, Krall EL, Dallal GE. 1997. Effect of calcium and vitamin D supplementation on bone density in men and women 65 years of age or older. *N Engl J Med* 337: 670–676.

23. U.S. Department of Health and Human Services and U.S. Department of Agriculture. 2005. *Dietary Guidelines for Americans 2005, 6th Ed*. Washington, DC: U.S. Government Printing Office.

24. Ballow C, Kuester S, Gillespie C. 2000. Beverage choices affect adequacy of children's nutrient intakes. *Arch Pediatr Adolesc Med* 154: 1148–1152.

25. Gao X, Wilde PE, Lichtenstein AH, Tucker KL. 2006. Meeting adequate intake for dietary calcium without dairy foods in adolescents aged 9 to 18 years (National Health and Nutrition Examination Survey 2001–2002). *J Am Diet Assoc* 106: 1759–1765.

26. Matkovic V, Kostial K, Siminovic I, Buzina R, Brodarec A, Nordin BEC. 1979. Bone status and fracture rates in two regions of Yugoslavia. *Am J Clin Nutr* 32: 540–549.

27. Hu J-F, Zbao X-H, Jia J-B, Parpia B, Campbell TC. 1993. Dietary calcium and bone density among middle-aged and elderly women in China. *Am J Clin Nutr* 58: 219–227.

28. Chee, WSS, Suriah, AR, Chan, SP, Zaitun, Y, Chang, YM. 2003. The effect of milk supplementation on bone mineral density in postmenopausal Chinese women living in Malaysia. *Osteoporos Int* 14: 828–834.

29. Goulding A, Rockell JE, Black RE, Grant AM, Jones IE, Williams SM. 2004. Children who avoid drinking cow's milk are at increased risk for prepubertal bone fractures. *J Am Diet Assoc* 104: 250–253.

30. Honkanen R, Kroger H, Alhava E, Turpeinen P, Tuppurainen M, Suarikoski S. 1997. Lactose intolerance associated with fractures in weight-bearing bones in Finnish women aged 38–57 years. *Bone* 21: 473–477.

31. Kalkwarf HJ, Khoury JC, Lanphear BP. 2003. Milk intake during childhood and adolescence, adult bone density, and osteoporotic fractures in US women. *Am J Clin Nutr* 77: 257–265.

32. European Food Safety Authority. 2010. Scientific opinion on lactose thresholds in lactose intolerance and galactosaemia. *EFSA Journal* 8(9): 1777.

33. Suchy FJ, Brannon PM, Carpenter TO, Fernandez JR, Gilsanz V, Gould JB, Hall K, Hui SL, Lupton J, Mennella J, Miller NJ, Osganian SK, Sellmeyer DE, Wolf MA. 2010. NIH Consensus Development Conference Statement: Lactose Intolerance and Health. *NIH Consens State Sci Statements* 27(2): 1–27.

34. Matlik L, Savaiano D, McCabe G, VanLoan M, Blue CL, Boushey CJ. 2007. Perceived milk intolerance is related to bone mineral content in 10- to 13-year-old female adolescents. *Pediatrics* 120: 3669.

35. Fenton TR, Eliasziu M, Lyon AN, Tough SC, Hanley DA. 2008. Meta-analysis of the quality of calcium excretion associated with the net acid excretion of the modern diet under the acid-ash diet hypothesis. *Am J Clin Nutr* 88: 1159–1166.

36. Kerstetter JE, O'Brien KO, Caseria DM, Wall DE, Insogna KL. 2005. The impact of dietary protein on calcium absorption and kinetic measures of bone turnover in women. *J Clin Endocrinol Metab* 90: 26–31.

37. Spence LA, Lipscomb ER, Cadogan J, Martin B, Wastney ME, Peacock M, Weaver CM. 2005. The effect of soy protein and soy isoflavones on calcium metabolism and renal handling in postmenopausal women: A randomized cross over study. *Am J Clin Nutr* 81: 916–922.

38. Bonjour JP. 2005. Dietary protein: An essential nutrient for bone health. *J Am Coll Nutr* 24: 526S–536S.

39. Dawson-Hughes B, Harris SS. 2002. Calcium intake influences the association of protein intake with rates of bone loss in elderly men and women. *Am J Clin Nutr* 75(4): 773–779.

40. Sahini S, Apples A, McLean RR, Tucker K, Broe KE, Kiel DP, Handon MT. 2010. Protective effect of high protein and calcium intake on the risk of hip fracture in the Framingham offspring cohort. *J Bone Miner Res* 25: 2494–2500.

41. Rafferty K, Davies KM, Heaney RP. 2005. Potassium intake and the calcium economy. *J Am Coll Nutr* 24: 99–106.

42. Muhlbauer RC, Lozano A, Reiuli A. 2002. Onion and a mixture of vegetables, salads, and herbs affect bone resorption in the rat by a mechanism independent of their base exceeds. *J Bone Miner Res* 17: 1230–1236.

43. Nordin BE, Need AG, Morris HA, Horowitz M. 1993. The nature and significance of the relationship between

urinary sodium and urinary calcium in women. *J Nutr* 123: 1615–1622.

44. Wigertz K, Palacios C, Jackman LA, Martin BR, McCabe LD, McCabe GP, Peacock M, Pratt JH, Weaver CM. 2005. Racial differences in calcium retention in response to dietary salt in adolescent girls. *Am J Clin Nutr* 81: 845–850.

45. North American Menopause Society. 2011. The role of soy isoflavones in menopausal health: report of The North American Menopause Society/Wulf H. Utian Translational Science Symposium in Chicago, IL (October 2010). *Menopause* 18(7): 732–753.

46. Marini H, Minutoli L, Polito F, Bitto A, Altavilla D, Ateritano M, Guadio A, Mazzaferro S, Frisina A, Lubrano C, Bonacluto M, D'Anna R, Cannata ML, Conado F, Adamo EB, Wilson S, Squadrito F. 2008. OPG and sRANKL serum concentrations in osteopenic, postmenopausal women after 2-year genistein administration. *J Bone Miner Res* 23: 715–720.

47. Weaver CM, Martin BR, Jackson GS, McCabe GP, Nolan JR, McCabe LD, Barnes S, Reinwald S, Boris ME, Peacock, M. 2009. Antiresorptive effects of phytoestrogen supplements compared to estradiol or risedronate in postmenopausal women Using 41Ca methodology. *J Clin Endocrin Metabol* 94(10): 3798–3805.

48. Chen JR, Lazarenko OP, Wu X, Kang J, Blackburn ML, Shankar K, Badyer TM, Ronis MJJ. 2010. Diet induced serum phenolic acids promote bone growth via p38 MAPK/β-catenin canonical Wnt signaling. *J Bone Miner Res* 25: 2399–2411.

49. Sellappan S, Akoh CC, Krewer G. 2002. Phenolic compounds and antioxidant capacity of Georgia-grown blueberries and blackberries. *J Agric Food Chem* 50: 2432–2438.

50. Hooshmand S, Chai SC, Saadat RL, Payton ME, Brummel-Smith K, Arjmandi BH. 2011. Comparative effects of dried plum and dried apple on bone in postmenopausal women. *Br J Nutr* 106(6): 923–30; doi:10.1017/S000711451100119X

51. Park, Clara Y, Weaver, Connie M. 2011. Calcium and bone health: Influence of prebiotics. *Functional Food Reviews* 3(2): 62–72.

# 第 43 章
# 性激素在骨质疏松症发病机制中的作用

Matthew T. Drake · Sundeep Khosla

（孙伟珊 译 邓伟民 审校）

## 引言

随着年龄增长，女性和男性均出现明显的骨量丢失，从而导致骨微结构改变及骨折发生率的增高[1]。现有的许多研究有助于增加我们理解性激素（主要是雌激素和睾丸素）在女性和男性骨质疏松症的发展与进展中所起的作用。

## 骨量和骨结构随着年龄增长的变化

图 43.1 的综合骨密度数据显示，在更年期的改变中，女性骨松质丢失最快[2]。加速骨丢失的时期可能延长 5～10 年，其中骨松质丢失约 20%～30%，而骨皮质仅约 5%～10%。在第一阶段的快速骨丢失之后，第二阶段缓慢及持续的骨丢失成为主导。第二阶段贯穿于女性生命剩下的时间，骨皮质和骨松质的丢失程度大致相等。相比之下，男性在中年之前骨皮质和骨松质缓慢下降的情况几乎等同于更年期女性第二阶段的情况。然而男性没有更年期，不会像女性一样出现早期加速骨丢失的情况，因此，与女性相比，男性骨松质和骨皮质的总丢失量较少。

最近的研究挑战了既往的一些观点。既往认为从青春期后期至中年，女性和男性都保持骨骼的相对完整。这一研究已经被定量计算机断层扫描

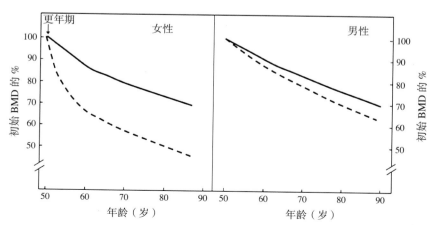

图43.1 女性和男性与年龄相关的骨丢失图。虚线：骨松质；实线：骨皮质。数据基于DXA的多重横断面和纵向研究（Reprinted with permission from Elsevier from Khosla S, Riggs BL. 2005. Pathophysiology of age-related bone loss and osteoporosis. *Endocrinol Metab Clin North Am* 34: 1015–1030. Copyright 2005. ）

（QCT）的应用得到了验证，QCT 可测量体积骨密度，比 DXA 成像更准确地区分骨松质和骨皮质的内在结构，而 DXA 仅能提供面积骨密度的评估。因此，QCT 横截面研究表明在脊柱（主要由骨松质组成），从 30 岁开始骨矿密度的体积开始大幅度下降（女性为 55%，男性为 45%）（图 43.2）[3]。相反，同一人群中（桡骨远端）骨皮质体积骨密度直至中年（不论男女）差别不大。此后，男女之间骨皮质大致呈线性下降，虽然女性比男性总量丢失的更多（28% 对 18%，$P<0.01$），反映出在绝经早期女性骨质的快速流失。同队列多 Meta 分析统计显示，腕关节骨松质微结构的变化比 60 岁以上人群与性激素水平下降的关系更大[4-5]。重要的是，这些横截面的结果现已得到桡骨和胫骨远端骨矿密度体积的纵向研究[6]

的证实，发现在青春期不久之后，男性和女性骨松质开始大量丢失，而这一年龄阶段性激素水平被认为是正常的。这一时期的骨丢失对以后骨骼脆弱的影响仍有待确定。

除了随年龄的骨量变化之外，骨的横截面面积的变化也发生在两个性别跨骨骼部位。值得注意的是，已证明在男性和女性中，尽管由于骨皮质吸收导致骨皮质面积和厚度的减少，但同时也伴随由于骨膜的不间断并列移动导致的皮质向外位移。这一向外位移增加了骨骼弯曲应力的强度，并部分抵消了由于骨皮质变薄导致的骨骼强度降低[7]。

当结合在一起时，对于上了年龄的男性和女性，骨质量和骨结构的这些变化影响着每年骨质疏松性骨折发生率的变化（图 43.3）。因此在女性围绝经期，

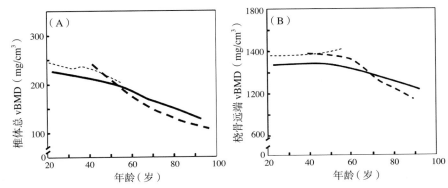

**图 43.2**　（A）Rochester, MN 一项介于 20～97 岁的女性和男性人群抽样对总椎体骨密度（mg/cm³）的评估。浅虚线：绝经前女性；加粗虚线：绝经后女性；实线：男性。（B）在同队列对桡骨远端骨皮质骨密度的评估。线编码如（A）所示。随着年龄所有的变化都有统计学意义（$P<0.05$）（Adapted with permission of the American Society for Bone and Mineral Research from Riggs BL, Melton LJ, Robb RA, Camp JJ, Atkinson EJ, Peterson JM, Rouleau PA, McCollough CH, Bouxsein ML, Khosla S. 2004. Population based study of age and sex differences in bone volumetric density, size, geometry, and structure at different skeletal sites. *J Bone Miner Res* 19: 1945–1954.）

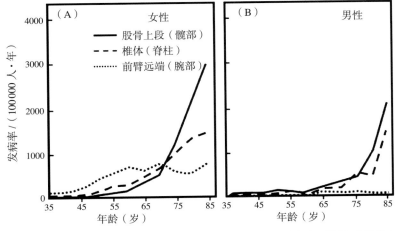

**图 43.3**　明尼苏达州罗彻斯特市女性（A）和男性（B）不同年龄股骨上段（髋部）、椎体（脊柱）和前臂远端（腕部）骨折的发生率（Adapted with permission from Elsevier from Cooper C, Melton LJ. 1992. Epidemiology of osteoporosis. *Trends Endocrinol Metab* 3: 224–229. Copyright 1992.）

前臂远端的骨折明显增多，达到稳定期，大约在绝经后 15 年。同样，脊柱骨折的发生也是在更年期时上升。然而，与腕部骨折相比，女性一生中脊柱骨折的发生率不断增加。女性髋部骨折发生率最初与脊椎骨折差不多，但如图 43.3 所示，在女性后半生明显增多。

相比较而言，男性一生中前臂远端骨折较少见。用周定量计算机断层扫描（pQCT）对男女双方前臂远端横断面研究显示，随着年龄增长，女性反而出现骨小梁丢失和骨小梁间距增加，而男性在年轻时有相对较厚的骨小梁，随着年龄增长主要是骨小梁变薄而不是丢失 [8]。因此，老年男性除了总骨量比女性多之外，前臂远端骨小梁也相对较多，这可能与老年男性腕部骨折罕见有关。虽然相对于女性，男性更年期推迟了大约十年，男性脊椎和髋部骨折的发病率仍大致与女性相当，十年再次延后则可能反映男性缺乏更年期，而在这个时期的女性骨骼呈现快速丢失的状态。

## 性激素与女性骨丢失

在过去的 70 年里已经证实了由于卵巢功能低下引起的女性雌激素水平与形成绝经后骨质疏松的关系 [9]。相对于绝经前水平，在围绝经期血清雌二醇水平下降 85%～90%，血清雌酮（E1；较弱的雌激素）下降了 65%～75% [10]。这些下降暂时与骨形成和骨吸收率有关。由于耦合的骨重建先于更年期，因而骨形成和骨吸收率大约相等，而绝经期的开始预示着基本多细胞单元（BMU）激活频率的增加，吸收期延长 [11]，形成期缩短 [12]。因此，正如生化标志物结果所示，更年期骨吸收增加 90%，而骨形成仅增加 45% [13]。这一净不平衡导致上文详述的加速阶段的骨丢失，以及净流出的骨源性钙细胞到细胞外液。结果，启动代偿机制以控制高钙血症的形成，包括提高肾对钙的清除率 [14]、减少小肠对钙的吸收 [15]，并且局部抑制甲状旁腺（PTH）的分泌 [16]。加上这些代偿机制一起导致净负钙平衡的全身骨骼损失。更重要的是，这些代偿作用的出现直接与雌激素缺乏有关，如果雌激素充足，至少在更年期早期，使肾对钙的再利用以及小肠对钙的吸收得以保存 [17]。

雌激素在细胞及分子水平上对骨代谢的调控机制仍然是现在的热门话题。雌激素在成骨细胞生物学中起着核心作用，它促进骨髓基质干细胞分化成成骨细胞，促进前成骨细胞向成骨细胞分化，并抑制成骨细胞和骨细胞凋亡 [18-20]。此外，雌激素促进成骨细胞生长因子（IGF-1 和 TGF-β）的生成和胶原蛋白的合成 [21-22]。最近的研究也表明雌激素抑制血清 [23-24] 和骨髓浆强抑制剂，Wnt 信号通路，硬化蛋白的水平，但进一步的研究仍需确定减少雌激素诱导剂对硬化蛋白形成雌激素在维持骨形成的影响程度。更年期不久之后，雌激素缺乏引起的骨形成受损变得明显。有直接的证据表明药物剂量的雌激素对绝经后女性有促进骨骼合成代谢的作用，对长期接受经皮雌激素治疗的女性取髂骨活检进行组织形态学研究发现，骨小梁体积增加了 61%，6 年的连续治疗，骨小梁壁厚度相对于基线增加了 12% [26]。

除了对成骨细胞的中心调控作用外，雌激素对破骨细胞也起着关键作用。在体内和体外研究中，雌激素抑制破骨细胞发育的中心分子，受体激活核因子 -κB 配体（RANKL）向骨髓基质 / 成骨细胞前体细胞、T 细胞、B 细胞的合成 [27]。此外，雌激素通过成骨细胞谱系细胞增加可溶性 RANKL 诱导剂受体保护素（OPG）的生成 [28]。因此，通过调控 RANKL 和 OPG 水平，雌激素限制了破骨细胞（表达 RANK）向 RANKL 的暴露，从而有效地调控破骨细胞的发展。正如绝经后女性出现雌激素水平下降，改变 RANKL/OPG 的相对比率，能增加破骨细胞的发育和活力。额外的雌激素抑制性细胞因子通过成骨细胞和骨髓单核细胞 [ 包括白细胞介素 -1（IL-1）、IL-6、肿瘤坏死因子 α（TNF-α）、粒细胞巨噬细胞集落刺激因子（M-CSF）] 生成，前列腺素也在调控骨吸收中起着中心作用 [29-32]。最近的一项研究表明绝经女性早期会发生急性雌激素撤退，同时药物阻断 IL-1 或 TNF-α 的活性能够使部分骨吸收标志物缓慢上升 [33]。这也为雌激素的成骨、破骨调控作用提供了证据支持。

雌激素除影响破骨细胞的生长外，还直接或间接地促进破骨细胞的凋亡以及成骨细胞生长。雌激素通过减少 c-jun 活性来减少破骨细胞的直接凋亡，从而抑制其独立 AP-1 的转录 [34-35]。此外，雌激素减少成骨细胞转运因子 -β（TGF-β）的生成，从而间接导致破骨细胞的凋亡 [11]。最近一项动物实验证实雌激素直接影响破骨细胞凋亡的重要性在于，雌激素受体选择性忽略破骨细胞使雌激素缺乏的促凋亡作用对破骨细胞丧失 [36-37]。最近的研究已经注意到在围绝经期女性，骨吸收标志物增高与脊柱、髋部骨密度减少，与促卵泡生成素（FSH）水平升高较雌二醇（E$_2$）水平关系更紧密。虽然 FSH 与骨骼是否有直接联系尚不清楚，但是 FSH 对骨骼的直接作用在啮齿动物实验中既有支持也有不支持的证据[40-42]。为了直接在人身体解决这一问题，Drake 等对绝经后女性进行了一项直接干预研究，这些绝经后女性除 FSH 外的激素都稳定在较低水平，以此来验证抑制绝经后女性 FSH 是否会降低骨吸收标志物水平。为了抑制 FSH 的水平，试验组接受促性腺激素释放激素（GnRH）兴奋剂，而内生的雌激素水平通过芳香酶抑制剂治疗控制所有试验者。在 GnRH 治疗的试验中，FSH 水平在围绝经期迅速下降，研究持续了 4 个月；正如所预期的，对照组试验者 FSH 水平保持上升。尽管有不同标记的 FSH 循环水平，但在研究终点评估两组骨吸收 [通过血清 I 型胶原 C 端肽（CTX）和抗酒石酸酸性磷酸酶 5b（TRAP5B）] 并没有不同。事实上，对照组和 GnRH 治疗组骨吸收均轻微增加，可能是由于同时通过芳香酶抑制剂治疗抑制内生雌激素。总之，这些发现表明在更年期女性抑制血清 FSH 水平至绝经前范围内不会减少骨吸收。

就像雌激素一样，睾丸素对抑制骨吸收有主要作用，虽然这一作用可能至少部分来源于睾丸素对雌激素的芳香化作用[44]。在体外实验中，睾丸素能刺激成骨细胞的增殖并微弱抑制成骨细胞凋亡[12]。睾丸素可能起着增加女性骨形成（也许骨膜外加生长）的作用，但目前只有很少的数据表明睾丸素有维持绝经后骨骼完整性的作用。

## 性激素与男性骨丢失

相对于绝经后女性，老年男性平均丢失一半的骨并有 1/3 的脆性骨折[16]。虽然男性不会经历一个相同的更年期激素变化过程，在男性一生中生物可利用性激素水平发生大量变化主要是因为年龄相关性激素结合球蛋白（SHBG）的水平增加了两倍以上[46]。而 SHBG 结合的循环性激素到达靶组织的能力有限，自由（占总数的 1%～3%）和性激素白蛋白相关（总数的 35%～55%）是生物可利用的。作为这种上升的 SHBG 水平的结果，生物利用雌激素和睾丸激素的水平平均分别下降 47% 和 64%，且贯穿男性的一生，正如 Rochester，MN 在 346 位 23～90 岁的男性

横断面研究中证实的一样[46]。

虽然睾丸素是男性主要的性激素，但从横截面[47-52]和纵向研究[53]得到的证据表明男性不同骨骼部位的骨密度与生物可利用 E$_2$ 循环水平比睾丸素有更好的相关性。在一项 4 年的纵向研究中，将年轻男性（年龄 22～39 岁）与老年男性（年龄 60～90 岁）作比较以评估性激素水平对骨骼发育的最后阶段（年轻组）和与年龄相关的骨丢失（老年组）的影响[53]。年轻男性前臂远端（主要反映骨皮质变化）BMD 每年增加 0.42%～0.43%，而老年男性每年减少 0.49%～0.66%。正如表 43.1 所示，年轻男性 BMD 的增加和老年男性 BMD 的减少与生物可利用 E$_2$ 水平的关系比睾丸素更紧密。可能最有趣的是，在老年男性存在生物利用 E$_2$ 的阈值，大约低于 40pM（11pg/ml），这最清楚地表明骨丢失的速度与 E$_2$ 水平有确切地联系。有趣的是，vBMD 分析表明，相对于骨松质这一阈值更能测定骨皮质的位置[4]。然而在此阈值以上，骨丢失的速度与生物利用 E$_2$ 水平没有明确的关系。其他研究者的类似研究也得出这一阈值的作用[54]。

虽然提示了一些关系，但上述关联在雌激素对保持老年男性骨骼的因果作用方面不能提供直接证据。为了阐述雌激素与睾丸素对老年男性骨骼保持

**表 43.1　Rochester，MN 样本中不同年龄男性桡骨和尺骨骨密度变化速度与血清性激素水平的关系的 Spearman 等级相关系数**

| | 年轻 | | 老年 | |
| --- | --- | --- | --- | --- |
| | 桡骨 | 尺骨 | 桡骨 | 尺骨 |
| T | -0.02 | -0.19 | 0.13 | 0.14 |
| E$_2$ | 0.33[†] | 0.22[*] | 0.21[*] | 0.18[*] |
| E$_1$ | 0.35[‡] | 0.34[†] | 0.16 | 0.14 |
| Bio T | 0.13 | -0.04 | 0.23[†] | 0.27[†] |
| Bio E$_2$ | 0.30[†] | 0.20 | 0.29[†] | 0.33[‡] |

[*] $P < 0.05$
[†] $P < 0.01$
[‡] $P < 0.001$

T：睾丸素；E$_2$：雌二醇；E$_1$：雌素酮；Bio：生物利用度
Adapted from Khosla S, Melton LJ, Atkinson EJ, O'Fallon WM, 2001. Relationship of serum sex steroid levels to longitudinal changes in bone density in young versus elderly men. *J Clin Endocrinol Metab* 86: 3555–3561. Copyright 2001, The Endocrine Society. Used with permission.

的相关作用，Falahati-Nini 等[44] 对老年男性使用药物（GnRH 兴奋剂和芳香酶抑制剂治疗）以抑制内在雌激素和睾丸素的生成。生理雌激素（E）和睾丸素（T）水平由外部的雌激素和睾丸素补充维持，并获得骨吸收和骨形成的基准标记。试验者被随机分为四组：A 组（-T，-E）均得不到补充；B 组（-T，+E）仅睾丸素没有补充；C 组（+T，-E）仅雌激素没有补充；D 组（+T，+E）两种持续补充。因此，这种直接的人类干预研究允许在骨代谢中确定的任一雌激素或睾丸素改变，因为整个介入期保持内源性激素的生成。

正如图 43.4（A）所示，D 组通过雌激素和睾丸素治疗后骨吸收被完全阻断。单独补充雌激素几乎可以完全阻断骨吸收的增加（B 组），而单独补充睾丸素则效力较差（C 组）。通过对比［图 43.4（B）］，两种性激素都缺乏的 A 组比坚持补充雌激素和睾丸素（D 组）有更显著的骨形成减少。有趣的是，不管缺乏雌激素还是睾丸素，血清骨钙素水平仅轻微下降，是雌激素（B 组）而不是睾丸素在维持总 I 型胶原氨基端前肽水平（PINP）。总之，这些结论与

雌激素对维持老年男性骨骼完整性起主要作用的结论一致。

如上所述，在老年男性，生物利用的睾丸素水平比生物利用的雌激素水平降低幅度更大。尽管存在这种下降，但男性睾丸素对与年龄相关的骨丢失的作用没有雌激素明确。如图 43.4 所示，睾丸素有少量抗吸收作用，也在调节骨形成中起作用。Nair 等的研究证实[55]，老年男性采用 2 年的睾丸素替代治疗，股骨颈 BMD 的增加有统计学意义。然而有趣的是，在其他部位（腰椎前后径、全髋或桡骨末端）没有检查到 BMD 的增加。此外，此研究中睾丸素替代治疗对 BMD 的是睾丸素的直接作用还是通过对雌激素的芳化作用尚不明确。最后，睾丸素可能也对骨皮质外加生长起作用，虽然这一作用仅在动物实验[56] 中得到证实且可能对人类的作用不大。

## 骨质疏松症和性类固醇激素随着年龄增长的变化

最后，男性和女性随年龄增长除性激素水平发生

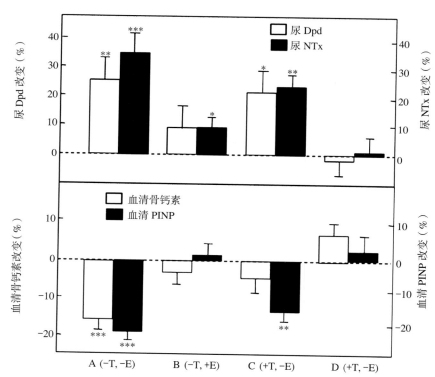

图 43.4 （A）骨吸收标志物［尿脱氧吡啶诺林（Dp）和 N 端 I 型胶原蛋白（NTX）]和（B）骨形成标志物［血清骨钙素和总 I 型胶原氨基端前肽(P1NP)]水平在一组导致急性腺功能减退的老年男性（平均年龄为 68 岁）以及使用芳香酶抑制药（组 A）、单纯雌二醇（B 组）、单纯睾丸素（C 组）及雌二醇和睾丸素联合（D 组）治疗的百分比变化。以基线为基准变化的显著性为：* : P<0.05；** : P<0.01；*** : P<0.001（Adapted with permission from American Society for Clinical Investigation from Falahati-Nini A, Riggs BL, Atkinson EJ, O'Fallon WM, Eastell R, Khosla S. 2000. Relative contributions of testosterone and estrogen in regulating bone resorption and formation in normal elderly men. J Clin Invest 106: 1553–1560.）

变化外，也发生非性激素变化，这一问题很重要。这些包括生长因子的生成减少对成骨细胞分化和功能的重要性。因此随着年龄增长，生长激素分泌的频率和幅度减少[57]，导致肝脏合成 IGF-1 和 IGF-2 减少，这一作用可能与随着增龄骨形成减少有关[58-59]。除此之外，年龄与增加 IGF 结合蛋白抑制水平（IGFBP-2）有关，与老年人骨质量成反比关系[60]。最后，可能本质的变化是年龄与成骨细胞，也许是破骨细胞的关系[61]。这些变化可能不受性激素或其他激素因子变化的支配，是目前正在进行的动物和人类试验的重点。

## 参考文献

1. Riggs BL, Khosla S, Melton LJ. 2002. Sex steroids and the construction and conservation of the adult skeleton. *Endocr Rev* 23: 279–302.
2. Khosla S, Riggs BL. 2005. Pathophysiology of age-related bone loss and osteoporosis. *Endocrinol Metab Clin North Am* 34: 1015–1030.
3. Riggs BL, Melton LJ, Robb RA, Camp JJ, Atkinson EJ, Peterson JM, Rouleau PA, McCollough CH, Bouxsein ML, Khosla S. 2004. Population-based study of age and sex differences in bone volumetric density, size, geometry, and structure at different skeletal sites. *J Bone Miner Res* 19: 1945–1954.
4. Khosla S, Riggs BL, Robb RA, Camp JJ, Achenbach SJ, Oberg AL, Rouleau PA, Melton LJ. 2005. Relationship of volumetric bone density and structural parameters at different skeletal sites to sex steroid levels in women. *J Clin Endocrinol Metab* 90: 5096–5103.
5. Khosla S, Melton LJ, Robb RA, Camp JJ, Atkinson EJ, Oberg AL, Rouleau PA, Riggs BL. 2005. Relationship of volumetric BMD and structural parameters at different skeletal sites to sex steroid levels in men. *J Bone Miner Res* 20: 730–740.
6. Riggs BL, Melton LJ, Robb RA, Camp JJ, Atkinson EJ, McDaniel L, Amin S, Rouleau PA, Khosla S. 2008. A population-based assessment of rates of bone loss at multiple skeletal sites: Evidence for substantial trabecular bone loss in young adult women and men. *J Bone Miner Res* 23: 205–214.
7. Seeman E. 1997. From density to structure: Growing up and growing old on the surfaces of bone. *J Bone Miner Res* 12: 509–521.
8. Khosla S, Riggs BL, Atkinson EJ, Oberg AL, McDaniel LJ, Holets M, Peterson JM, Melton LJ. 2006. Effects of sex and age on bone microstructure at the ultradistal radius: A population-based noninvasive in vivo assessment. *J Bone Miner Res* 21: 124–131.
9. Albright F, Smith PH, Richardson AM. 1941. Postmenopausal osteoporosis. *JAMA* 116: 2465–2474.
10. Khosla S, Atkinson EJ, Melton LJ, Riggs BL. 1997. Effects of age and estrogen status on serum parathyroid hormone levels and biochemical markers of bone turnover in women: A population-based study. *J Clin Endocrinol Metab* 82: 1522–1527.
11. Hughes DE, Dai A, Tiffee JC, Li HH, Mundy GR, Boyce BF. 1996. Estrogen promotes apoptosis of murine osteoclasts mediated by TGF-beta. *Nat Med* 2: 1132–1136.
12. Manolagas SC. 2000. Birth and death of bone cells: Basic regulatory mechanisms and implications for the pathogenesis and treatment of osteoporosis. *Endocr Rev* 21: 115–137.
13. Garnero P, Sornay-Rendu E, Chapuy M, Delmas PD. 1996. Increased bone turnover in late postmenopausal women is a major determinant of osteoporosis. *J Bone Miner Res* 11: 337–349.
14. Young MM, Nordin BEC. 1967. Effects of natural and artificial menopause on plasma and urinary calcium and phosphorus. *Lancet* 2: 118–120.
15. Gennari C, Agnusdei D, Nardi P, Civitelli R. 1990. Estrogen preserves a normal intestinal responsiveness to 1,25-dihydroxyvitamin D3 in oophorectomized women. *J Clin Endocrinol Metab* 71: 1288–1293.
16. Riggs BL. Khosla S, Melton LJ. 1998. A unitary model for involutional osteoporosis: Estrogen deficiency causes both type I and type II osteoporosis in postmenopausal women and contributes to bone loss in aging men. *J Bone Miner Res* 13: 763–773.
17. McKane WR, Khosla S, Burritt MF, Kao PC, Wilson DM, Ory SJ, Riggs BL. 1995. Mechanism of renal calcium conservation with estrogen replacement therapy in women in early postmenopause—A clinical research center study. *J Clin Endocrinol Metab* 80: 3458–3464.
18. Chow J, Tobias JH, Colston KW, Chambers TJ. 1992. Estrogen maintains trabecular bone volume in rats not only by suppression of bone resorption but also by stimulation of bone formation. *J Clin Invest* 89: 74–78.
19. Qu Q, Perala-Heape M, Kapanen A, Dahllund J, Salo J, Vaananen HK, Harkonen P. 1998. Estrogen enhances differentiation of osteoblasts in mouse bone marrow culture. *Bone* 22: 201–209.
20. Gohel A, McCarthy M-B, Gronowicz G. 1999. Estrogen prevents glucocorticoid-induced apoptosis in osteoblasts in vivo and in vitro. *Endocrinology* 140: 5339–5347.
21. Ernst M, Heath JK, Rodan GA. 1989. Estradiol effects on proliferation, messenger ribonucleic acid for collagen and insulin-like growth factor-I, and parathyroid hormone-stimulated adenylate cyclase activity in osteoblastic cells from calvariae and long bones. *Endocrinology* 125: 825–833.
22. Oursler MJ, Cortese C, Keeting PE, Anderson MA, Bonde SK, Riggs BL, Spelsberg TC. 1991. Modulation of transforming growth factor-beta production in normal human osteoblast-like cells by 17beta-estradiol and parathyroid hormone. *Endocrinology* 129: 3313–3320.
23. Mirza FS, Padhi ID, Raisz LG, Lorenzo JA. 2010. Serum sclerostin levels negatively correlate with parathyroid hormone levels and free estrogen index in postmenopausal women. *J Clin Endocrinol Metab* 95: 1991–1997.
24. Modder UIL, Clowes JA, Hoey K, Peterson JM, McCready L, Oursler MJ, Riggs BL, Khosla S. 2011. Regulation of circulating sclerostin levels by sex steroids in women and men. *J Bone Miner Res* 26: 27–34.
25. Modder UI, Roforth MM, Hoey K, McCready LK, Peterson JM, Monroe DG, Oursler MJ, Khosla S. 2011. Effects of estrogen on osteoprogenitor cells and cytokines/bone-regulatory factors in postmenopausal women. *Bone* 49: 202–207.

26. Khastgir G, Studd J, Holland N, Alaghband-Zadeh J, Fox S, Chow J. 2001. Anabolic effect of estrogen replacement on bone in postmenopausal women with osteoporosis: Histomorphometric evidence in a longitudinal study. *J Clin Endocrinol Metab* 86: 289–295.

27. Eghbali-Fatourechi C, Khosla S, Sanyal A, Boyle WJ, Lacey DL, Riggs BL. 2003. Role of RANK ligand in mediating increased bone resolution in early postmenopausal women. *J Clin Invest* 111: 1221–1230.

28. Hofbauer LC, Khosla S, Dunstan CR, Lacev DL, Spelsberg TC, Riggs BL. 1999. Estrogen stimulates gene expression and protein production of osteoprotegerin in human osteoblastic cells. *Endocrinology* 140: 4367–4370.

29. Jilka RL, Hangoc G, Girasole G, Passeri G, Williams DC, Abrams JS, Boyce B, Broxmeyer H, Manolagas SC. 1992. Increased osteoclast development after estrogen loss: Mediation by interleukin-6. *Science* 257: 88–91.

30. Ammann P, Rizzoli R, Bonjour J, Bourrin S, Meyer J, Vassalli P, Garcia I. 1997. Transgenic mice expressing soluble tumor necrosis factor-receptor are protected against bone loss caused by estrogen deficiency. *J Clin Invest* 99: 1699–1703.

31. Tanaka S, Takahashi N, Udagawa N, Tamura T, Akatsu T, Stanley ER, Kurokawa T, Suda T. 1993. Macrophage colony-stimulating factor is indispensable for both proliferation and differentiation of osteoclast progenitors. *J Clin Invest* 91: 257–263.

32. Kawaguchi H, Pilbeam CC, Vargas SJ, Morse EE, Lorenzo JA, Raisz LG. 1995. Ovariectomy enhances and estrogen replacement inhibits the activity of bone marrow factors that stimulate prostaglandin production in cultured mouse calvariae. *J Clin Invest* 96: 539–548.

33. Charatcharoenwitthaya N, Khosla S, Atkinson EJ, McCready LK, Riggs BL. 2007. Effect of blockade of TNF-α and interleukin-1 action on bone resorption in early postmenopausal women. *J Bone Miner Res* 22: 724–729.

34. Shevde NK, Bendixen AC, Dienger KM, Pike JW. 2000. Estrogens suppress RANK ligand-induced osteoclast differentiation via a stromal cell independent mechanism involving c-Jun repression. *Proc Natl Acad Sci U S A* 97: 7829–7834.

35. Srivastava S, Toraldo G, Weitzmann MN, Cenci S, Ross FP, Pacifici R. 2001. Estrogen decreases osteoclast formation by downregulating receptor activator of NF-kB ligand (RANKL)-induced JNK activation. *J Biol Chem* 276: 8836–8840.

36. Nakamura T, Imai Y, Matsumoto T, Sato S, Takeuchi K, Igarashi K, Harada Y, Azuma Y, Krust A, Yamamoto Y, Nishina H, Takeda S, Takayanagi H, Metzger D, Kanno J, Takaoka K, Martin TJ, Chambon P, Kato S. 2007. Estrogen prevents bone loss via estrogen receptor alpha and induction of fas ligand in osteoclasts. *Cell* 130: 811–823.

37. Martin-Millan M, Almeida M, Ambrogini E, Han L, Zhao H, Weinstein RS, Jilka RL, O'Brien CA, Manolagas SC. 2010. The estrogen receptor-alpha in osteoclasts mediates the protective effects of estrogens on cancellous but not cortical bone. *Mol Endocrinol* 24: 323–334.

38. Ebeling PR, Atley LM, Guthrie JR, Burger HG, Dennerstein L, Hopper JL, Wark JD. 1996. Bone turnover markers and bone density across the menopausal transition. *J Clin Endocrinol Metab* 81: 3366–3371.

39. Sowers MR, Jannausch M, McConnell D, Little R, Greendale GA, Finkelstein JS, Neer RM, Johnston J, Ettinger B. 2006. Hormone predictors of bone mineral density changes during the menopausal transition. *J Clin Endocrinol Metab* 91: 1261–1267.

40. Sun L, Peng Y, Sharrow AC, Iqbal J, Zhang Z, Papachristou DJ, Zaidi S, Zhu LL, Yaroslavskiy BB, Zhou H, Zallone A, Sairam MR, Kumar TR, Bo W, Braun JJ, Cardoso-Landa L, Schaffler MB, Moonga BS, Blair HC, Zaidi M. 2006. FSH directly regulates bone mass. *Cell* 125: 247–260.

41. Gao J, Tiwari-Pandey R, Samadfam R, Yang Y, Miao D, Karaplis AC, Sairam MR, Goltzman D. 2007. Altered ovarian function affects skeletal homeostasis independent of the action of follicle-stimulating hormone (FSH). *Endocrinology* 148: 2613–2621

42. Allan CM, Kalak R, Dunstan CR, McTavish KJ, Zhou H, Handelsman DJ, Seibel MJ. 2010. Follicle-stimulating hormone increases in female mice. *Proc Natl Acad Sci U S A* 107: 22629–22634.

43. Drake MT, McCready LK, Hoey KA, Atkinson EJ, Khosla S. 2010. Effects of suppression of follicle-stimulating hormone secretion on bone resorption markers in postmenopausal women. *J Clin Endocrinol Metab* 95: 5063–5068.

44. Falahati-Nini A, Riggs BL, Atkinson EJ, O'Fallon WM, Eastell R, Khosla S. 2000. Relative contributions of testosterone and estrogen in regulating bone resorption and formation in normal elderly men. *J Clin Invest* 106: 1553–1560.

45. Kasperk CH, Wergedal JE, Farley JR, Linkhart TA, Turner RT, Baylink DJ. 1989. Androgens directly stimulate proliferation of bone cells in vitro. *Endocrinology* 124: 1576–1578.

46. Khosla S, Melton LJ, Atkinson EJ, O'Fallon WM, Klee GG, Riggs BL. 1998. Relationship of serum sex steroid levels and bone turnover markers with bone mineral density in men and women: A key role for bioavailable estrogen. *J Clin Endocrinol Metab* 83: 2266–2274.

47. Slemenda CW, Longcope C, Zhou L, Hui SL, Peacock M, Johnston C. 1997. Sex steroids and bone mass in older men: Positive associations with serum estrogens and negative associations with androgens. *J Clin Invest* 100: 1755–1759.

48. Greendale GA, Edelstein S, Barrett-Connor E. 1997. Endogenous sex steroids and bone mineral density in older women and men: The Rancho Bernardo study. *J Bone Miner Res* 12: 1833–1843.

49. Center JR, Nguyen TV, Sambrook PN, Eisman JA. 1999. Hormonal and biochemical parameters in the determination of osteoporosis in elderly men. *J Clin Endocrinol Metab* 84: 3626–3635.

50. van den Beld AW, de Jong FH, Grobbee DE, Pols HAP, Lamberts SWJ. 2000. Measures of bioavailable serum testosterone and estradiol and their relationships with muscle strength, bone density, and body composition in elderly men. *J Clin Endocrinol Metab* 85: 3276–3282.

51. Amin S, Zhang Y, Sawin CT, Evans SR, Hannan MT, Kiel DP, Wilson PW, Felson DT. 2000. Association of hypogonadism and estradiol levels with bone mineral density in elderly men from the Framingham study. *Ann Intern Med* 133: 951–963.

52. Szulc P, Munoz F, Claustrat B, Garnero P, Marchand F, Duboeuf F, Delmas PD. 2001. Bioavailable estradiol may be an important determinant of osteoporosis in men: The MINOS study. *J Clin Endocrinol Metab* 86: 192–199.

53. Khosla S. Melton LJ, Atkinson EJ, O'Fallon WM. 2001. Relationship of serum sex steroid levels to longitudinal changes in bone density in young versus elderly men. *J Clin Endocrinol Metab* 86: 3555–3561.

54. Gennari L, Merlotti D, Martini G, Gonnelli S, Franci B, Campagna S, Lucani B, Canto ND, Valenti R, Gennari C, Nuti R. 2003. Longitudinal association between sex hormone levels, bone loss and bone turnover in elderly men. *J Clin Endocrinol Metab* 88: 5327–5333.

55. Nair KS, Rizza RA, O'Brien P, Dhatariya KR, Short KR, Nehra A, Vittone JL, Klee GG, Basu A, Basu R, Cobelli C, Toffolo G, Dalla Man C, Tindall DJ, Melton LJ, Smith GE, Khosla S, Jensen MD. 2006. DHEA in elderly women and DHEA or testosterone in elderly men. *N Engl J Med* 355: 1647–1659.

56. Wakley GK, Shutte DE, Hannon KS, Turner RT. 1991. The effects of castration and androgen replacement therapy on bone: A histomorphometric study in the rat. *J Bone Miner Res* 6: 325–330.

57. Ho KY, Evans WS, Blizzard RM, Veldhuis JD, Merriam GR, Samojlik E, Furlanetto R, Rogol AD, Kaiser DL, Thorner MO. 1987. Effects of sex and age on the 24-hour profile of growth hormone secretion in man: Importance of endogenous estradiol concentrations. *J Clin Endocrinol Metab* 64: 51–58.

58. Bennett A, Wahner HW, Riggs BL, Hintz RL. 1984. Insulin-like growth factors I and II, aging and bone density in women. *J Clin Endocrinol Metab* 59: 701–704.

59. Boonen S, Mohan S, Dequeker J, Aerssens J, Vanderschueren D, Verbeke G, Broos P, Bouillon R, Baylink DJ. 1999. Downregulation of the serum stimulatory components of the insulin-like growth factor (IGF) system (IGF-I, IGF-II, IGF binding protein [BP]-3, and IGFBP-5) in age-related (type II) femoral neck osteoporosis. *J Bone Miner Res* 14: 2150–2158.

60. Amin S, Riggs BL, Atkinson EJ, Oberg AL, Melton LJ, Khosla S. 2004. A potentially deleterious role of IGFBP-2 on bone density in aging men and women. *J Bone Miner Res* 19: 1075–1083.

61. Moerman EJ, Teng K, Lipschitz DA, Lecka-Czernik B. 2004. Aging activates adipogenic and suppresses osteogenic programs in mesenchymal marrow stroma/stem cells: The role of PPAR-gamma2 transcription factor and TGF-beta/BMP signaling pathways. *Aging Cell* 3: 379–389.

# 第 44 章
# 基于人口及个体预后的骨质疏松症的遗传学

Bich H. Tran · Jacqueline R. Center · Tuan V. Nguyen

（邵　玉　译　邓伟民　审校）

## 引言

遗传因素在骨质疏松症和骨折风险中十分重要。早期对单合子和双合子双胞胎的研究以及随后的家族研究发现，骨骼结构和骨折风险存在 60%~80% 的高度遗传率。

高度遗传率这一发现导致了对基因功能的大量研究，这些研究尝试进行连锁或相关研究，寻找候选基因或基因组，以试图找到有关鉴别基因。候选基因方法包括直接检测已知的参与骨质疏松症和骨折风险骨生理的基因差异性。基因组的研究包括使用 DNA 标志物扫描所有基因，将整个基因组统一分配，然后进行局部定位处理以找出有关基因。相关研究是指与一确定候选基因——有需要表型的多形态明确相关的人群或病例控制研究。相关研究同样适合于基因组分析，以找出与研究表型不平衡的 SNP（单核苷酸多态性）。连锁研究是研究家族内与表型遗传相关的基因学标志物。

因为疾病本身的复杂性以及这些研究类型相关的方法学和统计学的问题，这些科研并不是很成功。目前认为骨质疏松是多因素多基因参与的，每种因素、每个基因对不同骨的生理和骨折风险指标均有轻到中度的影响。基因 - 基因相互作用和基因 - 环境相互联系又增加了一定的复杂性。

连锁研究在区分罕见的单基因疾病非常成功，当应用于复杂的疾病如骨质疏松时，因基因影响效果为中度或不能判定，统计学效力很差。相反，相关研究更容易进行，而且容易获得大量的数据进行足够的统计学分析来说明轻度的基因影响效果。然而到目前为止，因为骨质疏松的研究样本量太小、人群分层不同和表型分类不一，导致了结果的不一致性。

然而，历年来的基因研究为骨质疏松的病理生理机制提供了有价值的观点。随着基因组扫描费用的降低，企业可以对足够庞大的人群进行复杂疾病的基因组相关研究，克服了早期研究复制性差引起的统计学不足。学者们面临的是已经获得的基因信息能否在临床相关领域应用的挑战；在充分考虑临床和历史因素之后，这些信息可否提高对骨折的预测，或提高治疗效果。

## 复杂疾病——骨质疏松症

骨密度（BMD）是目前最好的预测骨折风险的指标之一，但尚无一个绝对区分发生临床症状的阈值。因此，非骨质疏松 BMD 不保证不会发生骨折，只提示骨折风险相对较低。相反，如果 BMD 处于骨质疏松范围，更容易发生骨折，但也可能不会发生。

值得注意的是，50% 发生骨折的女性和 70% 发生骨折的男性 BMD 都处于正常范围 [1]。这说明除 BMD 外还有其他可判断骨折发生风险的因素。

目前主要是将熟悉和不熟悉的因素结合在一起进行判断。实际上，临床上关于骨折风险的基因数据和 BMD 的研究已进行了 30 多年。母亲患有髋部骨折的女性和对照组相比，髋部骨折风险增加了两倍以上 [2]，但外显度并不完整。虽然家族内部的骨折风险不一，可不像单基因孟德尔紊乱中那样遵循基因法则 [3]。

多发性家族因素和非家族因素参与证实骨质疏松是复杂疾病。和很多其他多因素疾病一样，骨质疏松也由环境因素、基因易感性和可能的环境 - 基因相互作用来决定。基因差异性不一定引起骨质疏松或骨折，但可能影响个体对特殊环境因素的易感性，增大发病的风险。骨折风险的家族效应可通过骨折风险的遗传性和危险因素来进行特征化描述。

## 骨表型的基因学

引起骨质疏松的基因学检测主要根据生物计量法（例如综合分离分析）、家族研究和候选基因相关研究。在纳入群体水平，检测基因对特质的影响关键是遗传指数，遗传指数可定义为基因个体差异引起观察到的个体特质差异。因为不同个体的差异可通过差异性来量化，遗传指数可理解为引起基因因素的表型差异比例。

使用生物计量法发现骨折的可能性部分由基因因素决定。在芬兰双胞胎研究中，大概 35% 的骨折可能性差异由基因因素所致 [4]。最近家族研究发现单一骨折类型，如手腕的科雷骨折约有 25% 的可能由基因因素引起 [5]。骨质疏松骨折研究（SOF）中的家族分析发现，与对照组相比，母亲患有髋部骨折的女性，髋部骨折风险增加了两倍以上 [2]。家族有手腕骨折史的女性髋部或其他部位的骨折风险是对照组的 3 倍以上。另两项小型研究发现，有脊椎或髋部骨折的骨质疏松女性，其女儿的骨密度也表现不足；其在母亲骨折相同部位的骨密度处于其母亲和其自身预计骨密度水平之间，例如腰椎或股骨近端。对老年人的研究也观察到类似的结果 [8]。

BMD 的个体差异大部分由基因因素决定。对双胞胎的研究说明腰椎和股骨颈 70%～80% 的 BMD 差异由基因因素决定 [9-11]。前臂 BMD 遗传力比股骨颈或腰椎的都要低 [12-13]。这些研究说明存在多小型因素，例如不同骨骼部位的 BMD 可通过常见或部位特殊的基因来决定 [14-15]。

成人 BMD 的改变由骨形成和骨重吸收的净失衡引起。可通过监测血或尿的成骨细胞（骨重建）产物和破骨细胞（骨吸收）活性来评估。基因因素可显著引起绝经前期双胞胎个体骨形成指标的差异性，如骨钙素和胶原蛋白 C- 末端的 1 型胶原蛋白前肽 [15-17]。

其他的骨折危险标志物也是可遗传的。例如，基因对不同类型的定量超声检测（QUS）的影响（如 BUA 和 SOS）达到 0.53～0.82[18]。例如，研究发现，母亲遗传因素与其女儿绝经后的 BUA 显著相关，与其女儿绝经前的 BUA 无关，这与 DXA（双能 X 线）检测研究报道相反。这些结果说明，不同基因是通过骨表型的不同成分起作用，可通过 QUS 和 DXA 进行监测 [19-20]。目前还没有 SOS 的骨皮质遗传力数据。但传输 QUS 和 BMD 检测间的基因相关性达 0.32～0.59[18]。因此，影响 BMD 的基因可能不一定影响 QUS 的差异性，反之亦然。这和 QUS 监测骨的非密度特征一致。任何情况下，QUS 的差异性的显著部分与 DXA BMD 的检测都是不相关的，这与其他骨显型特征检测一致。

## 候选基因研究

基因决定骨折风险和大部分骨相关特质这一认知引起了大量寻找与骨特质或骨折风险有关的特异基因的研究。基因研究主要根据两种方法：候选基因和基因组研究 [21]。候选基因主要用于相关研究中，在病历和不相关的对照组中区分特异 DNA 变异。这是大量应用于骨质疏松研究中的直接设计，但同样存在一定的局限性。选择合适的对照者有一定的难度，特别是骨折可能发生在老年阶段。主观将 BMD 数值分为骨质疏松和非骨质疏松并不排除个别将来出现骨质疏松的可能性。甚至，关于特异基因变异和骨折间的统计学显著相关性不一定提示存在因果关系，因为连锁失衡和群体分层可增加这种相关性 [22]。

根据这种常用方法已经提出了很多基因多态性 [23]（表 44.1），包括维生素 D 受体、胶原蛋白 Ⅰ α1、骨钙素、IL-1ra、钙敏感受体、α2HS 糖蛋白、骨桥蛋白、骨结合素、雌激素受体 α、IL-6、降钙素

**表 44.1 骨质疏松的候选基因**

| 基因 | 基因名称 | 定位 | 参考文献 |
|---|---|---|---|
| ARHGEF3 | ρ 鸟嘌呤核苷酸交换因子 3 | 3p14-p21 | 91 |
| COL1A1 | 胶原蛋白 I α1 型 | 17q21.33 | 92-93 |
| CYP19A1 | 细胞色素 P450，19 族，A 亚族，多肽 1 | 15q21.1 | 94 |
| DBP | 维生素 D 结合蛋白 | 19q13.3 | 95 |
| ESR1 | 雌激素受体 1 | 6q25.1 | 96-98 |
| ESR2 | 雌激素受体 2 | 14q | 99 |
| FLNB | 细丝蛋白 B，β | 3p14.3 | 100 |
| FOXC2 | 叉头框 C | 16q24.4 | 101-102 |
| ITGA1 | 整合素 α1 | 5q11.2 | 48,103 |
| LRP4 | LDL 受体相关蛋白 4 | 11p11.2 | 52 |
| LRP5 | LDL 受体相关蛋白 5 | 11q13.4 | 48,104 |
| MHC | 主要组织相容性复合体 | 6p21 | 46,52 |
| MTHFR | 亚甲基四氢叶酸还原酶 | 1p36.3 | 105 |
| PTH | 甲状旁腺激素 | 11p15.3-p15.1 | 106,107 |
| RHOA | Ras 同系物基因家族成员 | 3p21.3 | 108 |
| SFRP1 | 分泌性卷曲相关蛋白 1 | 8p12-p11.1 | 109 |
| SOST | 硬化性骨化病 | 17q11.2 | 48,57,110 |
| SPP1 | 分泌磷酸化蛋白 1（骨桥蛋白） | 4q21-q25 | 48 |
| TNFSF11 | 肿瘤坏死因子配体 11（RANKL） | 13q14 | 48,111 |
| TNFRSF11A | 肿瘤坏死因子配体 11a，NFκB 激活剂（RANKL） | 18q22.1 | 48,51 |
| TNFRSF11B | 肿瘤坏死因子配体 11b（OPG） | 8q24 | 48,112 |
| VDR | 维生素 D 受体 | 12q13.11 | 113-115 |
| WNT10B | Wingless 型 MMTV 集成点家族，10B | 12q13 | 116 |
| ZBTB40 | 锌手指和 BTB 域包含蛋白 40 | 1p36 | 48 |

受体、胶原蛋白 I α2、甲状旁腺激素、TGF-α1 多形性等。然而，多年来对于候选基因相关性的研究结果不一，因为缺乏统计学效力[24]和存在假阳性[25]，导致可复制性差。

## 基因组研究

除了关注生理学上似乎可信的候选基因研究外，基因组研究扫描整个基因组来确定染色体区域可能影响特质表现的隐匿基因。目前基因组研究使用的有两种分析方法：连锁分析和相关分析。无论使用哪种方法，基因组研究因为并不了解相关的基因座或产物的定位和功能，因此均属于无预先假设[26]。

基因组研究可检测代表性的 SNP 标记和疾病的易感性之间的联系或相关性，因此，可通过提供与疾病易感相关的整体基因序列来克服候选基因设计的不足[27-28]。然而仍存在一个假设检验的多重性问题。因为基因组研究需要进行成千上万次等位基因的检验假设，统计学上的显著相关不一定表示真实相关[27]。

基因组连锁研究的目的在于区分不同感染的家族成员间共分离的隐匿标志物。主要根据标志的等位基因和特殊特质的轨迹在同一染色体位点相近，在减数分裂时不能被分开，可能具有共同性趋势。连锁研究的常见优点是 LOD 分值可检测相关和不相关的可能性。LOD 分值超过 3.6 的相关性在基因组范围内认为是显著相关，而超过 2.2 被认为是建议性连锁 [29]。

连锁分析已成功应用于描绘与 BMD 和骨折相关的使动基因。基因组连锁分析用来区分和 BMD 差异性相关的不同基因区域。而且，从 OPPG（一种表现为严重的低骨密度和眼异常的疾病）的家族连锁分析数据中得出 OPPG 主要位于染色体的 11q12-13 区域 [30]。同时扩展至 22 名家庭成员的基因组连锁分析发现其中 12 个 HBM 水平极高，说明 HBM 主要位于相同位点的 30cM 区域内 [31]。在随后的研究中使用候选位点的方法均发现了基因编码低密度脂蛋白受体相关蛋白 5（LRP5）与 OPPG 和骨密度高相关 [32-34]。随后在纳入极高 BMD 水平但表型正常个体的家族研究中证实了 LRP5 基因和 HBM 相关 [33]。这说明高 BMD 的个体中存在错义变异（G171V）[34]。最近一项家族研究进一步明确了在 13 个确定多形态的 LRP5 中 6 个新的变异和 BMD 水平升高有关 [35]，包括骨内膜肥大、van Buchem 疾病、常染色体显性遗传骨硬化、骨硬化病 I 型。因此也有理由说发现 LRP5 基因对研究骨质疏松的基因学开辟了新的一幕。

基因组相关性（GWA）研究从成千上万个常见 SNP 中寻找可能影响特质的染色体基因位点。这一理念是监测病历和对照组之间隐匿的基因变异的等位频次差异。大量的研究结果证实，假阳性中包含真实的可能性。对诊断性检测的评估，需要了解其敏感性、特异性和阳性预测值（PPV），同样，对统计学相关性的可靠性可通过三个类似参数进行评估：检测 $P$ 值、检测力度效果（敏感性）和实际相关的优先可能性 [36]。$P$ 值等同于诊断检测的假阳性率，是观察到的数据反映实际存在的可能性；力度是区分真实相关的可能性；优先可能性是真实相关的客观可能性。根据这三个指标，在考虑显著发现或假阳性报道可能性（FPRP）时可使用 Bayesian 分析来决定有没有实际相关的可能性 [37]。评估 FPRP 的这三个指标，优先可能性是最难权衡的参数，依赖于影响未知的骨折易感性的基因变异的数目来决定。事实上我们并不知道有多少基因参与这一调节，或者与骨质疏松骨折的潜在易感性相关。但是我们的确知道在人类基因组中，大概有 3 亿碱基对 [38]，平

表 44.2　BMD 的数量性状位点（QTL）的连锁研究

| 表型 | 定位 / 标志物 | LOD 评分 | 参考文献 |
|---|---|---|---|
| 髋部 BMD | 1p36 (D1S540) | 3.51 | 64 |
| 脊椎 BMD | 2p23-24 (D2S149) | 2.07 | 117 |
| 前臂 BMD | 2p21 (D2S2141，D2S1400，D2S405) | 2.15 | |
| 前臂远端 | 13q34 (D12S788，D13S800) | 1.67 | |
| 髋部 BMD | 6p21 (D6S2427) | 2.93 | 118 |
| 脊椎 BMD | 12q24 (D12S395) | 2.08 | |
| 股骨大转子 BMD | 21qter (D21S1446) | 2.34 | |
| 脊椎 BMD | 3p21 | 2.1-2.7 | 119 |
| 全身 BMD | 1p36 | 2.4 | |
| 脊椎 BMD | 4q32 (D4S413) | 2.12 | 120 |
| | 7p22 (D7S531) | 2.28 | |
| | 12q24 (D12S1723) | 2.17 | |
| 手腕 BMD | 4q32 (D4S413) | 2.53 | |
| 脊椎 BMD | 1q21-23 (D1S484) | 3.11 | 121 |
| | 6p11-12 (D6S462) | 1.94 | |
| | 11q12-13 (D11S987) | 1.97 | |
| | 22q12-13 (D22S423) | 2.13 | |
| 髋部 BMD | 5q33-35 (D5S422) | 1.87 | |

均来说，超过 90% 的差异是由于常见的变异所致，例如至少 1% 的人口表现同种等位基因[39]。因此我们假设对常见疾病的易感性例如骨质疏松是由一些常见基因变异的轻度影响作用所致，如常见基因 - 常见变异假设[40]。在这种假设下，和常见疾病相关的基因变异不超过 100 种[41]，而人类的常见变异数目大概是 10 亿[42]。因此，可以合理地假设随机选择的常见变异和骨折风险相关的可能性是 1/100 000 或 0.000001。因此认为 GWA 研究中如果 $P < 5 \times 10^{-5[43]}$ 或 $5 \times 10^{-8[44]}$ 则具有相关性。

最早的骨质疏松 GWA 研究检测了骨骼不同部位的 71K 基因变异和 BMD 的相关性，发现 40SNP 位点存在相关性。虽然认为这项研究证据不足，但很多找到的 SNP 都位于可能的骨质疏松相关基因上，例如 MTHFR、ESR1、LRP5、VDR 和 COL1A1 基因[45]。另一项 GWA 研究扫描了 300K 个冰岛人群的基因变异，发现 ZBTB40、ESR1、OPG、RANKL 基因和新发现的 6p21 区域的变异和 BMD 显著相关 $(P < 5 \times 10^{-8})$[46]。这项研究同样提出和骨折风险相关的位点，包括位于 1P36、2p16、OPG、MHC、LRP4 和 RANK 的变异。同时英国和鹿特丹同期研究均发现 TNFRSF11B 和 LRP5 与 BMD 相关，而 LRP5 基因同样和骨折风险相关[47]。

两项 GWA 的 Meta 分析发现 ZBTB40、ESR1、LRP4、LRP5、TNFSF11、SOST 和 TNFRSF11A 的基因与 BMD 相联系[48]，位于 LRP5、SOST 和 TNFSF11A 的变异与骨折风险有关[48]。总体来说，GWA 研究和 Meta 分析提示这些基因均参与 NK-κB-RANK 配体 - 护骨素（RANK-RANKL-OPG）通路（TNFRSF11B、TNFRSF11A 和 TNFSF11 基因），Wnt-β- 连环蛋白通路（LRP4、LRP5 和 SOST 基因），雌激素内分泌通路（ESR1 基因）和 1p36 区域（ZBTB40 基因）的受体激活，与骨质疏松显著相关（表 44.3）。

RANK-RANKL-OPG 通路包括编码 RANK 和 RANKL 的 TNFRSF11A 和 TNFSF11 基因。这些基因是 TNF 超家族的成员。RANKL 和 RANK 结合刺激成骨细胞的形成和分化，反过来调节骨质重吸收[49]。然而，OPG 与 RANKL 通过 TNF- 受体结合来抑制该通路，可能阻止 RANKL 和 RANK 的相互作用。候选基因研究和 GWA 研究显示，TNFRSF11A[50]、TNFRSF11[50] 以及 OPG[50-51] 基因的变异与 BMD 和骨折相关[46,52]。

Wnt-β- 连环蛋白通路通过调节成骨细胞的分化和增殖以及骨矿作用引起骨质形成。LRP5 基因表达是该通路中的一个组成元素，它将信号转移进入核内激活骨质形成。LRP5 基因还作为 BMD 和骨折风险的候选基因。虽然有很多关于 LRP5 基因多态性的研究，但外显子 9（V776M）和外显子 18（A1330V）的变异是最热门的研究。Wnt 通路的抑制剂 SOST 同样是骨质疏松的候选基因。SOST 的表达通过 Wnt 与 LRP5 结合抑制骨质形成[56]。候选基因[57] 研究和 GWA 研究[52] 均发现，SOST 基因的多态性与 BMD 变异有关。

雌激素通路。雌激素内分泌通路被认为在形成和维持骨密度中作用十分关键[58]。ESR1 基因在多群体的 BMD[59] 和骨折风险中[59-61] 作为候选基因研究其影响效果。而且 ESR1 基因多态性与骨质丢失相关[62]。虽然基因变异对 BMD 的作用机制尚不清楚，但其内在变异对基因转录的效率有很大影响[63]。

1p36 区域。在连锁分析中已证实染色体 1p36 区域参与调节骨密度[64-65]。在最近的 GWA 研究[46,52] 和 Meta 分析[66] 中认为，位于这一区域的 ZBTB40 基因可作为 BMD 基因变异的候选基因。然而 ZBTB40 对骨稳态的作用尚不清楚。

## 临床应用：个体预后

骨质疏松研究大部分是开发预后模型，区分高危骨折个体。使用已获得的临床危险因素已建立和完善了大部分预后模型[67-69]。这种预测模型的准确性并不佳，AUC 波动在 0.7 ~ 0.8 之间[68-69]。大部分预后模型敏感性低，特异性高。因此还需要通过增加基因标志物来进一步改善目前预后模型的准确性。

使用基因标志物作为骨折风险预后因素有很多优势。首先，因为个体的基因型是不变的，容易评估其效果影响，并将其信息整合入预后模型。其次，由于基因变异和骨折风险是临床中独立的危险因素，使用基因标志物可能会提高风险预测值。第三，虽然还没有高危骨折的基因治疗，使用基因标志物能帮助分离高危风险个体，减轻社区骨质疏松的负担。

综上所述，考虑到复杂表型的数目以及参与钙、胶原蛋白、骨代谢、骨强度和骨大小的调节蛋白质的数目，骨折风险是由多种基因决定的。这些基因的两大特色在于，它们在普通大众中的等位基因频率极不相同（1% ~ 61%），而且影响效果也很小，相

表 44.3　基因组相关研究确定的基因

| 基因 | 基因名称 | 定位和 SNP | 参考文献 |
|---|---|---|---|
| ADAMTS18 | ADAM 金属肽酶血小板反应蛋白 18 | 16q23；Rs16945612 | 122 |
| ALDH7A1 | 醛脱氢酶 7 族 A1 | 5q31；Rs13182402 | 123 |
| CTNNB1 | 连环蛋白，β1 | 3p22；Rs87939 | 66 |
| CRHR1 | 促肾上腺皮质激素释放激素受体 1 | 17q12-q22；Rs9303521 | 66 |
| DCDC5 | 双肾上腺皮质激素域 5 | 11p14；Rs16921914 | 66 |
| FAM3C | 序列类似族 3C | 7q31；Rs7776725 | 124 |
| FLJ42280 | 假定无特征蛋白 FLJ42280 | 7q21；Rs4729260 Rs7781370 | 66 |
| GPR177 | G 蛋白偶联受体 177 | 1p31；Rs1430742 Rs2566755 | 66 |
| IL21R | IL-21 受体 | 16p11；Rs8057551 | 125 |
| | | Rs8061992 | |
| | | Rs7199138 | |
| JAG1 | 锯齿蛋白 1 | 22p11-p12；Rs2273061 | 126 |
| MARK3 | 微管亲和调节激酶 3 | 14q32；Rs2010281 | 46,66 |
| MEF2C | MADS 盒转录增强因子 2C | 5q14；Rs1366594 | 66 |
| MHC | 主要组织相容性复合体 | 6p21；Rs3130340 | 46 |
| OSBPL1A | 氧甾酮绑定样蛋白 1A | 18q11；Rs7227401 | 127 |
| PLCL1 | 磷脂酶样 C1 | 2q33；Rs7595412 | 128 |
| RAP1A | RAP1A | 1p13；Rs494453 | 127 |
| RTP3 | 受体转运蛋白 3 | 3p21；Rs7430431 | 129 |
| SFRP4 | 分泌性卷曲相关蛋白 4 | 7p14；Rs1721400 | 124 |
| SOX6 | SOY- 盒基因 6 | 11p15；Rs297325，Rs4756846 | 130 |
| SP7 | 转录因子 7 | 12q13；Rs10876432 | 52 |
| STARD3NL | STARD3 N 末端样 | 7p14-p13；Rs1524058 | 66 |
| TBC1D8 | TBC1 域家族 8 | 2q11；Rs2278729 | 127 |
| TGFBR3 | TGF-β 受体 3 型 | 1p33-p32；Rs7524102 | 122 |

对风险波动于 1.05 ~ 1.5。因此骨折预后不应归于任何单一基因或 SNP。即使基因的相对风险系数为 3，AUC 仅为 0.51（缺乏临床危险因素情况下）。即使 5 个基因，每个相对风险在 2 ~ 3 之间，AUC 也仍为 0.6，并不能用于预测骨折。这说明，任何单一基因无论有多大的影响效果，对判断骨折预后的作用也可能会很局限，特别是在临床中并不适用。

然而，基因序列整合，无论是基因风险评分或个体基因的形式，进入目前的预后模式可显著改善对个体骨折风险判断的准确性。最近一项研究发现，无论是否并发 BMD，合并临床危险因素时至少要 25 个基因（每个基因的相对风险为 1.1 ~ 1.35，基因

频率为 0.25 ~ 0.6）达到 AUC0.8，才有临床可用性[70]。目前为止，罕有基因与骨折风险明确有关。最近的 150 SNP Meta 分析发现仅有 4 个基因的 5 个 SNP 同骨折风险一致相关，相对风险波动于 1.1 ~ 1.4。因此考虑到目前进行的骨质疏松的新基因风险，使用继续序列作为判断骨折预后的前景是很光明的。

个体预后判断的目的是提供个体化准确可靠的骨折预后，改进骨折体质的管理。目前，对低骨密度（T 分值低于 -2.5）或有低创伤骨折史的个体推荐进行治疗干预[71-72]，因为治疗可减少这些个体的高危骨折风险[75-77]，因而是合理适当的[73-74]。但是，因为骨折受多因素影响，低 BMD 或骨折病史均可导致

再次骨折[78]。并且，因为没有完全平均的人群个体，每个个体都是独立的病历。个体的唯一性可通过个体环境和基因序列的术语来定义。因此在基因学基础上，结合临床危险因素，可将我们目前的风险分层方法转变成更为个体化的评估和骨质疏松的治疗。

## 临床应用：遗传药理学

对骨质疏松基因背景和骨质疏松相关基因的研究使我们更深入地了解骨折的病理生理学机制。然而，由于基因变异与骨质疏松的关系和目前临床危险因素并不一致，对于高风险基因序列的患者还没有其他的治疗意见。但是，基因信息作为骨质疏松的治疗方法还是有一定机会的。由于相同的治疗不同的患者反应不同，所以遗传药理学的目的就是尽量选择最佳的治疗方法[79]。

有研究发现维生素 D 受体基因（*VDR*）可影响肠道钙离子的吸收，引起骨密度的改变[80-81]。在老年人饮食添加钙剂的长期研究中发现，与 Bb、bb 基因型比较，*VDR Bsm* I 型变异携带 BB 基因型的患者腰椎骨质丢失的比例更高[82-83]。BB 基因型女性在低钙饮食中钙吸收效果同样降低[84]。这些提示 BB 基因型的人群可能需要钙增强饮食。

骨质疏松患者常使用双膦酸盐来减少骨的重吸收，预防骨折[85]。然而这项治疗的效果个体差异较大，15% 的患者仍存在持续的骨丢失[86]。骨质疏松的 *VDR Bsm* I 型变异女性携带 bb 基因型使用阿仑膦酸钠治疗，较 BB 型更容易获取钙质[87]。长期服用双膦酸盐最罕见的不良反应之一是颌骨坏死。但 GWA 研究发现细胞色素 P450-2C 基因（*CYP2C8*）变异的人群发病概率增加了 12 倍[88]。

## 结论

目前已明确基因对调节 BMD 变异和骨折风险有着十分重要的作用。但骨折风险是由多种基因共同决定的，至今尚不清楚哪些基因参与其中。遗传模型也仍不明确。实际上，由于目前方法学的限制，还不能完全理解骨折的原因。然而找出一些病历存在的危险因素，积极干预，防止骨折是可能的。新发现的基因变异联合临床危险因素可能有助于提高个体骨折预后的准确性，发现骨折高风险患者，从而减轻广大社区骨质疏松患者的负担。

随着基因现象技术的快速进步，下一代 GWA 研究可能增加更多的低频次基因变异。这不仅增加了检测真实相关性的概率，也减少了假阳性结果的可能[89]。而且越来越多关于 RNA 拼接的研究发现同义变体可能影响调节成分，例如翻译增强剂或 RNA 稳定性等[90]。这些分子途径对未来药物的开发和完善有很重要的影响，为个体化骨折风险的预防提供了可能。

## 参考文献

1. Nguyen ND, Eisman JA, Center JR, Nguyen TV. 2007. Risk factors for fracture in nonosteoporotic men and women. *J Clin Endocrinol Metab* 92(3): 955–62.
2. Cummings SR, Nevitt MC, Browner WS, Stone K, Fox KM, Ensrud KE, Cauley J, Black D, Vogt TM. 1995. Risk factors for hip fracture in white women. Study of Osteoporotic Fractures Research Group. *N Engl J Med* 332(12): 767–73.
3. Nguyen TV, Eisman JA. 2000. Genetics of fracture: Challenges and opportunities. *J Bone Miner Res* 15(7): 1253–6.
4. Kannus P, Palvanen M, Kaprio J, Parkkari J, Koskenvuo M. 1999. Genetic factors and osteoporotic fractures in elderly people: Prospective 25 year follow up of a nationwide cohort of elderly Finnish twins. *BMJ* 319(7221): 1334–7.
5. Deng HW, Chen WM, Recker S, Stegman MR, Li JL, Davies KM, Zhou Y, Deng H, Heaney R, Recker RR. 2000. Genetic determination of Colles' fracture and differential bone mass in women with and without Colles' fracture. *J Bone Miner Res* 15(7): 1243–52.
6. Seeman E, Hopper JL, Bach LA, Cooper ME, Parkinson E, McKay J, Jerums G. 1989. Reduced bone mass in daughters of women with osteoporosis. *N Engl J Med* 320(9): 554–8.
7. Seeman E, Tsalamandris C, Formica C, Hopper JL, McKay J. 1994. Reduced femoral neck bone density in the daughters of women with hip fractures: The role of low peak bone density in the pathogenesis of osteoporosis. *J Bone Miner Res* 9(5): 739–43.
8. Evans RA, Marel GM, Lancaster EK, Kos S, Evans M, Wong SY. 1988. Bone mass is low in relatives of osteoporotic patients. *Ann Intern Med* 109(11): 870–3.
9. Nguyen TV. 1998. Contributions of Genetics and Environmental Factors to the Determinants of Osteoporosis Fractures, PhD Thesis. Garvan Institute of Medicine, Department of Community Medicine, Faculty of Medicine. The University of New South Wales (Australia), Sydney. p. 388.
10. Pocock NA, Eisman JA, Hopper JL, Yeates MG, Sambrook PN, Eberl S. 1987. Genetic determinants of bone mass in adults. A twin study. *J Clin Invest* 80(3): 706–10.
11. Young D, Hopper JL, Nowson CA, Green RM, Sherwin AJ, Kaymakci B, Smid M, Guest CS, Larkins RG, Wark JD. 1995. Determinants of bone mass in 10- to 26-year-old females: A twin study. *J Bone Miner Res* 10(4): 558–67.

12. Flicker L, Hopper JL, Rodgers L, Kaymakci B, Green RM, Wark JD. 1995. Bone density determinants in elderly women: A twin study. *J Bone Miner Res* 10(11): 1607–13.

13. Smith DM, Nance WE, Kang KW, Christian JC, Johnston CCJ. 1973. Genetic factors in determining bone mass. *J Clin Invest* 52(11): 2800–8.

14. Nguyen TV, Howard GM, Kelly PJ, Eisman JA. 1998. Bone mass, lean mass, and fat mass: Same genes or same environments? *Am J Epidemiol* 147(1): 3–16.

15. Garnero P, Arden NK, Griffiths G, Delmas PD, Spector TD. 1996. Genetic influence on bone turnover in postmenopausal twins. *J Clin Endocrinol Metab* 81(1): 140–6.

16. Tokita A, Kelly PJ, Nguyen TV, Qi JC, Morrison NA, Risteli L, Risteli J, Sambrook PN, Eisman JA. 1994. Genetic influences on type I collagen synthesis and degradation: Further evidence for genetic regulation of bone turnover. *J Clin Endocrinol Metab* 78(6): 1461–6.

17. Harris M, Nguyen TV, Howard GM, Kelly PJ, Eisman JA. 1998. Genetic and environmental correlations between bone formation and bone mineral density: A twin study. *Bone* 22(2): 141–5.

18. Howard GM, Nguyen TV, Harris M, Kelly PJ, Eisman JA. 1998. Genetic and environmental contributions to the association between quantitative ultrasound and bone mineral density measurements: A twin study. *J Bone Miner Res* 13(8): 1318–27.

19. Arden NK, Spector TD. 1997. Genetic influences on muscle strength, lean body mass, and bone mineral density: A twin study. *J Bone Miner Res* 12(12): 2076–81.

20. Danielson ME, Cauley JA, Baker CE, Newman AB, Dorman JS, Towers JD, Kuller LH. 1999. Familial resemblance of bone mineral density (BMD) and calcaneal ultrasound attenuation: The BMD in mothers and daughters study. *J Bone Miner Res* 14(1): 102–10.

21. Nguyen TV, Blangero J, Eisman JA. 2000. Genetic epidemiological approaches to the search for osteoporosis genes. *J Bone Miner Res* 15(3): 392–401.

22. Campbell H, Rudan I. 2002. Interpretation of genetic association studies in complex disease. *Pharmacogenomics J* 2(6): 349–60.

23. Ralston SH, de Crombrugghe B. 2006. Genetic regulation of bone mass and susceptibility to osteoporosis. *Genes Dev* 20(18): 2492–506.

24. Huang QY, Recker RR, Deng HW. 2003. Searching for osteoporosis genes in the post-genome era: Progress and challenges. *Osteoporos Int* 14(9): 701–15.

25. Ioannidis JP. 2005. Why most published research findings are false. *PLoS Med* 2(8): e124.

26. Hirschhorn JN, Daly MJ. 2005. Genome-wide association studies for common diseases and complex traits. *Nat Rev Genet* 6(2): 95–108.

27. Pearson TA, Manolio TA. 2008. How to interpret a genome-wide association study. *JAMA* 299(11): 1335–44.

28. Hunter DJ, Altshuler D, Rader DJ. 2008. From Darwin's finches to canaries in the coal mine—Mining the genome for new biology. *N Engl J Med* 358(26): 2760–3.

29. Lander E, Kruglyak L. 1995. Genetic dissection of complex traits: Guidelines for interpreting and reporting linkage results. *Nat Genet* 11(3): 241–7.

30. Gong Y, Vikkula M, Boon L, Liu J, Beighton P, Ramesar R, Peltonen L, Somer H, Hirose T, Dallapiccola B, De Paepe A, Swoboda W, Zabel B, Superti-Furga A, Steinmann B, Brunner HG, Jans A, Boles RG, Adkins W, van den Boogaard MJ, Olsen BR, Warman ML. 1996. Osteoporosis-pseudoglioma syndrome, a disorder affecting skeletal strength and vision, is assigned to chromosome region 11q12-13. *Am J Hum Genet* 59(1): 146–51.

31. Johnson ML, Gong G, Kimberling W, Recker SM, Kimmel DB, Recker RB. 1997. Linkage of a gene causing high bone mass to human chromosome 11 (11q12-13). *Am J Hum Genet* 60(6): 1326–32.

32. Gong Y, Slee RB, Fukai N, Rawadi G, Roman-Roman S, Reginato AM, Wang H, Cundy T, Glorieux FH, Lev D, Zacharin M, Oexle K, Marcelino J, Suwairi W, Heeger S, Sabatakos G, Apte S, Adkins WN, Allgrove J, Arslan-Kirchner M, Batch JA, Beighton P, Black GC, Boles RG, Boon LM, Borrone C, Brunner HG, Carle GF, Dallapiccola B, De Paepe A, Floege B, Halfhide ML, Hall B, Hennekam RC, Hirose T, Jans A, Juppner H, Kim CA, Keppler-Noreuil K, Kohlschuetter A, LaCombe D, Lambert M, Lemyre E, Letteboer T, Peltonen L, Ramesar RS, Romanengo M, Somer H, Steichen-Gersdorf E, Steinmann B, Sullivan B, Superti-Furga A, Swoboda W, van den Boogaard MJ, Van Hul W, Vikkula M, Votruba M, Zabel B, Garcia T, Baron R, Olsen BR, Warman ML. 2001. LDL receptor-related protein 5 (LRP5) affects bone accrual and eye development. *Cell* 107(4): 513–23.

33. Little RD, Carulli JP, Del Mastro RG, Dupuis J, Osborne M, Folz C, Manning SP, Swain PM, Zhao SC, Eustace B, Lappe MM, Spitzer L, Zweier S, Braunschweiger K, Benchekroun Y, Hu X, Adair R, Chee L, FitzGerald MG, Tulig C, Caruso A, Tzellas N, Bawa A, Franklin B, McGuire S, Nogues X, Gong G, Allen KM, Anisowicz A, Morales AJ, Lomedico PT, Recker SM, Van Eerdewegh P, Recker RR, Johnson ML. 2002. A mutation in the LDL receptor-related protein 5 gene results in the autosomal dominant high-bone-mass trait. *Am J Hum Genet* 70(1): 11–9.

34. Boyden LM, Mao J, Belsky J, Mitzner L, Farhi A, Mitnick MA, Wu D, Insogna K, Lifton RP. 2002. High bone density due to a mutation in LDL-receptor-related protein 5. *N Engl J Med* 346(20): 1513–21.

35. Van Wesenbeeck L, Cleiren E, Gram J, Beals RK, Benichou O, Scopelliti D, Key L, Renton T, Bartels C, Gong Y, Warman ML, De Vernejoul MC, Bollerslev J, Van Hul W. 2003. Six novel missense mutations in the LDL receptor-related protein 5 (LRP5) gene in different conditions with an increased bone density. *Am J Hum Genet* 72(3): 763–71.

36. Browner WS, Newman TB. 1987. Are all significant P values created equal? The analogy between diagnostic tests and clinical research. *JAMA* 257(18): 2459–63.

37. Wacholder S, Chanock S, Garcia-Closas M, El Ghormli L, Rothman N. 2004. Assessing the probability that a positive report is false: An approach for molecular epidemiology studies. *J Natl Cancer Inst* 96(6): 434–42.

38. International HapMap Consortium. 2003. The International HapMap Project. *Nature* 426(6968): 789–96.

39. Wang WY, Barratt BJ, Clayton DG, Todd JA. 2005. Genome-wide association studies: Theoretical and practical concerns. *Nat Rev Genet* 6(2): 109–18.

40. Reich DE, Lander ES. 2001. On the allelic spectrum of human disease. *Trends Genet* 17(9): 502–10.

41. Yang Q, Khoury MJ, Friedman J, Little J, Flanders WD. 2005. How many genes underlie the occurrence of common complex diseases in the population? *Int J Epidemiol* 34(5): 1129–37.

42. Kruglyak L, Nickerson DA. 2001. Variation is the spice of life. *Nat Genet* 27(3): 234–6.

43. Colhoun HM, McKeigue PM, Davey Smith G. 2003. Problems of reporting genetic associations with complex outcomes. *Lancet* 361(9360): 865–72.

44. Risch N, Merikangas K. 1996. The future of genetic studies of complex human diseases. *Science* 273(5281): 1516–7.

45. Kiel DP, Demissie S, Dupuis J, Lunetta KL, Murabito JM, Karasik D. 2007. Genome-wide association with bone mass and geometry in the Framingham Heart Study. *BMC Med Genet* 8 Suppl 1: S14.

46. Styrkarsdottir U, Halldorsson BV, Gretarsdottir S, Gudbjartsson DF, Walters GB, Ingvarsson T, Jonsdottir T, Saemundsdottir J, Center JR, Nguyen TV, Bagger Y, Gulcher JR, Eisman JA, Christiansen C, Sigurdsson G, Kong A, Thorsteinsdottir U, Stefansson K. 2008. Multiple genetic loci for bone mineral density and fractures. *N Engl J Med* 358(22): 2355–65.

47. Richards JB, Rivadeneira F, Inouye M, Pastinen TM, Soranzo N, Wilson SG, Andrew T, Falchi M, Gwilliam R, Ahmadi KR, Valdes AM, Arp P, Whittaker P, Verlaan DJ, Jhamai M, Kumanduri V, Moorhouse M, van Meurs JB, Hofman A, Pols HA, Hart D, Zhai G, Kato BS, Mullin BH, Zhang F, Deloukas P, Uitterlinden AG, Spector TD. 2008. Bone mineral density, osteoporosis, and osteoporotic fractures: A genome-wide association study. *Lancet* 371(9623): 1505–12.

48. Richards JB, Kavvoura FK, Rivadeneira F, Styrkarsdottir U, Estrada K, Halldorsson BV, Hsu YH, Zillikens MC, Wilson SG, Mullin BH, Amin N, Aulchenko YS, Cupples LA, Deloukas P, Demissie S, Hofman A, Kong A, Karasik D, van Meurs JB, Oostra BA, Pols HA, Sigurdsson G, Thorsteinsdottir U, Soranzo N, Williams FM, Zhou Y, Ralston SH, Thorleifsson G, van Duijn CM, Kiel DP, Stefansson K, Uitterlinden AG, Ioannidis JP, Spector TD. 2009. Collaborative meta-analysis: Associations of 150 candidate genes with osteoporosis and osteoporotic fracture. *Ann Intern Med* 151(8): 528–37.

49. Boyce BF, Xing L. 2008. Functions of RANKL/RANK/OPG in bone modeling and remodeling. *Arch Biochem Biophys* 473(2): 139–46.

50. Hsu YH, Niu T, Terwedow HA, Xu X, Feng Y, Li Z, Brain JD, Rosen CJ, Laird N. 2006. Variation in genes involved in the RANKL/RANK/OPG bone remodeling pathway are associated with bone mineral density at different skeletal sites in men. *Hum Genet* 118(5): 568–77.

51. Choi JY, Shin A, Park SK, Chung HW, Cho SI, Shin CS, Kim H, Lee KM, Lee KH, Kang C, Cho DY, Kang D. 2005. Genetic polymorphisms of OPG, RANK, and ESR1 and bone mineral density in Korean postmenopausal women. *Calcif Tissue Int* 77(3): 152–9.

52. Styrkarsdottir U, Halldorsson BV, Gretarsdottir S, Gudbjartsson DF, Walters GB, Ingvarsson T, Jonsdottir T, Saemundsdottir J, Snorradottir S, Center JR, Nguyen TV, Alexandersen P, Gulcher JR, Eisman JA, Christiansen C, Sigurdsson G, Kong A, Thorsteinsdottir U, Stefansson K. 2009. New sequence variants associated with bone mineral density. *Nat Genet* 41(1): 15–7.

53. Tran BN, Nguyen ND, Eisman JA, Nguyen TV. 2008. Association between LRP5 polymorphism and bone mineral density: A Bayesian meta-analysis. *BMC Med Genet* 9: 55.

54. Bollerslev J, Wilson SG, Dick IM, Islam FM, Ueland T, Palmer L, Devine A, Prince RL. 2005. LRP5 gene polymorphisms predict bone mass and incident fractures in elderly Australian women. *Bone* 36(4): 599–606.

55. Kiel DP, Ferrari SL, Cupples LA, Karasik D, Manen D, Imamovic A, Herbert AG, Dupuis J. 2007. Genetic variation at the low-density lipoprotein receptor-related protein 5 (LRP5) locus modulates Wnt signaling and the relationship of physical activity with bone mineral density in men. *Bone* 40(3): 587–96.

56. Balemans W, Piters E, Cleiren E, Ai M, Van Wesenbeeck L, Warman ML, Van Hul W. 2008. The binding between sclerostin and LRP5 is altered by DKK1 and by high-bone mass LRP5 mutations. *Calcif Tissue Int* 82(6): 445–53.

57. Uitterlinden AG, Arp PP, Paeper BW, Charmley P, Proll S, Rivadeneira F, Fang Y, van Meurs JB, Britschgi TB, Latham JA, Schatzman RC, Pols HA, Brunkow ME. 2004. Polymorphisms in the sclerosteosis/van Buchem disease gene (SOST) region are associated with bone-mineral density in elderly whites. *Am J Hum Genet* 75(6): 1032–45.

58. Ralston SH. 2010. Genetics of osteoporosis. *Ann N Y Acad Sci* 1192: 181–9.

59. Ioannidis JP, Stavrou I, Trikalinos TA, Zois C, Brandi ML, Gennari L, Albagha O, Ralston SH, Tsatsoulis A. 2002. Association of polymorphisms of the estrogen receptor alpha gene with bone mineral density and fracture risk in women: A meta-analysis. *J Bone Miner Res* 17(11): 2048–60.

60. van Meurs JB, Schuit SC, Weel AE, van der Klift M, Bergink AP, Arp PP, Colin EM, Fang Y, Hofman A, van Duijn CM, van Leeuwen JP, Pols HA, Uitterlinden AG. 2003. Association of 5' estrogen receptor alpha gene polymorphisms with bone mineral density, vertebral bone area and fracture risk. *Hum Mol Genet* 12(14): 1745–54.

61. Wang JT, Guo Y, Yang TL, Xu XH, Dong SS, Li M, Li TQ, Chen Y, Deng HW. 2008. Polymorphisms in the estrogen receptor genes are associated with hip fractures in Chinese. *Bone* 43(5): 910–4.

62. Salmen T, Heikkinen AM, Mahonen A, Kroger H, Komulainen M, Saarikoski S, Honkanen R, Maenpaa PH. 2000. Early postmenopausal bone loss is associated with PvuII estrogen receptor gene polymorphism in Finnish women: Effect of hormone replacement therapy. *J Bone Miner Res* 15(2): 315–21.

63. Herrington DM, Howard TD, Brosnihan KB, McDonnell DP, Li X, Hawkins GA, Reboussin DM, Xu J, Zheng SL, Meyers DA, Bleecker ER. 2002. Common estrogen receptor polymorphism augments effects of hormone replacement therapy on E-selectin but not C-reactive protein. *Circulation* 105(16): 1879–82.

64. Devoto M, Shimoya K, Caminis J, Ott J, Tenenhouse A, Whyte MP, Sereda L, Hall S, Considine E, Williams CJ, Tromp G, Kuivaniemi H, Ala-Kokko L, Prockop DJ, Spotila LD. 1998. First-stage autosomal genome screen in extended pedigrees suggests genes predisposing to low bone mineral density on chromosomes 1p, 2p and 4q. *Eur J Hum Genet* 6(2): 151–7.

65. Devoto M, Specchia C, Li HH, Caminis J, Tenenhouse

A, Rodriguez H, Spotila LD. 2001. Variance component linkage analysis indicates a QTL for femoral neck bone mineral density on chromosome 1p36. *Hum Mol Genet* 10(21): 2447–52.

66. Rivadeneira F, Styrkarsdottir U, Estrada K, Halldorsson BV, Hsu YH, Richards JB, Zillikens MC, Kavvoura FK, Amin N, Aulchenko YS, Cupples LA, Deloukas P, Demissie S, Grundberg E, Hofman A, Kong A, Karasik D, van Meurs JB, Oostra B, Pastinen T, Pols HA, Sigurdsson G, Soranzo N, Thorleifsson G, Thorsteinsdottir U, Williams FM, Wilson SG, Zhou Y, Ralston SH, van Duijn CM, Spector T, Kiel DP, Stefansson K, Ioannidis JP, Uitterlinden AG. 2009. Twenty bone-mineral-density loci identified by large-scale meta-analysis of genome-wide association studies. *Nat Genet* 41(11): 1199–206.

67. Kanis JA, Johnell O, Oden A, Johansson H, McCloskey E. 2008. FRAX and the assessment of fracture probability in men and women from the UK. *Osteoporos Int* 19(4): 385–97.

68. Nguyen ND, Frost SA, Center JR, Eisman JA, Nguyen TV. 2007. Development of a nomogram for individualizing hip fracture risk in men and women. *Osteoporos Int* 18(8): 1109–17.

69. Nguyen ND, Frost SA, Center JR, Eisman JA, Nguyen TV. 2008. Development of prognostic nomograms for individualizing 5-year and 10-year fracture risks. *Osteoporos Int* 19(10): 1431–44.

70. Tran BN, Nguyen ND, Nguyen VX, Center JR, Eisman JA, Nguyen TV. 2011. Genetic profiling and individualized prognosis of fracture. *J Bone Miner Res* 26(2): 414–9.

71. Cummings SR. 2006. A 55-year-old woman with osteopenia. *JAMA* 296(21): 2601–10.

72. Sambrook PN, Eisman JA. 2000. Osteoporosis prevention and treatment. *Med J Aust* 172(5): 226–9.

73. Nguyen ND, Pongchaiyakul C, Center JR, Eisman JA, Nguyen TV. 2005. Identification of high-risk individuals for hip fracture: A 14-year prospective study. *J Bone Miner Res* 20(11): 1921–8.

74. Dargent-Molina P, Douchin MN, Cormier C, Meunier PJ, Breart G. 2002. Use of clinical risk factors in elderly women with low bone mineral density to identify women at higher risk of hip fracture: The EPIDOS prospective study. *Osteoporos Int* 13(7): 593–9.

75. Cranney A, Guyatt G, Griffith L, Wells G, Tugwell P, Rosen C. 2002. Meta-analyses of therapies for postmenopausal osteoporosis. IX: Summary of meta-analyses of therapies for postmenopausal osteoporosis. *Endocr Rev* 23(4): 570–8.

76. Nguyen ND, Eisman JA, Nguyen TV. 2006. Anti-hip fracture efficacy of bisphosphonates: A Bayesian analysis of clinical trials. *J Bone Miner Res* 21(1): 340–49.

77. Vestergaard P, Jorgensen NR, Mosekilde L, Schwarz P. 2007. Effects of parathyroid hormone alone or in combination with antiresorptive therapy on bone mineral density and fracture risk—A meta-analysis. *Osteoporos Int* 18(1): 45–57.

78. Nguyen TV. 2007. Individualization of osteoporosis risk. *Osteoporos Int* 18(9): 1153–6.

79. Nguyen TV, Eisman JA. 2006. Pharmacogenomics of osteoporosis: Opportunities and challenges. *J Musculoskelet Neuronal Interact* 6(1): 62–72.

80. Gennari L, Merlotti D, De Paola V, Martini G, Nuti R. 2009. Update on the pharmacogenetics of the vitamin D receptor and osteoporosis. *Pharmacogenomics* 10(3): 417–33.

81. Salamone LM, Glynn NW, Black DM, Ferrell RE, Palermo L, Epstein RS, Kuller LH, Cauley JA. 1996. Determinants of premenopausal bone mineral density: The interplay of genetic and lifestyle factors. *J Bone Miner Res* 11(10): 1557–65.

82. Ferrari S, Rizzoli R, Chevalley T, Slosman D, Eisman JA, Bonjour JP. 1995. Vitamin-D-receptor-gene polymorphisms and change in lumbar-spine bone mineral density. *Lancet* 345(8947): 423–4.

83. Kiel DP, Myers RH, Cupples LA, Kong XF, Zhu XH, Ordovas J, Schaefer EJ, Felson DT, Rush D, Wilson PW, Eisman JA, Holick MF. 1997. The BsmI vitamin D receptor restriction fragment length polymorphism (bb) influences the effect of calcium intake on bone mineral density. *J Bone Miner Res* 12(7): 1049–57.

84. Dawson-Hughes B, Harris SS, Finneran S. 1995. Calcium absorption on high and low calcium intakes in relation to vitamin D receptor genotype. *J Clin Endocrinol Metab* 80(12): 3657–61.

85. Nguyen ND, Eisman JA, Nguyen TV. 2006. Anti-hip fracture efficacy of biophosphonates: a Bayesian analysis of clinical trials. *J Bone Miner Res* 21(2): 340–9.

86. Francis RM. 2004. Non-response to osteoporosis treatment. *J Br Menopause Soc* 10(2): 76–80.

87. Palomba S, Numis FG, Mossetti G, Rendina D, Vuotto P, Russo T, Zullo F, Nappi C, Nunziata V. 2003. Effectiveness of alendronate treatment in postmenopausal women with osteoporosis: Relationship with BsmI vitamin D receptor genotypes. *Clin Endocrinol (Oxf)* 58(3): 365–71.

88. Sarasquete ME, Garcia-Sanz R, Marin L, Alcoceba M, Chillon MC, Balanzategui A, Santamaria C, Rosinol L, de la Rubia J, Hernandez MT, Garcia-Navarro I, Lahuerta JJ, Gonzalez M, San Miguel JF. 2008. Bisphosphonate-related osteonecrosis of the jaw is associated with polymorphisms of the cytochrome P450 CYP2C8 in multiple myeloma: A genome-wide single nucleotide polymorphism analysis. *Blood* 112(7): 2709–12.

89. Cordell HJ, Clayton DG. 2005. Genetic association studies. *Lancet* 366(9491): 1121–31.

90. Bracco L, Kearsey J. 2003. The relevance of alternative RNA splicing to pharmacogenomics. *Trends Biotechnol* 21(8): 346–53.

91. Mullin BH, Prince RL, Dick IM, Hart DJ, Spector TD, Dudbridge F, Wilson SG. 2008. Identification of a role for the ARHGEF3 gene in postmenopausal osteoporosis. *Am J Hum Genet* 82(6): 1262–9.

92. Yazdanpanah N, Rivadeneira F, van Meurs JB, Zillikens MC, Arp P, Hofman A, van Duijn CM, Pols HA, Uitterlinden AG. 2007. The -1997 G/T and Sp1 polymorphisms in the collagen type I alpha1 (COLIA1) gene in relation to changes in femoral neck bone mineral density and the risk of fracture in the elderly: The Rotterdam study. *Calcif Tissue Int* 81(1): 18–25.

93. Grant SF, Reid DM, Blake G, Herd R, Fogelman I, Ralston SH. 1996. Reduced bone density and osteoporosis associated with a polymorphic Sp1 binding site in the collagen type I alpha 1 gene. *Nat Genet* 14(2): 203–5.

94. Riancho JA, Sanudo C, Valero C, Pipaon C, Olmos JM, Mijares V, Fernandez-Luna JL, Zarrabeitia MT. 2009. Association of the aromatase gene alleles with BMD: Epidemiological and functional evidence. *J Bone Miner*

*Res* 24(10): 1709–18.

95. Fang Y, van Meurs JB, Arp P, van Leeuwen JP, Hofman A, Pols HA, Uitterlinden AG. 2009. Vitamin D binding protein genotype and osteoporosis. *Calcif Tissue Int* 85(2): 85–93.

96. Wang CL, Tang XY, Chen WQ, Su YX, Zhang CX, Chen YM. 2007. Association of estrogen receptor alpha gene polymorphisms with bone mineral density in Chinese women: a meta-analysis. *Osteoporos Int* 18(3): 295–305.

97. Lai BM, Cheung CL, Luk KD, Kung AW. 2008. Estrogen receptor alpha CA dinucleotide repeat polymorphism is associated with rate of bone loss in perimenopausal women and bone mineral density and risk of osteoporotic fractures in postmenopausal women. *Osteoporos Int* 19(4): 571–9.

98. Sano M, Inoue S, Hosoi T, Ouchi Y, Emi M, Shiraki M, Orimo H. 1995. Association of estrogen receptor dinucleotide repeat polymorphism with osteoporosis. *Biochem Biophys Res Commun* 217(1): 378–83.

99. Rivadeneira F, van Meurs JB, Kant J, Zillikens MC, Stolk L, Beck TJ, Arp P, Schuit SC, Hofman A, Houwing-Duistermaat JJ, van Duijn CM, van Leeuwen JP, Pols HA, Uitterlinden AG. 2006. Estrogen receptor beta (ESR2) polymorphisms in interaction with estrogen receptor alpha (ESR1) and insulin-like growth factor I (IGF1) variants influence the risk of fracture in postmenopausal women. *J Bone Miner Res* 21(9): 1443–56.

100. Wilson SG, Jones MR, Mullin BH, Dick IM, Richards JB, Pastinen TM, Grundberg E, Ljunggren O, Surdulescu GL, Dudbridge F, Elliott KS, Cervino AC, Spector TD, Prince RL. 2009. Common sequence variation in FLNB regulates bone structure in women in the general population and FLNB mRNA expression in osteoblasts in vitro. *J Bone Miner Res* 24(12): 1989–97.

101. Yamada Y, Ando F, Shimokata H. 2006. Association of polymorphisms in forkhead box C2 and perilipin genes with bone mineral density in community-dwelling Japanese individuals. *Int J Mol Med* 18(1): 119–27.

102. Yerges LM, Klei L, Cauley JA, Roeder K, Kammerer CM, Moffett SP, Ensrud KE, Nestlerode CS, Marshall LM, Hoffman AR, Lewis C, Lang TF, Barrett-Connor E, Ferrell RE, Orwoll ES, Zmuda JM. 2009. High-density association study of 383 candidate genes for volumetric BMD at the femoral neck and lumbar spine among older men. *J Bone Miner Res* 24(12): 2039–49.

103. Lee HJ, Kim SY, Koh JM, Bok J, Kim KJ, Kim KS, Park MH, Shin HD, Park BL, Kim TH, Hong JM, Park EK, Kim DJ, Oh B, Kimm K, Kim GS, Lee JY. 2007. Polymorphisms and haplotypes of integrinalpha1 (ITGA1) are associated with bone mineral density and fracture risk in postmenopausal Koreans. *Bone* 41(6): 979–86.

104. Urano T, Shiraki M, Ezura Y, Fujita M, Sekine E, Hoshino S, Hosoi T, Orimo H, Emi M, Ouchi Y, Inoue S. 2004. Association of a single-nucleotide polymorphism in low-density lipoprotein receptor-related protein 5 gene with bone mineral density. *J Bone Miner Metab* 22(4): 341–5.

105. Riancho JA, Valero C, Zarrabeitia MT. 2006. MTHFR polymorphism and bone mineral density: meta-analysis of published studies. *Calcif Tissue Int* 79(5): 289–93.

106. Tenne M, McGuigan F, Jansson L, Gerdhem P, Obrant KJ, Luthman H, Akesson K. 2008. Genetic variation in the PTH pathway and bone phenotypes in elderly women: Evaluation of PTH, PTHLH, PTHR1 and PTHR2 genes. *Bone* 42(4): 719–27.

107. Guo Y, Zhang LS, Yang TL, Tian Q, Xiong DH, Pei YF, Deng HW. 2010. IL21R and PTH may underlie variation of femoral neck bone mineral density as revealed by a genome-wide association study. *J Bone Miner Res* 25(5): 1042–8.

108. Mullin BH, Prince RL, Mamotte C, Spector TD, Hart DJ, Dudbridge F, Wilson SG. 2009. Further genetic evidence suggesting a role for the RhoGTPase-RhoGEF pathway in osteoporosis. *Bone* 45(2): 387–91.

109. Sims AM, Shephard N, Carter K, Doan T, Dowling A, Duncan EL, Eisman J, Jones G, Nicholson G, Prince R, Seeman E, Thomas G, Wass JA, Brown MA. 2008. Genetic analyses in a sample of individuals with high or low BMD shows association with multiple Wnt pathway genes. *J Bone Miner Res* 23(4): 499–506.

110. Balemans W, Foernzler D, Parsons C, Ebeling M, Thompson A, Reid DM, Lindpaintner K, Ralston SH, Van Hul W. 2002. Lack of association between the SOST gene and bone mineral density in perimenopausal women: Analysis of five polymorphisms. *Bone* 31(4): 515–9.

111. Hsu YH, Venners SA, Terwedow HA, Feng Y, Niu T, Li Z, Laird N, Brain JD, Cummings SR, Bouxsein ML, Rosen CJ, Xu X. 2006. Relation of body composition, fat mass, and serum lipids to osteoporotic fractures and bone mineral density in Chinese men and women. *Am J Clin Nutr* 83(1): 146–54.

112. Langdahl BL, Carstens M, Stenkjaer L, Eriksen EF. 2002. Polymorphisms in the osteoprotegerin gene are associated with osteoporotic fractures. *J Bone Miner Res* 17(7): 1245–55.

113. Grundberg E, Lau EM, Pastinen T, Kindmark A, Nilsson O, Ljunggren O, Mellstrom D, Orwoll E, Redlund-Johnell I, Holmberg A, Gurd S, Leung PC, Kwok T, Ohlsson C, Mallmin H, Brandstrom H. 2007. Vitamin D receptor 3′ haplotypes are unequally expressed in primary human bone cells and associated with increased fracture risk: The MrOS Study in Sweden and Hong Kong. *J Bone Miner Res* 22(6): 832–40.

114. Moffett SP, Zmuda JM, Cauley JA, Ensrud KE, Hillier TA, Hochberg MC, Li J, Cayabyab S, Lee JM, Peltz G, Cummings SR. 2007. Association of the VDR translation start site polymorphism and fracture risk in older women. *J Bone Miner Res* 22(5): 730–6.

115. Morrison NA, Yeoman R, Kelly PJ, Eisman JA. 1992. Contribution of trans-acting factor alleles to normal physiological variability: Vitamin D receptor gene polymorphism and circulating osteocalcin. *Proc Natl Acad Sci U S A* 89(15): 6665–9.

116. Zmuda JM, Yerges LM, Kammerer CM, Cauley JA, Wang X, Nestlerode CS, Wheeler VW, Patrick AL, Bunker CH, Moffett SP, Ferrell RE. 2009. Association analysis of WNT10B with bone mass and structure among individuals of African ancestry. *J Bone Miner Res* 24(3): 437–47.

117. Niu T, Chen C, Cordell H, Yang J, Wang B, Wang Z, Fang Z, Schork NJ, Rosen CJ, Xu X. 1999. A genome-wide scan for loci linked to forearm bone mineral density. *Hum Genet* 104(3): 226–33.

118. Karasik D, Myers RH, Cupples LA, Hannan MT, Gagnon DR, Herbert A, Kiel DP. 2002. Genome screen

for quantitative trait loci contributing to normal variation in bone mineral density: The Framingham Study. *J Bone Miner Res* 17(9): 1718–27.

119. Wilson SG, Reed PW, Andrew T, Barber MJ, Lindersson M, Langdown M, Thompson D, Thompson E, Bailey M, Chiano M, Kleyn PW, Spector TD. 2004. A genome-screen of a large twin cohort reveals linkage for quantitative ultrasound of the calcaneus to 2q33-37 and 4q12-21. *J Bone Miner Res* 19(2): 270–7.

120. Deng HW, Xu FH, Huang QY, Shen H, Deng H, Conway T, Liu YJ, Liu YZ, Li JL, Zhang HT, Davies KM, Recker RR. 2002. A whole-genome linkage scan suggests several genomic regions potentially containing quantitative trait Loci for osteoporosis. *J Clin Endocrinol Metab* 87(11): 5151–9.

121. Koller DL, Liu G, Econs MJ, Hui SL, Morin PA, Joslyn G, Rodriguez LA, Conneally PM, Christian JC, Johnston CC Jr, Foroud T, Peacock M. 2001. Genome screen for quantitative trait loci underlying normal variation in femoral structure. *J Bone Miner Res* 16(6): 985–91.

122. Xiong DH, Liu XG, Guo YF, Tan LJ, Wang L, Sha BY, Tang ZH, Pan F, Yang TL, Chen XD, Lei SF, Yerges LM, Zhu XZ, Wheeler VW, Patrick AL, Bunker CH, Guo Y, Yan H, Pei YF, Zhang YP, Levy S, Papasian CJ, Xiao P, Lundberg YW, Recker RR, Liu YZ, Liu YJ, Zmuda JM, Deng HW. 2009. Genome-wide association and follow-up replication studies identified ADAMTS18 and TGFBR3 as bone mass candidate genes in different ethnic groups. *Am J Hum Genet* 84(3): 388–98.

123. Guo Y, Tan LJ, Lei SF, Yang TL, Chen XD, Zhang F, Chen Y, Pan F, Yan H, Liu X, Tian Q, Zhang ZX, Zhou Q, Qiu C, Dong SS, Xu XH, Guo YF, Zhu XZ, Liu SL, Wang XL, Li X, Luo Y, Zhang LS, Li M, Wang JT, Wen T, Drees B, Hamilton J, Papasian CJ, Recker RR, Song XP, Cheng J, Deng HW. 2010. Genome-wide association study identifies ALDH7A1 as a novel susceptibility gene for osteoporosis. *PLoS Genet* 6(1): e1000806.

124. Cho YS, Go MJ, Kim YJ, Heo JY, Oh JH, Ban HJ, Yoon D, Lee MH, Kim DJ, Park M, Cha SH, Kim JW, Han BG, Min H, Ahn Y, Park MS, Han HR, Jang HY, Cho EY, Lee JE, Cho NH, Shin C, Park T, Park JW, Lee JK, Cardon L, Clarke G, McCarthy MI, Lee JY, Oh B, Kim HL. 2009. A large-scale genome-wide association study of Asian populations uncovers genetic factors influencing eight quantitative traits. *Nat Genet* 41(5): 527–34.

125. Guo Y, Zhang LS, Yang TL, Tian Q, Xiong DH, Pei YF, Deng HW. 2010. IL21R and PTH may underlie variation of femoral neck bone mineral density as revealed by a genome-wide association study. *J Bone Miner Res* 25(5): 1042–8.

126. Kung AW, Xiao SM, Cherny S, Li GH, Gao Y, Tso G, Lau KS, Luk KD, Liu JM, Cui B, Zhang MJ, Zhang ZL, He JW, Yue H, Xia WB, Luo LM, He SL, Kiel DP, Karasik D, Hsu YH, Cupples LA, Demissie S, Styrkarsdottir U, Halldorsson BV, Sigurdsson G, Thorsteinsdottir U, Stefansson K, Richards JB, Zhai G, Soranzo N, Valdes A, Spector TD, Sham PC. 2010. Association of JAG1 with bone mineral density and osteoporotic fractures: a genome-wide association study and follow-up replication studies. *Am J Hum Genet* 86(2): 229–39.

127. Hsu YH, Zillikens MC, Wilson SG, Farber CR, Demissie S, Soranzo N, Bianchi EN, Grundberg E, Liang L, Richards JB, Estrada K, Zhou Y, van Nas A, Moffatt MF, Zhai G, Hofman A, van Meurs JB, Pols HA, Price RI, Nilsson O, Pastinen T, Cupples LA, Lusis AJ, Schadt EE, Ferrari S, Uitterlinden AG, Rivadeneira F, Spector TD, Karasik D, Kiel DP. 2010. An integration of genome-wide association study and gene expression profiling to prioritize the discovery of novel susceptibility Loci for osteoporosis-related traits. *PLoS Genet* 6(6): e1000977.

128. Liu YZ, Wilson SG, Wang L, Liu XG, Guo YF, Li J, Yan H, Deloukas P, Soranzo N, Chinappen-Horsley U, Cervino A, Williams FM, Xiong DH, Zhang YP, Jin TB, Levy S, Papasian CJ, Drees BM, Hamilton JJ, Recker RR, Spector TD, Deng HW. 2008. Identification of PLCL1 gene for hip bone size variation in females in a genome-wide association study. *PLoS ONE* 3(9): e3160.

129. Zhao LJ, Liu XG, Liu YZ, Liu YJ, Papasian CJ, Sha BY, Pan F, Guo YF, Wang L, Yan H, Xiong DH, Tang ZH, Yang TL, Chen XD, Guo Y, Li J, Shen H, Zhang F, Lei SF, Recker RR, Deng HW. 2010. Genome-wide association study for femoral neck bone geometry. *J Bone Miner Res* 25(2): 320–9.

130. Liu YZ, Pei YF, Liu JF, Yang F, Guo Y, Zhang L, Liu XG, Yan H, Wang L, Zhang YP, Levy S, Recker RR, Deng HW. 2009. Powerful bivariate genome-wide association analyses suggest the SOX6 gene influencing both obesity and osteoporosis phenotypes in males. *PLoS ONE* 4(8): e6827.

# 第 45 章
# 跌倒的预防

Heike A. Bischoff-Ferrari

（黄思敏 译 邓伟民 审校）

## 引言

接近 75% 的髋部和非髋部骨折发生在 65 岁以上的老年人群中 [1]。显然，跌倒是髋部骨折的主要危险因素，且超过 90% 的骨折发生在跌倒之后 [2]。因此，懂得并预防晚年骨折的关键是在骨折与肌无力 [3] 和 [4-5] 跌倒之间建立密切关系。事实上，尽管骨代谢增加，在非骨骼性的骨折危险因素存在的情况下，单纯的骨吸收抑制治疗可能不会降低 80 岁以上个体的骨折 [6]。本章将回顾跌倒的流行病学及跌倒对骨折风险的重要性。最后，我们将基于随机对照试验的相关数据评估跌倒的预防策略及预防策略如何降低骨折。

## 跌倒的流行病学及费用

据报道，30% 的 65 岁或以上人群和 40%～50% 的 80 岁或以上人群在过去一年都有跌倒 [7-8]。10%～15% 有跌倒史的患者出现严重损伤，导致 5% 的骨折和 1%～2% 的髋部骨折 [4]。功能下降 [9] 作为一个独立的决定性因素，跌倒导致 40% 的人进入养老院 [10]。髋部骨折的主要危险因素是跌倒，超过 90% 的骨折发生在跌倒后 [3]。反复性跌倒者发生与跌倒相关的骨折的概率可能是只有一次跌倒病史

者的 4 倍 [11]。到 2030 年 [12-16]，预测 65 岁以上老人的数量会从 25% 增加到 40%，与跌倒相关的骨折也将大幅增加。显然，尽管现在 75% 的骨折发生在 65 岁以上的老人 [1]，到 2050 年，预计女性髋部骨折的全世界发病率会增加到 240%，而男性会增加到 310% [17]。由于老年个体比例的增加，在美国 65 岁以上的老年人每年与跌倒相关的损伤费用预计从 1994 年的 203 亿美元增加到 2020 年的 324 亿美元，包括医疗、康复、住院费用以及发病率和死亡率的成本 [18]。因此，急需有效的干预措施以预防跌倒。

## 跌倒的定义和骨折风险预测中跌倒风险的内容

Buchner 及其同事根据 FICSIT（FICSIT 是脆弱和损伤：干预技术试验的合作研究）试验的常见数据库为跌倒下了定义 [19]。跌倒的定义为"无意地倒在地面、地板或其他更低的地方"。靠在家具或墙上不认为是跌倒 [19]。此定义的一个缺陷是，如果跌倒没有造成严重损伤 [20]，只需短期的后续治疗，那么这种跌倒往往会被遗忘。因此，在老年人中高质量的跌倒评估需要一个跌倒和其环境的预期发现，最好在周期时间短的时期（不超过 3 个月）[20]。

跌倒报告可通过卡片、电话或者日记日历来完

成，尽管未对不同发现方法的有效性及综合性进行直接的对照。尤其是还没有通过随机对照试验或大型流行病学数据集[21]来使跌倒评估标准化，这妨碍了将跌倒纳入 WHO 用于评估骨质疏松性 10 年骨折发生率的 FRAX 工具（http://www.shef.ac.uk/FRAX/）[21]。基于一项澳大利亚的前瞻性研究（达博研究），Garvan 线图已成为一种可供选择的骨折预测工具，它将跌倒纳入了骨折的危险因素中（www.fractureriskcalculator.com）。在一项相比较的评估中，Garvan 线图和 FRAX 工具对绝经后女性预测的准确率相似，而在男性中 Garvan 线图可能优于 FRAX 工具[22-23]。FRAX 和 Garvan 线图的预测准确率相似的原因，可能与 Garvan 线图对跌倒评估的长期干预密切相关（既往 12 个月的跌倒回顾），这可能导致漏报了与重要损伤无关的跌倒[20]。

## 跌倒的力学和骨折风险

从力学角度来说，跌倒的情况[2]和方向[24]决定了骨折的类型。然而，骨密度和减少跌倒的因素，例如更大的强度或更好的填料，精确地决定了当跌倒后着地的某一根骨头是否会发生骨折[25]。而且，跌倒可能由于自身活动减少而影响骨密度[26]。众所周知，跌倒也会引发摔倒恐惧症的心理创伤[27]。30% 的人在第一次跌倒后会有摔倒恐惧，这导致了他们活动的自我限制，并降低了生活质量[26]。表45.1 阐明了跌倒骨折的构建，介绍了老年个体非骨骼性骨折危险因素的骨质疏松防治的复杂性。

由于跌倒是骨折风险的关键决定因素，除非增加骨代谢，单纯骨吸收抑制剂并不能减少 80 岁以上个体非骨骼危险因素所致的骨折[6]。而且，与这种理解一致的是，一些与骨无关的因素在骨折流行病

学这一领域发挥着重要作用，不同骨折的情况显著不同。髋部骨折趋向于发生在缺少活动的个体，在室内这些人在没有向前的势头下由站立位跌倒，且倾向于向一侧跌倒或直接压在臀部上[25]。另一方面，一些非椎体骨折，例如，前臂远端骨折或肱骨骨折往往发生在活动过度的老年人，他们更愿意外出运动，当跌倒时会有一个更大的向前的倾向力[28]。

与对照组比较发现，尽管骨关节炎患者骨密度增加，但其关节的负重仍增加了跌倒所致骨折的风险[29]。一项前瞻性研究发现，骨关节炎所致的膝关节疼痛增加了 26% 的跌倒风险，使髋部骨折风险增加了 2 倍[30]。最近的一项研究采用生物力学风险评估方法（跌倒时臀部所受压力与股骨强度之比）来预测髋部骨折风险[31]。在最大的危险因素中，与危险因素峰值标准差相关联，男性髋部骨折以 1.88 倍增加，女性髋部骨折以 1.23 倍增加。值得注意的是，检查危险因素的组成、跌倒力和软组织厚度可预测髋骨骨折风险，独立于通过骨密度（BMD）估计的股骨强度[31]。

## 跌倒的危险因素

跌倒是一项年龄的标志，它使人变得脆弱，跌倒发生前往往有步态不稳、视力受损或佩戴矫正视力的眼镜，服用抗抑郁药、抗惊厥药或巴比妥类药，或苯二氮平类药物，乏力，认知障碍，维生素 D 缺乏，不良的心理健康，家庭安全隐患等，或几种危险因素同时存在[32-33]。一些研究表明季节性骨折的发生多是因为冰雪所致的跌倒[34-35]。冬天比夏天骨折风险增加的一个原因是老年人在冰雪天更容易滑倒[36]。另一方面，髋部骨折大多数发生在室内[37]，可能受冰雪的影响较小，与前臂远端、肱骨和踝关节骨折相比，髋部骨折的季节波动性较小[38]。

跌倒对不断恶化的健康状况及涉及跌倒的复杂因素有看似不可分割的关系，这导致内科医师对跌倒尤其是反复性跌倒产生了悲观情绪。然而，越来越多的文献鼓励有关跌倒的标准化评估及防跌倒策略的应用以避免骨折。

## 防跌倒策略

很多方法是通过降低危险因素来预防跌倒。在PROFET 试验（预防老年人跌倒试验）[39]和 FICSIT

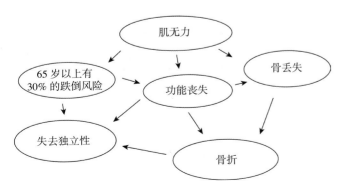

**图 45.1** 非骨骼跌倒性骨折构建图

试验[40]中可见多样化的方法，例如医学职业性治疗的评估或者调整药物，行为的引导和运动计划。多样化的方法对于跌倒高危人群可能特别有用，例如医疗机构中的老年人[41]。

一些研究证明简单的承重练习项目可提高社区和体弱的老年人的步伐速度、肌肉力量以及身体平衡，这可降低 25% ~ 50% 的跌倒[41-43]。正如跌倒是骨折的主要危险因素，同理，这些干预措施也应该可以预防骨折，尽管这还需要大量的临床研究来证明。

锻炼方案很大的局限性是费用高及完成所需时间长。为了克服这一障碍，当这个计划在无监督管理的指导下，锻炼可作为一项低成本的防跌倒策略。Campbell 及其同事进行的一项随机试验显示，家庭锻炼计划降低了社区 80 岁以上女性的跌倒[44]。一直以来，平均年龄 84 岁的老年髋部骨折患者在髋部骨折修复后的急性护理期，经过 12 个月简单的无监督家庭锻炼计划的随访，跌倒显著下降了 25%[45]。尽管这个骨折终点没有权威性，但有一个迹象表明无监督管理家庭锻炼计划有助于减少急性髋部骨折患者的反复性骨折（家庭锻炼计划与对照组比，相对骨折率差异是 56%；95% 的置信区间：-82%，+9%；$P=0.08$）[45]。

平衡性差的体弱老年人参与锻炼计划可能因运动量增加而导致跌倒及骨折的机会增加。因此，锻炼计划应在监督和支持下进行力量和平衡训练。

太极已成功地降低了健康老年人[42,46]及缺乏活动的社区老年人[47]的跌倒，然而对体弱老年人[48]和有跌倒病史者[46]可能无明显收益。此外，太极也许不能提高骨密度[49]，并且在太极干预项目结束后并不能预防骨折。

作为一个扩展的运动，支持双重任务的计划可能对预防跌倒有很大价值。早期的研究表明，不能边走边说的老年人跌倒风险是增加的（说的时候停止走路[50-51]）。因此，双重任务的评估可能最好地证明了跌倒的最高风险，且促进双重任务的项目可能对预防高龄患者跌倒有用。最近发表的试验印证了这个理念，基于音乐的多任务锻炼项目可改善社区老年人的步态和平衡性，显著降低了 39% 的跌倒风险[43]。

## 跌倒的预防策略和减少骨折的证据

两种干预措施均可减少老年人的跌倒和骨折。

其一是白内障手术试验，将 306 例 70 岁以上的女性随机分为加快手术组（约 4 周）和普通手术组（12 个月）。经过 12 个月的随访后，加快手术组的跌倒比例下降了 34%（RR 值 0.66，95% 置信区间 0.45 ~ 0.96），同时新发骨折人数也显著下降（$P=0.04$）[52]。

2009 年发表的两篇 Meta 分析总结了几个双盲随机对照试验（RCT）（12 个骨折 RCT 和 8 个跌倒 RCT），补充维生素 D 可以减少跌倒风险[53]和 20% 的非椎体骨折，包括髋部骨折[54]。然而，值得注意的是，这两篇总结的效果均是剂量依赖性，维持剂量大于 480IU/d[54]对骨折有效，治疗剂量至少 700IU/d 对跌倒有效[53]。

肌无力是跌倒的一个重要危险因素，是维生素 D 缺乏临床综合征的一个突出特点[55]。因此，由于维生素 D 缺乏所致的肌无力通过增加跌倒的敏感性可能会合理地调停骨折风险。一些研究[56-59]表明，维生素 D 受体（VDR）在人类肌肉组织中表达，但并不是所有研究[60]都支持此观点。在肌肉组织中维生素 D 受制于它的核心受体，这也许会导致蛋白质的重新合成[61-62]，随之快速 II 型肌纤维的直径和数量相应增加[62]。值得注意的是，相对于慢速 I 型肌纤维，快速 II 型肌纤维会随着年龄的增长而下降，从而导致跌倒有增加的倾向[63]。

2010 年，美国国家医学院（IOM）做了一个关于维生素 D 对预防跌倒的影响的全面回顾[64]，认为维生素 D 预防跌倒的证据尚存争议，这个结论与 2011 年美国医疗保健研究和质量局（AHRQ）预防服务工作小组作出的评估相反[65]。2010 年美国老年医学会和英国老年医学会临床实践指南[66]、2010 年国际骨质疏松基金会的评估[67]，三者均证明了维生素 D 作为一个有效的干预措施可预防老年人跌倒。显然，美国国家医学院提出的主要矛盾是基于四项研究，这些研究没有考虑真正治疗疗效的可靠指标，因为这些研究或者使用低剂量维生素 D[68]，或者有不到 50% 的依从性[69]，或者是低质量的跌倒评估[70]，或者给健康状况不稳定的老年人使用大剂量的维生素 D[71]。此外，由美国国家医学院评估的总共 12 个双盲、开放设计试验的汇集分析中包括了这四个研究，有一个显著的好处（优势比=0.79；95% 置信区间 0.80 ~ 0.99），最为明显的是 12 个研究中的 6 个研究满足了高质量跌倒确定的标准（OR=0.79；95% 置信区间 0.65 ~ 0.96）[64]。

如上面所讨论的 [20]，评估跌倒很具有挑战性，由 IOM 根据高质量跌倒评估的 6 个试验中所作的后面的分析，可能最好地反映了 21% 的跌倒减少率 [64] 的真实治疗效果，确定了更早的同行评审的 Meta 分析，其用一个高质量的跌倒评估来鉴定八个双盲随机对照试验 [53,72]。

最后，需要注意的就是维生素 D 可能作用于跌倒骨折形成的几个要素，包括强度 [73]、平衡性 [74]、下肢功能 [75-76]、跌倒 [77-78]、骨密度 [79-80]、髋骨和非椎体性骨折的风险 [81]，以及入住养老院的风险 [82]。对于大多数的近期试验，173 例急性髋骨骨折患者的双盲随机对照试验中，维生素 D 2000IU/d 的剂量与目前治疗标准量为 800IU/d[45] 相比较，较高剂量的维生素 D 并不比 800IU/d 剂量的维生素 D 能更有效地减少跌倒率，但显著减少了 39% 的再入院率，这关键在于减少了 60% 的与跌倒相关的损伤，主要是指反复性骨折 [45]。

## 结论

老年人预防骨折的重要组成部分是降低跌倒风险，跌倒造成的公共健康影响很明显。在几个随机对照试验中，应用维生素 D 干预可降低跌倒，进而在同样的一些试验中可减少骨折。为了更有效地从不同的干预措施和队列研究中描述跌倒与跌倒骨折风险，跌倒的定义和确诊需要标准化。

## 参考文献

1. Melton LJ 3rd, Crowson CS, O'Fallon WM. 1999. Fracture incidence in Olmsted County, Minnesota: Comparison of urban with rural rates and changes in urban rates over time. *Osteoporos Int* 9(1): 29–37.
2. Cummings SR, Nevitt MC. 1994. Non-skeletal determinants of fractures: The potential importance of the mechanics of falls. Study of Osteoporotic Fractures Research Group. *Osteoporos Int* 4 Suppl 1: 67–70.
3. Cummings SR, Nevitt MC, Browner WS, Stone K, Fox KM, Ensrud KE, et al. 1995. Risk factors for hip fracture in white women. Study of Osteoporotic Fractures Research Group. *N Engl J Med* 332(12): 767–73.
4. Centers for Disease Control and Prevention (CDC). 2006. Fatalities and injuries from falls among older adults—United States, 1993–2003 and 2001–2005. *MMWR Morb Mortal Wkly Rep* 55(45): 1221–4.
5. Schwartz AV, Nevitt MC, Brown BW Jr, Kelsey JL. 2005. Increased falling as a risk factor for fracture among older women: The study of osteoporotic fractures. *Am J Epidemiol* 161(2): 180–5.
6. McClung MR, Geusens P, Miller PD, Zippel H, Bensen WG, Roux C, et al. 2001. Effect of risedronate on the risk of hip fracture in elderly women. Hip Intervention Program Study Group. *N Engl J Med* 344(5): 333–40.
7. Tinetti ME. 1988. Risk factors for falls among elderly persons living in the community. *N Engl J Med* 319: 1701–7.
8. Campbell AJ, Reinken J, Allan BC, Martinez GS. 1981. Falls in old age: A study of frequency and related clinical factors. *Age Ageing* 10(4): 264–70.
9. Tinetti ME, Williams CS. 1998. The effect of falls and fall injuries on functioning in community-dwelling older persons. *J Gerontol A Biol Sci Med Sci* 53(2): M112–9.
10. Tinetti ME, Williams CS. 1997. Falls, injuries due to falls, and the risk of admission to a nursing home. *N Engl J Med* 337(18): 1279–84.
11. Pluijm SM, Smit JH, Tromp EA, Stel VS, Deeg DJ, Bouter LM, et al. 2006. A risk profile for identifying community-dwelling elderly with a high risk of recurrent falling: Results of a 3-year prospective study. *Osteoporos Int* 17(3): 417–25.
12. Economic Policy Committee and the European Commission (DG ECFIN). *European Economy: Special Report No. 1/2006. The Impact of Ageing on Public Expenditure: Projections for the EU-25 Member States on Pensions, Healthcare, Long-Term Care, Education and Unemployment Transfers (2004–50).* Brussels, Belgium: Office for the Official Publications of the European Community.
13. Eberstadt N, Groth, H. 2008. *Europe's Coming Demographic Challenge: Unlocking the Value of Health.* Washington, DC: American Enterprise Institute for Public Policy Research.
14. European Population Committee of the Council of Europe. 2006. *Recent Demographic Developments in Europe 2005.* Strasbourg: Council of Europe Publishing.
15. Eurostat. 2006. *Statistics in Focus: First Demographic Estimates for 2005.* http://epp.eurostat.ec.europa.eu/cache/ITY_OFFPUB/KS-NK-06-001/EN/KS-NK-06-001-EN.PDF.
16. Lee RD. 2007. *Global Population Aging and its Economic Consequences.* Washington, DC: AEI Press.
17. Gullberg B, Johnell O, Kanis JA. 1997. World-wide projections for hip fracture. *Osteoporos Int* 7(5): 407–13.
18. Englander F, Hodson TJ, Terregrossa RA. 1996. Economic dimensions of slip and fall injuries. *J Forensic Sci* 41(5): 733–46.
19. Buchner DM, Hornbrook MC, Kutner NG, Tinetti ME, Ory MG, Mulrow CD, et al. 1993. Development of the common data base for the FICSIT trials. *J Am Geriatr Soc* 41(3): 297–308.
20. Cummings SR, Nevitt MC, Kidd S. 1988. Forgetting falls. The limited accuracy of recall of falls in the elderly. *J Am Geriatr Soc* 36(7): 613–6.
21. Kanis JA, Borgstrom F, De Laet C, Johansson H, Johnell O, Jonsson B, et al. 2005. Assessment of fracture risk. *Osteoporos Int* 16(6): 581–9.
22. Sandhu SK, Nguyen ND, Center JR, Pocock NA, Eisman JA, Nguyen TV. 2010. Prognosis of fracture: Evaluation of predictive accuracy of the FRAX algorithm and Garvan nomogram. *Osteoporos Int* 21(5): 863–71.
23. van den Bergh JP, van Geel TA, Lems WF, Geusens PP. 2010. Assessment of individual fracture risk: FRAX and beyond. *Curr Osteoporos Rep* 8(3): 131–7.
24. Nguyen ND, Frost SA, Center JR, Eisman JA, Nguyen

TV. 2007. Development of a nomogram for individualizing hip fracture risk in men and women. *Osteoporos Int* 17: 17.

25. Nevitt MC, Cummings SR. 1993. Type of fall and risk of hip and wrist fractures: The study of osteoporotic fractures. The Study of Osteoporotic Fractures Research Group. *J Am Geriatr Soc* 41(11): 1226–34.

26. Vellas BJ, Wayne SJ, Romero LJ, Baumgartner RN, Garry PJ. 1997. Fear of falling and restriction of mobility in elderly fallers. *Age Ageing* 26(3): 189–93.

27. Arfken CL, Lach HW, Birge SJ, Miller JP. 1994. The prevalence and correlates of fear of falling in elderly persons living in the community. *Am J Public Health* 84(4): 565–70.

28. Graafmans WC, Ooms ME, Hofstee HM, Bezemer PD, Bouter LM, Lips P. 1996. Falls in the elderly: A prospective study of risk factors and risk profiles. *Am J Epidemiol* 143(11): 1129–36.

29. Arden NK, Nevitt MC, Lane NE, Gore LR, Hochberg MC, Scott JC, et al. 1999. Osteoarthritis and risk of falls, rates of bone loss, and osteoporotic fractures. Study of Osteoporotic Fractures Research Group. *Arthritis Rheum* 42(7): 1378–85.

30. Arden NK, Crozier S, Smith H, Anderson F, Edwards C, Raphael H, et al. 2006. Knee pain, knee osteoarthritis, and the risk of fracture. *Arthritis Rheum* 55(4): 610–5.

31. Dufour AB, Roberts B, Broe KE, Kiel DP, Bouxsein ML, Hannan MT. 2011. The factor-of-risk biomechanical approach predicts hip fracture in men and women: The Framingham Study. *Osteoporos Int* 23(2): 513–2.

32. Tinetti ME, Inouye SK, Gill TM, Doucette JT. 1995. Shared risk factors for falls, incontinence, and functional dependence. Unifying the approach to geriatric syndromes. *JAMA* 273(17): 1348–53.

33. Mowe M, Haug E, Bohmer T. 1999. Low serum calcidiol concentration in older adults with reduced muscular function. *J Am Geriatr Soc* 47(2): 220–6.

34. Bulajic-Kopjar M. 2000. Seasonal variations in incidence of fractures among elderly people. *Inj Prev* 6(1): 16–9.

35. Hemenway D, Colditz GA. 1990. The effect of climate on fractures and deaths due to falls among white women. *Accid Anal Prev* 22(1): 59–65.

36. Ralis ZA. 1981. Epidemic of fractures during period of snow and ice. *Br Med J (Clin Res Ed)* 282(6264): 603–5.

37. Carter SE, Campbell EM, Sanson-Fisher RW, Gillespie WJ. 2000. Accidents in older people living at home: A community-based study assessing prevalence, type, location and injuries. *Aust N Z J Public Health* 24(6): 633–6.

38. Bischoff-Ferrari HA, Orav JE, Barrett JA, Baron JA. 2007. Effect of seasonality and weather on fracture risk in individuals 65 years and older. *Osteoporos Int* 24: 24.

39. Close J, Ellis M, Hooper R, Glucksman E, Jackson S, Swift C. 1999. Prevention of falls in the elderly trial (PROFET): a randomized controlled trial. *Lancet* 353: 93–7.

40. Province MA, Hadley EC, Hornbrook MC, Lipsitz LA, Miller JP, Mulrow CD, et al. 1995. The effects of exercise on falls in elderly patients. A preplanned meta-analysis of the FICSIT Trials. Frailty and Injuries: Cooperative Studies of Intervention Techniques. *JAMA* 273(17): 1341–7.

41. Oliver D, Connelly JB, Victor CR, Shaw FE, Whitehead A, Genc Y, et al. 2007. Strategies to prevent falls and fractures in hospitals and care homes and effect of cognitive impairment: Systematic review and meta-analyses. *BMJ* 334(7584): 82.

42. Wolf SL, Barnhart HX, Kutner NG, McNeely E, Coogler C, Xu T. 1996. Reducing frailty and falls in older persons: An investigation of Tai Chi and computerized balance training. Atlanta FICSIT Group. Frailty and Injuries: Cooperative Studies of Intervention Techniques. *J Am Geriatr Soc* 44(5): 489–97.

43. Trombetti A, Hars M, Herrmann FR, Kressig RW, Ferrari S, Rizzoli R. 2011. Effect of music-based multitask training on gait, balance, and fall risk in elderly people: A randomized controlled trial. *Arch Intern Med* 171(6): 525–33.

44. Campbell AJ, Robertson MC, Gardner MM, Norton RN, Tilyard MW, Buchner DM. Randomised controlled trial of a general practice programme of home based exercise to prevent falls in elderly women. *BMJ* 315(7115): 1065–9.

45. Bischoff-Ferrari HA, Dawson-Hughes B, Platz A, Orav EJ, Stahelin HB, Willett WC, et al. 2010. Effect of high-dosage cholecalciferol and extended physiotherapy on complications after hip fracture: A randomized controlled trial. *Arch Intern Med* 170(9): 813–20.

46. Voukelatos A, Cumming RG, Lord SR, Rissel C. 2007. A randomized, controlled trial of tai chi for the prevention of falls: The Central Sydney tai chi trial. *J Am Geriatr Soc* 2007;55(8): 1185–91.

47. Li F, Harmer P, Fisher KJ, McAuley E, Chaumeton N, Eckstrom E, et al. 2005. Tai Chi and fall reductions in older adults: A randomized controlled trial. *J Gerontol A Biol Sci Med Sci* 60(2): 187–94.

48. Wolf SL, Sattin RW, Kutner M, O'Grady M, Greenspan AI, Gregor RJ. 2003. Intense tai chi exercise training and fall occurrences in older, transitionally frail adults: A randomized, controlled trial. *J Am Geriatr Soc* 51(12): 1693–701.

49. Lee MS, Pittler MH, Shin BC, Ernst E. 2008. Tai chi for osteoporosis: A systematic review. *Osteoporos Int* 19(2): 139–46.

50. Lundin-Olsson L, Nyberg L, Gustafson Y. 1997. "Stops walking when talking" as a predictor of falls in elderly people. *Lancet* 349(9052): 617.

51. de Hoon EW, Allum JH, Carpenter MG, Salis C, Bloem BR, Conzelmann M, et al. 2003. Quantitative assessment of the stops walking while talking test in the elderly. *Arch Phys Med Rehabil* 84(6): 838–42.

52. Harwood RH, Foss AJ, Osborn F, Gregson RM, Zaman A, Masud T. 2005. Falls and health status in elderly women following first eye cataract surgery: A randomised controlled trial. *Br J Ophthalmol* 89(1): 53–9.

53. Bischoff-Ferrari HA, Dawson-Hughes B, Staehelin HB, Orav JE, Stuck AE, Theiler R, et al. 2009. Fall prevention with supplemental and active forms of vitamin D: A meta-analysis of randomised controlled trials. *BMJ* 339(1): 339: b3692.

54. Bischoff-Ferrari HA, Willett WC, Wong JB, Stuck AE, Staehelin HB, Orav EJ, et al. 2009. Prevention of nonvertebral fractures with oral vitamin D and dose dependency: A meta-analysis of randomized controlled trials. *Arch Intern Med* 169(6): 551–61.

55. Schott GD, Wills MR. 1976. Muscle weakness in osteomalacia. *Lancet* 1(7960): 626–9.

56. Endo I, Inoue D, Mitsui T, Umaki Y, Akaike M, Yoshizawa T, et al. 2003. Deletion of vitamin D receptor

gene in mice results in abnormal skeletal muscle development with deregulated expression of myoregulatory transcription factors. *Endocrinology* 144(12): 5138–44.

57. Bischoff-Ferrari HA, Borchers M, Gudat F, Durmuller U, Stahelin HB, Dick W. 2004. Vitamin D receptor expression in human muscle tissue decreases with age. *J Bone Miner Res* 19(2): 265–9.

58. Ceglia L, da Silva Morais M, Park LK, Morris E, Harris SS, Bischoff-Ferrari HA, et al. 2010l. Multi-step immunofluorescent analysis of vitamin D receptor loci and myosin heavy chain isoforms in human skeletal muscle. *J Mol Histol* 41(2–3): 137–42.

59. Bischoff-Ferrari HA, Borchers M, Gudat F, Durmuller U, Stahelin HB, Dick W. Vitamin D receptor expression in human muscle tissue decreases with age. *J Bone Miner Res* 2004;19(2): 265–9.

60. Wang Y, DeLuca HF. Is the vitamin d receptor found in muscle? 2011. *Endocrinology* 152(2): 354–63.

61. Boland R. 1986. Role of vitamin D in skeletal muscle function. *Endocr Rev* 7: 434–47.

62. Sorensen OH, Lund B, Saltin B, Andersen RB, Hjorth L, Melsen F, et al. 1979. Myopathy in bone loss of ageing: Improvement by treatment with 1 alpha-hydroxycholecalciferol and calcium. *Clin Sci (Colch)* 56(2): 157–61.

63. von Haehling S, Morley JE, Anker SD. 2010. An overview of sarcopenia: Facts and numbers on prevalence and clinical impact. *J Cachex Sarcopenia Muscle* 1(2): 129–33.

64. Medicine Io. 2010. Dietary Reference Ranges for Calcium and Vitamin D. http://wwwiomedu/Reports/2010/Dietary-Reference-Intakes-for-Calcium-and-Vitamin-D/Report-Briefaspx.

65. Michael YL, Whitlock EP, Lin JS, Fu R, O'Connor EA, Gold R. 2011. Primary care-relevant interventions to prevent falling in older adults: A systematic evidence review for the U.S. Preventive Services Task Force. *Ann Intern Med* 153(12): 815–25.

66. AGS/BGS. 2010. AGS/BGS Guidelines on Fall Prevention in older Persons. http://wwwamericangeriatricsorg/files/documents/health_care_pros/FallsSummaryGuide.pdf.

67. Dawson-Hughes B, Mithal A, Bonjour JP, Boonen S, Burckhardt P, Fuleihan GE, et al. 2010. IOF position statement: Vitamin D recommendations for older adults. *Osteoporos Int* 21(7): 1151–4.

68. Graafmans WC, Ooms ME, Hofstee HM, Bezemer PD, Bouter LM, Lips P. 1996. Falls in the elderly: A prospective study of risk factors and risk profiles. *Am J Epidemiol* 143(11): 1129–36.

69. Grant AM, Avenell A, Campbell MK, McDonald AM, MacLennan GS, McPherson GC, et al. 2005. Oral vitamin D3 and calcium for secondary prevention of low-trauma fractures in elderly people (Randomised Evaluation of Calcium Or vitamin D, RECORD): A randomised placebo-controlled trial. *Lancet* 365(9471): 1621–8.

70. Trivedi DP, Doll R, Khaw KT. 2003. Effect of four monthly oral vitamin D3 (cholecalciferol) supplementation on fractures and mortality in men and women living in the community: Randomised double blind controlled trial. *BMJ* 326(7387): 469.

71. Latham NK, Anderson CS, Lee A, Bennett DA, Moseley A, Cameron ID. 2003. A randomized, controlled trial of quadriceps resistance exercise and vitamin D in frail older people: The Frailty Interventions Trial in Elderly Subjects (FITNESS). *J Am Geriatr Soc* 51(3): 291–9.

72. Bischoff-Ferrari HA, Willett WC, Orav EJ, Kiel DP, Dawson-Hughes B. 2011. Re: Fall prevention with Vitamin D. Clarifications needed. http://www.bmj.com/content/339/bmj.b3692?tab=responses.

73. Bischoff HA, Stahelin HB, Dick W, Akos R, Knecht M, Salis C, et al. 2003. Effects of vitamin D and calcium supplementation on falls: A randomized controlled trial. *J Bone Miner Res* 18(2): 343–51.

74. Pfeifer M, Begerow B, Minne HW, Abrams C, Nachtigall D, Hansen C. 2000. Effects of a short-term vitamin D and calcium supplementation on body sway and secondary hyperparathyroidism in elderly women. *J Bone Miner Res* 15(6): 1113–8.

75. Bischoff-Ferrari HA, Dietrich T, Orav EJ, Hu FB, Zhang Y, Karlson EW, et al. 2004. Higher 25-hydroxyvitamin D concentrations are associated with better lower–extremity function in both active and inactive persons aged >=60y. *Am J Clin Nutr* 80(3): 752–8.

76. Wicherts IS, van Schoor NM, Boeke AJ, Visser M, Deeg DJ, Smit J, et al. 2007. Vitamin D status predicts physical performance and its decline in older persons. *J Clin Endocrinol Metab* 6: 6.

77. Broe KE, Chen TC, Weinberg J, Bischoff-Ferrari HA, Holick MF, Kiel DP. 2007. A higher dose of vitamin D reduces the risk of falls in nursing home residents: A randomized, multiple-dose study. *J Am Geriatr Soc* 55(2): 234–9.

78. Bischoff-Ferrari HA, Orav EJ, Dawson-Hughes B. 2006. Effect of cholecalciferol plus calcium on falling in ambulatory older men and women: A 3-year randomized controlled trial. *Arch Intern Med* 166(4): 424–30.

79. Dawson-Hughes B, Harris SS, Krall EA, Dallal GE. 1997. Effect of calcium and vitamin D supplementation on bone density in men and women 65 years of age or older. *N Engl J Med* 337(10): 670–6.

80. Bischoff-Ferrari HA, Dietrich T, Orav EJ, Dawson-Hughes B. Positive association between 25-hydroxy vitamin d levels and bone mineral density: A population-based study of younger and older adults. *Am J Med* 116(9): 634–9.

81. Bischoff-Ferrari HA, Willett WC, Wong JB, Giovannucci E, Dietrich T, Dawson-Hughes B. 2005. Fracture prevention with vitamin D supplementation: A meta-analysis of randomized controlled trials. *JAMA* 293(18): 2257–64.

82. Visser M, Deeg DJ, Puts MT, Seidell JC, Lips P. 2006. Low serum concentrations of 25-hydroxyvitamin D in older persons and the risk of nursing home admission. *Am J Clin Nutr* 84(3): 616–22; quiz 71–2.

# 第 46 章
# 运动与骨质疏松症的预防

Clinton T. Rubin · Janet Rubin · Stefan Judex

（谭 新 译 邓伟民 审校）

骨量减少是骨质疏松症形成的一个条件，只有同时超出力学上的骨结构支撑力才成为骨质疏松症。老年人由于肌肉力量[1]和平衡能力减弱[2]，骨丢失的影响更加严重，跌倒、骨折甚至死亡的风险明显增高[3]。运动产生的力学信号能减缓骨丢失速度，同时有助于保护肌肉骨骼系统。力学信号转换成促进骨与其他组织生成的力学生物基础就叫机械应力，代表一种非药物治疗骨质疏松症方法的创立[4]。

运动可以增加骨的数量与质量，而制动、年龄与失用性因素则作用相反[5]。很多横断面研究解释了骨形态对体能极限的敏感性。受到微重力影响的宇航员每个月的髋部骨密度丢失2%[6]，而专业的网球运动员挥球拍的手臂比另一边只简单将球抛向空中的手臂多35%的骨量[7]。参与要求严格活动的各种职业运动员可以获得更多的益处，包括足球运动员、举重者、速度滑冰运动员以及体操运动员等[8-9]。

一些前瞻性试验设计强调功能负荷导致骨量增加。年轻的新兵进行高强度的锻炼，骨密度明显增加[10]，对儿童进行为期 10 个月的高强度训练可明显提高股骨颈的骨密度[11]。然而，大量的纵向运动研究却报道骨量只有小幅上涨[12]。例如，一项对年轻女性进行为期一年的高强度力量训练的研究，结果肌肉力量明显增加但对骨量没有影响[13]。即使运动的目的是为了减缓老年人的骨流失，但有越来越多的证据表明，随着老龄化的进程骨组织对机械刺激的应答逐渐减弱[14]。一般的运动可以有效预防肌肉骨骼系统随着年龄的增长而出现的退化，特别是机械信号，在这之前我们必须对两方面提高认识：一是运动产生的力学环境，另外就是感知并对这些关键的调节信号进行应答的复杂细胞机制[15]。

## 调节骨细胞反应的力学因素

骨骼的负荷和弯曲力矩使骨组织产生应变，在剧烈运动时能达到 0.3%（3000 微应变），这种骨基质形变水平通用于一系列物种[16]。体内骨细胞实际上经受的应变级别是不容易弄清楚的，或许是骨基质经历的数十倍[17]。在机械负荷期间，骨细胞与间质液流一起经历着压力的动态变化[18]。此外，功能负荷能诱发骨髓腔内压力[19]、通过骨小管的剪切力[20]和带电的骨晶体内的动态电场，如骨内液体流动[21]。诸如此类，骨骼的生成与多种多样的力学信号构成的复杂载荷环境是不可分离的[22]，但每一类生物物理因素都可能有不同的靶向组织、细胞和分子活动。

动物实验表明，骨重建对应变量[23]、载荷循环的次数[24]、载荷的分布[25]以及应变率[26]的变化敏感。重要的是，负荷信号必须是动态的（随时间变化），因为静态负荷对骨骼不起作用[27]，但是在机械刺激期间穿插休息时段，合成代谢的潜能增加[28]。当应用类似于肌肉收缩频率范围的高频率时，采用峰值应变以下的任意幅度，即使是极低幅度的应变，均可产生剧烈活动[29]，对骨组织有合成代谢作用[30]，不仅增加骨量，还可提高骨质量和骨强度（图 46.1）。总的来说，这些研究结果强调了成骨锻炼方案的"关键因素"，不能简单地认为是"越大越好"。

生理水平的应变降低骨细胞凋亡，这表明基质形变对这些细胞的生存至关重要[31-32]。可是，太大的应变会引起基质的微损伤，并且加剧毗邻细胞的凋亡[33]。除了基质应变，其他多种因素都可引起细胞适应性应答反应。例如，加速，独立获得直接负荷，促进骨形成[34]，表明细胞可以作为"加速器"应对大规模的动态变化[35]；强调应变信号的不良反应，像剪应力和产生应变的可能性，可能是调节骨生物适应性反应的关键因素。但是这些细胞如何感应这些力学信号呢？

## 骨细胞的力学反应

骨细胞包括骨髓基质细胞、成骨细胞和骨细胞，其对力学信号的敏感性已经得到充分的证实[36]，但是很难指定一个极度敏感细胞。成骨细胞对适应性反应起关键作用，而占成年人骨骼 95% 的骨细胞又证明对于柔韧性至关重要[37]。三维形态的骨细胞合胞体是感知甚至放大生物物理刺激的理想配置[20]，它通过缝隙连接的连接素相互联系[38]。特别是，负荷的去除依赖于骨细胞的活动，负荷调节骨细胞硬骨素的释放，即参与 Wnt 信号通路的细胞产物[39]。当骨细胞缺失时，后肢悬吊的小鼠骨吸收过程被破坏[40]，因为失去负荷的骨细胞释放受体激活核因子 -κB 配体 (RANKL)[41]。骨细胞网络的连通性恶化明显与年龄有关，并且可能导致骨对化学和物理信号的敏感性逐渐丢失[14]。

骨髓基质细胞对机械刺激发生反应，改变增殖和基因表达[42]，并且通过 RANKL 表达的力学调节[43]对破骨细胞的数量和功能也有影响[44]。存在于骨内的其他细胞，如剪应力敏感的内皮细胞在穿透血管时，可能会导致产生一氧化氮的适应性反应[45]，这对骨骼有多方的影响[46]。

骨髓间充质干细胞对机械刺激做出适应性反应的调节作用也在不断研究中，有研究表明运动使骨内的骨髓间充质干细胞偏向于成骨方向分化[47]，而失用性因素增加脂肪细胞的生成[48]。尽管已经证明低量级的机械刺激可以改变骨髓间充质干细胞的命运，使它们向肌肉骨骼系统转化[49]而抑制脂肪的表达[50]。考虑到脂肪和骨组织的相互依存关系[51]，基于运动预防肥胖和骨质疏松症的机制，可能通过调控骨髓间充质干细胞系统而获得，而不是必然的与

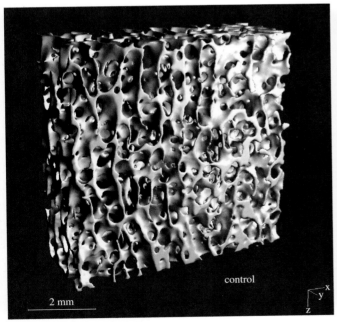
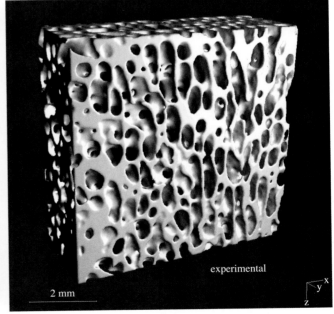

**图 46.1**　成年绵羊（8 周岁）股骨远端 μCT 成像，对照组（左）和实验组（右），实验组动物给予 30 赫兹（每秒周期数）低重力（0.3 g）机械振动，每天 20 分钟，持续 1 年（参考文献 76）。小梁骨的骨密度大幅增加导致骨骼强度增强，获得的组织应力低于引起组织损伤的 3 倍。这些数据表明具体的力学参数可能代表非药物治疗骨质疏松症的基础（参考文献 71）

现有的脂肪细胞或骨细胞相关联[52]。

## 力学信号向细胞反应的转换

在剧烈活动中当骨应变达到 3000 微应变，实现了细胞水平的分解[16]，这种形变近似于埃级，需要一个极其敏感的受体系统。此外，细胞机械刺激敏感性受体必须与外部接触，通过细胞膜及其附着物到达基底，或机械刺激感受器必须能够感受到负荷产生的物质，如顶端膜上的流体剪切力。在感觉器官就有通道的例子，譬如通过机械刺激感受器的鬃毛[53]或者紧张波来调节[54]，但在体内的非感官组织诱导细胞内信号转导的统一模型尚不存在。然而，细胞有几个构成可以担当机械刺激感受器的角色，将物理刺激转导到细胞内部反应。

由膜应变/拉伸[55]或甲状旁腺激素刺激[56]引起的成骨细胞离子通道活动一直与骨细胞的激活相关。膜片钳技术证明至少有三类机械刺激敏感的离子通道[57]。对四肢骨的研究中，阻碍某些对拉伸/应力敏感的阳离子通道的氯化钆，阻碍了前列环素和一氧化氮等负荷相关因子表达的增加[58]。

膜变形、通过膜的剪切力以及瞬间压力被传递到细胞骨架，最终到达位于细胞的细胞-基质黏附蛋白上[59]。跨膜整合素需与细胞结合到达细胞外环境，它和大量的黏附蛋白都是潜在的分子水平的机械刺激转换器。细胞的微丝和微管网络连接黏附受体结构对细胞核发挥作用，感知小形变并直接传递至细胞核[60]。应变对骨髓间充质干细胞作用诱导桥粒聚集，从而增强刺激生成的信号[61]。

细胞骨架对力的适应性更是巧妙地可以用信号来区分，这些信号出现于组成细胞膜的液体脂质的液态有序和无序的不同阶段[62]。排列有序的脂质群作为机械刺激传感器：在内皮细胞，剪切应力引起的信号分子促使细胞小窝脂质群改变位置，如果这些小窝是分散的，邻近和下游的机械信号则都会废除，其中包括 MAPK 激活的信号[63]。在骨细胞内，许多对机械刺激应答的由外向内的信号系统隐藏在脂质群内。由于机械信号对细胞呈递的多样性，很可能不是一个单一的机械刺激感受器或受体机制来感受和对力学环境做出响应（图 46.2）。至少多个机械刺激感受器可能从微环境中将机械和化学信息相互整合并互相影响。对机械因素的末梢反应类似于与配体受体配对并导致基因表达的变化，机械刺激

的传导与细胞内信号级联反应类似，最终必须停止。已证明机械力能激活每一种类型的信号转导，包括 β-连环蛋白[64]、mTORC2[65]、cAMP[66]、IP3 和细胞内钙[42,67]、鸟嘌呤调节蛋白[68]，还有 MAPK[69] 等[70]。考虑到机械刺激对合成代谢和分解代谢细胞活动调节的关键作用，对它干预这么多的信号通路也就不足为奇了。

## 力学信号向临床转化

越来越多的临床证据表明，机械信号对骨有合成作用[30]，即使是极低幅度的机械信号，尤其对年轻人而言特别明显。在第 1 项研究中，已将这些低水平信号改善骨组织的能力研究成低强度振动来使用，并用于对伤残儿童的检查[71]。孩子们随机站在一个自主振动（0.3g，90Hz）或安慰装置上，10 分钟/天。经过 6 个月的试验，在活动设备上的儿童，胫骨近端骨小梁体积骨密度增加了 6.3%，安慰设备上的儿童下降了 11.9%（P＜0.01）。第 2 项研究是 12 个月，对象是 48 位年轻女性，她们的骨密度极低并且至少一个部位有骨折史[72]。随机分配受试者，一组每天给予低幅度全身振动（10 分钟/天，30 Hz，0.3g），另一组空白对照。意向数据表明，与对照组相比，试验组腰椎骨松质和股骨干骨皮质分别增加了 2.0%（P=0.06）和 2.3%（P=0.04）。重要的是，试验组棘突旁的肌肉组织横截面积比对照组增加 4.9%（P=0.002）。记录分析表明，使用该设备每天至少两分钟，将获得更强大的肌肉骨骼。这些低强度的机械信号也被证明对有助于维持因慢性病卧床的患者的姿势稳定[73]、增加伤残儿童的骨质量和上肢肌肉力量，从而提高他们的自主性[74]。

## 总结

不同个体之间骨的结构和材料属性都不同，还有对机械负荷的敏感性有其特殊的基因特征，这可能有助于解释在运动试验中的变异性[75]。然而，在动物和人类的证据表明，一般意义上的运动特别是机械信号，对肌肉骨骼系统而言都是合成代谢和抵抗分解代谢的作用，并提高骨的数量和质量。运动引起的力学环境很复杂，但对促进骨合成代谢的作用至关重要，确定这些参数，仍然是一个挑战，但最终可能代表一种非药物控制肌肉骨骼健康的策略

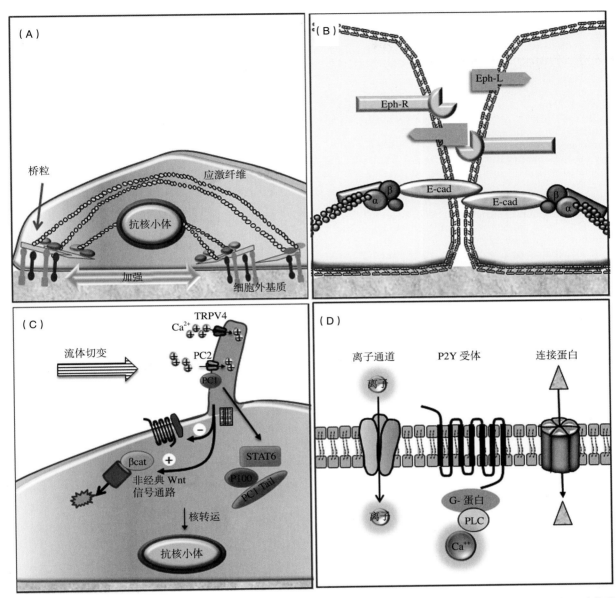

图 46.2 （也见彩图）骨骼负荷产生骨基质的变形和组织系统的加速／减速，导致应变穿过细胞、骨髓腔内压力和矿化的皮质。功能性负荷可以引起骨小管内的剪切力，伴随的大量液体流动可以引起细胞移动以及带电骨晶体之间相互作用产生的流体电位。这些物理信号的一些聚合物使细胞变形，并且与细胞形态通过膜基质或膜细胞核结构或膜自身的变形相互作用，调节细胞的转录活动。几个备选的力学转换系统已经阐明。（A）细胞骨架通过整合素在膜位置感受负荷，整合素通过桥粒和纤维状肌动蛋白应激纤维传递信号。（B）与细胞骨架相连的钙黏素，是由外向内的传递信号编辑器。肝导蛋白例证表明细胞间信号系统由细胞膜成分的运动来控制。（C）初级纤毛可以感觉流动、压力和应变，通过 PC1 和 TRPV4 激活离子流，它们可以激活 Stat 信号。纤毛也调节 Wnt 信号通路，通过非经典的对抗导致 β- 连环蛋白信号通路退化。（D）离子通道、嘌呤受体和连接蛋白等跨膜蛋白可以通过剪切应变来调节（Modified from Thompson WR, Rubin CT, Rubin J. 2012. Mechanical regulation of signaling pathways in bone. *Gene* 503 (2): 179–93.）

基础。靶向骨药物干预已成为抑制骨质疏松症的有效手段，而许多不同形式的锻炼促使肌肉骨骼系统能自行靶向、内生和自动调节，在骨量和骨结构上引起特有的积极适应。物理信号已经出现了 5.25 亿年，以优化骨架结构来承受置于其身上的负荷，可能与治疗骨质疏松症的药物一样有效。

# 参考文献

1. Rosenberg IH. 1997. Sarcopenia: Origins and clinical relevance. *J Nutr* 127: 990S–991S.
2. Melzer I, Benjuya N, Kaplanski J. 2004. Postural stability in the elderly: A comparison between fallers and non-fallers. *Age and Ageing* 33: 602–607.
3. Spaniolas K, Cheng JD, Gestring ML, Sangosanya A, Stassen NA, Bankey PE. 2010. Ground level falls are associated with significant mortality in elderly patients. *J Trauma* 69: 821–825.
4. Rubin J, Rubin C, Jacobs CR. 2006. Molecular pathways mediating mechanical signaling in bone. *Gene* 367: 1–16.
5. Frost HM. 1987. Bone "mass" and the "mechanostat": A proposal. *Anat Rec* 219: 1–9.
6. Lang T, LeBlanc A, Evans H, Lu Y, Genant H, Yu A. 2004. Cortical and trabecular bone mineral loss from the spine and hip in long-duration spaceflight. *J Bone Miner Res* 19: 1006–1012.
7. Jones HH, Priest JD, Hayes WC, Tichenor CC, Nagel DA. 1977. Humeral hypertrophy in response to exercise. *J Bone Joint Surg Am* 59: 204–208.
8. Heinonen A, Oja P, Kannus P, Sievanen H, Haapasalo H, Manttari A, Vuori I. 1995. Bone mineral density in female athletes representing sports with different loading characteristics of the skeleton. *Bone* 17: 197–203.
9. Snow-Harter C, Whalen R, Myburgh K, Arnaud S, Marcus R. 1992. Bone mineral density, muscle strength, and recreational exercise in men. *J Bone Miner Res* 7: 1291–1296.
10. Leichter I, Simkin A, Margulies JY, Bivas A, Steinberg R, Giladi M, Milgrom C. 1989. Gain in mass density of bone following strenuous physical activity. *J Orthop Res* 7: 86–90.
11. McKay HA, MacLean L, Petit M, MacKelvie-O'Brien K, Janssen P, Beck T, Khan KM. 2005. "Bounce at the Bell": A novel program of short bouts of exercise improves proximal femur bone mass in early pubertal children. *Br J Sports Med* 39: 521–526.
12. Colberg SR, Sigal RJ, Fernhall B, Regensteiner JG, Blissmer BJ, Rubin RR, Chasan-Taber L, Albright AL, Braun B. 2010. Exercise and type 2 diabetes: The American College of Sports Medicine and the American Diabetes Association: Joint position statement executive summary. *Diabetes Care* 33: 2692–2696.
13. Heinonen A, Sievanen H, Kannus P, Oja P, Vuori I. 1996. Effects of unilateral strength training and detraining on bone mineral mass and estimated mechanical characteristics of the upper limb bones in young women. *J Bone Miner Res* 11: 490–501.
14. Rubin CT, Bain SD, McLeod KJ. 1992. Suppression of the osteogenic response in the aging skeleton. *Calcif Tissue Int* 50: 306–313.
15. Ozcivici E, Luu YK, Adler B, Qin YX, Rubin J, Judex S, Rubin CT. 2010. Mechanical signals as anabolic agents in bone. *Nat Rev Rheumatol* 6: 50–59.
16. Rubin CT, Lanyon LE. 1984. Dynamic strain similarity in vertebrates; an alternative to allometric limb bone scaling. *J Theor Biol* 107: 321–327.
17. Nicolella DP, Moravits DE, Gale AM, Bonewald LF, Lankford J. 2006. Osteocyte lacunae tissue strain in cortical bone. *J Biomech* 39(9): 1735–1743.
18. Piekarski K, Munro M. 1977. Transport mechanism operating between blood supply and osteocytes in long bones. *Nature* 269: 80–82.
19. Qin YX, Kaplan T, Saldanha A, Rubin C. 2003. Fluid pressure gradients, arising from oscillations in intramedullary pressure, is correlated with the formation of bone and inhibition of intracortical porosity. *J Biomech* 36: 1427–1437.
20. Han Y, Cowin SC, Schaffler MB, Weinbaum S. 2004. Mechanotransduction and strain amplification in osteocyte cell processes. *Proc Natl Acad Sci U S A* 101: 16689–16694.
21. Pollack SR, Salzstein R, Pienkowski D. 1984. The electric double layer in bone and its influence on stress-generated potentials. *Calcif Tissue Int* 36 Suppl 1: S77–S81.
22. Gross TS, McLeod KJ, Rubin CT. 1992. Characterizing bone strain distributions in vivo using three triple rosette strain gages. *J Biomech* 25: 1081–1087.
23. Rubin CT, Lanyon LE. 1985. Regulation of bone mass by mechanical strain magnitude. *Calcif Tissue Int* 37: 411–417.
24. Rubin CT, Lanyon LE. 1984. Regulation of bone formation by applied dynamic loads. *J Bone Joint Surg Am* 66: 397–402.
25. Lanyon LE, Goodship AE, Pye CJ, MacFie JH. 1982. Mechanically adaptive bone remodelling. *J Biomech* 15: 141–154.
26. O'Connor JA, Lanyon LE, MacFie H. 1982. The influence of strain rate on adaptive bone remodelling. *J Biomech* 15: 767–781.
27. Lanyon LE, Rubin CT. 1984. Static vs dynamic loads as an influence on bone remodelling. *J Biomech* 17: 897–905.
28. Srinivasan S, Weimer DA, Agans SC, Bain SD, Gross TS. 2002. Low-magnitude mechanical loading becomes osteogenic when rest is inserted between each load cycle. *J Bone Miner Res* 17: 1613–1620.
29. Huang RP, Rubin CT, McLeod KJ. 1999. Changes in postural muscle dynamics as a function of age. *J Gerontol A Biol Sci Med Sci* 54: B352–B357.
30. Rubin C, Turner AS, Bain S, Mallinckrodt C, McLeod K. 2001. Anabolism: Low mechanical signals strengthen long bones. *Nature* 412: 603–604.
31. Noble BS, Peet N, Stevens HY, Brabbs A, Mosley JR, Reilly GC, Reeve J, Skerry TM, Lanyon LE. 2003. Mechanical loading: Biphasic osteocyte survival and targeting of osteoclasts for bone destruction in rat cortical bone. *Am J Physiol Cell Physiol* 284: C934–C943.
32. Gross TS, Akeno N, Clemens TL, Komarova S, Srinivasan S, Weimer D A, Mayorov S. 2001. Selected contribution: Osteocytes upregulate HIF-1alpha in response to acute disuse and oxygen deprivation. *J Appl Physiol* 90: 2514–2519.
33. Verborgt O, Gibson GJ, Schaffler MB. 2000. Loss of osteocyte integrity in association with microdamage and bone remodeling after fatigue in vivo. *J Bone Miner Res* 15: 60–67.
34. Garman R, Gaudette G, Donahue LR, Rubin C, Judex S. 2007. Low-level accelerations applied in the absence of weight bearing can enhance trabecular bone formation. *J Orthop Res* 25: 732–740.
35. Hwang SJ, Lublinsky S, Seo YK, Kim IS, Judex S. 2009. Extremely small-magnitude accelerations enhance bone regeneration: A preliminary study. *Clin Orthop Relat Res* 467: 1083–1091.
36. Rubin J, Rubin C, Jacobs CR. 2005. Molecular pathways mediating mechanical signaling in bone. *Gene* 367: 1–16.

37. Cowin SC, Weinbaum S. 1998. Strain amplification in the bone mechanosensory system. *Am J Med Sci* 316: 184–188.

38. Yellowley CE, Li Z, Zhou Z, Jacobs CR, Donahue HJ. 2000. Functional gap junctions between osteocytic and osteoblastic cells. *J Bone Miner Res* 15: 209–217.

39. Gaudio A, Pennisi P, Bratengeier C, Torrisi V, Lindner B, Mangiafico RA, Pulvirenti I, Hawa G, Tringali G, Fiore CE. 2010. Increased sclerostin serum levels associated with bone formation and resorption markers in patients with immobilization-induced bone loss. *J Clin Endocrinol Metab.* 95: 2248–2253.

40. Tatsumi S, Ishii K, Amizuka N, Li MQ, Kobayashi T, Kohno K, Ito M, Takeshita S, Ikeda K. 2007. Targeted ablation of osteocytes induces osteoporosis with defective mechanotransduction. *Cell Metab* 5: 464–475.

41. Cui S, Xiong F, Hong Y, Jung JU, Li XS, Liu JZ, Yan RQ, Mei L, Feng X, Xiong WC. 2011. APPswe/A beta regulation of osteoclast activation and RAGE expression in an age-dependent manner. *J Bone Miner Res* 26: 1084–1098.

42. Li YJ, Batra NN, You L, Meier SC, Coe IA, Yellowley CE, Jacobs CR. 2004. Oscillatory fluid flow affects human marrow stromal cell proliferation and differentiation. *J Orthop Res* 22: 1283–1289.

43. Rubin J, Fan X, Biskobing DM, Taylor WR, Rubin CT. 1999. Osteoclastogenesis is repressed by mechanical strain in an in vitro model. *J Orthop Res* 17: 639–645.

44. Wiltink A, Nijweide PJ, Scheenen WJ, Ypey DL, Van Duijn B. 1995. Cell membrane stretch in osteoclasts triggers a self-reinforcing Ca2+ entry pathway. *Pflugers Arch* 429: 663–671.

45. Davis, ME, Cai H, Drummond GR, Harrison DG. 2001. Shear stress regulates endothelial nitric oxide synthase expression through c-Src by divergent signaling pathways. *Circ Res* 89: 1073–1080.

46. Fan X, Roy E, Zhu L, Murphy TC, Ackert-Bicknell C, Hart CM, Rosen C, Nanes MS, Rubin J. 2004. Nitric oxide regulates receptor activator of nuclear factor-kappaB ligand and osteoprotegerin expression in bone marrow stromal cells. *Endocrinology* 145: 751–759.

47. David V, Martin A, Lafage-Proust MH, Malaval L, Peyroche S, Jones DB, Vico L, Guignandon A. 2007. Mechanical loading down-regulates peroxisome proliferator-activated receptor gamma in bone marrow stromal cells and favors osteoblastogenesis at the expense of adipogenesis. *Endocrinology* 148: 2553–2562.

48. Zayzafoon M, Gathings WE, McDonald JM. 2004. Modeled microgravity inhibits osteogenic differentiation of human mesenchymal stem cells and increases adipogenesis. *Endocrinology* 145: 2421–2432.

49. Xie L, Rubin C, Judex S. 2008. Enhancement of the adolescent murine musculoskeletal system using low-level mechanical vibrations. *J Appl Physiol* 104: 1056–1062.

50. Rubin CT, Capilla E, Luu YK, Busa B, Crawford H, Nolan DJ, Mittal V, Rosen CJ, Pessin J E., Judex S. 2007. Adipogenesis is inhibited by brief, daily exposure to high-frequency, extremely low-magnitude mechanical signals. *Proc Natl Acad Sci U S A* 104: 17879–17884.

51. Rosen CJ, Bouxsein M L. 2006. Mechanisms of disease: is osteoporosis the obesity of bone? *Nat Clin Pract Rheumatol* 2: 35–43.

52. Ozcivici E, Luu YK, Rubin CT, Judex S. 2010. Low-level vibrations retain bone marrow's osteogenic potential and augment recovery of trabecular bone during reambulation. *PLoS ONE* 5: e11178.

53. Sukharev S, Corey DP. 2004. Mechanosensitive channels: Multiplicity of families and gating paradigms. *Sci STKE* 2004: re4–

54. Morris CE. 1990. Mechanosensitive ion channels. *J Membr Biol* 113: 93–107.

55. Duncan RL, Hruska KA, Misler S. 1992. Parathyroid hormone activation of stretch-activated cation channels in osteosarcoma cells (UMR-106.01). *FEBS Lett* 307: 219–223.

56. Ferrier J, Ward A, Kanehisa J, Heersche JN. 1986. Electrophysiological responses of osteoclasts to hormones. *J Cell Physiol* 128: 23–26.

57. Davidson RM, Tatakis DW, Auerbach AL. 1990. Multiple forms of mechanosensitive ion channels in osteoblast-like cells. *Pflugers Arch* 416: 646–651.

58. Rawlinson SC, Pitsillides AA, Lanyon LE. 1996. Involvement of different ion channels in osteoblasts' and osteocytes' early responses to mechanical strain. *Bone* 19: 609–614.

59. Katsumi A, Orr AW, Tzima E, Schwartz MA. 2004. Integrins in mechanotransduction. *J Biol Chem* 279: 12001–12004.

60. Ingber DE. 2005. Mechanical control of tissue growth: Function follows form. *Proc Natl Acad Sci U S A* 102: 11571–11572.

61. Sen B, Guilluy C, Xie Z, Case N, Syner M, Thomas J, Oguz I, Rubin CT, Burridge K, Rubin J. 2011. Mechanically induced focal adhesion assembly amplifies anti-adipogenic pathways in mesenchymal stem cells. *Stem Cells* 29(11): 1829–1836

62. Simons K, Toomre D. 2000. Lipid rafts and signal transduction. *Nat Rev Mol Cell Biol* 1: 31–39.

63. Rizzo V, Sung A, Oh P, Schnitzer JE. 1998. Rapid mechanotransduction in situ at the luminal cell surface of vascular endothelium and its caveolae. *J Biol Chem* 273: 26323–26329.

64. Armstrong VJ, Muzylak M, Sunters A, Zaman G, Saxon LK, Price JS, Lanyon LE. 2007. Wnt/beta-catenin signaling is a component of osteoblastic bone cell early responses to load-bearing and requires estrogen receptor alpha. *J Biol Chem* 282: 20715–20727.

65. Case N, Sen B, Thomas JA, Styner M, Xie Z, Jacobs CR, Rubin J. 2011. Steady and oscillatory fluid flows produce a similar osteogenic phenotype. *Calcif Tissue Int* 88: 189–197.

66. Lavandero S, Cartagena G, Guarda E, Corbalan R, Godoy I, Sapag-Hagar M, Jalil JE. 1993. Changes in cyclic AMP dependent protein kinase and active stiffness in the rat volume overload model of heart hypertrophy. *Cardiovasc Res* 27: 1634–1638.

67. Dassouli A, Sulpice JC, Roux S, Crozatier B. 1993. Stretch-induced inositol trisphosphate and tetrakisphosphate production in rat cardiomyocytes. *J Mol Cell Cardiol* 25: 973–982.

68. Gudi S, Huvar I, White CR, McKnight NL, Dusserre N, Boss GR, Frangos JA. 2003. Rapid activation of Ras by fluid flow is mediated by Galpha(q) and Gbeta-gamma subunits of heterotrimeric G proteins in human endothelial cells. *Arterioscler Thromb Vasc Biol* 23: 994–1000.

69. Rubin J, Murphy TC, Fan X, Goldschmidt M, Taylor WR. 2002. Activation of extracellular signal-regulated kinase is involved in mechanical strain inhibition of RANKL expression in bone stromal cells. *J Bone Miner*

*Res* 17: 1452–1460.

70. Judex S, Zhong N, Squire ME, Ye K, Donahue LR, Hadjiargyrou M, Rubin CT. 2005. Mechanical modulation of molecular signals which regulate anabolic and catabolic activity in bone tissue. *J Cell Biochem* 94: 982–994.

71. Ward K, Alsop C, Caulton J, Rubin C, Adams J, Mughal Z. 2004. Low magnitude mechanical loading is osteogenic in children with disabling conditions. *J Bone Miner Res* 19: 360–369.

72. Gilsanz V, Wren TA, Sanchez M, Dorey F, Judex S, Rubin C. 2006. Low-level, high-frequency mechanical signals enhance musculoskeletal development of young women with low BMD. *J Bone Miner Res* 21: 1464–1474.

73. Muir J W, Judex S, Qin YX, Rubin C. 2011. Postural instability caused by extended bed rest is alleviated by brief daily exposure to low magnitude mechanical signals. *Gait Posture* 33: 429–435.

74. Reyes M L, Hernandez M, Holmgren LJ, Sanhueza E, Escobar RG. 2011. High-frequency, low-intensity vibrations increase bone mass and muscle strength in upper limbs, improving autonomy in disabled children. *J Bone Miner Res* 26: 1759–1766.

75. Judex S, Donahue LR, Rubin CT. 2002. Genetic predisposition to osteoporosis is paralleled by an enhanced sensitivity to signals anabolic to the skeleton. *FASEB J* 16(10): 1280–1282:

76. Rubin C, Turner AS, Muller R, Mittra E, McLeod K, Lin W, Qin YX. 2002. Quantity and quality of trabecular bone in the femur are enhanced by a strongly anabolic, noninvasive mechanical intervention. *J Bone Miner Res* 17: 349–357.

# 第 47 章
# 钙和维生素 D

Bess Dawson-Hughes

（姜冰洁 译　邓伟民 审校）

钙是骨重建与骨形成阶段的必需物质。成人每天大约有 5nmol（200mg）钙从骨骼中释放出来并被替换。因为钙不能被有效地吸收，所以为了提供人体生理需求的钙量，每天需要摄取大约 600mg 的钙。钙通过影响骨重建率影响骨质。如果钙摄入不足，将会导致吸收减少，进而导致循环中离子钙浓度降低和甲状旁腺激素（PTH）分泌增加，而 PTH 能强有力地促进钙的再吸收。高的骨重建率导致骨质流失，也是发生骨折的一个独立危险因素。比较可靠的高水平膳食钙通常是每天 1000mg 或者更多，对于老年男性和老年女性，骨骼的重塑率大约降低 10%～20%，并且降低的程度与摄入钙的剂量似乎相关 [1]。重塑率的减少可以增加骨密度，并且发生在用钙治疗的第一个 12～18 个月。

对于成年的男性和女性来说，随着年龄的增长钙的有效吸收率降低。这有可能与肠道维生素 D 受体的丢失或者作用于 1,25- 二羟基维生素 D 的受体受到阻滞有关。

维生素 D 从膳食中摄取，在皮肤中合成，而皮肤合成依赖于紫外线 B 射线的照射。维生素 D 水平最好的临床指标是血清 25- 羟基维生素 D 水平。使用防晒剂和皮肤色素的人群体内血清 25- 羟基维生素 D 处于低水平状态。季节也是维生素 D 水平的一个重要决定性因素。在许多温带地区，冬天皮肤不能够合成维生素 D。因此，在冬天和早春，体内 25-羟基维生素 D 水平降低。血清甲状旁腺激素的水平变化与血清 25- 羟基维生素 D 水平变化呈相反关系。这些循环性改变不是良性的。在冬天和春天，当 25-羟基维生素 D 水平低和甲状旁腺激素水平高时，骨质流失比在夏天和秋天 25- 羟基维生素 D 水平高和甲状旁腺激素水平低时更多。

血清 25- 羟基维生素 D 的水平随年龄增长而降低有几个原因。随着年龄的增长，皮肤不能有效地合成维生素 D，因为在皮肤表层中维生素 D 的前体 7- 脱氢胆固醇的数量呈年龄相关性的减少 [2]。而且，老年人户外活动时间减少。肠道维生素 D 的吸收似乎并未随着年龄的增长而降低 [3]。

## 对骨密度的影响

钙和维生素 D 支持儿童和青少年的骨骼生长，降低成年人和老年人的骨质流失率。钙和骨量的关系似乎影响维生素 D 的水平。国家健康和营养评估调查 III 显示，年龄 20 岁及以上的男性和女性，当 25- 羟基维生素 D 水平低于 50nmol/L（20ng/ml）时，高钙摄入量伴随着更高的股骨颈骨密度，而不是更高的 25- 羟基维生素 D 水平 [4]。一项包含 15 个试验的 Meta 分析发现，成年人单独补充钙能够引起骨密度平均百分比正性的改变，在正常基线基础上腰椎骨密度增长了 1.7%，髋骨增长了 1.6%，桡骨远端增长了 1.9%[5]。在一项试验中，比较了食物来源的钙（奶粉）和其他补充来源的钙对老年绝经后女性骨密度改变的影响，发现结果相似[6]。

国家健康和营养评估调查 Ⅲ 显示，在年轻和年长的成年男性和女性中，高的血清 25 羟基维生素 D 水平伴随着高的髋骨骨密度。这种关联性贯穿在 25 羟基维生素 D 整个范围值的各个阶段。维生素 D 的补充也能够减少老年人的骨质流失率[7]。为了保持低的转换率和更高的骨量，而高骨量是通过增加钙和维生素 D 的摄入量产生的，必须保持钙和维生素 D 的高摄入量。

## 对肌力、平衡和跌倒的影响

国家健康和营养评估调查 Ⅲ 显示，对 60 岁及以上女性，高水平的 25- 羟基维生素 D 能够改善她们的下肢功能（快速行走和快速坐下起立）[8]。同样，1234 名居住在荷兰的老年男性和女性，他们体内 25 羟基维生素 D 的浓度低于 50nmol/L（20ng/ml），伴随有身体活动能力的降低[9]。维生素 D 干预研究的结果有更多的可变量。Stockton 及其同事对 17 个试验进行了 Meta 分析发现，除了起始处于低血清 25- 羟基维生素 D 水平的受试者［＜25nmol/L（10ng/ml）］外，补充的维生素 D 对下肢肌肉强度没有明显影响[10]。维生素 D 影响肌肉性能和强度的机制还不确定，但是可能涉及已知的存在于肌肉中的核维生素 D 受体。以最近卒中的老年女性为研究对象，每天补充 1000IU 的维生素 D2，2 年为一个疗程，然后与服用安慰剂的人相比较，快速抽动 Ⅱ 型的肌肉纤维的直径有明显增加[11]。

老年人的维生素 D 水平可能与身体平衡有关。摇摆是测量平衡的一个方法，主要是针对站立在测力板上的参量进行评估，如测量前后和内外侧方向的最大位移，位移的平均速度和其他的参量[12]。对于 60 岁及以上的老年人，内外侧晃动的振幅是每年一次甚至更多次跌倒的强烈预测因素[13]。在两个独立的随机对照试验中，每天补充 800IU 的维生素 D3 加 1000mg 的钙与单独补充钙比较，减少了 28% 的摇摆，时间是 2 ~ 12 个月[14-15]。维生素 D 影响平衡的机制仍不能确定。

几个研究机构推荐维生素 D 能够降低跌倒的风险[16-18]。对 8 个维生素 D 干预的随机安慰对照试验的一个 Meta 分析显示，补充的结果是剂量依赖。高

剂量的试验（700 ~ 1000IU/d）显示风险降低，反之低剂量的试验不能降低风险[19]。在高剂量的试验中，跌倒风险平均降低 19%，重新评估后可能是 34%[20]。每天 2000IU 的高剂量与每天 800IU 对比显示，在老年人急性髋骨骨折的风险并没有减少[21]，预示着对于这种情况每天 800IU 是足够的。血清 25- 羟基维生素 D 水平至少要达到 60nmol/L（24ng/ml）才认为能够降低跌倒的风险[19]。维生素 D 对跌倒的影响似乎被它对肌肉强度和平衡的影响中和了。

## 对骨折发生率的影响

有几个小型研究测定了补充钙对骨折率的影响。对这些研究的 Shea Meta 分析发现，与安慰组对比，单独补充钙趋向于降低椎骨骨折风险［RR 0.77（CI 0.54 ~ 1.09）］，但不能降低非椎骨骨折［RR 0.86（CI 0.43 ~ 1.72）］。这一分析的研究范围从 18 个月到 4 年。最近的一个 Meta 分析也得到了相似的结论，即趋向于适度减少非椎骨骨折的风险［RR 0.92（95%CI：0.81 ~ 1.05）］，而对髋骨骨折的风险［RR 1.64（95%CI：1.02 ~ 2.64）］没有明显影响[22]。

几个随机对照试验测试补充维生素 D 对骨折发生率的影响，得出了不同的结果。最近对这些试验的一项 Meta 分析显示，对补充量的反应是剂量依赖性反应。每天补充剂量大于 400IU 的试验对非椎骨性骨折［RR 0.80（0.72 ~ 0.89）］和髋骨骨折［RR 0.82（0.69 ~ 0.97）］是有效的，而每天补充剂量少于 400IU 的试验则是无效的[23]。钙补充剂量是给药剂量和依从性百分比共同影响的结果。在大部分这些试验中能测量出血清 25- 羟基维生素 D 的水平，并且在这些试验中，一组近似于 75nmol/L（30ng/ml）的平均值能够降低髋骨骨折的风险[23]。骨折风险降低可能是维生素 D 对肌肉、平衡、跌倒的风险和骨骼代谢影响的结果。在许多高剂量的维生素 D 试验中，钙和维生素 D 同时补充，基于这一点和其他一些证据，同时补充钙和维生素 D 是合理的。几个其他的 Meta 分析得到不同的结论，至少部分是因为形成不同的特殊性问题和对研究内参物采用不同的选择标准[24-25]。

## 在药物疗法中的作用

最近试验研究福善美对骨重吸收的抑制作用，

在利塞膦酸钠、雷洛昔芬、降钙素和合成药物 PTH 1-34 抗骨折疗效的随机对照试验中，对照组和干预组都给予钙和维生素 D。在维生素 D 和钙充分供应的患者中能够明确这些药物的作用，并且推断出，这些药物中的任何一种药物与维生素 D 和钙联合用药的功效都超出单独与钙或者维生素 D 联合用药，然而不能推断出对钙和维生素 D 缺乏的患者，这些药物还有同样的疗效。

## 摄入量的要求

世界各地推荐的钙摄入量有着极大的差别。美国国家科学院医学研究所推荐的钙摄入量应用最为广泛，推荐钙的摄入量是 1 ~ 3 岁，500mg/d；9 ~ 18 岁，1100mg/d；19 ~ 50 岁，800mg/d；51 ~ 70 岁，女性 1000mg/d，男性 800mg/d；70 岁以上，1000mg/d[26]。低钙的摄入量可能适合较少盐和蛋白质摄入量的人群，这两种饮食能够促进尿液中钙的排泄。

在美国女性中，不到 1/4 的人能通过饮食满足体内钙的需求；当从补充品和食物来源中获得钙时，能满足大约一半的美国女性要求[26]。与女性相比，男性从食物中摄取的钙稍高，而从补充途径获得的钙稍低，基于这种结果，再结合钙的来源，能满足大约一半美国男性的钙需求[26]。碳酸钙是最常用的补充品，其中的钙与饭同服时能更好地被吸收[27-28]。补充剂量达到 500mg 比更高的剂量更能被有效地吸收[29]。因此，每天要求的补充剂量大于 500mg 的人必须分服。

美国医学研究所推荐的维生素 D 摄取量是：无论男女，年龄在 1 ~ 70 岁，1.5μg（600IU）/d；70 岁以上，2μg（800IU）/d[26]。对于老年人，这些建议是基于骨矿物质密度和骨折风险。医学研究所推断，40nmol/L 的 25 羟基维生素 D 水平与预期平均性质的需求一致，平均需求反映人群所需水平的中间值——它满足大约一半人口的需求[26]。医学研究所推荐，50nmol/L 能满足 97.5% 人口的需求[26]。在特定的社区，关于目标人群的 25 羟基维生素 D 的平均水平是否必须是 40、50、75nmol/L 或其他值缺乏共识。几个组织推荐的目标值是 75nmol/L[16-18]。

每天摄取 800IU 的维生素 D 不足以让一半以上老年人的 25 羟基维生素 D 水平达到 75nmol/L（30ng/ml）。对 25 羟基维生素 D 低水平中度危险的老年女性和男性需要每日摄取 20 ~ 25μg（800 ~ 1000IU）才

能维持血清 25- 羟基维生素 D 浓度达到 75nmol/L（30ng/ml）。对处于低血清 25- 羟基维生素 D 水平增加风险的人群，如那些受限、定期皮肤产生维生素 D 的人（与黑色皮肤、很少时间外出、防晒霜、防护衣、高纬度有关）、肥胖症、吸收障碍和限制维生素 D 吸收或者改变维生素 D 新陈代谢的其他条件，需要大于 800 ~ 1000IU 才能维持 75nmol/L（30ng/ml）的 25- 羟基维生素 D 水平。补充品中 25- 羟基维生素 D 的增加与体内的起始水平呈负相关。以低水平开始，1μg（40IU）的维生素 D 将增加 1.2nmol/L（0.48ng/ml）的血清 25- 羟基维生素 D；以 70nmol/L（28ng/ml）的高水平开始，同样的剂量仅仅增加 0.7nmol/L（0.28ng/ml）[30-31]。可供使用的维生素 D 有两种形式：来自于植物的维生素 D2 和来自于动物的维生素 D3。多年来认为这两种形式对人体的作用是均等的，但是最近的证据表明，维生素 D3 比维生素 D2 能更有效地增加血清 25- 羟基维生素 D 的水平[32]。此外，维生素 D2 在总 25- 羟基维生素 D 的测试中不能被准确地测量出来[33]。基于这些原因，如果可以，维生素 D3 应作为临床应用的首选形式。

## 安全性

最近的报告提出了过量补充钙存在潜在风险的问题。Bolland 及其同事报告，没有维生素 D 而单独补充钙会增加心肌梗死的风险[34]。然而，增加的风险没有在另一个早期的 Meta 分析中观察到[35]。一个关于女性健康倡议的详细报告透露，补充钙和维生素 D 的女性与安慰组的女性相比，患肾结石的概率增加了 17%[36]。而从食物来源中摄入的高钙没有这种风险，事实上还可以降低肾结石的风险[37]。从全面考虑，我们应该谨慎地从食物来源中获得最大限度的钙，并且只有在需要的时候使用补充物以达到总的摄入推荐水平。美国医学研究所和其他组织指出，血清 25 羟基维生素 D 的水平直到 125nmol/L（50ng/ml）都没有危险[26]。

美国医学研究所设定的钙的安全上限是：年龄 1 ~ 8 岁，2500mg/d；9 ~ 18 岁，3000mg/d；19 ~ 50 岁，2500mg/d；50 岁以上，2000mg/d[26]。维生素 D 的上限是：年龄 1 ~ 3 岁，2500IU/d；4 ~ 8 岁，3000 IU/d；8 岁以上，4000 IU/d[26]。

总之，摄入足够的钙和维生素 D 是对骨质疏松

症的基本预防措施和治疗方案的必要组合。许多男性和女性都需要补充品来满足摄入的要求。如果超过当前钙的推荐摄入量，没有已知的优点，但是会有潜在的风险，特别是使用补充品时。目前，最常用的对骨骼肌肉健康的血清 25- 羟基维生素 D 水平，美国医学研究所推荐的是 50nmol/L（20ng/ml），许多专业团体和其他人推荐的是 75nmol/L（30ng/ml）。但有一个共识，这两个目标水平都是安全的。充分明确不同剂量的维生素 D 和血清 25- 羟基维生素 D 水平对骨骼肌肉系统和其他健康的影响还需要进一步的研究。

## 参考文献

1. Elders PJ, Lips P, Netelenbos JC, et al. 1994. Long-term effect of calcium supplementation on bone loss in perimenopausal women. *J Bone Miner Res* 9(7): 963–970.
2. MacLaughlin J, Holick MF. 1985. Aging decreases the capacity of human skin to produce vitamin D3. *J Clin Invest* 76(4): 1536–1538.
3. Harris SS, Dawson-Hughes B. 2002. Plasma vitamin D and 25OHD responses of young and old men to supplementation with vitamin D3. *J Am Coll Nutr* 21(4): 357–362.
4. Bischoff-Ferrari HA, Kiel DP, Dawson-Hughes B, et al. 2009. Dietary calcium and serum 25-hydroxyvitamin D status in relation to BMD among U.S. adults. *J Bone Miner Res* 24(5): 935–942.
5. Shea B, Wells G, Cranney A, et al. 2002. VII. Meta-analysis of calcium supplementation for the prevention of postmenopausal osteoporosis. *Endocrine Rev* 23(4): 552–559.
6. Prince R, Devine A, Dick I, et al. 1995. The effects of calcium supplementation (milk powder or tablets) and exercise on bone density in postmenopausal women. *J Bone Miner Res* 10(7): 1068–1075.
7. Ooms ME, Roos JC, Bezemer PD, van der Vijgh WJ, Bouter LM, Lips P. 1995. Prevention of bone loss by vitamin D supplementation in elderly women: A randomized double-blind trial. *J Clin Endocrin Metab* 80(4): 1052–1058.
8. Bischoff-Ferrari HA, Dietrich T, Orav EJ, et al. 2004. Higher 25-hydroxyvitamin D concentrations are associated with better lower-extremity function in both active and inactive persons aged > or =60 y. *Am J Clin Nutr* 80(3): 752–758.
9. Wicherts IS, van Schoor NM, Boeke AJ, et al. 2007. Vitamin D status predicts physical performance and its decline in older persons. *J Clin Endocrinol Metab* 92(6): 2058–2065.
10. Stockton KA, Mengersen K, Paratz JD, Kandiah D, Bennell KL. 2011. Effect of vitamin D supplementation on muscle strength: A systematic review and meta-analysis. *Osteoporos Int* 22(3): 859–871.
11. Sato Y, Iwamoto J, Kanoko T, Satoh K. 2005. Low-dose vitamin D prevents muscular atrophy and reduces falls and hip fractures in women after stroke: A randomized controlled trial. *Cerebrovasc Dis* 20(3): 187–192.
12. Swanenburg J, de Bruin ED, Favero K, Uebelhart D, Mulder T. 2008. The reliability of postural balance measures in single and dual tasking in elderly fallers and non-fallers. *BMC Musculoskelet Disord* 9: 162.
13. Swanenburg J, de Bruin ED, Uebelhart D, Mulder T. 2010. Falls prediction in elderly people: A 1-year prospective study. *Gait Posture* 31(3): 317–321.
14. Pfeifer M, Begerow B, Minne HW, Abrams C, Nachtigall D, Hansen C. 2000. Effects of a short-term vitamin D and calcium supplementation on body sway and secondary hyperparathyroidism in elderly women. *J Bone Miner Res* 15(6): 1113–1118.
15. Bischoff HA, Stahelin HB, Dick W, et al. 2003. Effects of vitamin D and calcium supplementation on falls: A randomized controlled trial. *J Bone Miner Res* 18(2): 343–351.
16. Michael YL, Whitlock EP, Lin JS, Fu R, O'Connor EA, Gold R. 2010. Primary care-relevant interventions to prevent falling in older adults: A systematic evidence review for the U.S. Preventive Services Task Force. *Ann Intern Med* 153(12): 87–825.
17. Dawson-Hughes B, Mithal A, Bonjour JP, et al. IOF position statement: Vitamin D recommendations for older adults. *Osteoporos Int* 24(4): 1151–1154.
18. Holick MF, Binkley NC, Bischoff-Ferrari HA, et al. 2011. Evaluation, treatment, and prevention of vitamin d deficiency: An Endocrine Society clinical practice guideline. *J Clin Endocrinol Metab* 96(7): 1911–1930.
19. Bischoff-Ferrari HA, Dawson-Hughes B, Staehelin HB, et al. 2009. Fall prevention with supplemental and active forms of vitamin D: A meta-analysis of randomised controlled trials. *Br Med J* 339: b3692.
20. Bischoff-Ferrari HA, Willett WC, Orav JE, Kiel DP, Dawson-Hughes B. 2011. Fall prevention with vitamin D: Author's reply. *Br Med J* 342: d2608
21. Bischoff-Ferrari HA, Dawson-Hughes B, Platz A, et al. 2010. Effect of high-dosage cholecalciferol and extended physiotherapy on complications after hip fracture: A randomized controlled trial. *Arch Intern Med* 170(9): 813–820.
22. Bischoff-Ferrari HA, Dawson-Hughes B, Baron JA, et al. 2007. Calcium intake and hip fracture risk in men and women: A meta-analysis of prospective cohort studies and randomized controlled trials. *Am J Clin Nutr* 86(6): 1780–1790.
23. Bischoff-Ferrari HA, Willett WC, Wong JB, et al. 2009. Prevention of nonvertebral fractures with oral vitamin D and dose dependency: A meta-analysis of randomized controlled trials. *Arch Intern Med* 169(6): 551–561.
24. Tang BM, Eslick GD, Nowson C, Smith C, Bensoussan A. 2007. Use of calcium or calcium in combination with vitamin D supplementation to prevent fractures and bone loss in people aged 50 years and older: A meta-analysis. [See comment]. *Lancet* 370(9588): 657–666.
25. Boonen S, Lips P, Bouillon R, Bischoff-Ferrari HA, Vanderschueren D, Haentjens P. 2007. Need for additional calcium to reduce the risk of hip fracture with vitamin d supplementation: evidence from a comparative meta-analysis of randomized controlled trials. *J Clin Endocrinol Metab* 92(4): 1415–1423.
26. IOM (Institute of Medicine). 2011. *Dietary Reference Intakes for Calcium and Vitamin D*. Washington, DC: The National Academies Press.
27. Heaney RP, Smith KT, Recker RR, Hinders SM. 1989. Meal effects on calcium absorption. *Am J Clin Nutr* 49(2): 372–376.

28. Recker RR. 1985. Calcium absorption and achlorhydria. *N Engl J Med* 313(2): 70–73.

29. Harvey JA, Zobitz MM, Pak CY. 1988. Dose dependency of calcium absorption: A comparison of calcium carbonate and calcium citrate. *J Bone Miner Res* 3(3): 253–258.

30. Vieth R, Ladak Y, Walfish PG. 2003. Age-related changes in the 25-hydroxyvitamin D versus parathyroid hormone relationship suggest a different reason why older adults require more vitamin D. *J Clin Endocrinol Metab* 88(1): 185–191.

31. Heaney RP, Davies KM, Chen TC, Holick MF, Barger-Lux MJ. 2003. Human serum 25-hydroxycholecalciferol response to extended oral dosing with cholecalciferol. *Am J Clin Nutr* 77(1): 204–210.

32. Heaney RP, Recker RR, Grote J, Horst RL, Armas LA. 2011. Vitamin D(3) is more potent than vitamin D(2) in humans. *J Clin Endocrinol Metab* 96(3): E447–452.

33. Binkley N, Krueger D, Cowgill CS, et al. 2004. Assay variation confounds the diagnosis of hypovitaminosis D: A call for standardization. *J Clin Endocrinol Metab* 89(7): 3152–3157.

34. Bolland MJ, Avenell A, Baron JA, et al. 2010. Effect of calcium supplements on risk of myocardial infarction and cardiovascular events: Meta-analysis. *Br Med J* 341: c3691.

35. Wang L, Manson JE, Song Y, Sesso HD. 2010. Systematic review: Vitamin D and calcium supplementation in prevention of cardiovascular events. *Ann Intern Med* 152(5): 315–323.

36. Wallace RB, Wactawski-Wende J, O'Sullivan MJ, et al. 2011. Urinary tract stone occurrence in the Women's Health Initiative (WHI) randomized clinical trial of calcium and vitamin D supplements. *Am J Clin Nutr* 94(1): 270–277.

37. Serio A, Fraioli A. 1999. Epidemiology of nephrolithiasis. *Nephron* 81 Suppl 1: 26–30.

# 第 48 章
# 雌激素、雌激素受体激动剂／拮抗剂和降钙素

Nelson B. Watts

（王俊玲 译　邓伟民 审校）

## 雌激素

骨质疏松症在女性人群中的发病率高于在男性人群中，尤其是在绝经后女性中，骨质疏松症所致的骨折风险显著增高。20 世纪中期，Albright 用雌激素治疗骨质疏松时发现，雌激素可以逆转绝经后女性骨钙代谢的负平衡状态，由此首次提出了骨质疏松症的发生可能与雌激素缺乏相关。不仅是在女性人群中，大量研究已证实，雌激素与男性的峰值骨量和骨丢失也密切相关。多年来，雌激素已被广泛用于绝经后女性骨质疏松症的治疗。很多学者也提倡将其应用于骨丢失的预防。大量临床试验证实，雌激素可以有效预防绝经早期女性的骨丢失，也可以提高绝经后骨质疏松女性的骨密度（BMD）。此外，选择雌激素治疗骨质疏松的一个很重要的原因是，雌激素被认为可以产生"骨外优势"，即相对于接受非雌激素治疗的患者来说，接受雌激素治疗的女性发生心血管事件和痴呆的风险相对较低，并且这种优势在停止雌激素治疗后仍将延续。

女性健康行动（the Women's Health Initiative，WHI）是一项大样本的随机双盲研究，结果显示，无论是否与孕激素联合应用，雌激素都可使骨质疏松所致的髋部或其他部位的骨折风险明显降低。然而，该研究并未证实"骨外优势"的存在：在停止雌激素治疗后一年内其对于骨密度和降低骨折风险的影响作用消失（停药后一年 BMD 下降约 5%）。

因此，雌激素对骨的保护作用只在服药期间有效。但较于从未接受雌激素治疗的女性来说，使用雌激素治疗后停药并无任何不利影响。

根据 WHI 的结果，建议应用雌激素疗法缓解骨质疏松症状，但以小剂量、短时间给药为宜。事实上，大多数绝经后女性的症状并不能达到使用雌激素治疗的指征，而达到治疗指征的女性也应在用药数年后停药。只有少数个体可以接受长时间的雌激素治疗，因为对于她们来说，雌激素也许可以为骨质疏松的防治提供足够的保障。

目前临床上用于治疗的雌激素有很多种，如雌二醇、结合雌激素和酯化雌激素等；给药方式有口服给药和经皮给药等；不同药物和给药途径要求的给药剂量也有所区别。对子宫切除女性采用雌激素治疗可不受限制，但对于子宫保留的女性来说，雌激素的使用可能会产生某些不良反应。联合应用雌激素和孕激素（如黄体酮、醋酸甲羟孕酮等）可预防子宫内膜增生和子宫内膜癌。WHI 研究结果显示，每日口服 0.625mg 结合雌激素或每日口服 0.625mg 结合雌激素加 5mg 醋酸甲羟孕酮均可有效降低临床骨折风险。目前尚无证据支持黄体酮对于骨有任何影响。此外，其他雌激素制剂，或低剂量给药，也可能对 BMD 的维持和降低骨折风险有正性作用。

通常认为雌激素是一种骨吸收抑制剂，但事实上，雌激素不仅抑制骨吸收过程，也同样对骨形成过程有抑制作用，且其对骨吸收的抑制作用大于对

骨生成的抑制作用。

虽然雌激素在生理学和病理生理学中具有非常重要的作用，但不建议普遍应用于绝经后骨质疏松的防治。而在有绝经期症状的女性中可使用雌激素缓解症状，并同时提供骨保护作用。

## 雌激素受体激动剂／拮抗剂（选择性雌激素受体调节剂，SERM）

他莫西芬被广泛应用于乳腺癌的防治，由于其可抑制乳腺组织中雌激素受体的结合，降低乳腺癌的复发和扩散而被认为是一种雌激素拮抗剂。曾经有人用他莫西芬治疗绝经后女性骨质疏松，期望通过临床试验证明他莫西芬可使骨丢失过程加速，但却发现使用他莫西芬后 BMD 少量增加而骨转换指标却有所降低，说明在某些组织中他莫西芬可抑制雌激素受体，而在另一些组织中他莫西芬却表现出一种雌激素类似作用。

除了作为一种雌激素拮抗剂之外，他莫西芬及一些功能相关化合物还被归类为雌激素受体激动剂，又称为选择性雌激素受体调节剂（SERM）或组织选择性雌激素。其可与雌激素受体相结合，从而激活某些组织中的雌激素通路并使另一些组织中的雌激素通路被阻断。例如他莫西芬在乳腺组织中作用为雌激素拮抗剂而在骨组织中表现出局部的激动作用；而另一些药物在组织中的表现具有多重特性（可对子宫内膜产生刺激或抑制增生作用，也可对内膜无影响）。当然，最理想的药物是在缓解绝经期症状（包括血管舒缩症状、阴道干涩）的基础上，还可以维持或增加 BMD 和降低各个部位的骨折风险，同时降低心血管疾病、痴呆、泌尿生殖系统疾病、乳腺、子宫内膜或卵巢癌发生的风险，并且不使患静脉血栓的风险上升。这种完美的药物至今还没有被发现。一些有治疗潜力的化合物在临床上的使用均面临受限甚至失败。一方面由于安全因素，比如他莫西芬会导致子宫内膜增生和子宫内膜癌的患病风险上升；另一方面是出于临床疗效的限制，如只能降低脊柱骨折的风险而对非椎体部位骨折无效。

雷洛昔芬是第一个对骨有特异性促进作用的药物，尽管其对骨密度的提升作用约为雌激素的一半。每日口服 60mg 雷洛昔芬可以预防绝经早期女性的骨丢失，提升绝经后女性的 BMD。雷洛昔芬可以使椎体骨折新发或加重的风险显著下降，但对髋部及

其他非椎体骨折无明显预防作用。在一项骨质疏松相关研究中发现，雷洛昔芬可以降低乳腺癌的发病，为了进一步证实这一发现，有人做了一项关于他莫西芬和雷洛昔芬的临床试验（STAR），试验结果表明，雷洛昔芬可以降低绝经后女性和绝经后骨质疏松女性的乳腺癌患病风险。雷洛昔芬对子宫内膜无刺激作用。虽然雷洛昔芬对血脂的正性作用说明其对心血管也可能具有保护作用，但通过大样本的雷洛昔芬应用对心脏影响的临床试验（RUTH）证明，雷洛昔芬对人群整体心血管事件无明显影响。雷洛昔芬组卒中的发病率与安慰剂组相比无明显差别，且雷洛昔芬组重度卒中的发病率高于安慰剂组。由于缺乏证据支持其对髋部及其他非椎体骨折的预防作用，和出于对其不良反应的安全考量（雷洛昔芬可加重绝经后症状，增加静脉血栓患病风险如深静脉血栓、肺栓塞和视网膜栓塞），雷洛昔芬的使用受到了一定的限制。与雌激素疗法相似，使用雷洛昔芬提高了静脉血栓事件的风险，且在治疗起始的几个月里发病率最高。

很多雌激素受体激动剂／拮抗剂的研制都会无疾而终，只有少数进入了骨质疏松治疗的 III 期临床试验。由于缺乏对髋部及其他非椎体骨折的预防作用，不得不放弃阿佐昔芬的商品化进程。拉索昔芬和巴多昔芬虽然在欧洲已得到认可，但在美国仍不被认可。曾经有人研究将巴多昔芬与雌激素联合应用，利用雌激素的作用来改善血管舒缩症状及外阴和阴道萎缩。

## 降钙素

降钙素由甲状腺滤泡旁细胞（C 细胞）分泌，是一种由 32 个氨基酸构成的单链肽类激素。降钙素可快速作用于破骨细胞上的受体，迅速抑制骨吸收。与成年人缺乏雌激素会导致骨丢失及增加骨折风险不同，没有证据证明降钙素对成年人有生理学上的影响，降钙素缺乏的患者（如甲状腺全切术后患者）的骨状态和矿物质代谢无任何改变。试验证明，作为一种药学产物来说，在人类、鳗鱼和鲑鱼降钙素中，鲑鱼降钙素的合成物因其生物活性最高而成为临床应用的主要产品。皮下注射鲑鱼降钙素可以治疗 Paget 病、高钙血症和骨质疏松症，但不良反应较明显，多达 20% 的患者会出现注射局部的刺激反应、面部潮红和恶心。绝经至少 5 年的患有骨质疏

松的女性可使用鲑鱼降钙素鼻喷剂 200IU/d，可有效降低椎体骨折风险，此种疗法患者依从性良好。然而，治疗剂量过低（100IU/d）或过高（400IU/d）均不能产生抗骨折作用。降钙素对 BMD 与骨转换水平的影响较小。小样本试验证实，鲑鱼降钙素可治疗男性骨质疏松和糖皮质激素诱导的男性及女性骨质疏松。

一些患者表现出对降钙素治疗的耐药性，这可能由于快速抗药反应或中和性抗体的产生。降钙素治疗还可导致肾对锂的清除率上升，从而导致血锂浓度的下降。

疼痛虽然不属于降钙素治疗的适应证之一，但有研究发现，降钙素可能具有止痛作用，这种止痛作用可能与中枢神经系统（CNS）中内啡肽系统有关，临床上可用于治疗椎体骨折导致的急性疼痛。

目前正在研究使用鲑鱼降钙素的口服剂型治疗骨关节炎和骨质疏松的可能性。

## 小结

雌激素的适应证是绝经后症状群。无论对于短期还是长期使用雌激素治疗的女性来说，其对骨的影响只能看做是一种"附加优势"。雷洛昔芬在骨质疏松的防治和降低乳腺癌风险的应用中作用局限。降钙素鼻喷剂对于 BMD、骨转换水平、骨折风险的影响都缺乏明显证据支持，但其无疑可用于治疗椎体骨折导致的急性疼痛。

## 推荐阅读

### Estrogen

1. Anderson GL, Limacher M, Assaf AR, Bassford T, Beresford SA, Black H, Bonds D, Brunner R, Brzyski R, Caan B, Chlebowski R, Curb D, Gass M, Hays J, Heiss G, Hendrix S, Howard BV, Hsia J, Hubbell A, Jackson R, Johnson KC, Judd H, Kotchen JM, Kuller L, LaCroix AZ, Lane D, Langer RD, Lasser N, Lewis CE, Manson J, Margolis K, Ockene J, O'Sullivan MJ, Phillips L, Prentice RL, Ritenbaugh C, Robbins J, Rossouw JE, Sarto G, Stefanick ML, Van Horn L, Wactawski-Wende J, Wallace R, Wassertheil-Smoller S; Women's Health Initiative Steering Committee. 2004. Effects of conjugated equine estrogen in postmenopausal women with hysterectomy: The Women's Health Initiative randomized controlled trial. *JAMA* 291: 1701–1712.
2. Ansbacher R. 2001. The pharmacokinetics and efficacy of different estrogens are not equivalent. *Am J Obstet Gynecol* 184: 255–263.
3. Cauley JA, Robbins J, Chen Z, Cummings SR, Jackson RD, LaCroix AZ, LeBoff M, Lewis CE, McGowan J, Neuner J, Pettinger M, Stefanick ML, Wactawski-Wende J, Watts NB, Women's Health Initiative Investigators. 2003. Effects of estrogen plus progestin on risk of fracture and bone mineral density: The Women's Health Initiative randomized trial. *JAMA* 290: 1729–1738.
4. Gallagher JC, Rapuri PB, Haynatzki G, Detter JR. 2002. Effect of discontinuation of estrogen, calcitriol, and the combination of both on bone density and bone markers. *J Clin Endocrinol Metab* 87: 4914–4923.
5. Greendale GA, Espeland M, Slone S, Marcus R, Barrett-Connor E. 2002. Bone mass response to long-term hormone discontinuation replacement therapy: Results from the Postmenopausal Estrogen/Progestin Interventions (PEPI) safety follow-up study. *Arch Intern Med* 162: 665–672.
6. Heiss G, Wallace R, Anderson GL, Aragaki A, Beresford SAA, Brzyski R, Chlebowski RT, Gass M, Lacroix A, Manson JE, Prentice RL, Rossouw J, Stefanick ML; WHI Investigators. 2008. Health risks and benefits 3 years after stopping randomized treatment with estrogen and progestin. *JAMA* 399: 1036–1045.
7. Lindsay R, Gallagher JC, Kleerekoper M, Pickar JH. 2002. Effect of lower doses of conjugated equine estrogens with and without medroxyprogesterone acetate on bone in early postmenopausal women. *JAMA* 287: 2668–2676.
8. MellstromD, Vandenput L, Mallmin H, Holmberg A, Lorentzon M, Oden A, Johansson H, Orwoll E, Labrie F, Karlsson M, Ljunggren Ö, Ohlsson C. 2008. Older men with low serum estradiol and high serum SHBG have an increased risk of fractures. *J Bone Miner Res* 23: 1552–1560.
9. Prestwood KM, Thompson DL, Kenny AM, Seibel MJ, Pilbeam CC, Raisz LG. 1999. Low dose estrogen and calcium have an additive effect on bone resorption in older women. *J Clin Endocrinol Metab* 84: 179–183.
10. ReckerR, Lappe J, Davies K, Heaney R. 2000. Characterization of perimenopausal bone loss: A prospective study. *J Bone Miner Res* 15: 1965–1973.
11. Rossouw, JE, Anderson GL, Prentice RL, LaCroix AZ, Kooperberg C, Stefanick ML, Jackson RD, Beresford SA, Howard BV, Johnson KC, Kotchen JM, Ockene J. 2002. Risks and benefits of estrogen plus progestin in healthy postmenopausal women. Results from the Women's Health Initiative randomized trial. *JAMA* 288: 321–333.
12. Watts NB, Nolan JC, Brennan JJ, Yang H-M; ESTRATAB/Osteoporosis Study Group. 2000. Esterified estrogen therapy in postmenopausal women. Relationships of bone marker changes and plasma estradiol to BMD changes: A two-year study. *Menopause* 7: 375–382.

### Estrogen agonists/antagonists

1. Barrett-Connor E, Mosca L, Collins P, Geiger MJ, Grady D, Kornitzer M, McNabb MA, Wenger NK; Raloxifene Use for The Heart (RUTH) Trial Investigators. 2006. Effects of raloxifene on cardiovascular events and breast cancer in postmenopausal women. *N Engl J Med* 355: 125–137.
2. Bolognese MA. 2010. SERMs and SERMs with estrogen for postmenopausal osteoporosis. *Rev Endo Metabol*

*Disord* 11: 253–259.

3. Cranney A, Tugwell P, Zytaruk N, Robinson V, Weaver B, Adachi J, Wells G, Shea B, Guyatt G; Osteoporosis Methodology Group and The Osteoporosis Research Advisory Group. 2002. Meta-analysis of raloxifene for the prevention and treatment of postmenopausal osteoporosis. *Endocr Rev* 23: 524–528.

4. Cummings SR, Ensrud K, Delmas PD, LaCroix AZ, Vukicevic S, Reid DM, Goldstein S, Sriram U, Lee A, Thompson J, Armstrong RA, Thompson DD, Powles T, Zanchetta J, Kendler D, Neven P, Eastell R, for the PEARL Study Investigators. 2010. Lasofoxifene in postmenopausal women with osteoporosis. *N Engl J Med* 362: 868–896.

5. Ensrud K, Genazzani AR, Geiger MJ, McNabb M, Dowsett SA, Cox DA, Barrett-Connor E. 2006. Effect of *raloxifene* on cardiovascular adverse events in postmenopausal women with osteoporosis. *Am J Cardiol* 97: 520–527.

6. Ettinger B, Black DM, Mitlak BH, Knickerbocker RK, Nickelsen T, Genant HK, Christiansen C, Delmas PD, Zanchetta JR, Stakkestad J, Glüer CC, Krueger K, Cohen FJ, Eckert S, Ensrud KE, Avioli LV, Lips P, Cummings SR. 1999. Reduction of vertebral fracture risk in postmenopausal women with osteoporosis treated with raloxifene: Results from a 3-year randomized clinical trial. Multiple Outcomes of Raloxifene Evaluation (MORE) Investigators. *JAMA* 282: 637–645.

7. Goldstein SR, Neven P, Cummings S, Colgan T, Runowicz CD, Krpan D, Proulx J, Johnson M, Thompson D, Thompson J, Sriram U. 2010. Postmenopausal Evaluation and Risk Reduction with Lasofoxifene (PEARL) trial: 5-year gynecological outcomes. *Menopause* 18: 17–22.

8. Lobo RA, Pinkerton JV, Gass ML, Dorin MH, Ronkin S, Pickar JH, Constantine G. 2009. Evaluation of bazedoxifene/conjugated estrogens for the treatment of menopausal symptoms and effects on metabolic parameters and overall safety profile. *Fertil Steril* 92: 1025–1038.

9. Pickar JH, Mirkin S. 2010. Tissue-selective agents: Selective estrogen receptor modulators and the tissue-selective estrogen complex. *Menopause Int* 16: 121–128.

10. Silverman SL. 2010. New selective estrogen receptor modulators (SERMs) in development. *Curr Osteoporos Rep* 8: 151–153.

11. Silverman SL, Christiansen C, Genant HK, Vukicevic S, Zanchetta JR, de Villiers TJ, Constantine GD, Chines AA. 2008. Efficacy of bazedoxifene in reducing new vertebral fracture risk in postmenopausal women with osteoporosis: Results from a 3-year, randomized, placebo-, and active-controlled clinical trial. *J Bone Miner Res* 12: 1923–1934.

12. Stefanick ML. 2006. Risk-benefit profiles of raloxifene for women. *N Engl J Med* 355: 190–192.

## Calcitonin

1. Azria M, Copp DH, Zanelli JM. 1995. 25 years of salmon calcitonin: From synthesis to therapeutic use. *Calcif Tissue Int* 57: 1–4.

2. Chesnut CH III, Azria M, Silverman S, Engelhardt M, Olson M, Mindeholm L. 2008. Salmon calcitonin: A review of current and future therapeutic indications. *Osteoporos Int* 19: 479–491.

3. Chesnut CH 3rd, Silverman S, Andriano K, Genant H, Gimona A, Harris S, Kiel D, LeBoff M, Maricic M, Miller P, Moniz C, Peacock M, Richardson P, Watts N, Baylink DJ, 2000. A randomized trial of nasal spray salmon calcitonin in postmenopausal women with established osteoporosis: The prevent recurrence of osteoporotic fractures study. PROOF Study Group *Am J Med* 102: 267–276.

4. Cranney A, Tugwell P, Zytaruk N, Robinson V, Weaver B, Shea B, Wells G, Adachi J, Waldegger L, Guyatt G; Osteoporosis Methodology Group and The Osteoporosis Research Advisory Group. 2002. Meta-analyses of therapies for postmenopausal osteoporosis. VI. Meta-analysis of calcitonin for the treatment of postmenopausal osteoporosis. *Endocr Rev* 23: 540–551.

5. Henriksen K, Bay-Jensen AC, Christiansen C, Karsdal MA. 2010. Oral salmon calcitonin—Pharmacology in osteoporosis. *Exp Opin Biol Therap* 10: 1617–1627.

6. Huang CL, Sun L, Moonga BS, Zaidi M 2006. Molecular physiology and pharmacology of calcitonin. *Cell Molec Biol* 52: 33–43.

7. Knopp JA, Diner BM, Blitz M, Lyritis GP, Rowe, BH. 2005. Calcitonin for treating acute pain of osteoporotic vertebral compression fractures: A systematic review of randomized controlled trials. *Osteoporos Int* 16: 1281–1290.

8. Tanko, LB, Bagger YZ, Alexandersen, P, Devogelaer JP, Reginster JY, Chick R, Olson M, Benmammar H, Mindeholm L, Azria M, Christiansen C. 2004. Safety and efficacy of a novel salmon calcitonin (sCT) technology-based oral formulation in healthy postmenopausal women: acute and 3-month effects on biomarkers of bone turnover. *J Bone Miner Res* 19: 1531–1538.

# 第 49 章
# 绝经后骨质疏松症的双膦酸盐治疗

Socrates E. Papapoulos

（陈思敏 译 邓伟民 审校）

双膦酸盐是一类人工合成的化合物，与钙晶体有很高的亲和力，选择性地集中在骨骼，能够减少骨吸收。第一类双膦酸盐合成于 19 世纪，但其药用价值在 20 世纪 60 年代才被认可，在 20 世纪 70 年代早期才首次应用于骨质疏松症患者。目前，伊班膦酸钠、阿仑膦酸钠、利塞膦酸钠、唑来膦酸钠在全球已被批准用于治疗骨质疏松症，而其他双膦酸盐在某些城市也有应用。

## 药理学

双膦酸盐是无机焦磷酸盐的合成类似物，为连接两个磷酸的氧原子被碳原子取代（图 49.1），这种替换使得双膦酸盐能抵抗生物降解和应用于临床。除此之外，双膦酸盐有两个额外的侧链（R1 和 R2），这使得大量具有不同药理性质的类似物问世（图 49.1）。一个羟基取代 R1 能增强双膦酸盐与钙结晶的亲和力，R2 中氮原子的存在能增强药效和决定它们的作用机制。整个分子结构与双膦酸盐抑制骨吸收的作用相关，也可能对骨矿有影响 [1-2]。

肠道对双膦酸盐吸收很少，食物、钙或其他矿物质可使吸收进一步减少。口服剂型的双膦酸盐应该在饭前 30 ~ 60 分钟空腹与水服下。双膦酸盐在循环中迅速被清除，约 50% 沉积于骨，尤其在骨重建部位，其余以原型随尿液排出。骨骼的摄取速度依赖于骨转换率、肾功能和双膦酸盐的结构 [3]。骨骼能够储存大量的双膦酸盐，即使长期使用双膦酸盐，与治疗剂量的双膦酸盐结合的位点也不可能饱和。在骨表面，双膦酸盐可抑制骨吸收，随后长期保存于骨中而无药理活性。双膦酸盐从身体中清除呈多指数：其在骨中残留物的半衰期长达 10 年，而停药达 8 年的患者尿液中仍能检测到帕米膦酸盐。双膦酸盐能从骨中缓慢释放，因而随着治疗的停止，其仍缓慢在骨中起逆转作用，这不同于其他抗骨质疏松的治疗。双膦酸盐的药理特性尤其是与骨矿物质的亲和力，决定了其不同的逆转率，然而并没有一对一的临床研究证明这一观点。

由于骨形成和骨吸收这两个过程是耦合的，因此双膦酸盐抑制骨吸收的同时也伴随骨形成率的缓慢下降，以致在开始治疗后的 3 ~ 6 个月，骨转换率达到了一个新的较低的稳定水平。该水平可在整个疗程中保持恒定，证明双膦酸盐在骨中的沉积量与骨转换作用无关。除了降低骨转换率以达到绝经前水平，双膦酸盐也能维持甚至强化骨小梁和骨皮质的结构，改善骨质疏松性骨矿质过少现象，增加单位面积骨密度和减少骨细胞凋亡率。这些作用相关的临床结果是骨折风险的降低（图 49.2）。

在细胞水平，双膦酸盐可抑制破骨细胞的活性 [1,4]。双膦酸盐抑制羟磷灰石在破骨细胞下的酸性骨吸收陷窝中释放并被它们占据。分子结构中不含氮的双

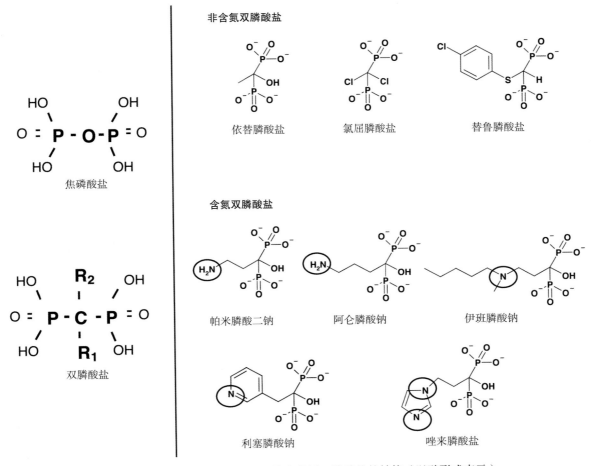

图 49.1　左侧：焦磷酸盐和成对双膦酸盐的结构。右侧：临床常用双膦酸盐的结构（以酸形式表示）

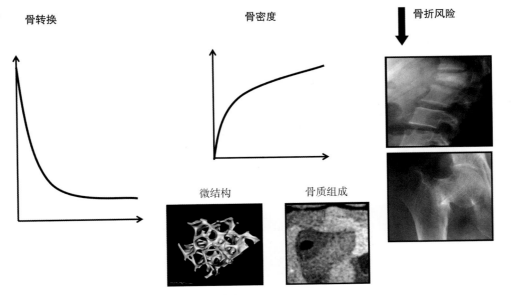

图 49.2　双膦酸盐在骨代谢、骨质疏松症中作用原理的展示

膦酸盐（图 49.1）并入 ATP 中，生成可诱导破骨细胞凋亡的代谢物。含氮双膦酸盐是通过改变破骨细胞的骨架使其失活和激活潜在的细胞凋亡机制起作用。该作用是由于抑制了甲羟戊酸生物合成途径中的焦磷酸法尼酯合成酶（FPPS）引起的。该酶负责形成小 GTP 酶的异戊二烯化需要的异戊二烯代谢物，而小 GTP 酶对破骨细胞的功能和骨架的完整性有重要意义。抑制 FPPS 的程度和含氮双膦酸盐抗骨吸收的作用之间有密切关系。此外，含氮双膦酸盐抑制 FPPS 引起异戊烯焦磷酸（IPP）的累积，IPP 是FPPS 的即时上游代谢产物，它与单磷酸腺苷起反应从而引起诱导破骨细胞凋亡的新的代谢产物的生成。

## 抗骨折疗效

　　每日给予足够剂量的双膦酸盐显著减少了35% ~ 65% 的椎体骨折风险（图 49.3）[5-11]。图 49.3也显示给予安慰剂治疗的患者骨折发生率大相径庭。因此，不同的临床试验不能用于比较单一双膦酸盐的功效。对此一对一的研究是必要的，但不是有效的。按常规量使用双膦酸盐减少椎体骨折风险的整体疗效和一致性在阿仑膦酸钠和利塞膦酸钠的随机对照试验 Meta 分析中得到证实[12-14]。研究中，每年拍一次 X 线片（比如用 X 线片评价利塞膦酸钠治疗椎体

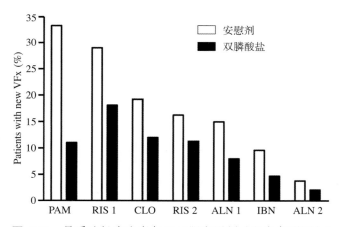

**图 49.3**　骨质疏松症患者每日口服安慰剂（空白条形图）/双膦酸盐（黑色条形图）治疗 3 年后骨折的发生率。PAM=帕米膦酸二钠（参考文献 5）；RIS 1= 利塞膦酸钠（如利塞膦酸钠治疗椎体骨折疗效的多国研究，参考文献 9）；CLO=氯屈膦酸盐（参考文献 11）；RIS 2= 利塞膦酸钠（利塞膦酸钠治疗椎体骨折疗效的北美研究，参考文献 8）；ALN 1= 阿仑膦酸钠（骨折干预试验研究 1，参考文献 6）；IBN= 伊班膦酸钠（骨研究，参考文献 10）；ALN 2= 阿仑膦酸钠（骨折干预试验研究 2，参考文献 7）

骨折疗效），一年后双膦酸盐减少椎体骨折风险的作用显而易见，表明其能迅速保护骨骼的完整性。这也在伊班膦酸钠治疗中重度椎体骨折[15]和阿仑膦酸钠治疗临床椎体骨折[16]研究中得到证实。一项假设性分析报告显示，早在利塞膦酸钠治疗后 6 个月临床椎体骨折风险显著降低[17]。

　　若干随机对照试验探索每日口服双膦酸盐减少非椎体骨折风险的疗效。应该指出的是，非椎体骨折的定义和诊断程序在不同临床试验中是不同的。Cochrane 协作网的一项 Meta 分析结果显示，用阿仑膦酸钠治疗的骨质疏松症女性非椎体骨折风险减少23%（RR 0.77，95% CI 为 0.74 ~ 0.94），而利塞膦酸钠则减少 20%（RR 0.80，95% CI 为 0.72 ~ 0.90）[13-14]。经阿仑膦酸钠治疗后的髋部骨折相应风险降低53%（RR=0.47，95%CI 为 0.26 ~ 0.85），利塞膦酸钠降低 26%（RR=0.74，95%CI 为 0.59 ~ 0.94）。这些结果与早期公开发表的 Meta 分析结果相一致。一项假设性分析结果表明，随着每日给予伊班膦酸钠，高危人群（股骨颈骨密度在 -3.0 以下）非椎体骨折风险可降低 69%[10]。对于椎体骨折患者，双膦酸盐在开始治疗早期即对非椎体骨折起效。

　　双膦酸盐作用虽然高效，但日常管理不方便且存在胃肠道不良反应，这导致患者的依从性和药物疗效均下降[20-21]。为了解决这些问题，已经研发出阿仑膦酸钠和利塞膦酸钠每周 1 次的剂型，这是 7天剂量的总和，研究显示患者治疗的依从性提高，而且疗效与每天口服治疗相当[22-23]。利塞膦酸钠缓释片（每周 1 次）在早餐后口服仍有效。每日和每周 1 次的双膦酸盐在药理作用上相当且是一种连续给药方式，而长期间歇性或周期性给药则是无药间隔时间超过 2 周[3]。

## 双膦酸盐的间断性给药

　　虽然关于间断给予骨质疏松患者双膦酸盐的早期试验结果模棱两可，但是一项 Meta 分析结果显示，依替膦酸钠的周期性给药能显著降低椎体骨折的风险，而非椎体骨折无此现象[24]。以伊班膦酸钠为例探索含氮双膦酸盐间断给药疗效的研究表明，剂量和给药间隔是决定双膦酸盐间断给药疗效的重要因素，这又反过来依赖于给药剂量的安全性和患者的耐受性[25]。伊班膦酸钠的口服剂型（1 次 / 月）和静脉剂型（1 次 /3 个月）的制备较每日应用有更高的

累积剂量，且引起骨密度的显著增高和降低了 38% 的非椎体骨折风险[26-27]。利塞膦酸钠每月 1 次的口服剂型也已上市。

唑来膦酸，最强效的含氮膦酸盐，其间断给药方式减少骨质疏松性骨折风险的疗效在 Health Outcomes 和 HORIZON 试验中得到研究，该试验中绝经后骨质疏松症女性每年随机注射（15 分钟）一次唑来膦酸 5mg 或等量安慰剂[28]。与安慰剂组对比，唑来膦酸减少了 70% 的椎体骨折发生率，髋部骨折减少了 41%，3 年后非椎体骨折发生率减少了 25%。唑来膦酸对椎体骨折的作用在 1 年时间已显效。第二个对照研究，在行髋部骨折修复手术后 90 天内注射唑来膦酸可显著降低 35% 的新发临床骨折并提高患者生存率（减少 28% 因各种原因引起的死亡率）。流行病学研究也报导口服双膦酸盐治疗的患者在生存方面获益[30-32]。

# 对骨折脆性的长期影响

长期双膦酸盐治疗对骨折脆性的影响在 4 个长达 6～10 年的临床延续性试验中展开[33-36]。这些延续性研究并非旨在评估抗骨折疗效，而是替代终点的安全性和有效性，同时评价双膦酸盐在较长一段时间作用的一致性。所有四项研究中，非椎体骨折的发生率随时间变化。骨折干预试验的延续（FLEX）中，将平均使用 5 年阿仑膦酸钠的患者随机分为安慰剂组、阿仑膦酸钠 5mg/d 组和 10mg/d 组，接着再随访 5 年。阿仑膦酸钠的继续治疗可使椎体骨密度进一步增加和维持髋部 BMD 的稳定，然而，在延续性试验中接受安慰剂治疗的患者全髋骨密度呈缓慢逐步下降。在 10 年观察期的末尾，ALN/PBO 组非椎体骨折和髋部骨折的发生率与 ALN/ALN 组相似。此外，与 ALN/PBO 组对比，ALN/ALN 组临床椎体骨折的发生率更低（2% 比 5%）。在 post hoc 分析中，入组延续性试验、股骨颈骨密度 T 值小于 -2.5、无椎体骨折且继续阿仑膦酸钠治疗的女性在 5 年随访中发生非椎体骨折风险显著降低。这些结果表明，高风险患者应该继续阿仑膦酸钠的治疗，而较低骨折风险的患者应在 5 年后停药。近期 HORIZON 延续性试验得出相似的骨密度和骨折数据，该试验中经唑来膦酸治疗 3 年的患者被随机分为额外 3 年唑来膦酸治疗组和安慰剂组[36]。

# 双膦酸盐治疗骨质疏松症存在的争议

## 骨重建的过度抑制

骨重建的过度抑制已受到人们的关注，双膦酸盐长期抑制骨重建可能会损害骨的完整性，从而使骨脆性增加。大量在不同的动物模型中给予宽范围的双膦酸盐剂量和给药间隔的研究结果显示，该药在保护和改善骨强度上相一致，仅有一个给健康狗喂食高剂量氯屈膦酸盐的研究报道：该药会增加骨折发生率。先前有关于用高剂量双膦酸盐治疗健康狗的报道，该狗的骨骼切片显示有微损伤的累积，由此认为其对骨生物力学存在潜在的损害，这在后来的动物和临床试验中证实是不成立的[37-38]。骨质疏松症的临床对照研究结果提示，非椎体骨折的发生率不因长期治疗而增加；戒烟后骨转换标志物的水平增加，这表明骨代谢活跃。此外，一项骨折干预试验的数据分析表明，较高的骨转换率的减少与非椎体骨折和髋部骨折发生率的降低具有较大的联系[39]，上述伊班膦酸钠的研究数据支持这一发现。此外，接受双膦酸盐治疗后紧接着用特立帕肽治疗的患者骨标志物水平在早期显著增加，表明经双膦酸盐治疗后的骨可随时对刺激作出反应[40]。这个结论在用唑来膦酸治疗的患者中进一步得到证实，该类患者既往接受过阿仑膦酸钠的治疗，表明经阿仑膦酸钠治疗后的骨对紧急双膦酸盐的使用起正常反应，比如唑来膦酸，这说明代谢活性得以保存[41]。

## 非典型股骨骨折

近几年来，人们越来越关注异常低能量引起的股骨粗隆 / 股骨干骨折（即非典型股骨骨折）和长期使用双膦酸盐间的潜在关系。非典型股骨骨折往往先出现疼痛（可以是双侧），常被忽视，以致治疗不及时（图 49.4）。ASBMR 特别小组已提出非典型股骨骨折的鉴别和诊断标准。这些骨折是罕见的，占所有股骨骨折的 1%，与未治疗的患者相比，双膦酸盐治疗者更常出现[43-44]。然而，双膦酸盐和非典型骨折间的因果关系仍不明确，但似乎骨折风险随着暴露时间的增加而升高。

## 下颌骨坏死

下颌骨坏死（ONJ）是指在既往无下颌骨的辐

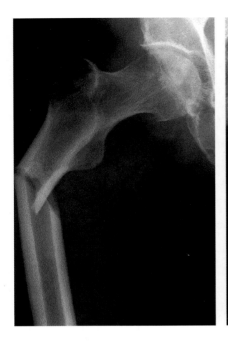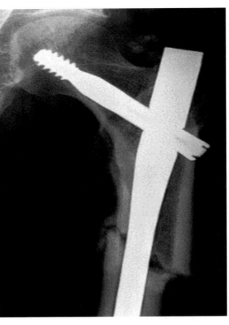

图 49.4　类风湿关节炎患者经长期阿仑膦酸钠和泼尼松治疗后，双侧股骨非典型骨折（Adapted from Somford MP, Draijer FW, Thomassen BJ, Chavassieux PM, Boivin G, Papapoulos SE. 2009. Bilateral fractures of the femur diaphysis in a patient with rheumatoid arthritis on long-term treatment with alendronate: clues to the mechanism of increased bone fragility. *J Bone Miner Res* 24: 1736–40.）

射或转移，上颌骨或下颌骨或两者兼有持续外露至少 8 周。主要在患恶性疾病接受高剂量双膦酸盐静脉注射的人中报道，人口发病背景和发病机制的报道很少，与双膦酸盐间的因果关系尚未明确。用双膦酸盐治疗的骨质疏松症患者发生下颌骨坏死是罕见的，估计年均发生率介于 1/10 000 和 1/100 000 之间，并随治疗时间的延长而增加[45-47]。在每年静注唑来膦酸盐治疗长达 3 年的两项临床试验中，9892 位骨质疏松症患者，出现 2 例下颌骨坏死，一例在安慰剂组，而另一例在唑来膦酸盐治疗 3 年后出现[28-29]。

## 不良反应

双膦酸盐是一类相对比较安全的化合物，获益超过潜在的风险。在骨质疏松症中，与使用双膦酸盐相关的特殊不良反应包括：与口服剂型相关的胃肠道反应（尤其是每天口服剂型），使用含氮双膦酸盐与症状相关的急性期反应（主要在第一次静脉使用后出现）。胃肠道反应似乎在普通口服剂型中出现更多，其中有很多已经上市，导致患者依从性和药物有效性显著减少[49]。有个案报道口服含氮膦酸盐与食管癌相关，这并未在大量数据中得到证实，但近期有报道阿仑膦酸钠使用者中胃癌和结肠癌的发病率降低[31,50]。双膦酸盐主要通过肾排出体外，因此肾功能严重受损是其用药禁忌。静脉用双膦酸盐引起的肾毒性是无关紧要的，但前提是要严格遵守用药适应证和药物使用说明。心房纤颤患病率的显著升高作为严重的不良事件被报道，将使用唑来膦酸盐的患者与安慰剂组进行对比研究，在其中一组患者中出现房颤[28]，而另一组患者并未出现房颤[29]。这种现象的生物学解释并不明显，阿仑膦酸钠、伊班膦酸钠和利塞膦酸钠临床试验的进一步分析并未证实此种关联。

## 结论

双膦酸盐，由于其有效性、安全性和使用方便，普遍认为是治疗骨质疏松症的一线用药。为一名患者选择某一种双膦酸盐时，医生应该结合药物的效果、可能出现的不良反应、患者的价值观和喜好进行综合考虑。尽管我们对双膦酸盐抗骨折作用及该药长期使用对骨的影响取得了一定的研究进展，但仍有一些尚待解决的问题，包括潜在的、临床相关的、不同双膦酸盐的区别、患者治疗的最佳选择、应用持续时间及与骨形成剂的联合应用问题。

## 致谢

S. Papapoulos 已获得双膦酸盐制造商的研究支

持，包括默克制药公司、诺华、宝洁和罗氏 / 葛兰素史克公司。

## 参考文献

1. Russell RGG, Watts NB, Ebetino FH, Rogers MJ. 2008. Mechanisms of action of bisphosphonates: Similarities and differences and their potential influence on clinical efficacy. *Osteoporos Int* 19(6): 733–759.
2. Papapoulos SE. 2006. Bisphosphonate actions: Physical chemistry revisited. *Bone* 38: 613–616.
3. Cremers SC, Pillai G, Papapoulos SE. 2005. Pharmacokinetics/pharmacodynamics of bisphosphonates: Use for optimisation of intermittent therapy for osteoporosis. *Clin Pharmacokinet* 44: 551–570.
4. Rogers MJ, Crockett JC, Coxon FP, Monkkonen J. 2011. Biochemical and molecular mechanisms of action of bisphosphonates. *Bone* 49: 34–41.
5. Brumsen C, Papapoulos SE, Lips P, Geelhoed-Duijvestijn PHLM, Hamdy NAT, Landman JO, McCloskey EV, Netelenbos JC, Pauwels EKJ, Roos JC, Valentijn RM, Zwinderman AH. 2002. Daily oral pamidronate in women and men with osteoporosis: A 3-year randomized placebo-controlled clinical trial with a 2-year open extension. *J Bone Miner Res* 17: 1057–1064.
6. Black DM, Cummings SR, Karpf DB, Cauley JA, Thompson DE, Nevitt MC, Bauer DC, Genant HK, Haskell WL, Marcus R, Ott SM, Torner JC, Quandt SA, Reiss TF, Ensrud KE. 1996. Randomised trial of effect of alendronate on risk of fracture in women with existing vertebral fractures. Fracture Intervention Trial Research Group. *Lancet* 348: 1535–1541.
7. Cummings SR, Black DM, Thompson DE, Applegate WB, Barrett-Connor E, Musliner TA, Palermo L, Prineas R, Rubin SM, Scott JC, Vogt T, Wallace R, Yates AJ, LaCroix AZ 1998. Effect of alendronate on risk of fracture in women with low bone density but without vertebral fractures: Results from the Fracture Intervention Trial. *JAMA* 280: 2077–2082.
8. Harris ST, Watts NB, Genant HK, McKeever CD, Hangartner T, Keller M, Chesnut CH 3rd, Brown J, Eriksen EF, Hoseyni MS, Axelrod DW, Miller PD. 1999. Effects of risedronate treatment on vertebral and nonvertebral fractures in women with postmenopausal osteoporosis: A randomized controlled trial. Vertebral Efficacy With Risedronate Therapy (VERT) Study Group. *JAMA* 282: 1344–1352.
9. Reginster J, Minne HW, Sorensen OH, Hooper M, Roux C, Brandi ML, Lund B, Ethgen D, Pack S, Roumagnac I, Eastell R. 2000. Randomized trial of the effects of risedronate on vertebral fractures in women with established postmenopausal osteoporosis. Vertebral Efficacy with Risedronate Therapy (VERT) Study Group. *Osteoporos Int* 11: 83–91.
10. Chesnut CH, Ettinger MP, Miller PD, Baylink DJ, Emkey R, Harris ST, Wasnich RD, Watts NB, Schimmer RC, Recker RR. 2004. Effects of oral ibandronate administered daily or intermittently on fracture risk in postmenopausal osteoporosis. *J Bone Miner Res* 19: 1241–1249.
11. McCloskey E, Selby P, Davies M, Robinson J, Francis RM, Adams J, Kayan K, Beneton M, Jalava T, Pylkkänen L, Kenraali J, Aropuu S, Kanis JA. 2004. Clodronate reduces vertebral fracture risk in women with postmenopausal or secondary osteoporosis: Results of a double-blind, placebo-controlled 3-year study. *J Bone Miner Res* 19: 728–736.
12. Cranney A, Guyatt G, Griffith L, Wells G, Tugwell P, Rosen C; Osteoporosis Methodology Group and The Osteoporosis Research Advisory Group. 2002. Meta-analyses of therapies for postmenopausal osteoporosis. IX: Summary of meta-analyses of therapies for postmenopausal osteoporosis. *Endocr Rev* 23: 570–578.
13. Wells G, Cranney A, Peterson J, Boucher M, Shea B, Robinson V, Coyle D, Tugwell P. 2008. Risedronate for the primary and secondary prevention of osteoporotic fractures in postmenopausal women. *Cochrane Database Syst Rev* 23 (1): CD004523.
14. Wells GA, Cranney A, Peterson J, Boucher M, Shea B, Robinson V, Coyle D, Tugwell P. 2008. Alendronate for the primary and secondary prevention of osteoporotic fractures in postmenopausal women. *Cochrane Database Syst Rev* 23(1): CD001155.
15. Felsenberg D, Miller P, Armbrecht G, Wilson K, Schimmer RC, Papapoulos SE. 2005. Oral ibandronate significantly reduces the risk of vertebral fractures of greater severity after 1, 2, and 3 years in postmenopausal women with osteoporosis. *Bone* 37: 651–654.
16. Black DM, Thompson DE, Bauer DC, Ensrud K, Musliner T, Hochberg MC, Nevitt MC, Suryawanshi S, Cummings SR; Fracture Intervention Trial. 2000. Fracture risk reduction with alendronate in women with osteoporosis: The Fracture Intervention Trial. FIT Research Group. *J Clin Endocrinol Metab* 85: 4118–4124.
17. Roux C, Seeman E, Eastell R, Adachi J, Jackson RD, Felsenberg D, Songcharoen S, Rizzoli R, Di Munno O, Horlait S, Valent D, Watts NB. 2004. Efficacy of risedronate on clinical vertebral fractures within six months. *Curr Med Res Opin* 20: 433–439.
18. Papapoulos SE, Quandt SA, Liberman UA, Hochberg MC, Thompson DE. 2005. Meta-analysis of the efficacy of alendronate for the prevention of hip fractures in postmenopausal women. *Osteoporos Int* 16: 468–474.
19. Nguyen ND, Eisman JA, Nguyen TV. 2006. Anti-hip fracture efficacy of biophosphonates: A Bayesian analysis of clinical trials. *J Bone Miner Res* 21: 340–349.
20. Caro JJ, Ishak KJ, Huybrechts KF, Raggio G, Naujoks C. 2004. The impact of compliance with osteoporosis therapy on fracture rates in actual practice. *Osteoporos Int* 15: 1003–1008.
21. Siris ES, Harris ST, Rosen CJ, Barr CE, Arvesen JN, Abbott TA, Silverman S. 2006. Adherence to bisphosphonate therapy and fracture rates in osteoporotic women: Relationship to vertebral and nonvertebral fractures from 2 US claims databases. *Mayo Clin Proc* 81: 1013–1022.
22. Schnitzer T, Bone HG, Crepaldi G, Adami S, McClung M, Kiel D, Felsenberg D, Recker RR, Tonino RP, Roux C, Pinchera A, Foldes AJ, Greenspan SL, Levine MA, Emkey R, Santora AC 2nd, Kaur A, Thompson DE, Yates J, Orloff JJ. 2000. Therapeutic equivalence of alendronate 70 mg once-weekly and alendronate 10 mg daily in the treatment of osteoporosis. Alendronate Once-Weekly Study Group. *Aging (Milano)* 12: 1–12.
23. Brown JP, Kendler DL, McClung MR, Emkey RD, Adachi JD, Bolognese MA, Li Z, Balske A, Lindsay R. 2002. The efficacy and tolerability of risedronate once a week for the treatment of postmenopausal osteoporosis.

*Calcif Tissue Int* 71: 103–111.

24. Cranney A, Guyatt G, Welch V, Griffith L, Adachi JD, Shea B, Tugwell P, Wells G. 2001. A meta-analysis of etidronate for the treatment of postmenopausal osteoporosis. *Osteoporos Int* 12: 140–151.

25. Papapoulos SE, Schimmer RC. 2007. Changes in bone remodelling and antifracture efficacy of intermittent bisphosphonate therapy: Implications from clinical studies with ibandronate. *Ann Rheum Dis* 66: 853–858.

26. Reginster JY, Adami S, Lakatos P, Greenwald M, Stepan JJ, Silverman SL, Christiansen C, Rowell L, Mairon N, Bonvoisin B, Drezner MK, Emkey R, Felsenberg D, Cooper C, Delmas PD, Miller PD. 2006. Efficacy and tolerability of once-monthly oral ibandronate in postmenopausal osteoporosis: 2 year results from the MOBILE study. *Ann Rheum Dis* 65: 654–661.

27. Cranney A, Wells GA, Yetisir E, Adami S, Cooper C, Delmas PD, Miller PD, Papapoulos S, Reginster JY, Sambrook PN, Silverman S, Siris E, Adachi JD. 2009. Ibandronate for the prevention of nonvertebral fractures: A pooled analysis of individual patient data. *Osteoporos Int* 20: 291–297.

28. Black DM, Delmas PD, Eastell R, Reid IR, Boonen S, Cauley JA, Cosman F, Lakatos P, Leung PC, Man Z, Mautalen C, Mesenbrink P, Hu H, Caminis J, Tong K, Rosario-Jansen T, Krasnow J, Hue TF, Sellmeyer D, Eriksen EF, Cummings SR; HORIZON Pivotal Fracture Trial. 2007. Once-yearly zoledronic acid for treatment of postmenopausal osteoporosis. *N Engl J Med* 356: 1809–1822.

29. Lyles KW, Colón-Emeric CS, Magaziner JS, Adachi JD, Pieper CF, Mautalen C, Hyldstrup L, Recknor C, Nordsletten L, Moore KA, Lavecchia C, Zhang J, Mesenbrink P, Hodgson PK, Abrams K, Orloff JJ, Horowitz Z, Eriksen EF, Boonen S; HORIZON Recurrent Fracture Trial. 2007. Zoledronic acid and clinical fractures and mortality after hip fracture. *N Engl J Med* 357: 1799–809.

30. Center JR, Bliuc D, Nguyen ND, Nguyen TV, Eisman JA. 2011. Osteoporosis medication and reduced mortality risk in elderly women and men. *J Clin Endocrinol Metab* 96: 1006–1014.

31. Pazianas M, Abrahamsen B, Eiken PA, Eastell R, Russell RGG. 2012. Reduced colon cancer incidence and mortality in postmenopausal women treated with an oral bisphosphonate-Danish National Register based Cohort Study. 2012. *J Bone Miner Res* 23(11): 2693–2701.

32. Sambrook PN, Cameron ID, Chen JS, March LM, Simpson JM, Cumming RG, Seibel MJ. 2011. Oral bisphosphonates are associated with reduced mortality in frail older people: A prospective five-year study. *Osteoporos Int* 22: 2551–2556.

33. Bone HG, Hosking D, Devogelaer JP, Tucci JR, Emkey RD, Tonino RP, Rodriguez-Portales JA, Downs RW, Gupta J, Santora AC, Liberman UA; Alendronate Phase III Osteoporosis Treatment Study Group. 2004. Ten years' experience with alendronate for osteoporosis in postmenopausal women. *N Engl J Med* 350: 1189–1199.

34. Mellström DD, Sörensen OH, Goemaere S, Roux C, Johnson TD, Chines AA. 2004. Seven years of treatment with risedronate in women with postmenopausal osteoporosis. *Calcif Tissue Int* 75: 462–468.

35. Black DM, Schwartz AV, Ensrud KE, Cauley JA, Levis S, Quandt SA, Satterfield S, Wallace RB, Bauer DC, Palermo L, Wehren LE, Lombardi A, Santora AC, Cummings SR; FLEX Research Group. 2006. Effects of continuing or stopping alendronate after 5 years of treatment: The Fracture Intervention Trial Long-term Extension (FLEX): A randomized trial. *JAMA* 296: 2927–2938.

36. Black DM, Reid IR, Boonen S, Bucci-Rechtweg C, Cauley JA, Cosman F, Cummings SR, Hue TF, Lippuner K, Lakatos P, Leung PC, Man Z, Martinez R, Tan M, Ruzycky ME, Eastell R. 2012. The effect of 3 versus 6 years of zoledronic acid treatment of osteoporosis: A randomized extension to the HORIZON-Pivotal Fracture Trial (PFT). *J Bone Miner Res* 27(2): 243–254.

37. Allen MR, Iwata K, Phipps R, Burr DB. 2006. Alterations in canine vertebral bone turnover, microdamage accumulation, and biomechanical properties following 1-year treatment with clinical treatment doses of risedronate or alendronate. *Bone* 39: 872–879.

38. Chapurlat RD, Arlot M, Burt-Pichat B, Chavassieux P, Roux JP, Portero-Muzy N, Delmas PD, Chapurlat RD, Arlot M, Burt-Pichat B, Chavassieux P, Roux J-P, Portero-Muzy N, Delmas PD. 2007. Microcrack frequency and bone remodeling in postmenopausal osteoporotic women on long-term bisphosphonates: A bone biopsy study. *J Bone Miner Res* 22: 1502–1509.

39. Bauer DC, Black DM, Garnero P, Hochberg M, Ott S, Orloff J, Thompson DE, Ewing SK, Delmas PD; Fracture Intervention Trial Study Group. 2004. Change in bone turnover and hip, non-spine, and vertebral fracture in alendronate-treated women: The fracture intervention trial. *J Bone Miner Res* 19: 1250–1258.

40. Miller PD, Delmas PD, Lindsay R, Watts NB, Luckey M, Adachi J, Greenspan SL, Seeman E, Boonen S, Meeves S, Lang TF, Bilezikian JP. 2008. Early responsiveness of women with osteoporosis to teriparatide after therapy with alendronate or risedronate. *J Clin Endocrinol Metab* 93: 3785–3793.

41. McClung M, Recker R, Miller P, Fiske D, Minkoff J, Kriegman A, Zhou W, Adera M, Davis J. 2007. Intravenous zoledronic acid 5 mg in the treatment of postmenopausal women with low bone density previously treated with alendronate. *Bone* 41: 122–128.

42. Shane E, Burr D, Ebeling PR, Abrahamsen B, Adler RA, Brown TD, Cheung AM, Cosman F, Curtis JR, Dell R, Dempster D, Einhorn TA, Genant HK, Geusens P, Klaushofer K, Koval K, Lane JM, McKiernan F, McKinney R, Ng A, Nieves J, O'Keefe R, Papapoulos S, Sen HT, van der Meulen MCH, Weinstein RS, Whyte M. 2010. Atypical subtrochanteric and diaphyseal femoral fractures: Report of a task force of the American Society for Bone and Mineral Research. *J Bone Miner Res* 25: 2267–2294.

43. Giusti A, Hamdy NAT, Dekkers OM, Ramautar SR, Dijkstra S, Papapoulos SE. 2011. Atypicalfractures and bisphosphonate therapy: A cohort study of patients with femoral fracture with radiographic adjudication of fracture site and features. *Bone* 48: 966–971.

44. Schilcher J, Michaelsson K, Aspenberg P. 2011. Bisphosphonate use and atypical fractures of the femoral shaft. *N Engl J Med* 364: 1728–1737.

45. Khosla S, Burr D, Cauley J, Dempster DW, Ebeling PR, Felsenberg D, Gagel RF, Gilsanz V, Guise T, Koka S, McCauley LK, McGowan J, McKee MD, Mohla S, Pendrys DG, Raisz LG, Ruggiero SL, Shafer DM, Shum L, Silverman SL, Van Poznak CH, Watts N, Woo SB, Shane E; American Society for Bone and Mineral Research. 2007. Bisphosphonate-associated osteonecrosis of the jaw: Report of a task force of the American

Society for Bone and Mineral Research. *J Bone Miner Res* 22: 1479–1491.

46. Rizzoli R, Burlet N, Cahall D, Delmas PD, Eriksen EF, Felsenberg D, Grbic J, Jontell M, Landesberg R, Laslop A, Wollenhaupt M, Papapoulos S, Sezer O, Sprafka M, Reginster JY. 2008. Osteonecrosis of the jaw and bisphosphonate treatment for osteoporosis. *Bone* 42: 841–847.

47. Compston J. 2011. Pathophysiology of atypical femoral fractures and osteonecrosis of the jaw. *Osteoporos Int* 22: 2951–2961.

48. Pazianas M, Abrahamsen B. 2011. Safety of bisphosphonates. *Bone* 49: 103–110.

49. Kanis JA, Reginster J-Y, Kaufman J-M, Ringe JD, Adachi JD, Hiligsmann M, Rizzoli R, Cooper C. 2012. A reappraisal of generic bisphosphonates in osteoporosis. *Osteoporos Int* 23: 213–221.

50. Abrahamsen B, Pazianas M, Eiken P, Russell RG, Eastell R. 2012. Esophageal and gastric cancer incidence and mortality in alendronate users. *J Bone Miner Res* 27(3): 679–686.

# 第 50 章
# 地诺单抗注射液

Michael R. McClung

（黄　莉　译　邓伟民　审校）

## 引言

地诺单抗（denosumab）是核因子 κB 受体活化因子（RANKL）的抑制剂，用于治疗骨质疏松以及其他骨病。核因子 κB 受体活化因子与前体破骨细胞上的 RANK 受体结合有利于破骨细胞的增殖、成熟、活化及存活[1]。护骨素（OPG）为 RANK 的可溶形式，是 RANKL 的反意受体，通过 RANKL/RANK 通路来抑制破骨细胞活化。大鼠及猴子相关实验显示，OPG 的应用能够降低骨吸收、增加骨量[2-3]。基因动物模型证实了这条通路在骨代谢中的重要性。护骨素缺乏的小鼠表现为骨量减少及骨骼脆弱[4]。RANKL 或 RANK 不足的小鼠及过量表达 OPG 的大鼠均可见高质量的骨质[5-6]。

甲状旁腺激素、雌激素、糖皮质激素、维生素 D、转化生长因子 β（TGF-β）、炎症因子及其他因素调节 RANKL 及 OPG 的表达[7-10]。RANKL 和 OPG 两者总量的失衡会引发由破骨细胞诱导的骨吸收增加的临床疾病，如骨质疏松症变形性骨炎、骨转移等。

RANKL 遗传缺陷，作为骨硬化病的表型，证明了 RANKL/RANK 通路对人类骨骼健康有重要意义[11]。当 RANKL 与 OPG 之间失衡，RANKL 量相对多时，会出现急进性骨质疏松症，这类患者的自身抗体可中和 OPG 活性，这证实了 OPG 对人类的重要性、RANKL 与 OPG 之间均衡的精密性及潜在的影响[12]。RANKL 抑制剂是一个治疗骨质疏松症的可行方法[13]。

## RANKL 抑制剂：早期研究

健康志愿者单次剂量（0.01~3mg/kg）服用 OPG-Fc 片段（免疫球蛋白 G1）融合分子，出现尿 I 型胶原交联氨基末端肽（NTX）[14]呈剂量依赖性降低。剂量越高，抑制骨吸收越明显，且维持时间越长。给予最高剂量时，NTX 在 5 天中减少了 80%；用药 1 个月时，达到了治疗效果。研究显示 RANKL 抑制剂在临床中可减少骨吸收。

地诺单抗是完全人源性 IgG2 抗体，与 RANKL 有高度亲和力（Kd=$3\times10^{-12}$M）和特异性[15]。在一期研究中，非线性药物动力学显示，对健康的绝经后女性以地诺单抗 0.01~3mg/kg 的剂量范围单次给药，药物剂量越大，药物清除率越慢[16]（图 50.1）。体重对药物清除率有所影响，而药物清除率与年龄或肾功能无关[17]。无需根据年龄、体重或肾功能受损患者来调整药物剂量。

在地诺单抗的一期研究中，以 0.01~3mg/kg 剂量皮下注射引起尿 I 型胶原交联氨基末端肽在 24 小时内从基线快速下降了 80%[16]。持续抑制骨吸收是有剂量依赖性的，至少要 60mg 的维持剂量或更高剂量以持续抑制骨吸收至少达 6 个月。这些数据表明地诺单抗的作用机制和护骨素一样，是通过抑制 RANKL 的活性来减少骨吸收。然而，地诺单抗的治疗效果优于护骨素，体现在以下几个方面：① 对降低细胞家族肿瘤坏死因子如 TRAIL 或 CD40 的脱靶效应有更强的特异性；② 良好的药代动力学使得给药方案更方便；③ 避免诱导形成对骨骼有不利影响的抗护骨素抗体的可能性。

地诺单抗的发展已进行到了关于剂量范围的二期研究，主要是评估不同剂量范围对低骨密度绝经后女性的骨密度、骨代谢标志物、耐受性的影响[18-19]。每 3 个月 1 次皮下注射 6mg 或每 6 个月 1 次皮下注射 210mg 地诺单抗可显著增加重要骨骼区域的骨密度。地诺单抗组女性给予每 3 个月 3mg 的剂量，与阿仑膦酸钠组予每周 70mg 比较，发现地诺单抗组的腰椎、股骨近端及桡骨中段的骨密度变化与阿仑膦酸钠组相当或更明显。给予不同剂量地诺单抗 3 天后，血清环磷酰胺均显著地迅速下降了 85%。此作用的持续与剂量相关。6 个月 1 次注射 60mg 地诺单抗，血清环磷酰胺在一个月时达到最低水平，之后逐步上升，与持续阿仑膦酸钠疗法的女性的血清环磷酰胺水平相当（图 50.1）。注射地诺单抗与口服阿仑膦酸钠 2～3 个月后，骨形成标志物均下降。

## 关键性试验

患骨质疏松症（腰椎或髋部骨密度 T 值低于 -2.5）的健康绝经女性（7808 例）自愿加入骨折端点关键性 III 期研究中[20]。研究对象的 T 值低于 -4，或发生至少 1 次轻度椎骨畸形，或任何中度或重度椎骨骨折者，均排除在外。纳入的研究对象随机给予每 6 个月 1 次皮下注射 60mg 地诺单抗或者安慰剂注射。所有研究对象均给予钙剂和维生素 D。经过 3 年的治疗后，地诺单抗组的新生椎体骨折发生率由 7.2% 下降到 2.3%（相对危险降低率 68%，置信区间 59%～74%）（图 50.2）。治疗 1 年或 2 年后，椎体骨折发生率也至少降低了 60%。髋部及非椎体骨折发生率安慰剂组分别为 1.2%、8.0%，而地诺单抗组分别为 0.7%、6.5%，这是因为地诺单抗组髋部骨折的风险相对降低了 40%（置信区间 3%～63%），而非椎体骨折的风险相对降低了 20%（置信区间 5%～33%）。由于纳入标准（基线资料中，只有 23% 自愿加入研究的对象发生过一次轻度椎体骨折）的原因，安慰剂组的新生椎体骨折及髋部骨折的发生率比本试验中用于治疗骨质疏松症的其他药物均低。因此，当自愿加入本研究的骨质疏松性骨折风险的相对降低率与其他骨吸收抑制剂相似或更好时，骨折风险的绝对降低率则低于［病例数（NNT）则更大］HORIZON、FIT、VERT 及 TROPOS 研究[21-24]。这表明用病例数来评估治疗不同骨折风险人群的有效性是错误的[25]。

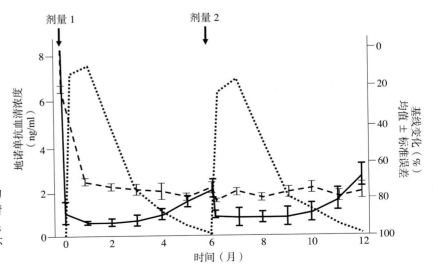

**图 50.1**　每 6 个月皮下注射 60mg 地诺单抗的药代动力学及药效学。（……），地诺单抗血清浓度；（—），注射地诺单抗后血清环磷酰胺；（-----），每周口服 70mg 阿仑膦酸钠后血清环磷酰胺。数据参考参考文献 18

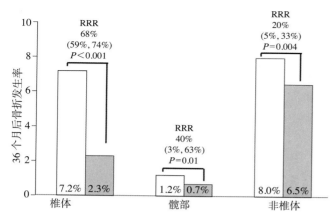

图 50.2　地诺单抗疗法对骨折风险的影响。安慰剂（空白条形图）或每 6 个月皮下注射 60mg 地诺单抗治疗 36 个月后骨折发生率。条形图中的数据为发生率（%）。RRR= 相对危险降低率（95% 置信区间）。数据来自参考文献 20

FREEDOM 预实验显示在排除危险因素的情况下，地诺单抗可降低脊柱骨折 [26]。股骨颈骨密度值符合骨质疏松症诊断标准的患者非椎体骨折风险会下降。在 FREEDOM 的事后亚组分析研究中，对于存在高危险因素如年龄、低骨密度或既往骨折病史的患者，地诺单抗可降低其脊柱及髋部骨折的风险 [27]。在 FREEDOM 试验中，通过肾功能光谱分析显示，地诺单抗能有效增加女性的骨密度、降低椎体骨折发生率 [28]。其中 2817 名女性的估算肾小球滤过率（GFR）在 30 ~ 59ml/min 之间，73 名女性的估算肾小球滤过率在 15 ~ 29ml/min。地诺单抗用于透析患者的疗效及安全性尚未得到研究证实。

FREEDOM 的二期研究显示，地诺单抗为期 3 年的治疗能显著持续地增加骨密度 [20]。与安慰剂比较，地诺单抗增加了 9.2% 的腰椎骨密度及 6.0% 的全髋骨密度。36 个月后的全髋骨密度变化很好地说明了地诺单抗能够降低椎体或非椎体骨折的风险。对地诺单抗亚组所有研究对象均连续测量了生化标记，其血清环磷酰胺及 P1NP 水平均显著持续下降 [29]。

每 6 个月注射一次 60mg 地诺单抗能够增加绝经后低骨量女性的骨密度 [30]。基线组腰椎及全髋骨密度在 2 年中分别增加了 6.5%、2.4%，而安慰剂组的骨密度轻度降低。同样，地诺单抗可增加用芳香化酶抑制剂治疗非转移性乳腺癌的女性患者及用雄性激素阻断治疗非转移性前列腺癌的男性患者的骨密度 [31-32]。为期 3 年的地诺单抗治疗后，用雄性

激素阻断疗法的男性患者腰椎骨折的风险从 3.9% 降低到 1.5%（相对危险降低率 62%，置信区间 22% ~ 81%）[32]。地诺单抗对低骨密度或骨质疏松症男性的疗效正在评估中。

## 长期反应

FREEDOM 的扩展研究是关于 4500 名女性每 6 个月一次注射 60mg 地诺单抗长达十年。在研究的头 3 年接受地诺单抗治疗的女性，第 4、5 年的治疗使得骨密度持续增加，腰椎骨密度及全髋骨密度在 5 年内分别增加了 13.7%、7.0% [33]。椎体和非椎体骨折在第 4、5 年的年发病率与在头 3 年治疗期间的年发病率相似。二期扩展研究也证明了地诺单抗疗法的长期疗效。研究对象持续应用地诺单抗 6 年后，脊柱和髋部的骨密度分别增加了 13.3%、6.1% [34]。长期研究组的骨代谢标志物（BTM）预处理减少。未发现中和抗体或对本治疗方法的不敏感性。

## 停用地诺单抗的反应

停用地诺单抗 2 年后，骨转换指数在 3 个月内回到基线水平（距最后一次用药 9 个月时间）[35-36]。停止用药（距上次用药后 30 个月）后，骨吸收及骨形成标志物在接下来的几个月超过基线值，再在 24 小时内回到基线值。治疗期间获得的骨密度在停止治疗的第一年即丢失。停止治疗 2 年后，骨密度值回降到原来的基线值。停用地诺单抗 1 年后，再次用地诺单抗治疗可很快降低骨转换，并且骨密度增加到与 4 年长期应用地诺单抗患者的骨密度水平 [35]。这些效果与停用雌激素疗法的效果类似 [37-38]。根据地诺单抗的药代动力学，阻止地诺单抗回到基线值所需的时间比阻止雌激素的时间长。由于这些研究样本量小，且研究对象为低骨折风险的女性，对骨转换反弹及快速显著的骨量流失所致的骨折风险的影响尚不清楚。

## 安全性与耐受性

FREEDOM 研究提供了最有利的地诺单抗安全评估 [20]。地诺单抗组与安慰剂组总的或严重不良事件的发生率及感染、恶性肿瘤或心血管疾病的发生频率相差不多。未发现注射部位不良反应及给药后

不适症状。地诺单抗组的死亡人数（70，1.8%）比安慰剂组（90，2.3%）的少（$P=0.08$）。

地诺单抗组（3%）出现皮疹或湿疹的情况比安慰剂组（1%）多（$P<0.001$）。地诺单抗组中有 12 例出现与住院相关而与注射部位或给药时间无关的蜂窝织炎，而安慰剂组出现 1 例。在 FREEDOM 扩展研究的长期治疗中，皮肤疾病的发生率没有增加，安慰剂组及地诺单抗组也没有增加[33]。

一旦应用地诺单抗疗法，血清钙瞬间下降。维生素 D 缺乏的研究对象被排除于 FREEDOM 试验，且给予地诺单抗前需补充钙剂和维生素 D。在 FREEDOM 研究中，给予地诺单抗后未出现症状性低钙血症。

## 关于 RANKL 抑制的未解答的临床问题

### 骨转换过度抑制

从理论上讲，长期应用强效骨吸收抑制剂会导致骨转换过度抑制。在与阿仑膦酸钠一对一的研究中，地诺单抗是更强效的骨转换标记抑制剂[19,39]。FREEDOM 试验中，应用地诺单抗 24 个月和 36 个月后的髂嵴骨组织活检显示其中位数骨形成率比安慰剂组下降了 97%[40]。地诺单抗组有 19% 可见双重四环素标记，而安慰剂组有 94%。在既往用双膦酸盐治疗的患者中，应用地诺单抗 12 个月患者的骨活检显示有 20% 的骨小梁双重四环素标记，而继续服用阿仑膦酸钠的患者则有 94% 的骨小梁双重四环素标记[40]。15 例停止使用地诺单抗平均 25 个月的研究对象的骨活检显示骨重建和双重四环素标记指标正常[41]。

在骨质疏松的主要临床试验中，并未发现颌骨坏死（ONJ）病例。在 FREEDOM 研究中，安慰剂组在头 3 年使用安慰剂，其中有 2 例在 FREEDOM 扩展试验的头 2 年出现颌骨坏死等口腔病变[33]。肿瘤学研究显示，高剂量地诺单抗与唑来膦酸的颌骨坏死的发生率相似[42-44]。本研究并无证据表明骨折愈合及非典型骨折的案例。长期应用地诺单抗导致骨骼变弯曲并不奇怪，只是不确定这种情况是否会发生。地诺单抗的药效反应（在早期药物剂量轻度衰减）不同于双膦酸盐（几乎持续衰减）。一些双膦酸盐类药物与骨紧密结合，并出现应激反应，而地诺单抗不发生应激反应。分布在骨皮质的间隔，如骨陷窝、微管结构等可能不同。通过停用地诺单抗

来快速竞争性逆转骨代谢抑制，而长效双膦酸盐则通过长期作用来抑制骨代谢[35]。

### 免疫功能低

RANKL 抑制对免疫功能的影响是我们所感兴趣的，因为 RANKL 存在于辅助细胞和树突细胞中，并且有证据表明 RANKL 参与树突细胞的成熟及调节依赖 T 细胞的免疫反应[45]。成年人缺乏 RANKL 可能出现低球蛋白血症，但并无 T 细胞功能障碍[46]。在二期试验中，全面评估所有研究对象后并未发现免疫功能变化的试验证据[18]。

在地诺单抗的所有临床试验中，治疗组之间的感染总发病率没有不同[47-48]。在 FREEDOM 及一些更小规模的研究中，地诺单抗组比安慰剂组出现与感染相关的严重不良事件更频繁。不良事件的数目小，并且没有统计学意义。在临床上会出现不同的诊断，并且合并非感染性炎症性疾病（如迷路炎、憩室炎、阑尾炎）。并未发现这些不良事件与地诺单抗用药时间或持续治疗时间的关系[48]。地诺单抗组与安慰剂组机会性感染的发病率无差异。

### 对血管的影响

护骨素（OPG）缺乏的小鼠出现大动脉中层钙化[5]。观察性研究说明了较高水平的血清 OPG 与血管性疾病的关系[49]。临床试验没有证据表明地诺单抗疗法会对心血管产生不良后果。

## 地诺单抗的其他临床适应证

在服用甲氨蝶呤的风湿性关节炎患者中，相对于安慰剂而言，地诺单抗可增加其骨密度，防止骨骼侵蚀性病变[50]。这类患者没有异常的不良事件发生。骨密度并不受糖皮质激素疗法的影响，但我们尚未正式评估地诺单抗对接受糖皮质激素治疗的患者骨密度的影响。

地诺单抗在治疗变形性骨炎及控制与恶性肿瘤相关的血钙过多等方面可能有效，但尚无相关研究报道地诺单抗治疗这类患者。单次剂量的唑来膦酸对骨代谢的长期影响可能比地诺单抗更有优势。

更大剂量的地诺单抗（每 4 周 1 次皮下注射 120mg）能有效治疗与癌症有关的骨骼疾病。与唑来膦酸比，地诺单抗能够延缓转移性乳腺癌或前列腺癌患者骨骼并发症的发生，同样能够延缓其他实

体瘤骨转移患者及多发性骨髓瘤溶解病变患者骨骼并发症的发生[42,44]。免疫功能低的患者使用地诺单抗治疗后，并未增加感染的风险。

## 总结

地诺单抗通过抑制 RANKL 作用于破骨细胞，从而抑制骨吸收，是一种新的治疗骨质疏松症的药物。不同于双膦酸盐是通过抑制成熟、有活性的破骨细胞的活性，地诺单抗阻止破骨细胞前体细胞的增殖、成熟，从而限制了有活性的破骨细胞的数量，进而减少骨吸收。因地诺单抗和双膦酸盐都间接减少骨形成，所以这两个药物都能维持骨小梁结构，但不重建严重骨质疏松症患者出现的受损的骨小梁。地诺单抗在减少临床上绝经后骨质疏松症女性的重要骨折风险方面，至少与其他骨吸收抑制剂有一样的效果。地诺单抗也可预防无骨质疏松症绝经后女性及应用激素消融疗法治疗转移性癌症患者的骨量流失，也可能对低骨量的男性有治疗作用。

地诺单抗的药物动力学证实了其给药时间很方便，并且无需静脉输液，方便医护人员给药。注射给药避免了上消化道不耐受的可能性，避免了依从性差及肠道吸收差的问题。地诺单抗能够持续保证至少 6 个月的治疗效果。不像静脉注射的双膦酸盐，地诺单抗可用于肾功能受损的患者。无可厚非，地诺单抗可与其他骨吸收抑制剂联合应用。尚无地诺单抗与甲状旁腺激素（PTH）联合应用的相关研究。

目前，地诺单抗的安全性及耐受性问题尚未出现。FREEDOM 的部分为期 10 年的扩展研究及地诺单抗的临床应用经验为地诺单抗对免疫功能的影响、发生感染、皮肤病变、其他非目标效应，及可能对骨重建过度抑制的影响等提供了重要信息。地诺单抗是强有力的骨吸收抑制剂，优于双膦酸盐。我们仍未知地诺单抗的持续显著的骨代谢抑制作用是否会造成骨骼不良反应。

## 参考文献

1. Boyce BF, Xing L. 2007. Biology of RANK, RANKL, and osteoprotegerin. *Arthritis Res Ther* 9 Suppl 1: S1.

2. Ominsky MS, Kostenuik PJ, Cranmer P, Smith SY, Atkinson JE. 2007. The RANKL inhibitor OPG-Fc increases cortical and trabecular bone mass in young gonad-intact cynomolgus monkeys. *Osteoporos Int* 18: 1073–1082.

3. Ominsky MS, Li X, Asuncion FJ, Barrero M, Warmington KS, Dwyer D, Stolina M, Geng Z, Grisanti M, Tan HL, Corbin T, McCabe J, Simonet WS, Ke HZ, Kostenuik PJ. 2008. RANKL inhibition with osteoprotegerin increases bone strength by improving cortical and trabecular bone architecture in ovariectomized rats. *J Bone Miner Res* 23: 672–682.

4. Iotsova V, Caamaño J, Loy J, Yang Y, Lewin A, Bravo R. 1997. Osteopetrosis in mice lacking NF-kappaB1 and NF-kappa B2. *Nat Med* 3: 1285–1289.

5. Bucay N, Sarosi I, Dunstan CR, Morony S, Tarpley J, Capparelli C, Scully S, Tan HL, Xu W, Lacey DL, Boyle WJ, Simonet WS. 1998. Osteoprotegerin-deficient mice develop early onset osteoporosis and arterial calcification. *Gene Dev* 12: 1260–1268.

6. Ominsky MS, Stolina M, Li X, Corbin TJ, Asuncion FJ, Barrero M, Niu QT, Dwyer D, Adamu S, Warmington KS, Grisanti M, Tan HL, Ke HZ, Simonet WS, Kostenuik PJ. 2009. One year of transgenic overexpression of osteoprotegerin in rats suppressed bone resorption and increased vertebral bone volume, density, and strength. *J Bone Miner Res* 24: 1234–1246.

7. Huang JC, Sakata T, Pfleger LL, Bencsik M, Halloran BP, Bikle DD, Nissenson RA. 2004. PTH differentially regulates expression of RANKL and OPG. *J Bone Miner Res* 19: 235–244.

8. Hofbauer LC, Lacey DL, Dunstan CR, Spelsberg TC, Riggs BL, Khosla S. 1999. Interleukin-1beta and tumor necrosis factor-alpha, but not interleukin-6, stimulate osteoprotegerin ligand gene expression in human osteoblastic cells. *Bone* 25: 255–259.

9. Hofbauer LC, Gori F, Riggs BL, Lacey DL, Dunstan CR, Spelsberg TC, Khosla S. 1999. Stimulation of osteoprotegerin ligand and inhibition of osteoprotegerin production by glucocorticoids in human osteoblastic lineage cells. *Endocrinology* 140: 4382–4389.

10. Hofbauer LC, Dunstan CR, Spelsberg TC, Riggs BL, Khosla S. 1998. Osteoprotegerin production by human osteoblast lineage cells is stimulated by vitamin D, bone morphogenetic protein-2, and cytokines. *Biochem Biophys Res Commun* 250: 776–781.

11. Sobacchi C, Frattini A, Guerrini MM, Abinun M, Pangrazio A, Susani L, Bredius R, Mancini G, Cant A, Bishop N, Grabowski P, Del Fattore A, Messina C, Errigo G, Coxon FP, Scott DI, Teti A, Rogers MJ, Vezzoni P, Villa A, Helfrich MH. 2007. Osteoclast-poor human osteopetrosis due to mutations in the gene encoding RANKL. *Nat Genet* 39: 960–962.

12. Riches PL, McRorie E, Fraser WD, Determann C, van't Hof R, Ralston SH. 2009. Osteoporosis associated with neutralizing autoantibodies against osteoprotegerin. *N Engl J Med* 361: 1459–1465.

13. Hofbauer LC, Schoppet M. 2004. Clinical implications of the osteoprotegerin/RANKL/RANK system for bone and vascular diseases. *JAMA* 292: 490–495.

14. Bekker PJ, Holloway D, Nakanishi A, Arrighi M, Leese PT, Dunstan CR. 2001. The effect of a single dose of osteoprotegerin in postmenopausal women. *J Bone Miner Res* 16: 348–360.

15. Kostenuik PJ, Smith SY, Jolette J, Schroeder J, Pyrah I, Ominsky MS. 2011. Decreased bone remodeling and porosity are associated with improved bone strength in ovariectomized cynomolgus monkeys treated with denosumab, a fully human RANKL antibody. *Bone* 49: 151–161.

16. Bekker PJ, Holloway D, Nakanishi A, Arrighi M, Leese PT, Dunstan CR. 2004. A single-dose placebo-controlled study of AMG 162, a fully human monoclonal antibody to RANKL, in postmenopausal women. *J Bone Miner Res* 19: 1059–1066.

17. Sutjandra L, Rodriguez RD, Doshi S, Ma M, Peterson MC, Jang GR, Chow AT, Pérez-Ruixo JJ. 2011. Population pharmacokinetic meta-analysis of denosumab in healthy subjects and postmenopausal women with osteopenia or osteoporosis. *Clin Pharmacokinet* 50: 793–807.

18. McClung MR, Lewiecki EM, Cohen SB, Bolognese MA, Woodson GC, Moffett AH, Peacock M, Miller PD, Lederman SN, Chesnut CH, Lain CD, Kivitz AJ, Holincreased vertebral bone volume, density, and strength. *J Bone Miner Res* 24: 1234–1246.

7. Huang JC, Sakata T, Pfleger LL, Bencsik M, Halloran BP, Bikle DD, Nissenson RA. 2004. PTH differentially regulates expression of RANKL and OPG. *J Bone Miner Res* 19: 235–244.

8. Hofbauer LC, Lacey DL, Dunstan CR, Spelsberg TC, Riggs BL, Khosla S. 1999. Interleukin-1beta and tumor necrosis factor-alpha, but not interleukin-6, stimulate osteoprotegerin ligand gene expression in human osteoblastic cells. *Bone* 25: 255–259.

9. Hofbauer LC, Gori F, Riggs BL, Lacey DL, Dunstan CR, Spelsberg TC, Khosla S. 1999. Stimulation of osteoprotegerin ligand and inhibition of osteoprotegerin production by glucocorticoids in human osteoblastic lineage cells. *Endocrinology* 140: 4382–4389.

10. Hofbauer LC, Dunstan CR, Spelsberg TC, Riggs BL, Khosla S. 1998. Osteoprotegerin production by human osteoblast lineage cells is stimulated by vitamin D, bone morphogenetic protein-2, and cytokines. *Biochem Biophys Res Commun* 250: 776–781.

11. Sobacchi C, Frattini A, Guerrini MM, Abinun M, Pangrazio A, Susani L, Bredius R, Mancini G, Cant A, Bishop N, Grabowski P, Del Fattore A, Messina C, Errigo G, Coxon FP, Scott DI, Teti A, Rogers MJ, Vezzoni P, Villa A, Helfrich MH. 2007. Osteoclast-poor human osteopetrosis due to mutations in the gene encoding RANKL. *Nat Genet* 39: 960–962.

12. Riches PL, McRorie E, Fraser WD, Determann C, van't Hof R, Ralston SH. 2009. Osteoporosis associated with neutralizing autoantibodies against osteoprotegerin. *N Engl J Med* 361: 1459–1465.

13. Hofbauer LC, Schoppet M. 2004. Clinical implications of the osteoprotegerin/RANKL/RANK system for bone and vascular diseases. *JAMA* 292: 490–495.

14. Bekker PJ, Holloway D, Nakanishi A, Arrighi M, Leese PT, Dunstan CR. 2001. The effect of a single dose of osteoprotegerin in postmenopausal women. *J Bone Miner Res* 16: 348–360.

15. Kostenuik PJ, Smith SY, Jolette J, Schroeder J, Pyrah I, Ominsky MS. 2011. Decreased bone remodeling and porosity are associated with improved bone strength in ovariectomized cynomolgus monkeys treated with denosumab, a fully human RANKL antibody. *Bone* 49: 151–161.

16. Bekker PJ, Holloway D, Nakanishi A, Arrighi M, Leese PT, Dunstan CR. 2004. A single-dose placebo-controlled study of AMG 162, a fully human monoclonal antibody to RANKL, in postmenopausal women. *J Bone Miner Res* 19: 1059–1066.

17. Sutjandra L, Rodriguez RD, Doshi S, Ma M, Peterson MC, Jang GR, Chow AT, Pérez-Ruixo JJ. 2011. Popula-

tion pharmacokinetic meta-analysis of denosumab in healthy subjects and postmenopausal women with osteopenia or osteoporosis. *Clin Pharmacokinet* 50: 793–807.

18. McClung MR, Lewiecki EM, Cohen SB, Bolognese MA, Woodson GC, Moffett AH, Peacock M, Miller PD, Lederman SN, Chesnut CH, Lain CD, Kivitz AJ, Holwomen at high risk. *J Clin Endocrinol Metab* 96: 1727–1736.

28. Jamal SA, Ljunggren O, Stehman-Breen C, Cummings SR, McClung MR, Goemaere S, Ebeling PR, Franek E, Yang YC, Egbuna OI, Boonen S, Miller PD. 2011. Effects of denosumab on fracture and bone mineral density by level of kidney function. *J Bone Miner Res* 26: 1829–1835.

29. Eastell R, Christiansen C, Grauer A, Kutilek S, Libanati C, McClung MR, Reid IR, Resch H, Siris E, Uebelhart D, Wang A, Weryha G, Cummings SR. 2011. Effects of denosumab on bone turnover markers in postmenopausal osteoporosis. *J Bone Miner Res* 26: 530–537.

30. Bone HG, Bolognese MA, Yuen CK, Kendler DL, Wang H, Liu Y, San Martin J. 2008. Effects of denosumab on bone mineral density and bone turnover in postmenopausal women. *J Clin Endocrinol Metab* 93: 2149–2157.

31. Ellis GK, Bone HG, Chlebowski R, Paul D, Spadafora S, Smith J, Fan M, Jun S. 2008. Randomized trial of denosumab in patients receiving adjuvant aromatase inhibitors for nonmetastatic breast cancer. *J Clin Oncol* 26: 4875–4882.

32. Smith MR, Egerdie B, Hernández Toriz N, Feldman R, Tammela TL, Saad F, Heracek J, Szwedowski M, Ke C, Kupic A, Leder BZ, Goessl C; Denosumab HALT Prostate Cancer Study Group. 2009. Denosumab in men receiving androgen-deprivation therapy for prostate cancer. *N Engl J Med* 361: 745–755.

33. Papapoulos S, Chapurlat R, Libanati C, Brandi M, Brown J, Czerwiski E, Krieg MA, Man Z, Mellström D, Radominski S, Reginster JY, Resch H, Román J, Roux C, Vittinghoff E, Austin M, Daizadeh N, Bradley M, Grauer A, Cummings S, Bone H. 2011. Five years of denosumab exposure in women with postmenopausal osteoporosis: Results from the first two years of the FREEDOM extension. *J Bone Miner Res* 27: 694–701.

34. Miller PD, Wagman RB, Peacock M, Lewiecki EM, Bolognese MA, Weinstein RL, Ding B, San Martin J, McClung MR. 2011. Effect of denosumab on bone mineral density and biochemical markers of bone turnover: Six-year results of a phase 2 clinical trial. *J Clin Endocrinol Metab* 96: 394–402.

35. Miller PD, Bolognese MA, Lewiecki EM, McClung MR, Ding B, Austin M, Liu Y, San Martin J. 2008. Effect of denosumab on bone density and turnover in postmenopausal women with low bone mass after long-term continued, discontinued, and restarting of therapy: A randomized blinded phase 2 clinical trial. *Bone* 43: 222–229.

36. Bone HG, Bolognese MA, Yuen CK, Kendler DL, Miller PD, Yang YC, Grazette L, San Martin J, Gallagher JC. 2011. Effects of denosumab treatment and discontinuation on bone mineral density and bone turnover markers in postmenopausal women with low bone mass. *J Clin Endocrinol Metab* 96: 972–980.

37. Greenspan SL, Emkey RD, Bone HG, Weiss SR, Bell NH, Downs RW, McKeever C, Miller SS, Davidson M, Bolognese MA, Mulloy AL, Heyden N, Wu M, Kaur A, Lombardi A. 2002. Significant differential effects of

alendronate, estrogen, or combination therapy on the rate of bone loss after discontinuation of treatment of postmenopausal osteoporosis. A randomized, double-blind, placebo-controlled trial. *Ann Intern Med* 137: 875–883.

38. Wasnich RD, Bagger YZ, Hosking DJ, McClung MR, Wu M, Mantz AM, Yates JJ, Ross PD, Alexandersen P, Ravn P, Christiansen C, Santora AC 2nd; Early Postmenopausal Intervention Cohort Study Group. 2004. Changes in bone density and turnover after alendronate or estrogen withdrawal. *Menopause* 11: 622–630.

39. Brown JP, Prince RL, Deal C, Recker RR, Kiel DP, de Gregorio LH, Hadji P, Hofbauer LC, Alvaro-Gracia JM, Wang H, Austin M, Wagman RB, Newmark R, Libanati C, San Martin J, Bone HG. 2009. Comparison of the effect of denosumab and alendronate on BMD and biochemical markers of bone turnover in postmenopausal women with low bone mass: A randomized, blinded, phase 3 trial. *J Bone Miner Res* 24: 153–161.

40. Reid IR, Miller PD, Brown JP, Kendler DL, Fahrleitner-Pammer A, Valter I, Maasalu K, Bolognese MA, Woodson G, Bone H, Ding B, Wagman RB, San Martin J, Ominsky MS, Dempster DW; Denosumab Phase 3 Bone Histology Study Group. 2010. Effects of denosumab on bone histomorphometry: The FREEDOM and STAND studies. *J Bone Miner Res* 25: 2256–2265.

41. Brown JP, Dempster DW, Ding B, Dent-Acosta R, San Martin J, Grauer A, Wagman RB, Zanchetta J. 2011. Bone remodeling in postmenopausal women who discontinued denosumab treatment: Off-treatment biopsy study. *J Bone Miner Res* 26: 2737–2744.

42. Stopeck AT, Lipton A, Body JJ, Steger GG, Tonkin K, de Boer RH, Lichinitser M, Fujiwara Y, Yardley DA, Viniegra M, Fan M, Jiang Q, Dansey R, Jun S, Braun A. 2010. Denosumab compared with zoledronic acid for the treatment of bone metastases in patients with advanced breast cancer: A randomized, double-blind study. *J Clin Oncol* 28: 5132–5139.

43. Henry DH, Costa L, Goldwasser F, Hirsh V, Hungria V, Prausova J, Scagliotti GV, Sleeboom H, Spencer A, Vadhan-Raj S, von Moos R, Willenbacher W, Woll PJ, Wang J, Jiang Q, Jun S, Dansey R, Yeh H. 2011. Randomized, double-blind study of denosumab versus zoledronic acid in the treatment of bone metastases in patients with advanced cancer (excluding breast and prostate cancer) or multiple myeloma. *J Clin Oncol* 29: 1125–1132.

44. Fizazi K, Carducci M, Smith M, Damião R, Brown J, Karsh L, Milecki P, Shore N, Rader M, Wang H, Jiang Q, Tadros S, Dansey R, Goessl C. 2011. Denosumab versus zoledronic acid for treatment of bone metastases in men with castration-resistant prostate cancer: A randomised, double-blind study. *Lancet* 377(9768): 813–822.

45. Leibbrandt A, Penninger JM. 2011. TNF Conference 2009: Beyond bones - RANKL/RANK in the immune system. *Adv Exp Med Biol* 691: 5–22.

46. Guerrini MM, Sobacchi C, Cassani B, Abinun M, Kilic SS, Pangrazio A, Moratto D, Mazzolari E, Clayton-Smith J, Orchard P, Coxon FP, Helfrich MH, Crockett JC, Mellis D, Vellodi A, Tezcan I, Notarangelo LD, Rogers MJ, Vezzoni P, Villa A, Frattini A. 2008. Human osteoclast-poor osteopetrosis with hypogammaglobulinemia due to TNFRSF11A (RANK) mutations. *Am J Hum Genet* 83: 64–76.

47. Ferrari-Lacraz S, Ferrari S. 2011. Do RANKL inhibitors (denosumab) affect inflammation and immunity? *Osteoporos Int* 22: 435–446.

48. Watts NB, Roux C, Modlin JF, Brown JP, Daniels A, Jackson S, Smith S, Zack DJ, Zhou L, Grauer A, Ferrari S. 2012. Infections in postmenopausal women with osteoporosis treated with denosumab or placebo: Coincidence or causal association? *Osteoporos Int* 23: 327–337.

49. Vik A, Mathiesen EB, Brox J, Wilsgaard T, Njølstad I, Jørgensen L, Hansen JB. 2011. Serum osteoprotegerin is a predictor for incident cardiovascular disease and mortality in a general population: The Tromsø Study. *J Thromb Haemost* 9: 638–644.

50. Cohen SB, Dore RK, Lane NE, Ory PA, Peterfy CG, Sharp JT, van der Heijde D, Zhou L, Tsuji W, Newmark R; Denosumab Rheumatoid Arthritis Study Group. 2008. Denosumab treatment effects on structural damage, bone mineral density, and bone turnover in rheumatoid arthritis: A twelve-month, multicenter, randomized, double-blind, placebo-controlled, phase II clinical trial. *Arthritis Rheum* 58: 1299–1309.

# 第 51 章
# 骨质疏松症的甲状旁腺激素治疗

Felicia Cosman • Susan L. Greenspan

（田　琦　译　邓伟民　审校）

## 引言

　　由于甲状旁腺激素（PTH）的独特的作用机制，它是唯一被认可的对骨的合成代谢的药物疗法。相对于其他抗骨重吸收的治疗方法，PTH 可以增加更多的骨量（尤其是脊柱的骨量）。PTH 首先促进骨形成，随后刺激骨形成和骨吸收，并以刺激骨形成为主，甚至在 PTH 稍后的活动阶段也有同样的效果[1-3]。PTH 促进生成的新骨可以恢复骨微结构，包括改善骨小梁连接和增加骨皮质厚度[4-5]。虽然尚未得到最后的证实，但骨形成也可在骨膜表面被诱导[6-8]，可能影响到骨骼的尺寸和形状，并对骨强度有额外的有益影响[6-12]。

　　本章回顾了在男性和女性中使用 PTH 作为单药治疗及其与抗重吸收药物联合使用和序贯治疗方案的临床试验数据，并概述了在一些特殊人群中的试验[13]。特立帕肽是人类 PTH 的一部分，即 PTH 氨基末端（1-34）片段，完整的人类 PTH 含 84 个氨基酸。目前，每日 PTH 皮下注射已作为常规治疗。

## 合成代谢疗法的适用人群

　　PTH 的合适试验人群是在未来与骨质疏松有关的高骨折风险的男性和女性，包括椎体压缩性骨折（临床或影像学发现），骨矿物质密度（BMD）在骨质疏松症范围内的其他与骨质疏松症相关的骨折，或即使没有骨折但 BMD 非常低（T 值低于 -3）。PTH 同样适用于先前使用抗骨重吸收药物治疗、治疗反应欠佳但在治疗期间发生骨折或者活跃的骨量丢失的患者，以及不管如何治疗但有持续骨质疏松的患者。不应接受 PTH 治疗的是有高骨肉瘤风险、Paget 病史、骨辐照、无法解释的碱性磷酸酶升高的患者、儿童和出现干骺愈合张开的成人。此外，患有骨转移癌、原发骨癌、骨髓瘤、甲状旁腺功能亢进和高钙血症者不适用 PTH。由于关键部位骨折的临床试验中 PTH 疗程为 18~24 个月，且在此疗程后其药效减弱[14]，故 PTH 疗程定为 18～24 个月。

## 绝经后骨质疏松症

### 特立帕肽（TPTD）单一疗法

　　在 Neer 等的最大规模的关于特立帕肽作用的研究中，1637 名平均年龄 70 岁[14]伴有普遍椎体骨折的绝经后女性随机接受 20μg 或 40μgTPTD 治疗，或每日皮下注射安慰剂。平均治疗 19 个月后，TPTD 分别使脊柱骨密度增加了 9.7%（20μg 剂量）和 13.7%（40μg 剂量），并且使臀部和全身骨骼密度有较小程度的增加。发现桡骨骨密度有小幅度的下降（在较高剂量下更明显）。椎体骨折风险分别降低了 65% 和 69%，高剂量组和低剂量组的绝对风险分别为 4%（19/434）和 5%（22/444），相对安慰剂组为 14%（64/448）。两个 TPTD 组的患者新出现或加重的腰部疼痛同样有下降。伴椎体骨折的患者身高出现缩减（与安慰剂组的平均身高缩减 1.11cm 相比，TPTD 组平均缩减了 0.21cm）。非椎体骨折的发生下降了 40%（TPTD 组下降 6%，安慰剂组下降 10%），而脆性骨折的发生下降了 50%，这取决于个体研究者（两个 TPTD 组间无差异）。尽管桡骨骨密度有少量减少，但是在接受 TPTD 治疗的女性中，手腕骨折的发生有明显的减少（但是用于统计评估的数量太少）。虽然再一次因数量太少而不能进行统计评估，但是在接受 TPTD 治疗的患者中髋部骨折的数量同样很少。

　　尽管通常在注射 TPTD 后的 6 个小时内血清钙会瞬时增加，但是，20μg 组和 40μg 组分别有 3% 和 11% 的患者出现血清钙持续增加（至少经一次后续测量确认）。尽管 24 小时尿钙平均增加 40mg/d 且血清尿酸增加了 25%，但是 TPTD 组和安慰剂组之间在死亡、住院治疗、心血管疾病、肾结石、痛风方面无明显差异。动物研究显示对啮齿类动物使用高剂量 TPTD 与骨肉瘤有关，这取决于用药剂量和持续时间 [15-16]。没有证据表明内源性甲状旁腺功能亢进或甲状旁腺癌人群患骨肉瘤的风险增加。此外，超过 9 年的上市使用经验和大约 300 万张 TPTD 处方，没有证据表明使用 TPTD 致骨肉瘤的风险增加 [17-18]。总体上相对于安慰剂组，分配到 TPTD 组的患者新发癌症诊断较少（2% 对 4%，20μg 组 P=0.03；40μg 组 P=0.07）[14]。TPTD 可能的不良反应是头晕、腿部抽筋、注射部位红肿和刺激、头痛、恶心、关节痛、肌痛、嗜睡和虚弱。剂量越高，产生的不良反应和药物戒断越多。在 Neer 试验中 TPTD 诱导的骨量变化与患者年龄、骨密度基线或者既往骨折史无关 [19]，但与骨代谢生化指标基线有关 [20]。此外，早期（在 1 个月和 3 个月）PTH 诱导骨转化标志物的变化可以预测脊柱骨密度和骨结构最终的变化 [20-21]。最后，相对于 75 岁以下女性，75 岁以上女性的年龄因素不会影响其安全性或有效性 [22]。相对于短期持续 TPTD 治疗，更长时间的（14 个月或者更长）TPTD 持续治疗会更大地降低非椎体骨折的发生率和减少背部疼痛 [23]。

　　两项小型的研究评估 TPTD 和阿伦膦酸钠的替代指标 [1,12]。首先 [12]，146 名女性随机分组接受 TPTD（40μg/d）或阿伦膦酸钠（10mg/d）治疗，一年后阿伦膦酸钠组患者脊椎骨密度增加了 6%，而 TPTD 组增加了 15%。虽然在 14 个月结束时 TPTD 组发生的骨折比阿伦膦酸钠组要少（3/73 对 10/73），但数个骨折都是较小的骨折（如趾骨骨折）。

　　McClung 等研究了 203 名骨质疏松女性随机接受 18 个月的 TPTD（20μg/d）或阿伦膦酸钠治疗 [1]。TPTD 组（骨形成大于骨吸收）生化转换大幅增加而阿伦膦酸钠组却大幅下降（骨吸收大于骨形成）。接受 TPTD 治疗的女性，在 6 个月内标志物达到峰值，暗示出现了如在其他 TPTD 试验中出现的发展阻力 [14,24,25]。通过双能 X 线骨密度仪测量，接受 TPTD 治疗的女性腰椎骨密度增加了 10.3%，而阿伦膦酸钠组增加了 5.5%。通过定量计算机断层扫描（QCT）扫描脊柱体积骨密度，TPTD 组女性中增加了 19%，而阿伦膦酸钠组增加了 3.8%。尽管通过 QCT 扫描，阿伦膦酸钠组的股骨颈骨皮质体积增加了 7.7%，而 TPTD 组下降了 1.2%，但通过 DXA 测量后，两组的股骨颈骨骨密度都有类似的增加。腰椎骨密度的改变与 TPTD 组 PINP 的增量和阿伦膦酸钠组 PINP 的减少（r 分别为 0.53 和 -0.51）有关。TPTD 组的临床骨折发生率（9 例）与阿伦膦酸钠组（8 例）相似，但是没有 X 线片来评估椎体骨折。TPTD 组的女性中，中等或严重背部疼痛的报道显著少于阿伦膦酸钠组（15% 对 33%，P=0.003）。

　　TPTD 经皮肤微针贴剂释放，每日 30 分钟内使用 20、30 或 40μg 的剂量，相对于安慰剂或 20μg TPTD 皮下注射，6 个月后显示 40μg 贴剂和皮下注射 TPTD 组的腰椎骨密度增加相似，并且 40μg 贴剂组全髋骨密度增加最大 [26-27]。在一项为了确定 TPTD 的日常剂量重要性的调查中，通过恒定的 TPTD 日常剂量（30μg）和逐步上升的日常剂量（20μg 到 30μg 到 40μg）的比较，6 个月后两组间未发现差异 [28]。

## 甲状旁腺激素（1-84）作为单药治疗

　　在一项剂量范围研究中，217 名女性被随机分配接受 50μg、75μg、100μg PTH（1-84）或者安慰剂。腰椎骨密度存在剂量依赖的增加，但是髋部和全身骨密度没有增加。骨质疏松治疗（TOP）试验是关于 2532 名绝经后骨质疏松症女性接受 18 个月的随机双盲研究，患者随机分组接受 100mg PTH（1-84）或者安慰剂的日常皮下注射[27]。平均年龄 64 岁，19% 的受试者普遍椎体骨折。与安慰剂组比较，PTH（1-84）组的腰椎骨密度平均改变了 7%。在人口草案中（n = 1870），安慰剂组和 PTH（1-84）组中新的或者恶化的椎体骨折发生率分别是 3.4% 和 1.4%（相对风险减少了 58%），两组中有或者没有普遍椎体骨折的患者减少，但是非椎体骨折的发生没有减少。在 PTH（1-84）治疗的女性中，高钙血症的发生率明显升高（28.3% 对安慰剂组的 4.5%）[27]。当前，PTH（1-84）治疗在欧洲是可用的。尚无关于 PTH（1-84）与 TPTD 的平行对照试验研究。

## PTH 和抗重吸收联合 / 序贯疗法

尽管从理论上 PTH 和抗重吸收药物会对骨强度产生更多的或者甚至协同的效应，然而联合治疗的研究显示了不同的结果，这些结果是基于骨骼部位（脊柱或臀部）、测量方法（DXA 对 QCT）、使用特殊的抗重吸收治疗和患者预先是否接受过治疗上的。此外，在预先接受过治疗的患者中，当开始 TPTD 治疗时，之前的抗重吸收药物是继续还是停止所产生的结果似乎有差异。

### 未治疗过的女性：PTH 和双膦酸盐

Black 等的双盲试验中，预先将 238 名未经治疗的女性随机分为接受 PTH（1-84）和阿伦膦酸钠联合治疗组与分别单独使用二者治疗组[29]。DXA 测量，PTH（1-84）组和联合治疗组的腰椎正位骨密度都有相似的增加（分别为 6.3% 和 6.1%）。联合治疗组的全髋骨密度（通过 DXA 测量）增加了 1.9%，但是单独使用 PTH 却只增加了 0.3%。单独使用 PTH 组的桡骨骨密度比联合治疗组减少的更多（PTH 组为 -3.4%，联合治疗组为 -1.1%）。尽管通过 QCT 测量单独使用 PTH 组和联合治疗组的整个脊柱和全髋都有相似的增加，但 PTH（1-84）组中有小梁的腰椎骨骨质密度增加了（25.5%），多于联合治疗组（12.6%）。相比之下，QCT 评估 PTH（1-84）组的髋部骨皮质骨密度减少（-1.7%），但是联合治疗组无变化。相对于联合治疗组的女性，PTH（1-84）组髋部（非全髋）股骨颈的骨皮质骨量明显增加，但这不是由于骨膜扩张所致。相对于 PTH（1-84）组，腰椎 DXA 的扫描结果没有发现明确证据支持联合治疗的累加效应。然而，联合治疗组的髋部骨密度

有显著的增加量。联合治疗组钝化效果的证据仅仅在 QCT 扫描下表现明显。单能 QCT 扫描下 PTH 诱导的骨密度增量可能通过骨髓脂肪的减少来人为增加[30-31]，目前尚不清楚与 DXA 结果相比这些结果有多重要。试验中只有少数的骨折，且没有组间差异；图像测量的脊柱骨折未见报道。

一项选取研究将 93 名女性随机分组，先给予阿伦膦酸钠治疗 6 个月后给予 TPTD 治疗（相对于单独使用任一个药物），DXA 扫描结果表明，先接受短暂的阿伦膦酸钠疗程（并继续予阿伦膦酸钠）后再给予 TPTD 的治疗组腰椎和髋部骨密度增量要低于单独使用 TPTD 组[32]。如果各组被限制为没有过早中断研究药物治疗，腰椎 DXA 测量的骨密度没有明显差异。QCT 扫描后可见单独使用 TPTD 组和联合治疗组间的骨密度有巨大的差异。这是一项为数不多的整整持续了 24 个月的 PTH 试验，在治疗的最后一年里臀部和股骨颈骨密度水平显著增加。然而，相对于联合治疗组，TPTD 组女性的桡骨骨密度下降更多，并且各组间全身骨密度改变没有差异。此外，这里的 PTH 使用剂量为允许剂量的两倍（TPTD 40μg/d），并且由于 PTH 对骨密度的影响显然与剂量相关，因此这些数据的临床意义尚不明确。

在 Cosman 等的一个部分双盲试验中，412 名未经治疗的绝经后女性（平均年龄 65 岁，平均腰椎骨密度 T 值 -2.9）随机分组接受每日 TPTD、静脉滴注唑来膦酸（ZOL）或者二者联合治疗（TPTD 部分为非盲法试验）[33]。在联合治疗组中骨吸收标志物 CTX 与 ZOL 组都有相似的下降，然而其骨形成标志物 PINP 相对于 ZOL 组仅略有下降。联合治疗组和 TPTD 组在腰椎骨密度上同样有着相似的增加（7.5% 对 TPTD 组的 7.0%），而联合治疗下髋部骨密度增幅较大（2.3% 对 TPTD 组的 1.1%），股骨颈骨密度同样增幅较大（2.2% 对 TPTD 组的 0.1%）。在联合治疗组，两个点的骨密度增量都最快到达峰值。尽管骨折仅被作为不良事件加以报道，但是骨折的发生是得到肯定的。单独使用 ZOL 组的患者临床骨折发生率为 9.5%，TPTD 组为 5.8%，而联合治疗组为 2.9%（相对于 ZOL 组 P<0.05）。

### 未治疗过的女性：特立帕肽和雷洛昔芬

在 Deal 等的一个为期 6 个月的安慰剂对照双盲试验中，137 名未经治疗的绝经后女性随机接受

TPTD 或 TPTD 加雷洛昔芬治疗。两组中骨形成标志物 PINP 都有相似的上升，而 TPTD 组的骨吸收标志物（CTX）增加高于后者。两组脊柱骨密度增加相似，而 TPTD 加雷洛昔芬组的髋部骨密度增加更多[34]。

## 持续接受双膦酸盐或雷洛昔芬治疗的女性的 PTH 治疗

长期保持稳定抗骨重吸收治疗的患者是一个特殊且临床上非常重要的群体，因为群体中有很多骨折或骨密度达不到骨质疏松范围之上的患者，从而可能受益于合成代谢疗法。至少 50% 第一次接受 PTH 治疗的患者先前接受过抗重吸收药物。未治疗和已治疗过的女性之间的差异可能的解释包括：经治疗后骨表面成骨细胞活跃减少，当未接受过治疗的患者（这可能会对外源性 PTH 治疗产生一个不同的反应）使用作用力大的抗骨重吸收药物时，长达 12 个月出现了内源性甲状旁腺激素的增加，并且对已治疗过的患者的破骨细胞和（或）成骨细胞可能产生了独特的影响。

之前评估已治疗过的女性使用 TPTD 的研究有以下两个基本设计：开始 TPTD 治疗时停用抗重吸收药物[35-37]，或开始 TPTD 治疗同时继续使用抗重吸收药物[38-39]。不同的研究设计产生的结果是不同的，特别是抗重吸收药物是口服双膦酸盐时。在研究中当中断双膦酸盐治疗时，腰椎骨密度只有较小的增量，并且髋部骨密度在第一年后持续下降，当将 TPTD 加入在正进行的双膦酸盐治疗方案中时则不受影响。

## 关于停止抗重吸收治疗后 TPTD 治疗的研究

一项观察性研究中，女性在长期给予阿伦膦酸钠治疗或口服雷洛昔芬治疗中止后给予 TPTD[35]，骨转换标志物和腰椎骨密度增加，但是相对于预先给予雷洛昔芬的患者，阿伦膦酸钠治疗组的增加有点延迟和减少。预先给予阿伦膦酸钠组在第 6 个月时的髋部骨密度有一个瞬时减少，而经过 18 个月的治疗后骨密度回升。

同样，在一项观察研究中预先给予女性利塞膦酸钠（n=146）或阿伦膦酸钠治疗（n=146），生化反应显示两组患者的骨吸收在一个月内已有增加[36]，未经治疗的患者接受 TPTD 治疗后在第一个月内未见结果[1,14]。此外，当 TPTD 治疗中继续使用抗骨重吸收药物时，先前接受过抗骨重吸收治疗的患者第一个月未发现骨吸收增加[24,38,40]。在这个试验中[36]，Miller 发现腰椎骨密度的增加不如停用双膦酸盐后接受 TPTD 治疗的患者大，并且在持续 1 年的试验中，两组预先给予利塞膦酸钠和阿伦膦酸钠治疗的患者髋部骨密度在基线以下[41]。

最后，一个队列中先接受双膦酸盐治疗然后转为使用 TPTD 的女性平均腰椎骨密度增加少于未经治疗的女性（双膦酸盐治疗组 9.8% ~ 10.2%，未经治疗的女性为 13.1%）。此外，在治疗的第一年，之前使用双膦酸盐转为使用 TPTD 的女性髋部骨密度下降[41]。

相反，126 名预先经过长期阿伦膦酸钠治疗的女性（平均年龄 68 岁，平均阿伦膦酸钠持续治疗时间 3.2 年）随机分为继续阿伦膦酸钠治疗和接受每日 TPTD 治疗，周期接受 TPTD（使用 3 个月，停 3 个月），或单独使用阿伦膦酸钠[38]。仅 15 个月后，连续使用 TPTD 组的腰椎骨密度上升了 6.1%，周期使用 TPTD 组上升了 5.4%（每个 TPTD 组 $P<0.001$，无组间差异），当中断基础的双膦酸盐治疗后，二者增量都高于上面研究的平均改变。此外，平均髋部骨密度在研究的任何时间点都没有下降。

在另一项研究中，Cosman 等评估了至少经过 1 年雷洛昔芬治疗的绝经后持续骨质疏松症女性（n=42），随机分配继续接受单独雷洛昔芬治疗或雷洛昔芬加 TPTD。TPTD 加雷洛昔芬组的腰椎和全髋的骨密度分别增加了大约 10% 和 3%，而随机单独雷洛昔芬治疗组的骨密度没有改变[39]。骨转换的生化代谢标志物升高 3 个月与腰椎骨密度升高 1 年有关。

为了正式比较 TPTD 治疗开始时继续和停止骨重吸收药物的效果，一项随机试验研究了 198 名预先接受至少 1 年的抗骨重吸收药物的女性（其中 102 名女性接受阿伦膦酸钠治疗，96 名接受雷洛昔芬治疗）[42]。TPTD 治疗开始前，在每个抗重吸收治疗种类中的女性被随机分配继续或终止抗重吸收药物治疗。特别需要关注的是从阿伦膦酸钠治疗转为接受 TPTD 的患者早期 CTX 的增加，在 1 个月内已经显著升高，表明使用这种疗法的患者有合成代谢的截断窗口。在 6 ~ 18 个月将 PTTD 加入到持续阿伦膦酸钠治疗中的患者腰椎和髋部骨密度的增加都大于阿伦膦酸钠治疗后换成 TPTD 治疗的患者，联合治疗组髋部骨密度在任何时间点下降。

这些结果说明联合治疗很重要，尤其是预先双膦酸盐治疗。这对起初髋部骨密度很低的患者和（或）已有髋部骨折的患者可能特别重要，在早期任何的骨密度下降可能是有害的，且骨密度超过 18 个月有较大的增加是有利的结果。

### PTH 和激素治疗

52 例接受激素治疗（HT）的骨质疏松女性患者（平均年龄 60 岁）[24,40]，日常使用 PTTD 后骨形成标志物出现几何增长，并且使骨重吸收标志物推迟增加[40]。这段时间，骨形成大于骨吸收，称为"合成窗口"，并且可能代表 TPTD 最有效的骨重建机会。此外，高骨代谢水平仅保持 18 ~ 24 个月，然后标志物水平下降[24]。对这个明显的 TPTD 耐药性的机制还不明确。超过 3 年的 TPTD 加 HT 治疗的女性骨密度增加了 14%，而在前 6 个月中骨密度增长最快速。TPTD 加 HT 治疗的患者全身和髋部骨密度增加了 4%。尽管该研究没有评估骨折的发生，但经 3 年治疗后，相对于单独 HT 治疗，TPTD 加 HT 组的脊柱畸形发生明显减少[24]。

另一项有着相似设计的研究基于预先接受过 HT 治疗的女性，结果显示相对于安慰剂组，通过 DXA 测得 TPTD 组腰椎和股骨颈骨密度增量分别为 30% 和 12%[43]。该试验没有骨折数据的报道，并且数据也没有发表在同行评议类杂志。第三项研究共有 247 名女性，其中一个亚组已经接受了预先的 HT 治疗（就像前面讨论的两个试验），第二个亚组由未接受过 HT 治疗的女性组成[44]。前者随机接受 TPTD（40μg/d）治疗的女性腰椎骨密度增加了大约 11%，全髋骨密度增加了 3%。接受重组激素治疗的女性骨密度的增加是因为 HT 本身（腰椎为 4%，全髋为 2%），HT 加 TPTD 组的骨密度增加更多（腰椎增加 16%，髋部增加 6%）。尽管二者不是协同作用，但使用 TPTD 促进的增加量叠加到了 HT 治疗上。

## 男性的 PTH 治疗

在一项小型研究中，特发性骨质疏松男性随机接受 TPTD 或安慰剂治疗[25]。TPTD 治疗组的骨转换生化标志物迅速增加，腰椎骨密度增加了 12%，并在 12 ~ 18 个月时达到平稳时期。股骨颈和全髋骨密度分别增加了 5% 和 4%，桡骨骨密度没有明显变化。

一项随后进行的关于 TPTD 的多中心试验纳入 437 名原发或性腺功能低下导致的骨质疏松男性（平均年龄 49 岁）。受试者随机接受每天 TPTD 20μg、40μg 或安慰剂治疗。大约 1 年后，20μg 组和 40μg 组的腰椎骨密度分别上升了 5.4% 和 8.5%，安慰组无改变。髋部和全身骨密度增加依赖于剂量的大小。最初的入试者中 355 人参加了一个随访观察研究。大约 18 个月的随访（包括男性中大部分使用抗骨重吸收治疗的受试者）后横向脊柱射线照片重复显示相对于安慰剂组，最初安排接受 TPTD 治疗的男性椎体骨折风险减少了 50%（$P=0.07$）[45]。

在第 3 项研究中，83 例骨质疏松症男性患者被分组接受 TPTD40μg/d、单独阿伦膦酸钠治疗、或者先接受 6 个月持续的阿伦膦酸钠治疗后予以 TPTD 治疗[26,46]。由于高钙血症和不良反应，两个 TPTD 组中大部分的男性调整了剂量（25% ~ 50%）。整整 24 个月的 TPTD 治疗后，腰椎骨密度相对于联合治疗组增加的 14.8% 或阿伦膦酸钠组增加的 7.9%，单独使用 TPTD 组腰椎骨密度增加的最多（18.1%）。横向脊椎和股骨颈骨密度也出现了类似的趋势，但是在三个治疗组中全髋和全身骨密度的增加类似。相反，TPTD 组桡骨骨密度有所下降，而其他组中却有少量的增加。通过 QCT 扫描脊柱骨小梁，TPTD 组骨密度增加了 48%，联合组增加了 17%，而阿伦膦酸钠组增加了 3%。

Leder[47] 等研究了中止 TPTD 治疗后的骨密度改变。虽然男性和女性腰椎和髋部骨密度最初的增加相似，在男性更年期综合征男性和绝经后女性接受 24 个月 TPTD 治疗后中止 TPTD，接下来的 12 个月后与女性腰椎骨密度下降了 7.1% 相比较，男性的腰椎骨密度下降了 4.1%，男性的髋部骨量是稳定的，但是女性却减少了，建议女性在随后治疗中对抗骨重吸收有更大的需要。

## PTH 在特殊人群中的使用

### 糖皮质激素治疗的患者

PTH 可能是糖皮质激素导致的骨质疏松症的首选治疗，因为一些主要的病理生理的骨骼问题与糖皮质激素调节降低成骨细胞功能和寿命，二者都会被 PTH 所抵消。接受糖皮质激素和激素治疗的各种风湿病女性随机接受 TPTD 加 HT 或单独持续 HT 治疗[48]，双能 X 线吸收法骨密度检查下 TPTD 导致脊椎骨密度增加了 12%，而股骨颈骨密度有一个较小的增加。无骨折结果报道。

在一项为期 18 个月使用 TPTD 对照阿伦膦酸钠治疗糖皮质激素诱导的骨质疏松症的比较试验中，TPTD 治疗的患者脊柱和全髋骨密度分别增加了 7.2% 和 3.8%，都显著大于阿伦膦酸钠组脊柱骨密度增加 3.4% 和髋部增加 2.4% 的变化 [49]。此外，相对于阿伦膦酸钠组，TPTD 组新发的椎骨折更少（0.6% 对 6.1%，P=0.004）。36 个月后，阿伦膦酸钠组使腰椎骨密度增加 5.3%、全髋骨密度增加 2.7%、股骨颈增加 3.4%，TPTD 则分别增加了 11%、5.2% 和 6.3%（所有 P=0.001），另外 TPTD 的椎体骨折更少（TPTD 组 1.7%，阿伦膦酸钠组 7.72%）[50]。两组中的非椎体骨折无差异。

### 骨折修复

PTH 可能会加速骨折修复。在一项基于有桡骨骨折的绝经后女性的研究中，20µg 的 TPTD 治疗可缩短治疗时间，尽管并未在 40µg 的 TPTD 治疗组中观察到这种效果 [51]。对此需要进一步地研究。

## PTH 影响的持久性

一系列的观察性研究表明，患者在停止使用 TPTD 或 PTH（1-84）后不继续使用抗骨重吸收药物会导致骨密度减少，抗骨重吸收治疗能维持 PTH 诱导增加的骨量或者在一个 PTH 疗程后甚至促进骨密度的进一步增加 [24,45,48,52-54]。Black 等进行的临床试验已证实了这一观察结果 [55]。被试者最初随机接受一年的 PTH（1-84）治疗，随后再随机接受阿伦膦酸钠或安慰剂一年。2 年后，PTH（1-84）治疗后接受安慰剂治疗的女性脊柱骨密度增加了 4.1%，而接受阿伦膦酸钠治疗的女性脊柱骨密度显著增加了 12.1%。定量 CT 评估证实在 PTH（1-84）治疗后接受阿伦膦酸钠的女性脊柱骨松质增加了 31%，相比之下安慰剂组增加了 14%。除 PTH 治疗后接受安慰剂治疗组外，股骨颈和全髋骨密度的增加均超过了基线水平。这些数据表明患者经过 1 年 PTH 治疗后的骨增加量在继续接受阿伦膦酸钠治疗后得以维持或者进一步增加，而骨增加量在无抗骨重吸收治疗下则流失。在女性参与的骨折预防试验中 [14]，为期 30 个月的观察随访结果表明，相对于先前的安慰

剂组，终止 TPTD 治疗后非椎体骨折风险保持较低，但是在使用 20µg 剂量下差异并不明显。对两组即兴使用抗骨重吸收治疗使得对这些研究结果的解释复杂化 [56]。

## PTH 激发试验

随机给予女性受试者日常或周期的 TPTD 治疗后再予以持续一年的阿伦膦酸钠治疗 [57]，这些女性的骨密度在第一年保持稳定。对仍有骨质疏松的志愿者给予第二个 15 个月的 TPTD 治疗。TPTD 激发试验在第一阶段的治疗中产生了相似的生化和 BMD 变化 [57]。Finkelstein 等的研究中 [58]，男性和女性受试者完成了为期 30 个月包含单独 TPTD 或阿伦膦酸钠治疗或联合使用治疗的随机比对临床试验，虽然脊柱的骨密度是增加的，但是相对于初期 TPTD 治疗，其增加量是减少的。

## TPTD 的成本效果

Liu 及其同事调查了使用 TPTD、阿仑膦酸钠治疗或常规治疗即只服用钙剂和维生素 D 的成本效果 [59]。与阿伦膦酸钠治疗相比，在接受阿伦膦酸钠后的 2 年，TPTD 治疗费用为每质量调整寿命年（QALY）156 500 美元。相对于常规治疗，单独使用阿伦膦酸钠治疗的费用是 11 600 美元 /QALY，而单独使用 TPTD 治疗的费用是 172 300 美元 /QALY。因 TPTD 的成本效果随年纪的增长和较低的骨密度而升高，而具有高的成本效果，所以建议高风险患者使用 TPTD 治疗。

## 总结

PTH 是一种治疗骨质疏松症的独特方法。因其对骨微结构、骨宏观结构和骨量的潜在效果，PTH 相对于单一的抗骨重吸收药物，能减少骨折的发生，以提供更长期的保护。但是尚缺乏检验这一原理的数据。PTH 治疗后使用抗骨重吸收药物维持 PTH 诱导增加的骨量显然是必需的。关于 PTH 疗法仍有很多悬而未决的问题，比如治疗的最佳时间和方案，以及 18 个月后 PTH 潜在耐药性的机制。当前的研究方向是不同的 PTH 肽和其传递的替代形式（经口腔、经鼻腔、吸入、经皮肤）。

## 参考文献

1. McClung MR, San Martin J, Miller PD, Civitelli R, Bandeira F, Omizo M, et al. 2005. Opposite bone remodeling effects of teriparatide and alendronate in increasing bone mass. *Arch Intern Med* 165(15): 1762–8.

2. Arlot M, Meunier PJ, Boivin G, Haddock L, Tamayo J, Correa-Rotter R, et al. 2005. Differential effects of teriparatide and alendronate on bone remodeling in postmenopausal women assessed by histomorphometric parameters. *J Bone Miner Res* 20(7): 1244–53.

3. Lindsay R, Cosman F, Zhou H, Bostrom MP, Shen VW, Cruz JD, et al. 2006. A novel tetracycline labeling schedule for longitudinal evaluation of the short-term effects of anabolic therapy with a single iliac crest bone biopsy: Early actions of teriparatide. *J Bone Miner Res* 21(3): 366–73.

4. Jiang Y, Zhao JJ, Mitlak BH, Wang O, Genant HK, Eriksen EF. 2003. Recombinant human parathyroid hormone (1-34) [teriparatide] improves both cortical and cancellous bone structure. *J Bone Miner Res* 18(11): 1932–41.

5. Dempster DW, Cosman F, Kurland ES, Zhou H, Nieves J, Woelfert L, et al. 2001. Effects of daily treatment with parathyroid hormone on bone microarchitecture and turnover in patients with osteoporosis: A paired biopsy study. *J Bone Miner Res* 16(10): 1846–53.

6. Burr DB. 2005. Does early PTH treatment compromise bone strength? The balance between remodeling, porosity, bone mineral, and bone size. *Curr Osteoporos Rep* 3(1): 19–24.

7. Parfitt AM. 2002. Parathyroid hormone and periosteal bone expansion. *J Bone Miner Res* 17(10): 1741–3.

8. Lindsay R, Zhou H, Cosman F, Nieves J, Dempster DW, Hodsman AB. 2007. Effects of a one-month treatment with PTH(1-34) on bone formation on cancellous, endocortical, and periosteal surfaces of the human ilium. *J Bone Miner Res* 22(4): 495–502.

9. Rehman Q, Lang TF, Arnaud CD, Modin GW, Lane NE. 2003. Daily treatment with parathyroid hormone is associated with an increase in vertebral cross-sectional area in postmenopausal women with glucocorticoid-induced osteoporosis. *Osteoporos Int* 14(1): 77–81.

10. Zanchetta JR, Bogado CE, Ferretti JL, Wang O, Wilson MG, Sato M, et al. 2003. Effects of teriparatide [recombinant human parathyroid hormone (1-34)] on cortical bone in postmenopausal women with osteoporosis. *J Bone Miner Res* 18(3): 539–43.

11. Uusi-Rasi K, Semanick LM, Zanchetta JR, Bogado CE, Eriksen EF, Sato M, et al. 2005. Effects of teriparatide [rhPTH (1-34)] treatment on structural geometry of the proximal femur in elderly osteoporotic women. *Bone* 36(6): 948–58.

12. Body JJ, Gaich GA, Scheele WH, Kulkarni PM, Miller PD, Peretz A, et al. 2002. A randomized double-blind trial to compare the efficacy of teriparatide [recombinant human parathyroid hormone (1-34)] with alendronate in postmenopausal women with osteoporosis. *J Clin Endocrinol Metab* 87(10): 4528–35.

13. Marcus R. 2011. Present at the beginning: A personal reminiscence on the history of teriparatide. *Osteoporos Int* 22(8): 2241–8.

14. Neer RM, Arnaud CD, Zanchetta JR, Prince R, Gaich GA, Reginster JY, et al. 2001. Effect of parathyroid hormone (1-34) on fractures and bone mineral density in postmenopausal women with osteoporosis. *N Engl J Med* 344(19): 1434–41.

15. Vahle JL, Long GG, Sandusky G, Westmore M, Ma YL, Sato M. 2004. Bone neoplasms in F344 rats given teriparatide [rhPTH(1-34)] are dependent on duration of treatment and dose. *Toxicol Pathol* 32(4): 426–38.

16. Vahle JL, Sato M, Long GG, Young JK, Francis PC, Engelhardt JA, et al. 2002. Skeletal changes in rats given daily subcutaneous injections of recombinant human parathyroid hormone (1-34) for 2 years and relevance to human safety. *Toxicol Pathol* 30(3): 312–21.

17. Harper KD, Krege JH, Marcus R, Mitlak BH. 2007. Osteosarcoma and teriparatide? *J Bone Miner Res* 22(2): 334.

18. Subbiah V, Madsen VS, Raymond AK, Benjamin RS, Ludwig JA. 2010. Of mice and men: Divergent risks of teriparatide-induced osteosarcoma. *Osteoporos Int* 21(6): 1041–5.

19. Marcus R, Wang O, Satterwhite J, Mitlak B. 2003. The skeletal response to teriparatide is largely independent of age, initial bone mineral density, and prevalent vertebral fractures in postmenopausal women with osteoporosis. *J Bone Miner Res* 18(1): 18–23.

20. Chen P, Satterwhite JH, Licata AA, Lewiecki EM, Sipos AA, Misurski DM, et al. 2005. Early changes in biochemical markers of bone formation predict BMD response to teriparatide in postmenopausal women with osteoporosis. *J Bone Miner Res* 20(6): 962–70.

21. Dobnig H, Sipos A, Jiang Y, Fahrleitner-Pammer A, Ste-Marie LG, Gallagher JC, et al. 2005. Early changes in biochemical markers of bone formation correlate with improvements in bone structure during teriparatide therapy. *J Clin Endocrinol Metab* 90(7): 3970–7.

22. Boonen S, Marin F, Mellstrom D, Xie L, Desaiah D, Krege JH, et al. 2006. Safety and efficacy of teriparatide in elderly women with established osteoporosis: Bone anabolic therapy from a geriatric perspective. *J Am Geriatr Soc* 54(5): 782–9.

23. Lindsay R, Miller P, Pohl G, Glass EV, Chen P, Krege JH. 2009. Relationship between duration of teriparatide therapy and clinical outcomes in postmenopausal women with osteoporosis. *Osteoporos Int* 20(6): 943–8.

24. Cosman F, Nieves J, Woelfert L, Formica C, Gordon S, Shen V, et al. 2001. Parathyroid hormone added to established hormone therapy: Effects on vertebral fracture and maintenance of bone mass after parathyroid

hormone withdrawal. *J Bone Miner Res* 16(5): 925–31.

25. Kurland ES, Cosman F, McMahon DJ, Rosen CJ, Lindsay R, Bilezikian JP. 2000. Parathyroid hormone as a therapy for idiopathic osteoporosis in men: Effects on bone mineral density and bone markers. *J Clin Endocrinol Metab* 85(9): 3069–76.

26. Cosman F, Lane NE, Bolognese MA, Zanchetta JR, Garcia-Hernandez PA, Sees K, et al. 2010. Effect of transdermal teriparatide administration on bone mineral density in postmenopausal women. *J Clin Endocrinol Metab* 95(1): 151–8. PMCID: 2805490.

27. Greenspan SL, Bone HG, Ettinger MP, Hanley DA, Lindsay R, Zanchetta JR, et al. 2007. Effect of recombinant human parathyroid hormone (1-84) on vertebral fracture and bone mineral density in postmenopausal women with osteoporosis: A randomized trial. *Ann Intern Med* 146(5): 326–39.

28. Yu EW, Neer RM, Lee H, Wyland JJ, de la Paz AV, Davis MC, et al. 2011. Time-dependent changes in skeletal response to teriparatide: Escalating vs. constant dose teriparatide (PTH 1-34) in osteoporotic women. *Bone* 48(4): 713–9. PMCID: 3073572.

29. Black DM, Greenspan SL, Ensrud KE, Palermo L, McGowan JA, Lang TF, et al. 2003. The effects of parathyroid hormone and alendronate alone or in combination in postmenopausal osteoporosis. *N Engl J Med* 349(13): 1207–15.

30. Gluer CC, Genant HK. 1989. Impact of marrow fat on accuracy of quantitative CT. *J Comput Assist Tomogr* 13(6): 1023–35.

31. Kuiper JW, van Kuijk C, Grashuis JL, Ederveen AG, Schutte HE. 1996. Accuracy and the influence of marrow fat on quantitative CT and dual-energy X-ray absorptiometry measurements of the femoral neck in vitro. *Osteoporos Int* 6(1): 25–30.

32. Finkelstein JS, Wyland JJ, Lee H, Neer RM. 2010. Effects of teriparatide, alendronate, or both in women with postmenopausal osteoporosis. *J Clin Endocrinol Metab* 95(4): 1838–45. PMCID: 2853981.

33. Cosman F, Eriksen EF, Recknor C, Miller PD, Guanabens N, Kasperk C, et al. 2011. Effects of intravenous zoledronic acid plus subcutaneous teriparatide [rhPTH(1-34)] in postmenopausal osteoporosis. *J Bone Miner Res* 26(3): 503–11.

34. Deal C, Omizo M, Schwartz EN, Eriksen EF, Cantor P, Wang J, et al. 2005. Combination teriparatide and raloxifene therapy for postmenopausal osteoporosis: Results from a 6-month double-blind placebo-controlled trial. *J Bone Miner Res* 20(11): 1905–11.

35. Ettinger B, San Martin J, Crans G, Pavo I. 2004. Differential effects of teriparatide on BMD after treatment with raloxifene or alendronate. *J Bone Miner Res* 19(5): 745–51.

36. Miller PD, Delmas PD, Lindsay R, Watts NB, Luckey M, Adachi J, et al. 2008. Early responsiveness of women with osteoporosis to teriparatide after therapy with alendronate or risedronate. *J Clin Endocrinol Metab* 93(10): 3785–93.

37. Boonen S, Marin F, Obermayer-Pietsch B, Simoes ME, Barker C, Glass EV, et al. 2008. Effects of previous antiresorptive therapy on the bone mineral density response to two years of teriparatide treatment in postmenopausal women with osteoporosis. *J Clin Endocrinol Metab* 93(3): 852–60.

38. Cosman F, Nieves J, Zion M, Woelfert L, Luckey M, Lindsay R. 2005. Daily and cyclic parathyroid hormone in women receiving alendronate. *N Engl J Med* 353(6): 566–75.

39. Cosman F, Nieves JW, Zion M, Barbuto N, Lindsay R. 2008. Effect of prior and ongoing raloxifene therapy on response to PTH and maintenance of BMD after PTH therapy. *Osteoporos Int* 19(4): 529–35.

40. Lindsay R, Nieves J, Formica C, Henneman E, Woelfert L, Shen V, et al. 1997. Randomised controlled study of effect of parathyroid hormone on vertebral-bone mass and fracture incidence among postmenopausal women on oestrogen with osteoporosis. *Lancet* 350(9077): 550–5.

41. Obermayer-Pietsch BM, Marin F, McCloskey EV, Hadji P, Farrerons J, Boonen S, et al. 2008. Effects of two years of daily teriparatide treatment on BMD in postmenopausal women with severe osteoporosis with and without prior antiresorptive treatment. *J Bone Miner Res* 23(10): 1591–600.

42. Cosman F, Wermers RA, Recknor C, Mauck KF, Xie L, Glass EV, et al. 2009. Effects of teriparatide in postmenopausal women with osteoporosis on prior alendronate or raloxifene: Differences between stopping and continuing the antiresorptive agent. *J Clin Endocrinol Metab* 94(10): 3772–80.

43. Roe EB, Sanchez SD, del Puerto GA, Pierini E, Bacchetti P, Cann CE, et al. 1992. Parathyroid hormone 1–34 (hPTH 1–34) and estrogen produce dramatic bone density increases in postmenopausal osteoporosis- results from a placebo-controlled randomized trial. *J Bone Miner Res* 12(Suppl. 1): S137 [Abstract].

44. Ste-Marie LG, Schwartz SL, Hossain A, Desaiah D, Gaich GA. 2006. Effect of teriparatide [rhPTH(1-34)] on BMD when given to postmenopausal women receiving hormone replacement therapy. *J Bone Miner Res* 21(2): 283–91.

45. Kaufman JM, Orwoll E, Goemaere S, San Martin J, Hossain A, Dalsky GP, et al. 2005. Teriparatide effects on vertebral fractures and bone mineral density in men with osteoporosis: Treatment and discontinuation of therapy. *Osteoporos Int* 16(5): 510–6.

46. Finkelstein JS, Hayes A, Hunzelman JL, Wyland JJ, Lee H, Neer RM. 2003. The effects of parathyroid hormone, alendronate, or both in men with osteoporosis. *N Engl J Med* 349(13): 1216–26.

47. Leder BZ, Neer RM, Wyland JJ, Lee HW, Burnett-Bowie SM, Finkelstein JS. 2009. Effects of teriparatide treatment and discontinuation in postmenopausal women and eugonadal men with osteoporosis. *J Clin Endocrinol Metab* 94(8): 2915–21.

48. Lane NE, Sanchez S, Modin GW, Genant HK, Pierini E, Arnaud CD. 2000. Bone mass continues to increase at the hip after parathyroid hormone treatment is discontinued in glucocorticoid-induced osteoporosis: Results of a randomized controlled clinical trial. *J Bone Miner Res* 15(5): 944–51.

49. Saag KG, Shane E, Boonen S, Marin F, Donley DW, Taylor KA, et al. 2007. Teriparatide or alendronate in glucocorticoid-induced osteoporosis. *N Engl J Med* 357(20): 2028–39.

50. Saag KG, Zanchetta JR, Devogelaer JP, Adler RA, Eastell R, See K, et al. 2009. Effects of teriparatide versus alendronate for treating glucocorticoid-induced osteoporosis: Thirty-six-month results of a randomized, double-blind,

controlled trial. *Arthritis Rheum* 60(11): 3346–55.

51. Aspenberg P, Genant HK, Johansson T, Nino AJ, See K, Krohn K, et al. 2010. Teriparatide for acceleration of fracture repair in humans: A prospective, randomized, double-blind study of 102 postmenopausal women with distal radial fractures. *J Bone Miner Res* 25(2): 404–14.

52. Lindsay R, Scheele WH, Neer R, Pohl G, Adami S, Mautalen C, et al. 2004. Sustained vertebral fracture risk reduction after withdrawal of teriparatide in postmenopausal women with osteoporosis. *Arch Intern Med* 164(18): 2024–30.

53. Kurland ES, Heller SL, Diamond B, McMahon DJ, Cosman F, Bilezikian JP. 2004. The importance of bisphosphonate therapy in maintaining bone mass in men after therapy with teriparatide [human parathyroid hormone(1-34)]. *Osteoporos Int* 15(12): 992–7.

54. Rittmaster RS, Bolognese M, Ettinger MP, Hanley DA, Hodsman AB, Kendler DL, et al. 2000. Enhancement of bone mass in osteoporotic women with parathyroid hormone followed by alendronate. *J Clin Endocrinol Metab* 85(6): 2129–34.

55. Black DM, Bilezikian JP, Ensrud KE, Greenspan SL, Palermo L, Hue T, et al. 2005. One year of alendronate after one year of parathyroid hormone (1-84) for osteoporosis. *N Engl J Med* 353(6): 555–65.

56. Prince R, Sipos A, Hossain A, Syversen U, Ish-Shalom S, Marcinowska E, et al. 2005. Sustained nonvertebral fragility fracture risk reduction after discontinuation of teriparatide treatment. *J Bone Miner Res* 20(9): 1507–13.

57. Cosman F, Nieves JW, Zion M, Barbuto N, Lindsay R. 2009. Retreatment with teriparatide one year after the first teriparatide course in patients on continued long-term alendronate. *J Bone Miner Res* 24(6): 1110–5.

58. Finkelstein JS, Wyland JJ, Leder BZ, Burnett-Bowie SM, Lee H, Juppner H, et al. 2009. Effects of teriparatide retreatment in osteoporotic men and women. *J Clin Endocrinol Metab* 94(7): 2495–501.

59. Liu H, Michaud K, Nayak S, Karpf DB, Owens DK, Garber AM. 2006. The cost-effectiveness of therapy with teriparatide and alendronate in women with severe osteoporosis. *Arch Intern Med* 166(11): 1209–17.

# 第 52 章
# 雷奈酸锶对骨质疏松性骨折的防治

René Rizzoli

（袁忠治 译）

## 引言

锶（Sr）是一种碱土金属的二价阳离子，是人体内的一种微量元素，占体重的 0.00044%[1]，其中体内 99% 的锶位于骨内。锶的原子量为 87.6，是钙原子量的两倍多。每天正常饮食中含有 2～4mg 的锶，大部分锶来自于蔬菜和谷类食物。锶与钙在肠为竞争性吸收，其吸收量约为摄入量的 20%，锶、钙肠吸收比例约为 0.6～0.7[2]。锶通过肾和胃肠道分泌排出。虽然，锶和钙在肾小管共享一个普通的转运系统，但锶的清除比钙更高。在骨骼中，锶主要以数个原子替代一个钙原子的形式被吸附在晶体表面[3]，但晶格结构没有改变。锶元素主要沉积在新生骨组织中。在停止治疗后 10 周内，超过 50% 的骨中锶离子将会消失。雷奈酸锶 {5[bis(carboxymethyl)amino]-2-carboxy-4-cyano-3-thiophenacetic acid distrontium salt )} 在欧洲和世界范围的多个国家已被批准用于骨质疏松症的治疗，它的组成包含了一个有机阴离子（雷奈酸根）和两个稳定的锶（阳）离子。少于 3% 的雷奈酸离子在肠内被吸收。雷奈酸根离子不发生新陈代谢，主要通过肾排出。每天 2g 雷奈酸锶的治疗剂量可提供 8mmol 分子的锶。值得一提的是，8mmol 分子的钙相当于 320mg 的钙。

## 雷奈酸锶抗骨折作用

一个由两个研究组成的Ⅲ期研究项目对雷奈酸锶进行了研究。其中，脊柱骨质疏松治疗干预试验（SOTI）的研究旨在评估人体每天吸入 2g 雷奈酸锶对椎骨骨折风险的作用，而周围骨质疏松症治疗试验（TROPOS）的研究在于评估雷奈酸锶对防治非椎骨骨折的效果。在进行上述两项研究之前，所有受试者都参加一个称为骨折雷奈酸锶准备期试验（FIRST）的预试验（图 52.1），其目的是在 SOTI 或 TROPOS 研究开始之前使所有参与者体内的钙和维生素 D 达到标准水平。

在整个研究过程中，受试者均获钙/维生素 D 的补充，钙的剂量为 500～1000mg/d，维生素 $D_3$ 的剂量为 400～800IU/d。在 9000 多名参加 FIRST 试验的绝经后骨质疏松症的女性受试者中，有 1649 名平均年龄为 70 岁的患者参与了 SOTI 研究[4]，有 5091 名平均年龄为 77 岁的受试者参与了 TROPOS 的研究[5]。

在 SOTI 的研究中，通过半定量的评估表明：经过三年的雷奈酸锶的治疗，发生新的椎骨骨折的相对风险（RR）下降 41%（RR=0.59；95%CI，0.48～0.73）。第一年治疗结束时，雷奈酸锶治疗组

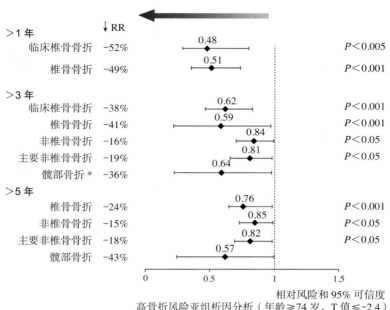

**图 52.1**　雷奈酸锶对椎骨和非椎骨骨折风险的作用（源自参考文献 44）

发生新的椎骨骨折的相对风险已明显下降至 49%（RR=0.59；95%CI 为 0.36~0.74）。

TROPOS 研究用于评估雷奈酸锶防治绝经后女性骨质疏松性非椎骨骨折的作用。入组标准：非卧床的绝经后女性，其股骨颈骨密度（BMD）T 值低于 -2.5 且年龄大于 74 岁，或年龄在 70~74 岁之间但存在一个骨折危险因素者。对 5091 名受试者经 3 年随访期观察，雷奈酸锶能降低所有非椎骨骨折相对风险 16%（RR=0.84；95%CI 为 0.70~0.99）（P=0.04），降低主要骨质疏松性非椎骨骨折相对风险 19%（RR=0.81；95%CI 为 0.66~0.98）（P=0.0031）。在一个高骨折风险亚组中［年龄大于 74 岁及股骨颈骨密度 T 值低于 -2.4SD 的女性，参考第三次全国健康和营养调查（NHANES）结果］，雷奈酸锶能降低髋部骨折风险 36%（RR=0.64；95%CI 为 0.41~1.00）（P=0.046）。3640 名 TROPOS 研究受试者每年均接受脊椎 X 线检查。结果显示，经雷奈酸锶治疗 3 年后新发生椎骨骨折的相对风险降低了 39%（RR=0.61；95%CI 为 0.51~0.73）（P<0.001），而在治疗第 1 年末相对风险降低 45%（RR=0.55；95%CI 为 0.39~0.77）（P<0.001），提示在两个研究中疗效高度一致。在这 3640 名受试者中，66.4% 的受试者未发生过常见部位的椎骨骨折，发生首次椎骨骨折的风险降低了 45%（RR=0.55；95%CI 为

0.42~0.72）（P<0.001）。在已发生过至少一次常见部位骨折的患者亚组（n=1224）中，雷奈酸锶能降低首次椎骨骨折风险 32%（RR=0.67；95%CI 为 0.53~0.85）（P<0.001）。将 TROPOS Ⅲ 期研究延长至 5 年，并与 5 年的安慰剂组进行对照研究，结果表明雷奈酸锶能持续显示抗骨折作用，使椎骨骨折降低 24%，而非椎骨骨折降低 15%。

## 亚组分析

将 SOTI 和 TROPOS 研究数据汇总来研究一些详细说明前的问题。对老年人（80 岁以上）（n=1488，平均年龄为 84±3 岁）进行治疗 3 年[6] 和 5 年[7] 以上，结果表明雷奈酸锶能显著降低椎骨骨折风险（-32% 和 -31%）和非椎骨骨折风险（-31% 和 -26%）。给予参与 SOTI 研究的 353 名年龄介于 50~65 岁的患者雷奈酸锶治疗 3 年和 4 年，椎骨骨折风险分别降低 43%（RR=0.57；95%CI 为 0.57~0.95）（P=0.019）和 35%（RR=0.65；95%CI 为 0.42~0.99）（P=0.049）[8]。给予 1166 名腰椎骨量减少的女性患者雷奈酸锶治疗 3 年，对其疗效作出评估，椎骨骨折风险降低了 41%（RR=0.61；95%CI 为 0.43~0.83）。在 447 例未发生过常见部位骨折的女性患者和 719 名发生过常见部位骨折的女性患者中，再次发生骨折的风

险分别降低 59%（RR＝0.41；95%CI 为 0.17～0.99）和 38%（RR＝0.62；95%CI 为 0.44～0.88）[9]。无论骨质疏松症严重程度或危险因素（年龄、基线 BMD、常见部位骨折的数目、家族史、体质指数或吸烟）[10] 或骨重建水平如何 [11]，雷奈酸锶均能显示其抗骨折作用。在未经治疗超过 3 年的患者中，脊柱后凸畸形日趋加重。而雷奈酸锶治疗能使脊柱后凸得以延缓 [12]。

根据 SOTI 和 TROPOS 研究的汇总数据，在用改良弗里德标准 [13] 区分体弱的（n＝264）、体质中等的（n＝2472）和健康的（n＝2346）3 组患者中，经过超过 3 年的雷奈酸锶治疗后，椎骨骨折的风险分别降低 58%（RR＝0.42；95% CI 为 0.24～0.74）、45%（RR＝0.55；95% CI 为 0.46～0.67）和 30%（RR＝0.70；95% CI 为 0.57～0.86）[14]。在体弱组中，仅有 5 名患者治疗超过 3 年。

## 雷奈酸锶的安全性

一般而言，雷奈酸锶具有较强安全性，没有明显的不良反应。在临床试验中，最常见的不良反应是恶心与腹泻（5 年以上试验组与对照组比较比例为 7%：5%）、头痛、皮肤不适。所有的这些反应都比较轻微、短暂，且不会导致患者从研究过程中退出。根据 SOTI 和 TROPOS 研究的汇总数据，静脉血栓形成事件显著升高（RR＝1.42，P＝0.036）。然而，没有检测出与雷奈酸锶治疗相关的凝血异常。在一个回顾性大样本 Meta 研究中，接受雷奈酸锶或阿仑膦酸钠治疗的患者与未接受治疗的骨质疏松患者之间，静脉血栓栓塞事件并没有差异 [15]。新近发现少量 DRESS 综合征个案（嗜酸性粒细胞增多和系统性药物疹的症状），此不良反应十分罕见，需立即中止药物治疗 [16]。

在两项持续 8 年和 10 年无对照的治疗研究中，尽管受试者年长 5～7 岁，椎骨和非椎骨骨折的累积发生率与有对照的治疗研究中的第一年所观察得到的结果相类似，提示雷奈酸锶具有持续的抗骨折疗效 [17-18]，不会进一步引起明显的不良反应。

## 治疗后骨密度和疗效的逆转

在 SOTI 的研究中，经过 4 年的治疗，椎骨骨折

的风险降低了 33%（RR＝0.67；95%CI 为 0.55～0.81），11 例患者仍需治疗。之前已接受 5 年雷奈酸锶治疗的患者转为接受安慰剂治疗，其脊椎和全髋部骨密度分别降低了 3.2% 和 2.5%，尽管这些改变在持续治疗的患者中为＋1.2 和＋0.4（对于两者的比较，P＝0.001）[19]。

对之前接受过双膦酸盐治疗的患者在接受雷奈酸锶治疗前和治疗 12 个月时进行了配对髂骨活检，结果显示，骨小梁增厚和骨重建点位数增加 [20]。相比之下，与之前进行双膦酸盐治疗的患者的效果相比，骨密度的增加对雷奈酸锶治疗的反应似乎比较迟缓 [21]，特别是在治疗的最初 6 个月。

## 生活质量和成本效果

使用一个专为评估生活质量而开发并经临床验证有效的设备评估骨质疏松症患者生活质量，雷奈酸锶对身体和情绪都产生有利影响（P＝0.019；与安慰剂组对比 P＝0.092）。在参与 SOTI 研究接受治疗的第 1 年和 3 年以上的患者中，背痛缓解人数明显增多（＋31%，P＝0.005）[22]。

用改良马尔科夫模型以适合 SOTI 和 TROPOS 研究的实际情况，并与瑞典的消费和流行病学说数据对比，雷奈酸锶治疗是合算的，甚至对于年龄大于 74 岁、骨密度 T 值低于 -2.4 的患者，或年龄高于 80 岁的患者来说，治疗费用更省 [23]。在英国也进行了类似的评估。在每年调整生活质量（QALY）意愿支出值为 30 000 英镑的情况下，雷奈酸锶对于年龄 65 岁或更高、先前有骨折的女性来说也是划算的，部分患者曾作过骨密度检查 [24]。

用特定国家 FRAX 工具数据结合 SOTI 和 TROPOS 研究同年龄组数据，与 10 年的骨折风险基准线比较，雷奈酸锶能使骨折风险降低。雷奈酸锶对临床骨质疏松性骨折和形态测量学骨折的作用，并不取决于 FRAX 评出的骨折风险基准线水平 [25]。

## 最新进展

基于雷奈酸锶可能影响软骨细胞代谢的临床前数据，对一组参与 TROPOS 研究的 2617 名绝经后女性进行了尿 II 型胶原降解产物测定。与安慰剂对照组比较，雷奈酸锶可降低尿 II 型胶原降解产物

10% ~ 20%[26]。对 SOTI 和 TROPOS 研究中的 1105 名骨质疏松女性进行了脊柱骨关节炎进展（骨赘、椎间盘间隙狭窄和硬化）的评估。经过 3 年多的治疗后，表现出放射学加重的患者比例降低了 42%（$P=0.0005$）[27a]。在一个随机的对照控制研究中，对 1371 名患者服用雷奈酸锶膝对关节空间变窄的作用进行了评估。在雷奈酸锶治疗组中关节间隙变窄的退化更轻微（ 0.27±0.63mm 对 0.37±0.59mm ），组间相差 0.10 mm（95%CI 为 0.02 ~ 0.19，$P=0.018$），这与骨关节炎指数（WOMAC 分数）大幅降低有关（$P=0.145$）[27b]。

## 抗骨折作用的机制

在 SOTI 研究中，经过雷奈酸锶的治疗后，腰椎的骨密度从基准线提高了 12%，股骨颈提高 7.2%，全髋关节提高 8.6%[4]。经 3 年治疗后，腰椎校正锶含量后的骨密度[28]从基准线提高了 6.8%，安慰剂组则降低 1.3%[4]。8 年和 10 年延期研究显示，脊柱和股骨近端的骨密度持续增高，与治疗前相比脊柱的骨密度增高了 30%，股骨近端的骨密度增高了 12%[17-18]。对两项研究合并分析，可通过股骨颈骨密度的变化来预测椎骨骨折风险的下降[29]。在 1 年或 3 年的治疗中，股骨颈骨密度每提高 1%，新发椎骨骨折风险则降低 3%，股骨颈骨密度的变化可解释 76% 各类椎骨骨折风险的下降。

在两项试验中，雷奈酸锶试验组的骨特异性碱性磷酸酶上升接近 8%，同时血清 I 型骨胶原 C- 端肽交联也上升了 12%，表明骨重吸收有轻微的下降、维持或甚至骨形成增加。这种模式与观察到的骨吸收抑制剂作用有较大区别，后者的骨形成标志物与骨吸收标记的变化是等量的。生物化学标志物的变化占少于 8% 的骨密度变化[30]。3 个月的生物化学标志物的变化并不能预测骨折发生率。

将雷奈酸锶治疗的 49 例患者与 92 例基准线或安慰剂组患者进行髂骨骨活检比较，发现在骨松质（ + 9%，$P=0.019$）和成骨细胞的周边（+38%，

$P=0.047$）骨矿沉积率较高。对 20 例雷奈酸锶治疗了 3 年和 21 例安慰剂组的患者分别做髂骨骨活组织检查和 μCT 分析比较，显示前者较厚的皮质厚度（ +18%，$P=0.008$）和骨小梁数目增加（ +14%，$P=0.008$），伴有骨小梁间隙变小（ -22%，$P=0.01$），而皮质孔隙无明显改变[31]。在一个头对头的比较探索性研究中，雷奈酸锶似乎比阿仑膦酸钠影响更多的结构变量（如皮质厚度）。在胫骨远端可用高分辨率的外周定量计算机断层摄影术进行评估[32-33]，但其限制与 X 线透过不同矿物质而衰减有关。在本试验中，雷奈酸锶治疗组有限元素分析加载失败更常见。在皮质孔隙方面无明显区别[33]。

## 临床前研究

一系列大量的临床前研究显示雷奈酸锶治疗能明显提高骨强度，主要是通过提高塑性应变能力[34]和通过提高纳米硬度计所显示的弹性模量、硬度、消散能量等来改善材料特性[35]。各种实验模型显示，雷奈酸锶能减少骨丢失[36-37]，甚至在小鼠模型中充分表达 Runx-2 转录因子 (-60%) 以降低自发性骨折[38]。在接受治疗的动物中，更高的骨松质体积和皮质厚度可提升力量失效阈值（ +120%）。已有报道锶直接抑制破骨细胞增殖和分化[39-40]。锶刺激成骨细胞系细胞增殖和分化，其机制可能是通过钙敏受体促进增殖[41]以及前列腺素促进分化[42-45]。在成骨细胞与锶的培养中，护骨素增加表达和 RANKL 减少表达已有报道[45]。后者也显示能促进骨细胞样表型[46]。纤维母细胞生长因子受体可能也参与锶介导的成骨细胞生长[47]。

## 骨折愈合和植入物的骨结合

在骨折愈合动物模型中，锶治疗表现出不损害治疗效果[48-49]，甚至能提升疗效[50-51]。系统性锶治疗能改善钛植入物和螺钉的骨结合，正如图 52.2 所示，需要更大的拔出力才能从骨中移除金属植入物[52-53]。

（A）

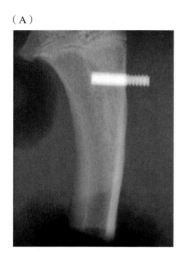

（B）

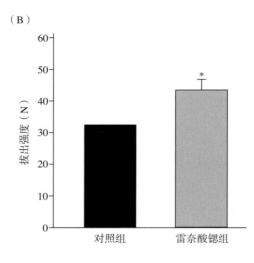

**图 52.2** （A）大鼠植入物，近端胫骨；（B）雷奈酸锶（325mg/kg，5 天 / 周）对拔出强度的作用（与对照组比较 $P<0.05$）（源自参考文献 52）

# 参考文献

1. Pors Nielsen S. 2004. The biological role of strontium. *Bone* 35(3): 583–8.
2. Marcus CS, Lengemann FW. 1962. Absorption of Ca45 and Sr85 from solid and liquid food at various levels of the alimentary tract of the rat. *J Nutr* 77: 155–60.
3. Farlay D, Boivin G, Panczer G, Lalande A, Meunier PJ. 2005. Long-term strontium ranelate administration in monkeys preserves characteristics of bone mineral crystals and degree of mineralization of bone. *J Bone Miner Res* 20(9): 1569–78.
4. Meunier PJ, Roux C, Seeman E, Ortolani S, Badurski JE, Spector TD, Cannata J, Balogh A, Lemmel EM, Pors-Nielsen S, Rizzoli R, Genant HK, Reginster JY. 2004. The effects of strontium ranelate on the risk of vertebral fracture in women with postmenopausal osteoporosis. *N Engl J Med* 350(5): 459–68.
5. Reginster JY, Felsenberg D, Boonen S, Diez-Perez A, Rizzoli R, Brandi ML, Spector TD, Brixen K, Goemaere S, Cormier C, Balogh A, Delmas PD, Meunier PJ. 2008. Effects of long-term strontium ranelate treatment on the risk of nonvertebral and vertebral fractures in postmenopausal osteoporosis: Results of a five-year, randomized, placebo-controlled trial. *Arthritis Rheum* 58(6): 1687–95.
6. Seeman E, Vellas B, Benhamou C, Aquino JP, Semler J, Kaufman JM, Hoszowski K, Varela AR, Fiore C, Brixen K, Reginster JY, Boonen S. 2006. Strontium ranelate reduces the risk of vertebral and nonvertebral fractures in women eighty years of age and older. *J Bone Miner Res* 21(7): 1113–20.
7. Seeman E, Boonen S, Borgstrom F, Vellas B, Aquino JP, Semler J, Benhamou CL, Kaufman JM, Reginster JY. 2010. Five years treatment with strontium ranelate reduces vertebral and nonvertebral fractures and increases the number and quality of remaining life-years in women over 80 years of age. *Bone* 46(4): 1038–42.
8. Roux C, Fechtenbaum J, Kolta S, Isaia G, Andia JB, Devogelaer JP. 2008. Strontium ranelate reduces the risk of vertebral fracture in young postmenopausal women with severe osteoporosis. *Ann Rheum Dis* 67(12): 1736–8.
9. Seeman E, Devogelaer JP, Lorenc R, Spector T, Brixen K, Balogh A, Stucki G, Reginster JY. 2008. Strontium ranelate reduces the risk of vertebral fractures in patients with osteopenia. *J Bone Miner Res* 23(3): 433–8.
10. Roux C, Reginster JY, Fechtenbaum J, Kolta S, Sawicki A, Tulassay Z, Luisetto G, Padrino JM, Doyle D, Prince R, Fardellone P, Sorensen OH, Meunier PJ. 2006. Vertebral fracture risk reduction with strontium ranelate in women with postmenopausal osteoporosis is independent of baseline risk factors. *J Bone Miner Res* 21(4): 536–42.
11. Collette J, Bruyere O, Kaufman JM, Lorenc R, Felsenberg D, Spector TD, Diaz-Curiel M, Boonen S, Reginster JY. 2010. Vertebral anti-fracture efficacy of strontium ranelate according to pre-treatment bone turnover. *Osteoporos Int* 21(2): 233–41.
12. Roux C, Fechtenbaum J, Kolta S, Said-Nahal R, Briot K, Benhamou CL. 2010. Prospective assessment of thoracic kyphosis in postmenopausal women with osteoporosis. *J Bone Miner Res* 25(2): 362–8.
13. Fried LP, Tangen CM, Walston J, Newman AB, Hirsch C, Gottdiener J, Seeman T, Tracy R, Kop WJ, Burke G, McBurnie MA. 2001. Frailty in older adults: Evidence for a phenotype. *J Gerontol A Biol Sci Med Sci* 56(3): M146–56.
14. Rolland Y, Abellan Van Kan G, Gillette-Guyonnet S, Roux C, Boonen S, Vellas B. 2011. Strontium ranelate and risk of vertebral fractures in frail osteoporotic women. *Bone* 48(2): 332–8.
15. Breart G, Cooper C, Meyer O, Speirs C, Deltour N, Reginster JY. 2010. Osteoporosis and venous thromboembolism: A retrospective cohort study in the UK General Practice Research Database. *Osteoporos Int* 21(7): 1181–7.

16. Musette P, Brandi ML, Cacoub P, Kaufman JM, Rizzoli R, Reginster JY. 2010. Treatment of osteoporosis: Recognizing and managing cutaneous adverse reactions and drug-induced hypersensitivity. *Osteoporos Int* 21(5): 723–32.
17. Reginster JY, Bruyere O, Sawicki A, Roces-Varela A, Fardellone P, Roberts A, Devogelaer JP. 2009. Long-term treatment of postmenopausal osteoporosis with strontium ranelate: results at 8 years. *Bone* 45(6): 1059–64.
18. Reginster JY, Kaufman JM, Goemaere S, et al. 2012. Maintenance of antifracture efficacy over 10 years with strontium ranelate in postmenopausal osteoporosis. *Osteoporos Int* 23(3): 1115–22.
19. Meunier PJ, Roux C, Ortolani S, Diaz-Curiel M, Compston J, Marquis P, Cormier C, Isaia G, Badurski J, Wark JD, Collette J, Reginster JY. 2009. Effects of long-term strontium ranelate treatment on vertebral fracture risk in postmenopausal women with osteoporosis. *Osteoporos Int* 20(10): 1663–73.
20. Busse B, Jobke B, Hahn M, Priemel M, Niecke M, Seitz S, Zustin J, Semler J, Amling M. 2010. Effects of strontium ranelate administration on bisphosphonate-altered hydroxyapatite: Matrix incorporation of strontium is accompanied by changes in mineralization and microstructure. *Acta Biomater* 6(12): 4513–21.
21. Middleton ET, Steel SA, Aye M, Doherty SM. 2010. The effect of prior bisphosphonate therapy on the subsequent BMD and bone turnover response to strontium ranelate. *J Bone Miner Res* 25(3): 455–62.
22. Marquis P, Roux C, de la Loge C, Diaz-Curiel M, Cormier C, Isaia G, Badurski J, Wark J, Meunier PJ. 2008. Strontium ranelate prevents quality of life impairment in post-menopausal women with established vertebral osteoporosis. *Osteoporos Int* 19(4): 503–10.
23. Borgstrom F, Jonsson B, Strom O, Kanis JA. 2006. An economic evaluation of strontium ranelate in the treatment of osteoporosis in a Swedish setting: Based on the results of the SOTI and TROPOS trials. *Osteoporos Int* 17(12): 1781–93.
24. Borgstrom F, Strom O, Kleman M, McCloskey E, Johansson H, Oden A, Kanis JA. 2010. Cost-effectiveness of bazedoxifene incorporating the FRAX(R) algorithm in a European perspective. *Osteoporos Int* 22(3): 955–65.
25. Kanis JA, Johansson H, Oden A, McCloskey EV. 2011. A meta-analysis of the effect of strontium ranelate on the risk of vertebral and non-vertebral fracture in postmenopausal osteoporosis and the interaction with FRAX(®). *Osteoporos Int* 22(8): 2347–55.
26. Alexandersen P, Karsdal MA, Qvist P, Reginster JY, Christiansen C. 2007. Strontium ranelate reduces the urinary level of cartilage degradation biomarker CTX-II in postmenopausal women. *Bone* 40(1): 218–22.
27a. Bruyere O, Delferriere D, Roux C, Wark JD, Spector T, Devogelaer JP, Brixen K, Adami S, Fechtenbaum J, Kolta S, Reginster JY. 2008. Effects of strontium ranelate on spinal osteoarthritis progression. *Ann Rheum Dis* 67(3): 335–9.
27b. Reginster JY, Badurski J, Bellamy N, Bensen W, Chapurlat R, Chevalier X, Christiansen C, Genant H, Navarro F, Nasonov E, Sambrook PN, Spector TD & Cooper C. 2013. Efficacy and safety of strontium ranelate in the treatment of knee osteoarthritis: Results of a double-blind, randomised placebo-controlled trial. *Ann Rheum Dis* 72: 179–86.
28. Blake GM, Fogelman I. 2005. Long-term effect of strontium ranelate treatment on BMD. *J Bone Miner Res* 20(11): 1901–4.
29. Bruyere O, Roux C, Detilleux J, Slosman DO, Spector TD, Fardellone P, Brixen K, Devogelaer JP, Diaz-Curiel M, Albanese C, Kaufman JM, Pors-Nielsen S, Reginster JY. 2007. Relationship between bone mineral density changes and fracture risk reduction in patients treated with strontium ranelate. *J Clin Endocrinol Metab* 92(8): 3076–81.
30. Bruyere O, Collette J, Rizzoli R, Decock C, Ortolani S, Cormier C, Detilleux J, Reginster JY. 2010. Relationship between 3-month changes in biochemical markers of bone remodelling and changes in bone mineral density and fracture incidence in patients treated with strontium ranelate for 3 years. *Osteoporos Int* 21(6): 1031–6.
31. Arlot ME, Jiang Y, Genant HK, Zhao J, Burt-Pichat B, Roux JP, Delmas PD, Meunier PJ. 2008. Histomorphometric and microCT analysis of bone biopsies from postmenopausal osteoporotic women treated with strontium ranelate. *J Bone Miner Res* 23(2): 215–22.
32. Rizzoli R, Laroche M, Krieg MA, Frieling I, Thomas T, Delmas P, Felsenberg D. 2010. Strontium ranelate and alendronate have differing effects on distal tibia bone microstructure in women with osteoporosis. *Rheumatol Int* 30(10): 1341–8.
33. Rizzoli R, Chapurlat RD, Laroche J-M, Krieg MA, Thomas T, Frieling I, Boutroy S, Laib A, Bock O, Felsenberg D. 2012. Effects of strontium ranelate and alendronate on bone microstructure in women with osteoporosis: Results of a 2-year study. *Osteoporos Int* 23(1): 305–15
34. Ammann P, Shen V, Robin B, Mauras Y, Bonjour JP, Rizzoli R. 2004. Strontium ranelate improves bone resistance by increasing bone mass and improving architecture in intact female rats. *J Bone Miner Res* 19(12): 2012–20.
35. Ammann P, Badoud I, Barraud S, Dayer R, Rizzoli R. 2007. Strontium ranelate treatment improves trabecular and cortical intrinsic bone tissue quality, a determinant of bone strength. *J Bone Miner Res* 22(9): 1419–25.
36. Marie PJ. 2005. Strontium as therapy for osteoporosis. *Curr Opin Pharmacol* 5(6): 633–6.
37. Marie PJ, Hott M, Modrowski D, De Pollak C, Guillemain J, Deloffre P, Tsouderos Y. 1993. An uncoupling agent containing strontium prevents bone loss by depressing bone resorption and maintaining bone formation in estrogen-deficient rats. *J Bone Miner Res* 8(5): 607–15.
38. Geoffroy V, Chappard D, Marty C, Libouban H, Ostertag A, Lalande A, de Vernejoul MC. 2011. Strontium ranelate decreases the incidence of new caudal vertebral fractures in a growing mouse model with spontaneous fractures by improving bone microarchitecture. *Osteoporos Int* 22(1): 289–97.
39. Baron R, Tsouderos Y. 2002. In vitro effects of S12911-2 on osteoclast function and bone marrow macrophage differentiation. *Eur J Pharmacol* 450(1): 11–7.
40. Takahashi N, Sasaki T, Tsouderos Y, Suda T. 2003. S 12911-2 inhibits osteoclastic bone resorption in vitro. *J Bone Miner Res* 18(6): 1082–7.

41. Chattopadhyay N, Quinn SJ, Kifor O, Ye C, Brown EM. 2007. The calcium-sensing receptor (CaR) is involved in strontium ranelate-induced osteoblast proliferation. *Biochem Pharmacol* 74(3): 438–47.

42. Choudhary S, Halbout P, Alander C, Raisz L, Pilbeam C. 2007. Strontium ranelate promotes osteoblastic differentiation and mineralization of murine bone marrow stromal cells: Involvement of prostaglandins. *J Bone Miner Res* 22(7): 1002–10.

43. Pi M, Quarles LD. 2004. A novel cation-sensing mechanism in osteoblasts is a molecular target for strontium. *J Bone Miner Res* 19(5): 862–9.

44. Marie PJ, Felsenberg D, Brandi ML. 2011. How strontium ranelate, via opposite effects on bone resorption and formation, prevents osteoporosis. *Osteoporos Int* 22(6): 1659–67.

45. Brennan TC, Rybchyn MS, Green W, Atwa S, Conigrave AD, Mason RS. 2009. Osteoblasts play key roles in the mechanisms of action of strontium ranelate. *Br J Pharmacol* 157(7): 1291–300.

46. Atkins GJ, Welldon KJ, Halbout P, Findlay DM. 2009. Strontium ranelate treatment of human primary osteoblasts promotes an osteocyte-like phenotype while eliciting an osteoprotegerin response. *Osteoporos Int* 20(4): 653–64.

47. Caverzasio J, Thouverey C. 2011. Activation of FGF receptors is a new mechanism by which strontium ranelate induces osteoblastic cell growth. *Cell Physiol Biochem* 27(3–4): 243–50.

48. Cebesoy O, Tutar E, Kose KC, Baltaci Y, Bagci C. 2007. Effect of strontium ranelate on fracture healing in rat tibia. *Joint Bone Spine* 74(6): 590–3.

49. Bruel A, Olsen J, Birkedal H, Risager M, Andreassen TT, Raffalt AC, Andersen JE, Thomsen JS. 2011. Strontium is incorporated into the fracture callus but does not influence the mechanical strength of healing rat fractures. *Calcif Tissue Int* 88(2): 142–52.

50. Habermann B, Kafchitsas K, Olender G, Augat P, Kurth A. 2010. Strontium ranelate enhances callus strength more than PTH 1-34 in an osteoporotic rat model of fracture healing. *Calcif Tissue Int* 86(1): 82–9.

51. Li YF, Luo E, Feng G, Zhu SS, Li JH, Hu J. 2010. Systemic treatment with strontium ranelate promotes tibial fracture healing in ovariectomized rats. *Osteoporos Int* 21(11): 1889–97.

52. Maimoun L, Brennan TC, Badoud I, Dubois-Ferriere V, Rizzoli R, Ammann P. 2010. Strontium ranelate improves implant osseointegration. *Bone* 46(5): 1436–41.

53. Li Y, Feng G, Gao Y, Luo E, Liu X, Hu J. 2010. Strontium ranelate treatment enhances hydroxyapatite-coated titanium screws fixation in osteoporotic rats. *J Orthop Res* 28(5): 578–82.

# 第 53 章
# 联合使用促骨形成药和抗骨吸收药
# 治疗骨质疏松症

John P. Bilezikian • Natalie E. Cusano

（付朝华　付兆宗 译　陈忠美 审校）

## 引言

　　特立帕肽 [PTH（1-34）] 和长链 PTH[PTH（1-84）] 的问世为使用双膦酸盐类的重度骨质疏松患者提供了一个很好的选择。而特立帕肽和 PTH（1-84）对骨代谢的作用首先是促进骨形成，紧接着是加速骨的吸收。从初始阶段促进骨形成到之后又导致骨吸收的这段作用时间称为"合成代谢窗"[1-2]。合成代谢窗的概念即甲状旁腺激素（PTH）的作用会最终关闭。大多数接受特立帕肽和 PTH（1-84）治疗的患者，之前已经服用过抗骨吸收药物，因此，是在继续使用抗骨吸收药物的过程中改用促骨形成药物，还是在此基础上加用促骨形成药物，值得深入探讨。除此之外，很多人尝试同时应用两种药物增加抗骨质疏松的治疗效果。毫无疑问，提高联合用药的基点是扩大合成代谢窗。由于特立帕肽和 PTH（1-84）被批准上市的时间仅有 18～24 个月，所以确定促骨形成代谢治疗后的随访时间就显得十分重要。本章探讨联合用药的三个主要问题。

## 抗骨吸收治疗后促骨形成治疗

### 抗骨吸收治疗的基础上联合促骨形成治疗

　　糖皮质激素诱导的绝经后骨质疏松患者以及早期接受雌激素替代治疗的绝经后女性，应用特立帕肽后椎体骨密度（BMD）表现出持续快速的增加[3-4]。

　　Cosman 等人[5] 的研究发现，早期应用双膦酸盐（阿仑膦酸钠）进行抗骨吸收治疗，之后再应用特立帕肽也能提高患者的骨密度。在一直使用阿仑膦酸钠的同时连续或者以 3 个月为周期应用特立帕肽在增加骨密度方面也有显著疗效。

### 抗骨吸收治疗更改为促骨形成治疗

　　Ettinger 等[6] 的研究发现，应用雷洛昔芬治疗 28 个月后，再应用特立帕肽能够迅速增加骨密度，而阿仑膦酸钠治疗后，特立帕肽的这种作用体现较迟，似乎阿仑膦酸钠的潜在抗骨吸收作用干扰甚至打断了特立帕肽的骨形成作用。为了证明这一点，Kruland 等发现，特立帕肽的作用要根据骨转运基线水平的变化而定，而不是先前研究的适合任何治疗情况：转运水平越低，特立帕肽对骨密度的提高越慢[7]。另一个研究也支持这一假设：该项研究的试验对象为先前服用利塞膦酸盐或者阿仑膦酸盐的患者，后期改为应用特立帕肽治疗[8]。先前服用利塞膦酸盐的患者较阿仑膦酸盐的患者骨转运指标的水平更高，对特立帕肽的反应更好，骨密度增加更快。可能由于利塞膦酸盐对骨转运的影响较小，有利于骨组织完成对特立帕肽的快速应答。最终表现为应答反应迅速，延迟时间短[9-10]。

## 更换药物还是联合用药?

在骨质疏松的治疗过程中，通常应用抗骨吸收药物。继续治疗过程中，选择加用促骨形成药还是直接换用促骨形成药? 值得关注的是 Cosman 等设计了队列研究探讨了两种方案的治疗效果[11]：所有的受试者接受至少 18 个月的雷洛昔芬或者阿仑膦酸盐治疗，之后的 18 个月，研究对象分别接受"特立帕肽和抗骨吸收治疗"(增加药物疗法)，或者"换用特立帕肽治疗"(单独使用特立帕肽，更换药物疗法，停止服用过去的抗骨吸收药物)。结果发现，换用特立帕肽组(之前可能使用阿仑膦酸盐或者雷洛昔芬)的骨转运指标提高幅度最大，但是 DXA 测定下发现，加用特立帕肽组骨密度的增加量最大。起初人们无法合理解释这种结果，可能是由于增加药物治疗法扩大了合成代谢窗(骨形成增加至骨吸收之间的代谢窗)[12]。由于研究的样本量比较小，无法分析加药组患者骨折的发生率是否更低。但是与阿仑膦酸盐组相比，雷洛昔芬组腰椎骨密度和骨转运指标的变化更大，这一点与前人的研究基本一致[6]。

## 抗骨吸收和促骨形成药物应用现状

由于作用机制不同，令人感到兴奋的假设是：联合使用抗骨吸收药物和特立帕肽(或者长链 PTH)比单用任何一种治疗方案都具有更好的疗效。如果骨吸收被抑制(抗骨吸收药物)，而骨形成得到促进(促骨形成药物)，那么联合用药的效果优于任何单一的用药。但是基于"合成代谢窗扩大"的理论，这种假设是有争议的。尽管这种推理在直觉上是正确的，但是，Black 等[13]和 Finkelstein 等人[14]的研究给出了相反的结论。这两项研究是相互独立的，观察了单用 PTH、单用阿仑膦酸盐或者二者联用的治疗效果。Black 等的研究选择了绝经后女性，应用 100μg PTH(1-84)，而 Finkelstein 等的研究选择了男性，应用 40 μg 特立帕肽。两个研究均用 DXA 和 QCT 在面积和体积的基准上测定骨密度。无论是在 DXA 还是 QCT 的测定条件下，单用 PTH 治疗后腰椎骨密度的提升大于联合用药组和单用阿仑膦酸盐组。QCT 测定骨小梁间隙的结果表明：联合用药组骨密度的增加量小于单用 PTH 组，与单用阿仑膦酸

盐组类似。骨转运指标的变化在单独用药组符合我们的预期，即骨形成在治疗组增加，抗骨吸收组降低。但是，联合用药组则不然，骨转运指标降低，与阿仑膦酸盐的作用相吻合，与 PTH 的治疗作用不相符合。这表明，与单用 PTH 相比，联合用药时骨合成代谢减弱，可能是由于两药联用时，阿仑膦酸盐起主导作用。两项研究得出结论：联合应用两种药物时，抗骨吸收药物并不削弱特立帕肽的促骨形成作用，而是延缓其对骨吸收的作用，这一点在联合用药中更有意义。Deal 等[15]通过对雷洛昔芬(一种弱于双膦酸盐的抗骨吸收药)和特立帕肽的联合用药得出了相同的观点。该研究的假设为：联合应用雷洛昔芬和特立帕肽对于骨密度的提升作用优于特立帕肽，研究对象是绝经后的骨质疏松患者。结果表明，两组骨密度的提高幅度无显著差异。但是，当单独应用雷洛昔芬时，其骨吸收指标显著低于单独应用特立帕肽组。通过测定髋关节骨密度发现，这种差异在联用雷洛昔芬和特立帕肽组与单用特立帕肽组之间更为明显。当雷洛昔芬出现的时候，特立帕肽仍然刺激骨形成代谢，但是其诱导骨吸收的作用被削弱了。

另一种联合用药方式为唑来膦酸加特立帕肽。认为联合用药时小剂量的唑来膦酸使 PTH 的促骨形成效应明显增强。治疗 3~6 个月，联合用药组骨密度的增加量比单独用任一药物组有明显优势；治疗 12 个月时，联合用药组对骨密度的提高较单独特立帕肽组(腰椎)和唑来膦酸组(髋部)[16]无明显优势。

## 促骨形成治疗后抗骨吸收治疗

Kurland 等[17]的研究(PaTH)通过可控盲法设计了前瞻性的研究，回答了 PTH 停药后是否有必要使用抗骨吸收药物的问题[18]。研究对象选择已接受 PTH 治疗 12 个月的绝经后女性，随机分配到两组，一组应用 10 mg/d 的阿仑膦酸盐，另一组应用安慰剂。阿仑膦酸盐组患者的骨密度提高了 4.9%，安慰剂组骨密度出现了不同程度的下降。24 个月后，通过 QCT 的测定发现，阿仑膦酸盐组患者腰椎骨密度净增加 30%，而安慰剂组仅为 13%。类似的情况发生在髋部，阿仑膦酸盐组和安慰剂组的增加比例分别为 13% 和 5%。研究结果肯定了 PTH 或者特立帕肽治疗后，继续使用抗骨吸收药物的重要性。

只有观察性的研究探讨了 PTH 或者特立帕肽停药后骨折的发生情况。一项历时 30 个月的观察队列研究 [19]，受试者接受特立帕肽治疗后，根据自己的意愿选择继续应用双膦酸盐类，或者选择停止药物干预 [20]。其中，60% 人选择了继续抗骨吸收治疗。如同上文提到的 PaTH 研究一样，发现选择立即抗骨吸收治疗的患者，其骨密度有所提高；不再接受治疗的患者，在观察 30 个月后，发现骨密度有所降低。一组患者直到 6 个月后终止特立帕肽的治疗，才开始使用抗骨吸收药物。在这头 6 个月可以看到 BMD 的主要减少，但抗骨吸收药物治疗后没有观察到 BMD 的进一步减少。当然上述对于特立帕肽和抗骨吸收药物的研究最长也仅做了 31 个月的随访。期间，先前应用 PTH 的女性（之后用或者不用双膦酸盐）脊柱压缩性骨折的发生率显著低于应用安慰剂的女性（用或者不用双膦酸盐，$P < 0.03$）。通过 Logistic 回归分析发现，应用双膦酸盐 12 个月或者更久，对于脊柱新发脆性骨折的影响很小。但是这项结果并不十分可靠，一方面因为研究并未分别单独分析接受或者不接受抗骨吸收治疗的患者，另一方面随访期间可能存在 PTH 的持续保护作用，增加了混杂因素。而且研究需要具体指出骨折的具体情况。然而，PaTH 研究仍然说明了 PTH 或者特立帕肽治疗后继续使用抗骨吸收药物对于维持骨密度增加的重要性。

## 结论

促骨形成药物和抗骨吸收药物在骨质疏松的治疗中起重要作用，而且联合用药以及用药的次序均能影响疗效。在治疗过程中应充分考虑联合用药和序贯用药的方案，使受益最大化。

## 参考文献

1. Bilezikian J. 2008. Combination anabolic and antiresorptive therapy for osteoporosis: Opening the anabolic window. *Curr Osteoporos Rep* 6(1): 24–30.
2. Rubin MR, Bilezikian JP. 2003. New anabolic therapies in osteoporosis. *Endocrinol Metab Clin North Am* 32(1): 285–307.
3. Lindsay R, Nieves J, Formica C, Henneman E, Woelfert L, Shen V, Dempster D, Cosman F. 1997. Randomised controlled study of effect of parathyroid hormone on vertebral-bone mass and fracture incidence among postmenopausal women on oestrogen with osteoporosis. *Lancet* 350(9077): 550–5.
4. Lane NE, Sanchez S, Modin GW, Genant HK, Pierini E, Arnaud CD. 1998. Parathyroid hormone treatment can reverse corticosteroid-induced osteoporosis. Results of a randomized controlled clinical trial. *J Clin Invest* 102(8): 1627–33.
5. Cosman FJ, Nieves M, Zion L, Woelfert M, Luckey M, Lindsay R. 2005. Daily and cyclic parathyroid hormone in women receiving alendronate. *N Engl J Med* 353(6): 566–75.
6. Ettinger BJ, San Martin G, Crans G, Pavo I. 2004. Differential effects of teriparatide on BMD after treatment with raloxifene or alendronate. *J Bone Miner Res* 19(5): 745–51.
7. Kurland ES, Cosman F, McMahon DJ, Rosen DJ, Lindsay R, Bilezikian JP. 2000. Parathyroid hormone as a therapy for idiopathic osteoporosis in men: Effects on bone mineral density and bone markers. *J Clin Endocrinol Metab* 85(9): 3069–76.
8. Miller PD, Delmas PD, Lindsay R, Watts NB, Luckey M, Adachi J, Saag K, Greenspan SL, Seeman E, Boonen S, Meeves S, Lang TF, Bilezikian JP. 2008. Early responsiveness of women with osteoporosis to teriparatide after therapy with alendronate or risedronate. *J Clin Endocrinol Metab* 93(10): 3785–93.
9. Boonen S, Millisen K, Gielen E, Vanderschueren D. 2011. Sequential therapy in the treatment of osteoporosis. *Curr Med Res Opin* 27(6): 1149–55.
10. Cusano NE, Bilezikian JP. 2011. Combination antiresorptive and osteoanabolic therapy for osteoporosis: We are not there yet. *Curr Med Res Opin* 27(9): 1705–7.
11. Cosman C, Wermers RA, Recknor C, Mauck KF, Xie L, Glass EV, Krege JH. 2009. Effects of teriparatide in postmenopausal women with osteoporosis on prior alendronate or raloxifene: Differences between stopping and continuing the antiresorptive agent. *J Clin Endocrinol Metab* 94(10): 3772–80.
12. Cusano NE, Bilezikian JP. 2010. Teriparatide: Variations on the theme of a 2-year therapeutic course. *IBMS BoneKEy* 7: 84–7.
13. Black DM, Greenspan SL, Ensrud KE, Palermo L, McGowan JA, Lang TF, Garnero P, Bouxsein ML, Bilezikian JP, Rosen CJ. 2003. The effects of parathyroid hormone and alendronate alone or in combination in postmenopausal osteoporosis. *N Engl J Med* 349(13): 1207–15.
14. Finkelstein JS, Hayes A, Hunzelman JL, Wyland JJ, Lee H, Neer RM. 2003. The effects of parathyroid hormone, alendronate, or both in men with osteoporosis. *N Engl J Med* 349(13): 1216–26.
15. Deal CM, Omizo EN, Schwartz EF, Eriksen EF, Cantor P, Wang J, Glass EV, Myers SL, Krege JH. 2005. Combination teriparatide and raloxifene therapy for postmenopausal osteoporosis: Results from a 6-month double-blind placebo-controlled trial. *J Bone Miner Res* 20(11): 1905–11.
16. Cosman F, Eriksen EF, Recknor C, Miller PD, Guanabens N, Kasperk C, Papanastasio P, Readie A, Rao H, Gasser JA, Bucci-Rechtweg C, Boonen S. 2011. Effects of intravenous zoledronic acid plus subcutaneous teriparatide [rhPTH(1-34)] in postmenopausal osteoporosis. *J Bone Miner Res* 26(3): 503–11.
17. Kurland ES, Heller SL, Diamond B, McMahon D, Cosman F, Bilezikian JP. 2004. The importance of bisphosphonate therapy in maintaining bone mass in

men after therapy with teriparatide [human parathyroid hormone (1-34)]. *Osteoporos Int* 15(12): 992–7.

18. Black DM, Bilezikian JP, Ensrud KE, Greenspan SL, Palermo L, Hue T, Lang TF, McGowan JA, Rosen CJ. 2005. One year of alendronate after one year of parathyroid hormone (1-84) for osteoporosis. *N Engl J Med* 353(6): 555–65.

19. Neer RM, Arnaud CD, Zanchetta JR, Prince R, Gaich GA, Reginster JY, Hodsman AB, Eriksen EF, Ish-Shalom S, Genant HK, Wang L, Mitlak BH. 2001. Effect of parathyroid hormone (1-34) on fractures and bone mineral density in postmenopausal women with osteoporosis. *N Engl J Med* 344(19): 1434–41.

20. Lindsay R, Scheele WH, Neer R, Pohl G, Adami S, Mautalen C, Reginster JY, Stepan JJ, Myers SL, Mitlak BH. 2004. Sustained vertebral fracture risk reduction after withdrawal of teriparatide in postmenopausal women with osteoporosis. *Arch Intern Med* 164(18): 2024–30.

21. Prince R, Sipos A, Hossain A, Syversen U, Ish-Shalom S, Marcinowska E, Hake J, Lindsay R, Dalsky GP, Mitlak BH. 2005. Sustained nonvertebral fragility fracture risk reduction after discontinuation of teriparatide treatment. *J Bone Miner Res* 20(9): 1507–13.

# 第 54 章
# 抗骨质疏松药物治疗的依从性和持久性

Deborah T. Gold

（陈思敏 译 邓伟民 审校）

经过同行评审的研究论文探讨了近期文献中关于抗骨质疏松药物治疗的依从性和持久性，这些论文仅对该领域的核心期刊做了快速性回顾以了解上述议题的重要性。在阿仑膦酸钠上市至今的 17 年来，治疗此种慢性骨代谢疾病的处方药成倍增长。从 1995 年前单一的处方药到至今已有 9 种 FDA 批准的用于预防和治疗骨质疏松症的药物。那么，为什么就像十年或二十年前一样，骨质疏松症仍然是一个严重的公共卫生问题呢？

答案很简单。我们可以向患者提供所有适合的药物、各种服药方式及可以想到的剂量选择，然而，如果患者不按医嘱服药，即使医生给予正确的诊断和有效的治疗方案也无济于事。本质在于：当患者不愿意服用现有的药物时，我们为什么要致力于开发治疗骨质流失的新而昂贵的药呢？假如有一个关于骨质疏松药物治疗的依从性和持久性且科学家们又持一致看法的议题，那就是文献中并未提到的在既往和现在不按医嘱治疗的患者，在不久的将来也不会改变。

在本章中没有必要证明骨质疏松药物治疗的依从性和持久性差，多项研究结果已经在该问题上提供了强有力的证据[1-4]。相反，我将回顾五个关键议题并对此提供相应的依据。

## 毫无争议：抗骨质疏松药物治疗的依从性和持久性差

所有相关研究者均在这一议题上持一致看法，即骨质疏松药物治疗的依从性和持久性差。这本身就是不寻常的。其他无症状的慢性疾病的药物治疗现状与之大致相同。比如，高血压病[5-6]和高胆固醇血症[7]就是无症状慢性疾病的两个例子，这两种疾病药物治疗的依从性和持久性都差。即使是有症状的慢性疾病如糖尿病[8]和帕金森病[9]，也不能强迫患者遵守或坚持使用适当的治疗方案。有时候，患者根本就不接受药物治疗。即使用药，他们使用的剂量也可能不恰当。虽然原因尚不完全清楚，但一项强有力的证据已经表明，药物治疗，尤其是抗骨质疏松的处方药，未被正确使用或根本未被使用。

骨质疏松药物治疗依从性和持久性差的远期预后是多方面的，包括明显增加疾病的严重程度和医疗费用，住院、手术频率越来越高，以及其他只能叫出少数名字的昂贵检查。对于骨质疏松症患者，骨折风险的增加是必然的。此外，患者不依从或不坚持药物治疗的某些理由是可以预测的，如药物的不良反应、高花费、患者遗忘、误解医嘱、对药物疗效的信心不足和多重用药。

尽管研究者对骨质疏松药物治疗的依从性和持久性差看法一致，文献中仍存在几项争议。在解决这几项争议之前，想要改善患者用药的依从性和持久性是不可能的。在本章的余下部分，我将重点介绍这一领域中的一些主要争议，并对如何改善用药依从性和持久性提出一些建议。虽然没有快速解决这个问题的办法，但是消除这些争议明显有助于解决骨质疏松症患者用药依从性和持久性的问题。

## 争议 1：我们应该如何定义？依从性？持久性？坚持？

在过去，患者几乎并未在医嘱规定时间内服药。在某种程度上，不同的作者使用不同的词语来描述同样的现象，但产生这一行为的原因尚不清楚。在药物治疗的相关文献中，常用三个词描述：compliance，persistence，adherence。纵观这几十年来的文献，我们通过更换术语以适应当前趋势，这却导致情况更加混乱。2003 年,世界卫生组织（WHO）发表题为"坚持长期治疗：行动的证据"报告。在报告中，作者阐述了选择 adherence 的原因："依从性与满意度有非常密切的关系，无论是医生还是患者，许多参与者具有动态、复杂变化的特点，需要用坚定的信念引起他们的重视，提高用药依从性，从而保持慢性病患者最佳健康状态"（p.v）。后来一些文章的作者指出，依从性是指患者认同所选择的治疗方案，而不单纯是遵医嘱执行[10]。

可惜的是，这对研究者在该领域发表论文时术语的选择影响很小。在 Web of Science 数据库中进行检索（2003 ~ 2008），结果发现文献摘要中使用过三个术语:compliance（113 次）, persistence（78 次），adherence（115 次）。由于杂志社的偏好、所研究题目及个人喜好的不同，所有该领域的文献均对混淆术语有责任。

另一个组织也试图解决术语混淆的问题。国际药物经济学和结果研究协会（ISPOR）建立了一个用药依从性和持久性特殊利益团体，用 3 年的时间调查提供商和患者对这三个术语的应用及理解。Cramer 等[11]（2008 年）发现 compliance 和 persistence 在概念和评估标准上都截然不同，可以在文献中同时使用；同时，他们明确 adherence 并不是一个独立的概念，其与 compliance 是同义词。先

前有患者提出 compliance 这一术语使用率减少，作者们对此进行评论：我们发现，不管患者是否选择使用 adherence，没有任何权威支持它是一个较次要的贬义词（第 14 ~ 15 页）。然而，这些指南较 WHO 文件的影响力小。在 Web of Science 中，设置检索时间为 2011 年至今（即 ISPOR 指南发表后），结果显示：compliance（194 次），persistence（134 次），adherence（215 次）。因此，我们必须承认，描述药物相关行为的术语使用并没有黄金标准。

命名药物相关行为是非常困难的。将 adherence 作为 compliance 的同义词使用，虽令人混淆，但简单。然而，许多研究者却把 adherence 用作 compliance 和 persistence 的总和。例如，在 2006 年 Mayo Clinic Proceedings 期刊的社论中，Badamgarav 和 Fitzpatrick[12] 说："adherence 由 compliance 和 persistence 组成，是指在规定时间内按指示服药。adherence 通常由药物持有率（MPR）推算。"（第 1009 页）这句话其实包含了一个明显的矛盾。如果 compliance 可以通过 MPR（参见下一节）评估，而 adherence 等于 compliance 加 persistence，那么 adherence 又如何能根据 MPR 估计呢？如上所述，ISPOR 建议 adherence 只能作为 compliance 的同义词使用，因此，可通过 MPR 评估。

## 争议 2：我们应该如何评估依从性和持久性？

至少可以这么说，评估患者用药依从性和持久性是极其困难的。含有询问患者环节的任何预期的评估方法都可潜在影响该患者的行为，从而得到不可信的结果。

### 失业金申请数据

回顾性资料分析可避免一些持续数据收集的误区，正因如此，许多关于依从性和持久性的论文回顾性分析失业金申请数据。例如，Siris 等[13] 使用来自两个索赔数据库（超过 5 年）中的资料以评估服药行为,确定依从性和预防骨折间的关系。他们发现，43% 的绝经后骨质疏松女性再次遵从（由 MPR 评估）双膦酸盐的治疗，而仅有 20% 在整个研究中坚持下来。与不依从治疗的患者相比，再次遵从的患者在骨折保护方面明显获益（$P < 0.001$）。一项由 Caro 等[14]

开展的早期研究，通过检索卫生服务数据库来评估依从性和持久性。不足为奇的是，Caro 也发现依从性好的患者骨折的发生减少了 25%（$P<0.00001$）。依从被定义为服用了至少 80% 的药物剂量，依从性越好，骨折发生率减少得越多。最后，Patrick 及其同事们[15]使用医保患者（n=19 987）的行政索赔数据完成了一项队列研究，该研究评估了连续 60 天的依从性，他们使用各种建模技术，发现依从性始终与髋部、脊椎和整体骨质疏松性骨折的减少相关。

McCombs 等[3]从一个稍微不同的角度看待依从性。他们收集了超过 58 000 位骨质疏松症患者的一般资料和用药方式，研究不同抗骨质疏松药物（激素替代疗法、双膦酸盐和雷洛昔芬在进行该研究时已可用）的依从性。遗憾的是，所有抗骨质疏松药物为期 1 年的依从性均低于 25%。然而，在该研究中，如前面提到的两项研究一样，调查者仍没有办法弄清不依从发生的原因。鉴于不依从可由与骨质疏松症无关的因素引起，该信息在理解为什么依从性低会如此普遍存在上是有意义的。

### 前瞻性研究

早期关于依从性和持久性的研究中，几乎没有前瞻性的研究。第一批的其中一项由 Papaioannou 等[16]开展。该研究中，调查者使用加拿大骨质疏松和骨量减少数据库，评估患者对三种抗骨质疏松药物（依替膦酸钠、阿仑膦酸钠、激素替代疗法）的依从性。令人惊讶的是，为期 1 年的依从率非常高：90% 的依替膦酸钠使用者，80% 的激素替代疗法使用者和 78% 的阿仑膦酸钠使用者。然而，随着时间的推移，持久率下降；6 年后，低于 50% 的参与者仍继续药物治疗。可惜的是，该研究没有探究中途停药的理由。

2007 年，Ringe 等[17]对超过 5000 名患者进行了一项长达 1 年的前瞻性研究，即研究患者对 4 种抗骨质疏松药物（阿仑膦酸钠 qd，阿仑膦酸钠 qw，雷洛昔芬 qd 和利塞膦酸钠 qd）的依从性。结果表明，用药 1 年后，患者依从性处于中等水平（76%～80%），而药物不良反应是患者停药的主要原因。

### 持久性的评估

持久性是指开始用药至停药所持续的时间。有一段时间，药物行为研究者认为依从性加持久性等于坚持，但支持者很少，而反对者有很多。

### 药物持有率与其他方法对比

在依从性和持久性的研究中，两者的评估仍然是一个挑战。使用如电子药瓶盖会提醒患者他们正参与一项研究。很容易因意外或故意导致后续门诊计数药片不准确。患者日记往往不准确，可能受个人社会期望的影响。评估依从性和持久性的问卷已经发出，但只有患者完成问卷后问卷才具有准确性[18]。毫无疑问，目前药物持有率（MPR）（即供应总天数 / 可用的时间 ×100%）是评估依从性最常用的指标。MPR 很容易通过申请失业金数据获得并进行计算，它几乎是所有申请失业金数据分析（例 3、13、19）及前瞻性研究的标准。

虽然从理论上说 MPR 是准确和容易的，但在药物治疗和实际服药中存在本质区别。因此，即使 MPR 可能优于其他指标，但它并不是我们想要寻找的金标准。可惜的是，还没有人想出一种方法可用于直接评估依从性和持久性而排除患者的行为的影响，这是一个仍未解决的挑战。

## 争议 3：忘记服药，不依从和不坚持，两者哪个更复杂？

在对骨质疏松药物依从性和持久性的研究中，对于"为什么骨质疏松症患者不遵医嘱服药？"这个问题，不存在有说服力的答案。毕竟，目前我们有九种 FDA 批准可用于防治骨质疏松症的药物。在这些药物家族中，我们有不同的用药途径（口服、鼻喷剂、自行或经专业人员皮下注射、静脉滴注）和不同的用药频率（每天、每周、每月、每 3 个月、每半年及每年）。这是一个令人印象深刻的药物选择菜单，似乎可向每一个人提供适合的药物。然而，即使抗骨质疏松药物有多种选择，但患者仍然不依从 / 不坚持用药。

这些药物的依从性和持久性差，研究者对此给出了不同的理由。这些行为不容易被理解和解释，但患者不依从和不坚持的理由似乎主要有以下五个方面：① 不抓药；② 用药剂量不足；③ 在错误的时间用药；④ 忘记用药；⑤ 自行停药。用药依从性和持久性的障碍是多样的，包括但不局限于药物不良反应、花费、复杂的给药方案（如口服双膦酸盐）、遗忘、对疾病和所需药物治疗认识不足、怀疑药物疗效等[20]。

关于依从性和持久性的障碍是非常普遍的，这些问题仍有待商榷。某些研究者认为遗忘是不服药的主要原因 [ 例 21]。然而，其他人持怀疑态度，认为患者经常故意不服药。近期来自哈里斯民意调查 [22] 的结果证实了上述说法。根据这份报告，仅有 24% 的患者忘记服药；20% 的患者表示不愿承受药物不良反应；17% 的患者觉得花费是个问题；14% 的患者不相信他们真的需要用药治疗。此外，有 1/3 的患者服药频率较规定的低。其他用药行为包括服药剂量低于规定量、自行停药、延迟服药和完全不用药。这些数据强有力地支持这一观点，即在某种程度上，忘记服药是依从性和持久性问题中最小的一个。

故意不依从的概念出现在 20 世纪 90 年代早期 Donvan 和 Blake 的文章 [23] 中。他们指出，患者往往对不服药作出合理的决定，但与医生之间缺少沟通，从而导致医疗专业人员不了解他们的决定。这一议题更近的一项研究，由 Lowry 等 [24] 进行，他们报道，在退伍军人研究中，改善那些非白人、享有更好的教育的高血压控制的研究中，有能力支付开销和出现更多不良反应的受试者，明显地更可能决定故意不服药。

据我所知，即使没有人对故意不服抗骨质疏松药进行研究，但该领域的专家已从理论上证实：骨质疏松患者故意不依从可能是影响用药行为的一个重要因素。

## 争议 4 ：有无 "坚持的健康效果" ？

1985 年，新英格兰医学杂志中有一篇 Stamfer 及其同事发表的论文，题为 "一项关于绝经后雌激素治疗和冠心病的前瞻性研究" [25]。作者建议，观察性研究中有多个操作性偏倚的原因，这里令人感兴趣的偏见是用户健康效益。当患者面临多个选择时，就会出现这种情况；因此，它们通常是预防效益的健康坚持，而不仅是单一的药物或疾病。新英格兰医学杂志的另一篇文章也讨论了 "健康坚持效益" [26]，文中建议，坚持某一健康行为（如遵医嘱服药）的人们更可能也坚持其他健康行为。实际上在该研究中发现，能很好坚持安慰剂治疗的患者有更低的死亡率和更少的心血管事件发生率。

这些概念与骨质疏松症用药治疗的依从性和持久性如何相关？几个比较近的出版物中提到，坚持的健康效益混杂了观察性研究的结果，该研究旨在探索用药依从性和减少骨折发生的关系。首先，Cadarette 及其同事 [27] 指出：卫生服务利用资料的多项研究发现，用药依从性和减少骨折发生间存在强的正相关 [ 例 28，29]。Cadarette 等 [27] 建议，那些说 "好的坚持可减少骨折发生" 的人，有一个合理的备择假设，那就是 "坚持的健康效益"。坚持用药的患者也可能同样会坚持补充钙和维生素 D，坚持锻炼，避免增加骨折可能的行为。使用来自宾夕法尼亚老年人药物援助协议中的申请失业金数据，他们着眼于坚持用药和骨折发生率的相关性。虽然他们发现，坚持用双膦酸盐在总体上的确可降低非椎体骨折的发生率，但是没有其他关于坚持的健康效益的证据。

与上述发现相矛盾的是，Curtis 等 [30] 研究在骨折干预试验中坚持用安慰剂治疗（n=3169）的患者，旨在探求是否有坚持的健康效益的证据。安慰剂组 82% 的女性有 80% 甚至更好的依从性，同时，与依从性低组相比，坚持用药的确减少了全髋骨量流失（$P<0.04$）；虽然依从性好的安慰剂组的髋部骨折发生率更低，但差异无统计学意义。尽管缺乏统计学差异，作者仍然作出以下结论："……我们的研究为这个群体坚持的健康效益的存在提供了某种程度的支持。"（第 687 页）

这个结论多少有些令人惊讶，似乎缺乏数据支持。Silverman 和 Gold[31] 在骨与矿质研究杂志同一论题中，质疑 Curtis 等 [30] 的发现。尽管 Cadarette 等 [27] 的研究结果并不支持这一事实，但既往的观察性研究仍展示了坚持的健康效益的存在。然而，过去的临床随机试验并不支持上述结论。Curtis 等 [30] 的发现仅仅是无统计学意义的骨折发生率减少，真正关键的变量取决于药物，而坚持的健康效益存在的假设似乎是超出了数据的推理。由于这方面极少有一致的结论，因此未来的研究是必要的，尤其是关于骨质疏松症和骨折的研究。

## 争议 5 ：延长抗骨质疏松药物给药间隔或改变用药途径是否可以提高依从性?

1995 年前，只有两个 FDA 批准的抗骨质疏松药物可用：雌激素 / 激素替代治疗 [32] 和注射用降钙素[33]。雌激素为每日使用，而降钙素则一周使用几次。两者均是激素类药，虽然都能在某种程度上取效，但雌激素／激素替代治疗被批准适用于防治绝经后骨质疏松症，而降钙素被批准适用于治疗至少绝经5年的骨质疏松症女性。1995年阿仑膦酸钠获批准上市，自此骨质疏松症的预防和管理发生了巨大的变化，用药依从性显得更加重要和更具挑战性[34]。由于每日口服阿仑膦酸钠所带来的不便[35]，制药公司开始致力于开发有更长给药时间的剂型。1995～2007年间，有四种给药间隔（即每天、每周、每月、每年）的双膦酸盐通过FDA批准，它们是阿仑膦酸钠、利塞膦酸钠、伊班膦酸钠、唑来膦酸钠。然而，尽管许多预测结果相反，但并不能明确这些变化可提高依从性。Emkey及其同事们[36]报道，明显有更多的绝经后女性选择使用每月剂型而不是每周剂型，这项研究引起了相当多的批评。在文中，女性患者并未被告知，每周和每月剂型的双膦酸盐在抗骨折方面疗效的不同。后续的研究[例37]中，尤其是那些提前被告知疗效差异的参与者并不支持前述观点。

　　一些研究还将不同的用药途径作为患者用药依从性和持久性的一个影响因素。Kendler及其同事们[38]在两项大型双盲研究中对有骨量丢失的绝经后女性进行双模拟试验，结果发现，明显有更多的女性选择并更满意6个月的注射用剂型，而不是每周口服药片。此外，研究者通过对比患者每日注射特立帕肽和口服抗骨质疏松药物治疗的持久性发现，特立帕肽治疗的持久性非常高，可能高于口服治疗[39]，尤其是当患者参与了一个并行的教育计划时[40]。虽然这些发现似乎违反常理，毕竟谁会选择注射用剂型更胜于口服治疗？但证据似乎很有说服力。也许与口服治疗相比，选择注射治疗的女性有更大的决心。

## 总结

　　强有力的证据阐明了我们所面临的问题，即不管是用药途径还是给药间隔，如何帮助患者维持骨质疏松症药物治疗的依从性和持久性？正如前面提到的，这个问题并不是骨质疏松症所特有的。然而，考虑到要提高对该病发病率及不治疗的长期影响的意识，医疗专业人员认识到，如果要继续掌控该行业的主要公共卫生问题，改变患者的行为是至关重

要的。进一步而言，对研究成果的争议远离了患者和专业人员，他们致力于寻找最好的办法来应对负面的力量，该力量可导致许多绝经后女性停止抗骨质疏松治疗。许多备受争议的问题仍待解决，例如，大家都清楚抗骨质疏松药物的不良反应，但也没有得到有效的解决。结果，在骨质疏松领域，因患者不服药直接引发的问题可能比想象中更糟。

　　没有专一的答案可解决这个问题。教育项目和供需交互的有限成功提示那些领域额外的获益可能有积极的作用。它有助于提醒我们，目前仍未找到解决这个问题的关键，医疗专业人员和教育工作者必须继续寻找。

## 参考文献

1. Cramer JA, Lynch NO, Gaudin AF, Walker M, Cowell W. 2006. The effect of dosing frequency on compliance and persistence with bisphosphonate therapy in postmenopausal women: A comparison of studies in the United States, the United Kingdom, and France. *Clin Ther* 28(10): 1686–94.
2. Huybrechts KF, Ishak KJ, Caro JJ. 2006. Assessment of compliance with osteoporosis treatment and its consequences in a managed care population. *Bone* 38(6): 922–8.
3. McCombs JS, Thiebaud P, McLaughlin-Miley C, Shi J. 2005. Compliance with drug therapies for the treatment and prevention of osteoporosis. *Maturitas* 48(3): 271–87.
4. Silverman SL, Schousboe JT, Gold DT. 2011. Oral bisphosphonate compliance and persistence: A matter of choice? *Osteoporos Int* 22(1): 21–6.
5. Hill MN, Miller NH, Degeest S, American Society of Hypertension Writing Group, Materson BJ, Black HR, Izzo JL Jr, Oparil S, Weber MA. 2011. Adherence and persistence with taking medication to control high blood pressure. *J Amer Soc Hypertens* 5(1): 56–63.
6. Vawter L, Tong X, Gemilyan M, Yoon PW. 2008. Barriers to antihypertensive medication adherence among adults—United States, 2005. *J Clin Hypertens* 10(12): 922–9.
7. Huser MA, Evans TS, Berger V. 2005. Medication adherence trends with statins. *Adv Ther* 22(2): 163–71.
8. Rubin RR. 2005. Adherence to pharmacologic therapy in patients with type 2 diabetes mellitus. *Amer J Med* 118 Suppl 5A: 27S–34S.
9. Kulkarni KS, Balkrishnan R, Anderson RT, Edin HM, Kirsch J, Stacy MA. 2008. Medication adherence and associated outcomes in Medicare health maintenance organization-enrolled older adults with Parkinson's disease. *Move Disord* 23(3): 359–365.
10. World Health Organization. 2003. *Adherence to Long-Term Therapies: Evidence for Action*. Geneva: World Health Organization.
11. Cramer JA, Roy A, Burrell A, Fairchild CJ, Fuldeore MJ, Ollendorf DA, Wong PK. 2008. Medication compliance and persistence: Terminology and definitions. *Value Health* 11(1): 44–7.

12. Badamgarav E, Fitzpatrick LA. 2006. A new look at osteoporosis outcomes: The influence of treatment, compliance, persistence, and adherence. *Mayo Clin Proc* 81(8): 1009–12.

13. Siris ES, Harris ST, Rosen CJ, Barr CE, Arvesen JN, Abbott TA, Silverman S. 2006. Adherence to bisphosphonate therapy and fracture rates in osteoporotic women: Relationship to vertebral and nonvertebral fractures from 2 US claims databases. *Mayo Clin Proc* 81(8): 1013–22

14. Caro JJ, Ishak KJ, Huybrechts KF, Raggio G, Naujoks C. 2004. The impact of compliance with osteoporosis therapy on fracture rates in actual practice. *Osteoporos Int* 15(12): 1003–8.

15. Patrick AR, Brookhart MA, Losina E, Schousboe JT, Cadarette SM, Mogun H, Solomon DH. 2010. The complex relation between bisphosphonate adherence and fracture reduction. *J Clin Endocrinol Metab* 95(7): 3251–9.

16. Papaioannou A, Ioannidis G, Adachi JD, Sebaldt RJ, Ferko N, Puglia M, Brown J, Tenenhouse A, Olszynski WP, Boulos P, Hanley DA, Josse R, Murray TM, Petrie A, Goldsmith CH. 2003. Adherence to bisphosphonates and hormone replacement therapy in a tertiary care setting of patients in the CANDOO database. *Osteoporos Int* 14(10): 808–13.

17. Ringe JD, Christodoulakos GE, Mellstrom D, Petto H, Nickelsen T, Marin F, Pavo I. 2007. Patient compliance with alendronate, risedronate and raloxifene for the treatment of osteoporosis in postmenopausal women. *Curr Med Res Opin* 23(11): 2677–87.

18. Farmer KC. 1999. Methods for measuring and monitoring medication regimen adherence in clinical trials and clinical practice. *Clin Ther* 21(6): 1074–90.

19. Blandford L, Dans PE, Ober JD, Wheelock C. 1999. Analyzing variations in medication compliance related to individual drug, drug class, and prescribing physician. *J Managed Care Pharm* 5(1): 47–51.

20. Silverman S. 2006. Adherence to medications for the treatment of osteoporosis. *Rheum Dis Clin North Am* 32(4): 721–31.

21. Doshi JA, Zuckerman IH, Picot SJ, Wright JT Jr, Hill-Westmoreland EE. 2003. Antihypertensive use and adherence and blood pressure stress response among black caregivers and non-caregivers. *Appl Nurs Res* 16(4): 266–77.

22. Boston Consulting Group. Analysis: Harris interactive 10,000 patient survey 2002. Available from: http://www.bcg.com/documents/file14265.pdf. Accessed: October 28, 2011.

23. Donovan JL, Blake DR. 1992. Patient non-compliance: Deviance or reasoned decision-making? *Soc Sci Med* 34(5): 507–13.

24. Lowry KP, Dudley TK, Oddone EZ, Bosworth HB. 2005. Intentional and unintentional nonadherence to antihypertensive medication. *Ann Pharmacother* 39(7–8): 1198–203.

25. Stampfer MJ, Willett WC, Colditz GA, Rosner B, Speizer FE, Hennekens CH. 1985. A prospective study of postmenopausal estrogen therapy and coronary heart disease. *N Engl J Med* 313(17): 1044–9.

26. Coronary Drug Project Research Group. 1980. Influence of adherence to treatment and response of cholesterol on mortality in the Coronary Drug Project. *N Engl J Med* 303(18): 1038–41.

27. Cadarette SM, Solomon DH, Katz JN, Patrick AR, Brookhart MA. 2011. Adherence to osteoporosis drugs and fracture prevention: No evidence of healthy adherer bias in a frail cohort of seniors. *Osteoporos Int* 22(3): 943–54.

28. Kothawala P, Badamgarav E, Ryu S, Miller RM, Halbert RJ. 2007. Systematic review and meta-analysis of real-world adherence to drug therapy for osteoporosis. *Mayo Clin Proc* 82(12): 1493–501.

29. Siris ES, Selby PL, Saag KG, Borgstrom F, Herings RM, Silverman SL. 2009. Impact of osteoporosis treatment adherence on fracture rates in North America and Europe. *Am J Med* 122(2 Suppl): S3–13.

30. Curtis JR, Delzell E, Chen L, Black D, Ensrud K, Judd S, Safford MM, Schwartz AV, Bauer DC. 2011. The relationship between bisphosphonate adherence and fracture: Is it the behavior or the medication? Results from the placebo arm of the fracture intervention trial. *J Bone Miner Res* 26(4): 683–8.

31. Silverman SL, Gold DT. 2011. Healthy users, healthy adherers, and healthy behaviors? *J Bone Miner Res* 26(4): 681–2.

32. Lindsay R. 1987. Estrogen therapy in the prevention and management of osteoporosis. *Am J Obstet Gynecol* 156(5): 1347–51.

33. Riggs BL. 1979. Postmenopausal and senile osteoporosis: Current concepts of etiology and treatment. *Endocrinol Jpn* 26(Suppl): 31–41.

34. Scoville EA, Ponce de Leon Lovaton P, Shah ND, Pencille LJ, Montori VM. 2011. Why do women reject bisphosphonates for osteoporosis? A videographic study. *PLoS ONE* 6(4): e18468.

35. Hadji P, Claus V, Ziller V, Intorcia M, Kostev K, Steinle T. 2012. GRAND: the German retrospective cohort analysis on compliance and persistence and the associated risk of fractures in osteoporotic women treated with oral bisphosphonates. *Osteoporos Int* 23(1): 223–31.

36. Emkey R, Koltun W, Beusterien K, Seidman L, Kivitz A, Devas V, Masanauskaite D. 2005. Patient preference for once-monthly ibandronate versus once-weekly alendronate in a randomized, open-label, cross-over trial: The Boniva Alendronate Trial in Osteoporosis (BALTO). *Curr Med Res Opin* 21(12): 1895–903.

37. Gold DT, Safi W, Trinh H. 2006. Patient preference and adherence: Comparative US studies between two bisphosphonates, weekly risedronate and monthly ibandronate. *Curr Med Res Opin* 22(12): 2383–91.

38. Kendler DL, Bessette L, Hill CD, Gold DT, Horne R, Varon SF, Borenstein J, Wang H, Man HS, Wagman RB, Siddhanti S, Macarios D, Bone HG. 2010. Preference and satisfaction with a 6-month subcutaneous injection versus a weekly tablet for treatment of low bone mass. *Osteoporos Int* 21(5): 837–46.

39. Arden NK, Earl S, Fisher DJ, Cooper C, Carruthers S, Goater M. 2006. Persistence with teriparatide in patients with osteoporosis: The UK experience. *Osteoporos Int* 17(11): 1626–9.

40. Briot K, Ravaud P, Dargent-Molina P, Zylberman M, Liu-Leage S, Roux C. 2009. Persistence with teriparatide in postmenopausal osteoporosis; impact of a patient education and follow-up program: The French experience. *Osteoporos Int* 20(4): 625–30.

# 第 55 章
# 骨质疏松治疗的成本效果

Anna N.A. Tosteson

（潘志国 译　邓伟民 审校）

## 引言

大多数老年人都患有骨质疏松症，与此相关的骨折会耗费大量的人力和经济资源[1]。2005 年，美国发生了约 2 百万次骨折，花费了 169 亿美元[2]。骨折相关的经济支出预计到 2025 年将增加到 253 亿美元，随着社会老龄化和有限的医保预算，卫生保健系统必须找到一种符合成本效果的方法来治疗骨质疏松症。成本效果分析是一种通过比较预期净增长费用和预期净收益的经济学评估方式[3]。成本效果分析的基本原理是：在有限的医疗资源下最大化患者的预后收益。决策者在制定决策时需要考虑的是：同目前的标准治疗方法相比，新的治疗方法的成本效果。本章描述了成本效果分析方法，讨论近期骨质疏松症治疗的成本效果的发展，强调了一些关键的研究结果。

## 成本效果分析方法概述

### 成本效果比

增量成本效果比（ICER），即预期的经济花费 / 单位健康所得，是成本效果研究主要使用的特征化预后检测指标。举例来说，在可选治疗 A 方法和 B 方法中，A 方法的平均费用高于 B 方法，那么 ICER 的计算公式为：

$$ICER = （费用 A - 费用 B）/（效果 A - 效果 B）$$

使用这个方法，每种更昂贵的治疗方法的价值可通过与健康改善比较来判断它是否可以增加健康收益，而减少费用。

### 比较项的选择

当评估一项新的骨质疏松治疗方法的成本效果时，可将标准治疗作为比较基础（比较项），评估是否达到预期的治疗作用。早在 2002 年 WHI 就已经公布了预防骨质疏松的成本效果分析，通常将激素治疗作为比较项[4]。目前比较项的选择主要依赖于患者的性别和是否已确诊骨质疏松。除非相对于一个合理的选择进行成本效果评估，预期的 ICER 不能提供有意义的治疗价值评估。当和无干预相比时，计算的 ICER 在少数患者可能提示没有其他治疗选择，大多数患者提示可选择费用稍低的治疗，导致错误的价值评估。综合来说，当新的治疗方法和无治疗组比较时，计算的 ICER 水平优于主动治疗项的 ICER 值。

### 模型分析

评估 ICER 通常需要数学建模来设计长期的预期健康和成本关系[5]，和（或）展开治疗，或进行亚组分析。大多数分析使用 Markov 状态转变模型[6]，是由大量不连续的健康状态组成，每一个都有相关的费用和健康状态值，还有每年健康状态的可能转变。同时也提出了其他和骨健康相关的生理进程的建模方法[7]。

## 评估骨质疏松的治疗费用

　　和比较项相比，评估新的治疗费用净差异需要考虑多种类型的直接医疗费用，见表 55.1。未来生活年限的医疗保健也应包括在其中。和这些费用不同，也要考虑由于骨折预防引起的费用增加，还应包括急性骨折治疗、康复服务和进行性骨折相关残疾的费用。每个国家提供的健康护理费用不同，因此在不同国家之间寻找成本效果的普遍性很难。

　　疾病的间接费用包括致病和致残相关的生产力丢失。骨折患者自身或其看护者负担一定费用。然而，目前缺乏证据来解决后者造成的费用负担。根据收入损失的生产力变化而计算的资本已在美国疾病研究中用来评估骨折的费用[8]，但目前还没有纳入骨质疏松治疗的成本效果分析[9-11]。当使用生活质量来评估效益时，成本效果率的分母反映生产力损失遭到一定的质疑。

　　这些潜在的费用 / 存款是否纳入成本效果分析取决于不同的角度。对于公众政策决策者来说，社会观点一般是最合适的。对美国的健康系统来说，对骨质疏松的成本效果的观点显著不同，不同的投保人需求不同年龄的健康费用，举例来说强调预防治疗的投保人和长期储蓄的差异。例如从两个角度考虑 55 岁高危女性接受 5 年治疗：① 私人保险公司提供 65 岁以前的医疗保险服务；② 政府保险公司提供 65 岁以后的医疗保险服务（例如联邦医疗保险）。私人保险负担治疗和监测费用，避免骨折会产生有限的存款，治疗没有产生成本效果。相反，政府仅在未发生骨折时收益，治疗是节省成本的。这提示大众健康的最佳选择需要一个广阔的视角，要考虑到费用和收益的关系。

## 评估骨质疏松的治疗效果

### 生活质量调整后的生存时间（QALY）

　　推荐使用生活质量调整后的生存时间（QALY）来评估健康干预的效果[3]，同时考虑寿命和生活质量。使用 QALY 可在不同疾病间比较经济学价值（如控制糖尿病的措施和骨质疏松的治疗相比较）。因为需要使用反映不同健康状态的预设值来评估 QALY、健康状态值或效用，成本效果的研究发现 ICER 和费用 /QALY 都能作为成本效用分析的指标。

　　QALY 可包含无形的骨折相关费用，如疼痛和焦虑；QALY 需要获得骨折相关预后的健康状态数据。大量的综述也总结了骨折对 QALY 的影响[12-13]。和骨折相关的直接 QALY 丢失根据被询问人（例如已患椎体骨折的患者与想象患椎体骨折的患者比较）和询问方式（如视觉评分量表与时间交换法）的不同而不同，但已公布的数据认为骨折相关预后的健康状态值显著低于理想状态。虽然有文献强调骨质疏松患者的个性化健康，但考虑到骨折对初期和长期的生活质量影响，很多成本效果研究仍依赖于专家意见[14-16]。

　　当评估骨质疏松质量的价值时，需要考虑治疗的可能不良反应对生活质量调整后的生活预期值的影响。在骨质疏松预防研究中应用激素疗法的潜在不良反应抵消了由于预防骨折所带来的生活质量收益[17-18]。

### 预防骨折数量

　　有时将预防骨折数量当作骨质疏松的治疗价值，这存在一定问题。首先，一些骨质疏松的预防措施，例如雷洛昔芬，当治疗价值以每个预防骨折数量所需花费来计算时，其非骨骼治疗作用的价值就未计算在内。其次，不同骨折类型（如手腕与髋骨的骨折）的社会和经济费用不同，使预防骨折的平均费用变得更难理解。甚至，分析家有时以特异骨折类型（如每例髋骨或椎体骨折的预防费用）或"髋骨骨折等量单位"等术语来报告费用[19]。

---

表 55.1　评估骨质疏松症治疗的成本效果时需要考虑的直接医疗费用成分

| 费用部分 |
| --- |
| 　药物 |
| 　　购买费用 |
| 　　医院的常规监测费用 |
| 　　医院治疗不良事件 / 后遗症费用 |
| 　骨折 |
| 　　紧急治疗费用 |
| 　　康复费用 |
| 　　进行性残疾费用 |
| 　延伸的生存年限内 |
| 　　健康服务 |

# 骨质疏松治疗的成本效果

## 成本效果分析和临床治疗指南

随着卫生保健预算的持续受限，指南制定者意识到不能完全忽视治疗费用[20]。有文献报道将治疗阈值应用于骨质疏松来区分绝对骨折风险，采用"费用 /QALY 收益"下降至"愿意负担费用 /QALY"阈值以下[12,14-15,19,21-22]。这一方法被国家骨质疏松基金会（NOF）采用，和无干预相比，将费用 /QALY 为 6 万美金及以下的划分为 10 年内绝对髋骨骨折风险[22]。WHO 使用骨折风险评估工具—FRAX，来判断先前未接受治疗人群的危险因素[23]。NOF 指南委员会认为，满足干预阈值的特异性临床因子要根据美国 FRAX 进行调整[24-25]。

## 骨质疏松治疗的成本效果

骨折风险、治疗费用、对健康相关的生活质量的影响、治疗持续性[26]以及疗程等都影响骨质疏松治疗价值。美国一项研究分析，和无干预相比，非特异性治疗可减少 35% 的骨折发生率[22]。这提示，由于女性绝对骨折风险较高（如图 55.1），随着年龄的增长，她们的平均骨折风险成本效果显著提高。例如，10 年髋骨骨折风险为 2.5% 的 50 岁女性，每年花费约 900 美金，获得 58 万美金 /QALY，远超过 10 年髋骨骨折风险为 4% 的 80 岁白人女性获得的 4000 美金 /QALY。

1993 年前大多数关于骨折成本效果的研究是评估激素的疗效[27-28]，最近大多数综述和研究都以双膦酸盐来评估其他骨质疏松疗法的价值[28-32]。相关研究也同样评估了钙和维生素 D[33]、雷洛昔芬[14,34-38]、特里帕特[39-40]、降钙素[41]、雷尼酸锶[42-43]、维生素 K[44]、德尼单抗[45]，以及选择性治疗策略[46-48]和特殊种群的治疗价值[49]。

双膦酸盐用于骨质疏松高危人群，如 65 岁以上女性，是符合成本效果的[30]。而钙和维生素 D 应用于老年人群也是合算的[33]。由于对照组、不良反应以及每个女性风险的不同，雷洛昔芬的研究结果不一[34-37,50]。特里帕特在高危骨折女性的研究结果也不一致[39-40]。由于给药方法不同（如每周口服药物或每年肌内注射），用来区分持续性治疗的不同药物的成本效果研究存在一定相关性[51]。同时，越来越多的研究支持治疗的连续性[52]。

# 小结

由于老年人并发骨质疏松性骨折的风险高，迫切需要找到治疗骨质疏松的成本效果方法。随着大量文献报道不同病种亚组人群的特异性治疗价值，临床实践指南可根据 10 年髋骨骨折风险来决定成本效果治疗阈值。美国推荐的成本效果治疗阈值为超过 3% 的 10 年髋骨骨折风险，或超过 20% 的髋骨、手腕、脊柱和肩胛骨联合骨折风险[25]。预测 10 年骨折风险的风险评估工具[53]可有效划分从骨质疏松治疗获益最多的个人。

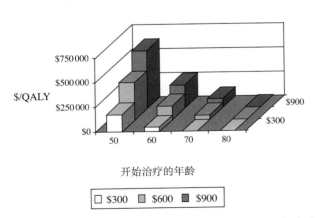 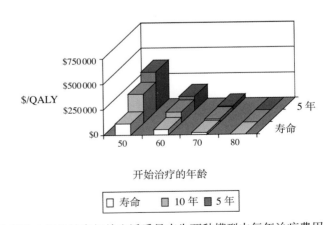

**图 55.1**　不同年龄开始治疗时，治疗减少 35% 的骨折发生率和骨折后 5 年的健康相关生活质量丧失两种模型中每年治疗费用（300 美金、600 美金和 900 美金）对费用 /QALY 的影响

## 致谢

本章内容由美国关节炎和骨骼与皮肤疾病学会（P60-AR062799）协助完成。感谢 Loretta Pearson 女士（MPhil）的科研帮助和编辑支持。

## 参考文献

1. Office of the Surgeon General. 2004. *Bone Health and Osteoporosis: A Report of the Surgeon General.* Rockville, MD: U.S. Department of Health and Human Services.
2. Burge R, Dawson-Hughes B, Solomon DH, Wong JB, King A, Tosteson A. 2007. Incidence and economic burden of osteoporosis-related fractures in the United States, 2005–2025. *J Bone Miner Res* 22(3): 465–75.
3. Gold M, Siegel J, Russell L, Weinstein M. 1996. *Cost-Effectiveness in Health and Medicine.* New York: Oxford University Press.
4. Rossouw JE, Anderson GL, Prentice RL, LaCroix AZ, Kooperberg C, Stefanick ML, Jackson RD, Beresford SA, Howard BV, Johnson KC, Kotchen JM, Ockene J. 2002. Risks and benefits of estrogen plus progestin in healthy postmenopausal women: Principal results from the Women's Health Initiative randomized controlled trial. *JAMA* 288(3): 321–33.
5. Tosteson AN, Jonsson B, Grima DT, O'Brien BJ, Black DM, Adachi JD. 2001. Challenges for model-based economic evaluations of postmenopausal osteoporosis interventions. *Osteoporos Int* 12: 849–57.
6. Sonnenberg FA, Beck JR. 1993. Markov models in medical decision making: A practical guide. *Med Decis Making* 13(4): 322–38.
7. Vanness DJ, Tosteson AN, Gabriel SE, Melton LJ 3rd. 2005. The need for microsimulation to evaluate osteoporosis interventions. *Osteoporos Int* 16(4): 353–8.
8. Hodgson TA, Meiners MR. 1982. Cost-of-illness methodology: A guide to current practices and procedures. *Milbank Mem Fund Q Health Soc* 60(3): 429–62.
9. Holbrook T, Grazier K, Kelsey J, Sauffer R. 1984. *The Frequency of Occurrence, Impact, and Cost Of Musculoskeletal Conditions in the United States.* Rosemont, IL: American Academy of Orthopaedic Surgeons.
10. Praemer A, Furner S, Rice D. 1992. *Musculoskeletal Conditions in the United States.* Rosemont, IL: American Academy of Orthopaedic Surgeons.
11. Praemer A, Furner S, Rice D. 199. *Musculoskeletal Conditions in the United States.* Rosemont, IL: American Academy of Orthopaedic Surgeons.
12. Brazier JE, Green C, Kanis JA. 2002. A systematic review of health state utility values for osteoporosis-related conditions. *Osteoporos Int* 13(10): 768–76.
13. Tosteson ANA, Hammond CS. 2002. Quality of life assessment in osteoporosis: Health status and preference-based instruments. *Pharmacoeconomics* 20(5): 289–303.
14. Kanis JA, Borgstrom F, Zethraeus N, Johnell O, Oden A, Jonsson B. 2005. Intervention thresholds for osteoporosis in the UK. *Bone* 36(1): 22–32.
15. Kanis JA, Johnell O, Oden A, Borgstrom F, Johansson H, De Laet C, Jonsson B. 2005. Intervention thresholds for osteoporosis in men and women: A study based on data from Sweden. *Osteoporos Int* 2005 16(1): 6–14.
16. Kanis JA, Johnell O, Oden A, De Laet C, Oglesby A, Jonsson B. 2002. Intervention thresholds for osteoporosis. *Bone* 31(1): 26–31.
17. Weinstein MC. 1980. Estrogen use in postmenopausal women—Costs, risks, and benefits. *N Engl J Med* 303(6): 308–16.
18. Weinstein MC, Schiff I. 1983. Cost-effectiveness of hormone replacement therapy in the menopause. *Obstet Gynecol Surv* 38(8): 445–55.
19. Kanis JA, Oden A, Johnell O, Jonsson B, de Laet C, Dawson A. 2001. The burden of osteoporotic fractures: A method for setting intervention thresholds. *Osteoporos Int* 12(5): 417–27.
20. Guyatt G, Baumann M, Pauker S, Halperin J, Maurer J, Owens DK, Tosteson AN, Carlin B, Gutterman D, Prins M, Lewis SZ, Schunemann H. 2006. Addressing resource allocation issues in recommendations from clinical practice guideline panels: Suggestions from an American College of Chest Physicians task force. *Chest* 129(1): 182–7.
21. Borgstrom F, Johnell O, Kanis JA, Jonsson B, Rehnberg C. 2006. At what hip fracture risk is it cost-effective to treat? International intervention thresholds for the treatment of osteoporosis. *Osteoporos Int* 17(10): 1459–71.
22. Tosteson AN, Melton LJ 3rd, Dawson-Hughes B, Baim S, Favus MJ, Khosla S, Lindsay RL. 2008. Cost-effective osteoporosis treatment thresholds: The United States perspective. *Osteoporos Int* 19(4): 437–47.
23. Kanis JA, McCloskey EV, Johansson H, Strom O, Borgstrom F, Oden A. 2008. Case finding for the management of osteoporosis with FRAX—Assessment and intervention thresholds for the UK. *Osteoporos Int* 19(10): 1395–408.
24. Dawson-Hughes B. 2008. A revised clinician's guide to the prevention and treatment of osteoporosis. *J Clin Endocrinol Metab* 93(7): 2463–5.
25. National Osteoprosis Foundation. 2008. *Clinician's Guide to Prevention and Treatment of Osteoporosis.* Washington, DC: National Osteoporosis Foundation.
26. Jonsson B, Kanis J, Dawson A, Oden A, Johnell O. 1999. Effect and offset of effect of treatments for hip fracture on health outcomes. *Osteoporos Int* 10(3): 193–9.
27. [No authors listed]. 1998. Osteoporosis: Review of the evidence for prevention, diagnosis and treatment and cost-effectiveness analysis. Introduction. *Osteoporos Int* 8(Suppl 4): S7–80.
28. Fleurence RL, Iglesias CP, Torgerson DJ. 2006. Economic evaluations of interventions for the prevention and treatment of osteoporosis: A structured review of the literature. *Osteoporos Int* 17(1): 29–40.
29. Zethraeus N, Borgstrom F, Strom O, Kanis JA, Jonsson B. 2007. Cost-effectiveness of the treatment and prevention of osteoporosis—A review of the literature and a reference model. *Osteoporos Int* 18(1): 9–23.
30. Fleurence RL, Iglesias CP, Johnson JM. 2007. The cost effectiveness of bisphosphonates for the prevention and treatment of osteoporosis: A structured review of the literature. *Pharmacoeconomics* 25(11): 913–33.
31. Urdahl H, Manca A, Sculpher MJ. 2006. Assessing generalisability in model-based economic evaluation studies: A structured review in osteoporosis. *Pharmacoeconomics* 24(12): 1181–97.

32. Stevenson M, Jones ML, De Nigris E, Brewer N, Davis S, Oakley J. 2005. A systematic review and economic evaluation of alendronate, etidronate, risedronate, raloxifene and teriparatide for the prevention and treatment of postmenopausal osteoporosis. *Health Technol Assess* 9(22): 1–160.

33. Torgerson D, Kanis J. 1995. Cost-effectiveness of preventing hip fracture in the elderly using vitamin D and calcium. *QJM* 88: 135–9.

34. Ivergard M, Strom O, Borgstrom F, Burge RT, Tosteson AN, Kanis J. 2010. Identifying cost-effective treatment with raloxifene in postmenopausal women using risk algorithms for fractures and invasive breast cancer. *Bone* 47(5): 966–74.

35. Goeree R, Blackhouse G, Adachi J. 2006. Cost-effectiveness of alternative treatments for women with osteoporosis in Canada. *Curr Med Res Opin* 22(7): 1425–36.

36. Mobley LR, Hoerger TJ, Wittenborn JS, Galuska DA, Rao JK. 2006. Cost-effectiveness of osteoporosis screening and treatment with hormone replacement therapy, raloxifene, or alendronate. *Med Decis Making* 26(2): 194–206.

37. Borgstrom F, Johnell O, Kanis JA, Oden A, Sykes D, Jonsson B. 2004. Cost effectiveness of raloxifene in the treatment of osteoporosis in Sweden: An economic evaluation based on the MORE study. *Pharmacoeconomics* 22(17): 1153–65.

38. Armstrong K, Chen TM, Albert D, Randall TC, Schwartz JS. 2001. Cost-effectiveness of raloxifene and hormone replacement therapy in postmenopausal women: Impact of breast cancer risk. *Obstet Gynecol* 98(6): 996–1003.

39. Lundkvist J, Johnell O, Cooper C, Sykes D. 2006. Economic evaluation of parathyroid hormone (PTH) in the treatment of osteoporosis in postmenopausal women. *Osteoporos Int* 17(2): 201–11.

40. Liu H, Michaud K, Nayak S, Karpf DB, Owens DK, Garber AM. 2006. The cost-effectiveness of therapy with teriparatide and alendronate in women with severe osteoporosis. *Arch Intern Med* 166(11): 1209–17.

41. Coyle D, Cranney A, Lee KM, Welch V, Tugwell P. 2001. Cost effectiveness of nasal calcitonin in postmenopausal women: Use of Cochrane Collaboration methods for meta-analysis within economic evaluation. *Pharmacoeconomics* 19(5 Pt 2): 565–75.

42. Borgstrom F, Jonsson B, Strom O, Kanis JA. 2007. An economic evaluation of strontium ranelate in the treatment of osteoporosis in a Swedish setting: Based on the results of the SOTI and TROPOS trials. *Osteoporos Int* 17(12): 1781–93.

43. Stevenson M, Davis S, Lloyd-Jones M, Beverley C. 2007. The clinical effectiveness and cost-effectiveness of strontium ranelate for the prevention of osteoporotic fragility fractures in postmenopausal women. *Health Technol Assess* 11(4): 1–134.

44. Stevenson M, Lloyd-Jones M, Papaioannou D. 2009. Vitamin K to prevent fractures in older women: Systematic review and economic evaluation. *Health Technol Assess* 13(45): iii–xi, 1–134.

45. Jonsson B, Strom O, Eisman JA, Papaioannou A, Siris ES, Tosteson A, Kanis JA. 2011. Cost-effectiveness of Denosumab for the treatment of postmenopausal osteoporosis. *Osteoporos Int* 22(3): 967–82.

46. Schousboe JT, Nyman JA, Kane RL, Ensrud KE. 2005. Cost-effectiveness of alendronate therapy for osteopenic postmenopausal women. *Ann Intern Med* 142(9): 734–41.

47. Schousboe JT, Bauer DC, Nyman JA, Kane RL, Melton LJ, Ensrud KE. 2007. Potential for bone turnover markers to cost-effectively identify and select post-menopausal osteopenic women at high risk of fracture for bisphosphonate therapy. *Osteoporos Int* 18(2): 201–10.

48. Schousboe JT, Taylor BC, Fink HA, Kane RL, Cummings SR, Orwoll ES, Melton LJ 3rd, Bauer DC, Ensrud KE. 2007. Cost-effectiveness of bone densitometry followed by treatment of osteoporosis in older men. *JAMA* 298(6): 629–37.

49. Kanis JA, Stevenson M, McCloskey EV, Davis S, Lloyd-Jones M. 2007. Glucocorticoid-induced osteoporosis: A systematic review and cost-utility analysis. *Health Technol Assess* 11(7): iii–iv, ix–xi, 1–231.

50. Kanis JA, Borgstrom F, De Laet C, Johansson H, Johnell O, Jonsson B, Oden A, Zethraeus N, Pfleger B, Khaltaev N. 2005. Assessment of fracture risk. *Osteoporos Int* 16(6): 581–9.

51. Kanis JA, Cooper C, Hiligsmann M, Rabenda V, Reginster JY, Rizzoli R. 2011. Partial adherence: A new perspective on health economic assessment in osteoporosis. *Osteoporos Int* 22(10): 2565–73.

52. Hiligsmann M, Rabenda V, Bruyere O, Reginster JY. 2010. The clinical and economic burden of non-adherence with oral bisphosphonates in osteoporotic patients. *Health Policy* 96(2): 170–7.

53. Kanis JA, McCloskey EV, Johansson H, Strom O, Borgstrom F, Oden A. 2008. Case finding for the management of osteoporosis with FRAX—Assessment and intervention thresholds for the UK. *Osteoporos Int* 19(10): 1395–408.

# 第 56 章
# 骨质疏松症未来的治疗

Kong Wah Ng · T. John Martin

（黄宏兴 译）

通过对调控成骨细胞和破骨细胞的形成、功能以及它们相互联系机制的研究，我们开始关注一些具体的干预措施，来指导当前和下一代治疗骨质疏松症的新药物的发展。我们可以预测这些新药物的临床疗效，因为它们选择的作用目标是已知的，已经有一些临床前的证据证实了预测的疗效。我们发展药物的目的是尽可能地降低骨折风险并避免对骨结构可能产生的长期影响，寻求停药后疗效不逆转、在促进骨形成或抑制骨吸收的同时不影响骨形成的药物。本章主要讨论一些被认为有望成为抗骨吸收或促骨形成代谢的潜在分子。其中一些分子的研究目前仍处于临床前或无骨折数据的早期调查研究阶段。但初步结果预示了其中一些新的治疗分子有望发展成为治疗和预防骨质疏松症的有效措施。

## 抗骨吸收

临床试验已证实现有的一些双膦酸盐类药物和选择性雌激素受体调节剂可以使骨质疏松性骨折的发生率降低 30% ~ 50%[1]。那么我们是否还需要其他抗骨吸收药物？现有药物的已知和潜在局限使我们必须继续寻找新的治疗药物。新药物更适合于特定的适应证，提供更好的疗效并且安全、方便。通过骨吸收抑制剂安全地降低骨折的危险可能存在一个界限范围，是否可以在该范围内仅仅通过更多、更高效的骨吸收抑制剂的作用而达到目的有待观察[2]。以下讨论的骨吸收抑制剂按其主要的作用机制可以分为抑制破骨细胞形成类、抑制破骨细胞活性类和一种新型抑制骨吸收且不抑制骨形成的药物。

### 抑制破骨细胞形成
#### 抑制 RANKL 作用的单克隆抗体

成骨细胞表达一种膜蛋白，核因子 -κβ 受体活化因子配体（RANKL），它由甲状旁腺激素（PTH）、骨化三醇等骨代谢激素和白细胞介素 -6 等细胞因子调控。RANKL 在破骨细胞分化、激活以及生存中发挥重要作用。RANKL 与单核造血前体细胞表达的受体 RANK 结合后启动最终诱导多核破骨细胞形成的系列过程。骨保护蛋白（OPG）可以竞争性地与RANKL 结合，抑制破骨细胞形成。在基因改变的小鼠研究中明确证实了 RANKL 和 OPG 在调控破骨细胞形成和活性中的重要生理作用，为发展新药物提示了一种具有丰富药物作用靶点的通路。Denosumab（Amgen）是一种完全人的单克隆抗体，对 RANKL具有高度的亲和力和特异性，可以抑制 RANKL 作用。在 III 期临床试验中，对低密度的绝经后女性（中轴骨密度 T 值低于 −2.5）皮下注射 Denosumab，每 6 个月一次，连续 36 个月，可以显著降低绝经后女性椎骨、髋部和非椎骨骨折的相对发生率（分别是 68%、40% 和 20%）[3]。本次试验共 7868 名女性中，未出现免疫系统明显的不良反应和下颌骨坏死。之前的 II 期临床试验已表明用 Denosumab 中和RANKL 可持续高效地抑制骨吸收，提高腰椎、髋部和桡骨远端部位的骨密度[4]。骨吸收标志在注射

Denosumab 后快速下降，与骨吸收偶联的骨形成标志也同时下降。试验持续 6 年发现骨密度显著提高，骨吸收标志持续降低 [5]。

Denosumab 通过中和 RANKL 抑制骨吸收可以发挥与双膦酸盐类药物同等的作用，并且具有长效的特点，但与双膦酸盐类药物不同的是其药效动力学以及作用效果容易反弹 [6]。停用 Denosumab 后会引起骨吸收标志快速地升高甚至超过对照组水平，骨密度在一年内也快速下降 [7]。

## 抑制破骨细胞作用
### 可以将骨形成和骨吸收解偶联吗？

现有上市的骨吸收抑制剂药物，例如双膦酸盐、雌激素和选择性雌激素受体调节剂等，由于骨形成和吸收相互偶联，它们在抑制骨吸收的同时也抑制骨形成，RANKL 抗体 Denosumab 也是一样。是否可能发展一种药物在抑制骨吸收的同时不抑制骨形成，换句话说，将骨形成和骨吸收解偶联。有证据表明存在这样的可能性。

骨吸收陷窝的酸化作用是破骨细胞骨吸收的重要组成，为了溶解骨矿物质，酸化作用将 pH 值降至 4 左右。在酸化过程中需要从氯离子通道中被动运输氯离子以维持电中性，抑制氯离子运输可以导致细胞膜的快速超极化，阻止质子的分泌，从而抑制破骨细胞骨吸收。破骨细胞膜上的空泡型质子泵（$H^+$-ATP 酶）在质子的主动运输过程中发挥重要作用。这种酶的抑制剂，例如 bafilomycin，在体内和体外模型中证实可以抑制破骨细胞骨吸收。破骨细胞 $H^+$-ATP 酶选择性抑制剂可以抑制卵巢切除的绝经模型大鼠骨量丢失 [8]。c-src 基因 [9] 或氯离子通道 CLCN7 基因 [10] 缺陷的小鼠骨吸收受抑制，而骨形成速度或程度无影响。这些基因变异的小鼠破骨细胞数量无明显改变，但是破骨细胞不能吸收骨质。在人类 CLCN7（OMIM166600 和 DMIM25900）[11] 或空泡型质子泵（$H^+$-ATP 酶）[12] 失活变异体内表现出类似的情况。

一种可能的情况是破骨细胞产生一种或多种因子参与促进骨形成，但不参与骨吸收 [13-15]。之前的数据表明口服 CLCN7 抑制剂可以抑制去卵巢大鼠的骨量丢失，并且不抑制骨形成 [10]。与之相关的蛋白质是 Src，一种酪氨酸激酶，Src 基因敲除的小鼠形成的破骨细胞数量增多，但是这些破骨细胞不能吸收骨质，因为它们不能形成皱褶缘 [16]。在健康男性

的 I 期临床试验中，AZD0530 是一种口服可吸收的高选择性 Src 和 Abl 激酶双通道抑制剂，可以可逆性地抑制骨吸收标志，同时骨形成标志无明显变化 [17]。

当前这些骨吸收抑制剂，组织蛋白酶 K（Cathepsin K）、CLCN7、$H^+$-ATP 酶以及 Src 可以共同组成一类不抑制骨形成的骨吸收抑制剂药物。如果它们是安全的，并且在降低骨折风险的疗效上与其他骨吸收抑制剂相同时，它们表现出极大的优势。与抑制骨形成的双膦酸盐或 RANKL 抗体比较，当它们与骨合成代谢药物共同使用时可以发挥更大的疗效。

Cathepsin K 选择性地在破骨细胞中表达，是破骨细胞主要的半胱氨酸蛋白酶。破骨细胞骨吸收时，Cathepsin K 在皱褶缘内的溶酶体囊泡中积累，当溶酶体内囊泡与细胞膜结合时，Cathepsin K 进入破骨细胞下酸化和封闭的骨吸收空间。编码 Cathepsin K 的基因缺陷可引起临床的致密性成骨不全症，一种常染色体隐性遗传发育不良疾病，特征表现为密度改变、脆骨、身材矮小和骨重建下降等骨骼缺陷 [18]。同样，Cathepsin K 基因敲除的小鼠表现出骨硬化症。临床前的数据证实抑制 Cathepsin K 可以有效抑制骨吸收 [19]。在小鼠、兔子和一些猴子的临床前研究中发现，抑制 Cathepsin K 可以降低骨吸收但不抑制骨形成 [20]。

## Cathepsin K 抑制剂：目前关于 Odanacatib 的研究

目前抑制半胱氨酸蛋白酶的肽抑制剂正在临床研究中，它可以结合酶作用物来模拟 Cathepsin K-底物复合物 [21-22]。临床前的研究表明，Cathepsin K 抑制剂可以作为骨吸收抑制剂阻止骨量丢失，并且不影响骨形成。一项 12 个月的研究表明，口服生物可利用性的人特异性 Cathepsin K 抑制剂 balicatib（AAE581 和 Novartis 的复合物），可以提高绝经后女性腰椎和髋部的骨密度，伴随骨吸收标志的显著降低，骨形成不受影响 [23]。其他处于研究中的有效 Cathepsin K 抑制剂还包括 SB-462795（relacatib，GlaxoSmithKline）和 CRA-013783（Merck）。其中研究进展最快的是 Odanacatib（Merck，MK-0822），已经完成了 II 期临床试验，目前在 III 期临床试验中。

Odanacatib 是一种有效的选择性 Cathepsin K 抑制剂，具有半衰期长的特点（45~50 小时），在临床研究中可以每周一次口服给药。一项 II 期临床试

验表明椎骨骨密度 T 值在 −2.0 ~ −3.5 间的绝经后女性，每次服用最大剂量 50mg 治疗 3 年后髋部和椎骨的骨密度显著提高，尿骨吸收标志下降 50%，而骨特异性碱性磷酸酶则无变化[24]。但是在停药后，治疗效果可以逆转，骨吸收标志迅速增高，全身多处骨量下降。

我们拭目以待 2012 年下半年将完成的 III 期骨折临床试验。如果结果良好，那么我们感兴趣的是这种新的复合物维护骨形成的程度对骨质量的影响，以及 PTH 与不抑制骨形成的骨吸收抑制剂联合使用时是否可以获得更好的疗效。

## 骨合成代谢制剂

抗骨吸收制剂不能对骨骼进行重建，直到目前没有有效的治疗途径可以恢复已经丢失的骨质。PTH 一直作为一种骨吸收激素而知名，但随着它作为一种高效的对骨代谢具有合成效应的制剂得到发展，这种情况最近得到改变。PTH 间歇应用促进骨形成，它可以通过每日注射后在血液中达到一个峰值水平但不需要维持此水平来实现[25]。

新近研究对骨形成的调控有了新的了解，对于 PTH 的治疗效果，重要的是需要借鉴其作用机制以决定新的治疗途径是否代替了 PTH 的部分作用。这样的研究仍处于早期阶段，其中有一些靶分子有望发展成为骨合成代谢制剂。我们对调节经典 Wnt 信号通路组成成分的活性可能产生骨合成代谢效应有极大的兴趣。Wnt 信号通路组成中的低密度脂蛋白受体相关蛋白 5（LRP5）失活变异可导致骨质疏松症 - 假神经胶质瘤综合征（osteoporosis-pseudoglioma syndrome）（OPPG，OMIM259770），其特点是骨量严重丢失[26]。相反，LRP5 获得功能的变异可引起一种高骨量的综合征[27]。通过合理的基因调控，这些基因变异引起的综合征可以在小鼠身上得到再现[28-29]。

### Wnt 信号通路靶分子

Wnt/β- 连环蛋白信号通路提供了一些适合药物干预的特定靶分子，有细胞外的促进剂和抑制剂，例如分泌型 SFRP 蛋白，DKK 蛋白家族和 Sost 蛋白，还有细胞内的糖原合成酶激酶（GSK-3β），它决定胞质蛋白质（β- 连环蛋白）的转录效应，对 Wnt 信号通路传递具有关键性的调控作用（查看 http://www.stanford.edu/group/nusselab/cgi-bin/wnt/）。这些药物干预的主要目的是上调 Wnt/β- 连环蛋白信号通路以提高骨量，通过抑制 DKK-1、GSK-3 和 Sost 蛋白已经在动物模型获得了初步的成功。还有一个潜在的靶分子是 SFRP1，敲除 SFRP1 基因可以促进成骨细胞的增殖、分化和功能，抑制成骨细胞和骨细胞的凋亡[30]。

### 抑制 DKK-1 作用

DKK-1 与 LRP5 和 Kremen（DKK 蛋白的一种受体）共同结合形成三聚体，通过诱导细胞内吞作用移除细胞膜上的 LRP5，阻止 Wnt 信号转导。抑制 DKK-1 和 LRP5 结合可以释放 LRP5，激活 Wnt 信号通路。基因研究显示 DKK-1 基因单倍剂量不足模型小鼠骨小梁数量增多，骨形成速率增加[31]，而在 Col1A1 控制下过表达 DKK-1 的转基因动物模型表现为严重的骨质减少[32]。由多发性骨髓瘤细胞产生的 DKK-1 是导致骨形成下降和骨溶解损害的作用因素[33]。一项研究用 DKK-1 抗体治疗多发性骨髓瘤模型小鼠，发现小鼠成骨细胞数量增多，破骨细胞数量下降，降低了骨髓瘤导致的骨损害[34]。已经有关于 DKK-1 单克隆抗体治疗骨质疏松症的药物研究，其中运用小分子直接抑制 DKK-1-LRP5 相互作用的可能机制正在探索中。

### 抑制糖原合成酶激酶（GSK-3）

抑制糖原合成酶激酶（GSK-3）可以阻止胞质蛋白质（β- 连环蛋白）的磷酸化，稳定 β- 连环蛋白蛋白，促进 Wnt 信号与受体的结合。锂化物可以抑制 GSK-3，促进小鼠骨形成并增加骨量[35]。用 GSK α / β 双通道抑制剂 LY603281-31-8 治疗去卵巢大鼠，2 个月后大鼠骨小梁和连接数量增加，骨小梁面积和厚度增大，同时骨松质和密质骨的密度增加，骨强度提高。骨形成增加的组织形态学分析表现为成骨细胞表型的 mRNA 标志物表达增加，例如骨涎蛋白、I 型胶原、骨钙素、碱性磷酸酶和 runx-2 等[36]。用 cDNA 微阵技术将此药物与 PTH 做比较，二者均可以逆转 6 个月龄去卵巢大鼠骨和软骨形成的下降以及脂肪形成的增加[37]。

### 抑制 SOST 蛋白

SOST 基因编码 SOST 蛋白，主要由骨细胞分泌，通过结合受体 LRP5 和 LRP6 阻止 Wnt/β-

连环蛋白信号通路转导[38]。SOST 基因（OMIM 607363）失活变异可以导致骨密度增加的硬化性骨病（sclerosteosis）[39]。抑制 SOST 蛋白的产生或活性可上调 Wnt/β- 连环蛋白信号，提高骨量。的确，猴子和去卵巢大鼠的动物实验研究表明 SOST 单克隆抗体可以快速促进骨形成。在骨吸收没有增加的情况下，骨小梁骨形成速率和数量发生了快速和极大的增长[40]。

与此同时，人 Sost 抗体（AMG 785，Amgen）的 I 期临床试验结果公布[41]，健康男性和女性在按比例用药 85 天后骨形成标志呈现剂量相关性增加，而骨吸收标志如血清 CTX 下降。接下来的研究很有趣，作者认为它给我们开了一扇巨大的骨合成代谢窗口。它与成骨细胞分化的变化有关，而成骨细胞表达的调控破骨细胞前体分化的 RANKL 减少。此次研究中，受试者椎骨和髋部的骨密度平均增加了 5.3% 和 2.8%，剂量最大的 5 人可检测出抗体，其中的 2 人抗体中和。一般情况下人对 AMG785 可耐受，需要下一步的临床试验证实哪一种是增加骨量的最好方法。

尤其值得注意的是体内和体外证实 PTH 可以使 Sost 基因的 mRNA 和蛋白质水平迅速下降[42-43]，提示间歇应用 PTH 可能使骨细胞分泌的 Sost 蛋白暂时下降，从而促进成骨细胞分化和骨形成[44]，抑制成骨细胞凋亡[45]。这样的机制给药物干预提供了一种可能性，这比最近的一项研究发现更有趣。最近的一项研究发现 PTH 环磷腺苷降低 Sost 蛋白产生是通过调控 MEF2 实现的，而 MEF2 是在探索 Sost 变异本质的过程中被发现的[46]。当然除了中和抗体之外，可能还有其他调节 Sost 蛋白的小分子。

## 安全性和特异性

任何一种调控 Wnt/β- 连环蛋白信号通路的治疗药物首先必须确定是安全的，其次它只特异性地针对骨发挥作用。Wnt 信号蛋白是个体生长发育的关键信号蛋白，参与了多种基本的生命过程，如中轴骨的分化、脑的形成、内脏和四肢的生长。Wnt 蛋白在成年个体组织代谢平衡中发挥重要作用，Wnt 信号的异常改变可导致腺瘤性息肉病等疾病[47]。抑制 GSK-3 可以上调 cyclin D1、cyclin E 和 c-Myc 蛋白，这些细胞周期调节蛋白的升高与肿瘤的形成有关[48]。在临床前阶段的研究中，必须考虑到与提高 Wnt 信号通路相关的所有不良反应。

## 结论

针对调节成骨细胞形成和破骨细胞活性的特定蛋白质的研究产生了一些潜在的制剂，它们有望成为有效的治疗骨质疏松症的抗骨吸收或促骨形成药物。令人鼓舞的是新的骨合成代谢药物的发展是明确的，PTH 治疗后骨形成得到满意的增加。从之前的研究中明确的是可以发展一种骨吸收抑制剂，它能将骨吸收与骨形成解偶联，与现有的骨吸收抑制剂比较具有很大的优势。不过，所有的这些可能性都建立在临床前研究数据的基础上，希望在不久的将来，在正确实施的临床试验中可以看到安全有效、作用持续以及价格经济的新药产生。

## 参考文献

1. Delmas PD. 2002. Treatment of postmenopausal osteoporosis. *Lancet* 359(9322): 2018–2026.
2. Martin TJ, Seeman E. 2007. New mechanisms and targets in the treatment of bone fragility. *Clin Sci (Lond)* 112(2): 77–91.
3. Cummings SR, San Martin J, McClung MR, Siris ES, Eastell R, Reid IR, Delmas P, Zoog HB, Austin M, Wang A, Kutilek S, Adami S, Zanchetta J, Libanati C, Siddhanti S, Christiansen C. 2009. Denosumab for prevention of fractures in postmenopausal women with osteoporosis. *N Engl J Med* 361(8): 756–765.
4. McClung MR, Lewiecki EM, Cohen SB, Bolognese MA, Woodson GC, Moffett AH, Peacock M, Miller PD, Lederman SN, Chesnut CH, Lain D, Kivitz AJ, Holloway DL, Zhang C, Peterson MC, Bekker PJ. 2006. Denosumab in postmenopausal women with low bone mineral density. *N Engl J Med* 354(8): 821–831.
5. Miller PD, Wagman RB, Peacock M, Lewiecki EM, Bolognese MA, Weinstein RL, Ding B, Martin JS, McClung MR. 2011. Effect of denosumab on bone mineral density and biochemical markers of bone turnover: Six-year results of a phase 2 clinical trial. *J Clin Endocrinol Metab* 96(2): 394–402.
6. Baron R, Ferrari S, Russell RG. 2011. Denosumab and bisphosphonates: Different mechanisms of action and effects. *Bone* 48(4): 677–692.
7. Miller PD, Bolognese MA, Lewiecki EM, McClung MR, Ding B, Austin M, Liu Y, San Martin J. 2008. Effect of denosumab on bone density and turnover in postmenopausal women with low bone mass after long-term continued, discontinued, and restarting of therapy: A randomized blinded phase 2 clinical trial. *Bone* 43(2): 222–229.
8. Visentin L, Dodds RA, Valente M, Misiano P, Bradbeer JN, Oneta S, Liang X, Gowen M, Farina C. 2000. A selective inhibitor of the osteoclastic V-H(+)-ATPase prevents bone loss in both thyroparathyroidectomized and ovariectomized rats. *J Clin Invest* 106(2): 309–318.

9. Marzia M, Sims NA, Voit S, Migliaccio S, Taranta A, Bernardini S, Faraggiana T, Yoneda T, Mundy GR, Boyce BF, Baron R, Teti A. 2000. Decreased c-Src expression enhances osteoblast differentiation and bone formation. *J Cell Biol* 151(2): 311–320.

10. Schaller S, Henriksen K, Sorensen MG, Karsdal MA. 2005. The role of chloride channels in osteoclasts: ClC-7 as a target for osteoporosis treatment. *Drug News Perspect* 18(8): 489–495.

11. Brockstedt H, Bollerslev J, Melsen F, Mosekilde L. 1996. Cortical bone remodeling in autosomal dominant osteopetrosis: A study of two different phenotypes. *Bone* 18(1): 67–72.

12. Del Fattore A, Peruzzi B, Rucci N, Recchia I, Cappariello A, Longo M, Fortunati D, Ballanti P, Iacobini M, Luciani M, Devito R, Pinto R, Caniglia M, Lanino E, Messina C, Cesaro S, Letizia C, Bianchini G, Fryssira H, Grabowski P, Shaw N, Bishop N, Hughes D, Kapur RP, Datta HK, Taranta A, Fornari R, Migliaccio S, Teti A. 2006. Clinical, genetic, and cellular analysis of 49 osteopetrotic patients: Implications for diagnosis and treatment. *J Med Genet* 43(4): 315–325.

13. Martin TJ, Sims NA. 2005. Osteoclast-derived activity in the coupling of bone formation to resorption. *Trends Mol Med* 11(2): 76–81.

14. Lee SH, Rho J, Jeong D, Sul JY, Kim T, Kim N, Kang JS, Miyamoto T, Suda T, Lee SK, Pignolo RJ, Koczon-Jaremko B, Lorenzo J, Choi Y. 2006. v-ATPase V0 subunit d2-deficient mice exhibit impaired osteoclast fusion and increased bone formation. *Nat Med* 12(12): 1403–1409.

15. Karsdal MA, Martin TJ, Bollerslev J, Christiansen C, Henriksen K. 2007. Are nonresorbing osteoclasts sources of bone anabolic activity? *J Bone Miner Res* 22(4): 487–494.

16. Boyce BF, Xing L, Yao Z, Shakespeare WC, Wang Y, Metcalf CA 3rd, Sundaramoorthi R, Dalgarno DC, Iuliucci JD, Sawyer TK. 2006. Future anti-catabolic therapeutic targets in bone disease. *Ann N Y Acad Sci* 1068 447–457.

17. Hannon RA, Clack G, Swisland A, Churchman C, Finkelman RD, Eastell R. 2005. The effect of AZD0530, a highly selective Src inhibitor, on bone turnover in healthy males. *J Bone Miner Res* 20 (Suppl 1): S372 (Abstract).

18. Gelb BD, Shi GP, Chapman HA, Desnick RJ. 1996. Pycnodysostosis, a lysosomal disease caused by cathepsin K deficiency. *Science* 273(5279): 1236–1238.

19. Saftig P, Hunziker E, Wehmeyer O, Jones S, Boyde A, Rommerskirch W, Moritz JD, Schu P, von Figura K. 1998. Impaired osteoclastic bone resorption leads to osteopetrosis in cathepsin-K-deficient mice. *Proc Natl Acad Sci U S A* 95(23): 13453–13458.

20. Pennypacker BL, Duong le T, Cusick TE, Masarachia PJ, Gentile MA, Gauthier JY, Black WC, Scott BB, Samadfam R, Smith SY, Kimmel DB. 2011. Cathepsin K inhibitors prevent bone loss in estrogen-deficient rabbits. *J Bone Miner Res* 26(2): 252–262.

21. Yamashita DS, Dodds RA. 2000. Cathepsin K and the design of inhibitors of cathepsin K. *Curr Pharm Des* 6(1): 1–24.

22. Tavares FX, Boncek V, Deaton DN, Hassell AM, Long ST, Miller AB, Payne AA, Miller LR, Shewchuk LM, Wells-Knecht K, Willard DH Jr, Wright LL, Zhou HQ. 2004. Design of potent, selective, and orally bioavailable

inhibitors of cysteine protease cathepsin k. *J Med Chem* 47(3): 588–599.

23. Adami S, Supronik J, Hala T, Brown JP, Garnero P, Haemmerle S, Ortmann CE, Bouisset F, Trechsel U. 2006. Effect of one year treatment with the cathepsin-k inhibitor, balicatib, on bone mineral density (BMD) in postmenopausal women with osteopenia/osteoporosis. *J Bone Miner Res* 21(Suppl 1): S24 [Abstract].

24. Eisman JA, Bone HG, Hosking DJ, McClung MR, Reid IR, Rizzoli R, Resch H, Verbruggen N, Hustad CM, DaSilva C, Petrovic R, Santora AC, Ince BA, Lombardi A. 2011. Odanacatib in the treatment of postmenopausal women with low bone mineral density: Three-year continued therapy and resolution of effect. *J Bone Miner Res* 26(2): 242–251.

25. Frolik CA, Black EC, Cain RL, Satterwhite JH, Brown-Augsburger PL, Sato M, Hock JM. 2003. Anabolic and catabolic bone effects of human parathyroid hormone (1-34) are predicted by duration of hormone exposure. *Bone* 33(3): 372–379.

26. Gong Y, Slee RB, Fukai N, Rawadi G, Roman-Roman S, Reginato AM, Wang H, Cundy T, Glorieux FH, Lev D, Zacharin M, Oexle K, Marcelino J, Suwairi W, Heeger S, Sabatakos G, Apte S, Adkins WN, Allgrove J, Arslan-Kirchner M, Batch JA, Beighton P, Black GC, Boles RG, Boon LM, Borrone C, Brunner HG, Carle GF, Dallapiccola B, De Paepe A, Floege B, Halfhide ML, Hall B, Hennekam RC, Hirose T, Jans A, Juppner H, Kim CA, Keppler-Noreuil K, Kohlschuetter A, LaCombe D, Lambert M, Lemyre E, Letteboer T, Peltonen L, Ramesar RS, Romanengo M, Somer H, Steichen-Gersdorf E, Steinmann B, Sullivan B, Superti-Furga A, Swoboda W, van den Boogaard MJ, Van Hul W, Vikkula M, Votruba M, Zabel B, Garcia T, Baron R, Olsen BR, Warman ML. 2001. LDL receptor-related protein 5 (LRP5) affects bone accrual and eye development. *Cell* 107(4): 513–523.

27. Boyden LM, Mao J, Belsky J, Mitzner L, Farhi A, Mitnick MA, Wu D, Insogna K, Lifton RP. 2002. High bone density due to a mutation in LDL-receptor-related protein 5. *N Engl J Med* 346(20): 1513–1521.

28. Kato M, Patel MS, Levasseur R, Lobov I, Chang BH, Glass DA 2nd, Hartmann C, Li L, Hwang TH, Brayton CF, Lang RA, Karsenty G, Chan L. 2002. Cbfa1-independent decrease in osteoblast proliferation, osteopenia, and persistent embryonic eye vascularization in mice deficient in Lrp5, a Wnt coreceptor. *J Cell Biol* 157(2): 303–314.

29. Babij P, Zhao W, Small C, Kharode Y, Yaworsky PJ, Bouxsein ML, Reddy PS, Bodine PV, Robinson JA, Bhat B, Marzolf J, Moran RA, Bex F. 2003. High bone mass in mice expressing a mutant LRP5 gene. *J Bone Miner Res* 18(6): 960–974.

30. Bodine PV, Zhao W, Kharode YP, Bex FJ, Lambert AJ, Goad MB, Gaur T, Stein GS, Lian JB, Komm BS. 2004. The Wnt antagonist secreted frizzled-related protein-1 is a negative regulator of trabecular bone formation in adult mice. *Mol Endocrinol* 18(5): 1222–1237.

31. Morvan F, Boulukos K, Clement-Lacroix P, Roman Roman S, Suc-Royer I, Vayssiere B, Ammann P, Martin P, Pinho S, Pognonec P, Mollat P, Niehrs C, Baron R, Rawadi G. 2006. Deletion of a single allele of the Dkk1 gene leads to an increase in bone formation and bone mass. *J Bone Miner Res* 21(6): 934–945.

32. Li J, Sarosi I, Cattley RC, Pretorius J, Asuncion F, Grisanti M, Morony S, Adamu S, Geng Z, Qiu W, Kostenuik

P, Lacey DL, Simonet WS, Bolon B, Qian X, Shalhoub V, Ominsky MS, Zhu Ke H, Li X, Richards WG. 2006. Dkk1-mediated inhibition of Wnt signaling in bone results in osteopenia. *Bone* 39(4): 754–766.

33. Tian E, Zhan F, Walker R, Rasmussen E, Ma Y, Barlogie B, Shaughnessy JD Jr. 2003. The role of the Wnt-signaling antagonist DKK1 in the development of osteolytic lesions in multiple myeloma. *N Engl J Med* 349(26): 2483–2494.

34. Yaccoby S, Ling W, Zhan F, Walker R, Barlogie B, Shaughnessy JD Jr. 2007. Antibody-based inhibition of DKK1 suppresses tumor-induced bone resorption and multiple myeloma growth in vivo. *Blood* 109(5): 2106–2111.

35. Clement-Lacroix P, Ai M, Morvan F, Roman-Roman S, Vayssiere B, Belleville C, Estrera K, Warman ML, Baron R, Rawadi G. 2005. Lrp5-independent activation of Wnt signaling by lithium chloride increases bone formation and bone mass in mice. *Proc Natl Acad Sci U S A* 102(48): 17406–17411.

36. Kulkarni NH, Onyia JE, Zeng Q, Tian X, Liu M, Halliday DL, Frolik CA, Engler T, Wei T, Kriauciunas A, Martin TJ, Sato M, Bryant HU, Ma YL. 2006. Orally bioavailable GSK-3alpha/beta dual inhibitor increases markers of cellular differentiation in vitro and bone mass in vivo. *J Bone Miner Res* 21(6): 910–920.

37. Kulkarni NH, Wei T, Kumar A, Dow ER, Stewart TR, Shou J, N'Cho M, Sterchi DL, Gitter BD, Higgs RE, Halladay DL, Engler TA, Martin TJ, Bryant HU, Ma YL, Onyia JE. 2007. Changes in osteoblast, chondrocyte, and adipocyte lineages mediate the bone anabolic actions of PTH and small molecule GSK-3 inhibitor. *J Cell Biochem* 102(6): 1504–1518.

38. Li X, Zhang Y, Kang H, Liu W, Liu P, Zhang J, Harris SE, Wu D. 2005. Sclerostin binds to LRP5/6 and antagonizes canonical Wnt signaling. *J Biol Chem* 280(20): 19883–19887.

39. Ott SM. 2005. Sclerostin and Wnt signaling—The pathway to bone strength. *J Clin Endocrinol Metab* 90(12): 6741–6743.

40. Li X, Warmington KS, Niu QT, Asuncion FJ, Barrero M, Grisanti M, Dwyer D, Stouch B, Thway TM, Stolina M, Ominsky MS, Kostenuik PJ, Simonet WS, Paszty C, Ke HZ. 2010. Inhibition of sclerostin by monoclonal antibody increases bone formation, bone mass, and bone strength in aged male rats. *J Bone Miner Res* 25(12): 2647–2656.

41. Padhi D, Jang G, Stouch B, Fang L, Posvar E. 2011. Single-dose, placebo-controlled, randomized study of AMG 785, a sclerostin monoclonal antibody. *J Bone Miner Res* 26(1): 19–26.

42. Keller H, Kneissel M. 2005. SOST is a target gene for PTH in bone. *Bone* 37(2): 148–158.

43. Silvestrini G, Ballanti P, Leopizzi M, Sebastiani M, Berni S, Di Vito M, Bonucci E. 2007. Effects of intermittent parathyroid hormone (PTH) administration on SOST mRNA and protein in rat bone. *J Mol Histol* 38(4): 261–269.

44. van Bezooijen RL, ten Dijke P, Papapoulos SE, Lowik CW. 2005. SOST/sclerostin, an osteocyte-derived negative regulator of bone formation. *Cytokine Growth Factor Rev* 16(3): 319–327.

45. Sutherland MK, Geoghegan JC, Yu C, Winkler DG, Latham JA. 2004. Unique regulation of SOST, the sclerosteosis gene, by BMPs and steroid hormones in human osteoblasts. *Bone* 35(2): 448–454.

46. Leupin O, Kramer I, Collette NM, Loots GG, Natt F, Kneissel M, Keller H. 2007. Control of the SOST bone enhancer by PTH using MEF2 transcription factors. *J Bone Miner Res* 22(12): 1957–1967.

47. Krishnan V, Bryant HU, Macdougald OA. 2006. Regulation of bone mass by Wnt signaling. *J Clin Invest* 116(5): 1202–1209.

48. Dong J, Peng J, Zhang H, Mondesire WH, Jian W, Mills GB, Hung MC, Meric-Bernstam F. 2005. Role of glycogen synthase kinase 3beta in rapamycin-mediated cell cycle regulation and chemosensitivity. *Cancer Res* 65(5): 1961–1972.

# 第 57 章
# 幼年骨质疏松症

Nick Bishop · Francis H. Glorieux

（黄思敏 译 邓伟民 审校）

## 引言

从字面理解，"幼年骨质疏松症"是指"发生在儿童和青少年的骨质疏松症"，因此，不特指这个年龄段的任何一种特定形式的骨质疏松症。然而，在科学文献和临床实践中，幼年骨质疏松症这个术语通常用于自发性幼年骨质疏松症（idiopathic juvenile osteoporosis，IJO）。因此，本章将 IJO 作为一种原发性疾病而不是作为可能发生于年轻人的全部继发性骨质疏松症加以讨论。

儿童和青少年的骨质疏松症可能是因为基因突变影响了骨纤维组成部分的数量和质量所导致，临床表现为成骨不全症（osteogenesis imperfecta，OI），或者是继发于不同的条件下，如长期制动和慢性炎症性疾病。抗痉挛药和类固醇药的治疗可能会加重骨丢失，相对地，也可能使基础条件的改善得到提高。危及生命的疾病例如白血病也可能出现骨质疏松性骨折，尤其是椎骨骨折。排除这些骨质疏松症的原因显然很重要。如果查不出根本原因，那么这种骨质疏松症就叫做自发性幼年骨质疏松症。

四十年前，IJO 作为独立的整体首先由 Dent 和 Friedman[1] 报告出来。根据典型描述，IJO 是发生于青春期前原本健康的孩子的一种自限性疾病，它导致了干骺端和椎体压缩性骨折，并以长骨干骺端的透射区影像为特征，被称作"新骨质的骨质疏松症"[2]。这意味着骨小梁的结构和骨质的障碍可能跟急速增长期激素环境的变化有关。

很显然，有很多儿童和青少年有低骨量 [ 定义为由 DXA 测量的脊柱或整个身体的骨矿物含量（BMC）和骨密度（BMD）较骨密度平均值降低大于 2 个标准差；例如，Z 值低于 -2]，当他们遭遇微小创伤后可承受复发性骨折，但这个临床发现与 Dent 和 Friedman 的典型报告不一致。

在 2007 年发表的《国际临床骨密度检测协会的儿科立场声明》中，这些患者只是单纯地满足骨质疏松症的诊断。因此，它可能对广义上的骨质疏松症（对患者来说他们不符合 Dent 和 Friedman 的报告但是却有不明原因的低骨密度骨折）与典型的 IJO 之间的鉴别（对患者来说他们的症状与 Dent 和 Friedman 的报告相似）有用。

大部分关于此专题的综述阐述道，IJO 是一种极其罕见的疾病，因为在该病名下报道出来的患者不到 200 个。这可能是因为很少有患者表现出典型症状。然而，大多数临床医生在看到骨折的儿童和青少年时，就可能记录下一些不明原因的骨质疏松症患者。在我们的临床试验中，IJO 大约比 OI 少见 10 倍。

## 病理生理学

IJO 的原因尚不清楚。一项研究发现 6 个 IJO 患者口服骨化三醇后出现血清骨钙素正常性升高,假设这说明了"正常成骨细胞的功能"[3]。然而,事实是在这项试验中成骨细胞减少了循环中骨钙素的正常数量,这并不意味着它们也以正常方式储存在骨表面的基质上。早期的 IJO 组织形态学报告限制用静态法来量化骨代谢,因为这种方法只用作描述单一案例[4-8],或者没有足够的对照数据。而且,在这些报告中也没有出现确切的图片。

更多最新研究使用动态组织形态学测定术显示 IJO 表现为明显的活化频率下降,进而导致骨改建活动弱[9]。此外,在每个骨改建位点的骨形成数量异常低。没有证据表明骨吸收增加。有趣的是,骨形成缺陷仅限于暴露在骨髓环境的骨表面,而皮质和骨膜表面并无异常[10]。

这些结果表明,在 IJO 中,受损的成骨细胞的性能在生长中降低了骨松质适应增加的机械力需求的能力。这导致对骨松质稳定性起重要作用的位点加载失败。然而,成骨细胞性能降低的最初原因仍难以解释。最近的两个报告显示低密度脂蛋白受体相关蛋白 5(LRP5)的杂合突变能够引起一些儿童的低密度骨折[11-12]。IJO 儿童的这些突变频率与童年骨质疏松症截然不同,通常还有待确定。

## 临床特征

典型的 IJO 发生在青春期前(大部分年龄在 8 ~ 12 岁)原本健康的男孩或女孩中[13]。然而,一项研究记录了 21 个年龄介于 1 ~ 13 岁之间的 IJO 患病儿童,平均发病年龄是 7 岁[14]。

其症状通常始于不知不觉的下背部、臀部和脚的疼痛,行走困难;还可能出现膝关节和踝关节疼痛以及四肢较低部位的骨折,也可能会出现散在的四肢无力。椎体压缩性骨折频繁发生,导致背部短缩(图 57.1)。长骨骨折多数可能发生在干骺端。体格检查可能整体正常或表现出胸腰椎脊柱侧后凸、鸡胸畸形、身高缩短、长骨畸形和跛行。

## 放射学特征

典型的 IJO 表现为全身骨量减少和塌陷或双凹

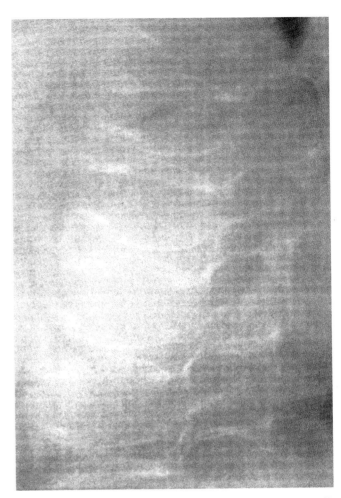

图 57.1　一名 10 岁 IJO 女孩的腰椎侧位 X 线片。所有椎体压缩性骨折和严重的骨质疏松。拍片时,腰椎骨密度 Z 值是 -4.9(最高 Z 值为 -2.5)

椎体。由于挤压了椎体,椎间盘可能会不对称地扩展。长骨的直径和皮质厚度通常正常,不像 OI 患儿的薄而细长的骨头。IJO 典型的 X 线表现为新骨的骨质疏松,透亮带在新的成形的骨骺端。这个局部干骺端的薄弱点会引起骨折,通常骨折发生在胫骨远端及邻近膝盖和髋关节。然而,新骨的骨质疏松不是诊断 IJO 的先决条件。

## 生物化学结果

IJO 患儿的骨和矿物质代谢的生化研究没有发现任何异常[15-16];骨吸收在怀孕前的年轻女性中是增加的,而且会进一步地增加,同时伴随着骨丢失(脊椎骨密度减少 25%)和椎体粉碎性骨折[17]。

## 骨活检

髂骨活组织检查显示低骨小梁体积，但是大量保留了核心宽度（一个正常的外活检标本的大小）和皮质厚度[9-10]。四环素双标记法显示了低程度的矿化表面（重建活动减少的迹象）和低矿化附着率（重建个体破骨细胞减弱的迹象）。没有表现出矿化缺陷。破骨细胞在形态和数量上正常。

## 鉴别诊断

IJO 是通过排除低骨量和骨折的已知病因来诊断的。表 57.1 列出了与儿童和青少年骨骼脆弱相关的情况。大部分这些疾病的排除通常不难。临床医生面临的最常见的诊断问题可能是区分 I 型 OI 和 IJO。

表 57.2 展现了 IJO 和 I 型 OI 之间的典型鉴别特征。除骨骼易碎和低骨量外，大多数 I 型 OI 患者与骨外结缔组织标志有关，例如蓝色或灰色的巩膜、牙本质发育不全、关节的不稳定和缝间骨（头盖骨在 X 射线下）。然而 OI 患者的骨骼外牵连可能因缺少或太敏感而不能进行临床辨认。在这种情况下，基因的遗传分析对这两种 I 型胶原 α- 链（COLIA1 和 COLIA2）的编码是有帮助的。突变影响了基因中甘氨酸残基或者 COL1A2 表达的定量检测，因此

**表 57.1　根据目前文献儿童骨质疏松症的分型**

**Ⅰ. 原发性骨质疏松症**
成骨不全症
青少年特发性骨质疏松症
**Ⅱ. 继发性骨质疏松症**
内分泌失调
　库欣综合征
　甲状腺毒症
　神经性厌食症
炎症性疾病
　幼年型关节炎
　皮肌炎
　系统性红斑狼疮
　炎症性肠病
　囊性纤维化
　慢性肝炎
吸收不良症
　肠道闭锁
先天性代谢缺陷
　高胱氨酸尿症
　糖原贮积病 1 型
制动
　脑性麻痹
　杜氏肌营养不良症
血液 / 肿瘤学
　急性淋巴细胞性白血病
　珠蛋白生成障碍性贫血
　严重的先天性中性白细胞减少症

**表 57.2　青少年特发性骨质疏松症 (IJO) 和 I 型成骨不全症 (OI) 的鉴别诊断**

| | IJO | I 型 OI |
|---|---|---|
| 家族史 | 阴性 | 常常阳性 |
| 发病 | 青春晚期 | 出生后不久 |
| 持续时间 | 1～5 年 | 终生 |
| 临床表现 | 干骺端骨折 | 长骨干骨折 |
| | 没有结缔组织受累迹象 | 蓝巩膜、关节不稳，有时牙齿异常 |
| | 步态异常 | |
| 生长速度 | 正常 | 正常或较慢 |
| 影像学表现 | 椎体压缩性骨折 | 椎体压缩性骨折 |
| | 长骨：显著 | "骨头狭窄"（包括干骺端的低直径）["多骨的近骨干的骨质疏松症"] |
| | 没有缝间骨 | 缝间骨（头骨） |
| 骨活检 | 降低骨转换 | 提高骨转换 |
| | 骨细胞数量正常 | 骨细胞高度增生 |
| 基因检测 | 患者 | 基因突变影响大多数患者的 I 型胶原蛋白 |

能作为 OI 的诊断方法。DNA Ⅰ 型胶原分析发现了存在基因突变的个体中超过 99% 的基因突变。LRP5 序列分析在 10%～15% 的病例中可能是有益的[11-12]。

四环素标记法后应用髂骨骨活检也有助于明确诊断本病。显微镜下，IJO 通常表现为活动缺乏，而 OI 则表现为增生。在组织形态学方面，IJO 表现为低活化频率和基于骨表面的重构参数，而 OI 则表现为这些指标增加；OI 的共同点是骨细胞增多症，而 IJO 中骨细胞数量正常。

骨折和低骨量也可能发生于健康的青春期前儿童。的确，在青春期前时期的末段和早期青春期，骨折率几乎和绝经后女性一样高[18-20]。与 IJO 相似，这样的骨折频率包括了干骺端，尤其是桡骨远端。这可能反映了骨架适应生长机制需要中的问题，尤其是干骺端的皮质[21]。在小儿骨科诊所，经常可见一些在成长中的儿童和青少年会出现前臂骨折和脊柱边缘低骨密度。我们认为当出现脊柱压缩性骨折（有或无手足骨折）时，才可诊断出典型的 IJO。

## 治疗

事实证明没有哪种治疗有益于患者。很难评价任何一种医疗干预措施对 IJO 的效果，因为这种疾病是罕见的，病程变化多端，并且据说有自愈性。然而，我们缺乏长期的研究结果。

鉴于目前儿科可用双膦酸盐治疗，很多 IJO 患者可能正接受这类药物的治疗。对于有多个椎骨粉碎性骨折的儿童来说，我们通常会限制这种干预措施，即使他们可能经历着使人衰弱的慢性骨疼痛。

大量病案报告显示在开始应用双膦酸盐治疗后，骨密度增加了，临床症状也得到了改善[22-24]。药物治疗应该用来补充骨科和复原措施，例如物理治疗在所有这些案例中的应用。在 6 个月的间隔时间中所作的评论也是根据没有接受双膦酸盐治疗的儿童而来的。应该严密监控脊柱形状的变化，并且在病情进一步发展过程中应尽早安排小儿脊柱外科医生干预。目前尚不清楚双膦酸盐是否能预防脊柱侧凸或预防其进一步发展。

## 预后

这种疾病的发展似乎只出现于活跃成长中的儿童，经过 3～5 年后会自然恢复[14]。然而在一些最严重的病例中，依然遗留畸形和严重的功能障碍，导致孩子的心肺异常，并需要坐轮椅。我们关注的焦点应该是在疾病活跃期就预防伴随功能缺失的畸形。

## 参考文献

1. Dent CE, Friedman M. 1965. Idiopathic juvenile osteoporosis. *Q J Med* 34: 177–210.
2. Dent CE. 1977. Osteoporosis in childhood. *Postgrad Med J* 53:450–457.
3. Bertelloni S, Baroncelli GI, Di Nero G, Saggese G. 1992. Idiopathic juvenile osteoporosis: Evidence of normal osteoblast function by 1,25-dihydroxyvitamin D3 stimulation test. *Calcif Tissue Int* 51: 20–23.
4. Cloutier MD, Hayles AB, Riggs BL, Jowsey J, Bickel WH. 1967. Juvenile osteoporosis: Report of a case including a description of some metabolic and microradiographic studies. *Pediatrics* 40: 649–655.
5. Gooding CA, Ball JH. 1969. Idiopathic juvenile osteoporosis. *Radiology* 93: 1349–1350.
6. Jowsey J, Johnson KA. 1972. Juvenile osteoporosis: Bone findings in seven patients. *J Pediatr* 81: 511–517.
7. Smith R. 1980. Idiopathic osteoporosis in the young. *J Bone Joint Surg Br* 62-B: 417–427.
8. Evans RA, Dunstan CR, Hills E. 1983. Bone metabolism in idiopathic juvenile osteoporosis: A case report. *Calcif Tissue Int* 35: 5–8.
9. Rauch F, Travers R, Norman ME, Taylor A, Parfitt AM, Glorieux FH. 2000. Deficient bone formation in idiopathic juvenile osteoporosis: A histomorphometric study of cancellous iliac bone. *J Bone Miner Res* 15: 957–963.
10. Rauch F, Travers R, Norman ME, Taylor A, Parfitt AM, Glorieux FH. 2002. The bone formation defect in idiopathic juvenile osteoporosis is surface-specific. *Bone* 31: 85–89.
11. Toomes C, Bottomley HM, Jackson RM, Towns KV, Scott S, Mackey DA, Craig JE, Jiang L, Yang Z, Trembath R, Woodruff G, Gregory-Evans CY, Gregory-Evans K, Parker MJ, Black GC, Downey LM, Zhang K, Inglehearn CF. 2004. Mutations in LRP5 or FZD4 underlie the common familial exudative vitreoretinopathy locus on chromosome 11q. *Am J Hum Genet* 74: 721–730.
12. Hartikka H, Makitie O, Mannikko M, Doria AS, Daneman A, Cole WG, Ala-Kokko L, Sochett EB. 2005. Heterozygous mutations in the LDL receptor-related protein 5 (LRP5) gene are associated with primary osteoporosis in children. *J Bone Miner Res* 20: 783–789.
13. Teotia M, Teotia SP, Singh RK. 1979. Idiopathic juvenile osteoporosis. *Am J Dis Child* 133: 894–900.
14. Smith R. 1995. Idiopathic juvenile osteoporosis: Experience of twenty-one patients. *Br J Rheumatol* 34: 68–77.
15. Saggese G, Bertelloni S, Baroncelli GI, Di Nero G. 1992. Serum levels of carboxyterminal propeptide of type I procollagen in healthy children from 1st year of life to adulthood and in metabolic bone diseases. *Eur J Pediatr* 151: 764–768.
16. Saggese G, Bertelloni S, Baroncelli GI, Perri G, Calderazzi A. 1991. Mineral metabolism and calcitriol therapy in idiopathic juvenile osteoporosis. *Am J Dis Child* 145: 457–462.

17. Black AJ, Reid R, Reid DM, MacDonald AG, Fraser WD. 2003. Effect of pregnancy on bone mineral density and biochemical markers of bone turnover in a patient with juvenile idiopathic osteoporosis. *J Bone Miner Res* 18: 167–171.

18. Landin LA. 1997. Epidemiology of children's fractures. *J Pediatr Orthop B* 6: 79–83.

19. Cooper C, Dennison EM, Leufkens HG, Bishop N, van Staa TP. 2004. Epidemiology of childhood fractures in Britain: A study using the general practice research database. *J Bone Miner Res* 19: 1976–1981.

20. Khosla S. Melton W 3rd, Dekutoski MB, Achenbach SJ, Oberg AL, Riggs BL. 2003. Incidence of childhood distal forearm fractures over 30 years: A population-based study. *JAMA* 290: 1479–1485.

21. Rauch F, Neu C, Manz F, Schoenau E. 2001. The development of metaphyseal cortex-implications for distal radius fractures during growth. *J Bone Miner Res* 16: 1547–1555.

22. Hoekman K, Papapoulos SE, Peters AC, Bijvoet OL. 1985. Characteristics and bisphosphonate treatment of a patient with juvenile osteoporosis. *J Clin Endocrinol Metab* 61: 952–956.

23. Brumsen C, Hamdy NA, Papapoulos SE. 1997. Long-term effects of bisphosphonates on the growing skeleton. Studies of young patients with severe osteoporosis. *Medicine (Baltimore)* 76: 266–283.

24. Kauffman RP, Overton TH, Shiflett M, Jennings JC 2001 Osteoporosis in children and adolescent girls: Case report of idiopathic juvenile osteoporosis and review of the literature. *Obstet Gynecol Surv* 56: 492–504.

# 第 58 章
# 糖皮质激素诱导性骨疾病

Robert S. Weinstein

（袁忠治 译）

## 引言

糖皮质激素诱导性骨质疏松症（glucocorticoid induced osteoporosis，GIO）是第二最常见的骨质疏松症和最常见的医源性骨质疏松症[1-2]。有 30%～50% 的长期接受糖皮质激素治疗的患者会发生骨折。可能因为糖皮质激素的镇痛作用，许多患者无明显症状[3-4]。然而，即使对无症状的常见椎骨骨折也应重视，因为它们可以降低患有慢性肺部疾病患者的生存能力，并增加其后与骨密度（BMD）无直接关联的骨折风险[1,3]。GIO 的骨丢失分两期，在第一年内，BMD 降低 6%～12%，随后是每年缓慢减少 3%。然而，除了 BMD 的下降，还要考虑更多问题[5]。骨质量也是一个问题[6-7]。在最初 3 个月的治疗中，特别是在骨密度明显降低之前，骨折风险增高达 75%，这提示糖皮质激素诱导了用骨密度仪不可测出的骨骼强度缺陷[3,6-7]。GIO 是弥散的，骨皮质和骨松质均受累，但明显好发于富含骨松质的部位，比如腰椎。几项大样本病例对照研究表明，糖皮质激素暴露和骨折密切相关[8-10]。在一项对患各种疾病的病人接受糖皮质激素治疗的队列研究中，10mg/d 泼尼松持续治疗超过 90 天，与增加 7 倍髋部骨折和 17 倍椎骨骨折相关[10]。除骨折外，使用糖皮质激素是非创伤性骨坏死最为常见的原因[11]。

## 临床表现

偶尔使用少量糖皮质激素治疗就使病人呈现库欣综合征，而其他患者似乎非常耐药，这一现象长久以来令医生困惑。另一个难题是，发生糖皮质激素诱导的骨折或骨坏死的患者并无库欣综合征体态。可能的解释是，不同组织对外源性糖皮质激素的敏感性是由 11β- 羟基类固醇脱氢酶（11β-HSD）系统在局部活性遗传性或获得性渐变所介导。这个不平常的系统是皮质类固醇作用的天然前受体调制器。两个同工酶，11β-HSD1 和 11β-HSD2，催化具激素活性的糖皮质激素（如氢化可的松或泼尼松龙）与不具激素活性的糖皮质激素（如可的松或泼尼松）互变。11β-HSD1 是一种激活剂，而 11β-HSD2 是一种抑制剂。任何糖皮质激素与糖皮质激素受体（GR）的结合能力取决于第 C-11 位羟基的存在。因此，任何表达 11β-HSD 的组织均可调节局部细胞对活性糖皮质激素的暴露。老年人 GIO 骨折风险的增加，可能是因为随着年龄的增加和糖皮质激素的暴露，使 11β-HSD1 增加所致[12]。此外，糖皮质激素敏感性的提高也被认为是糖皮质激素受体基因多态性所致[13]。对于个体容易发生骨折的补充解释是糖皮质激素的使用[1-2,9]。与重症肌无力患者[20] 或多发性硬化患者[21] 相比，骨折更常见于高剂量糖皮质激素和其他免疫抑制剂的器官移植接受者[14]，炎症性肠道疾病伴吸收障碍者[15-17]，严重类风湿关节炎和相对活动少的系统性炎症患者[18]和慢性肺疾病以及阵发性咳嗽引发的肋骨骨折患者[19]。额外的危险因素[22-24]列于表 58.1。

然而，无严重的基础疾病或青年人同样可患糖皮质激素诱导性骨病。已有报道，接受储库式、局部或鼻腔糖皮质激素治疗皮炎、鼻炎或花粉热，甚至因垂体和肾上腺功能不足或先天性肾上腺增生接受适度糖皮质激素替代疗法的年轻人，同老年患者一样，可患骨质疏松症和骨坏死[25-34]。此外，以吸入代替口服糖皮质激素、改变服药计划和大剂量间歇用药都不能预防 GIO[35-38]。

## 基础科学

糖皮质激素对骨骼的不良影响是直接作用于成骨细胞、骨细胞和破骨细胞，减少成骨细胞和破骨细胞的产生，增加成骨细胞和骨细胞的凋亡，延长破骨细胞的寿命[39-43]。这项证据来自于一系列的转基因小鼠过表达 11β-HSD2 灭活酶的实验中[40]。小鼠成骨细胞和骨细胞上的隐匿转基因得到保护而免于泼尼松龙诱导的凋亡，其结果是成骨细胞数量和骨形成减少，但骨密度仍然降低，因为破骨细胞与泼尼松龙保持接触。尽管这些动物的骨密度在降低，但骨强度仍能维持，提示骨细胞独自的生存能力有助于维持骨强度。使用相同的方法，破骨细胞上的 11β-HSD2 高表达可保持骨密度，但不能防止泼尼松龙诱导的成骨细胞寿命缩短、成骨细胞数量和骨形

### 表 58.1    糖皮质激素诱导性骨质疏松症的危险因素

老龄

低体质指数（$<24kg/m^2$）

基础疾病（如类风湿关节炎、风湿性多肌痛，炎症性肠道疾病、慢性肺疾病和器官移植）

髋部骨折家族史、常见部位骨折

吸烟、过度饮酒、频繁跌倒

糖皮质激素受体基因的多态性

随年龄增长和糖皮质激素的使用，11β-羟基类固醇脱氢酶 1 型（11β-HSD1）表达增加

糖皮质激素剂量（峰值、趋势或累积；治疗持续时间）

糖皮质激素诱导性骨折可与骨密度下降无关，但骨密度很低，则骨折风险很高

成的减少[41]。糖皮质激素也通过增强对骨形成非常重要的无翼信号通路（Wnt）拮抗物（Dickkopf-1）的表达[2,9]、抑制骨形态蛋白和小牛相关转录因子 2、多个诱导成骨细胞分化所必需的因子，而间接作用于成骨细胞的生成。糖皮质激素加大产生过氧物酶体的酶体增殖物激活受体 γ，一种诱导终末脂肪细胞分化而抑制成骨细胞分化的转录因子，以牺牲成骨细胞和骨松质为代价来帮助增加骨髓脂肪[2,9]。

## 骨组织形态测量学

对长期接受治疗的患者所进行的组织形态测量学研究充分显示，糖皮质激素减少骨松质成骨细胞数量和骨皮质厚度，可视为这些细胞功能的一种测量指标[39,44-45]。成骨细胞的减少是由于糖皮质激素诱导减少新成骨细胞前体产生和成熟的、分泌骨基质的成骨细胞过早凋亡[39]。因此，在糖皮质激素治疗的病人，可以预计组织上骨形成速率降低[1]。成骨细胞的数量不足也是骨松质面积减少和骨小梁变薄的一个重要原因，导致在骨重建中骨凹陷修复不完善[1,39,44]。随着糖皮质激素的增多，骨松质面积常常少于 12%（正常是 21.6%±4.5SD），相应地骨皮质壁变薄，从而为糖皮质激素诱导对成骨细胞的不良反应提供了额外的证据[45]。骨皮质和骨松质骨细胞凋亡也会增加，这与骨血管内皮生长因子、骨间质液、液压支架和骨强度减少有关[46]。因此，糖皮质激素诱导骨细胞细胞凋亡可能是骨强度减弱的原因，其发生在骨密度降低[2,6-7]和糖皮质激素诱导骨质疏松患者的骨密度和骨折风险间失配之前[3]。髂嵴骨皮质显示其孔隙度增加，而皮质厚度则介于明显低于正常和正常范围之间[47]。

一些临床组织形态测量学研究报道，糖皮质激素诱导性骨质疏松症中骨松质侵蚀边缘中度增加（有或无破骨细胞存在的骨松质钝锯齿边缘），但其他研究显示没有明显的变化。然而，侵蚀边缘之所以增加，可能仅因为糖皮质激素诱导延迟了成骨细胞的出现和骨形成的开始[39]。当仔细测量时，长期接受糖皮质激素治疗的患者，破骨细胞数目在正常范围或略高于正常[39,44]，这是因为糖皮质激素过度直接减少破骨细胞生产，但与糖皮质激素诱导的成骨细胞凋亡相比，破骨细胞的凋亡减少[41,43]。糖皮质激素诱导性骨质疏松症的组织学特征有别于其他类型的骨质疏松症。在性腺功能减低和继发性甲状

旁腺功能亢进中、破骨细胞、成骨细胞和骨形成的速率明显增加。这些不同的组织学特性，连同糖皮质激素对骨骼的作用明显大于性激素缺乏、闭经和月经期库欣综合征女性患者骨折发生率相近、使用糖皮质激素者甲状旁腺激素水平是正常的等证据，清晰地表明性腺功能减退和继发性甲状旁腺功能亢进不是糖皮质激素诱导性骨质疏松症发病机理的关键，这与以前的理论截然不同[48-53]。

## 骨坏死

　　长期糖皮质激素治疗的严重后果是骨坏死（也称为无菌股骨头坏死、无血管性坏死或缺血性坏死）。虽然短期接受高剂量糖皮质激素治疗，关节内注射后并没有发生骨质疏松症[111]，但在接受大剂量或长期糖皮质激素治疗的患者中股骨颈、股骨远端、胫骨近端、肱骨近端骨坏死的发生率高达 40%。"骨坏死"这一名称容易令人误解，因为尚未证明骨细胞死亡是因为糖皮质激素过量所致的坏死引起。事实上，细胞肿胀和炎症反应等软组织坏死的特征通常不会发生在糖皮质激素诱导的骨坏死。骨坏死是由于脂肪栓子、骨髓脂肪或体液潴留引起的股骨头微小血管填塞和疲劳骨折修复不良所致。然而大量凋亡的骨细胞可见于因糖皮质激素诱导骨坏死而行全髋关节置换术中取出来的整个股骨头切片上，但在创伤或镰状细胞增生症股骨头标本中凋亡骨细胞很少见，因此，所谓的骨坏死实际上是糖皮质激素诱导骨坏死，是骨细胞的细胞凋亡[54-55]。骨细胞凋亡多发生在糖皮质激素过量的患者股骨软骨下断裂新月并列之处。凋亡的骨细胞一直留存，因其结构上无法被吞噬，且糖皮质激素过量会降低骨重建，从而阻碍了其被置换。糖皮质激素诱导的骨细胞凋亡，其缺陷累积不可修复，可以独特地扰乱骨细胞-陷窝-微管系统的力学感受器功能，从而启动一系列不可逆反应，导致股骨头崩溃。糖皮质激素诱导的骨细胞凋亡也可以解释总类固醇剂量与骨坏死发生率及其糖皮质激素停用后结果的相互关系[11,56-57]。对于持续的臀部、膝部、肩膀疼痛，尤其是与关节运动、温柔性或范围运动减少有关的、接受糖皮质激素治疗的病人，应行磁共振成像检察以排除骨坏死[11]。

## 治疗

### 糖皮质激素治疗的作用

　　在某些情况下（血管炎、类风湿关节炎、红斑狼疮、哮喘持续状态、炎症性肠疾病），大剂量糖皮质激素治疗是紧急的。临床医生总是希望疗程简短，因此，没有去解决这些药物的并发症。然而，让病人了解包括骨质疏松和骨坏死、白内障、低钾血症、青光眼、高血糖、高血压、高脂血症、体重增加、液体潴留、容易淤血、易受感染、愈合受损、肌病、肾上腺功能减退、类固醇撤药综合征等不良反应和并发症，是给患者糖皮质激素治疗的医生的责任。所有接受长期糖皮质激素治疗的患者应携带类固醇治疗药物识别卡片，未详细记录告知患者骨骼并发症的不良医疗事故诉讼并非罕见[111]。尽管如此，骨骼并发症被 50% 以上使用糖皮质激素的专家所忽视[58]。

### 一般处理

　　实验室检查应包括血清肌酐、25- 羟维生素 D 和钙（除钾、葡萄糖和脂类外）。经长期糖皮质激素治疗后骨转换是低的，所以骨生化代谢标志物检查帮助不大。如果生化标志物已检查并且升高，可能另有原因。应推荐补充足量的钙（1200 ~ 1500mg/d）和维生素 D（2000 单位 / 天），但现有证据认为这些措施对预防骨折并无实质作用[1,9]。常见骨折、椎体形态学评估、脊柱 X 线片检查、或身高测量仪测量身高可帮助识别患者额外的骨折风险，但在糖皮质激素诱导性骨质疏松中，骨的数量和质量之间的差异，使骨密度或超声测量不足以确定哪些患者具有较高风险[1,3]。然而一年一次骨密度测量对于糖皮质激素治疗后预防骨折可能是有用的。世界卫生组织预防骨折公式（FRAX®）低估了糖皮质激素引起的骨折风险，因为未考虑当前和累积的糖皮质激素的剂量及治疗时间。此外，该算法只采用股骨颈骨密度，但糖皮质激素诱导性骨质疏松症患者，其椎体骨折比髋部骨折更常见，根据该公式的绝经后骨质疏松症常见危险因素算出的结果并不适用于糖皮质激素诱导性骨质疏松症[59]。需要更多的数据来建立治疗的最低剂量和治疗时间以避免骨折，并制定将这些知识运用到临床实践中的策略。没有足够的证据来开展不按时按量地给予抗骨折药的年度短期（例如 7 ~ 10 天）静脉注射疗法天数，或垂体功能减退症、肾上腺功能减退或先天性肾上腺增生患者的替代疗法的剂量和期限。然而，现有的证据强烈建议，对于任何接受每天 10mg 或更大剂量泼尼松治疗持续 3 个月以上的患者，应给予特殊治疗以预防糖皮质激素诱导的骨折[8-10]。

## 特殊治疗

双膦酸盐类药被认为是治疗糖皮质激素诱导性骨质疏松的首选药物，即使这类药物不直接针对本病骨形成降低的特点[1,39]（表 58.2）。随机、安慰剂对照试验表明，阿仑膦酸钠、利塞膦酸钠、唑来膦酸钠对糖皮质激素诱导性骨质疏松[60-62]是有效的。含氮双膦酸盐类药物诱导破骨细胞凋亡并抑制骨吸收[63]，但糖皮质激素拮抗其作用[43]，这也许可以解释这些抗吸收药物在保护糖皮质激素诱导性骨质疏松的骨密度方面的能力较其他形式骨质疏松症为低[60,64-65]。此外，阿仑膦酸钠降低糖皮质激素诱导的骨细胞凋亡[66]，这在维持骨强度上可能发挥一定的作用[6-7]。用于糖皮质激素诱导性骨质疏松的抗骨折方案的证据没有治疗绝经后骨质疏松症的强，原因是糖皮质激素治疗试验终点是骨密度而非骨折，且糖皮质激素诱导的骨折敏感性不依赖于骨密度。此外，大多数研究仅持续 12 ~ 18 个月，且被招募的患者数量不足以研究髋部骨折。

糖皮质激素停用后可停服双膦酸盐类药物。然而，口服治疗依从性差，每年注射唑来膦酸可解决这个问题并能为骨骼提供快速保护。如果已经长期应用糖皮质激素，可能没有时间等待口服双膦酸盐类药物更加渐进的保护作用，因为每周的口服剂量平均吸收率为 0.7%，这与静脉注射唑来膦酸盐相比其摩尔吸收效价较低。例如，阿仑膦酸钠通常 70mg/ 周的剂量 90 天之后可吸收 63mg，相当于 15 分钟输入 5mg 的唑来膦酸钠液，因此，阿仑膦酸钠的效价比唑来膦酸低约 10 倍[67]。实际的骨密度丢失发生在中断双膦酸盐类药物治疗而糖皮质激素治

**表 58.2　糖皮质激素诱导性骨质疏松症的治疗药物**

| 治疗方法 | 优点 | 缺点 |
| --- | --- | --- |
| 口服双膦酸盐<br>* 阿仑膦酸钠 10mg/d 或每周 70mg<br>* 利塞膦酸钠 5mg/d 或 35mg/ 周 | 抑制破骨细胞，减少骨的损失。阿仑膦酸钠也阻止糖皮质激素诱导的骨细胞细胞凋亡。如果停用糖皮质激素，这些药物也应停用 | 抗骨吸收药物不直接针对糖皮质激素诱导性骨质疏松的骨形成减少，不减少髋部骨折。其他问题包括胃肠道不良反应，罕见的有葡萄膜炎，口服依从性差，需长时间才能获得骨骼保护。禁用于肌酐清除率小于 30ml/min 的患者 |
| 静脉输注双膦酸盐<br>* 唑来膦酸钠（5 mg 静注 / 年） | 抑制破骨细胞从而减少骨丢失。与口服治疗相比依从性强，对骨骼作用起效快。胃肠道不良反应不大 | 不直接针对糖皮质激素诱导性骨质疏松的骨形成减少。肌酐清除率小于 30ml/min 的患者禁用。急性反应阶段（感冒样症状）可能在 2 ~ 3 天内发生，持续≤3 天，特别是第一次使用时，对乙酰氨基酚或布洛芬可减轻症状 |
| * 特立帕肽 rhPTH 1-34（20 微克 皮下注射 / 天） | 直接针对糖皮质激素诱导性骨质疏松中成骨细胞、骨细胞凋亡的增加以及成骨细胞数目、骨形成和骨强度降低之特征。成骨作用起效快。降低椎骨骨折 | 成本高（高于口服或静脉输注双膦酸盐），需每天注射，大剂量糖皮质激素可减弱其作用。对甲状旁腺激素水平升高的患者尚未进行过研究。不良反应：轻度高血钙、头痛、恶心、腿痉挛、眩晕。有肾结石病史者慎用。注射≥16 小时后至少检查一次血清钙，根据需要调整口服钙的摄入 |
| 狄诺塞麦（60 mg 皮下注射每 6 个月一次） | 强有力的破骨细胞抑制剂，使用方便。停用糖皮质激素即可停用本药。可用于肌酐清除率≤30ml/min 或不能耐受其他治疗方案的患者 | 并不针对大量糖皮质激素所造成的骨形成减少。使用狄诺塞麦前要纠正低钙血症和维生素 D 缺乏 |

\* FDA 批准用于糖皮质激素诱导性骨质疏松症。在欧洲，只有每日口服的双膦酸盐治疗方案、唑来膦酸钠、特立帕肽获批准用于糖皮质激素诱导性骨质疏松症

疗仍在继续的患者中，所以推荐的双膦酸盐类药物的治疗时间至少与类固醇使用时间一致，不推荐"药物假期"[68]。约 15% 的糖皮质激素诱导性骨质疏松病人最初输注唑来膦酸会经历一个 2～3 天的急性反应期，持续 3 天或少于 3 天[62]。轻度发热、肌肉骨骼疼痛和感冒样症状等可用对乙酰氨基酚或布洛芬对症处理，以后再次输注就很少发生。

在糖皮质激素诱导性股骨头骨坏死的患者中，一项 2 年随机安慰剂对照开放性试验表明，阿仑膦酸钠可以减轻疼痛、延迟病变扩展，很少需要手术[69]。一项 8 年前瞻性观察性研究报告指出，骨坏死患者在起病几个月内开始使用阿仑膦酸钠并持续 1～3 年可持续改善患者的疼痛和行走功能[70]。虽然双膦酸盐类药物对髋部骨坏死有用，但可导致颌骨骨坏死（ONJ）[71]。颌骨骨坏死与髋部骨坏死明显不同的是，颌骨骨坏死的特点是颌面骨暴露至少 8 周、口腔卫生差、典型的拔牙或其他侵入性手术后、感染放线菌。颌骨骨坏死主要发生在频繁（通常是每月）接受大剂量静脉注射双膦酸盐类药物的溶骨性乳腺癌或多发性骨髓瘤的患者。使用双膦酸盐类药物治疗的骨质疏松症患者，发生颌骨骨坏死的风险是 1/[（10 000～100 000）患者·年]。糖皮质激素的使用可能略微增加颌骨骨坏死的风险。在使用双膦酸盐类药物前，临床医师应对病人进行口腔检查和口腔科会诊。双膦酸盐类药物也可能与非典型股骨转子下骨折有关，即便如此，其风险也很小[72]。

糖皮质激素诱导性骨质疏松的一种替代治疗是特立帕肽，一种重组人甲状旁腺激素 [rhPTH1-34]。在一项 18 个月的随机双盲对照头对头试验中，与阿仑膦酸钠相比，特立帕肽增加脊柱的骨密度更快、程度更高，并减少椎骨骨折（0.6% 对 6.1%，$P=0.004$）[73]。特立帕肽多方面抵御糖皮质激素诱导性骨质疏松的病理生理机制，因此，是一种相当合理的治疗药物。特立帕肽可预防预期中的糖皮质激素诱导的成骨细胞、骨细胞凋亡的增加以及成骨细胞数目、骨形成和骨强度的降低。成骨细胞细胞凋亡的降低与骨形成增加有关，骨细胞凋亡的减少与保存骨强度相关[74-75]。此外，特立帕肽可抵消糖皮质激素对蛋白激酶（蛋白激酶 B）磷酸化和 Wnt 信号通路的负面影响[75]。然而，特立帕肽的作用可被大剂量糖皮质激素治疗所抵消[75-77]。此外，与其他类型的骨质疏松症比较，基础病严重程度、体重减轻、其他药物治疗、肾功能、低胰岛素样生长因子 I 水

平等患者自身因素可减弱特立帕肽在糖皮质激素诱导性骨质疏松中的疗效[1,75]。特立帕肽的缺点是需要每日皮下注射、药物需冷藏、费用高、不良反应（头痛、恶心、头晕、腿抽筋），偶尔有轻度高钙血症，肾结石或甲状旁腺水平升高的患者需慎用[78]。

另一个潜在的治疗选择是狄诺塞麦，一种人源化受体激活剂核因子 -κB 配体（RANKL）单克隆抗体，已获批准用于预防绝经后骨质疏松症女性椎骨、非椎骨和髋部骨折，但尚未获准用于糖皮质激素诱导性骨质疏松[79]。在一项随机双盲安慰剂对照试验中，61 例同时接受泼尼松（15mg/d 或更少）和甲氨蝶呤治疗的类风湿关节炎患者，狄诺塞麦能使患者脊柱和髋部的骨密度增加，其增加程度与 88 例同时接受甲氨蝶呤和狄诺塞麦治疗的患者相当[80]。此外，与安慰剂和甲氨蝶呤相比，不良反应无明显差异。对于需要糖皮质激素治疗，但肾功能不全、血清钙水平稳定而不适合双膦酸盐类药物或特立帕肽、不能耐受其他治疗方案的患者可考虑使用狄塞麦。每 6 个月皮下注射一次可增加其使用依从性。

已有报道糖皮质激素诱导性骨质疏松的患者行椎体后凸成形术后几天即发生相邻椎体骨折，提示接受糖皮质激素治疗的患者要小心选择功能锻炼方法[81-82]。

## 参考文献

1. Weinstein RS. 2011. Clinical practice: Glucocorticoid-induced bone disease. *N Engl J Med* 364: 44–52.
2. Canalis E, Mazziotti G, Giustina A, Bilezikian JP. 2007. Glucocorticoid-induced osteoporosis: Pathophysiology and therapy. *Osteoporosis Int* 18: 1319–1328.
3. Angeli A, Guglielmi G, Dovio A, Capelli G, de Feo D, Giannini S, Giorgino R, Moro L, Giustina A. 2006. High prevalence of asymptomatic vertebral fractures in post-menopausal women receiving chronic glucocorticoid therapy: A cross-sectional outpatient study. *Bone* 39: 259–259.
4. Salerno A, Hermann R. Efficacy and safety of steroid use for postoperative pain relief. *J Bone Joint Surg* 88A: 1361–1372.
5. LoCascio V, Bonucci E, Imbimbo B, Ballanti P, Adami S, Milani S, Tartarotti D, DellaRocca C. 1990. Bone loss in response to long-term glucocorticoid therapy. *Bone Miner* 8: 39–51.
6. Weinstein RS. 2000. Perspective: True strength. *J Bone Miner Res* 15: 621–625.
7. Seeman E. Bone quality-the material and structural basis of bone strength and fragility. *N Engl J Med* 354: 2250–2261.
8. van Staa TP, Laan RF, Barton IP, Cohen S, Reid DM, Cooper C. 2003. Bone density threshold and other pre-

dictors of vertebral fracture in patients receiving oral glucocorticoid therapy. *Arth Rheum* 48: 3224–3229.

9. Adler RA, Curtis JR, Saag K, Weinstein RS. 2008. Glucocorticoid-induced osteoporosis. In: Marcus R, Feldman D, Nelsen DA, Rosen CJ (eds.) *Osteoporosis, 3rd Ed.* San Diego, CA: Elsevier-Academic Press. pp. 1135–1166.

10. Steinbuch M, Youket TE, Cohen S. 2004. Oral glucocorticoid use is associated with an increased risk of fracture. *Osteoporos Int* 15: 323–328.

11. Mankin HF. 1992. Nontraumatic necrosis of bone (osteonecrosis). *N Engl J Med* 326: 1473–1479.

12. Cooper MS, Rabbitt EH, Goddard PE, Bartlett WA, Hewison M, Stewart PM. 2002. Osteoblastic 11β-hydroxysteroid dehydrogenase type 1 activity increases with age and glucocorticoid exposure. *J Bone Miner Res* 17: 979–986.

13. Russcher H, Smit P, van den Akker EL, van Rossum EF, Brinkmann AO, de Jong FH, Lamberts SW, Koper JW. 2005. Two polymorphisms in the glucocorticoid receptor gene directly affect glucocorticoid-regulated gene expression. *J Clin Endocrinol Metab* 90: 5804–5810.

14. Maalouf NM, Shane E. 2005. Osteoporosis after solid organ transplantation. *J Clin Endocrinol Metab* 90: 2456–2465.

15. Bernstein CN, Blanchard JF, Leslie W, Wajda A, Yu BN. 2000. The incidence of fractures among patients with inflammatory bowel disease. *Ann Intern Med* 133: 795–799.

16. Jahnsen J, Falch JA, Mowinckel P, Aadland E. 2002. Vitamin D status, parathyroid hormone and bone mineral density in patients with inflammatory bowel disease. *Scand J Gastroenterol* 37: 192–199.

17. Stockbrugger RW, Schoon EJ, Bollani S, Mills PR, Israeli E, Landgraf L, Felsenberg D, Ljunghall S, Nygard G, Persson T, Graffner H, Bianchi Porro G, Ferguson A. 2002. Discordance between the degree of osteopenia and the prevalence of spontaneous vertebral fractures in Crohn's disease. *Aliment Pharmacol Ther* 16: 1519–1527.

18. Saag KG, Koehnke R, Caldwell JR, Brasington R, Burmeister LF, Zimmerman B, Kohler JA, Furst DE. 1994. Low dose long-term corticosteroid therapy in rheumatoid arthritis: An analysis of serious adverse events. *Am J Med* 96: 115–123.

19. Jorgensen NR, Schwarz P, Holme I, Hendriksen BM, Petersen LJ, Becker V. 2007. The prevalence of osteoporosis in patients with chronic obstructive pulmonary disease: A cross sectional study. *Respir Med* 101: 177–185.

20. Wakata N, Nemoto H, Sugimoto H, Nomoto N, Konno S, Hayashi N, Arak Y, Nakazato A. 2004. Bone density in myasthenia gravis patients receiving long-term prednisolone therapy. *Clin Neurol Neurosurg* 106: 139–141.

21. Khachanova NV, Demina TL, Smirnov AV, Gusev EI. 2006. Risk factors of osteoporosis in women with multiple sclerosis. *Zh Nevrol Psikhiatr Im S S Korsakova* 3: 56–63.

22. Thompson JM, Modin GW, Arnaud CD, Lane NE. 1997. Not all postmenopausal women on chronic steroids and estrogen treatment are osteoporotic: Predictors of bone mineral density. *Calcif Tissue Int* 61: 377–381.

23. Tatsuno I, Sugiyama T, Suzuki S, Yoshida T, Tanaka T, Sueishi M, Saito Y. 2009. Age dependence of early symptomatic vertebral fracture with high-dose glucocorticoid treatment for collagen vascular diseases. *J Clin Endocrinol Metab* 94: 1671–1677.

24. van Staa TP, Leufkins H, Cooper C. 2001. Use of inhaled glucocorticoids and risk of fractures. *J Bone Miner Res* 16: 581–588.

25. Nathan AW, Rose GL. 1979. Fatal iatrogenic Cushing's syndrome. *Lancet* I: 207.

26. Nasser SMS, Ewan PW. 2001. Depot corticosteroid treatment for hay fever causing avascular necrosis of both hips. *Brit Med J* 322: 1589–1591.

27. McLean CJ, Lobo RFJ, Brazier DJ. 1995. Cataracts, glaucoma, and femoral avascular necrosis caused by topical corticosteroid ointment. *Lancet* 345: 330.

28. Champion PK. 1974. Cushing's syndrome secondary to abuse of dexamethasone nasal spray. *Arch Intern Med* 134: 750–751.

29. Licata AA. 2005. Systemic effects of fluticasone nasal spray: Report of two cases. *Endocr Pract* 11: 194–196.

30. Kubo T, Kojima A, Yamazoe S, Ueshima K, Yamamoto T, Hirasawa Y. 2001. Osteonecrosis of the femoral head that developed after long-term topical steroid application. *J Orthop Sci* 6: 92–94.

31. Williams PL, Corbett M. 1983. Avascular necrosis of bone complicating corticosteroid replacement therapy. *Ann Rheum Dis* 42: 276–279.

32. Snyder S. 1984. Avascular necrosis and corticosteroids. *Ann Intern Med* 100: 770.

33. Zelissen PMJ, Croughs RJM, van Rijk PP, Raymakers JA. 1994. Effect of glucocorticoid replacement therapy on bone mineral density in patients with Addison disease. *Ann Intern Med* 120: 207–210.

34. King JA, Wisniewski AB, Bankowski BJ, Carson KA, Zacur HA, Migeon CJ. 2006. Long-term corticosteroid replacement and bone mineral density in adult women with classical congenital adrenal hyperplasia. *J Clin Endocrinol Metab* 91: 865–869.

35. van Staa TP, Leufkins H, Cooper C. 2001. Use of inhaled glucocorticoids and risk of fractures. *J Bone Miner Res* 16: 581–588.

36. Gluck OS, Murphy WA Hahn TJ, Hahn B. 1981. Bone loss in adults receiving alternate day glucocorticoid therapy. A comparison with daily therapy. *Arth Rheum* 24: 892–898.

37. Samaras K, Pett S, Gowers A, McMurchie M, Cooper DA. 2005. Iatrogenic Cushing's syndrome with osteoporosis and secondary adrenal failure in human immunodeficiency virus-infected patients receiving inhaled corticosteroids and ritonavir-boosted protease inhibitors: Six cases. *J Clin Endocrinol Metab* 90: 4394–4398.

38. de Vries F, Bracke M, Leufkens HGM, Lammers JWJ, Cooper C, van Staa TP. 2007. Fracture risk with intermittent high-dose oral glucocorticoid therapy. *Arth Rheum* 56: 208–214.

39. Weinstein RS, Jilka RL, Parfitt AM, Manolagas SC. 1998. Inhibition of osteoblastogenesis and promotion of apoptosis of osteoblasts and osteocytes by glucocorticoids: Potential mechanisms of the deleterious effects on bone. *J Clin Invest* 102: 274–282.

40. O'Brien CA, Jia D, Plotkin LI, Bellido T, Powers CC, Stewart SA, Manolagas SC, Weinstein RS. 2004. Glucocorticoids act directly on osteoblasts and osteocytes to induce their apoptosis and reduce bone formation and strength. *Endocrinol* 145: 1835–1841.

41. Jia D, O'Brien CA, Stewart SA, Manolagas SC, Weinstein RS. 2006. Glucocorticoids act directly on osteoclasts to increase their lifespan and reduce bone density. *Endocrinol* 147: 5592–5599.

42. Sambrook PN, Hughes DR, Nelsen AE, Robinson BG, Mason RS. 2003. Osteocyte viability with glucocorticoid treatment: Relation to histomorphometry. *Ann Rheum Dis* 62: 1215–1217.

43. Weinstein RS, Chen JR, Powers CC, Stewart SA, Landes RD, Bellido T, Jilka RL, Parfitt AM, Manolagas SC. 2002. Promotion of osteoclast survival and antagonism of bisphosphonate-induced osteoclast apoptosis by glucocorticoids. *J Clin Invest* 109: 1041–1048.

44. Dempster DW. 1989. Bone histomorphometry in glucocorticoid-induced osteoporosis. *J Bone Miner Res* 4: 137–141.

45. Dempster DW, Arlot MA, Meunier PJ. 1983. Mean wall thickness and formation periods of trabecular bone packets in corticosteroid-induced osteoporosis. *Calcif Tissue Int* 35: 410–417.

46. Weinstein RS, Wan C, Liu Q, Wang Y, Almeida M, O'Brien CA, Thostenson J, Roberson PK, Boskey AL, Clemens TL, Manolagas SC. 2010. Endogenous glucocorticoids decrease angiogenesis, vascularity, hydration, and strength in aged mice. *Aging Cell* 9: 147–161.

47. Vedi S, Elkin SL, Compston JE. 2005. A histomorphometric study of cortical bone of the iliac crest in patients treated with glucocorticoids. *Calcif Tissue Int* 77: 79–83.

48. Weinstein RS, Jia D, Powers CC, Stewart SA, Jilka RL, Parfitt AM, Manolagas SC. 2004. The skeletal effects of glucocorticoid excess override those of orchidectomy in mice. *Endocrinol* 145: 1980–1987.

49. Pearce G, Tabensky DA, Delmas PD, Gordon Baker HW, Seeman E. 1998. Corticosteroid-induced bone loss in men. *J Clin Endocrinol Metab* 83: 801–806.

50. Tauchmanovà L, Pivonello R, Di Somma C, Rossi R, De Martino MC, Camera L, Klain M, Salvatore M, Lombardi G, Colao A. 2006. Bone demineralization and vertebral fractures in endogenous cortisol excess: Role of disease etiology and gonadal status. *J Clin Endocrinol Metab* 91: 1779–1784.

51. Rubin MA, Bilezikian JP. 2002. The role of parathyroid hormone in the pathogenesis of glucocorticoid-induced osteoporosis: A reexamination of the evidence. *J Clin Endocrinol Metab* 87: 4033–4041.

52. Hattersley AT, Meeran K, Burrin J, Hill P, Shiner R, Ibbertson HK. 1994. The effect of long-and short-term corticosteroids on plasma calcitonin and parathyroid hormone levels. *Calcif Tissue Int* 54: 198–202.

53. Pas-Pacheco E, Fuleihan GEH, LeBoff MS. 1995. Intact parathyroid hormone levels are not elevated in glucocorticoid-treated subjects. *J Bone Miner Res* 10: 1713–1718.

54. Weinstein RS, Nicholas RW, Manolagas SC. 2000. Apoptosis of osteocytes in glucocorticoid-induced osteonecrosis of the hip. *J Clin Endocrinol Metab* 85: 2907–2912.

55. Calder JDF, Buttery L, Revell PA, Pearse M, Polak JM. 2004. Apoptosis—A significant cause of bone cell death in osteonecrosis of the femoral head. *J Bone Joint Surg* 86B: 1209–1213.

56. Zizic TM, Marcoux C, Hungerford DS, Dansereau J-V, Stevens MB. 1985. Corticosteroid therapy associated

57. Felson DT, Anderson JJ. 1987. Across-study evaluation of association between steroid dose and bolus steroids and avascular necrosis of bone. *Lancet* I: 902–905.

58. Curtis JR, Westfall AO, Allison JJ, Becker A, Casebeer L, Freeman A, Spettell CM, Weissman NW, Wilke S, Saag KG. 2005. Longitudinal patterns in the prevention of osteoporosis in glucocorticoid-treated patients. *Arth Rheum* 52: 2485–2494.

59. Grossman JM, Gordon R, Ranganath VK, Deal C, Caplan L, Chen W, Curtis JR, Furst DE, McMahon M, Patkar NM, Volkmann E, Saag KG. 2010. American College of Rheumatology 2010 recommendations for the prevention and treatment of glucocorticoid-induced osteoporosis. *Arthritis Care Res (Hoboken)* 62: 1515–1526.

60. Adachi JD, Saag KG, Delmas PD, Liberman UA, Emkey RD, Seeman E, Lane NE, Kaufman JM, Poubelle PE, Hawkins F, Correa-Rotter R, Menkes CJ, Rodriguez-Portales JA, Schnitzer TJ, Block JA, Wing J, McIlwain HH, Westhovens R, Brown J, Melo-Gomes JA, Gruber BL, Yanover MJ, Leite MO, Siminoski KG, Nevitt MC, Sharp JT, Malice MP, Dumortier T, Czachur M, Carofano W, Daifotis A. 2001. Two-year effects of alendronate on bone mineral density and vertebral fracture in patients receiving glucocorticoids: A randomized, double-blind, placebo-controlled extension trial. *Arth Rheum* 44: 202–211.

61. Reid DM, Hughes RA, Laan RF, Sacco-Gibson NA, Wenderoth DH, Adami S, Eusebio RA, Devogelaer JP. 2000. Efficacy and safety of daily risedronate in the treatment of corticosteroid-induced osteoporosis in men and women: A randomized trial. *J Bone Miner Res* 15: 1006–1013.

62. Reid DM, Devogelaer J-P, Saag K, Roux C, Lau CS, Reginster JY, Papanastasiou P, Ferreira A, Hartl F, Fashola T, Mesenbrink P, Sambrook PN; HORIZON investigators. 2009. Zoledronic acid and risedronate in the prevention and treatment of glucocorticoid-induced osteoporosis (HORIZON): A multicenter, double-blind, double-dummy, randomized controlled trial. *Lancet* 373: 1253–1263.

63. Weinstein RS, Roberson PK, Manolagas SC. 2009. Giant osteoclast formation and long-term oral aminobisphosphonate therapy. *N Engl J Med* 360: 53–62.

64. Liberman UA, Weiss SR, Bröll J, Minne HW, Quan H, Bell NH, Rodriguez-Portales J, Downs RW, Dequeker J, Favus M. 1995. Effect of oral alendronate on bone mineral density and the incidence of fractures in postmenopausal osteoporosis. The Alendronate Phase III Osteoporosis Treatment Study Group. *N Engl J Med* 333: 1437–1443.

65. Orwoll E, Ettinger M, Weiss S, Miller P, Kendler D, Graham J, Adami S, Weber K, Lorenc R, Pietschmann P, Vandormael K, Lombardi A. 2000. Alendronate for the treatment of osteoporosis in men. *N Engl J Med* 343: 604–610.

66. Plotkin LI, Weinstein RS, Parfitt AM, Manolagas SC, Bellido T. 1999. Prevention of osteocyte and osteoblast apoptosis by bisphosphonates and calcitonin. *J Clin Invest* 104: 1363–1374.

67. Fleisch H. 2000. *Bisphosphonates in Bone Disease: From the Laboratory to the Patient*, 4th Ed. San Diego: Academic Press. p 42.

68. Emkey R, Delmas PD, Goemaere S, Liberman UA, Poubelle PE, Daifotis AG, Verbruggen N, Lombardi A, Czachur M. 2003. Changes in bone mineral density following discontinuation or continuation of alendronate therapy in glucocorticoid-treated patients: A retrospective, observational study. *Arth Rheum* 48: 1102–1108.

69. Lai K-A, Shen W-J, Yang C-Y, Shao C-J, Hsu J-T, Lin R-M. 2005. The use of alendronate to prevent early collapse of the femoral head in patients with nontraumatic osteonecrosis. *J Bone Joint Surg Am* 87: 2155–2159.

70. Agarwala S, Shah S, Joshi VR. 2009. The use of alendro-

nate in the treatment of avascular necrosis of the femoral head: Follow-up to eight years. *J Bone Joint Surg Br* 91: 1013–1018.

71. Khosla S, Burr D, Cauley J, Dempster DW, Ebeling PR, Felsenberg D, Gagel RF, Gilsanz V, Guise T, Koka S, McCauley LK, McGowan J, McKee MD, Mohla S, Pendrys DG, Raisz LG, Ruggiero SL, Shafer DM, Shum L, Silverman SL, Van Poznak CH, Watts N, Woo SB, Shane E; American Society for Bone and Mineral Research. 2007. Bisphosphonate-associated osteonecrosis of the jaw: Report of a task force of the American Society for Bone and Mineral Research. *J Bone Miner Res* 22: 1479–1491.

72. Black DM, Kelly MP, Genant HK, Palermo L, Eastell R, Bucci-Rechtweg C, Cauley J, Leung PC, Boonen S, Santora A, de Papp A, Bauer DC; Fracture Intervention Trial Steering Committee; HORIZON Pivotal Fracture Trial Steering Committee. 2010. Bisphosphonates and fractures of the subtrochanteric or diaphyseal femur. *N Engl J Med* 362: 1761–1771.

73. Saag KG, Shane E, Boonen S, Martin F, Donley DW, Taylor KA, Dalsky GP Marcus R. 2007. Teriparatide or alendronate in glucocorticoid-induced osteoporosis. *N Engl J Med* 357: 2028–2039.

74. Jilka RL, Weinstein RS, Bellido T, Roberson P, Parfitt AM, Manolagas SC. 1999. Increased bone formation by prevention of osteoblast apoptosis with PTH. *J Clin Invest* 104: 439–446.

75. Weinstein RS, Jilka RJ, Roberson PK, Manolagas SC. 2010. Intermittent parathyroid hormone administration prevents glucocorticoid-induced osteoblast and osteocyte apoptosis, decreased bone formation, and reduced bone strength in mice. *Endocrinol* 151: 2641–2649.

76. Oxlund H, Ortoft G, Thomsen JS, Danielsen CC, Ejer-sted C, Andreassen TT. 2006. The anabolic effect of PTH on bone is attenuated by simultaneous glucocorticoid treatment. *Bone* 39: 244–252.

77. Devogelaer J-P, Adler RA, Recknor C, See K, Warner MR, Wong M, Krohn K. 2010. Baseline glucocorticoid dose and bone mineral density response with teriparatide or alendronate therapy in patients with glucocorticoid-induced osteoporosis. *J Rheumatol* 37: 141–148.

78. Miller PD. 2008. Safety of parathyroid hormone for the treatment of osteoporosis. *Curr Osteo Reports* 6: 12–16.

79. Cummings SR, San Martin J, McClung MR, Siris ES, Eastell R, Reid IR, Delmas P, Zoog HB, Austin M, Wang A, Kutilek S, Adami S, Zanchetta J, Libanati C, Siddhanti S, Christiansen C; FREEDOM Trial. 2009. Denosumab for prevention of fractures in postmenopausal women with osteoporosis. *N Engl J Med* 361: 756–765.

80. Dore RK, Cohen SB, Lane NE, Palmer W, Shergy W, Zhou L, Wang H, Tsuji W, Newmark R; Denosumab RA Study Group. 2010. Effects of denosumab on bone mineral density and bone turnover in patients with rheumatoid arthritis receiving concurrent glucocorticoids or bisphosphonates. *Ann Rheum Dis* 69: 872–875.

81. Donovan MA, Khandji AG, Siris E. 2004. Multiple adjacent vertebral fractures after kyphoplasty in a patient with steroid-induced osteoporosis. *J Bone Miner Res* 19: 712–713.

82. Syed MI, Patel NA, Jan S, Shaikh A, Grunden B, Morar K. 2006. Symptomatic refractures after vertebroplasty in patients with steroid-induced osteoporosis. *Am J Neuroradiol* 27: 1938–1943.

# 第 59 章
# 风湿性疾病中炎症诱导的骨丢失

Steven R. Goldring

（袁忠治 译 / 审校）

炎性关节疾病包括一组各种各样的、呈现常见炎症表现和破坏性变化、影响关节和关节周围组织结构和功能的疾患。许多这些疾患，聚集在关节组织的炎症过程会影响关节外组织和器官，可对系统性骨重建产生一般性影响。需特别关注类风湿关节炎（rheumatoid arthritis，RA）、系统性红斑狼疮（systemic lupus erythematosus，SLE）和血清反应阴性的脊椎关节病，包括强直性脊柱炎、反应性关节炎（曾称为瑞特综合征）、炎性肠道疾病关节炎、幼年起病脊椎关节病、银屑病关节炎。重点讨论强直性脊柱炎，因为这是典型的脊椎关节病。

在 RA 和 SLE，滑膜衬里是炎症过程的始发部位。生理情况下，滑膜形成一层薄膜衬在关节腔表面，并产生滑液润滑关节和营养填充在关节软骨中的软骨细胞。患有 RA 和 SLE 的患者，滑膜变成了强烈的免疫介导炎症部位，导致滑膜增生并产生大量的细胞因子和可溶性介质，在临床上表现出关节炎症的体征[1-2]。RA 病人，这一炎症过程最终导致关节组织破坏。虽然临床上 SLE 和 RA 的症状相似，但 SLE 的滑膜炎并不导致关节软骨和骨的直接破坏。有趣的是，Toukap 等人[3] 报道，SLE 病人呈现出不同于 RA 和骨关节炎的滑膜基因表达谱，提示在这些疾患中有不同的炎症和免疫过程参与滑膜的发病机理和生理活动。随后将对 SLE 和 RA 中参与骨吸收的潜在机理进行讨论。尽管没有破坏性改变，关节畸形（称为雅库关节炎）的确会在 SLE 患者中出现，但这是由于关节周围结缔组织的完整性变化所致，而非软骨和骨的破坏[4]。

滑液炎症也可出现在血清反应阴性的脊椎关节病。不同于 RA 和 SLE，脊椎关节病炎症通常呈非对称性，包括远端以及近端关节，重要的是，中轴骨也受累。解剖和组织病理学分析已经确认，肌腱或韧带附着于骨骼的肌腱端是脊椎关节病炎症的始发部位[5]。随后，炎症范围扩展到关节边缘并产生滑膜关节翳，可伴随边缘关节侵蚀。与 RA 所见形成对照，脊椎关节病的炎症过程可能与肌腱端钙化和骨化并最终导致关节骨性硬化有关[6]。一个类似的炎症过程可能影响中轴骨，导致骨形成和融合增加或相邻椎骨僵硬，形成所谓的韧带骨赘[5-7]。

## 类风湿关节炎

RA 是一种全身性炎症疾患，以对称性多发性关节炎为特征。本病有四种类型的病理性骨重建，包括局灶性边缘关节侵蚀、软骨下骨丢失、关节周围骨量减少和全身性骨质疏松症。局灶性边缘侵蚀是RA 的放射学标志。对这些局灶性骨丢失部位的组织病理学检查，可显示附着于骨表面而形成的、称之为"关节翳"的地幔或覆盖物的滑膜炎性组织。关节翳和邻近骨之间的界面常被衬以含有单核和多核细胞表型特点的真正破骨细胞吸收凹陷，因此提示破骨细胞为局灶滑膜吸收过程的主要细胞类型[8-9]。

类似的局灶骨丢失部位可出现在软骨下骨的骨内膜表面，具有破骨细胞表型特征的细胞也存在于这些骨表面。在这些部位软骨下骨侵蚀，通过提供进入深部关节软骨的通路，侵袭性炎性组织降解关节软骨，从而导致关节破坏。这些区域的软骨下骨侵蚀常常围绕磁共振成像可见的骨髓水肿部位。对这些区域骨髓的组织学分析显示，骨髓被填充了炎性细胞的纤维血管基质所替代[10]。重要的是，骨髓病变的存在强烈预测了在这些区域局灶性骨侵蚀将会扩展[11-12]。

更多明确提示破骨细胞在局灶关节骨侵蚀的发病机理中起作用的证据来源于研究人员用遗传学方法在缺乏形成破骨细胞能力的小鼠中诱导具有 RA 特征关节炎的研究[13-15]。在这些模型中，尽管存在广泛的滑膜炎症，但破骨细胞形成的缺失可保护关节面免受局灶关节骨吸收。

RA 诱导破骨细胞介导的骨吸收，之后所形成的滑膜病变促成多量炎性组织细胞生成，后者可产生各种各样能招募破骨细胞前体和诱导其分化及激活的产物。这包括一系列的趋化因子，以及受体激活核因子 -κB 配位体（RANKL）、白细胞介素 -1（IL-1）、IL -6、IL -11、IL -15、IL -17、单核细胞集落刺激因子、肿瘤坏死因子 -α（TNF-α）、前列腺素、甲状旁腺激素相关多肽[1-2]。在这些产品中，需特别留意 RANKL，它由滑膜组织内滑膜成纤维细胞和 T 细胞所产生[16-18]。该细胞因子在局灶侵蚀的发病机理中的重要作用源自于用骨保护素（OPG）可阻断 RA 动物模型中 RANKL 的活动、使关节侵蚀明显减轻的观察[17,19-20]。RANKL 重吸收过程中的关键作用通过基因模型所获得的结果而得到了进一步的支持，这个基因模型删除了 RANKL 或中断了其信号通路来保护炎症性关节炎模型的动物免受关节骨侵蚀[14]。使用阻断 RANKL 活性的单克隆抗体狄诺塞麦来阻碍 RANKL，显示出 RA 病人组的关节骨侵蚀显著减少，这为防止 RA 的关节骨侵蚀提供了进一步证据，即给破骨细胞和破骨细胞调节的骨的重吸收提供合理的治疗目标[21-22]。有趣的是，除了一项连续使用唑来膦酸钠方案出版外[24]，双膦酸盐证明可有效保护 RA 患者骨丢失，却不能有效减少病灶关节的破坏[23]。尽管这些药物在预防关节破坏中有使用限制，如下讨论所示，双膦酸盐在防治系统性骨丢失中的疗效是毋庸置疑的[23]。此外，最近的一些研究也显示，针对 RANKL 用狄诺塞麦来预防 RA 病人的全身性骨丢失是有效的，其中也包括持续接受糖皮质激素治疗的患者[25-26]。

RA 边缘和软骨下骨丢失的另一个显著特征是缺乏骨修复。Diarra 等人[27]最近的研究提供了深入了解参与这种炎性关节炎骨吸收和骨形成的失偶机制。他们的研究表明，炎性 RA 滑膜组织细胞产生 dickkopf-1（DKK-1），一种 Wingless（Wnt）信号通路抑制剂，Wnt- 信号通路在破骨细胞介导的骨形成中起着至关重要的作用。Walsh 等人的研究也证实了这些观察，并鉴定了 Wnt 家族的一些拮抗剂，包括在 RA 滑膜中的 DKK 成员和分泌型 Frizzled 相关蛋白家族[28]。在 Diarra 的研究中，滑膜成纤维细胞、内皮细胞和软骨细胞是 DKK-1 的主要来源[27]。这进一步表明了 TNF -α 是 DKK-1 强效诱导物，因此提示这是骨形成和骨吸收炎症前介导物。此外，令人有些惊讶的观察是，使用阻断抗体抑制 DKK-1 不仅有助于骨形成，也有助于抑制破骨细胞介导的骨吸收。骨吸收抑制作用有助于炎性滑膜下调 RANKL 的生产和上调 OPG。这些观察清晰地指明未来防止 RA 骨丢失的治疗策略[29]。

局灶边缘骨侵蚀是 RA 的影像学特点，但最早的 RA 骨骼特征是关节周围的骨量减少。重要的是，有证据显示关节旁骨丢失对手部局灶关节的侵蚀具较高的预测价值[30-32]。有关组织病理变化与关节周围骨量减少之间关系的研究很少。Shimizu 等人[33]从一系列接受人工关节置换术的 RA 患者中取材，观察了关节周围的骨，并基于组织形态测量学分析，取得了骨吸收和骨形成均升高的证据。关节旁骨髓组织检查常可显示病灶炎性细胞积累，包括淋巴细胞和巨噬细胞，这些细胞很可能是影响骨重建的细胞因子和相关前炎症介质的来源[34]。固定和机械负荷减少是引起关节周围骨丢失发病机制的额外因素。

RA 的最终骨骼特征是呈现出一般性的骨质疏松症。大量研究证明，与疾病对照组比较，RA 患者的骨密度更低，骨折风险增加[35-38]。在 RA 患者中，存在多种影响骨重建的混杂因素，难以确定特定患者骨量减少的确切发病机制。这些影响包括性别、年龄、营养状态、体力活动水平、疾病持续时间和严重程度、药物的使用，如能影响骨重建的糖皮质激素。Lodder 等人[37]对一群低到中等疾病活动的 RA 患者的骨量和疾病活动关系进行了评估，观察到疾病活动程度是一个引起全身性骨丢失的重要因素，这一结论支持早些时候其他研究者的观察所见。Solomon 及其同事[39]最近评估了一批绝经后女性骨质疏松症 RA 患者的局灶骨侵蚀和一般性骨质疏松症之间的关系，尽管他们观察到髋部骨密度降低（BMD）和关节侵蚀的相关性，但经多变量调整后这一相关性消失，这表明侵蚀和骨密度之间的关系是复杂的，受各种疾病和治疗相关因素的影响。

使用多种不同方法深入了解引起 RA 全身性骨丢失的机制，包括骨活组织检查的组织形态测量学分析、尿和血清骨重建生物标志物的测量和细胞因子水平评估。早期采用组织形态测量学分析的研究表明，骨量的减少可抑制骨形成[40]。相反，Gough 等[41]以及其他几个研究人员，基于尿标志物检查，观察到骨吸收出现升高。令人感兴趣的是，Garnero 等人观察到高水平的尿 CTX-1（骨吸收标志物）可预测到独立于风湿因子或红细胞沉降率的关节损伤影像学进展风险[42]。最近，几组研究人员使用骨重建指数和（或）血清细胞因子水平来评估治疗 RA 患者局灶关节损伤及全身骨丢失的疗效[25,43-46]。结果表明，抑制炎症信号和改善功能状态可改善骨重建指数水平和类型。

前炎性细胞因子的不良反应可干扰 RA 全身性骨重建，前炎性细胞因子从滑膜炎症部位释放入血循环，以类似于内分泌激素的方式调节全身性骨重建。尽管 RA 病人的多个破骨细胞生成因子在血清中的水平升高，但以 RANKL 和 OPG 的水平最具有特异性。Geusens 及其同事最近报道了对一群 RA 患者超过 11 年的随访结果，显示早期 RA 循环中的 OPG/RANKL 比列可预测后续骨破坏[47-48]。在另一项研究中，Vis 等[43]表明使用英利昔单抗抗 -TNF 治疗伴随有全身性骨丢失的降低，且这些效应与血清 RANKL 水平的下降相关。也有证据表明，炎性关节释放的细胞因子和介质不利于骨形成。这一结论得到 Diarra 等人的观察的支持[27]，他们检测到在 RA 患者的血清中 DKK-1（一种形成骨抑制剂）水平升高。其他作者也报道了类似的发现[49-50]。有趣的是，在 Diarra 的研究中，作者观察到 DKK-1 水平并不比对照组强直性脊柱炎的患者高，强直性脊柱炎 DKK-1 的水平与局灶关节周围骨形成升高有关，详见以下部分的讨论。

这些研究和相关调查描述了上述讨论，强调监控 RA 患者全身性骨丢失的证据和建立早期治疗措施的重要性，以减少骨折和致残的长期风险。对于系统性红斑狼疮和有关炎性关节炎的患者也要考虑应用类似的方法，因为这些患者同样存在发生全身性骨质疏松和骨折的风险。

## 强直性脊柱炎

如上所述，强直性脊柱炎（AS）是以肌腱端和四周关节滑膜衬里的细胞炎症为特征。观察滑膜病损可揭示许多与 RA 滑膜相同的特点，包括滑膜衬里细胞增生、淋巴细胞浸润、关节翳形成。与 RA 关节骨重建模式形成鲜明对照的是，AS 患者的炎症过程伴随着骨形成增加的证据。在附着点炎症部位，如韧带和肌腱附着点，特别是脊柱，尤其典型。为了探讨骨形成增加的机制，Braun 和同事[51]从 AS 患者的骶髂关节取活组织进行检查，他们观察到淋巴细胞密集浸润，类似于 RA 滑膜病变，但可见软骨内骨化灶，这与 RA 滑膜不同。使用原位杂交技术，他们发现在这些部位生长因子 -β2 的 mRNA 表达增加，因此推测这一生长因子上调促成骨形成的加强。Lories 等人[52]分析了一系列 AS 或 RA 患者的滑膜组织，发现两组患者骨形态蛋白 -2 和 6 的水平均升高。据此他们推测 AS 新骨形成的不同模式可能与炎症过程局限于肌腱附着骨膜骨有关。Lories 和同事[53]在 DBA/1 小鼠上延伸了这些观察，令小鼠自发形成一个涵盖 AS 过度骨形成特征的炎性关节炎，结果显示 noggin（一种骨形态蛋白拮抗剂）系统性传递可减少新骨形成。对 AS 患者肌腱附着点活检物进行免疫组织化学分析获得了直接证据，支持骨形态蛋白在新骨形成中的作用与 AS 有关，显示出现磷酸化 smad 1/5，与局部 BMP 信号通路激活一致。

Maksymowych 及其同事[54]采用 MRI 观察了 AS 患者炎症症状与中轴骨新骨形成之间的关系。脊柱 MRI 和 X 线片显示，新韧带骨赘在炎症的椎体边缘比无炎症的椎体边缘更容易发生。重要的是，他们发现尽管采用抗 -TNF 疗法，韧带骨赘仍然继续发展。这些观察得到 van der Heijde 及其同事[55-56]的支持，他们的研究结果表明，虽然抗 -TNF 疗法对控制中轴骨炎症有显著疗效，但不能预防韧带骨赘的发展。

尽管 AS 患者在炎症部位有产生过度骨形成的倾向，但许多患者表现出脊柱骨量减少的证据。这是由于脊柱关节僵硬而固定的不良反应所致，即使没有关节僵硬的病人也可检测到骨密度的降低[57-59]。这些作者和其他人的研究表明，如同其他形式的炎性关节炎，骨丢失与炎症骨重建的不良反应有关。

## 系统性红斑狼疮

　　类似于 RA，系统性红斑狼疮（SLE）是一种系统性炎性疾病，除累及关节结构外，可能与广泛的关节外器官损害有关。尽管与 RA 关节炎症的模式和分布相似，但 SLE 的关节炎症常不导致广泛的关节骨侵蚀或软骨破坏。关节畸形和半脱位时有发生，但这主要是由于与持续的关节周围软组织炎症有关的韧带松弛所致。对这种类型的关节炎称之为雅库关节炎，以掌骨桡侧面出现"钩"状侵蚀为特征 [60]。这些局灶骨质变化与 RA 边缘侵蚀明显不同。一种类似类型的关节畸形也用于描述其他的炎性疾患，包括风湿热和肉质瘤，因此这一症状并非 SLE 所独有。如上所述，对 SLE 患者滑膜转录组的分析揭示了在 RA 所见实质上是不同的基因表达谱 [3]。在 SLE 滑膜组织中最突出的发现是上调基因诱导的干扰素。有报道称，与对照组疾病相比，Ⅰ型干扰素信号在 SLE 患者的外周血细胞中显示 [61-62]。令人感兴趣的是，干扰素α和β可抑制破骨细胞在体外生成，而且这些基因及其产物在 SLE 滑膜中的上调可保护骨关节免受破骨细胞介导的骨侵蚀 [63]。Mensah 等 [64] 在（NZB×NZW）F1 小鼠模型研究中，提供了支持源自滑膜的干扰素α可抑制 SLE 破骨细胞介导的骨侵蚀的实验数据。他们的研究表明，无论是在体内还是体外，干扰素α将破骨细胞前体引向髓样树突状细胞分化，从而偏离了破骨细胞的形成进程。类似于 RA 患者，SLE 患者也存在全身性骨质疏松症和相关的脆弱性骨折的风险 [65]。除慢性炎症对骨重建的不利影响，其他因素，包括糖皮质激素治疗、肾功能损害、维生素 D 缺乏均可能导致低骨量。

## 致谢

　　本研究得到了勃林格殷格翰研究基金的资助。

## 参考文献

1. Schett G. 2011. Effects of inflammatory and anti-inflammatory cytokines on the bone. *Eur J Clin Invest* 10: 1–6.
2. Walsh NC, Crotti TN, Goldring SR, Gravallese EM. 2005. Rheumatic diseases: The effects of inflammation on bone. *Immunol Rev* 208: 228–51.
3. Nzeusseu Toukap A, Galant C, Theate I, Maudoux AL, Lories RJ, Houssiau FA, et al. 2007. Identification of distinct gene expression profiles in the synovium of patients with systemic lupus erythematosus. *Arthritis Rheum* 56(5): 1579–88.
4. Santiago MB, Galvao V. 2008. Jaccoud arthropathy in systemic lupus erythematosus: Analysis of clinical characteristics and review of the literature. *Medicine (Baltimore)* 87(1): 37–44.
5. Benjamin M, McGonagle D. 2009. The enthesis organ concept and its relevance to the spondyloarthropathies. *Adv Exp Med Biol* 649: 57–70.
6. Lories RJ, Luyten FP, de Vlam K. 2009. Progress in spondylarthritis. Mechanisms of new bone formation in spondyloarthritis. *Arthritis Res Ther* 11(2): 221.
7. Braun J, Baraliakos X, Golder W, Hermann KG, Listing J, Brandt J, et al. 2004. Analysing chronic spinal changes in ankylosing spondylitis: A systematic comparison of conventional x rays with magnetic resonance imaging using established and new scoring systems. *Ann Rheum Dis* 2004;63(9): 1046–55.
8. Gravallese EM, Harada Y, Wang JT, Gorn AH, Thornhill TS, Goldring SR. 1998. Identification of cell types responsible for bone resorption in rheumatoid arthritis and juvenile rheumatoid arthritis. *Am J Pathol* 152(4): 943–51.
9. Bromley M, Woolley DE. 1984. Chondroclasts and osteoclasts at subchondral sites of erosion in the rheumatoid joint. *Arthritis Rheum* 27(9): 968–75.
10. Jimenez-Boj E, Nobauer-Huhmann I, Hanslik-Schnabel B, Dorotka R, Wanivenhaus AH, Kainberger F, et al. 2007. Bone erosions and bone marrow edema as defined by magnetic resonance imaging reflect true bone marrow inflammation in rheumatoid arthritis. *Arthritis Rheum* 56(4): 1118–24.
11. Hetland ML, Ejbjerg B, Horslev-Petersen K, Jacobsen S, Vestergaard A, Jurik AG, et al. 2009. MRI bone oedema is the strongest predictor of subsequent radiographic progression in early rheumatoid arthritis. Results from a 2-year randomised controlled trial (CIMESTRA). *Ann Rheum Dis* 68(3): 384–90.
12. Boyesen P, Haavardsholm EA, van der Heijde D, Ostergaard M, Hammer HB, Sesseng S, et al. 2011. Prediction of MRI erosive progression: A comparison of modern imaging modalities in early rheumatoid arthritis patients. *Ann Rheum Dis* 70(1): 176–9.
13. Redlich K, Hayer S, Ricci R, David J, Tohidast-Akrad M, Kollias G, et al. 2002. Osteoclasts are essential for TNF-alpha-mediated joint destruction. *J Clin Invest* 110: 1419–27.
14. Pettit AR, Ji H, von Stechow D, Muller R, Goldring SR, Choi Y, et al. 2001. TRANCE/RANKL knockout mice are protected from bone erosion in a serum transfer model of arthritis. *Am J Pathol* 159(5): 1689–99.
15. Li P, Schwarz EM, O'Keefe RJ, Ma L, Boyce BF, Xing L. 2004. RANK signaling is not required for TNFalpha-mediated increase in CD11(hi) osteoclast precursors but is essential for mature osteoclast formation in TNFalpha-mediated inflammatory arthritis. *J Bone Miner Res* 19(2): 207–13.
16. Romas E, Bakharevski O, Hards DK, Kartsogiannis V, Quinn JM, Ryan PF, et al. 2000. Expression of osteoclast differentiation factor at sites of bone erosion in collagen-induced arthritis. *Arthritis Rheum* 43(4): 821–6.

17. Kong YY, Feige U, Sarosi I, Bolon B, Tafuri A, Morony S, et al. 1999. Activated T cells regulate bone loss and joint destruction in adjuvant arthritis through osteoprotegerin ligand. *Nature* 402(6759): 304–9.

18. Gravallese EM, Goldring SR. 2000. Cellular mechanisms and the role of cytokines in bone erosions in rheumatoid arthritis. *Arthritis Rheum* 43(10): 2143–51.

19. Romas E, Gillespie MT, Martin TJ. 2002. Involvement of receptor activator of NFkappaB ligand and tumor necrosis factor-alpha in bone destruction in rheumatoid arthritis. *Bone* 30(2): 340–6.

20. Redlich K, Hayer S, Maier A, Dunstan C, Tohidast-Akrad M, Lang S, et al. 2002. Tumor necrosis factor-amediated joint destruction is inhibited by targeting osteoclasts with osteoprotegerin. *Arthritis Rheum* 46: 785–92.

21. Cohen SB, Dore RK, Lane NE, Ory PA, Peterfy CG, Sharp JT, et al. 2008. Denosumab treatment effects on structural damage, bone mineral density, and bone turnover in rheumatoid arthritis: a twelve-month, multicenter, randomized, double-blind, placebo-controlled, phase II clinical trial. *Arthritis Rheum* 58(5): 1299–309.

22. Deodhar A, Dore RK, Mandel D, Schechtman J, Shergy W, Trapp R, et al. 2010. Denosumab-mediated increase in hand bone mineral density associated with decreased progression of bone erosion in rheumatoid arthritis patients. *Arthritis Care Res (Hoboken)* 62(4): 569–74.

23. Goldring SR, Gravallese EM. 2004. Bisphosphonates: Environmental protection for the joint? *Arthritis Rheum* 50(7): 2044–7.

24. Jarrett SJ, Conaghan PG, Sloan VS, Papanastasiou P, Ortmann CE, O'Connor PJ, et al. 2006. Preliminary evidence for a structural benefit of the new bisphosphonate zoledronic acid in early rheumatoid arthritis. *Arthritis Rheum* 54(5): 1410–4.

25. Miller PD, Wagman RB, Peacock M, Lewiecki EM, Bolognese MA, Weinstein RL, et al. 2011. Effect of denosumab on bone mineral density and biochemical markers of bone turnover: six-year results of a phase 2 clinical trial. *J Clin Endocrinol Metab* 96(2): 394–402.

26. Dore RK, Cohen SB, Lane NE, Palmer W, Shergy W, Zhou L, et al. 2010. Effects of denosumab on bone mineral density and bone turnover in patients with rheumatoid arthritis receiving concurrent glucocorticoids or bisphosphonates. *Ann Rheum Dis* 69(5): 872–5.

27. Diarra D, Stolina M, Polzer K, Zwerina J, Ominsky MS, Dwyer D, et al. 2007. Dickkopf-1 is a master regulator of joint remodeling. *Nat Med* 13(2): 156–63.

28. Walsh NC, Reinwald S, Manning CA, Condon KW, Iwata K, Burr DB, et al. 2009. Osteoblast function is compromised at sites of focal bone erosion in inflammatory arthritis. *J Bone Miner Res* 24(9): 1572–85.

29. Goldring SR, Goldring MB. 2007. Eating bone or adding it: The Wnt pathway decides. *Nat Med* 13(2): 133–4.

30. Hoff M, Haugeberg G, Odegard S, Syversen S, Landewe R, van der Heijde D, et al. 2009. Cortical hand bone loss after 1 year in early rheumatoid arthritis predicts radiographic hand joint damage at 5-year and 10-year follow-up. *Ann Rheum Dis* 68(3): 324–9.

31. Goldring SR. 2009. Periarticular bone changes in rheumatoid arthritis: pathophysiological implications and clinical utility. *Ann Rheum Dis* 68(3): 297–9.

32. Stewart A, Mackenzie LM, Black AJ, Reid DM. 2004. Predicting erosive disease in rheumatoid arthritis. A longitudinal study of changes in bone density using digital X-ray radiogrammetry: A pilot study. *Rheumatology (Oxford)* 43(12): 1561–4.

33. Shimizu S, Shiozawa S, Shiozawa K, Imura S, Fujita T. 1985. Quantitative histologic studies on the pathogenesis of periarticular osteoporosis in rheumatoid arthritis. *Arthritis Rheum* 28(1): 25–31.

34. Schett G. 2007. Joint remodelling in inflammatory disease. *Ann Rheum Dis* 66 Suppl 3: iii42–44.

35. Vis M, Haavardsholm EA, Boyesen P, Haugeberg G, Uhlig T, Hoff M, et al. 2011. High incidence of vertebral and non-vertebral fractures in the OSTRA cohort study: A 5-year follow-up study in postmenopausal women with rheumatoid arthritis. *Osteoporos Int* 22(9): 2413–9.

36. van Staa TP, Geusens P, Bijlsma JW, Leufkens HG, Cooper C. 2006. Clinical assessment of the long-term risk of fracture in patients with rheumatoid arthritis. *Arthritis Rheum* 54(10): 3104–12.

37. Lodder MC, de Jong Z, Kostense PJ, Molenaar ET, Staal K, Voskuyl AE, et al. 2004. Bone mineral density in patients with rheumatoid arthritis: Relation between disease severity and low bone mineral density. *Ann Rheum Dis* 63(12): 1576–80.

38. Haugeberg G, Orstavik RE, Kvien TK. 2003. Effects of rheumatoid arthritis on bone. *Curr Opin Rheumatol* 15(4): 469–75.

39. Solomon DH, Finkelstein JS, Shadick N, LeBoff MS, Winalski CS, Stedman M, et al. 2009. The relationship between focal erosions and generalized osteoporosis in postmenopausal women with rheumatoid arthritis. *Arthritis Rheum* 60(6): 1624–31.

40. Compston JE, Vedi S, Croucher PI, Garrahan NJ, O'Sullivan MM. 1994. Bone turnover in non-steroid treated rheumatoid arthritis. *Ann Rheum Dis* 53(3): 163–6.

41. Gough A, Sambrook P, Devlin J, Huissoon A, Njeh C, Robbins S, et al. 1998. Osteoclastic activation is the principal mechanism leading to secondary osteoporosis in rheumatoid arthritis. *J Rheumatol* 25(7): 1282–9.

42. Garnero P, Landewe R, Boers M, Verhoeven A, Van Der Linden S, Christgau S, et al. 2002. Association of baseline levels of markers of bone and cartilage degradation with long-term progression of joint damage in patients with early rheumatoid arthritis: The COBRA study. *Arthritis Rheum* 46(11): 2847–56.

43. Vis M, Haavardsholm EA, Haugeberg G, Uhlig T, Voskuyl AE, van de Stadt RJ, et al. 2006. Evaluation of bone mineral density, bone metabolism, osteoprotegerin and receptor activator of the NFkappaB ligand serum levels during treatment with infliximab in patients with rheumatoid arthritis. *Ann Rheum Dis* 65(11): 1495–9.

44. Seriolo B, Paolino S, Sulli A, Ferretti V, Cutolo M. 2006. Bone metabolism changes during anti-TNF-alpha therapy in patients with active rheumatoid arthritis. *Ann N Y Acad Sci* 1069: 420–7.

45. Barnabe C, Hanley DA. 2009. Effect of tumor necrosis factor alpha inhibition on bone density and turnover markers in patients with rheumatoid arthritis and spondyloarthropathy. *Semin Arthritis Rheum* 39(2): 116–22.

46. Syversen SW, Haavardsholm EA, Boyesen P, Goll GL, Okkenhaug C, Gaarder PI, et al. 2011. Biomarkers in early rheumatoid arthritis: Longitudinal associations with inflammation and joint destruction measured by

magnetic resonance imaging and conventional radiographs. *Ann Rheum Dis* 69(5): 845–50.

47. Geusens PP, Landewe RB, Garnero P, Chen D, Dunstan CR, Lems WF, et al. 2006. The ratio of circulating osteoprotegerin to RANKL in early rheumatoid arthritis predicts later joint destruction. *Arthritis Rheum* 54(6): 1772–7.

48. van Tuyl LH, Voskuyl AE, Boers M, Geusens P, Landewe RB, Dijkmans BA, et al. 2011. Baseline RANKL:OPG ratio and markers of bone and cartilage degradation predict annual radiological progression over 11 years in rheumatoid arthritis. *Ann Rheum Dis* 69(9): 1623–8.

49. Garnero P, Tabassi NC, Voorzanger-Rousselot N. 2008. Circulating dickkopf-1 and radiological progression in patients with early rheumatoid arthritis treated with etanercept. *J Rheumatol* 35(12): 2313–5.

50. Wang SY, Liu YY, Ye H, Guo JP, Li R, Liu X, et al. 2011. Circulating Dickkopf-1 is correlated with bone erosion and inflammation in rheumatoid arthritis. *J Rheumatol* 38(5): 821–7.

51. Braun J, Bollow M, Neure L, Seipelt E, Seyrekbasan F, Herbst H, et al. 1995. Use of immunohistologic and in situ hybridization techniques in the examination of sacroiliac joint biopsy specimens from patients with ankylosing spondylitis. *Arthritis Rheum* 38(4): 499–505.

52. Lories RJ, Derese I, Ceuppens JL, Luyten FP. 2003. Bone morphogenetic proteins 2 and 6, expressed in arthritic synovium, are regulated by proinflammatory cytokines and differentially modulate fibroblast-like synoviocyte apoptosis. *Arthritis Rheum* 48(10): 2807–18.

53. Lories RJ, Derese I, Luyten FP. 2005. Modulation of bone morphogenetic protein signaling inhibits the onset and progression of ankylosing enthesitis. *J Clin Invest* 115(6): 1571–9.

54. Maksymowych WP, Chiowchanwisawakit P, Clare T, Pedersen SJ, Ostergaard M, Lambert RG. 2009. Inflammatory lesions of the spine on magnetic resonance imaging predict the development of new syndesmophytes in ankylosing spondylitis: Evidence of a relationship between inflammation and new bone formation. *Arthritis Rheum* 60(1): 93–102.

55. van der Heijde D, Landewe R, Baraliakos X, Houben H, van Tubergen A, Williamson P, et al. 2008. Radiographic findings following two years of infliximab therapy in patients with ankylosing spondylitis. *Arthritis Rheum* 58(10): 3063–70.

56. van der Heijde D, Landewe R, Einstein S, Ory P, Vosse D, Ni L, et al. 2008. Radiographic progression of ankylosing spondylitis after up to two years of treatment with etanercept. *Arthritis Rheum* 58(5): 1324–31.

57. Will R, Palmer R, Bhalla AK, Ring F, Calin A. 1989. Osteoporosis in early ankylosing spondylitis: A primary pathological event? *Lancet* 2(8678–8679): 1483–5.

58. Geusens P, Vosse D, van der Linden S. 2007. Osteoporosis and vertebral fractures in ankylosing spondylitis. *Curr Opin Rheumatol* 19(4): 335–9.

59. Ralston SH, Urquhart GD, Brzeski M, Sturrock RD. 1990. Prevalence of vertebral compression fractures due to osteoporosis in ankylosing spondylitis. *BMJ* 300(6724): 563–5.

60. Ostendorf B, Scherer A, Specker C, Modder U, Schneider M. 2003. Jaccoud's arthropathy in systemic lupus erythematosus: Differentiation of deforming and erosive patterns by magnetic resonance imaging. *Arthritis Rheum* 48(1): 157–65.

61. Crow MK. 2007. Type I interferon in systemic lupus erythematosus. *Curr Top Microbiol Immunol* 316: 359–86.

62. Bennett L, Palucka AK, Arce E, Cantrell V, Borvak J, Banchereau J, et al. 2003. Interferon and granulopoiesis signatures in systemic lupus erythematosus blood. *J Exp Med* 197(6): 711–23.

63. Coelho LF, Magno de Freitas Almeida G, Mennechet FJ, Blangy A, Uzé G. 2005. Interferon-alpha and -beta differentially regulate osteoclastogenesis: Role of differential induction of chemokine CXCL11 expression. *Proc Natl Acad Sci U S A* 102(33): 11917–22.

64. Mensah KA, Mathian A, Ma L, Xing L, Ritchlin CT, Schwarz EM. 2011. Mediation of nonerosive arthritis in a mouse model of lupus by interferon-alpha-stimulated monocyte differentiation that is nonpermissive of osteoclastogenesis. *Arthritis Rheum* 62(4): 1127–37.

65. Alele JD, Kamen DL. 2010. The importance of inflammation and vitamin D status in SLE-associated osteoporosis. *Autoimmun Rev* 9(3): 137–9.

# 第 60 章
# 其他原因引起的继发性骨质疏松症

Neveen A.T. Hamdy

（谭　新 译　邓伟民 审校）

## 引言

骨质疏松是衰老的必然结果；在女性，骨丢失在绝经前几年即已开始，绝经后加速；在男性和女性，骨丢失均持续贯穿于整个生命。众多原因引起的骨丢失统称为"继发性骨质疏松症"，继发性骨质疏松症也可能通过许多机制导致骨质流失，而与年龄或雌激素缺乏症无关。大约 2/3 的男性骨质疏松症、超过一半的绝经前和 1/5 的绝经后女性骨质疏松症为继发性骨质疏松症[1-2]。引起继发性骨质疏松症的原因很多，既有容易识别的特定疾病，如系统性炎症疾病、恶性肿瘤、内分泌病变和药源性疾病，尤其是糖皮质激素的使用，也有更多的"神秘"原因，如维生素 D 缺乏、高钙尿、甲状旁腺功能亢进。尽管后者是临床上最常遇到的令人意想不到的引起骨质流失的原因，只有在高度怀疑时才能被确诊，在进行适当检查后容易得到证实[2-4]。许多继发性骨质疏松症在其他初级课本中有单独讨论，本章着重于骨质疏松症与系统性炎症性疾病、糖尿病、肥大细胞增多症的相关性。

## 骨质疏松症与系统性炎症性疾病的关系

RANKL /OPG（核受体激活因子 κB 配体 / 骨保护素）比率是破骨细胞生成的主要决定因素，因此与骨量的维持相关[5-6]。在炎症性疾病中，T 细胞激活导致 T 细胞衍生的 RANKL 表达增加[7-8]。通常用来控制病情的糖皮质激素，降低了成骨细胞的数量和功能并抑制 OPG 的表达[9]。在这些疾病中，原发病活动改变了 RANKL/OPG 比率，而使用糖皮质激素控制炎症的过程进一步加剧了这种变化，这种综合效应潜在地引起显著的骨流失。

### 关节炎

初级课本讨论的风湿性关节炎代表了系统性炎症性疾病的原型，炎症引起来自于 T 细胞激活和滑膜成纤维细胞的 RANKL 表达增加，不匹配的 OPG 增加，导致了局部骨质流失（关节侵蚀）和一般性的骨质流失（骨质疏松症）[10]。

### 炎症性肠病

克罗恩病引起的骨质疏松症的病理生理学是多方面的，包括炎性细胞因子介导疾病活动的影响（白细胞介素 -6、白细胞介素 -1、肿瘤坏死因子 -α），由于疾病活动或肠切除引起的肠吸收不良，糖皮质激素的使用，儿童期发病则无法达到峰值骨量，营养不良，制动，较低的身体质量指数（BMI），吸烟和性腺功能减退[11-12]。已确认回肠切除是骨质疏松症的一个最重要的危险因素，其次是年龄，它与预测整体生命周期的风险相关联，例如，克罗恩病的发病高峰在

10～30 岁，只有当病人变老的时候，骨质疏松才可能变得有临床意义。克罗恩病的患者年龄确实相对年轻，但大量对骨骼存在潜在破坏的因素与骨质疏松症及其骨折风险的增加之间的确切关系仍不清楚，观点也分为骨折的流行[13-19] 和长期的骨质流失[13,20-24]。维持维生素 D 的充足状态以防止骨质流失，恰当使用皮质类固醇激素可能抵消细胞因子引起的疾病活动对骨的不良影响[13,25]。药效研究表明，尽管存在肠道潜在的慢性炎症性变化和（或）肠道切除术[26]，但只要合理地控制患者的疾病活动，含氮双膦酸盐阿仑膦酸钠仍然可以在肠道得到充分吸收，并留存在骨骼中。目前尚不清楚这是否也同样适用于克罗恩病恶化的患者，如急性肠炎可能与一种口服双膦酸盐吸收的减少或者增加有潜在的相关。是否所有克罗恩病患者都应该使用骨保护剂，或者是否应该限制这些骨折风险增加的患者活动，至今还未建立。

### 慢性阻塞性肺病

在慢性阻塞性肺病（COPD）中，促炎症细胞因子特别是肿瘤坏死因子 -α[27]，是推动疾病病理生理过程的背后力量。炎症标志物的升高不仅反映肺部疾病的严重程度，也意味着并发症风险增加的可能性，尤其是心血管疾病、糖尿病和骨质疏松症[28,29]。从来自于英国全科数据库（GPRD）的第一年内诊断为 COPD 的 2699 名患者的资料观察到，骨质疏松症的发病率很高[30]。美国 1988～1994 年之间，第三次全国健康和营养检查调查的 9500 多个数据显示，气流阻塞增加骨质疏松症的患病概率［比值（OR）1.9，95% 置信区间 1.4～2.5］，增加的概率与气道阻塞的严重程度成正比（OR 值 2.4，95% 置信区间 1.3～4.4，$P<0.005$）[31]。骨质损失似乎与增加骨胶原蛋白分解产物的排泄有关，表明蛋白质分解代谢的状态，而蛋白质分解代谢状态不仅会导致骨质流失，也引起骨骼肌重量的丢失和功能渐渐废止[32]。系统糖皮质激素的连续使用者发生一个或多个椎骨骨折的风险是不使用者的两倍以上[33]。一项包括英国全科研究数据库 100 000 多个病例的大型病例对照研究显示，每日吸入超过 1600 μg 剂量的倍氯米松，在调整疾病的严重程度后，糖皮质激素和骨折风险增加之间的关系消失，表明在慢性阻塞性肺病，疾病的严重程度比吸入糖皮质激素更增加骨折的风险[34]。对于慢性阻塞性肺病患者，除慢性炎症和皮质类固醇的使用外，其他因素也导致骨质疏松和骨折风险的增加，包括维生素 D 缺乏或不足、骨骼肌质量和力量的降低、制动、低体质指数和身体成分的变化、性腺功能减退、胰岛素样生长因子（IGF）水平降低、吸烟、饮酒增加和遗传因素[35]。椎体骨折的发病率在慢性阻塞性肺病这类肺功能受限的病人特别高，用力呼气量显著减少，每增加一个胸椎椎体压缩性骨折将减少 9% 的预计肺活量[36-37]。

## 骨质疏松症与糖尿病的关系

糖尿病（DM）对骨骼的有害影响是多方面的，1 型与 2 型糖尿病都与骨折风险增加有关[35-41]。爱荷华州女性健康研究的数据表明，1 型糖尿病的女性患者比无糖尿病的女性发生髋部骨折的风险高 12 倍，2 型糖尿病的女性患者尽管可以维持正常骨量，但风险仍然增加 1.7 倍[40]。2 型糖尿病患者的骨折发病率高，可能受长期并发症的影响，如视网膜病变引起的视力损害和神经病变引起的平衡能力降低，都增加跌倒的风险[41]。糖尿病性骨质疏松症是一种低骨代谢性疾病，骨流失的主要机制是骨形成下降[42-43]。胰岛素和胰淀素对骨合成代谢有作用，在 1 型糖尿病患者这两种物质的减少可能破坏骨形成，主要是因为胰岛素样生长因子 -1 的水平下降。体外研究也表明，持续暴露于高糖环境导致成骨细胞功能障碍，代谢控制弱对骨质有明确的负面影响。1 型糖尿病骨骼增长完成之前，疾病本身降低峰值骨量也扮演了重要的角色。由于神经病变和（或）肌病引起的微血管并发症和机械应力减少，致使疾病后期骨折的风险增加[44]。糖尿病患者骨髓脂肪增多，这也与老年性骨质疏松症、糖皮质激素的使用、制动有关[45]。核激素受体家族的一些成员控制着成脂和成骨的关键步骤，并已有越来越多的证据证明脂肪形成和成骨形成的相互作用关系[45-46]。骨髓微环境内成脂分化与成骨分化之间的逆转关系显示：至少部分通过交互应答介导类固醇受体（雌激素、甲状腺激素和生长激素受体）、过氧化物酶体增殖物活化受体（PPAR）和其他细胞因子以及旁分泌的因素来激活通路。PPAR 在启动骨髓内的脂肪形成和体内外的其他基质细胞中发挥核心作用[47]，其配体（罗格列酮和吡格列酮）在 2 型糖尿病的治疗中扮演重要角色。这些配体诱导脂肪形成，在体外抑制成骨生成，这或许可以解释为什么使用这些药物的糖尿病患者骨折发生率增加[48-49]。

## 骨质疏松症与肥大细胞增多症的关系

所有形式的肥大细胞增多症，肥大细胞与骨重建表面毗邻，产生大量的化学介质和细胞因子，调节骨代谢转化范围从严重的骨质溶解到显著的骨硬化，其中骨质疏松症是最常见的病理现象 [50-51]。糖皮质激素的使用也加剧了骨质流失。骨骼参与的具有的重要临床表现包括一般性骨疼痛，这种疼痛可能不能忍受，通常需要常规镇痛，尤其是广泛骨髓涉及的或迅速进展的疾病案例中。骨质疏松可能与增加的肥大细胞的活性的系统性临床表现有关，例如出汗以及胃肠道症状 [51]，或可能仅出现骨髓肥大细胞增多症 [52-54]，在这种情况下骨质疏松的进程可能更严重并继续进展。确诊只能通过骨髓活组织检查，组织病理学检查证实存在骨髓浸润的特异性特征：个别的形态学异常的肥大细胞，或异常肥大细胞总数超过 15 个 [51]。骨髓肥大细胞增多症是继发性骨质疏松症的一个重要的 "神秘" 原因，数据显示在男性 "特发性骨质疏松症" 中高达 9%[54]。血清类胰蛋白酶可能正常，24 小时尿排泄的 N- 甲基组胺的测量是一项有价值的非侵袭性检查方法，可替代骨髓活组织检查来诊断和评估肥大细胞负荷的程度 [54-55]。

## 谁需要筛查继发性骨质疏松症？

潜在可逆的继发性因素引起的骨质疏松症发病率高，这可能是由于采取了灵敏度 92% 的确定有效的实验室调查 [56]，大部分骨质疏松症患者在开始治疗前需要进行一套基本的实验室检查，包括全血计数、血清生化、24 小时尿钙排泄和 25-OH 维生素 D 的检查 [2,57]。对青年骨质疏松症患者、绝经前女性 [59]、小于 65 岁的男性 [60]，以及所有出乎意料或严重的骨质疏松症患者，尤其应该寻找继发因素 [58]，这些患者骨质流失加速，给予骨质疏松症的常规治疗骨流失仍然存在。需要进一步的实验室检查证实或排除性腺功能减退、甲状腺功能亢进、乳糜泻、皮质醇增多症、肥大细胞增多症和多发性骨髓瘤。如果仍然高度怀疑继发性骨质疏松，或者在骨矿物密度（BMD）正常情况下仍然发生脆性骨折，可行加倍四环素量跟踪髂骨加骨髓活组织检查评估，有可能确认矿化的缺陷或骨髓疾病，尤其是非分泌性骨髓瘤或肥大细胞增多症。

## 总结

骨质疏松症的继发性因素非常普遍，尤其是在绝经前女性和男性骨质疏松症患者，这些继发因素也是加速绝经后和老年性骨质疏松症患者骨丢失的原因。在炎症性疾病、恶性疾病、骨髓疾病和内分泌病变等特殊病种中，继发性骨质疏松症既是重要并发症的代表，也常与沉默的钙平衡紊乱有关，如维生素 D 缺乏、高钙尿和甲状旁腺功能亢进，很容易被标准的实验室检测筛查出来。"继发性骨质疏松症"普遍存在的性质表明，不同的医学学科之间需要更好地交流，以攻克像骨质疏松症一样代表特殊病种的慢性并发症。对骨质疏松症继发性因素的筛查应该成为所有骨质疏松症患者优化管理的内在组成部分。

## 参考文献

1. Painter SE, Kleerekoper M, Camacho PM. 2006. Secondary osteoporosis: A review of the recent evidence. *Endocr Pract* 12: 436–445.
2. Gabaroi DC, Peris P, Monegal A, Albaladejo C, Martinez MA, Muxi A, Martinez de Osaba MJ, Suris X, Guanabens N. 2010. Search for secondary causes in postmenopausal women with osteoporosis. *Menopause* 17: 135–139.
3. Johnson BE, Lucasey B, Robinson RG, Lukert BP. 1989. Contributing diagnoses in osteoporosis. The value of a complete medical evaluation. *Arch Intern Med* 149: 1069–1072.
4. Deutschmann HA, Weger M, Weger W, Kotanko P, Deutschmann MJ, Skrabal F. 2002. Search for occult secondary osteoporosis: Impact of identified possible risk factors on bone mineral density. *J Intern Med* 252: 389–397.
5. Boyle WJ, Simonet WS, Lacey DL. 2003. Osteoclast differentiation and activation. *Nature* 423: 337–342.
6. Walsh MC, Kim N, Kadono Y, Rho J, Lee SY, Lorenzo J, Choi Y. 2006. Osteoimmunology: Interplay between the immune system and bone metabolism. *Annu Rev Immunol* 24: 33–36.
7. Teitelbaum SL. 2006. Osteoclasts: Culprits in inflammatory osteolysis. *Arthritis Res Ther* 8: 201.
8. Boyce BF, Schwartz EM, Xing L. 2006. Osteoclast precursors: Cytokine stimulated immunomodulators of inflammatory bone disease. *Curr Opin Rheumatol* 18: 427–432.
9. Hofbauer LC, Gori F, Riggs BL, Lacey DL, Dunstan CR, Spelsberg TC, Khosla S. 1999. Stimulation of osteoprotegerin ligand and inhibition of osteoprotegerin production by glucocorticoids in human osteoblastic lineage cells: Potential paracrine mechanisms of glucocorticoid-induced osteoporosis. *Endocrinology* 140: 4382–4389.

10. Kong YY, Feige U, Sarosi I, Bolon B, Tafuri A, Morony S, Caparelli C, Li J, Elliott R, McCabe S, Wong T, Campagnuolo G, Moran E, Bogoch ER, Van G, Nguyen LT, Ohashi PS, Lacey DL, Fish E, Boyle WJ, Penninger JM. 1999. Activated T cells regulate bone loss and joint destruction in adjuvant arthritis through osteoprotegerin ligand. *Nature* 402: 304–309.

11. Moschen AR, Kaser A, Enrich B, Ludwiczek O, Gabriel M, Obrist P, Wolf AM, Tilg H. 2005. The RANKL/OPG system is activated in inflammatory bowel disease and relates to the state of bone loss. *Gut* 54: 479–487.

12. Compston J. 2003. Osteoporosis in inflammatory bowel disease. *Gut* 52: 63–64

13. van Hogezand RA, Banffer D, Zwinderman AH, McCloskey EV, Griffoen G, Hamdy NA. 2006. Ileum resection is the most predictive factor for osteoporosis in patients with Crohn's disease. *Osteoporos Int* 17: 535–542.

14. Loftus EV, Crowson CS, Sandborn WJ, Tremaine WJ, O'Fallon WM, Melton LJ 3rd. 2002. Long-term fracture risk in patients with Crohn's disease: A population-based study in Olmsted County, Minnesota. *Gastroenterology* 123: 468–475.

15. Bernstein CN, Blanchard JF, Leslie W, Wajda A, Yu BN. 2000. The incidence of fracture among patients with inflammatory bowel disease. A population-based cohort study. *Ann Intern Med* 133: 795–799.

16. van Staa TP, Cooper C, Brosse LS, Leufkens H, Javaid MK, Arden NK. 2003. Inflammatory bowel disease and the risk of fracture. *Gastroenterology* 125: 1591–1597.

17. Card T, West J, Hubbard R, Logan F. 2004. Hip fractures in patients with inflammatory bowel disease and their relationship to corticosteroid use: A population-based study. *Gut* 53: 251–255.

18. Klaus J, Armbrecht G, Steinkamp M, Bruckel J, Rieber A, Adler G, Reinshagen M, Felsenberg D, von Tirpitz C. 2002. High prevalence of osteoporotic vertebral fractures in patients with Crohn's disease. *Gut* 51: 654–658.

19. Vestergaard P, Mosekilde L. 2000. Fracture risk is increased in Crohn's disease, but not ulcerative colitis. *Gut* 46: 176–181.

20. Vestergaard P, Mosekilde L. 2002. Fracture risk in patients with celiac disease, Crohn's disease, and ulcerative colitis: A nationwide follow-up study of 16,416 patients in Denmark. *Am J Epidemiol* 156: 1–10.

21. Schulte C, Dignass AU, Mann K, Goebell H. 1999. Bone loss in patients with inflammatory bowel disease is less than expected: A follow-up study. *Scand J Gastroenterol* 34: 696–702.

22. Clements D, Motley RJ, Evans WD, Harries AD, Rhodes J, Coles RJ, Compston JE. 1992. Longitudinal study of cortical bone loss in patients with inflammatory bowel disease. *Scand J Gastroenterol* 27: 1055–1060.

23. Roux C, Abitbol V, Chaussade S, Kolta S, Guillemant S, Dougados M, Amor B, Couturier D. 1995. Bone loss in patients with inflammatory bowel disease: A prospective study. *Osteoporos Int* 5: 156–160.

24. Jahnsen J, Falch JA, Mowinckel, Aadland E. 2004. Bone mineral density in patients with inflammatory bowel disease: A population-based prospective two-year follow-up study. *Scand J Gastroenterol* 39: 145–153.

25. Turk N, Cukovic-Cavka S, Korsic M, Turk Z, Vucelic B. 2009. Proinflammatory cytokines and receptor activator of nuclear factor κB-ligand/osteoprotegerin associated with bone deterioration in patients with Crohn's disease. *Eur J Gastroenterol Hepatol* 21: 159–166.

26. Cremers SC, van Hogezand R, Banffer D, den Hartigh J, Vermeij P, Papapoulos SE, Hamdy NA. 2005. Absorption of the oral bisphosphonate alendronate in osteoporotic patients with Crohn's disease. *Osteoporos Int* 16: 1727–1730.

27. Franciosi LG, Page CP, Celli BR, Cazzola M, Walker MJ, Danhof M, Rabe KF, Della Pasqua OE. 2006. Markers of disease severity in chronic obstructive pulmonary disease. *Pulm Pharmacol Ther* 19: 189–199.

28. Gan WQ, Man SF, Senthilselvan A, Sin DD. 2004. Association between chronic obstructive pulmonary disease and systemic inflammation: A systematic review and a meta-analysis. *Thorax* 59: 574–580.

29. Sevenoaks MJ, Stockley RA. 2006. Chronic obstructive pulmonary disease, inflammation and co-morbidity: A common inflammatory phenotype? *Respiratory Res* 7: 70–78.

30. Soriano JB, Visick GT, Muellerova H, Payvandi N, Hansell AL. 2005. Patterns of comorbidities in newly diagnosed COPD and asthma in primary care. *Chest* 128: 2099–2107.

31. Sin DD, Man JP, Man SF. 2003. The risk of osteoporosis in Caucasian men and women with obstructive airways disease. *Am J Med* 114: 10–14.

32. Bolton CE, Ionexcu AA, Shiels KM, Pettit RJ, Edwards PH, Stone MD, Nixon LS, Evans WD, Griffiths TL, Shale DJ. 2004. Associated loss of fat-free mass and bone mineral density in chronic obstructive pulmonary disease. *Am J Respir Crit Care Med* 170: 1286–1293.

33. McEvoy CE, Ensrud KE, Bender E, Genant HK, Yu W, Griffith JM, Niewoehner DE. 1998. Association between corticosteroid use and vertebral fractures in older men with chronic obstructive pulmonary disease. *Am J Resp Crit Care Med* 157: 704–709.

34. de Vries F, van Staa TP, Bracke MS, Cooper C, Leufkens HG, Lammers JW. 2005. Severity of obstructive airway disease and risk of osteoporotic fracture. *Eur Respir J* 25: 879–884.

35. Ionescu AA, Schoon E. 2003. Osteoporosis in chronic obstructive pulmonary disease. *Eur Respir J* 22(Suppl46): S64–S75.

36. Schlaich C, Minne HW, Bruckner T, Wagner G, Gebest HJ, Grunze M, Ziegler R, Leidig-Bruckner G. 1998. Reduced pulmonary function in patients with spinal osteoporotic fractures. *Osteoporos Int* 8: 261–267.

37. Leech JA, Dulberg C, Kellie S, Pattee L, Gay J. 1990. Relationship of lung function to severity of osteoporosis in women. *Am Rev Respir Dis* 141: 68–71.

38. Hofbauer LC, Brueck CC, Singh SK, Dobnig H. 2007. Osteoporosis in patients with diabetes mellitus. *J Bone Miner Res* 22: 1317–1328.

39. Inzerillo AM, Epstein S. 2004. Osteoporosis and diabetes mellitus. *Rev Endocr Metab Disord* 5: 261–268.

40. Nicodemus KK, Folsom AR, Iowa Women's Health Study. 2001. Type 1 and type 2 diabetes and incident hip fractures in postmenopausal women. *Diabetes Care* 24: 1192–1197.

41. de Liefde II, van der Klift M, de Laet CE, van Daele PL, Hofman A, Pols HA. 2005. Bone mineral density and fracture risk in type-2 diabetes mellitus: The Rotterdam Study. *Osteoporos Int* 16: 1713–1720.

42. Bouillon R, Bex M, Van Herck E, Laureys J, Dooms L, Lesaffre E, Ravussin E. 1995. Influence of age, sex, and insulin on osteoblast function: Osteoblast dysfunction in diabetes mellitus. *J Clin Endocrinol Metab* 80:

1194–1202.

43. Goodman WG, Hori MT. 1984. Diminished bone formation in experimental diabetes. Relationship to osteoid maturation and mineralization. *Diabetes* 33: 825–831.

44. Kemink SA, Hermus AR, Swinkels LM, Lutterman JA, Smals AG. 2000. Osteopenia in insulin-dependent diabetes mellitus; prevalence and aspects of pathophysiology. *J Endocrinol Invest* 23: 295–303.

45. Rosen CJ, Bouxsein ML. 2006. Mechanisms of disease: Is osteoporosis the obesity of bone? *Nature Clin Prac Rheum* 2: 35–43.

46. Gimble JM, Zvonic S, Floyd ZE, Kassem M, Nuttall ME. 2006. Playing with fat and bone. *J Cell Biochem* 98: 251–266.

47. Botolin S, Faugere MC, Malluche H, Orth M, Meyer R, McCabe LR. 2005. Increased bone adiposity and peroxisomal proliferator-activated receptor-gamma2 expression in type I diabetic mice. *Endocrinology* 146: 3622–3631.

48. Kahn SE, Zinman B, Lachin JM, Haffner SM, Herman WH, Holman RR, Kravitz BG, Yu D, Heise MA, Aftring RP, Viberti G; Diabetes Outcome Progression Trial (ADOPT) Study Group. 2008. Rosiglitazone-associated fractures in type 2 diabetes: An Analysis from A Diabetes Outcome Progression Trial (ADOPT). *Diabetes Care* 31: 845–851.

49. Bilik D, McEwen LN, Brown MB, Pomeroy NE, Kim C, Asao K, Crosson JC, Duru OK, Ferrara A, Hsiao VC, Karter AJ, Lee PG, Marrero DG, Selby JV, Subramanian U, Herman WH. 2010. Thiazolidinediones and fractures: Evidence from translating research into action for diabetes. *J Clin Endocrinol Metab* 95: 4560–4565.

50. Barete S, Assous N, de Gennes C, Grandpeix C, Feger F, Palmerini F, Dubreuil P, Arock M, Roux C, Launay JM, Fraitag S, Canioni D, Billemont B, Suarez F, Lanternier F, Lortholary O, Hermine O, Frances C. 2010. Systemic mastocytosis and bone involvement in a cohort of 75 patients. *Ann Rheum Dis* 69: 1838–1841.

51. Valent P, Akin C, Escribano L, Fodinger M, Hartmann K, Brockow K, Castells M, Sperr WR, Kluin-Nelemans HC, Hamdy NA, Lortholary O, Robyn J, van Doormaal J, Sotlar K, Hauswirth AW, Arock M, Hermine O, Hellman A, Triggiani M, Niedoszytko M, Schwartz LB, Orfao A, Horny HP, Metcalfe DD. 2007. Standards and standardization in mastocytosis: Consensus statements on diagnostics, treatment recommendations and response criteria. *Eur J Clin Invest* 37: 435–453.

52. Lidor C, Frisch B, Gazit D, Gepstein R, Hallel T, Mekori YA. 1990. Osteoporosis as the sole presentation of bone marrow mastocytosis. *J Bone Miner Res* 5: 871–876.

53. De Gennes C, Kuntz D, de Vernejoul MC. 1992. Bone mastocytosis: A report of nine cases with a bone histomorphometric study. *Clin Orthop Rel Res* 279: 281–291.

54. Brumsen C, Papapoulos SE, Lentjes EG, Kluin PM, Hamdy NA. 2002. A potential role for the mast cell in the pathogenesis of idiopathic osteoporosis in men. *Bone* 31: 556–561.

55. Oranje AP, Mulder PG, Heide R, Tank B, Riezebos P, van Toorenenbergen AW. 2002. Urinary N-methylhistamine as an indicator of bone marrow involvement in mastocytosis. *Clin Exp Dermatol* 27: 502–506.

56. Tannenbaum C, Clark J, Schwartzman K, Wallenstein S, Lapinski R, Meier D, Luckey M. 2002. Yield of laboratory testing to identify secondary contributors to osteoporosis in otherwise healthy women. *J Clin Endocrinol Metab* 87: 4431–4437.

57. [No authors listed]. 2010. Management of osteoporosis in postmenopausal women: 2010 position statement of the North American Menopause Society. *Menopause* 17: 25–54.

58. Khosla S, Lufkin EG, Hodgson SF, Fitzpatrick LA, Melton LJ 3rd. 1994. Epidemiology and clinical features of osteoporosis in young individuals. *Bone* 15: 551–555.

59. Peris P, Guanabens N, Martinez de Osaba MJ, Monegal A, Alvarez L, Pons F, Ros I, Cerda D, Munoz-Gomez J. 2002. Clinical characteristics and etiologic factors of premenopausal osteoporosis in a group of Spanish women. *Semin Arthritis Rheum* 32: 64–70.

60. Ebeling PR. 1998. Osteoporosis in men. New insights into aetiology, pathogenesis, prevention and management. *Drugs Aging* 13: 421–434.

# 第 61 章
# 移植后骨质疏松症

Peter R. Ebeling

（张 荣 译 邓伟民 审校）

## 摘要

移植是用于治疗肾、胰、心脏、肝、肺、肠和许多血液疾病终末期的特定治疗方法。目前免疫抑制剂如糖皮质激素、钙调磷酸酶抑制剂的使用，使患者具有了良好的耐受性和移植存活率，使接受移植的患者增多，并使对过去忽略的移植后长期并发症如骨折和骨质疏松症的认识提高了。无论是移植前的骨骼疾病，还是移植后使用免疫抑制剂导致的高骨量转化，均会使骨量快速流失，使骨折的发生率增高，尤其是在移植后早期。移植前应测量患者髋部和脊柱部位的骨密度以评估患者的骨健康。放射学用于常见骨折的诊断。应找出骨质疏松的继发原因并予以治疗。需纠正维生素 D 缺乏症，保持血清 25（OH）D 浓度在 30ng/ml 或以上。应对肾衰竭患者的慢性肾病 - 矿物质和骨代谢紊乱（CKD-MBD）进行评估和治疗，包括肾性骨病。

由于移植后的最初几个月骨丢失会进一步加剧，故此时无论 BMD 是否异常均要立刻开始治疗。治疗持续时间取决于移植的类型。长期接受器官移植的患者也应该检测骨量和治疗骨质疏松。

口服或静脉注射双膦酸盐类药物是治疗移植后骨质疏松最有发展潜力的方法，可减少移植后骨折。活性维生素 D 代谢物的优势是减少甲状旁腺功能亢进，尤其是在肾移植后。

## 引言

移植是用于治疗肾、胰、心脏、肝、肺、肠和许多血液疾病终末期的特定治疗方法。由于加用了钙调神经磷酸酶抑制剂、环孢素 A 和他克莫司免疫抑制治疗，提高了移植后的生存率，并对移植后的远期并发症如骨折、骨质疏松有了进一步的认识[1-2]。

## 已存在的骨疾病

### 慢性肾病

在移植前的各类骨病中，肾性骨营养不良和慢性肾病所致的骨矿盐代谢障碍是最为复杂的类型。一种或多种类型的骨病可能同时并存，如继发性甲状腺功能亢进（SHPT）导致的囊性纤维性骨炎，骨软化症、无力型骨病或铝骨病等低周转骨，骨质疏松，混合型骨病和 $\beta_2$- 微球蛋白淀粉样变性。此外，无论男女的性腺功能减退、代谢性酸中毒以及某些药物（如祥利尿剂、肝素、华法林、糖皮质激素或免疫抑制剂），也对骨骼产生不利影响。低骨密度和骨转化指标降低的 CKD 患者的骨折风险在绝经前期达到高峰[3]。

无力型骨病需要排除前期可进一步降低骨转化的双膦酸盐治疗，通常在慢性肾病早期出现，并与骨质疏松有关。在骨形态计量学方面，出现稀缺骨细胞，骨厚度减少，且骨形成率降低[4]。降低骨转化的因素有维生素 D 系统水平低下，高磷和 FGF-23，这些覆盖了慢性肾病早期甲状旁腺激素（PTH）的刺激作用。使用西那卡塞、钙和骨化三醇也可减少骨转化。因此在慢性肾病治疗前需仔细评估对骨转化情况存在的干扰。骨形态剂量学是最好的评估方法。低骨量标志物和 PTH 水平轻微增加或正常则缺乏特异性。

血液透析患者所有部位的骨骼，包括脊椎、髋部和桡骨远端，骨密度均降低，骨折的发生均增加。脊椎骨折患病率高达 21%，髋部骨折的相对危险性增加 2～14 倍。高龄、女性、白种人[5]、持续血液透析[6]、糖尿病肾病、周围血管疾病[7]、脊椎骨密度降低以及骨转化降低的患者骨折风险增加。

## 充血性心力衰竭

在一项研究中，骨质疏松症的骨密度影响 40% 以上的充血性心力衰竭的病人，骨折风险增长 2.45 倍[8]。另一项对等待心脏移植的患者进行的研究发现，腰椎骨量减少和骨质疏松的发生率分别为 43% 和 7%[9]，轻度肾功能不全、维生素 D 缺乏、SHPT、骨吸收标志物水平升高以及使用祥利尿剂均可能导致。

## 终末期肝病

慢性肝病患者通常伴有骨质疏松症和骨折，大部分接受肝移植的患者会出现低骨密度。已报道在等待肝移植的患者中，脊柱和髋关节骨质疏松症发生率约 11%～52%[1,10]。肺移植前体重指数（BMI）低下、胆汁淤积性肝病、高龄是骨质疏松症的危险因素[11-12]。

## 慢性呼吸衰竭

等待肺移植的患者骨质疏松症最常见，缺氧、高碳酸血症、吸烟和糖皮质激素都有助于骨质疏松症的发生。由于其他危险因素（如胰腺功能不全、维生素 D 缺乏、钙吸收不良、性腺功能低下、遗传因素、不活动）的存在，导致在囊性纤维化（CF）中脆性骨折最常见。多达 61% 的终末期肺病患者存在骨质疏松症。长期使用糖皮质激素、体重指数低下、肺功能降低都与骨密度降低有关[13]。

## 骨髓移植患者

骨髓移植（BMT）患者的骨量流失主要与基础疾病及化疗药物的使用有关，包括糖皮质激素（GC）诱导的骨形成、血清 1,25-$(OH)_2D_3$ 减少，以及高剂量化疗、全身放疗（TBI）和 GC 引起的性腺功能减退。尤其是女性对于 TBI 和化疗的不良反应更加敏感，导致性腺功能减退。尽管一些年轻、绝经前女性卵巢功能可能恢复，卵巢功能不全者大多会出现[14-15]。骨髓移植后引起的促性腺激素减少导致睾酮水平急剧下降，之后在大多数男性会恢复正常[16-18]。在 47% 的男性患者高促性腺激素对精子有长期的损害[14-15]。骨髓移植前的化疗患者 24% 发生骨质减少，4% 发生骨质疏松[18]。

## 小肠移植患者

小肠移植患者 36% 发生骨质疏松症，其中年龄和肠外营养的持续时间是主要危险因素。脊柱和髋部骨密度减少约为同龄、同一性别平均水平的 1.5 个标准差[19]。

## 免疫抑制药物对骨骼的影响

### 糖皮质激素

糖皮质激素的使用根据器官移植的种类和排异反应反正的次数而有所不同。移植后通常立刻使用大剂量糖皮质激素激素，然后很快就停药。使用剂量随排斥反应发作时间的延长而增加。移植后的 3～12 个月内 GC 相关的骨丢失达到峰值。主要影响到骨小梁。使用钙调磷酸酶抑制剂和类似的免疫抑制方案，均能降低糖皮质激素激素的使用，因此在最近的研究中更多地表现为骨丢失减少。

然而流行病学研究显示，即使小剂量的糖皮质激素也与骨折风险的明显增加相关[20]。糖皮质激素通过降低骨细胞复制和分化、增加细胞凋亡而减少骨形成。成骨细胞的基因，包括 I 型胶原蛋白、骨钙素、胰岛素样生长因子、骨基质蛋白、转化生长因子 β（TGFβ）的表达是下调的，而受体激动因子如 RANKL 的表达则上调。糖皮质激素直接或间接地导致骨吸收增加和移植后骨折风险的升高。移植后早期骨重建和骨吸收增加。糖皮质激素致肠道和肾对钙的吸收减少，从而导致甲状旁腺功能亢进。

最近，来自美国肾数据系统的数据显示，肾移植后早期使用激素者停药后有 31% 的骨折风险[21]。因骨折而住院者与停用糖皮质激素关系不大。由于这项研究可能低估了整体骨折的发生率，故还需进行前瞻性研究，评估肾移植后使用类固醇激素与否与整体骨折风险间的相关性。

### 钙调神经磷酸酶抑制剂

环孢素 A（CsA）具有增加骨转化的不良作用[22]，虽然移植后环孢素 A 治疗可能导致高骨转化，但是肾移植后使用环孢素 A 而未使用糖皮质激素的患者[23-24]，没有骨流失，骨折风险亦降低[21]。

在老鼠中，他克莫司（FK506）和另一种神经钙蛋白抑制剂（CI）也可引起骨小梁损失。在心脏[25]和肝[26]移植中，他克莫司可引起快速骨流失。然而在人类中，与环孢素 A 比较，他克莫司可能引起较少的骨流失[27-28]，可能使骨丢失减少，并通过减少 GC 的使用来保护骨骼健康。

### 其他免疫抑制剂

涉及其他免疫抑制药物对骨密度和骨代谢的影响的研究有限。然而，硫唑嘌呤、西罗莫司（雷帕霉素）、霉酚酸酯和赛尼哌可以通过减少糖皮质激素的使用保护骨骼。体外研究表明，雷帕霉素抑制成骨细胞的增殖和分化[29]，但需要更多的临床数据。

## 移植后骨质疏松症的管理

### 诊断

#### 器官移植前

所有等待器官移植的患者都应使用双能 X 线骨密度仪（DXA）检测髋关节和脊柱的骨密度。脊柱 X 线用于诊断骨折。此外，还需诊断和治疗任何可继发 OP 的病因。常见的继发因素有继发甲状旁腺功能亢进、性腺功能低下、吸烟、使用袢利尿剂、低钙膳食、维生素 D 缺乏（低于 20ng/ml）。

维生素 D 缺乏可能与阳光照射减少、膳食摄入减少有关[30]。所有患者应给与足量的钙和维生素 D（每天钙 1000～1300mg、维生素 D 至少 800IU）治疗以纠正维生素 D 缺乏症。维生素 D 的替代剂量则需要更高，以确保 25(OH)D 的浓度达到 20～30ng/ml 以上。尤其是肾衰竭的患者还需治疗肾性骨营养不良和继发性甲状旁腺功能亢进。

对移植前的骨质疏松症应进行诊断和治疗，但患有慢性肾病 - 矿物质和骨异常等需要肾移植的患者除外，而对这部分患者重要的是诊断和治疗继发性甲状旁腺功能亢进，并排除无力型骨病。

### 器官移植后

移植后骨量流失和骨折的危险因素见表 61.1，移植后骨量迅速流失。骨折常发生在移植后的第一年，且无论移植前患者的骨密度是否正常，均可能受到影响。因此，除了慢性肾病 - 矿物质和骨量异常及无力型骨病的患者，大多数患者在移植后立刻接受抗骨质疏松治疗都是有益的。对移植几个月或几年的患者应进行评估决定是否需要治疗。

维生素 D 缺乏在移植后或较早接受移植的患者中很常见。体内维生素 D 水平部分由人种和生活方式决定，维生素 D 缺乏的患者身体条件差、血清白蛋白水平低，甚至生存率也降低[30]。

大多数治疗性试验使用活性维生素 D 代谢物和抗骨吸收药物，尤其是口服和静脉注射双膦酸盐。雌孕激素对接受肝、肺和骨髓移植的女性有

**表 61.1　移植后骨流失和骨折的危险因素**

| 原因 | 机制 |
|---|---|
| 老龄 | **移植前的低骨密度** |
| 低体重指数 | |
| 性腺功能减退 | |
| 钙和维生素 D 不足 | |
| 烟草 | |
| 过渡饮酒 | |
| 胆汁淤积（肝病） | |
| 器官功能衰竭（心脏、肺、肝、肾） | |
| 胰功能不全（囊性纤维化） | |
| 缺乏体力活动 | **骨形成减少** |
| 大剂量泼尼松 | 直接效应 |
| | 性腺功能低下 |
| | 减少肠道和肾的钙转运 |
| 钙调神经磷酸酶抑制剂 | **骨吸收增加** |
| 环孢素或 FK506 | 肾功能和 1,25(OH)$_2$D 下降 |
| | PTH 分泌增加 |
| | 可能有直接影响 |
| 钙调磷酸酶抑制剂 | **骨形成减少** |
| 西罗莫司 | 可能有直接影响 |

保护骨骼的作用。由于闭经是绝经前女性骨髓移植最常见的后遗症，所以这些患者应接受激素替代治疗（HRT），但仍然不能阻止移植后的骨流失。由于慢性疾病以及糖皮质激素、环孢素 A 对下丘脑 - 垂体 - 肾上腺的抑制，导致性功能低下成为男性心脏和骨髓移植后的常见并发症。睾酮水平在移植后立即下降，于 6～12 个月恢复正常，对于心脏或骨髓移植的男性患者，仅靠睾酮治疗并不能预防骨质流失。

预防移植后骨质流失的最新研究见表 61.2。

## 肾移植

移植后肾性骨病可能得到改善，但甲状旁腺功能亢进可能持续存在。相当比例接受肾移植的患者移植后骨吸收持续升高，并且存在糖皮质激素诱导的骨细胞功能障碍[31-32]。横断面研究显示，肾移植数年后骨质疏松症的发生率在脊柱为 17%～49%，股骨颈为 11%～56%，桡骨为 22%～52%[1]。糖皮质激素的使用剂量与骨密度相关。移植后 6～18 个月骨质流失率最大，在脊椎为 4%～9%，髋部为 5%～8%。骨质流失并不总是与性别、年龄、糖皮质激素使用量、排斥反应或甲状旁腺激素水平有关。虽然长期以来降低，但研究发现，移植后的头一两年，BMD 并无持续性的下降，而在移植后的 20 年里均处于较低水平。继发性 HPT 和 1,25(OH)$_2$D 水平低下仍持续存在[3,33]。四肢（臀部、长骨、脚踝、脚）骨折比躯干（脊椎、肋骨）更常见[33]。女性和因糖尿病肾病进行移植的患者骨折风险增加。大部分骨折发生于移植后的头三年内，之后骨折风险继续增加[34]。

### 预防和治疗

仅补充钙和维生素 D 不能阻止肾移植患者的骨质流失[35]。双膦酸盐可减少肾移植（KT）后的骨质流失[36]。一项小型研究显示，肾移植后给予阿仑膦酸钠 10mg/d、碳酸钙 2g/d、骨化三醇 0.25μg/d 联合治疗，在移植后 6 个月，脊柱骨密度增加 6.3%，与之相比，单独使用钙或骨化三醇，脊柱骨密度下降 5.8%[37]。肾移植后的头 5 年，阿仑膦酸钠、骨化三醇和钙的联合治疗优于骨化三醇和钙的单独治疗[38]。肾移植后前 3 个月单独使用骨化三醇（0.5μg/48h），对全髋骨密度的保存，优于单独钙治疗 1 年以上[39]。

静脉注射的各种双膦酸盐对肾的安全性和给药方案是不同的。唑来膦酸（ZA）可引起急性肾衰竭，引起急性肾小球坏死与其输注速度而不是剂量有关。肾衰竭的风险增加了原有肾病的肾功能损坏，在肾小球滤过率（GFR）低于 30 ml/min 或血清肌酐浓度大于 2mg/dL 的患者，输注速率应减少一半[40]。测量前者更为精确。

肾移植后静脉注射伊班膦酸钠可防止脊柱和髋部骨量丢失[41]。在伊班膦酸钠治疗 12 个月后很少发生脊柱畸形。一项小型随机研究，在肾移植后 3 个月给予唑来膦酸钠 4mg 注射或安慰剂组治疗 2 周，观察两组的长期疗效，尽管唑来膦酸钠能阻止早期骨量流失，但两者在增加股骨颈骨密度方面没有显著差异[42]。

最近一项对 24 个试验 1299 例患者进行的系统回顾显示，与安慰剂比较，任何骨病的治疗药物都能降低 49% 的骨折风险（95% 置信区间 0.27～0.99）[43]。双膦酸盐和活性维生素 D 对脊柱和股骨颈骨密度产生有利影响。与维生素 D 类似物相比，双膦酸盐类药物预防骨质流失更好。一个意外的发现是双膦酸盐治疗与移植物排斥反应的降低相关。针对 KT 患者，一项以骨折作为终点的临床试验支持将口服或注射双膦酸盐与骨化三醇联合应用的疗效加以对比。

## 肾 - 胰腺移植

1 型糖尿病行肾 - 胰腺移植的严重骨质疏松症患者，桡骨远端骨折发生率为 23%，股骨颈骨折发生率为 58%，脊椎骨折发生率为 45%[1]。一项回顾性研究显示，移植后 8.3 年，骨折风险增加 26%～49%[44]。

一项回顾性研究对同期胰肾联合移植（SPK）患者术前和术后 4 年骨质疏松症及继发性甲状旁腺功能亢进的情况进行分析发现，移植前 68% 患有甲状旁腺功能亢进。移植后 6 个月，桡骨远端和股骨颈骨量丢失分别为 6.0% 和 6.9%，移植前股骨颈的低骨密度与骨折相关[45]。

## 肺移植

肺移植患者骨质疏松症患病率高达 73%。在肺移植后的第 1 年，股骨颈和桡骨远端骨量流失量约 2%～5%[1]，骨折发生率约 18%～37%，骨转化增加[46]。

**表61.2　随机对照试验比较心脏、肺、肝和骨髓移植后患者使用维生素D类似物或双膦酸盐预防骨质流失**

| 移植部位 | 作者，年份 | 例数 | 用药时间 | 治疗组 | 对照组 | 结论 |
|---|---|---|---|---|---|---|
| 心脏和肺 | Sambrook（2000）[51] | 65 | 24个月 | 骨化三醇0.5~0.75μg治疗12个月或24个月 钙600mg/d | 安慰剂 钙600mg/d | 骨密度：骨化三醇组，用药12个月股骨颈（而不是桡骨远端）骨量丢失减少，桡骨远端骨量丢失在治疗组和安慰剂组没有差别 骨折：没有促进作用 |
| 肺 | Aris（2000）[47] | 37 | 24个月 | 帕米膦酸二钠30mg，静脉注射，1次/3个月 钙1000mg/d 维生素D 800IU/d | 钙1000mg/d 维生素D 800IU/d | 骨密度：与对照组比较，帕米膦酸组桡骨远端和胸椎骨密度显著增加 骨折：没有差别 |
| 心脏 | Shane（2004）[58] | 149[a] | 12个月 | 阿仑膦酸钠10mg/d 或骨化三醇0.5μg/d 钙945mg/d 维生素D 1000IU/d | 非随机对照组 | 骨密度：两组桡骨远端和胸椎有同样的量骨流失。与对照组相比，治疗组桡骨远端和胸椎的骨流失减少 骨折：没有差别 |
| 心脏 | Gil-Fraguas（2005）[56] | 87 | 12个月 | 阿仑膦酸钠10mg/d | 降钙素200IU/d | 骨密度：阿仑膦酸钠组股骨颈骨流失较少 骨折：与对照组比较，脊椎骨折减少 （6:15） |
| 心脏 | Fahrleitner Pammer（2009）[57] | 35 | 12个月 | 伊班膦酸钠2mg，静脉注射，1次/3个月 钙1000mg/d 维生素D 400IU/d | 安慰剂 钙1000mg/d 维生素D 400IU/d | 骨密度：伊班膦酸钠组桡骨远端和股骨颈骨流失减少 骨折：与对照组比较，脊椎骨折减少 （2:17） |
| 肝和多脏器 | Hommann（2002）[63] | 36 | 12个月 | 伊班膦酸钠2mg，静脉注射，1次/3个月 钙1000mg/d 维生素D 1000IU/d | 钙1000mg/d，维生素D 1000IU/d | 骨密度：两组最初桡骨远端、股骨颈和臂骨密度减少，12个月后伊班膦酸钠组骨密度得到逆转 |
| 肝 | Ninkovic（2000）[62] | 99 | 12个月 | 移植前静脉注射帕米膦酸二钠60mg | 无 | 骨密度：与对照组相比，帕米膦酸二钠组股骨颈骨流失减少，有统计学意义 骨折：无差别 |
| 肝 | Crawford（2006）[64] | 62 | 12个月 | 在移植的7天内，移植后1、3、6、9个月分别给予唑来膦酸盐4mg，静脉注射 钙600mg/d 维生素D 1000IU/d | 安慰剂 钙600mg/d 维生素D 1000IU/d | 骨折：无差别 两组患者骨密度在3个月内在基线上有差别，12个月后伊班膦酸盐组骨量丢失减少 骨折：无显著增加 |

[a] 阿仑膦酸钙或骨化三醇的随机例数，预先招募非随机患者作为一个参考组

表 61.2　随机对照试验比较心脏、肺、肝和骨髓移植后患者使用维生素 D 类似物或双膦酸盐预防骨质流失

| 移植部位 | 作者，年份 | 例数 | 用药时间 | 治疗组 | 对照组 | 结论 |
|---|---|---|---|---|---|---|
| 肝 | Bodingbauer (2007) [65] | 69 | 12 个月 | 静脉注射唑来膦酸钠 4mg，第 1～6、9、12 个月 钙 600mg/d 维生素 D 1000IU/d | 钙 600mg/d 维生素 D 1000IU/d | 骨密度：与对照组相比，唑来膦酸盐组桡骨远端（不足股骨颈）骨流失减少 骨折：与对照组比较，唑来膦酸盐组脊椎骨折较少（4：11） |
| 肝 | Monegal (2009) [66] | 79 | 12 个月 | 移植时静脉注射帕米膦酸二钠 90mg 钙 1000mg/d 治疗 3 个月 维生素 D 16000IU，1 次 /15d | 钙 1000mg/d 维生素 D 16000IU，1 次 /15 天 | 骨密度：帕米膦酸二钠组桡骨远端骨密度增加，两组股骨颈骨密度均增加 骨折：帕米膦酸二钠组骨折增加（15：3） |
| 肝 | Kaemmerer (2010) [67] | 74 | 12 个月 | 伊班膦酸钠 2mg 静脉注射，1 次 /3 个月 钙 1000mg/d 维生素 D 800～1000IU/d | 钙 1000mg/d 维生素 D 800～1000IU/d | 骨密度：伊班膦酸钠组桡骨远端骨量流失减少，股骨颈骨量增加 骨折：伊班膦酸钠组骨折较少（2：8） |
| 骨髓 | Tauchmanova (2003) [78] | 34 | 12 个月 | 利塞膦酸盐 5mg/d 钙 1g/d 维生素 D 800IU/d | 钙 1g/d 维生素 D 800IU/d | 骨密度：利塞膦酸盐组治疗 6 个月和 12 个月时，桡骨远端骨密度增加，对照组治疗 6 个月时，桡骨远端骨密度减少。对照组与治疗组比较，仅在 6 个月时股骨颈骨密度减少有意义 |
| 骨髓 | Tauchmanova (2005) [79] | 32 | 12 个月 | 唑来膦酸钠分别在移植后 1、2 和 3 个月静脉注射 4mg 钙 500mg/d 维生素 D 400IU/d | 钙 500mg/d 维生素 D 400IU/d | 骨密度：治疗 12 个月，唑来膦酸钠组骨远端和股骨颈骨密度增加，而在对照组中骨密度没有改变 |
| 骨髓 | Kanenen (2005) [99] | 99 | 12 个月 | 移植后 1、2、3、6 和 9 个月，静脉注射帕米膦酸二钠 60mg 钙 1000mg/d 维生素 D 800IU/d 女性添加雌激素 男性添加睾酮 | 钙 1000mg/d 维生素 D 800IU/d 女性添加雌激素 男性添加睾酮 | 骨密度：治疗 12 个月，与对照组相比，帕米膦酸二钠组腰椎和桡骨远端骨丢失↓。两组股骨颈骨流失无差异 骨折：无明显升高 |
| 骨髓 | Grigg (2006) [80] | 116 | 24 个月 | 移植时及移植后的每个月静脉注射帕米膦酸二钠 90mg，共 12 个月 钙 1000mg/d 骨化三醇 0.25μg/d 治疗 24 个月 | 钙 1000mg/d 骨化三醇 0.25μg/d | 骨密度：帕米膦酸二钠组治疗 12 个月，与对照组比较，桡骨远端、股骨颈和椎骨量流失减少，治疗 24 个月，仅脊椎椎骨量流失减少有差别（3.9%）骨折：无显著增加 |

股骨颈和桡骨远端骨折时静脉注射重复剂量的帕米膦酸二钠可预防骨质丢失 [47-48]。

## 心脏移植

心脏移植后第 1 年骨质流失最快，脊柱骨密度在移植后头 6 个月下降 6%～10%；股骨颈骨密度在移植后第 1 年下降 6%～11%，之后比较稳定。移植后第 2、3 年，桡骨的皮质近端骨密度下降，这可能反映了移植后继发性甲状旁腺功能亢进。男性维生素 D 和睾酮缺乏与严重的骨质流失有关。心脏移植（CT）后睾酮水平立即下降，6～12 个月恢复正常。一些研究显示糖皮质激素与骨质流失相关。心脏移植后的头 1～3 年，脊椎骨折发生率约 33%～36%[49-50]。

### 预防和治疗

**维生素 D 和骨化三醇**。单独补充钙和维生素 D 不能预防心脏移植后的骨质流失 [1]。早期研究表明，心脏移植后给予骨化三醇能有效减少骨质流失，尤其是在股骨颈 [51]。一项随机研究，将心脏移植或肺移植后的前 6 个月患者随机分组，治疗组给予骨化三醇 0.5μg/d，对照组给予依替膦酸钠治疗，疗程两周，结果治疗组脊椎和股骨颈骨质流失明显低于对照组 [51-52]。

还有一些研究显示，CT 患者随机使用阿法骨化醇或依替膦酸钠后的一年内都会发生持续性的脊柱和股骨颈的骨质流失 [1]，而另一项对骨化三醇的研究显示其对骨丢失无保护作用 [53]。骨化三醇对心脏移植后骨量丢失的预防作用不确定。还需监测血钙和尿钙。

**鼻滴降钙素**。一项研究显示，心脏移植后 1～3 年，鼻滴降钙素治疗可提高脊柱骨密度，但心脏移植后 7 年，其对骨密度没有提高作用 [54]。

**睾酮**。移植后睾酮浓度的降低是短暂的，只有性腺功能减退的男性应该接受睾酮治疗。

**双膦酸盐**。一项开放标签研究，单次静脉注射帕米膦酸二钠 60mg，之后给予 4 个周期的依替膦酸钠（每 3 个月 400mg）和低剂量骨化三醇（每日 0.25μg）治疗，与对照组相比，可防止脊柱和股骨颈骨质流失并减少心脏移植后的骨折发生率 [55]。与使用降钙素 200IU/d 相比，每天给予 10mg 阿仑膦酸盐治疗可减少髋骨损失，降低椎体骨折 [56]。一项对心脏移植后的 35 例患者进行的研究显示，每 3 个月静脉注射伊班膦酸钠 2mg，可防止脊柱和髋部骨质流失，并减少形态性椎体骨折 [57]。

一项大型研究将 149 例心脏移植后患者术后立即随机分为阿仑膦酸钠 10mg/d 组或骨化三醇 0.25μg/d 组，治疗 1 年，两种方案与心脏移植后单独使用钙和维生素 D 的患者相比，可减少脊柱和髋部的骨质流失 [58]。治疗 1 年后停药，阿仑膦酸钠和骨化三醇组患者的骨密度没有变化，骨化三醇组骨吸收增加 [59]。该研究表明，抗骨吸收治疗可在心脏移植后 1 年停药，不会导致骨质大量流失。然而，对这些患者仍然需要进行观察，以确保骨密度在长期内保持稳定。

**锻炼**。单独抗阻训练或与阿仑膦酸钠配合可提高肺 [60] 和心脏 [61] 移植后患者的腰椎骨密度。然而，此研究利用的是高度变化的横向骨密度测量。

## 肝移植

肝移植后 6～12 个月是骨量流失和骨折发生的高峰。移植后第 1 年，脊柱骨密度下降约 2%～24%。在更多的近期研究中，骨质流失率一直较低或不存在。骨折发生率为 24%～65%，以肋骨和椎骨最常见。患有原发性胆汁性肝硬化和长期骨骼疾病的女性骨折风险最高。最近的一项前瞻性研究认为，高龄、肝移植前脊椎和股骨颈的骨密度能预测肝移植后的骨折风险，并且肝移植前患者的椎体骨折，能预测移植后患者的椎体骨折 [1,62]。与移植前相比，肝移植后骨转化增加。

### 预防和治疗

口服和静脉注射双膦酸盐都能有效减少肝移植后的骨质流失，但是静脉注射帕米膦酸二钠的早期研究，由于剂量不足，其对减少骨质流失是无效的 [62]。对肝移植后患者静脉注射伊班膦酸钠的一项随机试验发现，移植后 1 年内其对骨密度有显著的保护作用 [63]。对 62 例肝移植患者的一项随机双盲试验，于移植后 1、3、6、9 个月随机给予 4mg 唑来膦酸钠或生理盐水治疗 7 天 [64]，所有患者同时接受钙和维生素 D 治疗，结果唑来膦酸钠可阻止股骨颈、桡骨远端、全髋关节 3.8%～4.7% 的骨量流失，在肝移植后 3 个月最明显。移植后 12 个月，仅在全髋关节中存在差异。在另一项研究中得到了相同的结果，该研究分别于移植后 1～6 个月、9 个月和 12 个月注射唑来膦酸钠，可预防脊椎而不是臀部骨量损失，减少脊椎骨折的发生 [65]。肝移植后给予双膦酸盐之前，应纠正维生素 D 缺乏，防止低血钙。

一项研究显示肝移植后使用帕米膦酸二钠

180mg 治疗 3 个月，与对照组相比能增加患者的脊柱骨密度，但帕米膦酸二钠组患者骨折更多[66]。肝移植后每 3 个月静脉给予伊班膦酸钠治疗，可增加脊柱骨密度，减少股骨颈骨质流失，减少骨折的发生[67]。

肝移植后阿仑膦酸钠对骨影响的两项研究，一项是对 136 例肝移植患者的前瞻性、非对照研究，结果显示阿仑膦酸钠能预防患有骨质疏松症 4 年以上的患者骨量流失，增加脊柱和股骨颈的骨密度[9]。另一项研究是对肝移植后 59 例患者，采用历史对照，研究阿仑膦酸钠联合钙或骨化三醇 0.5μg/d 的疗效，结果显示治疗 12 个月能增加脊椎、股骨颈和总髋部的骨密度[68]。

## 小肠移植

小肠移植（SBT）正越来越多地用于严重炎症性肠道疾病的治疗。小肠移植同时可伴随肝、胰、胃移植。对小肠移植前 2.2 年的 81 位患者进行横断面研究，脊椎、全髋、股骨颈骨密度低于同龄、同一性别小肠疾病患者 0.8 个标准差。长期小肠移植患者，约 44% 出现骨质疏松症，20% 发生骨折[19]。对 9 名患者进行纵向研究，小肠移植后 1.3 年，脊椎骨密度流失 2.6%，全髋和股骨颈骨密度流失 15%[69]。对 24 例小肠移植患者进行纵向研究，移植 2.5 年后骨密度流失加速（$P=0.025$），股骨颈骨密度流失 13.4%，全髋骨密度流失 12.7%，脊椎骨密度流失 2.1%。阿仑膦酸盐有较少的骨量流失（$P<0.05$），但不能预防骨量流失[19]。

## 骨髓移植

骨髓或干细胞移植（BMT）是多种血液系统恶性肿瘤的治疗方法之一，治疗后大多数患者能生存多年，但生存者中脊椎骨质疏松的发生高达 29%，股骨颈骨质疏松发生高达 52%[1]。骨质疏松症常发生于股骨近端部位，骨髓移植后骨质疏松症的发病机制很复杂，既涉及治疗效果，又影响到骨髓基质干细胞（MSC）的间隔[70-71]。骨吸收增加，而骨形成减少[1,16]，导致早期的快速骨质流失。除骨质疏松外，也可能发生骨软化和股骨头坏死。

异体骨髓移植后的 12 个月内，股骨近端骨质大量流失[1,72-73]，脊柱骨损失较少。大多数研究表明，骨髓移植 12 个月以后，骨质流失没有增加。对骨髓移植后长期存活的患者的研究显示，股骨近端骨损

失未恢复正常[74]。骨髓自体移植患者股骨近端骨量丢失较少（约 4%），最早发生在移植后 3 个月，并持续 2 年，而脊柱骨密度恢复到基线水平[75]。

骨髓移植后骨质流失与糖皮质激素和环孢素 A 的使用和持续时间有关[72]。也可能是移植物抗宿主病（GVHD）本身对骨细胞有直接影响。异常细胞或细胞因子介导的骨髓造血功能可能影响到骨髓移植后的骨代谢及骨密度[1]。骨髓抑制治疗和骨髓移植刺激细胞因子提前释放。骨髓移植也对骨髓细胞产生不良影响。骨髓移植后的骨细胞活性降低，大剂量的化疗、脑外伤、糖皮质激素和环孢素 A 损害骨髓基质细胞，从而降低了骨祖细胞分化成为成骨细胞[76]。在降低集落形成单位 - 成纤维细胞（CFU-F）方面，可持续至骨髓移植后 12 年[1]。

异体骨髓移植患者 10%~20% 出现股骨头缺血坏死，一般发生在移植后 12 个月[71,77]。用于治疗移植物抗宿主病的糖皮质激素，成为诱导成骨细胞凋亡的最重要因素。在体外，股骨头缺血坏死与 CFU-F 相关，而与骨密度下降无关[77]。BMT 后，MBSC 增生和成骨细胞分化不足可能会促使股骨头发生非血管性坏死。

## 预防和治疗

骨髓移植后，给予利塞膦酸钠或静脉注射唑来膦酸钠治疗 12 个月，可预防脊柱和股骨近端骨量丢失[78-79]。对骨髓移植后患者，唑来膦酸钠可能提高成骨细胞恢复，增加成骨细胞数量，体外实验显示其能增加骨髓集落形成单位 - 成纤维细胞的生长。

最近两个随机试验评估静脉注射帕米膦酸二钠预防骨髓移植后骨质流失的效果。第一个试验研究了 99 例异体骨髓移植的患者，患者随机分为两组，一组每天给予钙和维生素 D，同时女性给予雌激素，男性给予睾酮激素治疗。另一组在以上治疗的基础上，分别于骨髓移植前、移植后 1、2、3、6、9 个月静脉注射 60mg 帕米膦酸二钠[16]。结果帕米膦酸二钠组桡骨远端骨密度保持稳定，但在对照组有显著下降。帕米膦酸二钠组患者全髋骨密度和股骨颈骨密度分别下降 5.1% 和 4.2%，而对照组分别下降 7.8% 和 6.2%。因此帕米膦酸二钠减少骨量丢失优于单独使用钙、维生素 D 和性激素的治疗方案。

一项较大规模的前瞻性、多中心开放性随机对照研究[80]，116 例骨髓移植患者随机分为帕米膦酸二钠组（每月 90mg）和无帕米膦酸二钠组，两组同

时接受骨化三醇 0.25μg/d 和钙治疗 1 年。帕米膦酸二钠组治疗 12 个月脊椎、股骨颈和全髋部骨质流失显著减少，但股骨颈和全髋部骨密度低于基线水平，分别为 2.8% 和 3.5%。两组患者骨密度比较，只有全髋部骨密度在治疗 24 个月有统计学意义。这项研究显示，帕米膦酸二钠仅限于异体干细胞移植（SCT）的头 6 个月、平均每日泼尼松用量大于 10mg、环孢素 A 使用超过 5 个月的患者。重要的是，停止帕米膦酸二钠治疗后 12 个月，其对骨密度的保护作用消失。

一项前瞻性、非对照研究，对异体移植后骨质疏松症或骨质快速流失的患者，输注 4mg 唑来膦酸，能减少脊柱和股骨颈的骨质流失 [81]。

## 结论

在移植后期，随着 GC 使用剂量的减少，骨形成开始增加，然而，此时的骨吸收大于骨形成，呈轻损型骨质疏松症。虽然最近的研究报道的骨量流失和骨折发生率比 10 年前低，但数值仍然较高。应当对移植人选进行评估，对移植前的骨骼疾病进行治疗。移植后对有骨量减少或骨质疏松症的患者立即进行预防性治疗，因为移植后会出现进一步的骨量流失。对所有进行器官移植的患者都应当考虑到移植后发生骨量丢失和骨折的风险，因为不可能识别患者发生骨折的最高风险。对长期接受器官移植

的患者，也应当检测骨量，治疗骨质疏松症。

最近一项 Meta 分析显示，实体器官移植后第一年，给予双膦酸盐或活性维生素 D 代谢物治疗，骨折数量减少 50%，脊椎骨折减少 76%（图 61.1 A）[82]。双膦酸盐减少 47% 的骨折发生（图 61.1 B），但没有显著减少脊椎骨折。总之，治疗和预防移植后骨质疏松症，双膦酸盐是最有前景的治疗方法。活性维生素 D 代谢物可能减少甲状旁腺功能亢进，尤其是在肾移植后。用于移植后骨质疏松症的潜在新制剂，包括刺激骨形成的合成代谢剂，即甲状旁腺激素（1-34）或特立帕肽、抗代谢药、人类 RANKL 抗体（狄诺塞麦）和组织蛋白酶抑制剂。骨髓移植后甲状旁腺激素（1-34）和其他甲状旁腺激素 1 受体激动剂刺激 MSC 细胞分化成成骨细胞谱系，减少脂肪生成 [83-84]。

双膦酸盐用于治疗移植骨病存在几个问题，包括治疗的方法和持续时间。心脏移植后患者治疗可能仅仅需要一年，其他移植患者的治疗最佳时间尚不清楚。口服多大量的双膦酸盐可避免肾功能损害也不确定。对接受肾移植的患者使用双膦酸盐要特别考虑无力型骨病（见上文）。大规模多中心的临床试验比较了口服或注射双膦酸盐联合骨化三醇的治疗，以及移植后骨折的发生率，推荐读者可以检索学习以便参考。

尽管仍存在很多未知，但在此我们了解了很多

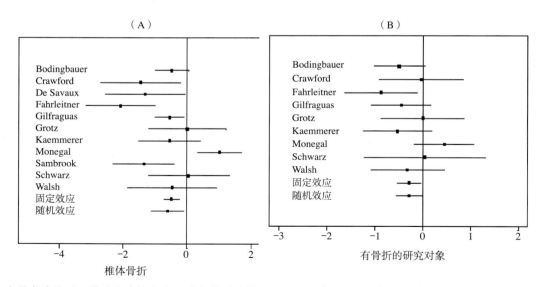

**图 61.1** （A）器官移植后双膦酸盐或维生素 D 类似物治疗效果的日志比值比（OR 值）和可信区间（OR 0.24，95% CI 0.07、0.78，随机效应模型）。（B）器官移植后双膦酸盐治疗脊椎骨折的疗效的日志比值比和可信区间（OR 0.53，95% CI 0.3、0.91，固定效应模型）。（Reproduced with permission from Ref. 82.）

关于移植后骨质疏松的知识。有了这些信息，现在最关键的是预防和治疗这种致残性疾病。

## 致谢

感谢伊丽莎白·巴蒂尔博士给予的指导。

## 参考文献

1. Cohen A, Sambrook P, Shane E. 2004. Management of bone loss after organ transplantation. *J Bone Miner Res* 19(12): 1919–32.
2. Cohen A, Shane E. 2003. Osteoporosis after solid organ and bone marrow transplantation. *Osteoporos Int* 14(8): 617–30.
3. Nickolas TL, Cremers S, Zhang A, Thomas V, Stein E, Cohen A, Chauncey R, Nikkel L, Yin MT, Liu XS, Boutroy S, Staron RB, Leonard MB, McMahon DJ, Dworakowski E, Shane E. 2011. Discriminants of prevalent fractures in chronic kidney disease. *J Am Soc Nephrol* 22(8): 1560–72.
4. Gal-Moscovici A, Sprague SM. 2007. Osteoporosis and chronic kidney disease. *Semin Dial* 20(5): 423–30.
5. Stehman-Breen CO, Sherrard DJ, Alem AM, Gillen DL, Heckbert SR, Wong CS, Ball A, Weiss NS. 2000. Risk factors for hip fracture among patients with end-stage renal disease. *Kidney Int* 58(5): 2200–5.
6. Alem AM, Sherrard DJ, Gillen DL, Weiss NS, Beresford SA, Heckbert SR, Wong C, Stehman-Breen C. 2000. Increased risk of hip fracture among patients with end-stage renal disease. *Kidney Int* 58(1): 396–9.
7. Ball AM, Gillen DL, Sherrard D, Weiss NS, Emerson SS, Seliger SL, Kestenbaum BR, Stehman-Breen C. 2002. Risk of hip fracture among dialysis and renal transplant recipients. *JAMA* 288(23): 3014–8.
8. Majumdar S, Ezekowitz JA, Lix LM, Leslie W. 2012. Heart failure is a clinically and densitometrically independent and novel risk factor for major osteoporotic fractures: Population-based cohort study of 45,509 subjects. *J Clin Endocrinol Metab* 97(4): 1179–86.
9. Shane E, Mancini D, Aaronson K, Silverberg SJ, Seibel MJ, Addesso V, McMahon DJ. 1997. Bone mass, vitamin D deficiency and hyperparathyroidism in congestive heart failure. *Am J Med* 103: 197–207.
10. Monegal A, Navasa M, Guanabens N, Peris P, Pons F, Martinez de Osaba MJ, Ordi J, Rimola A, Rodes J, Munoz-Gomez J. 2001. Bone disease after liver transplantation: A long-term prospective study of bone mass changes, hormonal status and histomorphometric characteristics. *Osteoporos Int* 12(6): 484–92.
11. Millonig G, Graziadei IW, Eichler D, Pfeiffer KP, Finkenstedt G, Muehllechner P, Koenigsrainer A, Margreiter R, Vogel W. 2005. Alendronate in combination with calcium and vitamin D prevents bone loss after orthotopic liver transplantation: A prospective single-center study. *Liver Transpl* 11: 960–6.
12. Ninkovic M, Love SA, Tom B, Alexander GJ, Compston JE. 2001. High prevalence of osteoporosis in patients with chronic liver disease prior to liver transplantation. *Calcif Tissue Int* 69(6): 321–6.
13. Tschopp O, Boehler A, Speich R, Weder W, Seifert B, Russi EW, Schmid C. 2002. Osteoporosis before lung transplantation: Association with low body mass index, but not with underlying disease. *Am J Transplant* 2(2): 167–72.
14. Keilholz U, Max R, Scheibenbogen C, Wuster C, Korbling M, Haas R. 1997. Endocrine function and bone metabolism 5 years after autologous bone marrow/blood-derived progenitor cell transplantation. *Cancer* 79(8): 1617–22.
15. Tauchmanova L, Selleri C, Rosa GD, Pagano L, Orio F, Lombardi G, Rotoli B, Colao A. 2002. High prevalence of endocrine dysfunction in long-term survivors after allogeneic bone marrow transplantation for hematologic diseases. *Cancer* 95(5): 1076–84.
16. Valimaki M, Kinnunen K, Volin L, Tahtela R, Loyttniemi E, Laitinen K, Makela P, Keto P, Ruutu T. 1999. A prospective study of bone loss and turnover after allogeneic bone marrow transplantation: Effect of calcium supplementation with or without calcitonin. *Bone Marrow Transplant* 23: 355–61.
17. Kananen K, Volin L, Laitinen K, Alfthan H, Ruutu T, Valimaki MJ. 2005. Prevention of bone loss after allogeneic stem cell transplantation by calcium, vitamin D, and sex hormone replacement with or without pamidronate. *J Clin Endocrinol Metab* 90: 3877–85.
18. Schulte C, Beelen D, Schaefer U, Mann K. 2000. Bone loss in long-term survivors after transplantation of hematopoietic stem cells: A prospective study. *Osteoporos Int* 11: 344–53.
19. Resnick J, Gupta N, Wagner J, Costa G, Cruz RJ Jr, Martin L, Koritsky DA, Perera S, Matarese L, Eid K, Schuster B, Roberts M, Greenspan S, Abu-Elmagd K. 2010. Skeletal integrity and visceral transplantation. *Am J Transplan* 10(10): 2331–40.
20. Van Staa TP, Leufkens HG, Abenhaim L, Zhang B, Cooper C. 2000. Use of oral corticosteroids and risk of fractures. *J Bone Miner Res* 15: 993–1000.
21. Nikkel LE, Mohan S, Zhang A, McMahon DJ, Boutroy S, Dube G, Tanriover B, Cohen D, Ratner L, Hollenbeak CS, Leonard MB, Shane E, Nickolas TL. 2012. Reduced fracture risk with early corticosteroid withdrawal after kidney transplant. *Am J Transplant* 12(3): 649–59.
22. Epstein S. 1996. Post-transplantation bone disease: The role of immunosuppressive agents on the skeleton. *J Bone Miner Res* 11: 1–7.
23. Ponticelli C, Aroldi A. 2001. Osteoporosis after organ transplantation. *Lancet* 357(9268): 1623.
24. McIntyre HD, Menzies B, Rigby R, Perry-Keene DA, Hawley CM, Hardie IR. 1995. Long-term bone loss after renal transplantation: Comparison of immunosuppressive regimens. *Clin Transplant* 9(1): 20–4.
25. Stempfle HU, Werner C, Echtler S, Assum T, Meiser B, Angermann CE, Theisen K, Gartner R. 1998. Rapid trabecular bone loss after cardiac transplantation using FK506 (tacrolimus)-based immunosuppression. *Transplant Proc* 30(4): 1132–3.
26. Park KM, Hay JE, Lee SG, Lee YJ, Wiesner RH, Porayko MK, Krom RA. 1996. Bone loss after orthotopic liver transplantation: FK 506 versus cyclosporine. *Transplant Proc* 28(3): 1738–40.
27. Goffin E, Devogelaer JP, Depresseux G, Squifflet JP, Pirson Y. 2001. Osteoporosis after organ transplantation. *Lancet* 357(9268): 1623.

28. Monegal A, Navasa M, Guanabens N, Peris P, Pons F, Martinez de Osaba MJ, Rimola A, Rodes J, Munoz-Gomez J. 2001. Bone mass and mineral metabolism in liver transplant patients treated with FK506 or cyclosporine A. *Calcif Tissue Int* 68: 83–6.

29. Singha UK, Jiang Y, Yu S, Luo M, Lu Y, Zhang J, Xiao G. 2008. Rapamycin inhibits osteoblast proliferation and differentiation in MC3T3-E1 cells and primary mouse bone marrow stromal cells. *J Cell Biochem* 103(2): 434–46.

30. Stein EM, Shane E. 2011. Vitamin D in organ transplantation. *Osteoporos Int* 22: 2107–18.

31. Julian BA, Laskow DA, Dubovsky J, Dubovsky EV, Curtis JJ, Quarrles LD. 1991. Rapid loss of vertebral bone density after renal transplantation. *N Engl J Med* 325: 544–50.

32. Monier-Faugere M, Mawad H, Qi Q, Friedler R, Malluche HH. 2000. High prevalence of low bone turnover and occurrence of osteomalacia after kidney transplantation. *J Am Soc Nephrol* 11: 1093–9.

33. Ramsey-Goldman R, Dunn JE, Dunlop DD, Stuart FP, Abecassis MM, Kaufman DB, Langman CB, Salinger MH, Sprague SM. 1999. Increased risk of fracture in patients receiving solid organ transplants. *J Bone Miner Res* 14(3): 456–63.

34. Sprague SM, Josephson MA. 2004. Bone disease after kidney transplantation. *Semin Nephrol* 24: 82–90.

35. Wissing KM, Broeders N, Moreno-Reyes R, Gervy C, Stallenberg B, Abramowicz D. 2005. A controlled study of vitamin D3 to prevent bone loss in renal-transplant patients receiving low doses of steroids. *Transplantation* 79: 108–15.

36. Grotz W, Nagel C, Poeschel D, Cybulla M, Petersen KG, Uhl M, Strey C, Kirste G, Olschewski M, Reichelt A, Rump LC. 2001. Effect of ibandronate on bone loss and renal function after kidney transplantation. *J Am Soc Nephrol* 12(7): 1530–7.

37. Kovac D, Lindic J, Kandus A, Bren AF. 2001. Prevention of bone loss in kidney graft recipients. *Transplant Proc* 33: 1144–5.

38. Giannini S, Dangel A, Carraro G, Nobile M, Rigotti P, Bonfante L, Marchini F, Zaninotto M, Dalle Carbonare L, Sartori L, Crepaldi G. 2001. Alendronate prevents further bone loss in renal transplant recipients. *J Bone Miner Res* 16(11): 2111–7.

39. Torres A, García S, Gómez A, González A, Barrios Y, Concepción MT, Hernández D, García JJ, Checa MD, Lorenzo V, Salido E. 2004. Treatment with intermittent calcitriol and calcium reduces bone loss after renal transplantation. *Kidney Int* 65(2): 705–12.

40. Miller PD. 2005. Treatment of osteoporosis in chronic kidney disease and end-stage renal disease. *Curr Osteoporos Rep* 3: 5–12.

41. Grotz W, Nagel C, Poeschel D, Cybulla M, Petersen KG, Uhl M, Strey C, Kirste G, Olschewski M, Reichelt A, Rump LC. 2001. Effect of ibandronate on bone loss and renal function after kidney transplantation. *J Am Soc Nephrol* 12(7): 1530–7.

42. Schwarz CL, Mitterbauer CL, Heinze G, Woloszczuk W, Haas M, Oberbauer R. 2004. Nonsustained effect of short-term bisphosphonate therapy on bone turnover three years after renal transplantation. *Kidney Int* 65(1): 304–9.

43. Palmer SC, McGregor DO, Strippoli GFM. 2007. Interventions for preventing bone disease in kidney transplant recipients. *Cochrane Database Syst Rev* (3): CD005015.

44. Chiu MY, Sprague SM, Bruce DS, Woodle ES, Thistlethwaite JR Jr, Josephson MA. 1998. Analysis of fracture prevalence in kidney-pancreas allograft recipients. *J Am Soc Nephrol* 9(4): 677–83.

45. Smets YF, de Fijter JW, Ringers J, Lemkes HH, Hamdy NA. 2004. Long-term follow-up study on bone mineral density and fractures after simultaneous pancreas-kidney transplantation. *Kidney Int* 66(5): 2070–6.

46. Shane E, Papadopoulos A, Staron RB, Addesso V, Donovan D, McGregor C, Schulman LL. 1999. Bone loss and fracture after lung transplantation. *Transplantation* 68: 220–7.

47. Aris RM, Lester GE, Renner JB, Winders A, Denene Blackwood A, Lark RK, Ontjes DA. 2000. Efficacy of pamidronate for osteoporosis in patients with cystic fibrosis following lung transplantation. *Am J Respir Crit Care Med* 162(3 Pt 1): 941–6.

48. Trombetti A, Gerbase MW, Spiliopoulos A, Slosman DO, Nicod LP, Rizzoli R. 2000. Bone mineral density in lung-transplant recipients before and after graft: Prevention of lumbar spine post-transplantation-accelerated bone loss by pamidronate. *J Heart Lung Transplant* 19(8): 736–43.

49. Shane E, Rivas M, Staron RB, Silverberg SJ, Seibel M, Kuiper J, Mancini D, Addesso V, Michler RE, Factor-Litvak P. 1996. Fracture after cardiac transplantation: A prospective longitudinal study. *J Clin Endocrinol Metab* 81: 1740–6.

50. Leidig-Bruckner G, Hosch S, Dodidou P, Ritchel D, Conradt C, Klose C, Otto G, Lange R, Theilmann L, Zimmerman R, Pritsch M, Zeigler R. 2001. Frequency and predictors of osteoporotic fractures after cardiac or liver transplantation: A follow-up study. *Lancet* 357: 342–7.

51. Sambrook P, Henderson NK, Keogh A, MacDonald P, Glanville A, Spratt P, Bergin P, Ebeling P, Eisman J. 2000. Effect of calcitriol on bone loss after cardiac or lung transplantation. *J Bone Miner Res* 15(9): 1818–24.

52. Henderson K, Eisman J, Keogh A, MacDonald P, Glanville A, Spratt P, Sambrook P. 2001. Protective effect of short-tem calcitriol or cyclical etidronate on bone loss after cardiac or lung transplantation. *J Bone Miner Res* 16(3): 565–71.

53. Stempfle HU, Werner C, Echtler S, Wehr U, Rambeck WA, Siebert U, Uberfuhr P, Angermann CE, Theisen K, Gartner R. 1999. Prevention of osteoporosis after cardiac transplantation: A prospective, longitudinal, randomized, double-blind trial with calcitriol. *Transplantation* 68(4): 523–30.

54. Kapetanakis EI, Antonopoulos AS, Antoniou TA, Theodoraki KA, Zarkalis DA, Sfirakis PD, Chilidou DA, Alivizatos PA. 2005. Effect of long-term calcitonin administration on steroid-induced osteoporosis after cardiac transplantation. *J Heart Lung Transplant* 24(5): 526–32.

55. Bianda T, Linka A, Junga G, Brunner H, Steinert H, Kiowski W, Schmid C. 2000. Prevention of osteoporosis in heart transplant recipients: A comparison of calcitriol with calcitonin and pamidronate. *Calcif Tissue Int* 67: 116–21.

56. Gil-Fraguas L, Jodar E, Martinez G, Escalona MA, Vara J, Robles E, Hawkins F. 2005. Evolution of bone density after heart transplantation: Influence of anti-resorptive

therapy. *J Bone Miner Res* 20 (Suppl 1): S439–40.

57. Fahrleitner-Pammer A, Piswanger-Soelkner JC, Pieber TR, Obermayer-Pietsch BM, Pilz S, Dimai HP, Prenner G, Tscheliessnigg KH, Hauge E, Portugaller RH, Dobnig H. 2009. Ibandronate prevents bone loss and reduces vertebral fracture risk in male cardiac transplant patients: A randomized double-blind, placebo-controlled trial. *J Bone Miner Res.* 24: 1335–44.

58. Shane E, Addesso V, Namerow PB, McMahon, DJ, Lo SH, Staron RB, Zucker M, Pardi S, Maybaum S, Mancini D. 2004. Alendronate versus calcitriol for the prevention of bone loss after cardiac transplantation. *N Engl J Med* 350: 767–76.

59. Cohen A, Addesso V, McMahon DJ, Staron RB, Namerow P, Maybaum S, Mancini D, Shane E. 2006. Discontinuing antiresorptive therapy one year after cardiac transplantation: Effect on bone density and bone turnover. *Transplantation* 81: 686–91.

60. Mitchell MJ, Baz MA, Fulton MN, Lisor CF, Braith R. 2003. Resistance training prevents vertebral osteoporosis in lung transplant recipients. *Transplantation* 76: 557–62.

61. Braith RW, Magyari PM, Fulton MN, Lisor CF, Vogel SE, Hill JA, Aranda JM Jr. 2006. Comparison of calcitonin versus calcitonin and resistance exercise as prophylaxis for osteoporosis in heart transplant recipients. *Transplantation* 81: 1191–5.

62. Ninkovic M, Skingle SJ, Bearcroft PW, Bishop N, Alexander CJ, Compston JE. 2000. Incidence of vertebral fractures in the first three months after orthotopic liver transplantation. *Eur J Gastroenterol Hepatol* 12(8): 931–5.

63. Hommann M, Abendroth K, Lehmann G, Patzer N, Kornberg A, Voigt R, Seifert S, Hein G, Scheele J. 2002. Effect of transplantation on bone: Osteoporosis after liver and multivisceral transplantation. *Transplant Proc* 34(6): 2296–8.

64. Crawford BA, Kam C, Pavlovic J, Byth K, Handelsman DJ, Angus PW, McCaughan GW. 2006. Zoledronic acid prevents bone loss after liver transplantation: A randomized, double-blind, placebo-controlled trial. *Ann Intern Med* 144(4): 239–48.

65. Bodingbauer M, Wekerle T, Pakrah B, Roschger P, Peck-Radosavljevic M, Silberhumer G, Grampp S, Rockenschaub S, Berlakovich G, Steininger R, Klaushofer K, Oberbauer R, Muhlbacher F. 2007. Prophylactic bisphosphonate treatment prevents bone fractures after liver transplantation. *Am J Transplant* 7: 1763–69.

66. Monegal A, Guanabens N, Suarez MJ, Suarez F, Clemente G, Garcia-Gonzalez M, De la Mata M, Serrano T, Casafont F, Torne S, Barrios C, Navasa M. 2009. Pamidronate in the prevention of bone loss after liver transplantation: A randomized controlled trial. *Transpl Int* 22: 198–206.

67. Kaemmerer D, Lehmann G, Wolf G, Settmacher U, Hommann M. 2010. Treatment of osteoporosis after liver transplantation with ibandronate. *Transpl Int* 23: 753–9.

68. Karasu Z, Kilic M, Tokat Y. 2006. The prevention of bone fractures after liver transplantation: Experience with alendronate treatment. *Transplant Proc* 38: 1448–52.

69. Awan KS, Wagner JM, Martin D, Medich DL, Perera S, Abu Elmagd K, Greenspan SL. 2007. Bone loss following

small bowel transplantation. ASBMR 29th Annual Meeting. *J Bone Miner Res* 22: s352–s401. Abstract T497, s356.

70. Banfi A, Podesta M, Fazzuoli L, Sertoli MR, Venturini M, Santini G, Cancedda R, Quarto R. 2001. High-dose chemotherapy shows a dose-dependent toxicity to bone marrow osteoprogenitors: A mechanism for post-bone marrow transplantation osteopenia. *Cancer* 92(9): 2419–28.

71. Lee WY, Cho SW, Oh ES, Oh KW, Lee JM, Yoon KH, Kang MI, Cha BY, Lee KW, Son HY, Kang SK, Kim CC. 2002. The effect of bone marrow transplantation on the osteoblastic differentiation of human bone marrow stromal cells. *J Clin Endocrinol Metab* 87(1): 329–35.

72. Ebeling P, Thomas D, Erbas B, Hopper L, Szer J, Grigg A. 1999. Mechanism of bone loss following allogeneic and autologous hematopoeitic stem cell transplantation. *J Bone Miner Res* 14: 342–50.

73. Ebeling PR. 2005. Bone disease after bone marrow transplantation. In: Compston J, Shane E (eds.) *Bone Disease of Organ Transplantation.* San Diego: Elsevier Academic Press. Chapter 19. pp. 339–52.

74. Lee WY, Kang MI, Baek KH, Oh ES, Oh KW, Lee KW, Kim SW, Kim CC. 2002. The skeletal site-differential changes in bone mineral density following bone marrow transplantation: 3-year prospective study. *J Korean Med Sci* 17(6): 749–54.

75. Gandhi MK, Lekamwasam S, Inman I, Kaptoge S, Sizer L, Love S, Bearcroft PW, Milligan TP, Price CP, Marcus RE, Compston JE. 2003. Significant and persistent loss of bone mineral density in the femoral neck after haematopoietic stem cell transplantation: Long-term follow-up of a prospective study. *Br J Haematol* 121: 462–8.

76. Ebeling PR. 2005. Is defective osteoblast function responsible for bone loss from the proximal femur despite pamidronate therapy? *J Clin Endocrinol Metab* 90: 4414–6.

77. Tauchmanova L, De Rosa G, Serio B, Fazioli F, Mainolfi C, Lombardi G, Colao A, Salvatore M, Rotoli B, Selleri C. 2003. Avascular necrosis in long-term survivors after allogeneic or autologous stem cell transplantation: A single center experience and a review. *Cancer* 97: 2453–61.

78. Tauchmanova L, Selleri C, Esposito M, Di Somma C, Orio F Jr, Bifulco G, Palomba S, Lombardi G, Rotoli B, Colao A. 2003. Beneficial treatment with risedronate in long-term survivors after allogeneic stem cell transplantation for hematological malignances. *Osteoporos Int* 14: 1013–9.

79. Tauchmanova L, Ricci P, Serio B, Lombardi G, Colao A, Rotoli B, Selleri C. 2005. Short-term zoledronic acid treatment increases bone mineral density and marrow clonogenic fibroblast progenitors after allogeneic stem cell transplantation. *J Clin Endocrinol Metab* 90: 627–34.

80. Grigg AP, Shuttleworth P, Reynolds J, Schwarer AP, Szer J, Bradstock K. 2006. Pamidronate reduces bone loss after allogeneic stem cell transplantation. *J Clin Endocrinol Metab* 91(10): 3835–43.

81. D'Souza AB, Grigg AP, Szer J, Ebeling PR. 2006. Zoledronic acid prevents bone loss after allogeneic haemopoietic stem cell transplantation. *Int Med J* 36: 600–3.

82. Stein EM, Ortiz D, Jin Z, McMahon DJ, Shane E. 2011. Prevention of fractures after solid organ transplantation: A meta-analysis. *J Clin Endocrinol Metab* 96: 3457–65.

83. Rickard DJ, Wang FL, Rodriguez-Rojas AM, Wu Z, Trice WJ, Hoffman SJ, Votta B, Stroup GB, Kumar S, Nuttall ME. 2006. Intermittent treatment with parathyroid hormone (PTH) as well as a non-peptide small molecule agonist of the PTH1 receptor inhibits adipocyte differentiation in human bone marrow stromal cells. *Bone* 39(6): 1361–72.

84. Chan GK, Miao D, Deckelbaum R, Bolivar I, Karaplis A, Goltzman D. 2003. Parathyroid hormone-related peptide interacts with bone morphogenetic protein 2 to increase osteoblastogenesis and decrease adipogenesis in pluripotent C3H10T mesenchymal cells. *Endocrinology* 144: 5511–20.

# 第 62 章
# 男性骨质疏松症

Eric S. Orwoll

（秦玉幸 译 何 斌 审校）

## 引言

目前，男性骨质疏松症已成为重要的公共健康问题，对该疾病的理解也越来越深刻，并已形成有效的诊断、预防和治疗策略。而且，对男性骨质疏松症的研究显示，总体上男女之间的差异反而促进了对骨生物学的进一步理解。然而，仍然存在一些病理生理学和临床问题未得到解决。

## 骨骼发育

男性骨量的累积从儿童期开始逐渐发生，青春期明显加速，峰值骨量与青春期的累积密切相关。男女之间骨骼的差异也在青春期表现出来[1]。男性骨量的快速增长在一定程度上晚于女性，大部分骨量增长发生的平均年龄女性为 16 岁，男性为 18 岁。虽然男性与女性骨松质骨密度（BMD）的累积相似，但是，当调整体型大小之后发现，男性通常骨皮质较厚、骨形态较大。这些差异可能是男女之间生物力学主要差异的基础，一定程度上决定了在男性生活中观测到的较低的骨折发生风险。骨骼发育存在性别差异的原因至今不详，可能与性激素的活动（雄激素可能刺激骨膜骨形成和骨膨胀）、生长因子的浓度和施加于骨的机械力（如较多的肌肉动作或活动）

有关。已有报道显示，动物与人类一些基因位点存在性别特异性作用，这表明，从骨骼肌表型来讲，性别差异的起源是复杂的。最后，即使忽略这些普通的性别差异，经过调整体型大小，男性之间的骨量和结构方面仍然存在很大差异，而且这种差异很大程度上与女性相似。

## 年龄增长对男性骨骼的影响

和女性一样，年龄与男性的骨量以及骨结构密切相关[2]。骨小梁的丢失（如椎骨和股骨近端）发生在中年，此后丢失速度加快。这种改变程度与女性相似，但是可能稍轻微一些。与女性相比，男性的骨小梁变薄较多、丢失较少。随着年龄的增长，骨皮质内层丢失导致长骨的皮质变薄、孔隙增加，但是该进程可能伴随着骨膜骨膨胀以保持骨的抗断强度[3]。总体来说，男性和女性与年龄相关的骨丢失模型相似，但是男性骨丢失不存在月经相关的加速期。进入老年后，男女的骨丢失率都随着年龄的增长而加速。

## 骨折的流行病学

男性骨折较为常见，数据主要来自白种人。在白人中，骨折的发生率呈现双峰，峰值分别位于青春期和中年人，40～60 岁的发生率相对较低，70 岁之后出现较快增长（图 62.1）[4]。年轻男性和年老男性的骨折类型有所不同，年轻男性以长骨骨折为主，年老男性以椎骨以及髋关节的骨折为主。这种差异提示，两个人生阶段的骨折病因学截然不同。在年轻男性，创伤起了重要作用，而骨骼的脆性和跌倒易感性则是老年骨折患者的主要影响因素。

男性骨折发生率呈现指数增长的年龄段与女性极其相似，但是女性的开始时间有 5～10 年的延迟，原因是女性的平均寿命较长，这也构成了女性骨质疏松性骨折负担较大的基础。然而，调整年龄后，男性髋关节骨折的发生率是女性的 1/3～1/4，20%～25% 的髋关节骨折发生在男性 [2]。男性骨折的后果至少与女性相当，事实上，老年男性发生髋关节骨折后更容易发生残疾、死亡。老年男性长骨骨折的发生率低于女性 [5]。关于男性椎骨骨折的数据较少，但是调整年龄后的发生率相当高（大约是女性的 50%）[6]。年轻男性中，椎骨骨折的患病率实际上高于女性，至少部分原因是男性脊柱创伤的高发生率。尽管没有充足的数据，但男性骨折的流行病学似乎受种族和地理双重因素的显著影响 [7-8]，例如，黑人男性骨折的发生率显著低于白人男性，亚洲男性髋关节骨折的发生率也低于白人男性。当然，需要更多的数据以分析这种差异及其原因。

过去的数十年间，男性和女性的骨折发生率显然有所改变。大约十年前，西方社会髋关节骨折的发生率显著增长，但是此后人群的总体发生率开始下降，尤其是女性 [9-10]。其原因目前仍不明确，可能与筛查和治疗骨质疏松、纠正肥胖的发生率增加、减少抽烟等相关。相反，近期的数据显示亚洲社会髋关节骨折的发生率却在快速增长 [11]，可能原因是都市化和其他文化的改变。这种不同趋势突出了环境对骨折病因影响的重要性。总之，尽管骨折的发生率在逐渐降低，但预期增多的老年人口数量可能导致骨折患者的增多。

## 男性骨质疏松症的病因

男性骨折与多种危险因素相关，已证实骨骼的脆性增加骨折发生的可能性。骨骼的脆性通常以骨密度的减低来衡量，但是也有其他要素（骨几何学上显示的生物力学的重要改变、骨骼性质等）。年龄和既往骨折史与再次发生骨折的较高可能性独立相关，低体重男性的骨折发生风险较高 [2,12]。最后，随着年龄的增长，男性跌倒越来越普遍，而跌倒也与骨折风险增加高度相关 [13]。

男性骨质疏松的病因多种多样，多数男性骨质疏松患者是多因素致病，1/2～2/3 的患者存在多种危险因素，包括身体健康状况、药物治疗或者导致骨量丢失和骨脆性增加的生活习惯（表 62.1）[2,7]，

| 表 62.1 引起男性骨质疏松和骨量丢失的病因 |
| --- |
| 原发性 |
|   年龄增长 |
|   先天性疾病 |
| 继发性 |
|   性腺功能减退 |
|   糖皮质激素过量 |
|   酗酒、嗜烟 |
|   肾功能不全 |
|   胃肠道、肝疾病，吸收障碍 |
|   甲状旁腺功能亢进 |
|   尿钙过高 |
|   抗惊厥药 |
|   甲状腺功能亢进 |
|   慢性呼吸道疾病 |
|   贫血，血红蛋白病 |
|   制动 |
|   成骨不全症 |
|   高胱氨酸尿 |
|   系统性肥大细胞增多症 |
|   肿瘤和化疗 |
|   类风湿关节炎 |

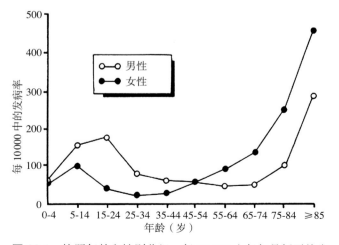

图 62.1 按照年龄和性别分组，每 10 000 人每年骨折平均发病率，英国，莱斯特

最重要的还包括酗酒、糖皮质激素过量和性腺功能减退；另外一个重要病因是先天性疾病。

## 特发性骨质疏松症

病因不明的骨质疏松症可发生在男性的任何年龄[14]，但是，在年轻、看起来患病可能性较小的男性，该病的临床表现非常突出。这类患者的共同特点是骨形成率低。目前考虑病因包含几个方面，最突出的是基因因素，因为骨密度和骨折风险增加具有高度遗传性。目前尚不确定哪些特殊的基因致病。

## 性腺功能减退

在生长期、达到骨量峰值以及维持成人骨强度期，性激素对男性的骨骼健康非常重要[14]。性腺功能减退与低骨密度相关，它可以导致骨重建增加和骨丢失加速（至少在性腺功能减退的早期），睾酮替代疗法能增加性腺功能减退患者的骨密度。严重性腺功能减退最重要的一个病因是前列腺癌患者的化学去势疗法，这种情况下，骨量迅速丢失，骨折的风险显著增加。随着年龄的增长，男性的性腺功能和性激素水平下降，这种下降可能是年龄相关的骨量丢失与骨折风险增加的重要影响因素，其影响强度目前仍不明确。

雌激素和雄激素在男性骨骼生理学方面都很重要，但是二者之间的关系尚不明确[15-17]。在年轻男性的正常骨形成中，雌激素不可或缺，其证据是芳香化酶缺乏的男性成骨延迟、骨质含量偏低，且给予雌激素治疗后情况逆转。此外，雌激素与骨重建、骨密度和老年男性骨密度丢失率相关，且相关性明显高于睾酮。但是，睾酮与骨的重吸收和形成独立相关，也有刺激骨膜骨形成的作用[18-20]。低水平的雌二醇与老年男性骨折风险的增加显著相关[21-22]。睾酮水平似乎与骨折风险相关性不强，但是睾酮水平低可以引起骨折的发生[23]。高性激素结合球蛋白（SHBG）水平与骨折风险增加相关[22]。雌激素、雄激素和性激素结合球蛋白的作用需要明确限定，临床工作中如何测定它们的水平也需要阐明。

# 男性骨质疏松症的评估

目前没有男性骨质疏松评估的有效指南，但是有几个建议可以借鉴。

## 骨密度测量

和女性一样，骨密度测量对预测骨折发生是有效的[24]，鉴于男性骨质疏松的普遍性以及骨折的高发病率，目前进行的骨密度检查相对较少。以下两组人群可以从骨密度检查中获益：

- 大于 50 岁，有骨折病史，包括椎骨畸形；既往有浅表性创伤性骨折的年轻男性患者。
- 存在继发性骨量丢失的男性应接受骨密度检查，包括使用糖皮质激素治疗或者其他导致骨质疏松的药物；任何原因引起的性腺功能减退，包括去势治疗、酗酒；存在其他危险因素的患者也鼓励进行骨密度检查（表 62.1）。

对于老年男性推荐进行骨密度筛查（如年龄大于 70 岁者）[25]，近期的成本效益分析提示对该年龄段进行筛查是恰当的，可以降低治疗成本[26-27]。

目前，男性骨密度减低通常使用 T- 值定量，该分级系统与女性一致（骨密度 T 值：-1.0 ～ -2.5= 骨量减低；小于 -2.5= 骨质疏松）。男性骨密度评估是采用男性特有的参考值范围，还是和女性一致，目前仍然存在争议。大样本人群分析显示，男女骨密度 - 骨折的相关性是相同的。也有一些详尽的队列研究提示可能存在性别差异[28-29]，但这种差异相对较小。使用骨折风险评估工具（FRAX）或者其他骨折风险计算器可以提高骨折风险的评估，筛选需要治疗的男性。

对使用去势治疗的男性应当格外注意，因为他们的骨量丢失和骨折风险显著增加，尤其是性激素缺乏的最初 5 年[30-31]。开始使用高剂量糖皮质激素治疗的男性也具有同样的风险，应该给予类似的处理。当开始雄激素拮抗或者糖皮质激素治疗时，就应该进行骨密度评估，如果正常，则采取常规的预防措施，此后每 1 ～ 2 年重复测量骨密度。如果开始治疗时骨密度就有降低，应考虑采取更积极的预防措施，如双膦酸盐的治疗。甚至在开始雄激素拮抗或者糖皮质激素治疗之前，药物治疗即可预防骨质疏松男性的骨量进一步丢失或骨折。

## 临床评估

为了发现男性骨密度降低进行的临床评估，应包含详细的病史和体格检查，筛查导致骨量减低的任何危险因素，需注意生活习惯、营养（尤其是钙、维生素 D 和蛋白质）、运动量和家族史，明确既往骨折史，评估跌到风险。根据这些信息制定治疗和预防推荐意见。

## 实验室检查

在进行男性骨质疏松的评估中，实验室检查用来辨别骨量丢失的病因。适合的检查见表 62.2 。

---

**表 62.2　男性骨质疏松的评估：实验室检查**

血清钙、磷、肌酐、碱性磷酸酶、肝功能检查
全血细胞计数（大于 50 岁需要进行蛋白电泳）
血清 25(OH) 维生素 D 和甲状旁腺激素
血清睾酮和黄体生成素水平
24 小时尿钙和肌酐
对有继发性疾病症状、体征或适应证者需要进行针对性的诊断试验
进行以上检查后仍不能确定病因，可以增加以下检查：甲状腺功能检测、24 小时尿皮质醇、骨重建的生化指标、口炎性腹泻的免疫学检查

---

# 男性骨质疏松症的预防

男性骨折预防的基本措施与女性相似。年轻时，良好的营养和运动对骨量有积极影响。这些基本原则及避免引起骨量丢失的不良生活习惯（表 62.1）应当贯穿一生。和女性一样，钙和维生素 D 对男性骨量和骨折具有保护作用。目前医学会推荐，男性 30 ~ 70 岁每天应摄入 1 000 mg 的钙和 600 IU 的维生素 D，70 岁之后增加至 1 200 mg 钙剂和 800 IU 的维生素 D[32]。具有跌倒风险的患者（如肌肉骨骼强度降低、平衡力差、既往有跌倒史），增加肌肉骨骼强度、保持平衡可以获益。

# 男性骨质疏松症的治疗

足量的钙和维生素 D 的摄入，适当的体育运动是预防和提高骨质疏松男性患者骨量丢失的基本措施，应当识别并治疗继发性骨质疏松。此外，药物治疗可以提高骨密度，一定程度上能减少男性骨折的发生。虽然关于男性的研究数据没有女性多，但是药物治疗也显示出提高骨密度和减少骨折的效果，而且这些药物在男性和女性的适应证相似。

## 特发性骨质疏松和年龄相关性骨质疏松

无论年龄和性腺功能如何，阿伦膦酸盐、利塞膦酸盐、伊班膦酸盐、唑来膦酸盐和特立帕肽都可以有效提高骨密度 [33-34]。虽然这些试验相对较小，但是均提示可以有效减少椎体骨折风险。对于既往有髋关节骨折病史的患者，唑来膦酸盐可以减少骨折复发的风险 [35]，尽管没有研究证实它对男性的独特效果，但是男性和女性骨折风险的效应量是相似的。

## 糖皮质激素诱导的骨质疏松

双膦酸盐（如阿伦膦酸盐、利塞膦酸盐）可以有效改善骨密度，虽然数据没有外延，但也可能减少骨折的发生 [36-37]。

## 性腺功能减退相关的骨质疏松

双膦酸盐、狄迪诺塞麦和甲状旁腺激素治疗可以有效增加性腺功能减退男性的骨密度。而且，双膦酸盐和狄迪诺塞麦可以预防前列腺癌患者去势治疗后的骨量丢失，狄迪诺塞麦还可以减少这类患者椎体骨折的风险 [38]。睾酮替代治疗增加血清中雌二醇和睾酮的水平，从而改善性腺功能减退男性患者的骨密度 [2]，但是是否降低骨折风险尚不明确。伴有与年龄相关的性腺功能减退的老年男性，功能减退程度相对较低时，睾酮的疗效未能确定。相对高剂量的使用（200 mg 肌内注射，每 2 周 1 次）可以增加睾酮水平较低的老年男性患者的骨密度和骨强度 [39-40]，但是没有发现对骨折风险的影响；低剂量（皮下使用睾酮）作用相对减弱 [41]。再次，睾酮替代治疗对骨折风险的影响尚不确定，而且，该方案对老年男性的长期风险也不明确。因此，睾酮替代疗法适合具有性腺功能减退症状的患者，但是对于骨质疏松伴有睾酮水平降低的患者，更推荐使用经研究数据证实可以降低骨折风险的抗骨质疏松药物，如双膦酸盐或者特立帕肽 [42]。

# 参考文献

1. Seeman E. 2001. Sexual dimorphism in skeletal size, density, and strength. *J Clin Endocrinol Metab* 86(10): 4576–84.
2. Marcus R, Feldman D, Kelsey JL. 2001. *Osteoporosis, 2nd Ed.* San Diego: Academic Press.

3. Seeman E. 2002. Pathogenesis of bone fragility in women and men. *Lancet* 359(9320): 1841–50.

4. Donaldson LJ, Cook A, Thomson RG. 1990. Incidence of fractures in a geographically defined population. *J Epi Comm Health* 44: 241–5.

5. Ismail AA, Pye SR, Cockerill WC, Lunt M, Silman AJ, Reeve J, Banzer D, Benevolenskaya LI, Bhalla A, Armas JB, Cannata JB, Cooper C, Delmas PD, Dequeker J, Dilsen G, Falch JA, Felsch B, Felsenberg D, Finn JD, Gennari C, Hoszowski K, Jajic I, Janott J, Johnell O, Kanis JA, Kragl G, Vaz AL, Lorenc R, Lyritis G, Marchand F, Masaryk P, Matthis C, Miazgowski T, Naves-Diaz M, Pols HAP, Poor G, Rapido A, Raspe HH, Reid DM, Reisinger W, Scheidt-Nave C, Stepan J, Todd C, Weber K, Woolf AD, O'Neill TW. 2002. Incidence of limb fracture across Europe: Results from the European prospective osteoporosis study (EPOS). *Osteoporos Int* 13: 565–71.

6. Group EPOSE. 2002. Incidence of vertebral fracture in Europe: Results from the European prospective osteoporosis study (EPOS). *J Bone Miner Res* 17(4): 716–24.

7. Amin S, Felson DT. 2001. Osteoporosis in men. *Rheum Dis Clin North Am* 27(1): 19–47.

8. Schwartz AV, Kelsey JL, Maggi S, Tuttleman M, Ho SC, Jonsson PV, Poor G, Sisson de Castro JA, Xu L, Matkin CC, Nelson LM, Heyse SP. 1999. International variation in the incidence of hip fractures: Cross-national project on osteoporosis for the world health organization program for research on aging. *Osteoporos Int* 9: 242–53.

9. Cooper C, Cole ZA, Holroyd CR, Earl SC, Harvey NC, Dennison EM, Melton LJ, Cummings SR, Kanis JA. 2011. Secular trends in the incidence of hip and other osteoporotic fractures. *Osteoporos Int* 22(5): 1277–88.

10. Leslie WD, O'Donnell S, Jean S, Lagace C, Walsh P, Bancej C, Morin S, Hanley DA, Papaioannou A. 2009. Trends in hip fracture rates in Canada. *JAMA* 302(8): 883–9.

11. Xia WB, He SL, Xu L, Liu AM, Jiang Y, Li M, Wang O, Xing XP, Sun Y, Cummings SR. 2011. Rapidly increasing rates of hip fracture in Beijing, China. *J Bone Miner Res* 27(1): 125–9.

12. Nguyen TV, Eisman JA, Kelly PJ, Sambrook PN. 1996. Risk factors for osteoporotic fractures in elderly men. *Am J Epidemiol* 144(3): 258–61.

13. Chan BKS, Marshall LM, Lambert LC, Cauley JA, Ensrud KE, Orwoll ES, Cummings SR. 2005. The risk of non-vertebral and hip fracture and prevalent falls in older men: The MrOS Study. *J Bone Miner Res* 20(Suppl 1): S385.

14. Vanderschueren D, Boonen S, Bouillon R. 2000. Osteoporosis and osteoportic fractures in men: A clinical perspective. *Baillieres Best Pract Res Clin Endocrinol Metab* 14(2): 299–315.

15. Khosla S, Melton J 3rd. 2002. Estrogen and the male skeleton. *J Clin Endocrinol Metab* 87(4): 1443–50.

16. Vanderscheuren D, Boonen S, Bouillon R. 1998. Action of androgens versus estrogens in male skeletal homeostasis. *Bone* 23: 391–4.

17. Orwoll ES. 2003. Men, bone and estrogen: Unresolved issues. *Osteoporos Int* 14(2): 93–8.

18. Leder BZ, Le Blanc KM, Schoenfeld DA, Eastell R, Finkelstein J. 2003. Differential effects of androgens and estrogens on bone turnover in normal men. *J Clin Endocrinol Metab* 88(1): 204–10.

19. Falahati-Nini A, Riggs BL, Atkinson EJ, O'Fallon WM, Eastell R, Khosla S. 2000. Relative contributions of testosterone and estrogen in regulating bone resorption and formation in normal elderly men. *J Clin Invest* 106: 1553–60.

20. Orwoll ES. 2001. Androgens: Basic biology and clinical implication. *Calcif Tissue Int* 69: 185–8.

21. Mellström D, Vandenput L, Mallmin H, Holmberg AH, Lorentzon M, Odén A, Johansson H, Orwoll ES, Labrie F, Karlsson MK. 2008. Older men with low serum estradiol and high serum SHBG have an increased risk of fractures. *J Bone Miner Res* 23: 1552–60.

22. LeBlanc ES, Nielson CM, Marshall LM, Lapidus JA, Barrett-Connor E, Ensrud KE, Hoffman AR, Laughlin G, Ohlsson C, Orwoll ES. 2009. The effects of serum testosterone, estradiol, and sex hormone binding globulin levels on fracture risk in older men. *J Clin Endocrinol Metab* 94(9): 3337–46.

23. Fink HA, Ewing SK, Ensrud KE, Barrett-Connor E, Taylor BC, Cauley JA, Orwoll ES. 2006. Association of testosterone and estradiol deficiency with osteoporosis and rapid bone loss in older men. *J Clin Endocrinol Metab* 91(10): 3908–15.

24. Nguyen ND, Pongchaiyakul C, Center JR, Eisman JA, Nguyen TV. 2005. Identification of high-risk individuals for hip fracture: A 14-year prospective study. *J Bone Miner Res* 20(11): 1921–8.

25. Binkley NC, Schmeer P, Wasnich RD, Lenchik L. 2002. What are the criteria by which a densitometric diagnosis of osteoporosis can be made in males and non-caucasians? *J Clin Densitom* 5(Suppl): 19–27.

26. Schousboe JT, Taylor BC, Fink HA, Kane RL, Cummings SR, Orwoll ES, Melton LJ, 3rd, Bauer DC, Ensrud KE. 2007. Cost-effectiveness of bone densitometry followed by treatment of osteoporosis in older men. *JAMA* 298(6): 629–37.

27. Dawson-Hughes B, Tosteson ANA, Melton LJ, Baim S, Favus MJ, Khosla S, Lindsay RL. 2008. Implications of absolute fracture risk assessment for osteoporosis practice guidelines in the USA. *Osteoporos Int* 19(4): 449–58.

28. Johnell O, Kanis JA, Oden A, Johansson H, De Laet C, Delmas P, Eisman JA, Fujiwara S, Kroger H, Mellstrom D, Meunier PJ, Melton LJ 3rd, O'Neill T, Pols H, Reeve J, Silman A, Tenenhouse A. 2005. Predictive value of BMD for hip and other fractures. *J Bone Miner Res* 20(7): 1185–94.

29. Cummings SR, Cawthon PM, Ensrud KE, Cauley JA, Fink HA, Orwoll ES. 2006. BMD and risk of hip and nonvertebral fractures in older men: A prospective study and comparison with older women. *J Bone Miner Res* 21(10): 1550–56.

30. Shahinian VB, Kuo YF, Freeman JL, Goodwin JS. 2005. Risk of fracture after androgen deprivation for prostate cancer. *N Engl J Med* 352(2): 154–64.

31. Nielsen M, Brixen K, Walter S, Andersen J, Eskildsen P, Abrahamsen. 2007. Fracture risk is increased in danish men with prostate cancer: A nation-wide register study. Abstracts of the 29th Annual Meeting of the American Society for Bone and Mineral Research, Honolulu, HI.

32. Ross CA, Taylor CL, Yaktine AL, Del Valle HB (eds.); Committee to Review Dietary Reference Intakes for Vitamin D and Calcium; Institute of Medicine. 2011.

*Dietary Reference Intakes for Calcium and Vitamin D.* Washington, DC: National Academies Press.

33. Orwoll E, Ettinger M, Weiss S, Miller P, Kendler D, Graham J, Adami S, Weber K, Lorenc R, Pietschmann P, Vandormael K, Lombardi A. 2000. Alendronate for the treatment of osteoporosis in men. *N Engl J Med* 343(9): 604–10.

34. Orwoll ES, Scheele WH, Paul S, Adami S, Syversen U, Diez-Perez A, Kaufman JM, Clancy AD, Gaich GA. 2003. The effect of teriparatide [human parathyroid hormone (1-34)] therapy on bone density in men with osteoporosis. *J Bone Miner Res* 18(1): 9–17.

35. Lyles KW, Colon-Emeric CS, Magaziner JS, Adachi JD, Pieper CF, Mautalen C, Hyldstrup L, Recknor C, Nordsletten L, Moore KA, Lavecchia C, Zhang J, Mesenbrink P, Hodgson PK, Abrams K, Orloff JJ, Horowitz Z, Eriksen EF, Boonen S. 2007. Zoledronic acid in reducing clinical fracture and mortality after hip fracture. *N Engl J Med* 357: nihpa40967.

36. Adachi JD, Bensen WG, Brown J, Hanley D, Hodsman A, Josse R, Kendler DL, Lentle B, Olszynski W, Ste-Marie LG, Tenenhouse A, Chines AA. 1997. Intermittent etidronate therapy to prevent corticosteroid-induced osteoporosis. *N Engl J Med* 337(6): 382–7.

37. Reid DM, Hughes RA, Laan RF, Sacco-Gibson NA, Wenderoth DH, Adami S, Eusebio RA, Devogelaer JP. 2000. Efficacy and safety of daily residronate in the treatment of corticosteroid-induced osteoporosis in men and women: A randomized trial. *J Bone Miner Res* 15: 1006–13.

38. Smith MR, Egerdie B, Hernandez Toriz N, Feldman R, Tammela TL, Saad F, Heracek J, Szwedowski M, Ke C, Kupic A, Leder BZ, Goessl C. 2009. Denosumab in men receiving androgen-deprivation therapy for prostate cancer. *N Engl J Med* 361(8): 745–55.

39. Page ST, Amory JK, Bowman FD, Anawalt BD, Matsumoto AM, Bremner WJ, Tenover JL. 2005. Exogenous testosterone (T) alone or with finasteride increases physical performance, grip strength, and lean body mass in older men with low serum T. *J Clin Endocrinol Metab* 90(3): 1502–10.

40. Amory JK, Watts NB, Easley KA, Sutton PR, Anawalt BD, Matsumoto AM, Bremner WJ, Tenover JL. 2004. Exogenous testosterone or testosterone with finasteride increases bone mineral density in older men with low serum testosterone. *J Clin Endocrinol Metab* 89(2): 503–10.

41. Snyder PJ, Peachey H, Berlin JA, Hannoush P, Haddad G, Dlewati A, Santanna J, Loh L, Lenrow DA, Holmes JH, Kapoor SC, Atkinson LE, Strom BL. 2000. Effects of testosterone replacement in hypogonadal men. *J Clin Endocrinol Metab* 85(8): 2670–7.

42. Watts NB, Adler RA, Bilezikian JP, Drake MT, Eastell R, Orwoll ES, Finkelstein JS. 2012. Osteoporosis in men: An Endocrine Society clinical practice guideline. *J Clin Endocrinol Metab* 97(6): 1802–22.

# 第 63 章
# 绝经前骨质疏松症

Adi Cohen • Elizabeth Shane

（黄　莉　译　邓伟民　审校）

## 引言

本章将详细讨论绝经前期女性脆性骨折及低骨密度的诊断、临床评估及管理等。

## 有脆性骨折史的绝经前女性

绝经前女性有脆性骨折病史即可确诊为骨质疏松症。从站立高度或更低的高度跌倒所致的骨折（排除足趾的骨折）意味着骨强度的下降，无需考虑骨密度值。

多项研究显示，绝经前骨折史可以作为绝经后骨折的预测因素[1-3]。在骨质疏松性骨折的研究中，有绝经前骨折病史的女性比无绝经前骨折病史的女性在绝经后早期骨折的发生率高35%[1]。这些发现表明一些个体因素，如跌倒频率、神经肌肉对跌倒的保护性反应、骨量或骨质量的各个方面等可终身影响骨折风险[2]。

## 伴低骨密度的绝经前女性

绝经后女性骨质疏松症的诊断在骨折前可以通过骨密度T值（见第49章）来诊断。然而，世界卫生组织（WHO）关于骨质疏松症及骨量下降的诊断标准并不适用于绝经前女性，一般也不用于绝经前女性骨密度水平的分级。这是因为绝经前女性的骨密度及骨折风险的关系并不明确。由于所报道的绝经前女性骨折的发病率及患病率比绝经后女性低[1-4]，因此绝经前女性的骨密度与骨折的关系可能存在较大差异。

国际临床骨测量学会（ISCD）推荐使用Z值（与同年龄人的骨密度参考值比较）来表示绝经前女性的骨密度。年轻女性的骨密度Z值低于-2.0一般认为是"低于同龄范围"，高于-2.0则是"在正常预期的年龄范围"。因为绝经前女性是用Z值来诊断，而不是T值，故通过T值诊断骨质疏松症及骨量减少的分类并不适用于她们。而围绝经期女性可用T值来诊断。

根据现行指南，绝经前女性骨质疏松症的诊断不应仅局限于骨密度的测量。这是因为没有用于预测绝经前女性骨密度与骨折发生率的纵向数据，所以绝经前女性低骨密度的临床意义仍不清楚。然而，一些研究表明低骨密度的年轻女性发生骨折的风险比正常骨密度的年轻女性高[5-6]。Colles骨折的绝经前女性非骨折侧桡骨[7]、腰椎及股骨颈[8]的骨密度显著低于无骨折的对照组。发生应力性骨折的女新兵及运动员的骨密度比对照组低[6]。此外，高分辨率成像及髂骨骨组织活检研究发现，健康、月经正常、伴有原因不明的低骨密度且无骨折发生的绝经前女性，其骨微结构破坏与发生脆性骨折的绝经前女性相似。这表明低骨密度可能是发生骨质疏松症的前兆 [9-10a]。

此外，国际骨质疏松基金会建议，将发育完全、患有影响骨量或骨丢失或增加骨脆性风险的患有慢性病的青年人的脊柱或髋部 T 值 -2.5 作为临界值诊断骨质疏松症 [10b]。

## 绝经前女性中与骨密度相互作用的影响因素

虽然骨量生长大部分发生于青春期，但在 20～30 岁时骨密度仍可少量增加 [11]。因此，低骨密度的年轻女性可能仍未达到峰值骨量。

骨量的变化与怀孕及哺乳有关。纵向研究证明孕妇腰椎骨密度丢失达 3%～5%，哺乳 6 个月的产妇腰椎骨密度丢失达 3%～10% [12]，并在 6 个月后恢复骨量。因此，当考虑绝经前女性的低骨密度问题时，临床医生必须参考其妊娠及哺乳时间。需要注意的是年轻女性在妊娠或哺乳期诊断为骨折或低骨密度时，仍需评估骨质疏松发生的潜在继发性因素（见下文）。

## 绝经前女性骨质疏松症的继发性因素

大多数有脆性骨折或低骨密度病史的绝经前女性有潜在的疾病或药物接触，这些疾病或药物影响青春期骨量的自然生长或导致峰值骨量的大量流失。对明尼苏达州奥姆斯戴德县的人口研究发现，在 20～44 岁的人群中，90% 是由继发性因素引起的骨质疏松性骨折 [13]。相反，在高等教育中心评估的一系列患有骨质疏松症的年轻女性中，只有 50% 是由继发性原因引起 [14-15]，这可能反映了转诊偏倚。

骨质疏松症潜在的继发性因素见表 63.1。本书的其他章节也讨论了很多这方面的内容。评估绝经前女性的脆性骨折及低骨密度的主要目标是找出继发性原因，并且针对病因找出具体的治疗方案。往往可以通过详细询问病史、体格检查及相关生化检查等找到继发性病因。

表 63.1 绝经前女性骨质疏松症的继发性原因

绝经前闭经（如垂体病变、药物）
神经性厌食症
库欣综合征
甲状腺功能亢进
原发性甲状旁腺功能亢进
维生素 D、钙及其他营养缺乏等
胃肠吸收不良（乳糜泻、炎性肠病、囊性纤维化、术后等）
类风湿关节炎、系统性红斑狼疮（SLE）、其他炎症性疾病
肾疾病
肝疾病
高钙尿
酒精中毒
结缔组织病
    成骨不全
    马方综合征
    埃勒斯 - 当洛斯综合征
    药物原因
- 糖皮质激素
- 免疫抑制剂（如环孢霉素）
- 抗癫痫药（尤其是细胞色素 P450 诱导物，如苯妥英、卡马西平）
- 肿瘤化疗
- 促性腺激素释放激素受体激动剂（当用于抑制排卵时）
- 肝素

特发性骨质疏松症

### 特发性骨质疏松症

特发性骨质疏松症（idiopathic osteoporosis，IOP）是指经过详细检查后，绝经前女性出现不明原因的骨质疏松症。特发性骨质疏松症主要见于白种人，且有家族遗传病史 [13-15]。发病的平均年龄为 35 岁，5～15 年后可能发生多椎体骨折或非椎体骨折，也可能发生单一的骨质疏松性骨折，如脆性脊柱、髋部或长骨骨折 [13,15-16]。关于特发性骨质疏松症的绝经前女性的骨微结构的研究显示，不明原因低骨密度及脆性骨折的女性同样有骨微结构异常、皮层变薄、骨小梁变宽。通过四环素标记的髂骨骨组织活检检测的骨转换不均匀，表现为低、正常、高重构，这表明骨微结构恶化的发病机制不同。高

骨转换型骨质疏松症女性有类似于特发性高钙尿的生化特征（与对照组相比，24 小时尿钙轻度增加，血清 1,25- 二羟维生素 D 升高）。低骨转换型骨质疏松症女性的显微结构的赤字更明显，其血清胰岛素样生长因子 1（IGF-1）浓度更高，成骨细胞合成骨基质减少，这表明成骨细胞抗 IGF-1[9,16]。

## 绝经前女性骨质疏松症的评估

对低骨密度（Z 值低于 -2.0）或无论骨密度是否低的脆性骨折的绝经前女性都应全面评估骨量丢失的继发性原因。个体情况的评估有助于个体化方案的制订。

详细询问病史相当重要，包括家族史、骨折病史、肾结石史、月经量少或闭经、绝经前引起雌激素缺乏的相关病史、近期怀孕或哺乳的时机、饮食及运动习惯、胃肠道症状、药物及营养品等。体检时，注意库欣综合征、甲状腺功能亢进或结缔组织疾病（如成骨不全所致的蓝巩膜，埃勒斯 - 当洛斯综合征所致的关节运动过度）。

实验室检查（见表 63.2）的目的是鉴别导致骨质疏松症的继发性原因，如甲状腺功能亢进、甲状旁腺功能亢进、库欣综合征、过早绝经、肾或肝疾病、乳糜泻、吸收不良、特发性高钙尿症等。骨代谢标志物及后续骨密度检查可以帮助鉴别持续低骨密度与短期发生骨折的高风险者的持续骨量流失。有脆性骨折病史但找不到继发性原因的绝经前女性需要进行骨组织活检。根据作者的经验，骨组织活检偶尔能够发现引起骨折的意想不到的原因，如高歇氏病、肥大细胞增多症。

## 具体方案

### 常规检查

对所有患者均应采取一系列有益于骨骼健康的常规措施，如充足的负重运动 [17-18]，充足的营养（蛋白质、热量、钙、维生素 D），改变生活习惯（戒烟、避免过量饮酒）。

作者认为，对只表现为低骨密度而无骨折病史且继发性原因不明，尤其是 Z 值大于 -3.0 的绝经前女性来说，药物治疗是不合理的。年轻女性低骨密度的原因可能是遗传性低峰值骨量，或者是成长期间由某种原因导致的骨损害（如营养不良、过量饮酒、药物、雌激素缺乏）。此外，Peris 等近日报道，对于不明原因的骨质疏松症女性，若骨密度轻度改善且无进一步的骨折发生，口服钙剂（总摄入量 1500 mg/d）、维生素 D（400 ~ 800 IU/d）及适当运动即可 [19]。1 ~ 2 年后需要再次测量骨密度以确保骨密度的稳定并判断患者持续的骨质流失情况。

对于已知继发性原因的低骨密度或发生脆性骨折的女性来说，如有条件，可针对潜在病因进行治疗。雌激素缺乏的女性则补充雌激素（除非有禁忌证），患乳糜泻的女性则给予无麸质饮食，患原发性甲状旁腺功能亢进者则行甲状旁腺切除术（见第 68 章），患特发性高钙尿症者则服用噻嗪利尿药。

有些女性不可能直接治疗或减轻继发病因的影响。对于需长期服用糖皮质激素及接受乳腺癌治疗的绝经前女性则需要进行药物治疗，以预防过度的骨量流失或骨折。治疗方案包括骨吸收抑制药，如雌激素、降钙素、双膦酸盐、狄诺塞麦，或合成代谢类药物，如特立帕肽。选择性雌激素受体调节剂（SERMS），如雷洛昔芬，不能用于治疗行经期女性的骨量流失，因为此类药物会阻断雌激素对骨的作用，从而导致进一步的骨量流失 [20]。

---

**表 63.2　实验室检查**

**初步实验室检查**

- 全血细胞计数
- 电解质、肾功能
- 血清钙、磷
- 血清蛋白、转氨酶、总碱性磷酸酶
- 血清 TSH
- 血清 25- 羟基维生素
- 24 小时尿钙和肌酸酐

**其他实验室检查**

- 雌二醇、LH、FSH、催乳素
- PTH
- 1,25- 二羟维生素 D
- 24 小时尿游离皮质醇
- 铁 / 总铁结合力（TIBC），铁蛋白
- 腹部扫描
- 血 / 尿蛋白质电泳
- ESR 或 CRP
- 骨周转标志物
- 髂骨峰骨活检

## 双膦酸盐类

双膦酸盐类药物可用于预防绝经前女性各种情况的骨量流失[21-26]。然而，由于缺乏大量的临床随机试验，美国食品和药物管理局只批准绝经前女性在口服糖皮质激素的基础上才可口服双膦酸盐类药物。由于双膦酸盐类药物会在怀孕老鼠的骨骼沉积，并通过胎盘在胎儿的骨骼沉积[27]，导致毒性反应[28]，故即将怀孕的女性应谨慎服用。虽然一些报告显示女性在服用双膦酸盐后仍能正常怀孕且胎儿正常[23,29-31]，但在给予绝经前女性双膦酸盐类药物时，仍需考虑药物致胎儿畸形的潜在性。

由于没有关于双膦酸钠治疗年轻女性的长期疗效及安全性的相关数据，首次应用本药时必须考虑骨折风险的个体差异，并预计持续用药的可能最短时间，根据具体情况用药。总之，双膦酸盐应用于有脆性骨折或骨量流失的患者。

### 糖皮质激素性骨质疏松症

双膦酸盐被证实可用于糖皮质激素性骨质疏松症的预防和治疗。然而，关于双膦酸盐治疗绝经前女性的糖皮质激素性骨质疏松症的相关大量的注册试验则相对较少[32-34]。一些研究已证实，间歇、周期性服用依替膦酸盐或帕米膦酸盐对患有自身免疫和结缔组织病的绝经前女性有保护作用[24-25]。美国风湿病协会指南指出，双膦酸盐可用于绝经前女性糖皮质激素性骨质疏松症的预防和治疗，患者需同时服用至少 7.5 mg/d 泼尼松 3 个月或更久[35]。然而，由于双膦酸盐可能对育龄期女性的胎儿有潜在危害，因此绝经前女性慎用此药[35]。

### 双膦酸盐用于其他继发性骨质疏松症

静脉注射和口服双膦酸盐均可预防抗乳腺癌治疗期间卵巢早衰的绝经前女性的骨量流失[36-40]。双膦酸盐可以降低成骨不全症青年人的骨折风险（见第 99 章）。阿仑膦酸钠和利塞膦酸钠均可显著增加厌食症年轻女性的骨密度[21-22]。双膦酸盐也确实能够增加孕期及哺乳期骨质疏松症女性 11%～23% 的腰椎骨密度[23]。由于正常女性的骨密度在产后及断奶后可恢复，且没有未经治疗的对照组，目前尚不清楚多大剂量的双膦酸盐对这些患者有益。

## 人甲状旁腺激素（1-34）

有关特立帕肽或 PTH（1-34）治疗绝经前女性骨质疏松症的临床疗效的相关数据更少，但关于本药治疗药物引起的闭经、特发性骨质疏松症及服用糖皮质激素的女性患者已有相关研究。促性腺激素释放激素类似物萘法瑞林治疗年轻女性子宫内膜异位症时，脊柱骨密度下降了 4.9%；而同时每天使用 40 μg PTH（1-34）者，骨密度增加了 2.1%（$P < 0.001$）[41]。这些研究结果是否适用于性腺功能正常的绝经前女性尚不清楚。近日一项关于比较特立帕肽与阿仑膦酸钠治疗糖皮质激素性骨质疏松症的研究包括了一些绝经前女性。总之，与阿仑膦酸钠相比，特立帕肽能显著增加腰椎及全髋骨密度，并能显著减少脊柱骨折[42]。绝经前女性的骨密度变化与男性及绝经后女性相似，但并没有发生骨折。

在一项观察性研究中，21 例绝经前女性每天 20 μg 特立帕肽治疗特发性骨质疏松症 12 个月后，腰椎及全髋骨密度分别增加了 12.2% 和 6.4%（$P < 0.05$）[26]。然而，在这个独特的研究对象中，一小部分骨代谢基线低的患者使用此药后骨密度少量或没有增加[26]。由于年轻女性应用特立帕肽的长期效果并不清楚，故此药更适用于高骨折风险及复发性骨折的患者。年龄低于 25 岁的年轻女性，在应用特立帕肽前应考虑骨骺融合的情况，因为此药的禁忌证是持续的骨增长。

## 总结与讨论

应对脆性骨折或低骨密度（Z 值低于 -2.0）的绝经前女性继发性骨质疏松症及骨量流失进行全面的评估。大部分继发性原因能够查出来，最常见的原因如糖皮质激素使用过多、厌食症、绝经前雌激素缺乏及乳糜泻等。发现和治疗根本原因是治疗继发性骨质疏松症的关键。虽然对绝经前女性使用药物治疗是不合理的，但对于有持续骨量流失和既往发生或复发的脆性骨折的年轻女性来说，药物治疗是有必要的，如双膦酸盐或特立帕肽。没有高质量的临床试验在这方面提供指导，且没有数据表明这类药物可减少未来骨折的风险。

# 参考文献

1. Hosmer WD, Genant HK, Browner WS. 2002. Fractures before menopause: A red flag for physicians. *Osteoporos Int* 13(4): 337–41.

2. Wu F, Mason B, Horne A, Ames R, Clearwater J, Liu M, Evans MC, Gamble GD, Reid IR. 2002. Fractures between the ages of 20 and 50 years increase women's risk of subsequent fractures. *Arch Intern Med* 162(1): 33–6.

3. Honkanen R, Tuppurainen M, Kroger H, Alhava E, Puntila E. 1997. Associations of early premenopausal fractures with subsequent fractures vary by sites and mechanisms of fractures. *Calcif Tissue Int* 60(4): 327–31.

4. Lewiecki EM, Gordon CM, Baim S, Leonard MB, Bishop NJ, Bianchi ML, et al. 2008. International Society for Clinical Densitometry 2007 adult and pediatric official positions. *Bone* 43(6): 1115–21.

5. Lauder TD, Dixit S, Pezzin LE, Williams MV, Campbell CS, Davis GD. 2000. The relation between stress fractures and bone mineral density: Evidence from active-duty Army women. *Arch Phys Med Rehabil* 81(1): 73–9.

6. Lappe J, Davies K, Recker R, Heaney R. 2005. Quantitative ultrasound: Use in screening for susceptibility to stress fractures in female army recruits. *J Bone Miner Res* 20(4): 571–8.

7. Wigderowitz CA, Cunningham T, Rowley DI, Mole PA, Paterson CR. 2003. Peripheral bone mineral density in patients with distal radial fractures. *J Bone Joint Surg Br* 85(3): 423–5.

8. Hung LK, Wu HT, Leung PC, Qin L. 2005. Low BMD is a risk factor for low-energy Colles' fractures in women before and after menopause. *Clin Orthop Relat Res* (435): 219–25.

9. Cohen A, Dempster D, Recker R, Stein EM, J L, Zhou H, Wirth AJ, van Lenthe GH, Kohler T, Zwahlen A, Muller R, Rosen CJ, Cremers S, Nickolas TL, DJ M, Rogers H, Staron RB, Lemaster J, Shane E. 2011. Abnormal bone microarchitecture and evidence of osteoblast dysfunction in premenopausal women with idiopathic osteoporosis. *J Clin Endocrinol Metab* 96(10): 3095–105.

10a. Cohen A, Liu XS, Stein EM, McMahon DJ, Rogers HF, Lemaster J, Recker RR, Lappe JM, Guo XE, Shane E. 2009. Bone microarchitecture and stiffness in premenopausal women with idiopathic osteoporosis. *J Clin Endocrinol Metab* 94(11): 4351–60.

10b. Ferrari S, Bianchi ML, Eisman JA, Foldes AJ, Adami S, Wahl DA, et al. 2012. Osteoporosis in young adults: Pathophysiology, diagnosis, and management. *Osteoporosis Int* 23(12): 2735–48.

11. Recker RR, Davies KM, Hinders SM, Heaney RP, Stegman MR, Kimmel DB. 1992. Bone gain in young adult women. *JAMA* 268(17): 2403–8.

12. Karlsson MK, Ahlborg HG, Karlsson C. 2005. Maternity and bone mineral density. *Acta Orthop* 76(1): 2–13.

13. Khosla S, Lufkin EG, Hodgson SF, Fitzpatrick LA, Melton LJ 3rd. 1994. Epidemiology and clinical features of osteoporosis in young individuals. *Bone* 15(5): 551–5.

14. Moreira Kulak CA, Schussheim DH, McMahon DJ, Kurland E, Silverberg SJ, Siris ES, Bilezikian JP, Shane E. 2000. Osteoporosis and low bone mass in premenopausal and perimenopausal women. *Endocr Pract* 6(4): 296–304.

15. Peris P, Guanabens N, Martinez de Osaba MJ, Monegal A, Alvarez L, Pons F, Ros I, Cerda D, Munoz-Gomez J. 2002. Clinical characteristics and etiologic factors of premenopausal osteoporosis in a group of Spanish women. *Semin Arthritis Rheum* 32(1): 64–70.

16. Cohen A, Recker RR, Lappe J, Dempster DW, Cremers S, McMahon DJ, Stein EM, Fleischer J, Rosen CJ, Rogers H, Staron RB, Lemaster J, Shane E. 2012. Premenopausal women with idiopathic low-trauma fractures and/or low bone mineral density. *Osteoporos Int* 23(1): 171–82.

17. Wallace BA, Cumming RG. 2000. Systematic review of randomized trials of the effect of exercise on bone mass in pre- and postmenopausal women. *Calcif Tissue Int* 67(1): 10–8.

18. Mein AL, Briffa NK, Dhaliwal SS, Price RI. 2004. Lifestyle influences on 9-year changes in BMD in young women. *J Bone Miner Res* 19(7): 1092–8.

19. Peris P, Monegal A, Martinez MA, Moll C, Pons F, Guanabens N. 2007. Bone mineral density evolution in young premenopausal women with idiopathic osteoporosis. *Clin Rheumatol* 26(6): 958–61.

20. Powles TJ, Hickish T, Kanis JA, Tidy A, Ashley S. 1996. Effect of tamoxifen on bone mineral density measured by dual-energy x-ray absorptiometry in healthy premenopausal and postmenopausal women. *J Clin Oncol* 14(1): 78–84.

21. Golden NH, Iglesias EA, Jacobson MS, Carey D, Meyer W, Schebendach J, Hertz S, Shenker IR. 2005. Alendronate for the treatment of osteopenia in anorexia nervosa: A randomized, double-blind, placebo-controlled trial. *J Clin Endocrinol Metab* 90(6): 3179–85.

22. Miller KK, Grieco KA, Mulder J, Grinspoon S, Mickley D, Yehezkel R, Herzog DB, Klibanski A. 2004. Effects of risedronate on bone density in anorexia nervosa. *J Clin Endocrinol Metab* 89(8): 3903–6.

23. O'Sullivan SM, Grey AB, Singh R, Reid IR. 2006. Bisphosphonates in pregnancy and lactation-associated osteoporosis. *Osteoporos Int* 17(7): 1008–12.

24. Nzeusseu Toukap A, Depresseux G, Devogelaer JP, Houssiau FA. 2005. Oral pamidronate prevents high-dose glucocorticoid-induced lumbar spine bone loss in premenopausal connective tissue disease (mainly lupus) patients. *Lupus* 14(7): 517–20.

25. Nakayamada S, Okada Y, Saito K, Tanaka Y, 2004, Etidronate prevents high dose glucocorticoid induced bone loss in premenopausal individuals with systemic autoimmune diseases. *J Rheumatol* 31(1): 163–6.

26. Cohen A, Stein EM, Recker RR, Lappe JM, Dempster DW, Zhou H, Cremers S, McMahon DJ, Nickolas TL, Müller R, Zwahlen A, Young P, Stubby J, Shane E. Teriparatide for idiopathic osteoporosis in premenopausal women: A Pilot Study. *J Clin Endocrinol Metab*. In Press.

27. Patlas N, Golomb G, Yaffe P, Pinto T, Breuer E, Ornoy A. 1999. Transplacental effects of bisphosphonates on fetal skeletal ossification and mineralization in rats. *Teratology* 60(2): 68–73.

28. Minsker DH, Manson JM, Peter CP. 1993. Effects of the bisphosphonate, alendronate, on parturition in the rat. *Toxicol Appl Pharmacol* 121(2): 217–23.

29. Biswas PN, Wilton LV, Shakir SA. 2003. Pharmacovigilance study of alendronate in England. *Osteoporos Int* 14(6): 507–14.

30. Chan B, Zacharin M. 2006. Maternal and infant outcome after pamidronate treatment of polyostotic fibrous dysplasia and osteogenesis imperfecta before conception: A report of four cases. *J Clin Endocrinol Metab* 91(6): 2017–20.

31. Levy S, Fayez I, Taguchi N, Han JY, Aiello J, Matsui D, Moretti M, Koren G, Ito S. 2009. Pregnancy outcome following in utero exposure to bisphosphonates. *Bone* 44(3): 428–30.

32. Adachi JD, Bensen WG, Brown J, Hanley D, Hodsman A, Josse R, Kendler DL, Lentle B, Olszynski W, Ste-Marie LG, Tenenhouse A, Chines AA. 1997. Intermittent etidronate therapy to prevent corticosteroid-induced osteoporosis. *N Engl J Med* 337(6): 382–7.

33. Saag KG, Emkey R, Schnitzer TJ, Brown JP, Hawkins F, Goemaere S, Thamsborg G, Liberman UA, Delmas PD, Malice MP, Czachur M, Daifotis AG. 1998. Alendronate for the prevention and treatment of glucocorticoid-induced osteoporosis. Glucocorticoid-Induced Osteoporosis Intervention Study Group. *N Engl J Med* 339(5): 292–9.

34. Wallach S, Cohen S, Reid DM, Hughes RA, Hosking DJ, Laan RF, Doherty SM, Maricic M, Rosen C, Brown J, Barton I, Chines AA. 2000. Effects of risedronate treatment on bone density and vertebral fracture in patients on corticosteroid therapy. *Calcif Tissue Int* 67(4): 277–85.

35. Grossman JM, Gordon R, Ranganath VK, Deal C, Caplan L, Chen W, Curtis JR, Furst DE, McMahon M, Patkar NM, Volkmann E, Saag KG. 2010. American College of Rheumatology 2010 recommendations for the prevention and treatment of glucocorticoid-induced osteoporosis. *Arthritis Care Res (Hoboken)* 62(11): 1515–26.

36. Hershman DL, McMahon DJ, Crew KD, Cremers S, Irani D, Cucchiara G, Brafman L, Shane E. 2008. Zoledronic acid prevents bone loss in premenopausal women undergoing adjuvant chemotherapy for early-stage breast cancer. *J Clin Oncol* 26(29): 4739–45.

37. Hershman DL, McMahon DJ, Crew KD, Shao T, Cremers S, Brafman L, Awad D, Shane E. 2010. Prevention of bone loss by zoledronic acid in premenopausal women undergoing adjuvant chemotherapy persist up to one year following discontinuing treatment. *J Clin Endocrinol Metab* 95(2): 559–66.

38. Fuleihan Gel H, Salamoun M, Mourad YA, Chehal A, Salem Z, Mahfoud Z, Shamseddine A. 2005. Pamidronate in the prevention of chemotherapy-induced bone loss in premenopausal women with breast cancer: A randomized controlled trial. *J Clin Endocrinol Metab* 90(6): 3209–14.

39. Delmas PD, Balena R, Confravreux E, Hardouin C, Hardy P, Bremond A. 1997. Bisphosphonate risedronate prevents bone loss in women with artificial menopause due to chemotherapy of breast cancer: A double-blind, placebo-controlled study. *J Clin Oncol* 15(3): 955–62.

40. Gnant MF, Mlineritsch B, Luschin-Ebengreuth G, Grampp S, Kaessmann H, Schmid M, Menzel C, Piswanger-Soelkner JC, Galid A, Mittlboeck M, Hausmaninger H, Jakesz R. 2007. Zoledronic acid prevents cancer treatment-induced bone loss in premenopausal women receiving adjuvant endocrine therapy for hormone-responsive breast cancer: A report from the Austrian Breast and Colorectal Cancer Study Group. *J Clin Oncol* 25(7): 820–8.

41. Finkelstein JS, Klibanski A, Arnold AL, Toth TL, Hornstein MD, Neer RM. 1998. Prevention of estrogen deficiency-related bone loss with human parathyroid hormone-(1-34): A randomized controlled trial. *JAMA* 280(12): 1067–73.

42. Langdahl BL, Marin F, Shane E, Dobnig H, Zanchetta JR, Maricic M, Krohn K, See K, Warner MR. 2009. Teriparatide versus alendronate for treating glucocorticoid-induced osteoporosis: An analysis by gender and menopausal status. *Osteoporos Int* 20(12): 2095–104.

# 第 64 章
# 药物对骨骼的影响

Juliet Compston

（袁忠治 译）

## 引言

治疗非骨骼性疾病所引起的医源性骨丢失，是导致骨质疏松症患者不断增加的重要原因（表 64.1）。导致医源性骨丢失的药物包括芳香酶抑制剂、雄激素阻断疗法、噻唑烷二酮类药物、质子泵抑制剂。相反，某些非骨骼性疾病的治疗可能对骨骼有一定的保护作用。与糖皮质激素、孕激素、大量甲状腺激素、化疗、钙调磷酸酶抑制剂相关的骨质疏松症将在其他章节论述，本章重点讨论表 64.1 中所列的药物。对有保护骨骼作用的药物也加以讨论。

## 抗激素药物

### 雄激素阻断疗法

前列腺癌雄激素阻断疗法（ADT）包含许多选择，包括双侧睾丸切除术、促性腺激素释放激素（GnRH）治疗和抗雄激素药物（醋酸环丙孕酮、氟他胺和比卡鲁胺）。最近几年这些药物的使用大大增加，而骨质疏松症已成为一种常见的并发症。ADT 与多个骨部位的骨量丢失率增加相关，骨折发生率也相应增加[1-4]。对一个含有 50 000 多例医疗记录的大型数据库资料进行复习，结果显示，诊断并接受 ADT 治疗存活至少 5 年的前列腺癌患者，骨折发生率为 19.4%，相比之下，未接受 ADT 治疗的男性患者有 12.6% 发生骨折。接受至少 9 剂量 GnRH 治疗的男性患者，发生骨折的相对危险为 1.45（95% CI，1.36 ~ 1.56）[2]。在另一项回顾性研究中，用促性腺激素释放激素类药物治疗的前列腺癌男性患者，临床骨折率是 7.91/100 人 - 年，而早期无促性腺激素释放激素类药物治疗的前列腺癌患者骨折率是 6.55/100 人 - 年，转化为相对风险（RR）为 1.23（95% CI 1.09 ~ 1.34）；最大风险增加见于髋部骨折（RR 为 1.76，95% CI 1.33 ~ 2.33）[3]。最后，在一项对 742 名前列腺癌男性患者基于人口队列的回顾性研究中，整体骨折风险增加 1.9 倍，接受 ADT 治疗的男性，骨折风险的增加主要由病理性骨折引起[4]。在这项研究中，不接受 ADT 治疗的前列腺癌男性患者的骨折风险也增加了 1.7 倍。

现已证明一些治疗药物可改善接受 ADT 治疗的男性患者骨密度（BMD）。这些药物包括雷洛昔芬、托瑞米芬、利塞膦酸钠、帕米膦酸二钠、唑来膦酸盐、阿仑膦酸盐和狄诺塞麦[5-9]。已有报道其中的两个药物，即托瑞米芬（80mg/d）和狄诺塞麦（每 6 个月 60mg，皮下）可降低椎体骨折风险[8-9]。对所有接受 ADT 治疗的患者，应在治疗开始时采用骨密度测量和临床危险因素来评估骨折风险，并根据临床需要每 1 ~ 2 年重复测量骨密度。对有髋部或椎体骨折史，或骨密度 T 值等于或小于 −2.5 的男性患者，应采用骨保护性治疗。此外，对于低 T 值（−1.0 ～ −2.5）和 10 年髋部骨折风险等于或大于 3%、或主要骨质疏松性骨折的风险等于或低于 20% 的男性患者，如采用 FRAX 所评估（骨折风险评估工具）[10]，推荐药物治疗。

---

**表 64.1　与骨质疏松症相关的药物**

糖皮质激素
抗激素药物
噻唑烷二酮
质子泵抑制剂
肝素
抗惊厥药
钙调神经磷酸酶抑制剂
甲状腺素
化疗药物
选择性血清素再摄取抑制剂

---

## 芳香化酶抑制剂

芳香化酶抑制剂（AI），现被视为女性雌激素受体阳性乳腺癌的一线辅助治疗药物，通过阻断外周雄激素转化为雌激素，可减少 80% ～ 90% 的内源性雌激素产生，并已在很大程度上取代了选择性雌激素受体调理剂他莫昔芬，作为绝经后女性的首选治疗药物。临床实践中最常用的 AI 是依西美坦、阿那曲唑、来曲唑、前者是类固醇类，后两者属非类固醇类[11]。

与他莫昔芬对绝经后女性有骨保护作用（但在绝经前女性效果相反）相反，AI 对骨密度有不利影响并可增加骨折风险。由于在许多研究中将他莫昔芬用作对照药物，在某些研究中使用 AI 治疗前已使用他莫昔芬，使得对 AI 对骨作用的研究结果的解释变得复杂化。此外，目前尚缺乏不同 AI 对骨密度和骨折发生率影响的对比数据。尽管如此，现有的生物标志物数据表明，所有三种 AI 均提高骨转换（尽管一些研究表明依西美坦对骨形成作用比骨吸收强）。也有报道骨丢失速率增加，例如，在 ATAC（瑞宁得，他莫昔芬，单独或联合）试验中，脊椎和髋部的中等骨丢失率分别为 4.1 % 和 3.9 %，持续时间超过 2 年[12]；在 5 年他莫昔芬治疗后来曲唑

与安慰剂对比研究中，超过 2 年的脊椎和髋部骨丢失分别为 5.4% 和 3.5%[13]。几项对患乳腺癌的绝经后女性的研究显示，骨折率显著提高，尽管在大多数研究中，AI 治疗前使用他莫昔芬作为对照用药，致使对研究数据的解释再次复杂化。在 ATAC 研究中，使用阿那曲唑治疗的女性患者 5 年后骨折发病率为 11%，接受他莫昔芬治疗的女性患者为 7.7 %（$P < 0.001$）[14]。来曲唑与他莫昔芬比较得出类似结果，51 个月的中期随访骨折发生率分别为 8.6% 和 5.8%（$P < 0.001$）[15]。然而，对接受他莫昔芬治疗 5 年后的女性乳腺癌患者作来曲唑与安慰剂比较，骨折发生率并无显著差异（来曲唑组 3.6%，安慰剂组 2.9%，$P = 0.24$）[16]。最后，在组间依西美坦研究中，将经 2 ～ 3 年他莫昔芬治疗后无瘤的女性患者随机分入继续他莫昔芬治疗组或依西美坦治疗组，并完成 5 年治疗，依西美坦治疗组骨折率显著提高（7% 对 5%，$P = 0.003$）[17]。总之，这些数据表明，AI 疗法与他莫昔芬相比，骨折风险明显增加，但不高于未经 AI 治疗者。这表明，AI 与他莫昔芬治疗之间的骨折风险差异，至少是由于后者的保护作用所致。

尽管尚缺乏骨折减少的数据，但已有预防 AI 治疗相关的骨丢失的疗法，包括静脉注射唑来膦酸，每 6 个月 4mg；口服利塞膦酸钠，每周 35mg；皮下注射狄诺塞麦，每 6 个月 60mg[18-22]。目前，建议骨折风险评估是合理的，包括对所有 AI 治疗的绝经后女性患者进行骨密度测量，对中等风险（根据年龄、骨密度及其他临床危险因素）的患者每 1 ～ 2 年复查骨密度。鉴于对 AI 治疗是否与骨折风险增加有关，以及缺乏骨保护性治疗对抗骨折疗效数据的不确定性，故其干预适应证仍未明确。一种办法是将相近的指南用于未接受 AI 治疗的绝经后女性患者，而其他办法是提倡在较高的骨密度阈值时就开始治疗，因为一些女性患者可出现快速骨丢失。

## 噻唑烷二酮

噻唑烷二酮类（TZD）是过氧化物酶体增殖物激活受体 γ（PPARγ）的配体，广泛用于治疗 2 型糖尿病。PPARγ 的激活能增加骨髓脂肪沉积、提高胰岛素敏感性并抑制骨形成。在转基因小鼠模型中，PPARγ 缺乏与高骨量相关，而激活 PPARγ 则可诱导骨丢失[23-24]。PPARγ 抑制骨形成发生的机制尚未明了，但可能包括抑制 Wnt/β- 连环蛋白信号通路、抑

制包括 Runx2 和成骨相关转录因子在内的成骨细胞分化基因，并抑制胰岛素样生长因子的产生[25]。因为与 2 型糖尿病骨折风险增加相关，因此 TZD 在人体内的作用具有特殊意义。一项观察性研究报道了老年女性糖尿病患者使用 TZD 引起腰椎、大转子和全身骨丢失增加[26]。Grey 等[27] 在一项健康绝经后女性随机对照试验中，服用 TZD 罗格列酮 14 周引起髋部明显的骨丢失（平均 1.9%，安慰剂组 0.2%），并明显抑制骨形成生化标志物。ADOPT 研究（糖尿病后果进展试验），一项有 4360 例 2 型糖尿病患者参与的随机对照试验，将罗格列酮的疗效与二甲双胍和格列本脲进行比较[28]。在女性，骨折发生率在统计学上有显著增加，主要影响足、手和上臂（罗格列酮组 9.3%，二甲双胍和格列本脲组分别为 1.54% 和 1.29%）。随后的研究，包括一项 Meta 分析[29]，证实骨折风险的增加与 TZD 药物有关。这似乎是一类药物的效果，并肯定与治疗持续时间有关。虽然不是所有的研究结果均如此，但有些研究表明，女性和男性同样受到影响[30]。因此，在权衡与 TZD 治疗有关的风险 / 收益时，要考虑其对骨骼的不良影响，特别是对高危人群。在这一群体中除骨密度降低外，使骨折风险增加的其他因素，包括改变作为晚期糖基化终末产物形成结果的胶原交联和跌倒风险的增加，均值得进一步研究。

## 抗酸药物

患者接受抗酸药物治疗后骨折风险增加已有报道。Grisso 等[31] 报道了 $H_2$ 受体拮抗剂西咪替丁与男性髋部骨折病例对照研究中髋部骨折的相关性（OR 2.5，95%CI 1.4 ~ 4.6）。随后，丹麦的一项病例对照研究显示，过去 1 年内使用质子泵抑制剂（PPI）可小幅提高总的骨折风险（校正 OR 1.18，95%CI 1.12 ~ 1.43）、髋部骨折风险（校正 OR 1.45，95%CI 1.28 ~ 1.65）和脊柱骨折风险（校正 OR 1.60，95%CI 1.25 ~ 2.04）[32]。有趣的是，在这项研究中，过去 1 年内使用组胺 $H_2$ 受体拮抗剂与骨折风险的显著降低相关（校正 OR 0.88，95%CI 0.82 ~ 0.95），尽管骨折风险的显著增加除了见于 PPI 和 $H_2$ 受体拮抗剂治疗外，也可见于抗酸治疗。对骨质疏松性骨折研究（SOF）的数据进行分析，结果表明，服用一种 PPI 或 $H_2$ 受体拮抗剂的女性患者（分组在一起）非椎骨骨折明显增加（RH 1.18，95%CI 1.01 ~ 1.39），

但使用和未使用抗酸药物的患者总的髋部骨密度和此部位的骨量丢失率相近[33]。在一项对英国实践研究总数据库的巢式病例对照研究中，PPI 使用者的髋部骨折风险显著提高，而且随使用剂量和疗程明显增加[34]。然而，在随后使用相同数据库的研究中，无主要危险因素的患者使用质子泵抑制剂与髋部骨折风险增加无关，提示残余混杂或效果改变可解释在最初的研究报告中的风险增加[35]。Corley 等在一项使用质子泵抑制剂或 $H_2$ 受体拮抗剂的病例对照研究中报道了相似的发现[36]。对参加女性健康倡议（WHI）研究的女性进行的前瞻性分析发现，使用 PPI 与临床脊柱、前臂或手腕骨折的增加相关；除髋部骨折外，和所有临床骨折相关；PPI 与 BMD 之间未见确切关系[37]。因此，总的来说，虽然观察性研究有其局限性，尤其是潜在但不可探测的混杂因素的影响须进一步探讨，以及 $H_2$ 受体阻滞剂矛盾的结果仍有待解释，但现有数据支持抗酸药物治疗与骨折有关。

PPI 和其他可能增加骨折风险的抗酸药物的机理尚未清楚。可能是胃液 pH 值升高使肠道钙吸收减少所致，虽然在绝经后女性服用奥美拉唑的研究中显示相对小量碳酸钙吸收减少，但似乎不太可能开始治疗 1 年就足以引起骨折风险增加的发生[38]。使用抑制破骨细胞的质子泵被认为有利于骨骼，但目前尚不清楚这些效应是否与体内使用 PPI 相关。最后，来自 SOF 和 WHI 研究的数据表明，与质子泵抑制剂相关的骨折风险增加可能不是由 BMD 所致。不过，这一相关性具有重要的临床意义，因为 PPI 常用于中老年人，可潜在减弱骨保护治疗的效果。

## 抗癫痫药

在一些观察性研究中，抗癫痫药物（AED）与骨折风险的增加相关已有报道，与骨密度和骨丢失率增加有关也有报道[39-43]。潜在的发病机制尚不清楚，病因可能包括维生素 D 缺乏、癫痫发作时的创伤、跌倒风险的增加和包括糖皮质激素在内的联合药物。少数患者存在维生素 D 严重缺乏、骨软化或佝偻病。目前，缺乏足够数据来区分具体 AED 方案对骨骼的影响。

虽然目前缺乏强有力的证据基础，但已提出预防和治疗 AED 使用者骨病的管理指南。对高风险个体，例如老年人和住院患者（需服用高于正常剂量

的抗癫痫药物者），应考虑常规预防维生素 D 缺乏，同时也应补充钙剂。虽然对出现过骨折或有临床危险因素者应进行骨密度测定，但目前对所有 AED 使用者常规测量骨密度并不合理。对这一群体骨质疏松症的治疗尚未进行明确评估。

## 选择性血清素受体摄取抑制剂

选择性血清素受体摄取抑制剂（SSRI）作为抗抑郁药被广泛使用，并与老年男性骨密度降低[44]、老年女性髋部骨量丢失率增加[45]、50 岁及以上男性和女性骨折风险增加[46] 相关。虽然抑郁症本身可能与骨质疏松症[47] 的风险增加有关，但血清素在骨重建中的调节作用提供了一种似是而非的生物学机制，据此，SSRI 类药物可产生骨骼不良作用[48]。

## 肝素

长期肝素治疗，现今几乎仅限用于高风险女性怀孕期间预防血栓栓塞，与骨质疏松风险增加相关[49]。长期使用肝素者，骨密度降低、骨丢失率提高和骨折危险增加已有报道，尽管导致骨丢失的机制尚不清楚[50-51]。使用低分子肝素和较新的抗血栓药，如磺达肝素，可能与更少骨骼不良作用相关。通常提倡补充钙剂和维生素 D，但联合其他抗骨吸收药物作为这种病情的治疗方案有待正式评估。

## 或可预防骨质疏松症的药物

### β- 受体阻滞剂

在一些研究中已有报道，使用 β- 受体阻滞剂治疗对骨折风险有明显的保护作用，尽管这一发现并不普遍[52-55]。在一项病例对照研究中，髋 / 股骨骨折风险显著降低与当前使用 β- 受体阻滞剂有关，但只出现在有使用其他抗高血压药物历史的患者中，且与累积使用无关，提示这一关联可能不具有因果关系[56]。在一项近期单一抗高血压药物对骨折风险作用的大型队列研究中，尽管使用血管紧张素受体阻断剂（HR 0.76，95%CI 0.68 ~ 0.86）和噻嗪类利尿剂的患者骨折风险（HR 0.85，95%CI 0.76 ~ 0.97）[57] 明显降低，但使用 β- 受体阻滞剂的患者骨折风险并无下降。

### 噻嗪类利尿剂

已有报道，使用噻嗪类利尿剂，在一些前瞻性观察研究中可降低骨折风险，在随机对照试验中可轻度提高骨密度[53,57-60]。肾对钙的重吸收增加在这些有益的效应中起一定作用，虽然这种作用只是暂时的，其他机制也可能起作用。

### 他汀类药物

他汀类药物抑制甲羟戊酸通路中的 3- 羟基 -3- 甲基 - 戊二酰辅酶 A 还原酶，从而降低胆固醇的生物合成，也防止 GTP- 结合蛋白的异戊烯化，从而抑制破骨细胞的活性。他汀类药物在动物中的骨骼保护作用已在体外和体内实验中得到证实[61]，但与对人类的研究结果是矛盾的。已进行了两个 Meta 分析：一个是对骨密度的影响，另一个是对骨折的影响[62-63]。前者的结论是他汀类药物对髋部骨密度的良性作用小但明显，而后者则认为，他汀类药物的使用可能会减少髋部骨折，而对其他类型的骨折影响尚未得到证实。然而，在一项随机双盲安慰剂对照试验中，临床上使用相应剂量的阿托伐他汀，一种降血脂药物，对骨密度或骨代谢生化指标并无影响[64]。

## 参考文献

1. Greenspan SL, Coates P, Sereika SM, Nelson JB, Trump DL, Resnick NM. 2005. Bone loss after initiation of androgen deprivation therapy in patients with prostate cancer. *J Clin Endocrinol Metab* 90: 6410–6417.
2. Shahinian VB, Kuo YF, Freeman JL, Goodwin JS. 2005. Risk of fracture after androgen deprivation therapy for prostate cancer. *N Engl J Med* 352: 154–164.
3. Smith MR, Boyce SP, Moyneur E, Duh MS, Raut MK, Brandman J. 2006. Risk of clinical fractures after gonadotrophin-releasing hormone agonist therapy for prostate cancer. *J Urol* 175: 136–139.
4. Melton LJ 3rd, Lieber MM, Atkinson EJ, Achenbach SJ, Zincke H, Therneau TM, Khosla S. 2011. Fracture risk in men with prostate cancer: A population-based study. *J Bone Miner Res* 26(8): 1808–1815.
5. Smith MR, Eastham J, Gleason DM, Shasha D, Tchek-medyian S, Zinner M. 2003. Randomised controlled trial of zoledronic acid to prevent bone loss in men receiving androgen deprivation therapy for non-metastatic prostate cancer. *J Urol* 169: 2008–2012.
6. Michaelson MD, Kaufman DS, Lee H, McGovern FJ, Kantoff PW, Fallon MA, Finkelstein JS, Smith MR. 2007. Randomised controlled trial of annual zoledronic acid to prevent gonadotropin-releasing hormone agonist-

induced bone loss in men with prostate cancer. *J Clin Oncol* 25: 1038–1042.

7. Greenspan SL, Nelson JB, Trump DL, Resnick NM. 2007. Effect of once-weekly oral alendronate on bone loss in men receiving androgen deprivation therapy for prostate cancer. *Ann Intern Med* 146: 416–424.

8. Smith MR, Egerdie B, Hernández Toriz N, Feldman R, Tammela TL, Saad F, Heracek J, Szwedowski M, Ke C, Kupic A, Leder BZ, Goessl C; Denosumab HALT Prostate Cancer Study Group. 2009. Denosumab in men receiving androgen-deprivation therapy for prostate cancer. *N Engl J Med* 361: 745–755.

9. Smith MR, Morton RA, Barnette KG, Sieber PR, Malkowicz SB, Rodriguez D, Hancock ML, Steiner MS. 2010. Toremifene to reduce fracture risk in men receiving androgen deprivation therapy for prostate cancer. *J Urol* 184: 1316–1321.

10. Saylor PJ, Smith MR. 2010. Adverse effects of androgen deprivation therapy: Defining the problem and promoting health among men with prostate cancer. *J Natl Compr Canc Netw* 8: 211–223.

11. McCloskey E. 2006. Effects of third-generation aromatase inhibitors on bone. *Eur J Cancer* 42: 1044–1051.

12. Eastell R, Hannon RA, Cuzick J, Dowsett M, Clack G, Adams JE. 2006. Effect of an aromatase inhibitor on BMD and bone turnover markers: 2-year results of the anastrozole, tamoxifen, alone or in combination (ATAC) trial. *J Bone Miner Res* 21: 1215–1223.

13. Perez EA, Josse RG, Pritchard KI, Ingle JM, Martino S, Findlay HP, Shenkier TN, Tozer RG, Palmer MJ, Shepherd LE, Liu S, Tu D, Goss PE. 2006. Effect of letrozole versus placebo on bone mineral density in women with primary breast cancer completing 5 or more years of adjuvant tamoxifen: A comparison study to NCIC CTG MA.17. *J Clin Oncol* 24: 3629–3635.

14. Howell A, Cuzick J, Baum M, Buzdar A, Dowsett M, Forbes JF, Hoctin-Boes G, Houghton J, Locker GY, Tobias JS. 2005. Results of the ATAC (Arimidex, Tamoxifen. Alone or in Combination) trial after completion of 5 years' adjuvant treatment for breast cancer. *Lancet* 365: 60–62.

15. Coates AS, Keshaviah A, Thurlimann B, Mouridsen H, Mauriac L, Forbes JF, Parisdaens R, Castiglione-Gertsch M, Gelber RD, Colleoni M, Lang 1, Del Mastro L, Smith I, Chirgwin J, Nogaret JM, Pienkowski T, Wardley A, Jacobsen EH, Price KN, Goldhirsch A. 2007. Five years of letrozole compared with tamoxifen as initial adjuvant therapy for postmenopausal women with endocrine-responsive early breast cancer: Update of study BIG 1-98. *J Clin Oncol* 25: 486–492.

16. Goss PE, Ingle JN, Martino S, Robert NJ, Muss HB, Picart MJ, Castiglione M, Tu D, Shepherd LE, Pritchard KI, Livingston RB, Davidson NE, Norton L, Perez EA, Abrams JS, Therasse P, Palmer MJ, Pater JL. 2003. A randomised trial of letrozole in postmenopausal women after five years of tamoxifen therapy for early stage breast cancer. *N Engl J Med* 349: 1793–1802.

17. Coleman RE, Banks LM, Girgis SI, Kilburn LS, Vrdoljak E, Fox J, Cawthorn J, Patel A, Snowdon CF, Hall E, Bliss JM, Coombes RC. 2007. Skeletal effects of exemestane on bone mineral density, bone biomarkers, and fracture incidence in postmenopausal women with early breast cancer participating in the Intergroup Exemestane Study (IES): A randomised controlled study. *Lancet Oncol* 8: 119–127.

18. Brufsky A, Harker WG, Beck JT, Carroll R, Tan-Chiu E, Seidler C, Hohneker J, Lacerna L, Petrone S, Perez EA. 2007. Zoledronic acid inhibits adjuvant letrozole-induced bone loss in postmenopausal women with early breast cancer. *J Clin Oncol* 25: 829–836.

19. Markopoulos C, Tzoracoleftherakis E, Polychronis A, Venizelos B, Dafni U, Xepapadakis G, Papadiamantis J, Zobolas V, Misitzis J, Kalogerakos K, Sarantopoulou A, Siasos N, Koukouras D, Antonopoulou Z, Lazarou S, Gogas H. 2010. Management of anastrozole-induced bone loss in breast cancer patients with oral risedronate: Results from the ARBI prospective clinical trial. *Breast Cancer Res* 12: R24. Epub 2010 Apr 16.

20. Hines SL, Sloan JA, Atherton PJ, Perez EA, Dakhil SR, Johnson DB, Reddy PS, Dalton RJ, Mattar BI, Loprinzi CL. 2010. Zoledronic acid for treatment of osteopenia and osteoporosis in women with primary breast cancer undergoing adjuvant aromatase inhibitor therapy. *Breast* 19: 92–96.

21. Van Poznak C, Hannon RA, Mackey JR, Campone M, Apffelstaedt JP, Clack G, Barlow D, Makris A, Eastell R. 2010. Prevention of aromatase inhibitor-induced bone loss using risedronate: The SABRE trial. *J Clin Oncol* 28: 967–975.

22. Ellis GK, Bone HG, Chlebowski R, Paul D, Spadafora S, Fan M, Kim D. 2009. Effect of denosumab on bone mineral density in women receiving adjuvant aromatase inhibitors for non-metastatic breast cancer: Subgroup analyses of a phase 3 study. *Breast Cancer Res Treat* 118: 81–87

23. Cock TA, Back J, Elefteriou F, Karsenty G, Kastner P, Chan S, Auwerx J. 2004. Enhanced bone formation in lipodystrophic PPARgamma (hyp/hyp) mice relocates haematopoiesis to the spleen. *EMBO Rep* 5: 1007–1012.

24. Ali AA, Weinstein RS, Stewart SA, Parfitt AM, Manolagas SC, Jilka RL. 2005. Rosiglitazone causes bone loss in mice by suppressing osteoblast differentiation and bone formation. *Endocrinology* 146: 1226–1235.

25. Lecka-Czernik B, Ackert-Bicknell C, Adamo ML, Marmolejos V, Churchill GA, Shockley KR, Reid IR, Grey A, Rosen C. 2007. Activation of peroxisome proliferator-activated receptor gamma (PPARgamma) by rosiglitazone suppresses components of the insulin-like growth factor regulatory system in vitro and in vivo. *Endocrinology* 148: 903–911.

26. Schwartz AV, Sellmeyer DE, Vittinghoff E, Palermo L, Lecka-Czernik B, Feingold KR, Strotmeyer ES, Resnick HE, Carbone L, Beamer BA, Park SW, Lane NE, Harris TB, Cummings SR. 2006. Thiazolidinedione use and bone loss in older diabetic adults. *J Clin Endocrinol Metab* 91: 3276–3278.

27. Grey A, Bolland M, Gamble G, Wattie D, Horne A, Davidson J, Reid IR. 2007. The peroxisome-proliferator-activated receptor gamma agonist rosiglitazone decreases bone formation and bone mineral density in healthy postmenopausal women: A randomized controlled trial. *J Clin Endocrinol Metab.* 92: 1305–1310.

28. Kahn SE, Haffner SM, Heise MA, Herman WH, Holman RR, Jones NP, Kravitz BG, Lachin JM, O'Neill MC, Zinman B, Viberti G. 2006. Glycaemic durability of rosiglitazone, metformin, or glyburide monotherapy. *N Engl J Med* 355: 2427–2443.

29. Loke YK, Singh S, Furberg CD. 2009. Long-term use of thiazolidinediones and fractures in type 2 diabetes: A meta-analysis. *CMAJ* 180: 32–39.

30. Lecka-Czernik B. 2010. Bone loss in diabetes: Use of anti-diabetic thiazolidinediones and secondary osteoporosis. *Curr Osteoporos Rep* 8: 178–184.

31. Grisso JA, Kelsey JL, O'Brien LA, Miles CG, Sidney S, Maislin G, LaPann K, Moritz D, Peters B. 1997. Risk factors for hip fracture in men. Hip Fracture Study Group. *Am J Epidemiol* 145: 786–793.

32. Vestergaard P, Rejnmark L, Mosekilde L. 2006. Proton pump inhibitors, histamine H2 receptor antagonists, and other antacid medications and the risk of fracture. *Calcif Tissue Int* 19: 76–83.

33. Yu EW, Blackwell T, Ensrud KE, Hillier TA, Lane NE, Orwoll E, Bauer DC. 2008. Acid-suppressive medications and risk of bone loss and fracture in older adults. *Calcif Tissue Int* 83: 251–259.

34. Yang Y-X, Lewis JD, Epstein S, Metz DC. 2006. Long-term proton pump inhibitor therapy and risk of hip fracture. *JAMA* 296: 2947–2953.

35. Kaye JA, Jick H. 2008. Proton pump inhibitor use and risk of hip fractures in patients without major risk factors. *Pharmacotherapy* 28: 951–959.

36. Corley DA, Kubo A, Zhao W, Quesenberry C. 2010. Proton pump inhibitors and histamine-2 receptor antagonists are associated with hip fractures among at-risk patients. *Gastroenterology* 139: 93–101.

37. Gray SL, LaCroix AZ, Larson J, Robbins J, Cauley JA, Manson JE, Chen Z. 2010. Proton pump inhibitor use, hip fracture, and change in bone mineral density in postmenopausal women: Results from the Women's Health Initiative. *Arch Intern Med* 170: 765–771.

38. O'Connell MB, Madden DM, Murray AM, Heaney RP, Kerzner LJ. 2005. Effects of proton pump inhibitors on calcium carbonate absorption in women: A randomised crossover trial. *Am J Med* 120: 778–781.

39. Petty SJ, O'Brien TJ, Wark JD. 2007. Anti-epileptic medication and bone health. *Osteoporos Int* 18: 129–142.

40. Ensrud KE, Walczak TS, Blackwell TL, Ensrud ER, Barrett-Connor E, Orwoll ES; Osteoporotic Fractures in Men (MrOS) Study Research Group. 2008. Antiepileptic drug use and rates of bone loss in older men: A prospective study. *Neurology* 71: 723–773.

41. Lee RH, Lyles KW, Colón-Emeric C. 2010. A review of the effect of anticonvulsant medications on bone mineral density and fracture risk. *Am J Geriatr Pharmacother* 8: 34–46.

42. Carbone LD, Johnson KC, Robbins J, Larson JC, Curb JD, Watson K, Gass M, Lacroix AZ. 2010. Antiepileptic drug use, falls, fractures, and BMD in postmenopausal women: Findings from the women's health initiative (WHI). *J Bone Miner Res* 25: 873–881.

43. Jetté N, Lix LM, Metge CJ, Prior HJ, McChesney J, Leslie WD. 2011. Association of antiepileptic drugs with nontraumatic fractures: A population-based analysis. *Arch Neurol* 68: 107–112.

44. Haney EM, Chan BK, Diem SJ, Ensrud KE, Cauley JA, Barrett-Connor E, Orwoll E. Bliziotes MM. 2007. Association of low bone mineral density with selective serotonin reuptake inhibitors in older men. *Arch Intern Med* 167: 1246–1251.

45. Diem SJ, Blackwell TL, Stone KL, Yaffe K, Haney EM, Bliziotes MM, Ensrud KE. 2007. Use of antidepressants and rates of hip bone loss in older women: The study of osteoporotic fractures. *Arch Intern Med* 167: 1240–1245.

46. Richards JB, Papaioannou A, Adachi JD, Joseph L, Whitson HE, Prior JC, Goltzman D. 2007. Effect of selec-

tive serotonin reuptake inhibitors on the risk of fracture. *Arch Intern Med* 167: 188–194.

47. Cizza G, Primma S, Coyle M, Gourgiotis L, Csako G. 2010. Depression and osteoporosis: A research synthesis with meta-analysis. *Horm Metab Res* 42: 467–482.

48. Warden SJ, Robling AG, Haney EM, Turner CH, Bliziotes MM. 2010. The emerging role of serotonin (5-hydroxytryptamine) in the skeleton and its mediation of the skeletal effects of low-density lipoprotein receptor-related protein 5 (LRP5). *Bone* 46: 4–12.

49. de Sweit M, Ward P, Fidler A, Horsman A, Katz D, Letsky E, Peacock M, Wise PH. 1983. Prolonged heparin therapy in pregnancy causes bone demineralisation. *Br J Obstet Gynaecol* 90: 1129–1134.

50. Dalhman T. 1993. Osteoporotic fractures and the recurrence of thromboembolism during pregnancy and the puerperium in 184 women undergoing thromboprophylaxis with heparin. *Am J Obstet Gynecol* 168: 1265–1270.

51. Barbour L, Kick S, Steiner J, LoVerde M, Heddleston L, Lear J, Baron A, Barton P. 1994. A prospective study of heparin-induced osteoporosis in pregnancy using bone densitometry. *Am J Obstet Gynecol* 170: 862–869.

52. Wiens M, Etminan M, Gill SS, Takkouche B. 2006. Effects of antihypertensive drug treatments on fracture outcomes: A meta-analysis of observational studies. *J Intern Med* 260: 350–362.

53. Reid IR, Gamble GD, Grey AB, Black DM, Ensrud KE, Browner WS, Bauer DC. 2005. Beta-blocker use, BMD, and fractures in the study of osteoporotic fractures. *J Bone Miner Res* 20: 613–618.

54. Bonnet N, Gadois C, McCloskey E, Lemineur G, Lespressailles E, Courteix D, Benhamou CL. 2007. Protective effect of beta blockers in postmenopausal women: Influence on fractures, bone density, micro and macroarchitecture. *Bone* 40: 1209–1216.

55. de Vries F, Souverein PC, Cooper C, Leufkens HGM, van Staa TP. 2007. Use of beta-blockers and the risk of hip/femur fracture in the United Kingdom and the Netherlands. *Calcif Tissue Int* 80: 69–75.

56. Yang S, Nguyen ND, Center JR, Eisman JA, Nguyen TV. 2011. Association between beta-blocker use and fracture risk: The Dubbo Osteoporosis Epidemiology Study. *Bone* 48: 451–455.

57. Solomon DH, Mogun H, Garneau K, Fischer MA. 2011. The risk of fractures in older adults using antihypertensive medications. *J Bone Miner Res* 26: 1561–1567.

58. La Croix AZ, Wienpahl J, White LR, Wallace RB, Scherr PA, George LK, Cornoni-Huntley J, Ostfield AM. 1990. Thiazide diuretic agents and the incidence of hip fracture. *N Engl J Med.* 322: 286–290.

59. La Croix AZ, Ott SM, Ichikawa L, Scholes D, Barlow WE. 2000. Low dose hydrochlorothiazide and preservation of bone mineral density in older adults. A randomised double-blind placebo controlled trial. *Ann Intern Med* 133: 516–526.

60. Bolland MJ, Ames RW, Horne AM, Orr-Walker BJ, Gamble GD, Reid IR. 2007. The effect of treatment with a thiazide diuretic for 4 years on bone density in normal postmenopausal women. *Osteoporos Int* 18: 479–486.

61. Mundy G, Garret R, Harris S, Chan JC, Chen D, Rossini G, Boyce B, Zhao M, Gutierrez G. 1999. Stimulation of bone formation in vitro and in rodents by statins. *Science* 286: 1946–1949.

62. Uzzan B, Cohen RM, Nicolas P, Cucherat M, Perret G-Y. 2007. Effect of statins on bone mineral density: A meta-analysis of clinical studies. *Bone* 40: 1581–1587.

63. Nguyen D, Wang CY, Eisman JA, Nguyen TV. 2007. On the association between statins and fracture: A Bayesian consideration. *Bone* 40: 813–820.

64. Bone HG, Kiel DP, Lindsay RS, Lewiecki EM, Bolognese MA, Leary ET, Lowe W, McClung MR. 2007. Effects of atorvastatin on bone in postmenopausal women with dyslipidemia: a double-blind, placebo-controlled, dose-ranging trial. *J Clin Endocrinol Metab* 92: 4671–4677.

# 第 65 章
# 骨折的骨科治疗原则

Manoj Ramachandran · David G. Little

（胡立生 译）

## 引言

各种各样的骨折和损伤需要骨科或创伤外科医生治疗。在减轻不适的同时，用固定的方法来维持韧带和骨折愈合是公认的骨折治疗原则。治疗方法的选择取决于损伤的外力、合并的软组织损伤和骨折的移位。

一旦初步的检查评估和威胁生命的损伤得到处理后，骨折的应急措施应包括骨折断端的对位和受伤肢体的固定。骨折治疗的目标是尽可能使骨折解剖复位，使肢体或脊柱获得最大的功能恢复，并减少并发症。这要通过骨折复位并应用固定技术来维持复位以利于骨折愈合，同时要为患者提供功能康复护理。非手术或手术方法均可选用，如果选择手术治疗，必须尽量减少额外的软组织和骨损伤，否则会延迟骨折的愈合。

对于开放性骨折，除上述治疗目的外，防治感染也十分重要[1]。防治措施包括及时的创口冲洗及清创处理（每 24 ～ 48 小时冲洗一次伤口，直至伤口清洁和闭合）、抗生素应用及破伤风疫苗的注射。在创口清洁干净、骨折稳定后，若软组织覆盖不足，可进行软组织移植或游离皮瓣移植。

## 治疗原则

骨折的治疗分为非手术与手术治疗。非手术

治疗包括闭合复位技术（如果骨折明显移位或成角时），其技术要点是沿受伤肢体长轴方向做牵引，然后根据受伤机制复位，复位满意后用支具固定一段时期（支具通常用玻璃纤维或熟石膏制成）。使用支具可引发的并发症有压疮、石膏成型时造成的热烧伤、关节僵硬。对于明确的骨折，牵引（皮肤或骨骼）已不作为现今常用的治疗手段。

如果骨折难以复位（如软组织嵌入），则需外科干预。外科治疗适应证包括非手术治疗失败、不能维持复位的不稳定性骨折、骨折移位超过 2 mm 的关节内骨折、即将发生的病理性骨折、不稳定或复杂的开放性骨折、可增加增长停滞风险的未成年人骨骺端骨折、非手术治疗后的骨不愈合或畸形愈合[2]。内固定治疗的禁忌证有活动性感染（局部或系统性感染）、影响覆盖骨折断端或手术入路的软组织因素（如烧伤及既往手术瘢痕）、限制手术或麻醉的疾病（如近期心肌梗死）以及一些更适合行截肢手术的病例（如严重的神经血管损伤）。

## 手术选择

根据固定研究协会提出的原则，骨折手术治疗的目标为骨折碎片的解剖复位（纠正分离压缩畸形、成角畸形、旋转畸形，或关节内骨折的关节表面重建），稳定的内固定以满足生理、生物力学要求，血运的保护，保证邻近关节与肌肉的主动而无痛活动[3]。

开放复位和内固定的目标包括充分暴露、有效的复位，应用以下一种或多种固定方法维持骨折复位。

## 克氏针

经皮或经由小切口入路放置克氏针来固定骨折端，是一种常用的骨折临时和最后的治疗方法。但是，由于克氏针抵抗扭力、弯曲力不足，只能依靠与骨的摩擦力来维持复位，所以，当作为一种单一的内固定材料时，需加用支具或小夹板来协助稳定。现在克氏针多用来作为螺钉内固定或关节周围骨折钢板螺钉内固定的辅助固定方法。

## 钢板螺钉

由于钢板螺钉能提供坚强的稳定来抵消损伤肢体的力量，常用于关节骨折，便于术后功能康复。钢板样式设计各异，这取决于应用钢板的局部骨骼的解剖部位和大小。使用钢板时，必须尽量少剥离软组织。目前有以下五种钢板：

1. 支撑（抗滑行）钢板：用以抵消常出现在干骺端和骨骺骨折所产生的压缩力与剪切力。常需附加骨块间螺钉固定和解剖轮廓塑型以达到稳定固定。
2. 加压钢板：利用螺钉旋入钢板偏心钉孔以产生通过骨折部位的压缩力，从而来抵消弯曲力、剪切力、扭转力。加压钢板通常用于长骨干骨折，如腓骨、桡骨、尺骨骨折，也可于骨不连和畸形愈合等。
3. 中和钢板：常与骨块间螺钉固定联合应用，而骨块间拉力螺钉可增加骨折断端间压力。中和钢板可抵消拉力螺钉上的弯曲力、剪切力、扭转力，同时增加稳定性。这类钢板通常用于腓骨、桡骨、尺骨、肱骨骨折。
4. 桥接钢板：用于骨干、干骺端粉碎性骨折。因其不破坏软组织与骨折碎片间连接，桥接钢板比较适用于粉碎性骨折的间接复位。
5. 张力带钢板技术可将张力转化为压缩力，从而提供稳定，如斜行鹰嘴骨折。

最近推出的锁定钢板相当于一个内在固定器，无需塑形钢板以帖服于骨表面，从而减少骨坏死吸收，可作为一种微创技术。锁定螺钉直接锚定及锁入钢板，提供角向和轴向稳定性。这种螺钉不能拴住、滑动、移动，从而减少肢体继发移位的可能性，以及减少术中螺钉过紧的可能性。锁定钢板适用于骨质疏松性骨折、短的和干骺端碎块骨折、桥接粉碎性骨折，也适用于可能塌陷的干骺端或假体植入部位。

间接复位的微创经皮钢板固定技术越来越流行。这种技术预先将钢板解剖塑型，经皮或小切口安全有效置入[4]。微创经皮钢板固定术的优点包括更快的骨愈合、降低感染率、减少骨移植、减轻术后疼痛、更快康复以及更完美的外观。其缺点有间接复位困难、术中多次拍片而增加放射暴露、畸形愈合、淀粉酶沉积促成假关节形成、单纯骨折的弹性固定所致延迟愈合。

## 髓内钉

髓内钉就像体内的夹板，与骨分担负荷，可以是韧性或刚性、锁定或非锁定、交锁或非交锁、铰髓或非铰髓。交锁髓内钉提供相对稳定性以维持骨对线和长度，并限制骨旋转。更理想的是，髓内钉对骨折端产生压力，从而刺激骨愈合。

髓内钉常用于股骨干、胫骨干骨折，偶用于肱骨干骨折。髓内钉技术的优点有微创操作、术后早期活动和邻近关节早期活动。铰髓髓内钉对骨折端提供相当于骨移植的作用，从而提高愈合率。

## 外固定架

外固定架不干扰邻近骨折的软组织结构，在一定距离外固定骨折断端。这种技术不仅无需支具就可稳定肢体，维持骨的长度、对线和防止旋转，而且还能随时检查对骨折愈合至关重要的软组织情况。使用外固定架（临时或最后治疗）的适应证有以下几点：

1. 有明确软组织损伤的开放性骨折（如 Ⅱ、Ⅲ 型开放性骨折）
2. 软组织创伤（如烧伤）
3. 骨盆骨折
4. 严重的粉碎性或不稳定骨折
5. 骨折合并骨缺损
6. 肢体延长和骨移植手术
7. 骨折合并感染或骨不连。

外固定架的并发症有固定针针道感染、固定针松动或断裂、影响关节活动、安置固定针时造成的神经血管损伤、固定器安放不当引起的对线不良、延迟愈合及畸形愈合。现代的外固定架，如泰勒三维空间外固定架，可在术后数周内仍可对骨折进行调整从而获得更佳的解剖复位。

## 骨质疏松症患者的常见骨折

　　骨质疏松症患者椎体压缩性骨折、柯雷骨折（桡骨远端骨折）、髋部骨折及其他肢体骨折（非椎体骨折）均可发生。发生这些骨折意味着必须治疗骨质疏松以防第二次骨折。

　　骨质疏松性骨折通常为低能量性损伤。一些骨折，如骨盆的疲劳性骨折并无移位。柯雷骨折和髋部骨折常有移位，需复位与固定。这些骨折有时需用支具，但可能需用钢丝或低切迹钢板维持复位。柯雷骨折基本上都能愈合，但明显的畸形愈合会影响腕关节功能。股骨粗隆间骨折常用动力髋螺钉系统，使骨折端承受源于身体重量的压力。头下型股骨颈骨折，由于骨不愈合和缺血性骨坏死发生率很高，大多数需要行关节置换术。近来，随着锁定钢板技术的发展，外科医生对骨质疏松性骨折行内固定手术的技术得到了提高，但仍需更多的研究，因为许多病例的骨折固定并不理想。对所有骨质疏松骨折的共同治疗原则是，尽快使骨折端恢复承重和功能活动，以减少肢体功能及活动能力的丧失。

## 骨质疏松症患者椎体骨折的治疗

　　急性椎体压缩性骨折可致疼痛和残废，而多次"隐匿性"压缩骨折导致脊柱后凸和变矮。临床上许多显性骨折的患者，数周内疼痛虽可减轻，但有 1/3 患者会遗留慢性疼痛。大多数椎体压缩性骨折采用非手术方式治疗，但对痛性急性骨折限制其活动的一些方法越来越常用，这些技术称为椎体成形术和椎体后凸成形术。

　　椎体成形术，在 X 线透视下经皮入路通过椎弓根或邻近椎弓根进入椎体。骨水泥，通常为聚甲基丙烯酸甲酯（PMMA），在液体状态下经由套管针以压力推送，注射至骨折椎体内。这种治疗方法，能瞬时稳定骨折，即刻显著减轻疼痛，从而使患者能立即进行日常生活中的各种活动。疼痛减轻的机理主要是骨折的固定，而骨水泥凝固时所散发出的热量导致的神经末梢热烧也是其中的一个原因。椎体成形术极少改变脊柱的曲度异常，因为注入骨水泥几乎不能改变楔形畸形。

　　椎体后凸成形术为克服椎体成形术的缺陷而设计。这种技术，通常经双侧置入套管，将用显影剂撑涨的球囊送入椎体，将椎间盘终板部分撑高，从而纠正畸形。球囊扩张使椎体出现空间，向椎体空间注入较椎体成形术中稍为黏稠的骨水泥。现有文献认为，椎体形状的纠正对全脊柱平衡并无影响，因为同时伴有椎间隙的改变和其他节段椎体的改变[6]。

　　与保守治疗相比，两种手术数日后均可有效缓解大部分患者的疼痛。一个非随机化研究显示，椎体后凸成形术比保守治疗更能减少疼痛、快速恢复功能以及减少住院时间[8]。这一 Meta 分析认为，椎体后凸成形术与椎体成形术相比，骨水泥渗漏更少发生。严重的手术并发症为神经损伤后遗症，现有报导发生率约为 1%。

　　最近的随机试验使以上所提到的椎体成形术的明显益处受到质疑。两组独立的安慰剂对照的椎体成形术试验表明，椎体成形术较安慰剂治疗并无明显益处[9-10]。这些试验因包含了一些非急性压缩性骨折的病人而受到批评，但是，在对试验数据进行分析后发现，急性压缩性骨折与否并无明显差异[11]。更多的试验正在进行中，但是到撰写本文为止，试验结果依然令以上治疗方法饱受质疑。

## 参考文献

1. Gustilo RB, Merkow RL, Templeman D. 1990. The management of open fractures. *J Bone Joint Surg Am* 72(2): 299–304.
2. Canale ST. 2003. *Campbell's Operative Orthopaedics*, 10th Ed. St Louis, MO: Mosby-Year Book.
3. Ruedi TP, Buckley R, Moran C (eds.) 2007. *AO Principles of Fracture Management*, 2nd Ed. New York: Thieme Medical Publishers, Inc.
4. Krettek C, Schandelmaier P, Miclau T, Tscherne H. 1997. Minimally invasive percutaneous plate osteosynthesis (MIPPO) using the DCS in proximal and distal femoral fractures. *Injury* 28 (Suppl 1): A20–30.
5. Bucholz RW, Heckman JD, Court-Brown C, Tornetta P III, Koval KJ, Wirth MA (eds.) 2005. *Rockwood & Green's Fractures in Adults, 6th Ed.* Philadelphia, PA: Lippincott Williams & Wilkins.
6. Pradhan BB, Bae HW, Kropf MA, Patel VV, Delamarter RB. 2006. Kyphoplasty reduction of osteoporotic vertebral compression fractures: Correction of local kyphosis versus overall sagittal alignment. *Spine* 31: 435–41.
7. Diamond TH, Bryant C, Browne L, Clark WA. 2006. Clinical outcomes after acute osteoporotic vertebral fractures: A 2-year non-randomised trial comparing percutaneous vertebroplasty with conservative therapy. *Med J Aust* 184: 113–7.
8. Taylor RS, Fritzell P, Taylor RJ. 2007. Balloon kyphoplasty in the management of vertebral compression fractures: An updated systematic review and meta-analysis. *Eur Spine J* 16: 1085–100.

9. Buchbinder R, Osborne RH, Ebeling PR, Wark JD, Mitchell P, Wriedt C, Graves S, Staples MP, Murphy B. 2009. A randomized trial of vertebroplasty for painful osteoporotic vertebral fractures. *N Engl J Med* 361(6): 557–68.

10. Kallmes DF, Comstock BA, Heagerty PJ, Turner JA, Wilson DJ, Diamond TH, Edwards R, Gray LA, Stout L, Owen S, Hollingworth W, Ghdoke B, Annesley-Williams DJ, Ralston SH, Jarvik JG. 2009. A randomized trial of vertebroplasty for osteoporotic spinal fractures. *N Engl J Med* 361(6): 569–79.

11. Staples MP, Kallmes DF, Comstock BA, Jarvik JG, Osborne RH, Heagerty PJ, Buchbinder R. 2011. Effectiveness of vertebroplasty using individual patient data from two randomised placebo controlled trials: Meta-analysis. *BMJ* 343: d3952.

# 第 66 章
# 烧伤后骨与钙代谢异常

Gordon L . Klein

（袁忠治 译）

## 引言

烧伤可用于描述人体的非特异性适应性反应是如何对骨造成损害的。由于人类没有进化出一种特殊的保护机制来抵御烧伤，因此，其反应是非特异性的，后果难以预测。在此我们将探讨炎症反应和应激反应这两个主要的适应性反应。

## 炎症反应

系统性炎症反应在严重烧伤后 24 小时内发生，包括高循环水平的促炎细胞因子均可白介素（IL）-lβ 和 IL-6 [1]。两种细胞因子均可刺激成骨细胞核因子 κB 受体活化因子配体（RANKL）的生成，诱导骨髓干细胞分化为破骨细胞，从而增加骨吸收。烧伤后 10 天内服用双膦酸盐帕米膦酸二钠可以预防全身和椎体急性期 [2] 及随后长达 2 年的骨丢失 [3]，据此推测烧伤早期系统性炎症反应通过破骨细胞过度分化引起骨丢失。相反，烧伤后未服用帕米膦酸二钠者，在烧伤后 6 个月内全身骨矿含量丢失约 3%，6 周内椎体骨密度降低 7% [2]。

此外，严重烧伤儿童可发生急性持续性低钙血症和甲状腺旁腺功能减退并伴有高尿钙 [4]，提示有细胞因子介导的甲状旁腺钙敏感受体（CaSR）的上调。在羊烧伤模型中，烧伤后 48 小时内 CaSR 上调 50% [5]，提示 CaSR 上调可清除因细胞因子介导骨吸收而大量进入血循环的钙离子。

## 应激反应

烧伤后 24 小时内尿游离皮质醇可提高 3 ~ 8 倍 [1,6]，其在最初的 2 周内很可能协同炎性细胞因子刺激成骨细胞的 RANKL 生成及后续的骨吸收。然而，直到烧伤后第 2 周，骨活组织检查中骨单位表面未见成骨细胞，表面摄取四环素标志物明显减少，双层标记消失 [6]（见图 66.1、66.2）。此外，用烧伤儿童骨活检物骨髓干细胞作培养也未能显示正常数量的成骨细胞分化标志物 [6]。伴随骨形成明显减少，作为骨吸收标志物的尿脱氧吡啶诺林也减少 [1]，导致骨沉积减弱而血循环中骨吸收性细胞因子维持较高水平。

烧伤后骨丢失可分两个阶段：早期由炎性细胞因子和内源性糖皮质激素诱导的骨吸收和后期主要由内源性糖皮质激素诱导的骨沉积减弱。

直到烧伤后 12 个月骨重建才得到恢复 [3]，但早期未接受双膦酸盐治疗的烧伤儿童其腰椎骨密度 Z 评分明显低于早期接受治疗者 [3]。

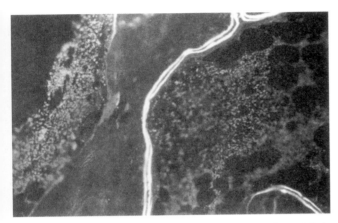

**图 66.1**　正常个体髂嵴骨活检显示完整表面摄取多四环素和正常双层标记

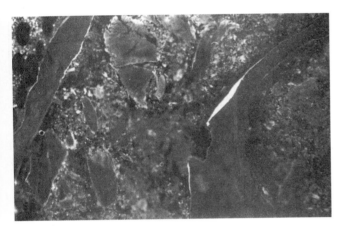

**图 66.2**　烧伤个体髂嵴骨活检显示不整齐表面摄取多四环素和双层标记缺失

## 其他可能的影响因素

烧伤后第 1 年的某个时段会出现维生素 D 缺乏，究其原因至少有两个：常规补充维生素 D 不足 [7] 和皮肤将 7- 脱氢胆固醇转化成维生素 D3 未达正常水平 [8]。维生素 D 缺乏可持续 2 年之久。尽管血清 25(OH) 维生素 D 的总水平偏低，但 1,25(OH)₂ 维生素 D 总水平正常。至烧伤后第 7 年，不仅血清 25(OH) 维生素 D 总水平偏低，有半数伤者 1,25(OH)₂ 维生素 D 总水平也降低 [7]。

对烧伤后固定引起的骨丢失尚未充分研究。皮肤移植后病人的活动受到限制，但固定效应受交感神经系统通过成骨细胞表面 β- 肾上腺素能受体所诱导 [9]。烧伤后 2 周，究竟哪一种交感神经信号导致成骨细胞凋亡仍不清楚。

## 治疗

目前的治疗包括口服氧雄龙 1 年，用药后体重增加，随后骨矿含量和骨面积提高，但骨密度无变化 [10-11]。虽然目前对氧雄龙的信号通路仍不清楚，但已知它是通过胰岛素样生长因子 -1 刺激起作用的 [11]。每天皮下注射 0.5 ~ 1 mg/kg 剂量重组人生长激素治疗烧伤一年，与氧雄龙类似，用药后体重增加，随后骨矿含量和骨面积提高 [12]；但以每天 0.2 mg/kg 剂量治疗则可引起骨吸收 [12]。虽然帕米膦酸二钠一直用于防止烧伤后的骨丢失，但使用并不普遍。

## 适用于其他病情

急性和慢性疾病，如脓毒血症、关节炎、炎症性肠病可通过类似适应性反应导致临床隐匿性骨丢失，临床医生应该留意这些可能性。何种病情在何种程度上与烧伤后骨丢失相类似还有待进一步研究确定。

## 参考文献

1. Klein GL, Herndon DN, Goodman WG, Langman CB, Phillips WA, Dickson IR, Eastell R, Naylor KE, Maloney NA, Desai M, Benjamin D, Alfrey AC. 1995. Histo-morphometric and biochemical characterization of bone following acute severe burns in children. *Bone* 17: 455–460.
2. Klein GL, Wimalawansa SJ, Kulkarni G, Sherrard DJ, Sanford AP, Herndon DN. 2005. The efficacy of acute administration of pamidronate on the conservation of bone mass following severe burn injury in children: A double-blind, randomized, controlled study. *Osteoporos Int* 16: 631–635.
3. Przkora R, Herndon DN, Sherrard DJ, Chinkes DL, Klein GL. 2007. Pamidronate preserves bone mass for at least 2 years following acute administration for pediatric burn injury. *Bone* 41: 297–302.
4. Klein GL, Nicolai M, Langman CB, Cuneo BF, Sailer DE, Herndon DN. 1997. Dysregulation of calcium homeo-stasis after severe burn injury in children: Possible role of magnesium depletion. *J Pediatr* 131: 246–251.
5. Murphey ED, Chattopadhyay N, Bai M, Kifor O, Harper D, Traber DL, Hawkins HK, Brown EM, Klein GL. 2000. Up-regulation of the parathyroid calcium-sensing recep-tor after burn injury in sheep: A potential contributory factor to post-burn hypocalcemia. *Crit Care Med* 28: 3885–3890.

6. Klein GL, Bi LX, Sherrard DJ, Beavan SR, Ireland D, Compston JE, Williams WG, Herndon DN. 2004. Evidence supporting a role of glucocorticoids in short-term bone loss in burned children. *Osteoporos Int* 15: 468–474.

7. Klein GL, Langman CB, Herndon DN. 2002. Vitamin D depletion following burn injury in children: A possible factor in post-burn osteopenia. *J Trauma* 52: 346–350.

8. Klein GL, Chen TC, Holick MF, Langman CB, Price H, Celis MM, Herndon DN. 2004. Synthesis of vitamin D in skin after burns. *Lancet* 363: 291–292.

9. Takeda S, Elefteriou F, Levasseur F, Liu X, Zhao L, Parker KL, Armstrong D, Ducy P, Karsenty G. 2002. Leptin regulates bone formation via the sympathetic nervous system *Cell* 111: 305–317.

10. Murphy KD, Thomas S, Mlcak RP, Chinkes DL, Klein GL, Herndon DN. 2004. Effects of long-term oxandrolone administration in severely burned children. *Surgery* 136: 219–224.

11. Porro LJ, Herndon DN, Rodriguez NA, Jennings K, Klein GL, Mlcak RP, Meyer WJ, Lee JO, Suman OE, Finnerty CC. 2012. Five-year outcomes after oxandrolone administration in severely burned children: A randomized clinical trial of safety and efficacy. *J Am Coll Surg* 214: 489–502.

12. Branski LK, Herndon DN, Barrow RE, Kulp GA, Klein GL, Suman OE, Przkora R, Meyer W 3rd, Huang T, Lee JO, Chinkes DL, Mlcak RP, Jeschke MG. 2009. Randomized controlled trial to determine the efficacy of long-term growth hormone treatment in severely burned children. *Ann Surg* 250: 514–523.

# 第6篇

# 矿物质代谢障碍

本篇主编　Richard W. Keen

# 第 67 章
# 甲状旁腺疾病

John P. Bilezikian

（宋丹丹 译）

甲状旁腺疾病是矿物质代谢紊乱的重要原因。本篇各章主要描述了甲状旁腺激素（PTH）分泌过量或不足引起的各种疾病，以及正常生理调节下PTH分泌异常引起的病理生理变化，如高钙血症或低钙血症。无论是甲状旁腺自身活性异常（如原发性甲状旁腺功能亢进症、甲状旁腺功能减退症），还是其他病变（如维生素D缺乏、慢性肾病）继发的甲状旁腺活性变化，均使我们认识到PTH的重要性不仅仅在于调节血钙浓度，也关乎骨的健康。在本书其他部分还会涉及有关PTH治疗骨质疏松症的研究结果。我们在本篇主要阐述各种原发性和继发性甲状旁腺疾病，以及相关拓展知识。

## 甲状旁腺自身功能异常

### 原发性PTH分泌过量：原发性甲状旁腺功能亢进症

原发性甲状旁腺功能亢进症（PHPT，简称原发性甲旁亢）是与甲状旁腺功能亢进相关的经典内分泌疾病[1-2]，一般源于甲状旁腺4个腺体之一偶发良性腺瘤，引起PTH的过度合成和分泌活化。Arnold报道了许多甲状旁腺功能亢进疾病的特殊表现，如家族性高尿钙高钙血症（FHH）、甲旁亢-颌骨肿瘤综合征及多腺体综合征MEN1和MEN2，并对其遗传学进行了全面讨论[3]。

自20世纪20年代末，PHPT的临床表现经历了戏剧性的改变，从以"骨头和石头"为主的症状性疾病变为普遍的无症状性，通常在常规生化筛查时偶然被发现[4]。在骨测量新技术协助下，PHPT受到了前所未有的关注。

高钙血症是诊断PHPT的主要临床依据。对于PTH的检测加快了诊断过程，并能清楚地区分PHPT与非甲状旁腺病因所致的高钙血症[5]。即使PTH水平并未显著升高而位于正常范围中值也可确立诊断，因为钙对PTH的生理调节极为精确，在高钙血症的情况下，如果能轻易检测到PTH水平则基本可以排除其他病因。但应用锂剂和噻嗪类利尿剂以及极为罕见的真性异位PTH分泌等除外。

骨骼作为PHPT的主要靶器官之一，也是了解PTH作用的最佳来源。双能X线骨密度仪（DXA）和骨切片组织形态分析能够相对完整地表现骨小梁[6-7]，并明确骨皮质是最先发生病变的部位。这一发现提示在该病中有大量骨皮质覆盖的非脊椎骨骼发生骨折的风险最大，但由于缺乏前瞻性流行病学研究，这一结论还仅是推测。DXA[8]和高分辨率计算机断层扫描[9]均显示，成功的手术治疗能同时改善骨皮质和骨小梁。

虽然骨骼病变具有特征性，肾结石仍是PHPT最常见且显著的并发症，其发病率在20%左右[10]。

PHPT的临床表现可以千变万化，因此对于无症状PHPT的非传统性靶器官损害往往难以鉴定。例如一些团队曾试图定义无症状PHPT的神经及心血

管系统表现 [11-14]，但目前对其与 PHPT 的相关程度以及成功施行甲状旁腺切除术后的可逆性仍无定论。PHPT 外科治疗的最新指南并未包括这些非传统的假说，仅承认了其潜在的重要性。现有的指南更倾向于易测量的传统终点，如骨密度、肾结石、肾功能等 [15]。

越来越多的血清总钙和游离钙水平均正常的 PHPT 得到诊断。"血钙正常 PHPT"往往与 PTH 的持续升高有关 [16]，需排除其他可能继发 PTH 升高的原因后方能诊断。其中一个重要的影响因素是 25- 羟维生素 D 水平，其反映了体内维生素 D 的储备。25- 羟维生素 D 下降可引起 PTH 升高。关于怎样定义维生素 D 缺乏的争论在本书的其他部分提及 [17-18]。一些患者的 25- 羟维生素 D 水平在 20～30 ng/ml 之间时可能有轻微的继发性甲旁亢，因此许多专家提出 25- 羟维生素 D 水平 >30 ng/ml 方可诊断为正常血钙 PHPT。

正常血钙的 PHPT 患者的靶器官受累情况是否会轻于高血钙的 PHPT 患者？目前的经验显示许多正常血钙的 PHPT 患者亦存在骨密度（BMD）减低 [16]，这可能源于现有文献大多是针对 BMD 减低的患者群体。如果排除这一因素而进行非选择性筛查，则可能界定出病变轻微的正常血钙 PHPT 人群 [19]。

诊疗经过　在对 PHPT 患者进行评估后可能需采取甲状旁腺切除术治疗。国际研讨会最新指南中规定，满足四个条件中的一个或以上为手术适应证 [15]。当然，指南并非规则。有满足条件而并不适合手术的患者，也有不符合标准而选择手术的患者 [20]，后者需排除手术禁忌证。事实上，目前几乎所有的外科医师均要求在术前对异常甲状旁腺组织进行定位，而高分辨率成像模式如 4 维计算机断层扫描已能识别绝大多数 PHPT 患者的异常甲状旁腺组织 [21]。通过术前定位，一个经验丰富的外科医师能在局麻和清醒镇静的情况下实施疗效显著的甲状旁腺切除术 [22]，即 PTH 水平在术中下降 50% 以上，在术后恢复至正常范围。对于不符合适应证或拒绝施行甲状旁腺切除术的患者应每年监测其血钙水平及 BMD，其药物治疗包括双膦酸盐 [23] 或拟钙剂如西那卡塞（cinacalcet）[24]。

## PTH 分泌不足：甲状旁腺功能减退症

与原发性 PTH 分泌过量相比，PTH 分泌不足引起的甲状旁腺功能减退较为少见。在美国甲状旁腺功能减退症（简称甲旁减）实际患病人数不到 20 万，因此它也被定义为一种孤立的疾病 [25]，且常常是以症状学命名的形式出现。之前提到过生化筛查的广泛应用使无症状 PHPT 成为 PTH 高分泌综合征最常见的表现，而另一方面甲旁减患者往往是有症状的，即低钙血症的典型症状与体征 [25-28]。是否存在一种类似于血钙正常 PHPT 的变异型甲旁减？这有待于通过对无症状个体筛查钙和 PTH 水平而进一步评估 [29]。

甲旁减患者的血钙水平通常低于正常范围，而 PTH 水平则检测不到或呈现出与低钙血症不相匹配的低水平。低钙血症时 PTH 应生理性升高，否则即提示甲状旁腺自身存在功能异常或缺失，可确诊甲旁减。甲状旁腺自身免疫性破坏和颈部手术后遗症是甲旁减最常见的两个原因。甲旁减的自身免疫遗传学及其他更为少见的遗传表型可孤立存在，亦可累及多个器官系统，相关内容将在本书其他部分讨论 [26]。

几乎所有形式的甲旁减均为永久性，唯一例外的是严重低镁血症。在这种情况下血镁的显著缺乏损害了甲状旁腺的分泌功能，引起假性甲旁减 [30]，而血镁纠正后即可恢复。因此对所有低钙血症及 PTH 减低均需检测血镁浓度。

甲旁减的骨骼特征为我们了解 PTH 对骨代谢及结构的影响提供了机会。PHPT 是一种高骨转换疾病，而甲旁减则是低骨转换疾病。循环或尿中的骨转换指标（包括 P1NP、骨钙素、CTX 或尿 NTX）并不总能反映骨转换率的高低，骨活检组织形态的动态测定则能清楚地显示两者的显著不同。双四环素标记显示甲旁减的骨转换率极低 [31]，而 PHPT 普遍具有高骨转换率 [1-2]。甲旁减患者的 BMD(Z 值或 T 值)常常高于正常值 1～3 倍。骨活检显示甲旁减的骨骼表现为皮质优势，而甲旁亢则为骨小梁优势 [32]，提示 PTH 具有调节特定部位骨皮质和骨小梁分布的作用，这些特定部位包括腰椎、髋部或前臂。PHPT 行甲状旁腺切除术后及甲旁减行 PTH 替代治疗后患者的骨结构异常均可改善，进一步证实了 PTH 的这种调节作用 [33]。

除骨骼异常外，甲旁减患者还易出现磷酸钙复合物在肾、基底神经节等软组织的异位沉积。与 PHPT 类似，甲旁减亦存在一些尚未明确是否与疾病相关的非特异性表现，例如疲倦感、关节炎症状、头脑不清醒等。PTH 替代治疗是否能逆转这些非特异性症状目前亦无定论。

PTH 替代是针对以 PTH 缺乏为特征疾病的一

种合乎逻辑的治疗方法[28,33]。然而事实上甲旁减是唯一一个所缺乏的激素未被批准用于治疗的内分泌缺陷性疾病。在短肽链 PTH[PTH（1-34）] 及全长 PTH 分子 [PTH（1-84）] 治疗甲旁减获得可喜成果的情况下[33-35]，这一状况可能得到改善。PTH 替代治疗后，甲旁减患者的骨转换率在第一年内即迅速升高，之后更恢复到正常基线值内；骨结构得到改善，需要的钙和维生素 D 剂量亦减少[33]。目前已证实，这部分患者的症状明显缓解，生活质量得到提高。

诊疗经过　甲旁减患者往往具有明显症状，其主诉可从轻微感觉异常到手足搐搦。对于从未有过颈部手术的患者（注意：包括数十年前的手术史），需排查自身免疫性多内分泌腺病综合征的可能性[26]。对于异位钙化（基底神经节及脑的其他部位）、肾钙化和关节钙化的评估也很重要。钙和维生素 D 是主要治疗药物，可以控制大部分患者的症状，少部分患者会出现原因不明的病情反复。此外，许多患者需要的钙和 1,25- 二羟维生素 D 剂量非常大，这种长期治疗也会引起额外的后遗症。对于两种维生素 D——麦角或胆骨化醇、1,25- 二羟维生素 D，编者建议应灵活应用。显然钙和维生素 D 的应用不等同于 PTH 替代治疗。如果后者成为可能，甲旁减患者对钙和维生素 D 的需要将减少，从而能降低相应后遗症的发生，这也是 PTH 替代治疗的另一个好处。

## 与甲状旁腺自身功能异常无关的高钙血症和低钙血症

### 非甲状旁腺依赖性高钙血症：PTH 降低

如上所述，高钙血症的鉴别诊断比较直观，简单的 PTH 检测即可明确。高钙血症时检测不到 PTH 是正常的生理性反馈，此时强烈提示非 PTH 依赖性机制的存在[5]。其中首先要排查的重点是恶性肿瘤，尤其是伴随有相关症状者。肺癌、乳腺癌、肾癌或骨髓瘤往往较容易确诊。如果甲状旁腺激素相关肽（PTHrP）水平升高，提示鳞状细胞癌可能性大。其他恶性肿瘤如胰腺癌或淋巴瘤可能需要进行大量的诊断性检测，因此要在有临床或生化指征时才予以排查。例如，在 1,25- 二羟维生素 D 水平升高时可能需考虑淋巴瘤或肉芽肿改变，当然需排除外源性维生素 D 的摄入。有时在广泛排查后仍不能明确非甲状旁腺激素依赖性高钙血症的病因，此时需随访观察，等待时间澄清事实。

### 低钙血症：PTH 升高

PTH 检测有助于鉴别低钙血症是源于甲旁减还是自身的钙缺乏状态。如果 PTH 水平升高，则应开始寻找甲状旁腺外的原因。通常这种原因是显而易见的，如吸收不良综合征、肾衰竭或肝衰竭，继发了甲旁亢，使血钙维持在正常范围的下限。治疗原则取决于对 PTH 适当刺激的控制。肾疾病继发的甲旁亢，其病理生理学和后续的治疗方案比较复杂[36-37]。此时的主要任务是掌握并调控 PTH 的水平，避免继发性甲旁亢产生不必要的作用。许多官方指南建议将 PTH 维持在高于正常范围的水平[38-39]，这是由于现有 PTH 检测方法可能会检测到肾衰竭时蓄积在循环中的非活性 PTH 片段。

原发性甲旁亢时血钙升高，而继发性甲旁亢时血钙降低，这一概念有几个局限性。首先，我们现在认识到一种原发性甲旁亢（血钙正常 PHPT）是以血钙正常为特征的，在诊断该病前需排除继发 PTH 升高的因素。其次，在肾或严重消化道疾病对甲状旁腺的长期刺激下，血钙可升至正常范围，此时对 PTH 分泌的慢性刺激可引起甲状旁腺细胞某个克隆的选择和增殖，演变成单个腺瘤并具有半自主性，即三发性甲旁亢。对于 PTH 分泌受到长期刺激而血钙慢性升高的患者应考虑本病。

当不存在肾或肝疾病以及明显的维生素 D 缺乏时，识别继发性的 PTH 升高较为困难。血磷水平升高可能成为诊断假性甲旁减（一种与 PTH 抵抗相关的经典遗传性疾病）的线索[40]。如果存在假性甲旁减的体征（1a 型变异），诊断则较为简单。但是也有体征不典型的假性甲旁减，查体可能无阳性表现。

## 致谢

感谢 NIH 基金 DK32333 和 DK 069350。

## 参考文献

1. Silverberg SJ, Bilezikian JP. 2011. Primary hyperparathyroidism. In: Wass JAH, Stewart PM, (eds.) *Oxford Textbook of Endocrinology and Diabetes, 2nd Ed.* Oxford, U.K.: University Press. pp 653–664.

2. Silverberg SJ. 2012. Primary hyperparathyroidism. In: Rosen C (ed.) *Primer on the Metabolic Bone Diseases and Disorders of Mineral Metabolism, 8th Ed.* Hoboken: Wiley.

3. Arnold A, Marx SJ. 2012. Familial hyperparathyroidism. In: Rosen C (ed.) *Primer on the Metabolic Bone Diseases and Disorders of Mineral Metabolism, 8th Ed.* Hoboken: Wiley.

4. Bilezikian JP. 2012. Primary hyperparathyroidism. In: DeGroot L (ed.), *Singer F (section ed.).* Diseases of Bone and Mineral Metabolism. www.ENDOTEXT.org. MDTEXT.COM, Inc., S. Dartmouth, MA.

5. Horwitz MJ, Hodak SP, Stewart AF. 2012. Non-parathyroid hypercalcemia. In: Rosen C (ed.) *Primer on the Metabolic Bone Diseases and Disorders of Mineral Metabolism, 8th Ed.* Hoboken: Wiley.

6. Silverberg SJ, Shane E, De La Cruz L, Dempster DW, Feldman F, Seldin D, Jacobs TP, Siris ES, Cafferty M, Parisien MV, Lindsay R, Clemens TL, Bilezikian JP. 1989. Skeletal disease in primary hyperparathyroidism. *J Bone Min Res* 4: 283–291.

7. Parisien M, Dempster DW, Shane E, Bilezikian JP. 2001. Histomorphometric analysis of bone in primary hyperparathyroidism. In: Bilezikian JP, Marcus R, Levine M (eds.) *The Parathyroids, 2nd Ed.* San Diego, CA: Academic Press. pp. 423–436.

8. Silverberg SJ, Shane E, Jacobs TP, Siris E, Bilezikian JP. 1999. A 10-year prospective study of primary hyperparathyroidism with or without parathyroid surgery. *New Eng J Med* 341: 1249–1255.

9. Hansen S, Hauge EM, Rasmussen L, Jensen JE, Brixen K. 2012. Parathyroidectomy improves bone geometry and microarchitecture in female patients with primary hyperparathyroidism: A 1-year prospective controlled study using high resolution peripheral quantitative computed tomography. *J Bone Miner Res* 27(5): 1150–8.

10. Rejnmark L, Vestergaard P, Mosekilde L. 2011. Nepholithiasis and renal calcifications in primary hyperparathyroidism. *J Clin Endocrinol Metab* 96: 2377–2385.

11. Walker, MD, McMahon DK, Inabnet WB, et al. 2009. Neuropsychological features in primary hyperparathyroidism: A prospective study. *J Clin Endocrinol Metab* 94: 1951–8.

12. Roman SA, Sosa JA, Pietrzak RH, Snyder PJ, Thomas DC, Udelsman R, Mayes L. 2011. The effects of serum calcium and parathyroid hormone changes on psychological and cognitive function in patients undergoing parathyroidectomy for primary hyperparathyroidism. *Ann Surg* 253: 131–137.

13. Walker M, Fleischer J, DiTullio MR, et al. 2010. Cardiac structure and diastolic function in mild primary hyperparathyroidism. *J Clin Endocrinol Metab* 95: 2172–2179.

14. Rubin MR, Maurer MS, McMahon DJ, Bilezikian JP, Silverberg SJ. 2005. Arterial stiffness in mild primary hyperparathyroidism. *J Clin Endocrinol Metab* 90: 3326–3330.

15. Bilezikian JP, Khan AA, Potts JT Jr; Third International Workshop on the Management of Asymptomatic Primary Hyperthyroidism. 2009. Guidelines for the management of asymptomatic primary hyperparathyroidism: Summary statement from the third international workshop. *J Clin Endocrinol Metab* 94: 335–339.

16. Lowe H, McMahon DJ, Rubin MR, Bilezikian JP, Silverberg SJ. 2007. Normocalcemic primary hyperparathyroidism: Further characterization of a new clinical phenotype. *J Clin Endocrinol Metab* 92: 3001–3005.

17. Lips P, van Schoor NM, Bravenboer N. 2012. Vitamin D-related disorders. In: Rosen C (ed.) *Primer on the Met-abolic Bone Diseases and Disorders of Mineral Metabolism, 8th Ed.* Hoboken: Wiley.

18. Gallagher JC. Vitamin D insufficiency and deficiency. 2012. In: Rosen C (ed.) *Primer on the Metabolic Bone Diseases and Disorders of Mineral Metabolism, 8th Ed.* Hoboken: Wiley.

19. Cusano N, Wang P, Cremers S, Haney E, Bauer D, Orwoll E, Bilezikian J. 2011. Asymptomatic normocalcemic primary hyperparathyroidism: Characterization of a new phenotype of normocalcemic primary hyperparathyroidism. *J Bone Miner Res* 26 (Suppl 1). Available at http://www.asbmr.org/Meetings/Annual Meeting/AbstractDetail.aspx?aid=5f84a1bd-66ae-48dc-9938-efeb9bb60968. Accessed October 18, 2011.

20. Marcocci C, Getani F. 2011. Primary hyperparathyroidism. *N Engl J Med* 365: 2389–2397.

21. Starker LF, Mahajan A, Bjorklund P, Sze G, Udelsman R, Carling T. 2011. 4D parathyroid CT as the initial localization study for patients with de novo primary hyperparathyroidism. *Ann Surg Oncol* 18: 1723–1728.

22. Udelsman R, Lin Z, Donovan P. 2011. The superiority of minimally invasive parathyroidectomy based on 1650 consecutive patients with primary hyperparathyroidism. *Ann Surg* 253: 585–591.

23. Khan AA, Bilezikian JP, Kung AWC, Ahmed MM, Dubois SJ, Ho AYY, Schussheim D, Rubin MR, Shaikh AM, Silverberg SJ, Standish TI, Syed Z, Syed ZA. 2004. Alendronate in primary hyperparathyroidism: A double-blind, randomized, placebo-controlled trial. *J Clin Endocrinol Metab* 89: 3319–3325

24. Peacock M, Bilezikian JP, Bolognese MA, et al. 2011. Cinacalcet HCl reduces hypercalcemia in primary hyperparathyroidism across a wide spectrum of disease severity. *J Clin Endocrinol Metab* 96: E9–E18.

25. Bilezikian JP, Khan A, Potts JT Jr, Brandi ML, Clarke BL, Shoback D, Juppner H, D'Amour P, Fox J, Rejnmark L, Mosekilde L, Rubin MR, Dempster D, Gafni R, Collins M, Sliney J, Sanders J. 2011. Hypoparathyroidism in the adult: Epidemiology, diagnosis, pathophysiology, target organ involvement, treatment, and challenges for future research. *J Bone Min Res* 26: 2317–2337.

26. Schafer A, Shoback D. 2012. Hypocalcemia: Definition, etiology, pathogenesis, diagnosis, and management. In: Rosen C (ed.) *Primer on the Metabolic Bone Diseases and Disorders of Mineral Metabolism, 8th Ed.* Hoboken: Wiley.

27. Shoback D. 2008. Hypoparathyroidism. *N Engl J Med* 359: 391–403.

28. Rubin M, Levine MA. 2012. Hypoparathyroidism. In: Rosen C (ed.) *Primer on the Metabolic Bone Diseases and Disorders of Mineral Metabolism, 8th Ed.* Hoboken: Wiley.

29. Cusano N, Wang P, Cremers S, Haney E, Bauer D, Orwoll E, Bilezikian J. 2011. Subclinical hypoparathyroidism: A new variant based upon a cohort from MrOS. *J Bone Miner Res* 26 (Suppl 1). Available at http://www.asbmr.org/Meetings/AnnualMeeting/AbstractDetail.aspx?aid=3b2d7e19-59db-4026-b5f8-d11f3e6d6b34. Accessed October 18, 2011.

30. Rude RK. 2012. Magnesium depletion and hypermagnesemia. In: Rosen C (ed.) *Primer on the Metabolic Bone Diseases and Disorders of Mineral Metabolism, 7th Ed.* Hoboken: Wiley.

31. Rubin MR, Dempster DW, Zhou H, Shane E, Nickolas T, Sliney J Jr, Silverberg SJ, Bilezikian JP. 2008.

Dynamic and structural properties of the skeleton in hypoparathyroidism. *J Bone Miner Res* 23: 2018–2024.

32. Rubin MR, Dempster DW, Kohler T, Zhou H, Shane E, Nickolas T, Stein E, Sliney J Jr, Silverberg SJ, Bilezikian JP, Muller R. 2009. Three-dimensional cancellous bone structure in hypoparathyroidism. *Bone* 46: 190–195.

33. Rubin MR, Dempster DW, Sliney J, Zhou H, Nickolas TL, Stein EM, Dworakowski E, Dellabadia M, Ives R, McMahon DJ, Zhang C, Silverberg SJ, Shane E, Cremers S, Bilezikian JP. 2011. PTH (1-84) administration reverses abnormal bone remodeling dynamics and structure in hypoparathyroidism. *J Bone Miner Res* 26: 2727–2736.

34. Winer KK, Zhang B, Shrader JA, Peterson D, Smith M, Albert PS, Cutler GB Jr. 2012. Synthetic human parathyroid hormone 1-34 replacement therapy: A randomized crossover trial comparing pump versus injections in the treatment of chronic hypoparathyroidism. *J Clin Endocrinol Metab* 97: 391–399.

35. Sikjaer T, Rejnmark L, Thomsen JS, Tietze A, Bruel A, Andersen G, Mosekilde L. 2012. Changes in 3-dimensional bone structure indices in hypoparathyroid patients treated with PTH(1-84): A randomized controlled study. *J Bone Miner Res* 27: 781–788.

36. Hruska KA, Seifert M. 2012. The chronic kidney disease mineral bone disorder (CKD–MBD). In: Rosen C (ed.) *Primer on the Metabolic Bone Diseases and Disorders of Mineral Metabolism, 8th Ed.* Hoboken: Wiley.

37. Alshayeb HM, Quarles D. 2012. Treatment of chronic kidney disease mineral bone disorder (CKD–MBD). In: Rosen C (ed.) *Primer on the Metabolic Bone Diseases and Disorders of Mineral Metabolism, 8th Ed.* Hoboken: Wiley.

38. Uhlig K, Berns JS, Kestenbaum B, Kumar R, Leonard MB, Martin KJ, Sprague SM, Goldfarb S. 2010. KDOQI US commentary on the 2009 KDIGO Clinical Practice Guideline for the Diagnosis, Evaluation, and Treatment of CKD-Mineral and Bone Disorder (CKD-MBD). *Am J Kidney Dis* 55: 773–799.

39. Kidney Disease: Improving Global Outcomes (KDIGO) CKDMBD Work Group. 2009. KDIGO clinical practice guideline for the diagnosis, evaluation, prevention, and treatment of Chronic Kidney Disease-Mineral and Bone Disorder (CKD–MBD). *Kidney Int Suppl* 113: S1–130

40. Jüppner H, Bastepe M. Pseudohypoparathyroidism. In: Rosen C (ed.) *Primer on the Metabolic Bone Diseases and Disorders of Mineral Metabolism, 8th Ed.* Hoboken: Wiley.

# 第 68 章
# 原发性甲状旁腺功能亢进症

Shonni J. Silverberg

（宋丹丹 译）

## 引言

原发性甲状旁腺功能亢进症（简称甲旁亢）是甲状旁腺过度分泌甲状旁腺激素（PTH）的一种疾病，可见于甲状旁腺四个腺体中的一个或多个过度分泌时。90% 的高钙血症可通过甲旁亢或恶性肿瘤解释，因此，需在排除前两者或有充足理由后方考虑其他潜在原因。高钙血症的鉴别诊断以及恶性肿瘤高钙血症的特征在本书其他部分讨论。本章将专门阐述原发性甲旁亢的临床表现、评估及治疗方法。

原发性甲旁亢是一种相对常见的内分泌疾病，其发病率高达 1：500～1：1000。20 世纪 70 年代，多通道生化自动分析仪的普及使血清钙检测成为常规，也使这种原本罕见的疾病发病率增加了 4～5 倍[1]。目前其发病率已趋于平稳，甚至略有下降[2-3]。女性患者多于男性，患病比为 3：1。其中绝经后女性占多数，多发生于绝经后的前十年。本病虽可见于任何年龄段，但儿童期发病者少见，一旦发现需考虑继发于其他疾病的可能，以及遗传性内分泌疾病如多发性内分泌腺肿瘤综合征（MEN）Ⅰ 型或Ⅱ型。

80%～85% 的原发性甲旁亢由良性的孤立腺瘤引起[4]，其组织学结构主要是主细胞的增生，周围由正常组织包裹。除发病腺体外其他甲状旁腺腺体往往正常，少数情况下（占 10%～15%）可累及所有 4 个腺体，后者呈散发性或偶见于 MEN Ⅰ 型或

Ⅱ 型。多发性腺瘤是良性疾病的表现，其中罕见而严重的甲状旁腺癌发病率不足 1%[5]。恶性组织的病理学检查可见有丝分裂、血管或包膜浸润以及纤维小梁。然而除非存在严重的局部或远处转移，甲状旁腺癌的组织学诊断比较困难。在目前诊断标准不明确的情况下，特异性基因检测及免疫组化分析（HRPT2 基因和 parafibromin 染色）可能有助于鉴别甲状旁腺组织的良恶性[6-7]。

原发性甲旁亢的病理生理机制涉及细胞外钙对 PTH 正常反馈调节的丧失。在几乎所有的高钙血症情况下，PTH 水平均会因甲状旁腺的反馈抑制而降至极低，甚至检测不到。而原发性甲旁亢时增生的甲状旁腺细胞失去对钙的敏感性，在每个甲状旁腺细胞对血钙"调定点"不变的情况下，数量的增加势必引起血钙升高。

仅少数原发性甲旁亢患者的病因是明确的，其中包括童年时接受过颈部外照射（平均 20～40 年后发病）或暴露在射线辐射下超过 20 年。最近一项针对切尔诺贝利核事故受害者的研究显示，该人群原发性甲旁亢的发病率显著增加（OR 值 63，置信区间 36～113）[8]。锂可降低甲状旁腺对钙的敏感性，与一小部分患者的高钙血症和甲旁亢相关[9]。

绝大部分原发性甲旁亢的分子机制远未阐明（在家族性甲旁亢一章中将对其遗传学病因进行深入讨论）[10-14]。大多数甲状旁腺腺瘤的克隆起源提示，

调控甲状旁腺细胞生长或 PTH 表达的基因存在缺陷。在散发性甲状旁腺腺瘤中，20%～40% 存在 11 号染色体上细胞周期蛋白 D1 基因易位，引起这一细胞周期调节子的过表达；至少 10%～15% 存在 MEN 1 基因的失活突变，但尚不明确这一肿瘤抑制基因及其产物 menin 在发病中的作用；而未见在 MEN 2A 或 2B 中存在的 RET 原癌基因功能获得性突变的相关报道。曾有报道描述家族性甲旁亢 - 颌骨肿瘤综合征（HPT-JT）存在 HRPT2 基因突变失活，并与甲状旁腺癌的风险增加相关。虽然在散发性甲状旁腺癌中也曾报道过该基因突变，但其在 HPT-JT 综合征以外并不常见。此外还有研究正在寻找 Wnt-β-连环蛋白信号通路突变的可能性。

## 症状和体征

经典的原发性甲旁亢伴有典型的骨骼异常（囊性纤维性骨炎）、肾结石及神经肌肉症状。该病在当今美国仍属少见，且绝大多数患者缺乏这些典型症状 [15]。低于 5% 的原发性甲旁亢患者可并发囊性纤维性骨炎，其特征包括远端指骨的骨膜下骨吸收、锁骨远端变细、颅骨的"盐和胡椒"现象、骨囊肿以及长骨棕色瘤等。

肾结石的并发率也从 20 世纪 60 年代的 33% 下降到目前的 15%～20%。尽管如此，它仍是甲旁亢最常见的显性并发症。其他肾改变还有软组织弥漫性磷酸钙复合物沉积（肾钙化）。高达 30% 的患者伴有高尿钙（每日钙排泄量女性 >250mg、男性 >300mg）。在排除其他原因后，原发性甲旁亢还可能与肌酐清除率相关。

原发性甲旁亢经典的神经肌肉病变曾被认为是一种可定义的肌病 [16]，但目前更倾向于将其归为一种难以界定的综合征，症状包括易疲倦、乏力感及老龄化进程加速，有时还伴有智力下降和认知能力欠缺等。在这类患者群体中，精神病学主诉（抑郁和焦虑）更为常见。近期的一项研究证实了轻度认知障碍患者存在某些特异性可逆区域（即视觉记忆）[17]。然而，三个针对甲状旁腺切除术后患者的随机研究显示，个别患者术后并未出现体质或神经精神症状的逆转 [18-20]。因此，现有数据并不支持以改善神经精神症状为目的的手术治疗 [21]。

原发性甲旁亢经典的胃肠道表现包括消化性溃疡病和胰腺炎。其中消化性溃疡病几乎仅见于多发性内分泌腺肿瘤综合征 I 型存在的情况下；而由于高钙血症往往很轻微，胰腺炎的并发也非常少见。

原发性甲旁亢经典的心血管表现包括心肌病、瓣膜和血管钙化等，继以心血管疾病死亡率的增加。现有的有限数据表明，轻微病症者心血管疾病死亡率并不增加 [22]。轻微病例虽未见明显的心血管受累，但有数据显示血管硬化程度增加，也有关于其他轻微心血管症状的报道。原发性高血压的并发率可能增加，但在成功实施手术后并无缓解或改善 [23]。其他过去曾报道过的潜在器官损害包括痛风和假性痛风、带状角膜病变及牙齿松动等，如今已沦为珍稀的档案。

## 原发性甲状旁腺功能亢进症的临床表现形式

目前在美国，经典的原发性甲旁亢已很难见到 [15]，取而代之的是无症状高钙血症，其血钙水平往往在超过正常上限 1mg/dL 以内。大多数患者没有特殊主诉，也没有任何靶器官损害的依据，大多是在常规生化筛查的过程中被发现。极少数患者的血钙会达到威胁生命的水平，称为急性原发性甲旁亢或甲状旁腺危象 [24]。这部分患者会表现出各种不同的症状，因此对病因不明的急性高钙血症需重点排查原发性甲旁亢。其他罕见的临床表现还包括多发性内分泌腺肿瘤综合征 I 型和 II 型、不伴其他内分泌紊乱的家族性原发性甲旁亢、家族性囊性甲状旁腺腺瘤及新生儿甲旁亢。

血钙正常的原发性甲旁亢是最近被确认的一种特殊亚型 [15,25-26]。这类患者血钙水平正常、PTH 升高而无可继发性甲旁亢因素，往往在接受骨骼健康的全面筛查或进一步评估低骨密度原因时得到诊断。当 PTH 升高而血钙仍然正常时，一些患者可能已经表现出高血钙原发性甲旁亢的早期特征。因此该诊断需确定血清总钙和游离钙均正常，并排除其他可能使 PTH 升高的原因（即肾衰竭、肾钙质流失、钙吸收障碍等）。此外，排除维生素 D 缺乏或不足也至关重要，因其可引起继发性甲旁亢，或降低原发性甲旁亢的血钙水平。对此类原发性甲旁亢的自然进程仍知之甚少，其中一部分患者会迅速进展为高钙血症，而另一部分患者则不然。同样也不清楚针对经典原发性甲旁亢的手术指征是否适用于此类患者群体。

## 原发性甲状旁腺功能亢进症的评估和诊断

病史和体格检查很难提供原发性甲旁亢的明确依据，相反却有助于排查引起高钙血症的其他病因。实验室检查是确诊该病的主要途径[27]。原发性甲旁亢的生化标志是高钙血症（除了血钙正常的原发性甲旁亢）和 PTH 升高，两者共同存在即可确诊。高钙血症伴 PTH 在正常范围的中值或高值亦可诊断。PTH 的标准检测法是第二代放射免疫（IRMA）或免疫化学（ICMA）检测法。该法可检测完整的 PTH 分子即 PTH（1-84），但同时也可检测 PTH 的大羧基片段如 PTH（7-84），从而可能高估血清中的活性 PTH 数量。第三代检测法特异性地检测 PTH（1-84），当 IRMA 检测结果在正常范围内（尽管是不恰当的）或伴有肾功能不全的情况下，此法可提高诊断的灵敏度。大多数数据显示第二代或第三代检测法均可用于该病的诊断。

PTH 检测在高钙血症鉴别诊断中的临床重要性在于，所有非甲状旁腺介导的病因（包括恶性肿瘤）均与 PTH 受抑制相关。PTH 和 PTH 相关肽（PTHrP，恶性肿瘤体液性高钙血症的主要致病因子）在上述检测方法中均无交叉反应性。家族性低尿钙高钙血症（FHH）同样存在 PTH 和血钙升高[28-29]。一些可逆性原发性甲旁亢病例与锂或噻嗪类利尿剂的使用相关[9,30]。其中噻嗪类利尿剂更为常见，它通过抑制钙的排泄而诱发原发性甲旁亢。事实上诊断药物性原发性甲旁亢的唯一安全方法是在撤药（病情允许的条件下）后 2~3 个月观察血钙和 PTH 水平。

除钙和 PTH 异常外，血磷往往处于正常范围低限，大约 1/3 患者明显降低。血清总碱性磷酸酶活性和骨转换标志物（骨形成标志物：骨特异性碱性磷酸酶和骨钙素，骨吸收标志物：尿脱氧吡啶啉和 N- 端肽胶原蛋白）在有活动性骨受累时升高，在其他情况下则趋于正常范围上限。PTH 对肾酸碱平衡的作用可能引起血清氯离子浓度的轻微升高，伴随血清碳酸氢盐浓度的下降。仅 30% 的患者存在高尿钙。25% 的患者循环 1,25- 二羟维生素 D 浓度升高，而 25- 羟维生素 D 水平趋于正常范围下限。尽管维生素 D 缺乏的定义仍存争议，但大多数原发性甲旁亢患者 25- 羟维生素 D 水平均低于 30 ng/ml，甚至低于 20 ng/ml[31-32]。新指南建议所有原发性甲旁亢患者均应检测 25- 羟维生素 D，低于 20 ng/ml 的患者应补充维生素 D，但并未给出治疗的目标值[21]。

虽然囊性纤维性骨炎在当今美国仍很少见，但骨骼仍然是原发性甲旁亢的一个重要靶器官[33-35]。X 线平片一般不能发现异常，因此不推荐为检查项目。另一方面，BMD 检测因其对骨量早期改变的高度敏感性而成为评估骨骼受累的必要检查。相对于骨松质，病变首先累及骨皮质（图 68.1）[33]。通常

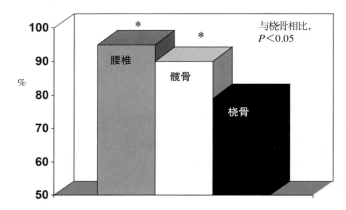

**图 68.1**　原发性甲旁亢的骨密度。数据以各部位所期待的百分比表示（改编自文献 33）

情况下，前臂远端 1/3 的长骨骨皮质丰富，其 BMD 的下降相对早于骨松质较多的腰椎。而髋骨（股骨颈）包含的骨皮质和松质几乎相等，其 BMD 介于桡骨远端和腰椎之间。因此前臂远端是测量原发性甲旁亢患者 BMD 的重要部位。一小部分患者（15%）表现出非典型的 BMD 分布，以椎体骨量减少或骨质疏松为特征。偶可见全身 BMD 减少的患者[34]。BMD 检测可对原发性甲旁亢的骨骼受累情况进行精确评估，其结果可用于制订甲状旁腺手术适应证（见表 68.1）[21]。尽管 BMD 检测发挥了重要作用，但它仍只是骨折这一终点事件的替代品。因此虽然病例对照和队列研究均表明原发性甲旁亢患者的骨折风险增加，但仍缺乏不存在偏倚的数据依据[36-39]。

## 原发性甲状旁腺功能亢进症的治疗

### 甲状旁腺手术

手术是治愈原发性甲旁亢的唯一选择[4]。所有具有原发性甲旁亢经典症状（明显的骨病变或肾结石，或经历过危及生命的高钙血症）的患者均符合

手术适应证，然而对没有明显症状或体征的患者是否需要手术干预仍存很大争议。目前为止，有三个国家和国际性会议（1990，2002，2008）已经更新了手术治疗指南（表68.1）[21,40-41]。

手术治疗指南（表68.1）[21]。对于以下无症状患者建议实施手术治疗：① 血钙超过正常范围上限1mg/dL；② 肌酐清除率显著下降（少于60 cc/min）（首次指出高尿钙并非手术指征）；③ 任何部位的 BMD 低于健康年轻人对照值的2.5个标准差（T值 -2.5 或更低）或脆性骨折；④ 年龄小于50岁。这些患者较老年人疾病进展的风险更大。由于手术是一种可被接受的治疗方法，一些医师会向所有原发性甲旁亢患者建议手术治疗，包括不符合上述指征者，而另一些医师则不主张手术，除非存在明确的并发症。同样，一些患者不希望与一个可被治愈的疾病相伴而生，而另一些患者即使存在手术指征也不愿面对手术风险。此外，在一些医师与患者眼中，手术技术的改进可能有利于对手术治疗的选择[4]。

**表 68.1　无症状的原发性甲旁亢患者的手术治疗指南**

| 检测指标 | 手术标准 | 非手术患者的随访 |
|---|---|---|
| 血钙 | 超出正常范围上限 1mg/dL | 每年 |
| 尿钙 | 不用检测 | 不用检测 |
| 肾功能： | | |
| 　肌酐清除率 | <60cc/min | 不用检测 |
| 　血肌酐 | | 每年检测 |
| BMD | 任何部位 T 值<-2.5 或脆性骨折 | 每 1～2 年检测腰椎、髋骨和前臂 |
| 年龄 | <50 岁 | |

指南描述了对哪些患者采取手术干预是可取的，同时也提供了非手术患者的随访标准。建议对所有有症状的患者均行甲状旁腺切除术

[改编自 2008 年无症状原发性甲旁亢国际研讨会（参考文献 21）]

术前定位。最初用于识别异位甲状旁腺的位置，如今已用于选择微创甲状旁腺切除术（MIP）的适应者及对术后复发或不缓解患者的随访[42-45]。这项技术不用于诊断，而是在诊断后指导医师的选择。最为广泛应用的定位方法是锝-99-甲氧基异丁基异腈［伴或不伴单光子发射计算机断层显像（SPECT）］或超声波。前者对单个腺体病变敏感，而对多腺体受累往往不准确。其他定位技术还包括四维（4D）CT 扫描、磁共振成像（MRI）及有创检查（如选择性静脉采血或动脉造影术）。放射性同位素成像和超声对于靠近甲状腺的异常甲状旁腺组织定位较为理想，而 CT 和 MRI 则更有助于异位甲状旁腺组织的定位。动脉造影和选择性静脉检查主要针对那些非侵袭性检查不能定位者。对于有手术失败先例的患者建议采取两种以上的定位方法。

手术。即使没有定位，对于从未有过颈部手术的患者，有经验的甲状旁腺外科医师在95%的情况下均能发现异常甲状旁腺。甲状旁腺位置的变异性是众所周知的，因此要求外科医师掌握其经典的异位位置，如甲状腺内、食管后、颈部外侧和纵隔等。探查4个腺体的术式长期被认为是手术的金标准，尤其是针对那些术前未明确定位和常累及多个腺体的患者（遗传性疾病或锂诱导疾病等）。如今，MIP 迅速成为单个腺体受累患者术前定位的首选治疗[4,45]。MIP 或单侧探查术要求在术中监测 PTH 的水平。由于 PTH 半衰期短（3～5分钟），术中切除病变组织后不久即可检测到 PTH 水平下降[46]。当 PTH 下降50%左右且在正常范围内时，可以认为被切除的腺瘤是甲旁亢的唯一来源并终止手术。关于下降50%的原则尚有待斟酌，因为如果 PTH 下降超过50%而仍然高于正常范围，则可能存在其他异常腺体来源。在多腺体受累情况下采取的术式是几乎切除所有甲状旁腺组织，仅留少许片段在原位或自体移植到非优势前臂。手术的潜在并发症包括喉返神经损伤和永久性甲旁减，前者可引起声嘶和音量下降，后者多见于既往曾接受过颈部手术或甲状腺次全切除术（多腺体受累）后。

术后患者可能出现暂时性的低钙血症，这是由于其他正常的甲状旁腺腺体在病变时分泌功能受到抑制、需要一定时间恢复。这一现象往往发生于术后的最初几天，但在术后第一周每天补钙可使大多数患者免于发生。术后长期的症状性低钙血症是钙磷在骨中快速沉积的结果（骨饥饿综合征），目前已很罕见。此类患者需要静脉补钙以纠正低钙血症。

手术成功后患者可以得到治愈，其血生化和 PTH 水平恢复正常。长期观测数据与短期随机研究的结果一致，即骨密度在术后的最初几年内可得到

改善[18-20,47,48]。腰椎和股骨颈骨量的累计增加可高达12%，这一增长可在术后持续多年（图68.2）。值得注意的是腰椎的实质性改善，PTH似乎可以对抗这一部位因年龄增长及雌激素缺乏所造成的骨量丢失。伴有椎体骨量减少或骨质疏松的患者在治愈后可改善并维持良好的椎体骨密度，因此对此类患者无论高钙血症严重与否均应常规推荐手术治疗。

## 非手术治疗

大多数不适合手术的患者亦可通过保守治疗使疾病得到控制。这些患者的生化指标（血钙、PTH、1,25-二羟维生素D和尿钙排泄）及BMD在随访的第一个十年中均能保持稳定[47]。然而随着观察周期的延长逐渐出现骨量丢失的证据，尤其是骨皮质较多的部位（髋骨和桡骨，图68.2）[48]。在一项15年的队列研究中，37%的症状性原发性甲旁亢患者有生化或骨密度的证据提示疾病的进展。50岁以下患者疾病进展的发生率远高于老年患者（65%比23%），提示年轻患者更应接受甲状旁腺切除术[49]。对于有症状的经典原发性甲旁亢患者，除手术外几

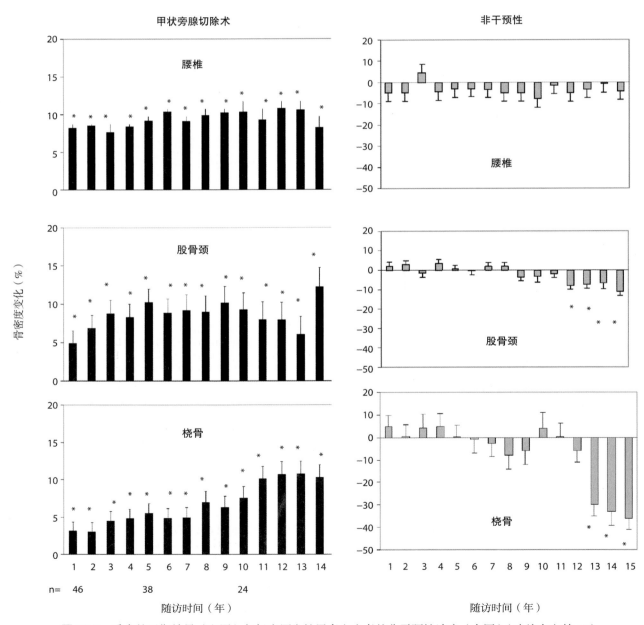

图 68.2    手术的远期效果（左图）与轻度原发性甲旁亢患者的非干预性治疗（右图）（改编自文献48）

乎无计可施。因此，观察随访仅适用于一些无症状的原发性甲旁亢患者，而即使在这部分人群中，长期观察也不是理想之选。

对于非手术患者有一系列的一般治疗指南（表 68.1）[21]，包括每年检查 1 ~ 2 次血钙、血肌酐，每 1 ~ 2 年检查腰椎、髋骨及前壁远端 1/3 的骨密度，鼓励充分的水化和运动，尽可能避免使用会加重高钙血症的噻嗪类利尿剂和锂剂。并无确切证据表明饮食中的钙摄入能引起原发性甲旁亢患者血钙的显著波动，而低钙摄入理论上会进一步刺激 PTH 的分泌，因此饮食中可适当摄入钙成分。但 1,25- 二羟维生素 D 水平升高的患者应避免高钙的摄入（超过 1g/ 日）。

对于大部分原发性甲旁亢患者来说，目前仍缺乏安全而行之有效的治疗药物[50]。口服磷酸盐可降低血钙 0.5 ~ 1 mg/dL，其机制可能有以下三点：① 干扰饮食中钙的吸收；② 抑制骨吸收；③ 抑制肾产生 1,25- 二羟维生素 D。然而，考虑到磷酸钙产物的增加会导致软组织的异位钙化，因此并不推荐磷酸盐进入治疗方案。此外，口服磷酸盐还可能导致 PTH 预料之外的进一步升高。胃肠道的耐受性也是限制其使用的原因之一。对于出现更年期症状的绝经后女性，雌激素治疗仍可选[51-52]。雌激素治疗原发性甲旁亢是源于其能对抗 PTH 介导的骨吸收。虽然雌激素治疗（0.5 mg/dL）后血钙浓度趋于下降，但 PTH 和血磷浓度却无变化。雌激素替代可能改善这部分患者的 BMD。原始数据显示选择性雌激素受体调节剂雷洛昔芬可能对患原发性甲旁亢的绝经后女性血钙水平产生类似的影响[53]。双膦酸盐治疗原发性甲旁亢的研究正在进行中[54-55]。阿仑膦酸钠能够改善不愿接受手术患者的椎体 BMD，且不影响其基础病变。上述的大多数药物（除磷酸盐外）均通过抑制骨吸收发挥作用，而拟钙剂则作用于病变之本，即抑制 PTH 的过度分泌。拟钙剂能够转换细胞外钙敏感性受体的功能，增加甲状旁腺细胞钙受体与细胞外钙的亲和力，进而增加细胞内的钙浓度，降低 PTH 的合成和分泌，并最终降低血钙浓度。该类药物之一西那卡塞的临床试验显示，用药 5.5 年以上可使血钙降至正常水平，并且无论疾病轻重均能维持血钙的低水平[56-58]。但该药不能改善骨密度，因此并不等同于"药物性甲状旁腺切除术"。目前尚无数据表明拟钙剂对体质性症状、神经精神症状或骨折有效。西那卡塞已被批准用于甲状旁腺癌，并于最近被 FDA 批准用于无法接受甲状旁腺切除术的原发性甲旁亢伴严重高钙血症患者，但不推荐用于适合行甲状旁腺切除术的患者。

## 原发性甲状旁腺功能亢进症伴妊娠

妊娠中发病的原发性甲旁较为罕见。严重的高钙血症对母亲及胎儿均有不良影响。胎儿甲状旁腺会受到抑制，引起低钙血症、手足搐搦甚至死胎。因此，对于确诊的患者应在孕前行手术治疗。对于孕期中出现症状或显著高钙血症的患者可于妊娠中期行手术治疗。无症状的轻度高钙血症患者可在整个妊娠过程中随访观察，但在产后，儿科医师应警惕新生儿发生低钙血症的可能[59-60]。

## 致谢

本书得到 NIH 基金 DK32333、DK084986 和 DK66329 的部分支持。

## 参考文献

1. Heath H, Hodgson SF, Kennedy MA. 1980. Primary hyperparathyroidism: Incidence, morbidity, and potential economic impact in a community. *N Engl J Med* 302(4): 189–193.
2. Wermers RA, Khosla S, Atkinson EJ, Hodgson SF, O'Fallon WM, Melton LJ. 1997. The rise and fall of primary hyperparathyroidism: A population based study in Rochester, Minnesota, 1965–1992. *Ann Intern Med* 126(6): 433–440.
3. Wermers RS, Khosla S, Atkinson EJ, Achenbach SJ, Oberg AN, Grant CS, Melton LJ. 2006. Incidence of primary hyperparathyroidism in Rochester, Minnesota, 1993–2001: An update on the changing epidemiology of the disease. *J Bone Miner Res* 21(1): 171–177.
4. Udelsman R, Pasieka JL, Sturgeon C, Young JEM, Clark OH. 2009. Surgery for asymptomatic primary hyperparathyroidism: Proceedings of the Third International Workshop. *J Clin Endocrinol Metab* 94(2): 366–372.
5. Marcocci C, Cetani F, Rubin MR, Silverberg SJ, Pinchera A, Bilezikian JP. 2008. Parathyroid carcinoma. *J Bone Min Res* 23(12): 1869–1880.
6. Shatuck TM, Välimäki S, Obara T, Gaz RD, Clark OH, Shoback D, Wieman ME, Tojo K, Robbins CM, Carpten JD, Famebo LO, Larsson C, Arnold A. 2003. *N Engl J Med* 349(18): 1722–1729.
7. Tan MH, Morrison C, Wang P. Yang X, Haven CJ, Zhang C, Zhao P, Tretiakova MS, Korpi-Hyovalti E, Burgess JR, Soo KC, Cheah WK, Cao B, Resau J, Morreau H, Teh BT. 2004. Loss of parafibromin immunoreactivity is a distinguishing feature of parathyroid carcinoma. *Clin Cancer Res* 10(19): 6629–6637.
8. Boehm BO, Rosinger S, Belyi D, Dietrich JW. 2011. The

parathyroid as a target for radiation damage. *N Engl J Med* 365(7): 676–678.

9. Mallette LE, Eichhorn E. 1986. Effects of lithium carbonate on human calcium metabolism. *Arch Intern Med* 146(4)770–776.

10. Hendy GN, Arnold A. Molecular basis of PTH overexpression. 2008. In: Bilezikian JP, Raisz LG, Martin TJ (eds.) *Principles of Bone Biology*. San Diego, CA: Academic Press. pp. 1311–1326.

11. Westin G, Björklund P, Akerström G. 2009. Molecular genetics of parathyroid disease. *World J Surg* 33(11): 2224–2233.

12. Pausova Z, Soliman E, Amizuka N, Janicic N, Konrad EM, Arnold A, Goltzman D, Hendy GN. 1996. Role of the RET proto-oncogene in sporadic hyperparathyroidism and in hyperparathyroidism of multiple endocrine neoplasia type 2. *J Clin Endocrinol Metab* 81(7): 2711–2718.

13. Björklynd P, Lindberg D, Akerström G, Westin G. 2008. Stabilizing mutation of CTNNB1/beta-catenin and protein accumulation analyzed in a large series of parathyroid tumors of Swedish patients. *Mol Cancer* 7: 53.

14. Falchetti A, Marini F, Giusti F, Cavalli L, Cavalli T, Brandi ML. 2009. DNA-based test: When and why to apply it to primary hyperparathyroidism clinical phenotypes. *J Intern Med* 266(1): 69–83.

15. Silverberg SJ, Lewiecki EM, Mosekilde L, Peacock M, Rubin MR. 2009. Presentation of asymptomatic primary hyperparathyroidism: Proceedings of the Third International Workshop. *J Clin Endocrinol Metab* 94(2): 351–365.

16. Turken SA, Cafferty M, Silverberg SJ, de la Cruz L, Cimino C, Lange DJ, Lovelace RE, Bilezikian JP. 1989. Neuromuscular involvement in mild, asymptomatic primary hyperparathyroidism. *Am J Med* 87(5): 553–557.

17. Walker MD, McMahon DJ, Inabnet WB, Lazar RM, Brown I, Vardy S, Cosman F, Silverberg SJ. 2009. Neuropsychological features in primary hyperparathyroidism: A prospective study. *J Clin Endocrinol Metab* 94(6): 1951–1958.

18. Bollerslev J, Jannson S, Mollerup CL, Nordenström J, Lundgren E, Tørring O, Varhaug JE, Baranowski M, Aanderud S, Franco C, Freyschuss B, Isaksen GA, Ueland T, Rosen T. 2007. Medical observation, compared with parathyroidectomy, for asymptomatic primary hyperparathyroidism: A prospective, radomized trial. *J Clin Endocrinol Metab* 92(5): 1687–1692.

19. Ambrogini E, Centani F, Cianferotti L, Vignali E, Banti C, Viccia G, Oppo A, Miccoli P, Berti P, Bilezikian JP, Pinchera A, Marcocci C. 2007. Surgery or surveillance for mild asymptomatic primary hyperparathyroidism: A prospective, randomized clinical trial. *J Clin Endocrinol Metab* 92(8): 3114–3121.

20. Rao DS, Phillips ER, Divine GW, Talpos GB. 2004. Randomized controlled clinical trial of surgery versus no surgery in patients with mild asymptomatic primary hyperparathyroidism. *J Clin Endocrinol Metab* 89(11): 5415–5422.

21. Bilezikian, JP, Khan, AA, Potts JT Jr. 2009. Third International Workshop on the Management of Asymptomatic Primary, Hyperthyroidism. Guidelines for the management of asymptomatic primary hyperparathyroidism: Summary statement from the Third International Workshop. *J Clin Endocrinol Metab* 94(2):

335–339.

22. Wermers RA, Khosla S, Atkinson EJ, Grant CS, Hodgson SF, O'Fallon M, Melton LJ 3rd. 1998. Survival after the diagnosis of hyperparathyroidism: A population-based study. *Am J Med* 104(2): 115–122.

23. Bollerslev J, Rosen T, Mollerup CL, Nordenström J, Baranowski M, Franco C, Pernow Y, Isaksen GA, Godang K, Ueland T, Jansson S; SIPH Study Group. 2009. Effect of surgery on cardiovascular risk factors in mild primary hyperparathyroidism. *J Clin Endocrinol Metab* 94(7): 2255–2261.

24. Fitzpatrick LA. 2001. Acute primary hyperparathyroidism. In: Bilezikian JP (ed.) *The Parathyroids: Basic and Clinical Concepts*. New York: Academic Press. pp. 527–534.

25. Silverberg SJ, Bilezikian JP. 2003. "Incipient" primary hyperparathyroidism: A "forme fruste" of an old disease. *J Clin Endocrinol Metab* 88(11): 5348–5352.

26. Lowe H, McMahon DJ, Rubin MR, Bilezikian JP, Silverberg SJ. 2007. Normocalcemic primary hyperparathyroidism: Further characterization of a new clinical phenotype. *J Clin Endocrinol Metab* 92(8): 3001–3005.

27. Eastell, R, Arnold, A, Brandi, ML, Brown EM, D'Amour P, Hanley DA, Rao DS, Rubin MR, Goltzman D, Silverberg SJ, Marx SJ, Peacock M, Mosekilde L, Bouillon R, Lewiecki EM. 2009. Diagnosis of asymptomatic primary hyperparathyroidism: Proceedings of the Third International Workshop. *J Clin Endocrinol Metab* 94(2): 340–350.

28. Christensen SE, Nissen PH, Vestergaard P, Heickendorff L, Brixen K, Mosekilde L. 2008. Discriminative power of three indices of renal calcium excretion for the distinction between familial hypocalciuric hypercalcemia and primary hyperparathyroidism: A follow-up study on methods. *Clin Endocrinol (Oxf)* 69(5): 713–720.

29. Fuleihan Gel-H. 2002. Familial benign hypocalciuric hypercalcemia. *J Bone Miner Res* 17 Suppl 2: N51–56.

30. Wermers RA, Kearns AE, Jenkins GD, Melton LJ 3rd. 2007. Incidence and clinical spectrum of thiazide-associated hypercalcemia. *Am J Med* 120(10): 911. e9–15.

31. Silverberg SJ, Shane E, Dempster DW, Bilezikian JP. 1999. The effects of Vitamin D insufficiency in patients with primary hyperparathyroidism. *Am J Med* 107(6): 561–567.

32. Boudou P, Ibrahim F, Cormier C, Sarfati E, Souberbielle JC. 2006. A very high incidence of low 25-hydroxy-vitamin D serum concentration in a French population of patients with primary hyperparathyroidism. *J Endocrinol Invest* 29(6): 511–515.

33. Silverberg SJ, Shane E, de la Cruz L, Dempster DW, Feldman F, Seldin D, Jacobs TP, Siris ES, Cafferty M, Parisien MV, Lindsay R, Clemens TL, Bilezikian JP. 1989. Skeletal disease in primary hyperparathyroidism. *J Bone Miner Res* 4(3): 283–291.

34. Silverberg SJ, Locker FG, Bilezikian JP. 1996. Vertebral osteopenia: A new indication for surgery in primary hyperparathyroidism. *J Clin Endocrinol Metab* 81(11): 4007–4012.

35. Dempster DW, Muller R, Zhou H, Kohler T, Shane E, Parisien M, Silverberg SJ, Bilezikian JP. 2007. Preserved three-dimensional cancellous bone structure in mild primary hyperparathyroidism. *Bone* 41(1): 19–24.

36. Dauphine RT, Riggs BL, Scholz DA. 1975. Back pain and vertebral crush fractures: An unemphasized mode of

presentation for primary hyperparathyroidism. *Ann Intern Med* 83(3): 365–367.

37. Larsson K, Ljunghall S, Krusemo UB, Naessén T, Lindh E, Persson I. 1993. The risk of hip fractures in patients with primary hyperparathyroidism: A population-based cohort study with a follow-up of 19 years. *J Intern Med* 234(6): 585–593.

38. Khosla S, Melton LJ, Wermers RA, Crowson CS, O'Fallon W, Riggs B. 1999. Primary hyperparathyroidism and the risk of fracture: A population-based study. *J Bone Miner Res* 14(10): 1700–1707.

39. Vignali E, Viccica C, Diacinti D, Cetani F, Cianferotti L, Ambrogini E, Banti C, Del Fiacco R, Bilezikian JP, Pinchera A, Marcocci, C. 2009. Morphometric vertebral fractures in postmenopausal women with primary hyperparathyroidism. *J Clin Endocrinol Metab* 94(7): 2306–2312.

40. [No authors listed]. 1991. National Institutes of Health: Consensus development conference statement on primary hyperparathyroidism. *J Bone Miner Res* 6(Suppl 2): S9–S13.

41. Bilezikian JP, Potts JT Jr, Fuleihan Gel-H, Kleerekoper M, Neer R, Peacock M, Rastad J, Silverberg SJ, Udelsman R, Wells SA. 2002. Summary statement from a workshop on asymptomatic primary hyperparathyroidism: A perspective for the 21st century. *J Clin Endocrinol Metab* 87(12): 5353–5361.

42. Moure D, Larrañaga E, Dominquez-Gadea L, Luque-Ramirez M, Nattero L, Gómez-Pan A, Marazuela M. 2008. 99MTc-sestamibi as sole technique in selection of primary hyperparathyroidism patients for unilateral neck exploration. *Surgery* 144(3): 454–459.

43. Lindqvist V, Jacobsson H, Chandanos E, Bäckdahl M, Kjellman M, Wallin G. 2009. Preoperative 99Tc(m)-sestamibi scintigraphy with SPECT localizes most pathologic parathyroid glands. *Langenbecks Arch Surg* 394(5): 811–815.

44. Van Husen R, Kim LT. 2004. Accuracy of surgeon-performed ultrasound in parathyroid localization. *World J Surg* 28(11): 1122–1126.

45. Fraker DL, Harsono H, Lewis R. 2009. Minimally invasive parathyroidectomy: Benefits and requirements of localization, diagnosis, and intraoperative PTH monitoring long-term results. *World J Surg* 33(11): 2256–2265.

46. Irvin CL 3rd, Solorzano CC, Carneiro DM. 2004. Quick intraoperative parathyroid hormone assay: Surgical adjunct to allow limited parathyroidectomy, improved success rate and predict outcome. *World J Surg* 28(12): 1287–1292.

47. Silverberg SJ, Shane E, Jacobs TP, Siris E, Bilezikian JP. 1999. A 10-year prospective study of primary hyperparathyroidism with or without parathyroid surgery. *N Engl J Med* 341(17): 1249–1255.

48. Rubin MR, Bilezikian JP, McMahon DJ, Jacobs T, Shane E, Siris E, Udesky J, Silverberg SJ. 2008. The natural history of primary hyperparathyroidism with or without parathyroid surgery after 15 years. *J Clin Endocrinol Metab* 93(9): 3462–3470.

49. Silverberg SJ, Brown I, Bilezikian JP. 2002. Age as a criterion for surgery in primary hyperparathyroidism. *Am J Med* 113(8): 681–684.

50. Khan A, Grey A, Shoback D. 2009. Medical management of asymptomatic primary hyperparathyroidism: Proceedings of the Third International Workshop. *J Clin Endocrinol Metab* 94(2): 373–381.

51. Marcus R, Madvig P, Crim M, Pont A, Kosek J. 1984. Conjugated estrogens in the treatment of postmenopausal women with hyperparathyroidism. *Ann Intern Med* 100(5): 633–640.

52. Grey AB, Stapleton JP, Evans MC, Tatnell MA, Reid IR. 1996. Effect of hormone replacement therapy on BMD in post-menopausal women with primary hyperparathyroidism. A randomized controlled trial. *Ann Intern Med* 125(5): 360–368.

53. Rubin MR, Lee K, Silverberg SJ. 2003. Raloxifene lowers serum calcium and markers of bone turnover in primary hyperparathyroidism. *J Clin Endocrinol Metab* 88(3): 1174–1178.

54. Kahn AA, Bilezikian JP, Kung AW, Ahmed MM, Dubois SJ, Ho AY, Schussheim DH, Rubin MR, Shaikh AM, Silverberg SJ, Standish TI, Syed Z, Syed ZA. 2004. Alendronate in primary hyperparathyroidism: A double-blind, randomized, placebo-controlled trial. *J Clin Endocrinol Metab* 89(7): 3319–3325.

55. Chow CC, Chan WB, Li JK, Chan NN, Chan MH, Ko GT, Lo KW, Cockram CS. 2003. Oral Alendronate increases bone mineral density in postmenopausal women with primary hyperparathyroidism. *J Clin Endocrinol Metab* 88(2): 581–587.

56. Peacock M, Bilezikian JP, Klassen P, Guo MD, Turner SA, Shoback DS. 2005. Cinacalcet hydrochloride maintains long-term normocalcemia in patients with primary hyperparathyroidism. *J Clin Endocrinol Metab* 90(1): 135–141.

57. Peacock M, Bolognese MA, Borofsky M, Scumpia S, Sterling LR, Cheng S, Shoback D. 2009. Cinacalcet treatment of primary hyperparathyroidism: Biochemical and bone densitometric outcomes in a five-year study. *J Clin Endocrinol Metab* 94(12): 4860–4867.

58. Peacock M, Bilezikian JP, Bolognese MA, Borofsky M, Scumpia S, Sterling LR, Cheng S, Shoback D. 2011. Cinacalcet HCl reduces hypercalcemia in primary hyperparathyroidism across a wide spectrum of disease severity. *J Clin Endocrinol Metab* 96(1): E9–18.

59. Schnatz PF, Curry SL. Primary hyperparathyroidism in pregnancy: Evidence-based management. 2002. *Obstet Gynecol Surv* 57(6): 365.

60. McMullen TP, Learoyd DL, Williams DC, et al. 2010. Hyperparathyroidism in pregnancy: Options for localization and surgical therapy. *World J Surg* 34: 1811.

# 第 69 章
# 家族性原发性甲状旁腺功能亢进症
# （包括 MEN、FHH 和 HPT-JT）

Andrew Arnold · Stephen J. Marx

（宋丹丹 译）

## 引言

　　家族性原发性甲状旁腺功能亢进症（familial primary hyperparathyroidism，1°HPT）是一种高钙血症和血清 PTH 升高或不受抑制相结合的、少见（约 5%）而重要的原发性甲状旁腺功能亢进症（简称甲旁亢）亚组。这些家族综合征包括多发性内分泌腺肿瘤综合征（multiple endocrine neoplasia，MEN）[1、2A 和 4 型]、家族性（良性）低尿钙性高钙血症（FHH）、新生儿重度原发性甲旁亢（NSHPT）、甲旁亢 - 颌骨肿瘤综合征（HPT-JT）及家族性孤立性原发性甲旁亢（FIHPT）。这些综合征均符合孟德尔遗传模型，且已鉴定出最主要的 4 个致病基因（表 69.1）。随着复杂表型下遗传学证据的不断积累，对其他基因的鉴定正在进行中，其中包括那些更趋于隐性的 1°HPT 基因。

## 家族性低尿钙性高钙血症

　　家族性良性低尿钙性高钙血症（FHH）（OMIM 145980）是一种常染色体显性综合征，其患病率与 MEN1 相似，均占 1°HPT 的 2%。

### 临床表现

　　FHH 患者通常症状较轻或无症状。少数患者可有易疲倦、虚弱、思维障碍或烦渴多饮等经典的 1°HPT 症状，但程度较轻。肾结石或高尿钙的发生与常人无异。骨 X 线片通常正常。可出现软骨钙沉积或过早的血管钙化，但通常无临床表现。骨密度及骨折易感性正常。高钙血症可贯穿整个年龄段。婴儿期 1°HPT 发作非常罕见，因而难于诊断。

　　FHH 患者血清的钙结合率正常，其血钙水平与

**表 69.1　家族性原发性甲旁亢综合征鉴别的主要特征**

| 综合征 | 主要基因和突变类型[a] | 甲状旁腺方面 | 甲状旁腺以外方面 |
|---|---|---|---|
| FHH | CASR-[b] | 出生时即有高钙血症<br>分泌增加但不增生<br>次全 PTX 后仍持续存在<br>避免 PTX | 相对性低尿钙 |
| NSHPT | CASR = | 出生时即有高钙血症钙 >16mg%<br>4 个甲状旁腺明显增大<br>应立即行全 PTX | 相对性低尿钙 |
| MEN1 | MEN1- | 平均 20 岁后发病<br>不对称腺瘤<br>次全 PTX 后 12 年复发 | 超过 20 种组织可发生肿瘤（垂体、胰十二指肠、肠道前段、类癌、真皮等） |
| MEN2A | RET+ | 与 MEN1 类似，但发病较晚，程度较轻，对称少 | C 细胞癌可预防<br>在甲状腺或甲状旁腺手术前查找及治疗嗜铬细胞瘤 |
| HPT-JT | HRPT2- | 可在 10 岁出现高钙血症，通常更晚<br>甲状旁腺癌占 15%<br>良性或恶性<br>组织学有时见微囊 | 良性颌肿瘤、肾囊肿和（或）子宫瘤 |
| F1HPT | MEN1-、CASR 或 HRPT2- 的隐性表达占 30%<br>其他基因未确定 | 无特殊特征 | 未确定<br>今后可能出现其他隐匿性综合征 |

FHH：家族性低尿钙性高钙血症；NSHPT：新生儿重度原发性甲旁亢；MEN：多发性内分泌腺肿瘤综合征（包括 1、2A 或 4 型）；HPT-JT：甲旁亢 - 颌骨肿瘤综合征；FIHPT：家族性孤立性原发性甲旁亢；PTX：甲状旁腺切除术
[a] 胚系突变类型：- 杂合子失活；= 纯合子失活；+ 杂合子激活
[b] 相似或相同综合征已确定的其他基因：FHH 的 AP2S1- 和 GA11-；MEN1 的细胞周期蛋白依赖性激酶抑制剂（CDK Ⅰ）突变（p27-、p15-、p18- 或 p21-）。MEN1 的 p27- 突变被 OMIM（人类孟德尔遗传联机系统）称为 MEN4

经典 1°HPT 类似。血镁通常在正常范围上限或适度升高，血磷轻度降低。尿钙排泄正常，伴血钙升高，而家族中健全成员亦显示相似的血钙水平。正常尿钙伴高血钙正是 FHH 相对性低尿钙这一概念的来源。

甲状旁腺功能通常正常，包括血清 PTH 和 1,25- 二羟维生素 D；有 5%～10% 的病例可出现适度升高。然而这种看似"正常"的甲状旁腺功能对于一个终生高钙血症的人来说却是不正常的，这不仅可作为诊断依据，同时也反映了甲状旁腺在高钙血症病因中的重要作用。

FHH 病例甲状旁腺的肿大往往很轻微，术中难以识别，仅在精确测量时发现。标准甲状旁腺次全切除术仅使 FHH 患者的血钙水平暂时性下降，在术后几天内即回复为持续性高钙血症。

## 发病机制 / 遗传学

大多数 FHH 是编码钙敏感受体（CaSR）的 CASR 基因杂合子失活突变的结果。在甲状旁腺细胞表面，CaSR"报告"了血清钙离子的水平。约 30% 的 FHH 先证者和家系无 CASR 突变，表现为 AP2S1、GA11 或尚未明确的基因突变。一个罕见病例具有 CASR 纯合子突变，却仅表现出轻微的 FHH；其父母和其他亲属是 CASR 杂合子突变，血钙水平正常，提示可能存在温和的杂合子（和纯合子）突变谱系。

由于 CaSR 的失活突变，FHH 患者的甲状旁腺细胞对细胞外高钙的敏感性下降。这导致钙对 PTH 分泌的抑制调节受损，通常不伴或伴极轻微的甲状旁腺细胞增生。

FHH 患者的肾也存在钙敏感功能失调。正常情况下，肾的 CaSR 具有维持相应部位肾小管钙重吸收的功能，以校正血清中钙的变化。PTH 升高同样可增加肾小管钙的重吸收，因此 FHH 患者的肾小管钙重吸收增加，甚至在有意或无意的甲状旁腺全切术后仍然保持高值。CaSR 在甲状旁腺和肾以外的组织也有正常表达，但在 FHH 甚至 NSHPT 中并无相应临床功能障碍的报道。

在一些病例甚至罕见的整个家系中，经典 1°HPT 和 CASR 突变 1°HPT 之间的区别可以很模糊。比较特殊的是，在一个大家系中 CASR 种系错义突变的患者表现出与 FHH（非经典 1°HPT）不同的经典 1°HPT。其他几个 CASR 功能丢失突变的小家系中，有些成员也表现出一个或多个类似于经典 1°HPT 的特征。低尿钙性高钙血症也可由 CaSR 抗体引起，还可与其他自身免疫功能相关，但并无 CASR 突变，这种情况很罕见，且一般不具家族性。

### 家系和携带者的诊断

在高钙血症存在的情况下，正常 PTH 和相对低尿钙预示了 FHH 的可能。通常 FHH 家族的一个或多个成员存在如高钙血症、相对性低尿钙及甲状旁腺切除术无效等典型临床特征。10 岁前发生高钙血症几乎是诊断 FHH 家系的特异标志。

对 FHH 特征的家族筛查对于确诊该病的先证者、家系及其他亲属非常重要。由于 FHH 携带者高钙血症的发生率极高，血钙测定（最好经离子或蛋白质校正）就可以精准确定每个高风险亲属。

由于固定间隔的尿钙排泄率主要取决于肾小球滤过率（GFR）和收集间隔，总钙排泄率不能作为区别 FHH 和经典 1°HPT 的准确参数。更为有用的经验性参数是肾钙清除率与肌酐清除率的比值：

$$Ca_{Cl}/Cr_{Cl} = [Ca_u \times V/Ca_s] / [Cr_u \times V/Cr_s]$$
$$= [Ca_u \times Cr_s] / [Cr_u \times Ca_s]$$

FHH 的上述清除率比值平均是经典 1°HPT 的 1/3，比值低于 0.01（具体单位均抵消）提示为 FHH。

CASR 突变分析在该病诊断中偶有作用，尤其是对临床评估不能确诊的家系。如果突变位于测试的编码外显子之外，则可能检测不到，这可能是典型的 FHH 家族中超过 30% 的成员缺乏 CASR 突变的原因。

### 治疗

尽管终生存在高钙血症，FHH 患者仍然可以活到 90 岁。对 FHH 的慢性高钙血症几乎不用处理，且多种药物均无效（利尿剂、双膦酸盐、磷酸盐或雌激素）。拟钙剂的作用与钙相同，能刺激甲状旁腺细胞上正常甚至突变的 CaSR，从而降低 PTH 释放，因此可能对 FHH 个案有效（如果超量使用），其治疗潜力取决于 CaSR 的突变位点。

由于病程普遍良性而甲状旁腺次全切除术疗效不佳，极少病例需接受甲状旁腺切除术。罕见病例出现胰腺炎复发、PTH 极高或血钙极高（持续高于 14 mg/dL）时也可施行甲状旁腺缩减术甚至全切术。

### 散发性低尿钙高钙血症

散发性低尿钙高钙血症无阳性家族史或 CASR 突变，其治疗也较困难。除非出现更为明显的其他 1°HPT 综合征特征，否则一般按经典 FHH 处理。

## 新生儿重度原发性甲状旁腺功能亢进症

### 临床表现

新生儿重度原发性甲旁亢（NSHPT）（OMIM 239200）是一种极为罕见的危及生命的新生儿状态，表现为严重高钙血症、极高 PTH、肋骨骨折、低张力、呼吸窘迫及甲状旁腺所有腺体广泛增大。极少病例可无需早期手术而存活，但普遍存在发育障碍。NSHPT 代表了一种严重的选择性破坏甲状旁腺的 CASR 突变。

### 发病机制 / 遗传学

经典 NSHPT 为纯合子或复合杂合子 CASR 失活突变疾病。目前还不确定其甲状旁腺细胞增生为多克罗恩病变或是单克隆的过度生长。

### 诊断

诊断一般基于其特异性的临床表现，常常有父母近亲结婚史或一级亲属 FHH 病史。

### 治疗

对于症状、体征严重的患者，紧急甲状旁腺全切术可能救治生命。在术后长期治疗继发性甲旁减的情况下可使患者正常生活。NSHPT 患者肾本身缺陷的持续存在使甲旁减的治疗更为简单。

# 1 型多发性内分泌腺肿瘤综合征

MEN1（OMIM 131100）是一种罕见但遗传性高的疾病，在非选择性人群中估计的患病率为（2～3）/ 百万人。约 2% 的 1°HPT 由 MEN1 引起。其定义是 3 个主要组织（甲状旁腺、垂体及胰十二指肠内分泌腺）中有 2 个发生肿瘤；许多其他激素性或非激素性组织亦有肿瘤易感性。家族性 MEN1 的定义可以扩展为一级亲属中有在上述 3 个组织中至少一个部位发生肿瘤。

## 临床表现

1°HPT 是 MEN1 最显著的激素异常，也是最多见的初始临床表现。但 MEN1 的 1°HPT 与普通散发（非家族性）1°HPT 有许多不同。前者的性别比为 1∶1，而后者女性的发病率是男性的 3 倍。前者的发病时间可较后者早 30 年，常见发病年龄为 20～40 岁，甚至可在 8 岁发病。MEN1 原发性甲旁亢的过早发病可能是其过早出现骨质疏松的原因。

多发性甲状旁腺肿瘤是 MEN1 的经典表现。这些肿瘤的大小变异较大，最大者与最小者之间的平均比值可达 10∶1。MEN1 患者 1°HPT 的高度复发率反映了其甲状旁腺强大的成瘤性，平均 50% 的患者在甲状旁腺切除术成功后 12 年复发。由于甲状旁腺肿瘤的多发性，MEN1 发生异位甲状旁腺瘤的可能性更大。

与 MEN1 相关的其他肿瘤有十二指肠胃泌素瘤、胰岛素瘤、非激素类胰岛肿瘤、支气管或胸腺类癌、胃肠嗜铬样瘤、肾上腺皮质腺瘤、脂肪瘤、面部血管纤维瘤及躯干胶原瘤等。在受累成员较少和（或）以年轻人为主的家庭，肿瘤可以仅表现在甲状旁腺，或除甲状旁腺外仅额外累及一个组织。对这样的家庭应进一步随访，观察有无其他 MEN1 相关肿瘤的进展。

## 发病机制 / 遗传学

家族性 MEN1 表现为常染色体显性遗传模式，其主要遗传基础为 *MEN1* 肿瘤抑制基因的种系突变失活。*MEN1* 编码 menin 蛋白，后者的分子通路及具体功能仍有待进一步研究。与 menin 的多数可预测截断或缺失不同，*MEN1* 突变在该基因翻译部分的分布没有固定模式。MEN1 个体从患病父母中继承了典型的 MEN1 基因失活拷贝，但高达 10% 可能为自发或新的种系突变。

继发性体细胞失活后（即获得性）肿瘤的生长使 *MEN1* 基因的拷贝留在一个细胞内。这样的细胞假如在甲状旁腺内，会失去 *MEN1* 的肿瘤抑制功能，造成其高于周围组织的选择性生长优势，并导致克隆增殖。这一功能丢失突变过程与许多肿瘤抑制基因如 *HRPT2*、*p53*、*BRCA1* 和 *APC* 类似。

有 30% 的先证者和 MEN1 家族无 *MEN1* 突变。其中有几例存在编码 p27KIP1 细胞周期蛋白依赖性激酶抑制剂（CDKI）的 *CDKN1B* 基因突变，被称为 MEN4。另有少数存在其他 3 个 CDKI 基因 *p15*、*p18* 或 *p21* 突变。这些病例提示 menin 和 CDKI 共享同一分子通路，且在内分泌肿瘤的发生过程中具有重要性。

## 携带者的诊断

种系 *MEN1* 突变的直接测序在市场上有售，但价格昂贵，且测试指征还有待商榷。基因分析通常局限于编码区域及其附近，在 30% 的典型 MEN1 家系中检测不到 *MEN1* 突变。有些这样的家系可能具有尚不为人知的 *MEN1* 缺失，比如现有检测方法检测不到的大缺失或小的非编码突变。散发性 MEN1 的表型仅限于甲状旁腺加垂体肿瘤，其 *MEN1* 或 CDKI 突变的检出率更低（约 7%），提示其他易感基因的存在。

与检测 *RET* 突变对预测或治疗癌症的重要性不同，并未发现临床症状前的基因诊断对 MEN1 的发病率或死亡率有益。定期筛查血钙、PTH 等生化指标为发现携带者提供了不以 DNA 为基础的选择。当先证者的临床诊断难以定论又怀疑 MEN1 时，*MEN1* 基因测试可能对诊断甚至治疗有帮助，例如年轻的散发性或家族性孤立多腺体 1°HPT 成年患者，或 Zollinger Ellison 综合征患者，其中后者的 MEN1 突变率为 1/4，对其进行鉴定可能避免有指征却不必要的腹部手术。

当先证者或家族中未发现 *MEN1* 突变时，物理或生化指标的检测是后备方法。面部血管纤维瘤或高钙血症可作为粗测指标。

### 其他肿瘤的诊断

对于怀疑 MEN1 的先证者、确诊 MEN1 的携带者或其他有可能发展为 MEN1 的家族成员，推荐在其基线水平或随访中筛查肿瘤指标以尽早发现肿瘤。肿瘤筛查以及垂体、胰十二指肠和其他甲状旁腺外 MEN1 肿瘤的治疗不在本章讨论。

## 治疗

一旦生化诊断成立，手术治疗的适应证与散发性 1°HPT 类似。对于 35 岁以上的女性患者，骨质疏松症是手术指征之一。

在散发性 1°HPT 中推荐作为手术指征之一的"年龄低于 50 岁"不应作为 MEN1 患者手术的充分条件。由于缺乏直接依据，MEN1 患者手术的最佳时机尚无定论。一方面，早期和临床症状前的手术治疗可能有利于长期的骨骼健康；而另一方面，甲状旁腺可能还比较小而难以识别。此外，由于 MEN1 患者术后 1°HPT 的高复发率，尽早手术的策略可能增加患者的手术次数，并因此增加手术并发症的风险。

需要强调的是，MEN1 中至少 1/3 的死亡是由非甲状旁腺组织的癌症所致。这些癌症大多数由于其发生部位的缘故而缺乏有效的预防或治疗措施。新药和其他治疗途径仍有待进一步评估，其中包括已经被 FDA 批准用于普通胰岛细胞肿瘤的一些药物。

### MEN1 的甲状旁腺手术

术前的影像学定位对 1°HPT 复发或未缓解 MEN1 病例的再次手术有一定帮助，但其作用受 MEN1 患者甲状旁腺肿瘤多样性的限制，可能出现遗漏。对于疑似或确诊 MEN1 者不推荐微创甲状旁腺切除术。即使是甲状旁腺多发肿瘤的初次手术，术中 PTH 监测也可能有所帮助。

MEN1 初次手术最常见的术式为 3.5 个腺体的甲状旁腺次全切除术及经腔镜胸腺近全切除术。甲状旁腺残余组织可留在颈部，连接天然血管蒂或以小夹标记。也可在预期的甲状旁腺全切术中立即自体移植到前臂（见下文）。虽未经证实，但经腔镜胸腺切除术因其可能预防或治疗胸腺良性肿瘤而被广泛用于 MEN1；此外，胸腺是 MEN1 患者 1°HPT 复发时甲状旁腺肿瘤的常见部位。有经验的甲状旁腺外科团队对手术取得最佳效果至关重要。

## 2A 型多发性内分泌腺肿瘤综合征

MEN2 被细分为同为 RET 基因突变所致的三个临床综合征，分别为 MEN2A、MEN2B 和家族性甲状腺髓样癌（FMTC）。其中 MEN2A（OMIM 171400）最为常见，也是唯一一个具有 1°HPT 特征的。今后可能会根据家族表现或突变密码子对 MEN2 作进一步分型。

### 临床表现

MEN2A 是一种具有甲状腺髓样或 C 细胞癌（MTC）、嗜铬细胞瘤及 1°HPT 倾向的遗传性疾病。这三种肿瘤在 MEN2A 成年携带者中的发病率分别为 MTC 90% 以上、嗜铬细胞瘤 40%～50%、1°HPT 20%。

MEN2A 中 1° HPT 的表现与其他家族性 1°HPT 综合征的高外显性不同，一般更轻微、更不对称，发病时间较 MEN1 更晚。MEN2A 的 1°HPT 在甲状旁腺切除术成功后较少复发，这一点与 MEN1 不同，而更类似于非家族性原发性甲状旁腺多发肿瘤。

MTC 是 MEN2A 具有潜在致命性的表现，源于滤泡旁 C 细胞增生，其释放的降钙素可作为早期识别肿瘤及检测肿瘤负荷的有效指标。在高降钙素血症的同时，矿物质代谢是正常的。此外，MEN2A 的嗜铬细胞瘤可为单侧或双侧。

### 发病机制 / 遗传学

MEN2A 是一种常染色体显性遗传病，患者的性别比例相等。95% 以上的 MEN2A 家族为 RET 原癌基因种系功能获得性突变，其中 85% 为 RET 基因第 634 位密码子突变，该突变与 1°HPT 表达高度相关。

MEN2A 的特异性 RET 基因突变与 FMTC 的差异性有许多重叠之处，相反，MEN2B 则由完全不同的两个 RET 基因（其中之一）突变引起。目前尚不清楚为何 MEN2B 与 FMTC 没有发展出甲状旁腺疾病。MEN1 为数众多且随机的密码子失活是典型的癌变机制，而 MEN2A 的 RET 密码子突变数量有限，反映了在选择 RET 癌蛋白活化位点上具有高度的特异性。

RET 蛋白是一种跨膜酪氨酸激酶，正常情况下在发育组织中转导生长和分化信号，包括神经嵴周围组织。对于其分子通路及生物测定的研究推动了

MTC 和其他 *RET* 相关甲状旁腺癌新药的开发，并有利于正在进行的临床试验。

### 家族、携带者和甲状腺肿瘤的诊断

对于 MEN2A 的诊断，*RET* 基因测序优于对基础或刺激后降钙素的免疫分析，当然，极为罕见的无 *RET* 突变的家族除外。*RET* 种系突变的基因测序是 MEN2A 临床处理的中心，尤其对甲状旁腺切除术治疗或预防 MTC 具有指导意义。

MEN2A 的 1°HPT 往往没有症状，在甲状腺手术同时附带着诊断及治疗。其生化诊断及手术指征与散发性 1°HPT 一致。

### 治疗

在 MEN2A 中，MTC 或嗜铬细胞瘤的表现较 1°HPT 更为急迫。与其遗传学的概念一致，MEN2A 的 1°HPT 涉及多个甲状旁腺，但一般很少 4 个腺体同时增大。因此，对已知或怀疑 MEN2A 的患者建议进行双侧颈部探查以明确所有的异常甲状旁腺，最常见的术式是切除增大的甲状旁腺（最多 3.5 个）。对出现 1°HPT 患者的术前肿瘤定位与 MEN1 相似。

童年时的 *RET* 检测可能对预防性或治疗性甲状旁腺切除术有提示意义（即童年早发的 C 细胞癌囊外转移）。

如果存在 MEN2A 的可能，需在甲状旁腺切除术或甲状腺手术前排查并处理嗜铬细胞瘤。腹腔镜肾上腺切除术很大程度上改善了 MEN2A 嗜铬细胞瘤的治疗，但术后对慢性肾上腺皮质功能减退症治疗的不及时是主要致死原因，甚至可能在双侧肾上腺切除后引起死亡。

## 甲状旁腺功能亢进症 - 颌骨肿瘤综合征

### 临床表现

甲旁亢 - 颌骨肿瘤综合征（HPT-JT）（OMIM 145001）是一种罕见的常染色体显性遗传病，表现为 1°HPT、上下颌骨的骨化或牙骨质化纤维瘤、肾病变（包括囊肿、错构瘤或肾母细胞瘤）及子宫肿瘤。在"典型"HPT-JT 成年家系中，1°HPT 的外显率最高，为 80%；上下颌骨的骨化性纤维瘤次之，为 30%；肾损害略少；子宫肿瘤的发生也较为广泛。

1°HPT 最早可能在 10 岁以内发病。尽管所有甲状旁腺腺体均有发病风险，但手术探查显示，孤立的甲状旁腺肿瘤（孤立性非典型腺瘤或孤立性癌）多于多腺体受累。甲状旁腺肿瘤可以很大或呈微囊性。虽然大部分肿瘤归于腺瘤，但甲状旁腺癌的比例也较为突出（1°HPT 中为 15%～20%）。相反，MEN1、MEN2 或 FHH 中几乎不见甲状旁腺癌。甲状旁腺癌的肺部转移可见于 20 岁之前。患者术后经过一段甲状旁腺功能正常的时期后，1°HPT 可能复发，并可能在不同的甲状旁腺腺体出现孤立性肿瘤。

HPT-JT 的骨化性纤维瘤往往是良性的，但也可能体积较大并具有破坏性。大部分情况下病变较小且无症状，在行牙科 X 线检查时顺带诊断。骨化性纤维瘤与经典的富含破骨细胞的颌骨"棕色细胞瘤"是截然不同的两种病变。

### 发病机制 / 遗传学

HPT-JT 由 *HRPT2* 基因（也称为 *CDC73*）种系突变所致。后者在 HPT-JT 家系中的突变率达 60%～70%。其他未发现 *HRPT2* 突变的家系可能源于突变不能被聚合酶链反应（PCR）检测到。*HRPT2* 基因突变通过失活或消除其蛋白质产物 parafibromin 引起包括甲状旁腺癌在内的肿瘤，是经典的"两次打击"癌变机制。Parafibromin 蛋白在细胞中的正常功能及其对肿瘤发生的影响（通过功能丢失）尚在研究中。

重要的是，许多看似散发的甲状旁腺癌（OMIM 608266）病例也存在 *HRPT2* 的种系突变，可能代表了新的确定性 HPT-JT、隐匿性 HPT-JT 或其他变异综合征。

### 携带者和癌的诊断

HPT-JT 中 1°HPT 的生化诊断与散发性 1°HPT 一致。对于经典或变异的 HPT-JT，识别 *HRPT2* 种系突变为先证者或散发性甲状旁腺癌个体的诊断提供了以 DNA 为基础的手段，并有利于鉴别家族成员中的携带者以预防或治疗甲状旁腺恶性肿瘤。

在对已知或可能的 HPT-JT 患者施行甲状旁腺手术前，外科医师应警惕甲状旁腺癌的可能性。

### 治疗

HPT-JT 的治疗以监测和手术治疗复发或新发甲状旁腺恶性肿瘤为中心。生化检查发现 1°HPT 有利于及时手术。术中应探查所有甲状旁腺组织，搜索恶性肿瘤的征象并切除异常腺体。由于具有潜在的恶变性，预防性的甲状旁腺全切术（即使是甲状旁腺功能正常的携带者）被提为可选方案。切除所有甲状旁腺组织并不困难，而治疗成功的关键是合理应对终身的甲状旁腺功能减退症、发现不典型的甲状旁腺癌，以及密切监测 1° HPT 的复发。

对于散发性甲状旁腺癌而无 *HRPT2* 突变者应监测潜在的 HPT-JT，包括在一级亲属中定时筛查血钙水平。

## 家族性孤立性原发性甲状旁腺功能亢进症

### 临床表现及诊断

家族性孤立性原发性甲旁亢（FIHPT）（OMIM 145000）的临床定义是无甲状旁腺外表现的家族性 1° HPT。这类综合征包含若干隐匿性或完全未知的病因，其 1° HPT 的临床表现各异。

### 发病机制 / 遗传学

FIHPT 具有遗传异质性，可由 *MEN1*、*HRPT2* 或 *CASR* 种系突变的不完全表达引起，然而大多数家族检测不到上述 3 种基因的突变。其中一个在研基因可能位于 2 号染色体的短臂上（OMIM 610071），也有其他致病基因存在的可能。对 FIHPT 患者可以进行上述突变基因的检测（如当甲状旁腺或其他肿瘤的治疗需要基因监测介入时，或对其亲属的多基因检测时），但应考虑到 3 个已知基因突变的低发生率。

### 治疗

治疗方案与一般 1° HPT 的治疗类似。监测和治疗过程中应重点关注那些基因已明确或未定义的 1° HPT 综合征。例如，当存在 HPT-JT 的可能性时需警惕甲状旁腺癌的高风险。

## 家族性 1° HPT 的各种形式的重叠

### 多灶性甲状旁腺功能亢进

在 3 个遗传性 1° HPT 综合征（MEN1、MEN2A 和 HPT-JT）中，甲状旁腺细胞的种系突变在出生后逐渐形成甲状旁腺肿瘤单克隆或寡克隆的易感性。在其他的两个综合征（FHH 和 NSHPT）中，这一现象在出生时即充分表现（即无出生后的延迟）。换句话说，这 5 个多器官综合征的基本特征是：每个甲状旁腺细胞携带相同的种系突变；有些立即引发每个细胞的功能亢进现象，有些则在数年后诱发克隆增殖。

### 无症状携带者的检测

一旦诊断 1° HPT 综合征，应考虑在其无症状亲属中检测携带者。携带者的概念必须涵盖亲属中具发病倾向者，即使该家族并未发现已确定的突变。种系 DNA 测定通常是检测携带者的金标准，但有时疾病早发、高发的临床表现（如 FHH 携带者早发的高钙血症）或低发临床表现（如 HPT-JT 迟发性甲状旁腺癌的高钙血症）也有助于诊断。

种系基因突变测定可能的益处是为个体、家族和医师提供信息。

在所有 1° HPT 综合征中，检测并及时治疗 MEN2 携带者可以明确减少患者的死亡率（甲状腺髓样癌的致死率）。检测 HPT-JT 携带者可能使与甲状旁腺恶性肿瘤相关的死亡率减少。其他 1° HPT 综合征携带者的检测主要是为医师及患者提供信息。这类关于沉默者或携带者的信息对于制订基线水平肿瘤的筛查及随访方案有很大帮助。

### 肿瘤的监测

肿瘤的监测应根据不同综合征的特殊性制订，每个 1° HPT 综合征的携带者均应接受监测。对甲状旁腺及其他肿瘤的监测应贯穿初诊及随访的始终，且顾及经济性和有效性。

### 家族性甲状旁腺肿瘤手术的特殊性

由于甲状旁腺的多个腺体均具有潜在的病变可能，甲状旁腺手术的许多方面仍有待进一步修改。外科医师在手术过程中不断摸索，力求能彻底切除病变组织。传统的探察所有 4 个甲状旁腺的术式正是为了这一目的。术中 PTH 快速检测有助于即时判断是否仍有病变的甲状旁腺组织留在体内。

探察所有甲状旁腺并切除多个腺体的术式导致术后甲状旁腺功能减退症发生率的增加。为尽量减少永久性甲状旁腺功能减退症，一些中心将一小片外观最正常的甲状旁腺肿瘤立即自体移植到非优势前臂，另一些中心则将一小部分附带原血管蒂的甲状旁腺组织残留在颈部。此外还可冷藏保存外观最正常的甲状旁腺肿瘤碎片，以备迟发术后甲状旁腺功能减退时再行自体移植，但许多中心由于法律方面的顾虑而不允许此举。正常大小的甲状旁腺不足以提供一次新鲜或冷藏组织的自体移植，因此需要利用肿瘤组织。幸运的是自体移植可在许多年间维持正常的甲状旁腺功能。但对于 HPT-JT 这种任意甲状旁腺组织均存在潜在恶变性的综合征，自体移植可能不适用。

　　除甲状旁腺功能减退症之外，多腺体 1°HPT（包括家族性 1°HPT）也有其他发生率较高的术后并发症。这些并发症包括周围组织（如喉返神经）损害及术后持续的 1°HPT，后者最重要的原因是术前未能探查出所有的病变腺体。

　　1°HPT 真性复发作为术后的一种迟发性并发症，在 MEN1 及其他家族性 1°HPT 中较为常见。真性复发是指术后甲状旁腺功能恢复正常，但 3～6 个月后 1°HPT 再次复发。其原因可能是肿瘤残余的小片组织发生功能活跃，或原本正常的甲状旁腺细胞进展为肿瘤克隆。

## 致谢

本部分得到 NIDDK 校内项目的部分支持。

## 推荐阅读

Agarwal SK, Mateo C, Marx SJ. 2009 Rare germline mutations in cyclin-dependent kinase inhibitor genes in MEN1 and related states. *J Clin Endocrinol Metab* 94: 1826–34.

Carling T, Szabo E, Bai M, Ridefelt P, Westin G, Gustavsson P, Trivedi S, Hellman P, Brown EM, Dahl N, Rastad J. 2000. Familial hypercalccmia and hypercalciuria caused by a novel mutation in the cytoplasmic tail of the calcium receptor. *J Clin Endocrinol Metab* 85: 2042–2047.

El-Hajj Fuleihan G, Brown EM, Heath H III. 2002. Familial benign hypocalciuric hypercalcemia and neonatal primary hyperparathyroidism. In: Bilezikian JP, Raisz LG, Rodan GA (eds.) *Principles of Bone Biology, 2nd Ed.* San Diego, CA: Academic Press. pp. 1031–1045.

Kouvaraki MA, Shapiro SE, Perrier ND, Cote GJ, Gagel RF, Hoff AO, Sherman SI, Lee JE, Evans DB. 2005. RET proto-oncogene: A review and update of genotype-phenotype correlations in hereditary medullary thyroid cancer and associated endocrine tumors. *Thyroid* 15: 531–544.

Lietman SA, Tenenbaum-Rakover Y, Jap TS, Yi-Chi W, De-Ming Y, Ding C, Kussiny N, Levine MA. 2009. A novel loss-of-function mutation, Gln459Arg, of the calcium-sensing receptor gene associated with apparent autosomal recessive inheritance of familial hypocalciuric hypercalcemia. *J Clin Endocrinol Metab* 94: 4372–9.

Marx SJ, Simonds WF, Agarwal SK, Burns AL, Weinstein LS, Cochran C, Skarulis MC, Spiegel AM, Libutti SK, Alexander HR Jr, Chen CC, Chang R, Chandrasekharappa SC, Collins FS. 2002. Hyperparathyroidism in hereditary syndromes: Special expressions and special managements. *J Bone Miner Res* 17 Suppl 2: N37–N43.

Marx SJ. 2005. Molecular genetics of multiple endocrine neoplasia types 1 and 2. *Nat Rev Cancer* 5: 367–375.

Nesbit MA, Hannan F, Howles SA, Reed AAC, Cranston T, Thakker CE, Gregory L, Rimmer AJ, Rust N, Graham U, Morrison PJ, Hunter SJ, Whyte M, McVean G, Buck D, Thakker R, Mutations in AP2S1 cause familial hypocalciuric hypercalcemia type 3. *Nat Genet OnLine*, 9 December 2012; doi: 10.1038/ng.2492.

Newey PJ, Bowl MR, Cranston T, Thakker RV. 2010. Cell division cycle protein 73 homolog (CDC73) mutations in the hyperparathyroidism-jaw tumor syndrome (HPT-JT) and parathyroid tumors. *Hum Mutation* 31: 295–307.

Pellegata NS, Quintanilla-Martinez L, Siggelkow H, Samson E, Bink K, Hofler H, Fend F, Graw J, Atkinson MJ. 2006. Germ-line mutations in p27Kipl cause a multiple endocrine neoplasia syndrome in rats and humans. *Proc Natl Acad Sci USA* 103: 15558–15563. Erratum in: 2006. *Proc Natl Acad Sci USA* 103: 19213.

Shattuck TM, Valimaki S, Obara T, Gaz RD, Clark OH, Shoback D, Wierman ME, Tojo K, Robbins CM, Carpten JD, Farnebo LO, Larsson C, Arnold A. 2003. Somatic and germ-line mutations of the *HRPT2* gene in sporadic parathyroid carcinoma. *N Engl J Med* 349: 1722–1729.

Simonds WF, James-Newton LA, Agarwal SK, Yang B, Skarulis MC, Hendy GN, Marx SJ. 2002. Familial isolated hyperparathyroidism: Clinical and genetic characteristics of 36 kindreds. *Medicine (Baltimore)* 81: l–26.

Thakker RV, Newey PJ, Walls GV, Bilezikian J, Dralle H, Ebeling PR, Melmed S, Sakurai A, Tonelli F, Brandi ML. 2012. Clinical practice guidelines for multiple endocrine neoplasia type 1 (MEN1). *J Clin Endocrinol Metab* 97: 2990–3011.

# 第 70 章
# 非甲状旁腺性高钙血症

Mara J. Horwitz • Steven P. Hodak • Andrew F. Stewart

（宋丹丹 译）

## 高钙血症的病理生理学

正如本书其他部分所述，正常的血清总钙浓度为 9.5 mg/dL，其中包括三部分：离子钙（约 4.2 mg/dL）；与阴离子如磷酸盐、硫酸盐、碳酸盐等结合的复合钙（约 0.3 mg/dL）；以及与血清蛋白质主要是白蛋白结合的钙（约 4.5 mg/dL）。高钙血症是指血清钙超过指定实验室正常平均值的 2 个标准差，即总钙大于 10.6 mg/dL，离子钙大于 1.25 mmol/L。目前还没有界定高钙血症严重程度的正式分级方法，但一般情况下认为，血钙浓度小于 12 mg/dL 为轻度，12~14 mg/dL 为中度，而大于 14 mg/dL 为重度。

离子钙在骨骼、肠道、肾和血清结合蛋白这四个生理结构间的流动对血钙浓度产生了精确的调控，因此，高钙血症往往源于细胞外液（ECF）与这些生理结构间钙通量的异常。换句话说，高钙血症可由这四种机制之一引起：钙与血清蛋白质结合的异常，或钙在细胞外液与胃肠道（GI）、骨或肾间流动的异常。当然也常出现三种机制的结合。理解高钙血症的机制对正确诊断至关重要，也是实施有效治疗的必要条件。例如，维生素 D 中毒或乳 - 碱综合征所致的高钙血症通常源于 GI 对钙吸收的增加，因此对骨吸收抑制剂如双膦酸盐无反应。相反，恶性肿瘤体液性高钙血症主要源于骨吸收及肾钙重吸收的增加，因此限制饮食中的钙摄入对治疗无帮助。

## 高钙血症的临床症状和体征

高血钙能引起跨膜电位差和除极化阈值的增加，导致从轻度疲倦、反应迟钝到昏迷的一系列神经系统症状。目前，导致神经功能损害的具体血钙水平尚未明确。神经系统症状的发生及其严重程度取决于高钙血症的突发性、发病年龄、患者的神经状态、合并症和联合用药（如麻醉药、抗精神病药）等。

高钙血症可以直接作用于肾单元，抑制水的正常重吸收，导致肾性糖尿和多尿，并引起口渴、肾前性氮质血症和重度脱水等常见症状；也可导致磷酸钙沉积在肾间质（肾钙质沉着症）、血管、心脏传导系统、角膜（带状角膜病）和胃黏膜；还可能因尿路梗阻、肾结石、肾钙质沉着症和肾前性原因（包括脱水和入球小动脉的可逆性收缩）等引起肾衰竭。

高钙血症也可导致心电图异常，尤其是 Q-T 间期延长。高钙血症增加骨骼肌和平滑肌的去极化阈值，使其对神经元激活不敏感，引起肌肉收缩能力下降，临床表现为肌无力和便秘。恶心、厌食、呕吐和面色潮红也是常见症状。此外，高钙血症还可导致腹痛和胰腺炎。

## 导致高钙血症的疾病

高钙血症的完整鉴别诊断见表 70.1。本章主

## 表 70.1 高钙血症的鉴别诊断

*PTH 依赖性高钙血症

癌

　恶性肿瘤体液性高钙血症（HHM）[1-10]

　* 局部溶骨性高钙血症（LOH）[1-3,6-10]

　1,25- 二羟维生素 D 和淋巴瘤 / 无性细胞瘤 [11-12]

　真性异位 PTH 分泌 [13-14]

　其他

肉芽肿性疾病 [15-18]

内分泌疾病 [19-26]

制动 [27-30]

乳 - 碱综合征 [31-33]

全肠外营养 [34-35]

蛋白质结合异常 [36-37]

药物 [38-51]

　维生素 D

　维生素 A

　锂剂

　甲状旁腺激素

　雌激素 /SERM

　氨茶碱和茶碱

　生长激素

　8- 氯 cAMP

慢性和急性肾功能不全 [52-53]

终末期肝病 [54]

锰中毒 [55]

纤维蛋白胶 [56]

低磷血症

* 儿科综合征 [57]

* 该主题在本书其他部分讨论

上标数字请查阅本章结尾的"推荐读物"

要讨论高钙血症的非甲状旁腺原因。甲状旁腺激素（PTH）依赖的家族性高钙血症包括原发性和三发性甲状旁腺功能亢进和其遗传变异、家族性低尿钙高钙血症（也称家族性良性高钙血症）等，相关内容在本书其他部分讨论。

## 癌

恶性肿瘤相关高钙血症（MAHC）占高钙血症住院患者的 90%，且预后不良。随着血清钙临床检测方法的进展，1921 年报道了第一例 MAHC 患者。MAHC 可细分为 4 个不同机制的亚型：① 恶性肿瘤体液性高钙血症（HHM）；② 局部溶骨性高钙血症（LOH）；③ 1,25- 二羟维生素 D 诱导的高钙血症；④ 真性异位甲状旁腺功能亢进。

## HHM

HHM 是 MAHC 最常见的形式，约占 MAHC 的 80%，是肿瘤分泌甲状旁腺激素相关的蛋白质（PTHrP）（在本书其他部分讨论）的结果。虽然几乎所有类型的肿瘤均能引起 HHM，但其中最常见的为各种来源（肺、食管、皮肤、子宫颈等）的鳞状细胞癌、乳腺癌和肾癌。

HHM 最早描述于 20 世纪四五十年代，有报道显示一些成功接受肿瘤切除术的患者既往的高钙血症也得到纠正。研究者从这些病例中推断存在某种体液来源的综合征，但直到 1987 年 PTHrP 被纯化、测序，其 cDNA 和基因被克隆，才确定始作俑者是"肿瘤"。现在我们已经知道，肿瘤持续分泌 PTHrP 可导致骨吸收与形成的不平衡，破骨性骨吸收被激活，而成骨性骨形成受到抑制（图 70.1），其结果是每天高达 $700 \sim 1000mg$ 的钙从骨骼中析出，引起显著的高钙血症。此外，PTHrP 的抗尿钙作用阻止或限制了有效的肾钙清除。此外，HHM 还与循环中 $1,25-(OH)_2D$ 水平的下降相关，后者又进一步限制了肠道对钙的吸收。因此，HHM 的病理生理基础是骨吸收的增强和肾钙排泄的下降。

HHM 与肾磷阈值的下降相关，能引起尿磷排泄增多和低磷血症；还能引起肾排泄环磷酸腺苷（AMP）的显著增加，称为"肾源性环磷酸腺苷"或"NcAMP"。骨吸收引起肾小管钙重吸收、尿磷和 NcAMP 排泄的增加，反映了循环 PTHrP 与骨骼肌、肾小管中正常 PTH/PTHrP 受体的相互作用。令人惊讶的是，HHM 综合征与 $1,25-(OH)_2D$ 矛盾性的减少和成骨性骨形成也相关（图 70.1B）。这一点与原发性甲状旁腺功能亢进（HPT）完全不同，后者的 $1,25-(OH)_2D$ 水平升高，成骨细胞和破骨细胞均激活，但能维持平衡（图 70.1A）。最近 Dean 等的研究证实，PTHrP 与 PTH1 受体的解离明显快于 PTH，从而限制了 PTH 的生物效力，这可能是 PTHrP 和 PTH 作用于同一受体而生理作用相反的原因。

骨扫描、骨活检和尸检结果显示，HHM 患者很少甚至不发生骨转移。这一发现突显了 HHM 综合征的

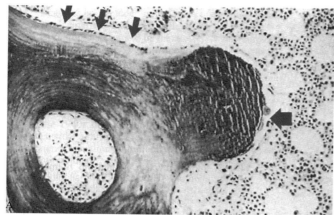

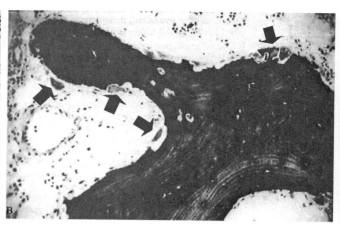

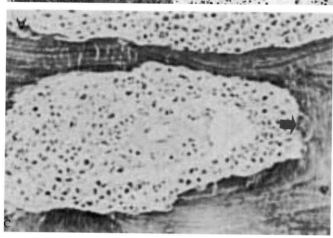

图 70.1　甲状旁腺功能亢进（HPT）（A）、恶性肿瘤体液性高钙血症（HHM）（B）和局部溶骨性高钙血症（LOH）（C）的骨骼组织学比较。在 HPT、HHM 和 LOH 中破骨细胞活性增加（大粗箭头），但 HHM 较 HPT 更高。HPT 的成骨细胞活性（细箭头）和类骨质增加，但两者在 HHM 和 LOH 中均减少。这一形成与吸收的不平衡是引起 HHM 和 LOH 高钙血症的主要原因（From Stewart AF, Vignery A, Silvergate A, Ravin ND, LiVolsi V, Broadus AE, Baron R. 1982. Quantitative bone histomorphometry in humoral hypercalcemia of malignancy: Uncoupling of bone cell activity. J Clin Endo Metab 55: 219–227. Copyright 1982 The Endocrine Society. Used with permission.）

体液来源性质，与之后即将提到的 LOH 形成鲜明对比。

一个有趣的转变是，现已明确肿瘤所产生的 PTHrP 系统性升高并不一定代表癌症的存在。因此在极为罕见的情况下，良性肿瘤病变也可导致 PTHrP 升高的高钙血症，称为"良性体液性高钙血症"。例如，良性子宫肌瘤、良性卵巢肿瘤、胰岛素瘤、嗜铬细胞瘤以及较大的乳腺增生均可分泌 PTHrP 导致高钙血症，但在肿瘤切除术或乳房缩小成形术后可恢复。

### 局部溶骨性高钙血症（LOH）

最常产生 LOH 的肿瘤是伴有广泛骨转移的乳腺癌和血液系统肿瘤（多发性骨髓瘤、淋巴瘤、白血病）。20 世纪 40 年代，一系列报道描述了这种与恶性肿瘤相关的高钙血症，所有病例均伴肿瘤在骨髓的广泛浸润。20 世纪六七十年代，研究发现骨髓浸润部位邻近的破骨细胞存在显著活化。人们普遍认为大多数 MAHC 患者的高钙血症是由 LOH 所致，然而今天的大量数据显示 LOH 仅占 MAHC 患者的 20%。另有证据显示双膦酸盐广泛应用于骨髓瘤和乳腺癌

患者预防骨折、骨转移和疼痛，可能使基于 LOH 的 MAHC 发生率下降。

20 世纪 70 年代，一些学者开始寻找导致 LOH 的破骨细胞激活因子（OAF）。目前已知的局部作用破骨细胞活化因子包括白介素 -1 和 -6、PTHrP 和巨噬细胞炎性蛋白 -1α 等。这一领域在本书其他部分讨论。

LOH 患者骨活检或尸检的特点是广泛的骨转移或骨髓浸润（图 70.1C）。实质性肿瘤骨转移的患者骨核素扫描往往可见大范围强阳性；而多发性骨髓瘤患者尽管已有广泛的骨髓受累，骨核素扫描可以完全阴性，反映了骨形成的减少。

在机制方面，LOH 的高钙血症可以理解为原发性骨吸收使大量钙从骨骼中流出，超过了肾正常的钙清除能力。这样严重的高钙血症常常发生脱水，因肾功能下降而引起病情恶化。

### 1,25-(OH)$_2$D 引起的高钙血症

20 世纪 80 年代，约有 60 例报道描述了淋巴瘤患者因 1,25-(OH)$_2$D 增加而出现高钙血症。组织病

理学未发现特殊关联，所有淋巴瘤类型均可引起该综合征。在过去的几年中，相同的综合征也见于卵巢无性细胞瘤患者。

该综合征的主要病理生理改变是恶变细胞或邻近正常细胞过表达 1-α 羟化酶，后者能将 25-(OH)D 前体转变为其活性形式 1,25-(OH)$_2$D，使循环中 1,25-(OH)$_2$D 的浓度异常升高。这一病理改变也可被视为肉瘤样病变中的恶性事件（见下文肉芽肿性疾病部分）。由于 1,25-(OH)$_2$D 能激活肠道的钙吸收，因此该综合征主要表现为吸收性的高钙血症，但肾钙清除率下降也可能导致脱水的发生。此外，最新证据表明，1,25-(OH)$_2$D 可能通过直接激活核因子 -κB 受体活化因子配体（RANK-L）通路而增加破骨细胞介导的骨吸收，从而加重高钙血症。值得注意的是，循环 1,25-(OH)$_2$D 水平并不一定能反映出肿瘤骨髓浸润患者局部 1,25-(OH)$_2$D 的高浓度。

### 真性异位甲状旁腺功能亢进症

20 世纪 50 年代到 80 年代，HHM 的高钙血症广泛被归于肿瘤的"异位 PTH 分泌"。随着 20 世纪 80 年代 PTHrP 被证实为 HHM 的罪魁祸首，源于癌症的真性异位 PTH 分泌又被认为是不复存在的。直到 20 世纪 90 年代，一篇罕见的肿瘤分泌 PTH 引起 MAHC 的病例报道改变了这一观念。该文报道了约 10 例患者，有令人信服的证据表明恶性肿瘤异位分泌 PTH 而引起高钙血症，至此证明了真性 PTH 异位分泌确实存在，但极为罕见。

### MAHC 的其他机制

以上四种分型涵盖了超过 90% 的 MAHC 患者，然而仍偶有患者不符合上述任何分型。例如有报道罕见的与循环前列腺素 E2 浓度升高相关的 MAHC，其病因可能为 PGE2 通过 EP4 受体诱导 RANK-L 表达，进而激活破骨细胞活性。

### 肉芽肿性疾病

几乎每一种已报道的与肉芽肿形成相关的疾病均能引起高钙血症。最常见的是肉瘤样病，此外结核（包括牛分枝杆菌和鸟分枝杆菌）、铍中毒、组织胞浆菌病、球孢子菌病、肺孢子虫病、炎性肠病、组织细胞增多症、异物肉芽肿和肉芽肿性麻风病均与高钙血症相关。在肉瘤样病病程中，约 10% 的患者发生高钙血症，20% 有高尿钙。

肉瘤样病和结核病引起高钙血症的机制是 1-α 羟化酶活性增加，使 25-(OH)D 转化为其活性形式 1,25-(OH)$_2$D。1-α 羟化酶活性增加的原因尚未明确，但循环中 1,25-(OH)$_2$D 浓度升高可引起肠道的钙吸收增加，尿钙排泄增加，并最终导致高钙血症。

该病在肉芽肿根治（例如应用糖皮质激素或抗结核药物）后可逆转，也可通过口服或静脉水化配合低钙低维生素 D 饮食缓解。由于阳光是维生素 D 的来源，因此应减少日光曝晒。

## 其他内分泌疾病

甲状旁腺功能亢进是与高钙血症相关的经典内分泌疾病，另有 4 种内分泌疾病也可能引起高钙血症。

### 甲状腺功能亢进症

据报道甲状腺功能亢进症（甲状腺功能亢进）患者血清游离钙和总钙水平可升高 50%。一般情况下高钙的程度较温和（在 10.7～11.0mg/dL 范围内），少见病例可升高至 13mg/dL。其原因可能是甲状腺激素引起破骨细胞功能的关键调节因子 RANK-L 升高，从而增加了破骨性骨吸收。

### 肾上腺危象

肾上腺危象也可引起高钙血症（游离钙和总钙均增加），一般情况下病情较轻，经肾上腺功能减退的标准治疗（补液和静脉注射糖皮质激素）可缓解。其原因尚未明确，在某些情况下可能源于基础疾病，如肾结核引起的肾上腺功能减退；在另一些情况下可能因人为因素引起容量收缩性相对高蛋白质血症，此时血清总钙增加，而游离钙水平正常（在个案中也可升高）。

### 嗜铬细胞瘤

嗜铬细胞瘤也与高钙血症相关。这可能与 MEN2 中的原发性甲状旁腺功能亢进有关，经甲状旁腺切除术后可缓解。然而一些患者的高钙血症在切除嗜铬细胞瘤后也可缓解，提示有些嗜铬细胞瘤可能分泌 PTHrP。此外也有报道提出，嗜铬细胞瘤分泌的儿茶酚胺足以激活骨吸收。

### VIPoma 综合征

VIPoma 综合征是指由胰岛或其他神经内分泌肿瘤分泌血管活性肠肽（VIP）引起的严重水样泻（"胰

源性霍乱"）、低钾血症和胃酸缺乏（WDHA 综合征）等表现。有趣的是，患有这种罕见综合征的患者有 90% 存在高钙血症。其机制尚未明确，但现已证实 VIP 可刺激破骨性骨吸收，可能是其潜在机制之一。

## 制动

制动合并其他引起骨转换升高的疾病（如年龄轻、甲状旁腺功能亢进、骨髓瘤或乳腺癌骨转移、Paget 病）可引起高钙血症。典型示例是小儿麻痹症伴截瘫和四肢瘫痪患者普遍存在高钙血症。该现象还具有年龄依赖性，即从未见于因卒中而瘫痪的老年人群，而常见于因脊髓损伤或其他原因同等程度制动的儿童和年轻成人。

制动抑制了成骨性骨形成并显著增加破骨性骨吸收，使这一对紧密相关的生理功能失衡。其结果是骨钙的大量丢失，导致高钙血症和 BMD 减少。有研究显示这一过程是由壳硬蛋白介导的，后者在制动患者中升高并可能抑制了骨形成。通过恢复正常负重能有效逆转这一过程。其他治疗还包括双膦酸盐和增加肾钙清除率（水化和袢利尿剂）。

## 乳 - 碱综合征

该病最初报道于 1949 年，描述了接受大量牛奶（每天数夸脱或加仑）和吸收性制酸剂（如小苏打或碳酸氢钠）治疗的消化道溃疡患者发生中或重度的高钙血症。该综合征的其他特征还包括由制酸剂摄入引起的代谢性碱中毒，及高钙血症引起的肾衰竭。

现今的此类报道可见于服用大剂量碳酸钙治疗消化道溃疡或反流性食管炎的患者。由于钙只有中度的吸收效率，正常饮食摄入（800～2 000 mg/d）不会引起高钙血症。而每日摄入超过 4 000 mg 可引起正常成人的高尿钙和高钙血症。事实上在许多病例报道中，每日钙元素的摄入在 10～20 gm 之间。一片标准的制酸剂中含大约 120～200 mg 的钙元素，而每包或每板药大约有 10 片，很显然患者必须每天消耗多包制酸剂才可能引起该综合征。高钙血症可在水化和纠正钙摄入后逆转，而肾损害可能是永久性的。

## 全肠外营养

短肠综合征或其他无法经口正常进食而接受长期全肠外营养（TPN）的患者可能发生高钙血症。在某些情况下其原因可能是早期 TPN 方案中补充了过多的钙或维生素 D。年代更早的病例可能与使用铝污染的胶原蛋白裂解液有关。近几年类似病例已罕见，而新近报道的病例一般均病因不明。

## 蛋白质结合异常

某些情况下高钙血症可能是"人工的"或"人为的"，这类患者往往血清总钙升高而游离钙正常。比如严重脱水可能引起血清白蛋白浓度增加，从而使血清总钙的白蛋白结合组分增加。在容量收缩引起高白蛋白血症时应考虑本病，血清游离钙测定可帮助确诊。

在多发性骨髓瘤或 Waldenstrom 巨球蛋白血症患者中曾有类似的报道，其单克隆免疫球蛋白能特异性识别钙离子。患者的血清总钙异常升高而无高钙血症的症状和体征，也无神经系统或 EKG 异常。此外患者的血清离子钙和尿钙排泄正常，而免疫球蛋白与血清钙的亲和力异常。降血钙药物如普卡霉素能使血清总钙维持在正常范围内或略高，但会诱发低钙血症的发作。

## 药物

许多药物能引起高钙血症。含钙制酸剂已在上述乳 - 碱综合征中讨论。

牛奶店或厂家在牛奶或婴儿配方中不恰当地添加维生素 D 可能引起食用者的维生素 D 中毒。其他原因还包括维生素 D 治疗甲状旁腺功能亢进或代谢性骨病（如骨质疏松症），剂量超过 50 000 单位（每周 2～3 次）。维生素 D 类似物如骨化三醇 $[1,25(OH)_2D]$ 治疗甲状旁腺功能减退、慢性肾衰竭及代谢性骨病也可能引起高钙血症。上述病因的机制均为肠道的钙吸收及维生素 D 引起的骨吸收增加，同时脱水引起了肾钙清除能力的下降。

维生素 A 中毒也可引起高钙血症。这种情况可能发生于过量使用维生素添加剂，或以食用雪橇狗为生的南极考察员。最近还有报道显示视黄酸衍生物治疗皮肤疾病或作为化疗药物可引起高钙血症。

噻嗪类利尿剂如氢氯噻嗪或氢噻酮常常导致轻度高钙血症。这可能源于其对远端肾小管钙重吸收能力的激活，但也有报道显示无肾透析患者仍可发生高钙血症，提示存在其他机制的可能。

有研究显示 5% 的高钙血症是由锂引起的。事实上锂可诱导甲状旁腺增生或甲状旁腺腺瘤的发生，但也不排除在甲状旁腺功能亢进的同时凑巧使用了锂剂而表现出两种临床综合征的并发。大量数据显示，使用锂剂的患者在停药后其高钙血症可缓解，因此很显然，锂是其发生高钙血症的诱因。体外和动物实验均证实，锂可激活 PTH 的分泌及肾对钙的重吸收，这可能是其诱发高钙血症的机制，但目前还没有相关的人体研究数据。

甲状旁腺激素用于治疗骨质疏松症，无论是 PTH（1-34）还是 PTH（1-84）形式，均可在极少数患者中引起高钙血症。一般来说其症状较轻，无需治疗或仅需一般处理，如 PTH 减量或补充钙剂，但也有病情严重者需停用 PTH 治疗。

其他可引起高钙血症但机制不明的药物还包括：治疗女性乳腺癌和广泛骨转移病灶的雌激素和选择性雌激素受体调节剂（SERM）他莫昔芬；超剂量治疗支气管痉挛性疾病的氨茶碱和茶碱；治疗 HIV/AIDS 的抗病毒药物膦甲酸钠；治疗严重烧伤和 HIV/AIDS 的生长激素；抗癌剂 8- 氯 -cAMP 等。

### 急性和慢性肾衰竭

横纹肌溶解所致的急性肾衰竭在恢复期可能出现高钙血症，通常见于急性少尿期出现严重高磷血症和低钙血症之后，是继发性甲状旁腺功能亢进的表现。这可能源于 PTH 对骨转换的残余作用，以及早期低血钙、高血磷阶段磷酸钙析出在软组织（如骨骼肌）中的沉积。

慢性肾衰竭和透析也与高钙血症相关，通常源于预防继发性甲状旁腺功能亢进时应用的骨化三醇或其他维生素 D 类似物，以及口服钙结合剂和添加剂。这类人群还可因三发性甲状旁腺功能亢进而引起高钙血症，这在本书其他部分讨论。高钙血症还可见于肾移植后，尤其是存在中或重度继发性甲状旁腺功能亢进的患者。

### 低磷血症

给予大鼠磷酸盐严重缺乏饮食可导致低磷血症相关的高钙血症。在人类研究中并无类似记录，但在治疗高钙血症患者时应引起重视，因为甲状旁腺功能亢进、恶性肿瘤性高钙血症及其他能引起高钙血症的疾病常常合并中到重度的低磷血症。作者的经验是存在严重低磷血症的高钙血症往往很顽固，而一旦低磷血症得到纠正，血钙也会在适当处理后恢复正常。

### 其他

与高钙血症相关的其他疾病和综合征还包括等

待肝移植的终末期肝病患者；暴露于废电池污染井水下的锰中毒人群；接受纤维蛋白胶治疗的难治性复发性气胸患儿；由于 CYP24A1 突变、24- 羟化酶活性下降所致的特发性婴儿高钙血症及其他婴幼儿综合征，更多详细内容见本书其他部分。

## 诊断方法

由于空间有限，表 70.1 不能详细罗列每个高钙血症病因的鉴别诊断过程，但有若干原则可供参考。

首先，高钙血症的原因大体可分为两类：一类伴 PTH 水平升高［例如，原发性和三发性甲状旁腺功能亢进、异位甲状旁腺功能亢进、家族性低尿钙高钙血症（FHH）和临时锂剂治疗］，另一类 PTH 水平在正常范围低限或显著受抑制。这种分类法要求妥善收集 PTH 标本，并采用最新的双单抗夹心法对 PTH 进行免疫学检测，后者在本书其他部分描述。

其次，首先考虑常见病因。门诊高钙血症患者最常见的病因是原发性甲状旁腺功能亢进，而住院高钙血症患者最常见的病因是癌症。因此诊断从这两种疾病入手较为合理。

第三，大多数 MAHC 患者在初步筛查和 CT 扫描中即可见大而明显的肿瘤，因此若在仔细查体和恰当的影像学检查后仍未发现肿瘤，应注意表 70.1 中不常见的病因，例如一些小而不易被发现的神经内分泌肿瘤如嗜铬细胞瘤、支气管类癌和胰岛肿瘤。

第四，我们往往容易一开始就选择那些看似明显的诊断，并带着这个思路去处理患者。若非特殊考虑，常常忽视了表 70.1 中的少见病因，而这些病因很多都是易于治疗的。因此对每个患者均应根据表 70.1 中的诊断一一排除。例如，乳腺癌患者可能同时合并原发性甲状旁腺功能亢进，而后者较易于治疗，从而可能改变整体的预后。同样，肺癌患者可能合并结核，而此时的高钙血症可在恰当的抗结核治疗后缓解，整体预后也得到改善。另一个常见例子是乳 - 碱综合征，此类患者的高钙血症可能被错误地归因于一个偶然共存的肿瘤。

第五，详细记录高钙血症的持续时间有助于诊断。大多数高钙血症综合征是不稳定的，如不及时治疗可能迅速发展成更为严重的状况（比如 MAHC、制动和维生素 D 中毒）；而长期（超过 6 个月）稳定的高钙血症可鉴别的病因则相对较少，包括大部分原发性和三发性甲状旁腺功能亢进、FHH、噻嗪类和锂剂的应用以及肉瘤样病的偶发病例。

第六，在确诊或确定治疗计划前应考虑高钙血症发生的主要病理生理机制。主要发生于餐后（即 GI 来源）的高钙血症可能源于肉瘤样病或维生素 D 中毒；在空腹情况下也同样明显的高钙血症可能提示肾钙清除能力不足（如 FHH 或应用噻嗪类药物）或骨吸收过度（如 MAHC）。尿钙 / 肌酐比例异常升高提示 GI 来源（如肉瘤样病、乳 - 碱综合征或维生素 D 中毒）或骨吸收（源于癌症、制动等）。还应注意患者是否口服了钙片或制酸剂。这些考虑有助于缩窄疑诊范围，提出重点关注的实验室检查项目，如 PTH、PTHrP、维生素 D 代谢物、甲状腺指标、血清血管紧张素转换酶（ACE）、血 / 尿蛋白质电泳、锂含量、骨髓活检、肝活检等。

在考虑表 70.1 的诊断项目时同时考虑上述原则有助于推进和加快确诊过程。

## 治疗

最佳的高钙血症治疗方案应针对其病理生理学改变。例如，切除甲状旁腺腺瘤、停用或减少致病药物（如维生素 D 或 PTH）的剂量、通过化疗或手术根除致病肿瘤等。当然，有时上述治疗均无法实现，或在明确诊断前就需开始治疗，此时的治疗方案应针对其潜在病理生理学改变。因此，对于骨吸收加速（如 LOH、HHM、制动）的高钙血症患者应给予抑制骨吸收的治疗，如双膦酸盐、唑来膦酸盐或帕米膦酸盐静脉给药；对于 GI 来源［如肉瘤样病、乳 - 碱综合征、维生素 D 中毒、分泌 1,25-(OH)$_2$D 的淋巴瘤］的高钙血症患者应减少或取消经口钙和维生素 D 的摄入，并多晒日光；对于肾来源（如脱水）的高钙血症患者应通过盐水灌注增加肾小球滤过率（GFR），进而增加肾钙清除率，同时应用袢利尿剂如呋塞米（速尿）阻断肾对钙的重吸收。另外，许多患者可能同时存在多种病因（如 LOH 时脱水合并骨吸收增加、肉瘤样病时 GI 钙吸收增加合并脱水、或 HHM 时 PTHrP 诱导的骨吸收合并肾钙潴留），此时的治疗应针对每个病因同时进行。

甲状旁腺功能亢进及其变异的具体治疗在本书其他部分讨论。对于癌症患者，最长期有效的治疗方案是肿瘤切除术。如果手术不可行或在化疗尚未发挥作用阶段，应给予生理盐水充分水化，严密观察充血性心力衰竭的体征，同时使用袢利尿剂如速尿治疗。对

于 HHM 和 LOH 患者，由于其 1,25-(OH)$_2$D 水平降低已经使肠道的钙吸收减少，同时常常存在恶病质，因此限制经口钙摄入（如奶昔、冰淇淋等）并不重要。相反，对于 1,25-(OH)$_2$D 诱导高钙血症的淋巴瘤或无性细胞瘤患者，限制经口钙剂和维生素 D 的摄入十分重要。有些医师期待水化和利尿治疗能降低血钙浓度，而作者的经验是当血钙超过 12.0mg/dL 时，一旦发现即可应用双膦酸盐类药物（如唑来膦酸盐或帕米膦酸盐）静脉治疗，以拮抗骨吸收。最近有研究正在对这些具体的治疗方案和剂量进行归纳总结。

对于肉瘤样病应尽可能纠正潜在的病因（如结核）。限制钙和维生素 D 的摄入、日晒、口服或肠外水化非常重要；糖皮质激素可用于治疗肉芽肿、减少肠道钙吸收并降低 1,25-(OH)$_2$D 浓度。

对于制动引起的高钙血症，最主要的治疗方法是下地负重运动，然而这常常由于脊髓损伤或疼痛而难以实现。此时积极水化和使用双膦酸盐静脉治疗是有效而重要的治疗方法。

对于表 70.1 中余下的诊断，治疗潜在疾病、停用或减少致病药物用量可纠正高钙血症。

## 致谢

本部分得到 NIH 基金 DK51081 和 DK073039 的支持。

## 推荐阅读

1. Horwitz MJ, Stewart AF. 2010. Malignancy-associated hypercalcemia and medical management. In: DeGroot L, Jameson L (eds.) *Endocrinology*, 6th Ed. Philadelphia, PA: Saunders Elsevier. pp. 1198–1211.

2. Stewart AF, Horst R, Deftos LJ, Cadman EC, Lang R, Broadus AE. 1980. Biochemical evaluation of patients with cancer-associated hypercalcemia: Evidence for humoral and non-humoral groups. *N Engl J Med* 303: 1377–1383.

3. Burtis WJ, Brady TG, Orloff JJ, Ersbak JB, Warrell RP, Olson BR, Wu TL, Mitnick, MA, Broadus AE, Stewart AF. 1990. Immunochemical characterization of circulating parathyroid hormone-related protein in patients with humoral hypercalcemia of malignancy. *New Engl J Med* 322: 1106–1112.

4. Stewart AF, Vignery A, Silvergate A, Ravin ND, LiVolsi V, Broadus AE, Baron R. 1982. Quantitative bone histomorphometry in humoral hypercalcemia of malignancy: Uncoupling of bone cell activity. *J Clin Endo Metab* 55: 219–227.

5. Horwitz MJ, Tedesco MB, Sereika SK, Prebehala L, Gundberg CM, Hollis BW, Bisello A, Carneiro RM,

Garcia-Ocaña A, Stewart AF. 2011. A 7-day continuous infusion of PTH or PTHrP suppresses bone formation and uncouples bone turnover. Modeling hyperparathyroidism, humoral hypercalcemia of malignancy and lactation in humans: continuous infusion of PTH or PTHrP suppresses bone formation and uncouples bone turnover. *J Bone Miner Res* 26(9):2287–2297.

6. Stewart AF. 2005. Hypercalcemia associated with cancer. *N Engl J Med* 352: 373–379.

7. Dean T, Vilardaga J-P, Potts JT, Gardella TJ. 2008. Altered selectivity of parathyroid hormone (PTH) and PTH-related protein (PTHrP) for distinct conformations of the PTH/PTHrP receptor. *Mol Endo* 22: 156–166.

8. Knecht TP, Behling CA, Burton DW, Glass CK, Deftos LJ. 1996. The humoral hypercalcemia of benignancy. A newly appreciated syndrome. *Am J Clin Pathol* 105: 487–492.

9. Khosla S, van Heerden JA, Gharib H, Jackson IT, Danks J, Hayman JA, Martin TJ. 1990. Parathyroid hormone-related protein and hypercalcemia secondary to massive mammary hyperplasia. *N Engl J Med* 322: 1157.

10. Roodman GD. 2004. Mechanisms of bone metastasis. *N Engl J Med* 350: 1655–1664.

11. Rosenthal N, Insogna KL, Godsall JW, Smaldone L, Waldron JA, Stewart AF. 1985. Elevations in circulating 1,25 dihydroxyvitamin D in three patients with lymphoma-associated hypercalcemia. *J Clin Endocrinol Metab* 60: 29–33.

12. Evans KN, Taylor H, Zehnder D, Kilby MD, Bulmer JN, Shah F, Adams JS, Hewison M. 2004. Increased expression of 25-hydroxyvitamin D-1alpha-hydroxylase in dysgerminomas: A novel form of humoral hypercalcemia of malignancy. *Am J Pathol* 165: 807–813.

13. Nussbaum SR, Gaz RD, Arnold A. 1990. Hypercalcemia and ectopic secretion of PTH by an ovarian carcinoma with rearrangement of the gene for PTH. *N Engl J Med* 323: 1324–1328.

14. VanHouten JN, Yu N, Rimm D, Dotto J, Arnold A, Wysolmerski JJ, Udelsman R. 2006. Hypercalcemia of malignancy due to ectopic transactivation of the parathyroid hormone gene. *J Clin Endocrinol Metab* 91: 580–583.

15. Barbour GL, Coburn JW, Slatopolsky E, Norman AW, Horst RL. 1981. Hypercalcemia in an anephric patient with sarcoidosis: Evidence for extrarenal generation of 1,25-dihydroxyvitamin D. *N Engl J Med* 305: 440–443.

16. Adams JS, Gacad MA. 1985. Characterization of 1 hydroxylation of vitamin $D_3$ sterols by cultured alveolar macrophages from patients with sarcoidosis. *J Exp Med* 161: 755–765.

17. Parker MS, Dokoh S, Woolfenden JM, Buchsbaum HW. 1984. Hypercalcemia in coccidioidomycosis. *Am J Med* 76: 341–343.

18. Gkonos PJ, London R, Hendler ED. 1984. Hypercalcemia and elevated 1,25-dihydroxyvitamin D levels in a patient with end stage renal disease and active tuberculosis. *N Engl J Med* 311: 1683–1685.

19. Ross DS, Nussbaum SR. 1989. Reciprocal changes in parathyroid hormone and thyroid function after radioiodine treatment of hyperthyroidism. *J Clin Endocrinol Metab* 68: 1216–1219.

20. Rosen HN, Moses AC, Gundberg C, Kung VT, Seyedin SM, Chen T, Holick M, Greenspan SL. 1993. Therapy with parenteral pamidronate prevents thyroid hormone-induced bone turnover in humans. *J Clin Endocrinol Metab* 77: 664–669.

21. Muls E, Bouillon R, Boelaert J, Lamberigts G, Van Imschool S, Daneels P, DeMoor P. 1982. Etiology of hypercalcemia in a patient with Addison's disease. *Calcif Tissue Int* 34: 523–526.

22. Vasikaran SD, Tallis GA, Braund WJ. 1994. Secondary hypoadrenalism presenting with hypercalcaemia. *Clin Endocrinol* 41: 261–265.

23. Verner JV, Morrison AB. 1974. Endocrine pancreatic islet disease with diarrhea. *Arch Intern Med* 133: 492–500.

24. Ghaferi AA, Chojnacki KA, Long, WD, Cameron JL, Yeo CJ. 2008. Pancreatic VIPomas: Subject review and one institutional experience. *J Gastrointest Surg* 12: 382–393.

25. Stewart AF, Hoecker J, Segre GV, Mallette LE, Amatruda T, Vignery A. 1985. Hypercalcemia in pheochromocytoma: Evidence for a novel mechanism. *Ann Intern Med* 102: 776–779.

26. Mune T, Katakami H, Kato Y, Yasuda K, Matsukura S, Miura K. 1993. Production and secretion of parathyroid hormone–related protein in pheochromocytoma: Participation of an α-adrenergic mechanism. *J Clin Endocrinol Metab* 76: 757–762.

27. Stewart AF, Adler M, Byers CM, Segre GV, Broadus AE. 1982. Calcium homeostasis in immobilization: An example of resorptive hypercalciuria. *N Engl J Med* 306: 1136–1140.

28. Chappard D, Minaire P, Privat C, Berard E, Mendoza-Sarmiento J, Tournebise H, Basle MH, Audran W, Rebel A, Picot C. 1995. Effects of tiludronate on bone loss in paraplegic patients. *J Bone Min Res* 10: 112–118.

29. Bergstrom WH. 1978. Hypercalciuria and hypercalcemia complicating immobilization. *Am J Dis Child* 132: 553–554.

30. Gaudino A, Pennisi P, Bratengeier C, Torrisi V, Lindner B, Mangiafico RA, Pulvirenti I, Hawa G, Tringali G, Fiore C. 2010. Increased sclerostin serum levels associated with bone formation and resorption markers in patients with immobilization-induced bone loss. *J Clin Endocrinol Metab* 95: 2248–2253.

31. Orwoll ES. 1982. The milk-alkali syndrome: Current concepts. *Ann Intern Med* 97: 242–248.

32. Beall DP, Scofield RH. 1995. Milk-alkali syndrome associated with calcium carbonate consumption. *Medicine* 74: 89–96.

33. Holick MF, Shao Q, Liu WW, Chen TC. 1992. The vitamin D content of fortified milk and infant formula. *N Engl J Med* 326: 1178–1181.

34. Ott SM, Maloney NA, Klein GL, Alfrey AC, Ament ME, Lobourn JW. 1983. Aluminum is associated with low bone formation in patients receiving chronic parenteral nutrition. *Ann Intern Med* 96: 910–914.

35. Klein GL, Horst RL, Norman AW, Ament ME, Slatopolsky E, Coburn JW. 1981. Reduced serum levels of 1 alpha,25-dihydroxyvitamin D during long-term total parenteral nutrition. *Ann Intern Med* 94: 638–643.

36. Merlini G, Fitzpatrick LA, Siris ES, Bilezikian JP, Birken A, Beychok A, Osserman EF. 1984. A human myeloma immunoglobulin G binding four moles of calcium associated with asymptomatic hypercalcemia. *J Clin Immunol* 4: 185–196.

37. Elfatih A, Anderson NR, Fahie-Wilson MN, Gama R.

2007. Pseudo-pseudohypercalcaemia, apparent primary hyperparathyroidism and Waldenström's macroglobulinaemia. *J Clin Pathol* 60: 436–437.

38. Haden ST, Stoll AL, McCormick S, Scott J, Fuleihan GE. 1979. Alterations in parathyroid dynamics in lithium-treated subjects. *J Clin Endocrinol Metab* 82: 2844–2848.

39. Porter RH, Cox BG, Heaney D, Hostetter TH, Stinebaugh BJ, Suki WN. 1978. Treatment of hypoparathyroid patients with chlorthalidone. *N Engl J Med* 298: 577.

40. Wermers RA, Kearns AE, Jenkins GD, Melton LJ 3rd. 2007. Incidence and clinical spectrum of thiazide-associated hypercalcemia. *Am J Med* 120: 911.e9–911.e15.

41. McPherson ML, Prince SR, Atamer E, Maxwell DB, Ross-Clunis H, Estep H. 1986. Theophylline-induced hypercalcemia. *Ann Intern Med* 105: 52–54.

42. Saunders MP, Salisbury AJ, O'Byrne KJ, Long L, Whitehouse RM, Talbot DC, Mawer EB, Harris AL. 1997. A novel cyclic adenosine monophosphate analog induces hypercalcemia via production of 1,25-dihydroxyvitamin D in patients with solid tumors. *J Clin Endocrinol Metab* 83: 4044–4048.

43. Gayet S, Ville E, Durand JM, Mars ME, Morange S, Kaplanski G, Gallais H, Soubeyrand J. 1997. Foscarnet-induced hypercalcemia in AIDS. *AIDS* 11: 1068–1070.

44. Knox JB, Demling RH, Wilmore DW, Sarraf P, Santos AA. 1995. Hypercalcemia associated with the use of human growth hormone in an adult surgical intensive care unit. *Arch Surg* 130: 442–445.

45. Sakoulas G, Tritos NA, Lally M, Wanke C, Hartzband P. 1997. Hypercalcemia in an AIDS patient treated with growth hormone. *AIDS* 11: 1353–1356.

46. Miller PD, Bilezikian JP, Diaz-Curiel M, Chen P, Marin F, Krege JH, Wong M, Marcus R. 2007. Occurrence of hypercalciuria in patients with osteoporosis treated with teriparatide. *J Clin Endocrinol Metab* 92: 3535–3541.

47. Valente JD, Elias AN, Weinstein GD. 1983. Hypercalcemia associated with oral isotretinoin in the treatment of severe acne. *JAMA* 250: 1899.

48. Villablanca J, Khan AA, Avramis VI, Seeger RC, Matthay KC, Ramsay NK, Reynolds CP. 1995. Phase I trial of 13-*cis*-retinoic acid in children with neuroblastoma following bone marrow transplantation. *J Clin Oncol* 13: 894–901.

49. Valentin-Opran A, Eilon G, Saez S, Mundy GR. 1985. Estrogens stimulate release of bone-resorbing activity in cultured human breast cancer cells. *J Clin Invest* 72: 726–731.

50. Ellis MJ, Gao F, Dehdashti F, Jeffe DB, Marcom PK, Carey LA, Dickler MN, Silverman P, Fleming GF, Kommareddy A, Jamalabadi-Majidi S, Crowder R, Siegel BA. 2009. Lower-dose vs. high-dose oral estradiol therapy of hormone receptor-positive, aromatase inhibitor-resistant advance breast cancer. *JAMA* 302: 774–780.

51. Jacobus CH, Holick MF, Shao Q, Chen TC, Holm IA, Kolodny JM, Fuleihan GE, Seely EW. 1992. Hypervitaminosis D associated with drinking milk. *N Engl J Med* 326: 1173–1177.

52. Llach F, Felsenfeld AJ, Haussler MR. 1981. The pathophysiology of altered calcium metabolism in rhabdomyolysis-induced acute renal failure. *N Engl J Med* 305: 117–123.

53. Messa P, Cafforio C, Alfieri C. 2010. Calcium and phosphate changes after renal transplantation. *J Nephrol* 23 Suppl 16: 175–181.

54. Gerhardt A, Greenberg A, Reilly JJ, Van Thiel DH. 1987. Hypercalcema complication of advanced chronic liver disease. *Arch Intern Med* 147: 274–277.

55. Chandra SV, Shukla GS, Srivastava RS. 1981. An exploratory study of manganese exposure to welders. *Clin Toxicol* 18: 407–416.

56. Sarkar S, Hussain N, Herson V. 2003. Fibrin glue for persistent pneumothorax in neonates. *J Perinatology* 23: 82–84.

57. Schlingman KP, Kaufman M, Weber S, Irwin A, Ulrike J, Misselwitz J, Klaus G, Guran T, Hoenderop JG, Bindels RJ, Prosser DE, Jones G, Konrad M. 2011. Mutations of CYP24A1 and idiopathic infantile hypercalcemia. *N Engl J Med* 365: 410–421.

# 第 71 章
# 低钙血症：定义、病因学、发病机制、诊断和治疗

Anne L. Schafer • Dolores Shoback

（宋丹丹 译）

## 引言

　　低钙血症的定义是：游离钙（$Ca^{2+}$）浓度降至正常范围低限以下，是由多种病因导致的临床常见问题。$Ca^{2+}$ 离子水平正常（通常 1.00～1.25 mmol）对许多重要的细胞功能均有重要影响，包括激素分泌、骨骼肌和心肌收缩、心脏传导、凝血及神经传递等。血清总 $Ca^{2+}$ 中大约 50% 以游离 $Ca^{2+}$ 片断的形式存在，其余与蛋白质结合（主要是白蛋白），或与循环中的离子如磷酸盐形成复合物。$Ca^{2+}$ 离子测定并非常规检查，因此，临床医师最初往往是通过血清总 $Ca^{2+}$ 对患者的 $Ca^{2+}$ 调节稳态进行判断。

　　多数情况下，血清总 $Ca^{2+}$ 浓度是判断血清 $Ca^{2+}$ 离子浓度的可靠指标。但低蛋白质血症时，血清总 $Ca^{2+}$ 也会降至正常以下，此时可能被误认为是低钙血症。因此许多人建议对低蛋白质血症患者采用血清总 $Ca^{2+}$ 水平临床校正值以明确低钙血症的真伪。校正公式如下：校正总 $Ca^{2+}$ = 总 $Ca^{2+}$ 测定值 +[ 0.8 × （4.0 − 血清白蛋白测定值）]。当血清总 $Ca^{2+}$ 水平异常时应进一步直接测定 $Ca^{2+}$ 离子浓度，但后者也不能完全反映血钙水平。因为除白蛋白外，pH 值和其他循环物质（如柠檬酸盐、磷酸盐、副蛋白类）的干扰也能影响血清总 $Ca^{2+}$，而这些因素在测定时往往未加以考虑。临床医师在进行低钙血症病因学的大量排查前，明确 $Ca^{2+}$ 离子浓度降低的真伪是当务之急。如果 $Ca^{2+}$ 离子异常的证据较弱，则不应进行昂贵的全面检查。

## 病因学及发病机制

　　$Ca^{2+}$ 离子浓度降低的病因众多，可大致分为甲状旁腺激素（PTH）或维生素 D 生成不足、PTH 或维生素 D 抵抗以及混合因素（表 71.1）。最新的分类目录包含了大量内分泌临床医师在实践中遇到的各种情况。临床医师应意识到低钙血症病因学、发病机制、诊断性检查（包括突变测序及其他基因分析）以及治疗的复杂性。

　　甲状旁腺功能减退是一种罕见疾病，通常见于甲状腺或甲状旁腺手术导致的甲状旁腺组织功能破坏、失活及（或）被不小心切除。其次见于 $Ca^{2+}$ 敏感性受体（CaSR）基因组成性激活突变所致的轻度低钙血症及甲状旁腺功能减退。该突变导致低钙时 PTH 分泌的不适当抑制，在家族中以常染色体显性遗传性低钙血症（ADH）的形式出现，因低钙血症的症状较轻而往往难以发现。ADH 的生化标志是显著的高尿钙，后者可在 $Ca^{2+}$ 盐及维生素 D 代谢产物治疗时加重，最严重时可能导致肾钙质沉积及肾衰竭。此类肾并发症是由于 CaSR 持续激活使肾误以为血清 $Ca^{2+}$ 浓度升高，进而增强 $Ca^{2+}$ 排泄所致。最新研究显示该类患者可能产生了激活甲状旁腺及肾

表 71.1 低钙血症的病因学

**PTH 生成不足**

PTH 基因突变
常染色体隐性遗传（168450.0002）
常染色体显性遗传（168450.0001）
X 连锁甲状旁腺功能减退
甲状旁腺发育不全
GCMB 突变（603716）
术后
自身免疫性
孤立性
1 型多腺体衰竭综合征（240300_ 和 607358）
活化 CaSR 的抗体获得
放疗后
继发于浸润性疾病
铁超负荷：血色素沉着症、地中海贫血输血后
Wilson 病
转移瘤
组成性激活 CaSR 突变（145980）
镁过量
镁缺乏

**由甲状旁腺功能减退构成的综合征**

DiGeorge 综合征（188400）
HDR（甲状旁腺功能减退、耳聋、肾畸形）综合征
（146255 和 256340）
Blomstrand 致死性软骨发育不全（215045）
Kenney-Caffey 综合征（244460）
Sanjad-Sakati 综合征（241410）
Kearns-Sayre 综合征（530000）

**维生素 D 生成不足**

维生素 D 缺乏
营养缺乏
日晒不足
吸收障碍
胃肠旁路术后
终末期肝病和肝硬化
慢性肾病

**PTH 抵抗**

假性甲状旁腺功能减退
镁缺乏症

**维生素 D 抵抗**

假性维生素 D 缺乏性佝偻病（1 型维生素 D 依赖
性佝偻病）
维生素 D 抵抗性佝偻病（2 型维生素 D 依赖
性佝偻病）

表 71.1 低钙血症的病因学（续表）

**混合因素**

总 Ca²⁺ 实验室检测的物质干扰——行 MRI/MRA 期
间作为对比剂使用的某种钆盐，尤其是应用于慢
性肾衰竭患者时
高磷血症
急性或慢性肾衰竭引起的磷潴留
灌肠或口服添加剂引起的磷吸收过度
肿瘤溶解或挤压伤引起的磷大量释放
药物
双膦酸盐静脉治疗——尤其是维生素 D 不足或
缺乏患者
膦甲酸
甲磺酸伊马替尼——钙和磷均低
快速输注大量含柠檬酸的血液
急性危重病——多病因学
"骨饥饿综合征"或复钙性手足搐搦
Graves 病甲状腺切除术后
甲状旁腺切除术后
成骨性转移瘤
急性胰腺炎
横纹肌溶解

CaSR 的抗体，出现获得性低钙血症，与遗传性疾病同样表现为低 PTH 和高尿钙。这种罕见病例常常合并其他自身免疫性紊乱。自身免疫性的甲状旁腺损害可以独立发生，也可能是 1 型自身免疫性多内分泌腺综合征（APS1）的一部分。APS1 是一种自身免疫调节因子（AIRE-Ⅰ）基因突变的常染色体隐性遗传性疾病，其最常见的表现是黏膜皮肤念珠菌病和肾上腺功能减退，典型发病时间是儿童和青少年期。约 50% 的 APS1 患者甲状旁腺自身抗原是 NACHT 富含亮氨酸重复蛋白 5（NALP5）。这是一种假定的信号分子，在甲状旁腺中的生理作用尚未明确。APS1 及孤立性自身免疫性甲状旁腺功能减退患者也常产生 CaSR 抗体，但其是否参与了组织破坏的发病机制以及其具体作用不详。

如上所述，遗传性甲状旁腺功能减退根据其涉及的分子机制而存在多种形式。转录因子胶质细胞缺失 B（GCMB）是甲状旁腺腺体发育所必需的基因，其常染色体隐性突变是甲状旁腺功能减退的一个罕见病因。X 连锁甲状旁腺功能减退的发病机制是 X 染色体上 SOX3 附近的一段基因突变。HDR（甲状旁腺功能减退、耳聋、肾畸形）综合征是由转录因子 GATA3 突变所致；该病中耳聋和肾畸形的外显

率不尽相同。著名的 DiGeorge 综合征是第三、四鳃囊多发性发育异常的结果，其表现包括甲状旁腺功能减退、胸腺发育不全和免疫缺陷、心脏缺陷、腭裂及面容异常等。其他一些罕见的遗传性综合征也应在出现甲状旁腺功能减退时加以考虑（如 Kenney-Caffey、Kearns-Sayre、Sanjad-Sakati 和其他综合征，见表 71.1）。PTH 抵抗或假性甲状旁腺功能减退的不同形式在本书其他部分讨论。

与甲状旁腺功能减退的罕见相反，维生素 D 缺乏和维生素 D 代谢紊乱是低钙血症的常见原因。维生素 D 抵抗及 PTH 抵抗则少见。虽然维生素 D 缺乏或不足可发生于多种临床背景下（老年患者、骨折的绝经后女性、养老院住院人群等），但这些人群往往很少出现明显的低 $Ca^{2+}$，尤其当 25 羟维生素 D[25-(OH)D] 水平仅轻度下降时。一般来说，长期严重的维生素 D 缺乏及 25-(OH)D 低水平能导致低 $Ca^{2+}$，并伴有明显的继发性甲状旁腺功能亢进。尽管如此，对于低钙患者有必要仔细排查维生素 D 不足、肾维生素 D 激活及维生素 D 介导的信号通路障碍这些可能的病因。

镁（$Mg^{2+}$）平衡紊乱导致的低钙血症往往较轻微，且多源于功能性（且可逆）的甲状旁腺功能减退。低镁血症通常是短暂且可纠正的，可出现于多种临床背景中（如营养不良、胰腺炎、慢性酒精滥用、腹泻、利尿剂和抗生素治疗、化疗药物如顺铂衍生物等），尤其多见于病重或住院患者。这种与基础病变密切相关的低镁血症往往需要进一步评估并至少给予短期治疗。原发性肾 $Mg^{2+}$ 耗竭状态，如肾噻嗪类敏感性 NaCl 共转运子突变所致的 Gitelman 综合征，则往往更为持久，需要长期补充 $Mg^{2+}$ 及其他电解质以纠正生化异常和临床症状。其他涉及肾 $Mg^{2+}$ 耗竭的罕见疾病还包括由 paracellin-1 基因或 Na-K ATP 酶亚基（FXYDZ 基因）突变引起的常染色体隐性遗传性疾病。低镁血症也可影响 PTH 在其靶器官（骨骼和肾）的作用，尤其是 PTH 受体通过激动型 G 蛋白 α 亚基（Gsα）介导的腺苷酸环化酶活化。$Mg^{2+}$ 是腺苷酸环化酶复合物的辅因子，因此慢性低镁血症可产生功能性的 PTH 抵抗。更重要的是，存在 $Mg^{2+}$ 耗竭的患者缺乏对低镁血症正常的生理反应，PTH 水平不适当降低或正常。一旦 $Mg^{2+}$ 耗竭得以纠正，甲状旁腺功能即可恢复正常。相反，高镁血症则通过激活甲状旁腺 CaSR 而直接抑制血清 PTH 分泌。$Mg^{2+}$ 升高到足以激活 CaSR 的水平似乎仅出现于慢性肾病患者，或在 $Mg^{2+}$ 治疗早产性子宫收缩的罕见情况下。

有经验的临床医师能够识别低钙血症"混合因素"分类下的各种情况（表 71.1）。从发生频率来看，胰腺炎是其中最为常见的病因，且常常与低血 $Ca^{2+}$ 相关；其表现为含 $Ca^{2+}$ 盐类在炎性胰腺组织中沉积及循环中游离脂肪酸过剩。许多胰腺炎患者会快速进展并出现出血、低血压及脓毒血症等并发症，因此这类低钙血症往往与疾病加重相关。

急性和慢性高磷血症也可引起血清总 $Ca^{2+}$ 下降。慢性高磷血症最常见的原因是慢性肾衰竭（CKD）。CKD 的低钙血症由许多因素导致，包括营养不良、1,25-$(DH)_2D$ 生成减少及吸收不良等。磷酸盐平衡的剧烈变化也可引起血 $Ca^{2+}$ 降低。任何可引起大量磷酸盐快速吸收入血的情况均可导致血清 $Ca^{2+}$ 离子浓度下降，甚至可能引起症状。这些情况包括使用含磷酸盐液体灌肠或补液，后者尤其见于治疗低磷血症时。同样，高度恶性淋巴瘤、肉瘤、白血病及实体肿瘤的细胞溶解治疗也可引起低钙血症，其原因是急性肿瘤溶解使磷酸盐从胞内核苷酸中快速释放入血，从而使血清 $Ca^{2+}$ 离子浓度迅速降低。

接受氨基双膦酸盐化合物（如唑来膦酸盐、帕米膦酸盐）静脉给药治疗的正常血钙患者可能由于骨吸收的显著抑制而引起血 $Ca^{2+}$ 降低。但这种情况相对少见，除非伴有不明原因的维生素 D 缺乏 / 不足。膦甲酸在用于治疗难治性巨细胞病毒或感染的免疫受损患者时可引起血 $Ca^{2+}$ 和 $Mg^{2+}$ 降低，甚至引发症状。最新研究指出，治疗髓样白血病及胃肠道间质瘤的酪氨酸激酶抑制剂甲磺酸伊马替尼可同时引起低钙血症和低磷血症，其原因可能在于对骨骼的直接作用。

"骨饥饿综合征"或称复钙性搐搦可发生于各种高钙血症的甲状旁腺切除术后或甲状腺功能亢进的甲状腺切除术后。骨基质矿物质衰竭、手术使某种能引起骨高吸收的因素（PTH 或甲状腺激素）突然解除均可导致骨骼对 $Ca^{2+}$ 和磷酸盐的急剧摄入。根据骨饥饿的严重程度，低钙血症和低磷血症可能持续数周，并需要补充大剂量 $Ca^{2+}$ 和维生素 D 代谢产物加以控制。如果甲状旁腺不存在永久性损害，PTH 可能最终升高至超过正常水平。然而在某些情况下，剩余甲状旁腺的活力或先前优势甲状旁腺对其他腺体功能的抑制可能使病情变得复杂。因此处理不应操之过急，应在一段时间内反复测定矿物质及 PTH 水平，谨慎诊断。

　　最近，由于磁共振血管造影检查频率的增加及其在 CKD 患者中的应用，由含钆（$Gd^{3+}$）的磁共振成像（MRI）试剂引起的假性低丙种球蛋白血症受到了相当程度的关注。CKD 患者对 $Gd^{3+}$ 的清除时间显著延长，而循环中含 $Gd^{3+}$ 的对比剂会使患者的血清总 $Ca^{2+}$ 水平降低。这是由于 $Gd^{3+}$ 复合物是 $Ca^{2+}$ 敏感性染料，可以阻断标准氮化砷 III 比色法对 $Ca^{2+}$ 的测定。此时，采用完全不同方法测定的 $Ca^{2+}$ 离子水平是正常的，患者也无低钙血症的症状。

　　监护病房中的急危重症患者常常伴发低钙血症，其本质是包括营养不良、维生素 D 缺乏、肾功能不全、酸碱失衡、细胞因子等多种因素的共同作用。对于此类患者应根据 $Ca^{2+}$ 离子水平及临床具体情况谨慎治疗。

## 症状及体征

　　低 $Ca^{2+}$ 患者可能无症状或出现明显的病态（表 71.2），其表现取决于对低 $Ca^{2+}$ 的敏感性以及发病的缓急。慢性低钙血症即使 $Ca^{2+}$ 离子浓度极低也可能不引发症状，仅表现出 Chvostek 征阳性。神经肌肉易激惹是低钙血症引发症状的主要原因，其表现包括手足搐搦、腕足疼挛、肌肉震颤和痛性痉挛、口周麻刺感、腹部绞痛以及严重病例的喉头痉挛、支气管痉挛、癫痫发作甚至昏迷等。影像学检查可见基底神经节及其他脑内钙化灶。眼部发现包括白内障（尤其见于 $Ca^{2+}$- 磷酸盐产物显著升高时）及假性脑瘤。严重的低钙血症也可引起心肌病及充血性心力衰竭，但纠正 $Ca^{2+}$ 离子水平后可逆转。低钙血症最为人知的表现是对心脏传导的影响；其 ECG 的特征为 QTc 间期延长。此外，患者还常常感到全身虚弱、疲倦及抑郁，但同样在矿物质紊乱（及维生素 D 缺乏）得到改善后缓解。

## 诊断：检测和解读

　　主要的诊断性检查包括血清 $Ca^{2+}$ 离子、总 $Mg^{2+}$、磷酸盐、PTH 及 25-(OH)D 检测。25-(OH)D 水平测定是排除维生素 D 缺乏或不足的最好方法，但需要注意现有 25-(OH)D 检测方法的可靠性以及诊断维生素 D 缺乏 / 不足的临床切点，这些在本书其

| 表 71.2　低钙血症的症状和体征 |
| --- |
| **症状** |
| 感觉异常 |
| 　口周及肢端麻刺感 |
| 神经肌肉激惹性增加 |
| 　手足搐搦 |
| 　肌肉痛性痉挛及震颤 |
| 　肌无力 |
| 　腹部绞痛 |
| 喉头痉挛 |
| 支气管痉挛 |
| 中枢神经系统改变 |
| 　各种类型的癫痫：癫痫大发作、癫痫小发作、局灶性癫痫发作 |
| 　精神状态及神志改变 |
| 　视盘水肿、假性脑瘤 |
| 　舞蹈手足徐动症样运动 |
| 　抑郁 |
| 　昏迷 |
| 全身疲倦 |
| 白内障 |
| 充血性心力衰竭 |
| **体征** |
| Chvostek 征 |
| Trousseau 征 |
| QTc 间期延长 |
| 基底神经节及其他脑内钙化灶 |

他部分讨论。对完整 PTH 分子的双位点分析能可靠地反映 PTH 水平不适当降低、正常范围低限，甚至在甲状旁腺功能减退情况下的不可测值以及 $Mg^{2+}$ 缺乏患者的不适当正常值。与之不同的是，维生素 D 缺乏及假性甲状旁腺功能减退患者 PTH 水平升高或继发甲状旁腺功能亢进。磷酸盐水平在维生素 D 缺乏时降低，在甲状旁腺功能减退或假性甲状旁腺功能减退时升高（或在正常范围高限），这一区别对于诊断非常重要。对于某些原发性紊乱（低钙血症与低镁血症比较），24 小时尿 $Ca^{2+}$ 或尿 $Mg^{2+}$ 排泄的精确测定非常有用。无症状的轻度低钙血症患者如果

存在尿 $Ca^{2+}$ 水平的明显升高，提示 ADH 可能；如果尿 $Ca^{2+}$ 仅轻度升高，则提示甲状旁腺功能减退可能。相反，典型的维生素 D 缺乏伴继发性甲状旁腺功能亢进患者尿 $Ca^{2+}$ 排泄降低，这是肾在 PTH 影响下保存 $Ca^{2+}$ 以满足机体需求的表现。低镁血症患者若仍有明显的尿 $Mg^{2+}$ 排泄则强烈提示原发性肾 $Mg^{2+}$ 耗竭，而非胃肠道丢失。

## 低钙血症的治疗：急性和慢性

治疗的目标是缓解症状，在骨质疏松存在的情况下改善骨骼的矿物质缺乏，维持可接受的 $Ca^{2+}$ 离子或总 $Ca^{2+}$ 水平，以及避免高尿钙。避免高尿钙（尿 $Ca^{2+} > 300mg/24$ 小时）对于预防肾功能不全、结石及肾钙质沉着症至关重要。当临床情况指向紧急治疗时，可通过静脉途径补充 $Ca^{2+}$ 盐。癫痫、严重手足搐搦、喉头痉挛、支气管痉挛或精神状态改变均为静脉治疗的强烈指征。相反，如果患者症状轻微，即使血 $Ca^{2+}$ 值低，仍可采取口服补钙治疗。首选的静脉给药钙盐为葡萄糖酸钙（$1mg = 1amp = 10\%$ 溶液 $10 ml = 4.65 mEq = 90 mg Ca^{2+}$ 元素）。$2 g$ 葡萄糖酸钙（$10\%$ 溶液 $20 ml$ 或 $2$ 安瓿）缓慢滴注 $10$ 分钟以上一般可以控制症状。输液方法之一是将 $11 g$ 葡萄糖酸钙加入 $1000 ml$ 的 $5\%$ 葡萄糖溶液中（约 $1 mg Ca^{2+}$ 元素 $/ml$），以 $0.5 \sim 2.0 mg Ca^{2+}$ 元素 $/(kg \cdot h)$ 的速率滴注。输液的目标是控制症状，使 $Ca^{2+}$ 离子恢复到正常范围下限（约 $1.0 mmol$），以及恢复正常的 QTc 间期。有时需要更高的滴注速率（最高 $2.0 mg/(kg \cdot h)$）以稳定病情。其间应密切监测 $Ca^{2+}$ 离子水平（开始治疗 $1$ 小时后复查，此后每 $4$ 小时复查 $1$ 次）。血清 $Ca^{2+}$ 离子达到目标值、症状缓解并且口服药物治疗可耐受时可逐渐减慢滴注速率。一旦血清 $Ca^{2+}$ 离子稳定即可开始长期口服治疗方案。

低钙血症的长期治疗有口服 $Ca^{2+}$ 添加剂、维生素 D 代谢产物等，有时还包括噻嗪类利尿剂。当 $Mg^{2+}$ 耗竭导致低钙血症时，血清 $Mg^{2+}$ 检测通常不足以反映 $Mg^{2+}$ 缺乏的严重程度，这是由于 $Mg^{2+}$ 大部分位于细胞内。此时需要较长周期的 $Mg^{2+}$ 盐补充治疗以恢复总体的 $Mg^{2+}$ 储备。除非有进展性或未定位的 $Mg^{2+}$ 丢失存在，否则经上述治疗后血清 $Ca^{2+}$ 及 PTH 的分泌能力将恢复正常。

各种类型的 $Ca^{2+}$ 添加剂均可治疗低钙血症。下面强调一些普遍原则。最好将 $Ca^{2+}$ 剂分开每天随餐服用，这样更有利于吸收（尤其是需要胃肠道酸性环境才能完全吸收的碳酸 Ca）。最有效的口服添加剂是碳酸钙或枸橼酸钙。前者的口服吸收率约为 $40\%$，后者约为 $21\%$。一般来说，$500 \sim 1 000 mg$ $Ca^{2+}$ 元素、$2 \sim 3$ 次 $/$ 日是合理的起始剂量，且可以继续增量。治疗以患者的耐受性、依从性及临床目标为基础。当 $Ca^{2+}$ 添加剂不足以达到治疗目标时，可处方维生素 D 代谢产物。如果肾功能正常且有活化维生素 D 的 PTH 存在，可应用麦角骨化醇（维生素 $D_2$）或胆骨化醇（维生素 $D_3$）。治疗甲状旁腺功能减退、吸收障碍伴假性甲状旁腺功能减退或维生素 D 缺乏患者所需的维生素 D 日剂量在 $25 000 \sim 50 000 IU$ 之间（偶尔会需要更大剂量）。由于这种形式的维生素 D 组织半衰期较长（数周至数月），其在脂肪内长期贮存的毒性难以估测和治疗，因此维生素 D 治疗需要临床医师的长期训练。对于 $1-\alpha$ 羟化酶活性不足的患者，骨化三醇 [ $1,25-(OH)_2D$；$0.25 \sim 1.0 mcg$、$1 \sim 2$ 次 $/$ 日 ] 是必要之选。骨化三醇起效快、消除也快（$1 \sim 3$ 天），且易被滴定法检测，因此虽价格偏贵，仍是许多临床医师的首选。其他维生素 D 代谢产物包括阿法骨化醇和双氢速甾醇，可作为备选用药。对于接受上述治疗出现高尿钙及（或）在安全范围内难以达到治疗目标的患者，可应用噻嗪类利尿剂进一步保 $Ca^{2+}$。氢氯噻嗪的有效剂量从 $50 \sim 100 mg/d$ 开始，也可选择更小剂量。在维生素 D 治疗期间应常规监测血 $Ca^{2+}$、磷、肌酐及 $25-(OH)D$ 水平以避免中毒。

目前在成人和儿童群体中均有 PTH 替代治疗甲状旁腺功能减退的研究。一项在 27 名成人甲状旁腺功能减退患者中开展的随机临床试验显示，与口服钙剂联合骨化三醇相比，PTH（1-34）2 次 $/$ 日能维持血钙水平正常或接近正常范围、尿钙水平正常超过 3 年。另一项在 12 名儿童（$5 \sim 14$ 岁）甲状旁腺功能减退患者中为期 3 年的随机临床试验也得出类似的结果。PTH（1-84）治疗成人甲状旁腺功能减退的开放标签研究显示，PTH（1-84）可在不改变血清及尿钙水平的前提下，减少钙剂及骨化三醇的补充剂量。另有相关研究正在进行中。目前，美国食品和药物管理局还未批准任何一种形式的 PTH 用于此类适应证。

# 推荐阅读

Abu-Alfa AK, Younes A. 2010. Tumor lysis syndrome and acute kidney injury: Evaluation, prevention, and management. *Am J Kidney Dis* 55 (5 Suppl 3): S1–13.

Alexander RT, Hoenderop JG, Bindels RJ. 2008. Molecular determinants of magnesium homeostasis: Insights from human disease. *J Am Soc Nephrol* 19: 1451–8.

Ali A, Christie PT, Grigorieva IV, Harding B, Van Esch H, Ahmed SF, Bitner-Glindzicz M, Blind E, Bloch C, Christin P, Clayton P, Gecz J, Gilbert-Dussardier B, Guillen-Navarro E, Hackett A, Halac I, Hendy GN, Lalloo F, Mache CJ, Mughal Z, Ong AC, Rinat C, Shaw N, Smithson SF, Tolmie J, Weill J, Nesbit MA, Thakker RV. 2007. Functional characterization of GATA3 mutations causing the hypoparathyroidism-deafness-renal (HDR) dysplasia syndrome: Insight into mechanisms of DNA binding by the GATA3 transcription factor. *Hum Mol Genet* 16: 265–75.

Alimohammadi M, Bjorklund P, Hallgren A, Pontynen N, Szinnai G, Shikama N, Keller MP, Ekwall O, Kinkel SA, Husebye ES, Gustafsson J, Rorsman F, Peltonen L, Betterle C, Perheentupa J, Akerstrom C, Westin G, Scott HS, Hollander GA, Kampe O. 2008. Autoimmune polyendocrine syndrome type 1 and NALP5, a parathyroid autoantigen. *N Engl J Med* 358: 1018–28.

Berman E, Nicolaides M, Maki RG, Fleisher M, Chanel S, Scheu K, Wilson B, Heller G, Sauter N. 2006. Altered bone and mineral metabolism in patients receiving imatinib mesylate. *N Engl J Med* 354: 2006–13.

Bowl MR, Nesbit MA, Harding B, Levy E, Jefferson A, Volpi E, Rizzoti K, Lovell-Badge R, Schlessinger D, Whyte MP, Thakker RV. 2005. An interstitial deletion-insertion involving chromosomes 2p25.3 and Xq27.1, near SOX3, causes X-linked recessive hypoparathyroidism. *J Clin Invest* 115: 2822–31.

Brasier AR, Nussbaum SR. 1988. Hungry bone syndrome: Clinical and biochemical predictors of its occurrence after parathyroid surgery. *Am J Med* 84: 654–60.

Brown EM. 2009. Anti-parathyroid and anti-calcium sensing receptor antibodies in autoimmune hypoparathyroidism. *Endocrinol Metab Clin North Am* 38: 437–45.

Cooper MS, Gittoes NJ. 2008. Diagnosis and management of hypocalcaemia. *BMJ* 336: 1298–302.

Forsythe RM, Wessel CB, Billiar TR, Angus DC, Rosengart MR. 2008. Parenteral calcium for intensive care unit patients. *Cochrane Database Syst Rev* 8: CD006163.

Holick MF. 2007. Vitamin D deficiency. *N Engl J Med* 357: 266–81.

Kemp EH, Gavalas NG, Krohn KJ, Brown EM, Watson PF, Weetman AP. 2009. Activating autoantibodies against the calcium-sensing receptor detected in two patients with autoimmune polyendocrine syndrome type 1. *J Clin Endocrinol Metab* 94: 4749–56.

Kifor O, McElduff A, LeBoff MS, Moore FD Jr, Butters R, Gao P, Cantor TL, Kifor I, Brown EM. 2004. Activating antibodies to the calcium-sensing receptor in two patients with autoimmune hypoparathyroidism. *J Clin Endocrinol Metab* 89: 548–56.

Kobrynski LJ, Sullivan KE. 2007. Velocardiofacial syndrome, DiGeorge syndrome: The chromosome 22q11.2 deletion syndromes. *Lancet* 370: 1443–52.

Liamis G, Milionis HJ, Elisaf M. 2009. A review of drug-induced hypocalcemia. *J Bone Miner Metab* 27: 635–42.

Lienhardt A, Bai M, Lagarde JP, Rigaud M, Zhang Z, Jiang Y, Kottler ML, Brown EM, Garabedian M. 2001. Activating mutations of the calcium-sensing receptor: Management of hypocalcemia. *J Clin Endocrinol Metab* 86: 5313–23.

Malloy PJ, Feldman D. 2010. Genetic disorders and defects in vitamin D action. *Endocrinol Metab Clin North Am* 39: 333–46.

Prince MR, Erel HE, Lent RW, Blumenfeld J, Kent KC, Bush HL, Wang Y. 2003. Gadodiamide administration causes spurious hypocalcemia. *Radiology* 227: 639–46.

Rubin MR, Sliney J, McMahon DJ, Silverberg SJ, Bilezikian JP. 2010. Therapy of hypoparathyroidism with intact parathyroid hormone. *Osteoporos Int* 21: 1927–34.

Shoback D. 2008. Clinical practice. Hypoparathyroidism. *N Engl J Med* 359: 391–403.

Shoback D, Sellmeyer D, Bikle D. 2007. Mineral metabolism and metabolic bone disease. In: Shoback D, Gardner D (eds.) *Basic and Clinical Endocrinology, 8th Ed.* New York: Lange Medical Books/McGraw-Hill. pp. 281–345.

Thakker RV. 2004. Genetics of endocrine and metabolic disorders: Parathyroid. *Rev Endocrinol Metab Dis* 5: 37–51.

Thomee C, Schubert SW, Parma J, Le PQ, Hashemolhosseini S, Wegner M, Abramowicz MJ. 2005. GCMB mutation in familial isolated hypoparathyroidism with residual secretion of parathyroid hormone. *J Clin Endocrinol Metab* 90: 2487–92.

Vandyke K, Fitter S, Dewar AL, Hughes TP, Zannettino AC. 2010. Dysregulation of bone remodeling by imatinib mesylate. *Blood* 115: 766–74.

Vivien B, Langeron 0, Morell E, Devilliers C, Carli PA, Riou B. 2006. Early hypocalcemia in severe trauma. *Crit Care Med* 33: 1946–52.

Winer KK, Sinaii N, Reynolds J, Peterson D, Dowdy K, Cutler GB. 2010. Long-term treatment of 12 children with chronic hypoparathyroidism: A randomized trial comparing synthetic human parathyroid hormone 1-34 versus calcitriol and calcium. *J Clin Endocrinol Metab* 85: 2680–8.

Winer KK, Ko CW, Reynolds JC, Dowdy K, Keil M, Peterson D, Gerber LH, McGarvey C, Culter GB. 2003. Long-term treatment of hypoparathyroidism: A randomized controlled study comparing parathyroid hormone-(1-34) *versus* calcitriol and calcium. *J Clin Endocrinol Metab* 88: 4214–20.

# 第 72 章
# 甲状旁腺功能减退症和假性甲状旁腺功能减退症

Mishaela R. Rubin • Michael A. Levine

（邓爱民 译）

## 引言

"功能性甲状旁腺功能减退症"是由于甲状旁腺分泌甲状旁腺激素（PTH）的功能下降或 PTH 作用于靶组织所引起的生物反应减弱（较少见）导致的低钙血症和高磷血症的一组代谢异常综合征。真性甲状旁腺功能减退症（HP）患者的血浆中 PTH 浓度低下或 PTH 缺失；而假性甲状旁腺功能减退症（PHP）患者的血浆中 PTH 浓度反而升高，反映了靶组织对 PTH 的生物作用的敏感度下降。

有几个重要的特征来区分 PHP 和 HP。其一，PHP 患者的 PTH 代谢水平是升高的（如继发或自发的甲状旁腺功能亢进症），而在 HP 患者是下降的。其二，HP 患者的尿钙排泄分数是升高的，而 PHP 患者是下降的。PTH 的缺失导致钙从远端肾小管的肾小球滤液中主动运输减少。尿钙排泄量低或正常的 HP 患者存在低血钙，但经过治疗使血钙水平恢复正常的同时会加重肾的滤过负担，而尿钙排泄增加也会导致同样的危害。相反，患者的远端肾小管对 PTH 敏感，因此尿钙排泄量仍然低下，这与钙的滤过负担相关（除非 PTH 水平被过度纠正进而抑制）。PHP 患者的骨骼对 PTH 作用敏感，因而当 1,25-(OH)$_2$D 的循环水平在正常范围时 PTH 也可以促使钙（和磷酸盐）从骨组织中游离出来。其三，HP 呈低骨转化，骨吸收和肾形成的生化标志物均减少；而 PHP 的骨转换正常或升高，尤其是在 PTH 循环水平高的患者。HP 长期的低骨转换导致骨量远大于由年龄及性别因素控制的量，特别是在腰椎。骨形态计量学显示，患有 HP 的受试者的骨松质量、骨小梁宽度、骨皮质宽度以及骨动态抑制指数都显著增加（图 72.1），这些变化可能与骨细胞的 *SOST* 基因编码硬化蛋白表达升高有关。硬化蛋白是一种 Wnt 信号通路的拮抗因子，可由 PTH 抑制。

## 功能性甲状旁腺功能减退症的临床表现

功能性甲状旁腺功能减退症的症状和标志是细胞外钙离子浓度的降低。PTH 缺乏是否具有临床特征还不得而知。低钙血症增加了神经肌肉传导的敏感性，称之为"手足搐搦症"。患者可能会主诉感觉异常，特别是在四肢远端和面部，有时伴随肌肉痉挛。当发生严重低钙血症时，患者可出现喉痉挛、癫痫或可逆的心脏衰竭。隐匿性手足搐搦症的临床症状包括 Chvostek 征和 Trousseau 征。慢性低钙血症其他的临床症状包括假视盘水肿以及颅内压增高、皮肤干燥、粗糙。长期低钙血症和高磷血症，产生高浓度的磷酸钙，会导致后囊下白内障和颅内结构的钙化，可以通过计算机断层扫描（CT）或磁共振成像（MRI）来检测。极少数情况下，基底节钙化可导致锥体外系神经功能障碍。脊柱关节病也已经被发现。低钙血症可以导致

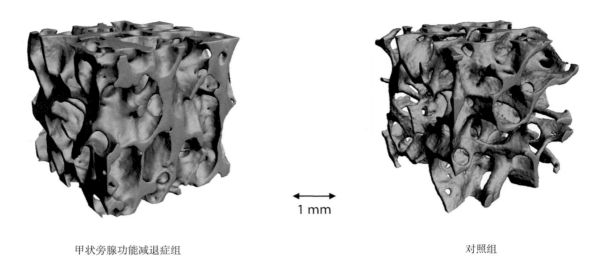

甲状旁腺功能减退症组                                        对照组

←——→
1 mm

**图 72.1**   甲状旁腺功能减退症患者（左）和对照受试者（右）的骨松质的重建 μCT 图像。注意甲状旁腺功能减退症患者的密集的骨小梁结构（Reproduced with permission from Rubin MR, Dempster DW, Kohler T, et al. 2010. Three-dimensional cancellous bone structure in hypoparathyroidism. Bone 46: 190–5.）

心电图校正的 QT 间隔的延长和可逆的心脏衰竭。患者慢性低钙血症可以没有任何临床表现，偶尔那些无症状的患者在常规血液筛查时检测到低血钙后才被诊断出来。偶有术后发生 HP 的患者尽管血钙在正常范围但却出现低钙血症的神经肌肉症状以及由此导致的生活质量下降。

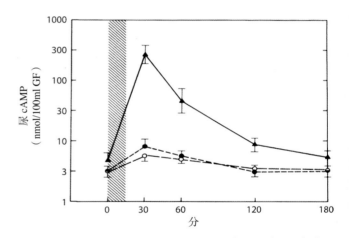

**图 72.2**   PTH 输入。尿 cAMP 排泄对 9 点到 9 点 15 分输入的牛甲状旁腺萃取物（300 USP 单位）的反应。在正常人峰值（▲）显示出 50~100 倍的响应；PHP 1a 型（•）或 PHP lb 型患者（○）只显示 2~5 倍的响应

## 功能性甲状旁腺功能减退症的鉴别诊断

PHP 的几个亚类和 HP 之间可以根据机体对外源性 PTH 的敏感性相鉴别（图 72.2）。HP 患者经尿液代谢的肾源性的环磷酸腺苷 cAMP 和磷酸盐呈稳定增长。相反 1 型 PHP 患者血浆 cAMP 或者经尿液代谢的 cAMP 和磷酸盐没有明显的升高，而较少见的 2 型 PHP 患者存在呈正常升高趋势的血浆 cAMP 和尿 cAMP，但没有明显的高尿磷酸盐反应（见下文）。PHP 和 HP 的病因见表 72.1。

## 甲状旁腺激素抵抗综合征

### 1 型 PHP

1 型 PHP 的肾源性 cAMP 对 PTH 的敏感性减弱是由于 GS（Gαs）的 α 亚基的缺失造成的，GS 是腺苷酸环化酶激活一对 PTH1 受体的信号蛋白。分子生物学和生物化学的研究为 1 型 PHP 两种亚类的区别提供了基本依据：由于 GNAS 基因的 1-13 内

外显子的突变，患者 Gαs 相对不足，被列为 1a 型 PHP（PHP1a;OMIM103580）；由于基因突变影响 GNAS 的转录，导致患者 Gαs 绝对不足，被列为 1b 型 PHP(PHP1b;OMIM603233)。在大多数情况下，1a 型 PHP 患者与 1b 型 PHP 患者可以以激素抵抗的形式和存在不同的体征为基础相鉴别，1c 型 PHP 可能是 1a 型 PHP 的一个变种（见下文）。

### 1a 型 PHP

1a 型 PHP（MIM103580）是 PHP 中最常见的变种和最容易识别的亚型。主要特征被称为"Albright

**表 72.1　状旁腺功能减退症的分类**

| 甲状旁腺形成的障碍 | MIM | 遗传缺陷 |
|---|---|---|
| DiGeorge 序列 | 188400 | 22q11；*TBX1* 突变 10p；宫内暴露于酒精、糖尿病、他扎罗汀 |
| 甲状旁腺功能减退，感觉神经性耳聋和肾发育不良综合征（HDR） | 146255 | *GATA3* |
| 甲状旁腺功能减退，发育迟缓，同质异形 Kenny-Caffey/Sanjad-Sakati 综合征（HRD） | 241410，244460 | *TBCE* |
| 常染色体隐性 / 显性甲状旁腺功能减退症 | 146200 | *GCM2* |
| X- 连锁甲状旁腺功能减退症 | 307700 | Xq27 |
| **甲状旁腺破坏** | | |
| 手术 | | |
| 放射治疗和浸润 | | |
| 自身免疫性多内分泌腺病 - 念珠菌病 - esctodermal 营养不良（APECED） | 240300 | 21q22.3；*AIRE* |
| **甲状旁腺功能减退** | | |
| 常染色体显性低血钙高尿钙症（ADHH） | 146200 | 3q13.3-21；*CASR* |
| PTH 基因突变 | | 11p15；*PTH* |
| 抗体与钙敏感受体 | | |
| **甲状旁腺功能减退症的其他原因** | | |
| 线粒体病（见正文） | | 线粒体 tRNA |
| 烧伤 | | |
| **PTH 抵抗** | | |
| 假性甲状旁腺功能减退症 | 103580，603233，174800 | *GNAS* |
| 新生儿暂时性假性甲状旁腺功能减退症 | | |
| 低镁血症 | | |

遗传性骨营养不良（AHO）"，包括矮小的身材、圆脸、手指或（和）脚趾过短、轻度至中度智力低下，还有在大多数情况下皮下脂肪过度肥大（图 72.3）。1 型 PHP 是由于转录 *GNAS* 基因（20q13.2-q13.3）的母系等位基因杂合突变导致 Gαs 蛋白的表达或功能下降的结果（图 72.4）。由于 Gαs 正常的跨膜信号转导需要许多激素和神经递质，1a 型 PHP 的特征包括对某些激素的抵抗（例如促甲状腺激素、促性腺素、降钙素和生长激素释放激素），其靶组织表明母系 *GNAS* 等位基因具有优势表达，没有甲状腺肿大。原发性甲状腺功能减退症和生长激素缺乏症是常见的相关内分泌疾病。在基于小鼠模型的研究中，在 1a 型 PHP 中，由于 Gαs 在下丘脑的压印区域的作用

缺失，肥胖是很常见的。肥胖似乎是能量消耗的减少，而不是卡路里摄取量增加的结果。

在 *GNAS* 不表达而 2 个亲系等位基因表达正常的组织，其他激素（如促肾上腺皮质激素、血管加压素）的作用是正常的。父系遗传 *GNAS* 突变的特征有 AHO 的典型表现却没有激素抵抗，这种情况被称为"假性 PHP（pseudopseudohypoparathy-roidism）。"假性 PHP 的特征是：肾对 PTH 有正常的敏感性，无需治疗即可维持正常的血钙水平，据此可与特殊的 1a 型 PHP 患者相区分。在这个大家庭中很容易发现，有些成员只表现出 AHO（例如假性 PHP），而其他成员除了表现 AHO 外还有激素抵抗（例如 PHP1a），区别在于相同 *GNAS* 突变的亲本来源。

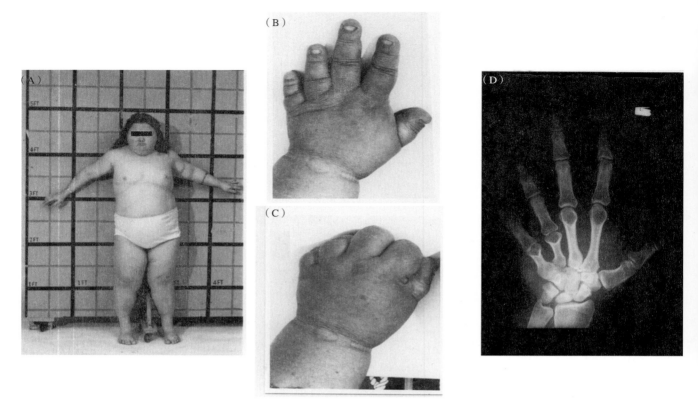

**图 72.3**　奥尔布赖特遗传性骨营养不良的典型特征：图片中的女性展示（A）身材矮小、性幼稚和（B）短指。注意第四指及第一指末节指骨极端缩短（宽度大于长度）（B）和（D），以及关节之间出现酒窝（阿奇博尔德符号）（C）

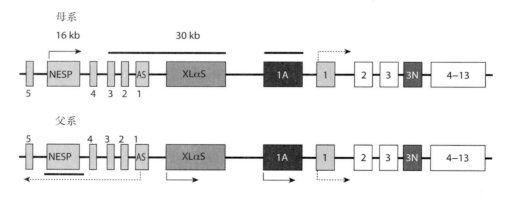

**图 72.4**　*GNAS* 基因。该 *GNAS* 基因复合体的一般组成。该 *GNAS* 基因复合体由 13 个编码信号蛋白 Gαs 的外显子组成，外显子 1 的上游是三种被标记为外显子 1A、XLαs 和 Nesp55 的可供选择的第一外显子，外显子 1-5 的 NESP 反义转录（AS）也有描述。这三个替代外显子与外显子 2-13 拼接，产生独特的转录子（见正文）。DMR 指导上述启动子，箭头表示转录方向。Nesp55 是母本基因转录专用；XLαs 和外显子 1A 是父本基因转录专用。Nesp AS（反义）和外显子 1A 的转录产生非编码 RNA。Gαs 转录子双等位表达仅在少数组织如肾近端小管、甲状腺、性腺和垂体中存在，且优先从母本等位基因表达

*GNAS* 基因通过可供选择的第一外显子、下游外显子的选择性剪接，反义转录和相互印记的方式衍生出大量可塑的复杂转录单位（图72.4）。Gαs 由外显子 1-13 编码，分别在包含或不包含 3 号外显子的情况下被合成为一个 52- 或 45-kDa 蛋白。两个 Gαs 亚型的信号转导性质似乎有一点点不同，外显子 1 的上游是可通联外显子 2-13 以创建新的转录样本的 3 种可供选择的第一外显子（图72.4）。这些包括 XL 基因，仅从父方等位基因表达，其发生的转录具有重叠编码 XLαs 和 ALEX 的开放阅读框架。这两种蛋白质是相互作用的辅酶因子，并在神经内分泌细胞中特异性地表达。XLαs 是一个比 Gαs 分子量更大的信号蛋白（≈ 78 kDa 对 45 ~ 52 kDa），而且可与 PTH 受体以及外液中多种其他激素相互作用，但内液中的受体与 XLαs 是否存在相互作用目前仍未知。另一种选择方案的启动子编码的是分泌蛋白 Nesp55，这是唯一从母体等位基因表达而且与 Gαs 没有蛋白质同源性。第三种第一外显子的选择方案，称为外显子 1A 或 A / B（相关联的第一外显子），只从父系的等位基因转录。这些转录可能从第二个外显子中的启动密码子开始翻译，编码氨基末端的截短蛋白，其功能如同 Gαs 的竞争性抑制因子。这些可供选择的第一外显子与包含甲基化区域的被甲基化的非等位基因表达的启动子相连（图72.4）。相反，在所有组织中外显子 1 的启动子是一个 CpG 岛内但未甲基化的两个等位基因。控制 Gαs 组织特异性的父系印记的顺式作用元件出现在外显子 1A 的主要印记区域，小鼠的外显子 1A DMR 的父系缺失与 Gαs 表达升高有关。

在几乎所有 AHO 家系的研究中都可以发现个人突变，因此外显子 7 上的 4 碱基缺失已经在多个家系发现，外显子 13 上的一个不寻常的错意突变（A366S，见下文）已经在两个不相干的小男孩身上得到确认，这表明这两个区域可以是遗传突变的"焦点"。通过使用以聚合酶链反应( PCR )为基础的技术，约有 80% 的 AHO 患者被发现有小的缺失或者单位点突变，在剩下的 AHO 患者中可以发现有较多的基因组重排或者单亲二倍体存在。

*GNAS* 基因可增强蛋白质活性的合子后的体细胞突变，这也同样在许多自主内分泌肿瘤中发现，同时影响到患有 McCune-Albright 综合征患者的结缔组织（MIM 174800）。这些突变导致腺苷酸环化酶的结构激活，并导致细胞增殖以及对激素敏感的细胞的自主功能亢进。当 *GNAS* 激活突变发生在母系等位基因时这些明显得临床反应更容易出现，且优先表达在被印记的组织。Gαs 活性的临床意义作为激素作用的决定因素由两个不相关的既性早熟又患有 1a 型 PHP 的男性的性状描述来进一步强调。这两个同样在 *GNAS* 外显子 13 突变的研究发现了 Gαs 一个热敏的形态。这种 Gαs 在睾丸的低温环境中结构非常稳定，而在其他正常体温的组织中迅速降解。因此，在这两个人身上不同组织中我们可以发现激素抵抗（例如 PTH 和 TSH）、激素反应性（例如 ACTH）以及激素依赖性激活（例如 LH）。

## 1b 型 PHP

1b 型 PHP（MIM 603233）缺乏 AHO 的典型特征，但可有轻度短指。组织间液中的 Gαs 水平在正常范围。主要的激素抵抗是 PTH 抵抗，但部分患者存在轻度的血浆 TSH 水平升高，血浆甲状腺激素正常，成为与 TSH 抵抗相关的依据。

表观遗传缺陷导致 *GNAS* 父系的甲基化区域与母系等位基因的交换在散发性和家族性 PHP 1b 中是一致的。大部分的家族性 PHP 1b 都会导致致病的突变，包括 *GNAS* 外显子 1A 上的位于 *STX16* 基因的约 220kb 着丝粒的两段微缺失，降解 DMR 包括外显子 NESP55 和外显子 3、4 的反义转录物（图72.4）。在每种情况下，从母亲遗传的突变（或者一个母系等位基因的自发性突变）去除了 *GNAS* 的母系遗传型。在散发的 PHP 1b 中小的突变还没有被确认，但是某些存在单亲二倍体的患者 *GNAS* 等位基因都遗传自父亲。可能是由一个 *GNAS* 母系等位基因转化为一个父系的表基因型（epigenotype：具有相同的基因型，但细胞表型各异，每一分化细胞的基因表达模式称为表基因型，这种模式是由表遗传学机制所决定），或一对父系等位基因的遗传，导致在印记组织中 Gαs 启动子的双等位基因转录被压制，很少或没有 Gαs 在这些组织中表达的结果。

## 1c 型 PHP

在极少数情况下，患有 1 型 PHP 并且具有 AHO 临床表现的患者提示缺少对 Gs 或 Gi 等多种激素存在抵抗的生化缺陷的证明。分子生物学研究表明这些存在 *GNAS* 突变的患者将导致 Gαs 的功能缺陷，其在常规的体外实验中并不明显。

**Albright 遗传性骨病**

　　骨骼异常的不寻常构象与 GNAS 的单倍剂量不足相关，这些统称为 AHO，且包括身材矮小、圆脸、短指、牙体缺损、皮肤和皮下组织的异位骨化 [ 异位骨化（HO）描述了在不正常的解剖部位，通常在软组织中的骨的形成 ]（图 72.3）。现在还发现 AHO 的表现包括肥胖和感觉神经异常等，但这些表现仅出现在具有母系 GNAS 突变的 1a 型 PHP 患者中，由中枢神经系统中 Gsα 信号异常引起。由于父系 GNAS 基因突变失活导致某些患者表现出 AHO 但却有正常的激素反应，称为遗传相关性疾病"假性 PHP（pseudo PHP）"（见上文）。身材矮小和短指部分原因可能是由于骨干和长骨骨骺的过早融合，这意味着 GNAS 的一对功能拷贝是骨板正常生长发育的必要条件。

　　异位骨化是 AHO 最独特的表现，从而能在各种临床表现中区分真正的 AHO。这种骨化与钙化不同，并且与血中的钙磷水平无关。相反，骨化是真实的膜内骨的骨岛。这些骨岛的发生没有预先的征兆或者相关的病变，就像化生反应、炎症、外伤、肿瘤等导致继发性的皮肤骨化。最近的研究表明，Gsα 缺乏可引起间充质干细胞的 Cbfa1/Runx2 异位表达，这些细胞随后分化为成骨细胞。

　　AHO 是 1a 型 PHP 和假性 PHP 的一个共有特征，并且都是基于 GNAS 突变的亲本来源，在一个家系的成员范围内可以仅有 AHO（即假性 PHP），也可以同时表现出激素抵抗（即 1a 型 PHP）。

**皮肤骨瘤和进行性骨发育异常**

　　皮肤骨瘤和进行性骨发育异常（POH）表示 AHO 的另类特征，即仅有异位骨化的发生。皮肤骨瘤异位骨化仅限于浅表皮肤，而 POH 异位骨化则波及皮肤、皮下组织、肌肉、肌腱以及韧带。POH 在儿童时期可以由于广泛的皮下骨化的发生，以及随后骨骼肌和深部结缔组织的广泛骨化而致残。结节和异位骨化的网状结构由皮肤向皮下脂肪以及深层结缔组织蔓延，并可能越过关节，从而导致关节僵硬、活动受限以及固化。

　　大部分患有皮肤骨瘤和 POH 的患者都证实有 GNAS 杂合体突变的失活，在这种情况下这种有缺陷的等位基因是来自于父系遗传。尽管 POH 患者缺少 AHO 或者 PHP 的其他临床表现，但 GNAS 这种有缺陷的等位基因的母婴传播导致在受影响的儿童

中出现完全显性的 1a 型 PHP。

## 2 型 PHP

　　2 型 PHP 的表现是对 PTH 的抵抗，表现在尽管尿 cAMP 的排泄量仍保持正常增长，高磷酸盐尿减少以回应 PTH 的调控。这些观察结果表明，PTH 作用于 PTH 受体腺苷酸环化酶复合物时通常将升高肾源性的 cAMP，但是细胞内的 cAMP 无法作用于下游目标，如磷酸钠转运行动。2 型 PHP 患者缺乏明确的遗传性或家族性基础，且严重的维生素 D 缺乏症患者拥有类似的临床以及生化框架。总而言之，大多数可能，也许不是全部的 2 型 PHP 的病例会被误认为是维生素 D 缺乏症的病例。

## 新生儿暂时性 PHP

　　虽然大多数新生儿迟发性低钙血症（即出生 5～7 天后发生的低钙血症）有低水平的 PTH，但是约有 25% 受影响的婴儿存在 PTH 水平升高。抽搐或者癫痫发作是低钙血症最常见的初期临床症状。低钙血症同时伴随有高磷血症，这是由于 PTH 水平升高导致的磷酸盐转运最大值 / 肾小球滤过率升高。镁和维生素 D 代谢物的血清水平通常在正常范围。PTH（1-34）静脉给药对血浆和（或）尿环磷酸腺苷酸没有影响，但对于高磷酸盐尿是呈负反馈的。给予受影响的新生儿钙和（或）维生素 D 1α 羟基化代谢物治疗有一定作用。这种状况似乎是短暂的，在 6 月龄后即使不通过治疗也可以恢复到正常的血钙、血磷及 PTH 水平。这些研究结果表明后环磷酸腺苷信号通路在近端肾小管是延迟发育的。

## 循环抑制剂导致 PTH 抵抗的原因

　　过去的研究已经注意到 1 型 PHP 患者 PTH 的免疫反应水平和生物活性水平之间存在明显的分离，而且通过体外细胞生物化学测定大多数患者血液中外源性 PTH 的生物活性明显降低。虽然这种抑制作用的原理尚不明确，一个可能的解释是截断的 PTH 片段的 N- 末端的累积，如甲状旁腺（7-84），可以抑制甲状旁腺（1-34）或甲状旁腺（1-84）的血钙和高磷酸盐尿作用。1a 型和 1b 型 PHP 患者 PTH（7-84）循环水平的免疫反应是升高的，且 PTH（7-84）片段的生物活性较 PTH（1-84）的生物活性的比例升高。经过骨化三醇治疗的 1 型 PHP 患者尿磷酸盐对 PTH（1-34）的反应增加，用一个机制来解释这个现象可

能是由此抑制了 PTH（7-84）片段的水平。尽管可以想到的是：某些 PHP 患者 hPTH（7-84）片段的循环进一步加重 PTH 抵抗，很可能是这些循环拮抗剂的出现导致了持续的继发性甲状旁腺功能亢进，而这种紊乱没有明显的病理生理改变。

## 镁缺乏

镁缺乏会损害甲状旁腺分泌 PTH 的功能和 PTH 活性。在任一情况下，予硫酸镁治疗可以恢复甲状旁腺功能和（或）PTH 的活性。

## PHP 合成或分泌缺陷综合征

### 发育障碍

HP 的起源可能来自于甲状旁腺发育不全。甲状旁腺（PG）起源于咽囊，而咽囊是在胚胎发育过程中来自内胚层的中间形态的分化结构。PG 的进化与鱼咽部的鳃裂是同源的，这两种组织的发育都严重依赖于基因表达层次上稳定的生物进化表现。PG 发育的相关基因包括转录因子 Hoxa3、Pax9、Eya1、GCM2 以及 Tbx1。在人类 PG 的第一次出现是在怀孕第五周；解剖位置靠上的腺体起源于第四咽囊，而胸腺和靠下的 PG 起源于第三咽囊。

### DiGeorge 序列 /CATCH-22

从所述第三和第四咽囊 dysembryogenesis 中得到 DiGeorge 序列（DGS），并与胸腺和甲状旁腺发育不全相关。术语 "DiGeorge 序列" 或 "异常" 比 "综合征" 更为恰当，因为缺陷的构象不是由一个单一的原因所致，而是在胚胎学领域正常发育的失败。这些患者也常表现为心脏圆锥动脉干畸形、兔唇以及面相的畸形。在有 DGS 的患者身上发生 HPH 的概率高达 60% 以上。DGS 是新生儿持续性低钙血症的主要原因，但 HPH 可能在儿童时期得到改善。受损的 T 细胞介导的免疫和频繁的感染与胸腺发育不全有关。

大部分导致 DGS 发生（70%~80%）的分子映射是 22q11.21-q11.23 的一个 250 kb 关键性区域内的半合子染色体微缺失，在一些存在 DGS 的患者中发现了 TBX1 位点突变，这可能是 DGS 发生的非常重要的基因。TBX1 编码的 T-box 转录因子广泛表达于非神经嵴细胞、颅间质以及咽囊，而它的分布与 DGS 的临床表现是对应的。DGS 最常源于新生突变，但也可能发生常染色体显性遗传。

在人类连续基因缺失综合征中最常见的是 22q11 的微缺失，发生在新生儿中的比例大约是 1：3000。除了 DGS，22q11 染色体的微缺失会导致心脏圆锥动脉干畸形综合征和 velocardiofacial 综合征（VCFS），特征性临床表现包括腭咽发育不良（如腭裂、黏膜下腭裂、咽腭发育不良）、心脏缺陷和特殊面容。VCFS 在儿童时期通常被延迟诊断，而在确诊的病例中 20% 以上发现同时存在低钙血症。由于各种重叠综合征的表型各异，因此这些表现都包含在 "CATCH-22" 的缩写中，表示一种包括心脏异常、外貌畸形、胸腺发育不全、腭裂、低钙血症的 22q11 染色体缺失综合征。

也有研究称 DGS 发生于 10p13、17p13、18q21 缺失的患者。妊娠糖尿病以及在胎儿期暴露于酒精和其他毒素（如维 A 酸）环境下，也可引起类似的表型证候。

### 甲状旁腺功能减退、感觉神经性耳聋和肾发育不良综合征

2 段不相重叠的 10p 区域基因的缺失会导致类似于 DGS 的表型，称之为甲状旁腺功能减退、感觉神经性耳聋和肾发育不良综合征（HDR，MIM 146255）。不像 DGS/CATCH-22，患有 HDR 的个体不会有心脏、腭或免疫方面的异常。而且，已有研究发现 HDR 综合征患者伴有生长激素不足，并可能与身材矮小的特征有关。HDR 综合征是由于位于 10p14-10pter 的一段 200-kb 的编码 HDR 关键性蛋白 GATA 结合蛋白 -3 基因以及编码羧基末端的锌指蛋白所必需的 DNA 结合的单倍剂量不足所致。在发育中的脊椎动物的肾、听囊和甲状旁腺以及中枢神经系统和 T 细胞生成器官中表达很明显。最近已经发现并证实一种新型的 GATA3 错义突变，称为 Thr272Ile，可以导致 DNA 结合的减少、辅助因子 FOG2 交互作用的活性下降以及基因转录的减少。GATA3 在甲状旁腺功能中的重要作用通过 GATA3+/– 小鼠甲状旁腺特异性转录因子 GCM2（见下文）活性下降并出现轻度甲状旁腺功能减退的案例作进一步强调。

### 甲状旁腺功能减退、发育迟缓、畸形和肯尼 - 卡菲综合征

甲状旁腺功能减退、发育迟缓、畸形综合征（HRD，MIM241410），也称为 Sanjad-Sakati 综合征，

是与常染色体隐性遗传甲状旁腺功能减退症有关的其他类型发育异常的一种罕见形式。除了甲状旁腺发育不全，患者还会出现严重的生长发育和智力发育迟缓、小颅、小眼、小手、小脚以及牙齿畸形。这种疾病几乎只在阿拉伯裔人士中被发现。Kenny-Caffey（KS，MIM244460）综合征是一种等位基因病症，其特征是甲状旁腺功能减退征、侏儒征、长骨骨髓腔狭窄以及眼部畸形。这两种疾病是由于编码 α- 微管蛋白折叠和 β- 微管蛋白异二聚体所需的分子伴侣蛋白的位于染色体 1q42-43 上的微管蛋白特异性分子伴侣 E（TBCE）基因突变导致的，当然当 KS2 发生基因突变时也有可能导致该疾病的发生。

### 孤立的甲状旁腺功能减退症

X- 连锁或是常染色体遗传模式可能导致孤立的甲状旁腺功能减退症。导致常染色体隐性遗传孤立的甲状旁腺功能减退症发生的原因主要是位于 6p23-24（MIM146200）上的 *GCM2*（*GCMB*）基因失活。*GCM2* 编码一系列独特转录因子的成员最初是在缺乏神经胶质细胞的果蝇身上确认的，因此将 gcm 命名为"神经胶质细胞缺失"。存在两种哺乳动物的同源染色体：*GCM1*，主要是在胎盘、控制胎盘分支以及血管发生时候表达；而 *GCM2*，则多半是在发育中以及成熟的甲状旁腺中表达，或许这不是它全部的作用。大部分发生在新生儿的孤立甲状旁腺功能减退症是由于隐性遗传的 *GCM2* 基因突变失活或显性遗传的 *GCM2* 基因突变抑制。*GCM2* 的杂合突变似乎对甲状旁腺的发育或功能没有任何影响。

孤立的甲状旁腺功能减退症也可以表现为 X- 连锁隐性遗传（MIM307700）。受影响的男性表现为小儿低钙惊厥，而半合子遗传的女性则不受影响。受影响人士的验尸报告显示甲状旁腺发育不全是甲状旁腺功能减退的原因。连锁分析已经锁定了发生在 Xq26-q27 上的一个 1.5 Mb 区域内的根本性基因突变，而且最近分子生物学研究也已经明确在染色体 Xq27 和 2p25 上发生的缺失 - 插入基因突变是导致缺陷产生的基础。这些研究结果也表明一个位于隐性遗传的 906 kb HPT 交联临界区域内称为 Sry-box 3（*SOX3*）的基因可能在甲状旁腺的胚胎发育过程中发挥作用。

## 甲状旁腺破坏
### 外科

成人中发生甲状旁腺功能减退症的最常见原因是手术切除或由于甲状腺癌行全甲状腺切除术伤害到甲状旁腺、发生其他癌症时实施根治性颈部清扫术、对原发性甲状旁腺功能亢进的治疗伤害到甲状旁腺导致甲状旁腺功能减退。在颈部手术后立即发生或数周甚至数年后发生不能自我纠正的低钙血症，意味着永久性的甲状旁腺功能减退。甲状腺和甲状旁腺术后约 1% 的患者发生甲状旁腺功能减退症。在发生永久性甲状旁腺功能减退症风险较高的患者，在行甲状旁腺切除术或冷藏保存的甲状旁腺在随后需要移植时，甲状旁腺组织可以自主地移植到肱桡肌或胸锁乳突肌中。当然，甲状旁腺组织移植还没有发展到成为一种可靠的治疗选择的地步。

### 放射治疗和浸润

甲状旁腺功能减退症在小部分由于某种原因使颈部和纵隔受到广泛放射的患者身上发现，也同样在患有金属过载疾病如血色病和威尔森症的患者以及患有甲状旁腺肿瘤或肉芽肿性浸润的患者身上发现。患有地中海贫血的患者由于频繁输血导致血中铁超负荷，14% 以上的患者可能同时并发甲状旁腺功能减退症。研究发现，HIV 也可能导致甲状旁腺功能减退症。

### 自身免疫性多内分泌腺病 – 念珠菌病 –esctodermal 营养不良（APECED）

发生甲状旁腺自身免疫性破坏包括 APECED 综合征，也称为 APS I，是使复杂的免疫介导发生失调的最常见的原因。遗传病因学已经追踪到位于染色体 21q22.3 上的自体免疫调节剂（*AIRE*）基因的突变，它编码一种具有转录因子特性的独特蛋白质。APS I 可能散发也可能是常染色体隐性遗传，且与超过 40 种不同的 *AIRE* 基因突变有关。虽然疾病在全球范围内都有发生，但是在芬兰人、撒丁岛、伊朗的犹太人中发病率最高，这些人群中常见的基因突变提示了可能存在的奠基者效应。

甲状旁腺功能低下症、肾上腺皮质功能不全以及皮肤黏膜念珠菌病构成了该综合征经典的三联表型"HAM"。细胞毒性抗体对甲状旁腺的损伤或破坏可能与免疫缺陷有关。最近，已经在超过 50% 的同时患有 APS I 和 HP 的患者中得到确认：抗体可以和 NACHT 富含亮氨酸的重复蛋白 5（NALP5）反应，NALP5 主要在甲状旁腺细胞的细胞质中表达。另一种可供选择的病理生理机制已经提出了基于循环抗体结合并激活钙敏感受体（CASR），从而降低甲状旁腺细胞 PTH 的分泌。HAM 的时间进程是相当明确的，在生命的头 10 年会表现出皮肤黏膜念珠菌病和甲状旁腺功能减退，而后在 15 岁之前继之出现原发性肾上腺功能不全。念珠菌病可能影响到皮肤、指甲以及口和阴道黏膜，且常常对治疗有抗力。阿狄森病可以掩盖甲状旁腺功能减退症的存在，或者仅在甲状旁腺功能减退症得到改善、对钙和维生素 D 的需求减少后才可能表现出来。在肾上腺皮质功能不全时使用糖皮质激素治疗时，通过减少钙的胃肠道吸收，增加肾对钙的排泄，可能会加重低钙血症，如果在甲状旁腺功能减退症得到确认前使用糖皮质激素还可能出现并发症。

有些患者不完全表现出 HAM 的三个主要特征，部分患者可能表现出其他的内分泌疾病如性腺功能减退症、胰岛素依赖型糖尿病、甲状腺功能低下以及垂体炎。该病症经常发生的非内分泌表现包括吸收障碍、恶性贫血、白癜风、斑秃、指甲和牙齿营养不良、自身免疫性肝炎和胆汁性肝硬化。

## 分泌或合成减少
### 常染色体显性遗传低血钙高尿钙症（ADHH）

常染色体显性遗传低血钙症（也称为常染色体显性遗传低血钙高尿钙症，MIM 146200）发生的最常见原因是编码 CaSR 的 *CaSR* 基因（3q13.3-21）激活突变。大部分突变被跨膜的和细胞外区域的受体所识别，并且降低了细胞外钙离子感受器的调定点。CaSR 在甲状旁腺和肾中广泛表达，其激活突变对钙诱导的信号产生深刻的影响。甲状旁腺细胞中激活突变导致 PTH 的分泌减少，从而产生功能性甲状旁腺功能低下的状态。在升支粗段的亨利环的管状细胞中，活化的 CaSR 刺激尿中钙的代谢和增加钙的排泄分数（FeCa），从而产生相比较钙的滤过负荷而言相对的（或者绝对的）高尿钙症。肾钙化和肾结石是维生素 D 治疗的常见并发症。虽然在大多数情况下，低血钙和高尿钙症发生的程度较微，而且耐受程度好，但是在一些患者仍有严重的低钙血

症发生。有些患者可以表现出典型的 Bartter 综合征类型（即 5 型巴特综合征）。

### PTH 基因突变

PTH 合成和分泌受损与 PTH 基因（11p15.3-p15.1）罕见的基因突变有关。人类 PTH 基因包括编码前甲状旁腺激素原的三个外显子。存在 PTH 基因的外显子 2 的单一碱基置换家族发现伴有孤立甲状旁腺功能减退症，显然是因为这种突变阻碍了前甲状旁腺激素原转换为甲状旁腺激素原。在另一个患有常染色体隐性遗传孤立甲状旁腺功能减退症的家族，PTH 基因的整个外显子 2 片段都被删除了，阻碍了一种成熟的分泌肽的产生。已然发现 preproPTH 基因上外显子 2 的一种错义突变有可能损害前激素原的蛋白质水解分裂。

### 抗 CASR 抗体

自身免疫性甲状旁腺功能减退症先前已经认为是由细胞毒性抗体与甲状旁腺细胞相结合引起的。然而，许多患有迟发型原发性甲状旁腺功能减退症的患者存在循环中的抗体激活 CASR，并不会对甲状旁腺产生不可逆转的破坏。尽管抗体抑制受体的检测受到所使用的检测系统的影响，但似乎有一种特异性自身免疫反应抑制 CaSR 对甲状旁腺细胞的作用。近日，报道称 53 例特发性甲状旁腺功能减退症患者中有 51 例在停止补钙 1 年后得到缓解，支持 CASR 功能可能暂时性改变而导致甲状旁腺功能减退症的观点。

## 甲状旁腺功能减退的其他原因
### 线粒体病

若干由于线粒体 DNA 的缺失导致的综合征伴有甲状旁腺功能减退，包括卡恩斯 - 塞尔综合征（Kearns-Sayre 综合征）（脑肌病、眼肌麻痹、视网膜色素变性、心脏传导阻滞）、Pearson 骨髓 - 胰腺综合征（铁粒幼细胞性贫血、粒细胞减少、血小板减少、胰腺功能障碍）以及母系遗传的糖尿病和耳聋综合征。由于 MELAS（线粒体肌病，脑病，乳酸性酸中毒和卒中样发作）综合征是线粒体 tRNA 的点状突变所致，因此 MELAS 综合征也表现出甲状旁腺功能减退的临床特征。由于在这些表现中经常发现镁经肾排泄，因此也应考虑到由低镁血症引起的可逆的甲状旁腺功能减退

症。此外，在一些无关的患者由于线粒体三功能蛋白的突变而导致长链 3 - 羟基酰基辅酶 A 脱氢酶（LCHAD）缺乏症发生，或合并有 MTP 缺乏，进而伴发甲状旁腺功能减退。这种病症表现为非酮症性低血糖、心肌病、肝功能障碍、发育迟缓，并与妊娠产妇脂肪肝的发生有关。

### 烧伤后

有结果显示在严重烧伤的患者，其 CaSR 水平升高。低浓度的血钙抑制 PTH 分泌，从而导致低血钙和甲状旁腺功能低下。

### 产妇甲状旁腺功能亢进症和低镁血症

一名患有原发性甲状旁腺功能亢进或高钙血症的母亲生下的婴儿可能在产后最初的几周内开始出现甲状旁腺功能抑制和低钙血症，且这种抑制的持续时间可能长达 1 年。虽然可能需要快速地治疗，但这种疾病通常是自限性的。由于肠道吸收功能不全或者肾小管重吸收镁减少发生的低镁血症可能会损害 PTH 的分泌而导致甲状旁腺功能低下。补充镁将纠正甲状旁腺功能减退。

## 诊断方法

任一患者发现存在功能性甲状旁腺功能减退症（即低钙血症和高磷血症）以及 PTH 的血药浓度升高的都应考虑 PHP。在一些患者身上低镁血症和严重的维生素 D 缺乏可产生 PTH 抵抗的生物化学特征，因此在诊断时必须测定血浆的镁浓度和 25-(OH)D。PHP 不寻常的初始表现包括新生儿甲状腺功能减退症，不明原因的心脏衰竭，癫痫发作，大脑内基底节和额叶钙化，运动障碍及其他类型的运动紊乱和脊髓受压。

伴有 AHO 临床表现的患者难以区分是 PHP 还是假性 PHP。而且，AHO 的几个表现例如肥胖、圆脸、短指和精神发育迟滞也发生在其他的先天性疾病（如普拉德 - 威利综合征、肢端骨发育不全、乌尔里希 - 特纳综合征）。位于染色体 2q37 [del（2）（q37.3）] 的微小末端缺失的实验模拟了 AHO 一个有趣的表型模拟。这些患者的内分泌功能和 Gαs 活性都是正常的。

PHP 的经典实验，Ellsworth-Howard 实验，在随后经过 Chase、Melson 以及 Aurbach 的修改后涉及纯

化的牛 PTH 或甲状旁腺提取物 200 ~ 300 USP 单位的管理。而现在已经不需要再做这些准备工作，特立帕肽的一种形态可以代替人甲状旁腺激素的 1-34 序列，并且已经制定了其在甲状旁腺功能减退症的鉴别诊断中使用的多种章程。这些章程规定首先这种肽类必须静脉滴注使用，但皮下注射也可以获得类似的结果。患者只能喝水，禁止其他食物（从早上 6 点到晚上 6 点每小时摄入 250 ml 水），控制在连续两天的上午 9 点收集患者尿液标本。在上午 9 点给予患者 Teriparitide（0.625 μg/kg，静脉给药最大不超过 25 μg，皮下给药最大不超过 40 μg），无论是皮下注射还是静脉滴注时间要超过 15 分钟以上，试验尿标本的分段收集是从 9：00 ~ 9：30、9：0 ~ 10：00、10：00 ~ 11：00 以及 11：00 ~ 12：00。测定血肌酐和血磷浓度应在上午 9 点和 11 点收集血液标本。收集尿液标本以分析尿 cAMP、尿磷和尿肌酐浓度，结果用每 100 ml GF 和 TmP / GFR 所含的 cAMP 纳摩尔数来表示。

正常人在尿中 cAMP 的排泄量通常表现出 10 ~ 20 倍的升高，在 TmP / GFR 通常会降低 20% ~ 30% 左右，而 1 型 PHP 患者（无论是 1a 型还是 1b 型），不管他们的血钙浓度如何变化都将表现出明显的延迟反应（图 72.2）。正常儿童及 HP 患者会有更强烈的反应。因此这个试验可以将所谓的血钙正常的 PHP 患者（如未予药物治疗即可维持血钙正常循环水平的存在 PTH 抵抗的患者）与假性 PHP 患者（对于 PTH 的作用仍可保持正常的尿 cAMP 水平的患者）区分开来。注射甲状旁腺（1-34）后测量血 cAMP 或血浆中 1,25- 羟基维生素 D 浓度也可以将 1 型 PHP 与导致甲状旁腺功能减退症的其他疾病相区分。

诊断 2 型 PHP 首先需要排除缺镁或维生素 D 缺乏。血 PTH 水平和肾源性 cAMP 水平升高是明确诊断 2 型 PHP 的前提条件。这些患者的尿 cAMP 对输入的 PTH 的反应在正常范围，而尿磷酸盐对输入的 PTH 却没有表现出典型的反应。遗憾的是，尿磷酸盐对 PTH 作用的反应解释是因为磷酸盐清除率经常发生复杂的随机变化，并且有时无法采用现有的标准而将尿磷酸盐的反应归类为正常或是不正常。

基因检测可以协助诊断 PHP 和 HP。有数个获批准的临床实验室可以进行 CASR、AIRE、GCM2 和 GNAS 的基因突变分析。相比之下，对于 1b 型 PHP 和大多数其他类型的遗传性甲状旁腺功能低下而言基因检测的可靠性还有待研究。

# 治疗

## 钙和维生素 D

甲状旁腺功能减退症的治疗目标是将血钙水平恢复到尽可能接近正常范围。主要的药物治疗是钙补充剂和维生素 D 制剂。降低血清磷酸盐的磷酸盐结合剂和降低尿钙排泄量的噻嗪类利尿剂可能都是有用的辅助治疗。主要影响血钙恢复到正常水平的因素是高尿钙症的发展以及可能导致肾结石的风险。随着 PTH 对肾中钙离子的保存作用丧失,维生素 D 的治疗诱导肠道对钙离子的吸收增加,最后导致钙的滤过负荷增加,使钙迅速地通过肾清除。因此,在血钙恢复正常以前适当补充维生素 D 可以使尿钙的排泄量增加。因此,应保持血钙水平经常在正常范围内的较低水平,从而防止慢性高尿钙症。由于高尿钙症可能激活 *CaSR* 基因突变,因此患有高尿钙症、低钙血症的患者尽量避免高尿钙是非常重要的。幸运的是,在 1 型 PHP 患者,只要可作用于远端肾小管发生反应的 PTH 水平仍未抑制,就很少会发展为高尿钙症。

每天摄入约 1~2g（25~50mg/kg）推荐剂量的钙有助于为机体提供充足的钙并保证饮食中的磷的摄入。三餐进食时同时摄入钙补充剂可获得最佳效果。PTH 缺乏及高磷血症患者无法将维生素 D 的母体化合物转化为高度活性形态,肾的 1-α 羟化酶将 25- 羟基维生素 D 转化为 1,25- 羟基维生素 D 的过程受到抑制。1-α 羟基化的维生素 D 代谢物（如骨化三醇）是维生素 D 的首选形式,因为这些药物绕过维生素 D 活化所需酶的途径。由于骨化三醇在血中的半衰期仅有数小时且在身体中不能蓄积,因此每天要给予数次骨化三醇以维持治疗。相比之下,阿法骨化醇 [1α-(OH)D3] 具有更长的半衰期,并且可以一天给药一次来维持治疗。在过去多种母体维生素 D 制剂已经用于治疗,包括维生素 $D_3$ 或 $D_2$,然而通常都需要非常大的浓度才能提高血钙水平。在这种情况下,维生素 D 会在体内大量蓄积,增加长期使用维生素 D 导致维生素 D 毒性的风险。氢氯噻嗪治疗有效地降低了对维生素 D 的需要量,但同时必须补充钾以抵消噻嗪诱发的低钾血症。

## PTH 治疗

用 PTH 治疗 HP 是一个非常好的选择,因为这意味着直接补充缺失的激素。此外,在 HP 患者减少钙以及骨化三醇的摄入对于降低尿钙排泄量有潜在的好处。其他的可能优点是由于高磷酸盐尿的性质,使用 PTH 后可能降低钙在肾的软组织中（肾钙沉着症,nephrolithiasis）或其他软组织中沉积的风险。在患有 HP 的成人和儿童中使用特立帕肽替代疗法已经证明,每日两次给药可长时间维持血清钙浓度略低于正常范围或在正常范围的下限。在服用特立帕肽的患者中,骨转换标志物是升高的。通过双能 X 线骨密度仪（DXA）测量骨密度,成年人保持稳定,但在儿童,相比使用骨化三醇治疗,使用特立帕肽治疗,桡骨 1/3 处 Z 值下降。

对于成年 HP 患者使用 PTH（1-84）隔日治疗方案显示出对钙补充剂及骨化三醇需求的下降。这种隔日治疗方案显著增加了腰椎的骨密度,同时减少了桡骨远端 1/3 处的骨密度。PTH 的治疗与骨转换标志物的增加有关,且骨活组织检查表明结构上的改变与骨小梁和骨皮质重构速率升高是一致的,并且 PTH 治疗之前是吸收骨小梁隧道,而 PTH 治疗之后孔隙率较前升高。

## 推荐阅读

1. Ding C, Buckingham B, Levine MA. 2001. Familial isolated hypoparathyroidism caused by a mutation in the gene for the transcription factor GCMB. *J Clin Invest* 108: 1215–20.
2. Kelly A, Levine MA. 2009. Disorders of calcium, phosphate, parathyroid hormone and vitamin D. In: Kappy, MS, Allen, DB, and Geffner, ME (eds.) *Pediatric Practice: Endocrinology*. Springfield: Charles C. Thomas Publisher, LTD. pp. 191–256.
3. Mantovani,G. 2011. Pseudohypoparathyroidism: Diagnosis and treatment. *J Clin Endocrinol Metab* 96: 3020–30.
4. Rubin, MR, Dempster DW, Sliney J Jr, Zhou H, Nickolas TL, Stein EM, Dworakowski E, Dellabadia M, Ives R, McMahon DJ, et al. 2011. PTH(1-84) administration reverses abnormal bone-remodeling dynamics and structure in hypoparathyroidism. *J Bone Miner Res* 26: 2727–36.
5. Sikjaer T, Rejnmark L, Mosekilde L. 2011. PTH treatment in hypoparathyroidism. *Curr Drug Saf* 6: 89–99.
6. Winer KK, Sinaii N, Reynolds J, Peterson D, Dowdy K, Cutler GB Jr. 2010. Long-term treatment of 12 children with chronic hypoparathyroidism: A randomized trial comparing synthetic human parathyroid hormone 1-34 versus calcitriol and calcium. *J Clin Endocrinol Metab* 95: 2680–88.
7. Shoback D. 2008. Clinical practice. Hypoparathyroidism. *N Engl J Med* 359(4): 391–403.
8. Bilezikian JP, Khan A, Potts JT Jr, Brandi ML, Clarke BL, Shoback D, Juppner H, D'Amour P, Fox J, Rejnmark L, Mosekilde L, Rubin MR, Dempster D, Gafni R, Collins MT, Sliney J, Sanders J. 2011. Hypoparathyroidism in the adult: Epidemiology, diagnosis, pathophysiology, target-organ involvement, treatment, and challenges for future research. *J Bone Miner Res* 26(10): 2317–37.

# 第 73 章
# 假性甲状旁腺功能减退症

Harald Jüppner · Murat Bastepe

（邓爱民 译）

假性甲状旁腺功能减退症（PHP）最早是在 1942 年用于描述激素抵抗的一类疾病，最突出的缺陷包括靶器官对 PTH 作用的抵抗，导致低钙血症和高磷血症[1]，并伴随 1,25-羟基维生素 $D_3$ 血浆浓度下降[2-3]。PHP 的指征是：PTH 抵抗而不是 PTH 缺乏，血 PTH 水平升高，以及外源性活性 PTH 摄入并没能使尿磷酸盐和环磷酸腺苷（cAMP）的排泄量适当增加[1,4]。PTH 抵抗发生在近曲小管，而在 PTH 作用的其他靶器官，没有 PTH 抵抗的存在，如骨[5-6]和髓袢升支粗段[7]。正是由于这些功能未受到破坏的 PTH 的存在，即使是长时间没有给予药物治疗，某些患者也可能维持正常的血钙水平。然而，除非患者时常适当地口服补钙和 1,25-羟基维生素 D，否则低钙血症的临床表现可能会经常发作，如神经肌肉的兴奋性增加或痉挛。对于没有任何临床表现且血钙、血磷水平正常的患者，如果存在血 PTH 水平升高，那么同样建议予以治疗，因为长期继发性甲状旁腺功能亢进可导致严重的甲状旁腺增生性骨病[8]。

自 Albright 和同事首次定义了 PHP 后[1]，到目前为止已经发现了多个 PHP 的变异（表 73.1）。1 型 PHP 患者给予外源性 PTH 后显示除了肾源性 cAMP 产生途径被破坏，磷酸盐的代谢也受影响[1,4]，而 2 型 PHP 患者在给予外源性 PTH 后这两种反应没有任何关联，例如这些患者肾源性 cAMP 产生没有受到损害但是磷酸盐的代谢受到很大影响[9]。最近，有说法称肢端骨发育不全是 2 型 PHP 的一种表现形式，由于位于 Gsα 下游的蛋白激酶 A（PRKAR1A）的调控亚基发生突变从而引起基础尿 cAMP 排泄量和 PTH 刺激的尿 cAMP 排泄量升高以及 PTH 诱导的低磷反应。在这些分子层面的发现提出来的同时，我们发现对 PTH 的破坏反应与对其他多种通过 G 蛋白偶联受体抵抗发挥作用的激素有关。这些发现进一步突出了 PTH 的参与对于 cAMP/PKA 介导的重要性，而在 PHP 不同的变种中受到抵抗的其他激素也同样如此[10]。然而，本章将主要专注于 1 型 PHP 及其亚型的临床和分子水平的定义。

## PHP-Ia、PHP-Ic、PPHP 和 POH：由编码 Gsα 的基因突变导致的 PHP 变异

Ⅰa 型 PHP 患者表现为 PTH 抵抗和 AHO 的一系列形态特征，可能包括肥胖、身材矮小、异位骨化、短指和（或）智力低下。Ⅰa 型 PHP 患者也经常表现出对其他激素的抵抗，包括促甲状腺激素（TSH）、促性腺激素类、降钙素和生长激素释放激素（GHRH）[11-16]。这些激素的一个共同特点是它们的活动需要细胞表面 G 蛋白偶联受体的参与。因

表 73.1　不同类型 I 型 PHP 患者的临床特征及分子特征

| | PTH- 抵抗型 | 另外的激素抵抗 | 典型的 AHO 特征 | *GNAS* 缺陷 |
|---|---|---|---|---|
| PHP- I a/c | 有 | 有 | 有 | Gsα 突变 |
| PPHP | 无 | 无 | 有 | Gsα 突变 |
| POH | 无 | 无 | 无 | Gsα 突变 |
| PHP- I b | 有 | 某些情况下 | 无 | *STX16* 或 NESP55 缺失影响 *GNAS* 印记；patUPD20q；散发病例 |
| 肢端发育不全（PHP- II 变型） | 有 | 有 | 无 | PRKAR1A |

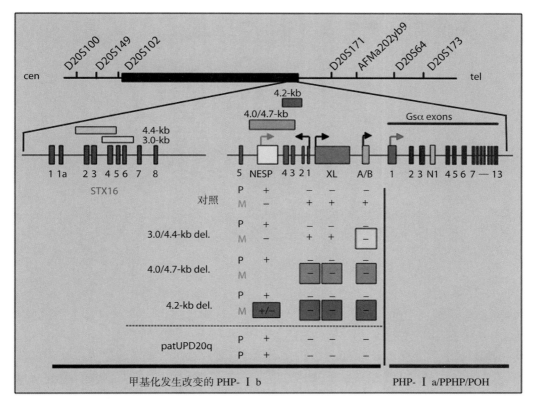

图 73.1　（也见彩图）该 *GNAS* 位点：亲本特定外显子甲基化和杂合突变位置。Gsα 基因突变（深蓝色外显子）引起 PHP- I a/PPHP/POH（参考文献 96-97）。AD-PHP- I b 的是由 *GNAS* 上游 200 多 kb 的 *STX16* 缺失（黄色和浅蓝色水平条）导致或 *GNAS* 内缺失（绿色和紫色条）导致，这些疾病的变异与 *GNAS* 甲基化缺失仅限于相关外显子 A /B 独立存在或在多个外显子甲基化发生改变有关。散发的 PHP-Ib 由于父本的单亲二体型染体 20q 突变（patUPD20q）引起。框，外显子；连接线，内含子。父本（P），母本（M）；甲基化（＋）；未甲基化（－）；父本转录（黑色箭头）；母本转录（橙色箭头）；绿色箭头，在一些组织 Gsα 基因双等位转录

此，Ⅰa型PHP是由于位于 *GNAS* 上编码G蛋白（Gsα）的 α- 亚基的基因杂合失活性突变所致，而这些突变都发生在母系等位基因（图73.1）。

Gsα是使腺苷酸环化酶激动活化所必需的一个很常见的信号蛋白，通过活化产生环磷酸腺苷（cAMP），它是在整个身体中发生的所有细胞反应都包含的细胞内第二信使[17]。在Gsα介导的细胞反应重要性的图解中，编码Gsα的纯合子部分缺失会导致小鼠胚胎死亡[18-20]。许多不同的 *GNAS* 突变，包括错义和无义突变，以及插入和缺失，已经被确认会导致Ⅰa型PHP的发生（见 http://www.ncbi.nlm.nih.gov/ 上的等位基因变种列表中的男性 #103580 上的孟德尔遗传）。与它们功能丧失的影响并存的是，这些突变在全部的 13 个编码Gsα的外显子中几乎都有发生，导致Gsα mRNA/ 蛋白质减少约 50%，这些可以在源自Ⅰa型PHP患者的皮肤成纤维细胞和红细胞膜中得到证实[12]。

Ⅰc型PHP原本是用来形容那些具有和Ⅰa型PHP患者相同的临床表现但在红细胞中拥有正常的Gsα生物活性的变种[21]。然而，最近的研究表明，Ⅰc型PHP最本质部分是它是PHP-Ⅰa患者的等位基因变体[22-24]。几个Ⅰc型PHP患者的报道显示常规使用的Gsα生物活性的测试中进行点突变后是由三磷酸鸟苷来激动Gsα表面上的功能。该突变破坏Gsα的受体耦合能力，但不影响其基础活性，从而对GTP的刺激有全面反应。但是，仍然有可能在一些Ⅰc型PHP患者发生不同的基因的点突变，一旦发生变异，都会阻止cAMP的升高。这个基因可能是编码cAMP磷酸二酯酶或腺苷酸环化酶的一种。

在表现出AHO特征但却没有激素抵抗的患者身上同样发现有Gsα基因突变失活。在同一个家系中通常可以同时发现Ⅰa型PHP的患者和PPHP患者[25]，但它们绝不可能出现在拥有血缘关系的家庭中。AHO发生在父母传递的Gsα基因突变的后代，而激素抵抗的发展是受印记限制的，因此它仅出现在女性携带者的后代[26-27]。因此，Gsα基因突变的父系遗传导致PPHP（仅表现出AHO），而同样Gsα基因突变的母系遗传导致Ⅰa型PHP（表现出AHO和激素抵抗）。与观察到的激素抵抗印记模式遗传一致的是，最近的 *GNAS* 位点研究显示在一些组织包括肾近端小管、甲状腺、垂体和性腺中主要的母系Gsα基因表达（见下文）。

在严重异位骨化影响到骨骼肌和深部结缔组织的进行性骨发育异常患者中也发现有Gsα杂合子基因突变失活[28]。POH患者中的这些Gsα基因突变有些也和Ⅰa型PHP患者中或PPHP患者中发现的一样，表明POH是AHO特征中异位骨化的极端表现[28-32]。仅有少数POH患者表现出激素抵抗和（或）AHO特征[29-33]，与该观察一致的是，几乎所有的POH病例都是由父系遗传的突变所致。在POH发生中的这种强烈的亲本偏移的发生原因到目前为止仍未知，分子病理学提示可能是由于 *GNAS* 基因显示印记表达的其他产物的缺乏，且同样受到大部分突变的影响。

## 一些组织中的Gsα转录物仅从母系等位基因衍生获得

Gsα基因突变灭活会导致各种不同的表型，而基因组印记在这些表型的发展中起到了重要作用。基因组印记是指从父系等位基因或母系等位基因来源的基因差异化表达[34-36]。这种单等位基因是亲本来源的特定表达与印迹基因（通常在启动子区域）内等位基因特异性表观遗传标记，包括CpG二磷酸吡啶核苷酸上的胞嘧啶残基的甲基化作用。虽然Gsα启动子本身缺乏差异性的甲基化作用[37-39]，在遗传控制动物身上的几项研究已经证实从母系等位基因转录而来的Gsα基因仅在少数组织表达，而从父系等位基因转录而来的Gsα基因是不表达的[18,40-41]。与上述发现一致的是突变小鼠品系中，患有Ⅰa型PHP和PPHP的家系揭示了在不同组织中Gsα基因保持静止的重要性，特别是在近端肾小管，其Gsα基因大部分或完全是从母系等位基因衍生的。因此，如果母系等位基因的Gsα基因发生突变，会导致近端小管产生激素抵抗，而远端小管的功能，例如PTH依赖性钙的重吸收功能，由于在肾小管的这一部分Gsα基因是由双等位基因转录的，因此仍然会保持完好。此外，这样一种突变会导致远曲小管中的Gsα水平降低 50%，但是Gsα的这种减少似乎对其功能的完整性没有影响（图73.2）。

对各种胎儿和成人组织的分析也揭示了其他一些组织中的Gsα印记。除了近端肾小管，母系Gsα基因似乎主要是在甲状腺[42-44]、性腺[42]以及垂体[45]中表达。相反，来源于双等位基因的Gsα基因已被证明在多个不同的胎儿组织[46]以及成人的肾上腺、骨及脂肪组织[42,47]中表达。此外，有一项研究证明源于双等位基因的Gsα基因在人类胎儿的肾皮

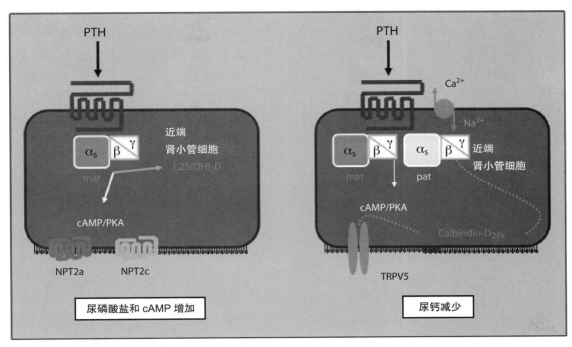

**图 73.2**（也见彩图）PTH/ PTHrP 的受体在肾被激活。活性 G 蛋白（Gsα）介导大部分 PTH 活动，在近端肾小管主要由母本等位基因转录而来，在远端小管主要由双等位基因转录而来。PTH 刺激的 cAMP 生产是在近端小管，随后的 PKA 激活降低 NPT2a 和 NPT2c（参考文献 98-99），并增加 1,25-(OH)$_2$ 维生素 D 的生成（参考文献 100-101）；cAMP 通过未知的转运方式进入尿液，这是限制该第二信使细胞内水平的独特机制。在远端小管，PTH 至少是部分地通过 cAMP/ PKA- 依赖性机制提高钙转运蛋白 TRPV5 的表达，从而减少尿中钙的损失（参考文献 10,102）

质中表达[48]。虽然表面上看起来对小鼠的研究是矛盾的[18]，但随后的研究解释可能是 Gsα 印记是出生后才出现在这个组织中且（或）仅存在于少许的肾皮质细胞中。但总体而言，Gsα 印记表达的组织分布与 I a 型 PHP 患者激素抵抗的组织分布密切关联。与预测一致的是 Gsα 基因突变失活导致 Gsα 水平 / 活性急剧下降，因此，激素抵抗仅出现在大部分 Gsα 基因是源于母系的组织中。相反，源于父系遗传的在同一组织中同样的突变 Gsα 水平 / 活性没有检测到有变化。在双等位来源的 Gsα 基因表达的组织中预计 Gsα 水平 / 活性会减少约 50%。虽然这种减少对于一些细胞来说足以维持正常的细胞反应，但是可能导致其他的功能缺陷，例如单倍剂量不足。事实上，父母传递的 Gsα 基因突变可能会导致出现独立的 AHO 特征，考虑这些特征可能是由多数组织中 Gsα 信号肽单倍剂量不足所致。这个结论与在生长板块的野生型和外显子 2 断裂的 GNAS 嵌合体小鼠的胚胎干细胞研究表明，不管这个经过遗传处理的细胞是父系还是母系衍生的，对其增生分化的促进几乎没有差别[49]。同样，任一亲本等位基

因来源的 GNAS 外显子 1 断裂导致的 AHO，其皮下异位骨化的表现都是难以区分开来的[50]。然而，患者与患者之间 AHO 表现和严重程度的差异性可能是因为 Gsα 印记（或 GNAS 其他的转录物印记）对 AHO 特征的发展有促进作用。事实上，最近已经发现 AHO 两个经典特征肥胖和认知功能障碍，在母系遗传的 Gαs 基因突变[51-52]后进展非常明显，正如在小鼠中的表现，而这种印记模式的遗传与单等位基因在脑内区域的 Gαs 基因表达密切相关[53]。在 POH 的发病机制中 GNAS 的印记也起到一定作用，考虑是由于 POH 主要是父系遗传[30-32]。

## 从 GNAS 位点衍生的父系或母系复合转录物

最近的研究已经表明，除了 Gsα，GNAS 位点还产生多个亲本起源特异性表达编码和非编码转录物（图 73.1）。Gsα 是由跨越长度约 20 kb 的[54]13 个外显子编码[54]。通过外显子 3 的替代使用以及在外显子 4 的 5' 端[55-56]替代地插入一个额外的密码子形成

Gsα 的四种不同的剪接变体。另外，在外显子3和外显子4之间插入一个替代的外显子（N1）从而产生去除顶端的 Gsα mRNA 和 Gsα 蛋白[57]。

包括 GNAS 基因组区域的研究在人类及小鼠位于外显子1的上游鉴别出了一些新型外显子。XLαs 和 NESP55 转录子逐一地使用隔开的上游启动子和 Gsα 转录子上拼接在外显子2到外显子13的第一外显子[38-39]。由于 NESP55 转录物的外显子2到外显子13是3' 非翻译区的一部分[59-60]，因此这个区域的蛋白质序列一致性只存在 XLαs 和 Gsα 之间[58]。XLαs 和促神经内分泌分泌蛋白-55（NESP55）是相对印记的，其中 XLαs 是从父系等位基因 GNAS 中表达出来的，而 NESP55 是由母系等位基因 GNAS 表达出来的在神经内分泌组织大量存在的一种嗜铬粒蛋白样蛋白质[39,60]。虽然 XLαs 的 mRNA 能在多种其他组织包括脂肪组织、胰腺和肾[61-63]中检测到，但在神经内分泌组织和中枢神经系统它是大量表达的[61-63]。除了产生这些蛋白质，GNAS 基因座产生了正义和反义的非编码转录本，它们都是由父亲等位基因表达的。反义链（AS）转录物有一个启动子与 XLαs 转录物的启动子毗连[64-65]。正义链的非编码转录本，称为"A/B"（也称为1A或1'），由外显子2-13组成，但是像 XLαs 和 NESP55 转录物一样在转录时需要一个独立的启动子和第一外显子[37,66-67]。正如其他的基因位点印记，这些额外的 GNAS 转录物的启动子，非是 Gsα 的启动子，是在差异甲基化区域（DMR）内的，且在各种情况下都是由非甲基化的启动子驱使表达开始的[37-39,60,64-65]。

目前，对 GNAS 转录物印记的生物学意义知之甚少。如上所述，NESP55 属于嗜铬粒蛋白类家族，并且与神经元和神经内分泌细胞的组成促分泌途径关系密切[68]。在新型环境中小鼠体内的 NESP55 蛋白靶向破坏产生异常反应[69]。XLαs 标记的氨基酸序列与 Gsα 一致，而且在后者包括重要功能上的大部分区域[58]。因此，XLαs 可以调整基础的和激动剂诱导的腺苷酸环化酶的激活[70-71]。此外，在小鼠近端肾小管，XLαs 可以改善由 Gsα 不足导致的 PTH-抗性表型[72]。然而小鼠 XLαs 蛋白靶向破坏迄今未能揭示这种明确由"Gsα 样"信号蛋白的活性在体内丧失所引起的表型[63]。事实上，对敲除了 XLαs 的小鼠研究显示，XLαs 在某些组织，如灰色脂肪中，与 Gsα 是起拮抗作用的[63]。缺乏 XLαs 的小鼠无法适应喂养并且显示出生后早期高死亡率。此外，这些小鼠表现出在能量和葡萄糖代谢方面的各种缺陷，包括肥胖小鼠的灰色和白色脂肪的减少以及受损的代谢反应进而导致低血糖[63]。激活的 XLαs 亚细胞运输与 Gsα 有着显著的差异[73]，并且这种差异也许可以提供一些解释：为何在某些环境中 XLαs 与 Gsα 起拮抗作用。此外，最近的研究显示外显子的 A/B 衍生转录物产生一种氨基末端截短的 Gsα 变体且导致完整 Gsα 的活性降低[74]。

## Ⅰb 型 PHP：Gsα 印迹异常导致的激素抵抗

PHP-Ⅰb 的最初定义是具有选择性的 PTH-抵抗、成纤维细胞和红细胞中 Gsα 活性正常且缺乏 AHO 特征的一种疾病[12]。然而，尽管 PTH 抵抗仍然是最突出的生化缺陷，但许多 PHP-Ⅰb 的患者也表现出 TSH 抵抗[44,75-76]。此外，最近的研究结果揭示由于 GNAS 甲基化改变导致在一大群患者身上出现轻微但是显著的 AHO 特征。

几种不同形式的 PHP-Ⅰb 已被定义为基于不同 GNAS 外显子/启动子和 GNAS 基因座内或上游的染色体微缺失的表观遗传变异（见图73.1和73.3）。与 PHP-Ⅰa 一样，常染色体显性遗传的 PHP-Ⅰb 仅在母系传导基因突变后才出现激素抵抗。最常见的导致 AD-PHP-Ⅰb 的突变是编码突触-16（Stx16）的一个位于 GNAS 基因座的约220 kb 区域基因片段不到3 kb 的缺失[82-85]。这种缺失与 GNAS 上外显子 A/B 上甲基化区域缺失有关，在某些组织中双等位基因转录的 Gsα 活性受影响而下降，但是由母系等位基因表达的 Gsα 拥有正常活性，由此导致激素抵抗的发生。在单一的 AD-PHP-Ⅰb 家系中，已经发现有另一种4.4 kb 大小杂合性等位基因母系遗传型 Stx16 的缺失[86]。这种缺失与经常观察到的3kb的缺失拥有重叠区域，并删除 Stx16 的外显子2到外显子4。因此，无论是3kb 抑或4.4 kb 的缺失预计都将导致一个等位基因上的突触-16蛋白失活。然而，只有母本遗传的基因缺陷才会导致Ⅰb 型 PHP 发生，同时当受影响的个体有可识别突变的遗传模式时，如 Stx16 的复制缺失，只有当这个基因同样被印迹时才可以导致Ⅰb 型 PHP 发生。然而，根据对Ⅰb 型 PHP 患者和正常对照组的淋巴母细胞的甲基化和等位基因表达分析来看，Stx16 并没有被印记[86]，因此它的突触-16似乎并没有参与Ⅰb 型 PHP 的分子发

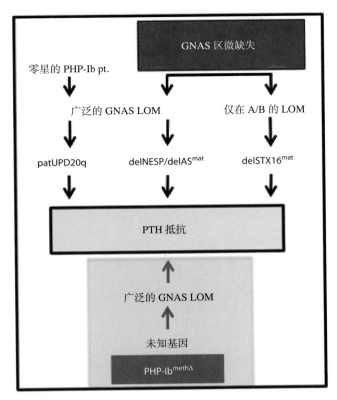

**图 73.3**　根据他们的表观遗传和基因研究结果的 PHP-Ⅰb 进行分组。常染色体显性遗传的 PHP-Ⅰb（AD-PHP-Ⅰb）可以由 Stx16 缺失与相关的 *GNAS* 外显子 A / B 单独的甲基化缺失引起（delSTX-16^mat）（参考文献 82-86），或者是包括 NESP55 和或反义外显子 3-4 缺失以及 *GNAS* 外显子 XL、AS 和 A / B 的甲基化缺失引起（delNESP/delAS^mat）（参考文献 88-89）。由 *GNAS* 外显子 XL、AS 及 A/ B 的甲基化缺失和 NESP55 外显子完全甲基化导致散发型 PHP-Ⅰb 可能是因为单亲亲本二体型涉及染色体 20q（patUPD20q）（参考文献 76,91）。零星的 PHP Ⅰb 随 LOM 变异发生在 *GNAS* 外显子 XL、AS 和 A / B（往往是不完整的），偶尔在外显子 NESP55 甲基化（PHP -Ib^methΔ）；在这些零星的患者中已被排除与 *GNAS* 的关联，在其他患者中也不可能（参考文献 90,94）

病机制。事实上，在小鼠研究中 *Stx16* 的破坏在小鼠身上不会产生任何表观遗传异常或实验室异常[87]。

位于 *GNAS* 位点的外显子 NESP55 以及反义外显子 3 和 4[88] 中任一外显子或两种反义外显子[89] 的缺失都会导致 AD-PHP-Ⅰb 产生（见图 73.1）。这些缺失与母系 *GNAS* 甲基化印记丢失有关，且其生化异常与 *Stx16* 缺失导致的 AD-PHP-Ⅰb 患者表现出来的难以区分[90]。证明单一的 *GNAS* 印记缺损可以引起 PTH 抗性，一些Ⅰb 型 PHP 的散发病例是由于父本的单亲二体型引起，由此我们可以得出结论，在 *GNAS* 位点上分布有一个仅通过父本遗传的基因

印记[76,91-92]。

类似于Ⅰb 型 PHP 是由 *GNAS* 缺失或 patUPD20q 缺损所致，绝大多数散发型Ⅰb 型 PHP 病例显示外显子 A/B 和全部或一部分 *GNAS* DMR 中存在甲基化缺陷[75,80,88,90,93-95]。NESP55 或反义缺失的表现与 3 个 AD-PHP-Ⅰb 家系的研究发现相类似，而经过对这样一大群散发型 PHP-Ⅰb 病例研究后排除了 patUPD20q 的原因，事实上，某些患者的 *GNAS* 位点可能从遗传上被排斥[94]。因此可以想到的是这些散发型 PHP-Ⅰb 存有一种基因缺陷，而这种基因是从 *GNAS* 上分离出来的。从散发型 PHP-Ⅰb 病例身上鉴定出来的基因缺陷可能帮助识别那些建立或维持 *GNAS* 甲基化的基因，并且这种基因可能促使 GSα 在不同组织中失活。

## 治疗

治疗目的是修复 PTH 的生化活性，也包括在某些病例中存在的其他激素抗性。PTH 在 PHP 患者远端肾小管中的作用没有受到破坏，因此远端肾小管可以从肾小管滤液中重吸收到充足的钙。这使得对 PHP 患者低血钙的处理比 HP 患者更简单。治疗包括口服补钙和给予 1,25-(OH)$_2$D（骨化三醇）。在治疗过程中要重视维生素 D 的活性形态，这是因为近端肾小管将 25-(OH)D 转化为 1,25-(OH)$_2$D 的能力下降。治疗目标应是尽量保持 PTH 循环水平在或接近正常范围，而不是简单地避免低钙血症的症状，这是因为血 PTH 水平持续升高会增加骨吸收，并可能最终导致甲状旁腺增生性骨病。在治疗过程中，尿钙通常不上升，因为在远曲肾小管中 PTH 活性正常。尽管如此，对接受治疗的患者每年监测血生化和尿钙排泄量是非常重要的。在青春发育期建议进行更频繁的监测，一旦骨骼发育终止，补钙量和 1,25-(OH)$_2$D 的剂量就可能需要调整。

## 总结和结论

编码 Gsα 的 *GNAS* 外显子如果是源于父本遗传的基因突变会引起Ⅰa 型 PHP，而如果这些突变是来自母本遗传则会引起 PPHP 或 POH。AD-PHP-Ⅰb 是由母本遗传的 *GNAS* 内或上游的微缺失引起，这种微缺失与部分或全部母本遗传的 *GNAS* 甲基化印记缺失有关，因此，在父本 Gsα 失活的那些组织

中同样存在 Gsα 失活。在 PHP-Ⅰb 患者观察到的 *GNAS* 甲基化改变，由于 patUPD20q 仍然难以鉴别，因此散发型 PHP-Ⅰb 病例发生的原因和有关 *GNAS* 甲基化改变仍有待研究。

## 参考文献

1. Albright, F, Burnett, CH, Smith, PH, Parson W. 1942. Pseudohypoparathyroidism—An example of "Seabright-Bantam syndrome." *Endocrinology* 30: 922–932.
2. Breslau NA, Weinstock RS. 1988. Regulation of 1,25(OH)₂D synthesis in hypoparathyroidism and pseudohypoparathyroidism. *Am J Physiol* 255: E730–E736.
3. Drezner MK, Neelon FA, Haussler M, McPherson HT, Lebovitz HE. 1976. 1,25-dihydroxycholecalciferol deficiency: The probable cause of hypocalcemia and metabolic bone disease in pseudohypoparathyroidism. *J Clin Endocrinol Metab* 42: 621–628.
4. Chase LR, Melson GL, Aurbach GD. 1969. Pseudohypoparathyroidism: Defective excretion of 3′,5′-AMP in response to parathyroid hormone. *J Clin Invest* 48: 1832–1844.
5. Ish-Shalom S, Rao LG, Levine MA, Fraser D, Kooh SW, Josse RG, McBroom R, Wong MM, Murray TM. 1996. Normal parathyroid hormone responsiveness of bone-derived cells from a patient with pseudohypoparathyroidism. *J Bone Miner Res* 11: 8–14.
6. Murray T, Gomez Rao E, Wong MM, Waddell JP, McBroom R, Tam CS, Rosen F, Levine MA. 1993. Pseudohypoparathyroidism with osteitis fibrosa cystica: Direct demonstration of skeletal responsiveness to parathyroid hormone in cells cultured from bone. *J Bone Miner Res* 8: 83–91.
7. Stone M, Hosking D, Garcia-Himmelstine C, White D, Rosenblum D, Worth H. 1993. The renal response to exogenous parathyroid hormone in treated pseudohypoparathyroidism. *Bone* 14: 727–735.
8. Farfel Z. 1999. Pseudohypohyperparathyroidism-pseudohypoparathyroidism type Ib. *J Bone Miner Res* 14: 1016.
9. Drezner M, Neelon FA, Lebovitz HE. 1973. Pseudohypoparathyroidism type II: A possible defect in the reception of the cyclic AMP signal. *N Engl J Med* 289: 1056–1060.
10. Linglart A, Menguy C, Couvineau A, Auzan C, Gunes Y, Cancel M, Motte E, Pinto G, Chanson P, Bougneres P, et al. 2011. Recurrent PRKAR1A mutation in acrodysostosis with hormone resistance. *N Engl J Med* 364: 2218–2226.
11. Weinstein LS, Yu S, Warner DR, Liu J. 2001. Endocrine manifestations of stimulatory g protein alpha-subunit mutations and the role of genomic imprinting. *Endocr Rev* 22: 675–705.
12. Levine MA. 2002. Pseudohypoparathyroidism. In: Bilezikian JP, Raisz LG, Rodan GA (eds.) *Principles of Bone Biology*. New York: Academic Press. pp. 1137–1163.
13. Mantovani G, Maghnie M, Weber G, De Menis E, Brunelli V, Cappa M, Loli P, Beck-Peccoz P, Spada A. 2003. Growth hormone-releasing hormone resistance in pseudohypoparathyroidism type ia: New evidence for imprinting of the Gs alpha gene. *J Clin Endocrinol Metab* 88: 4070–4074.
14. Germain-Lee EL, Groman J, Crane JL, Jan de Beur SM, Levine MA. 2003. Growth hormone deficiency in pseudohypoparathyroidism type 1a: Another manifestation of multihormone resistance. *J Clin Endocrinol Metab* 88: 4059–4069.
15. Vlaeminck-Guillem V, D'Herbomez M, Pigny P, Fayard A, Bauters C, Decoulx M, Wemeau JL. 2001. Pseudohypoparathyroidism Ia and hypercalcitoninemia. *J Clin Endocrinol Metab* 86: 3091–3096.
16. Zwermann O, Piepkorn B, Engelbach M, Beyer J, Kann P. 2002. Abnormal pentagastrin response in a patient with pseudohypoparathyroidism. *Exp Clin Endocrinol Diabetes* 110: 86–91.
17. Weinstein LS, Liu J, Sakamoto A, Xie T, Chen M. 2004. Minireview: GNAS: Normal and abnormal functions. *Endocrinology* 145: 5459–5464.
18. Yu S, Yu D, Lee E, Eckhaus M, Lee R, Corria Z, Accili D, Westphal H, Weinstein LS. 1998. Variable and tissue-specific hormone resistance in heterotrimeric Gs protein α-subunit (Gsα) knockout mice is due to tissue-specific imprinting of the Gsα gene. *Proc Natl Acad Sci U S A* 95: 8715–8720.
19. Chen M, Gavrilova O, Liu J, Xie T, Deng C, Nguyen AT, Nackers LM, Lorenzo J, Shen L, Weinstein LS. 2005. Alternative Gnas gene products have opposite effects on glucose and lipid metabolism. *Proc Natl Acad Sci U S A* 102: 7386–7391.
20. Germain-Lee EL, Schwindinger W, Crane JL, Zewdu R, Zweifel LS, Wand G, Huso DL, Saji M, Ringel MD, Levine MA. 2005. A mouse model of Albright hereditary osteodystrophy generated by targeted disruption of exon 1 of the gnas gene. *Endocrinology* 146: 4697–4709.
21. Farfel Z, Brothers VM, Brickman AS, Conte F, Neer R, Bourne HR. 1981. Pseudohypoparathyroidism: Inheritance of deficient receptor-cyclase coupling activity. *Proc Natl Acad Sci U S A* 78: 3098–3102.
22. Linglart A, Carel JC, Garabedian M, Le T, Mallet E, Kottler ML. 2002. GNAS1 lesions in pseudohypoparathyroidism Ia and Ic: Genotype phenotype relationship and evidence of the maternal transmission of the hormonal resistance. *J Clin Endocrinol Metab* 87: 189–197.
23. Linglart A, Mahon MJ, Kerachian MA, Berlach DM, Hendy GN, Jüppner H, Bastepe M. 2006. Coding GNAS mutations leading to hormone resistance impair in vitro agonist- and cholera toxin-induced adenosine cyclic 3′,5′-monophosphate formation mediated by human XLαs. *Endocrinology* 147: 2253–2262.
24. Thiele S, de Sanctis L, Werner R, Grotzinger J, Aydin C, Jüppner H, Bastepe M, Hiort O. 2011. Functional characterization of GNAS mutations found in patients with pseudohypoparathyroidism type Ic defines a new subgroup of pseudohypoparathyroidism affecting selectively Gsalpha-receptor interaction. *Hum Mutat* 32: 653–660.
25. Albright F, Forbes AP, Henneman PH. 1952. Pseudo-pseudohypoparathyroidism. *Trans Assoc Am Physicians* 65: 337–350.
26. Davies AJ, Hughes HE. 1993. Imprinting in Albright's hereditary osteodystrophy. *J Med Genet* 30: 101–103.
27. Wilson LC, Oude-Luttikhuis MEM, Clayton PT, Fraser WD, Trembath RC. 1994. Parental origin of Gsα gene mutations in Albright's hereditary osteodystrophy.

*J Med Genet* 31: 835–839.

28. Kaplan FS, Shore EM. 2000. Progressive osseous heteroplasia. *J Bone Miner Res* 15: 2084–2094.

29. Eddy MC, De Beur SM, Yandow SM, McAlister WH, Shore EM, Kaplan FS, Whyte MP, Levine MA. 2000. Deficiency of the alpha-subunit of the stimulatory G protein and severe extraskeletal ossification. *J Bone Miner Res* 15: 2074–2083.

30. Shore EM, Ahn J, Jan de Beur S, Li M, Xu M, Gardner RJ, Zasloff MA, Whyte MP, Levine MA, Kaplan FS. 2002. Paternally inherited inactivating mutations of the GNAS1 gene in progressive osseous heteroplasia. *N Engl J Med* 346: 99–106.

31. Adegbite NS, Xu M, Kaplan FS, Shore EM, Pignolo RJ. 2008. Diagnostic and mutational spectrum of progressive osseous heteroplasia (POH) and other forms of GNAS-based heterotopic ossification. *Am J Med Genet A* 146A: 1788–1796.

32. Lebrun M, Richard N, Abeguile G, David A, Coeslier Dieux A, Journel H, Lacombe D, Pinto G, Odent S, Salles JP, et al. 2010. Progressive osseous heteroplasia: A model for the imprinting effects of GNAS inactivating mutations in humans. *J Clin Endocrinol Metab* 95: 3028–3038.

33. Ahmed SF, Barr DG, Bonthron DT. 2002. GNAS1 mutations and progressive osseous heteroplasia. *N Engl J Med* 346: 1669–1671.

34. Bartolomei MS, Tilghman SM. 1997. Genomic imprinting in mammals. *Annu Rev Genet* 31: 493–525.

35. Tilghman SM. 1999. The sins of the fathers and mothers: Genomic imprinting in mammalian development. *Cell* 96: 185–193.

36. Reik W, Walter J. 2001. Genomic imprinting: Parental influence on the genome. *Nat Rev Genet* 2: 21–32.

37. Liu J, Yu S, Litman D, Chen W, Weinstein L. 2000. Identification of a methylation imprint mark within the mouse Gnas locus. *Mol Cell Biol* 20: 5808–5817.

38. Hayward B, Kamiya M, Strain L, Moran V, Campbell R, Hayashizaki Y, Bronthon DT. 1998. The human GNAS1 gene is imprinted and encodes distinct paternally and biallelically expressed G proteins. *Proc Natl Acad Sci U S A* 95: 10038–10043.

39. Peters J, Wroe SF, Wells CA, Miller HJ, Bodle D, Beechey CV, Williamson CM, Kelsey G 1999. A cluster of oppositely imprinted transcripts at the Gnas locus in the distal imprinting region of mouse chromosome 2. *Proc Natl Acad Sci U S A* 96: 3830–3835.

40. Skinner J, Cattanach B, Peters J. 2002. The imprinted oedematous-small mutation on mouse chromosome 2 identifies new roles for Gnas and Gnasxl in development. *Genomics* 80: 373.

41. Williamson CM, Ball ST, Nottingham WT, Skinner JA, Plagge A, Turner MD, Powles N, Hough T, Papworth D, Fraser WD, et al. 2004. A cis-acting control region is required exclusively for the tissue-specific imprinting of Gnas. *Nat Genet* 36: 894–899.

42. Mantovani G, Ballare E, Giammona E, Beck-Peccoz P, Spada A. 2002. The Gsalpha gene: Predominant maternal origin of transcription in human thyroid gland and gonads. *J Clin Endocrinol Metab* 87: 4736–4740.

43. Germain-Lee EL, Ding CL, Deng Z, Crane JL, Saji M, Ringel MD, Levine MA. 2002. Paternal imprinting of Galpha(s) in the human thyroid as the basis of TSH resistance in pseudohypoparathyroidism type 1a.

44. Liu J, Erlichman B, Weinstein LS. 2003. The stimulatory G protein α-subunit Gsα is imprinted in human thyroid glands: Implications for thyroid function in pseudohypoparathyroidism types 1A and 1B. *J Clin Endocrinol Metabol* 88: 4336–4341.

45. Hayward B, Barlier A, Korbonits M, Grossman A, Jacquet P, Enjalbert A, Bonthron D. 2001. Imprinting of the G(s)alpha gene GNAS1 in the pathogenesis of acromegaly. *J Clin Invest* 107: R31–36.

46. Campbell R, Gosden CM, Bonthron DT. 1994. Parental origin of transcription from the human GNAS1 gene. *J Med Genet* 31: 607–614.

47. Mantovani G, Bondioni S, Locatelli M, Pedroni C, Lania AG, Ferrante E, Filopanti M, Beck-Peccoz P, Spada A. 2004. Biallelic expression of the Gsalpha gene in human bone and adipose tissue. *J Clin Endocrinol Metab* 89: 6316–6319.

48. Zheng H, Radeva G, McCann JA, Hendy GN, Goodyer CG. 2001. Gαs transcripts are biallelically expressed in the human kidney cortex: Implications for pseudohypoparathyroidism type Ib. *J Clin Endocrinol Metab* 86: 4627–4629.

49. Bastepe M, Weinstein LS, Ogata N, Kawaguchi H, Jüppner H, Kronenberg HM, Chung UI. 2004. Stimulatory G protein directly regulates hypertrophic differentiation of growth plate cartilage in vivo. *Proc Natl Acad Sci U S A* 101: 14794–14799.

50. Huso DL, Edie S, Levine MA, Schwindinger W, Wang Y, Jüppner H, Germain-Lee EL. 2011. Heterotopic ossifications in a mouse model of albright hereditary osteodystrophy. *PLoS One* 6: e21755.

51. Long DN, McGuire S, Levine MA, Weinstein LS, Germain-Lee EL. 2007. Body mass index differences in pseudohypoparathyroidism type 1a versus pseudopseudohypoparathyroidism may implicate paternal imprinting of Galpha(s) in the development of human obesity. *J Clin Endocrinol Metab* 92: 1073–1079.

52. Mouallem M, Shaharabany M, Weintrob N, Shalitin S, Nagelberg N, Shapira H, Zadik Z, Farfel Z. 2008. Cognitive impairment is prevalent in pseudohypoparathyroidism type Ia, but not in pseudopseudohypoparathyroidism: Possible cerebral imprinting of Gsalpha. *Clin Endocrinol (Oxf)* 68: 233–239.

53. Chen M, Wang J, Dickerson KE, Kelleher J, Xie T, Gupta D, Lai EW, Pacak K, Gavrilova O, Weinstein LS. 2009. Central nervous system imprinting of the G protein G(s)alpha and its role in metabolic regulation. *Cell Metab* 9: 548–555.

54. Kozasa T, Itoh H, Tsukamoto T, Kaziro Y. 1988. Isolation and characterization of the human Gsα gene. *Proc Natl Acad Sci USA* 85: 2081–2085.

55. Robishaw JD, Smigel MD, Gilman AG. 1986. Molecular basis for two forms of the G protein that stimulates adenylate cyclase. *J Biol Chem* 261: 9587–9590.

56. Bray P, Carter A, Simons C, Guo V, Puckett C, Kamholz J, Spiegel A, Nirenberg M. 1986. Human cDNA clones for four species of G alpha s signal transduction protein. *Proc Natl Acad Sci U S A* 83: 8893–8897.

57. Crawford JA, Mutchler KJ, Sullivan BE, Lanigan TM, Clark MS, Russo AF. 1993. Neural expression of a novel alternatively spliced and polyadenylated Gs alpha transcript. *J Biol Chem* 268: 9879–9885.

58. Kehlenbach RH, Matthey J, Huttner WB. 1994. XLαs is a new type of G protein. *Nature* 372: 804–809. [Erratum

in *Nature* 1995 375: 253].

59. Ischia R, Lovisetti-Scamihorn P, Hogue-Angeletti R, Wolkersdorfer M, Winkler H, Fischer-Colbrie R. 1997. Molecular cloning and characterization of NESP55, a novel chromogranin-like precursor of a peptide with 5-HT1B receptor antagonist activity. *J Biol Chem* 272: 11657–11662.

60. Hayward BE, Moran V, Strain L, Bonthron DT. 1998. Bidirectional imprinting of a single gene: GNAS1 encodes maternally, paternally, and biallelically derived proteins. *Proc Natl Acad Sci U S A* 95: 15475–15480.

61. Pasolli H, Huttner W. 2001. Expression of the extra-large G protein alpha-subunit XLalphas in neuroepithelial cells and young neurons during development of the rat nervous system. *Neurosci Lett* 301: 119–122.

62. Pasolli H, Klemke M, Kehlenbach R, Wang Y, Huttner W. 2000. Characterization of the extra-large G protein alpha-subunit XLalphas. I. Tissue distribution and subcellular localization. *J Biol Chem* 275: 33622–33632.

63. Plagge A, Gordon E, Dean W, Boiani R, Cinti S, Peters J, Kelsey G. 2004. The imprinted signaling protein XLalphas is required for postnatal adaptation to feeding. *Nat Genet* 36: 818–826.

64. Hayward B, Bonthron D. 2000. An imprinted antisense transcript at the human GNAS1 locus. *Hum Mol Genet* 9: 835–841.

65. Wroe SF, Kelsey G, Skinner JA, Bodle D, Ball ST, Beechey CV, Peters J, Williamson CM. 2000. An imprinted transcript, antisense to Nesp, adds complexity to the cluster of imprinted genes at the mouse Gnas locus. *Proc Natl Acad Sci U S A* 97: 3342–3346.

66. Swaroop A, Agarwal N, Gruen JR, Bick D, Weissman SM. 1991. Differential expression of novel Gs alpha signal transduction protein cDNA species. *Nucleic Acids Res* 19: 4725–4729.

67. Ishikawa Y, Bianchi C, Nadal-Ginard B, Homcy CJ. 1990. Alternative promoter and 5′ exon generate a novel $G_s\alpha$ mRNA. *J Biol Chem* 265: 8458–8462.

68. Fischer-Colbrie R, Eder S, Lovisetti-Scamihorn P, Becker A, Laslop A. 2002. Neuroendocrine secretory protein 55: A novel marker for the constitutive secretory pathway. *Ann N Y Acad Sci* 971: 317–322.

69. Plagge A, Isles AR, Gordon E, Humby T, Dean W, Gritsch S, Fischer-Colbrie R, Wilkinson LS, Kelsey G. 2005. Imprinted Nesp55 influences behavioral reactivity to novel environments. *Mol Cell Biol* 25: 3019–3026.

70. Klemke M, Pasolli H, Kehlenbach R, Offermanns S, Schultz G, Huttner W. 2000. Characterization of the extra-large G protein alpha-subunit XLalphas. II. Signal transduction properties. *J Biol Chem* 275: 33633–33640.

71. Bastepe M, Gunes Y, Perez-Villamil B, Hunzelman J, Weinstein LS, Jüppner H. 2002. Receptor-mediated adenylyl cyclase activation through XLalpha(s), the extra-large variant of the stimulatory G protein alpha-subunit. *Mol Endocrinol* 16: 1912–1919.

72. Liu Z, Segawa H, Aydin C, Reyes M, Erben RG, Weinstein LS, Chen M, Marshansky V, Frohlich LF, Bastepe M. 2011. Transgenic overexpression of the extra-large Gsα variant XLαs enhances Gsα-mediated responses in the mouse renal proximal tubule in vivo. *Endocrinology* 152: 1222–1233.

73. Liu Z, Turan S, Wehbi VL, Vilardaga JP, Bastepe M. 2011. The extra-long Gαs variant XLαs escapes activation-induced subcellular redistribution and is able to provide sustained signaling. *J Biol Chem* 286(44): 38558–38569.

74. Puzhko S, Goodyer CG, Mohammad AK, Canaff L, Misra M, Jüppner H, Bastepe M, Hendy GN. 2011. Parathyroid hormone signaling via Gαs is selectively inhibited by an NH(2)-terminally truncated Gαs: Implications for pseudohypoparathyroidism. *J Bone Miner Res* 26: 2473–2485.

75. Bastepe M, Pincus JE, Sugimoto T, Tojo K, Kanatani M, Azuma Y, Kruse K, Rosenbloom AL, Koshiyama H, Jüppner H. 2001. Positional dissociation between the genetic mutation responsible for pseudohypoparathyroidism type Ib and the associated methylation defect at exon A/B: Evidence for a long-range regulatory element within the imprinted *GNAS1* locus. *Hum Mol Genet* 10: 1231–1241.

76. Bastepe M, Lane AH, Jüppner H. 2001. Paternal uniparental isodisomy of chromosome 20q (patUPD20q)—and the resulting changes in *GNAS1* methylation—as a plausible cause of pseudohypoparathyroidism. *Am J Hum Genet* 68: 1283–1289.

77. de Nanclares GP, Fernandez-Rebollo E, Santin I, Garcia-Cuartero B, Gaztambide S, Menendez E, Morales MJ, Pombo M, Bilbao JR, Barros F, et al. 2007. Epigenetic defects of GNAS in patients with pseudohypoparathyroidism and mild features of Albright's hereditary osteodystrophy. *J Clin Endocrinol Metab* 92: 2370–2373.

78. Unluturk U, Harmanci A, Babaoglu M, Yasar U, Varli K, Bastepe M, Bayraktar M. 2008. Molecular diagnosis and clinical characterization of pseudohypoparathyroidism type-Ib in a patient with mild Albright's hereditary osteodystrophy-like features, epileptic seizures, and defective renal handling of uric acid. *Am J Med Sci* 336: 84–90.

79. Mariot V, Maupetit-Mehouas S, Sinding C, Kottler ML, Linglart A. 2008. A maternal epimutation of GNAS leads to Albright osteodystrophy and parathyroid hormone resistance. *J Clin Endocrinol Metab* 93: 661–665.

80. Mantovani G, de Sanctis L, Barbieri AM, Elli FM, Bollati V, Vaira V, Labarile P, Bondioni S, Peverelli E, Lania AG, et al. 2010. Pseudohypoparathyroidism and GNAS epigenetic defects: Clinical evaluation of Albright hereditary osteodystrophy and molecular analysis in 40 patients. *J Clin Endocrinol Metab* 95: 651–658.

81. Sanchez J, Perera E, Jan de Beur S, Ding C, Dang A, Berkovitz GD, Levine MA. 2011. Madelung-like deformity in pseudohypoparathyroidism type 1b. *J Clin Endocrinol Metab* 96: E1507–E1511.

82. Bastepe M, Fröhlich LF, Hendy GN, Indridason OS, Josse RG, Koshiyama H, Körkkö J, Nakamoto JM, Rosenbloom AL, Slyper AH, et al. 2003. Autosomal dominant pseudohypoparathyroidism type Ib is associated with a heterozygous microdeletion that likely disrupts a putative imprinting control element of GNAS. *J Clin Invest* 112: 1255–1263.

83. Laspa E, Bastepe M, Jüppner H, Tsatsoulis A. 2004. Phenotypic and molecular genetic aspects of pseudohypoparathyroidism type ib in a Greek kindred: Evidence for enhanced uric acid excretion due to parathyroid hormone resistance. *J Clin Endocrinol Metab* 89: 5942–5947.

84. Liu J, Nealon JG, Weinstein LS. 2005. Distinct patterns of abnormal GNAS imprinting in familial and sporadic pseudohypoparathyroidism type IB. *Hum Mol Genet* 14: 95–102.

85. Mahmud FH, Linglart A, Bastepe M, Jüppner H, Lteif AN. 2005. Molecular diagnosis of pseudohypoparathyroidism type Ib in a family with presumed paroxysmal dyskinesia. *Pediatrics* 115: e242–e244.

86. Linglart A, Gensure RC, Olney RC, Jüppner H, Bastepe M. 2005. A novel STX16 deletion in autosomal dominant pseudohypoparathyroidism type Ib redefines the boundaries of a cis-acting imprinting control element of GNAS. *Am J Hum Genet* 76: 804–814.

87. Fröhlich LF, Bastepe M, Ozturk D, Abu-Zahra H, Jüppner H. 2007. Lack of Gnas epigenetic changes and pseudohypoparathyroidism type Ib in mice with targeted disruption of syntaxin-16. *Endocrinology* 148: 2925–2935.

88. Bastepe M, Fröhlich LF, Linglart A, Abu-zahra HS, Tojo K, Ward LM, Jüppner H 2005. Deletion of the NESP55 differentially methylated region causes loss of maternal GNAS imprints and pseudohypoparathyroidism type-Ib. *Nat Genet* 37: 25–37.

89. Chillambhi S, Turan S, Hwang DY, Chen HC, Jüppner H, Bastepe M. 2010. Deletion of the noncoding GNAS antisense transcript causes pseudohypoparathyroidism type Ib and biparental defects of GNAS methylation in cis. *J Clin Endocrinol Metab* 95: 3993–4002.

90. Linglart A, Bastepe M, Jüppner H. 2007. Similar clinical and laboratory findings in patients with symptomatic autosomal dominant and sporadic pseudohypoparathyroidism type Ib despite different epigenetic changes at the GNAS locus. *Clin Endocrinol (Oxf)* 67: 822–831.

91. Bastepe M, Altug-Teber O, Agarwal C, Oberfield SE, Bonin M, Jüppner H. 2011. Paternal uniparental isodisomy of the entire chromosome 20 as a molecular cause of pseudohypoparathyroidism type Ib (PHP-Ib). *Bone* 48(3): 659–662.

92. Fernandez-Rebollo E, Lecumberri B, Garin I, Arroyo J, Bernal-Chico A, Goni F, Orduna R, Castano L, Perez de Nanclares G. 2010. New mechanisms involved in paternal 20q disomy associated with pseudohypoparathyroidism. *Eur J Endocrinol* 163: 953–962.

93. Liu J, Litman D, Rosenberg M, Yu S, Biesecker L, Weinstein L. 2000. A GNAS1 imprinting defect in pseudohypoparathyroidism type IB. *J Clin Invest* 106: 1167–1174.

94. Fernandez-Rebollo E, Perez de Nanclares G, Lecumberri B, Turan S, Anda E, Perez-Nanclares G, Feig D, Nik-Zainal S, Bastepe M, Jüppner H. 2011. Exclusion of the GNAS locus in PHP-Ib patients with broad GNAS methylation changes: Evidence for an autosomal recessive form of PHP-Ib? *J Bone Miner Res* 26: 1854–1863.

95. Maupetit-Mehouas S, Mariot V, Reynes C, Bertrand G, Feillet F, Carel JC, Simon D, Bihan H, Gajdos V, Devouge E, et al. 2011. Quantification of the methylation at the GNAS locus identifies subtypes of sporadic pseudohypoparathyroidism type Ib. *J Med Genet* 48: 55–63.

96. Weinstein LS, Gejman PV, Friedman E, Kadowaki T, Collins RM, Gershon ES, Spiegel AM. 1990. Mutations of the Gs alpha-subunit gene in Albright hereditary osteodystrophy detected by denaturing gradient gel electrophoresis. *Proc Natl Acad Sci U S A* 87: 8287–8290.

97. Patten JL, Johns DR, Valle D, Eil C, Gruppuso PA, Steele G, Smallwood PM, Levine MA. 1990. Mutation in the gene encoding the stimulatory G protein of adenylate cyclase in Albright's hereditary osteodystrophy. *New Engl J Med* 322: 1412–1419.

98. Magagnin S, Werner A, Markovich D, Sorribas V, Stange G, Biber J, Murer H. 1993. Expression cloning of human and rat renal cortex Na/Pi cotransport. *Proc Natl Acad Sci U S A* 90: 5979–5983.

99. Segawa H, Kaneko I, Takahashi A, Kuwahata M, Ito M, Ohkido I, Tatsumi S, Miyamoto K. 2002. Growth-related renal type II Na/Pi cotransporter. *J Biol Chem* 277: 19665–19672.

100. Brenza HL, Kimmel-Jehan C, Jehan F, Shinki T, Wakino S, Anazawa H, Suda T, DeLuca HF. 1998. Parathyroid hormone activation of the 25-hydroxyvitamin D$_3$-1$\alpha$-hydroxylase gene promoter. *Proc Natl Acad Sci U S A* 95: 1387–1391.

101. Kong XF, Zhu XH, Pei YL, Jackson DM, Holick MF. 1999. Molecular cloning, characterization, and promoter analysis of the human 25-hydroxyvitamin D3-1alpha-hydroxylase gene. *Proc Natl Acad Sci U S A* 96: 6988–6993.

102. Mensenkamp AR, Hoenderop JG, Bindels RJ. 2007. TRPV5, the gateway to Ca2+ homeostasis. *Handb Exp Pharmacol*: 207–220.

# 第 74 章
# 磷代谢障碍

Mary D. Ruppe • Suzanne M. Jan de Beur

（邓爱民 译）

## 引言

磷是骨骼发育、骨钙化、膜组分、核苷酸结构以及细胞信号传导的关键元素。磷酸盐体内平衡的生理调控因素和主要的调节因子 [ 纤维母细胞生长因子 23（ FGF23）、1,25-(OH)$_2$D、PTH ] 已经在基础课程中进行了详细讲述。血清磷浓度是通过饮食、激素、pH 值调节的，而肾、骨骼肌和肠的吸收功能会改变其浓度。本章的重点是磷酸盐体内平衡的分子基础。近些年来，对关于获得性和遗传性低磷 /高磷血症的分子缺陷的严谨定义已将我们对磷酸盐自我平衡机制的认识提高到新的水平。

## 低磷血症

### 临床特征

低磷血症非常常见，最高达 5% 的住院患者伴有低磷血症[1-2]。据报道，在酒精中毒和有严重败血症的患者中，低磷血症高达 30% ~ 50%。

低磷血症的临床表现与磷缺乏的严重性和长期性有关。

严重低磷血症及缺磷的原因：慢性酒精中毒、极度营养不良的个体、糖尿病酮症酸中毒治疗、严重疾病状态。

低磷血症的症状是细胞内磷耗竭的结果：① 红细胞缺磷引起 2,3- 二磷酸甘油酸不足，从而氧化血红蛋白释氧功能欠佳，造成组织缺氧；② 缺磷时组织中 ATP 生成不足致细胞功能受损。

### 低磷血症的原因

发生低磷血症的三大机制是：① 磷从细胞外液进入细胞内液的再分配；② 尿中排泄量增加；③ 肠道吸收减少。低磷血症通常依据病史诊断，但如果还没有诊断明确，测定尿磷排泄量可以帮助诊断。

尿磷排泄量可通过对 24 小时收集的尿或随机尿标本的滤过磷酸盐排泄分数来计算（FEPO4）：FEPO4 = [UPO4 × PCr × l00]/[PPO4 × UCr]，其中 U 和 P 是磷酸盐（PO4）和肌酐（Cr）的尿和血浆浓度。在低磷血症的设定中，磷排泄分数大于 5% 或 24 小时尿磷排泄量超过 100 mg/d 预示着肾排磷增加。

低磷血症的原因见表 74.1。继发于肾磷酸盐流失的低磷血症有许多不同的诊断。可能导致疾病的原因有原发性肾转运障碍、PTH 过量、FGF23、KLOTHO 或者其他使尿磷酸盐增多的蛋白质（图74.1）。肾磷酸盐流失导致低磷血症的病因在下文会有更详细地讨论。

表 74.1 低磷血症的原因

**肠道吸收减少**

维生素 D 缺乏或代谢异常

　营养不良

　　日晒不足，饮食摄入不足

　吸收障碍

　　腹部疾病，克罗恩病

　　胃切除术，肠切除术，胃旁路术

　　胰腺炎

　　慢性腹泻

　慢性肝病

　慢性肾疾病

　分解代谢增加

　　抗惊厥药物治疗

　维生素 D 受体缺陷

　　维生素 D 依赖性佝偻病，2 型

　维生素 D 合成缺陷

　　CYP27B1（维生素 D 依赖性佝偻病，1 型）

　　CYP27A1

营养缺乏

　酗酒，厌食，饥饿

含有铝或镁的抑酸药

**尿中损失增加**

导致肾磷酸盐流失的疾病（表 74.2）

原发性和继发性甲状旁腺功能亢进

糖尿病酮症酸中毒（渗透性利尿）

用药

　降钙素，利尿药，糖皮质激素，碳酸氢盐

血容量快速增多

**细胞内转移**

胰岛素升高

　治疗糖尿病酮症酸中毒，胰岛素治疗

骨饥饿综合征

急性呼吸性碱中毒

肿瘤消耗

　白血病急变期，淋巴瘤

脓血症

糖

　葡萄糖，果糖，甘油

代谢性酸中毒恢复期

# 肿瘤相关性骨软化症

肿瘤相关骨软化症（TIO）或称癌致骨软化症，是肾磷酸盐流失导致的类似于低磷佝偻病遗传形式的获得性伴癌综合征。于 1947 年首次被描述[3]，临床和实验研究显示其特征是肿瘤产生的体液因子产生复杂的生化作用并引起骨骼改变。迄今为止已有 337 例的文献报道[4]。

## 临床和生化表现

尽管 TIO 较多的表现在成人（通常在 60 岁时诊断出来），但这种综合征可出现于任何年龄。这些患者报导有长期渐进式肌肉和骨骼疼痛。儿童 TIO 显示佝偻病特征，包括步态异常、生长发育迟缓和骨骼畸形。TIO 起病隐匿常导致延迟诊断，从出现症状到明确诊断的平均时间往往超过 2 年半[5]。一旦综合征得到确认，从明确诊断到发现潜藏的肿瘤平均需要 5 年时间[6]。除非发现潜藏的肿瘤，否则必须考虑其他可以导致肾磷酸盐流失的综合征。成人患者既往血磷水平正常明确支持 TIO 的诊断，虽然在极少数情况下常染色体显性低磷性佝偻病（ADHR）可出现在成年期。对 *PHEX*、*FGF23*、*DMP1* 和 *ENPP1* 基因突变的基因检测可以排除遗传的低磷性佝偻病。

TIO 的生化特点是低血磷，尿磷酸盐增多（继发于近端肾小管重吸收磷减少），在低磷血症时本应升高的血清骨化三醇 $[1,25\text{-}(OH)_2D_3]$ 水平反而降低或维持在不恰当的正常水平（表 74.2）。钙和 PTH 通常都没有受到影响。骨形态计量学显示严重的骨软化症是由于骨矿化时间延长和类骨质增生引起（图 74.2）。肾磷酸盐流失和骨化三醇 $[1,25\text{-}(OH)_2D_3]$ 合成减少导致骨钙化程度差和骨折[7]。

这种与 TIO 相关的间叶源性肿瘤是典型缓慢生长的多形性肿瘤，多为间质瘤，混合性结缔组织型[8-9]（PMTMCT；图 74.2）。这些肿瘤发生在有梭形细胞、破骨细胞样巨细胞、突出血管、软骨样基质和化生骨混杂特征的软组织和骨。虽然通常是良性的肿瘤，但对 PMTMCT 的恶性变异也有描

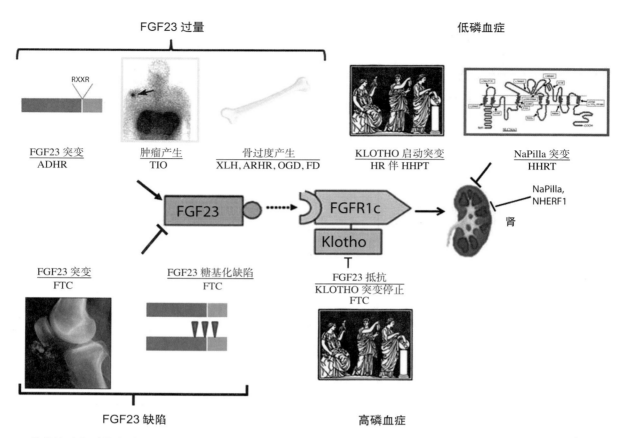

**图 74.1**　磷酸盐动态平衡紊乱的分子机制。低磷血症的三个主要机制是：① FGF23 在 TIO 出现异位生成导致其过量；② 在 XLH、ARHR、ADHR、FD 和 OGD 可见过度骨生成；③ 突变中的 FGF23 基因呈现的蛋白质抵抗失活。低磷血症也可能继发于过量 KLOTHO，如在血磷性佝偻病伴甲状旁腺功能亢进的患者身上看到的 FGF23 信号肽必需的辅因子。最后，编码 aPiIIc 的 SLC34A3 纯合失活突变或编码 NaPiIIa 的 SLC34A2 显性负性突变致磷酸钠协同转运蛋白，导致磷酸盐耗竭高磷血症是由于 FGF23 的不足，无论是由于 FGF23 的失活突变、GALNT3 突变致 FGF23 异常糖基化，或是 KLOTHO 基因突变失活产生 FGF23 抵抗所引起的 FGF23 不足

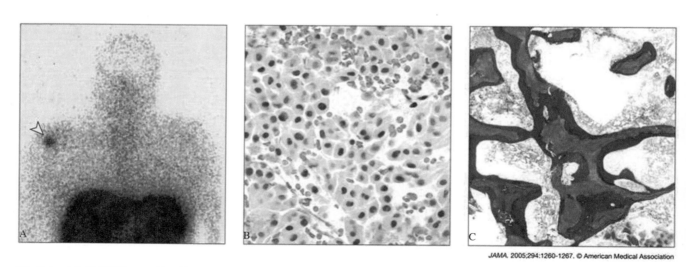

**图 74.2**　（也见彩图）TIO 的影像学和组织学特征。（A）奥曲肽扫描显示在肱骨头的小间质肿瘤。（B）血管外皮细胞瘤与众多的周细胞和血管通道（HE 株）。（C）骨活检有 Goldner 点。类骨质或未矿化的骨主要由被染成粉色的胶原蛋白构成。矿化骨显示为蓝色。该骨活检结果显示重度骨软化症

表 74.2　经肾磷酸盐流失疾病的特征

| 疾病（OMIM） | 病变 | 发病机制 |
| --- | --- | --- |
| TIO | 间质细胞瘤 | 异位，不受控制地产生 FGF23 和其他调磷因子如 sFRP4、MEPE、FGF7 |
| XLH (307800) | *PHEX* 突变 | 骨中 FGF23 不适当的合成 |
| ADHR (193100) | *FGF23* 突变 | 突变使 FGF23 抵抗裂解，循环中完整的 FGF23 增加 |
| HHRH (241530) | *SLC34A3* 突变 | NaPi II c 的失能突变导致肾磷酸盐流失，对 1,25 $(OH)_2D_3$ 的合成没有影响 |
| ARHR1 (241520) | *DMP1* 突变 | DMP1 的缺失导致骨细胞分化受损和 FGF23 的产能增加 |
| ARHR2 (613312) | *ENPP1* 突变 | FGF23 的产能增加 |
| HRand HPT (612089) | *α-KLOTHO* 易位 | 增加的 KLOTHO、FGF23 和 FGF23 的下游信号传导 |
| 纤维异常样增殖症 (139320) | *GNAS* 突变 | 发育不良骨骼产生 FGF23 增加 |
| 皮脂线性痣综合征 | *FGF23* 生成过量 | 发育不良骨骼和痣产生 FGF23 增加 |
| OGD (166250) | *FGFR1* 突变 | 发育不良骨骼产生 FGF23 增加 |
| NPHLOP1 (612286) | *SLC34A1* 突变 | 经肾磷酸盐流失，1,25 $(OH)_2D_3$ 的合成未受到影响 |
| NPHLOP2 (612287) | *SLC9A3R1* 突变 | 通过 PTH 介导的 cAMP 产生的增强肾磷酸盐流失作用 |
| FRTS2 (613388) | *SLC34A1* 突变 | 经肾磷酸盐流失，1,25 $(OH)_2D_3$ 的合成未受到影响 |

述。这些间叶组织肿瘤异位表达，分泌 FGF23 和其他导致尿磷酸盐增高的蛋白质 [10-11]。FGF23，由骨细胞和成骨细胞 [12-13] 产生的一个纤维母细胞生长因子，目前有 2 个已知的生理功能：第一，FGF23 促进 NaPiIIa 和 NaPiIIc 在肾刷状缘膜的细胞内摄作用，降低尿磷的重吸收，从而导致低磷血症 [14-15]；其次，它使将维生素 D 转换为活性形式 1,25-(OH)$_2$D$_3$ 的 25 羟基 -1-α- 羟化酶减少 [16]，而使可以将维生素 D 转换为一种非活性状态的维生素 D 的 24- 羟化酶增加。这导致低磷血症促发 1,25-(OH)$_2$D$_3$ 代偿性升高的机制中断 [17]。大多数 TIO 患者的 FGF23 循环水平是升高的 [18]。手术切除肿瘤后，FGF23 水平直线下降。其他分泌蛋白如 MEPE（胞外基质磷酸糖蛋白）、FGF7 和 sFRP4（分泌型卷曲相关蛋白 4）在 TIO 相关的间充质肿瘤中高度表达，但是这些"调磷因子"在每个疾病中所扮演的角色作用仍然不清楚。

## 治疗

对导致 TIO 的罪魁祸首肿瘤的检测和定位是必需的，因为根治的方法是手术完全切除肿瘤。然而，导致此综合征的间充质肿瘤通常非常小且生长缓慢，可以在各种解剖位置包括长骨、四肢远端、鼻咽、鼻窦和腹股沟中发现。如果在皮下组织中发现肿瘤，应该进行一次彻底的体检以评估任何可触及的包块。包块大小和隐蔽位置使肿瘤难以被传统的成像技术所定位。通常情况下，结合解剖路径的追踪和功能来定位肿瘤 [4]。由于体外研究表明，许多间质肿瘤表达生长抑素受体（SSTR），因此 $^{11}$In-pentetreotide 显像（奥曲肽扫描，图 74.2），一种使用放射性标记的生长抑素类似物的扫描技术，已成功用于检测和定位某些 TIO 患者的肿瘤 [19-21]。也有报道用其他成像技术如全身磁共振成像 [22] 和 FDG-PET/CT [23] 成功定位肿瘤。FGF23 的静脉采样也被用于 TIO 患者致病肿瘤的定位，但相比于源头肿瘤定位，似乎更适合证明 FGF23 是由图像上看到的肿块产生的[24]。

有效的治疗方法是完全切除肿瘤，可以快速纠正生化紊乱，骨的钙化得到修整。有报告称在 1 例患者中射频消融是有益的[25]。然而，尽管 TIO 的诊断明确，有时候仍然不清楚肿瘤的具体位置或者手术不能完全切除肿瘤，因此，经常需要配合药物治疗。目前治疗 TIO 的方案是同时补充磷和骨化三醇。以磷制剂补充经肾流失的磷，以骨化三醇代替肾生产不足的 $1,25\text{-}(OH)_2D_3$ 并增强肾和胃肠道对磷的重吸收。通常，予患者磷制剂治疗（1 ~ 2 g/d），分 3 ~ 4 次给药，骨化三醇（1 ~ 3 μg/d）。在某些情况下，单独使用骨化三醇治疗可以改善 TIO 的生化异常和骨软化症。为改善症状和使碱性磷酸酶恢复正常，应根据个体化差异制订治疗方案和药物剂量。经过适当的治疗，首先肌肉和骨骼疼痛会减轻，然后骨软化症得到改善。

为防止意外的高钙血症、肾钙化和肾结石，监测治疗的并发症很重要。由于长期使用磷制剂（单独或与骨化三醇联合使用）而导致的甲状旁腺功能亢进的真正发病率尚未知。在治疗开始时建议至少每月检测一次血钙、尿钙、肾功能及甲状旁腺的状况以评估治疗的安全性和效果，治疗慢性病时建议三个月检测一次。已有报道称对不能耐受磷和骨化三醇治疗的患者可以使用钙模拟物药物替代[26]。这种治疗方案可以减少不耐受个体磷的使用剂量。奥曲肽在体外和体内显示可以抑制多种神经内分泌肿瘤的激素分泌，但由于使用奥曲肽治疗 TIO[21,27] 的经验非常少，因此仅对目前药物治疗方案效果甚微的严重患者使用。

# X- 连锁低磷佝偻病

最早由 Albright 于 1939 年报导，X 连锁低磷性佝偻病（XLH）的特点是生长发育迟缓、佝偻病和骨软化症以及口腔脓肿，是肾磷酸盐流失最常见的疾病，每 10 万新生儿中就有 3.9 ~ 5 人患有此病。

## 遗传学

虽然在 1958 年就已经描述了 X 连锁遗传[29]，但是直到 20 世纪 90 年代才真正解释了 XLH 的遗传学基础，也就是 PHEX 基因突变（与 X 染色体上的内肽酶同源的磷酸盐调节基因）[30]。迄今为止，已有超过 285 种突变被阐明（PHEX 数据库：www.PHEXdb.mcgill.ca）。PHEX 基因编码一种功能未知的蛋白质，是膜结合的金属蛋白酶 M13 家族的成员，出现于成骨细胞、骨细胞、成牙质细胞中，而不存在于肾小管[31]。

## 临床和生化表现

在儿童自行下地行走以前临床表现不明显。大多数针对婴幼儿进行的试验是在已知有 XLH 家族病史的基础上。在儿童能走动以后，渐渐地下肢弯曲变得明显，伴身高增长速率下降，以及出现骨和（或）关节疼痛。可能出现牙齿表现，包括脓肿非龋性牙、釉质缺损、牙髓腔扩大以及牛牙症。有存在颅畸形与前额突出以及前后的头骨长度增加的报道。患者可能由于骨软化症、自发性骨折和肌腱端病而出现骨和关节疼痛。由于都存在血磷降低、尿磷酸盐增多和血清 $1,25\text{-}(OH)_2D_3$ 水平降低或维持不恰当的正常，因此实验室生化检测难以区分 XLH 和 TIO（表 74.1）。钙和甲状旁腺激素（PTH）都处于正常水平。对最初磷含量正常的婴儿非常难以诊断。由于婴儿磷的正常范围比年龄较大的儿童高，因此在实际情况中可能将低磷与正常混淆。生化分析显示，相比于 PTH 和维生素 D，磷酸盐的调节机制在 XLH 的发展中起到更重要的作用。越来越多的证据表明，FGF23 是 XLH 发病机制中的关键。PHEX 似乎并不直接裂解 FGF23，在 XLH 患者中 FGF23 血清水平呈不恰当的正常或升高曲线，在 hyp 小鼠也就是 XLH 小鼠模型的骨中，FGF23 的表达是增高的[18,32-36]。这些观察表明，PHEX 参与 FGF23 的下调和控制，但是 FGF23 和 PHEX 之间的准确相互作用目前尚不清楚。XLH 的诊断依据是一致的病史和体格检查，佝偻病的影像学证据，适当的生化检测，以及有家族病史的多代或零星发生。PHEX 基因的突变分析是可以利用的，但是研究表明仅在 50% ~ 70% 的病例中发现存在突变基因[37]。

## 治疗及并发症

对大多数患者的治疗是相似的，包括口服磷制剂 3 ~ 5 次 / 天和高剂量骨化三醇。治疗通常从低剂量开始，以避免胃肠道不良反应。之后慢慢提高剂量到依据体重计算的治疗剂量，骨化三醇 20 ~ 30 ng/(kg·d)，磷制剂 20 ~ 40 mg/(kg·d) 分 3 ~ 5 次口服[38]。

一些医生倾向于维持高剂量治疗阶段长达一年。高剂量治疗阶段包括使用磷制剂骨化三醇，骨化三醇每日使用量达 50～70 ng/kg（每日最大剂量 3.0 μg）[39]。两种不同的治疗方案之间没有可比性。

治疗可改善佝偻病的 X 线表现，但不能回复到正常的发育。随后的研究表明，开始治疗时的年龄、身高甚至性别都可能对患者可能达到的峰高程度产生影响。对药物治疗难以见效的患者可能需要手术干预来纠正下肢畸形。当儿童进入成年期后由于较低的骨转换和骺板闭合，治疗的迫切性急剧下降。对成人治疗的作用尚不清楚。对成人患者可以不用药物治疗，或者选择低剂量的骨化三醇、低剂量的磷制剂或两者联合使用。在成人，不清楚哪些患者需要维持长期的治疗，哪些患者经过短期治疗后即可停药。对有症状的成年人进行治疗可能改善症状、骨结构以及预防骨软化症。在成人，治疗的适应证是不完全性自发性骨折的围术期、有骨软化症的生化特征以及缓解骨骼疼痛[40]。目前有一个临床试验是对使用 FGF23 单克隆抗体治疗 XLH 的成人患者进行评估（http:// www.clinicaltrials.gov,keyword KRN23）。尽管数据显示，XLH 患者脊柱的骨矿物质密度（BMD）可能会增加，在某种程度上这可能意味着钙化性肌腱端病，并且还不清楚长期骨折发生率是否会发生变化。已经显示，经过骨化三醇和磷制剂治疗后血清 FGF23 水平升高。这种临床表现的意义尚不清楚[41]。有趣的是，针对 XLH 成人患者皮下注射降钙素的短期治疗的一项小型研究显示，血磷呈一过性升高，血 FGF23 水平降低[42]。还需要进一步研究确认这是否是针对 XLH 的一个有效治疗方案。对并发症的治疗与 TIO 相似。

## 常染色体显性遗传低磷血症性佝偻病

常染色体显性遗传低磷性佝偻病（ADHR）是低磷性佝偻病的一种罕见形式，其临床特征与 XLH 相似。

### 遗传学

多个早期报道记载存在一种男性之间遗传的遗传性肾磷酸盐流失综合征模型，与 XLH 的表现难以区分[43-44]。此外，在受影响的家庭中观察到疾病的不完全外显率即是非典型 XLH。通过位置定位，克隆和序列分析证实 FGF23 突变位于 ADHR[45-46]。已

确定在精氨酸残基位置 176 或 179 上的错义突变是 ADHR 家庭受影响的成员。突变的精氨酸残基位于前蛋白转化酶裂解 RXXR 基序的共有序列，以防 FGF23 失活，从而导致 FGF23 的长期作用或作用增强[47]。

### 临床和生化表现

ADHR 的临床和生化表现与在 XLH（表 74.1）中观察到的相似。相比之下，ADHR 有延迟发生的病例以及有少数病例存在正常磷水平[48]。FGF23 水平随 ADHR 状态而变化[49]。在同一个家庭，可以有 2 个受影响的个体变种亚型呈现。儿童起病的 ADHR 患者与 XLH 有类似的生化和临床特征，而那些后来提出的病例没有下肢畸形大概是因为骺板在低磷血症发生以前就融合了。最近的研究显示在 ADHR 的晚期表现为铁缺乏状态。此外，ADHR 表现出来的低铁水平与 FGF23 的高水平有关[50]。

### 治疗

治疗方案与 XLH 类似，同样包括磷制剂和骨化三醇。与 XLH 一样，对于药物治疗无效的患者，需要手术干预以恢复弯曲的肢体。

## 其他导致肾磷酸盐流失的疾病

### 遗传性低磷血症性佝偻病与高尿钙症

遗传性低磷血症性佝偻病与高钙尿症（HHRH）是低磷性佝偻病的一种罕见遗传形式，其特点是低磷血症，肾磷酸盐流失，并保持了 1,25-$(OH)_2D_3$ 升血磷的作用（见表 74.1）。骨化三醇适度增加导致从胃肠道重吸收的钙增多，从而引起高尿钙和肾结石。HHRH 的遗传缺陷是在编码 NaPiIIc（SLC34A3）的基因突变[51-52]，导致 II 型磷酸钠转运体的三个亚型之一功能丧失。这种发生在 SLC34A3 上的失能突变既可能是杂合突变也可能是纯合突变[53]。HHRH 的临床特征与 TIO 相似，但很容易通过生化检测区分开来，HHRH 具有升高的骨化三醇循环水平和高尿钙。治疗包括单一使用磷补充剂。

### 常染色体隐性遗传低磷性佝偻病

在 ARHR 上已经确认有两个不同的基因突变发生。ARHR1 中已描述的有失能突变的牙本质基质蛋白 1（DMP-1），与 MEPE 有关的一种基质蛋白，

SIBLING（小整合素结合配体 N- 连接糖蛋白）家族中的一员[54-55]。有趣的是,该蛋白质似乎有两个功能:它转移到细胞核中,在骨细胞增殖的早期调节基因转录,似乎是为了响应钙通量,其被磷酸化,并输送到细胞外基质中以促进羟基磷灰石的矿化,这个过程需要全长蛋白质适度的裂解。ARHR 中 DMP1 功能的缺陷导致血清 FGF23 水平适当且多样的升高,骨组织中 FGF23 的表达急剧升高,骨细胞生化缺陷以及骨骼矿化受损。未成熟骨细胞中过量的 FGF23 作用于肾会导致尿磷酸盐增多及骨化三醇的合成受损。

另一个基因突变,核苷酸焦磷酸酶 / 磷酸二酯酶 1（ENPP1）也已在 ARHR（ARHR2）中描述。之前已经将 ENPP1 与婴儿的全身动脉钙化的发展联系起来。它是细胞外焦磷酸酯和磷酸盐使骨矿化的调节剂。在 5 个 ARHR2 家族中都发现有失能突变[56-57]。治疗同 XLH,也包括使用大剂量的磷制剂和骨化三醇。

### 低磷性佝偻病伴甲状旁腺功能亢进

斯坦等人报道一例患有低磷性佝偻病伴甲状旁腺功能亢进的患者[58]。该患者表现有经肾磷酸盐流失、不恰当的正常范围内的 $1,25-(OH)_2D_3$ 以及甲状旁腺功能亢进继发性基因置换,导致 α-KLOTHO 循环水平升高,α-KLOTHO 是 FGF23 结合并激活其受体所必需的辅因子（表 74.1）。有趣且令人意外的是,在该病中 FGF23 的血清水平也显著升高。这些调查结果牵扯到 α-KLOTHO 在血清磷酸盐水平、FGF23 的表达和甲状旁腺功能的调节中所起的作用。

### 骨纤维异样增生症

多发性骨纤维异样增生症是由 *GNAS* 基因上激活的错义突变引起非激素依赖型 G- 蛋白（Gsα）耦联信号激活所致。在骨纤维异样增殖症,存在髓质骨和骨髓与低钙化骨和纤维化骨髓的置换。使用焦磷酸测序评估纤维发育异常骨显示,在骨中存在 GSα 突变,可以将良性骨纤维病变与骨纤维异样增生症区分开[59]。

McCune-Albright 综合征的特点是性早熟、café au lait 占位,以及骨纤维异样增生症这三联征,但其他诸如内分泌紊乱导致功能亢进以及磷酸盐流失也可能存在。最近的证据显示,在与 McCune-Albright 相关的疾病和孤立的骨纤维异样增生症中 FGF23 是导致磷酸盐流失的主要因素,纤维性发育不全的程度与磷酸盐流失的程度相关[13]。对于没有病态佝偻病表现的低磷血症是否需要治疗存在一些争论。当开始治疗时,治疗方案及并发症的预防与 XLH 类似[60]。

### 皮脂线性痣综合征

皮脂线性痣综合征（又称表皮痣综合征）是低磷性佝偻病的一种罕见形式。受影响个体的临床表现有多发皮肤痣的临床依据与纤维异常增生的影像学依据。其与低磷性佝偻病的一种严重形态有关。认为 FGF23 水平升高会促使经肾的磷酸盐流失[61]。治疗同 XLH,包括常规剂量的磷制剂和骨化三醇。

### Osteoglophonic 发育不良

在 Osteoglophonic 发育不良（OGD）中观察到有纤维性发育不全、经肾磷酸盐流失和低于预期的骨化三醇水平。这是一种由 FGF 受体 1 的激活突变而导致的非常罕见的常染色体显性遗传侏儒症（FGFR1,表 74.1）[62]。部分患者表现出磷酸盐流失,推测其机制是在这些患者中经常发现的高负荷的非骨化的骨质损害。由异常骨产生的 FGF23 可能可作为其指标之一,因为骨病变的程度与 FGF23 水平和磷酸盐流失的程度相关。

### 低磷性肾结石 / 骨质疏松症 1 型和 2 型

对两例继发于经肾磷酸盐流失的低磷血症伴骨质疏松或肾结石（NPHLOP1）的患者的研究发现,其是杂合子,显性负相,肾 IIa 型磷酸钠协同转运蛋白基因（SLC34A1）发生突变[63]。在受影响的患者中没有 TIO 的骨痛和肌无力的突出症状。低磷血症导致的肾结石和低 BMD（NPHLOP2）与钠 / 氢交换调节因子 1（SLC9A3R1）突变有关[64]。

### 2 型 Fanconi 肾小管综合征

已经发现另一种由 SLC34A1 基因突变导致的有血磷酸盐过少特征的综合征[65]。2 例常染色体隐性遗传肾范可尼综合征和低血磷性佝偻病（FRTS2）的患者 SLC34A1 结构异常。患者表现为骨畸形,自发性骨折,严重的身材矮小。与失能型 SLC34A1 综合征的另一种形态 HHRH 类似,也有高尿钙和骨化三醇水平的升高。

　　总之，在这些综合征中观察到，无论是通过钠-磷酸转运蛋白本身的突变、破坏近端肾小管、对 FGF23 的异常调节，或是降低肾钠-磷协同转运蛋白的活性或功能，最终都是通过相同途径导致经肾磷酸盐流失（表 74.1）。

## 高磷血症

　　成人血清无机磷水平一般保持在 2.5 ~ 4.5 mg/dL（0.8075 ~ 1.45 mmol/L），而 2 岁以下儿童在 6 ~ 7 mg/dL 之间。在稳态下，口服 4 000 mg/d 磷负荷，通过近端肾小管钠磷酸盐转运蛋白的下调可以使磷有效地经肾排泄，血磷仅出现微小的波动。PTH 分泌增加也会促使肾排磷，这是因为过量的磷会与钙结合，导致离子形态的钙减少，这会刺激 PTH 分泌。通常有四种机制可以导致磷酸盐进入细胞外液超过肾排泄的速率：① 外源性磷酸摄入过快过多；② 细胞内磷酸重分配到细胞外区域；③ 肾排泄量降低；④ 分析检测方法受到干扰而导致的假性高磷血症。

### 高磷血症的临床表现

　　高磷血症最常见的临床急性、早期症状是低钙血症和手足搐搦。随着磷负荷的迅速升高，可发生低钙血症和手足搐搦症。高磷血症抑制了肾 1α 羟化酶，降低 1,25-(OH)$_2$D$_3$ 的循环水平，并且通过破坏肠对钙的重吸收进一步加重低钙血症。

　　与此相反，慢性高磷血症的后果包括软组织钙化，以及在伴发肾衰竭的患者中出现继发性甲状旁腺功能亢进和肾性骨病。在慢性肾病的发展中，由于免疫低下而导致针对矿化作用的防御，高磷血症促进矿物质沉积在软组织。高磷血症刺激脉管细胞进行成骨分化。冠状动脉和心脏瓣膜的钙化与高血压、充血性心力衰竭、冠状动脉疾病和心肌梗死的发生有关。与高磷血症相关的外周动脉中膜钙化可导致钙过敏，一种具有很高的死亡率和发病率的疾病。

　　高磷血症导致的肾衰竭对于继发性甲状旁腺功能亢进和肾性骨病的发展起重要作用，在第 77、第 78 章中对此有详细地讨论。

### 高磷血症的原因

　　高磷血症的原因列于表 74.3。高磷血症的遗传原因将在下文进行更详细地讨论。

表 74.3　高磷血症的病因

| 机制 | 病因 |
| --- | --- |
| 肾排泄量降低 | 肾功能不全 / 衰竭 |
| | 甲状旁腺功能减退症 |
| | 假性甲状旁腺功能减退症 |
| | 巨团块性钙质沉着 |
| | 肢端肥大症 |
| | 双膦酸盐 |
| 急性磷负荷 | 含磷酸盐 |
| | 轻泻药 |
| | Fleet 磷苏打灌肠? |
| | 静脉注射磷酸盐 |
| | 亲本的滋养 |
| 重分配到细胞外空间 | 肿瘤的融胞作用 |
| | 横纹肌溶解症 |
| | 酸中毒 |
| | 溶血性贫血 |
| | 严重过热 |
| | 急性重型肝炎 |
| | 全身感染 |
| 假性高磷血症 | 高球蛋白血症 |
| | 高脂血症 |
| | 溶血 |
| | 高胆红素血症 |

## 家族性巨团块性钙质沉着

　　高磷血症型家族性巨团块性钙质沉着（HFTC；MIM # 211900）是一种伴有磷酸钙结晶渐进性沉积于关节周围和软组织中的遗传性疾病，有高磷血症型和血磷正常型（NFTC; MIM# 610455）两种。

### 遗传学

　　迄今为止，已在 FTC 家庭中发现四种不同的基因突变。在正常血磷型中，已发现 sterile α 基序结构域 -9 蛋白质（SAMD9; MIM # 610456）的突变。对于高磷血症型，已发现在 UDP-N- 乙酰基 -α-D- 半乳糖胺：多肽 N- 乙酰半乳糖氨基转移酶 3( GALNT3; MIM # 601756)[66]、FGF23[67] 和 KLOTHO[68] 上的失活突变（图 74.1）。失能突变导致 FGF23 蛋白水平不足或活性下降。所有患者有双等位基因突变，表示存在常染色体隐性遗传模式。

## 临床和生化表现

FTC 患者的异位钙化是无痛的，生长缓慢，但是如果浸润邻近组织，包块也会产生痛感。临床并发症涉及包块附近，以及对皮肤、骨髓、牙齿、血管和神经的浸润。除非包块变大，否则包块的移动范围一般不受影响。本病一个不定的特点是齿列异常，其特点是短的球状牙根，牙髓和根的牙本质呈涡状形。生化方面，伴随高磷血症，$1,25-(OH)_2D_3$ 升高而钙和碱性磷酸酶水平正常。尿磷排泄量显著降低。X 线片显示不规则致密钙化点大片聚集。

# 高磷血症的治疗

高磷血症的治疗应针对潜在病因。在外源性磷酸摄入过快过多的情况下，迅速停止磷及水合磷的供给可以使磷经肾迅速排泄而纠正高磷血症。当跨细胞的变化是由高磷血症所致时（例如肿瘤的融胞作用、横纹肌溶解症），限制食物中磷酸盐的摄入和利尿往往是正确的治疗方案。糖尿病酮症酸中毒（DKA）时，胰岛素治疗和针对酸中毒的治疗可以逆转高磷血症。肾衰竭时，磷酸盐结合剂如钙盐、司维拉姆和碳酸镧，明确标明要随饮食限制摄入。肾功能不全伴发急性高磷血症时可能需要血液透析治疗。使用氢氧化铝治疗 FTC，同时去除饮食中的磷酸盐和钙。已有报道使用磷酸盐结合剂司维拉姆和碳酸酐酶抑制剂乙酰唑胺成功降低了肿瘤负荷。当包块出现疼痛、干扰周围组织的功能，或者不能接受其外在表现的患者，可以考虑手术治疗。

# 参考文献

1. Halevy J, Bulvik S. 1988. Severe hypophosphatemia in hospitalized patients. *Arch Intern Med* 148: 153–5.
2. Larsson L, Rebel K, Sorbo B. 1983. Severe hypophosphatemia—A hospital survey. *Acta Medica Scandinavica* 214: 221–3.
3. McCance R. 1947. Osteomalacia with Looser's nodes (Milkman's syndrome) due to a raised resistance to vitamin D acquired about the age of 15 years. *Q J Med* 16: 33–46.
4. Chong WH, Molinolo AA, Chen CC, Collins MT. 2011. Tumor-induced osteomalacia. *Endocr Relat Cancer* 18(3): R53–77.
5. Drezner MK. 1999. Tumor-induced osteomalacia. In: Favus MJ (ed.) *Primer on Metabolic Bone Diseases and Disorders of Mineral Metabolism*. Philadelphia: Lippincott-Raven. pp. 331–7.
6. Jan de Beur, SM. 2005. Tumor-induced osteomalacia. *JAMA* 294: 1260–7.
7. Kumar, R. 2000. Tumor-induced osteomalacia and the regulation of phosphate homeostasis. *Bone* 27: 333–8.
8. Folpe AL, Fanburg-Smith JC, Billings SD, Bisceglia M, Bertoni F, Cho JY, Econs MJ, Inwards CY, Jan de Beur SM, Mentzel T, Montgomery E, Michal M, Miettinen M, Mills SE, Reith JD, O'Connell JX, Rosenberg AE, Rubin BP, Sweet DE, Vinh TN, Wold LE, Wehrli BM, White KE, Zaino RJ, Weiss SW. 2004. Most osteomalacia-associated mesenchymal tumors are a single histopathologic entity: An analysis of 32 cases and a comprehensive review of the literature. *Am J Surg Pathol* 28: 1–30.
9. Weidner N, Santa Cruz D. 1987. Phosphaturic mesenchymal tumors. A polymorphous group causing osteomalacia or rickets. *Cancer* 59: 1442–54.
10. De Beur SM, Finnegan RB, Vassiliadis J, Cook B, Barberio D, Estes S, Manavalan P, Petroziello J, Madden SL, Cho JY, Kumar R, Levine MA, Schiavi SC. 2002. Tumors associated with oncogenic osteomalacia express genes important in bone and mineral metabolism. *J Bone Miner Res* 17: 1102–10.
11. Shimada T, Mizutani S, Muto T, Yoneya T, Hino R, Takeda S, Takeuchi Y, Fujita T, Fukumoto S, Yamashita T. 2001. Cloning and characterization of FGF23 as a causative factor of tumor-induced osteomalacia. *Proc Natl Acad Sci U S A* 98(11): 6500–5.
12. Sitara D, Razzaque MS, Hesse M, Yoganathan S, Taguchi T, Erben RG, Jüppner H, Lanske B. 2004. Homozygous ablation of fibroblast growth factor-23 results in hyperphosphatemia and impaired skeletogenesis, and reverses hypophosphatemia in Phex-deficient mice. *Matrix Biol* 23: 421–32.
13. Riminucci M, Collins MT, Fedarko NS, Cherman N, Corsi A, White KE, Waguespack S, Gupta A, Hannon T, Econs MJ, Bianco P, Gehron Robey P. 2003. FGF-23 in fibrous dysplasia of bone and its relationship to renal phosphate wasting. *J Clin Invest* 112: 683–92.
14. Segawa H, Yamanaka S, Ohno Y, Onitsuka A, Shiozawa K, Aranami F, Furutani J, Tomoe Y, Ito M, Kuwahata M, Imura A, Nabeshima Y, Miyamoto K. 2007. Correlation between hyperphosphatemia and type II Na-Pi cotransporter activity in klotho mice. *Am J Physiol Renal Physiol* 292: F769–79.
15. Gattineni J, Bates C, Twombley K, Dwarakanath V, Robinson ML, Goetz R, Mohammadi M, Baum M. 2009. FGF23 decreases renal NaPi-2a and NaPi-2c expression and induces hypophosphatemia in vivo predominantly via FGF receptor 1. *Am J Physiol Renal Physiol* 297: F282–91.
16. Shimada T, Hasegawa H, Yamazaki Y, Muto T, Hino R, Takeuchi Y, Fujita T, Nakahara K, Fukumoto S, Yamashita T. 2004. FGF-23 is a potent regulator of vitamin D metabolism and phosphate homeostasis. *J Bone Miner Res* 19: 429–35.
17. Strom TM, Juppner H. 2008. PHEX, FGF23, DMP1 and beyond. *Curr Opin Nephrol Hypertens* 17: 357–62.
18. Jonsson KB, Zahradnik R, Larsson T, White KE, Sugimoto T, Imanishi Y, Yamamoto T, Hampson G, Koshiyama H, Ljunggren O, Oba K, Yang IM, Miyauchi A, Econs MJ, Lavigne J, Jüppner H. 2003. Fibroblast growth factor 23 in oncogenic osteomalacia and X-linked hypophosphatemia. *N Engl J Med* 348: 1656–63.
19. Duet M, Kerkeni S, Sfar R, Bazille C, Lioté F, Orcel P.

Clinical impact of somatostatin receptor scintigraphy in the management of tumor-induced osteomalacia. *Clin Nucl Med* 33: 752–6.

20. Jan de Beur SM, Streeten EA, Civelek AC, McCarthy EF, Uribe L, Marx SJ, Onobrakpeya O, Raisz LG, Watts NB, Sharon M, Levine MA. 2002. Localisation of mesenchymal tumours by somatostatin receptor imaging. *Lancet* 359: 761–3.

21. Seufert J, Ebert K, Müller J, Eulert J, Hendrich C, Werner E, Schüüze N, Schulz G, Kenn W, Richtmann H, Palitzsch KD, Jakob F. 2001. Octreotide therapy for tumor-induced osteomalacia. *N Engl J Med* 345: 1883–8.

22. Fukumoto S, Takeuchi Y, Nagano A, Fujita T. 1999. Diagnostic utility of magnetic resonance imaging skeletal survey in a patient with oncogenic osteomalacia. *Bone* 25: 375–7.

23. Dupond JL, Mahammedi H, Prié D, Collin F, Gil H, Blagosklonov O, Ricbourg B, Meaux-Ruault N, Kantelip B. 2005. Oncogenic osteomalacia: Diagnostic importance of fibroblast growth factor 23 and F-18 fluorodeoxyglucose PET/CT scan for the diagnosis and follow-up in one case. *Bone* 36: 375–8.

24. Andreopoulou P, Dumitrescu CE, Kelly MH, Brillante BA, Peck CM, Wodajo FM, Chang R, Collins MT. 2011. Selective venous catheterization for the localization of phosphaturic mesenchymal tumors. *J Bone Miner Res* 26(6): 1295–302. doi: 10.1002/jbmr.316.

25. Hesse E, Rosenthal H, Bastian L. 2007. Radiofrequency ablation of a tumor causing oncogenic osteomalacia. *N Engl J Med* 357: 422–4.

26. Geller JL, Khosravi A, Kelly MH, Riminucci M, Adams JS, Collins MT. 2007. Cinacalcet in the management of tumor-induced osteomalacia. *J Bone Miner Res* 22: 931–7.

27. Paglia F, Dionisi S, Minisola S. 2002. Octreotide for tumor-induced osteomalacia. *N Engl J Med* 346: 1748–9; author reply 1748–9.

28. Albright F, Butler A, Bloomberg E. 1939. Rickets resistant to vitamin D therapy. *Am J Dis Child* 54: 529–47.

29. Winters RW, Graham JB, Williams TF, Mcfalls VW, Burnett CH. 1958. A genetic study of familial hypophosphatemia and vitamin D resistant rickets with a review of the literature. *Medicine (Baltimore)* 37: 97–142.

30. [No authors listed]. 1995. A gene (PEX) with homologies to endopeptidases is mutated in patients with X-linked hypophosphatemic rickets. The HYP Consortium. *Nat Genet* 11: 130–6.

31. Beck L, Soumounou Y, Martel J, Krishnamurthy G, Gauthier C, Goodyer CG, Tenenhouse HS. 1997. Pex/PEX tissue distribution and evidence for a deletion in the 3' region of the Pex gene in X-linked hypophosphatemic mice. *J Clin Invest* 99: 1200–9.

32. Weber TJ, Liu S, Indridason OS, Quarles LD. 2003. Serum FGF23 levels in normal and disordered phosphorus homeostasis. *J Bone Miner Res* 18: 1227–34.

33. Yamazaki Y, Okazaki R, Shibata M, Hasegawa Y, Satoh K, Tajima T, Takeuchi Y, Fujita T, Nakahara K, Yamashita T, Fukumoto S. 2002. Increased circulatory level of biologically active full-length FGF-23 in patients with hypophosphatemic rickets/osteomalacia. *J Clin Endocrinol Metab* 87: 4957–60.

34. Liu S, Tang W, Fang J, Ren J, Li H, Xiao Z, Quarles LD. 2009. Novel regulators of Fgf23 expression and mineralization in Hyp bone. *Mol Endocrinol* 23: 1505–18.

35. Ruppe MD, Brosnan PG, Au KS, Tran PX, Dominguez BW, Northrup H. 2011. Mutational analysis of PHEX, FGF23 and DMP1 in a cohort of patients with hypophosphatemic rickets. *Clin Endocrinol (Oxf)* 74: 312–8.

36. Carpenter TO, Imel EA, Holm IA, Jan de Beur SM, Insogna KL. A clinician's guide to X-linked hypophosphatemia. *J Bone Miner Res* 26(7): 1381–8.

37. Sabbagh Y, Tenenhouse HS, Econs MJ. 2008. The online metabolic & molecular bases of inherited disease. In: Valle D (ed.) *Mendelian Hypophosphatemias*. New York: *McGraw-Hill Companies*.

38. Carpenter TO, Imel EA, Holm IA, Jan de Beur SM, Insogna KL. A clinician's guide to X-linked hypophosphatemia. *J Bone Miner Res* 26(7): 1381–8.

39. Imel EA, DiMeglio LA, Hui SL, Carpenter TO, Econs MJ. 2010. Treatment of X-linked hypophosphatemia with calcitriol and phosphate increases circulating fibroblast growth factor 23 concentrations. *J Clin Endocrinol Metab* 95: 1846–50.

40. Liu ES, Carpenter TO, Gundberg CM, Simpson CA, Insogna KL. 2011. Calcitonin administration in X-linked hypophosphatemia. *N Engl J Med* 364: 1678–80.

41. Wilson DR, York SE, Jaworski ZF, Yendt ER. 1965. Studies in hypophosphatemic vitamin D-refractory osteomalacia in adults. *Medicine (Baltimore)* 44: 99–134.

42. Harrison HE, Harrison HC, Lifshitz F, Johnson AD. 1966. Growth disturbance in hereditary hypophosphatemia. *Am J Dis Child* 112: 290–7.

43. Econs MJ, McEnery PT, Lennon F, Speer MC. 1997. Autosomal dominant hypophosphatemic rickets is linked to chromosome 12p13. *J Clin Invest* 100: 2653–7.

44. ADHR Consortium. 2000. Autosomal dominant hypophosphataemic rickets is associated with mutations in FGF23. *Nat Genet* 26: 345–8.

45. Shimada T, Muto T, Urakawa I, Yoneya T, Yamazaki Y, Okawa K, Takeuchi Y, Fujita T, Fukumoto S, Yamashita T. 2002. Mutant FGF-23 responsible for autosomal dominant hypophosphatemic rickets is resistant to proteolytic cleavage and causes hypophosphatemia in vivo. *Endocrinology* 143: 3179–82.

46. Econs MJ, McEnery PT. 1997. Autosomal dominant hypophosphatemic rickets/osteomalacia: Clinical characterization of a novel renal phosphate-wasting disorder. *J Clin Endocrinol Metab* 82: 674–81.

47. Imel EA, Hui SL, Econs MJ. 2007. FGF23 concentrations vary with disease status in autosomal dominant hypophosphatemic rickets. *J Bone Miner Res* 22: 520–6.

48. Imel EA, Peacock M, Gray AK, Padgett LR, Hui SL, Econs MJ. 2011. Iron modifies plasma FGF23 differently in autosomal dominant hypophosphatemic rickets and healthy humans. *J Clin Endocrinol Metab* 96: 3541–9.

49. Bergwitz C, Roslin NM, Tieder M, Loredo-Osti JC, Bastepe M, Abu-Zahra H, Frappier D, Burkett K, Carpenter TO, Anderson D, Garabedian M, Sermet I, Fujiwara TM, Morgan K, Tenenhouse HS, Juppner H. 2006. SLC34A3 mutations in patients with hereditary hypophosphatemic rickets with hypercalciuria predict a key role for the sodium-phosphate cotransporter NaPi-IIc in maintaining phosphate homeostasis. *Am J Hum Genet* 78: 179–92.

50. Lorenz-Depiereux B, Benet-Pages A, Eckstein G, Tenenbaum-Rakover Y, Wagenstaller J, Tiosano D, Gershoni-Baruch R, Albers N, Lichtner P, Schnabel D, Hochberg Z, Strom TM. 2006. Hereditary hypophosphatemic rickets with hypercalciuria is caused by mutations in the sodium-phosphate cotransporter gene

SLC34A3. *Am J Hum Genet* 78: 193–201.

51. Tencza AL, Ichikawa S, Dang A, Kenagy D, McCarthy E, Econs MJ, Levine MA. 2009. Hypophosphatemic rickets with hypercalciuria due to mutation in SLC34A3/type IIc sodium-phosphate cotransporter: Presentation as hypercalciuria and nephrolithiasis. *J Clin Endocrinol Metab* 94: 4433–8.

52. Lorenz-Depiereux B, Bastepe M, Benet-Pagès A, Amyere M, Wagenstaller J, Müller-Barth U, Badenhoop K, Kaiser SM, Rittmaster RS, Shlossberg AH, Olivares JL, Loris C, Ramos FJ, Glorieux F, Vikkula M, Jüppner H, Strom TM. 2006. DMP1 mutations in autosomal recessive hypophosphatemia implicate a bone matrix protein in the regulation of phosphate homeostasis. *Nat Genet* 38: 1248–50.

53. Feng JQ, Ward LM, Liu S, Lu Y, Xie Y, Yuan B, Yu X, Rauch F, Davis SI, Zhang S, Rios H, Drezner MK, Quarles LD, Bonewald LF, White KE. 2006. Loss of DMP1 causes rickets and osteomalacia and identifies a role for osteocytes in mineral metabolism. *Nat Genet* 38: 1310–5.

54. Levy-Litan V, Hershkovitz E, Avizov L, Leventhal N, Bercovich D, Chalifa-Caspi V, Manor E, Buriakovsky S, Hadad Y, Goding J, Parvari R. 2010. Autosomal-recessive hypophosphatemic rickets is associated with an inactivation mutation in the ENPP1 gene. *Am J Hum Genet* 86: 273–78.

55. Lorenz-Depiereux B, Schnabel D, Tiosano D, Häusler G, Strom TM. 2010. Loss-of-function ENPP1 mutations cause both generalized arterial calcification of infancy and autosomal-recessive hypophosphatemic rickets. *Am J Hum Genet* 86: 267–72.

56. Brownstein CA, Adler F, Nelson-Williams C, Iijima J, Li P, Imura A, Nabeshima Y, Reyes-Mugica M, Carpenter TO, Lifton RP. 2008. A translocation causing increased alpha-klotho level results in hypophosphatemic rickets and hyperparathyroidism. *Proc Natl Acad Sci U S A* 105: 3455–60.

57. Liang Q, Wei M, Hodge L, Fanburg-Smith JC, Nelson A, Miettinen M, Foss RD, Wang G. 2011. Quantitative analysis of activating alpha subunit of the G protein (Gsalpha) mutation by pyrosequencing in fibrous dysplasia and other bone lesions. *J Mol Diagn* 13: 137–42.

58. Dumitrescu CE Collins MT. 2008. McCune-Albright syndrome. *Orphanet J Rare Dis* 3: 12.

59. Hoffman WH, Jueppner HW, Deyoung BR, O'dorisio MS, Given KS. 2005. Elevated fibroblast growth factor-23 in hypophosphatemic linear nevus sebaceous syndrome. *Am J Med Genet A* 134: 233–6.

60. White KE, Cabral JM, Davis SI, Fishburn T, Evans WE, Ichikawa S, Fields J, Yu X, Shaw NJ, McLellan NJ, McKeown C, Fitzpatrick D, Yu K, Ornitz DM, Econs MJ. 2005. Mutations that cause osteoglophonic dysplasia define novel roles for FGFR1 in bone elongation. *Am J Hum Genet* 76: 361–7.

61. Prié D, Huart V, Bakouh N, Planelles G, Dellis O, Gérard B, Hulin P, Benqué-Blanchet F, Silve C, Grandchamp B, Friedlander G. 2002. Nephrolithiasis and osteoporosis associated with hypophosphatemia caused by mutations in the type 2a sodium-phosphate cotransporter. *N Engl J Med* 347: 983–91.

62. Karim Z, Gérard B, Bakouh N, Alili R, Leroy C, Beck L, Silve C, Planelles G, Urena-Torres P, Grandchamp B, Friedlander G, Prié D. 2008. NHERF1 mutations and responsiveness of renal parathyroid hormone. *N Engl J Med* 359: 1128–35.

63. Magen D, Berger L, Coady MJ, Ilivitzki A, Militianu D, Tieder M, Selig S, Lapointe JY, Zelikovic I, Skorecki K. 2010. A loss-of-function mutation in NaPi-IIa and renal Fanconi's syndrome. *N Engl J Med* 362: 1102–9.

64. Topaz O, Shurman DL, Bergman R, Indelman M, Ratajczak P, Mizrachi M, Khamaysi Z, Behar D, Petronius D, Friedman V, Zelikovic I, Raimer S, Metzker A, Richard G, Sprecher E. 2004. Mutations in GALNT3, encoding a protein involved in O-linked glycosylation, cause familial tumoral calcinosis. *Nat Genet* 36: 579–81.

65. Benet-Pagès A, Orlik P, Strom TM, Lorenz-Depiereux B. 2005. An FGF23 missense mutation causes familial tumoral calcinosis with hyperphosphatemia. *Hum Mol Genet* 14: 385–90.

66. Ichikawa S, Guigonis V, Imel EA, Courouble M, Heissat S, Henley JD, Sorenson AH, Petit B, Lienhardt A, Econs MJ. 2007. Novel GALNT3 mutations causing hyperostosis-hyperphosphatemia syndrome result in low intact fibroblast growth factor 23 concentrations. *J Clin Endocrinol Metab* 92: 1943–7.

67. Ichikawa S, Lyles KW, Econs MJ. 2005. A novel GALNT3 mutation in a pseudoautosomal dominant form of tumoral calcinosis: evidence that the disorder is autosomal recessive. *J Clin Endocrinol Metab* 90: 2420–3.

68. Ichikawa S, Imel EA, Kreiter ML, Yu X, Mackenzie DS, Sorenson AH, Goetz R, Mohammadi M, White KE, Econs MJ. 2007. A homozygous missense mutation in human KLOTHO causes severe tumoral calcinosis. *J Clin Invest* 117(9): 2684–91.

# 第 75 章
# 维生素 D 相关性疾病

Paul Lips • Natasja M. van Schoor • Nathalie Bravenboer

（邓爱民 译）

## 引言

当骨骺线已经闭合时，营养性维生素 D 缺乏会导致成长中的儿童或患骨软化症的成人矿化不足和患佝偻病（图 75.1），这是典型的维生素 D 相关性疾病[1]。活性维生素 D 代谢物 1,25- 二羟维生素 D[1,25-(OH)$_2$D] 刺激钙和磷酸盐从肠道的吸收，使钙与磷酸盐能够矿化。在轻度或中度维生素 D 缺乏症，低血钙浓度可刺激甲状旁腺。作为一种代偿机制，增加的血清甲状旁腺激素（PTH）增加了 25- 羟基维生素 D[25-(OH)D] 转化为 1,25-(OH)$_2$D。然而，PTH 的升高增加了骨吸收。通过这种方式，维生素 D 缺乏症也可能导致骨损失并促进骨质疏松症的发病[2]。

佝偻病和骨软化症与肌无力有关，目前有较清楚的认识，轻度和中度维生素 D 缺乏可能与身体性能的降低和跌倒有关[3-5]。体外和体内研究表明，1,25-(OH)$_2$D 具有许多功能，如刺激成骨细胞和纵向生长，刺激免疫系统的发展，降低增殖和刺激多种细胞类型的分化，刺激胰岛素释放和增加胰岛素敏感性[6-8]。在过去的几年中，已证明维生素 D 缺乏与自身免疫性疾病如 1 型糖尿病和多发性硬化，感染性疾病如肺结核，2 型糖尿病，心血管疾病，一些类型的癌症及抑郁症有关[9-11]。本章将讨论比较经典的维生素 D 相关的疾病如营养性佝偻病和骨软化症、维生素 D 合成与功能的遗传性疾病以及维生素 D 中毒。

## 营养性佝偻病和骨软化症

营养性佝偻病的经典表现最初是在 17 世纪由惠斯勒和格利森描述的[2]。佝偻病和低阳光照射之间的关联最早是在 19 世纪得到认可，并在 20 世纪开始尝试，用人工紫外线或阳光治愈佝偻病[12]。佝偻病和骨软化症的范围包括与维生素 D 相关的原因和其他原因，如肝疾病、吸收不良、药物和肾疾病（表 75.1）。

## 维生素 D 缺乏：定义、阈值

维生素 D$_3$ 是皮肤被阳光照射后产生的，一小部分可从饮食摄入。富含脂肪的鱼类是最重要的食物来源。在美国、瑞典和爱尔兰，通过食物（如牛奶）加强维生素 D 的摄取是可行的。随着维生素 D 在皮肤中的合成，在肝中羟基化为 25-(OH)D，之后再进一步在肾中羟基化为活性代谢物 1,25-(OH)$_2$ D。

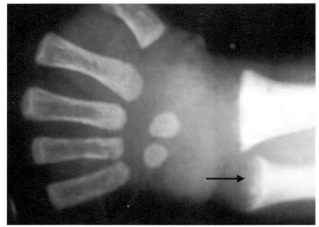

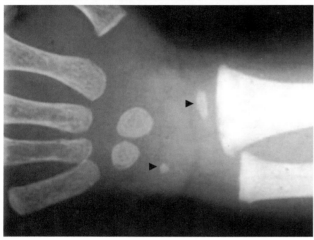

**图 75.1**　1.5 岁以下佝偻病儿童患者，上图显示的是佝偻病与尺骨（箭头）的典型非锐化凹缘。下图显示了佝偻病与新出现的骨化中心（箭头头）的愈合

| 表 75.1　佝偻病和骨软化症的病因 |
|---|
| **维生素 D 相关性佝偻病 / 骨软化症** |
| - 营养：低日晒，低膳食摄入 |
| - 吸收不良：乳糜泻，克罗恩病，胃切除术，胃旁路术，肠切除术，胰腺炎 |
| - 在肝的羟化受损：严重的慢性肝疾病 |
| - 肾功能损害：肾性骨病 / 骨软化症 |
| - 经肾排泄增加：肾病综合征 |
| - 分解代谢增加：抗惊厥治疗 |
| - 无功能 25- 羟化酶 OMIM#600081 |
| - 1α- 羟化酶缺乏：假性维生素 D 缺乏性佝偻病（维生素 D 依赖性佝偻病 1 型）OMIM#264700 |
| **低磷性佝偻病 / 骨软化症：肾的磷酸盐流失** |
| - X- 连锁低磷性佝偻病，OMIM#307800 |
| - 常染色体显性低磷性佝偻病，OMIM#193100 |
| - 常染色体隐性遗传低磷性佝偻病类型 1，OMIM#241520，类型 2，OMIM#613312 |
| - 遗传性低磷血症性佝偻病与高钙尿症，OMIM#241530 |
| - 致癌骨软化症 * |
| -Fanconi 综合征，代谢性酸中毒 |
| **缺钙：非常低的钙摄入量的儿童** |
| **其他：** |
| - 铝中毒 |
| - 镉中毒 |
| - 羟乙膦酸盐过量（在 Paget 病） |
| - 低磷酸酯酶症，OMIM#146300 |
| * 与低 $1,25(OH)_2D$ 有关 |

维生素 D 水平通常通过测量血清中 25-(OH)D 的浓度来进行评估[13]。关于血清中所需的 25-(OH)D 水平并没有达成共识，已经定义为能最大限度抑制血清 PTH 的血清 25-(OH)D 浓度。在对健康老年人的一些研究中，当血清 25-(OH)D 在 75 nmol/L（30 ng/ml）左右时，血清 PTH 处于最低点，但在其他研究中，当血清 25-(OH)D 高于 100 nmol/L[14] 时，血清 PTH 仍下降。另一种方法是定义不同结果血清 25-(OH)D 的阈值。临床软骨病或骨软化症通常发生严重的维生素 D 缺乏，即血清 25-(OH)D 的水平非常低，常常低于 15 nmol/l（6 ng/ml）。在此浓度，血清 1,25-(OH)₂D 减少是由于钙吸收障碍所致[15]。专家认为，用于预防骨折的 25-(OH)D 的最低浓度以 50 ～ 75 nmol/L 之间（20 ～ 30 ng/ml）变化为宜[16]。据基于流行病学资料的综述，针对肢体功能障碍、跌倒、骨折、大肠癌患者，维持适当的 BMD 的 25-(OH)D 的浓度应 ＞75 nmol/L（30 ng/ml）[17]。荷兰的一项队列研究中观察到，血清 25-(OH)D 水平在 40 nmol/L（16ng/ml）时骨转换指标为最佳，在 50 nmol/L（20 ng/L）时骨密度为最佳，在 50 ～ 60 nmol/L 时身体功能为最佳[14]。第 13 届维生素 D 工作会议一致认为，血清 25-(OH)D 应高于 50 nmol/L（20 ng/ml）[18]。2010 年，美国医学研究所定义所需的血清 25-(OH)D 水平为 50 nmol / L（20 ng/ml）。建议每日的摄入水平，即满足约 97.5% 的人口需要，定义为 1 岁到成年为 600 IU/d，年龄超过 70 岁为 800 IU /d[19]。就本章而言，维生素 D 缺乏症是指血清 25-(OH)D 低于 25 nmol/L（10ng/ml）。25 ～ 50 nmol/L（10 ～ 20 ng/ml）之间较高水平的血清 25-(OH)D，即也可表现出维生素 D 不足，也与继发性甲状旁腺功能亢进和物理活性降低有关[14]。维生素 D 缺乏和不足都需要预防，即控制血清 25-(OH)D 必须在 50 nmol / L 以上。维生素 D 水平的分期列于表 75.2。

## 流行病学及高危人群

维生素 D 缺乏在某些高危人群，如儿童（尤其是早产和发育失调的儿童）、孕妇、老人和非西方移民中非常普遍。低 25-(OH)D 不仅发生在儿童[20]，在青少年和年轻成年人中也有发生[21]。这可能是由于日晒不足、合成或摄入维生素 $D_3$ 减少（例如，由一个维生素 D 缺乏的母亲所生育，皮肤颜色黝黑）、吸收不良（如小肠疾病）或 25-(OH)D 降解增加（抗癫痫药）[22]。老人的皮肤合成已经下降，尤其是不经常出门的老人具有高风险。非西方移民迁移到高纬度地区国家，紫外线 B 段照射减少，存在患病的高风险，这是因为有更多的色素性皮肤病，习惯远离日晒，穿着包裹很好的衣服，以及饮食习惯。非西方的孕妇和她们的孩子处于一个非常高的风险中，对荷兰的调查显示 85% 的孕妇血清 25-(OH)D 水平低于 25nmol / L（10ng/ml）[23-24]。

**表 75.2　维生素 D 缺乏状况的分类**

| | 25-(OH)D<br>nmol/L（ng/ml） | 1,25-(OH)₂D<br>pmol/L（pg/ml） | PTH 增加 | 骨组织学 |
|---|---|---|---|---|
| 严重缺乏 | <12.5（<5） | （相对）低 | >30%* | 初期或明显的骨质疏松 |
| 缺乏 | 12.5 ~ 25（5 ~ 10） | 正常 | 15% ~ 30% | 高转换 |
| 不足 | 25 ~ 50（10 ~ 20） | 正常 | 5% ~ 15% | 正常或高转换 |
| 充足 | >50（>20） | 正常 | — | 正常 |

\* 通常伴随低血钙和血磷，碱性磷酸酶升高，24 小时尿钙排泄增加

维生素 D 水平在世界各国之间差异巨大。据估计全世界只有不到 50% 的人口维生素 D 水平达标（大于 50 nmol/L 或 20 ng/ml）[25]。在欧洲同一个南北梯度的血清 25-(OH)D 的观察研究显示，在斯堪的纳维亚半岛的浓度高而在南部和东欧国家浓度较低[26]。这显示出其他决定因素，如营养、食物强化和补充剂的使用，以及文化习俗，例如，接受日晒或避免日晒的行为。在中东、中国、蒙古和印度也报导有严重的维生素 D 缺乏症[25]。

## 发病机制

虽然 25-(OH)D 是主要的循环代谢产物和维生素 D 仓库，但几乎所有维生素 D 的作用都归因于活性代谢产物 1,25-(OH)₂D。这种代谢物的表现像一种类固醇激素，通过与维生素 D 受体（VDR）结合发挥作用。与 VDR 结合之后再与视黄醇类 X 受体二聚化形成二聚化复合物，这种复合物结合到特定的 DNA 区域，超过 300 以上的基因可以被激活[8]。由此钙结合蛋白等蛋白质形成，从而增加活性钙在肠道中的吸收。PTH 刺激酶促反应将 25-(OH)D 转化为 1,25-(OH)₂D。其活性代谢产物也刺激骨吸收和降低 PTH 分泌。骨细胞 1,25-(OH)₂D 刺激纤维母细胞生长因子 23（FGF23）的表达。FGF-23 作用于肾导致尿磷酸盐增多，并抑制 1-α 羟化酶，从而导致 1,25-(OH)₂D 降低，使血清钙维持在一个稳定的范围[27]。对无维生素 D 受体小鼠的研究显示出 1,25-(OH)₂D 的多效性。

对转基因小鼠的研究显示，1,25-(OH)₂D 与 VDR 在成骨细胞种系的细胞中直接结合起到促合成代谢或者促分解代谢的作用取决于这些细胞的成熟程度。主要作用似乎是增强核因子 κB 配体受体激活剂（RANKL）的活性和减少骨保护素，从而刺激破骨细胞的形成，但成骨细胞基因的兴奋也参与骨形成，例如骨钙蛋白和骨桥蛋白[28-29]。

患有维生素 D 缺乏的儿童表现出生长板新形成的骨不矿化和软骨增生延长。生长板变的厚、宽和不规则，最终导致佝偻病的临床诊断[1]。在成人中，表现为新形成的骨基质、类骨质不矿化以及发生骨软化症。骨软化症发生有其临床基础，特别是伴高危因素的病例，包括吸收不良、腹腔疾病或严重的肝疾病（见表 75.1）。实验室检查异常也可能指向诊断。维生素 D 也有许多非骨骼的影响。不仅仅只在经典的靶细胞中观察到 VDR 与 1,25-(OH)₂D 结合，而且在皮肤上、

早幼粒细胞、淋巴细胞、结肠细胞、垂体细胞、卵巢细胞也有发现[11]。维生素D在这些组织中的作用尚未完全阐明。活性维生素D代谢物可以减少细胞增殖，这在银屑病的治疗中已经得到验证[12]。它是一种强效免疫调节剂，并可能在预防自身免疫疾病如多发性硬化症和1型糖尿病[10]中发挥作用。它也参与了肺结核和其他呼吸道感染、胰岛素释放和胰岛素敏感性、情绪和认知障碍的防卫。

## 临床表现

佝偻病和骨软化症的病因归纳于表75.1。佝偻病的临床表现特点是纵向生长减少，骨骺区扩大，围绕这些区域伴随疼痛肿胀[30]。管状骨的弯曲是由于生长中的骨骼矿化不全。特殊特征包括佝偻病串珠，是由肋骨的软骨肿胀造成的。患佝偻病的儿童生长不良，表现出发育迟缓的标准点，如行走。骨软化症的临床特点包括骨痛，肌肉无力，难以行走。肌肉无力首先出现在围绕肩部和骨盆带的近端肌肉，从椅子上站起来或爬楼梯时表现得非常明显。当患有佝偻病或骨软化症的患者血清钙非常低时，低钙血症的症状可能为主要表现，如手足搐搦和惊厥。由于在骨软化症中矿化骨的数量非常少，很容易发生骨折，其表现类似于骨质疏松。

## 实验室检查

维生素D缺乏症的诊断是测定血清25-(OH)D水平。佝偻病和骨软化症的发生与血清25-(OH)D低于25nmol/L有关，并且通常低于12.5nmol/L[15,31]。实验室检查特征包括低血钙和低磷酸盐浓度或明显低血磷和碱性磷酸酶的水平升高。PTH的血清浓度通常是增加的（继发甲状旁腺功能亢进）。1,25-(OH)$_2$D血清浓度对诊断没有帮助，因为大多数患维生素D缺乏的患者都是正常的[13,15]。当血清25-(OH)D非常低时，由于缺乏底物，血清1,25-(OH)$_2$D水平也会较低[2,15,32]。维生素D缺乏的患者24h尿钙排泄量是非常低的，这是由于继发性甲状旁腺功能减退导致肠道吸收钙减少和肾小管对钙重吸收的增加。

## 影像学

佝偻病患者的X线片显示骨骺及其周围的低矿化，骨界模糊，低对比度。骨化中心的数目减少。经治疗后会迅速改善（图75.1）。

骨软化症的X线片显示出更低的对比度，如果患者在做X线片时移动了会导致影像更模糊[33]。骨软化症的典型标志是假性骨折，也称为假骨折线。它是一条穿过一个皮质板的透亮线，常常在边缘伴有硬结（图75.2）。在骨显像中假性骨折作为一个热点是可见的。

通过双能X线吸光测定法测定骨矿物质密度可以显示低值，据此可评估骨质疏松程度、骨量减少（T值-1～-2.5）或骨质疏松（T值低于-2.5）。这表明骨软化症患者的矿化骨数量很少，与骨质疏松症患者类似[33]。未矿化骨的数量可能很多，在建立适当的治疗方案后BMD可以迅速升高（高达50%）。

## 骨组织学

取四环素双标记的髂骨间骨行活组织检查可以为骨软化症的诊断或排除提供一定依据。活检应包括在未经脱钙甲基丙烯酸甲酯。部分组织应予Goldner染色或von Kossa染色。未染色的部分应用四环素荧光处理。超过5%以上的骨是未矿化骨质（类骨质）（图75.3），通常属于骨软化症（类骨质体积超过5%，通常超过10%）。类骨质表面延伸覆盖70%以上，且接合处很厚，超过15μm或4层薄板[1]。由于继发性甲状旁腺功能亢进，骨吸收通常是增加的。How-ship(吸收)陷窝可见许多多核破骨细胞(图75.3)。双四环素征在骨软化症是不可见的，但可能会低强度弥漫性地出现。矿化指标包括类骨质厚度、

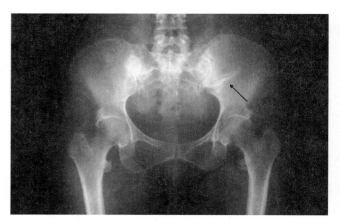

图75.2　在骨软化症患者左侧髂骨的假骨折线（箭头）

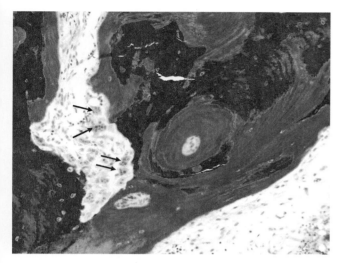

**图 75.3**　伴乳糜泻的骨软化症患者。Goldner 染色，矿化骨是黑色的，骨样组织是灰色的。除了厚厚的骨样接缝，可见骨吸收增加的多核破骨细胞（箭头）

类骨质体积、矿化速率和骨形成速率的测量可能会对诊断有所帮助[34]。

## 维生素 D 缺乏的治疗

佝偻病和骨软化症的症状可能会在使用非常低剂量的维生素 D₃（如 800 ~ 1 200 IU/d，20 ~ 30 μg/d）后消失，除外由于腹腔疾病所致的肠道吸收缺陷[35]。然而，为使血清 25-(OH)D 在几个星期内即可达到足够的水平（大于 50 nmol/L 或大于 20 ng/ml），可给予一个较高的初始剂量（维生素 D 32 000 IU/d，50 μg/d）。为了维持，婴幼儿可能每日至少需要 400 IU 的维生素 D₃（10 μg）。成年人需要每日 600 ~ 800 IU（15 ~ 20 μg）作为维持剂量。无论是维生素 D₃（胆钙化醇）或 D₂（麦角钙化醇）都是可用的，而维生素 D₂ 是事倍功半[36]。应始终牢记补钙，可以是碳酸钙、柠檬酸盐或葡乳醛酸钙。患佝偻病的儿童每天需要 1 000 mg 的补钙量，患骨软化症的成人每天需要 1 500 ~ 2 000 mg 的补钙量。一个特殊的情况是骨软化症或佝偻病患者同时伴发乳糜泻，无谷蛋白质饮食是必不可少的，但可能需要较高剂量的维生素 D 和钙，同时应定期评估血清 25-(OH)D。

在严重维生素 D 缺乏得到治疗后，血清钙及磷酸盐迅速上升到正常范围。碱性磷酸酶开始增加，然后下降，在数周到数月内恢复到正常水平。同时，尿钙排泄量升至正常范围。

佝偻病的放射学改变可能恢复得非常迅速。骨化中心可能数周内可见，并在数月内愈合（图 75.1）。成人假性骨折可能治愈更慢，完全消失可能需要超过一年。

近日，所需剂量的维生素 D 和 25-(OH)D 的适当水平已在国际会议和科学论文[14,16-17,37]中进行了讨论。所需剂量取决于基线血清 25-(OH)D 水平、需要达到的水平和给药间隔。当基线血清 25-(OH)D 在 20 nmol/L 左右时，400 IU/d 的剂量将使平均血清 25-(OH)D 在 3 个月后升至 55 nmol/L，而 800 IU/d 的剂量将使平均血清 25-(OH)D 在 3 个月后升至 70 nmol/L[38]。一般情况下，800 IU/d（20 μg/d）的剂量足以使大多数人血清 25-(OH)D 的水平超过 50 nmol/L（20 ng/ml）。美国医学研究所已经确定了所需的血清 25-(OH)D 浓度为 50 nmol/L[19]。当所需的 25-(OH)D 水平设定为 75 nmol/L 时，需要的维生素 D 的剂量要高得多[39]。

## 跌倒与骨折的预防

维生素 D 缺乏导致的跌倒和骨折的路径如图 75.4 所示。在一项 Meta 分析的随机对照试验中，与钙或安慰剂比较，发现伴或不伴补钙的高于 400 IU/d（10 μg/d）的维生素 D 剂量可以减少 18% 的髋部骨折的危险性以及任何非脊椎骨折 20% 危险性[40]。一项 Cochrane 的系统回顾显示，只有维生素 D 与钙联合使用可以减少髋部骨折 [ 汇集 8 个试验的相关危险因素（RR）=0.84，95%CI：0.73 ~ 0.96]，作者据此得出结论，对体质虚弱的老年人，维生素 D 和钙联合使用可以减少髋部骨折风险[41]。另一个 Meta 分析还表明，由于有对骨折的预防作用，因此在维生素 D 中添加钙是必不可少的[42]。

轻度至中度维生素 D 缺乏也与肌肉力量下降、身体性能受损和跌倒[3-5,43]有关。维生素 D 与钙联合使用可以减少跌倒的风险。一项 Meta 分析显示，与安慰剂相比，使用维生素 D₃ 700 ~ 1 000 IU/d 可以减少 19% 的跌倒风险（7 项试验混合型 RR=0.81，95%CI 为 0.71 ~ 0.92）[44]。最近的 Meta 分析证实了跌倒的正面影响[45]。虽然在大多数试验中使用的都是每日剂量的维生素 D，而现在在澳大利亚的一项研究将每年 500 000 IU 的剂量效果与安慰剂进行比较。跌倒和骨折的发生率在维生素 D 组比对照组更高（HR 和 CI 分别为 1.16、1.05 ~ 1.28 和 1.26、

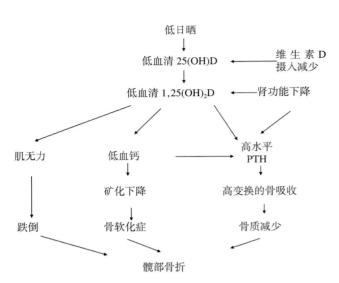

低日晒

维生素 D 摄入减少

低血清 25(OH)D

肾功能下降

低血清 1,25(OH)₂D

肌无力　　低血钙　　　高水平 PTH

矿化下降

跌倒　　骨软化症　　高变换的骨吸收

骨质减少

髋部骨折

**图 75.4**　维生素 D 缺乏引起跌倒和骨质的路径

0.99 ~ 1.59）。这表明，高剂量的维生素 D 导致非常高的血清 25-(OH)D 水平（大于 120 nmol/L）可能会产生不利影响，曲线可能是 U 形[46]。

## 维生素 D 摄入指导

表 75.3 对美国医学研究所确认的膳食摄入量指导意见[19]与内分泌学会、欧盟委员会（http://ec.europa.eu/food/fs/sc/scf/out157_ en.pdf）[47]和荷兰订立的意见[48]进行了对比。比较医学研究所与内分泌学会的建议[19,47]可以得出这样的结论，对血清 25-(OH)D 的水平和维生素 D 的每日需要量仍有争论。还有专家认为，所需要的水平应该更高。最近针对养老院的研究结果表明，每天 600 IU（15 μg）的摄入量可以将血清 25-(OH)D 水平低于 50 nmol/L 的人的百分比在 4 个月内由 100% 降至 10.9%[49]。对大多数人来说 800 IU（20 μg）的剂量应该是足够的。后者的剂量是通过对骨折预防[40]的 Meta 分析得出的[40]。美国医学研究所定义维生素 D 可耐受的每天最高摄入量成人为 4000 IU（100 μg），包括孕妇和哺乳期女性[19]；内分泌学会定义维生素 D 可耐受的每天最高摄入量成人为 10000 IU（250 μg），包括 19 岁及以上的孕妇和哺乳期女性[47]；欧盟委员会定义维生素 D 可耐受的每天最高摄入量成人为 2000 IU

**表 75.3**　推荐的维生素 D 的膳食摄入量（μg/dᵃ）

| 年龄 | 医学会ᵇ | 内分泌学会ᶜ | 欧洲ᵈ | 荷兰 ᵍ,ʰ 白皮肤 | 荷兰 ᵍ,ʰ 黑皮肤或遮盖的 |
|---|---|---|---|---|---|
| 0 ~ 1 岁 | 10g | 10 ~ 25 | 10（婴儿）ᵉ | 10（0 ~ 4 岁） | 10（0 ~ 4 岁） |
| 1 ~ 18 岁 | 15 | 15 ~ 25 | 0 ~ 10（4 ~ 10 岁）<br>0 ~ 15（11 ~ 17 岁） | | |
| 19 ~ 70 岁 | 15 | 37.5 ~ 50 | 0 ~ 10（18 ~ 64 岁）<br>10 > 65 岁 | 10（F:50+ 岁） | 10（F：4 ~ 50；M：4 ~ 70） |
| > 70 岁 | 20 | 37.5 ~ 50 | 10ᶠ | 10 | 20 |
| 孕妇和哺乳期女性 | 15 | 37.5 ~ 50<br>14 ~ 18 岁；15 ~ 25 岁 | 10 | 10 | 10 |

IOM= 医学会

ᵃ μg 通过乘以 40 可转化为单位

ᵇ RDA= 推荐摄入剂量

ᶜ Daily requirement：每日所需

ᵈ Individual European countries often have more detailed recommendations：各个欧洲国家往往有更详细的建议

ᵉ Infants from 4 weeks onwards, 6 ~ 11months 10 ~ 25μg/day; 1 ~ 3years 10μg/day：4 周病房婴儿，6 ~ 11 个月 10 ~ 25μg/d；1 ~ 3 岁 10μg/d
Scientific Committee on Food of the European Commission（http://ec. europe. eu/food/fs/sc/scf/out157_en. pdf）：欧盟食品委员会

ᶠ 欧盟医生组织目前推荐老年人 15 ~ 20μg/d，见：www. cpm. eu（2009/179 final）

ᵍ Adequate intake，充分摄入

ʰ 对骨质疏松症患者及在家中和老人院中的老人同样推荐（20μg）

（50 μg），包括孕妇和哺乳期女性（http://ec.europa.eu/food/fs/sc/scsf/out157_en.pdf）[48]。对于儿童和青少年，定义的耐受最高摄入量更低。

然而，女性健康研究显示长期服用低剂量也可能导致不良反应，这一历时 7 年的研究显示，每天接受 1000 mg 钙和 400 IU（10 μg）维生素 D 治疗的试验组与只接受安慰剂的对照组相比有更显著的肾结石发生率（HR＝1.17，95%CI 为 1.02 ～ 1.34）[50]。在死亡率、心血管疾病、癌症和胃肠道症状方面没有显著差异。

正如上述澳大利亚试验所讨论的，每年一次性给予 500 000 IU 大剂量的维生素 D 与安慰剂相比导致非常高的血清 25-(OH)D（大于 120 nmol / L），而且在给药后的前 3 个月出现跌倒和骨折的概率更高[46]。

## 1α- 羟基化受损或维生素 D 受体缺陷引起佝偻病

某些形式的佝偻病不能用常规剂量的维生素 D 治愈，发现其是由一种罕见的遗传性维生素 D 代谢或维生素 D 受体异常所致。这些与生俱来的代谢异常已由几个基因敲除小鼠模型所证实[11,51]。

### 假性维生素 D 缺乏性佝偻病（维生素 D 依赖性佝偻病 I 型，OMIM # 264700）

在发现了 1,25-(OH)$_2$D 以后才了解到，很明显有些先天性佝偻病的患者血 1,25-(OH)$_2$D 水平非常低，而且在补充维生素 D 以后也没有增加[52]，原来是因为这些患者没有 1α- 羟化酶活性。已确认受影响的儿童有 1α- 羟化酶基因的失活突变[53]。本病是常染色体隐性遗传。

#### 临床特征

出生后即有佝偻病，而且表现出低钙血症的体征如手足搐搦或惊厥，应高度警惕假性维生素 D 缺乏性佝偻病。实验室检查显示低浓度的血钙、血磷和升高的碱性磷酸酶。血清 25-(OH)D 在正常范围，但血清 1,25-(OH)$_2$D 很低或检测不到[13]。影像学检查和骨活检结果与营养性佝偻病难以区分。

#### 治疗

予患者 1,25-(OH)$_2$D（骨化三醇 0.5 ～ 1 μg/d）或

1α- 羟基维生素 D（阿法骨化醇 0.5 ～ 1.5 μg/d）治疗以使血清 1,25-(OH)$_2$D 达到正常水平，可以在几个月内治愈佝偻病，且血钙、血磷和碱性磷酸酶可恢复到正常范围。充分治疗的另一个标志是血清 PTH，应使之在参考范围之内。过度治疗导致高尿钙症、高钙血症、尿路结石以及肾钙化。应定期检查血钙、血肌酐及 24h 尿钙：儿童应每月 1 次或稳定期每 3 个月 1 次，成人每 3 ～ 6 个月 1 次。应指导患者和家长了解剂量不足和过量的症状和体征，即低钙血症（麻木、针刺感、手足抽搐）和高钙血症（口渴、多尿、恶心、头痛）。妊娠期间骨化三醇或阿法骨化三醇的量应增加 50% ～ 100%，并需要密切监测[54]。应维持终生治疗，偶然停药会导致出现数天的低钙血症，之后在接下来的数周到数月内表现出佝偻病或骨软化症的特征。

### 遗传性抗维生素 D 佝偻病（维生素 D 依赖性佝偻病 2 型，OMIM # 277440）

一些伴先天性佝偻病的儿童对骨化三醇的治疗无效，从而发现了 1,25-(OH)$_2$D 抵抗[55]。事实上，这些儿童血清 1,25-(OH)$_2$D 处于高水平，怀疑由（后）受体缺陷引起。在对维生素 D 受体（VDR）克隆后，已经确定突变是在该 DNA 结合结构域、1,25-(OH)$_2$D 的结合结构域以及其他区域[56]。遗传性抗维生素 D 佝偻病是一种常染色体隐性遗传病。

#### 临床特征

正常的杂合子父母生出的受影响儿童在生命早期就出现佝偻病和表现出低钙血症的特征，包括手足抽搐和惊厥。首个发现的家族存在脱发现象，但随后发现，无脱发的儿童也患有该病。激素抵抗的程度即低血钙也可以变化。实验室检查显示低血钙、低血磷和高碱性磷酸酶水平。血清 PTH 增加，血清 1,25-(OH)$_2$D 升高[13]。后者是由于 PTH 升高刺激肾 1α- 羟化酶所致。

影像学检查显示有佝偻病的特征：骨骺加宽区域和不清晰的透亮骨头。可能存在假性骨折。

#### 治疗

治疗的成功是不定的，取决于激素抵抗程度。当 VDR 的一些功能仍然存在，骨化三醇或阿法骨化三醇的药理学用量而非生理剂量可以提高钙的吸收

并治愈佝偻病。一旦存在完全抵抗，则活性维生素 D 代谢产物是无效的。对受到这样严重影响的个人可以静脉输入钙，以克服钙的吸收缺陷[57]。佝偻病可以通过静脉输入钙治愈，这证实了矿化依赖于足够的钙与磷酸盐的浓度，而不是 $1,25\text{-}(OH)_2D$ 的活性。肠道对钙的吸收也有被动扩散的存在，且依赖于维生素 D，因此口服非常高浓度的钙也是有效的。

## 维生素 D 中毒

维生素 D 中毒是由维生素 D 或其活性代谢物之一，如阿法骨化三醇或骨化三醇的摄入增加引起。如果因定期服用维生素 D 而发生中毒，其发病机制尚不完全清楚。血清 $25\text{-}(OH)D$ 浓度从 200nmol/L 增加直到 1500nmol/L，但血清 $1,25\text{-}(OH)_2D$ 水平通常是正常的[13]。大量的 $25\text{-}(OH)D$ 可能作用于维生素 D 受体。更或许，高浓度的血清 $25\text{-}(OH)D$ 能与 $1,25\text{-}(OH)_2D$ 竞争维生素 D 结合球蛋白的结合位点，从而提高了血清 $1,25\text{-}(OH)_2D$ 水平的生物利用度（活性）。另外，肠和骨组织中的 $1\alpha\text{-}$ 羟化酶对 $25\text{-}(OH)D$ 进行的肾外活化可能有助于高钙血症。

### 临床特征

患者表现出高钙血症的症状及体征，如口渴、多尿、恶心、头痛等。原因可能是显而易见的，或者是补充了大剂量的维生素 D，或者是补充了大剂量的活性代谢物。不太明显的原因可能是过度的非处方补充或已添加了维生素 D 的蔗糖[58-59]，患者可出现脱水，甚至昏迷。实验室检查显示高血钙，血清磷酸盐正常或增多，血清肌酐或尿素氮增加，非常高的 $25\text{-}(OH)D$ 水平，正常的 $1,25\text{-}(OH)_2D$ 水平和血清 PTH 受抑制。

### 治疗

应予患者生理盐水进行再水合，可以使用皮质类固醇以减少 $1,25\text{-}(OH)_2D$ 的合成。$25\text{-}(OH)D$ 的半衰期约为 25 天，因此完全治愈可能需要一些时间。只要存在高钙血症就应该限制钙的摄入量。

### 活性代谢物导致的中毒

阿法骨化三醇或骨化三醇中毒的症状会出现的非常迅速，一旦识别，使用适当的措施后也会很快消退，因为它们的半衰期很短，约为 7 小时。治疗包括降低剂量或暂时禁用活性代谢产物、再水合以及限制口服钙的摄入量。

## 内源性生产的 $1,25\text{-}(OH)_2D$ 增加

内源性骨化三醇中毒发生在肉芽肿性疾病或淋巴组织增生性疾病的患者身上，由于定型的巨噬细胞含有 $1\alpha\text{-}$ 羟化酶，允许 $25\text{-}(OH)D$ 转化为 $1,25\text{-}(OH)_2D$ 的不恰当行为。后者在结节病、肺结核、类风湿关节炎、霍奇金病和非霍奇金淋巴瘤患者身上已有报道[60-62]。肾内 $1,25\text{-}(OH)_2D$ 的形成是通过反馈控制紧密调节的，而在这些疾病中肾外生成途径没有这种调节机制。$1,25\text{-}(OH)_2D$ 的生产依赖于底物的数量，即 $25\text{-}(OH)D$，在这些疾病中观察到即使是在异常情况下，血清 $25\text{-}(OH)D$ 与 $1,25\text{-}(OH)_2D$ 之间也存在正相关[13]。治疗包括对高钙血症和高尿钙症的调节以及对潜在疾病的治疗。糖皮质激素减少 $25\text{-}(OH)D$ 羟化为 $1,25\text{-}(OH)_2D$ 的量，并可能有助于纠正高钙血症。

## 参考文献

1. Parfitt AM. 2005. Vitamin D and the pathogenesis of rickets and osteomalacia. In: Feldman D, Pike JW, Glorieux FH (eds.) *Vitamin D, 2nd Ed.* San Diego: Elsevier Academic Press. pp. 1029–48.
2. Lips P. 2001. Vitamin D deficiency and secondary hyperparathyroidism in the elderly: Consequences for bone loss and fractures and therapeutic implications. *Endocr Rev* 22: 477–501.
3. Bischoff-Ferrari HA, Dietrich T, Orav EJ, Hu FB, Zhang YQ, Karlson EW, Dawson-Hughes B. 2004. Higher 25-hydroxyvitamin D concentrations are associated with better lower-extremity function in both active and inactive persons aged >= 60 y. *Am J Clin Nutr* 80: 752–758.
4. Wicherts IS, van Schoor NM, Boeke AJ, Visser M, Deeg DJ, Smit J, Knol DL, Lips P. 2007. Vitamin D status predicts physical performance and its decline in older persons. *J Clin Endocrinol Metab* 92: 2058–2065.
5. Snijder MB, van Schoor NM, Pluijm SM, van Dam RM, Visser M, Lips P. 2006. Vitamin D status in relation to one-year risk of recurrent falling in older men and women. *J Clin Endocrinol Metab* 91: 2980–2985.
6. Nagpal S, Na S, Rathnachalam R. 2005. Noncalcemic actions of vitamin D receptor ligands. *Endocr Rev* 26: 662–687.
7. Norman AW. 2006. Minireview: Vitamin D receptor: New assignments for an already busy receptor. *Endocrinology* 147: 5542–5548.
8. Lips P. 2006. Vitamin D physiology. *Prog Biophys Mol Biol* 92: 4–8.
9. Peterlik M, Cross HS. 2005. Vitamin D and calcium deficits predispose for multiple chronic diseases. *Eur J Clin Invest* 35: 290–304.

10. Hypponen E, Laara E, Reunanen A, Jarvelin MR, Virtanen SM. 2001. Intake of vitamin D and risk of type 1 diabetes: A birth-cohort study. *Lancet* 358: 1500–1503.

11. Bouillon R, Carmeliet G, Verlinden L, van Etten E, Verstuyf A, Luderer HF, Lieben L, Mathieu C, Demay M. 2008. Vitamin D and human health: Lessons from vitamin D receptor null mice. *Endocr Rev* 29: 726–776.

12. Holick MF. 1994. McCollum Award Lecture, 1994: Vitamin D—New horizons for the 21st century. *Am J Clin Nutr* 60: 619–630.

13. Lips P. 2007. Relative value of 25(OH)D and 1,25(OH)(2)D measurements. *J Bone Miner Res* 22: 1668–1671.

14. Kuchuk NO, Pluijm SM, van Schoor NM, Looman CW, Smit JH, Lips P. 2009. Relationships of serum 25-hydroxyvitamin D to bone mineral density and serum parathyroid hormone and markers of bone turnover in older persons. *J Clin Endocrinol Metab* 94: 1244–1250.

15. Need AG, O'Loughlin PD, Morris HA, Coates PS, Horowitz M, Nordin BE. 2008. Vitamin D metabolites and calcium absorption in severe vitamin D deficiency. *J Bone Miner Res* 23: 1859–1863.

16. Dawson-Hughes B, Heaney RP, Holick MF, Lips P, Meunier PJ, Vieth R. 2005. Estimates of optimal vitamin D status. *Osteoporos Int* 16: 713–716.

17. Bischoff-Ferrari HA, Giovannucci E, Willett WC, Dietrich T, Dawson-Hughes B. 2006. Estimation of optimal serum concentrations of 25-hydroxyvitamin D for multiple health outcomes. *Am J Clin Nutr* 84: 18–28.

18. Norman AW, Bouillon R, Whiting SJ, Vieth R, Lips P. 2007. 13th Workshop consensus for vitamin D nutritional guidelines. *J Steroid Biochem Mol Biol* 103: 204–205.

19. Ross AC, Manson JE, Abrams SA, Aloia JF, Brannon PM, Clinton SK, Durazo-Arvizu RA, Gallagher JC, Gallo RL, Jones G, Kovacs CS, Mayne ST, Rosen CJ, Shapses SA. 2011. The 2011 report on dietary reference intakes for calcium and vitamin D from the Institute of Medicine: What clinicians need to know. *J Clin Endocrinol Metab* 96: 53–58.

20. Mansbach JM, Ginde AA, Camargo CA Jr. 2009. Serum 25-hydroxyvitamin D levels among US children aged 1 to 11 years: Do children need more vitamin D? *Pediatrics* 124: 1404–1410.

21. Prentice A. 2008. Vitamin D deficiency: A global perspective. *Nutr Rev* 66: S153–S164.

22. Munns C, Zacharin MR, Rodda CP, Batch JA, Morley R, Cranswick NE, Craig ME, Cutfield WS, Hofman PL, Taylor BJ, Grover SR, Pasco JA, Burgner D, Cowell CT. 2006. Prevention and treatment of infant and childhood vitamin D deficiency in Australia and New Zealand: A consensus statement. *Med J Aust* 185: 268–272.

23. van der Meer IM, Karamali NS, Boeke AJP, Lips P, Middelkoop BJC, Verhoeven I, Wuister D 8/2006 High prevalence of vitamin D deficiency in pregnant non-Western women in The Hague, Netherlands. *Am J Clin Nutr* 84: 350–353.

24. Dijkstra SH, van Beek A, Janssen JW, de Vleeschouwer LH, Huysman WA, van den Akker EL. 2007. High prevalence of vitamin D deficiency in newborns of high-risk mothers. *Arch Dis Child Fetal Neonatal Ed* 92(9): 750–3.

25. Lips P, van Schoor NM. 2011. Worldwide Vitamin D Status. In: Feldman D, Pike JW, Adams JS (eds.) *Vitamin D, 3rd Ed., Vol. 1*. San Diego: Elsevier Academic Press. pp. 947–963.

26. Kuchuk NO, van Schoor NM, Pluijm SM, Chines A, Lips P. 2009. Vitamin D status, parathyroid function, bone turnover, and BMD in postmenopausal women with osteoporosis: Global perspective. *J Bone Miner Res* 24: 693–701.

27. Saji F, Shigematsu T, Sakaguchi T, Ohya M, Orita H, Maeda Y, Ooura M, Mima T, Negi S. 2010. Fibroblast growth factor 23 production in bone is directly regulated by 1{alpha},25-dihydroxyvitamin D, but not PTH. *Am J Physiol Renal Physiol* 299: F1212–F1217.

28. Christakos S, Dhawan P, Peng X, Obukhov AG, Nowycky MC, Benn BS, Zhong Y, Liu Y, Shen Q. 2007. New insights into the function and regulation of vitamin D target proteins. *J Steroid Biochem Mol Biol* 103: 405–410.

29. Goltzman D. 2007. Use of genetically modified mice to examine the skeletal anabolic activity of vitamin D. *J Steroid Biochem Mol Biol* 103: 587–591.

30. Pettifor JM. 2005. Vitamin D deficiency and nutritional rickets in children. In: Feldman D, Pike JW, Glorieux FH (eds.) *Vitamin D, 2nd Ed.* San Diego: Elsevier Academic Press. pp. 1065–83.

31. Lips P. Which circulating level of 25-hydroxyvitamin D is appropriate? *J Steroid Biochem Mol Biol* 89–90: 611–614.

32. Bouillon RA, Auwerx JH, Lissens WD, Pelemans WK. 1987. Vitamin D status in the elderly: Seasonal substrate deficiency causes 1,25-dihydroxycholecalciferol deficiency. *Am J Clin Nutr* 45: 755–763.

33. Rabelink NM, Westgeest HM, Bravenboer N, Jacobs MAJM, Lips P. 2011. Bone pain and extremely low bone mineral density due to severe vitamin D deficiency in celiac disease. *Arch Osteoporosis* 6(1-2): 209–213.

34. Parfitt AM, Qiu S, Rao DS. 2004. The mineralization index—A new approach to the histomorphometric appraisal of osteomalacia. *Bone* 35: 320–325.

35. Holick MF. 2007. Vitamin D deficiency. *N Engl J Med* 357: 266–281.

36. Armas LA, Hollis BW, Heaney RP. 2004. Vitamin D2 is much less effective than vitamin D3 in humans. *J Clin Endocrinol Metab* 89: 5387–5391.

37. Lips P. 2004. Which circulating level of 25-hydroxyvitamin D is appropriate? *J Steroid Biochem Mol Biol* 89–90: 611–614.

38. Lips P, Wiersinga A, van Ginkel FC, Jongen MJ, Netelenbos JC, Hackeng WH, Delmas PD, van der Vijgh WJ. 1988. The effect of vitamin D supplementation on vitamin D status and parathyroid function in elderly subjects. *J Clin Endocrinol Metab* 67: 644–650.

39. Heaney RP, Davies KM, Chen TC, Holick MF, Barger-Lux MJ. 2003. Human serum 25-hydroxycholecalciferol response to extended oral dosing with cholecalciferol. *Am J Clin Nutr* 77: 204–210.

40. Bischoff-Ferrari HA, Willett WC, Wong JB, Stuck AE, Staehelin HB, Orav EJ, Thoma A, Kiel DP, Henschkowski J. 2009. Prevention of nonvertebral fractures with oral vitamin D and dose dependency: A meta-analysis of randomized controlled trials. *Arch Intern Med* 169: 551–561.

41. Avenell A, Gillespie WJ, Gillespie LD, O'Connell DL. 2005. Vitamin D and vitamin D analogues for preventing fractures associated with involutional and post-menopausal osteoporosis. *Cochrane Database Syst Rev* (3): CD000227.

42. Boonen S, Lips P, Bouillon R, Bischoff-Ferrari HA, Vanderschueren D, Haentjens P. 2007. Need for addi-

tional calcium to reduce the risk of hip fracture with vitamin D supplementation: Evidence from a comparative metaanalysis of randomized controlled trials. *J Clin Endocrinol Metab* 92: 1415–1423.

43. Visser M, Deeg DJH, Lips P. 2003. Low vitamin D and high parathyroid hormone levels as determinants of loss of muscle strength and muscle mass (Sarcopenia): The Longitudinal Aging Study Amsterdam. *J Clin Endocrinol Metab* 88: 5766–5772.

44. Bischoff-Ferrari HA, Dawson-Hughes B, Staehelin HB, Orav JE, Stuck AE, Theiler R, Wong JB, Egli A, Kiel DP, Henschkowski J. 2009. Fall prevention with supplemental and active forms of vitamin D: A meta-analysis of randomised controlled trials. *BMJ* 339: b3692.

45. Kalyani RR, Stein B, Valiyil R, Manno R, Maynard JW, Crews DC. 2010. Vitamin D treatment for the prevention of falls in older adults: Systematic review and meta-analysis. *J Am Geriatr Soc* 58: 1299–1310.

46. Sanders KM, Stuart AL, Williamson EJ, Simpson JA, Kotowicz MA, Young D, Nicholson GC. 2010. Annual high-dose oral vitamin D and falls and fractures in older women: A randomized controlled trial. *JAMA* 303: 1815–1822.

47. Holick MF, Binkley NC, Bischoff-Ferrari HA, Gordon CM, Hanley DA, Heaney RP, Murad MH, Weaver CM. 2011. Evaluation, treatment, and prevention of vitamin D deficiency: An endocrine society clinical practice guideline. *J Clin Endocrinol Metab* 96: 1911–1930.

48. Health Council of the Netherlands. 2008. Towards an adequate intake of vitamin D. Vol. 2008/15. The Hague. http://www.gezondheidsraad.nl/en/publications/towards-adequate-intake-vitamin-d-0.

49. Chel V, Wijnhoven HA, Smit JH, Ooms M, Lips P. 2007. Efficacy of different doses and time intervals of oral vitamin D supplementation with or without calcium in elderly nursing home residents. *Osteoporos Int* 19: 663–71.

50. Jackson RD, LaCroix AZ, Gass M, Wallace RB, Robbins J, Lewis CE, Bassford T, Beresford SAA, Black HR, Blanchette P, Bonds DE, Brunner RL, Brzyski RG, Caan B, Cauley JA, Chlebowski RT, Cummings SR, Granek I, Hays J, Heiss G, Hendrix SL, Howard BV, Hsia J, Hubbell FA, Johnson KC, Judd H, Kotchen JM, Kuller LH, Langer RD, Lasser NL, Limacher MC, Ludlam S, Manson JE, Margolis KL, McGowan J, Ockene JK, O'Sullivan MJ, Phillips L, Prentice RL, Sarto GE, Stefanick ML, Van Horn L, Wactawski-Wende J, Whitlock E, Anderson GL, Assaf AR, Barad D. 2006. Calcium plus vitamin D supplementation and the risk of fractures. *N Engl J Med* 354: 669–683.

51. Panda DK, Miao D, Bolivar I, Li J, Huo R, Hendy GN, Goltzman D. 2004. Inactivation of the 25-hydroxyvitamin D 1alpha-hydroxylase and vitamin D receptor demonstrates independent and interdependent effects of calcium and vitamin D on skeletal and mineral homeostasis. *J Biol Chem* 279: 16754–16766.

52. Fraser D, Kooh SW, Kind HP, Holick MF, Tanaka Y, DeLuca HF. 1973. Pathogenesis of hereditary vitamin-D-dependent rickets. An inborn error of vitamin D metabolism involving defective conversion of 25-hydroxyvitamin D to 1 alpha,25-dihydroxyvitamin D. *N Engl J Med* 289: 817–822.

53. Kitanaka S, Takeyama K, Murayama A, Sato T, Okumura K, Nogami M, Hasegawa Y, Niimi H, Yanagisawa J, Tanaka T, Kato S. 1998. Inactivating mutations in the 25-hydroxyvitamin D-3 1 alpha-hydroxylase gene in patients with pseudovitamin D-deficiency rickets. *N Engl J Med* 338: 653–661.

54. Glorieux FH. 1990. Calcitriol treatment in vitamin D–dependent and vitamin D–resistant rickets. *Metabolism* 39: 10–12.

55. Brooks MH, Bell NH, Love L, Stern PH, Orfei E, Queener SF, Hamstra AJ, DeLuca HF. 1978. Vitamin-D-dependent rickets type II. Resistance of target organs to 1,25-dihydroxyvitamin D. *N Engl J Med* 298: 996–999.

56. Malloy PJ, Hochberg Z, Tiosano D, Pike JW, Hughes MR, Feldman D. 1990. The molecular basis of hereditary 1,25-dihydroxyvitamin D3 resistant rickets in seven related families. *J Clin Invest* 86: 2071–2079.

57. Balsan S, Garabedian M, Larchet M, Gorski AM, Cournot G, Tau C, Bourdeau A, Silve C, Ricour C. 1986. Long-term nocturnal calcium infusions can cure rickets and promote normal mineralization in hereditary resistance to 1,25-dihydroxyvitamin D. *J Clin Invest* 77: 1661–1667.

58. Koutkia P, Chen TC, Holick MF. 2001. Vitamin D intoxication associated with an over-the-counter supplement. *N Engl J Med* 345: 66–67.

59. Vieth R, Pinto TR, Reen BS, Wong MM. 2000. Vitamin D poisoning by table sugar. *Lancet* 359: 672.

60. Barbour GL, Coburn JW, Slatopolsky E, Norman AW, Horst RL. 1981. Hypercalcemia in an anephric patient with sarcoidosis: Evidence for extrarenal generation of 1,25-dihydroxyvitamin D. *N Engl J Med* 305: 440–443.

61. Davies M, Mawer EB, Hayes ME, Lumb GA. 1985. Abnormal vitamin D metabolism in Hodgkin's lymphoma. *Lancet* 1: 1186–1188.

62. Hewison M, Kantorovich V, Liker HR, Van Herle AJ, Cohan P, Zehnder D, Adams JS. 2003 Vitamin D–mediated hypercalcemia in lymphoma: Evidence for hormone production by tumor-adjacent macrophages. *J Bone Miner Res* 18: 579–582.

# 第 76 章
# 维生素 D 不足和缺乏

J. Christopher Gallagher

（邓爱民 译）

## 定义

维生素 D 缺乏、不足和充足是描述维生素 D 营养状况的分类,通过血清 25- 羟基维生素 D（25OHD）的水平高低来判断。维生素 D 缺乏是指体内维生素 D 最严重的缺失, 其特征有:肠道钙、磷吸收障碍, 低钙血症, 低 1,25- 二羟基维生素 D, 继发甲状旁腺功能亢进和骨矿丢失。堆积过多的类骨样、未矿化的骨组织被描述为成人骨软化症或儿童佝偻病。维生素 D 不足较少有明显的继发性甲状旁腺功能亢进, 但骨丢失和骨质疏松是增加的。血清维生素 D 的变化是连续的, 从维生素 D 缺乏和骨质疏松到维生素 D 严重缺乏和骨软化症。

## 血清 25OHD 处于什么水平有临床意义？

关于 25OHD 在什么水平定义为维生素 D 不足和缺乏是有争议的。2011 年, 医学会（IOM）将维生素 D 不足定义为 25OHD 低于 20 ng/ml[1], 然而, 在 2011 年, 内分泌协会（ES）的定义为:维生素 D 不足为 25OHD 水平在 20 ~ 29 ng/ml[2]。这些差异见图 76.1。

维生素 D 缺乏和不足在生化上的明显差异在于, 如果肾功能正常, 当 25OHD 降至 10 ~ 12 ng/ml 时,

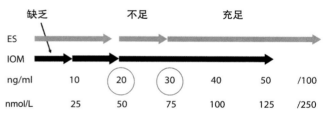

图 76.1　世界卫生组织、医学会、内分泌协会对维生素 D 水平的定义（2011）

前者血清 1,25- 二羟基维生素 D 的水平也下降[3]。

## 背景

最熟知的维生素 D 缺乏的疾病就是儿童佝偻病和成人软骨症。首先对该疾病进行描述的是北欧人, 他们注意到在冬末和早春死亡的患者进行尸检, 多达 60% 有佝偻病, 而此时维生素 D 已极度耗竭[4]。该病最早是指"英国人病"。有几种因素可以导致:北纬高纬度缺少日光;云层厚减弱了紫外线照射;工业生产和家庭取暖产生的烟污染以及较差的营养状况。1921 年, Hess 首先指出日光和紫外线光可以治疗儿童佝偻病[5]。在北欧婴儿食物中补充维生素 D 可以预防佝偻病。然而在一些人群中, 如亚洲移民, 尤其是中东国家的文化习俗诸如披面纱、穿长

袍，会将身体和面部遮盖起来，这样还会发生佝偻病和骨软化症，尽管饮食方面因素也不可排除[6-7]。在北美，佝偻病偶尔会发生在非裔美洲人儿童，这些儿童只依靠母乳喂养，而母亲的 25OHD 水平在妊娠和哺乳期都很低[8]。在高危人群中也发现低水平的 25OHD，如敬老院的老人接触日光较少[9]。在英国的老年人中，高危人群的骨活检显示骨软化症发生率约为 4%[10]，在西班牙，血清 25OHD 水平低至 6 ng/ml 者与骨活检发现的骨软化症相关[11]。可以使 25OHD 水平降低的一些疾病有肠吸收障碍综合征、外科旁路手术、肝病、慢性肾病以及一些药物如皮质激素、苯妥英钠、酮康唑、考来烯胺等，这些也可导致骨软化症[12]。血清 25OHD 水平还受某些基因的影响。新近的基因组分析筛查确定有 4 个基因与 25OHD 水平相关，其中 3 个基因的组合可以预测血清 25OHD 的低水平[13]。

## 病理生理学

严重的维生素 D 缺乏可致饮食中钙磷吸收障碍、继发甲状旁腺功能亢进及骨矿化不足，从而引起骨质疏松和骨软化症（图 76.2）。随着 25OHD 降低而增加的甲状旁腺激素变化范围非常大[14]。通常 25OHD 低于 15ng/ml 时，甲状旁腺激素会增高，但有 30%～50% 的患者即使 25OHD 低于 15ng/ml[15]，PTH 也是低的。在老年人群，与年龄相关的钙吸收障碍和钙摄入减少可能导致继发甲状旁腺功能亢进[16-17]。在任何年龄段，均可根据 25OHD 的水平进行干预。尤其是在夏天，日光充足增加了血清 25OHD，类骨质部分或完全矿化，因此骨软化症随季节波动[18]。理论上，高钙和高磷的摄入可以预防矿物质丢失和骨软化，但是很多骨软化的患者营养不良。

诊断 虽然很多儿童有特征性的放射性改变：骨干骺端不规则和骨软化导致的罗圈腿等，但只是对家长和医生的一个提醒，骨软化的确诊依据骨活检。而生化上存在低离子钙、低磷和低 25OHD 时确诊可能性更大[19]。在欧洲老年人骨质疏松性髋骨骨折患者中，20%～30% 有骨软化症的组织学证据[18,20]，而另一项研究得到了一个更低的比例是 12%，尽管他们中许多人的血清 25OHD 水平很低[21]。新近在猝死的德国人骨活检中发现，根据类骨质超过 2% 的骨软化症标准，25% 存在骨软化症的证据。有人认为 2% 略低，建议上限为 3%[22]。这些骨软化症患者有 99%

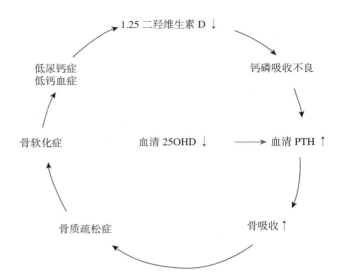

**图 76.2** 血清 25OHD 水平低下促进继发性甲状旁腺功能亢进和骨吸收，导致骨质疏松症。如果 25OHD 严重缺乏 < 10ng/ml（25nmol/L）将引起骨质疏松症和骨软化症

血清 25OHD 低至 0～20 ng/ml，1% 介于 20～30 ng/ml 之间。有趣的是，在一些血中测不到 25OHD，也没有骨软化的证据，提示除维生素 D 外还有其他原因导致骨软化症。

## 病因

维生素 D 的两种主要来源是日光和食物。相对于食物来说日光贡献更大一些，因为食物中维生素 D 含量相对较少。通过日光产生的维生素 D 取决于纬度、季节、白天的时间及暴露的时间。血清 25OHD 有明显的季节性变化。夏季在北纬 40 度地区从 5 月到 9 月，25OHD 的水平升高 10 ng/ml[23]，但在北纬 55 度地区仅升高 4 ng/ml[24]。如前所述，防晒霜和深色皮肤也是减弱紫外线暴露的原因[25-26]。有代表性的食物维生素 D 的量约每日 100～200 IU（表 76.1），食鱼区域可能高至每日 300～400 IU。在北美，乳制品强化了维生素 D，1 夸特（约 1000 ml）牛奶中加入 400 IU 维生素 D，而牛奶本身维生素 D 含量为 50 IU。很多 50 岁以上的人们额外补充维生素 D，每日平均约增加 400 IU（表 76.1）[1]。

流行病学。维生素 D 缺乏、不足还是充足因时、因地而异，比如与赤道的距离、日晒时间的长短。在北欧和加拿大等地处北纬 55 度以上的国家，因距离赤道较远，所以夏季较短，云层也限制了紫外线暴露。近期 NHANES 在北美的研究结果表明，8% 的人群

表 76.1　2005—2006 年美国平均饮食、总维生素 D 摄入和平均血清 25 羟维生素 D（NHANES2005-6）

| 年龄分组（岁） | 维生素 D 摄入（IU/d） | | 平均血清 25OHD ng/ml（±SE）[c] |
|---|---|---|---|
| | 饮食单独[a] | 总的摄入[a] | |
| 男性 | | | |
| 14 ~ 18 | 244 ± 16 | 276 ± 20 | 24 ± 0.6 |
| 19 ~ 30 | 204 ± 12 | 264 ± 16 | 23 ± 0.5 |
| 31 ~ 50 | 216 ± 12 | 316 ± 12 | 24 ± 0.4 |
| 51 ~ 70 | 204 ± 12 | 352 ± 16 | 24 ± 0.5 |
| >70 | 224 ± 16 | 428 ± 28 | 24 ± 0.4 |
| 女性 | | | |
| 14 ~ 18 | 152 ± 8 | 200 ± 20 | 24 ± 0.7 |
| 19 ~ 30 | 144 ± 12 | 232 ± 12 | 25 ± 0.8 |
| 31 ~ 50 | 176 ± 12 | 308 ± 20 | 23 ± 0.5 |
| 51 ~ 70 | 156 ± 16 | 404 ± 40 | 23 ± 0.4 |
| >70 | 180 ± 8 | 400 ± 20 | 23 ± 0.4 |

注：IU= 国际单位；SE= 标准差；[a] 为只摄入食物；[b] 为总摄入：包括食物和补充；[c] 为平均值 ±SE

25OHD 低于 10ng/ml，24% 介于 10 ~ 20ng/ml 之间[27]。

**维生素 D 状态的评估。** 维生素 D 可以快速地从食物或皮肤吸收，半衰期短于 24 小时，血清水平波动在 0 ~ 100ng/ml。维生素 D 被运送至肝脏后，转化为半衰期达 3 周的 25OHD，它的波动范围是 10 ~ 50ng/ml，并随季节有明显的变化。25OHD 由肝转运到肾，转化为 1,25- 二羟基维生素 D，它的半衰期为 4 小时，波动范围是 25 ~ 50pg/ml。因为 25OHD 有较长的半衰期，因此测定 25OHD 是评估维生素 D 营养状况的最佳指标。目前已有放射免疫测定法、高性能的液相层析法、串联质谱法等几种较为满意的测定 25OHD 的方法。所有的方法都有潜在误差，但都在不断地改进。一般情况下，较好的操作结合质量控制，测量准确度是可信的。虽然 1/3 的高加索人血清 25OHD 低于 20ng/ml，但如此的低值对于黑色皮肤人群不一定具有同样的意义。例如，非裔美洲人比高加索人的血清 25OHD 水平更低[26]，但他们的骨密度更高且很少发生骨折，那么如何将低维生素 D 状态在有色人种中归类呢，我们用与维生素缺乏和不足相关的生物标志物或临床疾病，而不是用骨骼来对这些人群进行判断归类。

## 骨折

大多数循证医学资料显示血清 25OHD 在 20ng/ml 以上能满足骨骼健康的需要。这一结论基于包括 6 562 个病例的 5 个大型临床研究，研究表明，无论男女，血清 25OHD 低于 20ng/ml 者，髋部骨折明显增加（综述见参考文献 28）。临床上非脊椎骨折与低 25OHD 的相关性在男性和女性之间以及不同种族之间是不同的。在男性，非髋部骨折只有在 25OHD 低于 20ng/ml 时才明显增加[29]。在女性，高加索女性 25OHD 介于 20 ~ 30ng/ml 之间与高于 30ng/ml 者，较低于 20ng/ml 者，非髋部骨折发生率明显下降。然而在非裔美洲人及亚洲女性中却截然相反，25OHD 高于 20ng/ml 者与低于 20ng/ml 者相比，前者骨折更常见[30]。由于对照研究相对较少，且报告骨折的准确性大约是 80%，因此还需要大量的研究证实这一结果。进一步支持低 25OHD 的重要性还在于发现骨吸收标志物的增加仅见于 25OHD 低于 20ng/ml 的女性[14]，在对男性的研究发现，25OHD 低于 20ng/ml 者与高于 20ng/ml 者比较，前者的骨丢失率是增加的[31]。

### 维生素 D 在骨折中的作用

由于任何一个个体化的设计都很难涉及剂量，从 300 ~ 1 000 IU/d 的剂量范围内很少有设有对照组的试验，故很难用这些研究阐明维生素 D 对骨折的影响。实际上只有 5 项研究单独应用维生素 D，主要终点事件是骨折，而汇总之后的差异不显著。大部分试验通常是维生素 D 加钙剂与钙对照组比较或者与安慰剂组比较，这就导致了各种骨折研究的 Meta 分析多数使用的是相同资料库，纳入标准应用于某些特殊分析时会存在假象。大多数 Meta 分析发表在 AHRQTufts 报告中，包括 17 项临床试验[32]。对结果的合理概括表明维生素 D 加钙剂组较单独钙剂组或安慰剂组（14 组试验），可以降低 10% 的骨折（非显著性），但维生素 D 加钙剂组仅与安慰剂组比较（8 组试验）时，可降低 13% 的骨折。在疗养院者骨折可降低 31%。在骨折治疗研究中，维生素 D 治疗与 25OHD 阈值关系的证据尚不清楚，因为研究中有半数 25OHD 基线水平高于 20ng/ml，故基线开始于 20ng/ml 以上或以下似乎没有太大差别。研究必须在很低的 25OHD 水平开始并达到 20 ng/dL 以上方能解决这个问题。另一个争议就是几乎所有的研究都是单剂量的，所以阈值难以确定。此外，试图确定基于血清 25OHD 的阈值反应的 Meta 分析面临挑战，因为这意味着将研究的 25OHD 与跨度 20 年（1992～2009 年）的分析结合起来，而当时外部的独立标准尚未建立。

## 骨密度（BMD）

关于年轻成人的峰骨量，源于 NHANES 的断面研究得出的结论是，各年龄段的骨密度增加，而且血清 25OHD 在高于 19 ng/ml 的水平，在此基础上，高加索人增加 4%，西班牙人增加 1.5%，非裔美洲人增加 1.5%[33]。然而对 7000 名平均年龄约 65 岁的女性横断面研究表明，25OHD 低于 10 ng/ml 的组与低于 20 ng/ml 和高于 20ng/ml 的各组相比较，前者骨密度明显降低[34]。关于老年女性，有合理的证据支持低血清 25OHD 与低骨密度或骨密度变化有关，有 9 项研究显示无相关性，10 项研究显示有相关性[32]。随后，MrO 研究显示，仅在 25OHD 低于 20 ng/ml 的人群中，髋部骨丢失是增加的[31]。

### 骨活检

正如之前对 675 例猝死者进行了骨活检和 25OHD 的检测所讨论的，骨软化的诊断标准为类骨质含量超过 2%。25% 的骨活检者存在骨软化，均与 25OHD 低于 30 ng/ml 相关联，而 99% 的活检者 25OHD 低于 20 ng/ml[21]。

### 非骨骼的作用

#### 维生素 D 缺乏与血清甲状旁腺激素（PTH）

很多研究表明 PTH 与 25OHD 呈负相关，25OHD 增加则 PTH 下降达到一定水平。内分泌协会的指南里阐述，PTH 达到一个平台阈值 30ng/ml，但只有三个文献支持。在近期的 79 个研究中[14]，使 PTH 达到一个平台的血清 25OHD 的水平变化范围是 12～50 ng/ml，其中大部分数值低于 30 ng/ml。在 7 个研究中，没有出现阈值，因此不支持 25OHD 的阈值是 30 ng/ml（图 76.3）。

#### 维生素 D 缺乏与钙吸收

随着维生素 D 水平的下降，继发性甲状旁腺功能亢进加重并刺激 1,25- 二羟基维生素 D 在肾内

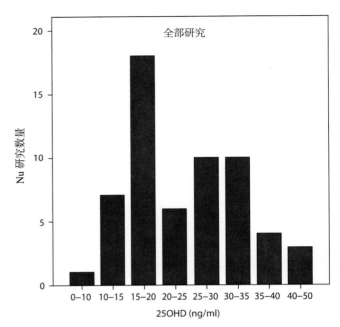

图 76.3　回顾性研究显示，当血清 PTH 处于稳定水平时不同水平的血清 25 羟维生素 D

的产生，但是 75 岁以上的老人，随着肾功能的减退，1,25- 二羟基维生素 D 的生成下降[35]。同时还存在 10 年前即已发生的与年龄相关的钙吸收下降[16-17]，这可能解释了胃肠道对维生素 D 的抵抗[36]。肾产生的 1,25- 二羟基维生素 D 也会因血清 25OHD 的缺乏而减少，这种情况可发生在通过限制供给 25OHD 的底物使其水平低到 12ng/ml 时[3,37]。钙吸收最可信的资料支持正常钙吸收的 25OHD 阈值是 5～10 ng/ml[37]。

### 生理功能

横断面研究显示生理功能和血清 25OHD 相关，NHANES 研究对 4 100 例的分析表明血清 25OHD 和两个生理试验相关：超过 8 英尺（1 英尺 = 0.3048 米）的定时散步和定时站立[38]。生理功能出现主要改善发生在 25OHD 介于 2～18ng/ml 的参照组（最低的五分位）和第二个五分位 19～23 ng/ml 之间，较高的 25OHD 和生理功能改善无关。对北欧 1234 例 3 年纵向随访，25OHD 低于 20 ng/ml 者生理功能明显恶化[39]。关于维生素 D 和钙剂对生理功能影响的试验（如股四头肌强度、握力强度、定时站立、定时散步、定时起立走等），预期的研究常常是自我矛盾的[40]。

## 衰弱

一项对老年女性 6 年的随访研究表明，极度衰弱与血清 25OHD 有关[41]。当血清 25OHD 低于 15 ng/ml 时，衰弱的相对危险度为 1.46（1.19～1.42）；当血清 25OHD 为 15～20 ng/ml 时，衰弱的相对危险度为 1.24（0.99～1.54）；当血清 25OHD 高于 30 ng/ml 时，衰弱的相对危险度为 1.32，血清 25OHD 的参考值为 20～30 ng/ml。男性情况相似，25OHD 低于 20 ng/ml 者也容易发生衰弱[42]。

## 跌倒

在一项 Meta 回归分析中，IOM 未能显示维生素 D 在跌倒方面的明显作用或明显的阈限作用[1]。

## 低血清 25OHD 的相关研究

人体的大部分组织有维生素 D 受体，同时有能力在区域细胞内由 25OHD 合成 1,25 二羟基维生素 D。由此产生了低 25OHD 对非骨骼性疾病有无作用的疑问。很难证明维生素 D 不足或缺乏到什么程度会减少肾外的合成。一些研究显示与某些疾病如糖尿病、肿瘤有相关性，但由于没有任何关于维生素 D 缺乏的临床试验，因此可能得不出任何结论。

## 筛查

最近的 IOM 循证医学报告建议血清 25OHD 低于 20 ng/ml 定义为维生素 D 不足[1]。内分泌协会指南推荐靶水平为 30 ng/ml[2]，同时对所有的非裔美洲人、西班牙人、孕妇、体重指数超过 30 kg/m² 的肥胖者进行筛查[2]。如果采用这个指南进行筛查，美国将有 5000 万人需要筛查，保守估计，初始费用将达 150 亿美元，这还未包括医生的收费和随访的试验费用。看起来很难有充分理由对这些人群进行筛查，因为没有研究证明能改善血清 25OHD 低于 20 ng/ml 和有骨软化症的老年人的疾病结局。

可以确定某些高危人群，尤其是养老院的老人、不愿晒太阳者、慢性肾病、慢性肝病、吸收障碍综合征，应用影响维生素 D 吸收的药物、抗癫痫药物、皮质激素、抗真菌药物及抗艾滋病药物。对于这些人群，筛查是有意义的。

## 维生素 D 不足与缺乏的治疗

因为很多维生素 D 低于 20 ng/ml 的老年人 PTH 升高，同时钙吸收和摄取减少，因此维生素 D 联合钙剂治疗效果最佳。基于此，最低的靶目标是血清 25OHD 达到 20 ng/ml，是否需要达到 30 ng/ml 尚有争议，还需要更好的资料。

研究提示，每应用 100IU 维生素 D 可提升血清 25OHD 0.7～1 ng/ml[2]。近期的剂量反应研究只是种简化，因为剂量反应不是线性的，而是二次函数型的。实际上血清 25OHD 低于 20 ng/ml 时，每增加 100IU 维生素 D，血清 25OHD 的含量比原来提高 4 倍。每日 600～800IU 维生素 $D_3$ 将使 25OHD 增加到 20 ng/ml 以上，1600～2000IU/d 将使 25OHD 增加到 30 ng/ml 以上。如果饮食中不能增加钙，还需另外补充钙剂，钙摄取量每日 800～1 000 mg。如果患者正在口服骨吸收抑制剂，每日补钙量可为 600～800 mg，因为净骨吸收接近 0 而不需要补充钙，除非钙摄取少于每日 600 mg。

如果终点是血清 25OHD，那么每日 1 000 IU 的维生素 $D_2$（麦角钙化醇）与维生素 $D_3$ 对 25OHD 的作用没有不同[44]。每月 50 000 IU 维生素 $D_2$ 升高 25OHD 的量较 50 000IU 维生素 $D_3$ 升高的量少 5ng/ml[45]，因为 $D_2$ 的半衰期短，但是程度是足够的，没有证据表明 $D_3$ 稍微高的血清 25OHD 水平会有更好的临床效果。也没有证据表明对维生素 D 不足的人群（血清 25OHD 低于 20ng/ml）每周给予建议的 50 000 IU 大剂量维生素 D 持续 8 周较常规剂量维生素 D 更有效。事实上，按平均每日 1 500 IU 的剂量按每日 1 次、每周 1 次、每月 1 次给药，5～8 周后观察对 25OHD 最终水平的作用差别不大[46]。换句话说，不必急于每周给予大剂量的维生素 D 来升高 25OHD。

骨化三醇（1,25-二羟基维生素 D）对于肾小球滤过率低于 40 ml/min 的老年人是较好的选择[34]，因为他们将 25OHD 转化为 1,25-二羟基维生素 D 存在障碍。低的肾小球滤过率与恶化的身体功能和更多的跌倒密切相关[47-48]。

骨化三醇起效快，半衰期为 4～6 h。合适剂量为 0.25～0.5 μg/d，通常为每次 0.25 μg，每日 2 次。如果按此剂量服用，钙摄入量应限制在 600～800 mg/d 以防高钙血症的发生[49]。

维生素 D 的主要自然来源是食物和阳光。维生素 D 的食物来源是脂肪较多的鱼、鳕鱼、鲑鱼和鱼卵。在北美，很多食物尤其是乳制品和谷物等加入了维生素 D，每夸脱牛奶中加 400IU 维生素 D，等量的橙汁、酸奶中也加入同样多的维生素 D。因为很多食物标签注明了维生素 D 的含量，因此很容易估计每日摄入的维生素 D 的量。

### 日光

对于很多人来说，只有冬天补充维生素 D 是必需的，因为在冬天 1~3 月血清 25OHD 的水平是最低的，随后开始逐渐升高，到中夏达到正常水平。在冬天轻度的甲状旁腺功能亢进进入夏天时转为正常[30]。尽管短期暴露在 B 波段紫外线下可有效增加血清 25OHD 水平，在北欧，阳光充足的季节短了 2 个月，因此，血清 25OHD 水平的增加更少。在北美，血清 25OHD 增加 10ng/ml 对应于每日 800~1 000 IU 的维生素 D。防晒霜会抵挡大部分紫外线的作用[32]。综上所述，对于在夏天正常进行户外活动的人们，低水平 25OHD 在一年中仅出现 4~6 个月，冬季时每日补充 600~800 IU 维生素 D 完全可以避免维生素 D 不足。对于夏天不愿接触日光者，维生素 D 可以增加到 800 IU/d。

### 安全性

目前尚没有独立的维生素 D 安全性资料。IOM 对老年人的推荐量是 600~800 IU。推荐可容许的上限为每日 4 000 IU，这并不是推荐的摄入量而是为了避免过量引起中毒所定的量。虽然 IOM 指南对 50 岁以上人群建议每日摄钙量为 1 200 mg，每日维生素 D 量为 800~1 000 IU，但是并没有讨论其安全性，因为缺少不同剂量的相关资料[1]。然而对 36 000 名女性进行了 7 年的 Women's Health Initiative 研究表明，每日 400 IU 维生素 D 和 1 000 mg 的碳酸钙增加了 17% 的肾结石的发生[50]。长期毒性的资料很少，但是 NHANES 的研究表明，一旦血清 25OHD 超过 50 ng/ml[1]，全因死亡率会增加，因此在进一步的资料完善之前维生素 D 和钙剂的应用要相对保守一些。

### 总结

维生素 D 不足和缺乏在世界上各个国家都是一个非常重要的问题。尽管我们保守地定义为 25OHD 低于 20 ng/ml，然而研究显示 1/3 的高加索人 25OHD 水平较低，尤其在冬天更为明显。对那些低水平的 25OHD 的高风险人群进行筛查并给予每日 600~800 IU 维生素 D 和 500~750 mg 钙剂可以减少骨折。目前，没有前瞻性研究显示非骨骼性疾病的预防与维生素 D 缺乏的潜在联系，尚需临床试验提供答案。

### 参考文献

1. Institute of Medicine. 2011. *Dietary Reference Intakes for Calcium and Vitamin D*. Washington, DC: The National Academies Press. Available from: http://www.ncbi.nlm.nih.gov/books/NBK56072
2. Holick MF, Binkley NC, Bischoff-Ferrari HA, Gordon CM, Hanley DA, Heaney RP, Murad MH, Weaver CM. 2011. Evaluation, treatment, and prevention of vitamin D deficiency: An Endocrine Society clinical practice guideline. *J Clin Endocrinol Metab* 96: 1911–30.
3. Bouillon RA, Auwerx JH, Lissens WD, Pelemans WK. 1987. Vitamin D status in the elderly: Seasonal substrate deficiency causes 1,25-dihydroxycholecalciferol deficiency. *Am J Clin Nutr* 45: 755–63.
4. Schmorl. 1909. Die Pathologische anatomie der rachitischen knochenerkrankuwa. *Ergebn Inn Med Kinderheilk* 4: 403.
5. Hess AF, Gutman P. 1921. Cure of infantile rickets by sunlight as demonstrated by a chemical alteration of the blood. *Pro Soc Exp Biol Med* XIX: 31.
6. El-Sonbaty MR, Abdul-Ghaffar NU. 1996. Vitamin D deficiency in veiled Kuwaiti women. *Eur J Clin Nutr* 50: 315–18.
7. Holvik K, Meyer HE, Haug E, Brunvand L. 2005. Prevalence and predictors of vitamin D deficiency in five immigrant groups living in Oslo, Norway: The Oslo Immigrant Health Study. *Eur J Clin Nutr* 59: 57–63.
8. Kreiter SR, Schwartz RP, Kirkman HN Jr, Charlton PA, Calikoglu AS, Davenport ML. 2000. Nutritional rickets in African American breast-fed infants. *J Pediatr* 137: 153–7.
9. McKenna MJ, Freaney R, Meade A, Muldowney FP. 1985. Hypovitaminosis D and elevated serum alkaline phosphatase in elderly Irish people. *Am J Clin Nutr* 41: 101–9.
10. Campbell GA, Kemm JR, Hosking DJ, Boyd RV. 1984. How common is osteomalacia in the elderly? *Lancet* 2(8399): 386–88.
11. Gifre L, Peris P, Monegal A, Martinez de Osaba MJ, Alvarez L, Guañabens N. 2011. Osteomalacia revisited: A report on 28 cases. *Clin Rheumatol* 30: 639–45.
12. Bhan A, Rao AD, Rao DS. 2010. Osteomalacia as a result of vitamin D deficiency. *Endocrinol Metab Clin North Am* 39: 321–31.
13. Wang TJ, Zhang F, Richards JB, Kestenbaum B, van Meurs et al. 2010. Common genetic determinants of vitamin D insufficiency: A genome-wide association study. *Lancet* 376(9736): 180–8
14. Sai AJ, Walters RW, Fang X, Gallagher JC. 2011. Relationship between vitamin D, parathyroid hormone and bone health. *J Clin Endocrinol Metab* 18: 1101–12
15. Sahota O, Mundey MK, San P, Godber IM, Lawson N, Hosking DJ. 2004. The relationship between vitamin D and parathyroid hormone: Calcium homeostasis, bone turnover, and bone mineral density in postmenopausal women with established osteoporosis. *Bone* 35: 312–9.
16. Bullamore JR, Gallagher JC, Wilkinson R, Nordin BEC.

1970. Effect of age on calcium absorption. *Lancet* 11: 535–37.

17. Gallagher JC, Riggs BL, Eisman J, Hamston A, Arnaud SB, DeLuca HF. 1979. Intestinal calcium absorption and serum vitamin D metabolites in normal and osteoporotic patients. Effect of age and dietary calcium. *J Clin Invest* 64: 729–36.

18. Aaron J, Gallagher JC, Nordin BEC. 1974. Seasonal variations of histological osteomalacia in femoral neck fracture. *Lancet* 2(7872): 84–5.

19. Francis RM, Selby PL. 1997. Osteomalacia. *Baillieres Clin Endocrinol Metab* 1: 145–63.

20. Wilton TJ, Hosking DJ, Pawley E, Stevens A, Harvey L. 1987. Osteomalacia and femoral neck fractures in the elderly patient. *J Bone Joint Surg Br* 69: 388–90.

21. Priemel M, von Domarus C, Klatte TO, Kessler S, Schlie J, Meier S, Proksch N, Pastor F, Netter C, Streichert T, Püschel K, Amling M. 2010. Bone mineralization defects and vitamin D deficiency: Histomorphometric analysis of iliac crest bone biopsies and circulating 25-hydroxyvitamin D in 675 patients. *J Bone Miner Res* 25: 305–12.

22. Recker RR, Kimmel DB, Parfitt AM, Davies KM, Keshawarz N, Hinders S. 1988. Static and tetracycline-base bone histomorphometric data from 34 normal postmenopausal females. *J Bone Miner Res* 3: 133–44.

23. Rapuri PB, Kinyamu HK, Gallagher JC, Haynatzka V. 2002. Seasonal changes in calciotropic hormones, bone markers, and bone mineral density in elderly women. *J Clin Endocrinol Metab* 87: 2024–32.

24. Macdonald HM, Mavroeidi A, Barr RJ, Black AJ, Fraser WD, Reid DM. 2008. Vitamin D status in postmenopausal women living at higher latitudes in the UK in relation to bone health, overweight, sunlight exposure and dietary vitamin D. *Bone* 5: 996–1003.

25. Holick MF, Matsuoka LY, Wortsman J. 1995. Regular use of sunscreen on vitamin D levels. *Arch Dermatol* 131: 1337–9.

26. Nesby-O'Dell S, Scanlon KS, Cogswell ME, Gillespie C, Hollis BW, Looker AC, Allen C, Doughertly C, Gunter EW, Bowman BA. 2002. Hypovitaminosis D prevalence and determinants among African American and white women of reproductive age: Third National Health and Nutrition Examination Survey, 1988–1994. *Am J Clin Nutr* 76: 187–92.

27. Looker AC, Johnson CL, Lacher DA, et al. 2011. *Vitamin D Status: United States, 2001–2006. NCHS Data Brief, No. 59.* Hyattsville, MD: National Center for Health Statistics.

28. Gallagher JC, Sai AJ. 2010. Vitamin D insufficiency, deficiency, and bone health. *J Clin Endocrinol Metab* 95: 2630–30.

29. Cauley JA, Parimi N, Ensrud KE, Bauer DC, Cawthon PM, Cummings SR, Hoffman AR, Shikany JM, Barrett-Connor E, Orwoll E. 2010. Osteoporotic fractures in men research G. Serum 25-hydroxyvitamin D and the risk of hip and nonspine fractures in older men. *J Bone Miner Res* 25: 545–53.

30. Cauley JA, Danielson ME, Boudreau R, Barbour KE, Horwitz MJ, Bauer DC, Ensrud KE, Manson JE, Wactawski-Wende J, Shikany JM, Jackson RD. 2011. Serum 25-hydroxyvitamin D and clinical fracture risk in a multiethnic cohort of women: The Women's Health Initiative (WHI). *J Bone Miner Res* 26: 2378–88.

31. Ensrud KE, Taylor BC, Paudel ML, Cauley JA, Cawthon PM, Cummings SR, Fink HA, Barrett-Connor E, Zmuda JM, Shikany JM, Orwoll ES; Osteoporotic Fractures in Men Study Group. 2009. Serum 25-hydroxyvitamin D levels and rate of hip bone loss in older men. *J Clin Endocrinol Metab* 94: 2773–80.

32. Chung M, Balk EM, Brendel M, Ip S, Lau J, Lee J, Lichtenstein A, Patel K, Raman G, Tatsioni A, Terasawa T, Trikalinos TA. 2009. *Vitamin D and Calcium: A Systematic Review of Health Outcomes. Evidence Report No. 183.* Prepared by the Tufts Evidence-based Practice Center under Contract No. HHSA 290-2007-10055-I. AHRQ Publication No. 09-E015. Rockville, MD: Agency for Healthcare Research and Quality.

33. Bischoff-Ferrari HA, Dietrich T, Orav EJ, Dawson-Hughes B. 2004. Positive association between 25-hydroxy vitamin D levels and bone mineral density: A population-based study of younger and older adults. *Am J Med.* 116: 634–9.

34. Lips P, Duong T, Oleksik A, Black D, Cummings S, Cox D, Nickelsen T. 2001. Global study of vitamin D status and parathyroid function in postmenopausal women with osteoporosis: Baseline data from the multiple outcomes of raloxifene evaluation clinical trial. *J Clin Endocrinol Metab* 86: 1212–21.

35. Kinyamu HK, Gallagher JC, Petranick KM, Ryschon KL. 1996. Effect of parathyroid hormone (hPTH[1-34]) infusion on serum 1,25-dihydroxyvitamin D and parathyroid hormone in normal women. *J Bone Miner Res* 11: 1400–5.

36. Francis RM, Peacock M, Taylor GA, Storer JH, Nordin BE. 1984. Calcium malabsorption in elderly women with vertebral fractures: Evidence for resistance to the action of vitamin D metabolites on the bowel. *Clin Sci (Lond)* 66: 103–7.

37. Need AG, O'Loughlin PD, Morris HA, Coates PS, Horowitz M, Nordin BE. 2008. Vitamin D metabolites and calcium absorption in severe vitamin D deficiency. *J Bone Miner Res* 23: 1859–63.

38. Bischoff-Ferrari HA, Dietrich T, Orav EJ, Hu FB, Zhang Y, Karlson EW, Dawson-Hughes B. 2004. Higher 25-hydroxyvitamin D concentrations are associated with better lower-extremity function in both active and inactive persons aged > or =60 y. *Am J Clin Nutr* 80: 752–8.

39. Wicherts IS, van Schoor NM, Boeke AJ, Visser M, Deeg DJ, Smit J, Knol DL, Lips P. 2007. Vitamin D status predicts physical performance and its decline in older persons. *J Clin Endocrinol Metab* 92: 2058–65.

40. Stockton KA, Mengersen K, Parat JD, Kandiah D, Bennell KL. 2011. Effect of vitamin D supplementation on muscle strength: A systematic review and meta-analysis. *Osteoporos Int* 22: 859–87.

41. Ensrud KE, Ewing SK, Fredman L, Hochberg MC, Cauley JA, Hillier TA, Cummings SR, Yaffe K, Cawthon PM. 2010. Circulating 25-hydroxyvitamin D levels and frailty status in older women. *J Clin Endocrinol Metab* 95: 5266–73.

42. Ensrud KE, Blackwell TL, Cauley JA, Cummings SR, Barrett-Connor E, Dam TT, Hoffman AR, Shikany JM, Lane NE, Stefanick ML, Orwoll ES, Cawthon PM. 2011. Circulating 25-hydroxyvitamin D levels and frailty in older men: The osteoporotic fractures in men study. *J Am Geriatr Soc* 59: 101–6.

43. Gallagher JC, Sai A, Templin T 2nd, Smith L. 2012. Dose response to vitamin D supplementation in postmenopausal women: A randomized trial. *Ann Intern*

*Med* 156(6): 425–37.

44. Holick MF, Biancuzzo RM, Chen TC, Klein EK, Young A, Bibuld D, Reitz R, Salameh W, Ameri A, Tannenbaum AD. 2008. Vitamin D2 is as effective as vitamin D3 in maintaining circulating concentrations of 25-hydroxyvitamin D. *J Clin Endocrinol Metab* 93: 677–81.

45. Heaney RP, Recker RR, Grote J, Horst RL, Armas LAG. 2011. Vitamin D3 is more potent than vitamin D2 in humans. *J Clin Endocrinol Metab* 96: E447–E452.

46. Ish-Shalom S, Segal E, Salganik T, Raz B, Bromberg IL, Vieth R. 2008. Comparison of daily, weekly, and monthly vitamin D3 in ethanol dosing protocols for two months in elderly hip fracture patients. *J Clin Endocrinol Metab* 9: 3430–5.

47. Gallagher JC, Rapuri P, Smith L. 2007. Falls are associated with decreased renal function and insufficient calcitriol production by the kidney. *J Steroid Biochem Mol Biol* 103: 610–13.

48. Dukas L, Schacht E, Runge M. 2010. Independent from muscle power and balance performance, a creatinine clearance below 65 ml/min is a significant and independent risk factor for falls and fall-related fractures in elderly men and women diagnosed with osteoporosis. *Osteoporos Int* 21: 1237–45.

49. Gallagher JC, Fowler SE, Detter JR, Sherman SS. 2001. Combination treatment with estrogen and calcitriol in the prevention of age-related bone loss. *J Clin Endocrinol Metab* 86: 3618–28.

50. Jackson RD, LaCroix AZ, Gass M, Wallace RB, Robbins J, Lewis CE, et al. 2006. Calcium plus vitamin D supplementation and the risk of fractures. *N Engl J Med* 354: 669–83.

# 第 77 章
# 慢性肾病 – 矿物质和骨异常（CKD-MBD）的病理生理学

Keith A. Hruska ● Michael Seifert

（邓禹杰 译）

---

---

## 定义

慢性肾病存在矿物质代谢障碍和肾性骨营养不良，是慢性肾病（CKD）死亡率过高的主要原因。因此，改善全球预后（KDIGO）组织在 2006 年[1,2]定义了慢性肾病 - 矿物质和骨异常（CKD-MBD）一词[3-5]。其次，因 CKD 引起的骨骼重塑疾病直接对异位矿化产生重要影响，特别是心血管的钙化，而这些矿物质代谢失衡伴随着 CKD[6-7]。第三，CKD 或肾损害影响骨合成代谢，抑制成骨细胞功能和骨形成速率[7-8]。最新研究进展表明，CKD 中的多器官系统衰退包括肾、骨骼、甲状旁腺、脂肪和心血管系统（图 77.1）。

## 病理学

CKD-MBD 中骨畸形出现在肾小球滤过率相对轻微的减少后（肌酐清除率在 40 ~ 70ml/min，CKD 2 期）[9-10]。此外观察到，PTH 和成纤维细胞生长因子 -23（FGF23）水平的升高早于血清磷、骨化三醇和钙水平的改变[11-12]。CKD 中 FGF23 的早期升高是已有骨细胞动员的肾损害中的一项重要指标[13]。如果能够预防甲状旁腺功能亢进，则低代谢性骨营养不良的患病率、骨无力症会增加，这更进一步说明了肾损害对骨骼的影响[8]。在终末期肾病（ESKD），骨的组织病理变化几乎出现在所有患者身上[14]。CKD、ESKD 的普遍存在以及 CKD-MBD 在死亡率

中所扮演的角色，令此综合征成为美国和所有发达国家的一项主要健康问题[5,15-16]。

### 发病机制

肾损害会产生影响骨细胞的循环产物（见图 77.1）[17]。对 FGF23 刺激的结果和硬骨素的产生作为一种背景解除了骨转换抑制，由于适应性持续甲状旁腺功能亢进，甚至增加了重塑速率。除 FGF23 以外，在早期 CKD 的 Wnt 信号通路上，增加的 Dickkopf1 和硬骨素等强大的抑制因子，可以作为肾损害引起骨抑制的生物标志物证据。CKD 中骨合成代谢障碍发生在 PTH、维生素 D、Ca 和 $PO_4$ 水平正常的情况下，但通常不认为它是动力缺失性骨病，因为在这些因素下稳态失衡刺激了 PTH 的分泌。PTH 的水平持续升高，通过适应 CKD 增加的骨改建速率，最终产生一种有害的高转型骨重建疾病，即纤维性骨炎（见下文）。

### CKD-MBD 的致病因素
#### 成纤维细胞生长因子 23

成纤维细胞生长因子 23（FGF23）是最早的调磷激素（磷分泌调节激素），在研究常染色体显性遗传的低血磷性佝偻病和致癌的骨软化病时被发现[18-19]。FGF23 水平在微小的肾损害时即可表达，并且在 CKD 的进程中逐渐升高[20-21]，这是由于分泌增多、负反馈调节受损、受损肾分解代谢的减慢等因素所致。FGF23 由骨细胞、成骨细胞产生，并且能将

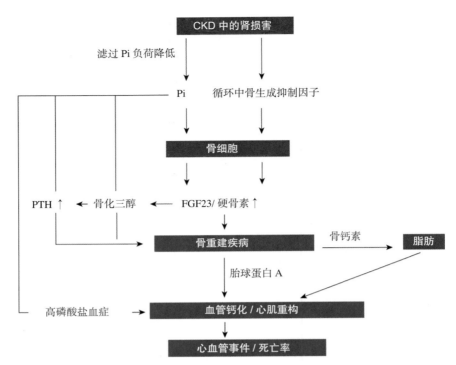

**图 77.1**　慢性肾病中一组多器官系统通过循环通路在某种程度上"绑在"一起而被激活。肾损害增加了循环中骨形成抑制因子的水平，例如 Dickkopf-1 和可溶性的卷曲相关蛋白家族。肾损害同时也降低了 Pi 的滤过负荷，这项干扰的影响，虽然不足以足够到能检测出血清中 Pi 的改变，但刺激骨细胞 FGF23 的分泌。通过 FGF23、硬骨素、PTH 和骨化三醇（尤其）的改变，骨重建进展，这反过来造成血管钙化、心肌重构和心血管事件发病 / 死亡。每一器官间的直接联系在肾 - 骨和肾 - 心通路上部分被定义。骨和肾对高磷血症的影响，高磷血症引起血管钙化的作用和血管钙化对心脏的影响已得到确定

CKD-MBD 中的骨 - 肾、骨 - 甲状旁腺在多器官系统中直接联系起来（未在图 77.1 中展示）。FGF23 通过 FGF 受体的信号传导需要共同受体 α-Klotho 发挥作用[22]。Klotho 在组织中分布有限，因此，FGF23 的脱靶效应与 CKD 有关（下文讨论），并且可能和 Klotho 的异常表达有关（也将在下文讨论）。FGF23 主要的靶组织是近端和远端肾小管、甲状旁腺和脑，FGF23 抑制 PTH 分泌，PTH 基因通过 FGFR/Klotho 传导信号表达[23]。在晚期 CKD，极高的 FGF23 水平可致不依赖于 Klotho 的异常 FGF 受体活化，并导致 FGF23 受激的毒性反应如心脏心肌细胞肥大[24]。

### Klotho

Klotho 最初被定义为老化抑制器，其基因表达产物是一种跨膜信号传递蛋白，它能以流动方式通过细胞膜锚定蛋白酶[25]。分泌的 Klotho 在内分泌系统中，以酶也可能是激素的方式发挥功能[26]。Klotho 在末端肾小管内高表达，但它作为 FGF23 共受体的主要作用在近端肾小管内体现[27]，FGF23/Klotho 调节 NaPi2a 及 NaPi2c、CYP27B1( 1α- 羟化酶 )

和 CYP24A1( 24 羟化酶 )、甲状旁腺和脑组织的活性。最近的研究表明 Klotho 在人的动脉中表达，使其成为 FGF23 的靶组织[28]。Klotho 在 CKD 中的缺乏与血管钙化有关[26,28]。同时通过外源基因超表达削弱磷酸盐对血管钙化的作用。

### 高磷血症

由于肾损害，肾单位数量减少，磷的排泄是在 FGF23 和 PTH 的作用下，通过减少滤过磷酸盐被残余肾单位的重吸收得以维持。每个残余肾单位分泌的磷量增加从而维持磷在体内的平衡，其代价是需要更高的 PTH 和 FGF23 水平。在 CKD Ⅳ 期和 Ⅴ 期，当肾损害已严重到肾小球滤过率不到正常水平的 30% 时，尽管有高水平的 PTH 和 FGF23 作用[29]，高磷血症还是因肾排泄的磷减少而发生。研究表明，钙、磷在骨上沉积或骨的过量重吸收也会在 CKD 和 ESKD[7,30] 中造成异常的血磷、血钙水平。高磷血症通过物理化学的络合和抑制 1α- 羟化酶活性来降低血钙，这将导致循环中骨化三醇水平的进一步降低（图 77.1）。此外，磷对甲状旁腺细胞的直接刺激作用，

不依赖于钙和骨化三醇，造成甲状旁腺细胞的结节性增生和分泌亢进（图 77.1）[31-32]。Pi 的直接刺激作用，可能为可交换的 Pi 池，调节骨细胞 FGF23 的分泌。最终，高磷血症可作为感应 CKD 和 ESKD 中脉管系统异位矿化的一种信号机制（图 77.1）[33-35]。

### 骨化三醇缺乏

　　来源于骨细胞的 FGF23 其生理作用包括抑制近端小管中的 CYP27B1、25-OH 维生素 D1、α 羟化酶，刺激 CYP24A1、维生素 D24 羟化酶，减少骨化三醇产生，增加分解代谢和造成早期 CKD 中维生素 D 的缺乏（图 77.1）。随着 CKD 的进展，有功能的肾单位数量减少，连同残存肾单位中增加的磷负荷和升高的 FGF23 水平，共同导致了骨化三醇的缺乏 [36]。骨化三醇的缺乏又减少了肠道对钙的吸收，导致低钙血症的发生。骨化三醇的减少在晚期肾衰竭中反过来使组织中维生素 D 受体（VDR）的水平减少，尤其是甲状旁腺细胞中的 VDR[37]。因为主细胞上的 VDR 抑制前甲状旁腺激素原 mRNA，降低的血骨化三醇水平连同 ESKD 患者少量的 VDR，都会刺激 PTH 的合成和分泌 [38]。

### 低钙血症

　　随着 CKD 的进展，由于肠道对钙的吸收减少而导致低钙血症。血中离子钙水平低时会刺激 PTH 分泌，反之抑制。钙作用于甲状旁腺主细胞是通过钙感应器介导的；G- 蛋白耦联细胞膜受体（CASR）在主细胞、肾小管上皮细胞和全身各处广泛以低水平表达 [39-40]。低钙诱发的短期 PTH 分泌，由包裹于颗粒中的 PTH 进行胞吐作用产生，而长期刺激下分泌 PTH 的细胞数量会增多。更长时间的低钙血症引起细胞内 PTH 降解和次级存储池的动员。低钙血症在数天或数周内发生，前甲状旁腺激素原 mRNA 表达受到刺激。这种作用通过一种位于 PTH 基因上游侧翼区的负钙反应元件表现出来。已证实钙受体的表达可被骨化三醇缺乏所抑制，也能被骨化三醇制剂兴奋，表明活性维生素 D 代谢产物对 PTH 产生的一种额外调节机制。钙敏感受体数量伴血中骨化三醇减少，可能或至少部分解释了在血液透析患者中甲状旁腺细胞对钙的相对不敏感。

　　如上所述，钙平衡在 CKD 中被打乱，但常受到针对磷结合剂或钙补充剂治疗的影响，有出人意料的正面效果。在 CKD 中，几乎没有能力通过肾调节钙分泌，为何如此原因不明，而摄入的增多和不适当重吸收的结果是使得钙正平衡，这是 CKD 患者中血管普遍钙化的主要刺激因素。

### 甲状旁腺功能亢进症

　　以上所述的所有机制都会引起 CKD 中 PTH 产量增多和甲状旁腺的结节性增生。甲状旁腺随 CKD 进展逐渐增大，在透析患者中，与血 PTH 水平平行。腺体大小的增长主要是弥漫性细胞增生所致。主细胞单克隆性的生长，导致了结节形成。与弥漫增生的腺体相比而言，结节增生的腺体维生素 D 受体和钙敏感受体较少，造成甲状旁腺对骨化三醇和钙的抵抗。为适应成骨细胞表面的维护，持续升高的 PTH 水平产生了成骨细胞功能的一种异常表型，与合成成骨细胞相比，有相对较少的 1 型骨胶原及更多的核因子 -kB 配体（RANKL）受体活化剂产生。关键的 RANKL 刺激组件是原始骨细胞，这导致了高转换性骨营养不良、PTH 受体脱敏和过量骨重建。

### 性腺功能减退症

　　ESKD 的患者有各种性腺功能紊乱的表现。雌激素和雄激素缺乏促成了肾性骨营养不良（ROD）的发病。

### 其他因素

　　炎症介质、酸中毒、铝、瘦素和残存的降解产物都是潜在的关键因素，在 CKD-MBD 中尚未被充分研究，或者已被临床所淘汰（版面有限此处不深入讨论）。一些 CKD 患者用糖皮质激素治疗，其对骨代谢会产生影响，而长期靠透析维持的患者体内有 β2- 微球蛋白滞留。此外，CKD/ESRD 中生长因子及与调节骨重建有关的其他激素紊乱会影响骨重建并促进 ROD 的发展。

## CKD-MBD 的病理学（也称为 ROD）

　　肾性骨营养不良（ROD）是 CKD-MBD 综合征骨病理学中的一个术语，较之前的定义更为准确且被广泛使用，已成为 CKD-MBD 的新的综合征术语。ROD 并非相同的疾病，取决于上述不同的致病因素及治疗、多方面的骨重建病理模式在 CKD 和 ESKD 中的表达，关于 CKD 中骨转换的病理和诊断见表 77.1。

表 77.1　CKD 中骨转换的病理和诊断

Ⅰ. 以甲状旁腺功能亢进症为主的，高 - 转换型 ROD

　　a. iPTH＞500pg/ml

　　b. 升高的碱性磷酸酶或骨特异性碱性磷酸酶

　　c. 硬骨素水平升高但可能低于 ABD

Ⅱ. 低 - 转换型疾病

　　a. 骨无力综合征（ABD）

　　　1. iPTH＜100pg/ml

　　　2. 正常碱性磷酸酶或骨特异性碱性磷酸酶

　　　3. 低骨钙蛋白

　　　4. 增高的硬骨素水平，特别是在 CKD Ⅴ 期前

　　b. 软骨病

　　　1. iPTH＜100pg/ml

　　　2. 正常碱性磷酸酶或骨特异性碱性磷酸酶

　　　3. 低骨钙蛋白

　　　4. 升高的 $Al^{+3}$

Ⅲ. 混合型尿毒症性骨病

　　a. PTH＞300pg/ml

　　b. 升高的 $Al^{+3}$

Ⅳ. 未分型

　　a. PTH＞100＜500pg/ml

注：ROD，肾性骨营养不良，指 CKD-MBD 中骨的病理改变

## 甲状旁腺功能亢进症为主的骨病，高转换型 ROD，纤维性骨病

持续过量的甲状旁腺激素导致骨转换的增加，破骨细胞、成骨细胞和骨细胞大量出现。成骨细胞活动受干扰导致骨胶原排列紊乱而形成编织骨。成纤维细胞的骨母细胞未在成骨细胞分化程序下积累，导致了胶原在骨小梁上沉积（纤维化）和髓隙。骨的非矿物质成分类骨质增加，类骨质正常的三维空间体系结构常常丧失。类骨质隙在偏振光下不再显示其双折射性；相反，能在偏振光下看到排列紊乱的编织类骨质和具有典型十字形图案的编织骨。骨矿沉积率和活化的矿化部位数量增多，可在荧光灯下经时间间隔的荧光标志物（四环素）作用后得到证明。

## 低转换型骨病，非动力性骨病

低转换型尿毒症性骨病是一系列肾性骨营养不良的另外一种结局。这些疾病的组织学特点是在骨转换中的持续降低，是由于骨重建活跃点数量少、

骨生成的抑制和骨吸收所致。其中骨形成的减少占主导地位，其结果是一种低转换型的骨质缺乏状态。大部分骨小梁被骨内膜细胞覆盖，伴很少的破骨细胞和成骨细胞，主要是层状的骨结构。矿化表面的范围显著减少，通常仅在一些薄的、单一四环素标记处能观察到。在这种类型肾性骨营养不良中，有两种亚群可被识别，这取决于引起成骨细胞活性逐渐减弱的原因：非动力性骨病（ABD）和来自于铝中毒、双膦酸盐制剂或其他因素的低转换型软骨病。

低转换型软骨病的特点是未矿化基质在矿化作用前沉积减少或比胶原沉积抑制更明显。未矿化在骨小梁体积中占有相当大比例，薄层骨体积增多是因为宽类骨质缝在骨小梁表明覆盖了很大一部分。偶然的编织骨出现在骨小梁中表明既往升高的骨转换。当有破骨细胞存在时，它们常见于骨松质或少部分无类骨质涂层的骨小梁表面。

## 混合性尿毒症性骨病，高转换型 ROD 加矿化缺陷

混合性尿毒症性骨病主要由甲状旁腺功能亢进和矿化缺陷引起，伴或不伴骨形成增强。在不同患者中这些因素可不同程度共存。不均匀的骨重建部位增多，破骨细胞数量常增加。因为活化点伴有大量细胞、编织类骨质缝和薄层骨旁边活跃程度更低的骨小梁纤维化，薄层或编织骨的数量增多，引起正常或增厚的骨样骨缝处骨质的沉积。在编织骨活跃矿化表面矿化率升高的同时，板层骨矿化表面的矿化率则下降。

## 相关要素
### 骨质疏松症和骨硬化

随着肾功能进行性恶化，骨松质体积伴随骨皮质的丢失增大，但部分是由于编织未成熟骨胶原纤维取代层状原纤维沉积所致。因此，尽管体积增大但骨强度减弱，可用双能 X 线吸收测定法（DXA）检测到。透析患者依据骨平衡不同可有骨体积增加或减少。当正骨平衡时，成骨细胞在新骨沉积（尤其编织骨）活跃时可见骨硬化，从而抑制骨重吸收。这在 21 世纪已非常罕见，因为对继发性甲状旁腺功能亢进的治疗有所提高。

在骨负平衡中，骨丢失发生在骨皮质和骨松质，且当骨转换升高时速率加快。在这些情况中，骨密度测定法能检测到骨质缺乏或骨质疏松症。CKD 中骨质疏松症的患病率超过普通人群[41-43]，在终末期肾病需要血液透析前即出现[44]。当骨转换升高时，与

继发性甲状旁腺功能亢进合并纤维性骨炎时类似，骨重吸收速率超过了骨形成，其结果是从骨质减少向骨质疏松症转变。当骨转换减慢时，虽然骨形成和骨重吸收速率都会减慢，但以重吸收为主，从而导致了骨量减少。因此，骨质疏松症可见于高[44-47] 或低[48] 转换性骨病。在 CKD 中当骨重吸收超过骨形成时，正磷和正钙平衡导致高磷血症和高钙血症，但不增加骨矿物质沉积，但存在异位矿化作用的刺激，特别是血管。在 CKD 正磷平衡时，骨不能重吸收磷，这是异位矿化作用的重要刺激因素，而且在 CKD 中骨和骨质疏松症与心血管事件和死亡率有关[35]。如上所述，很明显四种形式的骨质疏松症使 CKD-MBD 复杂化：由高转换 ROD 所致，由低转换 ROD 所致，骨质疏松症先于肾病存在，由性激素缺乏所致骨质疏松症。

### 骨铝、铁、镧和双膦酸盐累积

这些物质在成矿前在骨粘合线处沉积或广泛沉积。在成矿作用前，可染色铝程度与矿化作用中异常组织学相关联。在低转换性软骨病中铝沉积最严重。然而，在肾性骨营养不良中所有组织学形态都能见到。在铝负荷增加的患者中，骨矿化作用和骨转换进行性增加。在铝被清除后，这些异常是可逆的。铁在成矿作用前也能累积，且能引起与铝相似的低转换性 ROD，虽然铁中毒与铝相比更少。镧作为一种磷结合剂，近期被列入有助于 CKD 和 ESKD 患者的一种稀土元素。镧不易被吸收，在骨中的浓度低于铝，已证实其没有长期毒性作用。五年数据显示骨中镧沉积水平保持在生物效应或毒性效应浓度以下。镧从骨中的丢失很缓慢，但双膦酸盐更慢。双膦酸盐是用于治疗骨质疏松症和高钙血症的药物，在 CKD 和 ESKD 患者中使用双膦酸盐逐渐增多，特别是用于治疗血管钙化和钙化防御。但是，CKD 中异常骨重建的性质，特别是有编织骨形成和矿化缺陷时，是一种一旦沉积即不会被清除的物质。在使用双膦酸盐治疗成骨不全症中已发现，一种活性药物长期滞留体内抑制骨转换的风险罕见不良反应为下颌骨坏死和不典型股骨骨折[49]。这些不良反应风险在 CKD 中明显增加，应适当地限制它们在紧急情况下的运用。

### 临床特点

由于 ROD 及其骨病理学，轻到中度的肾功能不全患者很少出现临床表现。但是，骨折风险比没有 CKD 的同龄群体高出两倍，在病灶骨重建刺激下的

血管钙化是 CKD-MBD 的致命性并发症。它造成血管硬化，其在 CKD 中引起收缩压升高、脉压差增大和脉搏波速率增大。所有这些导致心肌肥大、心力衰竭和心血管事件死亡率。

CKD 血管钙化的发病机制复杂，病理上有两种类型：新生内膜和动脉中膜。动脉硬化性新生内膜钙化是多方面的，但与动脉硬化斑块中新生内膜细胞的成骨细胞分化程序激活有关。骨与血管钙化发病有关，源于骨骼的信号直接引起血管钙化。信号之一是高磷血症[35]。弥漫性动脉中膜钙化称为 Mönckeberg 钙化，CKD 为其最常见病因，特别是与糖尿病相关。

### 异位矿化作用、钙化防御和瘤样钙质沉着症

异位组织钙化可见于眼部，在巩膜上表现为带状角膜病变或在结膜上引起炎症反应称为 "红眼综合征"。钙沉积发生在肺部时引起限制性肺疾病，在心肌的沉积引起心律失常、环形钙化、瓣膜钙化或心肌功能紊乱。肾的钙化与肾衰竭进展有关，绝大多数软组织的钙化被认为与肾性骨营养不良和过量骨吸收引起的钙磷乘积升高有关。钙化防御综合征特征为外周动脉中层膜钙化，这些钙化引起的疼痛性的紫色皮损进展为缺血性坏疽，这种综合征所致严重并发症常致死亡。

瘤样钙质沉着症是软组织钙化的一种形式，钙沉积物生长到巨大体积并扰乱周围关节和器官功能，虽然此类钙化常与高钙磷乘积相关，但确切的发病机制知之甚少，最近在 FGF23、Klotho 和 GALNT3 上发现的 3 个单基因突变引起遗传性瘤样钙质沉着症，阐明了高磷血症在其中的发病机制[50-52]。GALNT3 在高磷血症中的作用与 FGF23 酶降解有关。

### 骨痛、骨折和骨畸形

ROD 与骨有关的症状出现在晚期肾衰竭的患者中。临床表现先于其出现，但是，出现异常生化检验值时，应立即就医以防出现更严重的并发症。当骨有关的症状出现时，通常为不易察觉的、精细的、非特异性的和缓慢进展的。

骨痛常为模糊、定位不明确和长期存在的，可呈弥漫性或局限于下背部、臀部、膝部或腿部，承重和位置改变常常使其恶化。骨痛缓慢进展至患者完全丧失行动能力。ESKD 患者的骨痛常不引起体征，但是，在局部受压后软化明显。偶尔，在下肢某一关节可出现类似于急性关节炎或关节周围炎的

疼痛，且热敷和按摩不能缓解。突然地胸痛可提示肋骨骨折，自发性骨折或微小创伤后的骨折可见于椎骨（压缩骨折）和圆柱状骨。

所有 ESKD 患者可见骨痛和骨折，不依赖于潜在的病理骨疾病，特别是有骨质疏松症时[41]。但是，骨痛最为严重、骨折及致残率发生最高的是低转换性软骨病和铝相关性骨病。

骨畸形可见于儿童和成人。大多数 ESKD 患儿有生长延迟，骨畸形可源于维生素 D 缺乏（佝偻病）或继发性甲状旁腺功能亢进症。在佝偻病中，可见长骨的弯曲畸形，特别是胫骨和股骨，伴有典型的膝外翻，青春期时更为严重。儿童中长期存在的继发性甲状旁腺功能亢进是继生长软骨转变为规则的干骺端骨松质受损引起骨骺脱位的原因。这种并发症最常影响髋部，在青春期前最明显，能引起无痛性跛行。当桡骨和尺骨受累时，会造成手向尺侧偏移，可发生局部肿胀。在成人，骨畸形可见于严重软骨病、骨质疏松症、腰椎脊柱侧弯、脊柱后凸以及复发性肋骨骨折时。

CKD-MBD 的诊断和治疗在第 78 章讨论，其讨论的结论和回顾性的一些数据导出了图 77.1。肾损害扰乱了复杂的骨生理学和矿物质代谢，造成血管钙化和心功能不全。另外，肾病对骨的作用通过骨 - 心血管轴使肾损害的主要作用为激发心血管疾病并导致与肾病相关的高死亡率。

## 致谢

本章的写作得到国家卫生研究院基金支持 DK070790 和 AR41677

## 参考文献

1. Moe S, Drueke T, Cunningham J, Goodman W, Martin K, Olgaard K, et al. 2006. Definition, evaluation, and classification of renal osteodystrophy: A position statement from kidney disease: Improving Global Outcomes (KDIGO). *Kidney Int* 69(11): 1945–53.
2. Olgaard K (ed.) 2006. *KDIGO:Clinical Guide to Bone and Mineral Metabolism in CKD.* New York: National Kidney Foundation.
3. Stevens LA, Djurdjev O, Cardew S, Cameron EC, Levin A. 2004. Calcium, phosphate, and parathyroid hormone levels in combination and as a function of dialysis duration predict mortality: Evidence for the complexity of the association between mineral metabolism and outcomes. *J Am Soc Nephrol* 15(3): 770–9.
4. Block GA, Hulbert-Shearon TE, Levin NW, Port FK. 1998. Association of serum phosphorus and calcium X phosphate product with mortality risk in chronic hemodialysis patients: a national study. *Am J Kidney Dis* 31(4): 607–17.
5. Slinin Y, Foley RN, Collins AJ. 2005. Calcium, phosphorus, parathyroid hormone, and cardiovascular disease in hemodialysis patients: The USRDS waves 1, 3, and 4 study. *J Am Soc Nephrol* 16(6): 1788–93
6. Mathew S, Lund R, Strebeck F, Tustison KS, Geurs T, Hruska KA. 2007. Reversal of the adynamic bone disorder and decreased vascular calcification in chronic kidney disease by sevelamer carbonate therapy. *J Am Soc Nephrol* 18(1): 122–30.
7. Davies MR, Lund RJ, Mathew S, Hruska KA. 2005. Low turnover osteodystrophy and vascular calcification are amenable to skeletal anabolism in an animal model of chronic kidney disease and the metabolic syndrome. *J Am Soc Nephro* 16(4): 917–28.
8. Lund RJ, Davies MR, Brown AJ, Hruska KA. 2004. Successful treatment of an adynamic bone disorder with bone morphogenetic protein-7 in a renal ablation model. *J Am Soc Nephrol* 15(2): 359–69.
9. Bacchetta J, Boutroy S, Vilayphiou N, Juillard L, Guebre-Egziabher F, Rognant N, et al. 2010. Early impairment of trabecular microarchitecture assessed with HR-pQCT in patients with stage II-IV chronic kidney disease. *J Bone Miner Res* 25(4): 849–57.
10. Malluche HH, Ritz E, Lange HP. 1976. Bone histology in incipient and advanced renal failure. *Kidney Int* 9(4): 355–62.
11. Al-Douahji M, Brugarolas J, Brown PA, Stehman-Breen CO, Alpers CE, Shankland SJ. 1999. The cyclin kinase inhibitor p21WAF1/CIP1 is required for glomerular hypertrophy in experimental diabetic nephropathy. *Kidney Int* 56: 1691–9.
12. Isakova T, Wahl P, Vargas GS, Gutierrez OM, Scialla J, Xie H, et al. 2011. Fibroblast growth factor 23 is elevated before parathyroid hormone and phosphate in chronic kidney disease. *Kidney Int* 79(12): 1370–8.
13. Pereira RC, Juppner H, Azucena-Serrano CE, Yadin O, Salusky IB, Wesseling-Perry K. 2009. Patterns of FGF-23, DMP1 and MEPE expression in patients with chronic kidney disease. *Bone* 45(6): 1161–8.
14. Malluche HH, Faugere MC. 1990. Renal bone disease 1990: Challenge for nephrologists. *Kidney Int* 38: 193–211.
15. Foley RN, Parfrey PS, Sarnak MJ. 1998. Clinical epidemiology of cardiovascular disease in chronic renal disease. *Am J Kidney Dis* 32(5 Suppl 3): S112–S9.
16. Shlipak MG, Sarnak MJ, Katz R, Fried LF, Seliger SL, Newman AB, et al. 2005. Cystatin C and the risk of death and cardiovascular events among elderly persons. *New Engl J Med* 352(20): 2049–60.
17. Hruska K, Mathew S, Lund R, Fang Y, Sugatani T. 2011. Cardiovascular risk factors in chronic kidney disease: Does phosphate qualify? *Kidney Int Suppl* (121): S9–13.
18. White KE, Evans WE, O'Riordan JLH, Speer MC, Econs MJ, Lorenz-Depiereux B, et al. 2000. Autosomal dominant hypophosphataemic rickets is associated with mutations in FGF23. *Nature Genetics* 26: 345–8.
19. White KE, Jonsson KB, Carn G, Hampson G, Spector TD, Mannstadt M, et al. 2001. The autosomal dominant hypophosphatemic rickets (ADHR) gene is a secreted polypeptide overexpressed by tumors that cause phosphate wasting. *J Clin Endocrinol Metab* 86(2): 497–500.

20. Larsson T, Nisbeth U, Ljunggren O, Juppner H, Jonsson KB. 2003. Circulating concentration of FGF-23 increases as renal function declines in patients with chronic kidney disease, but does not change in response to variation in phosphate intake in healthy volunteers. *Kidney Int* 64(6): 2272–9.

21. Shimada T, Muto T, Urakawa I, Yoneya T, Yamazaki Y, Okawa K, et al. 2002. Mutant FGF-23 responsible for autosomal dominant hypophosphatemic rickets is resistant to proteolytic cleavage and causes hypophosphatemia in vivo. *Endocrinology* 143(8): 3179–82.

22. Kurosu H, Ogawa Y, Miyoshi M, Yamamoto M, Nandi A, Rosenblatt KP, et al. 2006. Regulation of fibroblast growth factor-23 signaling by Klotho. *J Biol Chem* 281(10): 6120–3.

23. Ben-Dov IZ, Galitzer H, Lavi-Moshayoff V, Goetz R, Kuro-o M, Mohammadi M, et al. 2007. The parathyroid is a target organ for FGF23 in rats. *J Clin Invest* 117(12): 4003–8.

24. Faul C, Amaral AP, Oskouei B, Hu MC, Sloan A, Isakova T, et al. 2011. FGF23 induces left ventricular hypertrophy. *J Clin Invest* 121(11): 4393–408.

25. Kuro-o M, Matsumura Y, Aizawa H, Kawaguchi H, Suga T, Utsugi T, et al. 1997. Mutation of the mouse klotho gene leads to a syndrome resembling ageing. *Nature* 390: 45–51.

26. Hu MC, Shi M, Zhang J, Qui+Ýones H, Griffith C, Kuro-o M, et al. 2011. Klotho deficiency causes vascular calcification in chronic kidney disease. *J Am Soc Nephrol* 22: 124–36.

27. Hu MC, Shi M, Zhang J, Pastor J, Nakatani T, Lanske B, et al. 2010. Klotho: A novel phosphaturic substance acting as an autocrine enzyme in the renal proximal tubule. *FASEB J* 24: 3438–50.

28. Lim K, Lu T-S, Molostvov G, Lee C, Lam FT, Zehnder D, et al. 2012. Vascular Klotho deficiency potentiates the development of human artery calcification and mediates resistance to fibroblast growth factor 23/clinical perspective. *Circulation* 125(18): 2243–55.

29. Slatopolsky E, Robson AM, Elkan I, Bricker NS.1968. Control of phosphate excretion in uremic man. *J Clin Invest* 47(8): 1865–74.

30. Kurz P, Monier-Faugere MC, Bognar B, Werner E, Roth P, Vlachojannis J, et al. 1994. Evidence for abnormal calcium homeostasis in patients with adynamic bone disease. *Kidney Int* 46(3): 855–61.

31. Moallem E, Kilav R, Silver J, Naveh-Many T. 1998. RNA-protein binding and post-transcriptional regulation of parathyroid hormone gene expression by calcium and phosphate. *J Biol Chem* 273(9): 5253–9.

32. Naveh-Many T, Rahamimov R, Livni N, Silver J. 1995. Parathyroid cell proliferation in normal and chronic renal failure rats. *J Clin Invest* 96(4): 1786–93.

33. Jono S, McKee MD, Murry CE, Shioi A, Nishizawa Y, Mori K, et al. 2000. Phosphate regulation of vascular smooth muscle cell calcification. *Circ Res* 87(7): e10–e7.

34. Li X, Yang HY, Giachelli CM. 2006. Role of the sodium-dependent phosphate cotransporter, Pit-1, in vascular smooth muscle cell calcification. *Circ Res* 98(7): 905–12.

35. Mathew S, Tustison KS, Sugatani T, Chaudhary LR, Rifas L, Hruska KA. 2008. The mechanism of phosphorus as a cardiovascular risk factor in chronic kidney disease. *J Am Soc Nephrol* 19(6): 1092–105.

36. Goodman WG, Quarles LD. 2007. Development and progression of secondary hyperparathyroidism in chronic kidney disease: Lessons from molecular genetics. *Kidney Int* 74: 276–88.

37. Naveh-Many T, Marx R, Keshet E, Pike JW, Silver J. 1990. Regulation of 1,25-dihydroxyvitamin D3 receptor gene expression by 1,25-dihydroxyvitamin D3 in the parathyroid in vivo. *J Clin Invest* 86(6): 1968–75.

38. Silver J, Russell J, Sherwood LM. 1985. Regulation by vitamin D metabolites of messenger ribonucleic acid for preproparathyroid hormone in isolated bovine parathyroid cells. *Proc Natl Acad Sci U S A* 82(12): 4270–3.

39. Brown EM, Gamba G, Riccardi D, Lombardi M, Butters R, Kifor O, et al. 1993. Cloning and characterization of an extracellular Ca2+-sensing receptor from bovine parathyroid. *Nature* 366(6455): 575–80.

40. Brown EM, Hebert SC. 1995. A cloned Ca 2+ -sensing receptor; a mediator of direct effects of extracellular Ca 2+ on renal function? *J Am Soc Nephrol* 6(6): 1530–40.

41. Alem AM, Sherrard DJ, Gillen DL, Weiss NS, Beresford SA, Heckbert SR, et al. 2000. Increased risk of hip fracture among patients with end-stage renal disease. *Kidney Int* 58(1): 396–9.

42. Cunningham J, Sprague S, Cannata-Andia J, Coco M, Cohen-Solal M, Fitzpatrick L, et al. 2004. Osteoporosis in chronic kidney disease. *Am J Kidney Dis* 43(3): 566–71.

43. Stehman-Breen C. 2004. Osteoporosis and chronic kidney disease. *Semin Nephrol* 24(1): 78–81.

44. Rix M, Andreassen H, Eskildsen P, Langdahl B, Olgaard K. 1999. Bone mineral density and biochemical markers of bone turnover in patients with predialysis chronic renal failure. *Kidney Int* 56(3): 1084–93.

45. Bonyadi M, Waldman SD, Liu D, Aubin JE, Grynpas MD, Stanford WL. 2003. Mesenchymal progenitor self-renewal deficiency leads to age-dependent osteoporosis in Sca-1/Ly-6A null mice. *Proc Natl Acad Sci U S A* 100: 5840–5.

46. Stehman-Breen C. 2001. Bone mineral density measurements in dialysis patients. *Semin Dial* 14(3): 228–9.

47. Stehman-Breen C, Sherrard D, Walker A, Sadler R, Alem A, Lindberg J. 1999. Racial differences in bone mineral density and bone loss among end-stage renal disease patients. *Am J Kidney Dis* 33(5): 941–6.

48. Coco M, Rush H. 2000. Increased incidence of hip fractures in dialysis patients with low serum parathyroid hormone. *Am J Kidney Dis* 36(6): 1115–21.

49. Khosla S, Burr D, Cauley J, Dempster DW, Ebeling PR, Felsenberg D, et al. 2007. Bisphosphonate-Associated osteonecrosis of the jaw: Report of a task force of the American Society for Bone and Mineral Research. *J Bone Miner Res.* 2007;22(10): 1479–91.

50. Ichikawa S, Imel EA, Kreiter ML, Yu X, Mackenzie DS, Sorenson AH, et al. 2007. A homozygous missense mutation in human KLOTHO causes severe tumoral calcinosis. *J Clin Invest* 117(9): 2684–91.

51. Ichikawa S, Lyles KW, Econs MJ. 2005. A novel GALNT3 mutation in a pseudoautosomal dominant form of tumoral calcinosis: Evidence that the disorder is autosomal recessive. *J Clin Endocrinol Metab* 90(4): 2420–3.

52. Benet-Pages A, Orlik P, Strom TM, Lorenz-Depiereux B. 2005. An FGF23 missense mutation causes familial tumoral calcinosis with hyperphosphatemia. *Hum Mol Genet* 14(3): 385–90.

# 第 78 章
# 慢性肾病－矿物质和骨代谢异常（CKD-MBD）的治疗

Hala M. Alshayeb • L. Darryl Quarles

（邓禹杰 译）

## 引言

　　肾小球滤过率及其他肾功能的损害会引起慢性肾疾病中复杂的矿物质失衡，即矿物质和骨代谢疾病（CKD-MBD）[1,2]，包括生化的异常 [ 即血清成纤维生长细胞因子 -23（FGF23）和甲状旁腺激素（PTH）水平升高，25-(OH) 和 1,25-(OH)$_2$ 维生素 D 浓度的降低，高磷酸盐血症，低钙血症 ]，代谢性骨病，骨骼外组织及心血管的钙化，这些都会导致死亡 [3]。高磷酸盐尿和维生素 D 调节激素 FGF23 的发现，为继发性甲状旁腺功能亢进的发病机制带来了新的认识 [4]。对 CKD-MBD 的研究热情正因为其复杂性和争议性而高涨，有证据表明，血清 FGF23、PTH 和磷浓度升高的同时，伴随着 25-(OH)D 和 1,25-(OH)$_2$D 的降低，以上这些可导致免疫系统异常和心血管功能紊乱，从而使 CKD 的发病率和死亡率明显上升。此外，由于新的治疗手段和治疗费用对 ESRD 的约束，我们不得不重新思考 CKD 合并矿物质代谢紊乱的最佳治疗方案。

## 生理学

　　理解矿物质代谢紊乱的病理生理机制是选择合理治疗方案的先决条件。三种激素 [PTH、FGF23、1,25-(OH)$_2$D] 和四大器官 [ 甲状旁腺（PTG）、骨、小肠、肾 ] 均参与了矿物质代谢平衡的调节。

　　血钙调节的关键激素 PTH，由 PTG 合成并分泌，通过刺激肾小管远端对钙离子的重吸收来实现对血清钙离子水平严密的时时调节 [5]，骨中钙的丢失是由于破骨细胞性骨吸收作用增加 [6]。25-(OH)D 在 Cyp27b1 刺激下在近端肾小管处转换成 1,25-(OH)$_2$D，1,25-(OH)$_2$D 刺激肠道对钙磷的吸收。细胞外钙离子作用于位于甲状旁腺主细胞上的 G 蛋白耦联钙离子敏感受体（CasR），是调节 PTH 分泌的主要因素。1,25-(OH)$_2$D 通过经典的维生素 D 受体（VDR）细胞核旁路作用 [8] 和不明机制的高磷酸盐血症 [9] 方式，分别抑制和刺激 PTH 的产生。小鼠基因研究，比较了甲状旁腺功能亢进 [11] 中甲状旁腺上的 CasR[10] 和 VDR 被消除后的作用效果，结果指出在甲状旁腺功能亢进的进展中低钙血症通过 CasR 的作用与 1,25-(OH)$_2$D 的 VDR 旁路途径比较，前者占主导地位。在动物研究中 FGF23 能抑制 PTH[12]，但 CKD 中在升高的 FGF23 水平下，PTH 是升高的，这或许是因为 PTG 上 FGF2 的共同受体 FGFR1/Klotho 下调所致 [13]。PTH 升高血钙的同时也引起磷从骨中释放增多，并通过 1,25-(OH)$_2$D 作用增加胃肠道对磷的吸收 [7]。由 PTH 所致的高磷酸盐尿是通过下调近端肾小管的钠磷协同转运蛋白增加磷分泌实现的，从而避免了正磷平衡 [14]。

天然维生素 D 是一种可从饮食中获取的开环甾类化合物，胆钙化醇（维生素 $D_3$，来源于动物）和麦角钙化醇（维生素 $D_2$，来源于植物），也可由体内的 7- 脱氢胆固醇在紫外线的照射下内生形成。维生素 D 储存在脂肪中，进入血液后与维生素 D 结合蛋白（DBP）相结合而运输。维生素 D 的代谢包含全身途径和细胞内分泌作用。在全身途径中，维生素 D 经过两步关键的羟化作用形成活性 $1,25-(OH)_2D$。维生素 $D_2$ 和维生素 $D_3$ 均在肝内被一组 25- 羟化酶（包括 CYP27A）催化，分别形成 25-(OH)D 和 $25-(OH)D_3$，在肝中发生的这一步羟基化作用是底物依赖性的，并且认为其不受激素调节且与钙磷变化无关。25-(OH)D 转变为活性 $1,25-(OH)_2D$ 的主要部位在肾，通过 1α- 羟化酶（Cyp27b1）的作用实现，25-(OH)D 和 DBP 在小管液中由近侧肾单位以 megalin 依赖机制重吸收。在上皮细胞线粒体中，在 25-(OH)D 位于 A 环的第一个碳原子上进行羟基化。肾是血循环中 $1,25-(OH)_2D$ 的主要来源，在 PTH 刺激下产生，而磷和 FGF23 会抑制其合成。另外，25-(OH)D 和 $1,25-(OH)_2D$ 在 24α- 羟化酶（Cyp24）的作用下分解为无活性的代谢产物，这一步在 FGF23 和 $1,25-(OH)_2D$ 自身的刺激作用下发生 [15]。

在细胞内分泌途径中，25-(OH)D 也转化为 $1,25-(OH)_2D$ 且在 Cyp24 作用下在肾外组织发生分解代谢，例如单核细胞和巨噬细胞，这些在固有免疫反应中被视为重要调节器。细胞内分泌途径产生 $1,25-(OH)_2D$ 需要抗原刺激，而肾外组织对循环中 $1,25-(OH)_2D$ 的含量没有影响。$1,25-(OH)_2D$ 的其他局部 / 细胞内分泌功能也已得到证实，包括通过肾素 - 血管紧张素系统调节心血管作用能预防某些类型癌症的发生。这些肾外作用是目前推荐的为 CKD 患者提供补充维生素 D 治疗的生物学机制。

FGF23 是一种骨源性激素，主要由骨细胞和成骨细胞产生。在肾中，作为尿磷酸盐和维生素 D 的调节激素，FGF23 通过抑制钠——依赖性磷重吸收过程来增加肾磷酸盐（P）的分泌，通过下调 CYP27b1 和上调 CYP24 两种基因的表达及活性减少 $1,25-(OH)_2D$ 产生 [16]。从生理学方面看，FGF23 参与了骨 - 肾轴来预防维生素 D 毒性，在那里 $1,25-(OH)_2D$ 刺激了 FGF23 的产生，反过来，它将肾作为靶器官抑制 $1,25-(OH)_2D$ 合成并加速其降解。另一个公认的 FGF23 作用，认为其可能随着肾对磷酸盐的处理而参与协调骨的形成和矿化。骨矿化作用和（或）骨形成受损将导致内环境本质改变后刺激 FGF23 释放，以肾对磷的处理发挥骨磷的缓冲能力而与之配合。骨矿化作用和 FGF23 在骨中表达的联系得到 Phex、Dmp1 和 Ank 失活性突变的支持，其作用是调节各细胞外基质的矿化 [17]。机体中升高的血 $1,25-(OH)_2D$、膳食中磷的摄入 [16] 和 PTH 是刺激 FGF23 分泌的主要物质。$1,25-(OH)_2D$ 与维生素 D 反应元件在骨细胞 FGF23 基因的启动子区相连，直接增加 FGF23 基因的转录 [12]。与此形成对比的是，饮食中磷的改变在增加已增多的 FGF23 分泌 [18] 或对血清 FGF23 浓度产生小的影响方面未能表现出一致的作用，证明磷本身可能并不直接调节 FGF23。PTH 的效应也是多样的，一些研究表明 PTH 刺激 FGF23 在骨中的表达，而另一些却认为是抑制作用。PTH 对 FGF23 作用的这些差异很可能是因为，PTH 对骨合成代谢和分解代谢的作用取决于 PTH 注射的剂量和频率以及在 FGF23 基因转录时直接 PTH 和 $1,25-(OH)_2D$ 之间的相互作用 [4,12]。FGF23 除了调节磷和维生素 D 代谢的作用外，还通过尚不明确的作用机制与恶性心血管事件、代谢综合征、CKD 患者及普通人群的死亡率有关 [19-21]。

## 发病机制

对 FGF23 调节机制和功能的认识让我们对矿物质平衡调节有了新的理解，在 CKD 患者中继发性甲状旁腺功能亢进的发病机制、血循环中 25-(OH)D 和 $1,25-(OH)_2D$ 减少的机制和意义，这些曾用传统观念解释的问题因此而遭遇新的挑战。传统上认为 CKD 中继发性甲状旁腺功能亢进是维生素 D 缺乏状态，肾小球滤过率（e-GFR）下降和功能性肾单位聚集导致近端肾小管中 1-α 羟化酶（Cyp27b1）减少，从而使 $1,25-(OH)_2D$ 产生减少和因为磷清除受损引起的磷滞留。$1,25-(OH)_2D$ 减少、低钙血症和高磷血症刺激 PTH 从甲状旁腺释放，从而使甲状旁腺肥大和增生，此为继发性甲状旁腺功能亢进的特征。综合来看，CKD 患者中的 FGF23-PTH- 维生素 D 内分泌轴，最初由不知名刺激物引发骨释放 FGF23，是导致继发性甲状旁腺功能亢进的初始事件。血清中 FGF23 浓度的增加抑制了 Cyp27b1- 调节的 $1,25-(OH)_2D$ 合成并且提高了 Cyp24- 调节的 $1,25-(OH)_2D$ 分解代谢，这些导致循环中 $1,25-(OH)_2D$ 的减少。另外，作为 CKD 患者因 GFR 下降造成磷滞留的一种代偿 [4]，

FGF23 抑制肾对磷的重吸收。虽然已证实 FGF23 在健康个体中抑制 PTH 的产生，在 CKD 中，PTG 上的 FGFR1 和 Klotho 对刺激反应性下降，因此 PTH 增加[4]。随着 CKD 的进展，增加的 PTH 刺激骨重建、钙磷从骨骼中的流失和 FGF23 进一步的升高。另外，PTH 刺激更多的 1, 25-(OH)₂D[12] 产生以抵消 FGF23 抑制 1, 25-(OH)₂D 合成的作用。FGF23-PTH- 维生素 D 间的相互作用有利于净磷丢失，同时又保持钙平衡[4]。

## 诊断

血 PTH、25-(OH)D、钙和磷等的生化测定可用来明确和监测 CKD-MBD 患者的病情。评估血清 FGF23 水平也许是有帮助的，但目前为止并未在 CKD-MBD 患者中常规开展。此外，骨标志物，如骨 - 特异性磷酸化酶、骨钙素、前胶原 C 端延长肽（PICP）和前骨胶原 N 端延长肽（PINP）、X 线摄像分析骨密度和软组织钙化情况、组织学评价骨组织结构、形成和重吸收是有益的，这些分析工具在 CKD-MBD 的诊断及评估中未普及。评估 CKD-MBD 的最佳生化指标目前还不明确，近来努力建立的各类指南给出了不同建议。

对处于 CKD3 ~ 5 期时的骨代谢和相关疾病的临床实践指南已由美国国家肾基金会——肾病：预后质量倡议（KDOQI）（2003 年）[22] 和肾病：改善全球预后（KDIGO）（2009 年）[2]（表 78.1）发布。两份指南的不同之处反映出监测生化指标来预测预后情况的不明确性。KDOQI 指南得到其观察得

出的数据支持：血清磷浓度在小于 3.5mg/dL 和大于 5.5mg/dL 时会增加死亡率，当血钙浓度超过 9.5mg/dL 和高钙磷乘积大于 55 时会增加血管钙化风险。PTH 浓度在 150 ~ 300pg/ml 时与"正常"骨重建有关。终末期肾病（ESRD）患者达标的困难、PTH 试验在预测骨重建方面的易变性和缺乏随机对照研究证据去支持生化检查达标时其安全、有效和生存优势，从而引发了两种不同建议。在这一点上，KDIGO 不同于 KDOQI 的地方在于，KDIGO 所做决定需要建立在一种趋势而非单一试验数值，此外，KDIGO 提高了血清钙在一般人群中的上限，同时推荐实现将磷控制在 2.5 ~ 4.5mg/dL 正常范围内。

PTH 是评估 PTG 活性的指标，但是，它与骨转换的关联很小。对透析患者 PTH 的最优范围缺乏一致意见，这可由不同指南中推荐的不同 PTH 范围看出。例如，KDOQI 对 ESRD 患者血清 PTH 的实验室目标值是 150 ~ 300 pg/ml，而 KDIGO 设定 ESRD 患者 PTH 的上限是 600 pg/ml（在该值以下 PTH 有上升的改变也是治疗指证）。相反，日本对透析治疗设定 ESRD 患者 PTH 的范围在 60 ~ 180 pg/ml，一个相当于普通人群正常值上限 2 倍的数值。之所以有这些不同的推荐数值部分原因是因为不同的 PTH 分析用试样以及对降低的 PTH 对骨代谢和软组织钙化的不同评价。上限值太过自由有增加甲状旁腺疾病进展从而导致三发性甲状旁腺功能亢进和行甲状旁腺切除术的风险，而数值过低会增加无动力型骨病的风险。观察发现 CKD 患者血 PTH 水平高于 600pg/ml 时与死亡风险增加和心血管事件[23] 有关，这对制定较宽范围的 PTH 水平有影响。

表 78.1　钙、磷和甲状旁腺激素的目标水平

| | | KDOQI | KDIGO |
|---|---|---|---|
| 钙 | CKD 3 ~ 5 期 | 正常范围 | 正常范围 |
| | CKD 5D 期 | 正常范围最好在 8.4 ~ 9.5mg/dL | 正常范围 |
| 磷 | CKD 3 ~ 4 期 | 2.7 ~ 4.6mg/dL | 正常范围 |
| | CKD 5 期 | 3.5 ~ 5.5mg/dL | 正常范围 |
| | CKD 5D 期 | 3.5 ~ 5.5mg/dL | 偏向正常范围 |
| iPTH | CKD 3 期 | 35 ~ 70mg/dL | 最优水平未知 |
| | CKD 4 期 | 70 ~ 110mg/dL | 最优水平未知 |
| | CKD 5 期 | 200 ~ 300mg/dL | 最优水平未知 |
| | CKD 5D 期 | 200 ~ 300mg/dL | 上限值 2 ~ 9 倍 |

Ca：钙；CKD：慢性肾疾病；GFR：肾小球滤过率；KDOQI：美国国家肾基金会——肾病：预后质量倡议；P：磷；PTH：甲状旁腺激素
Modified from National Kidney Foundation DOQI TM Kidney Disease Outcomes Quality Initiative. 2004. Am J Kidney Dis 43: S1–S201; and the National Kidney Foundation and Kidney Disease: Improving Global Outcomes (KDIGO).

目前除骨活检外，没有可以鉴别 CKD 中骨疾病不同亚型的诊断性试验，虽然还不清楚其临床重要性或能否直接用于治疗，典型的治疗是用于阻止 PTH 的升高、避免高钙血症和将高磷血症的严重性降到最低。骨形成（骨特异性碱性磷酸酶、骨钙蛋白）和骨吸收（尿胶原蛋白分解产物，TRAP5b）的生物标志物虽然可用于评估骨质疏松患者的骨转换情况，但不能预测尿毒症患者的骨组织情况。

血 FGF23 浓度在 CKD 进展中逐渐上升，在 ESRD 患者中可超过正常水平 1000 倍[24]。观察研究显示，升高的 FGF23 与难治性甲状旁腺功能亢进症（HPTH）、肾衰竭的进展、左心室肥大和血管钙化以及升高的死亡率有关[19-21,24]。在 CKD 中导致 FGF23 升高的因素还不清楚，但活性维生素 D 类似物的使用导致 FGF23 水平的升高[16]，而低钙状态与降低的 FGF23 水平有关[25]。FGF23 水平在继发性 HPTH 患者中也是高的，而甲状旁腺切除术旨在降低循环中 FGF23 水平。目前在临床上尚未开展 FGF23 测定。

了解维生素 D 营养最好的生化指标是 25-(OH)D，低 25-(OH) 水平在 CKD 中很普遍。维生素 D 缺乏的定义 [25-(OH)D 浓度在 20～30ng/ml）] 在 CKD 患者与普通人群中一样[26]。

骨骼 X 线片对骨密度的测定不敏感，但能察觉血管钙化。在 CKD 患者中通过 X 线骨密度吸收仪（DXA）扫描进行骨密度测定（BMD）受限，这是因为继发性 HPTH 引起骨骼外钙化、骨硬化和软骨病，致使 BMD 与骨质缺乏和骨折风险相关性很小，因此，其对评估 CKD 患者的骨质量而言是不敏感的技术手段[27]。

# CKD-MBD 的治疗

## 治疗目标

CKD-MBD 的治疗目标是：① 在不引起蛋白质营养不良的情况下达到中性磷的平衡；② 在维持骨健康的前提下，将 PTH 控制在一定范围内以阻止继发性甲状旁腺功能亢进发展成三发性甲状旁腺功能亢进；③ 提供足够的维生素 D 添加量，使这种与矿物质代谢没有必然联系的激素的生物效应达到最优化。由于高磷血症、血管钙化和高水平的 FGF23 与 CKD 患者心血管疾病和死亡率增加有关，一项令人满意的疾病管理其结果也应是减少 CKD-MBD 的发

病率和死亡率。虽然大量数据的回顾性评价确立了维生素 D 的使用和生存率提高正相关，但尚无前瞻性的研究表明任何特殊治疗范例能导致死亡率下降。而最近的前瞻性试验，比较了草案中使用活性维生素 D 类似物进行性滴定、固定维生素 D 取代和以逐渐升高的西那卡塞剂量来抑制 PTH 等方案，大多数试验都证实以西那卡塞为基础的方案联合小剂量维生素 D 类似物能在不引起血磷增加的前提下更有效地抑制 PTH[28-29]。但是，无论是试图建立一种以应用活性维生素 D 类似物来抑制肾素 - 血管紧张素系统和预防左心室肥大（LVH）等有益效应的前瞻性试验，还是使用西那卡塞来减少血管钙化和心血管事件死亡率，都不是确定的。因此，目前为止还没有前瞻性的临床试验能确定 CKD-MBD 的最优治疗方案。因而，以疾病通路上的多种分子元件作为目标的联合药物治疗，包括磷黏合剂、营养性维生素 D 和活性维生素 D 类似物，钙敏感受体调节剂，是目前的医疗标准。治疗上的注意事项取决于 CKD 的分期、各类药物的作用机制、多种治疗方案联合潜在的毒性和各种治疗措施的花费 / 报销。

## 达到中性磷酸盐平衡

CKD 患者正磷平衡和高磷血症的风险逐渐增加，因为进行活性维生素 D 疗法时从饮食中摄入的磷总量超过了可以被磷结合剂结合的剂量和每周 3 次每次 4 小时的标准透析治疗清除的剂量。磷在小肠中以被动扩散的方式被吸收并且由钠 - 依赖性磷转运体 Napi2b 主动转运，这一步是在活性维生素 D 类似物刺激下完成的。此外，虽然对净的正磷平衡没有帮助，但在过量的 PTH 水平下，骨中磷流失增加有助于形成高磷血症。基于高磷血症的潜在来源和限制磷吸收及转运的方法，有多种方法用来控制血清磷浓度，包括① 限磷饮食；② 口服磷结合剂以防止胃肠道对磷的吸收；③ 通过减少活性维生素 D 类似物剂量或使用烟酸将活性磷在小肠中的转运减少到最小；④ 降低 PTH 水平以减少磷从骨中的流出；⑤ 增加透析时间和（或）频率以增加磷的清除。

## 限磷饮食

将饮食中磷的摄入限制在 800～1 000 mg/d 是难以实现的，因为在加工过的食品中磷含量通常可变，并且患者还要遵守复杂的饮食方案。另外，最近的研究指出限磷饮食可能与营养状态指数下降和导致

相反的结局有关，与生存时间延长没有关系[30]。避免高磷饮食（如乳制品、某些蔬菜、许多加工食品和可乐）及摄取高生物利用价值的蛋白质（如肉和蛋类）是标准营养建议的一部分。对 CKD 患者的饮食建议还应包括含磷蛋白的来源，因为有一些证据表明植物蛋白质饮食与动物蛋白质饮食比较而言，前者血清磷水平较低且能降低 FGF23 水平[31]。在 CKD-5D 时，推荐蛋白质摄入量是 1.2 g/(kg·d)（血透时）和 1.3 g/(kg·d)（腹膜透析时），这能提供每天至少 1 000 mg 的磷。

### 磷结合剂的应用

考虑到与限磷治疗有关的饮食限磷的困难、蛋白质营养不良的风险和低依从率等，磷结合剂成为了治疗的主要手段。阳离子基和树脂基结合剂在肠腔中与磷形成不充分可溶的复合物，从而使磷不被充分吸收，在餐时服用能发挥最大效果。但是，由于高昂的经济负担使得患者依从率低、一些结合剂的胃肠道不良反应以及结合剂和其他药物间的相互作用，限制了它们在预防高磷血症上的有效性。目前可用的磷结合剂包括以下几种。

#### 钙基结合剂

钙基结合剂包括碳酸钙，一片 1 250 mg 药片内含有 500 mg 元素钙。乙酸钙（醋酸钙）一片 667 mg 中含有 169 mg 元素钙。应避免使用枸橼酸钙，因枸橼酸增加胃肠道对铝和钙的重吸收[32]。虽然在体外乙酸钙比碳酸钙对磷有更强大的结合能力，可允许低剂量的使用，但这两种形式治疗后高钙血症的发生率是相似的，可能是由于在乙酸制剂中钙的生物利用度更高[33]。对晚期大剂量用药的 CKD 患者而言，钙基结合剂是价格低廉、有效的磷结合剂，应在进餐时服用以结合饮食中的磷。维生素 D 类似物能刺激活性钙在小肠内的转运，伴随使用钙结合剂时会增加高钙血症和正钙平衡的风险[34]。KDOQI 指南推荐钙摄入总量应在 2 000 mg/d（其中 500 mg 来源于饮食，1 500 mg 来源于钙结合剂）。基于钙的结合特点，乙酸钙中的 1 500 mg 元素钙每天能结合 238 mg 磷；与此相反，源于碳酸钙的 1 500 mg 元素钙每天能结合 166 mg 磷。

#### 磷结合树脂

司维拉姆。是一种不被吸收的聚合物，它可以碳酸司维拉姆和盐酸司维拉姆（HCL）的形式被利用。司维拉姆在肠道中选择性地与磷结合，但它对磷的低亲和力（即 800 mg 的司维拉姆结合 64 mg 的磷）使得要控制磷达标，会造成大量药物负担[35]。在一组血液透析患者的前瞻性试验中，与含钙的磷结合剂相比[36]，司维拉姆能达到相似的磷控制目标而较少引起高钙血症和冠状动脉及主动脉的进行性钙化。司维拉姆最常见的不良反应是胃肠道反应以及它与其他某些药物相结合的能力，例如呋塞米、他克莫司、左甲状腺素和喹诺酮类等药物。由于盐酸司维拉姆聚合物上的碳酸氢盐与氯离子的交换，有可能增加酸负荷，这在治疗有较低血碳酸氢盐水平的患者时是有帮助的。司维拉姆与短链脂肪酸在大肠中结合，对降血脂可能是有益的[36]。

#### 二价和三价阳离子结合剂

镧盐。金属镧在体外结合磷的能力与氢氧化铝相似，强于乙酸钙、碳酸钙和司维拉姆[37-38]。一般而言，因为药物负荷量更低，用镧来吸附优于司维拉姆和含钙的磷结合剂。每 1 000 mg 元素镧能结合大约 130 mg 的磷。镧会在骨中累积，但到目前为止没有骨中毒的证据。一个长达 3 年的随访研究表明，长期给予碳酸镧治疗对骨矿化或骨重建没有影响[39]。

铝盐。铝盐对每单位体重磷的结合力最强，但是存在铝中毒的风险，其表现为骨软化、脑病和贫血。铝污染的透析液和柠檬酸钙的同时使用，使胃肠道对铝的吸收增加[32]，其结果是模糊了口服低剂量含磷的铝结合剂风险评估的准确性。使用时，通常的治疗周期仅为每疗程 1~2 个月，且药物剂量尽可能要小。

铁和镁盐。氢氧化镁和碳酸镁已被用作磷结合剂。但是，由于存在高镁血症和胃肠道不良反应，口服镁结合剂在临床上并没有如磷结合剂一般得到广泛使用。

碱式碳酸铁镁在含碳酸根的不溶性铝碳酸镁结构中存在镁和三价铁，能与磷交换。在一个 II 期试验中，一日三餐前服用 1 g 该药物与血磷水平降低有关，但较高剂量（每天 6 g）会产生胃肠道不良反应。

虽然各种各样的磷结合剂在功效、钙负荷潜能和费用等方面千差万别，却没有明确的对照试验赞成某一种磷结合剂的使用优于另一种。血管钙化和高磷血症的风险来自于钙基结合剂的使用，特别是目前在存在甲状旁腺功能亢进的 CKD 患者中与维生素 D 类似物同时使用时，故不含钙的磷结合剂有了更多的应用，但是，没有确凿的证据支持此行为。

在一份 CARE-1 研究中[41]，乙酸钙在降低血清磷和 PTH 水平上比盐酸司维拉姆更有效，但是在治疗目标的研究中[42]发现，冠状动脉和主动脉钙化的改变程度比用盐酸司维拉姆治疗的患者为轻。同样的，大量非盲临床透析结果回顾试验（DCOR）试验[43]，发现司维拉姆对血管钙化具有有益影响，但却不能降低死亡率。在最近一项对所有曾做的研究各类形式磷结合剂的有效试验进行的 Meta 分析发现，从重要的患者级别结果来看（包括死亡率和心血管终点、住院治疗、终末治疗血清钙 - 磷产物水平），非钙结合制剂与含钙磷结合剂相比没有明显优势[44]。司维拉姆与血钙降低有关，虽然钙结合剂在抑制 PTH 上更为有效，但增加高钙血症风险[42]。司维拉姆有益的一面是因其降脂作用而降低血管钙化。在一份 CARE-2 研究中[36]，203 例高磷血症透析患者随机接受乙酸钙加阿托伐他汀或司维拉姆不联合阿托伐他汀治疗 12 个月。两组患者的钙化进展没有差异性，证明血脂在同一范围内[36]。因为存在高钙血症的风险，通常不含钙的磷结合剂与维生素 D 类似物联合使用，而钙结合剂联合西那卡塞治疗有潜在优势，它能降低血钙。有趣的是，不含钙的磷结合剂与减少血管钙化有关，但未被广泛使用。

### 通过减少维生素 D 类似物量或烟酸的使用使小肠中活性磷转运最小化

所有维生素 D 类似物都能通过增强小肠中钠依赖性磷转运体 Napi2b 介导的主动磷转运而升高血磷浓度。维生素 D 类似物增加血钙和血磷浓度[23,45]，协议使用较少的活性维生素 D 类似物，包括西那卡塞的使用，提高了对磷的控制[28,46]。因此，活性维生素 D 类似物减量能引起血磷浓度降低。

烟酸能直接抑制哺乳类动物的小肠对磷的主动转运吸收[47]，能降低终末期肾病患者的血磷水平[48]。

### 抑制 PTH 降低血磷

在 CKD 患者中，骨对血磷浓度的影响还未受到重视，是由于骨转换中过多 PTH 依赖的增加使磷从骨中丢失增加[49]。骨对血磷水平有影响的间接证据来源于升高的血磷和 PTH 水平之间的联系，血磷水平在甲状旁腺切除术后降低、使用西那卡塞治疗后血磷水平下降[28,29]。另外，使用 PTH 降低肾功能正常患者的血磷，但升高 ESRD 患者的血磷。骨重建对血磷的影响通常在 $0.5 \sim 1.5$ mg/dL。

### 每天频繁透析

一个标准 4 小时透析治疗方案能清除体内大约 900 mg 的磷[50]。每周 3 次 4 小时的透析平均每周能清除大约 2.7 mg 磷[50]，不足以抑制正磷平衡，特别是由于活性维生素 D 类似物治疗后导致胃肠道对磷吸收增强时，除非一开始即努力限制磷吸收。最近研究发现在住院血液透析患者中，每周 6 次夜间透析比每周 3 次清除的磷总量多 2 倍以上[51]。的确，每周 6 次夜间血透的患者与 1 周 3 次标准血透的患者相比能使血磷下降并终止磷结合剂治疗。虽然可以预测额外增加的透析治疗能降低血磷，但目前没有取得足够的数据支持，也许是因为其他控制血磷的方法不是最根本的。

## 将 PTH 水平控制在抑制 HPT 进展且保持正常骨和血管健康的可接受范围内

治疗 CKD-MBD 的第二个目标是降低 PTH 水平。有多个降低 PTH 的理论，包括抑制甲状旁腺增生和必要时切除甲状旁腺，降低骨代谢疾病和骨折的风险，更好地控制血磷和降低心血管死亡率。PTH 超过 600 pg/ml 时与透析患者死亡率上升有关，反之持续保持 PTH 在 $150 \sim 300$ pg/ml 时能降低死亡率[52]。这可通过使用维生素 D 类似物或钙受体激动剂达到。在这些治疗中，用钙受体激动剂激动甲状旁腺上的 CaSR 为最直接抑制 PTH 的方法。维生素 D 类似物作用于 VDR 也有效，但最近数据表明甲状旁腺上的 VDR 对调节 PTH 的产生不是必要的。维生素 D 类似物对胃肠钙的吸收作用与对 PTH 基因转录的作用一样，导致了对 PTH 的抑制。有两种不同的抑制 PTH 的治疗方案：活性维生素 D 类似物滴定，或西那卡塞滴定联合固定剂量的维生素 D 类似物。

### 维生素 D 类似物

维生素 D 类似物包括 1,25-(OH)$_2$D、骨化三醇、前体药物骨化三醇和活性维生素 D 类似物：帕立骨化醇、度骨化醇、氟骨三醇和 22-oxacalcitriol。所有维生素 D 类似物均被证明对治疗 CKD-5 患者和血液透析患者的继发性甲状旁腺功能亢进（HPTH）有效。另一方面，活性维生素 D 类似物与升高的循环 FGF23 水平有关[16]。这点意义未明，但升高的 FGF23 是 ESRD 患者死亡率最强的预测物质[19-21,24]。

没有统一协议或临床证据来支持某种维生素 D 类似物的使用、使用的频率或剂量。在唯一一项比较过骨化三醇和帕立骨化醇疗效的前瞻性试验里，两种药物均与它们抑制 PTH 的作用相符[53]。因为补偿问题和患者依从性，在美国常使用间断静脉注射联合血液透析，然而在其他国家口服给药更为常见。给药途径和剂量不同与更好的临床结局及更低的毒性是否有关还有待确定。

目前推荐在 iPTH 高于 300 pg/ml 的 CKD-5 期或血液透析患者中，只要磷小于 5.5 mg/dL 和给予白蛋白纠正后钙小于 9.5 mg/dL，则给予活性维生素 D 固醇类药物。静脉注射骨化三醇、帕立骨化醇和度骨化醇的生物等效性分别是 0.5 mg、2.5 mg 和 5 mg[54]。

大剂量的维生素 D 类似物与高钙血症和高磷血症有关。虽然一些活性维生素 D 类似物因有较少的胃肠道对血钙和血磷的吸收作用，因此与骨化三醇相比有较少的升血钙和血磷作用，但临床试验也表明所有类似物为达到 KDOQI[55] 推荐的 PTH 水平而大剂量使用时，都有潜在升高钙磷的可能性，观察性研究发现在透析患者中全因和心血管死亡率的升高与此有关[56]。活性维生素 D 类似物是刺激 FGF23 生成的主要物质之一[16]，观察性研究证实其是血液透析患者死亡率的一种有力的、独立的预测物质。观察发现在终末期和血透前的 CKD 人群中活性维生素 D 类似物与生存率的提高有关[57]。一个回顾性研究发现，使用活性维生素 D 类似物治疗的慢性血液透析患者与没有接受活性维生素 D 治疗[57]者相比，生存时间延长 2 年，且心血管事件死亡率更低。但是，2007 年对 3667 例中的 76 例（大部分为血透患者）进行 Meta 分析，给出相反的证据，即维生素 D 化合物并不减少死亡率或血管钙化，骨化三醇增加高钙血症和高磷血症风险，且不总是降低 PTH 水平，与安慰剂相比更新的类似物增加钙水平[55]。骨化三醇，通过与多个组织细胞内的 VDR 结合调节细胞增殖和分化、炎症、免疫系统和包括肾素 - 血管紧张素系统（RAS）的内分泌系统、胰岛素抵抗和脂代谢[58]。

### 钙受体激动剂

已知钙通过对 CasR 的作用抑制 PTH 分泌，在一项 52 名血液透析患者的前瞻性试验中，大剂量钙（约是 KDOQI 推荐钙剂量的 5 倍）与每日口服骨化三醇效果类似且较少发生高磷血症[59]。但是，考虑到血管钙化的风险增加和钙负载，限制了钙结合剂的使用。钙敏感受体调节剂类药物通过别构调节方式增加 PTG 中 CasR 对钙的敏感性，并在不升高血钙或致钙负载的前提下抑制 PTH，西那卡塞是最有效的抑制 PTH 的药物，以甲状旁腺主细胞中的 CaSR 为目标，剂量依赖性地抑制 PTH 基因的转录和分泌，导致血 PTH 水平下降且与继发性甲状旁腺功能亢进的严重性相一致[60]。西那卡塞仅用于口服，起始剂量为 30 mg/d，随后每 2 ~ 3 周通过测定血药浓度后以每次 30 mg 的量增加直到达到最大剂量 180 mg/d。最常见的不良反应是恶心、呕吐，与餐同服时可减少此不良反应。另外，低钙血症是西那卡塞普遍的不良反应，故需密切监测血钙。该药仅在血钙高于 8.4 mg/dL 时使用[60]。西那卡塞还被证实能有效减小血液透析患者的 PTG 体积，提示该治疗能改变 PTG 增生的自然过程[61]。此外，西那卡塞降低血 FGF23 和血磷浓度[25]。最近一项 ACHIEVE 试验分析显示，西那卡塞联合低剂量骨化三醇类似物治疗与单独使用骨化三醇类似物治疗相比，前者 FGF23 水平更低[25]。西那卡塞能减少活性维生素 D 类似物药量且有效治疗继发性甲状旁腺功能亢进，并使低钙血症的风险降到最低。不间断的临床试验评价了西那卡塞对血液透析患者死亡率和其他结局的作用，但事后对Ⅲ期临床试验的分析显示，西那卡塞可降低甲状旁腺切除术、骨折和心血管事件的住院风险，以及自我报告中身体功能的提高和疼痛的减少[62]。在 ESRD 患者中，没有证据表明任何这些治疗能减少已存在的血管钙化或改善死亡率。

### 两种治疗模式：大剂量维生素 D 类似物对西那卡塞与小剂量维生素 D 类似物治疗 ESRD（CKD-5D）期 CKD-MBD

两种主要药物通过钙磷抑制 PTH 的不同效果带来两种抑制 PTH 的方案。一种通过滴定活性维生素 D 类似物抑制 PTH，伴有潜在升高血钙、磷（需要增加磷结合剂药量）和 FGF23 的不良反应，但观察数据显示使用维生素 D 与生存率改善有关，这对认为与维生素 D 在病情进展中与其调节矿物质代谢的功能无关这点很重要。另一条途径是滴定西那卡塞剂量通过对 PTG 上 CasR 的作用来抑制 PTH，且使用较少生理剂量的营养性和（或）活性维生素 D 类似物（如 0.5mg 的骨化三醇）来减少低钙血症风险并提供可能提高生存率的维生素 D 治疗。两种途径都是用磷结合物来控制磷的水平。维生素 D 类似物（提高）和西那卡塞（降低）对 ESRD 患者血磷的不同作用可能反映了西那卡塞对 PTH 介导的磷从骨中丢失的作用和活性维生素 D 类似物增加胃肠道对磷重吸收的作用。

OPTIMA 试验对这两种方法进行了比较[29]：（在 ESRD 患者中使用西那卡塞达到 KDOQI™ 目标值的非盲、随机研究）。总的来说，在西那卡塞治疗组，平均全段甲状旁腺激素（iPTH）水平下降 46%，但是在不受限的常规治疗组平均 PTH 值没有变化。与常规治疗组相比，使用西那卡塞组达到磷控制目标值的患者（63%）比常规药物组更高（50%，$P=0.002$）。这项研究的局限性在于，入组患者已证实对传统维生素 D 类似物治疗抵抗且因为高磷血症而使维生素 D 类似物的使用受限[29]。ACHIEVE 研究[28]对比了 ESRD 患者伴有中等程度甲状旁腺功能亢进时逐渐增加帕立骨化醇剂量与使用固定剂量帕立骨化醇而增加西那卡塞剂量。虽然西那卡塞比帕立骨化醇对 PTH 的抑制程度更强，且与高钙血症发生关系更小，但这项研究认为在达到 PTH 抑制的初级终点即范围在 150～300pg/ml 时，帕立骨化醇和西那卡塞的治疗方案无差异性（即使用该剂量西那卡塞时对 PTH 有过量抑制）。

目前没有足够证据支持某一种治疗方案优于另一种。不管以哪一种方案开始治疗，大部分患者最后都需要联合钙和非钙的磷结合剂、维生素 D 类似物和西那卡塞来治疗，以使 ESRD 患者异常生化指标达到最优值。考虑到还没有高质量的试验表明任何这些治疗是净有益的或净有害的，使用最小毒性作用时的药物剂量似乎是合理的，换句话说，高钙血症和高磷血症与维生素 D 类似物，低钙血症和钙敏感受体调节剂在高钙时对 PTH 超抑制的趋势都利用了它们不同的分子靶点和生物活性（例如，西那卡塞作用于 CasR，对 PTH 抑制作用更强；而维生素 D 类似物作用于广泛表达的 VDR，其对矿物质代谢和其他生物过程如固有免疫和心血管功能都有潜在影响）。

## CKD-MBD 患者在 CKD3～4 期时的治疗

在 CKD 早期阶段，肾功能紊乱的严重程度、继发性 HPTH、骨病和血管钙化与 ESRD 患者相比较轻，这为我们早期治疗以防止 CKD-MBD 并发症的进展提供了机会。由于低钙血症和高磷血症在 CKD 晚期才出现，故认为从 CKD3 期 [GFR＜60ml/（min·1.73m²）] 开始治疗比较合理，此时 FGF23 和

PTH 水平最先开始上升。在 CKD3～4 期时初始治疗措施为限制饮食中磷的摄入，在动物模型和人体研究中有证据表明限制磷的摄入，在早期 CKD 中能增加内源性 1,25-(OH)$_2$D 的同时延缓继发性甲状旁腺功能亢进的进展[37]。由于 CKD 与低钙尿有关[38]，并且尚有残存肾功能，故对钙基黏合剂的应用风险没有在 ESRD 期大，并且可与限磷饮食同时进行。而在未出现高磷血症的情况下，监测磷黏合剂疗法的有效性应包括尿磷、尿钙水平和 PTH（目前在临床上已开展 FGF23 测定）的评估。目前，磷黏合剂还未获批准用于治疗肾功能受损和磷在正常水平内的患者。通过测定血清 25-(OH)D 水平来评价营养性维生素 D 缺乏情况，有证据支持治疗 25-(OH)D 缺乏时，应在 CKD 患者中以非活性维生素 D 疗法适度降低 iPTH 水平。KDOQI 指南建议检测 CKD3～4 期伴 iPTH 升高患者的 25-(OH)D 情况，最优水平应高于 30 ng/ml[22]。在一般人群和 CKD 患者中维生素 D 缺乏与死亡率和发病率的增加有关也得到证实。如果钙黏合剂和限磷措施未能使 PTH 水平达标，活性维生素 D 类似物可作为治疗的二线药物。目前没有研究表明在 CKD 患者中一种维生素 D 类似物比另一种更有效，或者将维生素 D 类似物疗法与单用钙黏合剂相比较。西那卡塞目前尚未被证明可用于 CKD 3～4 期患者继发性甲状旁腺功能亢进的治疗，在这种情况下应用会使血清磷水平升高，此时需要增加磷黏合剂的用量。维生素 D 类似物和西那卡塞对早期 CKD 患者血清磷水平的不同影响可能是由于它们对循环中 FGF23 的浓度作用有差异所致。

## 甲状旁腺切除术

当病情不能通过内科保守治疗控制时，最后的治疗手段是外科手术，是继发性甲状旁腺功能亢进（有时称作三发性甲状旁腺功能亢进）最严重的一类对症治疗方案。ESRD 患者行甲状旁腺切除术的指证包括有症状的或严重的高钙血症、高磷血症、有症状的骨病、自发性骨折、血管钙化和手术移植后顽固的甲状旁腺功能亢进持续超过 1 年。在甲状旁腺切除后的初期对血钙、磷、镁和钾水平的监测非常必要，因为这些患者有发展为骨饥饿综合征的风险，其临床特征为有症状的低钙血症、血磷浓度降低和偶尔的高钾血症。血钙和血磷的变化反映了骨对其摄入的增加，是由于骨吸收向骨形成的转变所致。

# 参考文献

1. Goodman WG. 2004. The consequences of uncontrolled secondary hyperparathyroidism and its treatment in chronic kidney disease. *Semin Dial* 17(3): 209–216.

2. Kidney Disease: Improving Global Outcomes (KDIGO) CKD-MBD Work Group. 2009. KDIGO clinical practice guideline for the diagnosis, evaluation, prevention, and treatment of Chronic Kidney Disease-Mineral and Bone Disorder (CKD-MBD). *Kidney Int Suppl* (113): S1–130.

3. Goodman WG, London G, Amann K, et al. 2004. Vascular calcification in chronic kidney disease. *Am J Kidney Dis* 43(3): 572–579.

4. Quarles LD. 2011. The bone and beyond: "Dem bones" are made for more than walking. *Nat Med* 17(4): 428–430.

5. van Abel M, Hoenderop JG, van der Kemp AW, Friedlaender MM, van Leeuwen JP, Bindels RJ. 2005. Coordinated control of renal Ca(2+) transport proteins by parathyroid hormone. *Kidney Int* 68(4): 1708–1721.

6. Talmage RV, Elliott JR. 1958. Removal of calcium from bone as influenced by the parathyroids. *Endocrinology* 62(6): 717–722.

7. Armbrecht HJ, Hodam TL, Boltz MA. 2003. Hormonal regulation of 25-hydroxyvitamin D3-1alpha-hydroxylase and 24-hydroxylase gene transcription in opossum kidney cells. *Arch Biochem Biophys* 409(2): 298–304.

8. Lopez-Hilker S, Galceran T, Chan YL, Rapp N, Martin KJ, Slatopolsky E. 1986. Hypocalcemia may not be essential for the development of secondary hyperparathyroidism in chronic renal failure. *J Clin Invest* 78(4): 1097–1102.

9. Laflamme GH, Jowsey J. 1972. Bone and soft tissue changes with oral phosphate supplements. *J Clin Invest* 51(11): 2834–2840.

10. Ho C, Conner DA, Pollak MR, et al. 1995. A mouse model of human familial hypocalciuric hypercalcemia and neonatal severe hyperparathyroidism. *Nat Genet* 11(4): 389–394.

11. Li YC, Amling M, Pirro AE, et al. 1998. Normalization of mineral ion homeostasis by dietary means prevents hyperparathyroidism, rickets, and osteomalacia, but not alopecia in vitamin D receptor-ablated mice. *Endocrinology* 139(10): 4391–4396.

12. Liu S, Tang W, Zhou J, et al. 2006. Fibroblast growth factor 23 is a counter-regulatory phosphaturic hormone for vitamin D. *J Am Soc Nephrol* 17(5): 1305–1315.

13. Canalejo R, Canalejo A, Martinez-Moreno JM, et al. 2010. FGF23 fails to inhibit uremic parathyroid glands. *J Am Soc Nephrol* 21(7): 1125–1135.

14. Murer H, Lotscher M, Kaissling B, Levi M, Kempson SA, Biber J. 1996. Renal brush border membrane Na/Pi-cotransport: Molecular aspects in PTH-dependent and dietary regulation. *Kidney Int* 49(6): 1769–1773.

15. Lips P. 2006. Vitamin D physiology. *Prog Biophys Mol Biol* 92(1): 4–8.

16. Shimada T, Hasegawa H, Yamazaki Y, et al. 2004. FGF-23 is a potent regulator of vitamin D metabolism and phosphate homeostasis. *J Bone Miner Res* 19(3): 429–435.

17. Feng JQ, Ward LM, Liu S, et al. 2006. Loss of DMP1 causes rickets and osteomalacia and identifies a role for osteocytes in mineral metabolism. *Nat Genet* 38(11): 1310–1315.

18. Nishida Y, Taketani Y, Yamanaka-Okumura H, et al. 2006. Acute effect of oral phosphate loading on serum fibroblast growth factor 23 levels in healthy men. *Kidney Int* 70(12): 2141–2147.

19. Parker BD, Schurgers LJ, Brandenburg VM, et al. 2010. The associations of fibroblast growth factor 23 and uncarboxylated matrix Gla protein with mortality in coronary artery disease: The Heart and Soul Study. *Ann Intern Med* 152(10): 640–648.

20. Smith K, Defilippi C, Isakova T, et al. 2013. Fibroblast growth factor 23, high-sensitivity cardiac troponin, and left ventricular hypertrophy in CKD. *Am J Kidney Dis* 61(1): 67–73.

21. Fliser D, Kollerits B, Neyer U, et al. 2007. Fibroblast growth factor 23 (FGF23) predicts progression of chronic kidney disease: The Mild to Moderate Kidney Disease (MMKD) Study. *J Am Soc Nephrol* 18(9): 2600–2608.

22. National Kidney Foundation. 2003. K/DOQI clinical practice guidelines for bone metabolism and disease in chronic kidney disease. *Am J Kidney Dis* 42(4 Suppl 3): S1–201.

23. Tentori F, Blayney MJ, Albert JM, et al. 2008. Mortality risk for dialysis patients with different levels of serum calcium, phosphorus, and PTH: The Dialysis Outcomes and Practice Patterns Study (DOPPS). *Am J Kidney Dis* 52(3): 519–530.

24. Gutierrez OM, Mannstadt M, Isakova T, et al. 2008. Fibroblast growth factor 23 and mortality among patients undergoing hemodialysis. *New Engl J Med* 359(6): 584–592.

25. Wetmore JB, Liu S, Krebill R, Menard R, Quarles LD. 2010. Effects of cinacalcet and concurrent low-dose vitamin D on FGF23 levels in ESRD. *Clin J Am Soc Nephrol* Jan 2010;5(1): 110–116.

26. Holick MF. Vitamin D deficiency. 2007. *New Engl J Med* 357(3): 266–281.

27. Ott SM. 2009. Review article: Bone density in patients with chronic kidney disease stages 4-5. *Nephrology (Carlton)* Jun 2009;14(4): 395–403.

28. Fishbane S, Shapiro WB, Corry DB, et al. 2008. Cinacalcet HCl and concurrent low-dose vitamin D improves treatment of secondary hyperparathyroidism in dialysis patients compared with vitamin D alone: the ACHIEVE study results. *Clin J Am Soc Nephrol* 3(6): 1718–1725.

29. Messa P, Macario F, Yaqoob M, et al. 2008. The OPTIMA study: Assessing a new cinacalcet (Sensipar/Mimpara) treatment algorithm for secondary hyperparathyroidism. *Clin J Am Soc Nephrol* 3(1): 36–45.

30. Lynch KE, Lynch R, Curhan GC, Brunelli SM. 2011. Prescribed dietary phosphate restriction and survival among hemodialysis patients. *Clin J Am Soc Nephrol* 6(3): 620–629.

31. Guida B, Piccoli A, Trio R, et al. 2011. Dietary phosphate restriction in dialysis patients: A new approach for the treatment of hyperphosphataemia. *Nutr Metab Cardiovasc Dis* 21(11): 879–884.

32. Molitoris BA, Froment DH, Mackenzie TA, Huffer WH, Alfrey AC. 1989. Citrate: A major factor in the toxicity of orally administered aluminum compounds. *Kidney Int* 36(6): 949–953.

33. Fournier A, Moriniere P, Ben Hamida F, et al. 1992. Use of alkaline calcium salts as phosphate binder in uremic patients. *Kidney Int Suppl* 38: S50–61.

34. Goldsmith D, Ritz E, Covic A. 2004. Vascular calcification: A stiff challenge for the nephrologist: Does preventing bone disease cause arterial disease? *Kidney Int* 66(4): 1315–1333.

35. Chertow GM, Burke SK, Dillon MA, Slatopolsky E. 2000. Long-term effects of sevelamer hydrochloride on the calcium x phosphate product and lipid profile of haemodialysis patients. *Nephrol Dial Transplan* 15(4): 559.

36. Qunibi W, Moustafa M, Muenz LR, et al. 2008. A 1-year randomized trial of calcium acetate versus sevelamer on progression of coronary artery calcification in hemodialysis patients with comparable lipid control: The Calcium Acetate Renagel Evaluation-2 (CARE-2) study. *Am J Kidney Dis* 51(6): 952–965.

37. Portale AA, Booth BE, Halloran BP, Morris RC Jr. 1984. Effect of dietary phosphorus on circulating concentrations of 1,25-dihydroxyvitamin D and immunoreactive parathyroid hormone in children with moderate renal insufficiency. *J Clin Invest* 73(6): 1580–1589.

38. Massry SG, Friedler RM, Coburn JW. 1973. Excretion of phosphate and calcium. Physiology of their renal handling and relation to clinical medicine. *Arch Intern Med* 131(6): 828–859.

39. Hutchison AJ. 1999. Calcitriol, lanthanum carbonate, and other new phosphate binders in the management of renal osteodystrophy. *Perit Dial Int* 19 Suppl 2: S408–412.

40. McIntyre CW, Pai P, Warwick G, Wilkie M, Toft AJ, Hutchison AJ. 2009. Iron-magnesium hydroxycarbonate (fermagate): A novel non-calcium-containing phosphate binder for the treatment of hyperphosphatemia in chronic hemodialysis patients. *Clin J Am Soc Nephrol* 4(2): 401–409.

41. Qunibi WY, Hootkins RE, McDowell LL, et al. 2004. Treatment of hyperphosphatemia in hemodialysis patients: The Calcium Acetate Renagel Evaluation (CARE Study). *Kidney Int* 65(5): 1914–1926.

42. Chertow GM, Burke SK, Raggi P. 2002. Sevelamer attenuates the progression of coronary and aortic calcification in hemodialysis patients. *Kidney Int* 62(1): 245–252.

43. Suki WN, Zabaneh R, Cangiano JL, et al. 2007. Effects of sevelamer and calcium-based phosphate binders on mortality in hemodialysis patients. *Kidney Int* 72(9): 1130–1137.

44. Navaneethan SD, Palmer SC, Craig JC, Elder GJ, Strippoli GF. 2009. Benefits and harms of phosphate binders in CKD: A systematic review of randomized controlled trials. *Am J Kidney Dis* 54(4): 619–637.

45. Tentori F. Mineral and bone disorder and outcomes in hemodialysis patients: Results from the DOPPS. *Semin Dial* 23(1): 10–14.

46. Chertow GM, Blumenthal S, Turner S, et al. 2006. Cinacalcet hydrochloride (Sensipar) in hemodialysis patients on active vitamin D derivatives with controlled PTH and elevated calcium x phosphate. *Clin J Am Soc Nephrol* 1(2): 305–312.

47. Eto N, Miyata Y, Ohno H, Yamashita T. 2005. Nicotinamide prevents the development of hyperphosphataemia by suppressing intestinal sodium-dependent phosphate transporter in rats with adenine-induced renal failure. *Nephrol Dial Transplan* 20(7): 1378–1384.

48. Cheng SC, Young DO, Huang Y, Delmez JA, Coyne DW. 2008. A randomized, double-blind, placebo-controlled trial of niacinamide for reduction of phosphorus in hemodialysis patients. *Clin J Am Soc Nephrol* 3(4): 1131–1138.

49. Malluche HH, Mawad HW, Monier-Faugere MC. 2011. Renal osteodystrophy in the first decade of the new millennium: Analysis of 630 bone biopsies in black and white patients. *J Bone Miner Res* 26(6): 1368–1376.

50. Indridason OS, Quarles LD. 2002. Hyperphosphatemia in end-stage renal disease. *Adv Renal Replace Th* 9(3): 184–192.

51. Kooienga L. 2007. Phosphorus balance with daily dialysis. *Semin Dial* 20(4): 342–345.

52. Danese MD, Belozeroff V, Smirnakis K, Rothman KJ. 2008. Consistent control of mineral and bone disorder in incident hemodialysis patients. *Clin J Am Soc Nephrol* 3(5): 1423–1429.

53. Caravaca F, Cubero JJ, Jimenez F, et al. 1995. Effect of the mode of calcitriol administration on PTH-ionized calcium relationship in uraemic patients with secondary hyperparathyroidism. *Nephrol Dial Transplan* 10(5): 665–670.

54. Zisman AL, Ghantous W, Schinleber P, Roberts L, Sprague SM. 2005. Inhibition of parathyroid hormone: A dose equivalency study of paricalcitol and doxercalciferol. *Am J Nephrol* 25(6): 591–595.

55. Palmer SC, McGregor DO, Macaskill P, Craig JC, Elder GJ, Strippoli GF. 2007. Meta-analysis: Vitamin D compounds in chronic kidney disease. *Ann Intern Med* 147(12): 840–853.

56. Melamed ML, Eustace JA, Plantinga L, et al. 2006. Changes in serum calcium, phosphate, and PTH and the risk of death in incident dialysis patients: A longitudinal study. *Kidney Int* 70(2): 351–357.

57. Teng M, Wolf M, Ofsthun MN, et al. 2005. Activated injectable vitamin D and hemodialysis survival: A historical cohort study. *J Am Soc Nephrol* 16(4): 1115–1125.

58. Rostand SG, Warnock DG. 2008. Introduction to Vitamin D Symposium, March 14, 2008. *Clin J Am Soc Nephrol* 3(5): 1534.

59. Indridason OS, Quarles LD. 2000. Comparison of treatments for mild secondary hyperparathyroidism in hemodialysis patients. Durham Renal Osteodystrophy Study Group. *Kidney Int* 57(1): 282–292.

60. Lindberg JS, Moe SM, Goodman WG, et al. 2003. The calcimimetic AMG 073 reduces parathyroid hormone and calcium x phosphorus in secondary hyperparathyroidism. *Kidney Int* 63(1): 248–254.

61. Komaba H, Nakanishi S, Fujimori A, et al. 2010. Cinacalcet effectively reduces parathyroid hormone secretion and gland volume regardless of pretreatment gland size in patients with secondary hyperparathyroidism. *Clin J Am Soc Nephrol* 5(12): 2305–2314.

62. Cunningham J, Danese M, Olson K, Klassen P, Chertow GM. 2005. Effects of the calcimimetic cinacalcet HCl on cardiovascular disease, fracture, and health-related quality of life in secondary hyperparathyroidism. *Kidney Int* 68(4): 1793–1800.

# 第 79 章
# 儿童中的矿物质代谢疾病

Thomas O. Carpenter

（邓禹杰 译）

矿物质平衡疾病在儿童中的表现与在成人中的表现会有所差异。本章着重强调大纲中所列出的矿物质代谢疾病在儿童这一特殊年龄群体中的特征性表现。

## 钙代谢紊乱

### 低钙血症
#### 临床表现

在急性低钙血症的新生儿中，神经过敏、听觉过敏、易怒和肢体震颤等均有可能发生，且可逐渐进展为广泛性或局灶的阵挛发作。若喉痉挛则有可能被误诊为哮吼。在低钙血症的早产儿中可表现为房室传导阻滞，对伴有明显心动过缓[1]的新生儿应做心电图检查。呼吸暂停、心动过速、呼吸急促、发绀、水肿和呕吐等临床表现在低钙血症的新生儿中也有过报道。

#### 新生儿一过性低钙血症

早期新生儿低钙血症发生在出生后 3 天内，见于早产儿、孕母合并糖尿病和有窒息史的新生儿。这些早产儿血循环中的钙离子浓度在出生后能降低到非常夸张的程度，总钙离子浓度能降到 7.0 mg/dL 以下，但离子钙下降所占的比例会相对少一些。甲状旁腺激素（PTH）缺乏可能导致早产儿早期低钙血症，因为 PTH 促进磷由尿液排出的作用延迟，由此产生的高磷血症可能会使血钙进一步降低。

晚期新生儿低钙血症在出生后 5～10 天内表现

为手足抽搐，足月儿比起早产儿更为常见，并且常常和产伤及窒息无明显关联。迟发型新生儿低钙血症和孕母维生素 D 缺乏有关。已注意到晚期新生儿低钙血症在冬天的发病率逐渐上升。

低钙血症和镁缺乏在晚期新生儿低钙血症中可同时出现。严重低镁血症（血循环中镁离子浓度低于 0.8 mg/dL）可能发生在小肠对镁的吸收有先天性缺陷或肾小管重吸收[2]障碍时。在这种情况下除非血镁浓度恢复正常，否则低钙血症很难纠正。

孕产妇甲状旁腺功能亢进症可能导致新生儿低钙血症。血磷常常大于 8 mg/dL，若摄入较多的无机磷酸盐，症状将会加重。孕母的高钙血症使进入胎儿体内的钙增多，从而反馈性地抑制甲状旁腺功能，结果，由于甲状旁腺功能持续受抑制，在出生后不能维持正常的血钙水平。

#### 儿童中的顽固性低钙血症
##### 甲状旁腺功能减退症

儿童中出现的顽固性低钙血症可能是由于先天性甲状旁腺功能减退所致。基因的变异影响到甲状旁腺的发育，PTH 的加工、分泌、结构和 PTH 的抵抗已经明确（见 72 章）。已明确先天性胸腺发育不全综合征（OMIM#188400）是引起甲状旁腺发育障碍的最常见疾病，包含了因部分或全部胸腺缺失而致的甲状旁腺功能减退、T 细胞功能不全和心脏锥干畸形（例如法洛四联症、永存动脉干）或主动脉弓离断。这些结构由第三和第四对咽囊分化而来，认为与染色体 22q11.2[3] 的微缺失有关。也可出现腭裂和异常面容。一些患儿由于轻微甲状旁腺缺陷，迟到幼年时才出现明显的临床表现，而在婴儿期表现不明显[4]。TBX1 的缺失，一种编码 T-box 转录因子的基因，足以引起心脏、甲状旁腺、胸腺、面部及腭咽在此综合征里出现的特征性改变，但是，相似的基因缺陷却存在不同的表现型[5]。在最近报道的一例病例中，一名儿童从其父获得此缺陷基因，而在其同源染色体上，此区域会发生补偿性的复制，最终结果是无临床症状出现[6]。另一被认为有相似表型的综合征，先天性胸腺发育不全 2 综合征，被认为与染色体 10p 末端缺失有关[7]（601362）；GATA3 基因被认为也许是甲状旁腺功能低下伴此区域缺失的责任基因，其很可能标志着了 HDR（甲状旁腺功能减退症、感觉神经性耳聋、肾发育不良）综合征的变异（146255）。其他基因缺失导致了甲状旁腺发育紊乱（146200,307700）[ 例如，TBCE（241410 和 244460）或 GCM2（603716）的缺失 ]，PTH 合成和分子结构异常（PTH，168450），异常的 PTH 分泌动力机制（CaSR）和 PTH 抵抗（GNAS，103580）。由于 Gs α 蛋白功能缺失所致的典型 PTH 抵抗个体（假性甲状旁腺功能减退症），常常不表现为明显的临床低钙血症，一直到患儿几岁以后。

在儿童中获得性甲状旁腺功能减退症大部分由于自身免疫破坏腺体所致 [ 自身免疫性内分泌腺病综合征 1 型（APS1）（240300）]。APS1 的临床表现包括肾上腺功能不全，黏膜皮肤念珠菌病和甲状腺功能减退症；在这样的病例中，常能明确发现能编码一种具有转录因子特点的自身免疫调节因子 AIRES 基因功能的失活突变。甲状腺疾病的手术可能不慎将甲状旁腺组织去除，引起获得性甲状旁腺功能减退症，也可以在地中海贫血和肝豆状核变性中引起重金属沉积。

### 维生素 D 相关性低钙血症

维生素 D 的缺乏，在北美的报道数量增多，其在母乳喂养或乳制品摄入有限的美国黑人婴儿中最为常见。年长婴儿可受影响[8]。维生素 D 或其受体（VDR）代谢遗传缺陷（在 CYP1b 上的基因突变）引起的维生素 D 相关性低钙血症较罕见。儿童中扩张型心肌病可伴随严重维生素 D 缺乏的低钙血症，但具有可逆性[9]。

### 其他原因的低钙血症

磷灌肠剂在儿童中直肠给药或口服给药时可产生严重低钙血症[10]。磷负荷可导致极为严重的高磷血症（高达 20mg/dL）、致命的低钙血症和低镁血症。此类药物应禁用于 2 岁以内的小儿。伴有横纹肌溶解的高磷血症导致了低钙血症。轮状病毒感染可能引起吸收不良相关的低钙血症[11]。乙二胺四乙酸（EDTA）螯合疗法引发的急性低钙血症在自闭症患儿中是致命性的[12]。继发于严重佝偻病治疗后的骨饥饿综合征或甲状旁腺切除术后可引起严重但是一过性的低钙血症[13]。

钙营养不良在北美较罕见，但近来乳制品摄入增多的趋势导致了婴儿患病率的升高[14]。

骨质石化症由于骨重吸收受损可表现为低钙血症，但在成功骨髓移植治疗和后续硬化骨被吸收后高钙血症可接踵而至[15]。接受柠檬酸血制品换血疗法或输注脂质的婴儿离子钙下降。柠檬酸盐和脂肪酸可与离子钙结合，减少血清中游离钙储存量，并可导致低钙血症的症状。为适应机械通气而继发的碱中毒可引起离子钙向蛋白结合钙的转变。与有效的双膦酸盐治疗一样，骨重吸收的长期药物抑制也有沉淀性低钙血症[16]。

### 低钙血症的治疗
### 在新生儿中

当早期新生儿发生低钙血症时，若总血清钙早产儿低于 6 mg/dL（1.25～1.50 mmol/L）（或游离钙低于 3 mg/dL，0.62～0.72 mmol/L）、足月儿低于 7 mg/dL（1.75 mmol/L）时，通常要开始治疗。急性发作的手足抽搐治疗措施包括静脉内（禁止肌内注射），慢慢输入（<1 ml/min）葡萄糖酸钙（10% 溶液浓度），通常 1～3 ml 即能控制癫痫发作。每公斤体重钙用量不能超过 20 mg，可在 24 小时内重复 4 次。新生儿成功脱离急性发作期后，可按每日每公斤体重 20～50 mg 元素钙量静脉补充，即维持疗法。葡乳醛酸钙是常见的口服制剂（大部分制剂 5 ml 中含有 115 mg 元素钙）。新生儿后期发生的手足抽搐治疗，除补钙外，还应包括低磷酸盐配方的婴儿食品如 Similac PM 60/40 奶粉。通常治疗数周后可停止。

对一过性低钙血症维生素 D 的疗效还不确切。在新生儿中，很大一部分钙是通过不依赖于维生素 D 的易化扩散经肠道吸收的。如此，在一过性低钙血症的短期治疗中，维生素 D 的代谢物也许没有像补充钙剂那样有效。在持久性甲状旁腺功能减退症中，骨化三醇要长期使用。每日 400～800 单位的维生素 D 能预防早产儿维生素 D 缺乏。明显维生素 D 缺乏的佝偻病患儿坚持每日口服 1 000～2 000 单位的维生素 D，4 周后症状可缓解。在婴儿及幼儿中注意观察药物维生素 D 治疗后临床症状的缓解很重要，因为有可能导致维生素 D 过多症[17]，如果发生，应按每日每公斤体重至少 40 mg 的剂量补钙。

### 在年长儿中

通常用滴定法来测定血钙和活性维生素 D 代谢产物，维持血清钙在一个不发生高钙尿的无症状范围内。在甲状旁腺功能减退症中，推荐血钙控制目标在 7.5～9.0 mg/dL 内，因为较高的血钙浓度更容易引起高钙尿。在由于钙敏感受体（CaSR）的激活突变所致的常染色体显性遗传低钙血症患者中，如果有症状的低钙血症与高钙尿共存，噻嗪类利尿剂对此有帮助。当血钙保持在正常范围内的时，在假性甲状旁腺功能减退症 1a 型的患者中高钙尿一般不易观察到。

### 高钙血症

轻到中度的高钙血症（11.0～12.5 mg/dL）患儿常常无症状。更严重的高钙血症会导致生长发育迟缓、喂养困难、肌张力减退、呕吐、癫痫、嗜睡、多尿、脱水和高血压等一系列问题。高钙血症将在本书其他章节中详细讨论，以下介绍的是其在儿童中的特殊临床表现。

严重新生儿甲状旁腺功能亢进症（SNHP，239200）在出生后几天即出现，血清钙浓度可高达 30mg/dL，血磷低，血 PTH 值升高。超声检查可发现肾钙质沉着症。SNHP 是罕见的常染色体隐性遗传疾病，由纯合子 CaSR 功能失活突变所致[18]，发生在家族性低钙尿性高钙血症中（FHH，145980）。SNHP 是致命性的，常常需要紧急摘除甲状旁腺。

在威廉姆斯综合征（194050）中，高钙血症可发生在新生儿期。可能出现生长受限、特征性面容、心血管异常（通常为主动脉瓣狭窄或外周肺动脉狭窄）、精神运动发育延迟和选择性智力缺陷。在威廉姆斯综合征中常发现弹力蛋白基因的缺失。高钙血症常在 1 岁内自发消退，但极少数也会持续较长时间。传统的治疗包括不含维生素 D 的低钙饮食，严重的情况下可用类固醇激素、帕米膦酸钠，它们与糖皮质激素相比有更少的潜在并发症[19]。

皮下脂肪坏疽是一种自限性疾病，在高钙血症的婴儿表现为皮肤出现红斑或紫纹。受累部位有单核细胞浸润，且常与钙化共存。当显著的高钙血症对限制维生素 D 和钙的饮食效果不佳时，帕米膦酸钠有效。

维生素 D 中毒时，循环中 25-OHD 水平升高，但 1,25-(OH)₂D 常常是低的。维生素 A 中毒会导致骨痛、高钙血症、头疼、假性脑瘤和表皮剥脱性红斑皮疹。也可出现秃头和耳分泌物。骨吸收增加可对高钙血症进行调节。为明确维生素 A 中毒症的诊断，应测定血清视黄酯水平。

其他有可能导致儿童高钙血症的疾病包括唐氏综合征、骨骼发育不良（如 Jansen's，156400）、低磷酸酯酶症（241500,241510）、SHORT 综合征 [ 身材矮小、关节伸展过度和（或）（腹股沟）疝气、视觉障碍、Rieger 畸形和出牙延迟 ]（OMIM）[20] 和成骨不全症（120150 及其他）。在肉芽肿性疾病中，1,25-(OH)₂D 内源性产生过多，如猫抓病。炎症性疾病可通过增加骨吸收而产生高钙血症，如克罗恩病。其他原因包括在成人中也会遇到的情况：肢体制动、恶性肿瘤和后天性甲状旁腺功能亢进症。医源性原因包括肠外营养、透析和药物（如噻嗪类和抗真菌药）[21]。

特发性婴儿高钙血症最近被归因于 CYP24A1 基因的功能失活突变，维生素 D₂4 羟化酶，调用 1,25-(OH)₂D 受损的分解代谢作为此综合征的机制[22-23]。磷丢失或供应不足引起低磷血症，伴随着高钙血症的发生，常见于母乳喂养的早产儿（和母乳磷不足以满足增加的骨骼需要）。

### 高钙血症的治疗

急性高钙血症的处理包括静脉注射生理盐水，呋塞米（1mg/kg）可每 6～8 小时静脉注射一次，双膦酸盐治疗儿童的顽固性高钙血症已被广泛接受[19]。帕米膦酸钠在高钙血症的治疗上已获得高度成功。

## 磷代谢紊乱

### 低磷酸盐血症

与成人相比幼儿血清磷酸盐浓度相对较高。不幸的是，在儿童低磷酸盐血症的诊断中存在误诊，因为不总是能意识到这种临床差异（见表 79.1）。

### 儿童低磷血症的病因

低磷血症可能由磷酸盐的摄入减少、过多的肾

表 79.1　各年龄段血磷的标准水平 mg/dL（mmol/L）

| 年龄（岁） | 平均值 | 2.5% 位数 | 97.5% 位数 |
|---|---|---|---|
| 0～0.5 | 6.7（2.15） | 5.8（1.88） | 7.5（2.42） |
| >2 | 5.6（1.81） | 4.4（1.43） | 6.8（2.20） |
| >4 | 5.5（1.77） | 4.3（1.38） | 6.7（2.15） |
| >6 | 5.3（1.72） | 4.1（1.33） | 6.5（2.11） |
| >8 | 5.2（1.67） | 4.0（1.29） | 6.4（2.06） |
| 10 | 5.1（1.63） | 3.8（1.24） | 6.2（2.01） |
| 12 | 4.9（1.58） | 3.7（1.19） | 6.1（1.97） |
| 14 | 4.7（1.53） | 3.6（1.15） | 6.0（1.92） |
| 16 | 4.6（1.49） | 3.4（1.10） | 5.8（1.88） |
| 20 | 4.3（1.39） | 3.1（1.01） | 5.5（1.78） |
| 成年 | 3.6（1.15） | 2.7（0.87） | 4.4（1.41） |

Source: Brodehl J, Gellissen K, Weber HP. 1982. Postnatal development of tubular phosphate reabsorption. *Clin Nephrol* 17(4): 163–71.

丢失或细胞内 / 细胞外磷的转运分布异常所引起，"供给"问题来源于饮食缺乏或肠道对磷吸收有限。饮食中摄入不足见于母乳喂养的早产儿，因为母乳中磷的含量相对较低。研制出的强化剂可补充人乳中的矿物质含量，这可能导致高钙血症，所以应用时要注意监测。由于饮食中磷含量不足导致的佝偻病可按每日每公斤体重 20～25mg 元素磷补充治疗，分3～4 次口服。

继发于肾丢失过多的低磷血症在临床上也有遇到，在几种原发磷消耗性疾病中，X 连锁的低磷血症（XLH，307800）是最常见的[24]，在有家族史的情况下应考虑此病，但成人患者可能从未被正确诊断过。XLH 在出生后第二或第三年出现典型表现，伴随进展性的腿弯曲。在年龄大于 18 个月的小儿中进行性弯曲超过 6 个月需要进一步寻找原因。伴有其他疾病的儿童可能被误诊（典型的为干骺端发育不良）。XLH 的确诊延迟可导致儿童错过早期治疗时机，而早期治疗对生长和腿长度一致有好处。血中成纤维细胞生长因子 23（FGF23）在 XLH 中是升高的，介导了肾磷的丢失。此外，FGF23 除造成低磷血症以外，还降低 25-OHD1- 羟化酶（CYP27B1）信使的合成，限制 1,25-$(OH)_2$D 合成。药物治疗包括服用磷制剂以及 1,25-$(OH)_2$D3（骨化三醇），剂量多样并且需要根据临床监测来调整，每公斤体重应给予的磷和骨化三醇剂量范围是非常宽泛。骨化三醇

量通常为 20～50 ng/(kg·d)，通常分两次服用；磷 0.25～2 g/d，分 3～5 次服用。可以参考有关 XLH 的详细治疗指南摘要[25]。自主性甲状旁腺功能亢进症和（或）维生素 D 中毒会使治疗复杂化，所以建议在儿童中每 3 到 4 个月监测血钙、血磷、碱性磷酸酶、尿钙以及尿肌酐排泄量，PTH 应至少每 2 年监测一次。应在每次随访中进行准确的高度测量和弯曲损害评估。股骨远端和胫骨远端的骨骺 X 线片应至少每 2 年一次，如果弯曲畸形未纠正，或进展性骨疾病非常明显时，应更频繁地进行评估。在成人期根据症状推荐的治疗是不同的。在 XLH 中磷的单一疗法已禁用，常与骨化三醇联合使用。

髓质肾锥体的软组织钙化（肾钙质沉着症）可能继发于此治疗方案带来的矿物负载，可用声波图检查出来。大多数依从性好的患者证实肾钙质沉着症在开始治疗后 3～4 年内出现，但是轻微肾钙质沉着症患者进展为明显临床表现的却不常见。肌腱端的钙化在第三个十年时有记录，但认为与治疗无关。

其他一些低磷酸盐症状在 FGF23 升高时出现，包括肿瘤相关的软骨病（由于瘤样病变中 FGF23 过度产生）（见第 74 章）、由突变破坏 FGF23 的溶蛋白性裂解[26] 所引起的常染色体显性低磷性佝偻病（193100），以及纤维发育不良 /Mc Cune Albright 综合征（174800）[27]。不久前，由于在牙本质基质蛋白 1（DMP1）上的突变导致的常染色体隐性的低磷性佝偻病（ARHR，241520），或由核苷酸内焦磷酸酶 /磷酸二酯酶 1（ENPP1）突变引起的 ARHR2（613312），均有报道[28-30]。鉴于 PHEX、FGF23 和 DMP1 是骨细胞的产物，这种细胞在矿化作用的调控上扮演的中心角色因此被推断出来。这组疾病在本章中详细探讨。最后，繁多的生化检验结果和甲状旁腺增生一起在 klotho（612089）超表达时出现[31]。

肾磷的丢失见于伴尿钙过多的遗传性低血磷性佝偻病（HHRH，241530），其继发于肾 NaPi（2c）协同转运蛋白的突变（SLC34A3）[32]。与 XLH 和其他 FGF23 介导的疾病不一样，在 HHRH 中 1,25-$(OH)_2$D 水平是增高的，高钙尿常见且可形成肾结石，骨质疏松症可进展。HHRH 由口服磷制剂治疗，不使用维生素 D 代谢物。广义肾小管功能障碍（范可尼综合征，134600）可能在胱氨酸病、Lowe 综合征和 Wilson 病中出现。最后，低磷酸盐血症也见于 Dent 病（300009），一种由 CLCN5 突变所致的 X 连锁隐性疾病，其编码肾小管氯离子通道。

### 细胞内 / 细胞外转移

当磷由细胞外向细胞内急性转移时可发生急性低磷血症。最典型见于纠正糖尿病酮症酸中毒时，在胰岛素诱导下磷转移至细胞内，使血清磷迅速降低。另一个类似的情况发生在再进食综合征，如神经厌食症营养康复治疗时。磷水平在复食一周内达到最低点，推迟口腔进食能使其严重性最小化。现在推荐将目标限定在每 4 天增长 0.35 ～ 0.55kg 以减少厌食症青少年的再进食并发症 [33]。

### 高磷血症

肾功能正常的儿童磷水平超过适合年龄范围内的磷水平值并不常见。使用含磷的灌肠剂引入大量外源性的磷负荷时可导致高磷血症和高钠血症。如此严重的血磷升高常伴随血钙的降低、剧烈的手足抽搐和癫痫。当血磷和（或）钙浓度充分升高至足以引起严重的钙磷乘积升高时（儿童高于 $60mg^2/dL^2$ 时被认为不可取），有软组织钙化的风险，包括血管、肾实质、皮肤、角膜和关节。血清磷可随巨大肿瘤的迅速溶解而升高（肿瘤溶解综合征）。高磷血症是甲状旁腺功能低下症和假性甲状旁腺功能减退症的一种生化特点，同时伴有低钙血症。高磷血症可见于慢性肾病：肾单位的进行性减少引起磷重吸收受限。肾磷排泄的主要障碍，高磷的肿瘤样钙质沉着症（HTC，211900），可由 FGF23 的功能失活突变所致 [34]，GALNT3 编码一种启动 FGF23 的 O- 糖基化酶，在其分泌和（或）运输中非常重要的一步 [35]，或者 Klotho，一种使 FGF23 通过成纤维生长因子受体（FGFR）[36] 进行信号转导的必需膜蛋白质。由于预期的 FGF23 活性受损，HTC 有着与 XLH 相反的生化表型 [ 由于肾小管对磷重吸收的最大阈值升高导致的高磷血症和 1,25-$(OH)_2$D 水平的升高 ]。

## 镁代谢紊乱

### 低镁血症

家族性低镁血症伴继发性低钙血症（602014）是一种常染色体隐性疾病，由 TRPM6 离子通道突变所致，引起新生儿电解质紊乱 [37]。这种综合征在出生数周后表现为手足抽搐或癫痫。除非镁水平恢复正常，否则低钙血症可能为难治性的。在肾小管旁细胞转运蛋白上的突变，由 CLDN16 编码的 paracellin，属紧密连接蛋白家族成员，也能引起低镁血症、低钙血症和高钙尿（248250）[38]。紧密连接蛋白家族中的另一个成员 CLDN19，被认为与遗传性低镁血症有关（248190）[39]。Gitelman 综合征（263800）是一种常染色体隐性遗传疾病，以钾镁的丢失而出现的碱中毒和高钙尿为临床表现，由编码 Na-Cl 协同转运蛋白（SLC12A3）的基因突变所致 [2]。近来已阐明 HNF1B 突变对肾发育的重要性，由于肾小管丢失出现了明显的低镁血症 [40]。观察发现使用药物造成肾小管损伤时可伴有低镁血症：对儿童的典型致病药物化疗药物、氨基糖苷类和环孢素。再进食综合征可导致低磷血症和低钾血症，也能引起低镁血症 [41]。甲状旁腺功能减退时血镁浓度可降低。

### 低镁血症的治疗

对于急性有症状的低镁血症，在心电监护下静脉给予硫酸镁或 50% 硫酸镁溶液以 0.1 ～ 0.2ml/kg 的量肌内注射。1 ～ 2 次后可治疗一过性低钙血症，12 ～ 24 小时内可重复给药 1 次。有原发性镁代谢缺陷的患者需要口服长效镁补充剂，为避免腹泻最好在 1 天内分次给药。我们以每天每公斤体重 5mg 元素镁的口服剂量开始。多种盐类制剂可用于口服，氧化镁的并发症较少。

### 高镁血症

高镁血症在小儿科并不常见，但当孕产妇因子痫 / 先兆子痫而输入镁致使胎儿暴露于此环境中或导泻药物使用过量时，常可发生一过性高镁血症 [42]。严重的高镁血症可导致窒息、呼吸抑制和心律失常。低钙血症也可由高镁血症引起。

## 骨钙磷代谢紊乱的临床表现

处于生长发育期的儿童，若缺乏可利用的钙磷，其典型的骨异常表现为佝偻病。"佝偻病"一词在临床中的应用通常是指在长骨中观察到生长板软骨异常。佝偻病在影像学上显示诸如增宽的干骺端、不规则或"磨损的"干骺端边缘，以及"凹陷"变形的干骺端（图 79.1）。

佝偻病常与软骨病一起在骨组织中出现，其组织学与 X 线片的关联处在于肥大软骨细胞部分形成膨大的生长板 [43]。未矿化完全的骨骼承受着体重，其结果是形成特征性的弯曲。一个明显佝偻病的患儿在行走前可能有轻微腿畸形，但手腕或肋骨软骨

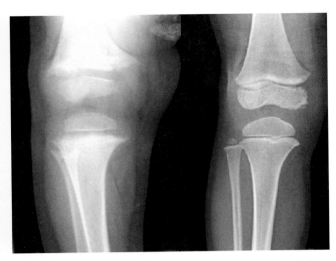

图 79.1　左：一名患有维生素 D 缺乏软骨病的婴儿右膝部 X 线片。可见典型的骺畸形，伴有干骺端火焰征和干骺端生长板连接处的破损边缘。右：作为对比的正常膝盖

连接处（"佝偻病串珠"）的膨大是最典型的。头盖骨软化（颅骨软化）也会出现。

　　缺乏或营养性佝偻病指的是限制维生素 D 的储存，由摄入不足和（或）光照受限所致。膳食钙的缺乏能引起相似的临床情况，一些儿童有钙和维生素 D 的混合性缺乏 [14]。治疗上补充充足的维生素 D，一般建议每天 2000 单位，并且提供足够钙含量的膳食。临床和生化检验结果观察到某些遗传性疾病与严重营养性佝偻病相似。突变发生在编码 1α- 羟化酶（CYP27B1）（1-α 羟化酶缺失，或者维生素 D 依赖性佝偻病，1 型）（264700）或者维生素 D 受体（VDR）（遗传性维生素 D 抵抗，或者维生素 D 依赖性佝偻病，2 型）（277440），都有很好的记载。维生素 D2 5- 羟化酶的突变也有描述（60081）[44]。在这些情况下通常推荐骨化三醇治疗，尽管遗传性维生素 D 抵抗时可能对此代谢物的需要量极大并且有时对骨化三醇无反应。在这种情况下，静脉内补钙有效，可逐渐改为肠内补钙治疗 [45]。

　　X 连锁型低磷酸盐血症（XLH）在上述第 79 章低磷酸盐血症部分中已讨论。

# 参考文献

1. Stefanaki E, Koropuli M, Stefanaki S, Tsilimigaki A. 2005. Atrioventricular block in preterm infants caused by hypocalcemia: A case report and review of the literature. *Eur J Obst Gyn Reproduct Biol* 120(1): 115–6.

2. Schlingmann KP, Konrad M, Seyberth HW. 2004. Genetics of hereditary disorders of magnesium homeostasis.

*Pediatr Nephrol* 19(1): 13–25.

3. Webber SA, Hatchwell E, Barber JC, Daubeney PE, Crolla JA, Salmon AP, Keeton BR, Temple IK, Dennis NR. 1996. Importance of microdeletions of chromosomal region 22q11 as a cause of selected malformations of the ventricular outflow tracts and aortic arch: A three-year prospective study. *J Pediatr* 129(1): 26–32.

4. Sykes KS, Bachrach LK, Siegel-Bartelt J, Ipp M, Kooh SW, Cytrynbaum C. 1997. Velocardiofacial syndrome presenting as hypocalcemia in early adolescence. *Archiv Pediatr Adolescent Med* 151(7): 745–7.

5. Thakker RV. 2004. Genetics of endocrine and metabolic disorders: Parathyroid. *Revs Endocr Metabol Disorders* 5(1): 37–51.

6. Carelle-Calmels N, Saugier-Veber P, Girard-Lemaire F, Rudolf G, Doray B, Guérin E, Kuhn P, Arrivé M, Gilch C, Schmitt E, Fehrenbach S, Schnebelen A, Frébourg T, Flori E. 2009. Genetic compensation in a human genomic disorder. *N Engl J Med* 360(12): 1211–6.

7. Daw SC, Taylor C, Kraman M, Call K, Mao J, Schuffenhauer S, Meitinger T, Lipson T, Goodship J, Scambler P. 1996. A common region of 10p deleted in DiGeorge and velocardiofacial syndromes. *Nat Genet* 13(4): 458–60.

8. Gordon CM, DePeter KC, Feldman HA, Grace E, Emans SJ. 2004. Prevalence of vitamin D deficiency among healthy adolescents. *Arch Pediatr Adolescent Med* 158(6): 531–7.

9. Verma S, Khadwal A, Chopra K, Rohit M, Singhi S. 2011. Hypocalcemia nutritional rickets: A curable cause of dilated cardiomyopathy. *J Trop Pediatr* 57(2): 126–8.

10. Walton DM, Thomas DC, Aly HZ, Short BL. 2000. Morbid hypocalcemia associated with phosphate enema in a six-week-old infant. *Pediatrics* 106(3): E37.

11. Foldenauer A, Vossbeck S, Pohlandt F. 1998. Neonatal hypocalcaemia associated with rotavirus diarrhoea. *Eur J Peds* 157(10): 838–42.

12. Baxter AJ, Krenzelok EP. 2008. Pediatric fatality secondary to EDTA cheltion. *Clin Toxicol (Phila)* 46(10): 1083–4.

13. Yesilkaya E, Cinaz P, Bideci A, Camurdan O, Demirel F, Demircan S. 2009. Hungry bone syndrome after parathyroidectomy caused by an ectopic parathyroid adenoma. *J Bone Miner Metab* 27(1): 101–4.

14. DeLucia MC, Mitnick ME, Carpenter TO. 2003. Nutritional rickets with normal circulating 25-hydroxyvitamin D: A call for re-examining the role of dietary calcium intake in North American children. *J Clin Endocrinol Metab* 88(8): 3539–45.

15. Martinez C, Polgreen LE, DeFor TE, Kivisto T, Petryk A, Tolar J, Orchard PJ. 2010. Characterization and management of hypercalcemia following transplantation for osteopetrosis. *Bone Marrow Transplant* 45(5): 939–44.

16. Perman MJ, Lucky AW, Heubi JE, Azizkhan RG. 2009. Severe symptomatic hypocalcemia in a patient with RDEB treated with intravenous zoledronic acid. *Arch Dermatol* 145(1): 95–6.

17. Vanstone MB, Udelsman RD, Cheng DW, Carpenter TO. 2011. Rapid correction of bone mass after parathyroidectomy in an adolescent with primary hyperparathyroidism. *J Clin Endocrinol Metab* 96(2): E347–50.

18. Pidasheva S, D'Souza-Li L, Canaff L, Cole DE, Hendy GN. 2004. CASRdb: Calcium-sensing receptor locus-specific database for mutations causing familial (benign) hypocalciuric hypercalcemia, neonatal severe hyperparathyroidism, and autosomal dominant hypocalce-

mia. *Hum Mutat* 24(2): 107–11.

19. Lteif AN, Zimmerman D. 1998. Bisphosphonates for treatment of childhood hypercalcemia. *Pediatrics* 102(4 Pt 1): 990–3.

20. Reardon W, Temple IK. 2008. Nephrocalcinosis and disordered calcium metabolism in two children with SHORT syndrome. *Am J Med Genet* 146A(10): 1296–8.

21. Smith PB, Steinbach WJ, Cotten CM, Schell WA, Perfect JR, Walsh TJ, Benjamin DK Jr. 2007. Caspofungin for the treatment of azole resistant candidemia in a premature infant. *J Perinatol* 27(2): 127–9.

22. Schlingmann KP, Kaufmann M, Weber S, Irwin A, Goos C, John U, Misselwitz J, Klaus G, Kuwertz-Bröking E, Fehrenbach H, Wingen AM, Güran T, Hoenderop JG, Bindels RJ, Prosser DE, Jones G, Konrad M. 2011. Mutations in CYP24A1 and idiopathic infantile hypercalcemia. *N Engl J Med* 365(5): 410–21.

23. Dauber A, Hirschhorn JN, Abrams SA. 2011. Extremely elevated calcium absorption in idiopathic infantile hypercalcemia using calcium isotopic measurement. *Endocr Rev* 32(03 Meeting Abstracts): OR44–1

24. Holm IA, Econs MJ, Carpenter TO. 2003. Familial hypophosphatemia and related disorders. In: Glorieux FH, Pettifor JM, Jüppner H (eds.) *Pediatric Bone: Biology & Diseases, 1st Ed.* San Diego: Academic Press. pp. 603–31.

25. Carpenter TO, Imel EA, Holm IA, Jan de Beur SM, Insogna KL. 2011. A clinician's guide to X-linked hypophosphatemia. *J Bone Min Res* 26(7): 1381–8.

26. White KE, Jonsson KB, Carn G, Hampson G, Spector TD, Mannstadt M, Lorenz-Depiereux B, Miyauchi A, Yang IM, Ljunggren O, Meitinger T, Strom TM, Jüppner H, Econs MJ. 2001. The autosomal dominant hypophosphatemic rickets (ADHR) gene is a secreted polypeptide overexpressed by tumors that cause phosphate wasting. *J Clin Endocrinol Metab* 86(2): 497–500.

27. Riminucci M, Collins MT, Fedarko NS, Cherman N, Corsi A, White KE, Waguespack S, Gupta A, Hannon T, Econs MJ, Bianco P, Gehron Robey P. 2003. FGF-23 in fibrous dysplasia of bone and its relationship to renal phosphate wasting. *J Clin Invest* 112(5): 683–92.

28. Feng JQ, Ward LM, Liu S, Lu Y, Xie Y, Yuan B, Yu X, Rauch F, Davis SI, Zhang S, Rios H, Drezner MK, Quarles LD, Bonewald LF, White KE. 2006. Loss of DMP1 causes rickets and osteomalacia and identifies a role for osteocytes in mineral metabolism. *Nat Genet* 38(11): 1310–5.

29. Lorenz-Depiereux B, Schnabel D, Tiosano D, Häusler G, Strom TM. 2010. Loss-of-function ENPP1 mutations cause both generalized arterial calcification of infancy and autosomal-recessive hypophosphatemic rickets. *Am J Hum Genet* 86(2): 267–72.

30. Levy-Litan V, Hershkovitz E, Avizov L, Leventhal N, Bercovich D, Chalifa-Caspi V, Manor E, Buriakovsky S, Hadad Y, Goding J, Parvari R. 2010. Autosomal-recessive hypophosphatemic rickets is associated with an inactivation mutation in the ENPP1 gene. *Am J Hum Genet* 86(2): 273–78.

31. Brownstein CA, Adler F, Nelson-Williams C, Iijma J, Imura A, Nabehsima Y, Carpenter TO, Lifton RP. 2008. A translocation causing increased α–Klotho level results in hypophosphatemic rickets and hyperparathyroidism. *Proc Nat Acad Sci U S A* 105(9): 3455–60.

32. Bergwitz C, Roslin NM, Tieder M, Loredo-Osti JC, Bastepe M, Abu-Zahra H, Carpenter TO, Anderson D, Garabédian M, Sermet I, Fujiwara TM, Morgan KN, Tenenhouse HS, Jüppner H. 2006. *SLC34A3* mutations in patients with hereditary hypophosphatemic rickets with hypercalciuria (HHRH) predict a key role for the sodium-phosphate cotransporter NaPi-IIc in maintaining phosphate homeostasis and skeletal function. *Am J Hum Genet* 78(2): 179–92.

33. Fisher M. 2006. Treatment of eating disorders in children, adolescents, and young adults. *Pediatr Rev* 27(1): 5–16.

34. Benet-Pagès A, Orlik P, Strom TM, Lorenz-Depiereux B. 2005. An FGF23 missense mutation causes familial tumoral calcinosis with hyperphosphatemia. *Hum Mol Genet* 14(3): 385–90.

35. Topaz O, Shurman DL, Bergman R, Indelman M, Ratajczak P, Mizrachi M, Khamaysi Z, Behar D, Petronius D, Friedman V, Zelikovic I, Raimer S, Metzker A, Richard G, Sprecher E. 2004. Mutations in *GALNT3*, encoding a protein involved in O-linked glycosylation, cause familial tumoral calcinosis. *Nat Genet* 36(6): 579–81.

36. Ichikawa S, Imel EA, Kreiter ML, Yu X, Mackenzie DS, Sorenson AH, Goetz R, Mohammadi M, White KE, Econs MJ. 2007. A homozygous missense mutation in human KLOTHO causes severe tumoral calcinosis. *J Clin Invest* 117(9): 2684–91.

37. Schlingmann KP, Weber S, Peters M, Niemann Nejsum L, Vitzhum H, Klingel K, Kratz M, Haddad E, Ristoff E, Dinour D, Syrrou M, Nielsen S, Sassen M, Waldegger S, Seyberth HW, Konrad M. 2002. Hypomagnesemia with secondary hypocalcemia is caused by mutations in *TRPM6*, a new member of the TRPM gene family. *Nat Genet* 31(2): 166–70.

38. Simon DB, Lu Y, Choate KA, Velazquez H, Al-Sabban E, Praga M, Casari G, Bettinelli A, Colussi G, Rodriguez-Soriano J, McCredie D, Milford D, Sanjad S, Lifton RP. 1999. Paracellin-1, a renal tight junction protein required for paracellular Mg2+ resorption. *Science* 285(5424): 103–6.

39. Konrad M, Schaller A, Seelow D, Pandey AV, Waldegger S, Lesslauer A, Vitzthum H, Suzuki Y, Luk JM, Becker C, Schlingmann KP, Schmid M, Rodriguez-Soriano J, Ariceta G, Cano F, Enriquez R, Jüppner H, Bakkaloglu SA, Hediger MA, Gallati S, Neuhauss SC, Nurnberg P, Weber S. 2006. Mutations in the tight-junction gene claudin 19 (CLDN19) are associated with renal magnesium wasting, renal failure, and severe ocular involvement. *Am J Hum Genet* 79(5): 949–57.

40. Adalat S, Woolf AS, Johnstone KA, Wirsing A, Harries LW, Long DA, Hennekam RC, Ledermann SE, Rees L, van't Hoff W, Marks SD, Trompeter RS, Tullus K, Winyard PJ, Cansick J, Mushtaq I, Dhillon HK, Bingham C, Edghill EL, Shroff R, Stanescu H, Ryffel GU, Ellard S, Bockenhauer D. 2009. HNF1B mutations associate with hypomagnesemia and renal magnesium wasting. *J Am Soc Nephrol* 20(5): 1123–31.

41. Fuentebella J, Kerner JA. 2009. Refeeding syndrome. *Ped Clin North Am* 56(5): 1201–10.

42. Kutsal E, Aydemir C, Eldes N, Demirel F, Polat R, Taspnar O, Kulah E. 2007. Severe hypermagnesemia as a result of excessive cathartic ingestion in a child without renal failure. *Pediatr Emerg Care* 23(8): 570–2.

43. Sabbagh Y, Carpenter TO, Demay MB. 2005. Hypophos-

phatemia leads to rickets by impairing caspase-mediated apoptosis of hypertrophic chondrocytes. *Proc Nat Acad Sci U S A* 102(27): 9637–42.

44. Cheng JB, Levine MA, Bell NH, Mangelsdorf DJ, Russell DW. 2004. Genetic evidence that the human CYP2R1 enzyme is a key vitamin D 25-hydroxylase. *Proc Nat Acad Sci U S A* 101(20): 7711–5.

45. Balsan S, Garabédian M, Larchet M, Gorski AM, Cournot G, Tau C, Bourdeau A, Silve C, Ricour C. 1986. Long-term nocturnal calcium infusions can cure rickets and promote normal mineralization in hereditary resistance to 1,25-dihydroxyvitamin D. *J Clin Invest* 77(5): 1661–7.

# 第 80 章
# 骨 Paget 病

Ethel S. Siris · G. David Roodman

（邓禹杰 译）

骨 Paget 病是一种局灶性骨重构疾病。由破骨细胞介导的骨吸收异常增加引起，继之以代偿性的新骨形成也增加，但其受累骨骼处新形成的是无组织的薄层编织骨，这种改变使得其与正常骨组织相比存在骨骼膨大畸形、紧密度降低、血运丰富且易发生病理性骨折等问题[1]。骨 Paget 病的临床表现因人而异，取决于病变范围、部位及活动程度。通常认为大部分患者缺乏临床症状，但少数患者可出现一系列临床表现，包括骨痛、继发性关节炎、骨畸形、血运丰富所致皮温升高、骨折及因病变周围神经受压而发生的神经系统并发症。

## 病因学

虽然骨 Paget 病是继骨质疏松症后的第二大常见骨病，但其发病机制尚未完全明了。基因及环境方面的因素均被认为与该病的发生有关。骨 Paget 病在家族中发病常见，且可通过常染色体显性遗传。15% ~ 30% 的患者有该病阳性的家族史[2-4]，在一项对美国人口的家庭研究中[5]指出：有一级亲属患病的人群发病率比无家族史人群高出 7 倍。

多个基因位点被认为与家族性骨 Paget 病发病有关，其中公认的有 3 种。最近的全基因组关联性研究已确认了数种骨 Paget 病的易感基因位点，包括存在于 CSF-1、RANK、PML 及其他三种基因上的

突变位点[6-7]。曾报道过在 RANK 基因中有插入突变序列[8]，但这种突变在患有骨 Paget 病的家族人群中却难以找到[9]。

骨 Paget 病最常见的基因突变位于 5q35-QTER 基因上，它能编码一种泛素结合蛋白（SQSTM1/p62）[10]，突变的 SQSTM1 有 30% 存在于家族性骨 Paget 病患者中，而 P392L 基因突变是最常见的[11]。存在于 SQSTM1 基因上的突变与骨 Paget 病的严重性有关，其携带者的发病年龄较早并且常常需要手术和双膦酸盐治疗[12]。SQSTM1 在核因子 - κB（NFκB）的信号转导通路中起重要作用。SQSTM1 突变患者有多种临床表型，包括在至少 1 个或 2 个个体中未找到骨 Paget 病的证据，并且在杂合子和纯合子个体中未表现出基因剂量效应。最近的研究报道 P392L 在 p62 上的突变可能为骨 Paget 病的诱因或能在试验动物模型上导致骨 Paget 病[13-14]。人类破骨细胞前体被 $p62^{P392L}$ 基因转染后并不具备破骨细胞特性，并且携带 $p62^{P392L}$ 基因突变后的转基因小鼠作用靶点为破骨细胞系，其发展渐进为骨质疏松而不是骨 Paget 病。但是，那些正常 p62 基因被 $p62^{P392L}$ 取代的小鼠既不发生骨 Paget 病[13]也不在股骨处发生明显骨 Paget 病样病变[14]。

骨 Paget 病的发生呈现限制性地理分布特点：在欧洲、北美洲、澳洲和新西兰的盎格鲁撒克逊血统的人中最常见，但在亚洲、非洲和斯堪的纳维亚

半岛非常罕见。

最近的一些研究报道了在英国和新西兰，骨 Paget 病在发病率和严重性上均有明显下降[15-16]。虽然下降的原因还不清楚，但其变化太快以至于不能用遗传因素和骨 Paget 病易感人群的迁徙模式来解释。

在长达超过 30 年的时间里，研究认为骨 Paget 病可能由慢性副黏病毒感染所致。这是基于 Rebel 及其同事[17]的超微结构研究，证明了与副黏病毒的核衣壳相似的细胞核和较少见的细胞质内容物等物质出现在了骨 Paget 病患者的破骨细胞中。Mills 和 Singer[18]也报道了麻疹病毒核衣壳抗原出现在骨 Paget 病患者的破骨细胞中，而未在其他骨病患者中出现。在一些样本中，麻疹病毒和呼吸道合胞体病毒的核衣壳蛋白在连续切片中用免疫组化的方法观察到。Gordon 和同事们[19]用原位杂交的方法，在 25 例骨 Paget 病患者中发现有 11 例存在犬瘟热病毒核衣壳蛋白。Mee 和同事们[20]采用原位聚合酶链反应（PCR）技术，发现 12 例患有骨 Paget 病的英国人体内破骨细胞表达了犬瘟热病毒核衣壳的转录。

Kurihara 等[21]为麻疹病毒在骨 Paget 病患者体内外异常的破骨细胞活动中所起到的病理生理作用提供了证据。将麻疹病毒核衣壳基因转染到正常人体破骨细胞前体后所产生的破骨细胞表达出许多骨 Paget 病中破骨细胞的异常特性。但是，其他工作人员还不能确定麻疹病毒或 CDV 在骨 Paget 病的破骨细胞中是否存在[22]。Kurihara 等同样也将麻疹病毒核衣壳基因做靶基因放入转基因小鼠的破骨细胞系中，发现有 29% 的小鼠发生的局部骨损伤与骨 Paget 病患者类似[23]。最近，这些研究人员报道了小鼠表达 MVNP 基因和 p62$^{P392L}$ 突变而产生活跃的骨 Paget 病样病变[24]。他们进一步证明 MVNP 在这些小鼠中产生的许多效应受 IL-6 的调控。

在探讨遗传及环境因素对骨 Paget 病的影响中，许多问题仍然尚待解决，包括：① 由于副黏病毒感染如麻疹病毒在全球范围内都存在，为何骨 Paget 病却完全呈限制性的地域分布？② 由于麻疹病毒感染通常发生在儿童而非成人，病毒是怎样在具备免疫力的患者破骨细胞中持续存在如此长的一段时间，并且骨 Paget 病患者常常在 55 岁后才被确诊？③ 为什么骨 Paget 病患者在确诊后病灶仍保持高度的局限性？④ 对于家族性骨 Paget 病患者多变的表型该作何解释，特别是其中一些携带有突变基因但年逾 70 仍未发病的人群？

## 病理学

破骨细胞在病灶处所致的骨吸收异常增加是骨 Paget 病的初发损害。该病中的破骨细胞数量非常庞大，并且其细胞中细胞核的数量远多于正常破骨细胞，平均每个细胞含有高达 100 个细胞核。为对骨重吸收增加做出应答，大量的成骨细胞在病灶处被动员以进行快速且活跃的成骨作用。普遍认为在此过程中成骨细胞的本质是正常的[25-26]。

在骨 Paget 病早期，骨的重吸收增加占主导地位，拍片时能发现细胞溶解的改变。在此之后，骨吸收明显增加，与相对牢固的新骨形成同时存在，新骨形成依赖于大量成骨细胞聚集在病灶处的成骨作用。在这一阶段，可能由于成骨速度过快导致了新生骨的异常：新形成的胶原纤维杂乱无章非线性的排列，产生了更多的原始编织骨。编织骨加上不规则板层骨节段由大量粘合线连接后，以杂乱无章的方式排列后形成终产物，即所谓的马赛克图案，其范围大小为之前骨吸收的区域。骨髓被过多的纤维结缔组织和增多的血管开始浸入，这为骨的多血管状态做出了解释。骨基质通常正常地发生矿化，用四环素标记显示出钙化速率增加。这种情况很常见，不管怎样，找出骨 Paget 病活检范围即增宽的类骨质接缝处是很明显的，也许由不适当的钙 / 磷产物在那些因快速骨转换而使得矿物质需求增加的局部沉积所致。

随时间改变，受累骨部位的增生现象可变少，留下了硬化的、马赛克图案样改变的病灶骨，也没有证据表明骨转换是活跃的，即所谓燃尽的骨 Paget 病。典型病例中，骨 Paget 病进展的所有阶段都能在同一时间的不同部位观察到。在骨 Paget 病中混乱的建筑改变促成了结构完整性的丧失，图 80.1 将正常骨和骨 Paget 病中病灶骨在扫描电镜下进行了对比。

## 骨 Paget 病中的生化指标

在临床上骨转换的生化标志物测定对未治疗时该病活动程度和严重性以及监测治疗效果都有帮助[27]。在血清或尿中骨重吸收的生物标志物水平升高，如 C- 和 N- 末端骨胶原肽、CTX 和 NTX，反映了破骨细胞调节的骨吸收增加。二次成骨细胞活动的增加与骨形成标志物升高有关，包括血清总碱

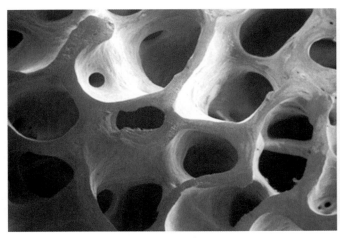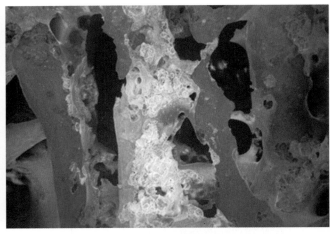

图 80.1　扫描电镜下正常骨部分（左）和 Paget 骨病中的病灶骨（右）。标本均来源于髂骨。正常骨组织表现出骨小梁平面和骨髓间隙保存完好，然而病灶骨却完全丧失了这种建筑外观。广泛凹陷在病灶骨中常见，由于戏剧性增加的破骨细胞骨吸收所致（Photographs courtesy of Dr. David Dempster; reproduced from Siris ES, Canfi eld RE. 1995. Paget's disease of bone. In: Becker KL (ed.) Principles and Practice of Endocrinology and Metabolism, 2nd Ed. Philadelphia: JB Lippincott. pp. 585–594. Used with permission.）

性磷酸酶（SAP）、骨特异性碱性磷酸酶和原骨胶原 1 型 N- 末端前肽（P1NP）。在未治疗的患者中，血 CTX 或尿 NTX 及 SAP 的升高相互平行，反映了骨吸收和骨形成之间保留的相关性。标志物的升高程度可为异常骨转换的活动范围或严重性进行评估，较高的水平反映了较为活跃、进行中的局部代谢过程。活动性单骨受累的疾病比多骨受累时的 SAP 水平低。较低水平（例如低于正常高值三倍）可能表明病变处较少或在受累骨骼处较低程度增强的骨转换。但是，在自限性和高度局限性疾病中轻微的升高（例如胫骨近端）也许仍与症状和此部位明确的疾病进展有关。甚至所谓的正常 SAP（例如正常范围的上限）对骨 Paget 病样变患者来说并不是真正的正常。要有信心 SAP 反映了静止期疾病，在正常水平的中间范围通常是必需的。

　　作为异常骨重建缓解的一个指证，有效的双膦酸盐治疗能使大多数患者生物标志物水平正常化，能使一大部分人群的标志物接近正常，所以监控这些标志物有助于评价治疗效果。在开始双膦酸盐治疗后 CTX 或 NTX 可在数天至几周内恢复正常。作为治疗前的基线评估，仅仅监测 SAP 通常是足够的，但应在治疗结束后 1 ~ 3 个月内监测并且每隔 6 ~ 12 个月后来判断治疗方案中药物的维持时间，使其更加完善。

　　血清钙在未治疗的骨 Paget 病中通常正常，但是一些由双膦酸盐治疗有效的患者会发生继发性甲状旁腺功能亢进和一过性血钙降低，这是由于早期新骨形成尚未减少的条件下骨重吸收受抑制所致[28]。

随着时间进展，发生了耦合复位，甲状旁腺激素（PTH）水平下降，通过确保这些患者处于并保持钙和维生素 D 充足的情况下，这个问题在很大程度上可以避免。

## 临床表现

　　男女均有罹患该病的可能，大多数报道指出男性有稍高的患病倾向。在对绝大多数病例的观察后发现，鲜有年龄小于 25 岁的年轻个体能被认定在 40 岁后出现临床症状，常常在 50 岁后被确诊。在一项对美国超过 800 例患者的调查中发现，600 人有临床表现，平均确诊年龄为 58 岁[29]。事实上许多患者确已患病一段时间，尤其是因为该病往往在偶然中被发现。

　　骨 Paget 病可以是单骨受累，仅影响单根骨或骨的一部分（图 80.2），也可以影响多块骨骼，累及 2 个或更多的骨骼，病变常为非对称性。临床观察表明在大多数病例中，仅仅在确诊时被发现已受累的骨骼会随时间推移表现为骨 Paget 病的特征性改变，虽然在这些既定的骨骼中病情可能会有所进展，但在最初确诊数年以后鲜有新病灶的突然出现。

　　最常见的受累部位包括骨盆、股骨、脊柱、颅骨和胫骨。而肱骨、锁骨、肩胛骨、肋骨和面颅骨甚少累及，足部和手部罕见受累。通常认为绝大多数骨 Paget 病患者为无症状的，而仅仅在常规检查时发现 SAP 升高，或者因其他问题拍片时偶然发现典

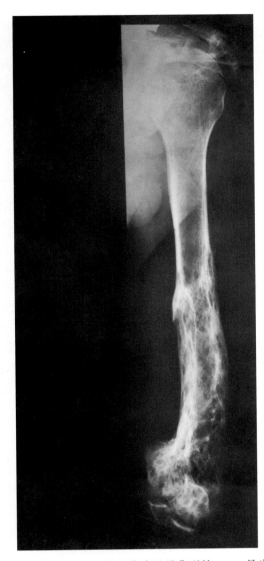

图 80.2　肱骨远端的一半 X 线片显示典型的 Paget 骨病样病变，皮质变薄、膨大、透亮和硬化带相混合，与近端正常的另一半骨形成鲜明对比

型的骨骼改变。骨 Paget 病症状或并发症的进展受多种因素影响：病灶范围大小、受累骨骼与相邻结构关系、代谢活跃程度以及病灶是否处于活动期。

## 症状和体征

　　静息或活动时病灶处出现的骨痛可能是最常见的症状。病灶骨的高代谢状态使得血管增加，从而使其表面的皮肤皮温升高（如颅骨和胫骨），这会使得部分患者出现不适感。在受损的承重骨中，沿其膨大的骨皮质走形的细小横向透亮带，或者正处于进展期、溶骨期、有草叶样病变都有可能引起疼痛。

　　股骨或胫骨的弯曲畸形会带来相应的临床问题，弯曲的肢体通常是短缩的，常导致异常步态，而这

又会产生异常机械压力。在近关节的病损周围可能有严重的继发性关节炎出现（例如髋、膝、踝关节）。

　　股骨或胫骨的弯曲畸形会带来相应的临床问题。弯曲的肢体通常短缩畸形，异常特殊步态导致异常的机械受力。临床上严重的继发性关节炎可发生在病灶骨毗邻的关节上（例如髋、膝或踝）。

　　腰痛可能是膨大的椎骨所引起。由于骨质问题可发生椎体压缩性骨折。腰椎狭窄引起神经受累，产生放射性疼痛和运动受损。与骨 Paget 病无关的脊椎退行性变也会导致患者出现症状，可能致驼背或者上背部前倾，特别是存在压缩性骨质或椎管狭窄时。骨 Paget 病在胸椎段的病变极少会直接引起脊髓压迫，而伴随有运动和感觉的改变。数例表面上看为直接脊髓压迫的病例，后被证实由"血管被窃综合征"所致，即凭借病灶处丰富的血管系统而"盗走"神经组织的血供。

　　颅骨受累时常无特殊症状，但存在颅骨弥漫性改变的患者，高达 1/3 的常见主诉为额部隆起或畸形、头痛，有时形容为头部束带感。传导性或神经感音性异常可单独或同时致听力丧失，颞骨骨密度降低引起耳蜗囊内耳蜗病变可能为其致病的重要原因之一 [31]。脑神经麻痹（如第 Ⅱ、Ⅵ、Ⅶ 对脑神经）很少出现，伴随着广泛的颅骨病变，软化的颅骨基底部会被压扁和内陷，随着颅骨的下降齿状突开始向上延伸。但颅底压迫症极少会直接引起脑干压迫或梗阻性脑积水，但由于脑脊液的回流受阻会产生颅高压症状。累及面颅骨时会引起面部畸形、牙齿问题和较罕见的气道狭窄。

　　病损处骨骼会发生骨折，特别好发于长骨上溶骨活动活跃的区域，其最常见部位是股骨干或股骨转子下 [32]。病灶骨丰富的血液供应（即伴随着 SAP 的中度升高）会在创伤时引起大量失血。骨折也会发生在有恶变的部位，为骨 Paget 病的罕见并发症之一。更为常见的是下肢末端弯曲后，沿其凸面发生的裂隙骨折，它可以无症状、稳定且持续数年，但有时一个范围较广的横向透亮带从骨皮质的中央开始延伸，患者的典型症状为不适感，其随着时间的推移将发展为临床骨折。这些有疼痛的病损需要治疗和仔细的影像学随访。病灶骨的骨折常常能正常愈合，虽然一些组织曾报道高达 10% 的患者会迁延不愈。

　　癌变的发生相对罕见，发生率不到 1%，典型临床表现为病灶处新出现的剧烈骨痛，往往预后不良。

此类肿瘤大部分划入骨肉瘤之列，虽然纤维瘤和软骨肉瘤也有见到。最常见的骨肉瘤样变出现在骨盆，其次是股骨和肱骨[33]。典型的骨肉瘤表现为溶骨性的，虽然这些病变与成骨细胞系也相关[34]。

良性骨巨细胞瘤也会出现在骨 Paget 病中，表现为受累部位局限性肿块，影像学提示溶骨性改变。骨活检可见大量的破骨样细胞聚集，也有一些学者认为其类似于修复性的肉芽肿组织[35]。这些肿瘤对大剂量糖皮质激素常常表现出显著的敏感性，在应用泼尼松或地塞米松治疗后，肿块往往会缩小甚至消失[36]，虽然在结束治疗后，其中一些会重新出现。坊间证据同样建议应用沙利度胺来尽可能缩小良性骨巨细胞瘤导致的肿块。

## 诊断

当怀疑有骨 Paget 病时，对其诊断性评估包括了解其详细的病史（包括与疾病相关的家族史）和有重点的体格检查。查体时要注意颅骨、脊椎、骨盆和四肢骨有无皮温升高、压痛或骨畸形，同时是否有主要关节活动障碍或下肢长度不一致的情况。

实验室检查包括检测 SAP，如前所述，某些时候还可测定骨吸收标志物。同时应明确血清钙和 25- 羟维生素 D 是否在正常范围内。影像学检查（骨扫描和传统 X 线摄片）完成了最初的诊断。由于特征性的影像学表现和实验室检查通常能够确诊大部分病例，所以骨活检并非常规开展的项目。

骨扫描对可能的病灶骨确诊具有最高的敏感性，但无特异性，它在非骨 Paget 病所致的骨变性疾病或者更多恶性骨转移性疾病中，也有阳性表现。骨平片比骨扫描的应用更为积极，它能提供最特异性的信息，因为射线拍片时的发现通常是确诊的关键证据。此外，骨的增大或膨胀、骨皮质的增厚、骨小梁的增粗以及典型的溶骨或硬化改变均能在片子上找到。拍片还能显示出病变周围关节的情况、鉴定裂隙骨折、判断是骨溶解还是硬化占主导地位及有无畸形或骨折。

在对患者病情变化的观察中，通常不需要重复骨扫描或拍片，除非是有新症状出现或者已有症状明显恶化加剧。在这些情况下应考虑到是否有即将发生的骨折或者更为罕见的骨肉瘤样变。虽然影像学检查如计算机断层扫描（CT）或者磁共振成像（MRI）未被要求为常规检查，但对骨折的评估

CT 的作用能弥补 X 线片的不足，而 MRI 对发现骨 Paget 病中发生的肉瘤、骨巨细胞瘤或转移性癌很有帮助。坊间数据显示正电子放射断层造影术（PET）在骨 Paget 病患者中有利于区分硬化性病变是来源于骨 Paget 病还是肿瘤骨转移，因为前者与骨转移相比有最低限度的非代谢状态，而骨转移却有显著的高代谢改变[37]。

骨 Paget 病的 X 线片和临床表现通常使其不难与其他疾病鉴别，但是一个年老的患者可能偶尔会表现出剧烈的骨痛，而血清碱性磷酸酶和尿 N- 端肽水平较高、阳性的骨扫描结果以及拍片显示溶骨和成骨改变不够典型。此时要想到是否有转移性骨肿瘤或者一些其他类型的代谢性骨病（例如继发性甲状旁腺功能亢进导致的软骨病）的可能。在这种情况下古老的 X 线片和实验室检查将会非常有用，通常的研究表明每提前 1 年都将会降低骨 Paget 病的确诊。相似的难题还出现在已明确诊断为骨 Paget 病的患者出现多处新发部位疼痛时，此时同样地，必须仔细考虑到转移瘤的可能性，组织的骨活检可以明确诊断。

## 治疗

特异性的治疗方法包括抑制疾病中破骨细胞活动的药物，目前在美国被批准使用的处方药物包括 6 种双膦酸盐化合物：口服制剂依替膦酸钠、替鲁膦酸钠、阿仑膦酸钠和利赛膦酸钠，以及通过静脉注射途径给药的帕米膦酸钠和唑来膦酸钠；不经胃肠道途径给药的合成鲑降钙素。其中几种将在以下内容简略讨论，而这些药物的更多信息包括用药剂量、临床试验结果和不良反应等，已详细记录成册后出版发行[38]。

骨 Paget 病的其他对症治疗包括止痛剂、抗炎药、矫正手术、整形外科及神经外科的选择性干预治疗等，它们在众多患者的管理中起到重要作用。

骨 Paget 病的两大治疗理念是缓解临床症状和防止未来并发症的发生。已证实任何能延缓该病进展的药物在大多数患者中皆能有效改善一定的症状。骨痛、病灶处皮温升高、颅骨受累导致的头痛、因椎骨受累所致的继发性腰痛和一些神经受压导致的综合征（例如神经根病和一些缓慢进展的脑干或脊髓压迫症）均有很大可能得到缓解。而该治疗对由病变骨所致的包括脊柱、髋、膝、踝或肩关节在内的继发性关节炎不一定有效。在有承重骨溶骨性的草叶样病损患者中已

报道了用降钙素或双膦酸盐治疗的一些病例。另一方面，极度的骨弯曲或其他骨畸形在治疗后没有变化，临床经验表明耳聋似乎无改善，虽然有限的研究证实耳聋的进展缓慢[39]甚或在一例帕米膦酸二钠治疗患者中有可逆性的改善[40]。

另一个治疗指证是防止高危患者的晚期并发症进展，可根据他们的受累部位和疾病活动证据，可见骨转换的标志物升高等来判断。目前公认还没有证据表明抑制病灶骨的骨转换能防止未来并发症的发生。但是，在抑制骨 Paget 病活动后，在活检标本上可见正常结构的新骨沉积。同时也非常明确活动性、未治疗的疾病持续存在一个程度稳定的异常骨转换多年，伴随严重骨畸形的可能。的确，相对陈旧和效果不佳的治疗、大量（例如 50%）但不完全的对升高的骨转换指标的抑制与疾病进展有关[41]；有效的双膦酸盐治疗时、无论怎样，大部分患者在治疗一段时期后指标恢复正常，而在余下的大部分患者中接近正常。

因此，一些治疗指南推荐，存在无症状但活动期疾病（即 SAP 高于正常），病灶处可出现问题或并发症可能（例如承重骨、主要关节周围、椎体、广泛颅骨病变）时是治疗的指征[38]。在这种前提下，对那些比较年轻、与该病共处了很多年的患者的治疗是非常必要的。但是，即使在老人中，如果出现一定程度的骨畸形且在接下来的几年中会引起严重疾病，也可给予治疗。另一些人争论说证据不支持这样用药，在 PRISM 临床试验中——一个平均时间 3 年的观察中——用双膦酸盐抑制的疾病未能降低短期内并发症或提高生活质量[42]。

虽然对照研究在这种情况下不能用来证明其有效性，依然推荐在新陈代谢活跃的病灶骨行择期手术前有效运用双膦酸盐[43]。其目标在于减少中度活跃疾病（例如 SAP 升高三倍或以上时）的多血管状态以使手术时出血最少。

对骨 Paget 病的管理建议，经美国[38]、英国[44]和加拿大[45]事务委员会一致通过后已作为指南或管理文件出版发行。

## 双膦酸盐

对依替膦酸钠[46]、替鲁膦酸钠[47]、阿仑膦酸钠[48]、利塞膦酸钠[49]、帕米膦酸二钠[50]和唑来膦酸（也称为唑来膦酸盐）[51]等的研究均证明，它们对抑制局部异常骨转换和改善骨 Paget 病患者的症状均有作用，而且已获批准在美国上市使用。

大部分病例中，药物的选择基于药物的疗效和患者倾向于静脉还是口服制剂，是静脉用唑来膦酸还是口服利塞膦酸。通常阿仑膦酸钠，[40 mg/d 使用 6 个月（在一段无药物使用时期的间隔后有需重复使用的可能）]和帕米膦酸二钠，根据患者的情况有几种可能剂量[38]，有较低廉的价格但却较少方便的给药方案。依替膦酸钠（每天 400 mg 使用 6 个月，必要时可采用服药 6 个月停药 6 个月的序贯治疗）、替鲁膦酸盐（每天 400 mg 使用 3 个月）较少使用，因为与其他四种双膦酸盐相比效果较差，并且它们在大多数患者中通常使升高的骨转换标志物下降 50% 而未达到生化缓解的目标。

利塞膦酸钠按说明是每日 30 mg 口服剂量使用 2 个月——注意这是与治疗骨质疏松不同的给药方案。这种药片在每日晨起空腹时用 8 盎司的白开水送服。患者必须保持直立且在半小时内不能进食，直到他 / 她可以进食时为止。在完成治疗疗程后跟踪测定 SAP 的值 1 到 2 个月是有用的；如果其值没有恢复正常或接近正常，可以使用第 3 或第 4 个月的利塞膦酸钠，有很大可能使指标恢复正常或接近正常。在关键性临床试验中 80% 的患者在 6 个月疗法的前 2 个月 SAP 值已正常，紧随而来的是一段长达 18 个月的疾病抑制时期[49]。SAP 应（每 6～12 个月）定期监测，如果结果表明 SAP 高于正常范围或升高幅度超过最低值的 25% 未达到完全缓解的目标时，需再次治疗。

5 mg 的唑来膦酸于 15 分钟内静脉单独给药，在关键性临床试验中每次 5 mg 的唑来膦酸输入与每天 30 mg 口服 2 个月的利塞膦酸钠比较，唑来膦酸组 89% 的 SAP 达正常水平而利塞膦酸钠组 58% 达标[51]。在研究人群中还观察到，在第一次唑来膦酸盐治疗达 18 个月疗程即首次 6 个月观察期结束后，有一段生化指标缓解的时期。实际上，如果一个患者治疗前 SAP 水平很高而在几个月治疗后未能恢复正常或接近正常范围，可以开始再次输液。对那些在一（或两个）剂量进入生化缓解或接近缓解的患者，建议 6～12 个月后续 SAP 监测。一旦 SAP 开始升高超过正常值或高于未缓解时最低水平的 25%，或基于症状或考虑到并发症有治疗指证时，可开始另一种药物治疗。再一次强调根据生化指标缓解和复发确定的治疗间隔不同于唑来膦酸盐治疗骨质疏松时的方案。

对某种双膦酸盐的继发性耐药（未能取得缓解或重复治疗时骨转换标志物减少程度相似）在依替膦酸钠中引起注意，且在一些使用帕米膦酸钠[52]的患者身上报道。在这种情况下换用另外的双膦酸盐制剂似乎是有效的[52]。

强调无论是钙还是维生素 D 在给予有效的双膦酸盐治疗前和治疗时，都应保持足量以避免低钙血症和继发性甲状旁腺功能亢进，这点非常重要。在这些患者中保持钙和维生素 D 充足应作为一般原则遵守。

阿仑膦酸钠和利塞膦酸钠的不良反应包括上消化道症状，少数个体与食管刺激症状一致。过量的依替膦酸钠（例如超过 6 个月治疗时间在再次治疗前没有停药期）偶尔能诱发一过性矿化作用损伤和软骨病。在未预先使用过含氮的双膦酸盐药物的患者首次使用帕米膦酸钠或唑来膦酸治疗时会有 1 ~ 2 天的流感症状，伴有发热、头疼、肌痛和关节痛，在应用对乙氨基酚或非甾体抗炎药（NSAID）后改善；在随后的给药中不太会出现。最后，相对罕见的葡萄膜炎或虹膜炎在含氮的二磷酸钠中曾有报道。在这些患者中，可以选用依替膦酸钠或替鲁膦酸钠，因为这些药物不含氮原子。

作为一种拔牙后的典型并发症，下颌骨坏死在患者接受相对大剂量的双膦酸盐治疗时出现，主要用于骨转移治疗时。至少 7 例骨 Paget 病患者也被报道有这种并发症，他们中大多数给予在常规处方指南外的非常大剂量的长时间用药[53]。这个话题在本书其他章节有详细叙述。

## 降钙素

合成的鲑降钙素可用于皮下注射，效果稍次于含氮的双膦酸盐化合物，常应用于极少数对所有类型双膦酸盐化合物均不能耐受或有磷酸盐化合物疗法禁忌证的患者。通常起始剂量是 100U（0.5ml，药物存于 2ml 药瓶中），一般为皮下自注式，初始为每日基础量。症状在几周后缓解，生化指标（典型地）常常在治疗后 3 到 6 个月见效。在这段时期后，许多临床医生减量至 50 ~ 100U 每两天一次或一周三次，在一段不尽相同的受益期过后鲑降钙素有时可能会失效。鲑降钙素最主要的不良反应包括，在少数患者中，反胃或恶心的发生，伴或不伴皮肤、颜面及双耳的潮红。鼻内滴注的降钙素不适用于骨 Paget 病，但有用药经验证明其在轻症患者中可能缓解一些症状和降低升高的骨转换标志物。

## 其他治疗方法

止痛剂例如对乙酰氨基酚、阿司匹林和 NSAID 作为经验型药物与抗骨 Paget 病治疗联合或单独使用以缓解疼痛。特别是疼痛来自其所致关节炎（例如由关节处的畸形病灶骨引起的骨关节炎），常常受益于这些止痛剂。

病灶骨的外科手术[54]在已发生或即将发生骨折时是必需的。选择性关节置换在骨 Paget 病中比典型的骨关节炎更复杂，通常能缓解难治性疼痛。罕有的，截骨手术为改变胫骨的弯曲畸形而实施。神经外科介入术有时在有脊髓压迫、椎管狭窄或颅底凹陷伴有神经压迫的情况下实施。虽然医学治疗在某些情况下是有益和足够的，但所有严重的神经问题要求立即咨询神经内科和神经外科，从而制定出适当的治疗方案。

## 参考文献

1. Kanis JA. 1998. *Pathophysiology and Treatment of Paget's Disease of Bone, 2nd Ed.* London: Martin Dunitz Ltd.
2. Siris ES, Canfield RE, Jacobs TP. 1980. Paget's disease of bone. *Bull NY Acad Med* 56: 285–304.
3. Morales-Piga AA, Rey-Rey JS, Corres-Gonzalez J, Garcia-Sagredo IM, Lopez-Abente G. 1995. Frequency and characteristics of familial aggregation of Paget's disease of bone. *J Bone Miner Res* 10: 663–670.
4. McKusick VA. 1972. *Heritable Disorders of Connective Tissue, 5th Ed.* St. Louis, MO: CV Mosby. pp. 718–723.
5. Siris ES, Ottman R, Flaster E, Kelsey JL. 1991. Familial aggregation of Paget's disease of bone. *J Bone Miner Res* 6: 495–500.
6. Albagha OM, Visconti MR, Alonso N, Langston AL, Cundy T, Dargie R, Dunlop MG, Fraser WD, Hooper MJ, Isaia G, Nicholson GC, del Pino Montes J, Gonzalez-Sarmiento R, di Stefano M, Tenesa A, Walsh JP, Ralston SH. 2010. Genome-wide association study identifies variants at CSF1, OPTN and TNFRSF11A as genetic risk factors for Paget's disease of bone. *Nat Genet* 42(6): 520–524.
7. Albagha OM, Wani SE, Visconti MR, Alonso N, Goodman K, Brandi ML, Cundy T, Chung PY, Dargie R, Devogelaer JP, Falchetti A, Fraser WD, Gennari L, Gianfrancesco F, Hooper MJ, Van Hul W, Isaia G, Nicholson GC, Nuti R, Papapoulos S, Montes JD, Ratajczak T, Rea SL, Rendina D, Gonzalez-Sarmiento R, Di Stefano M, Ward LC, Walsh JP, Ralston SH; Genetic Determinants of Paget's Disease (GDPD) Consortium. 2011. Genome-wide association identifies three new susceptibility loci for Paget's disease of bone. *Nat Genet.* 43(7): 685–689.
8. Sparks AB, Peterson SN, Bell C, Loftus BJ, Hocking L,

Cahill DP, Frassica FJ, Streeten EA, Levine MA, Fraser CM, Adams MD, Broder S, Venter JC, Kinzler KW, Vogelstein B, Ralston SH. 2001. Mutation screening of the TNFRSF11A gene encoding receptor activator of NF kappa B (RANK) in familial and sporadic Paget's disease of bone and osteosarcoma. *Calcif Tissue Int* 68: 151–155.

9. Hocking L, Slee F, Haslam SI, Cundy T, Nicholson G, van Hul W, Ralston SH. 2000. Familial Paget's disease of bone: Patterns of inheritance and frequency of linkage to chromosome 18q. *Bone* 26: 577–580.

10. Laurin N, Brown JP, Morissette J, Raymond V. 2002. Recurrent mutation of the gene encoding sequestosome 1 (SQSTM1/p62) in Paget disease of bone. *Am J Hum Genet* 70: 1582–1588.

11. Hocking LJ, Herbert CA, Nicholls RK, Williams F, Bennett ST, Cundy T, Nicholson GC, Wuyts W, Van Hul W, Ralston SH. 2001. Genomewide search in familial Paget disease of bone shows evidence of genetic heterogeneity with candidate loci on chromosomes 2q36, 10p13, and 5q35. *Am J Hum Genet* 69: 1055–1061.

12. Visconti MR, Langston AL, Alonso N, Goodman K, Selby PL, Fraser WD, Ralston SH. 2010. Mutations of SQSTM1 are associated with severity and clinical outcome in Paget disease of bone. *J Bone Miner Res* 25(11): 2368–2373. PMID: 20499339.

13. Kurihara N, Hiruma Y, Zhou H, Subler MA, Dempster DW, Singer FR, Reddy SV, Gruber HE, Windle JJ, Roodman GD. 2007. Mutation of the Sequestosome 1 (p62) gene increases osteoclastogenesis but does not induce Paget's disease. *J Clin Invest* 117: 133–142.

14. Daroszewska A, van 't Hof RJ, Rojas JA, Layfield R, Landao-Basonga E, Rose L, Rose K, Ralston SH. 2011. A point mutation in the ubiquitin-associated domain of SQSMT1 is sufficient to cause a Paget's disease-like disorder in mice. *Hum Mol Genet* 20(14): 2734–2744.

15. Cooper C, Schafheutle K, Dennison E, Kellingray S, Guyer P, Barker D. 1999. The epidemiology of Paget's disease in Britain: Is the prevalence decreasing? *J Bone Miner Res* 14: 192–197.

16. Cundy T, McAnulty K, Wattie D, Gamble G, Rutland M, Ibbertson HK. 1997. Evidence for secular changes in Paget's disease. *Bone* 20: 69–71.

17. Rebel A, Malkani K, Basle M, Bregeon C. 1997. Is Paget's disease of bone a viral infection? *Calcif Tissue Res* 22 Suppl: 283–286.

18. Mills BG, Singer FR, Weiner LP, Suffin SC, Stabile E, Holst P. 1984. Evidence for both respiratory syncytial virus and measles virus antigens in the osteoclasts of patients with Paget's disease of bone. *Clin Orthop* 183: 303–311.

19. Gordon MT, Mee AP, Sharpe PT. 1994. Paramyxoviruses in Paget's disease. *Semin Arthritis Rheum* 23: 232–234.

20. Mee AP, Dixon JA, Hoyland JA, Davies M, Selby PL, Mawer EB. 1998. Detection of canine distemper virus in 100% of Paget's disease samples by in situ-reverse transcriptase-polymerase chain reaction. *Bone* 23: 171–175.

21. Kurihara N, Reddy SV, Menaa C, Anderson D, Roodman GD. 2000. Osteoclasts expressing the measles virus nucleocapsid gene display a pagetic phenotype. *J Clin Invest* 105: 607–614.

22. Ooi CG, Walsh CA, Gallagher JA, Fraser WD. 2000. Absence of measles virus and canine distemper virus transcripts in long-term bone marrow cultures from patients with Paget's disease of bone. *Bone* 27: 417–421.

23. Kurihara N, Zhou H, Reddy SV, Garcia-Palacios V, Subler MA, Dempster DW, Windle JJ, Roodman GD. 2006. Expression of measles virus nucleocapsid protein in osteoclasts indures Paget's disease-like bone lesions in mice. *J Bone Miner Res* 21: 446–455.

24. Kurihara N, Hiruma Y, Yamana K, Michou L, Rousseau C, Morissette J, Galson DL, Teramachi J, Zhou H, Dempster DW, Windle JJ, Brown JP, Roodman GD. 2011. Contributions of the measles virus nucleocapsid gene and the SQSTM1/p62(P392L) mutation to Paget's disease. *Cell Metab* 13(1): 23–34. PMID: 21195346.

25. Rebel A, Basle M, Pouplard A, Malkani K. Filmon R, Lepatezour A. 1980. Bone tissue in Paget's disease of bone: Ultrastructure and immunocytology. *Arthritis Rheum* 23: 1104–1114.

26. Singer FR, Mills BG, Gruber HE, Windle JJ, Roodman GD. 2006. Ultrastructure of bone cells in Paget's disease of bone. *J Bone Miner Res* 21 Suppl 2: P51–P54.

27. Shankar S, Hosking DJ. 2006. Biochemical assessment of Paget's disease of bone. *J Bone Miner Res* 21 Suppl 2: P22–P27.

28. Siris ES, Canfield RE. 1994. The parathyroids and Paget's disease of bone. In: Bilezikian J, Levine M, Marcus R (eds.) *The Parathyroids.* New York: Raven Press. pp. 823–828.

29. Siris ES. 1991. Indications for medical treatment of Paget's disease of bone. In: Singer FR, Wallach S (eds.) *Paget's Disease of Bone: Clinical Assessment. Present and Future Therapy.* New York: Elsevier. pp. 44–56.

30. Herzberg L, Bayliss E. 1980. Spinal cord syndrome due to non-compressive Paget's disease of bone: A spinal artery steal phenomenon reversible with calcitonin. *Lancet* 2: 13–15.

31. Monsell EM. 2004. The mechanism of hearing loss in Paget's disease of bone. *Laryngoscope* 114: 598–606.

32. Barry HC. 1980. Orthopedic aspects of Paget's disease of bone. *Arthritis Rheum* 23: 1128–1130.

33. Wick MR, Siegal GP, Unni KK, McLeod RA, Greditzer HB. 1981. Sarcomas of bone complicating osteitis deformans (Paget's disease). *Am J Surg Pathol* 5: 47–59.

34. Hansen MF, Seton M, Merchant A. 2006. Osteosarcoma in Paget's disease of bone. *J Bone Miner Res* 21 Suppl 2: P58–P63.

35. Upchurch KS, Simon LS, Schiller AL, Rosenthal DI, Campion EW, Krane SM. 1983. Giant cell reparative granulomas of Paget's disease of bone: A unique clinical entity. *Ann Intern Med* 98: 35–40.

36. Jacobs TP, Michelsen J, Polay J, D'Adamo AC, Canfield RE . 1979. Giant cell tumor in Paget's disease of bone: Familial and geographic clustering. *Cancer* 44: 742–747.

37. Sundaram M. 2006. Imaging of Paget's disease and fibrous dysplasia of bone. *J Bone Miner Res* 21 Suppl 2: P28–P30.

38. Siris ES, Lyles KW, Singer FR, Meunier PJ. 2006. Medical management of Paget's disease of bone: Indications for treatment and review of current therapies. *J Bone Miner Res* 21 Suppl 2: P94–98.

39. EI-Sammaa M, Linthicum FH, House HP, House JW. 1986. Calcitonin as treatment for hearing loss in Paget's disease. *Am J Otol* 7: 241–243.

40. Murdin L, Yeoh LH. 2005. Hearing loss treated with pamidronate. *J R Soc Med* 98: 272–274.

41. Meunier PI, Vignot E. 1995. Therapeutic strategy in Paget's disease of bone. *Bone* 17: 489S–49IS.

42. Langston AL, Campbell MK, Fraser WD, MacLennan GS, Selby PL, Ralston SH. 2010. Randomized trial of intensive bisphosphonate treatment versus symptomatic management in Paget's disease of bone. *J Bone Miner Res* 25: 20–31.

43. Kaplan FS. 1999. Surgical management of Paget's disease. *J Bone Miner Res* 14S2: 34–38.

44. Selby PL, Davie MWJ, Ralston SH, Stone MD. 2002. Guidelines on the management of Paget's disease of bone. *Bone* 31: 366–373.

45. Drake WM, Kendler DL, Brown JP. 2001. Consensus statement on the modern therapy of Paget's disease of bone from a Western Osteoporosis Alliance Symposium. *Clin Ther* 23: 620–626.

46. Canfield R, Rosner W, Skinner J, McWhorter J, Resnick L, Feldman F, Kammerman S, Ryan K, Kunigonis M, Bohne W. 1977. Diphosphonate therapy of Paget's disease of bone. *J Clin Endocrinol Metab* 44: 96–106.

47. McClung MR, Tou CPK, Goldstein NH, Picot C. 1995. Tiludronate therapy for Paget's disease of bone. *Bone* 17: 493S–496S.

48. Siris E, Weinstein RS, Altman R, Conte JM, Favus M, Lombardi A, Lyles K, McIlwain H, Murphy WA Jr, Reda C, Rude R, Seton M, Tiegs R, Thompson D, Tucci JR, Yates AJ, Zimering M. 1996. Comparative study of alendronate vs. etidronate for the treatment of Paget's disease of bone. *J Clin Endocrinol Metab* 81:961–967.

49. Miller PD, Adachi JD, Brown JP, Khairi RA, Lang R, Licata AA, McClung MR, Ryan WG, Singer FR, Siris ES, Tenenhouse A, Wallach S, Bekker PJ, Axelrod DW. 1997. Risedronate vs. etidronate: Durable remission with only two months of 30 mg risedronate. *J Bone Miner Res* 12: S269

50. Harinck HI, Papapoulos SE, Blanksrna HJ, Moolenaar AJ, Vermeij P, Bijvoet OL. 1987. Paget's disease of bone: Early and late responses to three different modes of treatment with aminohydroxypropylidene bisphosphonate (APD). *Br Med J* 295: 1301–1305.

51. Reid IR, Miller P, Lyles K, Fraser W, Brown J, Saidi Y, Mesenbrink P, Su G, Pak J, Zelenakas K, Luchi M, Richardson P, Hosking D. 2005. A single infusion of zoledronic acid improves remission rates in Paget's disease: A randomized controlled comparison with risedronate. *N Engl J Med* 353: 898–908.

52. Gutteridge DH, Ward LC, Stewart GO, Retallack RW, Will RK, Prince RL, Criddle A, Bhagat CI, Stuckey BG, Price RI, Kent GN, Faulkner DL, Geelhoed E, Gan SK, Vasikaran S. 1999. Paget's disease: Acquired resistance to one aminobisphosphonate with retained response to another. *J Bone Miner Res* 14S2: 79–84.

53. Khosla S, Burr D, Cauley J, et al. 2007. Bisphosphonate-associated osteonecrosis of the jaw: Report of a task force of the American Society for Bone and Mineral Research. *J Bone Miner Res* 22: 1479–1491.

54. Parvizi J, Klein GR, Sim FH. 2006. Surgical management of Paget's disease of bone. *J Bone Miner Res* 21 Suppl 2: P75–P82.

# 第 7 篇

# 癌症与骨

本篇主编　Theresa A. Guise

# 第 81 章
# 癌症骨转移概述

Gregory A. Clines

（陈雷雷 译 何 伟 审校）

## 引言

癌症细胞骨转移是恶性肿瘤的一个常见并发症，这会打破正常骨平衡和骨重建，使骨质减弱，导致病理性骨折[1]。已涉及的骨转移的新机制包括骨转移的所有步骤：劣种癌症细胞从原发瘤中逃逸出来，全身性栓子形成，贴壁于骨髓血管内皮，溢于骨微环境，在适应的环境里增殖，与成骨细胞和（或）破骨细胞相互作用，相反地改变骨重建。这种多级式转移需要多种类型细胞和基因协同作用，每一种类型的细胞在转移过程中又有其独特的角色。整个过程在一项旨在鉴别乳腺癌细胞系基因导致骨溶解的研究中予以阐明[2]。基因不单独起作用，基因之间协同作用，每个基因都参与关键步骤，共同作用形成骨转移。

## 恶性变

转移始于单个细胞恶性变，它具有存活于原发肿瘤以外边界的特性。早期步骤是上皮向间质分化（EMT），肿瘤进程是细胞去分化和增强其迁徙潜能。转录因子扭转、弯曲、缓慢参与到 EMT 过程中，结果下调细胞黏附因子如上皮细胞钙黏附因子[3-6]。酶类也是协同作用者，如基质金属蛋白酶、尿激酶、组织蛋白酶类，它们溶解原发肿瘤基底膜，诱使恶性细胞逸出[7-9]。癌症细胞也可以改变基底膜成分和结构，通过调节基底膜层粘连蛋白，结合在癌症细胞的整联蛋白受体，以促进恶性肿瘤细胞进一步逸出[10]。癌症细胞成功通过原发肿瘤基底膜并侵入周围脉管系统，形成全身性栓子到远处器官。

## 癌细胞归巢与黏附于骨

传统观点认为癌症细胞归巢到能够提供合适微环境的器官，而转移前活动范围的概念提出转移部位是经过预选和整饰，使癌细胞能够转移到达，这说明传统观点正在进化。如乳腺癌细胞分泌的骨桥蛋白作为内分泌因子，激活骨髓衍生的造血干细胞前体释放到外周环境中，并且沉积于远处转移前部位[11]。血管内皮生长因子受体 1 可作为标志物，识别这些转移前造血干细胞前体细胞[12]。转移前活动范围的概念也应用于骨转移中。由原发乳腺癌产生的类肝素酶促进肿瘤多配体蛋白聚糖脱落[13]。这种蛋白聚糖增强了骨诱导的发生和骨重建，改变了骨的微环境，并且为癌转移细胞的到达做准备[14]。

癌细胞进入循环中，部分通过血小板的辅助得以存活[15]。血小板直接纤维蛋白沉积于癌细胞周围，借此提供保护，免于应答监视，并增强吸附于损伤的血管内皮[16-17]。癌细胞也能促使血小板聚集，然后释放血小板溶血磷脂酸（LPA）[18]。癌细胞上的LPA 受体增强了细胞的增殖，刺激溶骨因子产生[18]。

在晚期乳腺癌和前列腺癌中，骨转移发病率较高，意味着它们占有一个独特的"位置"，指挥循环中的癌细胞转移到骨。癌细胞表达的趋化因子受体CXCR4 在传递到骨中起重要角色[2,19-20]。它的配体CXCL12 或者间质细胞衍生因子 1a 在组织中出现，代表着骨转移的常见部位包括骨髓，并在癌归巢于骨中与 CXCR4 协同作用[20-22]。整合素类也有重要和互补的功能[23]。基于多种细胞外基质蛋白结合于RGD 肽序列的整合素 αvβ3，在肿瘤细胞归巢中也具有重要作用[24-25]。在骨转移的动物模型中，αvβ3抵抗阻止癌细胞侵入骨[26]。整合素 α2β1 具有高度亲和 I 型胶原受体的特性，参与到前列腺癌转移到骨的过程中[27-28]。肿瘤细胞分泌的骨桥蛋白、骨唾液蛋白及小整合素结合蛋白通过促进肿瘤细胞侵袭、细胞外基质降解及在转移部位存活来帮助转移[29]。癌转移细胞与骨髓巨核细胞起初的交互作用可能限制骨转移的潜能[30]。

## 溶骨性骨病

一旦肿瘤细胞到达骨，骨与肿瘤细胞信号间相互恶性循环调节溶骨性转移。乳腺癌细胞分泌的甲状旁腺激素相关肽（PTHrP）通过 Hedgehog 信号传导目标 GLI2 转移到微环境中，刺激破骨吸收，并从矿化骨基质中释放转化生长因子 β（TGFβ），反过来刺激癌细胞产生更多的 PTHrP[31-33]。通过乳腺癌细胞中配体 Jagged1 的表达激活破骨细胞 Notch 信号，作为一个补充机制，以增加破骨细胞发生和随后释放骨源性 TGFβ[34]。TGFβ 与骨转移缺氧环境组合，调控其他转移前因素，如白细胞介素 -6、-8、-11 和肿瘤坏死因子 -α、血管内皮生长因子及 CXCR4，以提高骨转移，这些显示了骨转移治疗的重要目标[35-38]。RUNX2 是成骨细胞的一种特定转录因子，也在乳腺癌细胞中表达，并促进乳腺癌细胞为成骨细胞的替代物，以支持破骨细胞的形成[39]。在骨分解过程中，破骨吸收释放出高浓度钙离子。乳腺癌细胞表达钙激活的钙敏感受体（CaSR）[40]调控肿瘤细胞分泌的PTHrP 进一步增加肿瘤细胞对溶骨的反应[41-42]。

多发骨髓瘤虽不如乳腺癌常见，但是溶骨性损害几乎是晚期患者普遍的特征。虽然不具有典型的

转移性恶性肿瘤特征，多发性骨髓瘤很多骨吸收病理分子机制与乳腺癌骨转移相似。

骨髓瘤细胞分泌的补充破骨细胞活化因子，包括巨噬细胞炎性蛋白 1α[43]、核受体活化因子 - κ B 配体（RANKL）[44]、白细胞介素 -3 和白细胞介素 -6[45-46]。随着成骨细胞形成抑制剂的分泌包括 Dickkopf 的同系物 1（DKK1）及骨髓瘤细胞分泌的卷曲相关蛋白2 和白细胞介素 -3[47-49]，骨溶解进一步增强。其他恶性肿瘤包括非小细胞肺癌、黑色素瘤、非霍奇金淋巴瘤、甲状腺癌、急性淋巴细胞性白血病[50-54] 所导致溶骨性骨骼疾病具有不同的频率。

## 成骨性骨病

内皮缩血管肽 -1（ET-1）主要由前列腺癌分泌，是成骨细胞应答转移的主要因素[55]。ET-1 刺激成骨，由内皮素 A 受体（ETAR）通过下调 Wnt 信号抑制剂 DKK1 来形成病理性新骨[55-56]。对于正常成骨细胞的分化和功能，Wnt 信号通路是一个主要的成骨细胞的调节途径的关键[57]。成骨性骨转移的形成可能双重依赖于下调微环境中成骨细胞分泌的 DKK1和由肿瘤产生的 ET-1 及前列腺癌细胞本身[56,58]。虽然骨形态发生蛋白（BMP）与 Wnt 蛋白在成骨疾病中涉及协同作用[59]，但在一些研究中显示 BMP-7 可以防止骨转移。这种分泌因子通过拮抗 TGFβ 信号和逆转上皮 - 间质癌细胞转化抑制骨转移[60]。血小板衍生生长因子可促进成骨细胞的疾病及前列腺上皮细胞的侵入行为[61]。一个令人困惑的问题就是前列腺特异性抗原（PSA）在成骨转移中的作用。尽管有令人信服的体外证据表明，PSA 具有生物活性，可促进骨转移，但体内研究表明缺乏明确的因果关系[62]。

## 结论

转移性肿瘤细胞与骨有亲和力，并在骨微环境中繁殖。这些细胞不仅具有在骨中增殖能力，还能诱导成骨细胞和破骨细胞在骨微环境中产生因子，进一步刺激癌细胞增长。分子机制发现，控制骨转移已转化为治疗临床前和临床试验。Denosumab 单克隆抗体靶向 RANKL 现在被批准用于骨转移中预防骨相关事件[63-64]。阻断 PTHrP 的和（或）转化生长因子 β 以减少骨转移，在临床前模型中显示有前

途[31,33,39,65-67]。ETAR 阻断减少了成骨性病变进展，并也可能降低死亡率[68-69]。

关于骨转移的病理生理学和治疗，仍有许多悬而未决的问题。是否如在动物模型表明的加速骨代谢可促进骨肿瘤生长[70-71]？什么在骨肿瘤中控制休眠？什么是血管生成的作用？骨定向治疗提前预防骨转移益处和联合治疗的作用是什么？组织蛋白酶 K 抑制剂和 Denosumab 或双膦酸盐治疗骨转移病是否一样有效？最有效的放射性药物治疗和疼痛控制是什么？这些关键问题的答案必将促使我们发现其他的治疗目标。各种疗法的组合分别针对特定的转移性步骤或信号通路，对骨转移的治疗是一个可行的方案。

## 参考文献

1. Weilbaecher KN, Guise TA, McCauley LK. 2011. Cancer to bone: A fatal attraction. *Nat Rev Cancer* 11(6): 411–25.

2. Kang Y, Siegel PM, Shu W, Drobnjak M, Kakonen SM, Cordon-Cardo C, Guise TA, Massague AJ. 2003. A multigenic program mediating breast cancer metastasis to bone. *Cancer Cell* 3(6): 537–49.

3. Onder TT, Gupta PB, Mani SA, Yang J, Lander ES, Weinberg RA. 2008. Loss of E-cadherin promotes metastasis via multiple downstream transcriptional pathways. *Cancer Res* 68(10): 3645–54.

4. Yang J, Mani SA, Donaher JL, Ramaswamy S, Itzykson RA, Come C, Savagner P, Gitelman I, Richardson A, Weinberg RA. 2004. Twist, a master regulator of morphogenesis, plays an essential role in tumor metastasis. *Cell* 117(7): 927–39.

5. Batlle E, Sancho E, Franci C, Dominguez D, Monfar M, Baulida J, Garcia De Herreros A. 2000. The transcription factor snail is a repressor of E-cadherin gene expression in epithelial tumour cells. *Nat Cell Biol* 2(2): 84–9.

6. Chou TY, Chen WC, Lee AC, Hung SM, Shih NY, Chen MY. 2009. Clusterin silencing in human lung adenocarcinoma cells induces a mesenchymal-to-epithelial transition through modulating the ERK/Slug pathway. *Cell Signal* 21(5): 704–11.

7. Shiomi T, Okada Y. 2003. MT1-MMP and MMP-7 in invasion and metastasis of human cancers. *Cancer Metastasis Rev* 22(2–3): 145–52.

8. Rabbani SA, Ateeq B, Arakelian A, Valentino ML, Shaw DE, Dauffenbach LM, Kerfoot CA, Mazar AP. 2010. An anti-urokinase plasminogen activator receptor antibody (ATN-658) blocks prostate cancer invasion, migration, growth, and experimental skeletal metastasis in vitro and in vivo. *Neoplasia* 12(10): 778–88.

9. Vasiljeva O, Papazoglou A, Kruger A, Brodoefel H, Korovin M, Deussing J, Augustin N, Nielsen BS, Almholt K, Bogyo M, Peters C, Reinheckel T. 2006. Tumor cell-derived and macrophage-derived cathepsin B promotes progression and lung metastasis of mammary cancer. *Cancer Res* 66(10): 5242–50.

10. Kusuma N, Denoyer D, Eble JA, Redvers RP, Parker BS, Pelzer R, Anderson RL, Pouliot N. 2012. Integrin-dependent response to laminin-511 regulates breast tumor cell invasion and metastasis. *Int J Cancer* 130(3): 555–66.

11. McAllister SS, Gifford AM, Greiner AL, Kelleher SP, Saelzler MP, Ince TA, Reinhardt F, Harris LN, Hylander BL, Repasky EA, Weinberg RA. 2008. Systemic endocrine instigation of indolent tumor growth requires osteopontin. *Cell* 133(6): 994–1005.

12. Kaplan RN, Riba RD, Zacharoulis S, Bramley AH, Vincent L, Costa C, MacDonald DD, Jin DK, Shido K, Kerns SA, Zhu Z, Hicklin D, Wu Y, Port JL, Altorki N, Port ER, Ruggero D, Shmelkov SV, Jensen KK, Rafii S, Lyden D. 2005. VEGFR1-positive haematopoietic bone marrow progenitors initiate the pre-metastatic niche. *Nature* 438(7069): 820–7.

13. Kelly T, Suva LJ, Nicks KM, MacLeod V, Sanderson RD. 2010. Tumor-derived syndecan-1 mediates distal crosstalk with bone that enhances osteoclastogenesis. *J Bone Miner Res* 25(6): 1295–304.

14. Kelly T, Suva LJ, Huang Y, Macleod V, Miao HQ, Walker RC, Sanderson RD. 2005. Expression of heparanase by primary breast tumors promotes bone resorption in the absence of detectable bone metastases. *Cancer Res* 65(13): 5778–84.

15. Gay LJ, Felding-Habermann B. 2011. Contribution of platelets to tumour metastasis. *Nat Rev Cancer* 11(2): 123–34.

16. Palumbo JS, Talmage KE, Massari JV, La Jeunesse CM, Flick MJ, Kombrinck KW, Jirouskova M, Degen JL. 2005. Platelets and fibrin(ogen) increase metastatic potential by impeding natural killer cell-mediated elimination of tumor cells. *Blood* 105(1): 178–85.

17. Palumbo JS, Talmage KE, Massari JV, La Jeunesse CM, Flick MJ, Kombrinck KW, Hu Z, Barney KA, Degen JL. 2007. Tumor cell-associated tissue factor and circulating hemostatic factors cooperate to increase metastatic potential through natural killer cell-dependent and-independent mechanisms. *Blood* 110(1): 133–41.

18. Boucharaba A, Serre CM, Gres S, Saulnier-Blache JS, Bordet JC, Guglielmi J, Clezardin P, Peyruchaud O. 2004. Platelet-derived lysophosphatidic acid supports the progression of osteolytic bone metastases in breast cancer. *J Clin Invest* 114(12): 1714–25.

19. Smith MC, Luker KE, Garbow JR, Prior JL, Jackson E, Piwnica-Worms D, Luker GD. 2004. CXCR4 regulates growth of both primary and metastatic breast cancer. *Cancer Res* 64(23): 8604–12.

20. Sun YX, Schneider A, Jung Y, Wang J, Dai J, Wang J, Cook K, Osman NI, Koh-Paige AJ, Shim H, Pienta KJ, Keller ET, McCauley LK, Taichman RS. 2005. Skeletal localization and neutralization of the SDF-1(CXCL12)/CXCR4 axis blocks prostate cancer metastasis and growth in osseous sites in vivo. *J Bone Miner Res* 20(2): 318–29.

21. Muller A, Homey B, Soto H, Ge N, Catron D, Buchanan ME, McClanahan T, Murphy E, Yuan W, Wagner SN, Barrera JL, Mohar A, Verastegui E, Zlotnik A. 2001. Involvement of chemokine receptors in breast cancer metastasis. *Nature* 410(6824): 50–6.

22. Wang J, Loberg R, Taichman RS. 2006. The pivotal role of CXCL12 (SDF-1)/CXCR4 axis in bone metastasis. *Cancer Metastasis Rev* 25(4): 573–87.

23. Schneider JG, Amend SR, Weilbaecher KN. 2011. Integrins and bone metastasis: Integrating tumor cell and

stromal cell interactions. *Bone* 48(1): 54–65.

24. Sung V, Stubbs JT 3rd, Fisher L, Aaron AD, Thompson EW. 1998. Bone sialoprotein supports breast cancer cell adhesion proliferation and migration through differential usage of the alpha(v)beta3 and alpha(v)beta5 integrins. *J Cell Physiol* 176(3): 482–94.

25. Felding-Habermann B, O'Toole TE, Smith JW, Fransvea E, Ruggeri ZM, Ginsberg MH, Hughes PE, Pampori N, Shattil SJ, Saven A, Mueller BM. 2001. Integrin activation controls metastasis in human breast cancer. *Proc Natl Acad Sci U S A* 98(4): 1853–8.

26. Clezardin P, Clement-Lacroix P. 2006. Prevention of breast cancer bone metastasis by an integrin alpha v beta 3 antagonist. *Cancer Treat Rev* 32(Suppl 3): S18.

27. Hall CL, Dai J, van Golen KL, Keller ET, Long MW. 2006. Type I collagen receptor (alpha 2 beta 1) signaling promotes the growth of human prostate cancer cells within the bone. *Cancer Res* 66(17): 8648–54.

28. Hall CL, Dubyk CW, Riesenberger TA, Shein D, Keller ET, van Golen KL. 2008. Type I collagen receptor (alpha-2beta1) signaling promotes prostate cancer invasion through RhoC GTPase. *Neoplasia* 10(8): 797–803.

29. Bellahcene A, Castronovo V, Ogbureke KU, Fisher LW, Fedarko NS. 2008. Small integrin-binding ligand N-linked glycoproteins (SIBLINGs): Multifunctional proteins in cancer. *Nat Rev Cancer* 8(3): 212–26.

30. Li X, Koh AJ, Wang Z, Soki FN, Park SI, Pienta KJ, McCauley LK. 2011. Inhibitory effects of megakaryocytic cells in prostate cancer skeletal metastasis. *J Bone Miner Res* 26(1): 125–34.

31. Guise TA, Yin JJ, Taylor SD, Kumagai Y, Dallas M, Boyce BF, Yoneda T, Mundy GR. 1996. Evidence for a causal role of parathyroid hormone-related protein in the pathogenesis of human breast cancer-mediated osteolysis. *J Clin Invest* 98(7): 1544–9.

32. Yin JJ, Selander K, Chirgwin JM, Dallas M, Grubbs BG, Wieser R, Massague J, Mundy GR, Guise TA. 1999. TGF-beta signaling blockade inhibits PTHrP secretion by breast cancer cells and bone metastases development. *J Clin Invest* 103(2): 197–206.

33. Sterling JA, Oyajobi BO, Grubbs B, Padalecki SS, Munoz SA, Gupta A, Story B, Zhao M, Mundy GR. 2006. The hedgehog signaling molecule Gli2 induces parathyroid hormone-related peptide expression and osteolysis in metastatic human breast cancer cells. *Cancer Res* 66(15): 7548–53.

34. Sethi N, Dai X, Winter CG, Kang Y. 2011. Tumor-derived JAGGED1 promotes osteolytic bone metastasis of breast cancer by engaging notch signaling in bone cells. *Cancer Cell* 19(2): 192–205.

35. Kakonen SM, Kang Y, Carreon MR, Niewolna M, Kakonen RS, Chirgwin JM, Massague J, Guise TA. 2002. Breast cancer cell lines selected from bone metastases have greater metastatic capacity and express increased vascular endothelial growth factor (VEGF), interleukin-11 (IL-11), and parathyroid hormone-related protein (PTHrP). *J Bone Miner Metab* 17(Suppl 1): M060.

36. de la Mata J, Uy HL, Guise TA, Story B, Boyce BF, Mundy GR, Roodman GD. 1995. Interleukin-6 enhances hypercalcemia and bone resorption mediated by parathyroid hormone-related protein in vivo. *J Clin Invest* 95(6): 2846–52.

37. Bendre MS, Gaddy-Kurten D, Mon-Foote T, Akel NS, Skinner RA, Nicholas RW, Suva LJ. 2002. Expression of interleukin 8 and not parathyroid hormone-related protein by human breast cancer cells correlates with bone metastasis in vivo. *Cancer Res* 62(19): 5571–9.

38. Dunn LK, Mohammad KS, Fournier PG, McKenna CR, Davis HW, Niewolna M, Peng XH, Chirgwin JM, Guise TA. 2009. Hypoxia and TGF-beta drive breast cancer bone metastases through parallel signaling pathways in tumor cells and the bone microenvironment. *PLoS One* 4(9): e6896.

39. Javed A, Barnes GL, Pratap J, Antkowiak T, Gerstenfeld LC, van Wijnen AJ, Stein JL, Lian JB, Stein GS. 2005. Impaired intranuclear trafficking of Runx2 (AML3/CBFA1) transcription factors in breast cancer cells inhibits osteolysis in vivo. *Proc Natl Acad Sci U S A* 102(5): 1454–9.

40. Yamaguchi T, Chattopadhyay N, Brown EM. 2000. G protein-coupled extracellular Ca2+ (Ca2+o)-sensing receptor (CaR): Roles in cell signaling and control of diverse cellular functions. *Adv Pharmacol* 47: 209–53.

41. Buchs N, Manen D, Bonjour JP, Rizzoli R. 2000. Calcium stimulates parathyroid hormone-related protein production in Leydig tumor cells through a putative cation-sensing mechanism. *Eur J Endocrinol* 142(5): 500–5.

42. Sanders JL, Chattopadhyay N, Kifor O, Yamaguchi T, Butters RR, Brown EM. 2000. Extracellular calcium-sensing receptor expression and its potential role in regulating parathyroid hormone-related peptide secretion in human breast cancer cell lines. *Endocrinology* 141(12): 4357–64.

43. Choi SJ, Cruz JC, Craig F, Chung H, Devlin RD, Roodman GD, Alsina M. 2000. Macrophage inflammatory protein 1-alpha is a potential osteoclast stimulatory factor in multiple myeloma. *Blood* 96(2): 671–5.

44. Pearse RN, Sordillo EM, Yaccoby S, Wong BR, Liau DF, Colman N, Michaeli J, Epstein J, Choi Y. 2001. Multiple myeloma disrupts the TRANCE/osteoprotegerin cytokine axis to trigger bone destruction and promote tumor progression. *Proc Natl Acad Sci U S A* 98(20): 11581–6.

45. Lee JW, Chung HY, Ehrlich LA, Jelinek DF, Callander NS, Roodman GD, Choi SJ. 2004. IL-3 expression by myeloma cells increases both osteoclast formation and growth of myeloma cells. *Blood* 103(6): 2308–15.

46. Cheung WC, Van Ness B. 2002. Distinct IL-6 signal transduction leads to growth arrest and death in B cells or growth promotion and cell survival in myeloma cells. *Leukemia* 16(6): 1182–8.

47. Tian E, Zhan F, Walker R, Rasmussen E, Ma Y, Barlogie B, Shaughnessy JDJ. 2003. The role of the Wnt-signaling antagonist DKK1 in the development of osteolytic lesions in multiple myeloma. *New Engl J Med* 349(26): 2483–94.

48. Oshima T, Abe M, Asano J, Hara T, Kitazoe K, Sekimoto E, Tanaka Y, Shibata H, Hashimoto T, Ozaki S, Kido S, Inoue D, Matsumoto T. 2005. Myeloma cells suppress bone formation by secreting a soluble Wnt inhibitor, sFRP-2. *Blood* 106(9): 3160–5.

49. Ehrlich LA, Chung HY, Ghobrial I, Choi SJ, Morandi F, Colla S, Rizzoli V, Roodman GD, Giuliani N. 2005. IL-3 is a potential inhibitor of osteoblast differentiation in multiple myeloma. *Blood* 106(4): 1407–14.

50. Coleman RE. 1997. Skeletal complications of malignancy. *Cancer* 80(8 Suppl): 1588–94.

51. des Grottes JM, Dumon JC, Body JJ. 2001. Hypercalcaemia of melanoma: Incidence, pathogenesis and therapy with bisphosphonates. *Melanoma Res* 11(5):

477–82.

52. Takasaki H, Kanamori H, Takabayashi M, Yamaji S, Koharazawa H, Taguchi J, Fujimaki K, Ishigatsubo Y. 2006. Non-Hodgkin's lymphoma presenting as multiple bone lesions and hypercalcemia. *Am J Hematol* 81(6): 439–42.

53. Marcocci C, Pacini F, Elisei R, Schipani E, Ceccarelli C, Miccoli P, Arganini M, Pinchera A. 1989. Clinical and biologic behavior of bone metastases from differentiated thyroid carcinoma. *Surgery* 106(6): 960–6.

54. Ganesan P, Thulkar S, Gupta R, Bakhshi S. 2009. Child-hood aleukemic leukemia with hypercalcemia and bone lesions mimicking metabolic bone disease. *J Pediatr Endocrinol Metab* 22(5): 463–7.

55. Yin JJ, Mohammad KS, Kakonen SM, Harris S, Wu-Wong JR, Wessale JL, Padley RJ, Garrett IR, Chirgwin JM, Guise TA. 2003. A causal role for endothelin-1 in the pathogenesis of osteoblastic bone metastases. *Proc Natl Acad Sci U S A* 100(19): 10954–9.

56. Clines GA, Mohammad KS, Bao Y, Stephens O, Suva LJ, Shaughnessy JD, Fox JW, Chirgwin JM, Guise TA. 2007. Dickkopf homolog 1 mediates endothelin-1-stimulated new bone formation. *Mol Endocrinol* 22: 486–98.

57. Westendorf JJ, Kahler RA, Schroeder TM. 2004. Wnt signaling in osteoblasts and bone diseases. *Gene* 341: 19–39.

58. Hall CL, Bafico A, Dai J, Aaronson SA, Keller ET. 2005. Prostate cancer cells promote osteoblastic bone metas-tases through Wnts. *Cancer Res* 65(17): 7554–60.

59. Dai J, Hall CL, Escara-Wilke J, Mizokami A, Keller JM, Keller ET. 2008. Prostate cancer induces bone metasta-sis through Wnt-induced bone morphogenetic protein-dependent and independent mechanisms. *Cancer Res* 68(14): 5785–94.

60. Buijs JT, Rentsch CA, van der Horst G, van Overveld PGM, Schwaninger R, Henriquez NV, Papapoulos SE, Pelger RCM, Vukicevic S, Cecchini MG, Lowik CWGM, van der Pluijm G. 2007. BMP7, a putative regulator of epithelial homeostasis in the human prostate, is a potent inhibitor of prostate cancer bone metastasis in vivo. *Am J Pathol* 171: 1047–57.

61. Yi B, Williams PJ, Niewolna M, Wang Y, Yoneda T. 2002. Tumor-derived platelet-derived growth factor-BB plays a critical role in osteosclerotic bone metastasis in an animal model of human breast cancer. *Cancer Res* 62(3): 917–23.

62. Williams SA, Singh P, Isaacs JT, Denmeade SR. 2007. Does PSA play a role as a promoting agent during the initiation and/or progression of prostate cancer? *Pros-tate* 67(3): 312–29.

63. Stopeck AT, Lipton A, Body JJ, Steger GG, Tonkin K, de Boer RH, Lichinitser M, Fujiwara Y, Yardley DA, Viniegra M, Fan M, Jiang Q, Dansey R, Jun S, Braun A. 2010. Denosumab compared with zoledronic acid for the treatment of bone metastases in patients with advanced breast cancer: a randomized, double-blind study. *J Clin Oncol* 28(35): 5132–9.

64. Henry DH, Costa L, Goldwasser F, Hirsh V, Hungria V, Prausova J, Scagliotti GV, Sleeboom H, Spencer A, Vadhan-Raj S, von Moos R, Willenbacher W, Woll PJ, Wang J, Jiang Q, Jun S, Dansey R, Yeh H. 2011. Random-ized, double-blind study of denosumab versus zoledronic acid in the treatment of bone metastases in patients with advanced cancer (excluding breast and prostate cancer) or multiple myeloma. *J Clin Oncol* 29(9): 1125–32.

65. Mohammad KS, Stebbins EG, Niewolna M, Mckenna CR, Walton H, Peng XH, Li G, Murphy A, Chakravarty S, Higgins LS, Wong DH, Guise TA. 2006. TGFbeta signaling blockade reduces osteolytic bone metastases and enhances bone mass. *Cancer Treat Rev* 32(Suppl 3): S29.

66. Javelaud D, Mohammad KS, McKenna CR, Fournier P, Luciani F, Niewolna M, Andre J, Delmas V, Larue L, Guise TA, Mauviel A. 2007. Stable overexpression of Smad7 in human melanoma cells impairs bone metas-tasis. *Cancer Res* 67(5): 2317–24.

67. Mohammad KS, Javelaud D, Fournier PG, Niewolna M, McKenna CR, Peng XH, Duong V, Dunn LK, Mauviel A, Guise TA. 2011. TGF-beta-RI kinase inhibitor SD-208 reduces the development and progression of melanoma bone metastases. *Cancer Res* 71(1): 175–84.

68. Nelson JB. 2005. Endothelin receptor antagonists. *World J Urol* 23(1): 19–27.

69. James ND, Caty A, Borre M, Zonnenberg BA, Beuzeboc P, Morris T, Phung D, Dawson NA. 2009. Safety and efficacy of the specific endothelin-A receptor antagonist ZD4054 in patients with hormone-resistant prostate cancer and bone metastases who were pain free or mildly symptomatic: A double-blind, placebo-controlled, ran-domised, phase 2 trial. *Eur Urol* 55(5): 1112–23.

70. Schneider A, Kalikin LM, Mattos AC, Keller ET, Allen MJ, Pienta KJ, McCauley LK. 2005. Bone turnover medi-ates preferential localization of prostate cancer in the skeleton. *Endocrinology* 146(4): 1727–36.

71. Padalecki SS, Carreon MR, Grubbs BR, Guise TA. 2003. Hypogonadism causes bone loss and increased bone metastases in a model of mixed osteolytic/oteoblastic metastases: Prevention by zoledronic acid. *J Bone Miner Res* 18(Suppl 2): S36.

# 第 82 章
# 骨转移瘤的临床与临床前影像学

Geertje van der Horst • Gabri van der Pluijm

（陈雷雷 译 何 伟 审校）

## 引言

骨转移是癌症常见的并发症，晚期乳腺癌或前列腺癌患者发生率高达 80%，在甲状腺、肺、膀胱或肾癌患者中为 15%~30%[1]。此外，黑色素瘤、多发性骨髓瘤也很容易转移到骨骼。骨转移可以分为溶骨性、成骨性、混合性。一旦肿瘤转移至骨，疾病是无法治愈的，患者可能经历许多骨相关事件，如严重骨疼痛、低钙血症、神经压迫症状、病理骨折[2-3]。这严重增加患病率和降低患者的生活质量。

在临床和实验骨转移的诊断和治疗中，影像学检查已经成为不可或缺的工具。新颖的多模式成像方法涌现并迅速发展，将极大地促进骨转移性疾病临床前模型的实验研究（图 82.1；表 82.1）。

## 癌症影像

在临床上，影像传统上是用于检查和疾病的分期，监测对治疗的反应，并确定病理骨折的风险。但是，功能和分子成像也可以用来研究肿瘤生长和转移的过程，包括血管生成和药物动力学。

临床前影像（使用小动物）可以可视化和观察器官、组织、细胞或分子水平上的变化（如肿瘤的位置或大小，肿瘤或肿瘤周围基质的特点）。

目前的成像方式可分为形态或解剖成像技术 [ 超声成像、计算机断层扫描 (CT)、磁共振成像 (MRI)] 和分子成像技术 [ 正电子发射断层扫描 (PET)、单光子发射计算机断层扫描 (SPECT)、光学荧光成像 (FLI) 和生物荧光成像 (BLI)]。临床上在应用转移性骨病多种成像方式，每一种方式都有各自的优点和缺点。

$^{99m}$ 锝 - 亚甲基双膦酸盐（$^{99m}$Tc-MDP）骨显像主要应用于检测和对疾病分期，支持普通 X 光线照相技术或 SPECT。骨显像可以在 MRI、CT 或 PET/SPECT 之后进行。临床前成像的许多成像模式适合于小动物研究。另外，光成像技术广泛应用于研究小动物的发病机制和转移性骨骼疾病的实验性治疗。

## 形态 / 解剖成像技术

普通射线照相法测量的是 X 射线通过组织时的衰减。因为它的高分辨率，X 线照相术可以用来测量皮质厚度等细节，这对于评估病理骨折的风险很重要[4]。然而，在临床中全身平片摄影不常用于检测骨转移，因为溶骨性骨质病变必须至少需要 40%~50% 骨吸收被持续检测才能显示。只对多发性骨髓瘤患者，普通射线照相法仍然使用，因为骨髓瘤多个溶

**表 82.1　不同的成像方式包括来源、可能的应用、每个技术的优缺点比较 \***

| 成像方式 | 来源 | 可能的应用 | 优点 | 缺点 |
|---|---|---|---|---|
| MRI：磁共振成像 | 电磁波 | —结构、解剖组织架构信息<br>—长期监测细胞生存能力和转移骨肿瘤负担（转铁蛋白、铁蛋白、酪氨酸[11,21]）<br>—组织成分、代谢监测和分子探针的检测[11,12,21] | —高空间分辨率<br>—良好的软组织对比<br>—定量<br>—可能的小细胞数目成像 | —低处理量<br>—训练有素的人员 |
| CT：计算机断层摄影术 | 辐射（X 射线） | —骨骼解剖信息、结构架构[8-9] | —高空间分辨率<br>—高渗透深度 | —低灵敏度<br>—辐射剂量 |
| PET：正电子发射断层摄影术 | 辐射（高能量 γ 射线） | —早期细胞定位和骨导航（如 18$^F$-FDG[11,21,25-26]）<br>—长期监测细胞生存能力和转移骨肿瘤负担（HSV1-tk[63]）<br>—分子和代谢过程可视化（如全身药物动力学或受体表达[21,24-25]）<br>—实时信号通路活动(指示物组成[64]) | —高灵敏度<br>—高渗透深度 | —有限的空间分辨率<br>—辐射<br>—高成本<br>—不能定量 |
| SPECT：单光子发射计算断层摄影术 | 辐射（低能量 γ 射线） | —早期细胞定位和骨导航（如 111ln[21]）<br>—长期监测细胞生存能力和转移骨肿瘤负担 [NIS，somatostatib[65-66]]<br>—分子和代谢过程可视化（如凋亡或受体表达水平[21,24-25]） | —高灵敏度（低于 PET）<br>—高渗透深度 | —有限的空间分辨率<br>—辐射<br>—不能定量 |
| BLI：生物荧光成像 | 生物荧光 | —早期细胞定位和骨导航，小细胞数目[41,43]<br>—长期监测细胞生存能力和转移骨肿瘤负担（功能和药物反应研究[41-43]）<br>—实时信号通路活动(指示物组成[64])<br>—分子和代谢过程可视化（如 VEGFR 活动[67]） | —高灵敏度<br>—高处理量<br>—低成本<br>—小细胞数目成像可能 | —有限的空间分辨率<br>—低渗透深度<br>—不能临床应用 |
| FLI：光学荧光成像 | | —早期细胞定位和骨导航[68]<br>—长期监测细胞生存能力和转移骨肿瘤负担（功能和药物反应研究 NIRF[69-71]）<br>—实时信号通路活动(指示物组成)<br>—包括骨转移过程的实时监测（智能探针，如 MMP-sense[55]）<br>—图像引导手术[56] | —高灵敏度<br>—高处理量<br>—低成本 | —有限的空间分辨率<br>—低渗透深度<br>—自动发光 |

\* 斜体内容可能只应用用于临床前成像

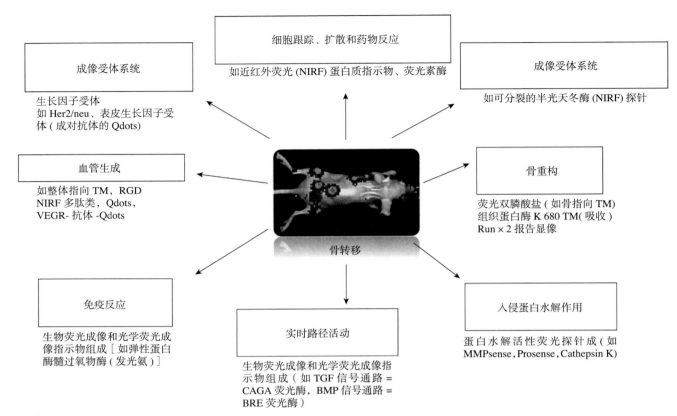

**图 82.1** （也见彩图）临床前骨转移模型的分子成像极大地促进复杂流程的实时评估，包括骨骼转移的发病机制。在图中心，代表临床前骨的生物荧光图像转移模型。为此，100 000 人类荧光素酶表达 PC-3M-Pro4 前列腺癌细胞接种到免疫缺陷的小鼠左心室，允许实时细胞跟踪骨骼转移灶

骨病变有特征性表现，而使用 $^{99m}$Tc-MDP 骨扫描难以检测。

计算机断层扫描 (CT) 测量的是 X 射线穿过组织的衰减。X 射线以不同的速率衰减，取决于组织的密度。在临床上，CT 是用来获取三维 (3D) 解剖信息获得骨骼病变大小特征和评估软组织。由于形状、位置和密度的不同，CT 成像可以发现许多肿瘤。然而，许多小肿瘤或微小转移 CT 扫描不能察觉。在临床前成像中，微 CT 成像（μCT）现在是一个良好的成像方式，可以用于小动物成像和生成 3D 图像。许多实验已经使用 μCT，主要是因为图像高空间分辨率（50～100μm³）和相对快速数据采集时间（min）[5]。这一技术是有效的，可以用于检查骨骼的体系结构。此外，μCT 检测软组织、骨骼异常及小动物的肿瘤。

动态 CT（DCT）是一种可用于研究灌注、渗透率和血液流动的技术。DCT 获得一系列低分辨率、而非高分辨率的 CT 图像。造影剂就是研究对象应用后获取的一系列对比剂进入和排除的 CT 图像成像。使用血流动力学模型，可以派生定量的血流图、

组织渗透率及灌注[6]。

然而，CT 和 μCT 的主要缺点之一就是低组织对比（与 MRI 相比）。此外，必需的辐射水平可能需足够高，以诱发免疫反应和其他生物通路变化，因此与放射治疗相似[7-9]。特别是在纵向研究中，累积的剂量可能非常高，虽然在应对日益加剧的辐射担忧，但成像策略已经被开发出来，只需要最低剂量就能获取所需的 CT 信息[9]。

## 分子 / 功能成像技术

许多成像方式可用于分子成像，因此分子成像又被定义为："在人类和其他生命系统分子和细胞水平可视化、表征和测量的生物过程。分子成像技术是使用探针来可视化、描述和测量生命系统的生物过程。内源性分子和外源性探针都是分子成像的手段[10]。"

分子成像技术可以用来识别肿瘤进程，包括发展、进展、转移。此外，通路活动和药物动力学也可以利用分子成像技术进行研究。

放射性核素骨显像是通过静脉注射放射性骨探查剂（$^{99m}$Tc 亚甲基双膦酸盐或 $^{99m}$Tc-MDP），采用单光子相机成像。骨扫描使骨转移的继发影响可视化，因为其在血流中按比例结合骨基质中的羟磷灰石矿物，因此是骨转换和灌注的标志物。成骨细胞的转移使局部骨转换增加，比正常骨聚集更多的 $^{99m}$Tc-MDP。骨显像是一种高敏感度和有效的筛查方法[4]；即使 5% 的骨代谢变化也可以被探测到，而普通放射学或 CT 只能检测 40%～50% 的矿物质丢失。骨显像的缺点包括特异性，在退行性改变、炎症、创伤和 Paget 病中可以看到假阳性。此外，骨扫描对位于骨髓中具有侵袭性的肿瘤细胞和引起较少的愈合反应的肿瘤细胞，如多发性骨髓瘤显示相对差的空间分辨率和低灵敏度[4]。因此，SPECT 成像（见下文）通常被用作补充成像技术，以增加骨显像的敏感性（增加 20%～50% 病变检测）和检测、定位脊椎病变。

磁共振成像 (MRI) 能够可视化是因各种性质的组织对电磁能量的吸收和发射不同。MRI 是一个显示详细解剖图像的非常有用的技术，不仅结构信息，而且可以获得关于组织组成、灌注、氧化作用、组织弹性、新陈代谢、分子探针的检测更多的信息[11-12]。在临床上，MRI 比普通摄影、CT 或骨显像可以检测引起骨质反应之前的早期病变 [ 如证实骨转移 (91%) 相对于骨闪烁扫描法 (85%)][13-16]。例如，对于前列腺癌骨转移，MRI 可以测量骨髓中成骨细胞的反应前变化[17]。

磁共振成像高分辨率为临床前成像提供了一个有用的机会。MRI 可以检测早期、小型肿瘤或即使是少量的细胞。例如，100 个胚胎干细胞被超顺磁性氧化铁标记 (SPIO) 为纳米粒子，可以在体内和体外被磁共振成像，甚至 10 个细胞的小细胞群也可以通过凝胶幻影来测量[18]。这些数据表明，磁共振可以用于小量的细胞（如癌干细胞）监测[18-20]。

磁共振成像在临床前和临床应用方面的缺点包括对分子反应敏感性差、需要训练有素的人员、采集时间长（数分钟、小时）和高成本[21-22]。

尽管前面描述的传统成像方法（如 MRI 和 CT）提供骨结构上的信息，这通常是在骨骼转移的进程中改变的，因此需要其他成像方法为骨转移的其他重要进程成像，如转移肿瘤细胞生物学和代谢进程。为此，高度敏感的方法如正电子发射断层扫描（PET）和单光子发射计算机断层扫描（SPECT）成像模式很有价值。

PET 是一种成像技术，检测由正电子发射的放射性原子（放射性示踪剂）间接发出进入实验对象的成对高能量 γ 射线。SPECT 结合传统的放射性核素成像与投射图像重建成像，可以采用各种各样的示踪剂，是一种非常有前途的技术[23]。

SPECT 可以提供真正的三维信息，并利用低能 γ-rays。PET 和 SPECT 都有良好的时间分辨率和灵敏度，尽管 SPECT 比 PET 显示的敏感性低。PET 和 SPECT 成像不仅可用于肿瘤可视化，而且可使代谢过程可视化。此外，PET 和 SPECT 允许功能评估包括全身药物动力学研究进展[24-25]。SPECT 的优势之一就是通过使用不同的能源放射性同位素，可以同时将多个分子功能成像。

在临床中，放射性示踪剂 [18]F- 氟 -2- 脱氧葡萄糖 (FDG) 可用于检测和分级[25]。在临床和临床前，FDG-PET 测量肿瘤细胞的新陈代谢和与一些肿瘤相关的增加的葡萄糖运输和糖酵解[25-26]。

FDG-PET 检测肿瘤细胞的代谢活动，因此它可以检测骨反应前的转移。这种技术可以准确检测溶骨疾病中的骨转移 ( 如多发性骨髓瘤 )。然而，FDG-PET 不能非常敏感地检测成骨细胞的病变（如前列腺癌）。前列腺癌的 PET 示踪剂如 11C- 醋酸盐、11C- 胆碱、18 F- 胆碱已作为 FDG 的替代品进行研究[27]。此外，研究表明在检测前列腺癌癌骨转移方面，18F- 氟化钠 PET 优于 $^{99m}$Tc-MDP 平面显像或 SPECT[28]。PET 使用 18F- 氟化钠 PET 发现更多的病变，肿瘤与正常骨之间显示更高的对比度。此外，检测 18 F- 氟化钠 PET 的效率独立于局部的病变（与骨显像对比 )[29]。混合表型 FDG-PET 是骨显像的补充，允许检测部分 $^{99m}$Tc-MDP 骨扫描错过的病变[30]。

临床使用 PET 骨骼成像的另一个例子是 18F 氟化钠。这种氟化物类似 $^{99m}$Tc-MDP，合并于骨，作为骨矿化进程的一部分。与 $^{99m}$Tc-MDP 骨扫描相比，其中一个优势就是提供定量信息的能力。此外，18F 氟化钠 -PET 相比骨显像显示更高的对比度和优越的空间分辨率。18F 氟化钠 -PET 也被成功地用于临床前模型[31]。

此外，肿瘤生长和生存的其他重要的生物属性包括缺氧、增殖、细胞凋亡和受体表达，正在应用广泛或放射性示踪剂、采用 PET 或 SPECT 成像模式进行研究[24-25]。PET 主要用来分子快速动力学的可视化，而 SPECT 用于分子缓慢动力学成像。

PET 单独成像的一个主要限制点是其空间分辨率相对较低，并且缺乏明确的解剖参考。PET 和 SPECT 的一个主要的缺点是高成本技术，不仅需要购买非常昂贵的成像模式，而且也需要昂贵的回旋加速器来生成放射性同位素；另一个缺点是辐射影响肿瘤大小的可能性，因为它类似放射治疗。

无创的全身光学成像应用于小型实验室动物中，通过使用直接靶向探针和报告系统允许纵向实时基因表达、细胞定位和药物反应研究。光学成像包括生物荧光成像和荧光成像。其中，只有荧光成像技术具有潜在的临床应用价值（如图像引导手术）。

生物荧光成像（BLI）最常用于追踪癌细胞并研究其体内分布和活动，因其很容易使用，成本效益和非常敏感[32]。BLI 很适合体内基本生物过程成像，由于高信噪比、低背景和采集时间短。

生物荧光是基于荧光素酶氧化的底物（D- 荧光素或 coelenterazin）发出光子的检测。存在几种不同的荧光素酶包括 Photinis pyralis( 萤火虫 ) 荧光素酶、红色和绿色自然物 plagiophthalamus( 点击虫荧光素酶 )、Gaussia 荧光素酶、Renilla 荧光素酶[33-35]。萤火虫荧光素酶（FFLuc）是催化底物荧光素，在细胞生物荧光成像中是最广泛使用的荧光素酶[36-40]。新一代的 FFLuc（哺乳动物密码子最佳化 FFLuc2）对于激活极敏感成像和监控小动物的细胞踪迹和存活是非常有用的[41-43]。

虽然生物荧光成像有许多优点，包括高灵敏度、低背景信号、高信噪比和采集时间短，但 BLI 提供的深部信息有限、信号局限化、相对差的空间分辨率，主要提供平面成像。如信号深度变化可以与细胞存活的变化相混淆。此外，这项技术仅限于小动物和较大对象的非常表浅部位。动物的颜色也很重要，因为黑皮肤色素沉着或皮毛颜色可以减弱生物荧光亮度（同样适用于荧光亮度）。

活细胞成像的其他标志物如荧光蛋白或荧光染剂是针对特定细胞间隔或分子。荧光成像是基于对发射光后续激发的特定波长光的检测。荧光成像可分为荧光反射成像（FRI）和荧光分子断层（FMT），后者能够提供三维信息[44]。荧光光学成像可用于全身成像和双光子成像。双光子成像可用于分子进程或手术暴露区域细胞可视化。它提供了一个微观的角度，可以用来实时跟踪体内效应[45]。双光子成像的缺点是自发荧光和需要使感兴趣区暴露。为了更

深层次对小动物非侵入性成像，荧光蛋白优化需要远红或近红外 (NIR)，因为那样组织的自发荧光不太突出，组织渗透会改进[46]。荧光蛋白用于体内癌症动态成像，Hoffman[47] 在肿瘤和细胞水平已经进行了文献综述研究，描述使用荧光蛋白在细胞核和细胞质去区别标记癌细胞，使癌细胞在小动物的血管和淋巴管转运中核胞质动态可视化。荧光成像技术的缺点包括自体荧光、深度信息有限和空间分辨率差。此外，该技术限制于小动物和较大的对象非常表浅的部位。

许多"智能探测器"已被研发，用于研究临床前模型不同的生物过程。如骨骼可以使用骨特异性探针包括荧光标记的双膦酸盐 Osteosense TM（PerkinElmer）或荧光标记四环素衍生物骨头（LI-COR 生物科学）进行专门研究[48-49]。这些骨探针与骨转换部位整合在一起，发生在癌症诱导的骨重建过程中[50-51]。Angiosense(PerkinElmer) 是一种荧光剂，残余物局限于脉管系统（图 82.1），可以用于血管再生的可视化。

另一个有趣的探针是 Prosense 探针，它可用于组织蛋白酶 K 活性的可视化，对溶骨性损害和骨吸收活动部位高显示[52-54]。Prosense 是智能探针的一种，裂开的探针可提供酶活性的信息。酶的底物耦合到荧光团，由于荧光团的结构和位置淬火。通过酶分解裂开，荧光团被释放并可以被检测到。

其他智能探针用于对基质降解过程可视化，对癌症细胞的能动性和侵袭性来说，这是一个重要的过程。如 MMPsense(PerkinElmer) 是被基质金属蛋白酶 MMP2 和 MMP9 激活的[55]，这些蛋白酶可能由癌细胞和反应性间质产生。

## 图像引导手术

光学荧光成像技术的临床应用是相对新颖的医学成像技术。因为光的穿透深度有限，成像仅针对表面进行 ( 如皮肤、内镜或外科手术 )。近红外荧光成像技术在手术中可以帮助外科医生寻找需要切除的组织 ( 如肿瘤组织 ) 和需要备用的组织如血管或神经[56]。

## 多模式成像和功能成像

多模式成像考虑到每一个成像方式的优点和缺

点，结合两个或多个成像模式可能会提供一个更好的解决方案，以此来克服单一技术的局限性。

结合几种成像方式将改善和扩大有用信息的范围。最近，多模式工具已被开发出来，如结合PET/CT 或 SPECT/CT 扫描仪[58-59]。当结合 PET 和 CT 成像，PET 图像的低分辨率和高灵敏度的被 CT 图像的高分辨率补偿。PET 数据和 CT 解剖发现的融合功能已被证明能增加单独 PET 的诊断性能[60]。其他成像方式的组合也是可行的。如 μCT 和光学成像的结合将避免放射性示踪剂的使用。然而，这种组合只能用于小动物成像，因为低光强度和荧光的组织穿透性或生物荧光的亮度。PET 和 MRI 成像的结合允许获取功能成像数据，这些是可以通过解剖信息数据投影的[61-62]。

在未来，多模式成像将会在分期和治疗骨的转移性疾病方面做出重要的贡献。

## 结论

临床上，使用 $^{99m}$Tc-MDP 二维骨显像通常足以诊断疾病，也可能需要 SPECT 增强。FDG-PET、CT 和 MRI 能提供补充信息。因此，多模式成像是获取空间和时间相关数据显示的强大工具，如 PET 放射学示踪剂或者 MRI 造影剂的分布与解剖位置的登记。临床前成像的先进性是添加了多模式成像方法中光学成像的敏感性。

为更好地理解进程（包括骨骼转移和新疗法的发展），需要体内非侵入式高分辨率成像。新的、更敏感的分子影像学方法的发展和临床应用将显著提高仍然难以检测的微小转移（最小残留疾病）的检出，最终可能带来更好的治疗和（或）手术切除原发性肿瘤、受累局部区域淋巴结和骨转移灶。

## 参考文献

1. Coleman RE. 1997. Skeletal complications of malignancy. *Cancer* 80: 1588–94.
2. Mundy GR. 2002. Metastasis to bone: Causes, consequences and therapeutic opportunities. *Nat Rev Cancer* 2: 584–93.
3. Roodman GD. 2004. Mechanisms of bone metastasis. *N Engl J Med* 350: 1655–64.
4. Rosenthal DI. 1997. Radiologic diagnosis of bone metastases. *Cancer* 80: 1595–607.
5. de Kemp RA, Epstein FH, Catana C, Tsui BM, Ritman EL. 2010. Small-animal molecular imaging methods. *J Nucl Med* 51 Suppl 1: 18S–32S.
6. Thornton MM. 2004. Multi-modality imaging of musculoskeletal disease in small animals. *J Musculoskelet Neuronal Interact* 4: 364.
7. Beckmann N, Kneuer R, Gremlich HU, Karmouty-Quintana H, Ble FX, Muller M. 2007. In vivo mouse imaging and spectroscopy in drug discovery. *NMR Biomed* 20: 154–85.
8. Schambach SJ, Bag S, Schilling L, Groden C, Brockmann MA. 2010. Application of micro-CT in small animal imaging. *Methods* 50: 2–13.
9. Marin D, Nelson RC, Rubin GD, Schindera ST. 2011. Body CT: Technical advances for improving safety. *AJR Am J Roentgenol* 197: 33–41.
10. Mankoff DA. 2007. A definition of molecular imaging. *J Nucl Med* 48: 18N, 21N.
11. Koba W, Kim K, Lipton ML, Jelicks L, Das B, Herbst L, et al. 2011. Imaging devices for use in small animals. *Semin Nucl Med* 41: 151–65.
12. Handelsman H. 1994. Magnetic resonance angiography: Vascular and flow imaging. *Health Technol Assess (Rockv)* Oct(3): 1–20.
13. Taoka T, Mayr NA, Lee HJ, Yuh WT, Simonson TM, Rezai K, et al. 2001. Factors influencing visualization of vertebral metastases on MR imaging versus bone scintigraphy. *AJR Am J Roentgenol* 176: 1525–30.
14. Wu LM, Gu HY, Zheng J, Xu X, Lin LH, Deng X, et al. 2011. Diagnostic value of whole-body magnetic resonance imaging for bone metastases: A systematic review and meta-analysis. *J Magn Reson Imaging* 34: 128–35.
15. Meaney JF, Fagan A. 2010. Whole-body MR imaging in a multimodality world: Current applications, limitations, and future potential for comprehensive musculoskeletal imaging. *Semin Musculoskelet Radiol* 14: 14–21.
16. Steinborn MM, Heuck AF, Tiling R, Bruegel M, Gauger L, Reiser MF. 1999. Whole-body bone marrow MRI in patients with metastatic disease to the skeletal system. *J Comput Assist Tomogr* 23: 123–9.
17. Messiou C, Cook G, deSouza NM. 2009. Imaging metastatic bone disease from carcinoma of the prostate. *Br J Cancer* 101(8): 1225–32.
18. Stroh A, Faber C, Neuberger T, Lorenz P, Sieland K, Jakob PM, et al. 2005. In vivo detection limits of magnetically labeled embryonic stem cells in the rat brain using high-field (17.6 T) magnetic resonance imaging. *Neuroimage* 24: 635–45.
19. Hu SL, Lu PG, Zhang LJ, Li F, Chen Z, Wu N, et al. 2011. In vivo magnetic resonance imaging tracking of SPIO labeled human umbilical cord mesenchymal stem cells. *J Cell Biochem* 113(3): 1005–12.
20. Politi LS, Bacigaluppi M, Brambilla E, Cadioli M, Falini A, Comi G, et al. 2007. Magnetic-resonance-based tracking and quantification of intravenously injected neural stem cell accumulation in the brains of mice with experimental multiple sclerosis. *Stem Cells* 25: 2583–92.
21. Gross S, Piwnica-Worms D. 2006. Molecular imaging strategies for drug discovery and development. *Curr Opin Chem Biol* 10: 334–42.
22. Sandanaraj BS, Kneuer R, Beckmann N. 2010. Optical and magnetic resonance imaging as complementary modalities in drug discovery. *Future Med Chem* 2: 317–37.

23. Jaszczak RJ, Tsui BM. 1995. Single photon emission computed tomography: General principles. In: Wagner HN, Szabo Z, Buchanan JW (eds.) *Principles of Nuclear Medicine*. Philadelphia: Saunders. pp. 317–28.

24. Chatziioannou AF. 2005. Instrumentation for molecular imaging in preclinical research: Micro-PET and Micro-SPECT. *Proc Am Thorac Soc* 2: 533–11.

25. Wahl RL, Herman JM, Ford E. 2011. The promise and pitfalls of positron emission tomography and single-photon emission computed tomography molecular imaging-guided radiation therapy. *Semin Radiat Oncol* 21: 88–100.

26. Turlakow A, Larson SM, Coakley F, Akhurst T, Gonen M, Macapinlac HA, et al. 2001. Local detection of prostate cancer by positron emission tomography with 2-fluorodeoxyglucose: Comparison of filtered back projection and iterative reconstruction with segmented attenuation correction. *Q J Nucl Med* 45: 235–44.

27. Akin O, Hricak H. 2007. Imaging of prostate cancer. *Radiol Clin North Am* 45: 207–22.

28. Even-Sapir E, Metser U, Mishani E, Lievshitz G, Lerman H, Leibovitch I. 2006. The detection of bone metastases in patients with high-risk prostate cancer: 99mTc-MDP Planar bone scintigraphy, single- and multi-field-of-view SPECT, 18F-fluoride PET, and 18F-fluoride PET/CT. *J Nucl Med* 47: 287–97.

29. Schirrmeister H, Guhlmann A, Elsner K, Kotzerke J, Glatting G, Rentschler M, et al. 1999. Sensitivity in detecting osseous lesions depends on anatomic localization: Planar bone scintigraphy versus 18F PET. *J Nucl Med* 40: 1623–9.

30. Schirrmeister H, Arslandemir C, Glatting G, Mayer-Steinacker R, Bommer M, Dreinhofer K, et al. 2004. Omission of bone scanning according to staging guidelines leads to futile therapy in non-small cell lung cancer. *Eur J Nucl Med Mol Imaging* 31: 964–8.

31. Berger F, Lee YP, Loening AM, Chatziioannou A, Freedland SJ, Leahy R, et al. 2002. Whole-body skeletal imaging in mice utilizing microPET: Optimization of reproducibility and applications in animal models of bone disease. *Eur J Nucl Med Mol Imaging* 29: 1225–36.

32. O'Neill K, Lyons SK, Gallagher WM, Curran KM, Byrne AT. 2010. Bioluminescent imaging: a critical tool in pre-clinical oncology research. *J Pathol* 220: 317–27.

33. Henriquez NV, van Overveld PG, Que I, Buijs JT, Bachelier R, Kaijzel EL, et al. 2007. Advances in optical imaging and novel model systems for cancer metastasis research. *Clin Exp Metastasis* 24: 699–705.

34. Kaijzel EL, van der Pluijm G, Lowik CW. 2007. Whole-body optical imaging in animal models to assess cancer development and progression. *Clin Cancer Res* 13: 3490–7.

35. Snoeks TJ, Khmelinskii A, Lelieveldt BP, Kaijzel EL, Lowik CW. 2011. Optical advances in skeletal imaging applied to bone metastases. *Bone* 48: 106–14.

36. Buijs JT, Rentsch CA, van der Horst G, van Overveld PG, Wetterwald A, Schwaninger R, et al. 2007. BMP7, a putative regulator of epithelial homeostasis in the human prostate, is a potent inhibitor of prostate cancer bone metastasis in vivo. *Am J Pathol* 171: 1047–57.

37. van den Hoogen C, van der Horst G, Cheung H, Buijs JT, Lippitt JM, Guzman-Ramirez N, et al. 2010. High aldehyde dehydrogenase activity identifies tumor-initiating and metastasis-initiating cells in human pros-

38. Nakatsu T, Ichiyama S, Hiratake J, Saldanha A, Kobashi N, Sakata K, et al. 2006. Structural basis for the spectral difference in luciferase bioluminescence. *Nature* 440: 372–6.

39. Contag PR, Olomu IN, Stevenson DK, Contag CH. 1998. Bioluminescent indicators in living mammals. *Nat Med* 4: 245–7.

40. Rehemtulla A, Stegman LD, Cardozo SJ, Gupta S, Hall DE, Contag CH, et al. 2000. Rapid and quantitative assessment of cancer treatment response using in vivo bioluminescence imaging. *Neoplasia* 2: 491–5.

41. Kim JB, Urban K, Cochran E, Lee S, Ang A, Rice B, et al. 2010. Non-invasive detection of a small number of bioluminescent cancer cells in vivo. *PLoS One* 5: e9364.

42. Caysa H, Jacob R, Muther N, Branchini B, Messerle M, Soling A. 2009. A redshifted codon-optimized firefly luciferase is a sensitive reporter for bioluminescence imaging. *Photochem Photobiol Sci* 8: 52–6.

43. van der Horst G, van Asten JJ, Figdor A, van den Hoogen C, Cheung H, Bevers RF, et al. 2011. Real-time cancer cell tracking by bioluminescence in a preclinical model of human bladder cancer growth and metastasis. *Eur Urol* 60(2): 337–43.

44. Graves EE, Weissleder R, Ntziachristos V. 2004. Fluorescence molecular imaging of small animal tumor models. *Curr Mol Med* 4: 419–30.

45. Wang BG, Konig K, Halbhuber KJ. 2010. Two-photon microscopy of deep intravital tissues and its merits in clinical research. *J Microsc* 238: 1–20.

46. Hilderbrand SA, Weissleder R. 2010. Near-infrared fluorescence: application to in vivo molecular imaging. *Curr Opin Chem Biol* 14: 71–9.

47. Hoffman RM. 2009. Imaging cancer dynamics in vivo at the tumor and cellular level with fluorescent proteins. *Clin Exp Metastasis* 26: 345–55.

48. Kozloff KM, Weissleder R, Mahmood U. 2007. Noninvasive optical detection of bone mineral. *J Bone Miner Res* 22: 1208–16.

49. Snoeks TJ, Khmelinskii A, Lelieveldt BP, Kaijzel EL, Lowik CW. 2011. Optical advances in skeletal imaging applied to bone metastases. *Bone* 48: 106–14.

50. van der Pluijm G, Que I, Sijmons B, Buijs JT, Lowik CW, Wetterwald A, et al. 2005. Interference with the microenvironmental support impairs the de novo formation of bone metastases in vivo. *Cancer Res* 65: 7682–90.

51. Zaheer A, Lenkinski RE, Mahmood A, Jones AG, Cantley LC, Frangioni JV. 2001. In vivo near-infrared fluorescence imaging of osteoblastic activity. *Nat Biotechnol* 19: 1148–54.

52. Teitelbaum SL. 2000. Bone resorption by osteoclasts. *Science* 289: 1504–8.

53. Drake FH, Dodds RA, James IE, Connor JR, Debouck C, Richardson S, et al. 1996. Cathepsin K, but not cathepsins B, L, or S, is abundantly expressed in human osteoclasts. *J Biol Chem* 271: 12511–6.

54. Kozloff KM, Quinti L, Patntirapong S, Hauschka PV, Tung CH, Weissleder R, et al. 2009. Non-invasive optical detection of cathepsin K-mediated fluorescence reveals osteoclast activity in vitro and in vivo. *Bone* 44: 190–8.

55. Bremer C, Tung CH, Weissleder R. 2001. In vivo molecular target assessment of matrix metalloproteinase inhibition. *Nat Med* 7: 743–8.

56. Gioux S, Choi HS, Frangioni JV. 2010. Image-guided

surgery using invisible near-infrared light: Fundamentals of clinical translation. *Mol Imaging* 9: 237–55.

57. Keereweer S, Kerrebijn JD, Mol IM, Mieog JS, Van Driel PB, Baatenburg de Jong RJ, et al. 2011. Optical imaging of oral squamous cell carcinoma and cervical lymph node metastasis. *Head Neck* 34(7): 1002–8.

58. Basu S, Kwee TC, Surti S, Akin EA, Yoo D, Alavi A. 2011. Fundamentals of PET and PET/CT imaging. *Ann N Y Acad Sci* 1228: 1–18.

59. Gnanasegaran G, Barwick T, Adamson K, Mohan H, Sharp D, Fogelman I. 2009. Multislice SPECT/CT in benign and malignant bone disease: When the ordinary turns into the extraordinary. *Semin Nucl Med* 39: 431–42.

60. Metser U, Golan O, Levine CD, Even-Sapir E. 2005. Tumor lesion detection: When is integrated positron emission tomography/computed tomography more accurate than side-by-side interpretation of positron emission tomography and computed tomography? *J Comput Assist Tomogr* 29: 554–9.

61. Zaidi H, Del GA. 2011. An outlook on future design of hybrid PET/MRI systems. *Med Phys* 38: 5667–89.

62. Wehrl HF, Judenhofer MS, Wiehr S, Pichler BJ. Preclinical PET/MR: Technological advances and new perspectives in biomedical research. *Eur J Nucl Med Mol Imaging* 36 Suppl 1: S56–68.

63. Cao F, Drukker M, Lin S, Sheikh AY, Xie X, Li Z, et al. 2007. Molecular imaging of embryonic stem cell misbehavior and suicide gene ablation. *Cloning Stem Cells* 9: 107–17.

64. Serganova I, Moroz E, Vider J, Gogiberidze G, Moroz M, Pillarsetty N, et al. 2009. Multimodality imaging of TGFbeta signaling in breast cancer metastases. *FASEB J* 23: 2662–72.

65. Schipper ML, Riese CG, Seitz S, Weber A, Behe M, Schurrat T, et al. 2007. Efficacy of 99mTc pertechnetate and 131I radioisotope therapy in sodium/iodide symporter (NIS)-expressing neuroendocrine tumors in vivo. *Eur J Nucl Med Mol Imaging* 34: 638–50.

66. Yang D, Han L, Kundra V. 2005. Exogenous gene expression in tumors: Noninvasive quantification with functional and anatomic imaging in a mouse model. *Radiology* 235: 950–8.

67. Zhang N, Fang Z, Contag PR, Purchio AF, West DB. 2004. Tracking angiogenesis induced by skin wounding and contact hypersensitivity using a Vegfr2-luciferase transgenic mouse. *Blood* 103: 617–26.

68. Jaiswal JK, Mattoussi H, Mauro JM, Simon SM. 2003. Long-term multiple color imaging of live cells using quantum dot bioconjugates. *Nat Biotechnol* 21: 47–51.

69. Schroeder T. 2008. Imaging stem-cell-driven regeneration in mammals. *Nature* 453: 345–51.

70. Rothbauer U, Zolghadr K, Tillib S, Nowak D, Schermelleh L, Gahl A, et al. 2006. Targeting and tracing antigens in live cells with fluorescent nanobodies. *Nat Methods* 3: 887–9.

71. Shaner NC, Steinbach PA, Tsien RY. 2005. A guide to choosing fluorescent proteins. *Nat Methods* 2: 905–9.

# 第 83 章
# 实体肿瘤的骨转移

Rachelle W. Johnson • Julie A. Sterling

（张朝鸣 译 何 伟 审校）

## 本问题的重要性

对于患有如乳腺、前列腺和肺部转移性肿瘤的患者而言，肿瘤的骨转移是很常见的一个问题。如预计 70% 的乳腺转移瘤和 90% 的前列腺转移瘤会发展成为骨肿瘤[1]。一旦肿瘤扩散到骨组织，它们将破坏骨的重建，这可以导致骨形成（成骨细胞 - 前列腺）的减少及骨破坏（溶骨细胞 - 乳腺及肺）的增加，不过大多数患者会同时出现这两种状况。这种骨破坏会增加骨折、骨痛和患高钙血症的风险，还会导致生活质量的下降和临床疗效不佳。更重要的是，骨转移是不可治愈的，虽然治疗方法有改进，但患者最终还是会因本病而死亡。

## 恶性循环的概念

在 20 年前，Dr. Gregory Mundy 提出的术语"恶性循环"，指肿瘤细胞与骨的微环境之间重要的相互作用。根据这一机制，肿瘤相关因子会刺激破骨细胞造成骨破坏，导致生长因子从骨中释放出来，刺激更多的肿瘤细胞生长，由此生成更多的溶骨因子（图 83.1）[2]。

尽管"恶性循环"的概念被过度简化以便举例假设，这一概念的机制及临床数据收集在过去 20 年

中得到反复验证。在研究中使用破骨细胞抑制剂如双膦酸盐十分正确。这些研究已证明抑制骨的再吸收也可以降低肿瘤负荷。同时，在这一领域也有不同的意见，不确定双膦酸盐是否能抑制肿瘤细胞生长，可能通过抑制骨的再吸收来抑制肿瘤细胞生长[3]。此外，抑制肿瘤生长的因素如甲状旁腺激素相关的蛋白质（PTHrP）抑制骨破坏和肿瘤进一步生长有关[4-5]。

随着我们对于肿瘤细胞与骨组织之间相互作用的进一步了解，我们对于"恶性循环"这一概念会有更加深刻的见解（图 83.1）。很明显，骨微环境下的众多因子与肿瘤细胞相互作用，并且这种互相作用是很复杂的，仅靠单一的恶性循环机制很难解释。例如，我们目前清楚肿瘤细胞和成骨细胞[6-8]、骨基质细胞[9]以及免疫细胞之间会发生密切的相互作用[10-11]。

## 研究骨转移的动物模型

一些最普通的肿瘤诱导骨疾病模型包括尾静脉[12-14]、心脏[15-17]及组织间隙内[18-20]接种的乳腺肿瘤细胞。许多乳腺肿瘤模型依靠心脏注射，这样肿瘤细胞会被接种到左心室。这使得肿瘤细胞分散到身体各处，但绕过直接到肺的血流。其他的肿瘤模型如骨髓瘤模型依靠尾部静脉注射，但乳腺肿瘤细

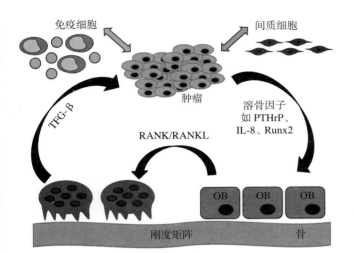

**图 83.1** 改进过的"恶性循环"图示。多年的数据收集显示，已经骨转移的肿瘤细胞和骨髓中的多种细胞类型——免疫细胞、骨间质细胞、成骨细胞和破骨细胞——它们之间有复杂的交互作用。肿瘤相关因子促使微环境下的免疫细胞、骨间质细胞、成骨和破骨细胞不断地增生；反过来，肿瘤细胞行为随着与上述细胞相互作用而改变。此外，物理微环境的相互作用同时影响着肿瘤细胞行为和基因表达

胞会导致较大的肿瘤负荷和因为肺转移而导致受体过早死亡。在某些情况下，肿瘤被直接接种在胫骨中。虽然不是一个转移模型，但这方法对于前列腺模型来说非常重要，因为由静脉注入时不容易发生肿瘤骨转移。此外，对于确定的乳腺肿瘤模型，组织间隙内注射能表明肿瘤细胞基因表达的改变能改变骨转移的肿瘤生长方式。虽然这些对于人类骨转移的研究是基本有效的模型，但最理想的模型是从乳房脂肪垫转移的。遗憾的是，在鼠模型上目前没有从脂肪垫转移的人类肿瘤。现在有很多小鼠模型如4T1/BalbC 模型可以从原发位置转移到骨 [21-22]，但其缺乏临床意义，因为其只能通过人类转移模型完成。

前列腺模型特别有挑战性。唯一的有效转移模型是利用 PC-3 细胞，不像大多数前列腺肿瘤，它们仅溶骨，因此，这些细胞很少被用于肿瘤 - 骨模型。取而代之，这一领域依靠原位的模型的发展，Leland Chung 团队取材于淋巴结转移 LNCaPC4-2b 细胞 [23-24]，还有 Vessella 团队从他们快速尸检程序中分离出来的众多的细胞系 [25]。这些细胞可以被直接注射到骨中，发展为强大的成骨细胞瘤。

最受欢迎的骨转移肿瘤模型是乳腺或前列腺，主要是因为这些肿瘤在人群中最流行；可是，最近的肺癌骨转移患病率的转变刺激了由 Mundy 团队研制的 RWGT2 肺癌模型的使用 [26]。这种新兴的兴趣很大程度上归功于在基本位点上的肺癌治疗方法的提升，这提高了患者的原发肿瘤生存率，但也出现更大的肿瘤细胞骨转移的机会。RWGT2 肺癌模型能导致与临床疾病类似的确切的骨破坏。

## 骨转移的分子机制（溶骨细胞）

经常转移到骨的乳腺和肺肿瘤通过激活破骨细胞而引起确切的骨破坏。这种机制由肿瘤细胞上调和分泌因子首先发起，是刺激核因子 - κB 配子感受器活化剂 (RANKL) 在成骨细胞方面的表达和通过 RANK/RANKL 绑定的破骨细胞激活结果。因此，这篇文章稍后讨论的几种因子是相关联的，PTHrP 已经被认定为一种主要的溶骨因子，由肿瘤细胞产生，可使骨破坏活化 [2,27]。我们已经确认发育的转录因子 Gli2 作为一个重要的调节者，调节 PTHrP 的转录和分泌 [15]。Gli2 在发育中通过 Hedgehog (Hh) 信号通路被调节，在溶骨肿瘤表达过程是通过一系列如转化生长因子 - β (TGF- β ) 一样的独立 Hh 信号进行调节的 [28]。对于 TGF- β 的 PTHrP mRNA 表达，Gli2 的刺激很有必要。因此，在阻止骨溶解方面，它是也一个极好的靶点。在遗传学模型上，Gli2 在阻滞溶骨破坏方面是成功的 [28]，关于抑制 Gli 蛋白如 GANT 复合物 [29] 及日本草药 E. Agallocha 提取物 [30] 等小分子的研究已经在进行。

在骨转移肿瘤细胞产生的溶骨因子的研究中，PTHrP 仍然是研究中最多的。但是一些分子如 RANKL、IL-8、Runx2 和 MMP 都有助于肿瘤诱导的骨破坏。白介素 -8（IL-8）已显示出与增加人类乳腺细胞骨转移有相关性，同时刺激破骨细胞生成独立的骨保护素 (OPG)[32] 和 RANKL[33]。Runx2 是正常的骨形成所需要的，它在乳腺、前列腺肿瘤和骨转移癌细胞中升级；Runx2 的抑制作用表现为能在乳腺肿瘤细胞中抑制肿瘤诱导骨破坏 [34]。这种抑制部分取决于 MMP-9 信号的改变，它处于 Runx2 的下游区，对于肿瘤的入侵性也很重要 [35]。同时也有证据支持 MMP 在肿瘤 - 骨相互作用的调节方面有显著关系。例如，MMP-7 已被证明可通过成骨细胞衍生 RANKL 在骨破坏的 PC3 前列腺肿瘤模型中增加骨溶解，同时最近发现其在乳腺肿瘤诱导的骨溶解中起类似作用。

## 骨转移的分子机制（成骨细胞）

像前列腺和少数常见的乳腺肿瘤，诱导成骨细胞转移到骨上。导致成骨细胞的结构损害机制尚不明确，但这些患者的骨吸收标志物经常出现升高，表明成骨细胞的激活仍然是必要的。与初期溶骨的骨转移患者相似，前列腺肿瘤患者经常表现出遍及骨架的混合性损伤。大家都认为至少有一些病例的成骨细胞的转移开始时伴有一个大量的再吸收成分，然后转变为亚急性损伤。在前列腺癌骨转移和伴随骨疼痛的治疗中，使用双膦酸盐成功地抑制成骨细胞活动，使其得到了进一步证实。

在成骨细胞转移方面，刺激骨形成的分子机制仍在很大程度上未被发现。但有证据表明，内皮素-1（ET-1）和 Wnt 信号途径作出重大贡献。Dikkopf-1（Dkk-1）是一个下游目标和 Wnt 信号通路的抑制剂，并已被证明，当前列腺肿瘤细胞在成骨细胞前体过程中通过抑制转录因子 4（TCF-4）活动来过度表达时，Dkk-1 抑制前列腺肿瘤诱导的成骨细胞转移[39]；相反，Dkk-1 已被确认为一种肿瘤衍生的递质 ET-1，用于诱导骨形成[40]，表明这是一个自分泌循环，即 Dkk-1 和 ET-1 互相上调。其差异可能归因于细胞系的特异性，因为 Thudi 等利用 ACE-1 前列腺肿瘤细胞，而 Clines 等却没有在肿瘤细胞中验证这个模式。所以需要更多的数据来确定 ET-1 调节 Wnt 信号程度。

## 骨病中肿瘤的微环境调节

尽管某些类型的肿瘤在很大程度上依赖于自分泌信号，但它们并不像曾经被认为是自主的。近年来，越来越多的研究重点集中在肿瘤微环境对肿瘤细胞行为的影响，以及肿瘤细胞与间质细胞的相互作用。很明显，微环境在不同部位的疾病中促进和阻碍肿瘤进展方面发挥着巨大作用。当宿主微环境显著影响肿瘤细胞进化时，癌细胞除了影响系统性变化外，还可能影响转移处的宿主细胞。骨破坏的恶性循环中需要肿瘤细胞、骨及骨髓基质间的广泛相互作用和复杂的信号转导，这点特别明显。在骨微环境中存在大量相互作用，一些已被确定为肿瘤-宿主相互作用的重要介质的微环境因素包括矩阵刚度、肿瘤周围的反应性基质、TGF-β、Wnt 信号传导和肝配蛋白。

细胞外基质（ECM）一直被认为是肿瘤细胞可以依赖支持的结构支架，但现在有大量确凿证据表明，乳腺肿瘤细胞改变其行为以作为对 ECM 信号和 ECM 在原发部位稳定性的变化的回应[41]。在乳腺癌的原发部位，肿瘤进展已经与整合素活化以及增加胶原蛋白的交联相联系[42]，最近我们已经证明，在 Rho 相关蛋白激酶（ROCK）依赖机制中，骨的硬度调节肿瘤细胞基因表达[43]。肿瘤细胞在物理微环境中的响应是复杂的，这有待我们继续研究。

很多调节骨肿瘤细胞行为的信号来源于周围的基质。肿瘤细胞进化的反应基质的作用已经得到广泛认可，尤其是在前列腺癌方面，Cunha 和 Hayward 等进行了研究[44-45]，不过骨基质对肿瘤细胞行为的影响才渐渐被大家认可。大多数公布的数据支持骨衍生生长因子和趋化因子（如 TGF-β 和 SDF-1/CXCR4）具有重要作用[9,46-47]，以及免疫细胞的新兴角色如骨髓衍生的抑制细胞（MDSC）的免疫细胞。这是已公认的基质细胞衍生因子-1（SDF-1/CXCL12）与肿瘤细胞转移到骨骼相关联[48]，已经证明骨转移性乳腺癌细胞的表达提高了 SDF-1 受体的 CXCR4 的水平[49-50]，以及对人类骨髓中包含的 CXCL12 介质进行调整[50] 促进了骨转移。事实上，当 CXCR4/CXCL12 相互作用，由一个中和抗体针对 CXCR4 进行阻断，则肿瘤细胞的迁移可以被阻止[50]。

TGF-β 信号是已知的可调节增殖、转移、凋亡和肿瘤浸润的细胞自主事件[51]，并已被证明在矿化骨基质的释放后，直接促进肿瘤细胞的骨生长[2]。有趣的是，这些相同的进程通过 Wnt 信号途径在发展过程中被部分控制[52]，已确定为在转移性前列腺癌的重要基质成分。TGF-β 和 Wnt 信号的汇聚已经通过 Gli 蛋白的转录层面得到反复证明，位于 Hh 信号通路的下游区。先前有报道 Wnt 信号可以同时调节和被 Gli 蛋白调节[54]，但大多数文献认为在发展过程中 Hh 信号是 Wnt 信号的上游区[55-56]。同样，有报道 Hh 和 TGF-β 信号会出现串扰[51]，我们的团队及其他研究报道 Gli2 的转录至少是被 TGF-β 通过 Smads 蛋白信号部分调控[28,57]，表明这种串扰对于调节骨破坏的重要性。

最近，肝配蛋白/弗信号已被确定为促进癌和血管生成的重要调节剂，临床前研究表明，可溶性的 EphB4 和 EphB4 的中和抗体对于乳腺癌和前列腺癌实体瘤的治疗有效[58-59]；然而，破坏了肝配蛋白。

蛋白 / 弗家族信号导致骨骼异常和骨吸收增加[60-62]。对于有潜在骨转移性疾病的患者，阻断肝配蛋白 / 弗信号是否有害还需要进一步的研究来确定。但类似于 TGF-β 的肝配蛋白 / 弗信号在肿瘤转移中发挥双相作用，仍然有可能。

肿瘤扩散及转移到其他器官已经牵扯到如 MDSC 的免疫细胞[10]，此外，最近怀疑这些细胞在肿瘤骨转移中发挥关键作用[63]。例如，已研究中证实，在多发性骨髓瘤 5T 模型中，GR-1+CD11b+MDSC 能够分化成破骨细胞[63]，在实体瘤骨转移中是否存在同样的潜力，但还需要进一步研究加以确定。在乳腺肿瘤骨转移中，更多的测试 CD8+T 细胞的新近数据显示，免疫细胞影响肿瘤细胞转移，与骨上的肿瘤效应无关，尤其表现为 T 细胞激活的破骨细胞降低了肿瘤负荷，但增加了溶骨。Fowler 等指出，B 细胞群体可能是骨髓瘤发展的一个重要因素，因为缺乏 B 细胞的 RAG-2 小鼠患有 5T 骨髓瘤，而裸鼠不会[65]。然而，也有人提出，在裸鼠体内的高分化自噬细胞群可能会导致这种现象。在实体瘤骨转移方面，这些细胞群是否有显著作用需要更多研究来确定，但 MDSC 和 T 细胞的证据是令人信服的。

## 目前有前景的临床目标

尽管数十年的研究集中于骨转移瘤的治疗，但其仍然无法治愈。双膦酸盐是目前护理治疗骨转移患者的临床指标，而且在减少骨折和改善患者生活质量方面非常有效[66]。然而，它不能治本，也不是没有风险。严重的不良反应罕见，但有患者长期大剂量治疗后出现严重的肌肉疼痛、颌骨坏死及非典型股骨转子下骨折[67-69]。由于存在这些风险，目前新药物研究引起了医学界极大的兴趣。供临床使用的新药，如狄迪诺塞麦或 XGEVA™（安进公司），可直接作用于破骨细胞分化因子，临床研究已经证明，其可以减少骨转化和增加骨密度[70]。有趣的是，这种药物似乎具有抑制肿瘤生长的能力，可能是一种间接作用[71]。然而，XGEVA™ 也表现出安全方面风险，包括低钙血症和颌骨坏死，由于临床数据有限，其发病率尚不清楚[67]。尽管这些药物获得临床成功，但可能没有针对肿瘤，因此无法涉及该疾病的根源，所以不能治愈骨肿瘤。其他团队也正在研究可以直接靶向治疗肿瘤细胞的药物。

有这样一种抑制 TGF-β 的方法。TGF-β 被认为可以影响肿瘤细胞和微环境，这表明该途径的抑制剂可能通过多个目标阻止骨质破坏。迄今为止，在几组研究中，TGF-β 抑制剂取得很大的成功，表明它们可以抑制软组织转移[72-73]和骨转移[74]。除了对肿瘤的直接作用，在非荷瘤小鼠上，它们可能对骨具有积极作用。两个独立的团队报道 TGF-β 抑制剂 1D11（Genzyme 公司，剑桥，MA）和 SD-208（Scios 公司，公司，桑尼维尔，CA）能增加骨密度和生物力学特性，以及改善骨质量（如骨小梁结构和矿物：胶原比率）[75-76]。这些研究还表明在健康小鼠的骨髓中，其可增加成骨细胞的数量和减少破骨细胞数量。总而言之，这些数据表明 TGF-β 抑制剂可能是针对骨转移的理想药物，因为它们既可以抑制肿瘤的生长又可以提高骨质量。尽管在临床前模型中 TGF-β 抑制剂疗效理想，但是用在患者身上时情况要更复杂些，特别是那些残留原发肿瘤或患有多发性转移瘤的患者，这是由于 TGF-β 在肿瘤生长中的双相效应和其对全身正常细胞的影响[77]。

很明显，针对骨肿瘤的生长需要更多特定的药物。多个团队正在研究一些潜在的通路，通过整合素、SDF-1/CXCR4[79]和 ROCK[43,80]的抑制以阻断转移和肿瘤骨种植[78]。其他团体已专门针对研究特定的细胞类型，如使用 Src 抑制剂[81-82]抑制破骨细胞，并使用 DKK-1 抑制剂刺激成骨细胞，而还有一些正在研究肿瘤本身的抑制剂。

厄洛替尼是抗表皮生长因子受体抑制剂（EGF-R）的酪氨酸激酶，成功通过了非小细胞肺癌骨转移的临床前模型试验。在该试验中厄洛替尼有效地抑制了骨溶解因子如 PTHrP 和 IL-8 的释放[84]。在我们和其他人的研究中，抑制转录因子 GLI2 在治疗黑色素瘤[85]和乳腺癌转移[15,28]中有其研究前景。目前，我们正在前列腺癌的临床前模型中研究这种通路的抑制剂，它们给原发性肿瘤负荷的治疗带来了希望[29]。对于骨质而言，它们很有吸引力，因为 GLI2 在成体组织中限制表达，即不良反应最小。

## 参考文献

1. Boxer DI, Todd CE, Coleman R, Fogelman I. 1989. Bone secondaries in breast cancer: The solitary metastasis. *J Nucl Med* 30: 1318–20.
2. Mundy GR. 1997. Mechanisms of bone metastasis. *Cancer* 80: 1546–56.
3. Body JJ. 2011. New developments for treatment and

prevention of bone metastases. *Curr Opin Oncol* 23: 338–42.

4. Gallwitz WE, Guise TA, Mundy GR. 2002. Guanosine nucleotides inhibit different syndromes of PTHrP excess caused by human cancers in vivo. *J Clin Invest* 110: 1559–72.

5. Guise TA, Yin JJ, Taylor SD, Kumagai Y, Dallas M, Boyce BF, Yoneda T, Mundy GR. 1996. Evidence for a causal role of parathyroid hormone-related protein in the pathogenesis of human breast cancer-mediated osteolysis. *J Clin Invest* 98: 1544–9.

6. Shiirevnyamba A, Takahashi T, Shan H, Ogawa H, Yano S, Kanayama H, Izumi K, Uehara H. 2011. Enhancement of osteoclastogenic activity in osteolytic prostate cancer cells by physical contact with osteoblasts. *Br J Cancer* 104: 505–13.

7. Sieh S, Lubik AA, Clements JA, Nelson CC, Hutmacher DW. 2010. Interactions between human osteoblasts and prostate cancer cells in a novel 3D in vitro model. *Organogenesis* 6: 181–8.

8. Roodman GD. 2011. Osteoblast function in myeloma. *Bone* 48: 135–40.

9. Langley RR, Fidler IJ. 2011. The seed and soil hypothesis revisited—The role of tumor-stroma interactions in metastasis to different organs. *Int J Cancer* 128: 2527–35.

10. Schmid MC, Varner JA. 2010. Myeloid cells in the tumor microenvironment: Modulation of tumor angiogenesis and tumor inflammation. *J Oncol* 2010: 201026.

11. Tadmor T, Attias D, Polliack A. 2011. Myeloid-derived suppressor cells—Their role in haemato-oncological malignancies and other cancers and possible implications for therapy. *Br J Haematol* 153: 557–67.

12. Edwards CM, Lwin ST, Fowler JA, Oyajobi BO, Zhuang J, Bates AL, Mundy GR. 2009. Myeloma cells exhibit an increase in proteasome activity and an enhanced response to proteasome inhibition in the bone marrow microenvironment in vivo. *Am J Hematol* 84: 268–72.

13. Edwards CM, Edwards JR, Lwin ST, Esparza J, Oyajobi BO, McCluskey B, Munoz S, Grubbs B, Mundy GR. 2008. Increasing Wnt signaling in the bone marrow microenvironment inhibits the development of myeloma bone disease and reduces tumor burden in bone in vivo. *Blood* 111: 2833–42.

14. Oyajobi BO, Garrett IR, Gupta A, Flores A, Esparza J, Munoz S, Zhao M, Mundy GR. 2007. Stimulation of new bone formation by the proteasome inhibitor, bortezomib: Implications for myeloma bone disease. *Br J Haematol* 139: 434–8.

15. Sterling JA, Oyajobi BO, Grubbs B, Padalecki SS, Munoz SA, Gupta A, Story B, Zhao M, Mundy GR. 2006. The hedgehog signaling molecule Gli2 induces parathyroid hormone-related peptide expression and osteolysis in metastatic human breast cancer cells. *Cancer Res* 66: 7548–53.

16. Hiraga T, Myoui A, Choi ME, Yoshikawa H, Yoneda T. 2006. Stimulation of cyclooxygenase-2 expression by bone-derived transforming growth factor-beta enhances bone metastases in breast cancer. *Cancer Res* 66: 2067–73.

17. Yin JJ, Selander K, Chirgwin JM, Dallas M, Grubbs BG, Wieser R, Massague J, Mundy GR, Guise TA. 1999. TGF-beta signaling blockade inhibits PTHrP secretion by breast cancer cells and bone metastases development. *J Clin Invest* 103: 197–206.

18. Johnson LC, Johnson RW, Munoz SA, Mundy GR, Peterson TE, Sterling JA. 2010. Longitudinal live animal microCT allows for quantitative analysis of tumor-induced bone destruction. *Bone* 48(1): 141–51.

19. Morrissey C, Dowell A, Koreckij TD, Nguyen H, Lakely B, Fanslow WC, True LD, Corey E, Vessella RL. 2010. Inhibition of angiopoietin-2 in LuCaP 23.1 prostate cancer tumors decreases tumor growth and viability. *Prostate* 70: 1799–808.

20. Nagae M, Hiraga T, Yoneda T. 2007. Acidic microenvironment created by osteoclasts causes bone pain associated with tumor colonization. *J Bone Miner Metab* 25: 99–104.

21. Hiraga T, Hata K, Ikeda F, Kitagaki J, Fujimoto-Ouchi K, Tanaka Y, Yoneda T. 2005. Preferential inhibition of bone metastases by 5'-deoxy-5-fluorouridine and capecitabine in the 4T1/luc mouse breast cancer model. *Oncol Rep* 14: 695–9.

22. Rose AA, Pepin F, Russo C, Abou Khalil JE, Hallett M, Siegel PM. 2007. Osteoactivin promotes breast cancer metastasis to bone. *Mol Cancer Res* 5: 1001–14.

23. Thalmann GN, Anezinis PE, Chang SM, Zhau HE, Kim EE, Hopwood VL, Pathak S, von Eschenbach AC, Chung LW. 1994. Androgen-independent cancer progression and bone metastasis in the LNCaP model of human prostate cancer. *Cancer Res* 54: 2577–81.

24. Thalmann GN, Sikes RA, Wu TT, Degeorges A, Chang SM, Ozen M, Pathak S, Chung LW. 2000. LNCaP progression model of human prostate cancer: Androgen-independence and osseous metastasis. *Prostate* 44: 91–103.

25. Corey E, Quinn JE, Buhler KR, Nelson PS, Macoska JA, True LD, Vessella RL. 2003. LuCaP 35: A new model of prostate cancer progression to androgen independence. *Prostate* 55: 239–46.

26. Guise TA, Yoneda T, Yates AJ, Mundy GR. 1993. The combined effect of tumor-produced parathyroid hormone-related protein and transforming growth factor-alpha enhance hypercalcemia in vivo and bone resorption in vitro. *J Clin Endocrinol Metab* 77: 40–5.

27. Sterling JA, Edwards JR, Martin TJ, Mundy GR. 2011. Advances in the biology of bone metastasis: How the skeleton affects tumor behavior. *Bone* 48(1): 6–15.

28. Johnson RW, Nguyen MP, Padalecki SS, Grubbs BG, Merkel AR, Oyajobi BO, Matrisian LM, Mundy GR, Sterling JA. 2011. TGF-beta promotion of Gli2-induced expression of parathyroid hormone-related protein, an important osteolytic factor in bone metastasis, is independent of canonical Hedgehog signaling. *Cancer Res* 71: 822–31.

29. Lauth M, Bergstrom A, Shimokawa T, Toftgard R. 2007. Inhibition of GLI-mediated transcription and tumor cell growth by small-molecule antagonists. *Proc Natl Acad Sci U S A* 104: 8455–60.

30. Rifai Y, Arai MA, Sadhu SK, Ahmed F, Ishibashi M. 2011. New Hedgehog/GLI signaling inhibitors from Excoecaria agallocha. *Bioorg Med Chem Lett* 21: 718–22.

31. Bendre MS, Gaddy-Kurten D, Mon-Foote T, Akel NS, Skinner RA, Nicholas RW, Suva LJ. 2002. Expression of interleukin 8 and not parathyroid hormone-related protein by human breast cancer cells correlates with bone metastasis in vivo. *Cancer Res* 62: 5571–9.

32. Bendre MS, Montague DC, Peery T, Akel NS, Gaddy D, Suva LJ. 2003. Interleukin-8 stimulation of osteoclastogenesis and bone resorption is a mechanism for the

increased osteolysis of metastatic bone disease. *Bone* 33: 28–37.

33. Bendre MS, Margulies AG, Walser B, Akel NS, Bhattacharrya S, Skinner RA, Swain F, Ramani V, Mohammad KS, Wessner LL, Martinez A, Guise TA, Chirgwin JM, Gaddy D, Suva LJ. 2005. Tumor-derived interleukin-8 stimulates osteolysis independent of the receptor activator of nuclear factor-kappaB ligand pathway. *Cancer Res* 65: 11001–9.

34. Pratap J, Lian JB, Javed A, Barnes GL, van Wijnen AJ, Stein JL, Stein GS. 2006. Regulatory roles of Runx2 in metastatic tumor and cancer cell interactions with bone. *Cancer Metastasis Rev* 25: 589–600.

35. Pratap J, Javed A, Languino LR, van Wijnen AJ, Stein JL, Stein GS, Lian JB. 2005. The Runx2 osteogenic transcription factor regulates matrix metalloproteinase 9 in bone metastatic cancer cells and controls cell invasion. *Mol Cell Biol* 25: 8581–91.

36. Lynch CC, Hikosaka A, Acuff HB, Martin MD, Kawai N, Singh RK, Vargo-Gogola TC, Begtrup JL, Peterson TE, Fingleton B, Shirai T, Matrisian LM, Futakuchi M. 2005. MMP-7 promotes prostate cancer-induced osteolysis via the solubilization of RANKL. *Cancer Cell* 7: 485–96.

37. Thiolloy S, Halpern J, Holt GE, Schwartz HS, Mundy GR, Matrisian LM, Lynch CC. 2009. Osteoclast-derived matrix metalloproteinase-7, but not matrix metalloproteinase-9, contributes to tumor-induced osteolysis. *Cancer Res* 69: 6747–55.

38. Saad F, Gleason DM, Murray R, Tchekmedyian S, Venner P, Lacombe L, Chin JL, Vinholes JJ, Goas JA, Chen B. 2002. A randomized, placebo-controlled trial of zoledronic acid in patients with hormone-refractory metastatic prostate carcinoma. *J Natl Cancer Inst* 94: 1458–68.

39. Thudi NK, Martin CK, Murahari S, Shu ST, Lanigan LG, Werbeck JL, Keller ET, McCauley LK, Pinzone JJ, Rosol TJ. 2011. Dickkopf-1 (DKK-1) stimulated prostate cancer growth and metastasis and inhibited bone formation in osteoblastic bone metastases. *Prostate* 71: 615–25.

40. Clines GA, Mohammad KS, Bao Y, Stephens OW, Suva LJ, Shaughnessy JD Jr, Fox JW, Chirgwin JM, Guise TA. 2007. Dickkopf homolog 1 mediates endothelin-1-stimulated new bone formation. *Mol Endocrinol* 21: 486–98.

41. Sterling JA, Guelcher SA. 2011. Bone structural components regulating sites of tumor metastasis. *Curr Osteoporos Rep* 9: 89–95.

42. Levental KR, Yu H, Kass L, Lakins JN, Egeblad M, Erler JT, Fong SF, Csiszar K, Giaccia A, Weninger W, Yamauchi M, Gasser DL, Weaver VM. 2009. Matrix crosslinking forces tumor progression by enhancing integrin signaling. *Cell* 139: 891–906.

43. Ruppender NS, Merkel AR, Martin TJ, Mundy GR, Sterling JA, Guelcher SA. 2010. Matrix rigidity induces osteolytic gene expression of metastatic breast cancer cells. *PLoS One* 5: e15451.

44. Hayward SW, Cunha GR. 2000. The prostate: Development and physiology. *Radiol Clin North Am* 38: 1–14.

45. Hayward SW, Cunha GR, Dahiya R. 1996. Normal development and carcinogenesis of the prostate. A unifying hypothesis. *Ann N Y Acad Sci* 784: 50–62.

46. Onishi T, Hayashi N, Theriault RL, Hortobagyi GN, Ueno NT. 2010. Future directions of bone-targeted therapy for metastatic breast cancer. *Nat Rev Clin Oncol* 7: 641–51.

47. Nannuru KC, Singh RK. 2010. Tumor-stromal interactions in bone metastasis. *Curr Osteoporos Rep* 8: 105–13.

48. Taichman RS, Cooper C, Keller ET, Pienta KJ, Taichman NS, McCauley LK. 2002. Use of the stromal cell-derived factor-1/CXCR4 pathway in prostate cancer metastasis to bone. *Cancer Res* 62: 1832–7.

49. Kang Y, Siegel PM, Shu W, Drobnjak M, Kakonen SM, Cordon-Cardo C, Guise TA, Massague J. 2003. A multigenic program mediating breast cancer metastasis to bone. *Cancer Cell* 3: 537–49.

50. Muller A, Homey B, Soto H, Ge N, Catron D, Buchanan ME, McClanahan T, Murphy E, Yuan W, Wagner SN, Barrera JL, Mohar A, Verastegui E, Zlotnik A. 2001. Involvement of chemokine receptors in breast cancer metastasis. *Nature* 410: 50–6.

51. Guo X, Wang XF. 2009. Signaling cross-talk between TGF-beta/BMP and other pathways. *Cell Res* 19: 71–88.

52. Barker N. 2008. The canonical Wnt/beta-catenin signalling pathway. *Methods Mol Biol* 468: 5–15.

53. Placencio VR, Sharif-Afshar AR, Li X, Huang H, Uwamariya C, Neilson EG, Shen MM, Matusik RJ, Hayward SW, Bhowmick NA. 2008. Stromal transforming growth factor-beta signaling mediates prostatic response to androgen ablation by paracrine Wnt activity. *Cancer Res* 68: 4709–18.

54. Mullor JL, Dahmane N, Sun T, Ruiz i Altaba A. Wnt signals are targets and mediators of Gli function. *Curr Biol* 11: 769–73.

55. Yazawa S, Umesono Y, Hayashi T, Tarui H, Agata K. 2009. Planarian Hedgehog/Patched establishes anterior-posterior polarity by regulating Wnt signaling. *Proc Natl Acad Sci U S A* 106: 22329–34.

56. Alvarez-Medina R, Le Dreau G, Ros M, Marti E. 2009. Hedgehog activation is required upstream of Wnt signalling to control neural progenitor proliferation. *Development* 136: 3301–9.

57. Dennler S, Andre J, Alexaki I, Li A, Magnaldo T, ten Dijke P, Wang XJ, Verrecchia F, Mauviel A. 2007. Induction of sonic hedgehog mediators by transforming growth factor-beta: Smad3-dependent activation of Gli2 and Gli1 expression in vitro and in vivo. *Cancer Res* 67: 6981–6.

58. Kertesz N, Krasnoperov V, Reddy R, Leshanski L, Kumar SR, Zozulya S, Gill PS. 2006. The soluble extracellular domain of EphB4 (sEphB4) antagonizes EphB4-EphrinB2 interaction, modulates angiogenesis, and inhibits tumor growth. *Blood* 107: 2330–8.

59. Krasnoperov V, Kumar SR, Ley E, Li X, Scehnet J, Liu R, Zozulya S, Gill PS. 2010. Novel EphB4 monoclonal antibodies modulate angiogenesis and inhibit tumor growth. *Am J Pathol* 176: 2029–38.

60. Compagni A, Logan M, Klein R, Adams RH. 2003. Control of skeletal patterning by ephrinB1-EphB interactions. *Dev Cell* 5: 217–30.

61. Martin TJ, Allan EH, Ho PW, Gooi JH, Quinn JM, Gillespie MT, Krasnoperov V, Sims NA. 2010. Communication between ephrinB2 and EphB4 within the osteoblast lineage. *Adv Exp Med Biol* 658: 51–60.

62. Allan EH, Hausler KD, Wei T, Gooi JH, Quinn JM, Crimeen-Irwin B, Pompolo S, Sims NA, Gillespie MT, Onyia JE, Martin TJ. 2008. EphrinB2 regulation by PTH and PTHrP revealed by molecular profiling in differentiating osteoblasts. *J Bone Miner Res* 23: 1170–81.

63. Yang L, Edwards CM, Mundy GR. 2010. Gr-1+CD11b+ myeloid-derived suppressor cells: Formidable partners

in tumor metastasis. *J Bone Miner Res* 25: 1701–6.

64. Zhang K, Kim S, Cremasco V, Hirbe A, Novack D, Weilbaecher K, Faccio R. 2011. CD8+ T cells regulate bone tumor burden independent of osteoclast resorption. *Cancer Res* 71(14): 4799–808.

65. Fowler JA, Mundy GR, Lwin ST, Lynch CC, Edwards CM. 2009. A murine model of myeloma that allows genetic manipulation of the host microenvironment. *Dis Model Mech* 2: 604–11.

66. Shane E. 2010. Evolving data about subtrochanteric fractures and bisphosphonates. *N Engl J Med* 362: 1825–7.

67. Fizazi K, Carducci M, Smith M, Damiao R, Brown J, Karsh L, Milecki P, Shore N, Rader M, Wang H, Jiang Q, Tadros S, Dansey R, Goessl C. 2011. Denosumab versus zoledronic acid for treatment of bone metastases in men with castration-resistant prostate cancer: A randomised, double-blind study. *Lancet* 377: 813–22.

68. Coleman R, Woodward E, Brown J, Cameron D, Bell R, Dodwell D, Keane M, Gil M, Davies C, Burkinshaw R, Houston SJ, Grieve RJ, Barrett-Lee PJ, Thorpe H. 2011. Safety of zoledronic acid and incidence of osteonecrosis of the jaw (ONJ) during adjuvant therapy in a randomised phase III trial (AZURE: BIG 01–04) for women with stage II/III breast cancer. *Breast Cancer Res Treat* 127: 429–38.

69. Black DM, Kelly MP, Genant HK, Palermo L, Eastell R, Bucci-Rechtweg C, Cauley J, Leung PC, Boonen S, Santora A, de Papp A, Bauer DC. 2010. Bisphosphonates and fractures of the subtrochanteric or diaphyseal femur. *N Engl J Med* 362: 1761–71.

70. McClung MR. 2006. Inhibition of RANKL as a treatment for osteoporosis: Preclinical and early clinical studies. *Curr Osteoporos Rep* 4: 28–33.

71. Gonzalez-Suarez E, Jacob AP, Jones J, Miller R, Roudier-Meyer MP, Erwert R, Pinkas J, Branstetter D, Dougall WC. 2010. RANK ligand mediates progestin-induced mammary epithelial proliferation and carcinogenesis. *Nature* 468: 103–7.

72. Biswas S, Guix M, Rinehart C, Dugger TC, Chytil A, Moses HL, Freeman ML, Arteaga CL. 2007. Inhibition of TGF-beta with neutralizing antibodies prevents radiation-induced acceleration of metastatic cancer progression. *J Clin Invest* 117: 1305–13.

73. Ganapathy V, Ge R, Grazioli A, Xie W, Banach-Petrosky W, Kang Y, Lonning S, McPherson J, Yingling JM, Biswas S, Mundy GR, Reiss M. 2010. Targeting the transforming growth factor-beta pathway inhibits human basal-like breast cancer metastasis. *Mol Cancer* 9: 122.

74. Mohammad KS, Javelaud D, Fournier PG, Niewolna M, McKenna CR, Peng XH, Duong V, Dunn LK, Mauviel A, Guise TA. 2011. TGF-beta-RI kinase inhibitor SD-208 reduces the development and progression of melanoma bone metastases. *Cancer Res* 71: 175–84.

75. Edwards JR, Nyman JS, Lwin ST, Moore MM, Esparza J, O'Quinn EC, Hart AJ, Biswas S, Patil CA, Lonning S, Mahadevan-Jansen A, Mundy GR. 2010. Inhibition of TGF-beta signaling by 1D11 antibody treatment increases bone mass and quality in vivo. *J Bone Miner Res* 25: 2419–26.

76. Mohammad KS, Chen CG, Balooch G, Stebbins E, McKenna CR, Davis H, Niewolna M, Peng XH, Nguyen DH, Ionova-Martin SS, Bracey JW, Hogue WR, Wong DH, Ritchie RO, Suva LJ, Derynck R, Guise TA, Alliston T. 2009. Pharmacologic inhibition of the TGF-beta type I receptor kinase has anabolic and anti-catabolic effects on bone. *PLoS One* 4: e5275.

77. Tan AR, Alexe G, Reiss M. 2009. Transforming growth factor-beta signaling: Emerging stem cell target in metastatic breast cancer? *Breast Cancer Res Treat* 115: 453–95.

78. Schneider JG, Amend SR, Weilbaecher KN. 2011. Integrins and bone metastasis: Integrating tumor cell and stromal cell interactions. *Bone* 48: 54–65.

79. Hirbe AC, Morgan EA, Weilbaecher KN. 2010. The CXCR4/SDF-1 chemokine axis: A potential therapeutic target for bone metastases? *Curr Pharm Des* 16: 1284–90.

80. Liu S, Goldstein RH, Scepansky EM, Rosenblatt M. 2009. Inhibition of rho-associated kinase signaling prevents breast cancer metastasis to human bone. *Cancer Res* 69: 8742–51.

81. Yang JC, Bai L, Yap S, Gao AC, Kung HJ, Evans CP. 2010. Effect of the specific Src family kinase inhibitor saracatinib on osteolytic lesions using the PC-3 bone model. *Mol Cancer Ther* 9: 1629–37.

82. Araujo J, Logothetis C. Dasatinib: A potent SRC inhibitor in clinical development for the treatment of solid tumors. *Cancer Treat Rev* 36: 492–500.

83. Pratap J, Akech J, Wixted JJ, Szabo G, Hussain S, McGee-Lawrence ME, Li X, Bedard K, Dhillon RJ, van Wijnen AJ, Stein JL, Stein GS, Westendorf JJ, Lian JB. 2010. The histone deacetylase inhibitor, vorinostat, reduces tumor growth at the metastatic bone site and associated osteolysis, but promotes normal bone loss. *Mol Cancer Ther* 9: 3210–20.

84. Furugaki K, Moriya Y, Iwai T, Yorozu K, Yanagisawa M, Kondoh K, et al. 2011. Erlotinib inhibits osteolytic bone invasion of human non-small-cell lung cancer cell line NCI-H292. *Clin Exp Metastasis* 28(7): 649–59.

85. Alexaki VI, Javelaud D, Van Kempen LC, Mohammad KS, Dennler S, Luciani F, Hoek KS, Juarez P, Goydos JS, Fournier PJ, Sibon C, Bertolotto C, Verrecchia F, Saule S, Delmas V, Ballotti R, Larue L, Saiag P, Guise TA, Mauviel A. 2010. GLI2-mediated melanoma invasion and metastasis. *J Natl Cancer Inst* 102: 1148–59.

# 第 84 章
# 血液系统恶性肿瘤和骨

Rebecca Silbermann • G. David Roodman

（周　驰译　何　伟审校）

## 引言

　　血液系统肿瘤对骨有多种直接或者间接的影响，包括病理性骨折、骨痛和高钙血症。骨骼受累及的频率与这些恶性肿瘤的基本诊断有关系。多发性骨髓瘤患者在疾病过程中，有80%会累及骨[1]。对患者的生活质量、发病、行为状态及生存产生显著影响[2]。由非常罕见的人类T淋巴细胞病毒1型（HTLV-1）引起的骨骼并发症与成年T细胞白血病和淋巴瘤相关，是影响骨的第二种最常见的血液系统恶性肿瘤，其最常见的并发症是高钙血症，可累及70%的患者[3]。霍奇金病和非霍奇金淋巴瘤骨受累比较罕见。正常情况下，成骨细胞（OBL）与破骨细胞（OCL）的作用是平衡的，允许正常的骨重建和造血功能。正常的骨重建过程的失调可导致恶变的发生，出现溶骨性、成骨性或混合溶骨性/成骨性病变。另外，肿瘤细胞可增加甲状旁腺释放PTHrP，增加破骨细胞对骨骼的作用，导致肾对钙的吸收增加。这一过程破坏了肾小球的滤过功能，引起高钙血症。

　　本章将讨论血液系统恶性肿瘤骨骼病变的病理生理，关注骨骼相关疾病的现状，包括简述骨骼病变的影像学检查、药物治疗，以及影响骨的血液系统的其他恶性肿瘤。

## 与骨相关的恶性血液病

### 多发性骨髓瘤

　　多发性骨髓瘤（multiple myeloma，MM）是浆细胞恶性肿瘤的溶骨性疾病，特征是浆细胞终末异常分化，产生单克隆副蛋白[4]。实验室检查结果包括血清和（或）尿中升高的单克隆副蛋白和正常免疫球蛋白（Ig）水平的减少。扩张的浆细胞群在骨髓导致白细胞减少症、贫血和血小板减少症。MM在骨受累的恶性疾病中发病率最高，是第二个最常见的血液系统恶性肿瘤，约占所有恶性血液病的15%。骨髓瘤在西方国家的年龄调整发病率是5.6/10万[5]。在诊断时发现，患者约60%的表现为骨痛，80%的患者在其病程发生骨病变，60%以上的患者发展为病理性骨折[6]。虽然骨髓瘤临床表现的变化很大，约20%的患者没有症状（这类患者的疾病一般通过常规的实验室检查发现），但是骨痛是最常见的表现。在诊断时有超过2/3的患者出现骨痛，疼痛集中在胸背部，并随着活动加剧。

　　据估计，多达90%的骨髓瘤患者表现为以全身骨量减少或离散溶骨性病变为主的骨溶解[8]。相比之下，在涉及骨的肿瘤中，骨髓瘤除了在并发POEMS综合征（多发性神经病变，脏器肿大、内分泌失调、单克隆丙种球蛋白病和皮肤改变）时，很少发生骨硬化病变，在浆细胞病变中很少累及多系统[9]。MM 在出现溶骨性骨病变时，最突出的表现为疼痛和致残。骨髓瘤的患者 60%～70% 出现骨痛，60% 发生病理性骨折[10-11]。溶骨性病变最常累及中轴骨、头骨和股骨。此外，溶骨性病变很少治愈，即使临床症状完全缓解。

15%～20% 新诊断骨髓瘤患者的有高钙血症（定义为校正后的血清钙浓度大于 11.5mg/dL），原因为骨吸收增加、骨形成减少，以及肾功能受损功能，均为患者静止时加剧。不同于其他骨转移的恶性肿瘤，PTHrP 很少出现骨髓瘤细胞过量。骨髓瘤患者高钙血症的严重程度反映了肿瘤负荷，而与血清 PTHrP 水平不相关[7]。高钙血症可导致厌食、恶心、呕吐、意识模糊、乏力、便秘、肾结石、抑郁、多尿，并暗示高肿瘤负荷。

MM 骨髓（BM）微环境有助于肿瘤的生长和骨破坏过程。它包括细胞和细胞外的元素如 OBLS、OCLS、内皮细胞、免疫细胞和 MM 细胞。MM 细胞和它们的骨髓微环境之间的相互作用受严格调控。在正常生理条件下，骨髓微环境中的平衡互动导致骨重建（图 84.1）。骨重建耦合于骨髓微环境，其特征为激活全身的 OCL 和抑制 OBL 功能使得骨形成减少。从 MM 患者骨髓活检可证明肿瘤负荷、OCL 数量和骨吸收表面之间的相关性[1,12]。

MM 细胞在骨髓微环境下产生或诱导多个破骨因子直接增加 OCL 的形成和活性，降低骨保护素（OPG）的生产，可溶性诱导受体核因子-κB 受体激活剂（RANKL），由骨髓基质细胞和 OBL 产生 OCLS 的关键分化因子[13]。骨髓瘤细胞通过表面的 VLA-4（α4β1 整合素）与 VCAM-1 结合在间质细胞表达，使 MM 细胞生产破骨细胞因子如 RANKL、巨噬细胞集落刺激因子（M-CSF 的黏附骨髓基质细胞）、白细胞介素-11，以及由骨髓基质细胞产生的白细胞介素-6 和破骨细胞因子包括巨噬细胞 INFL 蛋白-1α（MIP-1α）和白细胞介素-3[14-17]。RANK 通过 OCL 前体细胞和 OCL 与其受体结合，增加 OCL 的形成和存活[18]，而 MIP-1α 作为 OCL 的趋化因子，可以诱导 OCL 祖细胞促进 OCL 的形成分化[19-21]。MIP-1α 也通过诱导激活 MM 细胞生长和存活至关重要的多条信号通路直接促进 MM 细胞的生长、存活和迁移[22]。此外，骨破坏的过程中骨基质释放的生长因子增加 MM 细胞的增殖。这导致骨破坏的"恶性循环"，引起肿块和进一步的骨破坏（图 84.2）。MM 中 OCL 被激活，OBL 活性受到抑制，尽管骨吸收增加，但降低骨形成和钙化[1,23]。因此，骨髓瘤骨受累患者血清碱性磷酸酶和骨钙素正常或降低。共同培养的实验已经证明，与 OCL 和骨髓基质干细胞相比，OBL 的存在降低了骨髓瘤细胞的增殖[24]。这一发现已在

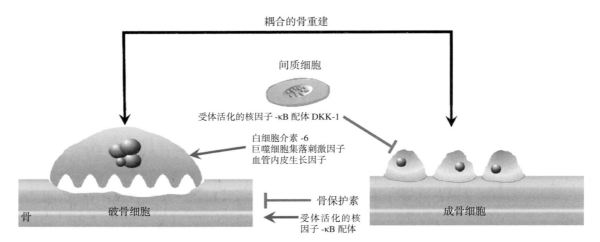

**图 84.1** 生理骨重建平衡。生理骨重建的特点是骨髓微环境中破骨细胞（OCL）和成骨细胞（OBL）之间相互作用的平衡。局部生产的细胞因子和全身激素调节形成和活化 OCL。全身激素（无图）通过诱导核因子-κB 配体（RANKL）的骨髓基质细胞和 OBL 的受体激活剂的刺激表达 OCL。基质细胞也产生 OCL 刺激因子，包括白细胞介素-6、巨噬细胞集落刺激因子（M-CSF）、血管内皮生长因子（VEGF），诱导的 OCL 形成。此外，基质细胞产生（DKK）-1，为 OBL 抑制因子。通过 OCL 产生如肝配蛋白（未示出）的耦合系数，也驱动 OBL 分化，同时进一步抑制 OCL 的形成和活性。OBLS 产生骨保护素（OPG），一种可溶性的 RANKL 抑制剂。在生理条件下，OBL 和 OCL 的活性是平衡的，部分原因是 OPG/RANKL 比值。在骨髓瘤骨病，破骨细胞被激活，成骨作用受到抑制

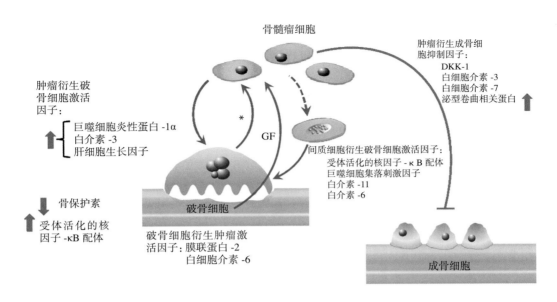

**图 84.2**　骨髓瘤骨病的恶性循环。骨髓瘤细胞产生因子可直接或间接激活破骨细胞,如 MIP-1α、IL-3 和肝细胞生长因子(HGF)。骨髓瘤细胞也诱导骨髓基质细胞产生 RANKL 和 IL-6,以提高 OCL 的形成。反过来 OCL 产生可溶性因子,如膜联蛋白 II(AX II)和 IL-6 刺激肿瘤的生长。骨破坏过程还释放了增加骨髓瘤细胞生长的因子,进一步加剧了溶骨过程,从而导致骨破坏的"恶性循环"。OBL 分化是由肿瘤衍生 OBL- 抑制因子如 DKK-1、IL-3、IL-7,以及泌型卷曲相关蛋白(的 SFRP)来抑制的。此外,RANKL/OPG 比率增加时,促进 OCL 发展。与生理状态相比,DKK-1、MIP-1α 和 RANKL 的水平在骨髓瘤骨病患者是增加的

骨髓瘤骨病小鼠模型中得到证实[25]。

OBL 也可通过对 OCL 的调控间接影响骨髓瘤细胞生长。OBL 分泌 RANKL,后者是 OCL 分化因子、可溶性 RANKL 抑制剂、骨保护素。RANKL 与 OPG 之间的平衡调控破骨细胞。骨髓瘤的 RANKL/OPG 比率代表性增加,促进 OCL 的发展。目前研究表明,OBL 抑制机制包括通过 MM 和 OB 祖细胞之间的直接细胞 - 细胞接触下调成骨转录因子 RUNX2[28]。Wnt 信号传导抑制剂如 dickkopf-1(DKK-1)、可溶性的受体样蛋白 3(sFRP3)和硬化蛋白抑制成骨[29-31];OB 的分化是由转化生长因子 -β(TGF-β)超家族的成员调节的,包括骨形态发生蛋白 2(BMP2)[32]、激活素 A[33] 和 TGF-β 本身[34]。DKK-1 让人特别感兴趣的是它导致 MM 骨病变患者 BM 的高度表达,出现在疾病的早期阶段,并且调控 OCL 和 OBL 的功能[35-36]。

目前,常规胸片是评价骨髓瘤骨病患者的金标准。磁共振成像(MRI)可有效识别溶骨性病变,也适用于骨的孤立性浆细胞瘤的分期[37]。传统的骨显像扫描低估骨病变的程度,因而不建议用于 MM 患者[38]。F18- 氟脱氧葡萄糖正电子发射断层摄影术 / 计算机断层扫描(FDG-PET/CT)已用于评估 MM,并具有约 85% 的灵敏度和约 90% 的特异性[39]。最近一些研究将 FDG-PET/CT 与脊柱、骨盆的 MRI 相结合,用于

检测活跃的 MM。这两个检测的结果是一致的情况下,检测活动性疾病位点的能力将大于 90%[37]。

## MM 的骨病管理

双膦酸盐仍然 MM 相关骨病的治疗标准。双膦酸盐是破骨细胞活性的有效抑制剂,并且每 3 ~ 4 周静脉内使用双膦酸盐是当前选择性治疗和管理骨骼疾病相关疼痛以及预防骨骼并发症。口服氯屈膦酸盐治已被证明可降低溶骨性病变的发展、骨折、高钙血症和 MM 的骨疼痛[40]。最近公布的医学研究理事会(MRC)的试验表明,与初诊 MM 患者口服氯屈膦酸盐相比,静脉注射唑来膦酸可有效降低骨骼并发症的发生率(SRES)(高钙血症、新的骨病变、骨折)[41]。此外,唑来膦酸可改善患者病情缓解率,同时与氯屈膦酸盐治疗的患者相比,平均随访 3.7 年总生存率也有所改善。这表明,通过体外假说数据支持,双膦酸盐具有直接的抗骨髓瘤作用[42]。

狄诺塞麦为人类单克隆抗体,与 RANKL 结合具有高亲和力和特异性,在 2010 年被美国 FDA 批准用于治疗骨转移实体瘤的预防,目前对 MM 骨疾病的治疗还处在研究阶段。最近的一项临床试验表明,狄诺塞麦抑制骨吸收,防止难治性患者发生双膦酸盐治疗的 SRE[43-44]。

硼替佐米是 MM 蛋白酶活性抑制剂，通过降低骨髓瘤患者血清中 RANKL 和 DKK-1 的水平，直接改变成骨细胞和破骨细胞活性 [45-46]。对新诊断和复发的多发性骨髓瘤患者，硼替佐米治疗的临床研究表明，无论是单独使用或与其他药剂组合，都可改善成骨细胞活性标志物和破骨细胞抑制标志物 [46-49]。硼替佐米对成骨细胞分化的作用已被广泛研究。一些临床试验表明骨髓瘤患者的肿瘤反应药物增加碱性磷酸酶的骨特异性 [49-50]。有些作者把这些发现作为解释硼替佐米直接刺激成骨细胞和抑制破骨细胞的证据。也有人认为，由于硼替佐米抑制了破骨细胞对骨的重吸收，硼替佐米治疗后 6 周形成骨的生化标志物抵消了硼替佐米初始对成骨细胞的刺激作用 [51]。另外，硼替佐米在骨髓微环境直接抑制骨髓瘤细胞的作用，保证成骨细胞和破骨细胞的正常功能，而这些效果只出现在对替佐米治疗有效的骨髓瘤患者中。

## 其他恶性血液病

### 成人 T 细胞白血病 / 淋巴瘤

成人 T 细胞白血病 / 淋巴瘤（ATLL）是人类 T 淋巴细胞病毒 1 型（HTLV-1）感染引起的恶性的 CD4+ T 细胞瘤。ATLL 最初报道于日本南部，HTLV-1 感染是罕见的，包括美国在内的其他地方有过零星报道。HTLV-1 携带者发生 ATLL 附加终生风险的变化取决于调查的人口，但已报道的在日本和牙买加有 1% 和 5% 有这种风险 [52]。约 70% ATLL 患者发生高钙血症，其中许多患者也发展溶骨性病变 [3]。相反，与骨髓瘤患者发生高钙血症不同，ATLL 相关的高钙血症与 PTHrP 的介导有关。据推测，HTLV-1 和 HTLV- Ⅱ 的蛋白质通过细胞转录因子激活蛋白（AP）-2 和 AP-1 激活 PTHrP，这是一种新型的反式激活的机制 [53-54]。然而，PTHrP 转录的增加，也会出现一种无关联的方式 [55]。此外，MIP-1α 已被认为是 ATLL 高钙血症的中介物，通过加强 OCL 的形成和诱导 RANKL 表达来调控 ATLL 细胞的自分泌方式 [56]。高钙血症患者的 ATLL 细胞增加 RANKL 表达已经被关注 [57]。

ATLL 细胞产生的趋化因子影响骨重建，包括 IL-1、IL-6、肿瘤坏死因子 -α（TNF-α）和 MIP-1α/MIP-β。循环 ATLL 细胞浸润在各种组织中，通过 MIP-1α 诱导整合素介导黏附到内皮细胞，并参与下一个周期 [53]。骨髓瘤中的 MIP-1α 在 ATLL 对单核细胞趋化作用很重要，包括 OCL 祖细胞、产生

的破骨因子 IL-6 的产物、PTHrP，以及调控成骨细胞或间质细胞产生的 RANKL[58-59]。此外，有报道称 IL-1 和 PTHrP 介导 ATLL 中的骨破坏，升高患者的 PTHrP 水平，增加 ATLL 细胞的体外条件培养的 IL-1 和 PTHrP 的浓度 [60]。

更经典形式的急性淋巴性白血病的骨受累也被频繁报道，并且被认为是由恶性细胞产生的 PTHrP 介导 [61]。

### 非霍奇金淋巴瘤

非霍奇金淋巴瘤（NHL）骨受累较罕见。低于 10% 的非霍奇金淋巴瘤患者表现为骨受累；然而，霍奇金淋巴瘤 7% ～ 25% 的患者在其疾病的过程中最终出现骨受累。非霍奇金淋巴瘤中最常见的组织学亚型呈现的骨表现包括组织细胞、未分化或低分化非霍奇金淋巴瘤。此外，溶骨性病变更常见于弥漫性淋巴结受累而不是淋巴结节受累，并且经常累及中轴骨 [62]。在 ATLL，NHL 伴高钙血症患者 PTHrP 的血清水平也会升高。

### 霍奇金病

霍奇金病（HD）骨受累罕见，在诊断时很少遇到。受累部位包括脊柱、骨盆、股骨、肱骨、肋骨、胸骨、肩胛骨和颅底骨 [64-65]；然而，同非霍奇金淋巴瘤一样，脊椎和股骨的累及是最常见的 [66]。结节性硬化性疾病的患者最常见的表现为局部混合细胞型的成骨细胞肿块 [64-65]。骨活检常显示罕见非典型细胞纤维化和混合炎症的浸润。影像学表现包括骨膜反应和肥大性肺性骨关节病椎体硬化 [66]。由于放射结果不能预测非霍奇金淋巴瘤的组织学类型或 HD 的预后，必须与临床分期结合来预测预后。

HD 患者的骨病是溶解型、急变型或混合型。肿瘤细胞在以前的破骨细胞的活性位点，刺激成骨细胞的活性，增加新骨形成。HD 患者出现高钙血症与 $1,25(OH)_2$ 维生素 $D_3$ 产生过多或淋巴瘤细胞产生的 PTHrP 相关 [66-67]。

## 结论

恶性肿瘤的生理骨重建的失调导致溶骨性、成骨性或混合性病变。PTHrP 频繁介导非骨髓瘤骨病。除了多发性骨髓瘤，血液系统恶性肿瘤骨受累是罕见的；然而，骨病变可显著增加患者发病和疼痛。

因此，对血液系统恶性肿瘤骨骼表现的潜在后果的思考是护理这些患者的重要组成部分。

# 参考文献

1. Taube T, Beneton MN, McCloskey EV, Rogers S, Greaves M, Kanis JA. 1992. Abnormal bone remodelling in patients with myelomatosis and normal biochemical indices of bone resorption. *Eur J Haematol* 49(4): 192–8.

2. Saad F, Lipton A, Cook R, Chen YM, Smith M, Coleman R. 2007. Pathologic fractures correlate with reduced survival in patients with malignant bone disease. *Cancer* 110(8): 1860–7.

3. Taylor GP, Matsuoka M. 2005. Natural history of adult T-cell leukemia/lymphoma and approaches to therapy. *Oncogene* 24(39): 6047–57.

4. Hideshima T, Anderson KC. 2002. Molecular mechanisms of novel therapeutic approaches for multiple myeloma. *Nat Rev Cancer* 2(12): 927–37.

5. Altekruse SF, Kosary CL, Krapcho M. 2007. *SEER Cancer Statistics Review, 1975–2007*. Bethesda, MD: National Cancer Institute. Accessed on June 21, 2011. Available from http://seer.cancer.gov/csr/1975_2007/index.html.

6. Roodman GD. 2008. Skeletal imaging and management of bone disease. In: Gewirtz AM, Muchmore EA, Burns LJ (eds.) *Hematology Am Soc Hematol Educ Program*. Washington, DC: The American Society of Hematology. pp. 313–7.

7. Roodman GD. 2009. Diagnosis and treatment of myeloma bone disease. In: Rajkumar SV, Kyle RA (eds.) *Treatment of Multiple Myeloma and Related Disorders*. New York: Cambridge University Press. pp. 64–76.

8. Roodman GD. 2004. Pathogenesis of myeloma bone disease. *Blood Cells Mol Dis* 32(2): 290–2.

9. Dispenzieri A. 2011. POEMS syndrome: 2011 update on diagnosis, risk-stratification, and management. *Am J Hematol* 86(7): 591–601.

10. Callander NS, Roodman GD. 2001. Myeloma bone disease. *Semin Hematol* 38(3): 276–85.

11. Melton LJ 3rd, Kyle RA, Achenbach SJ, Oberg AL, Rajkumar SV. 2005. Fracture risk with multiple myeloma: A population-based study. *J Bone Miner Res* 20(3): 487–93.

12. Valentin-Opran A, Charhon SA, Meunier PJ, Edouard CM, Arlot ME. 1982. Quantitative histology of myeloma-induced bone changes. *Br J Haematol* 52(4): 601–10.

13. Pearse RN, Sordillo EM, Yaccoby S, Wong BR, Liau DF, Colman N, Michaeli J, Epstein J, Choi Y. 2001. Multiple myeloma disrupts the TRANCE/osteoprotegerin cytokine axis to trigger bone destruction and promote tumor progression. *Proc Natl Acad Sci U S A* 98(20): 11581–6.

14. Gunn WG, Conley A, Deininger L, Olson SD, Prockop DJ, Gregory CA. 2006. A crosstalk between myeloma cells and marrow stromal cells stimulates production of DKK1 and interleukin-6: A potential role in the development of lytic bone disease and tumor progression in multiple myeloma. *Stem Cells* 24(4): 986–91.

15. Giuliani N, Colla S, Rizzoli V. 2004. New insight in the mechanism of osteoclast activation and formation in multiple myeloma: focus on the receptor activator of NF-kappaB ligand (RANKL). *Exp Hematol* 32(8): 685–91.

16. Choi SJ, Cruz JC, Craig F, Chung H, Devlin RD, Roodman GD, Alsina M. 2000. Macrophage inflammatory protein 1-alpha is a potential osteoclast stimulatory factor in multiple myeloma. *Blood* 96(2): 671–5.

17. Lee JW, Chung HY, Ehrlich LA, Jelinek DF, Callander NS, Roodman GD, Choi SJ. 2004. IL-3 expression by myeloma cells increases both osteoclast formation and growth of myeloma cells. *Blood* 103(6): 2308–15.

18. Ehrlich LA, Roodman GD. 2005. The role of immune cells and inflammatory cytokines in Paget's disease and multiple myeloma. *Immunol Rev* 208: 252–66.

19. Abe M, Hiura K, Wilde J, Moriyama K, Hashimoto T, Ozaki S, Wakatsuki S, Kosaka M, Kido S, Inoue D, Matsumoto T. 2002. Role for macrophage inflammatory protein (MIP)-1alpha and MIP-1beta in the development of osteolytic lesions in multiple myeloma. *Blood* 100(6): 2195–202.

20. Choi SJ, Oba Y, Gazitt Y, Alsina M, Cruz J, Anderson J, Roodman GD. 2001. Antisense inhibition of macrophage inflammatory protein 1-alpha blocks bone destruction in a model of myeloma bone disease. *J Clin Invest* 108(12): 1833–41.

21. Oyajobi BO, Franchin G, Williams PJ, Pulkrabek D, Gupta A, Munoz S, Grubbs B, Zhao M, Chen D, Sherry B, Mundy GR. 2003. Dual effects of macrophage inflammatory protein-1alpha on osteolysis and tumor burden in the murine 5TGM1 model of myeloma bone disease. *Blood* 102(1): 311–9.

22. Lentzsch S, Gries M, Janz M, Bargou R, Dorken B, Mapara MY. 2003. Macrophage inflammatory protein 1-alpha (MIP-1 alpha) triggers migration and signaling cascades mediating survival and proliferation in multiple myeloma (MM) cells. *Blood* 101(9): 3568–73.

23. Bataille R, Chappard D, Marcelli C, Dessauw P, Sany J, Baldet P, Alexandre C. 1989. Mechanisms of bone destruction in multiple myeloma: The importance of an unbalanced process in determining the severity of lytic bone disease. *J Clin Oncol* 7(12): 1909–14.

24. Yaccoby S, Wezeman MJ, Zangari M, Walker R, Cottler-Fox M, Gaddy D, Ling W, Saha R, Barlogie B, Tricot G, Epstein J. 2006. Inhibitory effects of osteoblasts and increased bone formation on myeloma in novel culture systems and a myelomatous mouse model. *Haematologica* 91(2): 192–9.

25. Edwards CM, Edwards JR, Lwin ST, Esparza J, Oyajobi BO, McCluskey B, Munoz S, Grubbs B, Mundy GR. 2008. Increasing Wnt signaling in the bone marrow microenvironment inhibits the development of myeloma bone disease and reduces tumor burden in bone in vivo. *Blood* 111(5): 2833–42.

26. Giuliani N, Bataille R, Mancini C, Lazzaretti M, Barille S. 2001. Myeloma cells induce imbalance in the osteoprotegerin/osteoprotegerin ligand system in the human bone marrow environment. *Blood* 98(13): 3527–33.

27. Qiang YW, Chen Y, Stephens O, Brown N, Chen B, Epstein J, Barlogie B, Shaughnessy JD Jr. 2008. Myeloma-derived Dickkopf-1 disrupts Wnt-regulated osteoprotegerin and RANKL production by osteoblasts: A potential mechanism underlying osteolytic bone lesions in multiple myeloma. *Blood* 112(1): 196–207.

28. Giuliani N, Colla S, Morandi F, Lazzaretti M, Sala R, Bonomini S, Grano M, Colucci S, Svaldi M, Rizzoli V. 2005. Myeloma cells block RUNX2/CBFA1 activity in human bone marrow osteoblast progenitors and inhibit osteoblast formation and differentiation. *Blood* 106(7):

2472–83.

29. Gaur T, Lengner CJ, Hovhannisyan H, Bhat RA, Bodine PV, Komm BS, Javed A, van Wijnen AJ, Stein JL, Stein GS, Lian JB. 2005. Canonical WNT signaling promotes osteogenesis by directly stimulating Runx2 gene expression. *J Biol Chem* 280(39): 33132–40.

30. Takada I, Mihara M, Suzawa M, Ohtake F, Kobayashi S, Igarashi M, Youn MY, Takeyama K, Nakamura T, Mezaki Y, Takezawa S, Yogiashi Y, Kitagawa H, Yamada G, Takada S, Minami Y, Shibuya H, Matsumoto K, Kato S. 2007. A histone lysine methyltransferase activated by non-canonical Wnt signalling suppresses PPAR-gamma transactivation. *Nat Cell Biol* 9(11): 1273–85.

31. Giuliani N, Mangoni M, Rizzoli V. 2009. Osteogenic differentiation of mesenchymal stem cells in multiple myeloma: Identification of potential therapeutic targets. *Exp Hematol* 37(8): 879–86.

32. Ryoo HM, Lee MH, Kim YJ. 2006. Critical molecular switches involved in BMP-2-induced osteogenic differentiation of mesenchymal cells. *Gene* 366(1): 51–7.

33. Vallet S, Mukherjee S, Vaghela N, Hideshima T, Fulciniti M, Pozzi S, Santo L, Cirstea D, Patel K, Sohani AR, Guimaraes A, Xie W, Chauhan D, Schoonmaker JA, Attar E, Churchill M, Weller E, Munshi N, Seehra JS, Weissleder R, Anderson KC, Scadden DT, Raje N. 2010. Activin A promotes multiple myeloma-induced osteolysis and is a promising target for myeloma bone disease. *Proc Natl Acad Sci U S A* 107(11): 5124–9.

34. Lee MH, Kwon TG, Park HS, Wozney JM, Ryoo HM. 2003. BMP-2-induced Osterix expression is mediated by Dlx5 but is independent of Runx2. *Biochem Biophys Res Commun* 309(3): 689–94.

35. Tian E, Zhan F, Walker R, Rasmussen E, Ma Y, Barlogie B, Shaughnessy JD Jr. 2003. The role of the Wnt-signaling antagonist DKK1 in the development of osteolytic lesions in multiple myeloma. *N Engl J Med* 349(26): 2483–94.

36. Raje N, Roodman GD. 2011. Advances in the biology and treatment of bone disease in multiple myeloma. *Clin Cancer Res* 17(6): 1278–86.

37. Terpos E, Moulopoulos LA, Dimopoulos MA. 2011. Advances in imaging and the management of myeloma bone disease. *J Clin Oncol* 29(14): 1907–15.

38. Dimopoulos M, Terpos E, Comenzo RL, Tosi P, Beksac M, Sezer O, Siegel D, Lokhorst H, Kumar S, Rajkumar SV, Niesvizky R, Moulopoulos LA, Durie BG. 2009. International myeloma working group consensus statement and guidelines regarding the current role of imaging techniques in the diagnosis and monitoring of multiple Myeloma. *Leukemia* 23(9): 1545–56.

39. Bredella MA, Steinbach L, Caputo G, Segall G, Hawkins R. 2005. Value of FDG PET in the assessment of patients with multiple myeloma. *AJR Am J Roentgenol* 184(4): 1199–204.

40. McCloskey EV, MacLennan IC, Drayson MT, Chapman C, Dunn J, Kanis JA. 1998. A randomized trial of the effect of clodronate on skeletal morbidity in multiple myeloma. MRC Working Party on Leukaemia in Adults. *Br J Haematol* 100(2): 317–25.

41. Morgan GJ, Davies FE, Gregory WM, Cocks K, Bell SE, Szubert AJ, Navarro-Coy N, Drayson MT, Owen RG, Feyler S, Ashcroft AJ, Ross F, Byrne J, Roddie H, Rudin C, Cook G, Jackson GH, Child JA. 2010. First-line treatment with zoledronic acid as compared with clodronic acid in multiple myeloma (MRC Myeloma IX): A randomised controlled trial. *Lancet* 376(9757): 1989–99.

42. Aparicio A, Gardner A, Tu Y, Savage A, Berenson J, Lichtenstein A. 1998. In vitro cytoreductive effects on multiple myeloma cells induced by bisphosphonates. *Leukemia* 12(2): 220–9.

43. Fizazi K, Lipton A, Mariette X, Body JJ, Rahim Y, Gralow JR, Gao G, Wu L, Sohn W, Jun S. 2009. Randomized phase II trial of denosumab in patients with bone metastases from prostate cancer, breast cancer, or other neoplasms after intravenous bisphosphonates. *J Clin Oncol* 27(10): 1564–71.

44. Body JJ, Facon T, Coleman RE, Lipton A, Geurs F, Fan M, Holloway D, Peterson MC, Bekker PJ. 2006. A study of the biological receptor activator of nuclear factor-kappaB ligand inhibitor, denosumab, in patients with multiple myeloma or bone metastases from breast cancer. *Clin Cancer Res* 12(4): 1221–8.

45. Terpos E, Heath DJ, Rahemtulla A, Zervas K, Chantry A, Anagnostopoulos A, Pouli A, Katodritou E, Verrou E, Vervessou EC, Dimopoulos MA, Croucher PI. 2006. Bortezomib reduces serum dickkopf-1 and receptor activator of nuclear factor-kappaB ligand concentrations and normalises indices of bone remodelling in patients with relapsed multiple myeloma. *Br J Haematol* 135(5): 688–92.

46. Boissy P, Andersen TL, Lund T, Kupisiewicz K, Plesner T, Delaisse JM. 2008. Pulse treatment with the proteasome inhibitor bortezomib inhibits osteoclast resorptive activity in clinically relevant conditions. *Leuk Res* 32(11): 1661–8.

47. Giuliani N, Morandi F, Tagliaferri S, Lazzaretti M, Bonomini S, Crugnola M, Mancini C, Martella E, Ferrari L, Tabilio A, Rizzoli V. 2007. The proteasome inhibitor bortezomib affects osteoblast differentiation in vitro and in vivo in multiple myeloma patients. *Blood* 110(1): 334–8.

48. Katodritou E, Verrou E, Gastari V, Hadjiaggelidou C, Terpos E, Zervas K. 2008. Response of primary plasma cell leukemia to the combination of bortezomib and dexamethasone: Do specific cytogenetic and immunophenotypic characteristics influence treatment outcome? *Leuk Res* 32(7): 1153–6.

49. Zangari M, Esseltine D, Lee CK, Barlogie B, Elice F, Burns MJ, Kang SH, Yaccoby S, Najarian K, Richardson P, Sonneveld P, Tricot G. 2005. Response to bortezomib is associated to osteoblastic activation in patients with multiple myeloma. *Br J Haematol* 131(1): 71–3.

50. Richardson PG, Sonneveld P, Schuster MW, Irwin D, Stadtmauer EA, Facon T, Harousseau JL, Ben-Yehuda D, Lonial S, Goldschmidt H, Reece D, San-Miguel JF, Blade J, Boccadoro M, Cavenagh J, Dalton WS, Boral AL, Esseltine DL, Porter JB, Schenkein D, Anderson KC. 2005. Bortezomib or high-dose dexamethasone for relapsed multiple myeloma. *N Engl J Med* 352(24): 2487–98.

51. Lund T, Soe K, Abildgaard N, Garnero P, Pedersen PT, Ormstrup T, Delaisse JM, Plesner T. 2010. First-line treatment with bortezomib rapidly stimulates both osteoblast activity and bone matrix deposition in patients with multiple myeloma, and stimulates osteoblast proliferation and differentiation in vitro. *Eur J Haematol* 85(4): 290–9.

52. Gessain A, Mahieux R. 2005. Lymphoproliferations associated with human T-cells leukemia/lymphoma virus type I and type II infection. In: Degos L, Linch DC

(eds.) *Textbook of Malignant Hematology*. Oxon: Taylor & Francis. pp. 307–41.

53. Raza S, Naik S, Kancharla VP, Tafera F, Kalavar MR. 2010. Dual-positive (CD4+/CD8+) acute adult T-cell leukemia/lymphoma associated with complex karyotype and refractory hypercalcemia: Case report and literature review. *Case Rep Oncol* 3(3): 489–94.

54. Shu ST, Martin CK, Thudi NK, Dirksen WP, Rosol TJ. 2010. Osteolytic bone resorption in adult T-cell leukemia/lymphoma. *Leuk Lymphoma* 51(4): 702–14.

55. Richard V, Lairmore MD, Green PL, Feuer G, Erbe RS, Albrecht B, D'Souza C, Keller ET, Dai J, Rosol TJ. 2001. Humoral hypercalcemia of malignancy: Severe combined immunodeficient/beige mouse model of adult T-cell lymphoma independent of human T-cell lymphotropic virus type-1 tax expression. *Am J Pathol* 158(6): 2219–28.

56. Okada Y, Tsukada J, Nakano K, Tonai S, Mine S, Tanaka Y. 2004. Macrophage inflammatory protein-1alpha induces hypercalcemia in adult T-cell leukemia. *J Bone Miner Res* 19(7): 1105–11.

57. Nosaka K, Miyamoto T, Sakai T, Mitsuya H, Suda T, Matsuoka M. 2002. Mechanism of hypercalcemia in adult T-cell leukemia: Overexpression of receptor activator of nuclear factor kappaB ligand on adult T-cell leukemia cells. *Blood* 99(2): 634–40.

58. Tanaka Y, Maruo A, Fujii K, Nomi M, Nakamura T, Eto S, Minami Y. 2000. Intercellular adhesion molecule 1 discriminates functionally different populations of human osteoblasts: Characteristic involvement of cell cycle regulators. *J Bone Miner Res* 15(10): 1912–23.

59. Han JH, Choi SJ, Kurihara N, Koide M, Oba Y, Roodman GD. 2001. Macrophage inflammatory protein-1alpha is an osteoclastogenic factor in myeloma that is independent of receptor activator of nuclear factor kappaB ligand. *Blood* 97(11): 3349–53.

60. Roodman GD. 1997. Mechanisms of bone lesions in multiple myeloma and lymphoma. *Cancer* 80(8 Suppl): 1557–63.

61. Inukai T, Hirose K, Inaba T, Kurosawa H, Hama A, Inada H, Chin M, Nagatoshi Y, Ohtsuka Y, Oda M, Goto H, Endo M, Morimoto A, Imaizumi M, Kawamura N, Miyajima Y, Ohtake M, Miyaji R, Saito M, Tawa A, Yanai F, Goi K, Nakazawa S, Sugita K. 2007. Hypercalcemia in childhood acute lymphoblastic leukemia: Frequent implication of parathyroid hormone-related peptide and E2A-HLF from translocation 17;19. *Leukemia* 21(2): 288–96.

62. Pear BL. 1974. Skeletal manifestations of the lymphomas and leukemias. *Semin Roentgenol* 9(3): 229–40.

63. Firkin F, Seymour JF, Watson AM, Grill V, Martin TJ. 1996. Parathyroid hormone-related protein in hypercalcaemia associated with haematological malignancy. *Br J Haematol* 94(3): 486–92.

64. Ozdemirli M, Mankin HJ, Aisenberg AC, Harris NL. 1996. Hodgkin's disease presenting as a solitary bone tumor. A report of four cases and review of the literature. *Cancer* 77(1): 79–88.

65. Borg MF, Chowdhury AD, Bhoopal S, Benjamin CS. 1993. Bone involvement in Hodgkin's disease. *Australas Radiol* 37(1): 63–6.

66. Franczyk J, Samuels T, Rubenstein J, Srigley J, Morava-Protzner I. 1989. Skeletal lymphoma. *Canadian Assoc Radiol J* 40(2): 75–9.

67. Seymour JF, Gagel RF. 1993. Calcitriol: The major humoral mediator of hypercalcemia in Hodgkin's disease and non-Hodgkin's lymphomas. *Blood* 82(5): 1383–94.

# 第 85 章
# 成骨性骨肉瘤

Jianning Tao · Yangjin Bae · Lisa L. Wang · Brendan Lee

（周　驰译　何　伟审校）

## 引言

骨肉瘤（osteogenic sarcoma，OS）也称为成骨肉瘤为诊断明确的临床疾病，是最常见的骨原发性恶性肿瘤[1-2]。但它是一种罕见疾病，在美国每年只有约 900 例新增病例，所占比例不到所有癌症的 1%[3]。最近报道的发病率和生存率是美国国家癌症研究所于 1973—2004 年针对 3482 例骨肉瘤患者进行人口和流行病学检测的（SEER）研究[1]的最终结果。骨肉瘤在各年龄段均可发病，但其发病率呈双峰现象，在青少年（15~19 岁年龄组发病率为 0.0008%）的第一个高峰和老年人的第二个高峰（75~79 岁年龄组发病率为 0.0006%）和中下年龄段（25~59 岁年龄组发病率为 0.0001%~0.0002%）的不同个体之间[1,4]。因此，骨肉瘤占儿童总恶性肿瘤的 5%（每年约新增 400 例病例）[5]。老年人中伴有 Paget 病的骨肉瘤患者最多，骨肉瘤次之，接下来是恶性肿瘤[1,4]。在所有年龄组中，男性较女性略易感（1.2~1.5∶1）。虽然骨肉瘤可发生于骨的任何位置，但较易发生于能够迅速发出骨重建的解剖位置，如长骨的干骺端（股骨远端 > 胫骨近端 > 肱骨近端）[6]。在儿童及青少年当中，这些位置的骨原发性肿瘤所占比例较高；然而，在老年人中，解剖位置的分布比较多变，甚至包括中轴骨和头骨[1]。

活检是诊断骨肉瘤必需的检查手段。骨肉瘤有几种不同的组织学亚型：传统型、毛细血管扩张型、小细胞型、高水平表面型、继发型、低水平中央型、骨膜及骨旁型[7]。但传统的子类型最常见于儿童期和青春期（第一个峰），约为 85%，在细胞的主要特征的基础上已被细分（即成骨细胞、软骨母细胞和成纤维细胞类型）[8-9]。其他亚型包括其余的 15%。骨肉瘤的分期和分级[4,9]在表 85.1 中作出总结。约 20% 的患者在初期会检测到有转移性疾病，肺和骨骼是转移最常见的部位。治疗方法包括手术切除原发肿瘤和密集化学治疗微转移病灶。转移性疾病在年龄小于 25 岁的年轻患者中 5 年生存率是 70%，年龄为 60 岁或者以上的患者 5 年生存率约 45%。有远处转移的患者的 5 年生存率在 30% 以下[1,4]。引人注意的是，过去几十年中患者生存率没有实质性的改进，显然，临床上需要新的治疗策略和药物。

骨肉瘤的病因仍不清楚。然而，在过去的 20 年对骨肉瘤的分子生物学和发病机制已经有了新的了解[10]。最近关于家族性综合征、标本、人骨肉瘤患者的细胞系的研究描述了遗传因素和信号转导途径可能参与 OS 发病机制中的几个关键过程，包括发生、发展、侵袭和转移[2,511-13]。几个遗传因素已经通过测试，作为疾病潜在的诊断和预后的生物标志物以及

表 85.1 骨肉瘤分期和分级的总结

| 分期 | | 肿瘤 | 转移 | 分级 |
|------|------|------|------|------|
| I | I A | ≤8cm | 没有 | 低 |
| | I B | >8 cm | 没有 | 低 |
| II | II A | ≤8cm | 没有 | 高 |
| | II B | >8 cm | 没有 | 高 |
| III | | 转移到相同骨组织的另一个位置 | | 高 |
| IV | IVA | 任何大小 | 只有肺转移 | 未知 |
| | IVB | 任何大小 | 远处转移 | 未知 |

注: 本表格中的分期和分级是依据根据美国癌症联合委员会 (AJCC) 分期系统简化而成。低级的骨肉瘤高度和中度分化，而高级的骨肉瘤是低分化和未分化的间变性病变。这个系统不同于三期系统（ I 期: 低级; II 期: 高级; III 期: 转移性疾病），该分期依据肌肉骨骼肿瘤学会分期（MSTS）系统和 Enneking 外科系统

潜在的治疗靶标。基于这些发现，新药已经在一些分子靶向第 1 阶段进行了临床试验测试，这可能会影响二线治疗方案患者的抗病能力和（或）远处转移 [14]。最近，遗传工程骨肉瘤小鼠模型已经在试图概括人类疾病的产生机理 [15]。了解这些小鼠模型将拓宽我们对骨肉瘤的分子基础的认识，也将推动临床前研究新的治疗策略 [16]。本章更新骨肉瘤生物学的当前理解和回顾动物模型的最新发现。

## 骨肉瘤治疗方法挑战

### 目前骨肉瘤的治疗标准

手术和化学治疗是治疗骨肉瘤的两个重要组成部分。不像其他的肉瘤，如尤文氏肉瘤或横纹肌肉瘤，骨肉瘤对放射治疗不敏感。手术的重要性，最早是在 1879 年通过对 165 例长骨肉瘤的研究而提出的 [17]。手术治疗主要包括患肢的截肢。在 20 世纪 70 年代，在引进化学治疗治疗骨肉瘤之前，截肢是当时唯一有效的治疗，其 5 年生存率只有 10%~20%[8]。尽管术中完全切除肿瘤，但大多数患者发生远处转移病灶，术后最常见的肺部转移 [9]。因此，尽管只有 20% 最初临床检测有转移性疾病的患者，通过现代影像学技术的检测，包括 CT、骨扫描和 MRI，几乎所有的患者在诊断时已经检测不到的微小转移灶 [8]。在 20 世纪 70 年代后，除手术治疗外引进辅助化学治疗（术后），患者存活率大大提高，从而确立了化

学治疗在骨肉瘤治疗中的关键作用 [18-19]。

目前，用于治疗骨肉瘤的最有效的化学治疗剂包括多柔比星（或阿霉素）、氨甲蝶呤、顺铂、异环磷酰胺。在 70 年代末，新的辅助化学治疗（术前）概念被引入，它的优势在于消除早期微转移，使肿瘤大量收缩（使手术更为可行），而且最重要的是，肯定了评估切除时肿瘤坏死程度的能力 [20]。肿瘤坏死（或组织学应答）的百分比已发现是一个评估预后的因素，大于 90% 的肿瘤坏死被认为是一个良好的响应和好的预后 [9]。组织学反映的评估和新辅助化学治疗药物的给予，让我们的整形外科医生有时间来来规划保肢手术 [8]。已证明对骨肉瘤有疗效的其他药物包括环磷酰胺、长春新碱、美法仑、咪胺、博来霉素、放线菌素 D 但它们的疗效比较有争议，因为将它们添加到标准治疗方案后，患者的 5 年生存率在过去 20 年里都没有显著改善 [8,21]。

虽然化学治疗对骨肉瘤患者生存很重要，但手术仍是治疗的主体，是生存所必需的 [22]。在某些情况下完全切除肿瘤很困难，取决于肿瘤的位置，如在脊柱和骨盆的肿瘤，完全切除往往是困难的，并且局部复发的风险很高。一个令人沮丧的报道称骨盆骨肉瘤患者的其 5 年生存率仅为 19% 左右 [23-24]。一个主要的挑战是治疗无转移灶的患者；那么在治疗时可有效应用放射治疗和姑息性化学治疗 [8]。因此，尽管结合化学治疗和手术治疗可改善生存率，骨髓瘤治疗仍然需要新的方法。

## 目前标准治疗方法的局限性

尽管目前的治疗很成功，但是大约 40% 的患者大多在 2 年内复发，一般患者不到 5 年就死亡 [2,8]。大部分由于肿瘤细胞耐药，这也是目前治疗中一个主要的挑战。目前治疗的另一个局限是化学治疗相关毒性。化学治疗药物杀死的不仅是肿瘤细胞，还有正常组织，造成肾、血液系统和心脏很大毒性 [2]。一些药物的毒性发生在给药期间，而有些药物如阿霉素的心脏毒性会出现在很多年以后。近期，儿童癌症幸存者研究（CCSS）对 733 例儿童癌症患者中长期生存者（5 年以上）平均随访 21.6 年的研究发现，骨肉瘤幸存者 86.9% 有至少一种慢性疾病，如耳鸣、耳聋。其中 50% 以上发生不良健康影响，如功能受限、疼痛和焦虑。幸存者的前瞻性研究将是评估目前治疗的急性和长期影响及其对存活率影响

的重要方法[25]。化学治疗的另一个潜在不良反应是继发恶性肿瘤，特别是使用烷基化剂如异环磷酰胺。常见的继发恶性肿瘤如乳腺癌、甲状腺癌和胃肠道癌，发生在确诊后 10 年左右，发病率为 3%～5%[25-26]。

由于化学治疗后出现器官毒性及骨肉瘤药物治疗相关的继发性恶性肿瘤等问题，研究人员已经在寻求其他的治疗途径。最近的两项临床试验报道应用免疫增强药物胞壁酰三肽可使 6 年总生存率从 70% 持续增长至 78%；另外联合应用抗破骨细胞药物帕米膦酸和标准的 3 药物治疗局部疾病提高了 5 年总生存率达 93%[21,27]。除了使用新药治疗外，骨肉瘤的另一种治疗方法是根除宿主免疫系统可识别的由肿瘤细胞表达的特异性抗原。最近的一项前临床免疫疗法的研究表明，转基因的 T 细胞能够识别低水平肿瘤抗原表达的 Her2，杀死骨肉瘤细胞[28]。然而，在这些新疗法可以纳入标准治疗之前，进一步的研究是很有必要的。

## 导致人类骨肉瘤的遗传因素和途径的理解

### 家族性综合征突变

p53、RB、RECQL4 和 REQCL2 基因的种系突变可导致李弗劳明综合征、遗传性视网膜母细胞瘤、罗特穆德 - 汤姆逊综合征和 Werner 综合征，而所有这些综合征患者易患骨肉瘤[5]。李弗劳明综合征表现多种癌症，包括乳腺肿瘤、肾上腺肿瘤、脑肿瘤、白血病、骨肉瘤。p53 蛋白调节细胞周期、DNA 修复和细胞凋亡。超过 50% 的骨肉瘤患者偶发 p53 基因突变（点、错位、重排、等位基因缺失）[10]。小鼠的 p53 基因失活导致骨肉瘤[29]。与 p53 相似，Rb 蛋白也在骨肉瘤的发病机制中有明确意义的肿瘤抑制作用[10]。Rb 蛋白调节 G1/S 转换。约 70% 的散发性 OS 出现 Rb 基因突变，但突变位点很少被发现。单独 Rb 失活的小鼠不会引起骨肉瘤，因此很可能 Rb 为骨肉瘤发生中的增强子[15]。RECQL 蛋白维持基因组的完整性用。而较少有人知道这些蛋白质在骨肉瘤发生中的直接作用，伴有 RECQL4 突变的罗特穆德 - 汤姆逊综合征患者高发骨肉瘤以及骨骼发育不良[5]。

### 骨肉瘤的肿瘤抑制基因的改变

在 p53 途径，p53 蛋白直接激活 p21 基因［周期蛋白依赖性激酶（CDK）抑制剂］，抑制细胞周期蛋白 D-CDK4/6 或细胞周期蛋白 E-CDK2 的活性，从而降低 Rb 的磷酸化，从而导致细胞周期阻滞在 G1 期[5]。P53 蛋白通过蛋白酶体与 MDM2（E3 泛素）结合后被连接酶降解，这一过程由 p14$^{ARF}$ 负调控；因此 p14$^{ARF}$ 是一个肿瘤抑制剂。在 Rb 的途径，复杂的细胞周期蛋白 D1 和 CDK4/6 被抑制 p16$^{INK4a}$ 抑制，磷酸化的 Rb 随后抑制 E2F（一个转录因子），可促进 DNA 合成从 G1 期向 S 细胞周期过渡。p16$^{INK4a}$ 蛋白也是一个肿瘤抑制剂。p16$^{INK4a}$ 基因和 p14$^{ARF}$ 蛋白是由位于染色体 9p21 区的 INK4a/ARF 基因解码（也称为 CDKN2A）。研究已发现散发性骨肉瘤 p53 和 Rb 途径的所有基因频繁缺失、扩增、编辑或突变[11]。因此，这些肿瘤抑制途径基因的任何的改变可有利于骨肉瘤的发生。

### 骨肉瘤癌基因的激活

几种癌基因与骨肉瘤发生相关[5, 11]，包括 c-MYC、c-FOS、SAS、GLI、MET 和 ERBB2。由于 MDM2 蛋白、细胞周期蛋白 D1 和 CDK4 能抑制 p53 和 Rb 的肿瘤抑制途径，它们在骨肉瘤的发生发展过程中发挥致癌作用。核转录因子 c-MYC 调控 DNA 复制和细胞生长。JUN 和 c-FOS 参与异源二聚体转录复合物 AP1 的构成，后者调节基因参与细胞的生长、分化、转换与骨代谢[30]。c-MYC 基因已报道可增加骨肉瘤的发生率至 12%。迄今为止，在转基因小鼠模型中 c-MYC 或 c-FOS 的过度表达均可导致骨肉瘤的发展，这表明其对肿瘤发生的潜在作用[31-32]。然而，这些蛋白质单独作用是否诱发肿瘤还不得而知。

### 细胞遗传学改变

细胞遗传学异常突出了骨肉瘤的复杂性和不稳定性。约 70% 的 OS 肿瘤显示多种细胞遗传学异常，这因人而异[5]。单倍体和高达近六倍体已在骨肉瘤中找到。重组可能涉及 1p11-P13、1Q11-Q12、1Q21-Q22、11p14-P15、14p11-P13、15p11-P13、17P 和 19q13。1 号染色体的增益和 9、10、13、17 号染色体的缺失最常见。较少见的染色体区域是 13q14（RB1 的基因座）、12p12-PTER（KRAS 基因的位点）、6q11-Q4 和 8p23[30]。最常检测到的扩增的阳离子包括染色体区域 6P12-P21（28%）、17p11.2（32%）和 12q13-Q14（8%）。几个常见的染色体缺失（2q、3P、9、10p、12q、13q、14q、15q、16、17P 和 18q）和染色体增加（Xp、Xq、5q、6p、8q、

17p 和 20q）也经常被认定为经常性的断点簇和非复发倒数易位。鉴定骨肉瘤特异性染色体区域，可以在以后骨肉瘤发病时详细调查受影响区域的潜在候选基因起到一定的作用。

## 信号转导途径改变易导致骨肉瘤发生

最近，一些改进派保守地认为信号通路与骨肉瘤的发病机制有关系，包括 Wnt 信号（wingless-type MMTV 整合位点）、缺口、TGF/BMP（转化生长因子/骨形态发生蛋白）、Shh (Sonic hedgehog) 和 GFS（生长因子）的途径。迄今，Wnt 信号和 Notch 途径一直被广泛研究。Wnt 信号传导的异常活化与人类许多常见的癌症相关[30]。胞质和（或）核内 β- 连环蛋白水平的升高是经典 Wnt 途径的关键中介物，已经在大多数骨肉瘤肿瘤中检测到，而肿瘤中也已确定 β- 连环蛋白的零星突变[11]。Wnt 信号拮抗剂 DKK3 的异位表达抑制骨肉瘤细胞的活性和株活力[33]。失活的 Wif1 分泌的 Wnt 拮抗剂增加 β- 连环蛋白水平，并加速小鼠骨肉瘤发育[34]。改变 Notch 信号与多种人类癌症相关，已证明 Notch 水平和表达时间决定了 Notch 为癌基因或抑癌基因[35]。在骨肉瘤，Notch 信号的活化有助于肿瘤侵袭和提高转移潜能，通过抑制该途径可以为骨肉瘤提供一种治疗方法[36-38]。在其他信号通路如 TGFb1、TGFb2、TGFb3、BMP、BMPR、HGF、GLI1、FGFR2、IGF1R 和 VEGF，各种通路异常水平的表达已经被证明可以引起骨肉瘤。迄今，这些途径在骨肉瘤的发病机制方面的研究有限，很有必要进一步学习研究。

## 小分子 RNA 和骨肉瘤

最近的研究表明，小分子 RNA（miR）在肿瘤发生中的起重要作用，已经发现骨肉瘤中几个 miR 失调如 miR-34、miR-140、miR-143 和 miR-199[39-42]。小分子 RNA 是非编码的 19～25 核苷酸 RNA，它介导特定的靶 mRNA 的转录后基因沉默。通过 p53 基因芯片分析，miR-34 家族已被确定为 P53 的直接靶点。miR-34 与 p53 具有类似功能，可诱导细胞凋亡、阻滞细胞周期和衰老。OS 细胞系中的 miR-34 的异位表达可诱导部分细胞周期阻滞和凋亡[40]。对 OS 样本中的 miR-34 基因进一步分析显示其启动子的表观遗传沉默，miR-34 基因经历最少的缺失。这些 miR-34 基因的遗传改变与 miR-34 在 OS 样本中表达下降相关[40]。对 miR-140 的研究

中，骨肉瘤裸鼠 miR-140，则表达与化学治疗药物敏感性相关。肿瘤细胞中异位转染了 miR-140，则更耐受氨甲蝶呤和 5- 氟尿嘧啶（5-FU）。在骨肉瘤细胞系 U-2 OS（wild type p53）的 miR-140 抑制细胞增殖过度，所以 miR-140 可用于开发治疗策略，以克服耐药[41]。MIR-143 在骨肉瘤细胞系和原发肿瘤样本中发现被下调，恢复了 miR-143 促进细胞凋亡和通过靶向 Bcl-2 蛋白（一个抗细胞凋亡因子）抑制肿瘤发生[43]。有趣的是，已证明了 miR-143 的下调与人骨肉瘤细胞的肺转移相关，机制可能是通过高表达的 MMP13[42]。同时，在骨肉瘤细胞株和肿瘤组织中 miR-199 的表达被改变[39]。通过阻滞 G1/S 期细胞周期，miR-199 前体在骨肉瘤细胞株异位表达显著降低细胞的生长和迁移。在各种研究中，已经建议小分子 RNA 可以作为骨肉瘤的潜在治疗靶标。但是，还需要进一步的研究来剖析骨肉瘤中 miRNA 的分子机制、功效，以及 miRNA 和肿瘤细胞之间的转换。

## 骨肉瘤的细胞起源和癌症干细胞

### 细胞起源

骨髓中的间充质干细胞（MSC）可以分化为成骨细胞、软骨细胞、脂肪细胞、神经源性、肌源性或谱系细胞[11]。在干细胞的成骨分化时，增殖和分化之间的平衡被严格调控，每个阶段的顺序是前成骨细胞、未成熟成骨细胞、成熟成骨细胞、终末分化骨细胞[35]（图 85.1）。这种平衡被打破，如增加增殖或分化的阻断失调，在早期阶段可导致骨癌[10-11]。在此分化途径中何种细胞可以恶变成骨肉瘤仍未知，哪种组织水平会发生恶变也是未知。在大鼠模型中已经表明，从癌前病变到恶性转变可能发生在干骺端的骨小梁区域[44]。

最近利用小鼠模型的研究表明，骨肉瘤细胞的起源是 MSC- 衍生的骨形成细胞。骨肉瘤癌前细胞可能是由 MSC 产生，在肿瘤过程中形成了成骨分化的病理模式[45]。同样，它们可能是由有增殖能力的前成骨细胞或未成熟的成骨细胞产生[15,45]。无论哪种情况，癌前细胞最初在成骨细胞分化不同阶段发生突变，通过肿瘤过程中其他基因突变的积累变换或会演变成癌症干细胞(CSC)或肿瘤活化细胞(TIC)（图 85.1）。同时，在癌症干细胞可以看出分化特性的获得和丧失。

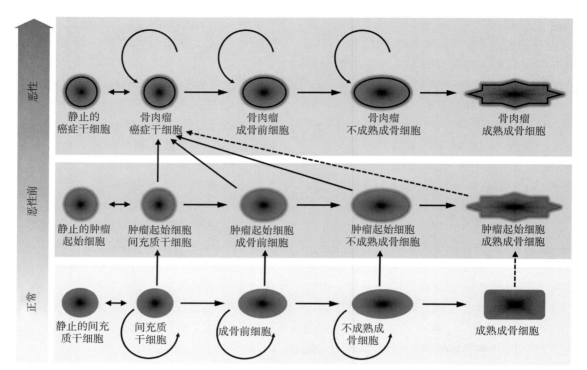

**图 85.1** 骨肉瘤细胞起源和形成原理模式。间充质干细胞（MSC）成骨分化是通过多个定义不清的阶段（前成骨细胞、不成熟成骨细胞、成熟的成骨细胞）达到终末分化的骨细胞（表中未列出）。骨肉瘤（OS）的癌前细胞或称作肿瘤起始细胞（TIC），可以由骨髓间充质干细胞产生，也可以由前成骨细胞或有增殖能力的不成熟成骨细胞产生。成纤维细胞分化成多功能祖细胞的潜力也开启了成熟成骨细胞分化成癌症干细胞（CSC）或者 OS 的可能性（虚线），但是这些目前仍然未知。其次，癌前细胞可以转化为癌症干细胞，它不仅分化为成骨细胞，受环境影响还会分化为软骨细胞和脂肪细胞谱系

## 骨肉瘤中的癌症干细胞

假设骨肉瘤的癌症干细胞能够响应于适当的环境因素的成骨细胞、软骨细胞和脂肪细胞的谱系分化[15]。骨肉瘤的各种差异化的模式在传统上称为组织学亚型，其中不乏混合模式。该组织学亚型被认为对化学治疗反应或结果不产生影响；因此，不管什么亚型的患者治疗都相同。这表明，这些不同的分化模式是单个临床疾病的反映[10]。

在我们的模型中（图 85.1），提出骨肉瘤可以起源于干细胞成骨细胞谱系分化的各个阶段。这些癌前细胞存于分化的不同阶段，可以转化成癌症干细胞，后者可以成为静止的干细胞或在各分化阶段病理分化成不同的细胞亚群。只是迄今尚不清楚哪些池通过其结合基因簇或表面标志物作用于癌症干细胞或肿瘤活化细胞。最近的一项研究表明，TIC 是一种亚群的细胞，它可以被 PKH26 染色[46]。因此，识别细胞起源和骨肉瘤的癌症干细胞在临床至关重要，特别是对于作为诊断和预后分子靶向治疗和生物标志物的发展。

## 靶向治疗及动物模型和生物标志物的应用

### 骨肉瘤患者分子靶向治疗的承诺和在动物模型中的应用

几项 1/2 阶段的研究对儿童患者进行新药物测试已经证明了骨肉瘤的客观反应[14]。如西地尼布，一种口服生物可利用的小分子，其有效抑制血管内皮生长因子受体 1（VEGFR-1；Flt-1）、VEGFR-2 (KDR) 和 VEGFR-3 (Flt-4)，证明在骨肉瘤肺转移患儿 1 期临床试验中有反应。另一个新药物是 Rexin-G，一个病理性纳米颗粒掺入胶原基质，结合在其表面上，可承受负显性周期蛋白 G1 构建体，抑制细胞周期在 G1 期。在 20 例化学治疗耐药的骨肉瘤患者 2 期研究中，Rexin-G 可使接受治疗的 10/17 的患者病情稳定[47]。目前还有其他一些可用的新型靶向药物对骨肉瘤 1 期或者 2 期患者临床试验有潜在的作用，包括 p53/MDM2 拮抗剂、促凋亡受体激动剂、Notch 抑制剂、HER2/ 神经拮抗剂、c-MET 抑制剂和 IGF1R 受体拮抗剂[48]。其他有望

的新药包括 RANKL 抑制剂、KIT 抑制剂、mTOR 抑制剂、血管破坏剂以及 Hsp90 抑制剂（IPI-504）[14]。总之，未来所有的靶向治疗药物都应该是抑制肿瘤发生和细胞存活的关键通路，使用这种方法的临床试验最终将证明它们是否有效。应用动物模型 [13,15,44-45,49-52] 可判断新型制剂在试验阶段 1 或 2 的有效性（表 85.2）。

## 用于诊断和预后的生物标志物

目前应用靶向药物治疗的挑战在于预测生物标志物的反映 / 抵制的识别，和与个别患者的特殊组织学应答的匹配，希望能成功破译，并且受益于临床 [14]。除了转移性疾病的存在，骨肉瘤预后和诊断

**表 85.2　骨肉瘤动物模型的总结**

|  | 小鼠 | 大鼠 | 狗 |
|---|---|---|---|
| 造模方法 | 基因工程小鼠，异种移植或移植到免疫缺陷小鼠 | PTH 1-34 或放射性药物给药 | 自发研制 |
| 病因 | 已知 | 未知 | 未知 |
| 外显率 | 高，60% ~ 100% 依据 Cre 系 | 高 | 低，~8000 只 / 年（美国） |
| 人骨肉瘤的相似性 | 具有人骨肉瘤相似的特征是辐射引起的 | 只有小部分的人骨肉瘤 | 特别高。具有人骨肉瘤相似的特征，高级别，有肺转移 |
| 优势 | 适用遗传建模和在异种移植模型测试新的治疗方法 | 完善了心理学研究模型 | 大尺寸，完整的免疫系统，适合于模拟人类治疗 |
| 局限性 | 体型小，很难开发适用于治疗人类的设备 | 这些肿瘤与人类相关性低 | 少数病例。平均年龄大约是 7 岁 |

的标志物是有限的。目前只有少数可用的实验室检查的生物标志物，如发生在 30% ~ 40% 病例中的，乳酸脱氢酶（LDH）和碱性磷酸酶（ALK）升高在一些研究中被发现是预后标志物；然而，它们不是患者临床分期或治疗依据 [9]。最近的研究报道了多种诊断和预后的生物标志物，包括 CTGF、骨钙素、OPN、P27KIP1、LRP5、CDKN2A/p16、cyclin E1、RB1、FOS、MDM2、cyclin D1、telomerase、血小板衍生的生长因子受体、c-MYC、Her-2、S100A6、RUNX2、膜型基质金属蛋白酶 I 型、Fas、CXCR4、CXCL6、Twist、P- 糖蛋白表达、Snail2、TIMP1、CXCR4、FAS、Annexin2, and Ezrin[5,11,30]。然而，所有这些潜在的生物标志物只在小范围报道过，很少作过前瞻性测试，不能作为治疗依据。最近，一个基于微阵列技术的多基因分类器可在诊断时预测骨肉瘤术前化学治疗的反应，可以区分 45 个基因对化学治疗反应的效果 [8]。希望在未来的几年里，通过高通量的方法，如微阵列和蛋白质组学所确定的新的分子标志物，不仅可诊断骨肉瘤患者，而且可作为治疗靶标，从而进一步提高存活率。

## 讨论

目前，骨肉瘤生物学的挑战是了解不同的遗传因素和途径的相互作用，以及在肿瘤发生、进展和转移过程中的相互作用，如肿瘤抑制基因 p53 和 Rb 的突变被认为可引发肿瘤的发生。其他肿瘤抑制基因（如 RECQ 解旋酶）由于基因组完整性的缺失引起进一步的突变可能会导致多种遗传改变。然而，p53 和 Rb 可以维持基因组稳定性和在限制肿瘤发生的过程中扮演多种角色。或许在这些关键的作用之后，还有其他后续的事件，如癌基因和（或）信号传导途径的改变，这可能有助于肿瘤形成。一旦建立，其他因素包括额外癌基因的过度表达，增加经典信号通路的发展（如 Notch 信号或 Wnt 信号），就可以引起肿瘤的进展和转移 [2,5]。通过分析参与细胞周期调控、DNA 代谢和维持基因组完整性的途径之间的各种相互作用，了解癌基因的作用、信号传导过程和耐药性，最终将提供一个合理的针对骨肉瘤的发生、发展过程的有效的治疗方法。

# 致谢

作者的资金支持部分来自 NIH (R03-AR061565，T32-AI053831，R01-AR059063，P01-HD22657)、德州癌症预防和研究机构（CPRIT grant RP101017）和霍华德·休斯医学研究所。

# 参考文献

1. Mirabello L, Troisi RJ, Savage SA. 2009. Osteosarcoma incidence and survival rates from 1973 to 2004. *Cancer* 115(7): 1531–43.
2. Gorlick R, Khanna C. 2010. Osteosarcoma. *J Bone Miner Res* 25(4): 683–91.
3. Gurney J, Swensen A, Bulterys M. 1999. Malignant bone tumors. In: Ries L, Smith M, Gurney J, Linet M, Tamra T, Young J, Bunin G (eds.) *Cancer Incidence and Survival Among Children and Adolescents: United States SEER Program 1975–1995, National Cancer Institute, SEER Program.* NIH Pub. No. 99–4649, Bethesda, MD. pp. 99–110.
4. Jawad M, Cheung M, Clarke J, Koniaris L, Scully S. 2011. Osteosarcoma: Improvement in survival limited to high-grade patients only. *J Cancer Res Clin Oncol* 137(4): 597–607.
5. Wang LL. 2005. Biology of osteogenic sarcoma. *Cancer J* 11(4): 294–305.
6. Unni KK, Inwards CY. 2009. *Dahlin's Bone Tumors: General Aspects and Data on 10,165 Cases,* 6th Ed. Philadelphia: Lippincott Williams & Wilkins. pp. 416.
7. Yarmish G, Klein MJ, Landa J, Lefkowitz RA, Hwang S. 2010. Imaging characteristics of primary osteosarcoma: Nonconventional subtypes. *Radiographics* 30(6): 1653–72.
8. Ta HT, Dass CR, Choong PF, Dunstan DE. 2009. Osteosarcoma treatment: State of the art. *Cancer Metastasis Rev* 28(1–2): 247–63.
9. Kim HJ, Chalmers PN, Morris CD. 2010. Pediatric osteogenic sarcoma. *Curr Opin Pediatr* 22(1): 61–6.
10. Gorlick R. 2009. Current concepts on the molecular biology of osteosarcoma. *Cancer Treat Res* 152: 467–78.
11. Wagner ER, Luther G, Zhu G, Luo Q, Shi Q, Kim SH, Gao JL, Huang E, Gao Y, Yang K, Wang L, Teven C, Luo X, Liu X, Li M, Hu N, Su Y, Bi Y, He BC, Tang N, Luo J, Chen L, Zuo G, Rames R, Haydon RC, Luu HH, He TC. 2011. Defective osteogenic differentiation in the development of osteosarcoma. *Sarcoma* 2011: 325238.
12. Kansara M, Thomas DM. 2007. Molecular pathogenesis of osteosarcoma. *DNA Cell Biol* 26(1): 1–18.
13. Hock JM, Lau CC. 2009. Osteogenic osteosarcoma. In: *Primer on the Metabolic Bone Diseases and Disorders of Mineral Metabolism.* Hoboken: John Wiley & Sons, Inc. Chapter 81, pp. 382–5.
14. Subbiah V, Kurzrock R. 2011. Phase 1 clinical trials for sarcomas: The cutting edge. *Curr Opin Oncol* 23(4): 352–60.
15. Walkley CR, Qudsi R, Sankaran VG, Perry JA, Gostissa M, Roth SI, Rodda SJ, Snay E, Dunning P, Fahey FH, Alt FW, McMahon AP, Orkin SH. 2008. Conditional mouse osteosarcoma, dependent on p53 loss and potentiated by loss of Rb, mimics the human disease. *Genes Dev* 22(12): 1662–76.
16. Janeway KA, Walkley CR. 2010. Modeling human osteosarcoma in the mouse: From bedside to bench. *Bone* 47(5): 859–65.
17. Gross SWAM, MD. 1879. Sarcoma of the Long Bones; Based upon a Study of One Hundred and Sixty-five Cases. *Am J Med Sci* 78(155): 17–57; 338–77.
18. Cores EP, Holland JF, Wang JJ, Sinks LF. 1972. Doxorubicin in disseminated osteosarcoma. *JAMA* 221(10): 1132–8.
19. Jaffe N, Paed D, Farber S, Traggis D, Geiser C, Kim BS, Das L, Frauenberger G, Djerassi I, Cassady JR. 1973. Favorable response of metastatic osteogenic sarcoma to pulse high-dose methotrexate with citrovorum rescue and radiation therapy. *Cancer* 31(6): 1367–73.
20. Rosen G, Caparros B, Huvos AG, Kosloff C, Nirenberg A, Cacavio A, Marcove RC, Lane JM, Mehta B, Urban C. 1982. Preoperative chemotherapy for osteogenic sarcoma: Selection of postoperative adjuvant chemotherapy based on the response of the primary tumor to preoperative chemotherapy. *Cancer* 49(6): 1221–30.
21. Meyers PA, Schwartz CL, Krailo MD, Healey JH, Bernstein ML, Betcher D, Ferguson WS, Gebhardt MC, Goorin AM, Harris M, Kleinerman E, Link MP, Nadel H, Nieder M, Siegal GP, Weiner MA, Wells RJ, Womer RB, Grier HE. 2008. Osteosarcoma: The addition of muramyl tripeptide to chemotherapy improves overall survival—A report from the Children's Oncology Group. *J Clin Oncol* 26(4): 633–8.
22. Jaffe N, Carrasco H, Raymond K, Ayala A, Eftekhari F. 2002. Can cure in patients with osteosarcoma be achieved exclusively with chemotherapy and abrogation of surgery? *Cancer* 95(10): 2202–10.
23. Jawad MU, Haleem AA, Scully SP. 2011. Malignant sarcoma of the pelvic bones. *Cancer* 117(7): 1529–41.
24. Saab R, Rao BN, Rodriguez-Galindo C, Billups CA, Fortenberry TN, Daw NC. 2005. Osteosarcoma of the pelvis in children and young adults: The St. Jude Children's Research Hospital experience. *Cancer* 103(7): 1468–74.
25. Nagarajan R, Kamruzzaman A, Ness KK, Marchese VG, Sklar C, Mertens A, Yasui Y, Robison LL, Marina N. 2011. Twenty years of follow-up of survivors of childhood osteosarcoma. *Cancer* 117(3): 625–34.
26. Goldsby R, Burke C, Nagarajan R, Zhou T, Chen Z, Marina N, Friedman D, Neglia J, Chuba P, Bhatia S. 2008. Second solid malignancies among children, adolescents, and young adults diagnosed with malignant bone tumors after 1976. *Cancer* 113(9): 2597–604.
27. Meyers PA, Healey JH, Chou AJ, Wexler LH, Merola PR, Morris CD, Laquaglia MP, Kellick MG, Abramson SJ, Gorlick R. 2011. Addition of pamidronate to chemotherapy for the treatment of osteosarcoma. *Cancer* 117(8): 1736–44.
28. Ahmed N, Salsman VS, Yvon E, Louis CU, Perlaky L, Wels WS, Dishop MK, Kleinerman EE, Pule M, Rooney CM, Heslop HE, Gottschalk S. 2009. Immunotherapy for osteosarcoma: Genetic modification of T cells overcomes low levels of tumor antigen expression. *Mol Ther* 17(10): 1779–87.
29. Donehower LA, Harvey M, Slagle BL, McArthur MJ, Montgomery CA, Butel JS, Allan B. 1992. Mice deficient for p53 are developmentally normal but susceptible to

spontaneous tumours. *Nature* 356(6366): 215–21.

30. Tang N, Song WX, Luo J, Haydon RC, He TC. 2008. Osteosarcoma development and stem cell differentiation. *Clin Orthop Relat Res* 466(9): 2114–30.

31. Jain M, Arvanitis C, Chu K, Dewey W, Leonhardt E, Trinh H, Sundberg CD, Bishop JM, Felsher DW. 2002. Sustained loss of a neoplastic phenotype by brief inactivation of MYC. *Science* 297(5578): 102–4.

32. Wang ZQ, Liang J, Schellander K, Wagner EF, Grigoriadis AE. 1995. c-fos-induced osteosarcoma formation in transgenic mice: Cooperativity with c-jun and the role of endogenous c-fos. *Cancer Res* 55(24): 6244–51.

33. Hoang BH, Kubo T, Healey JH, Yang R, Nathan SS, Kolb EA, Mazza B, Meyers PA, Gorlick R. 2004. Dickkopf 3 inhibits invasion and motility of Saos-2 osteosarcoma cells by modulating the Wnt-beta-catenin pathway. *Cancer Res* 64(8): 2734–9.

34. Kansara M, Tsang M, Kodjabachian L, Sims NA, Trivett MK, Ehrich M, Dobrovic A, Slavin J, Choong PFM, Simmons PJ, Dawid IB, Thomas DM. 2009. Wnt inhibitory factor 1 is epigenetically silenced in human osteosarcoma, and targeted disruption accelerates osteosarcomagenesis in mice. *J Clin Invest* 119(4): 837–51.

35. Tao J, Chen S, Lee B. 2010. Alteration of Notch signaling in skeletal development and disease. *Ann N Y Acad Sci* 1192: 257–68.

36. Zhang P, Yang Y, Zweidler-McKay PA, Hughes DP. 2008. Critical role of notch signaling in osteosarcoma invasion and metastasis. *Clin Cancer Res* 14(10): 2962–9.

37. Tanaka M, Setoguchi T, Hirotsu M, Gao H, Sasaki H, Matsunoshita Y, Komiya S. 2009. Inhibition of Notch pathway prevents osteosarcoma growth by cell cycle regulation. *Br J Cancer* 100(12): 1957–65.

38. Engin F, Bertin T, Ma O, Jiang MM, Wang L, Sutton RE, Donehower LA, Lee B. 2009. Notch signaling contributes to the pathogenesis of human osteosarcomas. *Hum Mol Genet* 18(8): 1464–70.

39. Duan Z, Choy E, Harmon D, Liu X, Susa M, Mankin H, Hornicek FJ. 2011. MicroRNA-199a-3p is downregulated in human osteosarcoma and regulates cell proliferation and migration. *Mol Cancer Ther* 10(8): 1337–45.

40. He C, Xiong J, Xu X, Lu W, Liu L, Xiao D, Wang D. 2009. Functional elucidation of MiR-34 in osteosarcoma cells and primary tumor samples. *Biochem Biophys Res Commun* 388(1): 35–40.

41. Song B, Wang Y, Xi Y, Kudo K, Bruheim S, Botchkina GI, Gavin E, Wan Y, Formentini A, Kornmann M, Fodstad O, Ju J. 2009. Mechanism of chemoresistance mediated by miR-140 in human osteosarcoma and colon cancer cells. *Oncogene* 28(46): 4065–74.

42. Osaki M, Takeshita F, Sugimoto Y, Kosaka N, Yamamoto Y, Yoshioka Y, Kobayashi E, Yamada T, Kawai A, Inoue T, Ito H, Oshimura M, Ochiya T. 2011. MicroRNA-143 regulates human osteosarcoma metastasis by regulating matrix metalloprotease-13 expression. *Mol Ther* 19(6): 1123–30.

43. Zhang H, Cai X, Wang Y, Tang H, Tong D, Ji F. 2010. MicroRNA-143, downregulated in osteosarcoma, promotes apoptosis and suppresses tumorigenicity by targeting Bcl-2. *Oncol Rep* 24(5): 1363–9.

44. Bensted JPM, Blackett NM, Lamerton LF. 1961. Histological and dosimetric considerations of bone tumour production with radioactive phosphorus. *Brit J Radiol* 34(399): 160–75.

45. Lin PP, Pandey MK, Jin F, Raymond AK, Akiyama H, Lozano G. 2009. Targeted mutation of p53 and Rb in mesenchymal cells of the limb bud produces sarcomas in mice. *Carcinogenesis* 30(10): 1789–95.

46. Rainusso N, Man TK, Lau CC, Hicks J, Shen JJ, Yu A, Wang LL, Rosen JM. 2011. Identification and gene expression profiling of tumor-initiating cells isolated from human osteosarcoma cell lines in an orthotopic mouse model. *Cancer Biol Ther* 12(4): 278–87.

47. Chawla SP, Chua VS, Fernandez L, Quon D, Saralou A, Blackwelder WC, Hall FL, Gordon EM. 2009. Phase I/II and phase II studies of targeted gene delivery in vivo: Intravenous Rexin-G for chemotherapy-resistant sarcoma and osteosarcoma. *Mol Ther* 17(9): 1651–7.

48. Butrynski JE, D'Adamo DR, Hornick JL, Dal Cin P, Antonescu CR, Jhanwar SC, Ladanyi M, Capelletti M, Rodig SJ, Ramaiya N, Kwak EL, Clark JW, Wilner KD, Christensen JG, Janne PA, Maki RG, Demetri GD, Shapiro GI. 2010. Crizotinib in ALK-rearranged inflammatory myofibroblastic tumor. *N Engl J Med* 363(18): 1727–33.

49. Berman SD, Calo E, Landman AS, Danielian PS, Miller ES, West JC, Fonhoue BD, Caron A, Bronson R, Bouxsein ML, Mukherjee S, Lees JA. 2008. Metastatic osteosarcoma induced by inactivation of Rb and p53 in the osteoblast lineage. *Proc Natl Acad Sci U S A* 105(33): 11851–6.

50. Lengner CJ, Steinman HA, Gagnon J, Smith TW, Henderson JE, Kream BE, Stein GS, Lian JB, Jones SN. 2006. Osteoblast differentiation and skeletal development are regulated by Mdm2-p53 signaling. *J Cell Biol* 172(6): 909–21.

51. Tashjian AH, Goltzman D. 2008. On the interpretation of rat carcinogenicity studies for human PTH(1–34) and human PTH(1–84). *J Bone Miner Res* 23(6): 803–11.

52. Selvarajah GT, Kirpensteijn J. 2010. Prognostic and predictive biomarkers of canine osteosarcoma. *Vet J* 185(1): 28–35.

# 第 86 章
# 乳腺癌与前列腺癌治疗后的骨骼系统并发症

Catherine Van Poznak • Pamela Taxel

（陈 达 译 何 伟 审校）

## 引言

"带癌生存"代表生存中伴随诊断为患有癌症的状态。它预示着一个连续的过程，从确定诊断开始持续终身，也许时间会很长。抗肿瘤的疗法可能通过减少肿瘤细胞或者控制已知肿瘤的负荷来减少远处转移的风险。癌症患者可能存在源于肿瘤或者肿瘤治疗带来的骨骼系统并发症的风险。本章重点针对乳腺癌和前列腺癌幸存者肿瘤治疗后产生的骨骼系统并发症进行综述。

## 乳腺癌

乳腺癌的平均诊断年龄是 61 岁，其中 95% 的病例发生于 40 岁以上的女性[1]。大约 75% 的侵入性乳腺癌表达雌激素受体（ER）和（或）孕激素受体（PR）。阻断雌激素信号是一种控制内分泌性敏感乳腺癌的重要工具。在 ER/PR 表达的女性乳腺癌中，辅助性的抗雌激素疗法可能减少 30%~50% 乳腺癌复发的风险[2]。在转移性的背景下，抗雌激素疗法可观察到 50% 的临床受益率[3]。因此，内分泌疗法是治疗 ER/PR 肿瘤的标准干预方法。在表达 ER/PR 的肿瘤中，化学疗法是常用的方法。

## 内分泌疗法、乳腺癌和骨

在绝经前和绝经后 ER/PR 表达型的乳腺癌中，系统性内分泌疗法被认为是肿瘤治疗计划的一部分。在辅助的情况下，内分泌疗法治疗 5 年在美国是一种标准的治疗周期[4]。在转移的情况下，常常使用特殊的干预直到有疾病进展或者有难以忍受的毒性反应的证据。内分泌疗法对骨的作用受患者绝经期的状态和药物使用情况的影响。表格 86.1 强调了关于辅助性乳腺癌内分泌疗法与对骨相关的参数影响的研究。

他莫西芬是一种选择性雌激素受体调节器（SERM），对于绝经前和绝经后的 ER 或 PR 表达型的乳腺癌女性，它都是一种著名的辅助性内分泌干预疗法。他莫西芬充当雌激素受体激动剂还是拮抗剂取决于所暴露的组织以及在这些组织当中雌激素受体共激活物和共抑制物所处的环境[5]。在乳腺中，不管绝经期的状态如何，他莫西芬是一种雌激素受体拮抗剂。在骨组织中，他莫西芬与绝经期前女性骨矿密度的减少和绝经期后女性骨矿密度的增加有关[6]。

越来越少的卵巢雌激素产量可能是绝经前 ER/PR 表达型肿瘤女性乳腺癌管理的一个部分。卵巢切除的适应证包括促性腺激素释放激素（GnRH）激

表 86.1　乳腺癌治疗对骨影响的代表性报道

| 辅助性内分泌干预 | 绝经前 BMD | 绝经前骨折风险 | 绝经后 BMD | 绝经后骨折风险 |
|---|---|---|---|---|
| 化学性卵巢切除(LHRH) | 2 年时 5% 的 BMD 损失[54] | 无 | 不适用 | |
| 化学性卵巢切除(LHRH)联合内分泌疗法（设有成骨抑制剂） | 3 年时腰椎的 BMD 损失，他莫昔芬：13.6%，阿纳托唑：9% | 无；一个研究显示在 48 个月的随访时，双臂骨折的风险为 0.2% | 不适用 | |
| 卵巢切除术 | 对一个无肿瘤疾病的人群进行卵巢切除术，在 12 个月时脊椎的骨量明显减少。[55] | 一个无肿瘤疾病的人群的队列研究显示：前臂和脊椎骨折的风险轻度升高[56] | 无肿瘤疾病人群的结果混乱[57-58] | |
| 化学治疗 | 化学治疗导致卵巢的月经不调的定义，围绝经期状态和卵巢功能的报道；在这些卵巢功能障碍的病例中，在 1 年时腰椎 BMD 的损失是 3.2%~7.7%；在第 2 年月经的病例中，在 3 年时 BMD 基本上稳定（增加了 0.6）[59-60] | 无 | 在一些观察性和流行病学的研究中，化学治疗及相关支持疗法可能减少 BMD 和骨折[13,59] | |
| 他莫昔芬 | 无肿瘤人群的结果在 3 年时腰椎 BMD 的损失为 1.44%[6]；在化学治疗后仍有月经的女性，在 3 年时他莫昔芬与腰椎 BMD 减少 4.6% 有关[60] | 无 | 无肿瘤人群的结果显示平均每年腰椎 BMD 增加 1.17%[6]；在第二个无肿瘤人群中，他莫昔芬和雷洛昔芬组骨折的概率无差异[61]；辅助性他莫昔芬与每年 0.5%~1% 的骨量增加有关[62] | 正在使用他莫昔芬与骨质疏松性骨折的风险减少大约 30% 有关[63] |
| 芳香酶抑制剂 | 辅助性芳香酶抑制剂不适用于卵巢功能正常的女性 | | 在之前没有使用他莫昔芬的病例中，腰椎 BMD 每年减少 1%~2%；在一项研究中，在治疗第 5 年末，腰椎 BMD 减少了 6.1%[59,65] | 用阿纳托唑治疗期间，每年骨折的概率大约为 3%[66]；在辅助性 AI 治疗至少 5 年以后，骨折的风险从 3%~12%[4,67]。 |

动剂、外科手术或放射线（非普通的）的使用。另外，化学疗法可能引起卵巢的功能障碍。卵巢切除后的低雌激素循环水平与骨矿密度的减少相关。骨矿密度的减少可能在治疗停止后得到部分恢复[7]。值得注意的是，当一种促性腺激素释放激素激动剂与口服内分泌疗法一起使用时，可能芳香酶抑制剂（AI）对比他莫西芬并没有抗肿瘤的优势，但随着AI-GnRH 的结合，可能发生更多的骨矿密度减少[7]。

绝经后 ER/PR 表达型乳腺癌女性可以选择辅助性的他莫西芬治疗，一种芳香酶抑制剂或者连续使用他莫西芬与 AI[4]。第三代 AI（阿那曲唑、依西美坦、来曲唑）通过抑制芳香化酶（细胞色素 P-450，CYP19）可有效地阻止外周的脂肪组织中雄激素转换为雌激素以及肾上腺中雄烯二酮转换为雌激素。AI 导致的血清雌二醇减少不但与乳腺癌复发和新发的乳腺癌风险的降低相关，而且与骨矿密度的加速减少、骨折相关，而无论对何种 AI 研究进行[4]。尽管辅助性研究证明了在辅助性 AI 的使用下，骨折的风险会增加，依西美坦对比安慰剂的乳腺癌防御试验第 3 阶段（MAP.3）III 试验证明，两组间骨折方面无统计学差异[8]。解释骨密度变化与 AI 的关系的比较研究指出，他莫昔芬是一种局部雌激素激动剂，可能对骨密度有积极影响。

氟维司群是一种选择性雌激素受体拮抗剂，这是 FDA 批准用于治疗绝经后激素受体积极转移性乳腺癌女性。在从氟维司群获得临床受益的女性的试验数据表明，经过 18 个月的疗程，骨转换标记没有明显改变[9]。关于在转移性疾病中，骨矿密度经常被频繁出现的骨转移减少和常规的高效能的成骨细胞抑制所替代，从而减少骨骼相关事件的风险。在患有晚期乳腺癌不伴有骨转移的女性中，抗肿瘤治疗对 BMD 的影响是不显著的，尽管在复发性乳腺癌中女性骨折的风险增加，但并没有骨转移的证据（危险比率 22.5；95% CI 9.1，57.1；$P < 0.0001$）[10]。

## 化学疗法、乳腺癌和骨

化学疗法可能与 BMD 的减少和骨折相关。除了化学治疗导致的卵巢功能障碍，化学治疗导致的骨变化与内分泌疗法相比是不明确的。回顾性的研究提示，辅助性的疗法对 BMD 有不良影响[11]，女性健康倡议观察研究的流行病学数据证明患过乳腺癌的女性骨折的风险比没有乳腺癌病史的女性高[12]。一项针对绝经后乳腺癌的女性的小型前瞻性研究中，只接受单纯的化学治疗或者单纯的观察（在两组队列没有内分泌治疗），数据证明大多数经过辅助性化学治疗治疗的女性在 1 年内腰椎 BMD 丢失了 1%～10%[13]。这种观察到的 BMD 减少的病因可能是化学治疗本身或者可能消极影响 BMD 的支持性治疗，如糖皮质激素。

## 继发于乳腺癌治疗的药理学的干预防御 BMD 和预防骨折

有学者报道了随机临床对照试验研究的与辅助性乳腺癌治疗相关的骨质量减少的方法，其他附加的研究正在进行[4]。这项研究的设计既包括治疗绝经后骨量减少和骨质疏松已明确的药物、剂量和使用间隔，也包括成骨抑制疗法。大部分临床试验证明口服或静脉内使用双膦酸盐类或狄诺塞麦类药物产生的成骨抑制能够在癌症治疗导致的骨量丢失（CTIBL）的情况下保存或者增加 BMD[14-15]。现在没有足够的骨折数据来阐述在绝经前或绝经后乳腺癌女性治疗 CTIBL 后归因于成骨抑制的影响，这需要进一步研究。鉴于 FDA 支持的绝经后女性疗法的效果，这些标准准则常常在一种已知的可用于预防或治疗骨质疏松的指征出现的时候从临床中选择。

## 前列腺癌

前列腺癌的平均诊断年龄是 67 岁，超过 8% 的男性在 50~70 岁之间会发生前列腺癌[16]。有学者估计 70% 的前列腺癌是雄激素依赖的，并对内分泌疗法（激素消除）有反应[17]。睾酮是一种前列腺癌生长因子，消除循环的睾酮是一种有效的抗肿瘤疗法。因此，雄激素阻断疗法（ADT）是前列腺癌的主要疗法，在中到高风险的前列腺癌的最初的诊断中也被常常使用。

## 内分泌疗法，前列腺癌和骨

ADT 与 GnRH 激动剂和（或）抗雄激素药物联用时可获得与外科睾丸切除（较少使用）效果相近的内科上的成功。睾酮和雌激素都对骨骼健康不利，GnRH 激动剂疗法能降低睾酮和雌激素的水平[18]。抗雄激素药物如 Biclutamide 和 flutamide 都是雄激素受体的竞争性抑制剂，能够阻断睾酮的活性，常与 GnRH 激动剂联用。过去常使用雌激素，但现在已较少应用。

33%～70% 的男性前列腺癌患者在之前（新的辅助治疗）或者其他（辅助性）治疗方法之后，在有或者没有使用抗雄激素针对局部疾病的情况下，或者在那些接受了手术或者放射治疗作为首选治疗的前列腺特异抗原（PSA）升高的男性患者，会接受 GnRH 激动剂作为主要的治疗方法[17,19]。在患有局部进展疾病的患者以及高风险局部疾病（基于肿瘤分期，Gleason 分数和 PSA），新辅助治疗在特殊疾病存活率、时间的进展以及所有原因的死亡率方面已经显示出优势[20]。在辅助性的情况下，对于超过 2 年的与外面放射疗法联用的局部进展的高风险前列腺癌患者，ADT 在随机试验中已经证明可以改善这些人群的生存率[20]。

在转移性疾病，ADT 是一线治疗药物，治疗的周期可以在数年内得到衡量。阿比特龙是一种选择性不可逆的 CYP-17 抑制剂，可以减少肾上腺雄激素的产生。对于暴露于多西他奇后的转移性、去雄抵抗的前列腺癌，阿比特龙与泼尼松联用在 2011 年得到了 FDA 的认可。阿比特龙对 BMD 的影响未见报道。

双能 X 线吸收测定法（DXA）在髋部和脊柱的测量中，使用 GnRH 激动剂的男性证明在首次使用 ADT 治疗后的最初几年，每年会有 2%～3% 的丢失[19]。这种丢失在继续，尽管越来越慢，但贯穿治疗的周期。在作了外科双侧睾丸切除的男性患者，髋关节的 BMD 在 1 年后会降低大约 10%，但给予雌激素作为内科切断疗法的男性仅有 1% 的降低[21]。相比之下，在健康的社区居住的男性居民，每年的骨量丢失为 0.5%～1%[22]。

接受 ADT 治疗的男性在 5 年后骨折的风险高达 20%。在一个使用 SEER 的数据库，研究者发现接受 GnRH 激动剂治疗或者睾丸切除的前列腺癌男性骨折发生率为 19.4%，而没有接受这些治疗的患者骨折发生率为 12.6%（$P<0.001$）。更长周期的治疗也是骨折的前兆[23]。在一份医疗保险索赔数据中，因前列腺癌接受 ADT 治疗的男性与对照组相比，骨折的风险会增加（风险比 1.4，$P<0.001$），在控制年龄、种族、并发症和地区后，GnRH 激动剂治疗可独立地预测骨折[24]。

由于在老年前列腺癌患者典型的长期性和一般无痛，许多人除了之前存在的并发症，还生存在 CTIBL 的影响下。性腺功能低下导致 BMD 降低、肌肉容积减少、摔倒风险增加和平衡功能损害。因此，ADT 与这些不良事件及潜在的老年脆弱症状的发展有相关性是合乎情理的[25]。

## 保护 BMD 的药物干预以及继发于前列腺癌治疗后骨折的预防

双膦酸盐类药物：阿伦膦酸钠、利塞膦酸钠、唑来膦酸是 FDA 推荐的治疗骨质疏松的药物，只有唑来膦酸是 FDA 认可的用于转移性前列腺癌的药物。一系列的临床试验证实了静脉或者口服双膦酸盐类药物对保护男性 ADT 的 BMD 的有效性[26]。在一项 48 周的临床试验，试验组每 12 周给予帕米膦酸盐 60mg 静脉注射，对照组给予安慰剂，试验组能够维持脊柱和髋关节的 BMD，而对照组 BMD 在这些区域显著减少[19]。在一项使用单剂量 4mg 的唑来膦酸对比安慰剂的为期一年的试验中，研究对象类似，接受了唑来膦酸治疗患者的脊柱和髋关节的 BMD 增加，而对照组的 BMD 减少[27]。

Greenspan 等的一项双盲、随机、安慰剂对照的临床试验证实阿伦膦酸钠（每周 70mg）对于接受 ADT 治疗的前列腺癌患者，可以预防骨量丢失和减少骨转换的生物化学标志物[28]。1 年后，接受阿伦膦酸钠治疗的男性脊柱的 BMD 增加了 3.7%，髋关节的 BMD 增加了 1.6%，然而对照组脊柱的 BMD 减少了 1.4%，髋关节的 BMD 减少了 0.7%。

在一项小型的、双盲、随机、安慰剂对照试验，研究对象为局部晚期前列腺癌老年患者，接受了首次 6 个月的 GnRH 激动剂治疗，40 例完成了利塞膦酸钠每周 35mg 的临床试验（相对于安慰剂）。6 个月后，利塞膦酸钠组在股骨颈及髋关节的 BMD 没有明显变化，但是安慰剂组分别明显地降低了 2% 和 2.2%。利塞膦酸钠组的脊柱 BMD 对比基线显著升高了 1.7%，而安慰剂组没有变化[29]。因此，口服和静脉注射双膦酸盐可以预防骨量丢失或增加骨质量；然而，仍然需要长期和大量的研究来证实是否可以减少骨折的发生。

雌激素与 SERM：历史上，内科雌激素戒断，特别是己烯雌酚（DES），是转移性前列腺癌的主要治疗方法。有一项小型的研究采用经皮雌二醇补片来获得戒断，经过 1 年治疗后，20 例晚期或转移性前列腺癌病例的脊柱和髋关节的 BMD 升高[30]。其他研究者也发现，睾丸切除[31]或者 DES[32]治疗的男性，或者接受 GnRH 激动剂同时每天口服 1mg 雌二醇的病例[33]，骨转换指标的降低反映了肌肉内雌激素戒断。到目前为止，仍未见长期的雌激素临床试验来证实它能改善 BMD 和降低骨折的报道。

SERM 不是 FDA 推荐的作为保护 ADT 的前列腺癌男性患者 BMD 或者降低骨折风险而使用的药物，但也被评估过。雷洛昔芬是一种 SERM，在一项 12 个月的开放性试验中，相对于没用使用雷洛昔芬的病例，结果显示它对脊柱和髋关节的 BMD 有一定作用[34]。一项 847 例 ADT 的病例研究中研究对象年龄为 80 岁以下，随机分为每天接受 80mg 托瑞米芬组（另一种 SERM）和安慰剂组，观察 24 个月。两组 ADT 的平均时间是 4 年，两组病例的平均年龄是 72 岁。脊柱骨折作为主要终点，通过形态测量学进行评价。在新发椎体骨折方面，托瑞米芬组为 1%，而安慰剂对照组为 4.8%，相对危险降低率为 79.5%（$P<0.005$），绝对危险降低率为 3.8%。托瑞米芬组在两个部位的 BMD 均增加（$P<0.001$）[35]。

狄诺塞麦：狄诺塞麦是一种人单克隆抗体核受体 κB 配体活化剂（RANKL），最近证实可用于使用 ADT 后存在骨折风险的病例。在一项 24 个月的随机、安慰剂对照、多中心试验，每组超过 770 例病例随机接受每 6 月皮下给药 60mg 狄诺塞麦或者安慰剂治疗[36]。病例平均的 ADT 周期是 20 个月，75% 的病例超过 6 个月。治疗组的 BMD 相对于安慰剂组显著性升高（腰椎为 6.7% 的差异，股骨颈为 3.9% 的差异，髋关节为 4.8% 的差异，1/3 桡骨为 5.5% 的差异，所有的对比均为 $P<0.001$）。狄诺塞麦组在 12、24、36 个月新发椎体骨折的概率降低，在 36 个月时降低 62%（治疗组与对照组分别为 1.5% 和 3.6%，$P=0.006$）。每组的不良事件比例相近。一例为低钙血症，狄诺塞麦组感染的概率较高。没有病例发生颌骨坏死（ONJ）。狄诺塞麦是 FDA 推荐的可用于预防男性前列腺癌骨转移的骨科相关事件。

## 放射与骨折

放射疗法导致骨损伤的机制还未完全明确，可能继发于骨髓微环境的改变，包括脉管系统、破骨细胞、成骨细胞和骨细胞的改变[37-38]。不全骨折可能发生在辐射的区域。对于有癌症病史发生骨折的患者的直接临床管理，排除转移性疾病以及病理性骨折是很重要的[39]。

## 放射疗法与乳腺癌

乳腺、胸腔壁或腋下区域的辅助放射疗法的适应证是由所做的手术（乳腺保留）、手术边缘情况、原发肿瘤的大小和累及的淋巴结数量共同决定的。无论是乳房切除术后、体外照射的乳房瘤切除术后还是部分的乳腺放射治疗，辅助放射疗法都与肋骨骨折的少量增加相关（少于 2% 的增加）[40-42]。

## 放射疗法与前列腺癌

为针对原发肿瘤的治疗，前列腺癌的男性可能会接受体外放射治疗（EBRT）或者近距离放射治疗（放射源植入）。对于治疗颈椎、直肠或者肛门肿瘤的女性，接受骨盆放射治疗者骨盆骨折的风险比未接受骨盆放射治疗者高[43]。对于男性前列腺癌后使用放射治疗引起骨盆骨折的概率未见报道。但是，可能与 EBRT 相关的髋部骨折的风险可能增高[44]。

## 成骨抑制与转移性骨病

转移性乳腺癌或前列腺癌患者发生骨转移的概率大约为 70%。骨转移被认为是不能治愈的，治疗的目标是减轻症状。一种特殊的成骨抑制剂的选择受效能数据、药物的有效性、毒性、患者和医师的偏好、患者的便利、治疗的费用所影响。成骨抑制可能在检测骨转移的时候开始，并无限制地延续。与成骨抑制有关的短期的不良事件包括低钙血症、骨痛、急性时相反应；长期的不良事件包括颌骨坏死（ONJ）和不典型的骨折。

## 颌骨坏死

颌骨坏死（ONJ）是一种发生在接受强效成骨抑制药的不常见的事件。ONJ 指口腔内坏死的、8 周内未愈合的暴露的骨头，由医疗保健供应商鉴定[45]。ONJ 是从放射性骨坏死分化出来的，由于上颌面暴露于放射疗法。接受双膦酸盐类和狄诺塞麦治疗的转移性骨病患者曾报道发生 ONJ，有相似的 1%～2% 的发生率，每个月接受成骨抑制治疗，平均暴露 14 个月[46]。ONJ 在因骨质疏松使用成骨抑制药或使用辅助性双膦酸盐药物的临床试验也见报道，尽管这些情况的发生率较低[45,47]。基于临床前期和临床的调查研究，ONJ 的发病原因目前未知。ONJ 的危险因素包括成骨抑制剂的延迟使用、牙齿拔除、感染或炎症[48]。在使用成骨抑制剂时优化口腔健康，避免牙齿拔除可以降低 ONJ 发生的风险。有学者报道，对比使用了预防性措施前后，ONJ 的发生率可以从 3.2% 降低到 1.3%[49]。

## 非典型的股骨转子下骨折

最近有学者报道非典型的股骨转子下骨折与双膦酸盐治疗有关[50]。这些横断的股骨骨折经常发生在没有或者很小创伤的情况下。双膦酸盐可能与非典型的转子下骨折有关，但是原因仍未明确。大约每 10 000 例使用双膦酸盐治疗的病例有 31 例会发生非典型的骨折，在未使用双膦酸盐治疗的病例这种骨折的发生率为 6 ~ 13/10000 例[51]。

关于癌症患者发生非典型骨折的数据是有限的。有学者报道了一例肾细胞癌伴有骨骼受累的男性病例发生了低创伤的非典型股骨骨折，他使用了 18 个月的静脉唑来膦酸治疗[52]。一项针对转移性骨病患者的回顾性研究中 4 例（队列共有 327 例）被确定符合非典型或应力性骨折的放射影像学标准[53]。3 例为乳腺癌，1 例为骨髓瘤，均接受了 48 和 73 剂量的双膦酸盐，最初为帕米膦酸。所有病例均有大腿疼痛的先兆。这些研究者没有发现关于双膦酸盐的累积性剂量或者周期对于发生非典型骨折病例的影响是否有差异。这样，这些骨折的发生率可能较低。不过，非典型骨折的危险因素是否能够被阐明需要更多的前瞻性试验去证实。

## 结论

乳腺癌和前列腺癌的患者由于年龄较大和并发症的情况，可能表现出骨质疏松性骨折的基线风险；另外，对于他们肿瘤的治疗可能会加速 BMD 丢失或者增加骨折的风险。通过营养和（或）保健品、负重练习和生活方式的改善来优化骨健康的锻炼是很重要的。对骨折风险的临床和放射影像学的评估是监控骨整体性的组成部分。在辅助或者转移的情况下，通过双膦酸盐或狄诺塞麦的药物干预是维持 BMD 或降低骨折的适应证。应鼓励患者参与临床试验。

## 参考文献

1. American Cancer Society; http://www.cancer.org.
2. Early Breast Cancer Trialists' Collaborative Group (EBCTCG). 2005. Effects of chemotherapy and hormonal therapy for early breast cancer on recurrence and 15-year survival: An overview of the randomised trials. *Lancet* 365: 1687–717.
3. Altundag K, Ibrahim NK. 2006. Aromatase inhibitors in breast cancer: An overview. *Oncologist* 11: 553–62.
4. Burstein HJ, Prestrud AA, Seidenfeld J, Anderson H, Buchholz TA, Davidson NE, Gelmon KE, Giordano SH, Hudis CA, Malin J, Mamounas EP, Rowden D, Solky AJ, Sowers MR, Stearns V, Winer EP, Somerfield MR, Griggs JJ. 2010. American Society of Clinical Oncology clinical practice guideline: Update on adjuvant endocrine therapy for women with hormone receptor-positive breast cancer. *J Clin Oncol* 28: 3784–96.
5. Shou J, Massarweh S, Osborne CK, Wakeling AE, Ali S, Weiss H, Schiff R. 2004. Mechanisms of tamoxifen resistance: Increased estrogen receptor-HER2/neu cross-talk in ER/HER2-positive breast cancer. *J Natl Cancer Inst* 96: 926–35.
6. Powles TJ, Hickish T, Kanis JA, Tidy A, Ashley S. 1996. Effect of tamoxifen on bone mineral density measured by dual-energy X-ray absorptiometry in healthy premenopausal and postmenopausal women. *J Clin Oncol* 14(1): 78–84.
7. Gnant M, Mlineritsch B, Luschin-Ebengreuth G, Kainberger F, Kässmann H, Piswanger-Sölkner JC, Seifert M, Ploner F, Menzel C, Dubsky P, Fitzal F, Bjelic-Radisic V, Steger G, Greil R, Marth C, Kubista E, Samonigg H, Wohlmuth P, Mittlböck M, Jakesz R. 2008. Adjuvant endocrine therapy plus zoledronic acid in premenopausal women with early-stage breast cancer: 5-year follow-up of the ABCSG-12 bone-mineral density substudy. *Lancet Oncol* 9: 840–9.
8. Goss PE, Ingle JN, Alés-Martínez JE, Cheung AM, Chlebowski RT, Wactawski-Wende J, McTiernan A, Robbins J, Johnson KC, Martin LW, Winquist E, Sarto GE, Garber JE, Fabian CJ, Pujol P, Maunsell E, Farmer P, Gelmon KA, Tu D, Richardson H; NCIC CTG MAP.3 Study Investigators. 2011. Exemestane for breast-cancer prevention in postmenopausal women. *N Engl J Med* 364(25): 2381–91.
9. Agrawal A, Hannon RA, Cheung KL, Eastell R, Roberston JFR. 2009. Bone turnover markers in postmenopausal breast cancer treated with fulvestrant—A pilot study. *The Breast* 18: 3204–7.
10. Kanis JA, McCloskey EV, Powles T, Paterson AH, Ashley S, Spector T. 1999. A high incidence of vertebral fracture in women with breast cancer. *Br J Cancer* 79: 1179–81.
11. Greep NC, Giuliano AE, Hansen NM, Taketani T, Wang HJ, Singer FR. 2003. The effects of adjuvant chemotherapy on bone density in postmenopausal women with early breast cancer. *Am J Med* 114: 653–9.

12. Chen Z, Maricic M, Bassford TL, Pettinger M, Ritenbaugh C, Lopez AM, Barad DH, Gass M, Leboff MS. 2005. Fracture risk among breast cancer survivors: Results from the Women's Health Initiative Observational Study. *Arch Intern Med* 165(5): 552–8.

13. Van Poznak C, Morris PG, D'Andrea G, Schott A, Griggs J, Fornier M, Smerage J, Henry L, Collins T, Hurria A, Drullinsky P, Mills NE, Hayes DF, Hudis C. 2010. Changes in bone mineral density (BMD) of postmenopausal women who are not receiving adjuvant endocrine therapy for breast cancer. *Bone* 47(2): S308.

14. Santen RJ. 2011. Effect of endocrine therapies on bone in breast cancer patients. *J Clin Endocrinol Metab* 96: 308–19.

15. Van Poznak C. 2010. *Breast Cancer and Adjuvant Bisphosphonates*. 2010 ASCO Educational Book. pp. e62–8.

16. Howlader N, Noone AM, Krapcho M, Neyman N, Aminou R, Waldron W, Altekruse SF, Kosary CL, Ruhl J, Tatalovich Z, Cho H, Mariotto A, Eisner MP, Lewis DR, Chen HS, Feuer EJ, Cronin KA, Edwards BK (eds.) *SEER Cancer Statistics Review, 1975–2008*. National Cancer Institute: Bethesda, MD. http://seer.cancer.gov/csr/1975_2008.

17. Schally AV. 2007. Luteinizing hormone-releasing hormone analogues and hormone ablation for prostate cancer: State of the art. *BJU Int* 100 Suppl 2: 2–4.

18. Falahati-Nini A, Riggs BL, Atkinson EJ, O'Fallon WM, Eastell R, Khosla S. 2000. Relative contributions of testosterone and estrogen in regulating bone resorption and formation in normal elderly men. *J Clin Invest* 106(12): 1553–60.

19. Smith MR, McGovern FJ, Zietman AL, Fallon MA, Hayden DL, Schoenfeld DA, Kantoff PW, Finkelstein JS. 2001. Pamidronate to prevent bone loss during androgen-deprivation therapy for prostate cancer. *N Engl J Med* 345: 948–55.

20. Payne H, Mason M. 2011. Androgen deprivation therapy as adjuvant/neoadjuvant to radiotherapy for high-risk localised and locally advanced prostate cancer: Recent developments. *Br J Cancer* 105(11): 1628–34.

21. Eriksson S, Eriksson A, Stege R, Carlstrom K. 1995. Bone mineral density in patients with prostatic cancer treated with orchidectomy and with estrogens. *Calcif Tissue Int* 57: 97–9.

22. Looker AC, Wahner HW, Dunn WL, Calvo MS, Harris TB, Heyse SP, Johnston CC Jr, Lindsay R. 1998. Updated data on proximal femur bone mineral levels of US adults. *Osteoporos Int* 8: 468–89.

23. Shahinian VB, Kuo YF, Freeman JL, Orihuela E, Goodwin JS. 2005. Increasing use of gonadotropin-releasing hormone agonists for the treatment of localized prostate carcinoma. *Cancer* 103: 1615–24.

24. Smith MR, Lee WC, Brandman J, Wang Q, Botteman M, Pashos CL. 2005. Gonadotropin-releasing hormone agonists and fracture risk: A claims-based cohort study of men with nonmetastatic prostate cancer. *J Clin Oncol* 23: 7897–903.

25. Lunenfeld B, Nieschlag E. 2007. Testosterone therapy in the aging male. *Aging Male* 10(3): 139–53.

26. Adler RA. 2011. Management of osteoporosis in men on androgen deprivation therapy. *Maturitas* 68(2): 143–7.

27. Michaelson MD, Kaufman DS, Lee H, McGovern FJ, Kantoff PW, Fallon MA, Finkelstein JS, Smith MR. 2007. Randomized controlled trial of annual zoledronic acid to prevent gonadotropin-releasing hormone agonist-induced bone loss in men with prostate cancer. *J Clin Oncol* 25: 1038–42.

28. Greenspan SL, Nelson JB, Trump DL, Resnick NM. 2007. Effect of once-weekly oral alendronate on bone loss in men receiving androgen deprivation therapy for prostate cancer: A randomized trial. *Ann Intern Med* 146: 416–24.

29. Taxel P, Dowsett R, Albertsen P, Fall P, Biskup B, Raisz L. 2010. Risedronate prevents early bone loss and increased bone turnover in the first 6 months of luteinizing hormone-releasing hormone-agonist therapy for prostate cancer. *BJU Int* 106: 1473–6.

30. Ockrim JL, Lalani EN, Banks LM, Svensson WE, Blomley MJ, Patel S, Laniado ME, Carter SS, Abel PD. 2004. Transdermal estradiol improves bone density when used as single agent therapy for prostate cancer. *J Urol* 172: 2203–7.

31. Carlstrom K, Stege R, Henriksson P, Grande M, Gunnarsson PO, Pousette A. 1997. Possible bone-preserving capacity of high-dose intramuscular depot estrogen as compared to orchidectomy in the treatment of patients with prostatic carcinoma. *Prostate* 31: 193–7.

32. Scherr D, Pitts WR Jr, Vaughn ED Jr. 2002. Diethylstilbesterol revisited: Androgen deprivation, osteoporosis and prostate cancer. *J Urol* 167: 535–8.

33. Taxel P, Fall PM, Albertsen PC, Dowsett RD, Trahiotis M, Zimmerman J Ohannessian C, Raisz LG. 2002. The effect of micronized estradiol on bone turnover and calciotropic hormones in older men receiving hormonal suppression therapy for prostate cancer. *J Clin Endocrinol Metab* 87: 4907–13.

34. Smith MR, Fallon MA, Lee H, Finkelstein JS. 2004. Raloxifene to prevent gonadotropin-releasing hormone agonist-induced bone loss in men with prostate cancer: A randomized controlled trial. *J Clin Endocrinol Metab* 89(8): 3841.

35. Smith MR, Malkowicz SB, Brawer MK, Hancock ML, Morton RA, Steiner MS. 2011. Toremifene decreases vertebral fractures in men younger than 80 years receiving androgen deprivation therapy for prostate cancer. *Urol* 186(6): 2239–44.

36. Smith MR, Egerdie B, Hernández Toriz N, Feldman R, Tammela TL, Saad F, Heracek J, Szwedowski M, Ke C, Kupic A, Leder BZ, Goessl C; Denosumab HALT Prostate Cancer Study Group. 2009. Denosumab in men receiving androgen-deprivation therapy for prostate cancer. *N Engl J Med* 361: 745–55.

37. Cao X, Wu X, Frassica D, Yu B, Pang L, Xian L, Wan M, Lei W, Armour M, Tryggestad E, Wong J, Wen CY, Lu WW, Frassica FJ. 2011. Irradiation induces bone injury by damaging bone marrow microenvironment for stem cells. *Proc Natl Acad Sci U S A* 108: 1609–14.

38. Hopewell JW. 2003. Radiation-therapy effects on bone density. *Med Pediatr Oncol* 41: 208–11.

39. Moreno A, Clemente J, Crespo C, et al. 1999. Pelvic insufficiency fractures in patients with pelvic irradiation. *Int J Radiat Oncol Biol Phys* 44: 61–6.

40. Overgaard M. 1988. Spontaneous radiation-induced rib fractures in breast cancer patients treated with postmastectomy irradiation. A clinical radiobiological analysis of the influence of fraction size and dose-response relationships on late bone damage. *Acta Oncol* 27: 117–22.

41. Pierce SM, Recht A, Lingos TI, Abner A, Vicini F, Silver B, Herzog A, Harris JR. 1992. Long-term radiation complications following conservative surgery (CS) and radia-

tion therapy (RT) in patients with early stage breast cancer. *Int J Radiat Oncol Biol Phys* 23: 915–23.

42. Brashears JH, Dragun AE, Jenrette JM. 2009. Late chest wall toxicity after MammoSite breast brachytherapy. *Brachytherapy* 8: 19–25.

43. Baxter N, Habermann E, Tepper J, Durham S, Virnig B. 2005. Risk of pelvic fractures in older women following pelvic irradiation. *J Amer Med Assoc* 294: 2587–93.

44. Elliott SP, Jarosek SL, Alanee SR Konety BR, Dusenbery KE, Virnig BA. 2011. Three-dimensional external beam radiotherapy for prostate cancer increases the risk of hip fracture. *Cancer* 17: 4557–65.

45. Khosla S, Burr D, Cauley J, Dempster D, Ebeling P, Felsenber D, Gagel R, Gilsanz V, Guise T, Koka S, McCauley L, McGowan J, McKee M, Mohla S, Pendrys D, Raisz L, Ruggiero S, Shafer D, Shum L, Silverman S, Van Poznak CH, Watts N, Woo S, Shane E. 2007. Bisphosphonate-associated osteonecrosis of the jaw: Report of a task force of the American Society for Bone and Mineral Research. *J Bone Miner Res* 22(10): 1479–91.

46. Saad F, Brown JE, Van Poznak C, Ibrahim T, Stemmer SM, Stopeck AT, Diel IJ, Takahashi S, Shore N, Henry DH, Barrios CH, Facon T, Senecal F, Fizazi K, Zhou L, Daniels A, Carrière P, Dansey R. 2012. Incidence, risk factors, and outcomes of osteonecrosis of the jaw: Integrated analysis from three blinded active-controlled phase III trials in cancer patients with bone metastases. *Ann Oncol* 23(5): 1341–7.

47. Coleman RE, Marshall H, Cameron D, Dodwell D, Burkinshaw R, Keane M, Gil M, Houston SJ, Grieve RJ, Barrett-Lee PJ, Ritchie D, Pugh J, Gaunt C, Rea U, Peterson J, Davies C, Hiley V, Gregory W, Bell R; AZURE Investigators. 2011. Breast-cancer adjuvant therapy with zoledronic acid. *N Engl J Med* 365: 1396–1405.

48. Barasch A, Cunha-Cruz J, Curro FA, Hujoel P, Sung AH, Vena D, Voinea-Griffin AE; CONDOR Collaborative Group, Beadnell S, Craig RG, DeRouen T, Desaranayake A, Gilbert A, Gilbert GH, Goldberg K, Hauley R, Hashimoto M, Holmes J, Latzke B, Leroux B, Lindblad A, Richman J, Safford M, Ship J, Thompson VP, Williams OD, Yin W. 2011. Risk factors for osteonecrosis of the jaws: A case-control study from the CONDOR dental PBRN. *J Dent Res* 90(4): 439–44.

49. Ripamonti CI, Maniezzo M, Campa T, Fagnoni E, Brunelli C, Saibene G, Bareggi C, Ascani L, Cislaghi E. 2009. Decreased occurrence of osteonecrosis of the jaw after implementation of dental preventive measures in solid tumour patients with bone metastases treated with bisphosphonates. The experience of the National Cancer Institute of Milan. *Ann Oncol* 20(1): 137–45.

50. Rizzoli R, Akesson K, Bouxsein M, Kanis JA, Napoli N, Papapoulos S, Reginster JY, Cooper C. 2011. 2011 Subtrochanteric fractures after long-term treatment with bisphosphonates: A European Society on Clinical and Economic Aspects of Osteoporosis and Osteoarthritis, and International Osteoporosis Foundation Working Group Report. *Osteoporos Int* 22(2): 373–90.

51. Abrahamsen B, Eiken P, Eastell R. 2010. Cumulative alendronate dose and the long-term absolute risk of subtrochanteric and diaphyseal femur fractures: A register-based national cohort analysis. *J Clin Endocrinol Metab* 95(12): 5258–65.

52. Bush LA, Chew FS. 2008. Subtrochanteric femoral insufficiency fracture following bisphosphonate therapy for osseous metastases. *Radiology Case Reports* 3:

53. Puhaindran ME, Farooki A, Steensma MR, Hameed M, Healey JH, Boland PJ. 2011. Atypical subtrochanteric femoral fractures in patients with skeletal malignant involvement treated with intravenous bisphosphonates. *J Bone Joint Surg Am* 93(13): 1235–42.

54. Sverrisdottir A, Fornander T, Jacobsson H, von Schoultz E, and Rutqvist LE. 2004. Bone mineral density among premenopausal women with early breast cancer in a randomized trial of adjuvant endocrine therapy. *J Clin Oncol* 22: 3694–9.

55. Cann CE, Genant HK, Ettinger B, Gordon GS. 1980. Spinal mineral loss in oophorectomized women. *JAMA* 244(18): 2056–9.

56. Melton LJ 3rd, Crowson CS, Malkasian GD, O'Fallon WM. 1996. Fracture risk following bilateral oophorectomy. *J Clin Epidemiol* 49(10): 1111–5.

57. Antoniucci DM, Sellmeyer DE, Cauley JA, Ensrud KE, Schneider JL, Vesco KK, Cummings SR, Melton LJ 3rd; Study of Osteoporotic Fractures Research Group. 2005. Postmenopausal bilateral oophorectomy is not associated with increased fracture risk in older women. *J Bone Min Res* 20: 741–7.

58. Melton LJ 3rd, Khosla S, Malkasian GD, Achenbach SJ, Oberg AL, Riggs BL. 2003. Fracture risk after bilateral oophorectomy in elderly women. *J Bone Miner Res* 18: 900–5.

59. Body JJ. 2011. Increased fracture rate in women with breast cancer: a review of the hidden risk. *BMC Cancer* 11: 384.

60. Vehmanen L, Elomaa I, Blomqvist C, Saarto T. 2006. Tamoxifen treatment after adjuvant chemotherapy has opposite effects on bone mineral density in premenopausal patients depending on menstrual status. *J Clin Oncol* 24(4): 675–80.

61. Vogel VG, Costantino JP, Wickerham DL, Cronin WM, Cecchini RS, Atkins JN, Bevers TB, Fehrenbacher L, Pajon ER Jr, Wade JL 3rd, Robidoux A, Margolese RG, James J, Lippman SM, Runowicz CD, Ganz PA, Reis SE, McCaskill-Stevens W, Ford LG, Jordan VC, Wolmark N; National Surgical Adjuvant Breast and Bowel Project (NSABP). 2006. Effects of tamoxifen vs raloxifene on the risk of developing invasive breast cancer and other disease outcomes: The NSABP Study of Tamoxifen and Raloxifene (STAR) P-2 trial. *JAMA* 295: 2727–41.

62. Love RR, Mazess RB, Barden HS, Epstein S, Newcomb PA, Jordan VC, Carbone PP, DeMets DL. 1992. Effects of tamoxifen on bone mineral density in postmenopausal women with breast cancer. *N Engl J Med* 326: 852–6.

63. Cooke AL, Metge C, Lix L, Prior HJ, Leslie WD. 2008. Tamoxifen use and osteoporotic fracture risk: A population-based analysis. *J Clin Oncol* 26: 5227–32.

64. Goss PE, Ingle JN, Martino S, Robert NJ, Muss HB, Piccart MJ, Castiglione M, Tu D, Shepherd LE, Pritchard KI, Livingston RB, Davidson NE, Norton L, Perez EA, Abrams JS, Cameron DA, Palmer MJ, Pater JL. 2005. Randomized trial of letrozole following tamoxifen as extended adjuvant therapy in receptor-positive breast cancer: Updated findings from NCIC CTG MA.17. *J Natl Cancer Inst* 97: 1262–71.

65. Eastell R, Adams JE, Coleman RE, Howell A, Hannon RA, Cuzick J, Mackey JR, Beckmann MW, Clack G. 2008. Effect of anastrozole on bone mineral density: 5-year results from the Anastrozole, Tamoxifen, Alone

or in Combination trial 18233230. *J Clin Oncol* 26: 1051–7.

66. Cuzick J, Sestak I, Baum M, Buzdar A, Howell A, Dowsett M, Forbes JF; ATAC/LATTE investigators. 2010. Effect of anastrozole and tamoxifen as adjuvant treatment for early-stage breast cancer: 10-year analysis of the ATAC trial. *Lancet Oncol* 11: 1135–41.

67. Body JJ. 2010. Prevention and treatment of side-effects of systemic treatment: Bone loss. *Ann Oncol* 21 (Suppl 7): vii180–vii185.

# 第 87 章
# 骨癌和疼痛

Patrick W. O'Donnell • Denis R. Clohisy

（陈　达译　何　伟审校）

## 骨癌疼痛的流行病学

疼痛是有骨转移的癌症患者最常见的症状，而且直接影响患者的生活质量[1-2]。疼痛的两种主要类型是进行性疼痛和伴随/突发性疼痛。进行性疼痛的典型表现是钝痛和酸痛，这种疼痛在疾病的整个过程中持续存在和发展。伴随/突发性疼痛常与骨转移相关，疼痛的特点是锐痛，呈间歇性和活动后加重。突发性疼痛很难治疗，但是高达 80% 的晚期患者都会出现[3-4]。对骨癌的清楚认识和新治疗策略的发展取决于动物模型的发展和最新的临床试验。

## 骨癌疼痛的发生机制

在过去 10 年中，骨癌疼痛的啮齿类及犬模型在文献中已有描述。每种模型的癌细胞的接种途径、肿瘤类型、宿主的免疫活性能力以及宿主的种类都不同[5]。尽管有这些不同，我们还是获得了关于导致疼痛的病理生理机制的大量信息，并得出结论：骨癌疼痛是个多因素的结果，是由于受到影响的宿主骨细胞与肿瘤细胞之间的复杂的相互作用引起的。

疼痛通常出现于受损细胞释放神经传导物质、细胞因子和其他因子引起组织受损时，激活炎症细胞、邻近的血管和神经末梢。疼痛转换于支配外围组织的初级传入神经纤维水平。骨骼受骨髓、矿化

骨和骨膜里的感觉神经纤维支配（图 87.1）[6]。感觉、交感神经原和血管一起形成了贯穿骨膜的网状结构，这种结构能够感觉到骨骼完整性的微小扭曲变化（图 87.2）[7]。

大多数恶性肿瘤的骨转移都是破坏性的，会产生区域骨质溶解（骨骼破坏）。这种破坏是通过破骨细胞的活化、补充和增殖发生的，并且以肿瘤轴位上破骨细胞的数量和大小的增加为特点[8-11]。破骨细胞的活化和增殖是由破骨细胞表达的受体激动剂核因子 -κB 与成骨细胞表达的 RANK 配体之间的相互作用调节的。在肿瘤轴位上发现 RANK 和 RANKL 都过度表达。应用双膦酸盐或者可溶解的 RANKL 诱导受体选择性抑制破骨细胞，肿瘤引起的骨溶解、癌症疼痛的表现和末梢神经化学标志物以及中枢敏化受到抑制时产生骨保护素[12-16]。

因肿瘤而产生的细胞因子、生长因子和多肽已经显示出对支配骨骼的初级传入神经纤维的活化作用。前列腺素、白介素、质子、缓激肽、趋化因子、肿瘤坏死因子 -a、神经生长因子和内皮素都是肿瘤细胞或者宿主炎症反应释放的化学介质，这些化学介质可以敏化神经末梢引起疼痛[5,17-19]。每一种介质都有特定的受体，将化学信号转化为电信号（图 87.3）。在骨癌疼痛里，化学介质都是和各自的受体一起释放，引起疼痛的转换。当持续的神经刺激/激动导致兴奋阈值降低、神经末梢感受器上调或者原来处于失活状态的痛觉感受器重新活化，

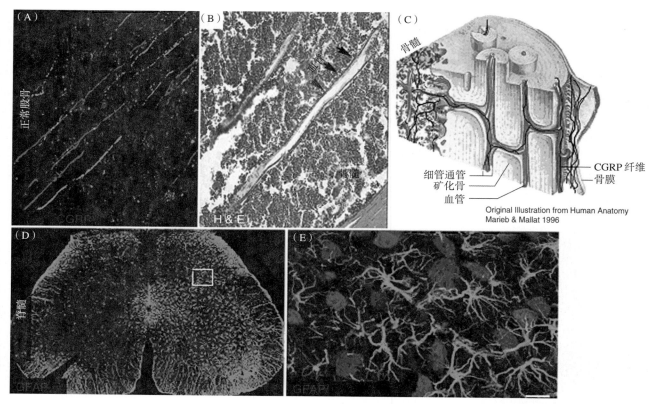

**图 87.1**（也见彩图）骨癌的外周与中枢机制。共焦的（A）组织学显微图片和正常骨（D）的系列组织学图片（B）和荷瘤小鼠脊髓的共焦点图片（E）。注意骨髓内广泛的有髓鞘（红色，NF200）和无髓鞘（绿色，CGRP）神经纤维可能沿着血管（箭头，B）走。（C）骨膜、矿化骨和骨髓干预后的示意图。在骨肿瘤疼痛的不同阶段，所有的这些组织都可以被敏化。（D）荷瘤小鼠脊髓星形胶质细胞表达的神经胶质纤维酸性蛋白（GFAP）的共焦点图片。注意仅在肿瘤肢体的同侧表达升高。（E）脊髓大功率放大显示在没有神经元数量（红色，神经元标记染色，NeuN）变化的情况下，星形胶质细胞（绿色）肥大

神经中枢就会发生敏化[20-23]。

## 中枢敏化

中枢敏化是在面对持续神经信号时神经系统的加强反应。中枢敏化可以引起触摸痛，这种疼痛不能正常感知有害的机械刺激。中枢敏化可以发生在中枢或末梢神经系统的任何地方，最常见于背部的脊椎。正如通过电生理学和解剖学研究证明的那样，在回应持续疼痛刺激时背部神经元的活动和反应性发生了改变。中枢敏化部分是由谷氨酸盐、P 物质、前列腺素和生长因子调节[24]。

无髓鞘 C 纤维的持续刺激导致脊椎神经元的神经反应性的增加，称之为"激惹"[25]。当邻近的神经元接受持续疼痛刺激导致神经元表型改变时，敏化也会发生。这种典型的敏化发生在正常情况下不传导痛性刺激的 A-beta 纤维。一旦敏化，A-beta 神经元能够传递非痛性和痛性信息。与中枢敏化相关的特殊神经通路的分子学上的理解，最近已经被

作为一个潜在的治疗方法而研究了[26-27]。

## 周围和中枢神经系统的重组对癌痛的反应

骨癌模型中存在几种神经过敏模型[5,20,22]，在正常小鼠中，神经递质 P 物质是由伤害感受器合成，在脊髓伤害性机械应力施加到股骨时释放 P 物质，进而结合到并激活神经激肽 -1 受体（由脊髓神经元的一个子集表示）引出一个反应。在小鼠骨癌中，痛觉神经纤维重组引起的机械性异常疼痛（其中无痛机械应力诱导 P 物质的释放）产生有害刺激[22]。

在肿瘤患者，骨的神经支配在周围神经的敏感期间发生表型改变与广泛的神经化学物质重组，可能介导疼痛具体的神经变化包括星形胶质细胞肥大和降低谷氨酸再摄取转运的表达。增加细胞外谷氨酸含量导致中枢神经系统兴奋性毒性[28-29]。长时间的疼痛引起中枢敏化，这导致伤害性信息和异常性疼痛传输的增加[30]。

最近，利用小鼠模型开展的前列腺癌伤害性神

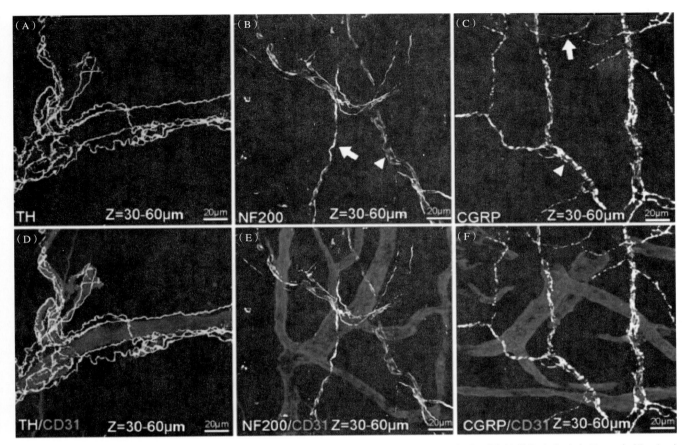

图 87.2 （也见彩图）骨膜中感受器与交感神经纤维通过血管产生密切联系。在交叉部位覆盖的共焦点高功率骨 CT 扫描。（A）交感神经纤维包裹 CD31（＋）的骨膜血管（D）;（B）NF200+ 神经丝蛋白（＋）和 CGRP（＋）感受器神经纤维;（C）与 CD31（＋）的血管没有关系（分别在 E 和 F 中）

经传导的病理生理机制研究已经取得了进展[20]，将用荧光标记的前列腺癌的细胞注射到幼稚小鼠骨髓。注射后 26 天，痛觉神经纤维表现出显著的新的传导与增加纤维的密度和外观，形成病理性的神经纤维（图 87.4）的网络。这些数据表明，痛觉神经纤维的病变肿瘤出芽在转移性前列腺疾病过程的早期发生。为了进一步评估新的伤害性纤维的驱动力，RT-PCR（及转录聚合酶链反应）分析表明，NGF 周围的肿瘤相关炎症、免疫和间质细胞是在痛苦的肿瘤中 NGF 的主要来源[20] 概念实验验证表明，局部抗NGF 治疗可阻断异位萌发和这些伤害性纤维的病理重组，这表明预防性治疗可以防止骨癌疼痛[21]。

## 治疗策略：过去、现在和将来

　　疼痛研究极大地提高了我们对急慢性疼痛机制的认识。强调疼痛传导相关的关键分子机制，最近

新的药物作为潜在的新的治疗方法正在研究中。目前，可以使用的药物如阿片类因具有影响临床效率的不良反应而令人忧心忡忡。为了限制系统性的并发症，现在研究目标专注于神经系统的疼痛起始位点。

### 治疗目标：离子通道

　　离子通道的短暂性潜在受体家族位于无髓鞘 C纤维和调节疼痛传导的脊髓疼痛神经元。高温、辣椒素和酸可以激活 TRPV1 通道；没有此通道的小鼠不能产生慢性疼痛。口服或者蛛网膜下腔应用 TRPV1拮抗剂可以明显减轻慢性疼痛[18,31-32]。TRPV1 激动剂起初可以引起很强的传入神经刺激作用，接着产生脱敏和长期麻痹。在骨癌犬模型中，蛛网膜下腔应用树脂毒素（一种很强的辣椒素类似物）导致疼痛减轻和小的感觉神经元的选择性破坏[33]。由于TRPV1 只在疼痛外周末梢神经表达，所以选择性阻

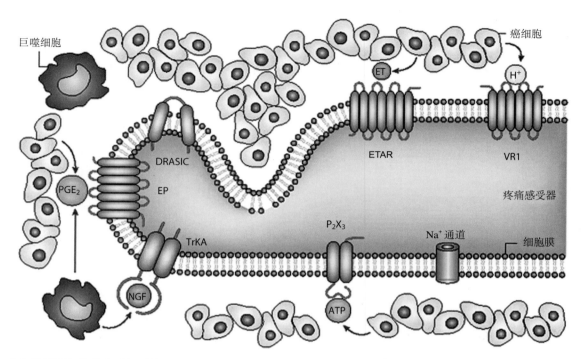

**图 87.3**　（也见彩图）化学介质与受体的相互作用。外周疼痛纤维表达受体与离子通道的示意图。神经介质与化学介质的相互作用以及他们的同源受体导致疼痛转导和信号传递。（$H^+$：氢核；ET：内皮素；VR1：香草酸受体 1；ETAR：内皮素 A 受体；DRASIC：背根酸敏感的离子通道；EP：前列腺素 E 受体；$PGE_2$：前列腺素 $E_2$；TrKA：高亲和力神经生长因子受体酪氨酸激酶 A；NGF：神经生长因子；ATP：三磷酸腺苷；$P_2X_3$：嘌呤离子型受体；$Na^+$：钠离子）（Reprinted with permission, Mantyh PW et al. 2002. Molecular mechanisms of cancer pain. Nat Cancer Rev 2: 201-9. Review）

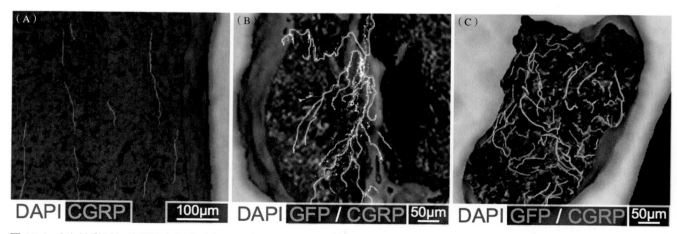

**图 87.4**　（也见彩图）前列腺癌细胞引起骨的感受器神经纤维生长。在交叉部位覆盖的共焦点高功率骨 CT 扫描。DAPI 染色的核显示蓝色，GFP 表达的前列腺癌细胞显示绿色，CGRP+ 的感受器神经纤维显示黄色或红色。（A）假股骨手术组显示呈特征性线性形态的神经生长的控制水平。（B）从早期转移性疾病的小鼠获得的前列腺癌荷瘤股骨显示肿瘤克隆和明显多支的感受器神经生长。（C）从晚期转移性疾病的小鼠获得的前列腺癌荷瘤股骨显示感受器神经纤维高密度

断 TRPV1 可以产生有限的麻痹性不良反应[34]。最近的研究工作专注于 TRPV1 在骨转移酸性微环境下调节疼痛的作用，特别是支配骨骼的痛觉感受神经元接受的酸性信号刺激细胞内的感觉神经元信号通路，分子水平上阻断这些信号通路的活化胞内转录因子是一种限制疼痛传导的方法[19,35]。

### 治疗目标：细胞因子和生长因子

NGF 调节炎性和神经性疼痛状态。在慢性疼痛，外周组织神经生长因子水平升高和中和针对 NGF 的抗体能有效减少（在某些情况下预防）慢性疼痛[36]。体外研究显示，NGF- 依赖的感觉神经细胞系的生长和分化可以自然地被中和抗体抑制。最近，这些相同的抗体已被证明能抑制在体外迁移和前列腺癌细胞的转移[23]。此外，前列腺癌模型中神经纤维的病理出芽被调制成一个 NGF- 依赖的方式（图 87.5）[20]。在动物模型中，抗 -NGF 抗体通过阻断与外周或中

枢神经系统中与增感相关的疼痛刺激来减少持续和突发性疼痛[36]。

除了 NGF，其他两种生长因子被认为与癌性骨疼痛相关：神经胶质源性生长因子（GDNF）和脑源性生长因子（BDNF）可以调节中枢敏化，因为在慢性神经病模型中，疼痛神经元表达的 BDNF 有增加。BNDF 敏化 C 型纤维的活性，导致痛觉过敏和异常性疼痛，抑制 BNDF 和其同源受体 TrkB，因此降低 C 型光纤活动和疼痛行为的减少[37-38]。GDNF 对感觉神经元的生存很重要，而且可以支持神经细胞。在 GDNF 阻断或逆转慢性疼痛的动物模型中可以经常观察到神经性疼痛的行为。GDNF 的镇痛作用表现出强劲的时间和分子调控，尤其是 GDNF 的给药时机直接决定是否可以观察到镇痛效果[38-39]。

内皮素是由几个肿瘤表达的血管活性肽的一个家族，其水平与疼痛严重程度相关。对周围神经直接应用内皮素，可以减少初级传入神经纤维的活化

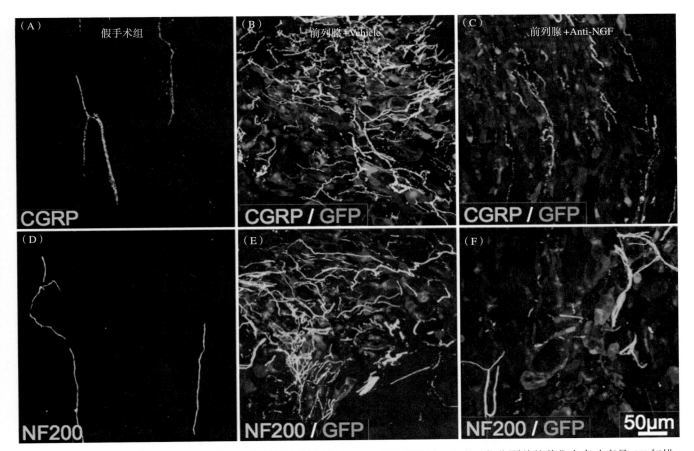

**图 87.5** （也见彩图）前列腺癌中疼痛神经生长的网状网络被抗 NGF 治疗所抑制。在交叉部位覆盖的共焦点高功率骨 CT 扫描。CGRP+ 和 NF200+ 神经纤维分别显示橙色和黄色，GFP 表达的前列腺癌显示绿色。（A）和（B）：假手术组小鼠显示通过两种类型的神经纤维的骨的常规干预：（A）CGRP+ 和（D）NF200+。（B）和（E）：GFP 转染的前列腺癌细胞 26 天后在骨内生长，伴有 CGRP+ 和 NF200+ 神经纤维。（C）和（F）：抗 NGF 抗体治疗防止 CGRP+ 和 NF200+ 神经纤维生长

和具体的疼痛行为。因此，内皮素可能通过直接致敏痛觉感受器引起癌症疼痛[40]。选择性阻滞内皮素受体可以阻断骨癌疼痛相关的行为，并反映外周和中枢敏化的脊髓改变[41-42]。内皮素拮抗剂是一种药理试剂，在癌性疼痛治疗可能具有重要的意义[40]。

## 治疗目标：破骨细胞

破骨细胞在癌症诱导的骨损失中起重要作用，也是骨肿瘤疼痛的病因。双膦酸盐通过破坏破骨细胞的活性起作用，原骨细胞负责骨吸收[43]。目前，临床上已经显示，双膦酸盐可以成功治疗骨质疏松和肿瘤引起疼痛的骨溶解。双膦酸盐的应用对乳腺癌和前列腺骨转移患者整体骨骼健康和生活质量已经产生积极的影响[15-16]。此外，最近证明，在发生骨转移之前开始应用唑来膦酸盐可以改善前列腺癌患者的生活质量评分，同时减少临床疼痛的测量和骨骼相关事件，如病理性骨折[44]。从肺癌、乳腺癌和前列腺癌的临床试验可以看出，双膦酸盐治疗的长期有利影响对于减少骨骼疼痛和骨骼相关事件（如轴向或垂直病理性骨折）和改善患者整体生活质量的效果十分明显[44-46]。

肿瘤诱导的骨溶解是由 RANKL 激发，并通过 OPG 抑制。而人类 OPG 直接靶向治疗从来没有成功，最近的工作目标表明，RANKL 在治疗骨癌疼痛和病理性骨折及其并发症时获得成功。特别是在最近的一项随机临床试验中，评估狄诺塞麦（针对 RANKL 的一个人类单克隆抗体）与唑来膦酸（双膦酸盐）对于乳腺癌骨转移患者骨骼相关事件的预防效果。两种方法都能耐受和延迟/预防骨骼相关事件，狄诺塞麦在减轻患者疼痛和改善生活质量方面有优势[47]。此外，鉴于狄诺塞麦和唑来膦酸对乳腺癌患者有效，最近应用这两种药物针对前列腺癌转移患者作了三期临床对照试验。结果显示，服用狄诺塞麦的患者发生病理性骨折等骨骼相关事件要比服用唑来膦酸低很多[48]。

## 参考文献

1. Coleman RE. 2006. Clinical features of metastatic bone disease and risk of skeletal morbidity. *Clin Cancer Res* 12(20 Pt 2): 6243s–6249s.
2. Mantyh PW. 2006. Cancer pain and its impact on diagnosis, survival and quality of life. *Nat Rev Neurosci* 7(10): 797–809.
3. Swarm R, Abernethy AP, Anghelescu DL, et al. 2010. Adult cancer pain. *J Natl Compr Canc Netw* 8(9): 1046–1086.
4. Mercadante S, Fulfaro F. 2007. Management of painful bone metastases. *Curr Opin Oncol* 19(4): 308–314.
5. Jaggi AS, Jain V, Singh N. 2011. Animal models of neuropathic pain. *Fundam Clin Pharmacol* 25(1): 1–28.
6. Mach DB, Rogers SD, Sabino MC, et al. 2002. Origins of skeletal pain: Sensory and sympathetic innervation of the mouse femur. *Neuroscience* 113(1): 155–166.
7. Martin CD, Jimenez-Andrade JM, Ghilardi JR, Mantyh PW. 2007. Organization of a unique net-like meshwork of CGRP+ sensory fibers in the mouse periosteum: Implications for the generation and maintenance of bone fracture pain. *Neurosci Lett* 427(3): 148–152.
8. Taube T, Elomaa I, Blomqvist C, Beneton MN, Kanis JA. 1994. Histomorphometric evidence for osteoclast-mediated bone resorption in metastatic breast cancer. *Bone* 15(2): 161–166.
9. Clohisy DR, Ramnaraine ML. 1998. Osteoclasts are required for bone tumors to grow and destroy bone. *J Orthop Res* 16(6): 660–666.
10. Sterling JA, Edwards JR, Martin TJ, Mundy GR. 2011. Advances in the biology of bone metastasis: How the skeleton affects tumor behavior. *Bone* 48(1): 6–15.
11. Zhang Y, Ma B, Fan Q. 2010. Mechanisms of breast cancer bone metastasis. *Cancer Lett* 292(1): 1–7.
12. Clohisy DR, Ramnaraine ML, Scully S, et al. 2000. Osteoprotegerin inhibits tumor-induced osteoclastogenesis and bone tumor growth in osteopetrotic mice. *J Orthop Res* 18(6): 967–976.
13. Roudier MP, Bain SD, Dougall WC. 2006. Effects of the RANKL inhibitor, osteoprotegerin, on the pain and histopathology of bone cancer in rats. *Clin Exp Metastasis* 23(3–4): 167–175.
14. Lamoureux F, Moriceau G, Picarda G, Rousseau J, Trichet V, Redini F. 2010. Regulation of osteoprotegerin pro- or anti-tumoral activity by bone tumor microenvironment. *Biochim Biophys Acta* 1805(1): 17–24.
15. Diel IJ. 2007. Effectiveness of bisphosphonates on bone pain and quality of life in breast cancer patients with metastatic bone disease: A review. *Support Care Cancer* 15(11): 1243–1249.
16. Rodrigues P, Hering F, Campagnari JC. 2004. Use of bisphosphonates can dramatically improve pain in advanced hormone-refractory prostate cancer patients. *Prostate Cancer Prostatic Dis* 7(4): 350–354.
17. White FA, Jung H, Miller RJ. 2007. Chemokines and the pathophysiology of neuropathic pain. *Proc Natl Acad Sci U S A* 104(51): 20151–20158.
18. White JP, Urban L, Nagy I. 2011. TRPV1 function in health and disease. *Curr Pharm Biotechnol* 12(1): 130–144.
19. Yoneda T, Hata K, Nakanishi M, et al. 2011. Involvement of acidic microenvironment in the pathophysiology of cancer-associated bone pain. *Bone* 48(1): 100–105.
20. Jimenez-Andrade JM, Bloom AP, Stake JI, et al. 2010. Pathological sprouting of adult nociceptors in chronic prostate cancer-induced bone pain. *J Neurosci* 30(44): 14649–14656.
21. Mantyh WG, Jimenez-Andrade JM, Stake JI, et al. 2010. Blockade of nerve sprouting and neuroma formation markedly attenuates the development of late stage cancer pain. *Neuroscience* 171(2): 588–598.
22. Schmidt BL, Hamamoto DT, Simone DA, Wilcox GL. 2010. Mechanism of cancer pain. *Mol Interv* 10(3): 164–178.

23. Warrington RJ, Lewis KE. 2011. Natural antibodies against nerve growth factor inhibit in vitro prostate cancer cell metastasis. *Cancer Immunol Immunother* 60(2): 187–195.

24. Latremoliere A, Woolf CJ. 2009. Central sensitization: A generator of pain hypersensitivity by central neural plasticity. *J Pain* 10(9): 895–926.

25. Woolf CJ. 2011. Central sensitization: Implications for the diagnosis and treatment of pain. *Pain* 152(3 Suppl): S2–15.

26. Xiaoping G, Xiaofang Z, Yaguo Z, Juan Z, Junhua W, Zhengliang M. 2010. Involvement of the spinal NMDA receptor/PKCgamma signaling pathway in the development of bone cancer pain. *Brain Res* 1335: 83–90.

27. Yanagisawa Y, Furue H, Kawamata T, et al. 2010. Bone cancer induces a unique central sensitization through synaptic changes in a wide area of the spinal cord. *Mol Pain* 6: 38.

28. Schwei MJ, Honore P, Rogers SD, et al. 1999. Neurochemical and cellular reorganization of the spinal cord in a murine model of bone cancer pain. *J Neurosci* 19(24): 10886–10897.

29. Gao YJ, Ji RR. 2010. Targeting astrocyte signaling for chronic pain. *Neurotherapeutics* 7(4): 482–493.

30. Sabino MA, Mantyh PW. 2005. Pathophysiology of bone cancer pain. *J Support Oncol* 3(1): 15–24.

31. Ghilardi JR, Rohrich H, Lindsay TH, et al. 2005. Selective blockade of the capsaicin receptor TRPV1 attenuates bone cancer pain. *J Neurosci* 25(12): 3126–3131.

32. Cui M, Honore P, Zhong C, et al. 2006. TRPV1 receptors in the CNS play a key role in broad-spectrum analgesia of TRPV1 antagonists. *J Neurosci* 26(37): 9385–9393.

33. Brown DC, Iadarola MJ, Perkowski SZ, et al. 2005. Physiologic and antinociceptive effects of intrathecal resiniferatoxin in a canine bone cancer model. *Anesthesiology* 103(5): 1052–1059.

34. Premkumar LS. 2010. Targeting TRPV1 as an alternative approach to narcotic analgesics to treat chronic pain conditions. *AAPS J* 12(3): 361–370.

35. Ghilardi JR, Rohrich H, Lindsay TH, et al. 2005. Selective blockade of the capsaicin receptor TRPV1 attenuates bone cancer pain. *J Neurosci* 25(12): 3126–3131.

36. Sevcik MA, Ghilardi JR, Peters CM, et al. 2005. Anti-NGF therapy profoundly reduces bone cancer pain and the accompanying increase in markers of peripheral and central sensitization. *Pain* 115(1–2): 128–141.

37. Wright MA, Ribera AB. 2010. Brain-derived neurotrophic factor mediates non-cell-autonomous regulation of sensory neuron position and identity. *J Neurosci* 30(43): 14513–14521.

38. Hunt SP, Mantyh PW. 2001. The molecular dynamics of pain control. *Nat Rev Neurosci* 2(2): 83–91.

39. Patil SB, Brock JH, Colman DR, Huntley GW. 2011. Neuropathic pain- and glial derived neurotrophic factor-associated regulation of cadherins in spinal circuits of the dorsal horn. *Pain* 152(4): 924–935.

40. Hans G, Deseure K, Adriaensen H. 2008. Endothelin-1-induced pain and hyperalgesia: A review of pathophysiology, clinical manifestations and future therapeutic options. *Neuropeptides* 42(2): 119–132.

41. Peters CM, Lindsay TH, Pomonis JD, et al. 2004. Endothelin and the tumorigenic component of bone cancer pain. *Neuroscience* 126(4): 1043–1052.

42. Davar G. 2001. Endothelin-1 and metastatic cancer pain. *Pain Med* 2(1): 24–27.

43. Baron R, Ferrari S, Russell RG. 2011. Denosumab and bisphosphonates: Different mechanisms of action and effects. *Bone* 48(4): 677–692.

44. Saad F, Eastham J. 2010. Zoledronic acid improves clinical outcomes when administered before onset of bone pain in patients with prostate cancer. *Urology* 76(5): 1175–1181.

45. Broom R, Du H, Clemons M, et al. 2009. Switching breast cancer patients with progressive bone metastases to third-generation bisphosphonates: Measuring impact using the Functional Assessment of Cancer Therapy-Bone Pain. *J Pain Symptom Manage* 38(2): 244–257.

46. Namazi H. 2008. Zoledronic acid and survival in patients with metastatic bone disease from lung cancer and elevated markers of osteoclast activity: A novel molecular mechanism. *J Thorac Oncol* 3(8): 943–944.

47. Stopeck AT, Lipton A, Body JJ, et al. 2010. Denosumab compared with zoledronic acid for the treatment of bone metastases in patients with advanced breast cancer: A randomized, double-blind study. *J Clin Oncol* 28(35): 5132–5139.

48. Fizazi K, Carducci M, Smith M, et al. 2011. Denosumab versus zoledronic acid for treatment of bone metastases in men with castration-resistant prostate cancer: A randomised, double-blind study. *Lancet* 377(9768): 813–822.

# 第 88 章
# 放射疗法引起的骨质疏松

Jeffrey S. Willey • Shane A.J. Lloyd • Ted A. Bateman

（董路珏 译　何　伟 审校）

## 引言

　　放射疗法是治疗癌症的一种有效的物理疗法。最近几十年，对癌症的诊断、治疗计划以及放射疗法的临床应用使癌症患者的死亡率降低[1]。随着长期生存癌症患者的整体数量的增加，放射疗法对于正常组织（非癌组织）的损伤已经得到越来越多的关注。骨骼系统并发症，尤其是髋部骨折，降低了放射疗法的远期效应。正常的骨骼组织偶尔接受放射线是没有问题的，临近肿瘤组织的正常组织吸收的放射量可以很大。例如，妇科肿瘤应用的放射疗法辐射量一般每次 1.8Gy，6 个星期内用够 30 次，也就是说，肿瘤组织接受的总辐射量接近 54Gy。根据肿瘤类型和部位的不同，髋关节周围的正常组织每次能接受到辐射剂量的一半左右。外科肿瘤切除手术的进展、化学疗法的合并使用和放射疗法的改进使肿瘤组织周围的正常骨组织接受的放射剂量减少。而接受放射治疗的部位如髋部和脊柱部位的骨折仍然保持很高的发病率，并且造成一些致命的后果。

　　辐射诱发的骨折在文献中是有据可查的，最近的动物和细胞的研究工作有助于确定其潜在的新机制。激活破骨细胞造成的早期骨丢失可能造成辐射状态下众所周知的血管和骨形成减少[8-9]，放射治疗可诱导骨质疏松症，并因此而增加骨折风险，出现快速但短期的骨吸收的后果，接着由于骨代谢的长期抑制，最终导致骨量的恢复受阻、骨质受损。在本章中，我们将辐射诱导的骨折作为临床关注点，并概述其基本原理，以及当前关于辐射诱发的骨质疏松症的体内和体外模型的认知状态，主要关注四肢骨骼和躯干的轴向分量的后天缺陷。

## 临床辐射治疗后引起的骨折

　　在辐射剂量内发生病理性骨折的发病率不断上升，在很大程度上与吸收剂量超标或接近骨折部位相关[10]。接受乳腺癌放射治疗的患者出现肋骨骨折的概率范围从 1.8%[11]~19%[12]。同样，各种盆腔恶性肿瘤患者接受放射治疗，受到辐射的骨盆骨骼发生骨折的风险增加，包括髋关节结构（特别是股骨颈、骶骨和髋臼缘）[2,13-16]。在接受前列腺癌治疗的男性患者中，一项研究中骨折发生率显示约为 6.8%，平均发生时间在确诊后的第 20 个月[17]。

　　在接受妇科恶性肿瘤治疗的女性患者中，各种已发表的论文中这些骨折的患病率和发生时间各不相同，Kwon 等同时评估了 510 例子宫癌患者放射治疗前后的骨盆 MRI：100 例（20%）患者有不全骨折骨盆[16]，而在这 100 例患者中，61% 有多发骨折，5 年骨折患病率为 45%，累积患病率分别为放射治疗后第 1 年为 15%、第 2 年为 27%、第 3 年的 32%、第 4 年为 5%。只有 0.4% 的患者并发股骨头坏死。两项研究利用计算机断层扫描（CT），而不是 MR。影像学诊断妇科肿瘤患者的骨盆骨折的发生率分别为 10% 和 13%[15,18]。在这 3 项研究中，绝大多数的不全骨折靠近骶髂关节[15-16,18]。在 Kwon 等的研究中，放射治疗时接受同步化学治疗的患者（17%）与没有接受化学治疗患者（21%）的骨折发生率无显著差异[16]。

一项使用来自美国国家癌症研究所监测流行病学和最终医疗结果的肿瘤登记的综合性研究，在近 6500 名超过 65 岁有良性肛门、宫颈、直肠癌症的女性中研究创伤性骨盆骨折发生率[2]。采用比例风险模型，相对于那些诊断后没有接收过外部放射治疗作为一部分治疗的患者，他们确定辐射增加了肛门癌、宫颈癌和直肠癌患者骨盆骨折的危险比分别为 3.16、1.66、1.65。放射治疗 5 年后，非放射治疗患者与放射治疗患者的骨折发生率分别为 7.5% 和 14%（肛门癌）、5.9% 和 8.2%（宫颈癌），以及 8.7% 和 11.2%（直肠癌）[2]。位于辐射区域以外，如手臂和脊椎的骨折率并没有因为接受放射治疗而明显升高。肛门癌患者中，与非放射治疗患者相比，放射治疗患者有更大的剂量照射到股骨头（针对腹股沟淋巴结），其骨盆骨折的风险要大 3 倍，这再次验证了一个假设，即局部的辐射效应是骨折风险增加的主要原因。然而全身或无针对性的辐射效应不可小视[19]，有害的临床反应可能仅限于被照射区域。

## 放射与血管系统

放射过后发生的骨质破坏历来被认为是血管内发生的生理变化，是骨细胞数目和功能的改变所导致的[13,20-25]。自 20 世纪以来，放射治疗引导的骨损伤（以前称为"骨炎"）被认为是一开始由血管减少引起并最后发展到整个骨[26]。这类血管损伤的特征是骨单位内内皮细胞的肿胀和空泡形成[20-21,25]。此外，硬化结缔组织在骨髓腔内沉积。随着血管平滑肌细胞与透明状物质的置换，该内膜下层的晚期纤维化也会发生。这些变化导致血管腔的最终收缩，造成局部缺氧。由于其位置表浅而相对缺乏血管，头骨和下颌骨尤其被认为具有血管损伤的风险[14]。事实上，研究被辐射暴露后的动物模型骨，骨髓腔和哈弗氏系统中血管的减少已经得到了鉴定[21,27-28]。

## 放射对成骨细胞的作用

辐射后造成的成骨细胞损伤一直被认为是骨密度降低的最主要原因[13,20,25,29]。有结果表明，辐射后成骨细胞数量和活力整体下降，基质形成衰减[9,28]。在体和离体数据都显示，随着成骨细胞增殖和分化的降低，骨损伤形成，成骨细胞周期停滞，胶原蛋白合成减少，细胞凋亡增加[24,30-32]。有研究表明，经辐射后，培养的成骨细胞中 RUNX2 水平降低刺激骨形态发生蛋白 2（BMP-2）的表达[32]。在成骨细胞中 κB 配体活化剂受体（RANKL）mRNA 表达水平会在光子辐射后升高[33]。此外，成骨细胞前体在辐射后会出现损伤。间充质干细胞（MSC）的集落形成能力和数量在辐射后会下降[28]，可能由于氧化应激导致[8,28]，但是需要注意的一点是，其他组的辐射没有表现出骨 MSC 生存能力的降低。有人认为损害可能是一种迟发效应，在晚期的成骨细胞分化发生的时候发生[34]。

## 放射对骨细胞的作用

虽然辐射对骨细胞生存活力的影响尚不清楚，但有证据表明，与成骨细胞相比，这些细胞对放射的敏感性差。一些调查研究经急性辐射暴露后小鼠和兔子的骨细胞的生存状态，结果表明它们至少还能存活好几个月[29,35-37]。然而，其他研究已经证明，辐射后骨中骨细胞减少[13,20-21]。有研究证实，经 45Gy 的辐射后，在猴下颌骨的哈弗骨和骨皮质发现有骨细胞死亡[21]。有趣的是，骨松质内骨细胞的数量没有受到影响。

## 放射对破骨细胞的作用

过去十来年的研究发现，破骨细胞在辐射诱发的骨质疏松症起到了实质性的显著作用[8-9]，在辐射后的最初几天，破骨细胞的数量和活性都会增加[9]。

在全身 X 线辐射后的 24h 内就能够发现血清抗酒石酸酸性磷酸酶（TRAP5b）浓度增加。啮齿动物的骨头在辐射后第 3 天的破骨细胞的数量和表面积（排列于骨面）都变得更大[38]。在放射治疗后一周内，这种早期的破骨细胞的增加会导致后续的骨量的丢失[8-9]。然而，大多数骨丢失发生时的成骨细胞的数量和骨形成相对于对照组不变[9]。使用双膦酸盐抗骨吸收药物（如利塞膦酸盐）来抑制破骨细胞活性，从而有效阻止放射治疗引起的破骨细胞活性增加和多部位的骨丢失[9]。破骨细胞活性在初始和早期增加，接着会有一个长期的破骨细胞活性减低的过程[39-40]。骨形成和骨吸收的持续降低能够充分抑制骨重建，并造成对骨骼组织的性能的损害[41]，这在啮齿类动物中已经被证实[42]。早期急性破骨细胞活性的增加会导致骨丢失，再加上一个长期的骨形成减少的过程，作为迟发效应可能会损害骨结构的完整性。由于骨代谢减少，骨密度降低和（或）骨骼的机械或材料性能的改变，可能导致骨折发生率的增加[43]。

## 放射后骨质与骨量的减少

现在已经知道，骨折是直接辐射导致的一个迟发效应。这些骨折被认为是由辐射引起的骨量和骨质的退化这两方面原因所导致[2,20,44]。几种因素可以影响骨组织对辐射暴露的反应，包括总吸收剂量、辐射能量、每部分的剂量，以及患者的发育阶段[12-14]。骨质疏松往往发生在癌症放射治疗一年之后[13,25]。放射治疗导致的骨的变化包括去矿化作用、细薄化、硬化，以及骨松质的丢失[13,20,25,44]。然而研究证实，经大量辐射后的患者[14]和动物模型[27,45]出现异常增厚形态的骨小梁。

在 20 年前发表的一项更加综合性的研究表明，实质性骨损伤是对放射治疗的一个早期的反应。11 例子宫/子宫颈的癌症接受放射治疗，第三腰椎（$L_3$）接受与其放射治疗区域相同的剂量[46]。12 例患者接受了不包括放射治疗的治疗方案。在治疗之前和放射治疗后（5 周）、3 个月、6 个月、12 个月行 CT 扫描。在每个时间点进行定量计算机断层扫描（QCT）量化分析 $L_3$ 骨小梁矿物质含量（BMC）的值。未接受放射治疗的患者 BMC 在这一年中没有变化，然而，从放射治疗组观察到 BMC 大量丢失。与治疗前相比，

这些患者在 5 周、3 个月、6 个月、12 个月 BMC 分别丢失了 32%、40%、47% 和 49%[46]。在放射治疗期间，骨小梁丢失异常迅速（丢失 6%/周），这种显著的骨丢失持续 6 个月，且没有后续修复。一例患者在放射治疗后 6 个月发生了 $L_2$ 的压缩性骨折。有作者讨论辐射对成骨细胞和破骨细胞两者的损伤，并指出，"辐射引起的骨骼变化是一种慢骨代谢性骨质疏松症"[46]。然而，在放射治疗开始后的早期 BMC 就大量损失，这有效支持了破骨细胞的骨吸收活性与放射治疗导致的骨质疏松症有因果关系这一假说。

从暴露于电离辐射的动物模型上可以观察到骨小梁结构的急剧退化。暴露于 2Gy 剂量的光子辐射后的短短 3 天内，就能够通过微型计算机断层成像（Micro-CT）证实有骨小梁的丢失[8]。小鼠暴露于 2Gy 剂量的辐射 1 周后，其胫骨近端、股骨远端、整个第 5 腰椎的骨小梁微结构和骨量都在被侵蚀[9]，骨小梁的早期丢失会转化为骨量和骨质的长期减低，在被暴露于光子和带电粒子后骨小梁的丢失持续了数月[47-48]

## 放射后动物模型的骨强度的减低

动物模型不但在研究辐射引起的骨丢失的作用机制上，而且在研究骨强度的减低的原因、范围和时间上都是必要的。与骨皮质相比，光子辐射可能对于骨松质小梁网产生更大的损害[47]。然而，相对低剂量的（即 50 cGy 的）、高线性能量转移（LET）的重离子辐射确实增加骨皮质多孔性、皮质面积和极惯性矩[49]。迄今为止，关于辐射诱导的骨强度减少的最直接评估来自啮齿类和兔模型，虽然这些研究还是很有限的。已经有人研究经 4 个月和 12 个月总剂量为 50 Gy 的辐射后，兔胫骨的骨皮质的极限强度[36]。经给予 5Gy 和 12Gy 急性辐射剂量的 X 线照射 12 周后，小鼠股骨远端的压缩试验显示骨强度减低[42]。尽管有骨体积一过性升高和骨皮质矿物质含量的持续升高，但由压缩试验和有限 Meta 分析（FEA）证明了随后骨强度的丢失，也就是说，骨变得更脆弱。辐射后骨强度变化可能由建筑结构和材料性能两者共同影响。此外，用 2Gy 剂量的重离子辐射椎体，通过压缩载荷测试和有限 Meta 分析测定其硬度下降[50]。

## 结论

临床放射治疗可危害正常骨骼组织的健康，导致骨折。然而，有限的研究已确定了辐射诱导的骨损失的潜在机制，少量研究甚至发现接受放射治疗患者骨质流失的幅度和范围。基于使用动物模型和细胞培养的研究，辐射可能通过某种方式刺激破骨细胞的活性，导致骨吸收活性早期增加及随后骨形成持续下降。低骨代谢状态导致的骨组织性能的损伤、整体骨密度的减低与其他因素最终导致骨强度的进一步受损。未来的研究应着眼于确定辐射暴露后骨损害的媒介，以发现治疗因辐射引起骨折的有效措施。

## 致谢

本研究是由国家空间生物医学研究所通过美国航空航天局 NCC9-58（BL01302 TAB，PF01403 JSW）、美国航空航天局合作协议 NCC9-79、美国国立卫生研究院（NIAMS1R01AR059221-01A1 TAB）支持；同时美国国立卫生研究院（T32 CA113267 JSW）也提供了支持；感谢医学维克森林学院的 Drs. Richard Loeser 和 Michael Robbins；感谢 Dr. Henry J. Donahue（美国国立卫生研究院 R01AG13087 和 R01AG015107）的部分资金支持（SAJL）。

## 参考文献

1. Bernier J, Hall EJ, Giaccia A. 2004. Radiation oncology: A century of achievements. *Nat Rev Cancer* 4(9): 737–747.
2. Baxter NN, Habermann EB, Tepper JE, Durham SB, Virnig BA. 2005. Risk of pelvic fractures in older women following pelvic irradiation. *JAMA* 294(20): 2587–2593.
3. Brown SA, Guise TA. 2009. Cancer treatment-related bone disease. *Crit Rev Eukaryot Gene Expr* 19(1): 47–60.
4. Guise TA. 2006. Bone loss and fracture risk associated with cancer therapy. *Oncologist* 11(10): 1121–1131.
5. Florin TA, Fryer GE, Miyoshi T, Weitzman M, Mertens AC, Hudson MM, Sklar CA, Emmons K, Hinkle A, Whitton J, Stovall M, Robison LL, Oeffinger KC. 2007. Physical inactivity in adult survivors of childhood acute lymphoblastic leukemia: A report from the childhood cancer survivor study. *Cancer Epidemiol Biomarkers Prev* 16(7): 1356–1363.
6. Oeffinger KC, Mertens AC, Sklar CA, Kawashima T, Hudson MM, Meadows AT, Friedman DL, Marina N, Hobbie W, Kadan-Lottick NS, Schwartz CL, Leisenring W, Robison LL. 2006. Chronic health conditions in adult survivors of childhood cancer. *N Engl J Med* 355(15): 1572–1582.
7. Small W Jr, Kachnic L. 2005. Postradiotherapy pelvic fractures: Cause for concern or opportunity for future research? *JAMA* 294(20): 2635–2637.
8. Kondo H, Searby ND, Mojarrab R, Phillips J, Alwood J, Yumoto K, Almeida EA, Limoli CL, Globus RK. 2009. Total-body irradiation of postpubertal mice with (137) Cs acutely compromises the microarchitecture of cancellous bone and increases osteoclasts. *Radiat Res* 171(3): 283–289.
9. Willey JS, Livingston EW, Robbins ME, Bourland JD, Tirado-Lee L, Smith-Sielicki H, Bateman TA. 2010. Risedronate prevents early radiation-induced osteoporosis in mice at multiple skeletal locations. *Bone* 46(1): 101–111.
10. Dickie CI, Parent AL, Griffin AM, Fung S, Chung PW, Catton CN, Ferguson PC, Wunder JS, Bell RS, Sharpe MB, O'Sullivan B. 2009. Bone fractures following external beam radiotherapy and limb-preservation surgery for lower extremity soft tissue sarcoma: Relationship to irradiated bone length, volume, tumor location and dose. *Int J Radiat Oncol Biol Phys* 75(4): 1119–1124.
11. Pierce SM, Recht A, Lingos TI, Abner A, Vicini F, Silver B, Herzog A, Harris JR. 1992. Long-term radiation complications following conservative surgery (CS) and radiation therapy (RT) in patients with early stage breast cancer. *Int J Radiat Oncol Biol Phys* 23(5): 915–923.
12. Overgaard M. 1988. Spontaneous radiation-induced rib fractures in breast cancer patients treated with postmastectomy irradiation. A clinical radiobiological analysis of the influence of fraction size and dose-response relationships on late bone damage. *Acta Oncol* 27(2): 117–122.
13. Mitchell MJ, Logan PM. 1998. Radiation-induced changes in bone. *Radiographics* 18(5): 1125–1136; quiz 1242–1123.
14. Williams HJ, Davies AM. 2006. The effect of X-rays on bone: A pictorial review. *Eur Radiol* 16(3): 619–633.
15. Schmeler KM, Jhingran A, Iyer RB, Sun CC, Eifel PJ, Soliman PT, Ramirez PT, Frumovitz M, Bodurka DC, Sood AK. 2010. Pelvic fractures after radiotherapy for cervical cancer: Implications for survivors. *Cancer* 116(3): 625–630.
16. Kwon JW, Huh SJ, Yoon YC, Choi SH, Jung JY, Oh D, Choe BK. 2008. Pelvic bone complications after radiation therapy of uterine cervical cancer: Evaluation with MRI. *AJR Am J Roentgenol* 191(4): 987–994.
17. Igdem S, Alco G, Ercan T, Barlan M, Ganiyusufoglu K, Unalan B, Turkan S, Okkan S. 2010. Insufficiency fractures after pelvic radiotherapy in patients with prostate cancer. *Int J Radiat Oncol Biol Phys* 77(3): 818–823.
18. Ikushima H, Osaki K, Furutani S, Yamashita K, Kishida Y, Kudoh T, Nishitani H. 2006. Pelvic bone complications following radiation therapy of gynecologic malignancies: Clinical evaluation of radiation-induced pelvic insufficiency fractures. *Gynecol Oncol* 103(3): 1100–1104.
19. Jia D, Gaddy D, Suva LJ, Corry PM. 2011. Rapid loss of bone mass and strength in mice after abdominal irradiation. *Radiat Res* 176(5): 624–635.
20. Ergun H, Howland WJ. 1980. Postradiation atrophy of mature bone. *CRC Crit Rev Diagn Imaging* 12(3): 225–243.
21. Rohrer MD, Kim Y, Fayos JV. 1979. The effect of cobalt-60 irradiation on monkey mandibles. *Oral Surg Oral*

*Med Oral Pathol* 48(5): 424–440.

22. Bliss P, Parsons CA, Blake PR. 1996. Incidence and possible aetiological factors in the development of pelvic insufficiency fractures following radical radiotherapy. *Br J Radiol* 69(822): 548–554.

23. Konski A, Sowers M. 1996. Pelvic fractures following irradiation for endometrial carcinoma. *Int J Radiat Oncol Biol Phys* 35(2): 361–367.

24. Gal TJ, Munoz-Antonia T, Muro-Cacho CA, Klotch DW. 2000. Radiation effects on osteoblasts in vitro: A potential role in osteoradionecrosis. *Arch Otolaryngol Head Neck Surg* 126(9): 1124–1128.

25. Hopewell JW. 2003. Radiation-therapy effects on bone density. *Med Pediatr Oncol* 41(3): 208–211.

26. Ewing J. 1926. Radiation osteitis. *Acta Radiol* 6: 399–412.

27. Furstman LL. 1972. Effect of radiation on bone. *J Dent Res* 51(2): 596–604.

28. Cao X, Wu X, Frassica D, Yu B, Pang L, Xian L, Wan M, Lei W, Armour M, Tryggestad E, Wong J, Wen CY, Lu WW, Frassica FJ. 2011. Irradiation induces bone injury by damaging bone marrow microenvironment for stem cells. *Proc Natl Acad Sci U S A* 108(4): 1609–1614.

29. Sams A. 1966. The effect of 2000 r of x-rays on the internal structure of the mouse tibia. *Int J Radiat Biol Relat Stud Phys Chem Med* 11(1): 51–68.

30. Dudziak ME, Saadeh PB, Mehrara BJ, Steinbrech DS, Greenwald JA, Gittes GK, Longaker MT. 2000. The effects of ionizing radiation on osteoblast-like cells in vitro. *Plast Reconstr Surg* 106(5): 1049–1061.

31. Szymczyk KH, Shapiro IM, Adams CS. 2004. Ionizing radiation sensitizes bone cells to apoptosis. *Bone* 34(1): 148–156.

32. Sakurai T, Sawada Y, Yoshimoto M, Kawai M, Miyakoshi J. 2007. Radiation-induced reduction of osteoblast differentiation in C2C12 cells. *J Radiat Res (Tokyo)* 48(6): 515–521.

33. Sawajiri M, Nomura Y, Bhawal UK, Nishikiori R, Okazaki M, Mizoe J, Tanimoto K. 2006. Different effects of carbon ion and gamma-irradiation on expression of receptor activator of NF-kB ligand in MC3T3-E1 osteoblast cells. *Bull Exp Biol Med* 142(5): 618–624.

34. Schonmeyr BH, Wong AK, Soares M, Fernandez J, Clavin N, Mehrara BJ. 2008. Ionizing radiation of mesenchymal stem cells results in diminution of the precursor pool and limits potential for multilineage differentiation. *Plast Reconstr Surg* 122(1): 64–76.

35. Jacobsson M, Jonsson A, Albrektsson T, Turesson I. 1985. Alterations in bone regenerative capacity after low level gamma irradiation. *Scand J Plast Reconstr Surg* 19: 231–236.

36. Sugimoto M, Takahashi S, Toguchida J, Kotoura Y, Shibamoto Y, Yamamuro T. 1991. Changes in bone after high-dose irradiation. Biomechanics and histomorphology. *J Bone Joint Surg Br* 73(3): 492–497.

37. Rabelo GD, Beletti ME, Dechichi P. 2010. Histological analysis of the alterations on cortical bone channels network after radiotherapy: A rabbit study. *Microsc Res Tech* 73(11): 1015–1018.

38. Willey JS, Lloyd SA, Robbins ME, Bourland JD, Smith-Sielicki H, Bowman LC, Norrdin RW, Bateman TA. 2008. Early increase in osteoclast number in mice after whole-body irradiation with 2 Gy X rays. *Radiat Res* 170(3): 388–392.

39. Margulies B, Morgan H, Allen M, Strauss J, Spadaro J, Damron T. 2003. Transiently increased bone density after irradiation and the radioprotectant drug amifostine in a rat model. *Am J Clin Oncol* 26(4): e106–114.

40. Sawajiri M, Mizoe J, Tanimoto K. 2003. Changes in osteoclasts after irradiation with carbon ion particles. *Radiat Environ Biophys* 42(3): 219–223.

41. Burr DB, Miller L, Grynpas M, Li J, Boyde A, Mashiba T, Hirano T, Johnston CC. 2003. Tissue mineralization is increased following 1-year treatment with high doses of bisphosphonates in dogs. *Bone* 33(6): 960–969.

42. Wernle JD, Damron TA, Allen MJ, Mann KA. 2010. Local irradiation alters bone morphology and increases bone fragility in a mouse model. *J Biomech* 43(14): 2738–2746.

43. Dhakal S, Chen J, McCance S, Rosier R, O'Keefe R, Constine LS. 2011. Bone density changes after radiation for extremity sarcomas: exploring the etiology of pathologic fractures. *Int J Radiat Oncol Biol Phys* 80(4): 1158–1163.

44. Howland W, Loeffler, RK, Starchman, DE, et. al. 1975. Post-irradiation atrophic changes of bone and related complications. *Radiology* 117: 677–685.

45. Sawajiri M, Mizoe J. 2003. Changes in bone volume after irradiation with carbon ions. *Radiat Environ Biophys* 42(2): 101–106.

46. Nishiyama K, Inaba F, Higashirara T, Kitatani K, Kozuka T. 1992. Radiation osteoporosis—An assessment using single energy quantitative computed tomography. *Eur Radiol* 2: 322–325.

47. Bandstra ER, Pecaut MJ, Anderson ER, Willey JS, De Carlo F, Stock SR, Gridley DS, Nelson GA, Levine HG, Bateman TA. 2008. Long-term dose response of trabecular bone in mice to proton radiation. *Radiat Res* 169(6): 607–614.

48. Hamilton SA, Pecaut MJ, Gridley DS, Travis ND, Bandstra ER, Willey JS, Nelson GA, Bateman TA. 2006. A murine model for bone loss from therapeutic and space-relevant sources of radiation. *J Appl Physiol* 101(3): 789–793.

49. Bandstra ER, Thompson RW, Nelson GA, Willey JS, Judex S, Cairns MA, Benton ER, Vazquez ME, Carson JA, Bateman TA. 2009. Musculoskeletal changes in mice from 20–50 cGy of simulated galactic cosmic rays. *Radiat Res* 172(1): 21–29.

50. Alwood JS, Yumoto K, Mojarrab R, Limoli CL, Almeida EA, Searby ND, Globus RK. 2010. Heavy ion irradiation and unloading effects on mouse lumbar vertebral microarchitecture, mechanical properties and tissue stresses. *Bone* 47(2): 248–255.

# 第 89 章
# 儿童癌症的骨骼并发症

Ingrid A. Holm

（董路珏 译 何 伟 审校）

## 引言

随着治疗方法的改进，越来越多的儿童癌症患者得以幸存。儿童癌症患者 5 年存活率大约为 82%，最常见的儿童癌症——急性淋巴细胞白血病（ALL），患者的生存率大约是 87%[1-2]。儿童癌症幸存者数量约 270 000 例，在 20～39 岁曾经的儿童癌症人群中接近 1/640[3-4]。随着幸存的儿童癌症患者越来越多，成人癌症并发症的人数也正在增加，癌症诊断几年后慢性疾病的累积发生概率为 73%[5]。儿童癌症幸存者研究（CCSS）已经得出了儿童癌症幸存者的长期数据结果[6]。本章关注的重点是长期后遗症之一：骨密度（BMD）的减少。

人的峰值骨量中大约 40% 是在青春期累积的。这期间骨矿物质的摄取不足可能会影响峰值骨量，从而导致骨矿物质终身不足并诱发骨折。儿童癌症患者营养缺乏和活动量的长期不足可能会影响骨生长。继发于脑辐射的激素缺乏造成生长激素缺乏症和（或）中央性腺功能减退，或者性腺辐射导致继发性性腺功能低下，均可能会进一步影响骨生长[7-8]。化学治疗剂如糖皮质激素和甲氨蝶呤会干扰骨质增生和骨骼发育[7-8]。

## 急性淋巴细胞白血病

急性淋巴细胞白血病（acute lymphocytic leukemia，ALL）是儿童最常见的恶性肿瘤，文献报道的癌症对于骨骼的影响多集中于这一人群。

### ALL 的诊断

ALL 疾病发展过程中可能会影响骨形成；ALL 儿童患者中 10%～46% 会有骨质疏松（骨密度 Z 值 <−1.0 SD）[9-13]。患者中有骨质疏松和（或）骨折在 X 片上很明显，发生率分别是 13% 和 10%[9]。椎体压缩性骨折（在一项研究中 ALL 患者的发生率为 16%[14]）与腰椎骨密度的 Z 值较低相关联[14]。骨形成受损，骨形成的标志物含量低[15]，包括骨钙素、Ⅰ 型胶原羧基端前肽（PICP）和骨特异性碱性磷酸酶（BSAP）[9-10,12-13,16-19]。骨吸收也可能受到损害[15]。尿 N-端肽（NTX）是正常的[10]，Ⅰ 型胶原羧基末端肽（ICTP）在大多数情况下是正常[12,16]或者减少的[13,17-18]，但不是所有的研究都是这样[20]。骨形成和骨吸收标志物的减少在诊断上说明处于低骨转换状态[17,21]。在大部分研究中[9,12,16,19]（但不是所有的研究[11]）1,25-$(OH)_2$ 基维生素 D 在一些患者中减少。

683

## ALL 治疗期间

在一些患者中，ALL 的治疗与骨质额外损失相关[10-12,16,19-20]。在 ALL 治疗期间使用超声对指骨骨骼评估（在诊断时、6 个月，12 个月和 24 个月时），在治疗的前 6 个月，经双参数定量超声（QUS）后进一步分析发现骨性能急剧恶化，在治疗过程中发展为骨骼并发症的情况会更糟糕[22]。

治疗期间生长速度的改变和骨密度之间没有很强的相关性。大多数接受癌症治疗的儿童的整体生长也并不会显著受损，这也许可以解释为什么有研究发现使用面积骨密度和使用 BMAD（表面体积骨密度）或定量 CT（QCT）在纠正骨密度大小差异上效果差不多[12]。化学治疗与骨密度下降有关，且仅单用化学治疗患者的骨密度下降[12]。现在已经知道糖皮质激素和甲氨蝶呤容易引起骨质疏松和骨折[7,23]，且更高累积剂的量甲氨蝶呤[16]和高剂量糖皮质激素[10]与较低的 BMD 有关。糖皮质激素降低骨形成，减少肠道对钙的吸收，增加肾对钙的排泄。甲氨蝶呤也可以抑制新骨形成和骨折愈合[23]。颅脑放射治疗与骨密度 Z 值的下降有关[11]。在治疗中，生活方式因素如钙的摄入量和体育活动与骨密度没有关系[12]。

正常骨量的积累可能在治疗过程中受损。虽然泼尼松龙和甲氨蝶呤的诱导疗法与骨形成标志物的进一步下降有关，随着泼尼松龙停药，骨形成标志物升高到正常水平[10,12-13,15-17]；在接受高剂量甲氨蝶呤儿童患者中涨幅低[17]。在泼尼松龙和甲氨蝶呤的诱导疗法中，骨吸收标志物（吡啶啉、ICTP）也减小，泼尼松龙停药后升高到正常[17]、或更高水平[12,15-16,18]，提示骨吸收增加[21]。高剂量的甲氨蝶呤与骨吸收标志物的大量升高有关[17,20]。这些结果表明，成骨细胞和破骨细胞活性被抑制继发于骨皮质激素的使用，而高剂量的甲氨蝶呤持续抑制成骨细胞的增殖，但增加破骨细胞的活性[17]。更高水平的骨形成标志物在诊断（骨钙素）时和在 1 年时，前胶原羧基蛋白酶（PICP）已与高水平的骨密度有相关性[16]。1,25-(OH)$_2$ 维生素 D 的水平被报道降低[10,16,24]或正常[11-12]。在一项研究中[12]，尽管 1,25-(OH)$_2$ 维生素 D 水平在正常范围内，但其在治疗的第一个 32 周显著地增加，且在此期间其增加与腰椎骨密度的变化呈正相关[12]。据报道 25- 羟基维生素 D 可以减少[16,24]或正常[10]。

高达 40% 的患者合并骨折[10,19-20]。据报道骨折发生率增加了 6 倍[12]，而且往往发生在化学治疗间或停药后不久[25]。骨折与治疗引起的骨质疏松有关[15]；骨折儿童较未骨折儿童的骨密度 Z 值明显较小[12,16]。对于治疗后发生的骨折，预测治疗期间骨密度 Z 值的下降[9,19]，骨矿物质含量（BMC）降低[9]。在一项研究中，Ⅰ型胶原 N 末端肽的增加（NTX）与骨折的发生相关[10]。

曾有试验研究治疗对于骨密度降低的影响。研究表明，治疗期间口服阿仑膦酸钠治疗儿童 ALL[26-27]，大部分在治疗 6～24 个月后骨密度 Z 值会升高。已有研究进行无安慰剂对照试验，许多问题依然存在，最突出的问题是治疗应该采用什么标准。治疗儿童 ALL 期间的随机运动干预试验显示，干预组骨密度和无干预组无差异，虽然患者依从性缺乏可能是一个因素[28]。

## ALL 治疗后期

在 ALL 幸存者的大多数研究中，低骨密度一直存在[12,29-38]，虽然有少数研究认为骨密度是正常的[39-40]。骨形成和骨吸收标志物正常[41]。一项研究中，儿童 ALL 或者非霍奇金淋巴瘤治疗缓解后，骨密度的降低与地塞米松治疗、颅骨照射、骨髓移植、全身照射（TBI）相关[38]。大多数研究发现，治疗停止后会出现骨密度的"反弹"，停止治疗的时间与骨密度和骨矿物质含量正相关[34,36]。在短期内（ALL 治疗停药后 0～3 年），患者与对照组相比，全身骨密度有较大增加[41]。在对诊断后平均 11 年的 ALL 幸存者的计算机断层扫描（QCT）的纵向研究显示，平均腰椎骨密度 Z 值随时间增加而增加，骨密度 Z 值 <-1.0 SD 的患者的百分比随时间增加而增加[42]，这表明在患者的一个亚组，骨密度反弹性升高不会发生。因此，虽然骨密度在治疗停药后有可能反弹，但无法达到骨量峰值。与后续的骨密度降低相关的危险因素包括高加索人种[29,35,42]、老年 ALL 患者[23,42]、营养状况差[42]、饮酒[42]、男性[29,33,35,42]，内分泌异常（包括生长障碍、生长激素缺乏症、性腺功能低下[37]），低体力活动包括运动能力（如通过峰值耗氧量测定）[34]、低活动水平[33-34]、四肢肌肉力量[43]。关于这些体力活动特别值得注意，有证据表明长期 ALL 幸存者都不太可能满足美国疾病控制和预防体育活动的建议，而且较一般人群他们没有更多的闲暇时间做体力活动[44]。

化学治疗与颅脑辐射，以及伴随着之后的激

素不足，对骨密度的相关影响尚不清楚。接受化学治疗但没有颅脑辐射的患者中，有些患者骨密度降低[13,25,33]，但不是所有[25]研究都这样。以前使用过甲氨蝶呤与脊椎骨矿物质含量减少相关[34]，高剂量的甲氨蝶呤与低骨密度相关联[33,42]。颅脑辐射与低骨密度有关[29,35,42,45]，骨密度与颅脑辐射剂量负相关[35]。也有人发现，颅脑辐射并不会影响骨密度[36]，成人 ALL 治疗后骨密度的减少并不取决于颅脑辐射后的生长激素缺乏症有多严重[30]。这些发现表明，化学治疗和颅脑辐射可能造成长期幸存者骨密度降低，其他因素也可能对骨密度有不利影响。

　　ALL 的长期幸存者中骨折发生率升高。从 ALL 的诊断到其后的 5 年，患者的骨折率是对照组的 2 倍[41]。在一项研究中，骨折的 5 年累积发病率为 28%[46]。骨折的高风险相关因素包括青春期 ALL 患者[23,46]、男性[46]、地塞米松与泼尼松的使用[46]。一项研究发现，颅脑辐射与骨折发生率无关[47]。儿童接受干细胞移植（SCT）可能是骨量丢失的高危因素。有报道称干细胞移植后骨密度降低，在幸存者中占 36%～47%[48-50]；尽管未满 3 岁的儿童作干细胞移植患病率较低（23.5%）[51]。接受干细胞移植手术的儿童的骨质疏松的危险因素包括女性[48-49]和全身照射（TBI）[48]，TBI 的不良反应包括延迟青春期生长、生长激素缺乏症、性腺功能低下、慢性肾功能不全[48-49]。在曾接受骨髓移植的儿童中，脂肪组织指数与骨密度正相关[52]。

　　营养因子对骨矿物质的减少可能会起一定的作用。ALL 的幸存者治疗结束至少 5 年后，不足 30% 患者达到了维生素 D 和钙的推荐膳食摄入量[53]。调查人员在圣裘德儿童研究医院启动了安慰剂对照的双盲随机的纵向研究，ALL 治疗完成至少 5 年后骨密度 Z 值小于 0 的患者摄入 800 IU/ 天的维生素 D 和 1000mg/d 的元素钙，与安慰剂组比较在骨密度、骨代谢的血清和尿液标志物方面的差异[54]。

## 其他癌症

　　实体肿瘤的幸存者也显示治疗后数年后骨矿物质含量降低。由于颅脑辐射引起的生长激素缺乏症和性腺功能低下，脑肿瘤儿童特别容易导致骨质疏松。脑肿瘤的幸存儿童骨密度下降[55-60]，颅脑辐射可能与低骨密度发生率变高相关[61]。脑肿瘤患者的

骨质疏松程度与健康有关的生活质量相关[57,61]，儿童骨质疏松患者据报道更加疼痛，从而显著地限制体力活动[57]。

　　在骨恶性肿瘤儿童患者中，骨矿物质减少可能一开始不会出现，但随着时间的推移，骨矿物质可能会慢慢减少。新诊断的尤文氏肉瘤和骨肉瘤患者在新辅助化学治疗完成后显示腰椎（LS）骨密度无降低，下肢肿瘤患者局部骨矿物质减少，与正常侧股骨颈比较，患侧股骨颈骨密度降低[62]。然而，在缓解后平均 5 年以上，在骨恶性肿瘤幸存者中骨矿物质出现减少，包括尤文氏肉瘤、骨肉瘤[63-66]和其他软组织肉瘤（横纹肌肉瘤和无横纹肌肉瘤软组织肉瘤）[65]。低 BMD 的危险因素包括诊断时年龄较小[64-65]、患者为男性[64]和环磷酰胺高累积剂量[65]。

　　小儿神经母细胞瘤的研究中，11.1%（3/27）患者骨密度 Z 值低于 –2.0，这表明神经母细胞瘤在治疗开始之前就能影响骨密度[67]。低摄入量的维生素 D 和低体力活动，以及甲氨蝶呤、异环磷酰胺、博莱霉素、顺铂治疗可能导致骨密度降低[63]。

　　有证据表明，霍奇金病幸存者有骨矿物质减少。在一个系列研究中，通过外周计算机断层扫描（pQCT）定量测定，34% 的霍奇金病和非霍奇金淋巴瘤的幸存者的桡骨最末端的骨小梁骨密度降低。通过双能 X 线骨密度仪（DXA）测定有 45% 的幸存者有骨质疏松（Z 值 <-1.0 SD），其与皮质类固醇的累积剂量负相关[68]。另一份报告显示，虽然霍奇金病幸存者骨密度 Z 值 <-1.5 SD 的比例为 14.7%，显著大于一般人群的 6.7%[69]，但其骨密度低于平均骨密度的人数比例与普通人群并没有不同。在这项研究中，男性与低骨密度风险的增加有相关性[69]。第三组发现，在霍奇金病患者儿童期单纯化学治疗，全身骨密度和腰椎骨矿物质密度降低只发生在女性中，男性没有[70]。

　　营养因素可能对多种实体瘤儿童患者的骨矿物质减少有一定作用。在一项研究中，平均治疗 14 个月小儿实体肿瘤（主要是脑血管瘤、尤文氏肉瘤和骨肉瘤）75% 的患者钙的摄取量不足，而 61.5% 的患者维生素 D 水平低于 20ng/ml，11.5% 的患者低于 10ng/ml[71]。缺乏体力活动可能对骨密度降低影响很大，与其他癌症相比这种情况在小儿实体瘤患者更容易看到。在幸存者队列研究中，活动能力受到限制的多见于脑肿瘤（36.9%）、骨肿瘤（26.6%）和霍奇金病（23.3%）的幸存者[72-73]。

## 结论

儿童癌症的一个重要的长期后果是骨量减少，往往持续到成年，增加了骨质疏松和骨折的风险。用于治疗这些癌症的化学疗法和放射疗法在很大程度上会使骨密度降低的风险增加。当然，也有一些其他的相关因素。与儿童恶性肿瘤的治疗相关的长期并发症的认识包括骨矿物质减少。儿童肿瘤学组（COG）制订了 2006 年儿童肿瘤学组长期随访指南 [7,1574-75]，用于治疗儿童癌症后出现的骨疾病，其中有建设性的建议包括运动、充足的钙和维生素 D 摄入、完成治疗后 2 年或以上的基线骨密度扫描 [75]。此外，及早发现生长激素缺乏症和性腺功能减退可改善儿童癌症幸存者的骨骼质量。早期发现骨矿物质减少和改进治疗方法是改善儿童癌症幸存者预后的希望。

## 参考文献

1. Howlader N, Noone AM, Krapcho M, Neyman N, Aminou R, Waldron W, Altekruse SF, Kosary CL, Ruhl J, Tatalovich Z, Cho H, Mariotto A, Eisner MP, Lewis DR, Chen HS, Feuer EJ, Cronin KA, Edwards BK. 2011. *SEER Cancer Statistics Review, 1975–2008*. National Cancer Institute: Bethesda, MD. Available from: http://seer.cancer.gov/csr/1975_2008/.
2. Ellison LF, Pogany L, Mery LS. 2007. Childhood and adolescent cancer survival: A period analysis of data from the Canadian Cancer Registry. *Eur J Cancer* 43(13): 1967–75.
3. Oberfield SE. 2007. Childhood cancer cures: The ongoing consequences of successful treatments. *J Pediatr* 150(4): 332–4.
4. National Cancer Policy Board. 2003. *Childhood Cancer Survivorship: Improving Care and Quality of Life*. Washington, DC: National Academy of Sciences.
5. Oeffinger KC, Mertens AC, Sklar CA, Kawashima T, Hudson MM, Meadows AT, Friedman DL, Marina N, Hobbie W, Kadan-Lottick NS, Schwartz CL, Leisenring W, Robison LL. 2006. Chronic health conditions in adult survivors of childhood cancer. *N Engl J Med* 355(15): 1572–82.
6. Diller L, Chow EJ, Gurney JG, Hudson MM, Kadin-Lottick NS, Kawashima TI, Leisenring WM, Meacham LR, Mertens AC, Mulrooney DA, Oeffinger KC, Packer RJ, Robison LL, Sklar CA. 2009. Chronic disease in the Childhood Cancer Survivor Study cohort: A review of published findings. *J Clin Oncol* 27(14): 2339–55.
7. Wasilewski-Masker K, Kaste SC, Hudson MM, Esiashvili N, Mattano LA, Meacham LR. 2008. Bone mineral density deficits in survivors of childhood cancer: Long-term follow-up guidelines and review of the literature. *Pediatrics* 121(3): e705–13.
8. van Leeuwen BL, Kamps WA, Jansen HW, Hoekstra HJ. 2000. The effect of chemotherapy on the growing skeleton. *Cancer Treat Rev* 26(5): 363–76.
9. Halton JM, Atkinson SA, Fraher L, Webber CE, Cockshott WP, Tam C, Barr RD. 1995. Mineral homeostasis and bone mass at diagnosis in children with acute lymphoblastic leukemia. *J Pediatr* 126(4): 557–64.
10. Halton JM, Atkinson SA, Fraher L, Webber C, Gill GJ, Dawson S, Barr RD. 1996. Altered mineral metabolism and bone mass in children during treatment for acute lymphoblastic leukemia. *J Bone Miner Res* 11(11): 1774–83.
11. Henderson RC, Madsen CD, Davis C, Gold SH. 1998. Longitudinal evaluation of bone mineral density in children receiving chemotherapy. *J Pediatr Hematol Oncol* 20(4): 322–6.
12. van der Sluis IM, van den Heuvel-Eibrink MM, Hahlen K, Krenning EP, de Muinck Keizer-Schrama SM. 2002. Altered bone mineral density and body composition, and increased fracture risk in childhood acute lymphoblastic leukemia. *J Pediatr* 141(2): 204–10.
13. Boot AM, van den Heuvel-Eibrink MM, Hahlen K, Krenning EP, de Muinck Keizer-Schrama SM. 1999. Bone mineral density in children with acute lymphoblastic leukaemia. *Eur J Cancer* 35(12): 1693–7.
14. Halton J, Gaboury I, Grant R, Alos N, Cummings EA, Matzinger M, Shenouda N, Lentle B, Abish S, Atkinson S, Cairney E, Dix D, Israels S, Stephure D, Wilson B, Hay J, Moher D, Rauch F, Siminoski K, Ward LM, Canadian SC. 2009. Advanced vertebral fracture among newly diagnosed children with acute lymphoblastic leukemia: Results of the Canadian Steroid-Associated Osteoporosis in the Pediatric Population (STOPP) research program. *J Bone Miner Res* 24(7): 1326–34.
15. Sala A, Barr RD. 2007. Osteopenia and cancer in children and adolescents: The fragility of success. *Cancer* 109(7): 1420–31.
16. Arikoski P, Komulainen J, Riikonen P, Voutilainen R, Knip M, Kroger H. 1999. Alterations in bone turnover and impaired development of bone mineral density in newly diagnosed children with cancer: A 1-year prospective study. *J Clin Endocrinol Metab* 84(9): 3174–81.
17. Crofton PM, Ahmed SF, Wade JC, Stephen R, Elmlinger MW, Ranke MB, Kelnar CJ, Wallace WH. 1998. Effects of intensive chemotherapy on bone and collagen turnover and the growth hormone axis in children with acute lymphoblastic leukemia. *J Clin Endocrinol Metab* 83(9): 3121–9.
18. Sorva R, Kivivuori SM, Turpeinen M, Marttinen E, Risteli J, Risteli L, Sorva A, Siimes MA. 1997. Very low rate of type I collagen synthesis and degradation in newly diagnosed children with acute lymphoblastic leukemia. *Bone* 20(2): 139–43.
19. Atkinson SA, Halton JM, Bradley C, Wu B, Barr RD. 1998. Bone and mineral abnormalities in childhood acute lymphoblastic leukemia: Influence of disease, drugs and nutrition. *Int J Cancer Suppl* 11: 35–9.
20. Arikoski P, Komulainen J, Riikonen P, Parviainen M, Jurvelin JS, Voutilainen R, Kroger H. 1999. Impaired development of bone mineral density during chemotherapy: A prospective analysis of 46 children newly diagnosed with cancer. *J Bone Miner Res* 14(12): 2002–9.
21. Mulder JE, Bilezikian JP. 2004. Bone density in survivors of childhood cancer. *J Clin Densitom* 7(4): 432–42.

22. Mussa A, Bertorello N, Porta F, Galletto C, Nicolosi MG, Manicone R, Corrias A, Fagioli F. 2010. Prospective bone ultrasound patterns during childhood acute lymphoblastic leukemia treatment. *Bone* 46(4): 1016–20.

23. Davies JH, Evans BA, Jenney ME, Gregory JW. 2005. Skeletal morbidity in childhood acute lymphoblastic leukaemia. *Clin Endocrinol (Oxf)* 63(1): 1–9.

24. Arikoski P, Kroger H, Riikonen P, Parviainen M, Voutilainen R, Komulainen J. 1999. Disturbance in bone turnover in children with a malignancy at completion of chemotherapy. *Med Pediatr Oncol* 33(5): 455–61.

25. van der Sluis IM, van den Heuvel-Eibrink MM, Hahlen K, Krenning EP, de Muinck Keizer-Schrama SM. 2000. Bone mineral density, body composition, and height in long-term survivors of acute lymphoblastic leukemia in childhood. *Med Pediatr Oncol* 35(4): 415–20.

26. Lethaby C, Wiernikowski J, Sala A, Naronha M, Webber C, Barr RD. 2007. Bisphosphonate therapy for reduced bone mineral density during treatment of acute lymphoblastic leukemia in childhood and adolescence: A report of preliminary experience. *J Pediatr Hematol Oncol* 29(9): 613–6.

27. Wiernikowski JT, Barr RD, Webber C, Guo CY, Wright M, Atkinson SA. 2005. Alendronate for steroid-induced osteopenia in children with acute lymphoblastic leukaemia or non-Hodgkin's lymphoma: Results of a pilot study. *J Oncol Pharm Pract* 11(2): 51–6.

28. Hartman A, te Winkel ML, van Beek RD, de Muinck Keizer-Schrama SM, Kemper HC, Hop WC, van den Heuvel-Eibrink MM, Pieters R. 2009. A randomized trial investigating an exercise program to prevent reduction of bone mineral density and impairment of motor performance during treatment for childhood acute lymphoblastic leukemia. *Pediatr Blood Cancer* 53(1): 64–71.

29. Arikoski P, Komulainen J, Voutilainen R, Riikonen P, Parviainen M, Tapanainen P, Knip M, Kroger H. 1998. Reduced bone mineral density in long-term survivors of childhood acute lymphoblastic leukemia. *J Pediatr Hematol Oncol* 20(3): 234–40.

30. Brennan BM, Rahim A, Adams JA, Eden OB, Shalet SM. 1999. Reduced bone mineral density in young adults following cure of acute lymphoblastic leukaemia in childhood. *Br J Cancer* 79(11–12): 1859–63.

31. Hoorweg-Nijman JJ, Kardos G, Roos JC, van Dijk HJ, Netelenbos C, Popp-Snijders C, de Ridder CM, Delemarre-van de Waal HA. 1999. Bone mineral density and markers of bone turnover in young adult survivors of childhood lymphoblastic leukaemia. *Clin Endocrinol (Oxf)* 50(2): 237–44.

32. Nysom K, Holm K, Michaelsen K, Hertz H, Müller J, Mølgaard C. 1998. Bone mass after treatment for acute lymphoblastic leukemia in childhood. *J Clin Oncol* 16(12): 3752–60.

33. Tillmann V, Darlington AS, Eiser C, Bishop NJ, Davies HA. 2002. Male sex and low physical activity are associated with reduced spine bone mineral density in survivors of childhood acute lymphoblastic leukemia. *J Bone Miner Res* 17(6): 1073–80.

34. Warner J, Evans W, Webb D, Bell W, Gregory J. 1999. Relative osteopenia after treatment for acute lymphoblastic leukemia. *Pediatr Res* 45(4 Pt 1): 544–51.

35. Kaste SC, Jones-Wallace D, Rose SR, Boyett JM, Lustig RH, Rivera GK, Pui CH, Hudson MM. 2001. Bone mineral decrements in survivors of childhood acute lymphoblastic leukemia: Frequency of occurrence and risk factors for their development. *Leukemia* 15(5): 728–34.

36. Alikasifoglu A, Yetgin S, Cetin M, Tuncer M, Gumruk F, Gurgey A, Yordam N. 2005. Bone mineral density and serum bone turnover markers in survivors of childhood acute lymphoblastic leukemia: Comparison of megadose methylprednisolone and conventional-dose prednisolone treatments. *Am J Hematol* 80(2): 113–8.

37. Miyoshi Y, Ohta H, Hashii Y, Tokimasa S, Namba N, Mushiake S, Hara J, Ozono K. 2008. Endocrinological analysis of 122 Japanese childhood cancer survivors in a single hospital. *Endocr J* 55(6): 1055–63.

38. Benmiloud S, Steffens M, Beauloye V, de Wandeleer A, Devogelaer JP, Brichard B, Vermylen C, Maiter D. 2010. Long-term effects on bone mineral density of different therapeutic schemes for acute lymphoblastic leukemia or non-Hodgkin lymphoma during childhood. *Horm Res Paediatr* 74(4): 241–50.

39. Kadan-Lottick N, Marshall JA, Baron AE, Krebs NF, Hambidge KM, Albano E. 2001. Normal bone mineral density after treatment for childhood acute lymphoblastic leukemia diagnosed between 1991 and 1998. *J Pediatr* 138(6): 898–904.

40. Mandel K, Atkinson S, Barr RD, Pencharz P. 2004. Skeletal morbidity in childhood acute lymphoblastic leukemia. *J Clin Oncol* 22(7): 1215–21.

41. Marinovic D, Dorgeret S, Lescoeur B, Alberti C, Noel M, Czernichow P, Sebag G, Vilmer E, Leger J. 2005. Improvement in bone mineral density and body composition in survivors of childhood acute lymphoblastic leukemia: A 1-year prospective study. *Pediatrics* 116(1): e102–8.

42. Kaste SC, Rai SN, Fleming K, McCammon EA, Tylavsky FA, Danish RK, Rose SR, Sitter CD, Pui CH, Hudson MM. 2006. Changes in bone mineral density in survivors of childhood acute lymphoblastic leukemia. *Pediatr Blood Cancer* 46(1): 77–87.

43. Joyce ED, Nolan VG, Ness KK, Ferry RJ Jr, Robison LL, Pui CH, Hudson MM, Kaste SC. 2011. Association of muscle strength and bone mineral density in adult survivors of childhood acute lymphoblastic leukemia. *Arch Phys Med Rehabil* 92(6): 873–9.

44. Florin TA, Fryer GE, Miyoshi T, Weitzman M, Mertens AC, Hudson MM, Sklar CA, Emmons K, Hinkle A, Whitton J, Stovall M, Robison LL, Oeffinger KC. 2007. Physical inactivity in adult survivors of childhood acute lymphoblastic leukemia: A report from the childhood cancer survivor study. *Cancer Epidemiol Biomarkers Prev* 16(7): 1356–63.

45. Gilsanz V, Carlson ME, Roe TF, Ortega JA. 1990. Osteoporosis after cranial irradiation for acute lymphoblastic leukemia. *J Pediatr* 117(2 Pt 1): 238–44.

46. Strauss AJ, Su JT, Dalton VM, Gelber RD, Sallan SE, Silverman LB. 2001. Bony morbidity in children treated for acute lymphoblastic leukemia. *J Clin Oncol* 19(12): 3066–72.

47. Barr RD, Halton J, Willan A, Cockshott WP, Gill G, Atkinson S. 1998. Impact of age and cranial irradiation on radiographic skeletal pathology in children with acute lymphoblastic leukemia. *Med Pediatr Oncol* 30(6): 347–50.

48. Leung W, Ahn H, Rose SR, Phipps S, Smith T, Gan K, O'Connor M, Hale GA, Kasow KA, Barfield RC, Madden RM, Pui CH. 2007. A prospective cohort study of late sequelae of pediatric allogeneic hematopoietic

stem cell transplantation. *Medicine (Baltimore)* 86(4): 215–24.

49. Taskinen M, Kananen K, Valimaki M, Loyttyniemi E, Hovi L, Saarinen-Pihkala U, Lipsanen-Nyman M. 2006. Risk factors for reduced areal bone mineral density in young adults with stem cell transplantation in childhood. *Pediatr Transplant* 10(1): 90–7.

50. Taskinen M, Saarinen-Pihkala UM, Hovi L, Vettenranta K, Makitie O. 2007. Bone health in children and adolescents after allogeneic stem cell transplantation: High prevalence of vertebral compression fractures. *Cancer* 110(2): 442–51.

51. Perkins JL, Kunin-Batson AS, Youngren NM, Ness KK, Ulrich KJ, Hansen MJ, Petryk A, Steinberger J, Anderson FS, Baker KS. 2007. Long-term follow-up of children who underwent hematopoeitic cell transplant (HCT) for AML or ALL at less than 3 years of age. *Pediatr Blood Cancer* 49(7): 958–63.

52. Ruble K, Hayat MJ, Stewart KJ, Chen AR. 2010. Bone mineral density after bone marrow transplantation in childhood: Measurement and associations. *Biol Blood Marrow Transplant* 16(10): 1451–7.

53. Tylavsky FA, Smith K, Surprise H, Garland S, Yan X, McCammon E, Hudson MM, Pui CH, Kaste SC. 2010. Nutritional intake of long-term survivors of childhood acute lymphoblastic leukemia: Evidence for bone health interventional opportunities. *Pediatr Blood Cancer* 55(7): 1362–9.

54. Rai SN, Hudson MM, McCammon E, Carbone L, Tylavsky F, Smith K, Surprise H, Shelso J, Pui CH, Kaste S. 2008. Implementing an intervention to improve bone mineral density in survivors of childhood acute lymphoblastic leukemia: BONEII, a prospective placebo-controlled double-blind randomized interventional longitudinal study design. *Contemp Clin Trials* 29(5): 711–9.

55. Petraroli M, D'Alessio E, Ausili E, Barini A, Caradonna P, Riccardi R, Caldarelli M, Rossodivita A. 2007. Bone mineral density in survivors of childhood brain tumours. *Childs Nerv Syst* 23(1): 59–65.

56. Pietila S, Sievanen H, Ala-Houhala M, Koivisto AM, Liisa Lenko H, Makipernaa A. 2006. Bone mineral density is reduced in brain tumour patients treated in childhood. *Acta Paediatr* 95(10): 1291–7.

57. Barr RD, Simpson T, Webber CE, Gill GJ, Hay J, Eves M, Whitton AC. 1998. Osteopenia in children surviving brain tumours. *Eur J Cancer* 34(6): 873–7.

58. Gurney JG, Kadan-Lottick NS, Packer RJ, Neglia JP, Sklar CA, Punyko JA, Stovall M, Yasui Y, Nicholson HS, Wolden S, McNeil DE, Mertens AC, Robison LL. 2003. Endocrine and cardiovascular late effects among adult survivors of childhood brain tumors: Childhood Cancer Survivor Study. *Cancer* 97(3): 663–73.

59. Hesseling PB, Hough SF, Nel ED, van Riet FA, Beneke T, Wessels G. 1998. Bone mineral density in long-term survivors of childhood cancer. *Int J Cancer Suppl* 11: 44–7.

60. Krishnamoorthy P, Freeman C, Bernstein ML, Lawrence S, Rodd C. 2004. Osteopenia in children who have undergone posterior fossa or craniospinal irradiation for brain tumors. *Arch Pediatr Adolesc Med* 158(5): 491–6.

61. Odame I, Duckworth J, Talsma D, Beaumont L, Furlong W, Webber C, Barr R. 2006. Osteopenia, physical activity and health-related quality of life in survivors of

62. Muller C, Winter CC, Rosenbaum D, Boos J, Gosheger G, Hardes J, Vieth V. 2010. Early decrements in bone density after completion of neoadjuvant chemotherapy in pediatric bone sarcoma patients. *BMC Musculoskelet Disord* 11: 287.

63. Azcona C, Burghard E, Ruza E, Gimeno J, Sierrasesumaga L. 2003. Reduced bone mineralization in adolescent survivors of malignant bone tumors: Comparison of quantitative ultrasound and dual-energy x-ray absorptiometry. *J Pediatr Hematol Oncol* 25(4): 297–302.

64. Ruza E, Sierrasesúmaga L, Azcona C, Patiño-Garcia A. 2006. Bone mineral density and bone metabolism in children treated for bone sarcomas. *Pediatr Res* 59(6): 866–71.

65. Kaste SC, Ahn H, Liu T, Liu W, Krasin MJ, Hudson MM, Spunt SL. 2008. Bone mineral density deficits in pediatric patients treated for sarcoma. *Pediatr Blood Cancer* 50(5): 1032–8.

66. Holzer G, Krepler P, Koschat MA, Grampp S, Dominkus M, Kotz R. 2003. Bone mineral density in long-term survivors of highly malignant osteosarcoma. *J Bone Joint Surg Br* 85(2): 231–7.

67. Al-Tonbary YA, El-Ziny MA, Elsharkawy AA, El-Hawary AK, El-Ashry R, Fouda AE. 2011. Bone mineral density in newly diagnosed children with neuroblastoma. *Pediatr Blood Cancer* 56(2): 202–5.

68. Sala A, Talsma D, Webber C, Posgate S, Atkinson S, Barr R. 2007. Bone mineral status after treatment of malignant lymphoma in childhood and adolescence. *Eur J Cancer Care (Engl)* 16(4): 373–9.

69. Kaste SC, Metzger ML, Minhas A, Xiong Z, Rai SN, Ness KK, Hudson MM. 2009. Pediatric Hodgkin lymphoma survivors at negligible risk for significant bone mineral density deficits. *Pediatr Blood Cancer* 52(4): 516–21.

70. van Beek RD, van den Heuvel-Eibrink MM, Hakvoort-Cammel FG, van den Bos C, van der Pal HJ, Krenning EP, de Rijke YB, Pieters R, de Muinck Keizer-Schrama SM. 2009. Bone mineral density, growth, and thyroid function in long-term survivors of pediatric Hodgkin's lymphoma treated with chemotherapy only. *J Clin Endocrinol Metab* 94(6): 1904–9.

71. Bilariki K, Anagnostou E, Masse V, Elie C, Grill J, Valteau-Couanet D, Kalifa C, Doz F, Sainte-Rose C, Zerah M, Mascard E, Mosser F, Ruiz JC, Souberbielle JC, Eladari D, Brugieres L, Polak M. 2010. Low bone mineral density and high incidences of fractures and vitamin D deficiency in 52 pediatric cancer survivors. *Horm Res Paediatr* 74(5): 319–27.

72. Ness KK, Hudson MM, Ginsberg JP, Nagarajan R, Kaste SC, Marina N, Whitton J, Robison LL, Gurney JG. 2009. Physical performance limitations in the Childhood Cancer Survivor Study cohort. *J Clin Oncol* 27(14): 2382–9.

73. Ness KK, Mertens AC, Hudson MM, Wall MM, Leisenring WM, Oeffinger KC, Sklar CA, Robison LL, Gurney JG. 2005. Limitations on physical performance and daily activities among long-term survivors of childhood cancer. *Ann Intern Med* 143(9): 639–47.

74. Landier W, Bhatia S, Eshelman DA, Forte KJ, Sweeney T, Hester AL, Darling J, Armstrong FD, Blatt J, Constine LS, Freeman CR, Friedman DL, Green DM, Marina N, Meadows AT, Neglia JP, Oeffinger KC, Robison LL, Ruccione KS, Sklar CA, Hudson MM. 2004. Develop-

ment of risk-based guidelines for pediatric cancer survivors: The Children's Oncology Group Long-Term Follow-Up Guidelines from the Children's Oncology Group Late Effects Committee and Nursing Discipline. *J Clin Oncol* 22(24): 4979–90.

75. Blatt J, Meacham LR. 2008. *Keeping Your Bones Health after Childhood Cancer*. Children's Oncology Group. Available from: http://www.childrensoncolosgygroup.org/disc/le/pdf/BoneHealth.pdf.

# 第 90 章
# 骨转移瘤和骨髓瘤疾病的防治

Jean-Jacques Body

（张　颖　译　何　伟　审校）

## 临床表现

根据各种大样本病例，80%~90% 的晚期癌症患者会出现骨转移。人体的骨骼是最常见的癌症转移部位，它同样是乳腺癌和前列腺癌最常发生的远处转移部位。

### 乳腺癌

转移性骨病给乳腺癌患者造成了极大的困扰，由于乳腺癌的病程较长而导致骨肿瘤转移已成为健康保健中不可忽视的环节。"骨相关事件"（SER）是指骨肿瘤疾病的 4 个主要指标：病理性骨折、放射疗法的需要、进行骨手术的需要及脊髓压迫[1]。在大多数试验中，由于高钙血症副肿瘤源性，且可容易被双膦酸盐纠正，故其不作为 SRE 的一个指标。这种严重的情况能在 1/3 的患者身上看到。

骨痛是造成患者巨大困扰的原因，是引起大多数患者和医生关注的症状[2]。最近一项前瞻性的研究表明，通过计算机断层扫描患有溶骨性病变的患者最疼痛的病灶，发现他们的平均疼痛评分和镇痛药物的用量是最高的，其中生活质量平均评分较那些混合有骨硬化的患者低[3]。这说明溶骨和骨硬化代表了一个统一体中的两个极端，是正常的骨重建过程中的失调。高钙血症一般发生在 10%~15% 的病例中，并且当长骨被侵入时，10%~20% 的病例将会发生骨折[4-5]。病理性骨折是骨肿瘤病的一连串

的结果。病理性骨折发生在诊断为骨受累的中位发病期为 11 个月。单纯骨转移比多发转移预后更好，这与较早的阶段和更有利的组织学相关。有趣的是，在一系列的单纯骨转移的 289 例患者中，最常累及的是胸骨[6]。

在所有类型的肿瘤中，乳腺癌患者出现骨骼并发症的发病率是最高的。从随机的安慰剂组的双膦酸盐类试验数据中发现，平均骨骼发病率，即每年的 SRE 的平均数量在 2.2~4.0 之间变化[4,57-59]。单纯有骨转移的患者比骨内脏同时转移的患者出现 SRE 的概率更高，如病理性骨折发生率增加 6 倍。在诊断为骨转移的患者中，单纯骨转移患者的生存期最长（24 个月），而与肝同时转移患者的生存期最短（5.5 个月）[9]。SRE 的发生标志着肿瘤对骨转移患者的生存期产生不良影响[10]。

### 前列腺癌

骨转移癌的最常见部位是整个中轴骨，而长骨被侵入较为少见。疼痛是最常见的症状。令人惊讶的是，鲜有报告记录激素难治性前列腺癌患者发生骨转移[11-13]。SRE 的发病率通过分析大型的安慰剂与唑来膦酸对照试验，从而达到最佳估计[12-13]。纳入标准是要求在激素治疗的同时，至少有一个骨转移和前列腺特定抗原的增强。在后续 2 年内，近一半患者发展一个或一个以上 SRE，在这项研究中，也包括抗肿瘤治疗转变为骨痛治疗。最常见的并发

症为放射治疗的需要和病理性骨折。骨折出现在外周比在椎体部位更频繁。首次 SRE 的中位期是 10.5 个月，而平均骨骼疾病发病率为每年接近 1.5，中位生存期是 9.5 个月。

## 多发性骨髓瘤

骨痛是 3/4 的多发性骨髓瘤患者一个明显的特征。一半以上的患者在诊断时出现的背部疼痛与椎体相关骨折。广泛溶骨性病变是这种侵骨疾病常见的症状，而且，通常在这种情况下，即使应用有效的抗肿瘤治疗方法也不能治愈。弥漫性骨质疏松症可能是其中一个明显的具有误导性的特征。骨折发生率的增加在诊断的时候看起来特别高。在一项大型的回顾性队列研究，骨折的风险在诊断前一年增加 16 倍，之后为 9 倍。椎体和肋骨骨折是最常见的[14]。

# 在骨肿瘤疾病中的双膦酸盐和狄诺塞麦

## 双膦酸盐类药物和狄诺塞麦的作用方式：临床相关性

这两类抑制剂的作用机制是介导破骨细胞的骨吸收，在本章的其他章节和最近的文章综述中都有回顾性研究[15]，比较不同的作用方式与骨转移防治的相关性。

双膦酸盐类被广泛用于癌症骨转移患者的治疗和预防 SRE，它们集中在骨骼，主要作用为重建骨骼。它们被嵌入骨骼，在那里能保持无活性状态多年。它们被释放到由活跃的破骨细胞介导骨吸收的酸性环境并被吸收。双膦酸盐类将通过抑制破骨细胞骨吸收和诱导细胞凋亡的活性，中断肿瘤介导骨溶解的恶性循环[16]。

受体激活剂的核因子 -κB(RANK) 配体（RANKL）的表达增加和分泌，通过刺激破骨细胞的形成和功能，在肿瘤诱导的骨发病机制中起关键作用[15]。破骨细胞的形成和活动通过协同表达 RANKL 和护骨素，受到 RANK 通路的调控。狄诺塞麦是一种新治疗方法的选择，是一种对抗人 RANKL 的完全人单克隆抗体。通过结合 RANKL，狄诺塞麦影响关键的信号通路，包括骨重建和骨破坏的恶性循环，破坏累积的转移肿瘤细胞。狄诺塞麦抑制破骨细胞的形成和活性，这可能对骨吸收产生较大的抑制作用，比双膦酸盐的抑制作用还要强（见下文）。另外，不像双膦酸盐，没有证据显示狄诺塞麦与骨表面结合，或进入骨基质。

狄诺塞麦对骨吸收的抑制作用反而更短暂了，如果治疗被停止了，反弹效应出现的可能性至少在理论上是一个值得关注的问题。尽管狄诺塞麦不能中止活动期的骨肿瘤疾病患者的病程。这些想法也能够证实狄诺塞麦对骨转移患者的长期治疗影响。

## 高钙血症癌症

双膦酸盐类曾被首次成功地运用到高钙血症诱导的肿瘤。这种用法在其他章节的引言进行了回顾。

## 骨相关事件的预防

### 乳腺癌

双膦酸盐类药物能缓解转移性骨痛，减少 SRE 的发生频率，提高患者的功能和生活质量[17]。转移性骨痛的治疗和防治是长期运用双膦酸盐类药物治疗转移性骨疾病的一部分、随机安慰剂对照试验已经表明，静脉注射帕米膦酸盐、氯屈膦酸盐、伊班膦酸钠和唑来膦酸能有效减轻疼痛[18]。在 III 期临床试验的乳腺癌患者，使用唑来膦酸和帕米膦酸盐 1 年后，疼痛和镇痛分数较少的程度相似[19]。静脉注射和口服伊班膦酸钠的 III 期临床试验，骨痛减少，同样基准低于 2 年[7,20]。静脉注射或口服伊班膦酸钠对比安慰剂同样能显著改善生活质量和身体功能[20]。但是，双膦酸盐类药物必须考虑到协同镇痛剂，并且它们不能代替阿片类药物治疗严重的骨痛。在最近的比较试验中，阿片类药物来控制骨痛的需求的延迟已经成为衡量骨吸收抑制剂的相对疗效。

双膦酸盐类药物作为一种有效的治疗方式，用来预防继发于乳腺癌患者骨转移的骨骼并发症。几个安慰剂对照组与双膦酸盐组比较的研究已经进行过。治疗效果的评估经常使用首次事件分析，如果患者至少有一个 SRE 或者首次事件的时候，这些都是相当客观和保守的终点，但是不得不考虑到发生在任何一个患者的所有后续事件。从临床角度看，SRE 的症状总得分更相关。计算骨病发病率（SMR）或骨病发病周期率（SMPR，至少 1 个 SRE 的周期数）时应考虑到多发性 SRE 的发生。最近，更多的多发性事件分析已经被逐渐增加使用了，因为它们能够模拟所有的事件和事件间的时间，可以计算一个危险比，该值意味着两个治疗组之间的骨骼事件的相对风险。

双膦酸盐氯屈膦酸盐在欧洲和帕米膦酸盐在美国和欧洲的临床试验中，已经被确定在乳腺癌骨转移患者的有效性[8,21-23]。氯屈膦酸盐比其他双膦酸盐预防 SRE 的效果较差，这表现在有限的与帕米膦酸盐的对比试验[24-25]。两个双盲的随机安慰剂与对照组的比较试验，每 4 周注射 90mg 帕米膦酸盐对比安慰剂输液治疗，时间长达 2 年，在大型乳腺癌患者病例中除了化学治疗或激素治疗，至少一种溶骨转移证明了，双膦酸盐类药物能减少 SMR1/3 以上，增加了首次 SRE 接近 50% 的中位时间，减少患 SRE 的患者比例[8,23]。更方便、并可能、更有效的氨基双膦酸盐类药物已经出现了。唑来膦酸目前广泛用于各种肿瘤导致骨转移的患者[13,19,26-28]，而伊班膦酸盐在许多国家也已经批准了（除了美国）用于预防乳腺癌和骨转移患者的骨骼事件中。

3 项随机、双盲、多中心临床试验评估了唑来膦酸在乳腺癌、多发性骨髓瘤、前列腺癌和肺或者其他实体肿瘤患者中的疗效。主要疗效的终点是部分患者至少有一个 SRE。次要终点包括首次 SRE、SMR 和安德森 - 吉尔多事件分析。乳腺癌患者或多发性骨髓瘤患者（n=1648）随机分配，每 3~4 周注射 4mg 或 8mg 唑来膦酸 15min 或滴注 90mg 帕米膦酸盐 2h[19,26]。至少有一个 SRE 的患者在所有治疗组中是相似的，这与之前预设的唑来膦酸与帕米膦酸盐比较为非劣效。唑来膦酸 8mg 疗效比 4mg 的疗效低，但是与增加肾不良事件频率有关，这样就解释了为什么将所有Ⅲ期患者的唑来膦酸治疗剂量切换到低剂量。首次 SRE 的中位时间在 3 个治疗组中接近 1 年，SMR 同样没有显著差异。预先计划根据安德森 - 吉尔模型的多事件分析结果显示，唑来膦酸 4mg 减少骨骼并发症的发生超过使用帕米膦酸盐 90mg 的乳腺癌亚组 20%（P＜0.05）（图90.1，上图）[26]。输液时长更短（唑来膦酸 15min 与帕米膦酸盐 1h 或 2h 相比）使治疗更为简便。唑来膦酸仍被视为乳腺癌患者转移性骨骼疾病的标准化治疗[29]。此外，有限的数据表明，骨转移出现 SRE 或进展后，将帕米膦酸盐或氯屈膦酸盐切换为二线的唑来膦酸，可以显著提高控制疼痛和降低骨转移标志物的能力[29]。

在美国，只有唑来膦酸、帕米膦酸盐和最近的狄诺塞麦被批准用于治疗骨转移患者。然而，静脉注射和口服伊班膦酸盐的疗效已经在随机、双盲、安慰剂对照研究中被证明[7,30]。乳腺癌患者被随机分配，每 3~4 周静脉注射伊班膦酸盐 6mg 或者安慰剂注入超过 1h~2h，而早餐前 1h 口服伊班膦酸盐

50mg，每日一次。主要的疗效终点是骨骼疾病周期率（SMPR），即被定义为 12 个周期的骨并发症数量（脊椎骨折、非脊椎骨折、骨放射和骨手术）除以总的观察时间。次要终点也包括了多事件分析。静脉注射和口服伊班膦酸盐相对安慰剂组显著减少 SMPR（P＜0.05）。多事件的泊松回归分析表明，静脉注射伊班膦酸盐与安慰剂相比，导致统计学上在减少 SRE 的风险显著减少 40%（图 90.1，下图;P＜0.005）。口服伊班膦酸盐 50mg 在 SRE 的风险是相似的（图90.1，下图，与安慰剂相比减少 38%，P＜0.0001）。

双膦酸盐类药物可能与肾毒性有关，它们会导致一些使用这些药物的肾功能不全患者病情恶化，特别是一些肾功能已经损害的老年患者。治疗过程中应该监测肌酐清除率，对于唑来膦酸来说，肾功能恶化的患者应该控制剂量[31-32]。狄诺塞麦是实体瘤并发骨转移的 SRE 患者的一种新的治疗选择。狄诺塞麦不经过肾消除，也没有必要监测肾功能。尽管最近美国临床肿瘤学会（ASCO）指南指出没有充分的证据证明在治疗乳腺癌骨转移患者时一种骨骼调节剂优于另一种[33]，Ⅲ期临床试验表明狄诺塞麦能够提高疗效，其疗效超过了已经在广泛使用的双膦酸盐唑来膦酸[34]。

Ⅲ期临床对比试验中狄诺塞麦的治疗方案是经过两个Ⅱ期研究选定的。首次试验包括了乳腺癌并发骨转移的女性，她们还没有接受静脉注射双膦酸盐治疗[35-36]。255 名女性被随机分到 5 个狄诺塞麦方案之一或静脉注射双膦酸盐 24 周。所有狄诺塞麦剂量在首次治 1 周后使 uNTx/Cr 水平下降，这种治疗方法持续了整个治疗过程。在 13 周的研究中（主要终点），狄诺塞麦组平均使 uNTx/Cr 水平下降 71%，而双膦酸盐治疗下降 79%[35]。25 周后二者 uNTx/Cr 水平变化近似[36]。在第二阶段Ⅱ期试验中，狄诺塞麦在骨转移患者的疗效评估高于静脉注射双膦酸盐治疗。在这项研究中，111 例乳腺癌、前列腺癌或者其他实体瘤患者随机分配到狄诺塞麦 180mg 每 4 周或者每 12 周，或者持续静脉注射双膦酸盐治疗 25 周[37]。即使正在进行双膦酸盐治疗，患者也必须评估 uNTx/Cr 水平，以便排除双膦酸盐类的干扰。在第 13 周，接受狄诺塞麦治疗 4 周 12 次（78%）和 12 周 12 次（64%），达到正常 uNTx/Cr 水平的患者比例显著高于接受双膦酸盐类药物治疗（29%）。相对双膦酸盐治疗的患者，更多治疗结束的患者在 25 周后保持正常 uNTx/Cr 水平[37]。

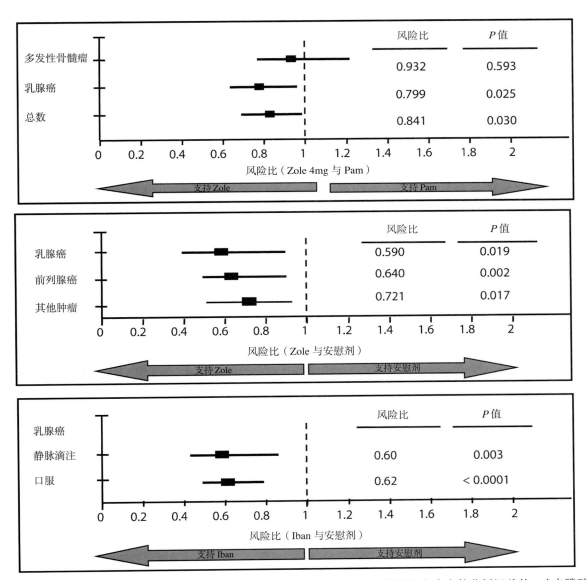

**图 90.1** 双膦酸盐类药物长期治疗在骨转移患者中发生骨并发症的风险效应。数据是由多事件分析汇总的 [ 唑来膦酸（Zole）安德森 - 吉尔模型和伊班膦酸钠泊松（Iban）回归分析 ]。在每个图的左侧部分的风险比（95%CI）与右侧部分指示的 P 值对应。上图来源于参考文献 [26]，中图数据来自参考文献 [18]、[13] 和 [44]，下图中与伊班膦酸钠相关的内容来自参考文献 [7] 和 [30]

对这两项 Ⅱ 期研究的进一步分析表明，狄诺塞麦的应用使双膦酸盐治疗的患者（75%）和有双膦酸盐治疗史的患者（80%）的 uNTx/Cr 水平在 25 周时达到近似水平 [38]。用狄诺塞麦治疗双膦酸盐患者，并使 uNTx/Cr 水平下降到 50nmol/L BCE/nM 以下需要 9 天。8 天静脉注射双膦酸盐治疗初治患者和以前治疗 65 天的患者相比，狄诺塞麦比静脉注射双膦酸盐治疗 25 周的时候（73% 比 11%）患者先前行静脉注射双膦酸盐类药物治疗，能在一定程度上更多地降低抗酒石酸酸性磷酸酶的中位百分比（TRAP-5b 所示，替代破骨细胞标记数目）。这表明了在一些患

者中破骨细胞的功能不足，双膦酸盐的治疗切换到狄诺塞麦可能抑制它们的活力。这个发现证明了狄诺塞麦不同于双膦酸盐类药物的作用机制，并且表明在那些对双膦酸盐类药物治疗效果不好的患者身上，狄诺塞麦可能有一定的疗效。

最近一项随机、主动控制、双盲、双模型的研究对比狄诺塞麦与唑来膦酸在乳腺癌骨转移患者发生 SRE 的疗效，纳入超过 2000 例患者 [39]。患者每 4 周随机接受皮下 120mg 狄诺塞麦和注射安慰剂，或者每 4 周静脉注射 4mg 唑来膦酸（剂量根据肌酐清除率调整）和皮下注射安慰剂。强烈建议患者每

天补充足够的钙和维生素 D。主要终点是首次研究 SRE（传统定义为病理性骨折、辐射或手术骨以及脊髓压迫）在有效治疗的评估时间；如果证明有效性，治疗的优越性将会在次要终点被证明。狄诺塞麦与唑来膦酸相比增加了 18% 的首次研究 SRE 的时间 [风险比（HR）：0.82；优越性 P=0.01；图 90.2，左图 ]。唑来膦酸组首次研究 SRE 的中位时间是 26.4 个月，狄诺塞麦治疗组没有达到这个时间。狄诺塞麦显著地在首次发生 SRE 推后 23%，相比唑来膦酸（0.45 比 0.58，每年每例患者；P=0.004）；这意味着狄诺塞麦减少了 22%。狄诺塞麦在 13 周降低

骨转移指标中位时间比唑来膦酸更大。总生存率和疾病发展在两个治疗组是相近的。

现在推荐在诊断为骨转移时，尽可能早期开始双膦酸盐（或狄诺塞麦）治疗，这样做是为了推迟首次 SRE 和减少骨转移并发症的发生。ASCO 指南推荐，一旦开始治疗，静脉注射双膦酸盐类药物应该持续进行，直到患者的一般行为状态出现实质性的下降为止 [33]。然而，缺乏标准去明确患者通过双膦酸盐类药物治疗是否和多长时间会产生疗效。由于缺乏持续 2~3 年的关于疗效和安全性的数据推动终身治疗是一种矛盾。停止唑来膦酸治疗，至少

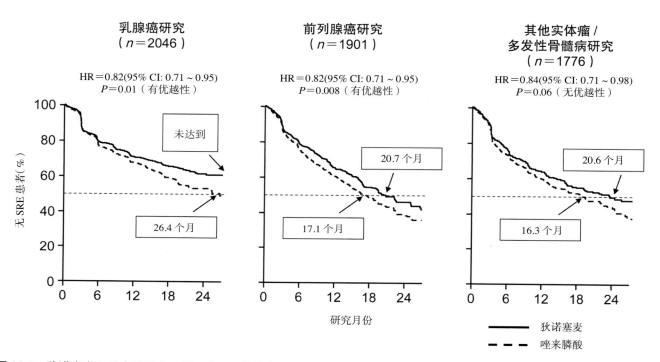

图 90.2 狄诺塞麦和唑来膦酸在 3 项双盲、Ⅲ期临床试验中首次出现 SRE 的 Kaplan-Meier 时间评估。风险比（95%CI）在每个图中与预测试验的 P 值相对应 [34]

暂时或减少输注频率（如每 3 月输注一次）通常被认为对于骨疾病的患者是安全的，并且抗肿瘤治疗能很好地控制病情。但是，没有数据或者明确的指南能确定间歇使用唑来膦酸或者减少输注频率的疗效 [40]。狄诺塞麦的药代动力学反对间歇性治疗。不像双膦酸盐类药物，狄诺塞麦不是储存在骨中，间断给药可能会产生风险，至少如果骨病不能通过抗肿瘤治疗控制好。应该根据骨转移病的演变减少狄诺塞麦注射频率，这种做法可能是比间歇性治疗更好的选择。正在进行的狄诺塞麦的长期研究，应该

收集更多的信息去平衡关于长期治疗中的疗效和风险的关系。

## 前列腺癌

前列腺癌骨转移通常是作用于成骨细胞。因此，传统上不认为骨转移的形式可能引起抗骨吸收治疗。同时，组织形态学骨活检和骨转换的生化标志物的研究表明，增强成骨性病变的骨信号，骨吸收率的明显增加 [41]。

双膦酸盐的初始不受控制试验经常为阳性，而

后安慰剂对照组经常为阴性，无论是氯屈膦酸盐或帕米膦酸盐[11]。采用唑来膦酸的安慰剂对照组研究骨转移和渐进性 643 例前列腺癌在雄激素阻断治疗，安慰剂对照研究的重要目标是证明使用双膦酸盐治疗能够降低 SRE 的发病率。难治性前列腺癌并发骨转移患者随机分为每 3 ~ 4 周静脉注射 8mg 或 4mg 唑来膦酸或者安慰剂[12-13]。如上面所提到，接受 8mg 的组由于肾毒性，切换为 4mg。这个试验建立了唑来膦酸作为一种首次骨改变试剂，研究其在难治性前列腺癌并发骨转移患者的疗效。在中心试验结束时，发生骨并发症的患者数量减少了 25%。使用唑来膦酸治疗首次 SRE 的时间也能得到改善。在多发事件分析中，4mg 唑来膦酸相对安慰剂组显著减少 36% 发生骨并发症的风险（$P<0.005$）（图 90.1，中图）。其他次要终点包括首次 SRE 时间或者发生骨折患者的百分比，在 4mg 唑来膦酸组同样显著减少。因此可以推测唑来膦酸的有利疗效，特别是在骨折发生率，能够认为它是骨质疏松症的有效治疗药物。相对乳腺癌患者来说，在骨痛疗效方面没有明显差异。一个有利的疼痛反应（定义为在 BPI 评估的 11 分制中 2 分的差异）能够在唑来膦酸组 33% 的患者中观察到，相对安慰剂组为 25% 患者[42]。

最近在 1900 例没有抵抗能力的前列腺癌骨转移患者的研究中，相对唑来膦酸狄诺塞麦能够减少 SRE 的风险[43]。相对唑来膦酸狄诺塞麦能够延迟 18% 首次发生 SRE（图 90.2，中图；HR：0.82；$P=0.008$）。相比唑来膦酸，狄诺塞麦首次发生 SRE 的中位时间长达 3.6 个月，狄诺塞麦同样显著地延迟初次和后续研究 SRE，比唑来膦酸延迟 18%（$P=0.008$）。至于乳腺癌的研究，总生存期和疾病进展期在各个治疗组间没有显著差异。在 13 周，狄诺塞麦显著降低平均骨标志物 uNTx/Cr 和血清骨碱性磷酸酶（BAP）水平。

在这些研究中，唑来膦酸或狄诺塞麦应该推荐给所有难治性前列腺癌和骨转移的患者，特别是当他们出现症状的时候。它常常能在疾病发展过程中较早的开始诱导骨改性剂，特别是如果骨疾病引起临床明显的疼痛或者一个 SRE 已经发生了。不过，患者仍需等待，因为一个正在进行中的关于缺乏敏感性的前列腺癌转移患者的前瞻性研究结果即将产生。

## 其他实体瘤

Ⅲ期安慰剂对照研究致力于的肺和其他实体瘤患者，唑来膦酸在其他肿瘤中产生不令人满意的结果，部分原因是肺癌患者的生存期短[44]。在骨痛或生活质量上没有显著影响。9 个月时，主要终点（SRE 的百分比）没有比 4mg 唑来膦酸组显著降低，安慰剂组也是如此，但是一个多事件分析提示一个有利的影响（图 90.1，中图）。回顾性分析肾癌患者病例提示在特定的肿瘤有显著的疗效。

最近常有研究者将唑来膦酸与狄诺塞麦作比较。1800 例骨转移患者和实体瘤患者，其他的如前列腺、乳腺或多发性骨髓瘤患者[45]，在研究中约 40% 的患者患有非小细胞肺癌，10% 的患者患有多发性骨髓瘤。狄诺塞麦在延迟发生 SRE 方面优于唑来膦酸（图 90.2，右图，HR=0.84）。但是，经过多重比较后，治疗组之间并没有显著的统计学差异（$P=0.06$）。多发事件的分析提示首次及随后研究 SRE 这两种化合物并没有显著差异。相对乳腺癌、前列腺癌、骨髓瘤等其他肿瘤，如果骨骼是其中一个主要转移部位，开始双膦酸盐类药物或狄诺塞麦治疗是合理的，预期生存期为 3~6 个月。

## 多发性骨髓瘤

一个系统地关于治疗多发性骨髓瘤多种治疗方法选择的回顾性研究，已经认定采用双膦酸盐类药物作为这个疾病的两个重要的治疗方法之一（另一种是使用高剂量化学治疗）[46]。ASCO 指南推荐用普通 X 线成像显示溶骨性疾病，或者与骨质疏松脊柱压缩性骨折的患者一样开始使用双膦酸盐类药物。该小组还认为在骨质疏松的患者中开始使用双膦酸盐类药物是合理的，这是根据 X 线片或骨密度的测量（BMD），但不建议有孤立性浆细胞瘤、情绪失落的或者无痛性骨髓瘤患者使用[47]。欧洲骨髓瘤网络的建议相似，尽管他们坚决建议开始使用双膦酸盐类药物同样会导致严重的骨量减少或骨质疏松[48]。

科克伦骨髓瘤审查小组基于 11 项研究的 Meta 分析报道帕米膦酸盐和氯屈膦酸盐两者能减少高钙血症的发病率、疼痛指数，以及骨髓瘤患者椎体骨折的人数[49]。在大型的安慰剂对照试验中，患者发展为 SRE 的比例显著的少于帕米膦酸盐组和安慰剂组，在第二年的延伸试验中，平均每年的骨骼时间数量是帕米膦酸盐组的 1.3 倍，是安慰剂组的 2.2 倍[50]。较新的、更多的研究证明双膦酸盐唑来膦酸在随机Ⅲ期试验（包括骨髓瘤患者）与帕米膦酸盐有相当的疗效（图 90.1，上图）[26]。尽管氯屈膦酸盐没有直接与帕米膦酸或唑来膦酸比较，但是美国临床肿瘤学会小组建议只有静脉注射帕米膦酸盐或唑来膦酸是根据首次主要终点和更多完善的骨并发症的评估[47]。欧洲骨髓瘤网络同样建议使用静脉途径，强调唑来膦酸和帕米膦酸盐在减少 SRE 方面疗效一样[48]。欧洲指南建议如果是诊断为急性骨髓瘤疾病，双膦酸盐类药物应该持续给药 2 年[48]；而美国临床肿瘤学会建议认真考虑双膦酸盐类药物的停药，在有反应的患者或经过 2 年治疗后病情稳定的患者考虑停药。双膦酸盐类药物应该用于复发与新发的 SRE[47]。梅奥诊所认为如果双膦酸盐类药物持续治疗 2 年，应该每 3 个月减少输注频率[51]。这是为了减少下颌骨坏死的风险的合理的建议，但目前没有前瞻性研究数据支持它的说法。

狄诺塞麦只是在有限数量的骨髓瘤患者中研究；在Ⅲ期研究中只包括了 10%[45]。狄诺塞麦的一个不利的趋势在即将分析骨髓瘤患者的亚组的总生存期中存在。不过，狄诺塞麦和唑来膦酸在临床骨髓瘤患者亚组中是不平衡的，从这些有限的数据中得出结论也有风险。这可能是美国 FDA 和欧洲药品机构迄今已批准狄诺塞麦在实体瘤患者，而不是那些多发性骨髓瘤患者中使用的原因。狄诺塞麦与唑来膦酸的一项随机、双盲的对照试验正在最近诊断为骨髓瘤患者中进行，应该能够提示狄诺塞麦在骨髓瘤患者中的疗效。唑来膦酸已经被证实了在多发性骨髓瘤患者降低 SRE 风险方面与帕米膦酸盐有相似的疗效，并且它可能将是狄诺塞麦和唑来膦酸对比的案例。

## 安全问题

虽然一般人耐受性较好，双膦酸盐类药物和狄诺塞麦偶尔发生不良事件，这些在其他章节能都有介绍。所有双膦酸盐类药物都可能引起低钙血症这种不良反应，尤其是维生素 D 缺乏的患者。对于延长使用双膦酸盐或狄诺塞麦治疗的所有患者，最好调节好钙和维生素 D 的水平，这样可以避免低钙血症和慢性继发性甲状旁腺功能亢进的有害结果。这 3 项Ⅲ期研究分析显示，狄诺塞麦发生低钙血症的报道比唑来膦酸的更多（9.6 比 5.0%）[52]。这些发现与更多使用狄诺塞麦的骨吸收抑制标志一致，提示狄诺塞麦大量减少骨吸收标志物。服用唑来膦酸或狄诺塞麦后的大量低钙血症事件是暂时性和无症状的，有些可能很严重。

临床试验中唑来膦酸导致的肾功能恶化发病率的报道，在乳腺癌或多发骨髓瘤的患者是 10.7%，与帕米膦酸盐的临床试验数据没有显著差异[19]。唑来膦酸导致的肾衰竭只有极少数被报道，并且在每一次输注唑来膦酸前都需要监测肾功能，当肌酐清除率在 30～60ml/min 时，说明书上建议减量使用[31]。唑来膦酸不建议用于严重肾衰竭或正在服用肾毒性药物的患者。与安慰剂相比，乳腺癌患者长时间静脉注射伊班膦酸盐发生肾功能不良事件较低[7]。使用狄诺塞麦时，监测肾功能是不必要的，因为药物不经过肾排泄。然而，狄诺塞麦还没有在肌酐清除率小于 30 ml/min 的癌症患者中研究过。

下颌骨坏死 (ONJ) 是长期使用双膦酸盐和狄诺塞麦治疗的最可怕的不良反应[34,53,54]。虽然有时是破坏性的，但下颌骨坏死同样可以表现为一种无症状的骨暴露。它的定义、早期诊断和随访已经被美国骨与矿物质研究协会（ASBMR）专案研究。根据系列报道，它的发病率在长期使用双膦酸盐治疗的患者是 1%~10%，在骨髓瘤患者中发病率更高，比实体瘤患者还要高。它常常发生在拔牙后，但是也可能为自发性。长期抑制骨重建，缺乏生理修复常数，那么咀嚼肌的压力可能在下颌骨坏死的发展中起着关键作用；当减少骨内血流量，上颌骨或下颌骨的感染起到一定的加速坏死作用。这种风险出现在唑来膦酸比帕米膦酸盐要高，但是本质上关系到治疗的持续时间。在唑来膦酸和狄诺塞麦之间的比较试验中，狄诺塞麦组出现了更多的 ONJ 病例，但是综合分析 3 组比较试验显示在狄诺塞麦和唑来膦酸治疗中，3 年后立即确认 ONJ 的病例没有显著性差异（1.8% 比 1.3%；P=0.13）[55]。这些患者中 62% 有过拔牙病史。治疗中大部分是保守治疗，36% 的患者治愈[55]。在接受双膦酸盐类药物或狄诺塞麦治疗前，患者应该接受全面的牙科检查，牙齿问题可能需要外科的或侵入性牙科手术。当开始治疗后，应该尽量避免侵入性牙科手术。最近研究显示，通过预防牙齿计划的实现，关于骨髓瘤或实体瘤的患者下颌骨坏死的频率能够下降一半以上，包括详细的牙齿状况评估、定期牙科护理，并在使用唑来膦酸治疗时避免侵入性牙齿手术[56-58]。

## 双膦酸盐类药物作为辅助治疗

双膦酸盐类药物另一个潜在的主要作用是预防或至少延迟骨转移的发生。双膦酸盐类药物有降低骨肿瘤负担的可能性，无论是间接通过降低骨转换，或者直接通过一个或多个抗肿瘤效果[59]。最初曾进行关于氯屈膦酸盐的辅助研究，但是结果是矛盾的。唯一的双盲、安慰剂对照试验纳入 1000 多例未经筛选的术后乳腺癌患者，使用氯屈膦酸盐 1600mg 或安慰剂治疗 2 年，结果表明氯屈膦酸盐可以减少骨转移的发病率（5 年为 31%，$P=0.045$）和延长生存期（$P=0.048$）[60]。最近公布的国家外科辅助乳腺癌工程试验（NSABP）B-34，在 3323 名女性中指定一个 1：1 的比例，或者氯屈膦酸盐或者安慰剂治疗 3 年，结果显示在各组间 DFS 或总生存期没有差异。然而，在 50 岁或者年龄更大的女性的研究中，DFS 能显著延长[61]。

在早期的乳腺癌患者中，唑来膦酸和狄诺塞麦作为辅助治疗，防止芳香酶抑制剂引起骨质流失已经研究过（可见第 86 章）。Ⅲ期奥地利乳腺癌和大肠癌研究组（ABCSG）-12 试验，研究辅助使用唑来膦酸 4mg 每 6 个月，1800 例绝经前使用激素受体阳性的乳腺癌患者接受卵巢抑制剂 3 年，联合他莫昔芬或阿那曲唑。平均随访 4 年，唑来膦酸不仅阻止激素引起的骨质流失，在无复发生存率（HR=0.65；$P=0.01$）和无病生存率（DFS，HR=0.64，$P=0.01$）也比无唑来膦酸组显著改善。几乎没有接受唑来膦酸治疗的患者发生骨远处转移和非骨的部位包括内脏转移、局部复发和对侧乳腺疾病。一个预试验分析表明，唑来膦酸没有显著缩短 40 岁或者更年轻的患者 DFS 事件的相对危险（HR=0.94），然而大于 40 岁患者，使用唑来膦酸降低风险更加显著（HR=0.58）。尽管所有的患者得到了卵巢抑制，比大于 40 岁患者有更多的雌激素抑制，对整体生存率也有提高的趋势[61-62]。在中位随访 62 个月的治疗中，完成了超过 2 年的治疗，除了唑来膦酸对整体 DFS 的内分泌产生耐受（HR=0.68，$P=0.009$）和有改善生存期的趋势（HR=0.67，$P=0.09$），在 68 个月随访数据中表明了一个总生存优势。目前还没有肾衰竭或下颌骨坏死的报道[63]。

多中心择泰 - 弗隆辅助协同试验研究，将 Z-FAST 和 ZO-FAST 这两个相似的评价指标用来评估唑来膦酸在预防骨质流失的疗效，这种骨质流失是由乳腺癌绝经后女性的芳香抑制剂引起。患者随机接受佐剂来曲唑或前期 / 延迟唑来膦酸。合并后分析显示，接受前期唑来膦酸治疗的患者的复发率较低，3 年随访的 ZO-FAST 试验（n=1065）表明，相对延迟治疗组在前期组中 DFS 时间的风险性比较显著（41%）（$P=0.03$）[64]。最近的佐剂唑来膦酸复发试验（AZURE）是一项随机开放的Ⅲ期临床试验，纳入 3360 例Ⅱ / Ⅲ期乳腺癌患者，评估唑来膦酸治疗 5 年的疗效，相比 ABSCG-12 试验除了标准疗法的研究成果，还给出更加周密的给药方案。该试验亚组分析表明，唑来膦酸与新辅助药物联合化学治疗，与没有接受唑来膦酸治疗相比[65]，可能产生一定的抗肿瘤作用。AZURE 最后的研究结果已经出版。对于研究整个人群来说，DFS、总生存率和复发类型（本地、区域或远处）在群体中没有差异。在唑来膦酸组中累计下颌骨坏死的发病率为 1.1%[66]。在计划亚组分析中，大于 60 岁或者已绝经后女性才用唑来膦酸治疗超过 5 年的治疗期，在 DFS（HR=0.76，$P<0.05$）和总生存期（HR=0.71，$P<0.05$）有显著改善。在 AZURE 试验中绝经后女性组在骨中有雌激素浓度非常低，这一定也在 ABCSG-12 或 ZO-FAST 试验中超过 40 岁女性的出现过相似病例[66]。这就支持了这样的假说，佐剂双膦酸盐类药物可能在减少乳腺癌复发有最大的疗效，它是在一个低雌激素和骨高吸收的环境中发挥作用的[67]。然而，这样的数据并不能充分支持使用唑来膦酸作为辅助治疗。其他正在进行的试验正积极评估早期乳腺癌患者辅助使用双膦酸盐类药物在的作用。狄诺塞麦也已经表明在预防芳香抑制剂引起骨质流失，一项安慰剂对照试验在早期乳腺癌患者中正在进行研究。

在前列腺癌患者中，还没有证据表明双膦酸盐类药物除了防止雄激素诱导的骨质流失作为辅助治疗是有用的。一项大型（n=1432）的随机安慰剂对照研究，纳入的患者都是非转移性、去势性前列腺癌患者，在 PSA 水平（8ng/ml 或更高）或 PSA 倍增时间（10 个月或更少）的基础上有发生骨转移的高风险，结果显示，相对于安慰剂组，狄诺塞麦（120mg 每 4 周）能显著提高无骨转移患者的中位生存期 4.2 个月，风险比是 0.85（$P=0.028$）。狄诺塞麦也与首次有症状的骨转移发生时间增加有关。组间总生存期没有差异。狄诺塞麦与低钙血症和下颌骨坏死的发病率增加有关（今年 3 月底 4%）[68]。

## 结论与展望

双膦酸盐类药物特别是唑来膦酸，是构成我们治疗方案的一个重要组成部分，它用来降低骨转移患者骨骼并发症的发病率和保持早期乳腺癌患者的骨骼健康[69]。每月输注唑来膦酸能够减少肿瘤骨病并发症的 40%。最近的 III 期研究已经证明了狄诺塞麦相对唑来膦酸的优势是延迟乳腺癌、前列腺癌和骨转移患者首次出现 SRE 的时间。有效性显示，在试验中包括其他实体瘤和多发性骨髓瘤患者中，该疾病的总负担（通过多个事件评估，每年的骨发病率）在乳腺癌和前列腺癌的研究中也显著下降。在预先制定的包括所有 3 项研究的综合分析，狄诺塞麦通过皮下注射的简单给药，无肾毒性。然而，下颌骨坏死可能比唑来膦酸发生更频繁，成本效益分析表明，这种额外疗效的益处不随费用的增加而增加。

骨吸收抑制剂的治疗应该逐步"个体化"。个体化肿瘤治疗和患者特征在现代肿瘤学中逐渐完善。在乳腺癌转移患者中，ASCO 仍然建议尽早地开始骨调节制剂治疗，一旦通过放射性诊断技术诊断为骨转移病，并继续这种给药方法，直到"患者的一般情况大幅下滑为止"[33]。这些建议与 2 年持续治疗的少量数据作比较。在我们的认识里，肿瘤骨破坏的不同病理生理技术的提高，更多敏感和特异的肿瘤引起骨转换和代谢的标志物被开发，未来的研究将有助于完善治疗。这样的研究将会更好地确定间歇性治疗的部位，根据个体疾病的特征如骨转移的攻击特点进行系统性治疗反应的早期评估，并用生化参数监测肿瘤分泌物的骨髓影响、骨细胞和骨基质。针对个体患者的治疗方法能减少不良反应特别是颌骨坏死的发生，并提高新化合物的成本效益比。

乳腺癌和多发性骨髓瘤的骨肿瘤疾病最常伴随着成骨细胞的增殖和活性的抑制 / 混乱。已经证实最有前景的制剂是在一种单克隆抗硬骨素抗体中增加成骨细胞，可在没有骨折的动物模型中增加骨骼密度和强度[70]，已经开始对骨质疏松进行临床研究。狄诺塞麦和抗硬骨素抗体的组合或排序治疗应该在未来的调查中取得丰硕的成果。对于前列腺癌、内皮素 A 受体抗体、原癌基因酪氨酸蛋白激酶（SRC）的抑制剂达沙替尼，酪氨酸激酶抑制拮抗剂和镭 -223 的发射通道都在积极调查中[71]。

最后，治疗肿瘤患者的关键目标就是预防骨转移。唑来膦酸可能在基因缺陷的患者中起到预防骨转移的作用，年龄超过 40 岁的绝经前女性如 ABCSG-12 研究报道的被医学否定了，并通过子集分析辅助 AZURE 乳腺癌研究绝经后女性。这些研究的初步结果相当令人鼓舞，但是双膦酸盐类药物仍然不能在辅助治疗中推荐使用。安慰剂对照佐剂研究在早期乳腺癌患者中已经开始使用狄诺塞麦，包括了大量非转移性的前列腺癌患者，这些患者处于一个骨转移发展的高风险阶段，安慰剂组结果显示狄诺塞麦与安慰剂组相比，显著改善骨转移的生存期。通过骨改性剂预防骨转移是一个未来令人非常兴奋的事情。预测骨转移将能够选择性地使用骨改性制剂，让患者能从中获得最大的疗效。最近的数据表明，在佐剂开始前血清高 CTX 水平的内分泌治疗可预测仅有骨复发的病例[72]。因为骨肿瘤细胞生长的重要性，干细胞是药物制剂的另一个潜在目标。刺激正常的造血功能或骨形成能减少定植骨的肿瘤干细胞和防止骨转移的进程[73]。

## 参考文献

1. Body JJ, Bartl R, Burckhardt P, Delmas PD, Diel IJ, Fleisch H, Kanis JA, Kyle RA, Mundy GR, Paterson AHG, Rubens RD. 1998. Current use of bisphosphonates in oncology. International Bone and Cancer Study Group. *J Clin Oncol* 16(12): 3890–9.
2. Cleeland CS, Janjan NA, Scott CB, Seiferheld WF, Curran WJ. 2000. Cancer pain management by radiotherapists: A survey of radiation therapy oncology group physicians. *Int J Radiat Oncol Biol Phys* 47(1): 203–8.
3. Vassiliou V, Kalogeropoulou C, Giannopoulou E, Leotsinidis M, Tsota I, Kardamakis D. 2007. A novel study investigating the therapeutic outcome of patients with lytic, mixed and sclerotic bone metastases treated with combined radiotherapy and ibandronate. *Clin Exp Metastasis* 24(3): 169–78.
4. Coleman R, Rubens R. 1987. The clinical course of bone metastases from breast cancer. *Br J Cancer* 55(1): 61–6.
5. Body JJ. 2006. Breast cancer: Bisphosphonate therapy for metastatic bone disease. *Clin Cancer Res* 12(20 Pt 2): 6258s–63s.
6. Koizumi M, Yoshimoto M, Kasumi F, Ogata E. 2003. Comparison between solitary and multiple skeletal metastatic lesions of breast cancer patients. *Ann Oncol* 14(8): 1234–40.
7. Body JJ, Diel IJ, Lichinitser MR, Kreuser ED, Dornoff W, Gorbunova VA, Budde M, Bergstrom B; MF 4265 Study Group. 2003. Intravenous ibandronate reduces the incidence of skeletal complications in patients with breast cancer and bone metastases. *Ann Oncol* 14(9): 1399–405.
8. Hortobagyi GN, Theriault RL, Lipton A, Porter L, Blayney D, Sinoff C, Wheeler H, Simeone JF, Seaman JJ, Knight RD, Heffernan M, Mellars K, Reitsma DJ. 1998.

Long-term prevention of skeletal complications of metastatic breast cancer with pamidronate: Protocol 19 Aredia Breast Cancer Study Group. *J Clin Oncol* 16(6): 2038–44.

9. Plunkett TA, Smith P, Rubens RD. 2000. Risk of complications from bone metastases in breast cancer. Implications for management. *Eur J Cancer* 36(4): 476–82.

10. Yong M, Jensen AO, Jacobsen JB, Norgaard M, Fryezk JP, Sorensen HT. 2011. Survival in breast cancer patients with bone metastases and skeletal-related events: A population-based cohort study in Denmark (1999–2007). *Breast Cancer Res Treat* 129(2): 495–503.

11. Small EJ, Smith MR, Seaman JJ, Petrone S, Kowalski MO. 2003. Combined analysis of two multicenter, randomized, placebo-controlled studies of pamidronate disodium for palliation of bone pain in men with metastatic prostate cancer. *J Clin Oncol* 21(23): 4277–84.

12. Saad F, Gleason DM, Murray R, Tchekmedyian S, Venner P, Lacombe L, Chin JL, Vinholes JJ, Goas JA, Chen B. 2002. A randomized, placebo-controlled trial of zoledronic acid in patients with hormone-refractory metastatic prostate carcinoma. *J Natl Cancer Inst* 94(19): 1458–68.

13. Saad F, Gleason DM, Murray R, Tchekmedyian S, Venner P, Lacombe L, Chin JL, Vinholes JJ, Goas JA, Zheng M; Zoledronic Acid Prostate Cancer Study Group. 2004. Long-term efficacy of zoledronic acid for the prevention of skeletal complications in patients with metastatic hormone-refractory prostate cancer. *J Natl Cancer Inst* 96(11): 879–82.

14. Melton LJ 3rd, Kyle RA, Achenbach SJ, Oberg AL, Rajkumar SV. 2005. Fracture risk with multiple myeloma: A population-based study. *J Bone Miner Res* 20(3): 487–93.

15. Baron R, Ferrari S, Russell RG. 2011. Denosumab and bisphosphonates: Different mechanisms of action and effects. *Bone* 48(4): 677–92.

16. Russell RG, Watts NB, Ebetino FH, Rogers MJ. 2008. Mechanisms of action of bisphosphonates: Similarities and differences and their potential influence on clinical efficacy. *Osteoporos Int* 19(6): 733–59.

17. Body JJ. 2011. New developments for treatment and prevention of bone metastases. *Curr Opin Oncol* 23(4): 338–42.

18. Kohno N, Aogi K, Minami H, Nakamura S, Asaga T, Iino Y, Watanabe T, Goessl C, Ohashi Y, Takashima S. 2005. Zoledronic acid significantly reduces skeletal complications compared with placebo in Japanese women with bone metastases from breast cancer: A randomized, placebo-controlled trial. *J Clin Oncol* 23(15): 3314–21.

19. Rosen LS, Gordon D, Kaminski M, Howell A, Belch A, Mackey J, Apffelstaedt J, Hussein M, Coleman RE, Reitsma DJ, Seaman JJ, Chen BL, Ambros Y. 2001. Zoledronic acid versus pamidronate in the treatment of skeletal metastases in patients with breast cancer or osteolytic lesions of multiple myeloma: A phase III, double-blind, comparative trial. *Cancer J* 7(5): 377–87.

20. Diel IJ, Body JJ, Lichinitser MR, Kreuser ED, Dornoff W, Gorbunova VA, Budde M, Bergstrom B; MF 4265 Study Group. 2004. Improved quality of life after long-term treatment with the bisphosphonate ibandronate in patients with metastatic bone disease due to breast cancer. *Eur J Cancer* 40(11): 1704–12.

21. Paterson AH, Powles TJ, Kanis JA, McCloskey E, Hanson J, Ashley S. 1993. Double-blind controlled trial of oral clodronate in patients with bone metastases from breast cancer. *J Clin Oncol* 11(1): 59–65.

22. Body JJ, Dumon JC, Piccart M, Ford J. 1995. Intravenous pamidronate in patients with tumor-induced osteolysis: A biochemical dose-response study. *J Bone Miner Res* 10(8): 1191–6.

23. Theriault RL, Lipton A, Hortobagyi GN, Leff R, Gluck S, Stewart JF, Costello S, Kennedy I, Simeone J, Seaman JJ, Knight RD, Mellars K, Heffernan M, Reitsma DJ. 1999. Pamidronate reduces skeletal morbidity in women with advanced breast cancer and lytic bone lesions: A randomized, placebo-controlled trial: Protocol 18 Aredia Breast Cancer Study Group. *J Clin Oncol* 17(3): 846–54.

24. Lipton A. 2003. Bisphosphonates and metastatic breast carcinoma. *Cancer* 97(3 Suppl): 848–53.

25. Jagdev SP, Purohito P, Heatley S, Herling C, Coleman RE. 2001. Comparison of the effect of intravenous pamidronate and oral clodronate on symptoms and bone resorption in patients with metastatic bone disease. *Ann Oncol* 12(10): 1433–8.

26. Rosen LS, Gordon D, Kaminski M, Howell A, Belch A, Mackey J, Apffelstaedt J, Hussein MA, Coleman RE, Reitsma DJ. Chen BL, Seaman JJ. 2003. Long-term efficacy and safety of zoledronic acid compared with pamidronate disodium in the treatment of skeletal complications in patients with advanced multiple myeloma or breast carcinoma: A randomized, double-blind, multicenter, comparative trial. *Cancer* 98(8): 1735–44.

27. Rosen LS, Gordon D, Tchekmedyian S, Yanagihara R, Hirsh V, Krzakowski M, Pawlicki M, de Souza P, Zheng M, Urbanowitz G, Reitsma D, Seaman JJ. 2003. Zoledronic acid versus placebo in the treatment of skeletal metastases in patients with lung cancer and other solid tumors: A phase III, double-blind, randomized trial—The Zoledronic Acid Lung Cancer and Other Solid Tumors Study Group. *J Clin Oncol* 21(16): 3150–7.

28. Body JJ. 2003. Zoledronic acid: An advance in tumour bone disease and a new hope for osteoporosis. *Expert Opin Pharmacother* 4(4): 567–80.

29. Clemons MJ, Dranitsaris G, Ooi WS, Yogendran G, Sukovic T, Wong BY, Verma S, Pritchard KI, Trudeau M, Cole DE. 2006. Phase II trial evaluating the palliative benefit of second-line zoledronic acid in breast cancer patients with either a skeletal-related event or progressive bone metastases despite first-line bisphosphonate therapy. *J Clin Oncol* 24(30): 4895–900.

30. Body JJ, Diel IJ, Lichinitzer M, Lazarev A, Pecherstorfer M, Bell R, Tripathy D, Bergstrom B. 2004. Oral ibandronate reduces the risk of skeletal complications in breast cancer patients with metastatic bone disease: Results from two randomised, placebo-controlled phase III studies. *Br J Cancer* 90(6): 1133–7.

31. Novartis Pharmaceuticals Corporation. Zometa (zoledronic acid): Full prescribing information. Available at: www.us.zometa.com/patient/zometa-prescribing-information.jsp.

32. Novartis Pharmaceuticals Corporation. Aredia (pamidronate): Full prescribing information. Available at: www.pharma.us.novartis.com/product/pi/pdf/aredia.pdf.

33. Van Poznak CH, Temin S, Yee GC, Janjan NA, Barlow WE, Biermann JS, Bosserman LD, Geoghegan C, Hillner BE, Theriault RL, Zuckerman DS, Von Roenn JH; Amer-

ican Society of Clinical Oncology. 2011. American Society of Clinical Oncology executive summary of the clinical practice guideline update on the role of bone-modifying agents in metastatic breast cancer. *J Clin Oncol* 29(9): 1221–7.

34. Body JJ. 2012. Denosumab for the management of bone disease in patients with solid tumors. *Expert Rev Anticancer Ther* 12(3): 307–22.

35. Lipton A, Steger GG, Figueroa J, Alvarado C, Solal-Celigny P, Body JJ, de Boer R, Berardi R, Gascon P, Tonkin KS, Coleman R, Paterson AH, Peterson MC, Fan M, Kinsey A, Jun S. 2007. Randomized active-controlled phase II study of denosumab efficacy and safety in patients with breast cancer-related bone metastases. *J Clin Oncol* 25(28): 4431–7.

36. Lipton A, Steger GG, Figueroa J, Alvarado C, Solal-Celigny P, Body JJ, de Boer R, Berardi R, Gascon P, Tonkin KS, Coleman RE, Paterson AH, Gao GM, Kinsey AC, Peterson MC, Jun S. 2008. Extended efficacy and safety of denosumab in breast cancer patients with bone metastases not receiving prior bisphosphonate therapy. *Clin Cancer Res* 14(20): 6690–6.

37. Fizazi K, Lipton A, Mariette X, Body JJ, Rahim Y, Gralow JR, Gao G, Wu L, Sohn W, Jun S. 2009. Randomized phase II trial of denosumab in patients with bone metastases from prostate cancer, breast cancer, or other neoplasms after intravenous bisphosphonates. *J Clin Oncol* 27(10): 1564–71.

38. Body JJ, Lipton A, Gralow J, Steger GG, Gao G, Yeh H, Fizazi K. 2010. Effects of denosumab in patients with bone metastases with and without previous bisphosphonate exposure. *J Bone Miner Res* 25(3): 440–6.

39. Stopeck AT, Lipton A, Body JJ, Steger GG, Tonkin K, de Boer RH, Lichinitser M, Fujiwara Y, Yardley DA, Viniegra M, Fan M, Jiang Q, Dansey R, Jun S, Braun A. 2010. Denosumab compared with zoledronic acid for the treatment of bone metastases in patients with advanced breast cancer: A randomized, double-blind study. *J Clin Oncol* 28(35): 5132–9.

40. Body JJ. 2006. Individualization of bisphosphonate therapy. In: Piccart MJ, Wood WC, Hung C-M, Solin LJ, Cardoso, F (eds.) *Breast Cancer Management and Molecular Medicine: Towards Tailored Approaches.* New-York: Springer. Chapter 27. pp. 545–64.

41. Garnero P, Buchs N, Zekri J, Rizzoli R, Coleman RE, Delmas PD. 2000. Markers of bone turnover for the management of patients with bone metastases from prostate cancer. *Br J Cancer* 82(4): 858–64.

42. Weinfurt KP, Anstrom KJ, Castel LD, Schulman KA, Saad F. 2006. Effect of zoledronic acid on pain associated with bone metastasis in patients with prostate cancer. *Ann Oncol* 17(6): 986–9.

43. Fizazi K, Carducci M, Smith M, Damião R, Brown J, Karsh L, Milecki P, Shore N, Rader M, Wang H, Jiang Q, Tadros S, Dansey R, Goessl C. 2011. Denosumab versus zoledronic acid for treatment of bone metastases in men with castration-resistant prostate cancer: A randomised, double-blind study. *Lancet* 2011 377(9768): 813–22.

44. Rosen LS, Gordon D, Tchekmedyan NS, Yanagihara R, Hirsh V, Krzakowski M, Pawlicki M, De Souza P, Zheng M, Urbanowitz G, Reitsma D, Seaman J. 2004. Long-term efficacy and safety of zoledronic acid in the treatment of skeletal metastases in patients with nonsmall cell lung carcinoma and other solid tumors: A random-ized, phase III, double-blind, placebo-controlled trial. *Cancer* 100(12): 2613–21.

45. Henry DH, Costa L, Goldwasser F, Hirsh V, Hungria V, Prausova J, Scagliotti GV, Sleeboom H, Spencer A, Vadhan-Raj S, von Moos R, Willenbacher W, Woll PJ, Wang J, Jiang Q, Jun S, Dansey R, Yeh H. 2011. Randomized, double-blind study of denosumab versus zoledronic acid in the treatment of bone metastases in patients with advanced cancer (excluding breast and prostate cancer) or multiple myeloma. *J Clin Oncol* 29(9): 1125–32.

46. Kumar A, Loughran T, Alsina M, Durie BG, Djulbegovic B. 2003. Management of multiple myeloma: A systematic review and critical appraisal of published studies. *Lancet Oncol* 4(5): 293–304.

47. Kyle RA, Yee GC, Somerfield MR, Flynn PJ, Halabi S, Jagannath S, Orlowski RZ, Roodman DG, Twilde P, Anderson K; American Society of Clinical Oncology. 2007. American Society of Clinical Oncology 2007 clinical practice guideline update on the role of bisphosphonates in multiple myeloma. *J Clin Oncol* 25(17): 2464–72.

48. Terpos E, Sezer O, Croucher PI, García-Sanz R, Boccadoro M, San Miguel J, Ashcroft J, Bladé J, Cavo M, Delforge M, Dimopoulos MA, Facon T, Macro M, Waage A, Sonneveld P; European Myeloma Network. 2009. The use of bisphosphonates in multiple myeloma: Recommendations of an expert panel on behalf of the European Myeloma Network. *Ann Oncol* 20(8): 1303–17.

49. Djulbegovic B, Wheatley K, Ross J, Clark O, Bos G, Goldschmidt H, Cremer F, Alsina M, Glasmacher A. 2002. Bisphosphonates in multiple myeloma. *Cochrane Database Syst Rev* (3): CD003188.

50. Berenson JR, Lichtenstein A, Porter L, Dimopoulos MA, Bordoni R, George S, Lipton A, Keller A, Ballester O, Kovacs M, Blacklock H, Bell R, Simeone JF, Reitsma DJ, Heffernan M, Seaman J, Knight RD. 1998. Long-term treatment of advanced multiple myeloma patients reduces skeletal events. *J Clin Oncol* 16(2): 593–602.

51. Lacy MQ, Dispenzieri A, Gertz MA, Greipp PR, Gollbach KL, Hayman SR, Kumar S, Lust JA, Rajkumar SV, Russell SJ, Witzig TE, Zeldenrust SR, Dingli D, Bergsagel PL, Fonseca R, Reeder CB, Stewart AK, Roy V, Dalton RJ, Carr AB, Kademani D, Keller EE, Viozzi CF, Kyle RA. 2006. Mayo clinic consensus statement for the use of bisphosphonates in multiple myeloma. *Mayo Clin Proc* 81(8): 1047–53.

52. Lipton A, Fizazi K, Stopeck AT, Henry DH, Brown JE, Yardley DA, Richardson GE, Siena S, Maroto P, Clemens M, Bilynskyy B, Charu V, Beuzeboc P, Rader M, Viniegra M, Saad F, Ke C, Braun A, Jun S. 2012. Superiority of denosumab to zoledronic acid for prevention of skeletal-related events: a combined analysis of 3 pivotal, randomised, phase 3 trials. *Eur J Cancer* 48(16): 3082–92.

53. Woo SB, Hellstein JW, Kalmar JR. 2006. Narrative [corrected] review: Bisphosphonates and osteonecrosis of the jaws. *Ann Intern Med* 144(10): 753–61.

54. Khosla S, Burr D, Cauley J, Dempster DW, Ebeling PR, Felsenberg D, Gagel RF, Gilsanz V, Guise T, Koka S, McCauley LK, McGowan J, McKee MD, Mohla S, Pendrys DG, Raisz LG, Ruggiero SL, Shafer DM, Shum L, Silverman SL, Van Poznak CH, Watts N, Woo SB, Shane E; American Society for Bone and Mineral Research. 2007. Bisphosphonate-associated osteonecrosis of the jaw: Report of a task force of the American Society for Bone and Mineral Research. *J Bone Miner Res* 22(10): 1479–91.

55. Saad F, Brown JE, Van Poznak C, Ibrahim T, Stemmer SM, Stopeck AT, Diel IJ, Takahashi S, Shore N, Henry DH, Barrios CH, Facon T, Senecal F, Fizazi K, Zhou L, Daniels A, Carrière P, Dansey R. 2012. Incidence, risk factors, and outcomes of osteonecrosis of the jaw: integrated analysis from three blinded active-controlled phase III trials in cancer patients with bone metastases. *Ann Oncol* 23(5): 1341–7.

56. Ripamonti CI, Maniezzo M, Campa T, Fagnoni E, Brunelli C, Saibene G, Bareggi C, Ascani L, Cislaghi E. 2009. Decreased occurrence of osteonecrosis of the jaw after implementation of dental preventive measures in solid tumour patients with bone metastases treated with bisphosphonates. The experience of the National Cancer Institute of Milan. *Ann Oncol* 20(1): 137–45.

57. Montefusco V, Gay F, Spina F, Miceli R, Maniezzo M, Teresa Ambrosini M, Farina L, Piva S, Palumbo A, Boccadoro M, Corradini P. 2008. Antibiotic prophylaxis before dental procedures may reduce the incidence of osteonecrosis of the jaw in patients with multiple myeloma treated with bisphosphonates. *Leuk Lymphoma* 49(11): 2156–62.

58. Vandone AM, Donadio M, Mozzati M, Ardine M, Polimeni MA, Beatrice S, Ciufredda L, Scoletta M. 2012. Impact of dental care in the prevention of bisphosphonate-associated osteonecrosis of the jaw: A single-center clinical experience. *Ann Oncol* 23(1): 193–200.

59. Clezardin P. 2011. Bisphosphonates' antitumor activity: An unraveled side of a multifaceted drug class. *Bone* 48(1): 71–9.

60. Powles T, Paterson S, Kanis JA, McCloskey E, Ashley S, Tidy A, Rosenqvist K, Smith I, Ottestad L, Legault S, Pajunen M, Nevantaus A, Mannisto E, Suovuori A, Atula S, Nevalainen J, Pylkkanen L. 2002. Randomized, placebo-controlled trial of clodronate in patients with primary operable breast cancer. *J Clin Oncol* 20(15): 3219–24.

61. Paterson AH, Anderson SJ, Lembersky BC, Fehrenbacher L, Falkson CI, King KM, Weir LM, Brufsky AM, Dakhil S, Lad T, Baez-Diaz L, Gralow JR, Robidoux A, Perez EA, Zheng P, Geyer CE Jr, Swain SM, Costantino JP, Mamounas EP, Wolmark N. 2012. Oral clodronate for adjuvant treatment of operable breast cancer (National Surgical Adjuvant Breast and Bowel Project protocol B-34): A multicentre, placebo-controlled, randomised trial. Lancet *Oncol* 13(7): 734–42.

62. Gnant M, Mlineritsch B, Schippinger W, Luschin-Ebengreuth G, Pöstlberger S, Menzel C, Jakesz R, Seifert M, Hubalek M, Bjelic-Radisic V, Samonigg H, Tausch C, Eidtmann H, Steger G, Kwasny W, Dubsky P, Fridrik M, Fitzal F, Stierer M, Rücklinger E, Greil R; ABCSG-12 Trial Investigators, Marth C. 2009. Endocrine therapy plus zoledronic acid in premenopausal breast cancer. *N Engl J Med* 360: 679–91.

63. Gnant M, Mlineritsch B, Stoeger H, Luschin-Ebengreuth G, Heck D, Menzel C, Jakesz R, Seifert M, Hubalek M, Pristauz G, Bauernhofer T, Eidtmann H, Eiermann W, Steger G, Kwasny W, Dubsky P, Hochreiner G, Forsthuber EP, Fesl C, Greil R; Austrian Breast and Colorectal Cancer Study Group, Vienna, Austria. 2011. Adjuvant endocrine therapy plus zoledronic acid in premenopausal women with early-stage breast cancer: 62-month follow-up from the ABCSG-12 randomised trial. *Lancet Oncol* 12(7): 631–41.

64. Eidtmann H, de Boer R, Bundred N, Llombart-Cussac A, Davidson N, Neven P, von Minckwitz G, Miller J, Schenk N, Coleman R. 2010. Efficacy of zoledronic acid in postmenopausal women with early breast cancer receiving adjuvant letrozole: 36-month results of the ZO-FAST study. *Ann Oncol* 21(11): 2188–94.

65. Coleman RE, Winter MC, Cameron D, Bell R, Dodwell D, Keane MM, Gil M, Ritchie D, Passos-Coelho JL, Wheatley D, Burkinshaw R, Marshall SJ, Thorpe H; AZURE (BIG01/04) Investigators. 2010. The effects of adding zoledronic acid to neoadjuvant chemotherapy on tumour response: Exploratory evidence for direct anti-tumour activity in breast cancer. *Br J Cancer* 102(7): 1099–105.

66. Coleman RE, Marshall H, Cameron D, Dodwell D, Burkinshaw R, Keane M, Gil M, Houston SJ, Grieve RJ, Barrett-Lee PJ, Ritchie D, Pugh J, Gaunt C, Rea U, Peterson J, Davies C, Hiley V, Gregory W, Bell R; AZURE Investigators. 2011. Breast-cancer adjuvant therapy with zoledronic acid. *N Engl J Med* 365(15): 1396–405.

67. Korde LA, Gralow JR. 2011. Can we predict who's at risk for developing bone metastases in breast cancer? *J Clin Oncol* 29(27): 3600–4.

68. Smith MR, Saad F, Coleman R, Shore N, Fizazi K, Tombal B, Miller K, Sieber P, Karsh L, Damião R, Tammela TL, Egerdie B, Van Poppel H, Chin J, Morote J, Gómez-Veiga F, Borkowski T, Ye Z, Kupic A, Dansey R, Goessl C. 2011. Denosumab and bone-metastasis-free survival in men with castration-resistant prostate cancer: Results of a phase 3, randomised, placebo-controlled trial. *Lancet* 6736(11): 61226–9.

69. Lipton A. 2011. Zoledronic acid: Multiplicity of use across the cancer continuum. *Expert Rev Anticancer Ther* 11(7): 999–1012.

70. Ominsky MS, Li C, Li X, Tan HL, Lee E, Barrero M, Asuncion FJ, Dwyer D, Han CY, Vlasseros F, Samadfam R, Jolette J, Smith SY, Stolina M, Lacey DL, Simonet WS, Paszty C, Li G, Ke HZ. 2011. Inhibition of sclerostin by monoclonal antibody enhances bone healing and improves bone density and strength of nonfractured bones. *J Bone Miner Res* 26(5): 1012–21.

71. Saylor PJ, Lee RJ, Smith MR. 2011. Emerging therapies to prevent skeletal morbidity in men with prostate cancer. *J Clin Oncol* 29(27): 3705–14.

72. Lipton A, Chapman JAW, Demers L, Shepherd LE, Han L, Wilson CF, Pritchard KI, Leitzel KE, Ali SM, Pollak M. 2011. Elevated bone turnover predicts for bone metastasis in postmenopausal breast cancer: Results of NCIC CTG MA.14. *J Clin Oncol* 29(27): 3605–10.

73. Chirgwin JM. 2012. The stem cell niche as a pharmaceutical target for prevention of skeletal metastases. *Anticancer Agents Med Chem* 12(3): 187–93.

# 第 91 章
# 骨转移瘤的放射治疗

Edward Chow • Luluel M. Khan • Øyvind S. Bruland

（张　颖译　何　伟审校）

## 引言

　　骨骼是有症状的癌症的最常见转移部位。2/3 ~ 3/4 的乳腺癌、前列腺癌晚期的患者及 30% ~ 40% 的肺癌、甲状腺、肾癌患者有骨转移 [1]。疼痛是最常见的症状 [1-2]，此外骨转移的临床症状还有病理性骨折、神经受损、脊髓受压、骨髓减少、高血钙，因此，骨转移为患者的生活带来毁灭性的影响 [1,3]。对于有较长生存期的肿瘤患者来说，脊髓受压（SCC）是他们特别关心的一点，如乳腺癌患者要首先确诊是否有骨转移 [4]。

　　最佳的治疗方式是联合治疗、放射治疗、手术、骨骼靶向化学治疗药物、双膦酸盐、单抗，治疗方式取决于疾病的性质、骨骼受累的程度，以及患者的预期寿命。

## 粒子束放射治疗

　　骨转移是姑息放射治疗的最常见指征，放射治疗内部的光束可以有效缓解转移部位的疼痛 [5-6]。而且，骨转移通常是沿着骨骼轴多发且散在，大剂量和宽外围的照射往往很有必要 [1-2,4]。表 91.1 概括了对骨转移进行姑息放射治疗时的考虑因素。

**表 91.1　对骨转移处方姑息放射治疗 (EBRT) 时要考虑的因素**

| 单一部位的粒子放射治疗 | 多部位的粒子放射治疗 |
| --- | --- |
| 适应证：疼痛缓解 | 适应证：局部肿瘤控制 |
| 短期寿命 | 预期长期生存 |
| 伴随内脏转移 | 主要或只有骨转移 |
| 状态表现不佳 | 状态良好 |
| 炎性疼痛 | 神经疼痛 |
| 成本方面和不便利 | 脊髓受压 |
| | 骨科术后姑息放射治疗 |
| | 即将骨折又没有手术适应证 |

### 缓解疼痛

　　已有的、可靠的临床经验证实（25 项随机对照试验和 3 个 Meta 分析），对于骨转移情况并不复杂的病例，从缓解疼痛的角度来说单一部位的粒子放射治疗与多部位的效果相同 [6-8]。

　　第一项随机对照试验是由放射治疗肿瘤小组研究 [9]。90% 的患者疼痛在一定程度上缓解了，54% 的患者达到了完全缓解。试验最终证实了低剂量短疗程的治疗方案同高剂量长疗程的治疗方案效果相同。然而，这一试验因基于医师的疼痛评估而受到了质疑。对这一数据组的单一和多部位骨转移重新分析，使用疼痛缓解为终点，将服用止痛药和重新治疗的需求都考虑进去。根据上述因素，作者推断出接受放射治疗的部位与是否能完全缓解密切相关，而且长期治疗方案是最有效的[10]。这与以前的报道是完全相反的，而且强调了终点（停止治疗的时间）的选择会影响到治疗结果[11]。

最近，公布了几个大规模的前瞻性随机对照试验结果。英国骨痛试验工作组随机选择了 765 例骨转移患者，其中有单部位转移者也有多部位转移者[12]。两组的恶心、呕吐、脊髓受压、病理性骨折的发生率没有区别。这项研究推断至少 12 个月内，8Gy 对于单部位骨转移骨变形的疼痛缓解是安全有效、容易实施的，且比多部位骨转移的治疗费用要低。

荷兰一项大型的骨转移研究包括 1171 例患者，证实了上面提到的结论[13]。在这一试验中，单发病灶的重复治疗率是 25%，多病灶的是 7%，在单发病灶组中发现了更多的病理性骨折患者，但是绝对百分比较低。在这项随机对照试验的低效分析中，生存期或生存质量没有差别。这一研究评估了放射治疗的费用，包括再次治疗和非药物治疗的费用，显示单病灶转移的费用显著低于多病灶转移的费用[14]。

一项斯堪的纳维亚随机对照试验计划招募 1000 例有骨转移疼痛的患者，并将这些患者随机分为单一的 8Gy 或 30Gy（3Gy10 个部位）[15]。数据管理委员会要求招募 376 例患者后就结束本试验，因为中期的分析显示治疗组有相似的结果。这两组的前 4 个月的疼痛缓解程度是等效的，而且，疲劳、总体的生存质量和生存率没有差别[15]。

2003 年发布的两个 Meta 分析显示，对于骨转移的患者来说，单部位转移和多部位转移的粒子放射治疗在完全和整体疼痛缓解上没有差别[6-7]。结果与 Wu 等很相似。两个 Meta 分析显示单部位转移和多部位转移总的反应率分别为 62%、60%[7] 和 59%、59%[6]，当严格对患者的评价标准时，两者总的反应率变成了 73%[7]。大多数患者在粒子放射治疗后的 2～4 周疼痛得到缓解[7]，不良反应相似，包括恶心和呕吐。

一个近期的 Meta 分析回顾了 16 项对比 SF 和 MF 的随机对照试验[8]，其中包括 2513 例 SF 患者

和 2487 例 MF 患者。单部位粒子放射治疗的总反应率是 58%，完全的反应率是 23%，与患者随机体会到的多部位放射治疗粒子放射的 59% 和 24% 没有明显区别。在急性中毒、病理骨折（单部位放射治疗后 3.2% 病理骨折，多部位放射治疗后 2.8% 病理骨折）或者脊髓压迫的发病率没有区别。因此，证实了 2003 典型回顾的结论。美国放射学院专家小组在肿瘤放射学关于骨转移治疗原则做出了评注，也赞同了这些发现（研究结果）[16-17]。

姑息放射疗法存在不良反应。接受单部位 8 Gy 或多部位放射治疗的患者均有大约 40% 的疼痛发作[18]。在已完成 Ⅱ 期临床试验，有关于地塞米松作为预防由姑息放射治疗引起的疼痛的报道[19]。

### 神经性疼痛和脊髓受压

有确切的证据证明数组患者可以从长期方案中获益。在一组单部位 8 Gy 和 20 Gy 比较中，272 例有神经性疼痛[20]，发现单部位放射治疗没有多部位放射治疗有效；然而，单部位放射治疗并没有导致病情明显恶化。作者推荐多部位放射治疗作为有神经性疼痛的患者的标准治疗方案。然而，当患者生存期较短、临床表现较差、难以承受多部位放的费用、多部位化学治疗不方便操作时，可用单部位放射治疗代替[20]。

在治疗由肿瘤导致的脊髓受压时，一项随机对照试验研究并评估脊髓受压但没有手术指征患者的 6 个月的结果[21]。然而，作者也比较了两个不常用的粒子束放射治疗方案：两个部位使用 16Gy 超过一周；或一个非连续的方案，3 个部位使用 15Gy，休息 4 天后，余下的 5 个部位使用 15Gy。目前没有关于这两个方案效果差异的报道[21]。最近更多的试验推断出单部位 8 Gy 方案可以在最小毒性及避免单部位放射治疗不便的情况下达到缓解患者疼痛的目的[22-23]。长疗程的放射治疗可以更好地控制局部的脊髓受压[23]。因此，希望有较长生存期的患者应该考虑采用放射治疗长方案。另外，短疗程的放射治疗可以达到相近的治疗效果。生存期较短的患者可以从单部位放射治疗中得到更多的益处[24]。

最近发布的一项随机对照试验对比了手术、术后粒子束放射治疗和单纯粒子束放射治疗[25]，作者更加支持基本的手术，与之前的研究结论的相同之处是有脊柱转移和脊髓受压的患者粒子束放射治疗和手术治疗的效果没有区别[26]。

### 即将发生的骨折和风险预测

即将发生的骨折与在生理压力下发生的骨折很相似。虽然一些医师认为所有近期有股骨局部骨折的患者都应接受保护性手术，但是这可能会导致大量患者的过度治疗[27]。而且，一部分患者不能耐受手术或拒绝接受手术。通常，一个较短的生存期（6～12周）、有常见的临床表现、可以处理的并发症、有足够的未发病的骨骼可以植入金属材料，都要用来评估发病率和死亡率[28]。

如果患者不适合接受整形外科手术，粒子束放射治疗将成为唯一的选择。虽然粒子束放射治疗可以缓解疼痛、控制肿瘤生长，但是它不能帮助骨骼重建，而且放射治疗后患者要花数周的时间补充矿物质[29]。医生要提醒患者注意在围放射治疗期因肿瘤周围反应性充血导致的骨折发生率的增加，也会暂时性降低临近骨骼的功能。缓解疼痛要允许患者去活动，这也就增加了患者的骨折风险。因此，要采取措施来减少因解剖压力导致的身体损害，在这一时期，医生可将如拐杖、吊索、步行器介绍给患者。

虽然现在对确切放射治疗剂量还未达成一致的共识，但是大多数作者都认为即将发生骨折或已经发生骨折的患者应采用多部位放射治疗方案[30]。一系列回顾性研究分析了不同部位使用 40～50 Gy 剂量放射治疗 4～5 周的 27 例病理性骨折患者。康复的患者中 33% 接受了矿物质补充治疗，67% 患者疼痛得到了缓解[30]。Koswig 和 Budach 在最近的随机对照试验中报道，接受 30Gy 放射治疗 10 个部位和单部位 8Gy 的患者恢复钙质有明显不同[31]。在临床实践中，对于已经确诊的病理性骨折 20～40 Gy 通常要治疗 1～3 周。对已经确诊的单部位骨转移，尤其在一段较长的间歇期后，一些医师考虑较长时间的控制疾病的，常采用较高的放射剂量如40～50 Gy。

### 再放射治疗

得益于系统治疗和初始的粒子束放射治疗，现在的患者较以前的患者有更长的生存期，这也要求医师们考虑以后在先前放射治疗的部位进行再次放射治疗[32]。

由于缺乏关于疗程、分级、长期的组织特异性损伤的恢复的确切数据[34]，所以临床指征、剂量、骨折的确诊和再次治疗是存在争议的[33]。

单部位粒子束放射治疗的再次治疗率为18%～25%，多部位再次放射治疗率为 7%～9%[12-13,15,35]，Sande 等最近更新了随机对照试验结果，单部位 8 Gy 剂量要比 10 个部位 30 Gy 剂量的再次放射治疗概率更大[36]。荷兰骨转移研究小组重新分析了他们的数据，对再次放射治疗的效率做了特别报道[37]。接受单部位 8 Gy 剂量的 66% 患者对初始放射治疗没有反应，初始接受多部位放射治疗的患者 33% 对初始放射治疗没有反应。接受单部位初始放射治疗的患者在疼痛发作后接受再次放射治疗的概率为 70%，多部位的为 57%。总的来说，所有接受此类治疗的患者接受再次放射治疗的有效率为 63%。Jeremic 等也注意到已经接受 2 次单部位放射治疗的骨转移疼痛患者再次接受单部位 4Gy 剂量的有效性[38]。

因此，在初始的粒子束放射治疗后，尤其在初始反应期，考虑在骨转移疼痛部位的再次放射治疗很重要。有证据证明对初始放射治疗无反应的患者再次放射治疗后可能产生反应。现在，虽然适合的放射治疗剂量尚未确定，但是组间大规模前瞻对照性试验常使用的放射治疗剂量已经发布[39]。

## 骨性放射性药物

静脉注射骨性放射治疗药物（BSR）是粒子束放射治疗的有趣的替代治疗，此种疗法可将同时将离子辐射传递到成骨活跃的部位和多个骨转移的部位。治疗目标是由前列腺癌进展的硬化性、由乳腺癌进展的硬化性和溶骨性骨性骨转移中富含磷灰盐的部位。有证据证实所有的 BSR 的生物分布图像如"热点"都可以通过诊断性骨扫描显影。BSR 因可以有效地缓解疼痛得到了重新审视[40-44]。经济可行的方案包括 β 发射器的放射性同位素、$^{89}$锶二氯化合物和 $^{153}$Sm-EDTMP。

由于毫米范围的电子放射，对骨髓交叉放射反应出现曾经出现的问题。β 放射的静脉注射使得骨髓成为剂量首先接触组织，并因放射受到了损害。而且，这些患者的脊髓受压往往是延迟的和不可预测的。这就严重限制了 β 放射 BSR 的使用，尤其是剂量已经增加到抗肿瘤放射水平或者是已经尝试过再次治疗的患者。目前关于联合 BSR 和化学治疗的临床报道还比较少[45-48]。

由于较短的粒子径迹和高效能的细胞杀灭，α 放射 BSR 成为另一种替代治疗[49]。与 β 放射不同的是，α 放射更有效、更明确定位，可产生更集中的粒子径迹和不可修复的双 DNA 链破坏。在一个阶段，有研究对 25 例由乳腺癌和前列腺癌[50]进展的骨转移患者使用逐步上升的单剂量天然性亲骨 $^{223}$Ra 放射治疗，未发现剂量依赖性血毒性；出现了轻微和可逆的骨髓抑制，仅在两例最大剂量患者身上出现了血小板毒性。一项外部粒子束放射治疗的 II 期随机对照试验对保留性功能的前列腺癌骨转移患者加用了生理盐水和 $^{223}$Ra 注射（4 周的间隔中共有 4 次治疗），都比碱性磷酸酶和前列腺特异性抗原的安慰剂有明显的统计学下降[51]。接受 $^{223}$Ra 治疗的不良事件是最轻微的骨髓毒性。更重要的是，这项 II 期试验显示了总的生存率因 $^{223}$Ra 受益[51]。2011 年 1 月 1 日对 900 例患者的 III 期临床试验登记已经结束（www.algeta.com）。

　　双膦酸盐的放射治疗和放射核素治疗的联合疗效最近得到了评估[52]，其疼痛缓解、生存质量和临床表现都较单一疗法好，但这一点需在 III 期试验中进一步证实。这两种形式在协同运动方面有很强的理论基础[52]，而动物研究会增加骨转移疾病的治愈率。

## 参考文献

1. Coleman RE. 2006. Clinical features of metastatic bone disease and risk of skeletal morbidity. *Clin Cancer Res* 12(20 suppl): 6243–6249.
2. Hage WD. 2000. Incidence, location, and diagnostic evaluation of metastatic bone disease. *Orthop Clin N Am* 31: 515–528.
3. BASO: British Association of Surgical Oncology. 1999. The management of metastatic bone disease in the United Kingdom. *Eur J Surg Onc* 25: 3–23.
4. Coleman RE, Smith P, Rubens RD. 1998. Clinical course and prognostic factors following bone recurrence from breast cancer. *Br J Cancer* 77(2): 336–340.
5. Chow E, Wong R, Hruby G, Connolly R, Franssen E, Fung KW, Andersson L, Schueller T, Stefaniuk K, Szumacher E, Hayter C, Pope J, Holden L, Loblaw A, Finkelstein J, Danjoux C. 2001. Prospective patient-based assessment of effectiveness of palliative radiotherapy for bone metastases in an outpatient radiotherapy clinic. *Rad Oncol* 61: 77–82.
6. Sze WM, Shelley M, Held I, Mason M. 2003. Palliation of metastatic bone pain: Single fraction versus multi-fraction radiotherapy—A systemic review of randomized trials. *Clin Oncol* 15: 345–352.
7. Wu JSY, Wong R, Johnston M, Bezjak A, Whelan T. 2003. Meta-analysis of dose-fractionation radiotherapy trials for the palliation of painful bone metastases. *Int J Rad Oncol Biol Phys* 55(3): 594–605.
8. Chow E, Harris K, Fan G, Tsao M, Sze WM. 2007. Pallia-

tive radiotherapy trials for bone metastases: A systemic review. *J Clin Oncol* 25(11): 1423–1436.
9. Tong D, Gillick L, Hendrickson F. 1982. The palliation of symptomatic osseous metastases: Final results of the study by the Radiation Therapy Oncology Group. *Cancer* 50: 893–899.
10. Blitzer P. 1985. Reanalysis of the RTOG study of the palliation of symptomatic osseous metastases. *Cancer* 55: 1468–1472.
11. Chow E, Wu JS, Hoskin P, Coia LR, Bentzen SM, Blitzer PH. 2002. International consensus on palliative radiotherapy endpoints for future clinical trials in bone metastases. *Radiother Oncol* 64(3): 275–280.
12. Bone Pain Trial Working Party. 1999. 8 Gy single fraction radiotherapy for the treatment of metastatic skeletal pain: Randomized comparison with multi-fraction schedule over 12 months of patient follow-up. *Radiother Oncol* 52: 111–121.
13. Steenland E, Leer J, van Houwelingen H, Post WJ, van den Hout WB, Kievit J, de Haes H, Oei B, Vonk E, van der Steen-Banasik E, Wiggenraad RGJ, Hoogenhout J, Wárlám-Rodenhuis C, van Tienhoven G, Wanders R, Pomp J, van Reijn M, van Mierlo T, Rutten E. 1999. The effect of a single fraction compared to multiple fractions on painful bone metastases: A global analysis of the Dutch Bone Metastasis Study. *Radiother Oncol* 52: 101–109.
14. Van den Hout WB, van der Linden YM, Steenland, Wiggenraad RGJ, Kievit J, de Haes H, Leer JWH. 2003. Single- versus multiple-fraction radiotherapy in patients with painful bone metastases: Cost-utility analysis based on a randomized trial. *J Natl Cancer Inst* 95(3): 222–229.
15. Kaasa S, Brenne E, Lund J, Fayers P, Falkmer U, Holmberg M, Lagerlund M, Bruland O. 2006. Prospective randomized multicentre trial on single fraction radiotherapy (8 Gy X 1) versus multiple fractions (3 Gy X 10) in the treatment of painful bone metastases: Phase III randomized trial. *Radiother Oncol* 79(3): 278–284.
16. Janjan N, Lutz S, Bedwinek J, et al, 2009. Therapeutic guidelines for the treatment of bone metastases: A report from the American College of Radiology Appropriateness Criteria Expert Panel on Radiation Oncology. *J Palliat Med* 12(5): 417–426.
17. Janjan N, Lutz S, Bedwinek J, et al, 2009. Clinical trials and socioeconomic implication in the treatment of bone metastases: A report from the American College of Radiology Appropriateness Criteria Expert Panel on Radiation Oncology. *J Palliat Med* 12(5): 427–431.
18. Hird A, Chow E, Zhang L, et al. 2009. Determining the incidence of pain flare following palliative radiotherapy for symptomatic bone metastases: Results from three Canadian cancer centres. *Int J Radiat Oncol Phys* 75(1): 193–197.
19. Hird A, Zhang L, Holt T, et al. 2008. Dexamethasone for the prophylaxis of radiation induced pain flare after palliative radiotherapy for symptomatic bone metastases: A phase II study. *Clin Oncol* 21(4): 329–335.
20. Roos DE, Turner SL, O'Brien PC, Smith JG, Spry NA, Burmeister BH, Hoskin PJ, Ball DL. 2005. Randomized trial of 8 Gy in 1 versus 20 Gy in 5 fractions of radiotherapy for neuropathic pain due to bone metastases (Trans-Tasman Radiation Oncology Group, TROG 96.05). *Radiother Oncol* 75: 54–63.

21. Maranzano E, Bellavita R, Rossi R. 2005. Radiotherapy alone or surgery in spinal cord compression? The choice depends on accurate patient selection. *J Clin Oncol* 23(32): 8270–8272.

22. Maranzano E, Trippa F, Casale M, et al. 2009. 8 Gy single-dose radiotherapy is effective in metastatic spinal cord compression: Results of a phase III randomized multicentre Italian trial. *Radiother Oncol* 93(2): 174–179.

23. Rades D, Lange M, Veninga T, et al. 2011. Final results of a prospective study comparing the local control of short-course and long-course radiotherapy for metastatic spinal cord compression. *Int J Radiat Oncol Biol Phys* 79(2): 524–530.

24. Rades D, Abraham J. 2010. The role of radiotherapy for metastatic epidural spinal cord compression. *Nat Rev Clin Oncol* 7(10): 590–598.

25. Patchell RA, Tibbs PA, Regine WF, Payne R, Saris S, Kryscio RJ, Mohiuddin M, Young B. 2005. Direct decompressive surgical resection in the treatment of spinal cord compression caused by metastatic cancer: A randomised trial. *Lancet* 366(9486): 643–648.

26. Byrne TN. 1992. Spinal cord compression from epidural metastases. *N Engl J Med* 32: 614–619.

27. van der Linden YM, Kroon HM, Dijkstra SP, Lok JL, Noordijk EM, Leer JWH, Marijnen CAM; Dutch Bone Metastasis Study Group. 2003. Simple radiographic parameter predicts fracturing in metastatic femoral bone lesions: Results from a randomised trial. *Radiother Oncol* 69: 21–31.

28. Healey JH, Brown HK. 2000. Complications of bone metastases: Surgical management. *Cancer* 88: 2940–2951.

29. Agarawal JP, Swangsilpa T, van der Linden Y, Rades D, Jeremic B, Hoskin PJ. 2006. The role of external beam radiotherapy in the management of bone metastases. *Clin Oncol* 18: 747–760.

30. Rieden K, Kober B, Mende U. 1986. Radiotherapy of pathological fractures and skeletal lesions in danger of fractures. *Strahlenther Onkol* 162: 742–749.

31. Koswig S, Budach V. 1999. Remineralization and pain relief in bone metastases after different radiotherapy fractions (10 times 3 Gy vs. 1 time 8 Gy). A prospective study. *Strahlenther Onkol* 75 (10): 500–508.

32. Morris DE. 2000. Clinical experience with retreatment for palliation. *Sem Rad Onc* 10: 210–221.

33. Jones B, Blake PR. 1999. Retreatment of cancer after radical radiotherapy. *Br J Rad* 72: 1037–1039.

34. Nieder C, Milas L, Ang KK. 2000. Tissue tolerance to reirradiation. *Sem Rad Onc* 10: 200–209.

35. Hartsell WF, Scott CB, Bruner DW, Scarantino CW, Ivker RA, Roach M III, Suh JH, Demas WF, Movsas B, Petersen IA, Konski AA, Cleeland CS, Janjan NA, DeSilvio M. 2005. Randomized trial of short- versus long-course radiotherapy for palliation of painful bone metastases. *J Natl Cancer Inst* 97: 798–804.

36. Sande TA, Ruenes R, Lund JL, et al, 2009. Long term follow-up of cancer patients receiving radiotherapy for bone metastases: Results from a randomized multicentre trial. *Radiother Oncol* 91: 261–266.

37. van der Linden YM, Lok JJ, Steenland E, Martijn H, van Houwelingen H, Marijnen CAM, Leer JWH. 2004. Single fraction radiotherapy is efficacious: A further analysis of the Dutch Bone Metastasis Study controlling for the influence of retreatment. Dutch Bone Metastases Study Group. *Int J Radiat Oncol Biol Phys* 59: 528–537.

38. Jeremic B. Shibamoto Y, Igrutinovic I. 2002. Second single 4 Gy reirradiation for painful bone metastases. *J Pain Symptom Manage* 23(1): 26–30.

39. Chow E, Hoskin PJ, Wu J, Roos D, van der Linden Y, Hartsell W, Vieth R, Wilson C, Pater J. 2006. A phase III international randomised trial comparing single with multiple fractions for re-irradiation of painful bone metastases: National Cancer Institute of Canada Clinical Trials Group (NCIC CTG) SC 20. *Clin Oncol* 18: 125–128.

40. Lewington VJ. 2005. Bone-seeking radionuclides for therapy. *J Nucl Med* 46: 38s–47s.

41. Silberstein EB. 2000. Systemic radiopharmaceutical therapy of painful osteoblastic metastases. *Semin Radiat Oncol* 10: 240–249.

42. Finlay IG, Mason MD, Shelley M. 2005. Radioisotopes for the palliation of metastatic bone cancer: A systematic review. *Lancet Oncol* 6(6): 392–400.

43. Bauman G, Charette M, Reid R, Sathya J. 2005. Radiopharmaceuticals for the palliation of painful bone metastases—A systematic review. *Radiother Oncol* 75: 258.E1–258.E13.

44. Reisfield GM, Silberstein EB, Wilson GR. 2005. Radiopharmaceuticals for the palliation of painful bone metastases. *Am J Hosp Palliat Care* 22(1): 41–46.

45. Tu SM, Kim J, Pagliaro LC, Vakar-Lopez F, Wong FC, Wen S, General R, Podoloff DA, Lin SH, Logothetis CJ. 2005. Therapy tolerance in selected patients with androgen-independent prostate cancer following strontium-89 combined with chemotherapy. *J Clin Oncol* 23(31): 7904–7910.

46. Pagliaro LC, Delpassand ES, Williams D, Millikan RE, Tu SM, Logothetis CJ. 2003. A Phase I/II study of strontium-89 combined with gemcitabine in the treatment of patients with androgen independent prostate carcinoma and bone metastases. *Cancer* 97(12): 2988–2994.

47. Sciuto R, Festa A, Rea S, Pasqualoni R, Bergomi S, Petrilli G, Maini CL. 2002. Effects of low-dose cisplatin on 89Sr therapy for painful bone metastases from prostate cancer: A randomized clinical trial. *J Nucl Med* 43(1): 79–86.

48. Akerley W, Butera J, Wehbe T, Noto R, Stein B, Safran H, Cummings F, Sambandam S, Maynard J, Di Rienzo G, Leone L. 2002. A multiinstitutional, concurrent chemoradiation trial of strontium-89, estramustine, and vinblastine for hormone refractory prostate carcinoma involving bone. *Cancer* 94(6): 1654–1660.

49. Bruland ØS, Nilsson S, Fisher DR, Larsen RH. 2006. High-linear energy transfer irradiation targeted to skeletal metastases by the alpha-emitter 223Ra: Adjuvant or alternative to conventional modalities? *Clin Cancer Res* 12(20): 6250s–6257s.

50. Nilsson S, Balteskard L, Fosså SD, Westlin JE, Borch KW, Salberg G, Larsen RH, Bruland ØS. 2005. First clinical experiences with alpha emitter radium-223 in the treatment of skeletal metastases from breast and prostate cancer. *Clin Cancer Res* 11(12): 4451–4459.

51. Nilsson S, Franzén L, Parker C, Tyrrell C, Blom R, Tennvall J, Lennernäs B, Petersson U, Johannessen DC,

Sokal M, Pigott K, Yachnin J, Garkavij M, Strang P, Harmenberg J, Bolstad B, Bruland ØS. 2007. Bone-targeted radium-223 in symptomatic, hormone refractory prostate cancer: A randomized, placebo-controlled, phase 2 study. *Lancet Oncol* 8(7): 587–594.

52. Vassiliou V, Bruland O, Janjan N, Lutz S, Kardamakis D, Hoskin P. 2009. Combining systemic bisphosphonates with palliative external beam radiotherapy or bone-targeted radionuclide therapy: Interactions and effectiveness. *Clin Oncol* 21: 665–667.

# 第 92 章
# 转移性骨疾病的概念和外科治疗

Kristy Weber • Scott L.Kominsky

（董路珏 译 何 伟 审校）

## 引言

每年有超过 150 万人被确诊为癌症[1]，其中约 50% 将发展为骨转移癌。原发性和转移性疾病治疗的改善使患者带病生存时间更长，这往往导致他们患上相关骨骼疾病。虽然最令人担忧的临床问题是骨骼的渐进性疾病，患者还可能因治疗导致骨质疏松。骨转移患者的病理变化包括贫血和高钙血症。骨病变本身可导致患者极度痛苦，且有病理性骨折的风险。患者活动减少、功能降低。长期制动导致的疼痛或骨折可能使患者具有患血栓栓塞性疾病或褥疮的潜在风险。椎体区域病变可引起进行性神经系统损伤。整体生活质量明显下降。

骨转移疾病的综合治疗超出了本章的范围，但先进的化学治疗方法、生物靶向治疗和疫苗等已经对潜在的原发癌症有较好疗效。不同的辐射形式用于骨内转移性癌细胞的靶向治疗、缓解疼痛和一定程度上替代手术干预。在手术治疗缓解疼痛不可行时，微创治疗是有效的，如射频消融、冷冻消融和球囊扩张椎体后凸成形术。本章介绍的重点是影响肿瘤进程及骨微环境的治疗；也将涉及有关转移性骨病分子事件的简要回顾；并汇总这些疾病的双膦酸盐治疗及手术稳定性。

## 骨转移病灶的生物学

### 骨肿瘤相互作用

抵达骨组织后，肿瘤细胞开始与骨微环境起相互（双向）作用。这种相互作用促进肿瘤的生长，同时抵消骨重建的正常平衡过程（无论是对骨破坏还是骨形成）导致发病率显著上升[2-7]（图 92.1）。在乳腺癌骨转移领域（一个主要的溶骨性疾病领域），大部分旨在阐明骨肿瘤的相互作用的研究已在进行，使用小鼠模型的研究提供了一个被 TGF-β 驱动的肿瘤生长和骨破坏的"恶性循环"的证据。在正常的骨重建的过程中，TGF-β 被释放，刺激乳腺癌细胞分泌甲状旁腺激素相关的蛋白质（PTHrP）[8]。PTHrP 然后刺激成骨细胞前体，增加核因子-κB 受体活化因子配体（RANKL），从而增加破骨细胞分化。活跃的破骨细胞数量增多，然后骨破坏增加。这释放大量除 TGF-β 以外的生长因子，包括碱性成纤维生长因子（bFGF）、胰岛素样生长因子（IGF）、血小板衍生的生长因子（PDGF）、助长肿瘤的生长和重新启动周期。

值得注意的是，与 PTHrP 一起，许多其他的 TGF-β 调控的基因已被证明能促进溶骨性骨转移包括 IL-11、CTGF、COX-2、Jagged1 和 ADAMTS1[9-12]。

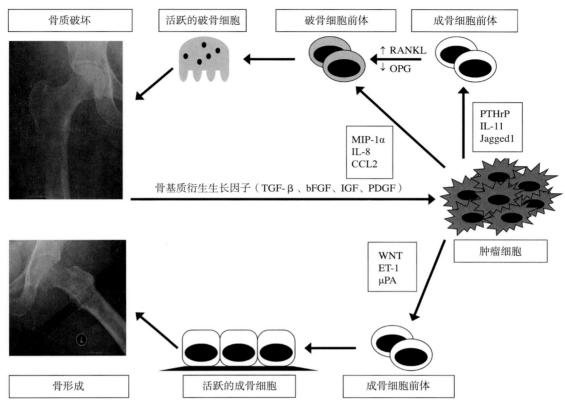

**图 92.1**　此图说明骨质破坏的一般周期（溶骨性转移——肺癌）和骨形成（成骨性转移——乳腺癌）

考虑到其对骨转移广泛的影响，在 TGF-β 信号传导途径已成为各种实验治疗药物的作用目标，有几个药物已进入临床试验阶段 [13]。除 TGF-β 调控的基因，通过乳腺癌和骨髓瘤的小鼠模型研究表明，趋化因子 IL-8、CCL2 和 MIP-1α 促进溶骨转移 [14-16]；而不是通过对成骨细胞的影响增加破骨细胞数量，这些因素直接影响破骨细胞前体，刺激它们分化为成熟的破骨细胞。

与影响骨骼的常见癌症类型不一样，前列腺癌主要导致骨骼的成骨性病变。利用前列腺癌小鼠模型已经确定刺激成骨细胞形成新骨的几个肿瘤产生的旁分泌因子。内皮素 -1（ET-1）被证明直接刺激成骨细胞前体的增殖和分化 [17]。除了其直接影响，ET-1 通过降低 Wnt 抑制剂 Dickkopf 同系物 1（Dkk1 的）的表达增强 Wnt 信号在成骨细胞前体的活化 [17]。据报道，尿激酶型纤溶酶原激活剂（uPA）影响前列腺癌的骨转移，在这个过程中，它诱导蛋白酶能够执行多种功能，包括甲状旁腺相关的蛋白质的降解和释放 IGF-I 与它的抑制性结合蛋白，从而有利于成骨细胞分化和活性 [18-19]。

## 双膦酸盐类药物的作用和 RANKL 抑制剂

使用双膦酸盐治疗转移性疾病显著地降低了骨骼相关疾病的发生，如病理性骨折 [20]。这些化合物优先结合到骨基质，抑制破骨细胞的骨吸收。双膦酸盐被分为两大类，含氮和非含氮，每一类都具有不同的作用机制。

非含氮双膦酸盐导致破骨细胞凋亡，接着分解为在能量代谢过程中与三磷酸腺苷（ATP）竞争的代谢产物。含氮双膦酸盐靶向作用于甲羟戊酸途径，特别是酶法尼基二磷酸合酶（FPPS），并通过香叶酰香叶酰化干扰引起的破骨细胞失活。双膦酸盐作为最有效的全身性癌症疗法的辅助治疗，有发表文章报道其成功治疗乳腺癌和前列腺癌的骨痛和高钙血症。它们是大多数具有转移性骨疾病或多发性骨髓瘤患者的常规治疗 [21]。在美国最常用的药物是静脉注射唑来膦酸（择泰）和帕米膦酸二钠（阿可达）。基于口服或静脉注射双膦酸盐治疗转移性疾病的一个 30 例随机对照试验的研究，这些药物对所有骨骼疾病症状都有显著改善，脊髓压迫除外 [20]。

当骨转移疾病首先被诊断时，将显著地增加首次骨骼相关疾病的发生时间。颌骨坏死是骨转移患者对双膦酸盐一种罕见但严重的并发症，估计发生率为0.6%～6.2%[22]。建议患者在开始服用双膦酸盐前进行的常规牙科检查，危险因素包括高累积剂量、口腔卫生差、拔牙史。

狄诺塞麦是批准用于治疗骨转移疾病的既安全又有效的一种 RANKL 抑制剂[23]。在接受去势疗法的前列腺癌患者的Ⅲ期研究中，狄诺塞麦比唑来膦酸更加有效地预防骨骼相关疾病[24]。

## 骨转移性疾病的外科治疗

### 待发骨折

由于骨转移患者不可能通过手术治愈，骨科肿瘤学家关注的重点是提高患者生活质量。如果骨病变在早期发现，放射治疗或全身药物治疗可以防止进一步的骨破坏，并避免手术治疗。然而，尽管早期发现且行非手术治疗，病变继续进展且出现了大量的骨皮质破坏和疼痛，应考虑手术治疗[25]。患者都有自己的肢体预防性内固定，可使住院时间更短、恢复功能更快，且并发症更少[26]。可选择性也使得肿瘤内科和外科医生协调手术治疗和全身化学治疗。困难在于需要可靠地确定哪些骨骼病变将最终导致骨折。已经提出了一些分类方法包括疼痛的确定、骨皮质破坏、和（或）骨病变的大小。最近的研究显示，基于结构刚度分析的计算机断层扫描来预测转移性乳腺癌患者的椎体骨折风险具有100%敏感性，只有20%的特异性[29]。

### 手术治疗

手术治疗骨转移患者的目标是改善功能、减轻疼痛。继发于骨转移病的骨折与那些日常外伤性骨折治疗原则不同[25]。这种患者骨骼质量往往很差，尽管有对应的治疗，但往往有进行性骨质破坏。

上肢的骨转移比下肢少见，往往可以非手术治疗。但是，如果患者需要上肢负重（如有下肢病变引起的疼痛或没有辅助装置无力承受重量），应手术治疗以改善功能活动。在肩胛骨和锁骨的病变，一般非手术治疗，可选择放射治疗或微创，因为大多数手术方式的治疗并没有改善这些区域的功能。肱骨近端骨质广泛破坏，如果固定安全的话，可以行肱骨近端假体置换或髓内固定（有或无辅助的甲基丙烯酸甲酯）手术治疗（图92.2）。骨干肱骨病变可采用髓内装置或偶尔使用金属钢板治疗[30-31]。肱骨远端病变较少见且稳定，可用交叉髓内针、双钢板或节段性肱骨远端假体重建。骨转移至肘是非常罕见的，按照个体情况进行治疗。下肢骨转移比上肢更普遍，由于承重的需要，其对生活质量有更大的影响。盆腔病变，如果髋臼不受影响，通常行非手术治疗或微创技术。髋臼病变的具体治疗方案取决于骨损失的范围和位置[32]。髋臼严重骨缺失的患者应该有相当长的预测寿命和良好的性能状态，所以其治疗过程和康复都是值得做的。股骨颈转移是常见的，往往会导致髋部骨折[33]。治疗方法可根据髋臼的状况选择双极股骨头置换或全髋关节置换取[34]（图92.3）。内固定钢板和螺丝钉没有明确要求，因为随着疾病进展，这一区域内固定失败率很高。在股骨粗隆间及粗隆下区域，对于假体重建或髓内固定可根据骨缺失的程度和部位，以及肿瘤的组织学来选择。对全身治疗或放射治疗不敏感的肿瘤（即肾细胞癌）应该更加积极进行手术切除治疗。股骨干病变使用髓内固定治疗[34]。重要的是，髓内装置包括股骨颈的稳定性，以避免将来的髋部骨折。股骨远端病变是由髓内固定、钢板固定或假体重建治疗。病变远端涉及膝盖很少见，按照个体情况进行治疗。

骨转移最常见的部位是在胸椎。如果患者神经功能完好，没有骨折碎片撞击脊髓，首选放射治疗。如果患者有顽固性疼痛、进行性神经功能缺损或畸形发展，应该考虑手术治疗[35-36]。

### 微创选择

对于有需要的患者，微创手术可以替代手术，并且能够持久地缓解疼痛。对于那些有溶骨性脊柱转移但无神经损伤的患者，后凸成形术及椎体成形术是常用的技术。这两种技术都可以安全地进行，稳固倒塌椎体，并快速缓解疼痛[37-38]。射频消融（RFA）、冷冻消融或类似的技术被用于治疗多种部位的骨转移与大多数患者，疼痛能够缓解[39]。射波刀治疗是用于脊柱转移的一种微创放射疗法。与外线束放射疗法（EBRT）比较表明，外线束放射疗法更符合成本效益，但有更多的急性治疗毒性，在相同的椎体水平需要进一步后续手术干预[40]。

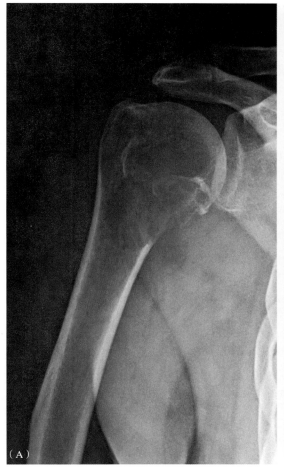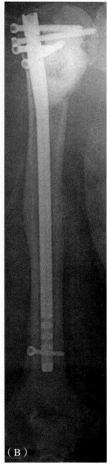

图 92.2　（A）61 岁转移性肾细胞癌男性的右侧肱骨近端的 X 线片显示在干骺端的溶骨性病变，尽管行放射治疗和全身治疗，病理性骨折的风险仍很高；剩下的肱骨没有其他的病变。（B）术后 X 线片显示髓内钉辅以额外的近端螺钉和甲基丙烯酸甲酯固定，肱骨位置稳定

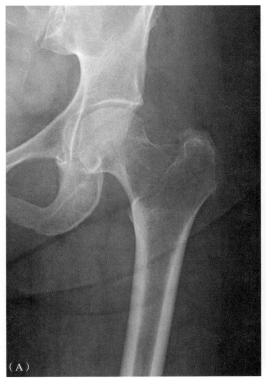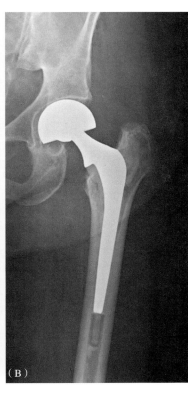

图 92.3　（A）66 岁转移性乳腺癌的女性的左髋关节的 X 线片显示，在粗隆间的溶骨性病变病理性骨折风险很高。（B）双极人工股骨头置换术后髋关节 X 线平片。剩余股骨无额外病变

# 致谢

两位作者在研究中无涉及财务相关内容。

# 参考文献

1. Jemal A, Siegel R, Xu J, Ward E. 2010. Cancer statistics 2010. *CA Cancer J Clin* 60: 277–300.
2. Chirgwin JM, Mohammad KS, Guise TA. 2004. Tumor-bone cellular interactions in skeletal metastases. *J Musculoskelet Neuronal Interact* 4: 308–18.
3. Kominsky S, Doucet M, Brady K, Weber KL. 2007. TGF-β influences the development of renal cell carcinoma bone metastasis. *J Bone Miner Res* 22: 37–44.
4. Mundy GR. 2002. Metastasis to bone: Causes, consequences and therapeutic opportunities. *Nat Rev Cancer* 2: 584–93.
5. Park JI, Lee MG, Cho K, Park BJ, Chae KS, Byun DS, Ryu BK, Park YK, Chi SG. 2003. Transforming growth factor-beta1 activates interleukin-6 expression in prostate cancer cells through the synergistic collaboration of the Smad2, p38-NF-kappaB, JNK, and Ras signaling pathways. *Oncogene* 22: 4314–32.
6. Roodman GD. 1993. Role of cytokines in the regulation of bone resorption. *Calcif Tissue Int* 53 Suppl 1:S94–8.
7. Kwan Tat S, Padrines M, Théoleyre S, Heymann D, Fortun Y. 2004. IL-6, RANKL, TNF-alpha/IL-1: Interrelations in bone resorption pathophysiology. *Cytokine Growth Factor Rev* 15: 49–60.
8. Kakonen SM, Selander KS, Chirgwin JM, Yin JJ, Burns S, Rankin WA, Grubbs BG, Dallas M, Cui Y, Guise TA. 2002. Transforming growth factor-beta stimulates parathyroid hormone-related protein and osteolytic metastases via Smad and mitogen-activated protein signaling pathways. *J Biol Chem* 277: 24571–8.
9. Kang Y, Siegel PM, Shu W, Drobnjak M, Kakonen SM, Cordon-Cardo C, Guise TA, Massague J. 2003. A multigenic program mediating breast cancer metastasis to bone. *Cancer Cell* 3: 537–49.
10. Singh B, Berry JA, Shoher A, Ayers GD, Wei C, Lucci A. 2007. COX-2 involvement in breast cancer metastasis to bone. *Oncogene* 26: 3789–96.
11. Sethi N, Dai X, Winter CG, Kang Y. 2011. Tumor-derived Jagged1 promotes osteolytic bone metastasis of breast cancer by engaging notch signaling in bone cells. *Cancer Cell* 19: 192–205.
12. Lu X, Wang Q, Hu G, et al. 2009. ADAMTS1 and MMP1 proteolytically engage EGF-like ligands in an osteolytic signaling cascade for bone metastasis. *Genes Dev* 23: 1882–94.
13. Buijs JT, Stayrook KR, Guise TA. 2011. TGF-β in the bone microenvironment: Role in breast cancer metastases. *Cancer Microenviron* 4(3): 261–81.
14. Bendre MS, Margulies AG, Walser B, Akel NS, Bhattacharrya S, Skinner RA, Swain F, Ramani V, Mohammad KS, Wessner LL, Martinez A, Guise TA, Chirgwin JM, Gaddy D, Suva LJ. 2005. Tumor-derived interleukin-8 stimulates osteolysis independent of the receptor activator of nuclear factor-kappa B ligand pathway. *Cancer Res* 65: 11001–9.
15. Lu X, Kang Y. 2009. Chemokine (C-C motif) ligand 2 engages CCR2+ stromal cells of monocytic origin to promote breast cancer metastasis to lung and bone. *J Biol Chem* 284: 29087–96.
16. Han JH, Choi SJ, Kurihara N, Koide M, Oba Y, Roodman GD. 2001. Macrophage inflammatory protein-1 alpha is an osteoclastogenic factor in myeloma that is independent of receptor activator of nuclear factor kappa B ligand. *Blood* 97: 3349–53.
17. Clines GA, Mohammad KS, Grunda JM, Clines KL, Niewolna M, McKenna R, McKinnin CR, Yanagisawa M, Suva LJ, Chirgwin JM, Guise TA. 2011. Regulation of postnatal trabecular bone formation by the osteoblast endothelin A receptor. *J Bone Miner Res* 26(10): 2523–36.
18. Cramer SD, Chen Z, Peehl DM. 1996. Prostate specific antigen cleaves parathyroid hormone-related protein in the PTH-like domain: Inactivation of PTHrP-stimulated cAMP accumulation in mouse osteoblasts. *J Urol* 156: 526–31.
19. Cohen P, Peehl DM, Graves HC, Rosenfeld RG. 1994. Biological effects of prostate specific antigen as an insulin-like growth factor binding protein-3 protease. *J Endocrinol* 142: 407–15.
20. Ross JR, Saunders Y, Edmonds PM, Patel S, Broadley KE, Johnston SRD. 2003. Systematic review of role of bisphosphonates on skeletal morbidity in metastatic cancer. *BMJ* 327: 469–75.
21. Berenson JR. 2005. Recommendations for zoledronic acid treatment of patients with bone metastases. *Oncologist* 10: 52–62.
22. Hoff AO, Toth B, Hu M, Hortobagyi GN, Gagel RF. 2011. Epidemiology and risk factors for osteonecrosis of the jaw in cancer patients. *Ann N Y Acad Sci* 1218: 47–54.
23. Lipton A, Jacobs I. 2011. Denosumab: Benefits of RANK ligand inhibition in cancer patients. *Curr Opin Support Palliat Care* 5: 258–64.
24. Fizazi K, CArducci M, Smith M, Damiao R, Brown J, Karsh L, Milecki P, Shore N, Rader M, Wang H, Jiang Q, Tadros S, Dansey R, Goessl C. 2011. Denosumab versus zoledronic acid for treatment of bone metastases in men with castration-resistant prostate cancer: A randomised, double-blind study. *Lancet* 377: 813–22.
25. Biermann JS, Holt GE, Lewis VO, Schwartz HS, Yaszemski MJ. 2010. Metastatic bone disease: diagnosis, evaluation, and treatment. *Instr Course Lect* 59: 593–606.
26. Katzer A, Meenen NM, Grabbe F, Rueger JM. 2002. Surgery of skeletal metastases. *Arch Orthop Trauma Surg* 122(5): 251–8.
27. Beals RK, Lawton GD, Snell WE. 1971. Prophylatic internal fixation of the femur in metastatic breast cancer. *Cancer* 28: 1350–4.
28. Mirels H. 1989. Metastatic disease in long bones: A proposed scoring system for diagnosing impending pathological fractures. *Clin Orthop* 249: 256–65.
29. Snyder BD, Cordio MA, Nazarian A, Kwak SD, Chang DJ, Enterzari V, Zurakowski D, Parker LM. 2009. Noninvasive prediction of fracture risk in patients with metastatic cancer to the spine. *Clin Cancer Res* 15: 7676–83.

30. Redmond BJ, Biermann JS, Blasier RB. 1996. Interlocking intramedullary nailing of pathological fractures of the shaft of the humerus. *J Bone Joint Surg Am* 78: 891–6.

31. Damron TA, Sim FH, Shives TC, An KN, Rock MG, Pritchard DJ. 1996. Intercalary spacers in the treatment of segmentally destructive diaphyseal humeral lesions in disseminated malignancies. *Clin Orthop* 324: 233–43.

32. Marco RA, Sheth DS, Boland PJ, Wunder JS, Siegel JA, Healey JH. 2000. Functional and oncological outcome of acetabular reconstruction for the treatment of metastatic disease. *J Bone Joint Surg Am* 82: 642–51.

33. Schneiderbauer MM, Von Knoch M, Schleck CD, Harmsen WS, Sim FH, Scully SP. 2004. Patient survival after hip arthroplasty for metastatic disease of the hip. *J Bone Joint Surg Am* 86: 1684–9.

34. O'Connor M, Weber K. 2003. Indications and operative treatment for long bone metastasis with a focus on the femur. *Clinical Orthop Rel Res* 415S: 276–8.

35. Bohm P, Huber J. 2002. The surgical treatment of bony metastasis of the spine and limbs. *J Bone Joint Surg* 84B: 521–9.

36. Holman PJ, Suki D, McCutcheon I, Wolinsky JP, Rhines LD, Gokaslan ZL. 2005. Surgical management of metastatic disease of the lumbar spine: Experience with 139 patients. *J Neurosurg Spine* 2: 550–63.

37. Qian Z, Sun Z, Yang H, Gu Y, Chen K, Wu G. 2011. Kyphoplasty for the treatment of malignant vertebral compression fractures caused by metastases. *J Clin Neurosci* 18: 763–7.

38. Kassamali RH, Ganeshan A, Hoey ET, Crowe PM, Douis H, Henderson J. 2011. Pain management in spinal metastases: The role of percutaneous vertebral augmentation. *Ann Oncol* 22: 782–6.

39. Kurup AN, Callstrom MR. 2010. Ablation of skeletal metastases: Current status. *J Vasc Interv Radiol* 8(Suppl): S242–50.

40. Haley ML, Gerszten PC, Heron DE, Chang YF, Atteberry DS, Burton SA. 2011. Efficacy and cost-effectiveness analysis of external beam and stereotactic body radiation therapy in the treatment of spine metastases: A matched-pair analysis. *J Neurosurg Spine* 14: 537–42.

# 第 8 篇

# 骨硬化及骨发育不良

本篇主编　Richard W. Keen

# 第 93 章
# 硬化性骨病

Michael P. Whyte

（黄世金 译 何 伟 审校）

## 引言

　　骨硬化和骨质增生是指骨小梁和骨皮质分别增厚。增加的骨骼质量是由于许多罕见的（常为遗传性）骨软骨发育不良所导致，此外，还可以由包括各种饮食、代谢、内分泌、血液学、传染性或肿瘤性疾病等因素导致（表 93.1）。

## 骨硬化

　　骨硬化症（OMIM#166600，259700，259710，259720，259730，607634，611490，611497）[1-2]，也被称为"大理石状骨病"，由 Albers-Schonberg 于 1904 年首先描述[3]。长期以来，探讨两类主要的临床形式[4]：与相对较少症状有关的常染色体显性成人型（良性）[5]和在儿童早期典型的致命的（如果未处理的）常染色体隐性幼儿型（恶性）[6]。另外，很多罕见的分型包括对寿命的影响知之甚少的儿童期"中间型"[7]。骨硬化症伴肾小管性酸中毒和脑钙化为新陈代谢先天性障碍，碳酸酐酶Ⅱ缺陷[4]。神经元蓄积病伴恶性骨硬化病已被认为是一个独特的

**表 93.1　导致局灶性或泛发性骨骼质量增加的情况**

**发育不良和骨发育不全**

常染色体显性骨硬化

中心骨样硬化伴外胚层器官发育不良

颅骨骨干发育异常或发育不全

颅骨干骺端发育不良，皮尔病

骨硬化性发育不良，异常骨硬化

骨内膜骨质增生（范·布赫病和硬化性骨病）

额骨骺发育异常

婴儿骨皮质肥厚症（卡菲病）

青少年 Paget 病（骨异常扩张症伴高磷酸酶症）

肢骨纹状肥大

干骺端发育不良（派尔病）

混合硬化性骨营养不良症

眼－齿－骨发育不良

梅－尼骨发育不良

条纹状骨病

骨硬化病

全身脆弱性骨硬化

进行性骨干发育异常（进行性骨干发育不良）

**表 93.1　导致局灶性或泛发性骨骼质量增加的情况　（续表）**

致密性成骨不全症

毛发 - 牙齿 - 骨综合征

管状骨狭窄（肯 - 卡综合征）

**代谢性**

碳酸酐酶 II 不足

氟中毒

重金属中毒

丙肝合并骨硬化

维生素 A 过多症

假性甲状旁腺功能减退症

低磷（酸盐）血性骨软化症

高骨量表型

乳 - 碱综合征

肾病性骨营养不良

X- 连锁低磷酸血症

**其他**

中轴骨软化症

弥漫性特发性骨肥厚

脂质肉芽肿病

骨纤维生成不良

肥大性骨关节病

电离辐射

白血病

淋巴瘤

肥大细胞增多病

多发性骨髓瘤

骨髓纤维化

骨髓炎

骨坏死

骨 Paget 病

肉状瘤病

镰状细胞病

骨转移

结节性硬化

类型[8]。骨硬化症、淋巴水肿、外胚层发育不良症和免疫缺陷 (OL-EDA-ID) 为影响男孩的遗传病[9]。其他罕见的骨硬化病的形式被称为"致命的"、"短暂幼儿"和"传染后的"[4]。药物造成的骨硬化症于

2003 年被首次描述，见于一个接受了高累积剂量帕米膦酸二钠的治疗的男孩[10]。然而，揭示遗传缺陷（见下文）已为大多数骨硬化病病例阐明了疾病分类学，而进一步要阐明破骨细胞生物学[11]。

尽管多基因缺陷引起骨硬化病[11]，但所有真正的类型是由于骨骼破骨细胞介导再吸收的失败[4]。因此，初级骨松质（软骨内的骨形成期沉积的钙化软骨）存留是组织病理学特点。可以理解，"骨硬化病"一般用来描述不透射线的骨骼，但到目前为止，缺乏这种发现。现在意识到对发病机制有文献记录的真正的骨硬化病的治疗方法是至关重要的，这方法可能不适用于其他的硬化性骨病[4]。

## 临床表现

婴幼儿骨硬化症在出生后 1 年内出现[6]。因乳突和鼻旁窦发育不全导致的鼻塞是早期症状。颅孔不宽，并且视神经、动眼神经、面神经可能会瘫痪，常见耳聋。视网膜变性或颅内压增高可引起失明[12]。一些患者发展为脑积水或睡眠呼吸暂停综合征。牙齿萌出延迟，并且生长迟缓。骨质致密但易碎。继由过度的骨、大量的破骨细胞和纤维组织挤满骨髓腔造成的骨髓痨后，伴有多发性感染、自发性挫伤和出血。脾功能亢进和溶血可能加重贫血。体格检查发现包括身材矮小、巨头、额部隆起、"腺样"外貌、眼球震颤、肝脾大、膝外翻。未经治疗的患者通常在 10 岁以内死于出血、肺炎、严重贫血或败血症[6]。

中间型骨硬化病导致身材矮小、脑神经缺陷、易受下颌骨髓炎感染的骨牙粘连、复发性骨折、轻度或偶尔中等严重贫血[7]。

成人骨硬化病以在儿童期出现影像学异常为特征。在一些家族，"病原携带者"显示没有异常[5,13]。长骨脆且可能骨折。面神经瘫痪、视力或听力损害、延迟的癫痫病发作、下颌骨骨髓炎[13]、腕管综合征、股骨头骨骺滑脱症、骨性关节炎是潜在的并发症。两个主要类型的成人骨硬化病已被提出，但所谓的常染色体显性遗传骨硬化病，1 型 (ADO 1) 被证明是高骨量表型由 *LRP5*（低密度脂蛋白受体相关蛋白 5 抗体）基因激活（见下文），而 ADO 2 是一个称之为 Albers-Schönberg 病或氯通道 7 缺陷骨硬化病更好的真性的骨硬化病[4]。

神经元积贮病伴骨硬化病以特别严重的骨骼临床表现伴癫痫和神经退行性变为特征[8]。致命的骨硬化病体现在子宫内且可导致死胎[4]。短暂性幼儿骨硬

化症在出生一个月内难以理解地消退[4]。异常骨硬化出现在童年早期,如同"破骨细胞贫乏"型骨硬化病。

## 影像学特点

　　泛发性、对称性的骨量增加是主要的影像学表现,骨小梁和骨皮质变厚。在严重类型,骨骼发育的生长、建模、重构三大构成均被中断。密度的增加是均匀的,但是交替的硬化和半透明带将可能在髂骨翼和干骺端出现。干骺端变得宽大,可发展为一个马球球杆形或"锥形烧瓶"畸形(图 93.1)。手末节指骨被侵蚀(通常在致密成骨不全症)罕见,长骨的病理性骨折并不罕见。由于低钙血症伴继发性甲状旁腺功能亢进症,在生长板方面可能会发生佝偻病样改变。颅骨常增厚并密度增高,尤其是颅底、鼻旁窦和乳突窦。从一侧观察,椎骨可显示"骨中骨(endobone)"轮廓。Albers-Schönberg 病颅底尤其增厚,伴脊柱"橄榄球球衣"样外观[14]。骨放射性核素显像有助于显示骨折和骨髓炎。磁共振成像(MRI)可评价骨髓移植,因为成功的移植物植入将扩大骨髓腔[17]。头颅计算机断层摄影(CT)和 MRI 为儿科患者提供了详细的检查资料[18]。

## 实验室检查所见

　　在幼儿骨硬化,骨质吸收障碍可导致低钙血症,因为钙循环水平愈来愈依靠饮食摄取[19]。继发性甲状旁腺功能亢进症伴骨化三醇血清水平的提高是常见的。在 Albers-Schönberg 病,这种失调是轻微的[14]。血清酸性磷酸酶和脑肌酸激酶同工酶(BB-CK)的增高是骨硬化病的生物学标记[20]。两种酶可能都是源于破骨细胞过多或有缺陷[20-21]。在 Albers-Schönberg 病,LDH 同工酶类的血清水平和氨磺必利(AST)水平有时可见提高[20]。

## 组织病理学发现

　　骨硬化病的影像学特征是可诊断的[15];然而,在软骨内骨形成期间,破骨细胞的失败提供了一个特殊的组织学发现,因为残留的初级骨松质在骨松质内像"岛屿"或"栅栏"样钙化存留(图 93.2)。破骨细胞可能增加、正常、或很少在数量上减少[22]。在幼儿骨硬化病,它们通常大量存在骨表面。细胞核数目众多,皱褶缘或清除区缺失[23]。纤维组织常向骨髓腔聚集[23]。成年骨硬化病可能显示骨样增强,极少有破骨细胞缺乏皱褶缘,或破骨细胞数目特别多且大[24]。

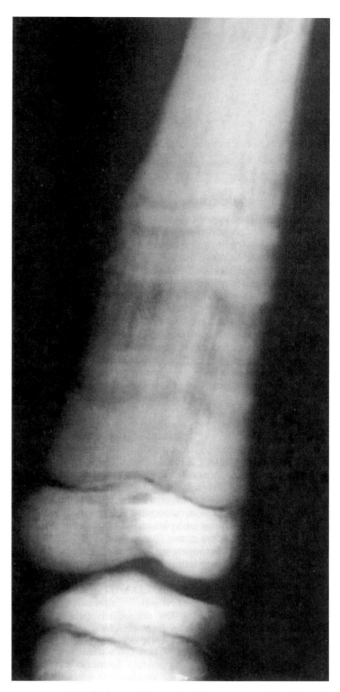

图 93.1　骨硬化病。一名 10 岁男孩的股骨远端正位 X 线片,显示变宽的元骨干伴典型的交替透明带[Reprinted with permission from Whyte MP, Murphy WA. 1990. Osteopetrosis and other sclerosing bone disorders. In: Avioli LV, Krane SM (eds.) *Metabolic Bone Disease, 2nd Ed* . Philadelphia: Saunders. p. 618]

不成熟的"编织"骨常见。在双膦酸盐诱发型骨硬化病,圆形的超多核破骨细胞暂时性地离开骨表面[10]。

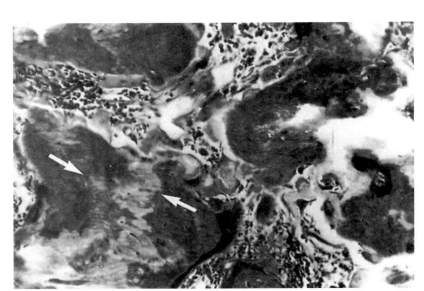

图 93.2    骨硬化病。深染色矿化的骨内发现轻度染色的钙化初级松质（箭头）典型的区域

## 病因和发病机制

导致骨硬化病的可能的原因多而复杂[4]。缺陷可能包括为生成破骨细胞的干细胞或其微环境、单核前体细胞或成熟的异核体。此外，成骨细胞缺陷已经有报道[25]。在理论上，骨基质可以抵抗吸收[4]。伴神经元贮积病的骨硬化病（特征为积累蜡样质脂褐质），溶酶体可能有缺陷[8]。已经在几例轻微的骨硬化病的破骨细胞发现不确定意义的病毒样夹杂物[26]。已考虑到合成异常的甲状旁腺激素 (PTH) 或有缺陷的制作白介素 2(IL) 或过氧化物[4]。事实上，小儿骨质疏松症的白细胞功能可能异常[27]。由于不能再吸收的软骨积累，胶原纤维与骨单位不再互相联系，编织骨对密质骨的重构不良，微裂隙无法愈合，最终，受损骨骼再吸收导致骨的易碎性。大多数患者不了解骨硬化病的分子基础[11]。氯通道 7 的活性缺失归因于 CLCN7 杂合突变导致 Albers-Schönberg 病[28]。常染色体隐性小儿骨硬化病最常涉及的突变在 TCIRG1（ATP6I）空泡的质子泵的 a3 单元编码[29]。也会导致常染色体隐性恶性或中等骨硬化病[30]。失活的醋酸纤维素 Ⅱ 导致碳酸酐酶 Ⅱ 缺乏[4]。因此，通过破骨细胞调节酸化的这些基因的突变可解释多数患者的骨硬化病。失去功能的 GL（灰色致死）基因编码"骨硬化病相关的跨膜蛋白 1"(OSTM1) 导致严重的骨硬化病[31]。OL-EDA-ID 是由于一个关键的调节剂 NF-κB 的失活所导致[9]。特别是罕见的有骨硬化病特征的婴儿有极少破骨细胞（骨髓移植失败）遭受失活的基因编码受体激活核因子-κB 配体(RANKL)[22]。另外，RANK 可能无效。

## 治疗

因为骨硬化病的原因和结果是不同的，在尝试治疗之前有准确的诊断是至关重要的。诊断依靠仔细评价疾病的并发症和进展，以及家庭的调查；现在诊断可由工厂实验室提供的突变分析得出[11]。

### 骨髓移植

从人类白细胞抗原相同的捐助者获取的骨髓移植 (BMT) 使一些小儿骨硬化病患者症状有显著改善[32]。然而，BMT 未必对所有患者都是有益的[4]，因为对破骨细胞系统而言，因果缺陷有时候是外在因素（如 RANKL 缺陷）[22]。血钙过多可能会以破骨细胞功能开始的形式出现[33]。严重的急性肺动脉高压是干细胞移植的一个常见的并发症[34]。骨髓空间严重拥挤的患者不大可能移植。骨组织学检测有助于预测 BMT 的结果，且这个方法在早期可能是最好的[32]。从人类白细胞抗原不全相同的供体获取的 BMT 必须得到改善。由 HLA 单倍同一性父母的血液中的祖细胞给药有效[35]。

### 激素和饮食疗法

一些缺钙的成功饮食已被报道。相反，对于伴随严重骨硬化病的低血钙症患者钙的补充可能是有必要的[16]。高剂量的骨化三醇对不活动的破骨细胞起刺激作用，而膳食钙仅限于预防吸收性的高钙尿症和血钙过多，或将改善小儿骨硬化病[36]。然而，一些患者似乎对这种治疗产生耐药性。观察发现，对恶性骨硬化病，白细胞产生较少的超氧化物导致

重组人干扰素 γ-1b。大剂量糖皮质激素疗法使全血细胞减少症和肝大稳定。已探讨泼尼松和低钙 / 高磷饮食作为 BMT 的替代选择[37]，一个病例报告描述了泼尼松治疗后恶性骨硬化病的逆转[38]。

### 支持疗法

高压氧疗法对下颌骨骨髓炎是有益的。视神经、面神经、耳道的外科手术减压可能对一些患者有益[39]。关节置换具挑战性，但也是可能的[40]；对于股骨骨折，内固定是必要的。影像学研究偶尔在怀孕晚期发现恶性骨硬化病，早期通过超声进行产前诊断通常是不成功的。突变分析越来越可行，大多数重症病例由 TCIRG1 和 CLCN7 突变引起。

## 碳酸酐酶Ⅱ不足

1983 年，伴肾小管酸中毒 (RTA) 的常染色体隐性骨硬化病综合征和脑钙化被认为是碳酸酐酶Ⅱ (CAⅡ) 不足导致（OMIM 611492）[41]。

### 临床表现

碳酸酐酶Ⅱ不足的临床差异性很大[42]。在婴儿期或儿童早期，患者可能遭遇骨折，不能茁壮成长，发育迟缓，身材矮小，视神经压迫伴失明，牙齿咬合不正。精神失常常见，但并不是不可避免。RTA 可能解释困扰患者的张力减退、冷漠、肌无力。可能会发生周期性的降血钾药麻痹。复发性长骨骨折，尽管不常见，但可能会导致重大的发病率[42]。期望寿命不会受到威胁，但已发布的最久的病例是年轻人[43]。尸体解剖研究尚未见报道[43]。

### 影像学特征

碳酸酐酶Ⅱ不足类似于其他骨硬化病的影像学，除了出现在 2～5 岁间的脑钙化，多年以来骨硬化和建模的缺陷在减少。骨骼射线照片诊断呈现典型的异常，虽然刚出生时候的发现细微。脑钙化类似于特发性甲状腺功能减退或假性甲状旁腺功能减退症的发现，在儿童时期增加，影响皮质的和灰质的基底神经节。

### 实验室检查所见

代谢性酸中毒早在新生儿期就出现。近端和远端 RTA 已有描述[43]，远端（Ⅰ型）RTA 可能有更好的记录。贫血通常较轻微。

### 病因及发病机制

CA 使 $CO_2 + H_2O <->H_2CO_3 <->H^+ + HCO_3^-$ 反应的第一步加快。CAⅡ存在于许多组织，包括大脑、肾、红细胞、软骨、肺和胃黏膜[44]。基因编码 CAⅡ的减活化突变引起这种障碍，并显示 CAⅡ在骨、肾或大脑的重要性[45]。在杂合子载体，红细胞的 CAⅡ含量大约 50% 正常[41,43]。已有一个 CAⅡ基因敲除小鼠模型[45]。

### 治疗

为患者输充满 CAⅡ的红细胞血液并没有改善系统性酸中毒[46]。$HCO_3^-$ 已用 RTA 的治疗，但是远期效果还未知。BMT 已经修正骨硬化病且延迟脑钙化，但未改变 RTA[47]。

## 致密性成骨不全症

致密性成骨不全症是常染色体隐性疾病，它可能是画家 Henride Toulouse-Lautrec（1864—1901 年）所患疾病[48]。自 1962 年以来已有超过 100 例患者的描述。低于 30% 的病例有父母的血缘关系记录。大多数报告来自欧洲或美国，一些来自以色列、印度尼西亚、印度和非洲。致密性成骨不全症在日本可能比较普遍。

### 临床表现

致密性成骨不全症通常在婴儿期或童年早期得以确诊，表现为不成比例的身材矮小、颅骨相对较大、额枕骨突出、面颊小、圆钝的下颌角、硬腭高拱、牙齿咬合不正伴乳牙滞留、眼球突出、鸟嘴状尖的鼻子[51]。前囟门和其他颅缝通常不闭合。由于末节指骨肢端骨质溶解或发育不全，手指短而呈杵状，手小且呈方形。胸腔狭窄并可能有漏斗胸、脊柱后侧凸，腰椎前凸增加，蓝巩膜。复发性骨折通常涉及下肢和引起膝外翻。佝偻病已有描述。成人身高范围在 4′3″～4′11″之间不等。低于 10% 的病例受精神发育迟滞的影响[51]。慢性上呼吸道阻塞小颌畸形可能造成复发性呼吸道感染和右心心力衰竭。

### 影像学特征

致密性成骨不全与骨硬化病相似，因为骨硬化在童年和随年龄增长变得明显，而且有复发性骨折。

颅盖骨和颅底骨硬化，眼眶脊不透 X 线。不过，骨硬化病的显著模型缺陷不存在，尽管长骨头有狭窄的骨髓腔。其他的发现包括颅缝和囟门延迟闭合（头部显著）、圆钝的下颌角、缝间骨、锁骨末端发育不良且细长，部分没有舌骨，指骨和肋骨的远端发育不良[52]。不存在骨内骨和不透 X 线的齿纹[15]。

## 实验室检查所见

钙、无机磷酸盐碱性磷酸酶的血清水平通常不显著，没有贫血症。电子显微镜已经表明骨胶原蛋白的退化可能是有缺陷的[53]，软骨细胞内含物已有描述。破骨细胞的病毒样包含物已有报道[54]。已报道 5/6 的受影响儿童生长激素分泌减少和血清胰岛素样生长因子 -1 水平低[55]。

## 病因及发病机制

1996 年，发现编码组织蛋白酶 K 的基因内部功能缺失突变导致致密性成骨不全症[50]。组织蛋白酶 K 和溶酶体半胱氨酸蛋白酶在破骨细胞高表达[56]。胶原降解受损可能是其根本性的缺陷[57]，并危及骨质[58]。

## 治疗

尚无确切的药物治疗。BMT 还未有报道。长骨骨折为典型的横断，且愈合令人满意，尽管可能会有延迟愈合和大量的骨痂。由于骨骼的硬度，长骨的内固定或牙齿的拔除存在困难。下颌骨骨折已有发生。下颌骨骨髓炎可能需要抗生素和手术治疗。

# 进行性骨干发育不良

进行性骨干发育不良（PDD；OMIM#131300）由 Cockayne 于 1920 年描述[59]。Camurati 认识到常染色体显性遗传。Engelmann 于 1929 年描述了严重类型。2001 年，在编码转化生长因子 -β1(TGF-β1) 的基因的特定区域内发现突变[60]。所有种族都受到影响。临床严重程度不一[61]。骨质增生逐渐出现在骨膜和长骨的骨内膜表面。在严重的情况下，还涉及中轴骨和颅骨。一些携带者没有影像学改变，但核素骨扫描异常。

## 临床表现

PDD 通常在童年期间呈现跛行或蹒跚的步态、肌肉萎缩、肢体皮下脂肪减少酷似肌肉萎缩症[62]。

严重的受累者也有典型的身体特征，包括前额突出的大头、眼球突出、高身材、瘦细的四肢展示增厚的疼痛的骨骼和微量的肌肉。累及颅骨时可能会脑神经瘫痪。青春期有时会延迟。可能引起颅内压增高。体格检查所见包括骨骼明显变宽且有压痛。一些患者有肝脾大、雷诺现象，其他发现有脉管炎[63]。

虽然影像学研究通常显示骨骼疾病的进展，临床过程是多变的，在成人期有时可自发性改善[64]。

## 影像学特征

长骨骨干的骨质增生位于骨膜和骨内膜的表面[15]。增厚相当对称，并逐渐波及干骺端，然而通常出现及干骺愈合备件（图 93.3）。骨干慢慢变宽并发展为不规则表面。胫骨和股骨最常受影响；半径、尺骨、肱骨、肩胛骨、锁骨、骨盆其次偶尔累及短骨。发作年龄、进展速度、骨的改变程度都是高度变异的。对于相对轻微的 PDD，尤其是在青少年和年轻人，

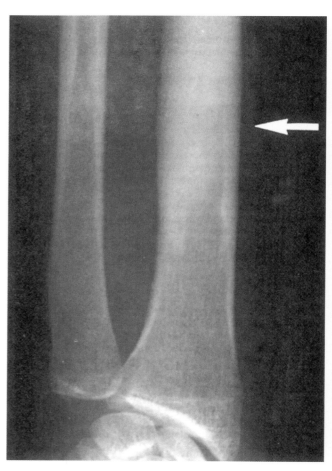

图 93.3 进展型骨发育不良（进行性骨干发育不良）。20 岁女性的桡骨远端骨膜和骨干骨内膜的表面出现片状增厚（箭头所指）特征

影像学和核素异常可能局限于下肢。受影响的严重儿童，可能会有局部骨量减少。

临床、影像学和核素发现通常是一致的。骨扫描显示典型病灶增强的放射核素累积。然而，在一些患者，进展期和新陈代谢没有症状的疾病是核素骨扫描不显著的特征[65]。相反，放射性同位素累积明显增加，最小的影像学发现能代表早期骨骼疾病[65]。MRI 和 CT 已描绘了颅内发现[66]。

### 实验室检查所见

一些 PDD 患者的血清碱性磷酸酶和尿羟脯氨酸升高。有时候会发生适度的低钙血症和明显的低钙尿，可能是因为绝对的钙平衡[64]。

骨和矿物质代谢的其他生化指标通常是正常的。已有报道轻度贫血、白细胞减少和红细胞沉降率升高[63]。组织病理学显示与新骨沿着骨干形成伴新生的编织骨经历向心成熟然后并入皮质。肌肉的电子显微镜检查已经显示肌病和血管的变化[62]。

### 病因和发病机制

PDD 是因编码转换生长因子 - β1（TGF-β1）基因的某个部位突变导致。潜在相关肽残存于 TGF-β1，在骨骼基质中保持活性[67]。轻度 PDD 可以反映不一致的表现度。PDD 在接下来的几代被描述得更为严重（预测）[68]。此外，可能有一些位点异质性[69]。糖皮质激素治疗的临床特征、实验室特征和反应度已经表明严重的 PDD 是一种系统性疾病（即炎症性结缔组织病）[63]。

### 治疗

PDD 是有些不可预知的，症状可能会在青春期或成年减轻。隔天给予小剂量的泼尼松对骨疼痛有效，并可以纠正骨骼的组织学异常[70]。密质骨开窗切除术可解除局部疼痛。双膦酸盐疗法可能有帮助，但可暂时性地增加症状。

## 骨质增生

1955 年，范·布赫等描述了全身性骨质增生[72]。随后，骨质增生和另一种疾病被描述为一种类型的位于骨内的骨质增生。常染色体显性遗传相对轻型的形式被称为有价值的疾病[73]，第二个常染色体隐性严重类型为硬化性骨化病[74]。

### 范·布赫病

范·布赫病（OMIM#239100）是一种严重的常染色体隐性疾病[72]。

### 临床表现

下颌在青春期出现进展型非对称增大，造成下颌显著地增厚和广角，但没有前突。牙齿咬合不正并不常见。基因缺陷的携带者是无症状的，然而，复发性面神经麻痹、耳聋、从变窄的颅孔发出的视神经萎缩很常见，且早在婴儿期即可发生。长骨可能有压痛但不易碎，关节活动范围不受影响。硬化性骨化病（见下文）因为身高过高和并指症与此不同[74]。

### 影像学特征

骨内膜的增厚产生密集的骨干皮质伴骨髓腔狭窄[15]。位于骨内的骨质增生是有选择性的，长骨适合作为模型。然而，骨硬化病也影响颅底、面颅骨、椎骨、骨盆和肋骨。下颌骨增大。

### 实验室检查所见

由于高水平的骨骼异构体，血清碱性磷酸酶活性可能增加，而钙和磷酸盐浓度不显著。范·布赫等认为多出的骨本质质量上是正常的。[72]

### 病因和发病机制

范·布赫病和硬化性骨硬化病被断定为等位基因疾病，它们的不同点反映其他的修饰基因[74]。实际上，SOST 内失去功能的突变和基因编码硬化蛋白导致硬化性骨病[75]，而范·布赫病包括可减轻下游 SOST 增加的 52-kb 的缺失[76]。硬化蛋白绑定到 LRP5/6，对抗标准的 Wnt 通路信号[77]，并促进成骨细胞凋亡。

### 治疗

没有特殊的药物治疗。狭窄小孔减压术可能对脑神经麻痹有帮助[79]。手术已用于恢复下颌骨轮廓[80]。

### 硬化性骨化病

硬化性骨化病（骨质增生伴并指；OMIM#269500）和范·布赫病一样，主要导致南非白人或其他血统人的常染色体隐性骨内膜骨质增生[74]。最初，硬化性骨化病因身高的过高和并指而与范·布赫病区别开来。事实上，遗传缺陷相异 [75-76]。

## 临床表现

刚出生时，可能只有并指会被注意到。在儿童早期，受累者随着骨骼的生长过度会变得高大沉重，尤其是涉及颅骨时候，将导致面部毁容。耳聋和面神经瘫痪是突出问题。下颌呈现正方形外形。颅内压的升高和头痛或因颅腔小所导致，脑干可能会被压缩。由中指或示指的皮肤或骨融合产生的并指是典型的，但严重程度多变。患者耐骨折。期望寿命常变短 [81]。

## 影像学特征

除了并指，骨骼在童年早期呈现正常。进行性的骨获得物加宽了头盖骨和下颌骨 [82]。长骨骺发育增厚了皮层。椎弓根、肋骨、管状骨、骨盆也可能出现致密。听小骨可能融合，且内部管道和耳蜗管变得狭窄 [83]。

## 组织病理学发现

颅骨的动态的组织形态测定术显示，骨形成率升高伴增厚的骨小梁和骨类醇化，而再吸收出现静止 [84]。

## 病因和发病机制

SOST 内部功能缺失突变导致硬化性骨化病 [75]。成骨细胞活性的增强与破骨细胞补偿的不成功导致骨密质硬化性骨化病 [84]。已有结果表明钙稳态或脑下垂体功能均没有异常 [85]。神经缺陷的发病机制已有描述 [84]。

## 治疗

尚无确切的药物治疗。如有骨融合的并指手，手术治疗困难。神经系统并发症的治疗已有回顾 [84]。

# 全身脆弱性骨硬化

全身脆弱性骨硬化（"有斑点的骨"）是一种常染色体显性遗传，影像学有奇特性。伴随结缔组织痣、播散性豆状皮肤纤维瘤病，这种疾病为 Buschke-Ollendorff（布 - 奥）综合征 [86]。2004 年，*LEMD*3 内的基因去活化突变得到确认 [87]。

## 临床表现

全身脆弱性骨硬化通常偶然发现。骨的病灶是无症状的，但是如果不清楚可以加快对转移性骨病的调查 [88]。有风险的家庭成员应在成年早期通过腕关节和膝关节的 X 线片进行筛查。可发生关节收缩和肢体长度不等长，尤其是在伴随变化的全身脆弱性骨硬化的个体。痣通常涉及躯干下部或四肢，为小的无症状的丘疹，有时是黄色或白色盘或斑块、深结节或条纹 [86]。

## 影像学特征

大量小的、通常是圆形或椭圆形的骨硬化灶 [15]。通常受影响的位置为短管状骨的末端、长骨的元骨骺和跗骨、腕骨和髋骨（图 93.4）。病灶可数十年不变。骨扫描无异常 [88]。

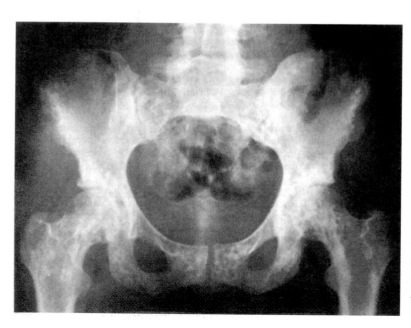

图 93.4　全身脆弱性骨硬化。特异性特征为骨盆和股骨元骺板区域出现斑点状外观［Reproduced with permission from Whyte MP. 1995 Rare disorders of skeletal formation and homeostasis. In: Becker KN (ed.) *Principles and Practice of Endocrinology and Metabolism, 2nd Ed.* Philadelphia: Lippincott-Raven Publishers. p. 598.]

### 组织病理学发现

播散性豆状皮肤纤维瘤病的组成异常宽，明显分叉的真皮的弹性蛋白纤维交错；表皮是正常的[86]。骨硬化灶包括哈佛氏系统与周围正常骨结合或像岛屿般分布于骨密质的骨小梁增厚。成熟的病灶可能重构较缓慢。

## 条纹状骨病

条纹状骨病（OMIM#166500）以在长骨的末端和回肠有线状光条纹为特征[15]。像全身脆弱性骨硬化一样，它通常有影像学的奇特性，但也可以发生于各种重大的疾病包括条纹状骨病伴颅骨骨硬化（OMIM#300373）[89]和条纹状骨病伴局灶性皮肤发育不全（OMIM#305600）[90]。

### 临床表现

单独的条纹状骨病是一种常染色体显性性状，导致诊断的症状很可能是不相关的。颅骨硬化，面神经麻痹也是常见的[89]，这是由于 WTX 基因突变所致[91]。条纹状骨病伴局灶性皮肤发育不全（戈尔茨综合征）是一种男性的严重疾病，遗传和隐性遗传特质一样，以脂肪组织能够脱出和四肢骨缺损的真皮发育不全的广泛的线性区域为特征[90]。

### 影像学特征

骨松质内有细长的线性光条纹，特别是在主要长骨和髂骨表面的元骨骺。腕骨、跗骨、四肢的管状骨不常受影响，且很轻微，光条纹数年无变化。放射性核素累积在骨扫描期间并不增加[88]。

### 治疗

目前，还没有关于该病的相关组织病理学研究。虽然误诊的可能性不大，但是对于年轻的成年患者来说，还是要谨慎放射学检查可能带来的相关风险。有颅骨硬化和纹状硬化者可用超声进行产前检测。

## 肢骨纹状肥大

肢体纹状肥大（OMIM#155950）来自希腊语，指的是"流动性骨质增生"。X 线表现酷似"蜡烛滴下了蜡"。自 1922 年首次报道之后已陆续报道200 例[93]。肢骨纹状肥大很少发病，该病常伴随有骨斑点症。

### 临床表现

肢骨纹状肥大通常在儿童期发病。单侧肢体受累比较常见，若双边发病常表现为典型的不对称。皮肤的变化可能会掩盖骨骼病变，包括线性硬皮病样斑块和多毛症、纤维瘤、纤维脂肪瘤、毛细血管瘤、淋巴管扩张，动脉瘤也可发生[94]。软组织异常增生经常会比骨质增生更早出现。僵硬和疼痛是主要症状，受影响的关节可能出现关节强直，下肢不等长可能是由骨骺过早融合导致。该病在儿童发展最迅速，在成人的生活中，肢骨纹状肥大症可能会继续发展，也可能不会发展[95]。但是，当有持续的骨膜下骨形成时经常会伴随疼痛症状。

### 影像学特点

在单一骨骼或者相邻的几个骨骼的骨外膜、骨内膜骨表面出现密集的、不规则的偏心性增厚是骨质增生症的主要标志（图 93.5）[15, 92]。全身所有骨骼都可能受到影响，但以下肢发病最为常见。骨骼

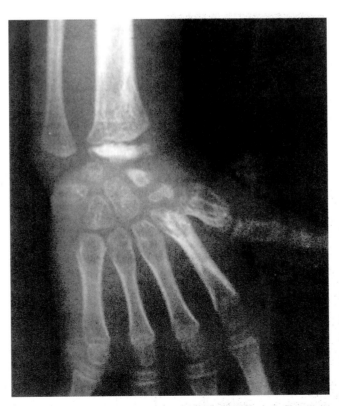

**图 93.5** 肢骨纹状肥大。8 岁女孩的桡骨和第二掌骨显示非常明显的骨硬化特征

病变也可发展到病骨附近的软组织内，特别容易向关节附近的软组织发展。通过骨扫描可见肢骨纹状肥大骨存在充血和局部血流信号增强的"热"反应。

## 实验室检查结果

血钙、血磷和碱性磷酸酶水平均无明显异常。

## 组织病理学检查结果

在成年患者中，肢骨纹状肥大症的主要特征是骨内膜增厚和骨膜新骨的形成[92]。病变骨形成硬化增厚和不规则的薄骨片，也可有骨髓纤维化出现[92]。在皮肤上的病变与真正的硬皮病有一定的差别，硬皮病常出现胶原样病变，因此被称为线状硬皮病[96]。

## 病因和发病机制

骨硬化、软组织硬化、皮肤硬化的分布表明该病与胚胎时期的某些脊髓节段缺陷有关[96]。线状硬皮病可能是软组织病变延伸到骨骼的代表。皮肤病变可能是由于几个黏附蛋白的表达改变导致[97]。生殖细胞的 *LEMD*3 失活突变导致的骨斑点症、Buschke-Ollendorff 综合征不能解释散在性骨质增生症的病因[98]。

## 治疗

对于挛缩的情况很难用手术矫正；畸形复发也很常见。干扰治疗可能仍然是主要推荐疗法[99]。

## 中轴骨软化症

中轴骨骨软化症 (OMIM # 109130) 以中轴骨骨小梁变粗但不累及四肢骨为特征[100]。已有不到 20 个病例的描述。大多是散在发病病例，但母与子受影响的案例已有报道[101]。

### 临床表现

中老年患者居多，影像学表现可早期发现[102]。钝痛、隐痛、慢性疼痛以及中轴骨痛（通常在颈椎）通常提示影像学发现。

### 影像学特征

畸形局限于脊柱和骨盆，在这些地方变粗的骨小梁类似于骨软化病[103]。四肢的骨骼正常。不过，

没有假骨折线（骨软化的特性）的报道。颈椎和肋骨可能受累最为严重。一些患者具有强直性脊柱炎的特征[102]。

### 实验室检查

血清碱性磷酸酶（骨异构体）可升高。少数患者无机磷酸盐水平较低[103]。其他人尽管钙、磷酸盐、血清 25-(OH) 维生素 D 和 1,25-(OH)$_2$ 维生素 D 处于正常水平，出现骨软化。

### 组织病理学发现

髂嵴标本具有明显的骨皮质髓质连接，但皮层特别稀疏多孔。骨总量可能会增加。有多余的类骨质，但胶原蛋白具有正常的层状结构。四环素标记显示骨骼矿化不完全[102]。成骨细胞为扁平的"内衬"细胞，但对碱性磷酸酶染色敏感。继发性甲状旁腺功能亢进无改变[102]。

### 病因和发病机制

中轴骨骨软化病可能由成骨细胞缺陷引起[104]。

### 治疗

尚无有效的药物治疗的报道，但自然病程看起来像是良性的。应用甲基睾酮和己烯雌酚或维生素 D$_2$（20 000 U/d，持续 3 年）治疗无效[104]。钙和维生素 D$_2$ 治疗后可见骨组织学轻微改善，症状无改善。患者的长期随访显示症状和影像学结果并没有改变[104]。

## 骨纤维发育不全

骨纤维发育不全被确定于 1950 年。大约已有 10 个病例报道[105]。影像学研究表明广泛的骨量减少，但出现粗大和密集骨小梁说明其名称似骨硬化症。临床、生化、放射学和组织病理学特征已与中轴骨软化症形成对比[100]。

### 临床表现

临床表现出现在中年以后或更晚期间。无性别倾向。急剧的恶化接着会产生典型的、缓起的难治性骨痛。由于进展型的固定，病程使人衰弱。显著特点是自发性骨折。体格检查显示明显的骨压痛。

## 影像学特征

骨骼改变影响除颅骨以外的其余骨骼。最初，可能只存在骨量减少和骨小梁的轻微的异常表现[105]。随后，检查结果更符合骨软化症，进一步发展为骨小梁结构改变、骨密度不均、皮质变薄。骨皮质髓质界限不清。骨骼区域可能会有混合的、溶解的和硬化的外观[105]。剩余的骨小梁出现粗的和密集的"渔网"结构。自发性骨折可能发生。有些患者出现"英式橄榄球球衣"样脊柱。骨干可见骨膜反应。影像学特征可以鉴别骨成纤维发生不全与中轴骨软化（泛发性与轴性相对）。组织病理学发现也不同[100]。

## 实验室检查所见

血清钙和无机磷酸盐水平正常，碱性磷酸酶升高。尿羟脯氨酸可能正常或升高[105]。通常没有肾小管功能障碍。可见急性粒细胞缺乏症和巨球蛋白血症已有报道。

## 组织病理学发现

骨损害表现为骨软化[105]。胶原蛋白缺乏双折射表明矿化缺陷。电子显微镜显示薄且无规则的组织胶原纤维位于"混乱的"模型内。股骨和胫骨皮质可出现轻度畸形。成骨细胞和破骨细胞可能丰富。在一些区域，可观察到直径 300 ~ 500nm 矩阵结构[106]。除非在偏振光或电子显微镜下观察骨，骨成纤维生成不良可能被误诊为骨质疏松症或其他形式的软骨病[106]。

## 病因和发病机制

这是一种获得性的板层骨胶原蛋白合成障碍。病因尚不清楚。遗传因素尚未涉及。

## 治疗

没有公认的治疗方法。可暂时改善症状。应用维生素 D（或一种活跃的代谢物）、钙、鲑鱼降血钙素或氟化钠治疗无效[105]。事实上，异位钙化常采用高剂量维生素 D 治疗。美法仑和泼尼松龙治疗可能对患者有益。

# 厚皮性骨膜病

厚皮性骨膜病（特发性肥大性骨关节病：原发性或特发性）导致杵状指、多汗症以及皮肤增厚，特别是在面部和前额的皮肤增厚（回状头皮），以及骨膜新骨形成，在四肢远端多见。该病的病因与常染色体显性和隐性遗传有关[107-108]。在 2008 年，有关研究显示常染色体隐性遗传性厚皮性骨膜病是由编码 15- 羟基前列腺素脱氢酶的基因突变导致[108]。

## 临床表现

男性比女性多见，黑色人种比白色人种更常见。不同年龄段均可发病，但青春期发病更多见[107-108]。该病的主要症状（杵状指、骨膜炎和皮肤增厚）都会对患者造成影响；但部分人可能只是一个或两个症状。其临床表现在发病一年后就可出现部分缓解[108]。手和脚的逐步增大可导致爪状畸形，病变部位可伴有过度出汗表现。肢端可发生骨溶解。肘、腕、膝、踝关节的疲劳和关节痛也是常见症状。刚度和有限的流动性的四肢骨和躯干骨的强度和活动范围可能会逐渐受到影响。脑或脊髓神经也会逐渐受到压迫。皮肤常见的改变有粗糙、增厚、裂纹、斑片状、多油脂，尤其是头面部更为常见。也可伴有骨髓病性贫血与髓外造血的发生。本病不会影响患者的正常寿命。

## 影像学特征

管状骨典型的严重增生性骨膜炎包括尺骨远端、胫骨、腓骨、掌骨、跖骨蹠骨、锁骨、骨盆、颅底、指骨的半径改变。杵状指症状也非常明显，并可出现肢端骨溶解现象。该病变很少波及脊柱。若发生关节强直者会影响老年患者的生活质量，尤其是手和足的关节发生强直者[15]。该病主要与继发性肥大性骨关节病相鉴别（原发于肺或其他的疾病的原因）。继发性骨关节病的影像学特征有所不同：有骨膜反应，但骨膜通常是光滑和起伏的[109]。而在厚皮性骨膜病，骨膜增生旺盛但是不规则，而且往往波及骨骺部分。骨扫描可见在沿长骨的骨皮质边缘形成了对称、弥漫性的骨膜增厚，特别是在腿部，可见"双线征"标志形成。

## 实验室检查结果

新生骨皮质在骨松质表面逐步增厚，中央区的病变组织很难与原来的正常皮层组织区分。也可有骨小梁从骨松质中生成[15]。在病变附近可发现有轻度细胞增生和血管壁增厚的滑膜，但滑膜很少分泌滑液[110]。在电子显微镜下可显示有层状基底膜形成。

## 病因和发病机制

目前对于该病的病因尚存争议。部分假说认为某些由厚皮性骨膜病产生的循环因子作用于血管壁引起的充血,从而导致软组织改变,血流速度减慢[111]。

## 治疗

目前尚无确切治疗方法。非甾体类抗炎药可以缓解滑膜炎导致的疼痛。有 1 例使用秋水仙碱治愈的报道。对于出现了挛缩或神经血管压迫的骨硬化性病变可能需要外科干预治疗。

## 丙肝合并骨硬化

1992 年,有报道广泛、严重的骨质硬化和骨质增生症在前期滥用静脉药物的丙型病毒性肝炎患者中出现[112]。被报道的约有 20 例患者均感染了丙型肝炎病毒。这些患者中,除了颅骨以外,在整个骨骼系统的骨外膜、骨内膜和小梁都出现了骨质增厚反应。在疾病的活动期,会出现前臂和腿部的疼痛症状。双能 X 线骨密度仪(DXA)显示数值为20%~300%。在疾病的活动期内的过度骨重建加速可能与对抗骨吸收治疗有关。随着疾病的逐渐缓解,DXA 值也逐渐减小。在 IGF 系统中,循环的 IGF 结合蛋白 2 和"大"的 IGF-Ⅱ水平也明显增加[113]。

## 高骨量表型

激活突变的 LRP5 基因编码低密度脂蛋白受体相关蛋白 5,常染色体显性遗传,参与增加骨量[114]。通过增强 Wnt 信号刺激成骨细胞[114],导致有些患者出现腭隆突[114]、脑神经麻痹和口咽外生骨疣[115]。另外,LRP6 基因的激活也可能导致高骨量。

## 其他的硬化性骨病

表 93.1 列出了各种可造成局部或全身的骨骼质量增加的情况。结节病是粗网状骨囊肿的主要原因。然而,骨硬化区偶尔也会出现在中轴骨或长骨干上。虽然多发性骨髓瘤通常的特点是广泛的骨质疏松和离散的溶骨性病变,该病的稳定类型常发生广泛性硬化。淋巴瘤、骨髓纤维化和肥大细胞增多症也可以导致骨量增加。转移性癌特别是由前列腺转移至骨者,会导致骨密度增加。弥漫性硬化继发也很常见,但不是主要的,甲状旁腺功能亢进症也可导致骨量增加(如肾病)。

## 参考文献

1. Online Mendelian Inheritance in Man 2000 OMIM. Available online at http://www.ncbi.nlm.nih.gov/oAmicm. Accessed January 25, 2013.
2. Castriota-Scanderbeg A, Dallapiccola B. 2005. *Abnormal Skeletal Phenotypes: From Simple Signs to Complex Diagnoses.* New York: Springer.
3. Albers-Schönberg H. 1904. Roentgen bilder einer seltenen Kochennerkrankung. *Munch Med Wochenschr* 51: 365.
4. Whyte MP. 2002. Osteopetrosis. In: Royce PM, Steinmann B (eds.) *Connective Tissue and Its Heritable Disorders, 2nd Ed.* New York: Wiley-Liss. pp. 789–807.
5. Johnston CC Jr, Lavy N, Lord T, Vellios F, Merritt AD, Deiss WP Jr. 1968. Osteopetrosis: A clinical, genetic, metabolic, and morphologic study of the dominantly inherited, benign form. *Medicine (Baltimore)* 47: 149–67.
6. Loría-Cortés R, Quesada-Calvo E, Cordero-Chaverri C.1977. Osteopetrosis in children: A report of 26 cases. *J Pediatr* 91: 43–7.
7. Kahler SG, Burns JA, Aylsworth AS. 1984. A mild autosomal recessive form of osteopetrosis. *Am J Med Genet* 17: 451–64.
8. Jagadha V, Halliday WC, Becker LE, Hinton D. 1988. The association of infantile osteopetrosis and neuronal storage disease in two brothers. *Acta Neuropathol (Berl)* 75: 233–40.
9. Dupuis-Girod S, Corradini N, Hadj-Rabia S, Fournet JC, Faivre L, Le Deist F, Durand P, Döffinger R, Smahi A, Israel A, Courtois G, Brousse N, Blanche S, Munnich A, Fischer A, Casanova JL, Bodemer C. 2002. Osteopetrosis, lymphedema, anhidrotic ectodermal dysplasia, and immunodeficiency in a boy and incontinentia pigmenti in his mother.. *Pediatrics* 109: e97.
10. Whyte MP, McAlister WH, Novack DV, Clements KL, Schoenecker PL, Wenkert D. 2008. Bisphosphonate-induced osteopoetrosis: Novel bone modeling defects, metaphyseal osteopenia, and osteosclerosis fractures after drug exposure ceases. *J Bone Miner Res* 23: 1698–707.
11. Balemans W, Van Wesenbeeck L, Van Hul W. 2005. A clinical and molecular overview of the human osteopetroscs. *Calcif Tissue Int* 77: 263–74.
12. Vanier V, Miller R, Carson BS. 2000. Bilateral visual improvement after unilateral optic canal decompression and cranial vault expansion in a patient with osteopetrosis, narrowed optic canals, and increased intracranial pressure. *J Neurol Neurosurg Psychiatry* 69: 405–06.
13. Waguespack SG, Hui SL, DiMeglio LA, Econs MJ. 2007. Autosomal dominant osteopetrosis: Clinical severity and natural history of 94 subjects with a chloride channel 7 gene mutation. *J Clin Endocrinol Metab* 92: 771–8.
14. Bollerslev J. 1989. Autosomal dominant osteopetrosis: Bone metabolism and epidemiological, clinical and

hormonal aspects. *Endocr Rev* 10: 45–67.

15. Resnick D, Niwayama G. 2002. *Diagnosis of Bone and Joint Disorders, 4th Ed.* Philadelphia: Saunders.

16. Di Rocco M, Buoncompagni A, Loy A, Dellacqua A. 2000. Osteopetrorickets: Case report. *Eur J Paediatr Neurol* 159: 579–81.

17. Rao VM, Dalinka MK, Mitchell DG, Spritzer CE, Kaplan F, August CS, Axel L, Kressel HY. 1986. Osteopetrosis: MR characteristics at 1.5 T. *Radiology* 161: 217–20.

18. Elster AD, Theros EG, Key LL, Chen MYM. 1992. Cranial imaging in autosomal recessive osteopetrosis. Part I. Facial bones and calvarium. *Radiology* 183: 129–37; Cranial imaging in autosomal recessive osteopetrosis. Part II. Skull base and brain. *Radiology* 183: 137–44.

19. Key L, Carnes D, Cole S, Holtrop M, Bar-Shavit Z, Shapiro F, Arceci R, Steinberg J, Gundberg C, Kahn A, et al. 1984. Treatment of congenital osteopetrosis with high dose calcitriol. *N Engl J Med* 310: 409–15.

20. Whyte MP, Kempa LG, McAlister WH, Shang F, Mumm S, Wenkert D. 2010. Elevated serum lactate dehydrogenase isoenzymes and aspartate transaminase distinguish Albers-Schönberg disease (chloride channel 7 deficiency osteopetrosis) among the sclerosing bone disorders. *J Bone Miner Res* 25: 2515–26.

21. Alatalo SL, Ivaska KK, Waguespack SG, Econs MJ, Väänänen HK, Halleen JM. 2004. Osteoclast-derived serum tartrate-resistant acid phosphatase 5b in Albers-Schönberg disease (type 11 autosomal dominant osteopetrosis). *Clin Chem* 50: 883–90.

22. Sobacchi C, Frattini A, Guerrini MM, Abinun M, Pangrazio A, Susani L, Bredius R, Mancini G, Cant A, Bishop N, Grabowski P, Del Fattore A, Messina C, Errigo G, Coxon FP, Scott DI, Teti A, Rogers MJ, Vezzoni P, Villa A, Helfrich MH. 2007. Osteoclast-poor human osteopetrosis due to mutations in the gene encoding RANKL. *Nat Genet* 39: 960–62.

23. Helfrich MH, Aronson DC, Everts V, Mieremet RHP, Gerritsen EJA, Eckhardt PG, Groot CG, Scherft JP. 1991. Morphologic features of bone in human osteopetrosis. *Bone* 12: 411–19.

24. Bollerslev J, Steiniche T, Melsen F, Mosekilde L. 1986. Structural and histomorphometric studies of iliac crest trabecular and cortical bone in autosomal dominant osteopetrosis: A study of two radiological types. *Bone* 10: 19–24.

25. Lajeunesse D, Busque L, Ménard P, Brunette MG, Bonny Y. 1996. Demonstration of an osteoblast defect in two cases of human malignant osteopetrosis. Correction of the phenotype after bone marrow transplant. *Bone* 98: 1835–42.

26. Mills BG, Yabe H, Singer FR. 1988. Osteoclasts in human osteopetrosis contain viral-nucleocapsid-like nuclear inclusions. *J Bone Miner Res* 3: 101–6.

27. Beard CJ, Key L, Newburger PE, Ezekowitz RA, Arceci R, Miller R, Proto P, Ryan T, Anast C, Simons ER. 1986. Neutrophil defect associated with malignant infantile osteopetrosis. *J Lab Clin Med* 108: 498–505.

28. Cleiren E, Bénichou O, Van Hul E, Gram J, Bollerslev J, Singer FR, Beaverson K, Aledo A, Whyte MP, Yoneyama T, deVernejoul MC, Van Hul W. 2001. Albers-Schönberg disease (autosomal dominant osteopetrosis, type II) results from mutations in the ClCN7 chloride channel gene. *Hum Mol Genet* 10: 2861–7.

29. Susani L, Pangrazio A. Sobacchi C, Taranta A, Mortier G, Savarirayan R. Villa A, Orchard P, Vezzoni P, Albertini A, Frattini A. Pagani F. 2004. TCIRGl-dependent recessive osteopctrosis: Mutation analysis, functional identification of the splicing defects, and in vitro rescue by U1 snRNA. *Hum Mutat* 24: 225–35.

30. Campos-Xavier AB, Saraiva JM, Ribeiro LM, Munnich A, Cormier-Daire V. 2003. Chloride channel 7 (CLCN7) gene mutations in intermediate autosomal recessive osteopetrosis. *Hum Genet* 112: 186–9.

31. Chalhoub N, Benachenhou N, Rajapurohitam V, Pata M, Ferron M, Frattini A, Villa A, Vacher J. 2003. Grey-lethal mutation induces severe malignant autosomal recessive osteopetrosis in mouse and human. *Nat Med* 9: 399–406.

32. Driessen GJ, Gerritsen EJ, Fischer A, Fasth A, Hop WC, Veys P, Porta F, Cant A, Steward CG, Vossen JM, Uckan D, Friedrich W. 2003. Long-term outcome of haematopoietic stem cell transplantation in autosomal recessive osteopetrosis: An EBMT report. *Bone Marrow Transplant* 32: 657–63.

33. Rawlinson PS, Green RH, Coggins AM, Boyle IT, Gibson BE. 1991. Malignant osteopetrosis: Hypercalcaemia after bone marrow transplantation. *Arch Dis Child* 66: 638–9.

34. Steward CG, Pellier I, Mahajan A, Ashworth MT, Stuart AG, Fasth A, Lang D, Fischer A, Friedrich W, Schulz AS; Working Party on Inborn Errors of the European Blood and Marrow Transplantation Group. 2004. Severe pulmonary hypertension: A frequent complication of stem cell transplantation for malignant infantile osteopetrosis. *Br J Haematol* 124: 63–71.

35. Tsuji Y, Ito S, Isoda T, Kajiwara M, Nagasawa M, Morio T, Mizutani S. 2005. Successful nonmyeloablative cord blood transplantation for an infant with malignant infantile osteopetrosis. *J Pediatr Hematol Oncol* 27: 495–98.

36. Key LL Jr. 1987. Osteopetrosis: A genetic window into osteoclast function. Cases Metab Bone Dis. A CPC Series. Triclinica Communications. New York, NY. 2: l–12.

37. Dorantes LM, Mejia AM, Dorantes S. 1986. Juvenile osteopetrosis: Effects of blood and bone of prednisone and low calcium, high phosphate diet. *Arch Dis Child* 61: 666–670.

38. Iacobini M, Migliaccio S, Roggini M, Taranta A, Werner B, Panero A, Teti A. 2001. Case Report: Apparent cure of a newborn with malignant osteopetrosis using prednisone therapy. *J Bone Miner Res* 16: 2356–60.

39. Dozier TS, Duncan IM, Klein AJ, Lambert PR, Key LL Jr. 2005. Otologic manifestations of malignant osteopetrosis. *Otol Neurotol* 26: 762–6.

40. Strickland JP, Berry DJ. 2005. Total joint arthroplasty in patients with osteopetrosis: A report of 5 cases and review of the literature. *J Arthoplasty* 20: 815–20.

41. Sly WS, Hewett-Emmett D, Whyte MP, Yu YS, Tashian RE. 1983. Carbonic anhydrase II deficiency identified as the primary defect in the autosomal recessive syndrome of osteopetrosis with renal tubular acidosis and cerebral calcification. *Proc Natl Acad Sci U S A* 80: 2752–6.

42. Whyte MP. 1993. Carbonic anhydrase II deficiency. *Clin Orthop* 294: 52–3.

43. Sly WS, Shah GN. 2001. The carbonic anhydrase II deficiency syndrome: Osteopetrosis with renal tubular acidosis and cerebral calcification. In: Scriver CR,

Beaudet AL, Sly WS, Valle D. Child B, Vogelstein B (eds.) *The Metabolic and Molecular Bases of Inherited Disease, 8th Ed.* New York: McGraw-Hill Book Company. pp. 5331–43.

44. Roth DE, Venta PJ, Tashian RE, Sly WS. 1992. Molecular basis of human carbonic anhydrase II deficiency. *Proc Natl Acad Sci U S A* 89: 1804–8.

45. Shah GN, Bonapace G, Hu PY, Strisciuglio P, Sly WS. 2004. Carbonic anhydrase II deficiency syndrome (osteopetrosis with renal tubular acidosis and brain calcification): Novel mutations in CA2 identified by direct sequencing expand the opportunity for genotype- phenotype correlation. *Hum Mutat* 24: 272.

46. Whyte MP, Hamm LL 3rd, Sly WS.1988. Transfusion of carbonic anhydrase-replete erythrocytes fails to correct the acidification defect in the syndrome of osteopetrosis, renal tubular acidosis, and cerebral calcification (carbonic anhydrase-II deficiency). *J Bone Miner Res* 3: 385–8.

47. McMahon C, Will A, Hu P, Shah GN, Sly WS, Smith OP. 2001. Bone marrow transplantation corrects osteopetrosis in the carbonic anhydrase II deficiency syndrome. *Blood* 97: 1947–50.

48. Maroteaux P, Lamy M. 1965. The malady of Toulouse-Lautrec. *JAMA* 191: 715–7.

49. Maroteaux P, Lamy M. 1962. [Pyknodysostosis]. [Article in French]. *Presse Med* 70: 999–1002.

50. Gelb BD, Brijmme D, Desnick RJ. 2001. Pycnodysostosis: Cathepsin K deficiency. In: Scriver CR, Beaudet AL, Sly WS, Valle D, Child B, Vogelstein B (eds.) *The Metabolic and Molecular Bases of Inherited Disease, 8th Ed.* New York: McGraw-Hill Book Company. pp. 3453–68.

51. Elmore SM. 1967. Pycnodysostosis: A review. *J Bone Joint Surg Am* 49: 153–62.

52. Soto TJ, Mautalen CA, Hoiman D, Codevilla A, PiquC J, Pangaro JA. 1969. Pycnodysostosis, metabolic and histologic studies. *Birth Defects* 5: 109–15.

53. Everts V, Aronson DC, Beertsen W. 1985. Phagocytosis of bone collagen by osteoclasts in two cases of pycnodysostosis. *Calcif Tissue Int* 37: 25–31.

54. Beneton MNC, Harris S, Kanis JA. 1987. Paramyxovirus-like inclusions in two cases of pycnodysostosis. *Bone* 8: 211–7.

55. Soliman AT, Rajab A, AlSalmi I, Darwish A, Asfour M. 1996. Defective growth hormone secretion in children with pycnodysostosis and improved linear growth after growth hormone treatment. *Arch Dis Child* 75: 242–4.

56. Fratzl-Zelman N, Valenta A, Roschger P, Nader A, Gelb BD, Fratzl P, Klaushofer K. 2004. Decreased bone turnover and deterioration of bone structure in two cases of pycnodysostosis. *J Clin Endocrinol Metab* 89: 1538–47.

57. Everts V, Hou WS, Rialland X, Tigchelaar W, Saftig P, Bromme D, Gelb BD, Beertsen W. 2003. Cathepsin K deficiency in pycnodysostosis results in accumulation of non-digested phagocytosed collagen in fibroblasts. *Calcif Tissue Int* 73: 380–6.

58. Edelson JG, Obad S, Geiger R, On A, Artul HJ. 1992. Pycnodysostosis: Orthopedic aspects, with a description of 14 new cases. *Clin Orthop* 280: 263–76.

59. Engelmann G. 1929. Ein fall von osteopathia hyperostotica (sclerotisans) multiplex infantilis. *Fortschr Geb Roentgen* 39: 1101–6.

60. Saito T, Kinoshita A, Yoshiura K1, Makita Y, Wakui K, Honke K, Niikawa N, Taniguchi N. 2001. Domain-specific mutations of a transforming growth factor (TGF)-beta 1 latency-associated peptide cause Camurati-Engelmann disease because of the formation of a constitutively active form of TGF-beta 1. *J Biol Chem* 276: 11469–72.

61. Wallace SE, Lachman RS, Mekikian PB, Bui KK, Wilcox WR. 2004. Marked phenotypic variability in progressive diaphyseal dysplasia (Camurati-Engelmann disease): Report of a four generation pedigree, identification of a mutation in TGFB1, and review. *Am J Med Genet A* 129: 235–47.

62. Naveh Y, Ludatshcer R, Alon U, Sharf B. 1985. Muscle involvement in progressive diaphyseal dysplasia. *Pediatrics* 76: 944–9.

63. Crisp AJ, Brenton DP. 1982. Engelmann's disease of bone: A systemic disorder? *Ann Rheum Dis* 41: 183–8.

64. Smith R, Walton RJ, Corner BD, Gordon IR. 1977. Clinical and biochemical studies in Engelmann's disease (progressive diaphyseal dysplasia). *Q J Med* 46: 273–94.

65. Kumar B, Murphy WA, Whyte MP. 1981. Progressive diaphyseal dysplasia (Englemann's disease): Scintigraphic-radiologic-clinical correlations. *Radiology* 140: 87–92.

66. Applegate W, Applegate GR, Kemp SS. 1991. MR of multiple cranial neuropathies in a patient with Camurati-Engelmann disease: Case report. *AJNR Am J Neuroradiol* 557–9.

67. Janssens K, ten Dijke P, Ralston SH, Bergmann C, Van Hul W. 2003. Transforming growth factor-beta 1 mutations in Camurati-Engelmann disease lead to increased signaling by altering either activation or secretion of the mutant protein. *J Biol Chem* 278: 7718–24.

68. Saraiva JM. 2000. Anticipation in progressive diaphyseal dysplasia. *J Med Genet* 37: 394–5.

69. Hecht JT, Blanton SH, Broussard S, Scott A, Hall CR, Milunsky JM. 2001. Evidence for locus heterogeneity in the Camurati-Engelmann (DPD1) Syndrome.. *Clin Genet* 59: 198–200.

70. Naveh Y, Alon U, Kaftori JK, Berant M. 1985. Progressive diaphyseal dysplasia: Evaluation of corticosteroid therapy. *Pediatrics* 75: 321–3.

71. lnaoka T, Shuke N, Sato J, Ishikawa Y, Takahashi K, Aburano T, Makita Y. 2001. Scintigraphic evaluation of pamidronate and corticosteroid therapy in a patient with progressive diaphyseal dysplasia (Camurati-Engelmann disease). *Clin Nucl Med* 26: 680–2.

72. Van Buchem FSP, Prick JJG, Jaspar HHJ. 1976. *Hyperostosis Corticalis Generalisata Familiaris (Van Buchem's Disease)*. Amsterdam, The Netherlands: Excerpta Media.

73. Perez-Vicente JA, Rodriguez de Castro E, Lafuente J, Mateo MM, Gimenez-Roldan S. 1987. Autosomal dominant endosteal hyperostosis. Report of a Spanish family with neurological involvement. *Clin Genet* 31: 161–9.

74. Beighton P, Barnard A, Hamersma H, van der Wouden A. 1984. The syndromic status of sclerosteosis and van Buchem disease. *Clin Genet* 25: 175–81.

75. Brunkow ME, Gardner JC, Van Ness J, Paeper BW,

Kovacevich BR, Proll S. Skonier JE, Zhao L, Sabo PJ, Fu Y, Alisch RS, Gillett L, Colbert T, Tacconi P, Galas D, Hamersma H, Beighton P, Mulligan J. 2001. Bone dysplasia sclerosteosis results from loss of the SOST gene product, a novel cystine knot-containing protein. *Am J Hum Genet* 68: 577–89.

76. Loots GG, Kneissel M, Keller H, Baptist M, Chang J, Collette NM, Ovcharenko D, Plajzer-Frick I, Rubin EM. 2005. Genomic deletion of a long-range bone enhancer misregulates sclerostin in Van Buchem disease. *Genome Res* 15: 928–35.

77. Li X, Zhang Y, Kang H, Liu W, Liu P, Zhang J, Harris SE, Wu D. 2005. Sclerostin binds to LRP5/6 and antagonizes canonical Wnt signaling. *J Biol Chem* 280: 19883–7.

78. Sutherland MK. Geoghegan JC, Yu C, Turcott E, Skonier JE, Winkler DG, Latham JA. 2004. Sclerostin promotes the apoptosis of human osteoblastic cells: A novel regulation of bone formation. *Bone* 35: 828–35.

79. Ruckert EW, Caudill RJ, McCready PJ. 1985. Surgical treatment of van Buchem disease. *J Oral Maxillofac Surg* 43: 801–5.

80. Schendel SA. 1988. Van Buchem disease: Surgical treatment of the mandible. *Ann Plast Surg* 20: 462–7.

81. Hamersma H, Gardner J, Beighton P. 2003. The natural history of sclerosteosis. *Clin Genet* 63: 192–7.

82. Beighton P, Cremin BJ, Hamersma H. 1976. The radiology of sclerosteosis. *Br J Radiol* 49: 934–9.

83. Hill SC, Stein SA, Dwyer A, Altman J, Dorwart R, Doppman J. 1986. Cranial CT findings in sclerosteosis. *AJNR Am J Neuroradiol* 7: 505–11.

84. Stein SA, Witkop C, Hill S, Fallon MD, Viernstein L, Gucer G, McKeever P, Long D, Altman J, Miller NR, Teitelbaum SL, Schlesinger S. 1983. Sclerosteosis, neurogenetic and pathophysiologic analysis of an American kinship. *Neurology* 33: 267–77.

85. Epstein S, Hamersma H, Beighton P. 1979. Endocrine function in sclerosteosis. *S Afr Med J* 55: 1105–10.

86. Uitto J, Santa Cruz DJ, Starcher BC, Whyte MP, Murphy WA. 1981. Biochemical and ultrastructural demonstration of elastin accumulation in the skin of the Buschke-Ollendorff syndrome. *J Invest Dermatol* 76: 284–7.

87. Mumm S, Wenkert D, Zhang X, McAlister WH, Mier R, Whyte MP. 2007. Deactivating germline mutations in LEMD3 cause osteopoikilosis and Buschke-Ollendorff syndrome, but not sporadic melorheostosis. *J Bone Miner Res* 22: 243–50.

88. Whyte MP, Murphy WA, Seigel BA. 1978. 99m Tc-pyrophosphate bone imaging in osteopoikilosis, osteopathia striata, and melorheostosis. *Radiology* 127: 439–43.

89. Rabinow M, Unger F. 1984. Syndrome of osteopathia striata, macrocephaly, and cranial sclerosis. *Am J Dis Child* 138: 821–3.

90. Happle R, Lenz W. 1977. Striation of bones in focal dermal hypoplasia: Manifestation of functional mosaicism? *Br J Dermatol* 96: 133–8.

91. Jenkins ZA, van Kogelenberg M, Morgan T, Jeffs A, Fukuzawa R, Pearl E, Thaller C, Hing AV, Porteous ME, Garcia-Miñaur S, Bohring A, Lacombe D, Stewart F, Fiskerstrand T, Bindoff L, Berland S, Adès LC, Tchan M, David A, Wilson LC, Hennekam RC, Donnai D, Mansour S, Cormier-Daire V, Robertson SP. 2009. Germline mutations in WTX cause a sclerosing skeletal dysplasia but do not predispose to tumorigenesis. *Nat Genet* 41: 55–100.

92. Campbell CJ, Papademetriou T, Bonfiglio M. 1968. Melorheostosis: A report of the clinical, roentgenographic, and pathological findings in fourteen cases. *J Bone Joint Surg Am* 50: 1281–1304.

93. Leri A, Joanny J. 1922. Une affection non decrite des os. Hyperostose "en coulee" sur toute la longueur d'un membre ou "melorheostose." *Bull Mem Soc Med Hop Paris* 46: 1141–5.

94. Applebaum RE, Caniano DA, Sun CC, Azizkhan RA, Queral LA. 1986. Synchronous left subclavian and axillary artery aneurysms associated with melorheostosis. *Surgery* 99: 249–53.

95. Colavita N, Nicolais S, Orazi C, Falappa PG. 1987. Melorheostosis: Presentation of a case followed up for 24 years. *Arch Orthop Trauma Surg* 106: 123–5.

96. Wagers LT, Young AW Jr, Ryan SF. 1972. Linear melorheostotic scleroderma. *Br J Dermatol* 86: 297–301.

97. Kim JE, Kim EH, Han EH, Park RW, Park IH. Jun SH, Kim JC, Young MF, Kim IS. 2000. A TGF-3-inducible cell adhesion moleculae, Big-h3, is downregulated in melorheostosis and involved in oseogeneis. *J Cell Biochem* 77: 169–78.

98. Mumm S, Zhang X, McAlister WH, Wenkert D, Whyte MP. 2005. Deactivating germline mutations in LEMD3 cause osteopoikilosis and Buschke-Ollendorff syndrome, but not melorheostosis. *J Bone Miner Res* 22(2): 243–50.

99. Atar D, Lehman WB, Grant AD, Strongwater AM. 1992. The Ilizarov apparatus for treatment of melorkostosis: Case report and review of the literature. *Clin Orthop* 281: 163–7.

100. Christmann D, Wenger JJ, Dosch JC, Schraub M, Wackenheim A. 1981. L'ostéomalacie axiale: Analyse compare avec la fibrogenese imparfaite. [Axial osteomalacia. Comparative analysis with fibrogenesis imperfecta ossium (author's transl)]. [Article in French]. *J Radiol* 62: 37–41.

101. Whyte MP, Fallon MD, Murphy WA, Teitelbaum SL. 1981. Axial osteomalacia: Clinical, laboratory and genetic investigation of an affected mother and son. *Am J Med* 71: 1041–9.

102. Nelson AM, Riggs BL, Jowsey JO. 1978. Atypical axial osteomalacia. Report of four cases with two having features of ankylosing spondylitis. *Arthritis Rheum* 21: 715–22.

103. Cortet B, Bernière L, Solau-Gervais E, Hacène A, Cotten A, Delcambre B. 2000. Axial osteomalacia with sacroiliitis and moderate phosphate diabetes: Report of a case. *Clin Exp Rheumatol* 18: 625–628.

104. Condon JR, Nassim JR. 1971. Axial osteomalacia. *Postgrad Med J* 47(554): 817–20.

105. Lang R, Vignery AM, Jenson PS. 1986. Fibrogenesis imperfecta ossium with early onset: Observations after 20 years of illness. *Bone* 7: 237–46.

106. Ralphs JR, Stamp TCB, Dopping-Hepenstal PJC, Ali SY. 1989. Ultrastructural features of the osteoid of patients with fibrogenesis imperfecta ossium. *Bone* 10: 243–9.

107. Rimoin DL. 1965. Pachydermoperiostosis (idiopathic clubbing and periostosis). Genetic and physiologic considerations. *N Engl J Med* 272: 923–31.

108. Uppal S, Diggle CP, Carr IM, et al. 2008. Mutations in

15-hydroxyprostaglandin dehydrogenase cause primary hypertrophic osteoarthropathy. *Nat Genet* 40: 789–93.

109. Ali A, Tetalman MR, Fordham EW, Turner DA, Chiles JT, Patel SL, Schmidt KD. 1980. Distribution of hypertrophic pulmonary osteoarthropathy. *AJR Am J Roentgenol* 134: 771–80.

110. Lauter SA, Vasey FB, Hüttner I, Osterland CK. 1978. Pachydermoperiostosis: Studies on the synovium. *J Rheumatol* 5: 85–95.

111. Cooper RG, Freemont AJ, Riley M, Holt PJ, Anderson DC, Jayson MI. 1992. Bone abnormalities and severe arthritis in pachydermoperiostosis. *Ann Rheum Dis* 51(3): 416–9.

112. Whyte MP, Teitelbaum SL, Reinus WR. 1996. Doubling skeletal mass during adult life: The syndrome of diffuse osteosclerosis after intravenous drug abuse. *J Bone Miner Res* 11: 554–8.

113. Khosla S, Ballard FJ, Conover CA. 2002. Use of site-specific antibodies to characterize the circulating form of big insulin-like growth factor II in patients with hepatitis C-associated osteosclerosis. *J Clin Endocrinol Metab* 87(8): 3867–70.

114. Boyden LM, Mao J, Belsky J, Mitzner L, Farhi A, Mitnick MA, Wu D, Insogna K, Lifton RP. 2002. High bone density due to a mutation in LDL-receptor-related protein 5. *N Engl J Med* 345: 1513–21.

115. Rickels MR, Zhang X, Mumm S, Whyte MP. 2005. Oropharyngeal skeletal disease accompanying high bone mass and novel LRP5 mutation. *J Bone Miner Res* 20(5): 878–85.

# 第 94 章
# 纤维异常增殖症

Michael T. Collins • Mara Riminucci • Paolo Bianco

（李子祺 译　何　伟 审校）

## 引言

　　骨纤维异常增生症（fibrous dysplasia of bone，FD）是一种少见的骨科疾病，往往具有多种临床症状。其中一部分患者在晚年通过偶然的影像检查诊断出该疾病时并无具体的临床症状；而对于另外一部分年幼发病患者，该疾病可表现为一种致残性疾病。该疾病可累及单骨或多骨，甚至整个骨骼系统[1-3]。骨纤维异常增生症可与非骨骼症状相关联，其中最常见的是浅褐色斑疹样色素沉着。这些区域形状各异，但均以锯齿状边缘为特征，其中部分区域沿人体正中线或 Blaschko 线分布［图 94.1（1）－（4）］。骨纤维异常增生症也可能与内分泌代谢亢进有关，如性早熟、甲状腺功能亢进、生长激素过剩、库欣综合征等。如果骨纤维异常增生症并发 1 种或 1 种以上非骨骼症状，即可称为多发性骨纤维异常增生症，即 McCune-Albright 综合征（McCune-Albrightsyndrome，MAS）。其中一种可导致磷酸盐流失的肾小管疾病是累及多骨的骨纤维异常增生症最常见的非骨骼系统功能障碍；而骨骼肌黏液瘤和累及心脏、肝、胰等其他器官的功能障碍较为少见。

## 病因与发病机制

　　FD 是由位于 20q13.3 染色体的 *GNAS* 基因复合体发生错义突变引起。*GNAS* 基因编码的 α 亚单位刺激性 G 蛋白（$G_S\alpha$）是环磷酸腺苷依赖性信号通路中一种三聚蛋白复合物。在大多数患者中，$G_S\alpha$ 中的精氨酸 201 会被一个组氨酸（R201H）或半胱氨酸（R201C）所取代；而由其他氨基酸代替该位点或其他位点（Q227）则较为少见。无论如何，突变将会影响 $G_S\alpha$ 中的 GTp 酶活性，导致腺苷酸环化酶持续刺激与环磷酸腺苷异常增生（功能亢进性突变）。*GNAS* 基因突变并不会遗传，理论上会在合子后发育的任意阶段发生。然而，这种由 2 种最常见的氨基酸替代的突变机制是由 R201 位点中的 CPG 区域异常甲基化导致的，这意味着该基因发生突变具有严格的时间窗。对于大多数 FD 患者而言，*GNAS* 基因突变发生在细胞内基因组甲基化水平发生变化的阶段。这意味着该疾病首先累及多能干细胞，这也解释了 *GNAS* 基因突变所带来的各种严重症状为何能够累及 3 个不同胚层，并在患者身上广泛分布。与此同时，由于最初发生基因突变的多能干细胞所产生的克隆在形态及生存能力上存在差异，导致了临床上观察到 FD 存在不同亚型[18]。

　　FD 的发病机制（图 94.1）以纤维化骨组织取代骨的正常结构，影响骨的正常功能为特点。纤维化组织典型特征是缺乏造血功能与脂肪性骨髓。而骨化组织中的骨小梁在数量、分布、形态上均与正常骨小梁不同。虽然 FD 具有多种特定病理形态已经得到公认（中文写作，硬化样和硬化细胞过多）。然而，在所有的受累区域中，几种微小的周期性的病理改变可以将 FD 与其他骨纤维化疾病相鉴别而被

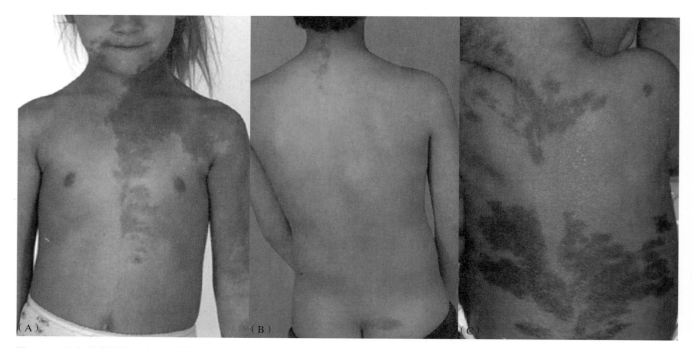

**图 94.1** （也见彩图）牛奶咖啡样皮肤色素沉着。（A）5 岁 McCune-Albright 综合征女性患者在面部、胸部、手臂、均存在典型的大范围色素沉着，呈锯齿状的海岸线样分布，其病灶区域有向正中线分布的趋势。（B）在颈项部及臀沟出延正中线分布的较小的典型病灶。（C）婴儿背部沿 Blaschko 线广泛分布的病灶

视为 FD 的诊断依据[19]。之前的研究提示 FD 的病理改变是由 *GNAS* 基因突变带来出生后多能干细胞的异常分化与突变的成骨细胞功能异常导致[20-22]。的确，最新研究提示 $G_S\alpha$ 基因突变损害了正常的多能干细胞分化为脂肪细胞，同时也扰乱了成骨标志基因的表达[23]。继而，通过特殊的 RNA 干扰序列下调突变的等位基因能够使细胞转化为正常的分子表型（cAMP 数量恢复正常），并使恢复分化成为脂肪细胞的能力[23]。大多数这些组织病理学特征是从在对病灶区组织成骨性质的研究中发现的。FD 中严重的骨软化改变是该疾病的主要发病机制，是由于在增生的骨组织中利尿磷激素和 FGF23 的过度合成导致[25]。FD 病灶区组织中可观察到异常的破骨细胞分化，这种变化与骨细胞细胞白介素 -6 的分泌[26]以及 *GNAS* 基因突变导致的核因子κB 受体的上调相关[23]。多种原因决定了 FD 损害的发生、发展与自然病程。局部突变细胞的数量是疾病发展中扮演了重要的角色。然而，意想不到的表观遗传学和非遗传机制在该疾病的临床表现中发挥了潜在、附加的调节作用。$G_S\alpha$ 的 2 种等位基因的表达在克隆源性骨原细胞中的表达是随机及非对称的[27]。这意味着在具有相同数量变异细胞的骨组织中可以在突变等位基因的表达水平上存在差异，因而影响疾病的发展。此外，在临床上 FD 损伤灶经常会被报道随着时间的推移而好转。最近有报道称这是由于变异细胞在渐进性地消耗之后，残余的正常野生型细胞能够再生正常的骨与骨髓组织[28]。

## 临床特点

FD 在发病早期累及骨骼（地图样改变）。90% 的颅面部改变在 5 岁以前被发现，75% 的全身各处改变在 15 岁以前被发现。这意味着基本上 FD 所有的临床症状都在幼年患者中发现，5 岁以前可能性较大[3]。$G_S\alpha$ 基因突变带来的病理改变在骨快速生长的阶段最为显著，这说明 FD 儿童及青少年这一时期最为常见，症状最为显著，与此同时这一时期也是骨骼损伤发生的高峰[29-30]。该疾病少在婴儿时期发生，而且往往预后不良，可累及多器官。最常见的特征性症状是跛行、疼痛以及病理性骨折。通常儿童不太可能自行感觉疼痛 / 抱怨疼痛，他们的主要的疼痛表现形式为自诉"劳累"。成人对疼痛的抱怨较为常见，而且可能非常严重。疾病常累及肋骨、长骨以及颅面骨，累及脊柱与骨盆是疼痛通常不明

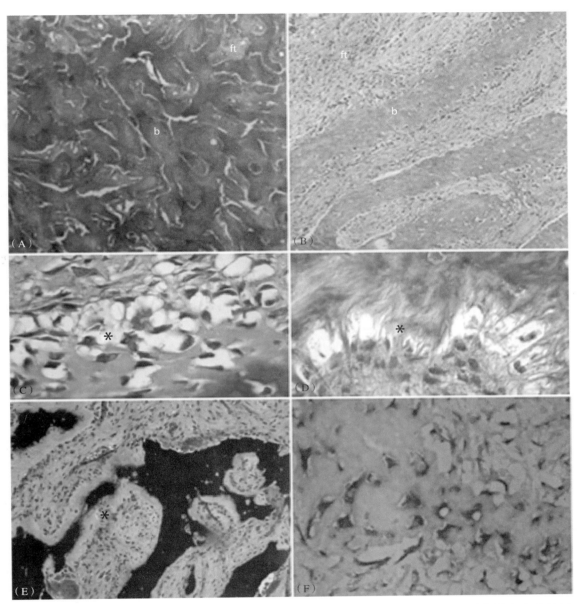

图 94.2　颜面部 FD 典型的病理改变。（A）颜面部 FD 病灶以嵌入纤维组织（ft）的连续的网状骨小梁（b）为特征。（B）FD 颚骨病灶中的新生骨小梁（b）以典型的间断且平行的形态堆积在纤维组织（ft）中。（C）—（D）FD 周期性的组织学特征。（C）骨表面成骨细胞形态学异常（＊标出）。（D）胶原纤维垂直于正在生成的骨表面（骨纤维，＊标出）。（E）—（F）FD 中骨软骨化改变与 FGF23 生成。（E）多余的骨质（＊标出）以及纤维异常增生的骨中严重的次矿化。（F）通过原位杂交显示 FGF23 激活的 FD 骨原细胞生成

显 [31]。承重躯干骨的病理性骨折是 FD 的首要表现，导致四肢骨畸形在 FD 中非常常见，病灶骨组织的膨胀性发育与异常顺应性、继发骨折治疗失败，以及偶发的局限性并发症如骨囊变是其主要原因 [18]，颜面部的畸形单纯是病变区骨的增生导致。

虽然所有的骨骼均可能被疾病侵犯，但是近端骨骺与头颅最常受累 [31]。FD 在儿童时期累及股骨的主要临床表现包括跛行、疼痛、骨折，畸形可见

髋内翻以及经典的牧羊人手杖样畸形。主要影像表现为病灶局限在骨骺或延骨干，呈不同长度分布 [32]。其特征为骨髓腔膨胀性畸形、骨皮质变薄、毛玻璃样改变 [图 94.3（A）]。病灶区骨质在影像上会随着时间改变，如病灶区随着时间与患者年龄的改变出现硬化性倾向与非同质化改变。股骨或其他四肢骨的 FD 病灶区的硬化反映疾病活动得到抑制 [图 94.3（B）]。在头颅上，颅底骨与颜面骨最常受累。主要

表现为儿童时期面部不对称，面部肿块或出现颧突、额骨对称性膨胀。该疾病可进展至成人时期，最终导致面部畸形，或可侵犯脑神经和（或）耳软骨囊。然而，视觉与临床上典型的听力损害并不常见，但可见于在 MAS 的情况下 FD 合并 GH 过量[33-35]。在出血性囊肿的形成过程中视觉损伤也不常见（低于 5% 的患者），这类囊肿可称为动脉瘤样骨囊肿，多发生于血运丰富的纤维化骨中[36]。影像上，儿童颅

面部 FD 具有毛玻璃样的典型改变，但随着年龄的增长，影像上可见混合实心性质与囊状性质的改变 [ 图 94.3 (D)]。

脊柱、肋骨与骨盆区的病灶较为常见，但是平片难以显示病变。放射性核素骨显像作为更灵敏的影像诊断技术能够更有效地诊断该疾病 [ 图 94.3 (E) — (G)]。FD 在脊柱中发病较常见，常与脊柱侧凸相关，需要手术治疗，并能够进展至成人期。因为

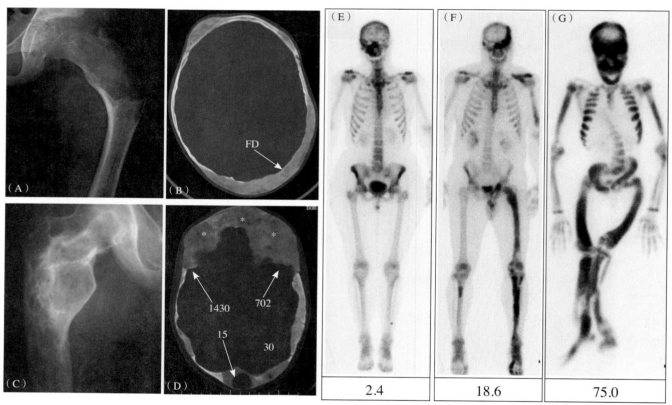

图 94.3　纤维异常增生症的影像改变。(A) 10 岁患者股骨近端典型的毛玻璃样改变与牧羊人手杖样弯曲畸形。(B) 40 岁未经治疗的男性患者显示 FD 有随时间逐渐硬化的趋势。(C) 10 岁 FD 患者的 CT 资料，白色箭头所示为典型的毛玻璃样改变，这是儿童 FD 患者主要的影像改变。(D) 40 岁女性 FD 患者的头颅 CT 影像资料显示高龄患者的特征性改变。注意与 C 图中 10 岁患者的额骨病灶（＊标注）相比较，可见更多非均质化改变，如混杂的实性改变与囊变病灶。这些数字显示 FD 病灶区的 HU 值。1480 是周围正常骨组织的密度，702 是 FD 病灶区的 HU 值，30 是正常脑组织的 HU 值，15 是空心囊变区的 HU 值，在 FD 影像中并不常见。(E)—(G) FD 的骨显像图，典型的 99Tc-MDP 骨显像疾病严重程度与 FD 区域核素摄取情况。图下所示为骨疾病负担评分。(E) 50 岁女性累及单一骨的 FD 患者，显示颅面面区域连续的浓聚。(F) 42 岁男性患者，累及多骨，显示主要累及单侧（并非绝对）并累及颅底和股骨近端。(G) 16 岁 McCune-Albright 综合征男性患者，累及全颅（panostotic, FD）

脊柱中 FD 常见，并可进展为致命性因素，所以监控脊柱侧弯的程度与其相对稳定性及进展尤为重要。

恶性改变在 FD 中非常少见（小于 1%）。然而，肿瘤的发生可能与 FD 的治疗方法中高剂量的体外放射治疗有关，但也可能先于放射治疗而独立发生[39-40]。影像上快速的病灶区扩张与骨皮质破坏应提示临床医生骨肉瘤样改变的可能性。骨原性肉瘤虽然最为常见，但并非唯一并发于 FD 的骨肿瘤。骨肉瘤病情进展极富侵略性，手术是疾病的治疗方式；化学治疗似乎并不能影响预后。

## 管理与治疗

FD 的诊断需建立在专家对临床、影像与病理特征的评估之上。骨转化标志物具有极高的诊断价值[8]。FD 在骨骼范围内的疾病改变可通过全身的放射性核素骨显像诊断，并且可通过该检查评估疾病负担与预测预后[41]。FD 会导致新陈代谢泌尿紊乱，如低磷血症与性激素增高的出现可显著预示疾病预后不佳，所以必须得到筛查与治疗[24,30,33,35]。

基因突变检测有利于与 FD 具有相似临床与影像表现的纤维骨性病灶相鉴别，如骨纤维结构发育不良和下颌骨骨化性纤维瘤。成人股骨近端局限性的病灶可能存在误诊或可被划分为一种与 FD 明显不同纤维骨性区域。如所有所谓的脂肪硬化性黏液纤维性肿瘤均可发现 GNAS 基因突变，并表现为单一骨的纤维性发育不良[42]。多种非骨化性纤维瘤、骨骼血管瘤以及 Ollier 病均需与 FD 鉴别诊断，并需以病史与基因突变水平作为依据。对于股骨近端 FD 导致的骨折或可能发生的骨折，髓内钉内固定是最好的治疗方法。这种方法能够有效预防下肢的畸形与不等长[32,43-44]。对儿童，该手术需要特殊设计的髓内钉或其他调试后解剖匹配的器械，如成人用于肱骨固定的髓内钉可用于儿童股骨髓内固定[32,43]。颅面部 FD 的手术适应证包括美容、可记录的视觉及听觉能力丢失。在任何情况下，该手术均应小心谨慎，并由资深医生实施。以美容为目的的面部修整手术往往会引起病灶区快速再生，特别是儿童。因视觉能力丢失而进行的手术通常无法达到恢复视力的效果，而以防治视力损害为目的的预防性手术手术并不推荐[34-35]。双膦酸盐类药物（如帕米膦酸盐）治疗已得到推广，因为已有观察研究报道该疗法能够止痛，降低血/尿中骨代谢标志物，并可在影像上观察到

FD 好转[46-47]。然而，一个具备适当的病理、影像与临床评估终点的开放性前瞻性的研究提示，虽然该疗法能够缓解疼痛，但在影像或病理学检查上并无改善[48]。目前正在美国与欧洲进行的安慰剂研究能更好地揭示双膦酸盐类药物在治疗 FD 中扮演的角色。目前，另外有两种已被证明有效治疗 FD 的药物被批准投入使用，分别为托珠单抗与德尼单抗。托珠单抗是一种 IL-6 因子受体拮抗剂，已用于治疗类风湿关节炎[49]。基于体外研究提示 IL-6 增生在 FD 的病理生理学机制中扮演一定角色，所以使用托珠单抗是合理的。与此同时 RANKL 亦被证明在 FD 的病理生理学机制中扮演一定角色[23]，所以，德尼单抗这种广泛应用于治疗骨质疏松与肿瘤骨转移的抗 RANKL 抗体被用于治疗 FD 亦有一定依据[50-51]。

## 治疗展望

目前，可行的药物与手术治疗方法均不能让人满意。研究主要集中在阐明致病基因在体外骨骼干细胞与体内模型中的作用机制，以及对应的基因治疗方法[23]。其中干细胞可视为治疗该疾病的工具，亦可作为治疗靶点，而新药研究主要针对激活 $G_s\alpha$ 持续激活与功能特异性靶向治疗。作为治疗方法的一部分，研究疾病表型的其他分子介质和 $G_s\alpha$ 基因的下游分子非常重要。对于发现治疗 FD 的有效方法，适合的动物模型是所有研究目标中的重中之重，对治愈疾病具有关键意义。

## 参考文献

1. Lichtenstein L, Jaffe HL. 1942. Fibrous dysplasia of bone: A condition affecting one, several or many bones, the graver cases of which may present abnormal pigmentation of skin, premature sexual development, hyperthyroidism or still other extraskeletal abnormalities. *Arch Pathol* 33: 777–816.
2. Collins MT. 2006. Spectrum and natural history of fibrous dysplasia of bone. *J Bone Miner Res* 21 Suppl 2: P99–P104.
3. Hart ES, Kelly MH, Brillante B, Chen CC, Ziran N, Lee JS, Feuillan P, Leet AI, Kushner H, Robey PG, Collins MT. 2007. Onset, progression, and plateau of skeletal lesions in fibrous dysplasia, and the relationship to functional outcome. *J Bone Miner Res* 22(9): 1468–74.
4. McCune DJ. 1936. Osteitis fibrosa cystica; the case of a nine year old girl who also exhibits precocious puberty, multiple pigmentation of the skin and hyperthyroidism. *Am J Dis Child* 52: 743–4.

5. Albright F, Butler AM, Hampton AO, Smith PH. 1937. Syndrome characterized by osteitis fibrosa disseminata, areas of pigmentation and endocrine dysfunction, with precocious puberty in females, report of five cases. *N Engl J Med* 216: 727–46.

6. Danon M, Crawford JD. 1987. The McCune-Albright syndrome. *Ergeb Inn Med Kinderheilkd* 55: 81–115.

7. Dumitrescu CE, Collins MT. 2008. McCune-Albright syndrome. *Orphanet J Rare Dis* 3: 12.

8. Collins MT, Chebli C, Jones J, Kushner H, Consugar M, Rinaldo P, Wientroub S, Bianco P, Robey PG. 2001. Renal phosphate wasting in fibrous dysplasia of bone is part of a generalized renal tubular dysfunction similar to that seen in tumor-induced osteomalacia. *J Bone Miner Res* 16(5): 806–13.

9. Cabral CE, Guedes P, Fonseca T, Rezende JF, Cruz Junior LC, Smith J. 1998. Polyostotic fibrous dysplasia associated with intramuscular myxomas: Mazabraud's syndrome. *Skeletal Radiol* 27(5): 278–82.

10. Shenker A, Weinstein LS, Moran A, Pescovitz OH, Charest NJ, Boney CM, Van Wyk JJ, Merino MJ, Feuillan PP, Spiegel AM. 1993. Severe endocrine and nonendocrine manifestations of the McCune-Albright syndrome associated with activating mutations of stimulatory G protein GS. *J Pediatr* 123(4): 509–18.

11. Weinstein LS, Shenker A, Gejman PV, Merino MJ, Friedman E, Spiegel AM. 1991. Activating mutations of the stimulatory G protein in the McCune-Albright syndrome. *N Engl J Med* 325(24): 1688–95.

12. Shenker A, Weinstein LS, Sweet DE, Spiegel AM. 1994. An activating Gs alpha mutation is present in fibrous dysplasia of bone in the McCune-Albright syndrome. *J Clin Endocrinol Metab* 79(3): 750–5.

13. Bianco P, Riminucci M, Majolagbe A, Kuznetsov SA, Collins MT, Mankani MH, Corsi A, Bone HG, Wientroub S, Spiegel AM, Fisher LW, Robey PG. 2000. Mutations of the GNAS1 gene, stromal cell dysfunction, and osteomalacic changes in non-McCune-Albright fibrous dysplasia of bone. *J Bone Miner Res* 15(1): 120–8.

14. Riminucci M, Fisher LW, Majolagbe A, Corsi A, Lala R, De Sanctis C, Robey PG, Bianco P. 1999. A novel GNAS1 mutation, R201G, in McCune-Albright syndrome. *J Bone Miner Res* 14(11): 1987–9.

15. Idowu BD, Al-Adnani M, O'Donnell P, Yu L, Odell E, Diss T, Gale RE, Flanagan AM. 2007. A sensitive mutation-specific screening technique for GNAS1 mutations in cases of fibrous dysplasia: The first report of a codon 227 mutation in bone. *Histopathology* 50(6): 691–704.

16. Landis CA, Masters SB, Spada A, Pace AM, Bourne HR, Vallar L. 1989. GTPase inhibiting mutations activate the alpha chain of Gs and stimulate adenylyl cyclase in human pituitary tumours. *Nature* 340(6236): 692–6.

17. Riminucci M, Saggio I, Robey PG, Bianco P. 2006. Fibrous dysplasia as a stem cell disease. *J Bone Miner Res* 21 Suppl 2: P125–31.

18. Bianco P, Gehron Robey P, Wientroub S. 2003. Fibrous dysplasia. In: Glorieux F, Pettifor JM, Juppner H (eds.) *Pediatric Bone: Biology and disease.* New York: Academic Press/Elsevier. pp. 509–39.

19. Riminucci M, Liu B, Corsi A, Shenker A, Spiegel AM, Robey PG, Bianco P. 1999. The histopathology of fibrous dysplasia of bone in patients with activating mutations of the Gs alpha gene: Site-specific patterns and recurrent histological hallmarks. *J Pathol* 187(2): 249–58.

20. Riminucci M, Fisher LW, Shenker A, Spiegel AM, Bianco P, Gehron Robey P. 1997. Fibrous dysplasia of bone in the McCune-Albright syndrome: Abnormalities in bone formation. *Am J Pathol* 151(6): 1587–600.

21. Bianco P, Kuznetsov SA, Riminucci M, Fisher LW, Spiegel AM, Robey PG. 1998. Reproduction of human fibrous dysplasia of bone in immunocompromised mice by transplanted mosaics of normal and Gsalpha-mutated skeletal progenitor cells. *J Clin Invest* 101(8): 1737–44.

22. Robey PG, Kuznetsov S, Riminucci M, Bianco P. 2007. The role of stem cells in fibrous dysplasia of bone and the Mccune-Albright syndrome. *Pediatr Endocrinol Rev* 4 Suppl 4: 386–94.

23. Piersanti S, Remoli C, Saggio I, Funari A, Michienzi S, Sacchetti B, Robey PG, Riminucci M, Bianco P. 2010. Transfer, analysis and reversion of the fibrous dysplasia cellular phenotype in human skeletal progenitors. *J Bone Miner Res* 25(5): 1103–16.

24. Corsi A, Collins MT, Riminucci M, Howell PG, Boyde A, Robey PG, Bianco P. 2003. Osteomalacic and hyperparathyroid changes in fibrous dysplasia of bone: Core biopsy studies and clinical correlations. *J Bone Miner Res* 18(7): 1235–46.

25. Riminucci M, Collins MT, Fedarko NS, Cherman N, Corsi A, White KE, Waguespack S, Gupta A, Hannon T, Econs MJ, Bianco P, Gehron Robey P. 2003. FGF-23 in fibrous dysplasia of bone and its relationship to renal phosphate wasting. *J Clin Invest* 112(5): 683–92.

26. Riminucci M, Kuznetsov SA, Cherman N, Corsi A, Bianco P, Gehron Robey P. 2003. Osteoclastogenesis in fibrous dysplasia of bone: In situ and in vitro analysis of IL-6 expression. *Bone* 33(3): 434–42.

27. Michienzi S, Cherman N, Holmbeck K, Funari A, Collins MT, Bianco P, Robey PG, Riminucci M. 2007. GNAS transcripts in skeletal progenitors: Evidence for random asymmetric allelic expression of Gs alpha. *Hum Mol Genet* 16(16): 1921–30.

28. Kuznetsov SA, Cherman N, Riminucci M, Collins MT, Robey PG, Bianco P. 2008. Age-dependent demise of GNAS-mutated skeletal stem cells and "normalization" of fibrous dysplasia of bone. *J Bone Miner Res* 23(11): 1731–40.

29. Harris WH, Dudley HR, Barry RJ. 1962. The natural history of fibrous dysplasia. An orthopedic, pathological, and roentgenographic study. *J Bone Joint Surg Am* 44-A: 207–33.

30. Leet AI, Chebli C, Kushner H, Chen CC, Kelly MH, Brillante BA, Robey PG, Bianco P, Wientroub S, Collins MT. 2004. Fracture incidence in polyostotic fibrous dysplasia and the McCune-Albright Syndrome. *J Bone Miner Res* 19(4): 571–7.

31. Kelly MH, Brillante B, Collins MT. 2007. Pain in fibrous dysplasia of bone: Age-related changes and the anatomical distribution of skeletal lesions. *Osteoporos Int* 19(1): 57–63.

32. Ippolito E, Bray EW, Corsi A, De Maio F, Exner UG, Robey PG, Grill F, Lala R, Massobrio M, Pinggera O, Riminucci M, Snela S, Zambakidis C, Bianco P. 2003. Natural history and treatment of fibrous dysplasia of bone: A multicenter clinicopathologic study promoted by the European Pediatric Orthopaedic Society. *J Pediatr Orthop B* 12(3): 155–77.

33. Akintoye SO, Chebli C, Booher S, Feuillan P, Kushner H, Leroith D, Cherman N, Bianco P, Wientroub S, Robey PG, Collins MT. 2002. Characterization of gsp-mediated growth hormone excess in the context of McCune-Albright syndrome. *J Clin Endocrinol Metab* 87(11): 5104–12.

34. Cutler CM, Lee JS, Butman JA, FitzGibbon EJ, Kelly MH, Brillante BA, Feuillan P, Robey PG, DuFresne CR, Collins MT. 2006. Long-term outcome of optic nerve encasement and optic nerve decompression in patients with fibrous dysplasia: Risk factors for blindness and safety of observation. *Neurosurgery* 59(5): 1011–7; discussion 1017–8.

35. Lee JS, FitzGibbon E, Butman JA, Dufresne CR, Kushner H, Wientroub S, Robey PG, Collins MT. 2002. Normal vision despite narrowing of the optic canal in fibrous dysplasia. *N Engl J Med* 347(21): 1670–6.

36. Diah E, Morris DE, Lo LJ, Chen YR. 2007. Cyst degeneration in craniofacial fibrous dysplasia: Clinical presentation and management. *J Neurosurg* 107(3): 504–8.

37. Leet AI, Magur E, Lee JS, Wientroub S, Robey PG, Collins MT. 2004. Fibrous dysplasia in the spine: Prevalence of lesions and association with scoliosis. *J Bone Joint Surg Am* 86-A(3): 531–7.

38. Ruggieri P, Sim FH, Bond JR, Unni KK. 1994. Malignancies in fibrous dysplasia. *Cancer* 73(5): 1411–24.

39. Saglik Y, Atalar H, Yildiz Y, Basarir K, Erekul S. 2007. Management of fibrous dysplasia. A report on 36 cases. *Acta Orthop Belg* 73(1): 96–101.

40. Hansen MR, Moffat JC. 2003. Osteosarcoma of the skull base after radiation therapy in a patient with McCune-Albright syndrome: Case report. *Skull Base* 13(2): 79–83.

41. Collins MT, Kushner H, Reynolds JC, Chebli C, Kelly MH, Gupta A, Brillante B, Leet AI, Riminucci M, Robey PG, Bianco P, Wientroub S, Chen CC. 2005. An instrument to measure skeletal burden and predict functional outcome in fibrous dysplasia of bone. *J Bone Miner Res* 20(2): 219–26.

42. Corsi A, De Maio F, Ippolito E, Cherman N, Gehron Robey P, Riminucci M, Bianco P. 2006. Monostotic fibrous dysplasia of the proximal femur and liposclerosing myxofibrous tumor: Which one is which? *J Bone Miner Res* 21(12): 1955–8.

43. Stanton RP. 2006. Surgery for fibrous dysplasia. *J Bone Miner Res* 21 Suppl 2: P105–9.

44. Keijser LC, Van Tienen TG, Schreuder HW, Lemmens JA, Pruszczynski M, Veth RP. 2001. Fibrous dysplasia of bone: Management and outcome of 20 cases. *J Surg Oncol* 76(3): 157–66; discussion 167–8.

45. Chen YR, Chang CN, Tan YC. 2006. Craniofacial fibrous dysplasia: An update. *Chang Gung Med J* 29(6): 543–9.

46. Liens D, Delmas PD, Meunier PJ. 1994. Long-term effects of intravenous pamidronate in fibrous dysplasia of bone. *Lancet* 343(8903): 953–4.

47. Chapurlat RD, Delmas PD, Liens D, Meunier PJ. 1997. Long-term effects of intravenous pamidronate in fibrous dysplasia of bone. *J Bone Miner Res* 12(10): 1746–52.

48. Plotkin H, Rauch F, Zeitlin L, Munns C, Travers R, Glorieux FH. 2003. Effect of pamidronate treatment in children with polyostotic fibrous dysplasia of bone. *J Clin Endocrinol Metab* 88(10): 4569–75.

49. Smolen JS, Beaulieu A, Rubbert-Roth A, Ramos-Remus C, Rovensky J, Alecock E, Woodworth T, Alten R. 2008. Effect of interleukin-6 receptor inhibition with tocilizumab in patients with rheumatoid arthritis (OPTION study): A double-blind, placebo-controlled, randomised trial. *Lancet* 371(9617): 987–97.

50. Burkiewicz JS, Scarpace SL, Bruce SP. 2009. Denosumab in osteoporosis and oncology. *Ann Pharmacother* 43(9): 1445–55.

51. McClung MR, Lewiecki EM, Cohen SB, Bolognese MA, Woodson GC, Moffett AH, Peacock M, Miller PD, Lederman SN, Chesnut CH, Lain D, Kivitz AJ, Holloway DL, Zhang C, Peterson MC, Bekker PJ. 2006. Denosumab in postmenopausal women with low bone mineral density. *N Engl J Med* 354(8): 821–31.

# 第 95 章
# 骨软骨发育不良

Yasemin Alanay · David L. Rimoin

（李子祺 译 何 伟 审校）

## 引言

骨骼的遗传性疾病包括一系列具有骨发生异常、骨发育异常、骨内代谢平衡失稳等多种遗传性临床特点的疾病[1]，如骨软骨发育不良［最初累及骨和（或）软骨］，骨发育不良（累及单一骨或多骨），短指病（最初累及手、足），以及溶酶体贮积病等。虽然单一病例比较少见，但是骨骼发育不良的出生发病率接近 1/5 000[2]。各种常见及严重的畸形常可导致患者肢体、躯干，甚至头颅的大小、形状发生改变，最终造成全身不成比例的矮小畸形[3]。过去，不成比例的侏儒症患者多被诊断为软骨发育不良（MIM#100800）（肢体短小的患者）或莫奎欧氏症（MIM#253010）（躯干短小的患者）。如今约发现有超过 450 种不同的骨骼遗传疾病，它们均需要从基因检测、预后与治疗方法等角度加以相互鉴别。为了给这些疾病建立一套统一的命名与分类系统，1972 年《国际骨病命名章程》在巴黎应运而生，并且之后定期修订。最初的分类方法单纯是描述性的，由各种临床、影像与病理特点所组成。随后又将具有相似基因背景或者明显发病机制的一系列疾病归纳为疾病"家族"[4]。

相较于 2007 年的修订，2010 年修订《骨遗传疾病的分类与分期》时又有 372 ~ 456 种疾病列入其中[5-6]。而这些疾病又分别包含了 1 ~ 226 种不同基因。由此反映了人类对可导致矮小病的各种基因表型有

了进一步的描述，而这类疾病约占所有儿童先天畸形的 5%[7]。科学技术的发展推动了针对这些疾病的分子与基因基础的研究，其中包括已知的 215 种疾病（215 种来自前一次修订），又包含了 226 个基因缺陷（140 种为已知）。大多数骨骼正常发育不可缺少的分子与信号通路是在对骨骼发育不良的基因基础的研究过程中被广泛认知的。很多研究发现，这些疾病能通过破坏多种分子机制导致矮小畸形。细胞外基质的结构分子缺陷是最早发现的可导致骨骼发育不良的分子机制[8-9]。这种缺陷对于继续研究疾病的分子发病机制依然具有重要的意义[10-11]，并在翻译后修饰与加工的过程中扮演重要的角色[12-15]。然而，多种其他因素在骨骼发育不良中也发挥一定作用，如各种转录因素、信号传导、核酸代谢、蛋白质水解、过氧化物酶功能、破骨细胞再吸收、细胞支架结构、绒毛功能等。

在最新的 2010 修订版《骨遗传疾病的分类与分期》涵盖了 456 种不同的疾病，共分为 40 类（表 95.1）：1 ~ 8 组为常规基因与信号通路（Ⅱ型胶原，聚集蛋白糖组）；9 ~ 17 组反映了骨结构中特征性的影响改变（椎体、骨骺、干骺端、骨干或多处累及）；18 ~ 20 组明确了除了临床特点之外的宏观标准（骨骼弯曲、变细、多处脱位）；21 ~ 25 组和 28 组为骨矿化缺陷；26 组和 27 组分别为佝偻病与溶酶体疾病；29 组包括骨破坏（如内生软骨瘤、外生骨疣）；30 组（累及骨骼的过度生长综合征）和 31 组中加入了

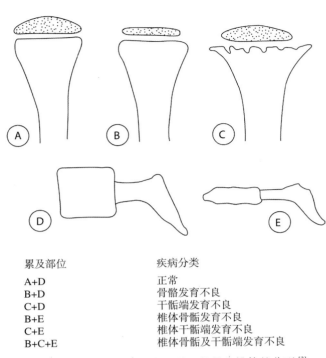

| 累及部位 | 疾病分类 |
|---|---|
| A+D | 正常 |
| B+D | 骨骺发育不良 |
| C+D | 干骺端发育不良 |
| B+E | 椎体骨骺发育不良 |
| C+E | 椎体干骺端发育不良 |
| B+C+E | 椎体骨骺及干骺端发育不良 |

**图 95.1**　骨软骨发育不良。基于长骨和椎体的分型 [3]

基因遗传性的严重性 / 类风湿样关节炎，强调了这类疾病的诊断交集与最初累及骨骼时的症状；最后，32 ~ 40 组为其他骨发育不良 [6]。显然，单一的分型标准是不足以满足临床需要的。但是，《骨遗传疾病的分类与分期》为临床医生提供了疾病列表与可能的鉴别诊断。

## 综合学科研究方法

对骨骼发育不良进行评估需要多学科综合分析，涉及临床遗传学家、影像医生、分子生物学家、生化遗传学家联合评估，以及众多专业的临床手术医生以预防可能发生的并发症 [16]。仔细完善临床检查与骨骼影像检查是准确诊断该疾病的第一步。在完成对患者进行基于人体比例尺的人体测量之后，详细询问患者病史（如出生长度、生长曲线等）与家族史是十分重要的（图 95.1）。一系列的影像检查十分必要，这可视为预测未来骨骼畸形的重要依据 [4,17]（图 95.1）。对于成人患者，医生对青春期结束前的骨科手术的可行性进行评估，需考虑未闭合的骨骺及干骺端，这对疾病的诊断非常必要。而且，通过对比与患者同年龄的正常人的骨影像资料是诊断这类疾病的关键。如较小或不规则的已骨化的骨骺提示骨骺发育不良的可能。宽的、喇叭形或不规则的干骺端提示干骺端发育不良，而骨干的畸形（变宽、皮质变薄、髓腔增宽等）则提示骨发育不良。结合上述症状，如果发现椎体扁平或不规则有助于诊断椎体骨骺发育不良，或称为脊柱干骺端发育不良 [17]。

在骨骼检查中发现其他显著的骨骼改变有助于缩小鉴别诊断的范围 [2,17]。骨与软骨的形态学检查也是可能的诊断方法 [3]。医生要考虑收集手术患者的骨或软骨标本，相关标本的详细资料可在国际骨发育不良注册网站中查询（www.csmc.edu/skeletaldysplasia）。

## 研究展望

在过去 10 年中，我们在生物化学与分子遗传学领域对骨骼发育不良性疾病的基础研究取得了巨大进展 [18-19]。20 世纪 80 年代，人们发现 I 型胶原蛋白基因缺失导致成骨不全症，这个发现为以后研究细胞基质蛋白缺失在骨发育不良性疾病中的作用机制铺平了道路 [20]。大量研究表明，在软骨发育不良性中可发现多种基质蛋白缺失，如 I、II、IX、X、和 XI 型胶原蛋白，基质溶解因子 3，COMP，串珠素，以及蛋白聚糖。

除了细胞外基质结构蛋白的缺失之外，也可导致软骨发育不良症，亦可由以下原因导致：代谢途径的功能异常（包括酶、铁离子通路、转运蛋白等）；大分子折叠、加工、转运、降解障碍；激素、生长因子、受体、信号传导异常；核蛋白缺失（转录因子、同源框架基因）；RNA 的加工与代谢异常；细胞支架蛋白缺失等 [21-22]。

由于部分疾病潜在的分子发病机制尚未明确，往往通过基因或分子信号通路对其进行再分类。两个最新的疾病群（TRPV4 和蛋白聚糖组）便是根据最新命名法分类的（表 95.1）。TRPV4 组包括之前已分类的部分疾病，并且从温和到致死的严重程度加以分类 [19]；对骨发育不良的分子基础的研究证明同一个基因的不同突变能够产生存在显著差异的疾病表型，如 II 型软骨发育不良（MIM #200610）与史蒂克勒综合征（MIM #108300）均由 COL2A1 基因突变所导致 [21]。相反，同一种疾病表型可由多个作用于相同信号通路的多个基因突变所导致，如 Noggin 和 GDF5 突变导致的多发性骨连接综合征。

最新的测序技术可应用于各种由新的基因突变

表 95.1　软骨发育不良（疾病分类学和遗传性骨病分类：2010 修订本）

| 遗传病名称 | | MIM No. | 基因位点 | 基因 | 蛋白质 |
|---|---|---|---|---|---|
| **1. FGFR3** | | | | | |
| Ⅰ 型致死性软骨发育不良（TD1） | AD | 187600 | 4p16.3 | FGFR3 | FGFR3 |
| Ⅱ 型致死性软骨发育不良（TD2） | AD | 187601 | 4p16.3 | FGFR3 | FGFR3 |
| SADDAN（严重的软骨发育不良 - 发育迟缓 - 黑棘皮症） | AD | See 134934 | 4p16.3 | FGFR3 | FGFR3 |
| 软骨发育不全 | AD | 100800 | 4p16.3 | FGFR3 | FGFR3 |
| 软骨发育不良 | AD | 146000 | 4p16.3 | FGFR3 | FGFR3 |
| 软骨发育不良样发育不良 | AD, SP | | | | |
| 曲指、高大、听力丧失综合征（CATSHL） | AD | 187600 | 4p16.3 | FGFR3 | FGFR3 |
| **2. Ⅱ型胶原** | | | | | |
| Ⅱ 型软骨生成不全（ACG2；Langer-Saldino 软骨生成不全） | AD | 200610 | 12q13.1 | COL2A1 | Ⅱ 型胶原蛋白 |
| 椎体扁平发育不良，Torrance 型 | AD | 151210 | 12q13.1 | COL2A1 | Ⅱ 型胶原蛋白 |
| 软骨生成不全 | AD | 200610 | 12q13.1 | COL2A1 | Ⅱ 型胶原蛋白 |
| 先天性椎体骨骺发育不良（SEDC） | AD | 183900 | 12q13.1 | COL2A1 | Ⅱ 型胶原蛋白 |
| 椎体骨骺及干骺端发育不良（SEMD）Strudwick 类型 | AD | 184250 | 12q13.1 | COL2A1 | Ⅱ 型胶原蛋白 |
| Kniest 发育不良 | AD | 156550 | 12q13.1 | COL2A1 | Ⅱ 型胶原蛋白 |
| 椎体外周发育不良 | AD | 271700 | 12q13.1 | COL2A1 | Ⅱ 型胶原蛋白 |
| 伴早发性关节病的轻度 SED | AD | | 12q13.1 | COL2A1 | Ⅱ 型胶原蛋白 |
| 伴跖骨短缩的 SED（原名 Czech 发育不良） | AD | 609162 | 12q13.1 | COL2A1 | Ⅱ 型胶原蛋白 |
| Ⅰ 型 Stickler 综合征 Stickler 样综合征 | AD | 108300 | 12q13.1 | COL2A1 | Ⅱ 型胶原蛋白 |
| **3. Ⅱ型胶原** | | | | | |
| Ⅱ 型 Stickler 综合征 | AD | 604841 | 1p21 | COL11A1 | Ⅱ 型胶原蛋白 α-1 链 |
| Marshall 综合征 | AD | 154780 | 1p21 | COL11A1 | Ⅱ 型胶原蛋白 α-1 链 |
| 纤维软骨增生 | AR | 228520 | 1p21 | COL11A1 | Ⅱ 型胶原蛋白 α-1 链 |
| 耳 - 椎体干骺端发育不良（OSMED），隐性类型 | AR | 215150 | 6p21.3 | COL11A2 | Ⅱ 型胶原蛋白 α-2 链 |
| 耳 - 椎体干骺端发育不良（OSMED），显性类型（Weissenbacher-Zweymüller 综合征，Ⅲ型 Stickler 综合征） | AD | 215150 | 6p21.3 | COL11A2 | Ⅱ 型胶原蛋白 α-2 链 |
| **4. 硫化障碍** | | | | | |
| Ⅰ B 型软骨生成不良（ACG1B） | AR | 600972 | 5q32-33 | DTDST | SLC26A2 硫酸盐转运蛋白 |
| Ⅱ 型骨发育不全症（AO2） | AR | 256050 | 5q32-33 | DTDST | SLC26A2 硫酸盐转运蛋白 |
| 弯曲畸形骨发育不良（DTD） | AR | 222600 | 5q32-33 | DTDST | SLC26A2 硫酸盐转运蛋白 |
| MED，常染色体隐性类型（rMED；Ⅱ型 EDM4） | AR | 226900 | 5q32-33 | DTDST | SLC26A2 硫酸盐转运蛋白 |
| Ⅱ 型 SEMD，Ⅱ 型 PAPSS | AR | 603005 | 10q23-q24 | PAPSS2 | PAPS- 合成酶 2 |
| 伴先天性关节错位的软骨发育不良，CHST Ⅲ型（隐性 Larsen 综合征） | AR | 608637 | 10q22.1 | CHST3 | 碳水化合物磺基转移酶 3；硫酸软骨素；6- 磺基转移酶 |

**表 95.1 软骨发育不良（疾病分类学和遗传性骨病分类：2010 修订本）** （续表）

| 遗传病名称 | | MIM No. | 基因位点 | 基因 | 蛋白质 |
|---|---|---|---|---|---|
| Ehlers-Danlos 综合征，CHST14 型（"肌肉 - 骨骼变体"） | AR | 601776 | 15q14 | CHST14 | 碳水化合物磺基转移酶 14，磺基转移酶 4，皮肤素 |
| **5. 蛋白多糖** | | | | | |
| Dys 段发育不良，Silverman-Handmaker 型 | AR | 224410 | 1q36-34 | PLC（HSPG2） | 蛋白多糖 |
| Dys 段发育不良，Roland-Desbuqois | AR | 224400 | 1q36-34 | PLC（HSPG2） | 蛋白多糖 |
| Schwartz-Jampel 综合征（肌强直性软骨营养不良） | AR | 255800 | 1q36-34 | PLC（HSPG2） | 蛋白多糖 |
| **6. 聚蛋白多糖** | | | | | |
| SED，Kimberley 型 | AD | 608361 | 15q26 | AGC1 | 蛋白聚糖 |
| SEMD，聚蛋白多糖型 | AR | 612813 | 15q26 | AGC1 | 蛋白聚糖 |
| 家族性分离性骨软骨炎 | AD | 165800 | 15q26 | AGC1 | 蛋白聚糖 |
| **7. 细丝蛋白及相关疾病** | | | | | |
| 额骨骺发育异常 | XLD | 305620 | Xq28 | FLNA | 细丝蛋白 A |
| 骨发育异常症 Melnick-Needles | XLD | 309350 | Xq28 | FLNA | 细丝蛋白 A |
| Ⅰ型耳 - 颚 - 指综合征（OPD1） | XLD | 311300 | Xq28 | FLNA | 细丝蛋白 A |
| Ⅱ型耳 - 颚 - 指综合征（OPD2） | XLD | 304120 | Xq28 | FLNA | 细丝蛋白 A |
| Ⅰ型骨发育不全症（AO1） | AD | 108720 | 3p14.3 | FLNB | 细丝蛋白 B |
| Ⅲ型骨发育不全症（AO3） | AD | 108721 | 3p14.3 | FLNB | 细丝蛋白 B |
| Larsen 综合征 | AD | 150250 | 3p14.3 | FLNB | 细丝蛋白 B |
| 椎 - 腕 - 跗发育不良 | AR | 272460 | 3p14.3 | FLNB | 细丝蛋白 B |
| Franck-ter-Haar 综合征 | AR | 249420 | 5q35.1 | SH3PXD28 | TKS4 |
| 蛇形腓骨 - 多囊肾综合征 | AD? | 600330 | | | |
| **8. TRPV4** | | | | | |
| 变形性骨发育不良 | AD | 156530 | 12q24.1 | TRPV4 | 瞬时受体离子通路，V 亚族，4 号 |
| 椎体骨骺及干骺端发育不良，Maroteaux 型（2 型假 Morquio 综合征） | AD | 184095 | 12q24.1 | TRPV4 | 瞬时受体离子通路，V 亚族，4 号 |
| 脊椎干骺端发育不良，Kozlwski 型 | AD | 184252 | 12q24.1 | TRPV4 | 瞬时受体离子通路，V 亚族，4 号 |
| 短躯干症，常染色体显性遗传型 | AD | 113500 | 12q24.1 | TRPV4 | 瞬时受体离子通路，V 亚族，4 号 |
| 伴指过短的家族性指关节病 | AD | 606835 | 12q24.1 | TRPV4 | 瞬时受体离子通路，V 亚族，4 号 |
| **9. 短肋发育不良（伴或不伴多指 / 趾畸形）** | | | | | |
| 软骨外胚层发育不良症（Ellis-van Creveld） | AR | 225500 | 4p16 / 4p16 | EVC1 / EVC2 | EvC 基因 1 / EvC 基因 2 |
| Ⅰ/Ⅲ型 SRP（Saldino-Noonan/Verma-Naumoff） | AR | 263510 | 11q22.3 | DYNC2H1 | 动力蛋白，细胞质 2，重链 1 |
| Ⅰ/Ⅲ型 SRP（Saldino-Noonan/Verma-Naumoff） | AR | 263510 | 3q25.33 | IFT80 | 细胞纤毛内转运蛋白 80（同族） |
| Ⅰ/Ⅲ型 SRP(Saldino-Noonan/Verma-Naumoff) | AR | 263510 | | | |

**表 95.1　软骨发育不良（疾病分类学和遗传性骨病分类：2010 修订本）**　（续表）

| 遗传病名称 | | MIM No. | 基因位点 | 基因 | 蛋白质 |
|---|---|---|---|---|---|
| Ⅱ型 SRP（Majewski） | AR | 263520 | | NEK1 | Nima 相关激酶 1 |
| Ⅳ型 SRP（Beemer） | AR | 269860 | | | |
| Ⅳ型口 - 面 - 指综合征（Mohr-Majewski） | AR | 258860 | | | |
| 窒息性胸廓发育不良（ATD；Jeune） | AR | 208500 | 11q22.3 | DYNC2H1 | 动力蛋白，细胞质 2，重链 1 |
| 窒息性胸廓发育不良（ATD；Jeune） | AR | 208500 | 3q25.33 | IFT80 | 细胞纤毛内转运蛋白 80（同族） |
| 窒息性胸廓发育不良（ATD；Jeune） | AR | 208500 | | | |
| 胸廓 - 喉 - 骨盆发育不良（Barnes） | AD | 187760 | | | |
| **10. 多发性骨骺发育异常和假性软骨发育不全** | | | | | |
| 假性软骨发育不全（PSACH） | AD | 177170 | 19p12-13.1 | COMP | COMP |
| Ⅰ型多发性骨骺发育异常（MED）（EDM1） | AD | 132400 | 19p13.1 | COMP | COMP |
| Ⅱ型多发性骨骺发育异常（MED）（EDM2） | AD | 600204 | 1p32.2-33 | COL9A2 | 胶原蛋白 9 α -2 链 |
| Ⅲ型多发性骨骺发育异常（MED）（EDM3） | AD | 600969 | 20q13.3 | COL9A3 | 胶原蛋白 9 α -3 链 |
| Ⅴ型多发性骨骺发育异常（MED）（EDM5） | AD | 607078 | 2p23-24 | MATN3 | 母系蛋白 3 |
| Ⅵ型多发性骨骺发育异常（MED）（EDM6） | AD | 120210 | 6q13 | COL9A1 | 胶原蛋白 9 α -1 链 |
| 其他类型的多发性骨骺发育异常（MED） | | | | | |
| Stickler 综合征，隐性类型 | AR | 120210 | 6q13 | COL9A1 | 胶原蛋白 9 α -1 链 |
| 家族性髋关节发育不良（Beukes） | AD | 142669 | 4q35 | | |
| 伴小头畸形和眼球震颤的多发性骨骺发育异常（Lowry-Wood） | AR | 226960 | | | |
| **11. 干骺端发育不良** | | | | | |
| 干骺端发育不良，Schmid 型 | AD | 156500 | 6q21-22.3 | COL10A1 | 胶原蛋白 10 α -1 链 |
| 软骨 - 发发育不全 (CHH; 干骺端发育不良，McKusick 型) | AR | 250250 | 9p13 | RMRP | RNA 构成 RNAse H |
| 干骺端发育不良，Jansen 型 | AD | 156400 | 3p22-21.1 | PTHR1 | PTH/PTHrP 受体 1 |
| Eiken 发育不良 | AR | 600002 | 3p22-22.1 | PTHR1 | PTH/PTHrP 受体 1 |
| 伴胰腺功能障碍和周期性嗜中性粒细胞减少症的干骺端发育不良（Shwachman-Bodian-Diamond 综合征，SBDS） | AR | 260400 | 7q11 | SBDS | SBDS 基因，功能未知 |
| Ⅰ型干骺端发育不良 | AD,AR | 309645 | 11q22 | MMP13 | 基质金属蛋白酶 13 |
| Ⅱ型干骺端发育不良 | AR | | 20q13.12 | MMP9 | 基质金属蛋白酶 9 |
| 干骺端发育不良，Spahr 型 | AR | 250400 | | | |
| 干骺端发育不良（多种类型） | AR | 250215 | | | |
| 软骨瘤病（Ⅰ型 / Ⅱ型） | AD/SP | 137360 | | | |
| 伴 D-2- 羟谷氨酸尿的干骺端软骨瘤病 | AR/SP | 271550 | | | |
| **12. 椎体干骺端发育不良（SMD）** | | | | | |
| 椎体软骨发育不良（SPENCD） | AR | 271550 | 19p13.2 | ACP5 | 抗酒石酸盐酸磷酸酶（TRAP） |
| 牙齿 - 软骨发育不良（ODCD） | AR | 184260 | | | |
| 椎体干骺端发育不良 Kozlowski 型 | AD | 184252 | | | |

| 表 95.1　软骨发育不良（疾病分类学和遗传性骨病分类：2010 修订本） | | | | | （续表） |
|---|---|---|---|---|---|
| 遗传病名称 | | MIM No. | 基因位点 | 基因 | 蛋白质 |
| 椎体干骺端发育不良，Sutcliffe/corner 骨折类型 | AD | 184255 | | | |
| 伴严重膝外翻的 SMD | AD | 184253 | | | |
| 伴锥细胞退化的 SMD | AR | 608940 | | | |
| 伴视网膜退变的 SMD，轴向式 | AR | 602271 | | | |
| 椎体软骨瘤异常增生 | SP | | | | |
| 手 - 椎体软骨瘤异常增生 | SP | | | | |
| **13. 椎体骨骺及干骺端发育不良［SE(M)D］** | | | | | |
| Dyggve-Melchior-Clausen 发育不良（DMC） | AR | 223800 | 18q12-21.1 | DYM | Dymeclin |
| 免疫 - 骨发育不良（Schimke） | AR | 242900 | 2q34-36 | SMARCAL1 | 染色质亚家族 A 样蛋白 1 的 SWI/SNF 相关调解物 |
| Wolcott-Rallison 型 SED | AR | 226980 | 2p12 | EIF2AK3 | 翻译启动因子 2- α 激酶 -3 |
| 母系蛋白型 SEMD | AR | 608728 | 2p23-p24 | MATN3 | 母系蛋白 3 |
| Missouri 型 SEMD | AD | 602111 | 11q22.3 | MMP13 | 基质金属蛋白酶 13 |
| 变形性骨发育不良（多种形式） | AD/AR | 156530 | | | |
| 迟发性 SED，X- 连锁的（SED-XL） | XLR | 313400 | Xp22 | SEDL | Sedlin |
| SPONASTRIME 发育不良 | AR | 271510 | | | |
| 短肢 - 异常钙化型 SEMD | AR | 271665 | 1q23 | DDR2 | 盘菌素受体家族，2 号 |
| 伴关节松弛的 SEMD（SEMD-JL） Beighton 型 | AR | 271640 | | | |
| 椎体干骺端发育不良（SMMD） | AR | 613330 | 4p16.1 | NKX3 | NK3 同源 |
| 椎体发育不良性 Ehlers-Danlos 综合征 | AR | 271510 | 11p.11.2 | SLC39A13 | 锌转运蛋白 ZIP13 |
| 伴关节松弛的 SEMD（SEMD-JL） 细趾 /Hall 型 | AD | 603546 | | | |
| 伴釉质生成不全的椎体扁平发育不良 | AR | 601216 | | | |
| 迟发性 SED，常染色体隐性类型 | AR | 609223 | | | |
| 椎体扁平发育不良，Hobaek 和 Toledo 型 | AR | 271530, 271630 | | | |
| **14. 严重的椎体发育不良** | | | | | |
| IA 型软骨发育不全（ACG1A） | AR | 200600. | 14q32.12 | TRIP11 | 高尔基体微管相关蛋白质， 210-kDa；GMAP210 |
| Sedaghatian 型 SMD | AR | 250220 | | | |
| 严重的 Sedaghatian 样 SMD | AR | | 7q11 | SBDS | SBDS 基因，作用未知 |
| Opsismodysplasia | AR | 258480 | | | |
| Schneckenbecken 发育不良 | AR | 269250 | 1p31.3 | SLC35D1 | 溶质运载蛋白家族 35，D1 号，UDP 葡糖醛酸 / 乙 酰半乳糖 双重运载蛋白 |
| **15. 肢端发育不良** | | | | | |
| Ⅰ / Ⅲ 型鼻咽毛囊发育不良 | AD | 190350 | 8q24 | TRPS1 | 锌指转录因子 |
| | | 190351 | | | |
| Ⅱ 型鼻咽毛囊发育不良（Langer-Giedion） | AD | 150230 | 8q24 | TRPS1 | 锌指转录因子 |
| | | | | EXT1 | Exostosin 1 |
| 股骨顶端发育不良 | AR | 607778 | 2q33-q35 | EXT1 IHH | 印度 hedgehog |

**表 95.1　软骨发育不良（疾病分类学和遗传性骨病分类：2010 修订本）** （续表）

| 遗传病名称 | | MIM No. | 基因位点 | 基因 | 蛋白质 |
|---|---|---|---|---|---|
| Ⅰ型颅骨外胚层发育不良<br>（Levin-Sensenbrenner） | AR | 218330 | | | |
| Ⅱ型颅骨外胚层发育不良<br>（Levin-Sensenbrenner） | AR | 613610 | 2p24.1 | WDR35 | WD 重复获得性蛋白 35 |
| Geleophysic 发育不良 | AR | 231050 | 9q34.2 | ADAMTSL2 | ADAMTS 样蛋白 2 |
| Geleophysic 发育不良，其他类型 | AR | | | | |
| Acromicric 发育不良 | AD | 102370 | | | |
| 肢端发育不全 | AD | 101800 | | | |
| Angel- 形指骨骺发育不良 | AD | 105835 | | | |
| 喉部发育不良 | AD | | | | |
| 颅面发育不良 | AD | | | | |
| 伴指过短的家族性指关节病 | AD | 606835 | | | |
| Saldino-Mainzer 发育不良 | AR | 266920 | | | |
| **16. 肢端中部发育不良** | | | | | |
| 肢端中部发育不良型 Maroteaux | AR | 602875 | 9p13-12 | NPR2 | 利钠肽受体 2 |
| Grebe 发育不良 | AR | 200700 | 20q11.2 | GDF5 | 生长分化因子 5 |
| 腓骨发育不良和指过短（Du Pan） | AR | 228900 | 20q11.2 | GDF5 | 生长分化因子 5 |
| 伴生殖异常的肢端中部发育不良 | AR | 609441 | 4q23-24 | BMPR1B | 骨形成蛋白受体 1B |
| 肢端中部发育不良，Osebold-<br>Remondini 型 | AD | 112910 | | | |
| **17. Mesomelic and rhizo-mesomelic 发育不良** | | | | | |
| 软骨骨生成障碍（Leri-Weill） | Pseudo<br>-AD | 127300 | Xpterp22.32 | SHOX | 矮小 - 同源基因 |
| 增大型（纯合子软骨股生成障碍） | Pseudo<br>-AR | 249700 | Xpterp22.32 | SHOX | 矮小 - 同源基因 |
| Robinow 综合征，显性类型 | AR | 268310 | 9q22 | ROR2 | 酪氨酸激酶样孤儿受体 2 |
| Robinow 综合征，显性型 | AD | 180700 | | | |
| 肢中部发育不良，韩国型 | AD | | 2q24-32 | | |
| 肢中部发育不良，Kantaputra 型 | AD | 156232 | 2q24-32 | | |
| 肢中部发育不良，Nievergelt 型 | AD | 163400 | | | |
| 肢中部发育不良，Kozlowski-Reardon 型 | AR | 249710 | | | |
| 伴肢端骨联合的 Mesomelic 发育不良<br>（Verloes-David-Pfeiffer 型） | AD | 600383 | 8q13 | SULF1 和<br>SLCO5A1 | 乙酰肝素硫酸酯酶 6-O- 硫酸酯酶内切酶 1 和溶质载体有机阴离子转运体家族成员 5A1 |
| 肢中部发育不良，Savarirayan 型<br>（三角胫 - 腓骨发育不良） | SP | 605274 | | | |
| **18. 弯曲骨发育不良** | | | | | |
| 躯干发育不良（CD） | AD | 114290 | 17q24.3<br>-25.1 | SOX9 | SRY- 族 9 |
| Stüve-Wiedemann 发育不良 | AR | 601559 | 5p13.1 | LIFR | 造血细胞抑制因子受体 |
| Cumming 综合征 | | 211890 | | | |

| 表 95.1　软骨发育不良（疾病分类学和遗传性骨病分类：2010 修订本） | | | | | （续表） |
|---|---|---|---|---|---|
| 遗传病名称 | | MIM No. | 基因位点 | 基因 | 蛋白质 |
| Kyphomelic 综合征，多种形式 | | 211350 | | | |
| 从出生时就可见多种形态的弯曲骨疾病，包括 Antley-Bixler 综合征、软骨 - 毛发发育不良、碱性磷酸酶过少症、成骨不全、骨发育不良等 | | | | | |
| **19. 纤细骨发育不良** | | | | | |
| 3-M 综合征（3M1） | AR | 273750 | 6p21.1 | CUL7 | Cullin 蛋白 7 |
| 3-M 综合征（3M2） | AR | 619921 | 2q35 | PBSL1 | 类遮蔽蛋白 1 |
| Ⅰ 型 Kenny-Caffey 发育不良 | AR | 244460 | 1q42-q43 | TBCE | 微管蛋白特异性伴侣 E |
| Ⅱ 型 Kenny-Caffey 发育不良 | AD | 127000 | | | |
| Ⅰ / Ⅲ 型小头畸形性骨发育不良性原发性侏儒症（MOPD1） | AR | 210710 | 2q | | |
| Ⅱ 型小头畸形性骨发育不良性原发性侏儒症（MOPD2；Majewski 型） | AR | 210720 | 21q | PCNT2 | 中心粒周蛋白 2 |
| 小头畸形性骨发育不良，Saul-Wilson 型 | AR | | | | |
| IMAGE 综合征（宫内生长迟缓、干骺端发育不良、肾上腺发育不全和生殖器异常） | XL/AD | 300290 | | | |
| 颅骨发育异常 | SP | 602361 | | | |
| Hallermann-Streiff 综合征 | AR | 234100 | | | |
| **20. 伴多发性关节错位的发育不良** | | | | | |
| Desbuquois 发育不良（伴 2 指附属骨化中心） | AR | 251450 | 17q25.3 | CANT1 | |
| 伴短掌长指的 Desbuquois 发育不良 | AR | 251450 | 17q25.3 | CANT1 | |
| Desbuquois 发育不良（其他类别伴或不伴骨化中心） | AR | | | | |
| 假性弯曲畸形性发育不良 | AR | 264180 | | | |

Modifi ed and reproduced from Warman ML, Cormier-Daire V, Hall C, Krakow D, Lachman R, LeMerrer M, Mortier G, Mundlos S, Nishimura G, Rimoin DL, Robertson S, Savarirayan R, Sillence D, Spranger J, Unger S, Zabel B, Superti-Furga A. Nosology and Classifi cation of Genetic Skeletal Disorders: 2010 Revision. Am J Med Genet 155A: 943–968. Used with permission.

导致的疾病的诊断。显然单一的分类方法以不足以满足现有疾病的诊断，临床工作者迫切需要一种能够结合临床、影像、病理、生物化学、分子生物学以及包含分子信号信息数据库的多维信息化分类工具。将疾病分类学导入该数据库亦成为可能。骨与软骨生物学知识的积累与各疾病分子缺失发病机制的研究使得未来个体化疾病的治疗成为可能。最后，单基因致病的疾病研究有助于了解多基因致病的骨与关节疾病，如骨关节炎、骨质疏松、脊柱侧突、腰椎间盘突出等。

# 参考文献

1. Spranger J, Brill P, Poznanski A. 2002. *Bone Dysplasias. An Atlas of Genetic Disorders of Skeletal Development, 2nd Ed.* Oxford: Oxford University Press.
2. Orioli IM, Castilla EE, Barbosa-Neto JG. 1986. The birth prevalence rates for skeletal dysplasias. *J Med Genet* 23: 328–332.
3. Unger S, Lachman RS, Rimoin DL. 2007. Chondrodysplasias. In: Rimoin DL, Connor JM, Pyeritz RE, Korf B (eds.) *Emery and Rimoin's Principles and Practice of Medical Genetics, 5th Ed., Vol. 3.* Philadelphia: Elsevier. pp. 3709–3753.
4. Spranger J. 1989. Radiologic nosology of bone dysplasias. *Am J Med Genet* 34: 96–104.

5. Superti-Furga A, Unger S. 2007. Nosology and classification of genetic skeletal disorders: 2006 revision. *Am J Med Genet A* 143: 1–18.

6. Warman ML, Cormier-Daire V, Hall C, Krakow D, Lachman R, LeMerrer M, Mortier G, Mundlos S, Nishimura G, Rimoin DL, Robertson S, Savarirayan R, Sillence D, Spranger J, Unger S, Zabel B, Superti-Furga A. 2011. Nosology and classification of genetic skeletal disorders: 2010 revision. *Am J Med Genet* 155A: 943–968.

7. Orioli IM, Castilla EE, Barbosa-Neto JG. 1986. The birth prevalence rates for the skeletal dysplasias. *J Med Genet* 23: 328–332.

8. Chu ML, Williams CJ, Pepe G, Hirsch JL, Prockop DJ, Ramirez F. 1983. Internal deletion in a collagen gene in a perinatal lethal form of osteogenesis imperfecta. *Nature* 304: 78–80.

9. Lee B, Vissing H, Ramirez F, Rogers D, Rimoin D. 1989. Identification of the molecular defect in a family with spondyloepiphyseal dysplasia. *Science* 244: 978–980.

10. Tompson SW, Merriman B, Funari VA, Fresquet M, Lachman RS, Rimoin DL, Nelson SF, Briggs MD, Cohn DH, Krakow D. 2009. A recessive skeletal dysplasia, SEMD aggrecan type, results from a missense mutation affecting the C-type lectin domain of aggrecan. *Am J Hum Genet* 84: 72–79.

11. Tompson SW, Bacino CA, Safina NP, Bober MB, Proud VK, Funari T, Wangler MF, Nevarez L, Ala-Kokko L, Wilcox WR, Eyre DR, Krakow D, Cohn DH. 2010. Fibrochondrogenesis results from mutations in the COL11A1 type XI collagen gene. *Am J Hum Genet* 87: 708–712.

12. Thiele BJ, Doller A, Kähne T, Pregla R, Hetzer R, Regitz-Zagrosek V. 2004. RNA-binding proteins heterogeneous nuclear ribonucleoprotein A1, E1, and K are involved in post-transcriptional control of collagen I and III synthesis. *Circ Res* 95: 1058–1066.

13. Morello R, Bertin TK, Chen Y, Hicks J, Tonachini L, Monticone M, Castagnola P, Rauch F, Glorieux FH, Vranka J, Bächinger HP, Pace JM, Schwarze U, Byers PH, Weis M, Fernandes RJ, Eyre DR, Yao Z, Boyce BF, Lee B. 2006. CRTAP is required for prolyl 3-hydroxylation and mutations cause recessive osteogenesis imperfecta. *Cell* 127: 291–304.

14. Alanay Y, Avaygan H, Camacho N, Utine GE, Boduroglu K, Aktas D, Alikasifoglu M, Tuncbilek E, Orhan D, Bakar FT, Zabel B, Superti-Furga A, Bruckner-Tuderman L, Curry CJ, Pyott S, Byers PH, Eyre DR, Baldridge D, Lee B, Merrill AE, Davis EC, Cohn DH, Akarsu N, Krakow D. 2010. Mutations in the gene encoding the RER protein FKBP65 cause autosomal-recessive osteogenesis imperfecta. *Am J Hum Genet* 86: 551–559; Erratum 87: 572–573.

15. Smits P, Bolton AD, Funari V, Hong M, Boyden ED, Lu L, Manning DK, Dwyer ND, Moran JL, Prysak M, Merriman B, Nelson SF, Bonafé L, Superti-Furga A, Ikegawa S, Krakow D, Cohn DH, Kirchhausen T, Warman ML, Beier DR. 2010. Lethal skeletal dysplasia in mice and humans lacking the golgin GMAP-210. *N Engl J Med* 362: 206–216.

16. Mortier GR. 2001. The diagnosis of skeletal dysplasias: A multidisciplinary approach. *Eur J Radiol* 40: 161–167.

17. Lachman RS. 2007. *Taybi and Lachman's Radiology of Syndromes, Metabolic Disorders and Skeletal Dysplasias, 5th Ed.* Philadelphia: Elsevier.

18. Ikegawa S. 2006. Genetic analysis of skeletal dysplasia: Recent advances and perspectives in the post-genome-sequence era. *J Hum Genet* 51: 581–586.

19. Krakow D, Rimoin DL. 2010. The skeletal dysplasias. *Genet Med* 12: 327–341.

20. Rimoin DL, Cohn D, Krakow D, Wilcox W, Lachman RS, Alanay Y. 2007. The skeletal dysplasias clinical-molecular correlations. *Ann NY Acad Sci* 1117: 302–309.

21. Williams CJ, Prockop DJ. 1983. Synthesis and processing of a type I procollagen containing shortened pro-alpha 1(I) chains by fibroblasts from a patient with osteogenesis imperfecta. *J Biol Chem* 258: 5915–5921.

22. Superti-Furga A, Bonafe L, Rimoin DL. 2001. Molecular-pathogenetic classification of genetic disorders of the skeleton. *Am J Med Genet* 106: 282–293.

## 扩展阅读

International Skeletal Dysplasia Registry: www.csmc.edu/skeletaldysplasia
International Skeletal Dysplasia Society: www.isds.ch/
Genetests: www.genetests.com

# 第 96 章
# 缺血性与浸润性疾病

## Richard W. Keen

（葛　辉　译　何　伟　审校）

## 骨缺血性疾病（骨坏死）

### 引言

局部血供中断引起骨缺血性坏死。缺血足够严重和时间足够长会导致成骨细胞和软骨细胞坏死。骨组织修复过程中的骨吸收导致骨强度降低，引起继发性骨折、畸形和软骨损伤，并且表现出相应的临床症状。

### 流行病学

骨坏死的发病率还没有准确的数据，美国每年新发病例大概有 15 000 例 [1]。男性发病率高于女性，男女比例 8：1。任何年龄段均可能发病，主要发病年龄段为 50 岁以下。男性平均发病年龄比女性大10 岁。

### 病理机制

骨坏死通常与许多因素有关（表 96.1）。创伤性股骨颈骨折破坏了股骨颈的主要血供，可能引起股骨头坏死。激素和酒精也是两个骨坏死的主要的诱发因素。

越来越多的医学文献报道颌骨坏死（ONJ）与使用双膦酸盐，特别是静脉注射双膦酸盐有关 [2]。现在医学界还没有普遍认同颌骨坏死的定义，它可能代表一种不同类型的骨坏死，即与其他类型的骨坏死不同。它的典型的临床表现为上颌骨和下颌骨一定范围的齿槽样改变。大部分的这些报道来源于多发性骨髓瘤、乳腺癌或恶性肿瘤患者。由于患恶性肿瘤，患者静脉注射双膦酸盐的量明显高于骨质疏松和 Paget 病的患者。同时，这种的病理改变在接受具有抑制核因子 - κb 配基受体激动剂（RANKL）的单克隆抗体治疗的患者也发现过 [3]。

骨组织血供的机械性中断也是骨坏死的常见因素之一。对于许多非创伤性缺血性骨坏死，骨坏死的好发部位反映了随着年龄的增加，红骨髓向脂肪髓转化的生理性改变 [4]。这个过程在四肢长骨中表现为从骨的远端向近端逐渐发生。随着这种生理变化的发生，骨髓的血液供应逐渐减少。因此，像酗酒和库欣综合征一类的疾病，会导致髓腔脂肪细胞体积增大和数量增多，最终压迫血管导致骨组织缺血，引起病理性骨折。其他与骨坏病理机制有关的潜在因素包括骨组织的脂肪栓塞、出血、畸形。感染和口腔部位的骨折是颌骨坏死的重要因素。

双胞胎发病和家族群集病例证实了先天性股骨头坏死遗传学基础 [5-6]。特异的动物模型中骨坏死发病率的增加为易感基因的存在提供了更加强有力的证据 [7]。在散发的股骨颈坏死的病例中进行了大量的基因相关性研究，将股骨颈坏死的发病机制与特定的基因联系起来。到目前为止，大部分的研究主要集中在影响凝血和纤溶系统的基因多态性上。

基因（G1691A，Arg506Gln）突变是血栓形成的常见的危险因素。3/4 的关于基因在股骨坏死的中

| 表 96.1　骨坏死的诱发因素 |
| :--- |
| **创伤性** |
| 股骨颈骨折 |
| 髋关节脱位、骨折性髋关节脱位 |
| 微骨折 |
| **非创伤性** |
| 酒精 |
| 动脉硬化与其他血管闭塞性疾病 |
| 双膦酸盐类 |
| 四氯化碳中毒 |
| 结缔组织病 |
| 库欣综合征（人类孟德尔遗传学 219090、219080） |
| 狄诺塞麦（核因子 - κb 配基受体激动剂的单克隆抗体） |
| 糖尿病 |
| 脂代谢紊乱 |
| 发育不良 |
| 脂肪肝 |
| 高雪病 |
| 糖皮质激素治疗 |
| 艾滋病毒 |
| 异赏气压环境 |
| 高尿酸血症与痛风 |
| Legg Calve Perthe 病（人类孟德尔遗传学 150600） |
| 骨软化症 |
| 胰腺炎 |
| 妊娠 |
| 放射治疗 |
| 镰状细胞性贫血（人类孟德尔遗传学 603903） |
| 系统性红斑狼疮（人类孟德尔遗传学 152700） |
| 实体器官移植 |
| 血栓性静脉炎 |
| 肿瘤 |

作用的研究报道了确切的骨坏死相关基因[8-11]。同时，也对纤溶酶原活化抑制剂 -1（PAI-1）在骨坏死患者中的作用进行了研究。4G/4G 等位基因的纯合子显著增加了纤溶酶原活化抑制剂 -1（PAI-1）的浓度。在同一项研究者的两项研究中，发现了 4G/4G 等位基因是骨坏死的危险因素[11-12]。一些研究对 5，10-亚甲基四氢叶酸还原酶基因的多态性进行了探讨。

亚甲基四氢叶酸还原酶 C677T 的变异体在原发性骨坏死的研究中许多组别都有明显增高，但不是并不是所有的都增高[11-13]。在其他的研究中，对内皮细胞因子合成酶作用进行了研究[14]。内皮细胞因子合成酶作用下合成的细胞因子会引起血管紧张度的增加，抑制血小板聚集，促进血管平滑肌增生。内皮细胞因子合成酶内含子中的等位基因 4a 多态性复制也是自发性骨股骨头坏骨的危险因素。

基因突变的作用在 3 个骨坏死家族中得到了认证，并证明是显性遗传。II 型胶原基因（在染色体 12q13 上）突变被证实为骨坏死的基因性因素。II 型胶原是软骨细胞外基质主要的结构蛋白[15]。

## 临床特征

临床表现与许多因素有关，包括发病年龄、病变的解剖部位和病变的严重程度。股骨头是骨坏是最常见部位，但也可在股骨远端、肱骨头、腕关节和足部发生。患者在出现 X 片影像学改变之前，常表现为数周乃至数月的进行性疼痛，也可没有论何症状。股骨头的缺血坏死可表现为腹股沟部的疼痛，也可表现为臀部、大腿、膝关节部的疼痛。这种疼痛常表现为负重时加重，但休息时也可出现疼痛。患者的步态可能受到影响，表现为跛行。股骨头一旦塌陷，髋关节的活动度将减小，患肢变短。

在股骨头坏死的中，初次检查中有 30%~70% 患者表现出对侧病也有病变。在诊断后 3 年之内，50% 的病例的对侧髋部病变发展到需要手术干预的程度[16-17]。

## 影像学特点

在疾病的早期，平片无异常改变。MRI 可用于发现早期的病理性改变。60%~80% 病例可表现为 T1 和 T2 加权图像的边缘性低信号。放射核素骨扫描和 CT 也可用于不能进行 MRI 扫描和不能确诊的病例中。骨坏死的程度可以依照影像学的改变进行分型（表 96.2）。

## 实验室检查

自发性骨坏死的实验室检查一般无异常改变。但可发现潜在性相关因素，如结缔组织疾病、糖尿病、高脂血症、凝血障碍和痛风。骨组织的病理组织学检查与影像学检查所表现的发病机制是一致的。它可以同期性地反映骨坏死和病灶修复的过程[18]。

| 表 96.2 | 骨坏死的分型 | |
|---|---|---|
| 类型 | 检验发现的情况 | 检查方法 |
| 0 | 所有检查正常 | 组织穿刺活检 |
| 1 | X 片和 CT 表现正常，以下几种检查至少一种阳性 | 放射性核素扫描 MRI 组织穿刺活检 |
| 2 | X 片表象异常但未塌陷（硬化、囊性变、骨量减少） | 放射性核素扫描 MRI 组织穿刺活检 |
| 3 | 新月征 | X 片 CT |
| 4 | 股骨头变扁平或明显塌陷 | X 片 CT |
| 5 | 4 型加关节间隙变窄 | X 片 |
| 6 | 5 型加关节破坏 | X 片 |

## 鉴别诊断

在骨坏死的 3 型和 4 型中，影像学特点是特征性的。在骨坏死 5 型和 6 型中，骨坏死的鉴别诊断没有必要。因为在这个阶段，骨和关节都出现了不可逆的损坏，唯一的治疗方法就是关节置换。在坏死的 1 型和 2 型中，需要和其他的骨、软骨和滑膜疾病鉴别。

## 治疗

药物治疗和限制负重治疗。这种治疗要进行大概 4 ~ 8 周。血管活性药物如前列腺素在早期骨坏死中有良好的治疗作用[19]。双膦酸盐治疗骨坏死也有效。数据从阿伦膦酸钠[20]和唑来膦酸盐[21]中发现。外科治疗骨坏死包括髓心减压，可以减轻坏死骨髓腔内的压力，改善血液循环。在骨坏死的早期阶段中，股骨头髓心减压消除影像学改变和改善症状的效果是 34% ~ 95% 不等[22]。这种治疗与诸如不负重的保守治疗相比，效果更加明显。

# 浸润性疾病

## 系统性肥大细胞增多症

系统性肥大细胞增多症（人类孟德尔遗传学 154800），有广泛性肥大细胞组织浸润。起源于骨髓干细胞的肥大细胞，在临近器官中广泛分布。已经证实是由控制肥大细胞增生的 c-kit 受体的 C-KIT 遗传密码的突变引起[23]。但基因突变和临床表现之间的关系还没有完全弄清。

肥大细胞的分泌物释放引起了肥大细胞增多症的临床症状。14% ~ 100% 的系统性肥大细胞增多症的患者表现出色素性荨麻疹。影像学表现为多样性，通常通过骨组织活检进行确诊。也可通过检查尿液中像 N- 甲基组胺一样的肥大细胞介质进行诊断。

系统性肥大细胞增多症的治疗方法必须是根基每个患者的具体情况而定[24-25]。骨疼痛严重者可进行放射治疗[26]。在早期的临床试验中，发现双膦酸盐可以控制疼痛和增加骨密度[27]。

## 组织细胞增多症 -X

组织细胞增多症 -X 是莱特勒—西韦病（人类孟德尔遗传学 246400）、慢性特发性组织细胞增多症（人类孟德尔遗传学 267700）和嗜酸性肉芽肿[28,29]这 3 种不同疾病的专业术语的统称。未成熟的克隆朗汉斯细胞是诊断种病的特征性组织学表现，因此这种病也被称为克隆朗汉斯细胞增多症（人类孟德尔遗传学 604856）。

病变可以累及许多组织和器官，包括脑、肺、口咽、胃肠道、皮肤、骨髓。预后与年龄因素有关，婴儿和老年人较差。3 个临床类型的临床表现和症状各不相同。

莱特勒 – 西韦病的临床表现为：数周至两年的肝脾大、淋巴结肿大、贫血、出血倾向、发热、生长障碍和骨骼病变。慢性特发性组织细胞增多症是一种慢性疾病，在儿童时期发病，30 岁之前没有明显的症状。典型的临床表现为：眼球突出、尿崩症、骨骼病变，但只有 10% 的病例表现出这种症状。嗜酸性肉芽肿好发于 3 ~ 10 岁的儿童，15 岁以后很少发病。扁平骨单发性疼痛性病变是最常见的临床表现。

在没有系统性损害时，组织细胞增多症 -X 表现为一种良性自限性疾病。严重时的治疗方法主要包括化学治疗、放射治疗、免疫治疗[30]。

# 参考文献

1. Steinberg ME, Steinberg DR. 1991. Avascular necrosis of the femoral head. In: Steinberg ME (ed.) *The Hip and its Disorders*. Philadelphia: WB Saunders. pp. 623–647.
2. Khosla S, Burr D, Cauley J, Dempster DW, Ebeling PR, Felsenberg D, Gagel RF, Gilsanz V, Guise T, Koka S, McCauley LK, McGowan J, McKee MD, Mohla S, Pendrys DG, Raisz LG, Ruggiero SL, Shafer DM, Shum

L, Silverman SL, Van Poznak CH, Watts N, Woo SB, Shane E. 2007. Bisphosphonate-associated osteonecrosis of the jaw: Report of a task force of the American Society for Bone and Mineral Research. *J Bone Miner Res* 22: 1479–1491.

3. Saad F, Brown JE, Van Poznak C, Ibrahim T, Stemmer SM, Stopeck AT, Diel IJ, Takahashi S, Shore N, Henry DH, Barrios CH, Facon T, Senecal F, Fizazi K, Zhou L, Daniels A, Carrière P, Dansey R. 2011. Incidence, risk factors, and outcomes of osteonecrosis of the jaw: Integrated analysis from three blinded active-controlled phase III trials in cancer patients with bone metastases. *Ann Oncol* 23(5): 1341–1347.

4. Edeiken J, Dalinka M, Karasick D. 1990. *Edeiken's Roentgen Diagnosis of Diseases of Bone, 4th Ed.* Baltimore, MD: Williams and Wilkins.

5. Glueck CJ, Glueck HI, Welch M, Freiberg, Tracy T, Hamer T, Stroop D. 1994. Familial idiopathic osteonecrosis mediated by familial hypofibrinolysis with high levels of plasminogen activator inhibitor. *Thromb Haemost* 71: 195–198.

6. Nobillot R, Le Parc JM, Benoit J, Paolaggi JB. 1994. Idiopathic osteonecrosis of the hip in twins. *Ann Rheum Dis* 53: 702.

7. Boss JH, Misselevich I. 2003. Osteonecrosis of the femoral head of laboratory animals: The lessons learned from a comparative study of osteonecrosis in man and experimental animals. *Vet Pathol* 40: 345–354.

8. Zalavras CG, Vartholomatos G, Dokou E, Malizos KN. 2004. Genetic background of osteonecrosis: Associated with thrombophilic mutations? *Clin Orthop Relat Res* 422: 251–255.

9. Bjorkman A, Svensson PJ, Hillarp A, Burtscher IM, Runow A, Benoni G. 2004. Factor V Leiden and prothrombin gene mutation: Risk factors for osteonecrosis of the femoral head in adults. *Clin Orthop Relat Res* 425: 168–172.

10. Bjorkman A, Burtscher IM, Svensson PJ, Hillarp A, Besjakov J, Benoni G. 2005. Factor V Leiden and the prothrombin 20210A gene mutation and osteonecrosis of the knee. *Arch Orthop Trauma Surg* 125: 51–55.

11. Glueck CJ, Fontaine RN, Gruppo R, Stroop D, Sieve-Smith L, Tracy T, Wang P. 1999. The plasminogen activator inhibitor-1 gene, hypofibrinolysis, and osteonecrosis. *Clin Orthop Relat Res* 366: 133–146.

12. Glueck CJ, Freiberg RA, Fontaine RN, Tracy T, Wang P. 2001. Hypofibrinolysis, thrombophilia, osteonecrosis. *Clin Orthop Relat Res* 386: 19–33.

13. Zalavras CG, Malizos KN, Dokou E, Vartholomatos G. 2002. The 677C-->T mutation of the methylenetetrahydrofolate reductase gene in the pathogenesis of osteonecrosis of the femoral head. *Haematologica* 87: 111–112.

14. Koo KH, Lee JS, Lee YJ, Kim KJ, Yoo JJ, Kim HJ. 2006. Endothelial nitric oxide synthase gene polymorphisms in patients with nontraumatic femoral head osteonecrosis. *J Orthop Res* 24: 1722–1728.

15. Liu YF, Chen WM, Lin YF, Yang RC, Lin MW, Li LH, Chang YH, Jou YS, Lin PY, Su JS, Huang SF, Hsiao KJ, Fann CS, Hwang HW, Chen YT, Tsai SF. 2005. Type II collagen gene variants and inherited osteonecrosis of the femoral head. *N Engl J Med* 352: 2294–2301.

16. Jacobs B. 1978. Epidemiology of traumatic and nontraumatic osteonecrosis. *Clin Orthop Rel Res* 130: 51–67.

17. Bradway JK, Morrey BF. 1993. The natural history of the silent hip in bilateral atraumatic necrosis of the femoral head. *J Arthroplasty* 8: 383–387.

18. Plenk H Jr, Hofmann S, Eschberger J, Gstettner M, Kramer J, Schneider W, Engel A. 1997. Histomorphology and bone morphometry of the bone marrow edema syndrome of the hip. *Clin Orthop* 334: 73–84.

19. Jäger M, Tillmann FP, Thornhill TS, Mahmoudi M, Blondin D, Hetzel GR, Zilkens C, Krauspe R. 2008. Rationale for prostaglandin I2 in bone marrow oedema—From theory to application. *Arthritis Res Ther* 10: R120.

20. Lai KA, Shen WJ, Yang CY, Shao CJ, Hsu JT, Lin RM. 2005. The use of alendronate to prevent early collapse of the femoral head in patients with nontraumatic osteonecrosis. A randomized clinical study. *J Bone Joint Surg Am* 87: 2155–2159.

21. Ramachandran M, Ward K, Brown RR, Munns CF, Cowell CT, Little DG. 2007. Intravenous bisphosphonate therapy for traumatic osteonecrosis of the femoral head in adolescents. *J Bone Joint Surg Am* 89: 1727–1734.

22. Stulberg BN, Bauer TW, Belhobek GH. 1990. Making core decompression work. *Clin Orthop* 261: 186–195.

23. Metcalfe DD, Atkin C. 2001. Matsocytosis: Molecular mechanisms and clinical disease heterogeneity. *Leuk Res* 25: 577–582.

24. Bains SN, Hsieh FH. 2010. Current approaches to the diagnosis and treatment of systemic mastocytosis. *Ann Allergy Asthma Immunol* 104: 1–10.

25. Pardanani A, Tefferi A. 2010. Systemic mastocytosis in adults: A review on prognosis and treatment based on 342 Mayo Clinic patients and current literature. *Curr Opin Hematol* 17: 125–132.

26. Johnstone PA, Mican JM, Metcalfe DD, DeLaney TF. 1994. Radiotherapy of refractory bone pain due to systemic mast cell disease. *Am J Clin Oncol* 17: 328–330.

27. Brumsen C, Hamady NAT, Papapoulos SE. 2002. Osteoporosis and bone marrow mastocytosis: Dissociation of skeletal responses and mast cell activity during long-term bisphosphonate therapy. *J Bone Miner Res* 17: 567–569.

28. Lam KY. 1997. Langerhans cell histiocytosis (histiocytosis X). *Postgrad Med J* 73: 391–394.

29. Coppes-Zantinga A, Egeler RM. 2002. The Langerhans cell histiocytosis X files revealed. *Br J Haematol* 116: 3–9.

30. Abla O, Egeler RM, Weitzman S. 2010. Langerhans cell histiocytosis: Current concepts and treatments. *Cancer Treat Rev* 36: 354–359.

# 第 97 章
# 肿瘤样钙质沉着症与皮肌炎

Nicholas Shaw

（葛　辉译　何　伟审校）

## 肿瘤样钙质沉着症

　　肿瘤样钙质沉着症是一种罕见的代谢性疾病，病理特点为磷酸钙盐晶体在关节周围和软组织中进行性沉着。生物医学特点为刺激肾小管对磷酸盐的再吸收引起的高磷血症。这种类型称为高血磷家族遗传性肿瘤样钙质沉着症（HFTC），它是一种常染色体遗传性疾病（OMIM#211900）。然而，肿瘤样钙质沉着症也被认为是一种磷酸盐缺乏症，这种类型被称为血磷正常性家族遗传性肿瘤样钙质沉着症（NFTC）（OMIM#610455）。这种病在 1898 年首次报道，但在 1943 年才命名为肿瘤样钙质沉着症[1]。

### 临床特点

　　矿物质沉着表现为主要关节周围的软组织包块。有报道表明，最常见的病变部位为髋关节、肘关节、肩关节和肩胛骨[2]。开始发病年龄可在出生 22 个月到成年之间，20 岁的时候症状最明显。英美文献报道表明，这种病好发于黑种人，在非洲发病率非常高。也有许多报道发现，家族性发病中是以常染色体显性遗传。肿块通常无疼痛，可生长到与葡萄和橘子一样大小。它发生于关节囊外，因此不影响关节活动度。肿块可压迫临近的神经组织，如坐骨神经，也可形成组织溃疡，形成白垩色渗液性窦道，可发生感染。病变组织也可出现弹力纤维性假黄瘤变，也就是皮肤病变、血管钙化和视网膜血管样条纹性

改变。口腔部的特征性改变表现为牙齿的根部球形样改变和髓腔闭塞性发育不良。骨质增生 - 高磷血症综合征是一种相关性疾病，主要表现为反复发作骨疼痛和组织肿胀（在长管状骨中多见），血液磷酸盐浓度增高。有证据表明这两种疾病的是同一种疾病的两种不同过程。

### 影像学表现

　　在 X 线平片上，表现为已知的滑囊周围的早期轻微改变，通常分布在大关节周围伸肌表面[3]。软组织的改变表现为多发性球形无定形的钙化，这些钙化被透亮带分隔。有时，发现液性平面表明有囊性成分的存在（图 97.1）。X 线平片和 CT 也可发现炎性过程，即骨干炎，这改变通常发生在长骨的中 1/3。X 线平片和 CT 上出现血管钙化也曾报道过。骨的同位素扫描是发现病变、定位和钙化量的评估最可靠、最简单的检查方法。肿瘤样钙质沉着症合并慢性肾衰竭的患者中影像上可看到肿瘤样钙质沉着症不能分辨的关节周围肿块。个别骨质增生 - 高磷血症综合征患者在影像上可表现为骨膜反应和骨皮质增厚。

### 生物医学表现

　　肿瘤样钙质沉着症的患者血液中的磷酸盐浓度增高，血液中的 1,25-（OH）$_2$ 维生素 D$_3$ 的浓度可表现为正常或偏高[4]。与肾小球滤过率有关的肾小管磷酸盐（TmPO$_4$/GFR）最大重吸收量增加，但肾

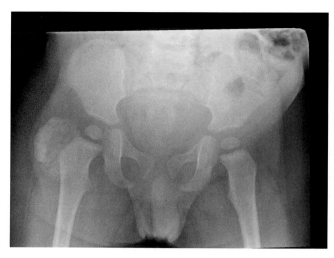

图 97.1 儿童右髋部大面积肿瘤样钙质沉着

功能表现正常。然而，肿瘤样钙质沉着症也可表现为血磷浓度无改变。血液中钙、碱性磷酸酶和甲状旁腺激素浓度常表现正常。代谢平衡性研究证实钙磷代谢是平衡的，由于胃肠道的对钙磷吸收增加，尿液排泄减少。

## 组织病理学

早期的组织病理学改变是出血，同时伴随着泡沫状组织细胞的聚集，然后转变成破骨细胞样巨细胞和组织细胞内衬的囊性空腔。细胞移动是这种转变的关键因素。Zaire 对 111 例病例进行了长达 30 年的组织学鉴定，发现在典型性囊腔附近有活跃的细胞增殖[5]。形成掺杂有单核细胞和含铁巨噬细胞的反应性血管周围细胞巢，或形成结构清晰的内含致密胶原基质纤维组织细胞结节。成熟的病变充满了含有钙质的、黏性的乳白色液体。

## 病因病机

肿瘤样钙质沉着症的基因基础首次鉴定于 2004 年。在对德鲁兹和非洲裔美国人家系研究中发现，致病基因是 2q24-q31，它是由 GALNT3 等位基因突变形成的[6]。GALNT3 基因编码糖基转移酶，这种酶参与最初的黏蛋白 O- 糖基化。在血磷正常性家族遗传性肿瘤样钙质沉着症的家族中单陪体的分析已排除了与 2q24-q31 基因的联系。在家族性发病的群体中，这种病是常染色体显性遗传。有完整表现型患者显示出 GALNT3 等位基因突变，然而杂合子突变的患者表现出疾病的部分临床症状，血液中磷或 1,25-（OH）$_2$ 维生素 D$_3$ 中的浓度升高但没有

钙化沉积[7]。因此可以证实，这种病是常染色体获得性遗传。后来，在 GALNT3 基因未发生突变的患者中，发现了 FGF23 基因的突变[8-9]。此外，血液中完整成纤维细胞因子 23（FGF23）含量低的患者中显示 C 端成纤维细胞因子 23（FGF23）升高，说明细胞分泌的蛋白质的结构不完整。

现在已经弄清楚 FGF23 基因上的 GALNT3 等位基因可以产生一种酶，这种酶是一种选择性 o- 糖基化弗林蛋白酶样的转化酶，具有抑制成 FGF23 蛋白质的水解作用，从而形成完整的 FGF23。因此，FGF23 基因上的突变，导致完整的 FGF23 分泌减少，从而形成高磷血症，1,25-（OH）$_2$ 维生素 D$_3$ 合成也增加。最近，在一名 13 岁女性肿瘤样钙质沉着症患者中发现了 KLOTHO 基因的突变。这名患者表现为血液中磷酸盐和 1,25-（OH）$_2$ 维生素 D$_3$ 增高，同时伴有高钙血症和甲状旁腺激素浓度升高[10]。有证据表明她的 C- 端 FGF23 和完整的 FGF23 含量都升高，但 FGF23 生物活性降低[11]。因此，GALNT3、FGF23 和 KLOTHO 3 个等位的突变引起了肿瘤样钙质沉着症的临床症状和生物医学特点。骨质增生 - 高磷血症综合征患者显示在 GALNT3 基因上有纯合子和杂合子的突变[12-13]。这也证明了这两种疾病的是同一种疾病的两种不同过程。血磷正常性家族遗传性肿瘤样钙质沉着症可由编码功能性结构蛋白 -9 的基因突变引起[14]。

## 治疗

如果钙化的包块疼痛、影响功能和美观，可运用外科手术切除。也有报道许多其他的治疗方法，其中一些是个案报道。氢氧化铝配合限制磷酸盐和钙盐食入有治疗作用[15]。降钙素可用于促进尿液中磷酸盐的排泄[16]。氢氧化铝配合高磷酸盐尿治疗一例患者 14 年，症状得到明显的改善[17]。磷酸盐合剂也有一定的治疗效果，它主要用于晚期肾衰竭的患者[18]。乙酰唑胺联合低磷饮食治疗一个由 FGF23 基因纯合子突变引起的左肘关节周围大面积肿块的 3 岁女孩[19]。结果显示，血磷浓度明显下降，肿块大小明显减少。

证实 FGF23 在磷酸盐代谢和肿瘤样钙质沉着症中的作用能为新的治疗方法提供思路。

## 儿童性皮肌炎

儿童性皮肌炎是一种自发性皮肤和肌肉的炎性

病变的疾病，表现为近端肌肉进行性无力和皮疹，好发于面部和四肢。它与成年人的皮肌炎不同。成年人的皮肌炎是皮肤、肌肉和胃肠道的微血管性脉管炎，不是恶性肿瘤。钙磷代谢正常的病变组织中出现营养不良性软组织钙化或钙质沉着（图97.2）。

## 临床表现

这是一种罕见的疾病，发病率大概为每100万名16岁以下儿童有1.9~2.5例，发性多于男性，男女比例2：1。在英国，调查发现平均发病年龄为6.8

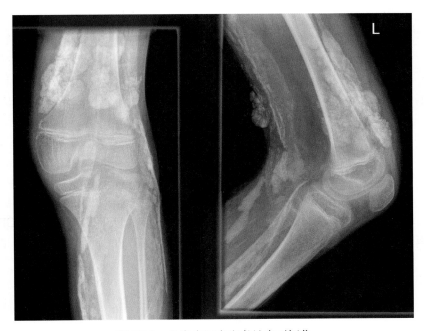

图97.2　儿童皮肌炎患者见皮下钙化

岁，6岁和11岁是女性的两个高发年龄[20]。88%的病例发生于白种人。钙化不是发病最初的特征性临床表现，而是出现在病后1~3年，20%~40%的患者可以出现[21]。未进行治疗的皮肌炎持续时间与病理性钙化有关，这样钙化与慢性炎症有明显的关系[22]。营养不良钙化可引起疼痛、皮肤溃疡、关节活动受限、肌肉挛缩、脓肿形成。典型的钙化一旦出现表现非常稳定，但也有的自发性吸收。儿童性皮肌炎的临床观察多种多样，有的可复发，有的可为终生性疾病，有的可以治愈。

### 生物医学和组织学特点

血液中钙、磷酸盐、碱性磷酸酶的含量通常正常。如果有钙化存在的话，尿液中的 γ-羧基谷氨酸含量明显增加。钙质沉着表现为低结晶的羟基磷灰[21]和碳酸盐磷灰石[23]。它的组成比骨有更多的矿物质，组成成分与搪瓷很相似。骨基质蛋白如骨钙素、骨唾液酸糖蛋白、骨粘连蛋白表现为比正常骨含更多骨粘连蛋白的钙化。

### 影像学特征

4种类型的营养不良性钙化：

1. 皮肤表面肿块；
2. 关节周围深部不连续的结节样肿块，可影响关节活动度（局限性钙质沉着）；
3. 肌间筋膜深部薄片样钙沉积（广泛性钙化）；
4. 花边样网状的皮下钙沉积，广泛包绕躯干形成"外骨骼"。

钙乳样液性聚合物是钙化的并发症[24]。虽然X片能明显发现已形成的钙化，但MRI是发现和定位肌肉炎症和水肿的灵敏检查方法，也是监控疾病发展与转归的良好的方式。

### 治疗

高剂量的激素是症状出现后最常用的治疗方法，可以抑制疾病炎性过程，从而减少钙盐沉着的潜在风险。其他的治疗药物有甲氨蝶呤和英夫利昔。在个案治疗中，双膦酸盐、地尔硫卓、手术摘除用于治疗钙化也得了疗效 [26-27]。然而，对 32 年的医学文献回顾性研究中发现，由于缺乏对该病的系统研究和临床治疗试验，仍然没有明确的可以阻止或减少钙化发生的治疗方法。

## 参考文献

1. Inclan A, Leon P, Camejo MG. 1943. Tumoral calcinosis. *JAMA* 121: 490–495.
2. Slavin RE, Wen J, Kumar D, Evans EB. 1993. Familial tumoral calcinosis: A clinical, histopathologic, and ultrastructural study with an analysis of its calcifying process and pathogenesis. *Am J Surg Path* 17: 788–802.
3. Martinez S, Vogler JB, Harrelson JM, Lyles KW. 1990. Imaging of tumoral calcinosis: New observations. *Radiology* 174: 215–222.
4. Lyles KW, Halsey DL, Friedman NE, Lobaugh B. 1988. Correlations of serum concentrations of 1,25-dihydroxyvitamin D, phosphorous and parathyroid hormone in tumoral calcinosis. *J Clin Endocrinol Metab* 67: 88–92.
5. Pakasa NM, Kalengayi RM. 1997. Tumoral calcinosis: A clinicopathological study of 111 cases with emphasis on the earliest changes. *Histopathology* 31: 18–24.
6. Topaz O, Shurman DL, Bergman R, Indelman M, Ratajczak P, Mizrachi M, Khamaysi Z, Behar D, Petronius D, Friedman V, Zelikovic I, Raimer S, Metzker A, Richard G, Sprecher E. 2004. Mutations in GALNT3, encoding a protein involved in o-linked glycosylation, cause familial tumoral calcinosis. *Nature Genet* 36: 579–581.
7. Ichikawa S, Lyles KW, Econs MJ. 2005. A novel GALNT3 mutation in a pseudoautosomal dominant form of tumoral calcinosis: Evidence that the disorder is autosomal recessive. *J Clin Endocrinol Metab* 90: 2420–2423.
8. Benet-Pages A, Orlik P, Strom TM, Lorenz-Depiereux B. 2005. An FGF23 missense mutation causes familial tumoral calcinosis with hyperphosphataemia. *Human Mol Genet* 14: 385–390.
9. Larsson T, Yu X, Davis SI, Draman MS, Mooney SD, Cullen MJ, White KE. 2005. A novel recessive mutation in fibroblast growth factor-23 causes familial tumoral calcinosis. *J Clin Endocrinol Metab* 90: 2424–2427.
10. Ichikawa S, Imel EA, Kreiter ML, Yu X, Mackenzie DS, Sorenson AH, Goetz R, Mohammed M, White KE, Econs MJ. 2007. A homozygous missence mutation in human KLOTHO causes severe tumoral calcinosis. *J Clin Invest* 117: 2684–2691.
11. Urakawa I, Yamazaki Y, Shimada T, Iijima K, Hasegawa H, Okawa K, Fujita T, Fukumoto S, Yamashita T. 2006. Klotho converts canonical FGF receptor into a specific receptor for FGF23. *Nature* 444: 770–777.
12. Ichikawa S, Baujat G, Seyahi A, Garoufali AG, Imel EA, Padgett LR, Austin AM, Sorenson AH, Pejin Z, Topouchian V, Quartier P, Cormier-Daire V, Dechaux M, Malandrinou FCh, Singhellakis PN, Le Merrer M, Econs MJ. 2010. Clinical variability of familial tumoral calcinosis caused by novel GALNT3 mutations. *Am J Med Genet A* 152A: 896–903.
13. Joseph L, Hing SN, Presneau N, O'Donnell P, Diss T, Idowu BD, Joseph S, Flanagan AM, Delaney D.
2010. Familial tumoral calcinosis and hyperostosis-hyperphosphataemia syndrome are different manifestations of the same disease: Novel missense mutations in GALNT3. *Skeletal Radiol* 39: 63–68.
14. Topaz O, Indelman M, Chefetz I, Geiger D, Metzker A, Altschuler Y, Choder M, Bercovich D, Uitto J, Bergman R, Richard G, Sprecher E. 2006. A deleterious mutation in SAMD9 causes normophosphatemic familial tumoral calcinosis. *Am J Hum Genet* 79: 759–764.
15. Gregosiewicz A, Warda E. 1989. Tumoral calcinosis: Successful medical treatment. *J Bone Joint Surg Am* 71: 1244–1249.
16. Salvi A, Cerudelli B, Cimino A, Zuccato F, Giustina G. 1983. Phosphaturic action of calcitonin in pseudotumoral calcinosis. *Horm Metab Res* 15: 260.
17. Yamaguchi T, Sugimoto T, Imai Y, Fukase M, Fujita T, Chihara K. 1995. Successful treatment of hyperphosphatemic tumoral calcinosis with long term acetazolimide. *Bone* 16: 247S–250S.
18. Jacob JJ, Mathew K, Thomas N. 2007. Idiopathic sporadic tumoral calcinosis of the hip: Successful oral bisphosphonate therapy. *Endocr Pract* 13: 182–186.
19. Lammoglia JJ, Mericq V. 2009. Familial tumoral calcinosis caused by a novel FGF23 mutation: Response to induction of tubular renal acidosis with acetazolamide and the non-calcium phosphate binder sevelamer. *Horm Res* 71: 178–184.
20. Symmons DPM, Sills JA, Davis SM. 1995. The incidence of juvenile dermatomyositis: Results from a nation-wide study. *Br J Rheumatol* 34: 732–736.
21. Pachman LM, Veis A, Stock S, Abbott K, Vicari F, Patel P, Giczewski D, Webb C, Spevak L, Boskey A. 2006. Composition of calcifications in children with juvenile dermatomyositis. *Arthritis Rheum* 54: 3345–3350.
22. Pachman LM, Abbott K, Sinacore JM, Amoruso L, Dyer A, Lipton R, Ilowite N, Hom C, Cawkwell G, White A, Rivas-Chacon R, Kimura Y, Ray L, Ramsey-Goldman R. 2006. Duration of illness is an important variable for untreated children with untreated dermatomyositis. *J Pediatr* 148: 247–253.
23. Eidelman N, Boyde A, Bushby AJ, Howell PG, Sun J, Newbury DE, Miller FW, Robey PG, Rider LG. 2009. Microstructure and mineral composition of dystrophic calcification associated with the idiopathic inflammatory myopathies. *Arthritis Res Ther* 11(5): R159.
24. Samson C, Soulen RL, Gursel E. 2000. Milk of calcium fluid collections in juvenile dermatomyositis: MR characteristics. *Pediatr Radiol* 30: 28–29.
25. Park JH, Vital TL, Ryder NM, Hernanz-Schulman M, Leon Partain C, Price RR, Olsen NJ. 1994. Magnetic resonance imaging and P-31 magnetic spectroscopy provide unique quantitative data useful in the longitudinal management of patients with dermatomyositis. *Arthritis Rheum* 37: 736–746.
26. Mukamel M, Horev G, Mimouni M. 2001. New insights into calcinosis of juvenile dermatomyositis: A study of composition and treatment. *J Pediatr* 138: 763–766.
27. Oliveri MB, Palermo R, Mautalen C, Hubscher O. 1996. Regression of calcinosis during diltiazem treatment in juvenile dermatomyositis. *J Rheumatol* 23: 2152–2155.
28. Boulman N, Slobodin G, Rozenbaum M, Rosner I. 2005. Calcinosis in rheumatic diseases. *Semin Arthritis Rheum* 34: 805–812.

# 第 98 章
# 进行性骨化性纤维发育不良

Frederick S. Kaplan • Robert J. Pignolo • Eileen M. Shore

（葛　辉　译　何　伟　审校）

## 进行性骨化性纤维发育不良

进行性骨化性纤维发育不良（FOP：MIM #135100）是一种罕见的遗传性结缔组织疾病。以大趾先天性畸形和特征性解剖结构的进行性异位软骨内骨化（HEO）为特征 [1-2]。进行性异位软骨内骨化也可偶发于关节置换、中枢神经系统损伤、运动性损伤、战争创伤、动脉粥样硬化和瓣膜性心脏病 [3-4]。

进行性骨化性纤维发育不良在 1692 年首次提出，是一种人类最稀罕的疾病，已报道 800 多例。发病率为大概为每 2 000 000 人中有 1 例 [1-2]。每个种族人群都可能发病 [2]。它是具有多种表现形式和完全外显的常染色体遗传性疾病 [5]。但遗传率低，大多数患者都是散发性的。具有性腺细胞镶嵌现象。

### 临床表现

所有的典型性病例表现为出生时大趾畸形（图 98.1）。在 10 岁前，软组织的肿胀导致进行性异位软骨内骨化（图 98.1）[7-8]。进行性骨化性纤维发育不良通常在 X 线平片中出现异位性骨化时得到诊断。然而，误诊率高，在误诊情况下进行的组织活检和其他有创性检查造成病变部位的永久性损伤 [1-2,9]。

进行性骨化性纤维发育不良的严重程度在每个患者中有很大的差异 [5,10]。许多患者在 30 岁以前需要坐轮椅 [1-2,7]。疾病的发展过程存在非常明显的差异，即使同卵双生的双胞胎也是这样。这与出生后的环境影响因素有关 [11]。

通常为不自觉地发病，可由肌肉疲劳、微损伤、肌肉注射和流感样病毒性疾病引起 [2,12-13]。肿块在几小时内迅速生长。病变可累及腱膜、筋膜、肌腱、韧带和随意肌的结缔组织。一些病变可自发性恢复，但大多数以软骨内成骨方式形成异位骨化，形成的异位骨化含有骨髓结构 [14]。发病非常突然，复发情况也难以被预测。一旦骨化形成，将永久存在，可引起残疾 [7-8]。

骨性包块使关节活动受限，引起关节挛缩和畸形。发生于 30 岁以前，髋关节周围的骨化导致关节活动受限而影响步态 [7]。病变累及咀嚼肌导致下颌关节永久性强直，使患者饮食障碍，严重影响生活。这种病变通常是由牙科手术时下颌关节局部注射麻醉药和下巴过度伸长引起 [15-16]。脊柱、肋骨和胸骨的关节强直畸形严重限制活动，严重者可影响心肺功能（图 98.1）[1-2,7,17-18]。脊柱侧凸非常常见，与肋骨和肋椎关节畸形及骨盆和肋骨之间的不对称性异位骨化有关 [19]。胸廓活动受限会导致患者早期死亡 [20-21]。病变也可累及喉肌、平滑肌、膈肌和心脏 [1]。听觉功能经常受到损伤 [22]。

### 影像学特征

骨骼畸形和软组织骨化是进行性骨化性纤维发育不良的特征性影像学表现 [23]。骨骼畸形好发于大趾，但其他组织中也能发生。在一些病例中可表现

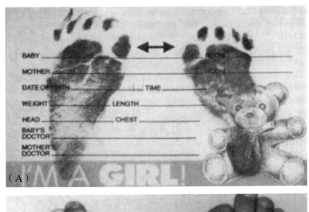

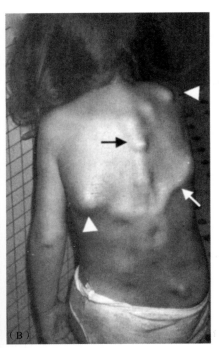

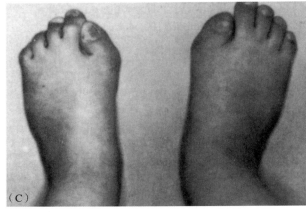

图 98.1 进行性骨化性纤维发育不良。进行性骨化性纤维发育不良的特征性临床表现在儿童时代早期。出生早期的表现为大脚趾短缩畸形 (A)( 箭头所指)。后者为生天性颈部和背部的类骨质软组织病变表现 (B)( 箭头所指 )，即使在转化为异位骨化 (B) ( 箭头所指 ) 之前也必须怀疑为进行性骨化性纤维发育不良的可能。大脚趾检查 (C) 和 ACVR1 的 DNA 序列分析可以进行确诊，可以避免会使病情加重的组织活检技术的运用。[ from Kaplan FS and Smith RM. 1997. Clinical vignette—Fibrodysplasia ossifi cans progressiva (FOP). *J Bone Miner Res* 12: 855. Reproduced with permission of the American Society for Bone and Mineral Research ]

为拇指显著变短 [1-2]。骨软骨瘤也很常见 [14,24-25]。进行性颈椎融合常与短颈畸形混淆 [1,26]。颞下颌关节畸形和肋椎关节融合也很常见 [1521]。股骨颈可变宽和缩短 [2,25]。早期关节退变也经常发生。

X 线平片和骨扫描显示正常的骨结构和重塑的异位骨化 [28]。异位化骨和正常的骨组织的骨折在正常修复过程中是不被增强和修复的 [29]。

在常规平片发现异位骨化之前，骨扫描可发现异常的软组织改变 [28]。CT 和 MRI 可以发现早期的病变 [30]。

## 实验室检查

常规的生物医学检查通常表现正常。疾病发生的炎症、纤维组织增生和骨化阶段，前列腺素、尿液碱性纤维母细胞生长因子和碱性磷酸酶含量可分别增加 [1-2,31-33]。在疾病发生的早期，血液中的骨母细胞含量增加 [34]。

## 组织病理学

进行性骨化性纤维发育不良的早期病变为水肿肌肉的血管周围大量的单核炎性细胞聚集，这些细胞包括淋巴细胞、巨噬细胞、肥大细胞 [35-37]。在肌细胞坏死分解阶段后，紧接着的是大量纤维组织合成阶段（这个阶段常易与青少年进行性纤维瘤病混淆）。部分包括与 Tie2+ 细胞不同的间叶细胞样干细胞，可以用软骨内成骨方式形成异位骨化的来鉴别 [35,38-41]。

## 病因学和发病机制

进行性骨化性纤维发育不良的发病机制与果蝇同源基因（BMP4 同族体）突变作用相同，损害了骨形成蛋白信号通路传导通路 [42]，造成进行性骨化性纤维发育不良细胞中的骨形成蛋白信号传导通路高度失控 [43-48]。进行性骨化性纤维发育不良细胞过量表达 BMP4 基因，但不能适度地上调各种骨形成蛋白拮抗剂基因的表达[43,45-46]。骨形成蛋白受体内化不足，但下游靶区活化升高，表明改变了参与异位成骨的骨形成蛋白受体的信号传导通路[47-48]。BMP4 转基因小鼠表现出与进行性骨化性纤维发育不良一样的表现型[49]。

全基因组关联分析鉴定进行性骨化性纤维发育不良与 2q23-24 基因有关。2q23-24 基因上含有 I 型激活素 A 受体和激活素激酶 2（ACVR1/ALK2）基因片段，它可以编码 I 型骨形成蛋白受体[50]。在典型的、不管是单发和遗传性进行性骨化性纤维发育不良的病例中，证实了 ACVR1/ALK2 上甘氨酸（GS）活化领域发生了反复的杂合子错义突变（c.617 G＞A；R206H），这为早期分子水平的诊断提供了可能[50-51]。蛋白质模型发现甘氨酸（GS）位点的不稳定，这与 CVR1/ALK2 的活化失控相符，也是进行性骨化性纤维发育不良异位软骨、异位骨化和关节融合形成的原因[50]。甘氨酸（GS）位点是 FKBP1A（也被认为是 FKBP12）特异性的整合位点，它是一种高度保守的抑菌蛋白质，具有防止在缺少配基的情况下 I 型受体的活化的遗漏。有数据表明在骨形成蛋白受体缺少的条件下，ACVR1/ALK2（R206H）蛋白和 FKBP1A 相互作用减弱。FKBP1A-ACVR1/ALK2 相互作用受损害，一部分是由于骨形成蛋白独立的信号传导通路异常[52-53]。进行性骨化性纤维发育不良也有一些罕见的变异和不典型的形式，它们都有 ACVR1/ALK2 突变，就像 R206H 突变一样，导致自动抑制受体缺乏[25]。特定的酸碱度灵敏性盐桥可以使突变的受体活化[54]。在进行性骨化性纤维发育不良患者的结缔组织干细胞中，发现了骨形成蛋白信号传导通路的配基激动调控异常，在体外和体内疾病模型中也同样发现了异常[52,55-60]。

## 治疗

进行性骨化性纤维发育不良没有确定的治疗方法[1-2,61]，可以用药物控制[61-62]。在疾病开始的早期炎性阶段，禁用高剂量的糖皮质激素类。罕见、多样性和可变的临床过程给评价试验性治疗措施造成了巨大的不确定性。骨髓移植没有效果，在从基因方面上看，即使易感人群免疫能力正常也会发病[33]。对抑制骨形成蛋白信号传导通路和进行性异位软骨内骨化的软骨间叶原基形成的研究，给该病的治疗带来希望。

进行性骨化性纤维发育不良的病灶切除容易复发。手术松解关节挛缩不能取得疗效，而且易导致新的危险因素，诱发进行性异位软骨内骨化[1-2]。脊柱融合也不能取得效果，手术干预容易导致各种并发症[19]。口腔部的治疗应避免下颌骨闭锁和下颚过度牵张[1-2,15-16]。口腔手术时可采用口服麻药的给药方式，治疗指南也提出使用全麻[15]。维持关节活动度的物理治疗方法是有害的，会导致病变加重，但职业疗法有效[71]。应避免使用肌肉注射。避免跌倒、感冒、反复肺部感染和限制胸廓活动度的疾病发生。

## 预后

尽管存在广泛的异位骨化和严重畸形，有些患者可以存活到 70 岁。然而，大部分死于严重的胸廓活动受限引起的心肺功能异常[1-2,17,21]。

# 进行性骨发育异常

在进行性骨化性纤维发育不良的研究中发现了进行性骨发育异常，它是一种独特的进行性异位性骨化性疾病[73-75]。正如进行性骨化性纤维发育不良一样，进行性骨发育异常是一种常染色体遗传性疾病。同进行性骨化性纤维发育不良不同的是，进行性骨发育异常中的异位骨化通常开始于真皮组织后蔓延至深部组织，是一种膜内化骨而不是软骨内化骨[60,75]。对两例患有进行性骨发育异常特征性表现的并伴有遗传性骨营养不良症患者进行鉴定时，发现这两种疾病可能存在基因上的联系，这个猜想在另外一例只患有进行性骨发育异常的患者中得到了证实[77]。这个发现迅速认定进行性骨发育异常为一种父辈隐性遗传 GNAS 基因突变引起的疾病[78]，虽然病变分子和细胞水平嵌合体分布仍然没弄清楚。没有特征的表现型相关性基因型可以用来区分进行性骨发育异常和良性的限制性真皮骨化[79]。GNAS 基因上的 α- 甘氨酸表达减少，可以诱导人类间叶干细胞表现出成骨细胞样表现型[80]。GNAS 基因编码的 G- 蛋白和下游的环磷酸腺苷（cAMP）信号传导通路，在早期细胞承载阶段决定细胞的种族类型，也可以通过与骨形成蛋白信号传导通路相互作用调控成骨[81]。通过破坏特异性 α- 甘氨酸外显子 1 使 GNAS 基因杂合子失活，从而改变 GNAS（+/-）鼠中的成骨细胞分化，表现为膜内成骨形成的皮下异位骨化[82]。目前主要进行对症支持治疗[75]。

## 参考文献

1. Connor JM, Evans DAP. 1982. Fibrodysplasia ossificans progressiva: The clinical features and natural history of 34 patients. *J Bone Joint Surg Br* 64: 76–83.
2. Kaplan FS, Glaser DL, Shore EM, Deirmengian GK, Gupta R, Delai P, Morhart P, Smith R, Le Merrer M, Rogers JG, Connor JM, Kitterman JA. 2005. The phenotype of fibrodysplasia ossificans progressiva. *Clin Rev Bone Miner Metab* 3: 183–188.
3. Pignolo RJ, Foley KL. 2005. Nonhereditary heterotopic ossification. *Clin Rev Bone Miner Metab* 3: 261–266.
4. Mohler ER 3rd, Gannon F, Reynolds C, Zimmerman R, Keane MG, Kaplan FS. 2001. Bone formation and inflammation in cardiac valves. *Circulation* 20: 1522–1528.
5. Shore EM, Feldman GJ, Xu M, Kaplan FS. The genetics of fibrodysplasia ossificans progressiva. 2005. *Clin Rev Bone Miner Metab* 3: 201–204.
6. Janoff HB, Muenke M, Johnson LO, Rosenberg A, Shore EM, Okereke E, Zasloff M, Kaplan FS. 1996. Fibrodysplasia ossificans progressiva in two half-sisters. Evidence for maternal mosaicism. *Am J Med Genet* 61: 320–324.
7. Rocke DM, Zasloff M, Peeper J, Cohen RB, Kaplan FS. 1994. Age and joint-specific risk of initial heterotopic ossification in patients who have fibrodysplasia ossificans progressiva. *Clin Orthop* 301: 243–248.
8. Cohen RB, Hahn GV, Tabas JA, Peeper J, Levitz CL, Sando A, Sando N, Zasloff M, Kaplan FS. 1993. The natural history of heterotopic ossification in patients who have fibrodysplasia ossificans progressiva. A study of 44 patients. *J Bone Joint Surg Am* 75: 215–219.
9. Kitterman JA, Kantanie S, Rocke DM, Kaplan FS. 2005. Iatrogenic harm caused by diagnostic errors in fibrodysplasia ossificans progressiva. *Pediatrics* 116: 654–661.
10. Janoff HB, Tabas JA, Shore EM, Muenke M, Dalinka MK, Schlesinger S, Zasloff MA, Kaplan FS. 1995. Mild expression of fibrodysplasia ossificans progressiva: A report of 3 cases. *J Rheumatology* 22: 976–978.
11. Hebela N, Shore EM, Kaplan FS. 2005. Three pairs of monozygotic twins with fibrodysplasia ossificans progressiva: The role of environment in the progression of heterotopic ossification. *Clin Rev Bone Miner Metab* 3: 205–208.
12. Lanchoney TF, Cohen RB, Rocke DM, Zasloff MA, Kaplan FS. 1995. Permanent heterotopic ossification at the injection site after diphtheria-tetanus-pertussis immunizations in children who have fibrodysplasia ossificans progressiva. *J Pediatr* 126: 762–764.
13. Scarlett RF, Rocke DM, Kantanie S, Patel JB, Shore EM, Kaplan FS. 2004. Influenza-like viral illnesses and flare-ups of fibrodysplasia ossificans progressiva (FOP). *Clin Orthop Rel Res* 423: 275–279.
14. Kaplan FS, Tabas JA, Gannon FH, Finkel G, Hahn GV, Zasloff MA. 1993. The histopathology of fibrodysplasia ossificans progressiva: An endochondral process. *J Bone Joint Surg Am* 75: 220–230.
15. Luchetti W, Cohen RB, Hahn GV, Rocke DM, Helpin M, Zasloff M, Kaplan FS. 1996. Severe restriction in jaw movement after routine injection of local anesthetic in patients who have progressiva. *Oral Surg Oral Med Oral Pathol Oral Radiol Endod* 81: 21–25.
16. Janoff HB, Zasloff M, Kaplan FS. 1996. Submandibular swelling in patients with fibrodysplasia ossificans progressiva. *Otolaryngol Head Neck Surg* 114: 599–604.
17. Kussmaul WG, Esmail AN, Sagar Y, Ross J, Gregory S, Kaplan FS. 1998. Pulmonary and cardiac function in advanced fibrodysplasia ossificans progressiva. *Clin Orthop* 346: 104–109.
18. Moore RE, Dormans JP, Drummond DS, Shore EM, Kaplan FS, Auerbach JD. 2009. Chin-on-chest deformity in patients with fibrodysplasia ossificans progressiva: A case series. *J Bone Joint Surg Am* 91: 1497–1502.
19. Shah PB, Zasloff MA, Drummond D, Kaplan FS. 1994. Spinal deformity in patients who have fibrodysplasia ossificans progressiva. *J Bone Joint Surg Am* 76: 1442–1450.
20. Kaplan FS, Glaser DL. 2005. Thoracic insufficiency syndrome in patients with fibrodysplasia ossificans progressiva. *Clin Rev Bone Miner Metab* 3: 213–216.
21. Kaplan FS, Zasloff MA, Kitterman JA, Shore EM, Hong CC, Rocke DM. 2010. Early mortality and cardiorespiratory failure in patients with fibrodysplasia ossificans progressiva. *J Bone Joint Surg Am* 92: 686–691.
22. Levy CE, Lash AT, Janoff HB, Kaplan FS. 1999. Conductive hearing loss in individuals with fibrodysplasia ossificans progressiva. *Am J Audiol* 8: 29–33.
23. Mahboubi S, Glaser DL, Shore EM, Kaplan FS. 2001. Fibrodysplasia ossificans progressiva (FOP). *Pediatr Radiol* 31: 307–314.
24. Deirmengian GK, Hebela NM, O'Connell M, Glaser DL, Shore EM, Kaplan FS. 2008. Proximal tibial osteochondromas in patients with fibrodysplasia ossificans progressiva. *J Bone Joint Surg Am* 90: 366–374.
25. Kaplan FS, Xu M, Seemann P, Connor JM, Glaser DL, Carroll L, Delai, P, Xu M, Seemann P, Fastnacht-Urban E, Forman SJ, Gillessen-Kaesbach G, Hoover-Fong J, Köster B, Pauli RM, Reardon W, Zaidi S-A, Zasloff M, Morhart R, Mundlos S, Groppe J, and Shore EM. 2009. Classic and atypical fibrodysplasia ossificans progressiva (FOP) phenotypes are caused by mutations in the bone morphogenetic protein (BMP) type I receptor ACVR1. *Hum Mutat* 30: 379–390.
26. Schaffer AA, Kaplan FS, Tracy MR, O'Brien ML, Dormans JP, Shore EM, Harland RM, Kusumi K. 2005. Developmental anomalies of the cervical spin in patients with fibrodysplasia ossificans progressiva are distinctly different from those in patients with Klippel-Feil syndrome. *Spine* 30: 1379–1385.
27. Kaplan FS, Groppe JC, Seemann P, Pignolo RJ, Shore EM. 2010. Fibrodysplasia ossificans progressiva: Developmental implications of a novel metamorphogene. In: Bronner F, Farach-Carson MC, Roach HI (eds.) *Bone and Development*. London: Springer Verlag. Chapter 14.
28. Kaplan FS, Strear CM, Zasloff MA. 1994. Radiographic and scintigraphic features of modeling and remodeling in the heterotopic skeleton of patients who have fibrodysplasia ossificans progressiva. *Clin Orthop* 304: 238–247.
29. Einhorn TA, Kaplan FS. 1994. Traumatic fractures of heterotopic bone in patients who have fibrodysplasia ossificans progressiva. *Clin Orthop* 308: 173–177.
30. Shirkhoda A, Armin A-R, Bis KG, Makris J, Irwin RB, Shetty AN. 1995. MR imaging of myositis ossificans: Variable patterns at different stages. *J Magn Reson Imaging* 65: 287–292.
31. Lutwak L. 1964. Myositis ossificans progressiva: Mineral, metabolic, and radioactive calcium studies of the effects of hormones. *Am J Med* 37: 269–293.

32. Kaplan F, Sawyer J, Connors S, Keough K, Shore E, Gannon F, Glaser D, Rocke D, Zasloff M, Folkman J. 1998. Urinary basic fibroblast growth factor: A biochemical marker for preosseous fibroproliferative lesions in patients with FOP. *Clin Orthop* 346: 59–65.

33. Kaplan FS, Glaser DL, Shore EM, Pignolo RJ, Xu M, Zhang Y, Senitzer D, Forman SJ, Emerson SG. 2007. Hematopoietic stem-cell contribution to ectopic skeletogenesis. *J Bone Joint Surg Am* 89: 347–357.

34. Suda RK, Billings PC, Egan KP, Kim JH, McCarrick-Walmsley R, Glaser DL, Porter DL, Shore EM, Pignolo RJ. 2009. Circulating osteogenic precursor cells in heterotopic bone formation. *Stem Cells* 27: 2209–2219.

35. Gannon FH, Valentine BA, Shore EM, Zasloff MA, Kaplan FS. 1998. Acute lymphocytic infiltration in an extremely early lesion of fibrodysplasia ossificans progressiva. *Clin Orthop* 346: 19–25.

36. Gannon FH, Glaser D, Caron R, Thompson LD, Shore EM, Kaplan FS. 2001. Mast cell involvement in fibrodysplasia ossificans progressiva. *Hum Pathol* 32: 842–848.

37. Hegyi L, Gannon FH, Glaser DL, Shore EM, Kaplan, FS, Shanahan CM. 2003. Stromal cells of fibrodysplasia ossificans progressiva lesions express smooth muscle lineage markers and the osteogenic transcription factor Runx2/Cbfa-1: Clues to a vascular origin of heterotopic ossification. *J Pathol* 201: 141–148.

38. Gannon F, Kaplan FS, Olmsted E, Finkel G, Zasloff M, Shore EM. 1997. Differential immunostaining with bone morphogenetic protein (BMP) 2/4 in early fibromatous lesions of fibrodysplasia ossificans progressiva and aggressive juvenile fibromatosis. *Hum Pathol* 28: 339–343.

39. Lounev V, Ramachandran R, Wosczyna MN, Yamamoto M, Maidment AD, Shore EM, Glaser DL, Goldhamer DJ, Kaplan FS. 2009. Identification of progenitor cells that contribute to heterotopic skeletogenesis. *J Bone Joint Surg Am* 91: 652–663.

40. Medici D, Shore EM, Lounev VY, Kaplan FS, Kalluri R, Olsen BJ. 2010. Conversion of vascular endothelial cells into multipotent stem-like cells. *Nat Med* 12: 1400–1406.

41. Wosczyna MN, Biswas AA, Cogswell CA, Goldhamer DJ. 2012. Multipotent progenitors resident in skeletal muscle interstitium exhibit robust BMP-dependent osteogenic activity and mediate heterotopic ossification. *J Bone Miner Res* 27(5): 1004–1017.

42. Kaplan F, Tabas JA, Zasloff MA. 1990. Fibrodysplasia ossificans progressiva: A clue from the fly? *Calcif Tissue Int* 47: 117–125.

43. Shafritz AB, Shore EM, Gannon FH, Zasloff MA, Taub R, Muenke M, Kaplan FS. 1996. Dysregulation of bone morphogenetic protein 4 (BMP4) gene expression in fibrodysplasia ossificans progressiva. *N Engl J Med* 335: 555–561.

44. Lanchoney TF, Olmsted EA, Shore EM, Gannon FA, Rosen V, Zasloff MA, Kaplan FS. 1998. Characterization of bone morphogenetic protein 4 receptors in fibrodysplasia ossificans progressiva. *Clin Orthop* 346: 38–45.

45. Olmsted EA, Kaplan FS, Shore EM. 2003. Bone morphogenetic protein-4 regulation in fibrodysplasia ossificans progressiva. *Clin Orthop* 408: 331–343.

46. Ahn J, Serrano de La Peña L, Shore EM, Kaplan FS. 2003. Paresis of a bone morphogenetic protein antagonist response in a genetic disorder of heterotopic skel-

etogenesis. *J Bone Joint Surg Am* 85: 667–674.

47. Serrano de la Peña L, Billings PC, Fiori JL, Ahn J, Kaplan FS, Shore EM. 2005. Fibrodysplasia ossificans progressiva (FOP), a disorder of ectopic osteogenesis, misregulates cell surface expression and trafficking of BMPRIA. *J Bone Miner Res* 20: 1168–1176.

48. Fiori JL, Billings PC, Serrano de la Peña L, Kaplan FS, Shore EM. 2006. Dysregulation of the BMP-p38 MAPK signaling pathway in cells from patients with fibrodysplasia ossificans progressiva (FOP). *J Bone Miner Res* 21: 902–909.

49. Kan L, Hu M. Gomes WA, Kessler JA. 2004. Transgenic mice overexpressing BMP4 develop a fibrodysplasia ossificans progressiva (FOP)-like phenotype. *Am J Pathol* 165: 1107–1115.

50. Shore EM, Xu M, Feldman GJ, Fenstermacher DA, Cho T-J, Choi IH, Connor JM, Delai P, Glaser DL, Le Merrer M, Morhart R, Rogers JG, Smith R, Triffitt JT, Urtizberea JA, Zasloff M, Brown MA, Kaplan FS. 2006. A recurrent mutation in the BMP type I receptor ACVR1 causes inherited and sporadic fibrodysplasia ossificans progressiva. *Nat Genet* 38: 525–527.

51. Kaplan FS, Xu M, Glaser DL Collins F, Connor M, Kitterman J, Sillence D, Zackai E, Ravitsky V, Zasloff M, Ganguly A, Shore EM. 2008. Early diagnosis of fibrodysplasia ossificans progressiva. *Pediatrics* 121: e1295–e1300.

52. Shen Q, Little SC, Xu M, Haupt J, Ast C, Katagiri T, Mundlos S, Seemann P, Kaplan FS, Mullins MC, Shore EM. 2009. The fibrodysplasia ossificans progressiva R206H ACVR1 mutation activates BMP-independent chondrogenesis and zebrafish embryo ventralization. *J Clin Invest* 119: 3462–3472.

53. Groppe JC, Wu J, Shore EM, Kaplan FS. 2011. In vitro analysis of the dysregulated R206H ALK2 Kinase-FKBP12 interaction associated with heterotopic ossification in FOP. *Cells Tissues Organs* 194: 291–295.

54. Groppe JC, Shore EM, Kaplan FS. 2007. Functional modeling of the ACVR1 (R206H) mutation in FOP. *Clin Orthop Rel Res* 462: 87–92.

55. Billings PC, Fiori JL, Bentwood JL, O'Connell MP, Jiao X, Nussbaum B, Caron RJ, Shore EM, Kaplan FS. 2008. Dysregulated BMP signaling and enhanced osteogenic differentiation of connective tissue progenitor cells from patients with fibrodysplasia ossificans progressiva (FOP). *J Bone Miner Res* 23: 305–313.

56. Kaplan FS, Pignolo RJ, Shore EM. 2009. The FOP metamorphogene encodes a novel type I receptor that dysregulates BMP signaling. *Cytokine Growth Factor Rev* 20: 399–407.

57. Fukuda T, Kohda M, Kanomata K, Nojima J, Nakamura A, Kamizono J, Noguchi Y, Iwakiri K, Kondo T, Kurose J, Endo KI, Awakura T, Fukushi J, Nakashima Y, Chiyonobu T, Kawara A, Nishida Y, Wada I, Akita M, Komori T, Nakayama K, Nanba A, Yoda T, Tomoda H, Yu PB, Shore EM, Kaplan FS, Miyazono K, Matsuoka M, Ikebuchi K, Ohtake A, Oda H, Jimi E, Owan I, Okazaki Y, Katagiri T. 2009. Constitutively activated ALK2 and increased SMAD1/5 cooperatively induce bone morphogenetic protein signaling in fibrodysplasia ossificans progressiva. *J Biol Chem* 284: 7149–7156.

58. van Dinther M, Visser N, de Gorter DJ, Doorn J, Goumans MJ, de Boer J, ten Dijke P. 2010. ALK2 R206H mutation linked to fibrodysplasia ossificans progressiva confers constitutive activity to the BMP type I receptor

and sensitizes mesenchymal cells to BMP-induced osteoblasts differentiation and bone formation. *J Bone Miner Res* 25: 1208–1215.

59. Song GA, Kim HJ, Woo KM, Baek JH, Kim GS, Choi JY, Ryoo HM. 2010. Molecular consequences of the ACVR1 (R206H) mutation of fibrodysplasia ossificans progressiva. *J Biol Chem* 285: 22542–22553.

60. Shore EM, Kaplan FS. 2010. Inherited human diseases of heterotopic bone formation. *Nat Rev Rheumatol* 6: 518–527.

61. Glaser DL, Kaplan FS. 2005. Treatment considerations for the management of fibrodysplasia ossificans progressiva. *Clin Rev Bone Miner Metab* 3: 243–250.

62. Kaplan FS, LeMerrer M, Glaser DL, Pignolo RJ, Goldsby RE, Kitterman JA, Groppe J, Shore EM. 2008. Fibrodysplasia ossificans progressiva. *Best Pract Res Clin Rheumatol* 22: 191–205.

63. Glaser DL, Rocke DM, Kaplan FS. 1998. Catastrophic falls in patients who have fibrodysplasia ossificans progressiva. *Clin Orthop* 346: 110–116.

64. Kaplan FS, Glaser DL, Pignolo RJ, Shore EM. 2007. A new era of fibrodysplasia ossificans progressiva (FOP): A druggable target for the second skeleton. *Expert Opin Biol Ther* 7: 705–712.

65. Yu PB, Deng DY, Lai CS, Hong CC, Cuny GD, Bouxsein ML, Hong DW, McManus PM, Katagiri T, Sachidanandan C, Kamiya N, Fukuda T, Mishina Y, Peterson RT, Bloch KD. 2008. BMP type I receptor inhibition reduces heterotopic ossification. *Nat Med* 14: 1363–1369.

66. Hong CC, Yu PB. 2009. Applications of small molecule BMP inhibitors in physiology and disease. *Cytokine Growth Factor Rev* 20: 409–418.

67. Brantus J-F, Meunier PJ. 1998. Effects of intravenous etidronate and oral corticosteroids in fibrodysplasia ossificans progressiva. *Clin Orthop* 346: 117–120.

68. Zasloff MA, Rocke DM, Crofford LJ, Hahn GV, Kaplan FS. 1998. Treatment of patients who have fibrodysplasia ossificans progressiva with isotretinoin. *Clin Orthop* 346: 121–129.

69. Shimono K, Tung W-e, Macolino C, Chi AH-T, Didizian JJ, Mundy C, Chandraratna RA, Mishina Y, Enomoto-Iwamoto M, Pacifici M, Iwamoto M. 2011. Potent inhibition of heterotopic ossification by nuclear retinoic acid receptor-γ agonists. *Nat Med* 17: 454–460.

70. Kaplan FS, Shore EM. 2011. Derailing heterotopic ossification and RARing to go. *Nat Med* 17: 420–421.

71. Levy CE, Berner TF, Bendixen R. 2005. Rehabilitation for individuals with fibrodysplasia ossificans progressiva. *Clin Rev Bone Miner Metab* 3: 251–256.

72. Glaser DL, Economides AN, Wang L, Liu X, Kimble RD, Fandl JP, Wilson JM, Stahl N, Kaplan FS, Shore EM. 2003. In vivo somatic cell gene transfer or an engineered noggin mutein prevents BMP4-induced heterotopic ossification. *J Bone Joint Surg Am* 85: 2332–2342.

73. Kaplan FS, Craver R, MacEwen GD, Gannon FH, Finkel G, Hahn G, Tabas J, Gardner RJ, Zasloff MA. 1994. Progressive osseous heteroplasia: A distinct developmental disorder of heterotopic ossification. *J Bone Joint Surg Am* 76: 425–436.

74. Rosenfeld SR, Kaplan FS. 1995. Progressive osseous heteroplasia in male patients. *Clin Orthop* 317: 243–245.

75. Kaplan FS, Shore EM. 2000. Progressive osseous heteroplasia. *J Bone Miner Res* 15: 2084–2094.

76. Eddy MC, Jan De Beur SM, Yandow SM, McAlister WH, Shore EM, Kaplan FS, Whyte MP, Levine MA. 2000. Deficiency of the alpha-subunit of the stimulatory G protein and severe extraskeletal ossification. *J Bone Miner Res* 15: 2074–2083.

77. Yeh GL, Mathur S, Wivel A, Li M, Gannon FH, Ulied A, Audi L, Olmstead EA, Kaplan FS, Shore EM. 2000. GNAS1 mutation and Cbfa1 misexpression in a child with severe congenital platelike osteoma cutis. *J Bone Miner Res* 15: 2063–2073.

78. Shore EM, Ahn J, Jan de Beur S, Li M, Xu M, Gardner RJ, Zasloff MA, Whyte MP, Levine MA, Kaplan FS. 2002. Paternally inherited inactivating mutations of the GNAS1 gene in progressive osseous heteroplasia. *N Engl J Med* 346: 99–106.

79. Adegbite NS, Xu M, Kaplan FS, Shore EM, Pignolo RJ. 2008. Diagnostic and mutational spectrum of progressive osseous heteroplasia (POH) and other forms of GNAS-based heterotopic ossification. *Am J Med Genet A* 146A: 1788–1796.

80. Leitman SA, Ding C, Cooke DW, Levine MA. 2005. Reduction in Gs-alpha induces osteogenic differentiation in human mesenchymal stem cells. *Clin Orthop Rel Res* 434: 231–238.

81. Zhang S, Kaplan FS, Shore EM. 2012. Different roles of GNAS and cAMP signaling during early and late stages of osteogenic differentiation. *Horm Metab Res* 44: 724–731.

82. Pignolo RJ, Xu M, Russell E, Richardson A, Kaplan J, Billings PC, Kaplan FS, Shore EM. 2011. Heterozygous inactivation of Gnas in adipose derived mesenchymal progenitor cells enhances osteoblast differentiation and promotes heterotopic ossification. *J Bone Miner Res* 26(11): 2647–2655.

# 第 99 章
# 成骨不全症

Joan C. Marini

（吴　微　译　何　伟　审校）

## 引言

成骨不全症（osteogenesis imperfecta，OI），也被称为脆骨症，是一种以脆性骨结缔组织为特征的遗传疾病，轻度的创伤甚至日常活动都会导致骨折[1-3]。该病的临床范围极其广泛，从围生期的高致命性的病例到难以检查到的病例均可呈现早期的骨质疏松症表现。成骨不全症患者可能有不同程度的生长发育不足、龋齿（牙质生成不全）、听力障碍、大头畸形、巩膜蓝染、脊椎侧弯、桶状胸和韧带松弛。经典的成骨不全症是一种常染色体显性遗传病，是由 I 型胶原蛋白缺陷引起的，是骨、皮肤和肌腱的细胞外基质的主要成分。经典的成骨不全症一般按照 1979 年提出的 Sillence 法分期[4]。后来的生化和分子学研究表明轻度 Sillence I 型成骨不全症是由 I 型胶原蛋白缺陷引起的[5]，而中重度是由 I 型胶原蛋白异三聚体的双链结构缺陷引起的[1]，父母无患病的儿童成骨不全症与亲本嵌合体相关[6]。近期的研究发展揭示了多种形式的隐匿性成骨不全症的遗传原因，有相对罕见的主要临床范围重叠的严重致命性 Sillence 类型，虽然也有预后良好的描述[7]。一些隐匿性的成骨不全症主要是在内质网中胶原蛋白的复杂修饰的 α1 链里，由有缺陷的三联式 3-羟基化脯氨酰化合物导致：软骨相关蛋白（CRTAP）[8-10]、3-羟基化脯氨酰 I（P3H1）[11-13]、亲环素 B（CyPB）[14-16]。其他病例是由于胶原蛋白折叠和胞内运输缺陷、HSP47、FKBP10[19-22] 或者某种高效的抗血管因子既多功能的色素上皮细胞增生（PEDF）造成的[23-24]。V 型成骨不全症的显性常染色题缺陷是由于 IFITM5 突变，即膜蛋白 Bril 的编码基因[25]。另有 5% 的成骨不全症的遗传病因未明确。

## 临床表现

因为目前确定的 11 个类型的成骨不全症在症状和发作的时间有所不同，其诊断随个体的不同年龄而有变化。一般不存在确定的家族史，大部分因为突变产生。产前时，严重的 II、III、VII、VIII、IX 和 X 型 OI 可能很难区分，包括致死性发育不良、短指发育不良及 I 型软骨发育不全[26]。先天性的 III 和 VIII 型 OI 婴儿低磷酸酯酶症可能会有重叠的范围。但婴儿低磷酸酯酶症影像学上区别为范围是从两侧膝到肘关节，生物化学上的一个区别是低血清碱性磷酸酶水平。在儿童时期的轻度 OI 形式的诊断，主要区别是儿童和少年时特发性骨质疏松症。

OI 诊断的关键是广义性质上的结缔组织缺陷，面部特征（中部扁平脸、额部隆起、三角状、蓝眼、淡黄或乳白色的牙齿）、巨头、胸型（桶状胸或者漏斗胸）、关节松脱、脊椎压迫和身材矮小等情况出现在各个病例中。隐性 OI 由 3- 羟基化胶原蛋白缺陷造成，以及复杂的临床类型 Ⅱ、Ⅲ 和 OI 同时存在 [8,11]，而隐性存在 Ⅱ、Ⅲ 和 Ⅳ 中是由于 *SERPINH1*、*SERPINF1* 和 *FKBP10* 的缺陷 [18-21, 23-24]。所有隐性情况都存在白眼，而显性情况为蓝眼，有时会存在白眼。但怀疑 OI 的诊断时进行胶原蛋白的生化研究，DNA 测序的 Ⅰ 型胶原蛋白确定隐性基因表达水平，为突变情况的存在提供依据。

## 临床分型

　　1979 年 Sillence 提出的分类（表 99.1）是基于临床和影像学标准而分为 4 种类型 [4]。尽管临床和实验室研究在发展，Sillence 分类仍然有其作用，其修订后仍在一般情况下被使用。Sillence 分型为常染色体显性遗传，在父母无患病的儿童，复发的胶原蛋白的突变一般由父母的镶嵌现象造成。最近，OI 的类型已经扩展到包括 Ⅴ ～ Ⅺ，尽管它们不同于标准 Ⅰ ～ Ⅳ（OMIM 166200，166210，259420，66220）。Ⅴ 型 OI（OMIM 610967）是由骨骼组织学及临床 / 影像学标志定义的 [25]。Ⅵ 型 OI（OMIM 610968）为常染色体隐性遗传，骨骼组织学显示成矿缺陷，由 SERPINF1 缺陷和生化反应中血清中 PEDF 低或无来定义 [24]。Ⅶ 型（OMIM 610682）、Ⅷ 型（OMIM 610915）和 Ⅸ 型 OI（OMIM 259440）为常染色体隐性遗传，并有白色巩膜。Ⅶ 型第一次

由组织学和临床表现定义，后来被证明是由 CRTAP 突变引起的 [8-9,27]。Ⅷ 型最初是由生化和分子印迹中 P3H1 的不足确定的 [11]。Ⅸ 和 Ⅹ 型（OMIM 613848）是由 *PPIB* 和 *SERPINH1* 作为逻辑候选基因确定的。Ⅺ 型和 Ⅵ 型是由纯合性映射确定，其谱系中没有已知的 OI 基因缺陷 [19,23]。

　　Ⅰ 型 OI 是最轻度的类型，在产后出现骨折，通常在行走后出现，甚至有些在中年时开始，Ⅰ 型 OI 可呈现早期骨质疏松症的出现情况，青春期后骨折明显减少。Ⅰ 型 OI 通常有蓝眼，往往容易挫伤。他们可能有听力损失（最早出现在童年的晚期，通常在 20 岁左右）或者关节过伸。矮小和长骨畸形通常是轻度的。Ⅰ 型根据有无牙质生成不全分为 A 和 B 两个子类型。

　　Ⅱ 型 OI 的围生期通常是致命的，虽然生存几个月并不少见，甚至生存一年或更多。这些患者通常早产和妊娠期胎型过小。腿通常为蛙型，依靠髋部代偿和屈膝。Ｘ 线下，长骨严重骨质疏松，或在子宫内骨折和不正常的体位（通常是一个褶皱的圆柱状）。头骨前囟和后囟严重完全开放的损伤，巩膜呈蓝灰色。这些婴儿的骨骼由没有哈弗管的编织骨或薄片骨组成。死亡通常是由于肺部问题，尤其是呼吸功能不全和肺炎。

　　Ⅲ 型 OI 为渐进变形类型，大多数 Ⅲ 型 OI 患者的童年有严重的骨发育不良。出生时的表现与轻度的 Ⅱ 型 OI 相似。他们的骨骼非常脆弱，一生可能

**表 99.1　成骨不全症疾病分类**

| | OI 的类型 | 遗传 | 表型 | 基因缺陷 |
|---|---|---|---|---|
| 经典 Sillence 分型 | Ⅰ | AD | 轻度 | 无 *COL1A1* 等位基因 |
| | Ⅱ | AD | 致命的 | *COL1A1/COL1A2* |
| | Ⅲ | AD | 进展的畸形 | *COL1A1/COL1A2* |
| | Ⅳ | AD | 中等 | *COL1A1/COL1A2* |
| 过度钙化 | Ⅴ | AD | 独特的组织学 | *IFITM5* (Bril) |
| 矿化缺陷 | Ⅵ | AR | 矿化缺陷 | *SERPINF1*(PEDF) |
| 3- 羟基化缺陷 | Ⅶ | AR | 严重（亚等位基因的）严重到致命（无） | *CRTAP* |
| | Ⅷ | AR | 严重到致命 | *LEPRE1*(P3H1) |
| | Ⅸ | AR | 中度到致命 | *PPIB* (CyPB) |
| 伴侣蛋白的缺陷 | Ⅹ | AR | 严重到致命 | *SERPINH1*(HSP47) |
| | Ⅺ | AR | 进展的畸形，Bruck 综合征 | *FKBP10*(FKBP65) |

经历几十到上百次的骨折。长期的骨头质软、畸形，从正常的肌肉紧张，随后到骨折。这些患者存在严重的身高发育不足，最终的身高就维持在一个青春期前的儿童的水平。几乎所有Ⅲ型患者存在脊柱侧凸。影像学上，干骺端扩口和"爆米花"式的生长板块排除了骨质疏松症。他们的童年时期需要强化身体的康复训练和骨科护理以协助行走，许多需要轮椅来移动。这些基本上需要持续一生，虽然很多人在中年时会患上呼吸功能不全和肺心病，一些因为呼吸的问题死于婴儿和儿童时期。

Ⅳ型是 Sillence 分型中的中度严重类型。诊断可能在出生时或推迟到学步期或学龄期。巩膜的色调是可变的，这些儿童常常一年有数次长骨骨折。青春期后骨折减少。基本上所有Ⅳ型患者都有身高矮小问题，尤其在青春期的范围里。许多这样的孩子应用生长激素的可以得到显著的增高和骨骼组织学的改善[28]。影像上，他们有骨质疏松症和轻度的形体畸形。他们可能有颅底扁平综合征，许多会发展呈椎体压缩和脊柱侧弯。在一致的康复干预和整形管理下，这些患者可以达到独立行走，这种情况可以持续一生。

OI/EDS 是一些有重复的 OI 骨骼症状（Ⅳ型，一般还有Ⅲ型）和关节松弛的 Ehlers-Danlos 综合征的离散的患者群体。一些患者早期出现髋关节发育不良，另一部分出现脊柱侧凸。患者组织松弛，需要额外的脊柱固定。这些人在Ⅰ型范围内有氨基末端区域突变，胶原蛋白链对胶原蛋白 N- 前肽胶原链有影响[29]。

最近，Ⅴ ~ Ⅺ型的 OI 已有分型，虽然这些类型仍作为 Sillence 分型，他们与 Sillence 是基于不同的标准。Ⅴ型和Ⅵ型是由骨骼组织学类型定义和区别的，一般表现性分别包括在 Sillence Ⅳ型和Ⅲ型[25,30]。这型患者没有缺陷的Ⅰ型胶原蛋白。Ⅶ型、Ⅷ型及Ⅸ型是隐性形式，与 Sillence 的Ⅱ型和Ⅲ型表型相似[8,11-12,14-16]。这些类型的内质网中有胶原蛋白变性部分的缺陷。Ⅹ型和Ⅺ型 OI 分别有轻度、中度、重度或致命性的在胶原蛋白分子和表型上的重叠[18-21]。

Ⅴ型与 3 个关键发现有关：影像学上的干骺带、骨折和手术区的肥厚愈合组织和前臂骨间膜的阳离子[25]。他们有正常的牙齿和变化的巩膜。组织学上，骨板是齿状的。最近，IFITM5 作为单一的突变，从

5 到 5' 端的 Bril 基因，已被确认可导致所有情况下的Ⅴ型 OI。

Ⅵ型 OI 也有其独特的骨组织学表现[30]。显微镜下的骨板可见有鱼鳞状的表现，组织形态上暗示有成骨缺陷。这些患者有中度到重度的骨骼疾病，并有正常的牙齿和巩膜。最近，SERPINF1 上的缺陷被认定为Ⅵ型 OI 的原因[24]。

Ⅶ型 OI 是由软骨相关蛋白 CRTAP 缺陷引起的常染色体隐性型[8-9]。这些家族血统指数第一次发现于加拿大魁北克北部社区的民族中[27]。这些人有中度的骨骼疾病，并与 CRTAP 基因突变有关。CRTAP 的突变已被证明导致致命形式的 OI，伴随有白眼和比正常人小的颅骨[8]。

Ⅷ型 OI 是由 P3H1 引起的常染色体隐性型（P3H1，由 LEPRE1 编码），P3H1 在内质网的软骨相关蛋白中形式复杂，与Ⅶ型、Ⅷ型有相当大的重叠。LEPRE1 的突变导致的表型与Ⅱ型、Ⅲ型的 OI 重复，但也有不同特征，包括白眼、严重生长不足、成骨不足[11]。例如，一名 15 岁患病的小孩身高仅为正常 3 岁的身高，一名 3 岁患病小孩的身高仅为一名正常 3 个月大的身高。有一个重叠的 LEPRE1 突变导致当代的西非和西非的非裔美国人出现致命的纯合子家族[11]。

Ⅸ型是由于第 3 部分的 3- 羟基化胶原蛋白缺陷（PPIB）造成的[14-16]。为数不多报道中，突变导致过早停止密码子或错误折叠的蛋白质导致类似Ⅶ型、Ⅷ型的在胶原蛋白生物化学和表型严重致命的 OI，除了没有 rhizomelia[15-16]。一个突变改变了 PPIB 的密码子而出现了一个中度的表型和正常的胶原蛋白[14]。

Ⅹ型 OI 是由于 ER-localized 胶原蛋白伴侣 HSP47 导致的，这只在一名婴儿中被鉴别出来[18]。其表型是严重或者致命的伴随有牙质生成不全为特性的非典型 OI，并包括有皮肤发疱和幽门狭窄。真皮层胶原蛋白为正常的翻译及修饰。

Ⅺ型 OI 是由胶原蛋白伴侣 FKBP10 异常所导致的隐性模式，导致了畸形进展的 OI，伴有长骨骨折，扁平椎和脊椎侧弯，但是有正常的巩膜和牙齿[19-22]。FKBP10 突变的表型包含勒拉克综合征（OI 加上先天性的挛缩）和显著的先天性挛缩障碍（Kuskokwim 综合征）。FKBP10 突变出现的挛缩的临床表现的变化最初被错误的解释为独立的综合征。

## 影像学和双能量 X 线吸光测定法的特点

经典的 OI 的骨骼显示了广义的骨量减少，长骨影像学呈细长的薄皮质状。中等至严重影响患者，长骨头呈弯曲和畸形状，包括圆柱形的外形、外观形状上的欠缺和干骺端"爆米花"样改变[31]。上肢的长骨头常比下肢程度轻，甚至在没有负重情况下同样如此。即便在轻度的 I 型 OI 中，椎体往往向中央压缩，通常出现在 $T_{12} \sim L_1$，符合压力负重情况。从中度到重度的 OI 中，压缩椎骨可能出现在中部和前部。在双能量 X 线吸收测定法中，患者 $L_1 \sim L_4$ 的 Z 得分显示压缩通常一致，但是与脊柱侧弯没有直接的关联。在脊柱侧位片中，评估椎体的不对称及塌陷不容易，伴随韧带松弛，通常为 OI 脊柱侧弯的原因。广泛、表现严重的 OI 患者的头骨存在沃姆骨，虽然这不是 OI 的特征。III 型和 IV 的 OI 患者也会有颅底扁平症，其 CT 扫描的结果显示的头骨基底部内陷[32]。

V 型 OI 影像学检查干骺板呈致密状、前臂骨间膜骨化和肥厚的愈合组织，此三者是诊断的至关重要的因素[33]。围生期佝偻病的外观进展为干骺端骺板致密状，VI 型 OI 没有子宫内骨折的报道。严重型 OI 在影像学上可见在日渐进展，但包括椎体压缩、长骨弯曲、破坏、髋关节内陷和球状干骺端，III 型和 IV 型严重 OI 没有特殊的不同[30]。

只有少数婴儿和儿童的 VII 型、VIII 型和 IX 型 OI 的骨骼射线被描述过[8-9,11,14,27]。VII 型和 VIII 型 OI 有极端的骨质疏松症和异常长骨形状，导致圆柱形型的外观。骨质出现紊乱及囊变。VIII 型幸存的儿童，有干骺端的扩大。这些儿童也有显得相对细长的手，但掌骨缩短。

影像学报道了一名 HSP47 突变婴儿出生后第一年的病情进程[18]。出生时，有子宫内的多个骨折伴有严重的成骨障碍、肋骨过细、长骨弯曲和扁平椎。1 岁时出现颅骨扩大和成骨不全、肋骨变宽、长骨呈管状。Rhizomelia 出生便出现并一直持续存在。XI 型 OI（FKBP10 突变）的影像学有多个报道[19-22]，都显示有严重的骨量减少和弯曲畸形，可见部分透亮但没有圆柱形形态缺陷。儿童会发展为驼背、脊柱侧弯。

OI 在宽广的年龄范围和严重度中，骨密度测定仪（$L_1 \sim L_4$）都是可用的。诊断病情较轻的病例中保持纵向随访一直到中度和重度情况。OI 的 Z 得分和严重程度有一个普遍的相关性。I 型一般在 $-1 \sim -2$ 的范围里，IV 型一般在 $-2 \sim -4$ 的范围内，III 型在 $-3 \sim -6$ 范围内。VIII 型在 $-6 \sim -7$ 范围内。在 OI，许多突变导致在异常基质中的不规则晶体排列，甚至矿物质减少。测定仪不衡量骨的质量，包括骨几何、组织形态学和力学性质。

## 实验室结果

血清化学相关的骨和矿物质代谢通常是正常的。碱性磷酸酶在骨折后升高，也在 VI 型 OI 中出现轻微升高[30]。据报道 VI 型中 PEDF 水平已经变低甚至消失，故可以提供一个有用的筛查测试[24]。VIII 型中酸性磷酸酶升高，逻辑上 VII 型也会升高。生长激素也在正常水平[34]。骨的组织形态学显示骨形态、生长缺陷以及骨小梁增厚[35]。在所有类型中有皮质增宽和骨松质减少，骨小梁的数量和宽度也有所降低。成骨细胞和破骨细胞的表面骨重建有所增加。在偏振光视野下，OI 的骨骼薄片已经薄到和不光滑到无法控制的程度。矿物质水平是正常的，晶体紊乱可能导致骨骼脆弱。

## 病因与发病机制

85% ~ 90% 有临床症状的 OI 患者有 I 型胶原蛋白的异常，其为骨细胞外基质主要的结构蛋白。隐性类型的 OI 在内质网中或有复杂的与肿瘤蛋白质交互作用的胶原蛋白和 3- 羟基 -α1(I)Pro986 的组件的缺陷，或有胶原蛋白折叠的相关的伴侣蛋白缺陷[7]。PEDF 的缺陷可能有不同的机制，可能与靠近 α1(I) 链的羟基化末端的直接绑定到胶原蛋白的破坏有关，或者与抗血管新生作用有关[36-37]。这些隐性的形式在一起，估计占 OI 病例的 5% ~ 7%。常染色体显性的 V 型大约占 OI 病例的 5%，这些患者都有独特的 IFITM5 基因突变，该基因即跨膜的 Bril 蛋白质中 5 残端到细胞外基质 5' 端的基因[25]。其余一小群 OI 患者的突变情况未知。

OI 包含多个病理生理学水平的障碍，从骨细胞功能异常、基质、矿化作用到整个组织。显性和隐性的重叠特性为 OI 提供关键途径的重要指标。小鼠研究已经涉及骨细胞功能障碍（CHOP 和 GRP78 表达水平增高、成骨细胞 ER 的应激表达、基质生成受损，以及增加破骨细胞数量和活动性）；基质异质性导致突变的等位基因有杂合性，基质中异常的非成胶蛋白水平、异常的细胞基质交互、傅立叶红外转换光谱（FTIR）及骨矿密度分布（BMDD）显示全骨组织过度矿化[38]。

培养皮肤成纤维细胞中使用生物化学的凝胶电泳检测胶原蛋白是方便的方式。Ⅰ型 OI 中的祖辈，因为一个空白的 COL1A1 等位基因，导致正常结构的胶原蛋白合成数量减少，显示 COL3/COL1 相对比率增加[5]。临床上重要的Ⅱ型、Ⅲ型和Ⅳ型 OI 的祖辈在合成正常的胶原蛋白和胶原蛋白的混合物有其结构性缺陷。除了极少数例外，结构性缺陷或者是替换的每条链上的第 3 个位置的甘氨酸残基作为适当的螺旋折叠的因素 (80%)，或是外显子的剪接 (20%)，导致 out-of-frame 比 in-frame 更频繁地选择性转录。结构异常延迟了螺旋折叠，限制成分链到修饰酶需要更长的时间，导致在电泳迁移检测中速度较慢地过度修饰。生化测试不准确地检测氨基 1/3 的 $\alpha 1(I)$ 或氨基酸链一半的 $\alpha 2(I)$ 异常[39]。Ⅶ型、Ⅷ型和部分Ⅸ型 OI 患者的成纤维细胞培养，也产生螺旋区域链过度表达的胶原蛋白，表明 3- 羟基化胶原蛋白的缺陷延迟了复杂的螺旋折叠[8,10-11,15-16]。

突变检测通过直接测序比生化试验更敏感，尽管它不提供功能信息。胶原蛋白测序可应用在 DNA 外显子到外显子的测序或者 cDNA 的副本序列。每种技术都可能丢失一个小百分比的不寻常突变，如大的删除、重组或拼接比例较低的缺陷。

当前可用的超过 800 人的基因表型模板产生了不同模式的两个链，在维护基质完整性有明显的作用[40]。大约 1/3 在 $\alpha 1(I)$ 的替换是致命的，特别是那些分支或侧链的残端。仅有的两个致命的区域会同时发生，包括被提出整合素的胶原蛋白单体的配体结合区域、基质金属蛋白酶 (MMP)、纤连蛋白、软骨低聚物基质蛋白 (COMP)。至于 $\alpha 2(I)$ 链，只有 1/5 的替换是致命的，这些替换沿链集中在 8 个规律间隔区域，在胶原纤维与蛋白聚糖结合区域相一致。

## 治疗

OI 患者进行早期康复干预是治疗原则，可最大程度发挥机体的潜力[41-42]。对于最严重类型，应该在婴儿时期开始物理治疗，加强肌肉力量，进行有氧训练，如果可能在保护下去步行。在等张力的有氧训练到需要外科手术干预前，应该持续确保孩子有肌肉力量举起肢体对抗重力的训练。也应该鼓励游泳锻炼。

骨科护理应该由有 OI 治疗经验的外科医生来负责。在没有减少预防功能缺失的措施前，不应该让骨折愈合。骨科手术的目标是纠正步态畸形和防止复发骨折。经典的截骨术要求髓内钉固定。当前使用的内固定包括伸缩棒（Bailey-Dubow[43] 或 Fassier-Duval[44] 棒）和无延长棒（rush rods）。重要的因素包括，合适情况下，选择最小直径的棒来避免皮质萎缩。孩子们预期有显著的增高，可能需要更少但可延长的棒。OI 的其他特征包括肺功能异常、听力损失及颅底凹陷症，最好有专业协调护理计划。在一半的Ⅳ型 OI[28] 和大部分的Ⅰ型 OI[45] 中，严重生长障碍对外源性的生长激素有应答，一些治疗后的儿童在根据正常的增长曲线长高。重组生长激素 (rGH) 的应答也使 $L_1 \sim L_4$ 的骨体积总量 (BV/TV) 和骨形成率 (BFR) 在骨密度仪检测中有提高。生长激素对 OI 骨骼完整性的影响仍在研究。在典型的 OI 中[46-49]，4 个可控项试验显示了双膦酸盐治疗的好处与局限性。椎体的骨小梁应答的程度最积极，骨矿物质密度 (BMD) 增加，这个测量的功能意义因其还包括保留矿化软骨而难以评估。Z 得分在 1 ~ 2 年的治疗后有所提高。更重要的是，椎体抗压能力增加，减少了椎体中央的压力。双膦酸盐治疗的效果主要更可能体现在长骨皮质。刚度和轴向承重度的增加平衡了骨质量较弱的区域[50]。最好的情况下，可有降低骨折发生率和相对风险降低的趋势，而没有一个明确获益的统计情况。步行功能、肌肉力量和骨骼疼痛情况的改变在试验中被证明是安慰剂效应。8 年中，帕米膦酸钠在儿童体内长时间半衰期和的反复使用，停止治疗后可能造成儿童特定骨骼再生的风险[51]。儿童长时间或大剂量用药会诱导缺陷骨重建[52]，并可能导致骨骼存在微损伤积累。在常规剂量可以延迟截骨术的治疗[53]。我们目前的典型 OI 双膦酸盐治疗为 2 ~ 3 年，然后停止药物治疗，但继续随访患者。

罕见的显性和隐性类型的 OI 有相关的药物治疗经验。有报道称，Ⅴ型 OI 与典型 OI 一样对帕米膦酸钠治疗有效[54]。10 名Ⅵ型 OI 的儿童和 4 名Ⅶ型 OI 儿童经过帕米膦酸钠治疗后，腰椎椎体形状和骨密度有改善，但骨折率的变化或步行能力的改善有限[55-56]。

# 参考文献

1. Byers PH, Cole WG. 2002. Osteogenesis Imperfecta. In: Royce PM, Steinmann B (eds.) *Connective Tissue and Heritable Disorders*. New York: Wiley-Liss. pp. 385–430.
2. Kuivaniemi H, Tromp G, Prockop DJ. 1997. Mutations in fibrillar collagens (types I, II, III, and XI), fibril-associated collagen (type IX), and network-forming collagen (type X) cause a spectrum of diseases of bone, cartilage, and blood vessels. *Hum Mutat* 9(4): 300–15.
3. Marini JC. 2004. Osteogenesis Imperfecta. In: Behrman RE, Kliegman RM, Jensen HB (eds.) *Nelson's Textbook of Pediatrics*. Philadelphia: Saunders. pp. 2336–38.
4. Sillence DO, Senn A, Danks DM. 1979. Genetic heterogeneity in osteogenesis imperfecta. *J Med Genet* 16: 101–16.
5. Willing MC, Pruchno CJ, Byers PH. 1993. Molecular heterogeneity in osteogenesis imperfecta type I. *Am J Med Genet* 45: 223–27.
6. Cohn DH, Starman BJ, Blumberg B, Byers PH. 1990. Recurrence of lethal osteogenesis imperfecta due to parental mosaicism for a dominant mutation in a human type I collagen gene (COL1A1). *Am J Hum Genet* 46(3): 591–601.
7. Marini JC, Cabral WA, Barnes AM, Chang W. 2007. Components of the collagen prolyl 3-hydroxylation complex are crucial for normal bone development. *Cell Cycle* 6(14): 1675–81.
8. Barnes AM, Chang W, Morello R, Cabral WA, Weis M, Eyre DR, Leikin S, Makareeva E, Kuznetsova N, Uveges TE, Ashok A, Flor AW, Mulvihill JJ, Wilson PL, Sundaram UT, Lee B, Marini JC. 2006. Deficiency of cartilage-associated protein in recessive lethal osteogenesis imperfecta. *N Engl J Med* 355(26): 2757–64.
9. Morello R, Bertin TK, Chen Y, Hicks J, Tonachini L, Monticone M, Castagnola P, Rauch F, Glorieux FH, Vranka J, Bachinger HP, Pace JM, Schwarze U, Byers PH, Weis M, Fernandes RJ, Eyre DR, Yao Z, Boyce BF, Lee B. 2006. CRTAP is required for prolyl 3- hydroxylation and mutations cause recessive osteogenesis imperfecta. *Cell* 127(2): 291–304.
10. Van Dijk FS, Nesbitt IM, Nikkels PG, Dalton A, Bongers EM, van de Kamp JM, Hilhorst-Hofstee Y, Den Hollander NS, Lachmeijer AM, Marcelis CL, Tan-Sindhunata GM, van Rijn RR, Meijers-Heijboer H, Cobben JM, Pals G. 2009. CRTAP mutations in lethal and severe osteogenesis imperfecta: The importance of combining biochemical and molecular genetic analysis. *Eur J Hum Genet* 17(12): 1560–9.
11. Cabral WA, Chang W, Barnes AM, Weis M, Scott MA, Leikin S, Makareeva E, Kuznetsova NV, Rosenbaum KN, Tifft CJ, Bulas DI, Kozma C, Smith PA, Eyre DR, Marini JC. 2007. Prolyl 3-hydroxylase 1 deficiency causes a recessive metabolic bone disorder resembling lethal/severe osteogenesis imperfecta. *Nat Genet* 39(3): 359–65.
12. Baldridge D, Schwarze U, Morello R, Lennington J, Bertin TK, Pace JM, Pepin MG, Weis M, Eyre DR, Walsh J, Lambert D, Green A, Robinson H, Michelson M, Houge G, Lindman C, Martin J, Ward J, Lemyre E, Mitchell JJ, Krakow D, Rimoin DL, Cohn DH, Byers PH, Lee B. 2008. CRTAP and LEPRE1 mutations in recessive osteogenesis imperfecta. *Hum Mutat* 29(12): 1435–42.
13. Willaert A, Malfait F, Symoens S, Gevaert K, Kayserili H, Megarbane A, Mortier G, Leroy JG, Coucke PJ, De Paepe A. 2009. Recessive osteogenesis imperfecta caused by LEPRE1 mutations: Clinical documentation and identification of the splice form responsible for prolyl 3-hydroxylation. *J Med Genet* 46(4): 233–41.
14. Barnes AM, Carter EM, Cabral WA, Weis M, Chang W, Makareeva E, Leikin S, Rotimi CN, Eyre DR, Raggio CL, Marini JC. 2010. Lack of cyclophilin B in osteogenesis imperfecta with normal collagen folding. *N Engl J Med* 362(6): 521–8.
15. Pyott SM, Schwarze U, Christiansen HE, Pepin MG, Leistritz DF, Dineen R, Harris C, Burton BK, Angle B, Kim K, Sussman MD, Weis M, Eyre DR, Russell DW, McCarthy KJ, Steiner RD, Byers PH. 2011. Mutations in PPIB (cyclophilin B) delay type I procollagen chain association and result in perinatal lethal to moderate osteogenesis imperfecta phenotypes. *Hum Mol Genet* 20(8): 1595–609.
16. van Dijk FS, Nesbitt IM, Zwikstra EH, Nikkels PG, Piersma SR, Fratantoni SA, Jimenez CR, Huizer M, Morsman AC, Cobben JM, van Roij MH, Elting MW, Verbeke JI, Wijnaendts LC, Shaw NJ, Hogler W, McKeown C, Sistermans EA, Dalton A, Meijers-Heijboer H, Pals G. 2009. PPIB mutations cause severe osteogenesis imperfecta. *Am J Hum Genet* 85(4): 521–7.
17. Vranka JA, Sakai LY, Bachinger HP. 2004. Prolyl 3-hydroxylase 1, enzyme characterization and identification of a novel family of enzymes. *J Biol Chem* 279(22): 23615–21.
18. Christiansen HE, Schwarze U, Pyott SM, AlSwaid A, Al Balwi M, Alrasheed S, Pepin MG, Weis MA, Eyre DR, Byers PH. 2010. Homozygosity for a missense mutation in SERPINH1, which encodes the collagen chaperone protein HSP47, results in severe recessive osteogenesis imperfecta. *Am J Hum Genet* 86(3): 389–98.
19. Alanay Y, Avaygan H, Camacho N, Utine GE, Boduroglu K, Aktas D, Alikasifoglu M, Tuncbilek E, Orhan D, Bakar FT, Zabel B, Superti-Furga A, Bruckner-Tuderman L, Curry CJ, Pyott S, Byers PH, Eyre DR, Baldridge D, Lee B, Merrill AE, Davis EC, Cohn DH, Akarsu N, Krakow D. 2010. Mutations in the gene encoding the RER protein FKBP65 cause autosomal-recessive osteogenesis imperfecta. *Am J Hum Genet* 86(4): 551–9.
20. Kelley BP, Malfait F, Bonafe L, Baldridge D, Homan E, Symoens S, Willaert A, Elcioglu N, Van Maldergem L, Verellen-Dumoulin C, Gillerot Y, Napierala D, Krakow D, Beighton P, Superti-Furga A, De Paepe A, Lee B. 2011. Mutations in FKBP10 cause recessive osteogenesis imperfecta and Bruck syndrome. *J Bone Miner Res* 26(3): 666–72.
21. Shaheen R, Al-Owain M, Faqeih E, Al-Hashmi N, Awaji A, Al-Zayed Z, Alkuraya FS. 2011. Mutations in FKBP10 cause both Bruck syndrome and isolated osteogenesis imperfecta in humans. *Am J Med Genet A* 155A(6): 1448–52.
22. Shaheen R, Al-Owain M, Sakati N, Alzayed ZS, Alkuraya FS. 2010. FKBP10 and Bruck syndrome: Phenotypic heterogeneity or call for reclassification? *Am J Hum Genet* 87(2): 306–7; author reply 308.
23. Becker J, Semler O, Gilissen C, Li Y, Bolz HJ, Giunta C, Bergmann C, Rohrbach M, Koerber F, Zimmermann K, de Vries P, Wirth B, Schoenau E, Wollnik B, Veltman JA,

Hoischen A, Netzer C. 2011. Exome sequencing identifies truncating mutations in human SERPINF1 in autosomal-recessive osteogenesis imperfecta. *Am J Hum Genet* 88(3): 362–71.

24. Homan EP, Rauch F, Grafe I, Lietman C, Doll JA, Dawson B, Bertin T, Napierala D, Morello R, Gibbs R, White L, Miki R, Cohn DH, Crawford S, Travers R, Glorieux FH, Lee B. 2011. Mutations in SERPINF1 cause osteogenesis imperfecta type VI. *J Bone Miner Res* 26(12): 2798–803.

25. Rauch F, Moffatt P, Cheung M, Roughley P, Lalic L, Lund AM, Ramirez N, Fahiminiya S, Majewski J, Glorieux FH. 2013. Osteogenesis imperfecta type V: Marked phenotypic variability despite the presence of the IFITM5 c.-14C>T mutation in all patients. *J Med Genet* 50(1): 21–4.

26. Marini JC, Chernoff EJ. 2001. Osteogenesis Imperfecta. In: Cassidy SB, Allanson J (eds.) *Management of Genetic Syndromes*. New York: Wiley-Liss. pp. 281–300.

27. Ward LM, Rauch F, Travers R, Chabot G, Azouz EM, Lalic L, Roughley PJ, Glorieux FH. 2002. Osteogenesis imperfecta type VII: An autosomal recessive form of bone disease. *Bone* 31(1): 12–8.

28. Marini JC, Hopkins E, Glorieux FH, Chrousos GP, Reynolds JC, Gundberg CM, Reing CM. 2003. Positive linear growth and bone responses to growth hormone treatment in children with types III and IV osteogenesis imperfecta: High predictive value of the carboxyterminal propeptide of type I procollagen. *J Bone Miner Res* 18(2): 237–43.

29. Cabral WA, Makareeva E, Colige A, Letocha AD, Ty JM, Yeowell HN, Pals G, Leikin S, Marini JC. 2005. Mutations near amino end of alpha1(I) collagen cause combined osteogenesis imperfecta/Ehlers-Danlos syndrome by interference with N-propeptide processing. *J Biol Chem* 280(19): 19259–69.

30. Glorieux FH, Ward LM, Rauch F, Lalic L, Roughley PJ, Travers R. 2002. Osteogenesis imperfecta type VI: A form of brittle bone disease with a mineralization defect. *J Bone Miner Res* 17(1): 30–8.

31. Goldman AB, Davidson D, Pavlov H, Bullough PG. 1980. "Popcorn" calcifications: A prognostic sign in osteogenesis imperfecta. *Radiology* 136(2): 351–8.

32. Charnas LR, Marini JC. 1993. Communicating hydrocephalus, basilar invagination, and other neurologic features in osteogenesis imperfecta. *Neurology* 43: 2603–8.

33. Arundel P, Offiah A, Bishop NJ. 2011. Evolution of the radiographic appearance of the metaphyses over the first year of life in type V osteogenesis imperfecta: Clues to pathogenesis. *J Bone Miner Res* 26(4): 894–8.

34. Marini JC, Bordenick S, Heavner G, Rose SR, Hintz R, Rosenfeld R, Chrousos GP. 1993. The growth hormone and somatomedin axis in short children with osteogenesis imperfecta. *J Clin Endocrinol Metab* 76: 251–6.

35. Rauch F, Travers R, Parfitt AM, Glorieux FH. 2000. Static and dynamic bone histomorphometry in children with osteogenesis imperfecta. *Bone* 26(6): 581–9.

36. Hosomichi J, Yasui N, Koide T, Soma K, Morita I. 2005. Involvement of the collagen I-binding motif in the anti-angiogenic activity of pigment epithelium-derived factor. *Biochem Biophys Res Commun* 335(3): 756–61.

37. Sekiya A, Okano-Kosugi H, Yamazaki CM, Koide T. 2011. Pigment epithelium-derived factor (PEDF) shares binding sites in collagen with heparin/heparan sulfate proteoglycans. *J Biol Chem* 286(30): 26364–74.

38. Forlino A, Cabral WA, Barnes AM, Marini JC. 2011. New perspectives on osteogenesis imperfecta. *Nat Rev Endocrinol* 7(9): 540–57.

39. Cabral WA, Milgrom S, Letocha AD, Moriarty E, Marini JC. 2006. Biochemical screening of type I collagen in osteogenesis imperfecta: Detection of glycine substitutions in the amino end of the alpha chains requires supplementation by molecular analysis. *J Med Genet* 43(8): 685–90.

40. Marini JC, Forlino A, Cabral WA, Barnes AM, San Antonio JD, Milgrom S, Hyland JC, Korkko J, Prockop DJ, De Paepe A, Coucke P, Symoens S, Glorieux FH, Roughley PJ, Lund AM, Kuurila-Svahn K, Hartikka H, Cohn DH, Krakow D, Mottes M, Schwarze U, Chen D, Yang K, Kuslich C, Troendle J, Dalgleish R, Byers PH. 2007. Consortium for osteogenesis imperfecta mutations in the helical domain of type I collagen: Regions rich in lethal mutations align with collagen binding sites for integrins and proteoglycans. *Hum Mutat* 28(3): 209–21.

41. Binder H, Conway A, Hason S, Gerber LH, Marini J, Berry R, Weintrob J. 1993. Comprehensive rehabilitation of the child with osteogenesis imperfecta. *Am J Med Genet* 45(2): 265–9.

42. Gerber LH, Binder H, Weintrob JC, Grange DK, Shapiro JR, Fromherz W, Berry R, Conway A, Nason S, Marini JC 1990 Rehabilitation of children and infants with osteogenesis imperfecta: A program for ambulation. *Clin Orthop Relat Res* 251: 254–62.

43. Zionts LE, Ebramzadeh E, Stott NS. 1998. Complications in the use of the Bailey-Dubow extensible nail. *Clin Orthop Relat Res* 348: 186–95.

44. Fassier F. 2005. Experiene with the Fassier-Duval rod: Effectiveness and complications. 9th International Conference on Osteogenesis Imperfecta, June 13–16, Annapolis, MD, USA.

45. Antoniazzi F, Bertoldo F, Mottes M, Valli M, Sirpresi S, Zamboni G, Valentini R, Tato L. 1996. Growth hormone treatment in osteogenesis imperfecta with quantitative defect of type I collagen synthesis. *J Pediatr* 129(3): 432–9.

46. Gatti D, Antoniazzi F, Prizzi R, Braga V, Rossini M, Tato L, Viapiana O, Adami S. 2005. Intravenous neridronate in children with osteogenesis imperfecta: A randomized controlled study. *J Bone Miner Res* 20(5): 758–63.

47. Letocha AD, Cintas HL, Troendle JF, Reynolds JC, Cann CE, Chernoff EJ, Hill SC, Gerber LH, Marini JC. 2005. Controlled trial of pamidronate in children with types III and IV osteogenesis imperfecta confirms vertebral gains but not short-term functional improvement. *J Bone Miner Res* 20(6): 977–86.

48. Sakkers R, Kok D, Engelbert R, van Dongen A, Jansen M, Pruijs H, Verbout A, Schweitzer D, Uiterwaal C. 2004. Skeletal effects and functional outcome with olpadronate in children with osteogenesis imperfecta: A 2-year randomised placebo-controlled study. *Lancet* 363(9419): 1427–31.

49. Ward LM, Rauch F, Whyte MP, D'Astous J, Gates PE, Grogan D, Lester EL, McCall RE, Pressly TA, Sanders JO, Smith PA, Steiner RD, Sullivan E, Tyerman G, Smith-Wright DL, Verbruggen N, Heyden N, Lombardi A, Glorieux FH. 2011. Alendronate for the treatment

of pediatric osteogenesis imperfecta: A randomized placebo-controlled study. *J Clin Endocrinol Metab* 96(2): 355–64.

50. Uveges TE, Kozloff KM, Ty JM, Ledgard F, Raggio CL, Gronowicz G, Goldstein SA, Marini JC. 2009. Alendronate treatment of the brtl osteogenesis imperfecta mouse improves femoral geometry and load response before fracture but decreases predicted material properties and has detrimental effects on osteoblasts and bone formation. *J Bone Miner Res* 24(5): 849–59.

51. Papapoulos SE, Cremers SC. 2007. Prolonged bisphosphonate release after treatment in children. *N Engl J Med* 356(10): 1075–6.

52. Whyte MP, Wenkert D, Clements KL, McAlister WH, Mumm S. 2003. Bisphosphonate-induced osteopetrosis. *N Engl J Med* 349(5): 457–63.

53. Munns CF, Rauch F, Zeitlin L, Fassier F, Glorieux FH. 2004. Delayed osteotomy but not fracture healing in pediatric osteogenesis imperfecta patients receiving pamidronate. *J Bone Miner Res* 19(11): 1779–86.

54. Zeitlin L, Rauch F, Travers R, Munns C, Glorieux FH. 2006. The effect of cyclical intravenous pamidronate in children and adolescents with osteogenesis imperfecta type V. *Bone* 38(1): 13–20.

55. Land C, Rauch F, Travers R, Glorieux FH. 2007. Osteogenesis imperfecta type VI in childhood and adolescence: effects of cyclical intravenous pamidronate treatment. *Bone* 40(3): 638–44.

56. Cheung MS, Glorieux FH, Rauch F. 2009. Intravenous pamidronate in osteogenesis imperfecta type VII. *Calcif Tissue Int* 84(3): 203–9.

# 第 100 章
# 马方综合征的骨骼表现和结缔组织的相关疾病

Emilio Arteaga-Solis • Francesco Ramirez

（吴 微 译 何 伟 审校）

## 引言

马方综合征（MFS；OMIM 1547000）是一种结缔组织的遗传性疾病，发病率大约为 1/5 000，主要临床症状表现在心血管、眼部和骨骼肌肉系统。MFS 是由基因突变引起，其扰乱了原纤维蛋白 -1（FBN1）基因编码的结构和表达，细胞外基质的微纤维是其主要结构部件 [1-2]。原纤维蛋白微纤维加强了不同部位如弹性纤维或弹性蛋白组件的组织结构完整性。在此之上，它们依靠整合素受体、转化生长因子 β（TGFβ）交互作用和骨形成蛋白（BMP）复合物指导细胞行为 [2-3]。MFS 被认为是更大的结缔组织疾病的一部分，在不同的器官和系统中表现出基因形态或功能异常（表 100.1），并从这些表型相关条件上根据严格的诊断标准来区分 MFS（表 100.2）[4-6]。其中一些 MFS 相关疾病与 FBN1 变异有关，而另一些则由蛋白质变性与原纤维蛋白 -1 和（或）TGFβ 型信号调节的相互作用造成。本章回顾了 MFS 中骨骼的表现和其他相关疾病。

## 原纤维蛋白病

### 马方综合征

许多 MFS 的骨骼异常见于普通人群或与结缔组织疾病相关的人中（表 100.3）。四肢的骨骼畸形，如不成比例的肢体或手指过长（细长指），往往在 MFS 中最常见。细长指和关节活动度过大导致手腕标志特征（当重叠对侧手腕时，拇指覆盖第五指的整个指甲）和拇指征（当手掌交叉，整个拇指远端指骨的投影在尺骨边界之上），足外翻伴有前足外展和足弓压低（扁平足），股骨头的内侧突出，四肢骨中可见肘伸范围减少。颅面部异常在 MFS 中有最具体的特点，包括上颚弓高、头骨长而窄（长脸）、下颌骨低嵌（颌后缩）、颧骨的发育不全、凹眼（眼球内陷）、及眼睑向斜下方倾斜。

在骨轴线，肋骨过度生长，导致胸骨的向前或后位移（鸡胸或漏斗胸）[5]，建议手术修复重度漏斗胸以改善心肺功能 [16-19]。脊柱畸形 MFS 包括胸腰后凸和椎体移位（脊椎滑脱），还有更常见的胸脊前弯症及超过 20° 脊柱侧凸（一般胸廓凸向右）。MFS 脊柱侧凸大于 30° 的患者比特发性脊柱侧凸的患者曲线恶化更快。

与特发性脊柱侧凸相比，脊柱支撑治疗应用于 MFS 严重进行性脊柱侧凸是不够的，手术修复带来了更大并发症的风险 [21-23]。腰骶脊柱中脑膜囊外层的扩大（硬膜扩张）是另一种常见的中轴骨表现。硬脑膜的扩张（一般在 $L_5 \sim S_2$）是常见的表现，影响着 63% ~ 92% 的成年人和 40% 的儿童 MFS 患者 [24-30]。其异常通常与神经根疝和骨结构的继发改变有关，并导致更薄的骨层，在此之上更增加矫形

表 100.1 马方综合征及表型相关疾病

| 疾病 | 遗传型 | OMIM | 位点 | 突变基因 |
|---|---|---|---|---|
| 马方综合征（MFS） | AD | 154700 | 15q21.1 | *FBN1* |
| 肢端发育不良（AD） | AD | 102370 | 15q21.1 | *FBN1* |
| Shprintzen-Goldberg 综合征（SGS） | AD | 182212 | 15q21.1 | *FBN1* |
| 硬皮病（SSKS） | AD | 184900 | 15q21.1 | *FBN1* |
| Weill-Marchesani 综合征（WMS） | AD | 608328 | 15q21.1 | *FBN1* |
| Geleophysic 发育不良 (GD) | AD | NA | 15q21.1 | *FBN1* |
| 先天性挛缩细长指（CCA） | AD | 121050 | 5q23-q31 | *FBN2* |
| Geleophysic 发育不良 (GD) | AR | 231050 | 9q34.2 | *ADAMTSL23* |
| Weill-Marchesani 综合征（WMS） | AR | 277600 | 19p13.2 | *ADAMTS103* |
| 牙齿发育不全综合征 (STHAG) | AR | 613097 | 11q13.1 | *LTBP33* |
| Urban-Davis-Rifkin 综合征 (UDRS) | AR | 613177 | 19q13.1-q13.2 | *LTBP43* |
| 进行性骨干发育不良 (CED) | AD | 131300 | 19q13.2/19q13.1 | *TGFB13* |
| Loeys-Dietz 综合征 (LDS1A) | AD | 609192 | 9q22 | *TGFBR13* |
| Loeys-Dietz 综合征 (LDS2A) | AD | 608967 | 9q22 | *TGFBR13* |
| Loeys-Dietz 综合征 (LDS1B) | AD | 610168 | 3p22 | *TGFBR23* |
| Loeys-Dietz 综合征 (LDS2B) | AD | 610380 | 3p22 | *TGFBR23* |

AD：常染色体显性遗传；AR：常染色体隐性遗传；NA：未提供

手术的硬脑膜撕裂和失败的风险 [24-30]。中度到重度腰痛、头痛、近端腿部疼痛以及无力和麻木都是硬脑膜扩张的其他症状 [31-32]。

MFS 骨量减少是一个有争议的发现，特别是儿童患者 [33-39]。一些双能 X 线吸收仪（DXA）研究确定了绝经期前后的女性和青少年的 MFS 患者有骨矿物质密度降低（BMD）情况，其他的研究显示更多不确定性，更有由于骨密度仪对主要长骨的扫描后对其问题的解释 [33-39]。结果，病原学和低骨矿物质密度相关意义增加了骨折不确定性的长期风险，当前的骨矿物质替换治疗在 MFS 患者的应用一般认为还为时过早。

## 先天性挛缩细长指

先天性挛缩细长指（CCA，也称为 Beals 综合征）是一种罕见的遗传疾病，以多关节挛缩、蜘蛛样指综合征、细长指、脊柱侧凸、骨质减少为特征（表 100.3）。CCA 有皱扭耳的特征表现。虽然通常程度比 MFS 轻，严重和新生儿致命型的 CCA 也有报道 [41-43]。肘、膝盖和手指挛缩在所有 CCA 患者出生时就被发现，并随时间进展。脊柱后侧凸通常出现在出生或童年早期，并在晚期持续出现。由于重复特征的存在，MFS 和 CCA 之间的鉴别诊断有时很困难。已报道严重 CCA 的患者存在心血管异常、眼部并发症、皱扭耳和手指挛缩，这些已在罹

表 100.2　马方综合征诊断标准（修订后）

**在缺乏家族史情况下 (FH)**

1. Ao (Z≥2) 和 EL：MFS*

2. Ao (Z≥2) 和 *FBN1*：MFS

3. Ao (Z≥2) 和系统得分 (≥7 分)：MFS*

4. EL 和 FBN1 有 Ao：MFS

- EL 伴或不伴系统得分，并未见 FBN1 或有 Ao 和未知 FBN1：晶状体异位综合征
- Ao (Z<2) 和系统得分 (≥5) 并至少有一项无 EL 的骨骼功能：MASS
- MVP 和 Ao (Z<2) 并系统得分 (>5)，无 EL：MVPS

**有家族史情况下（FH）** **

5. MFS 的 EL 和 FH：MFS

6. 系统得分（≥7 分）和 MFS 的 FH：MFS*

7. Ao(20 岁以上 Z≥2 或者≥3 小于 20 岁) 和 MFS 的 FH=MFS*

**系统评分（≥7 分表明有系统性的包含，最大 20 分）**

- 手腕和拇指标志：3；手腕或拇指标志：1
- 漏斗胸或鸡胸畸形：2；漏斗胸或胸部不对称：1
- 足跟畸形：2；扁平足：1
- 气胸：2
- 硬脑膜扩张：2
- 髋臼前突：2
- US/LS 减少、臂长增加和非严重的脊柱侧凸：1
- 脊柱侧弯或驼背：1
- 肘伸减少：1
- 面部特征（3/5）：1（长头症、眼球内陷、睑裂减小、颧骨发育不全、缩颌）
- 皮肤条纹：1
- 近视 >3D：1
- 二尖瓣脱垂（各种型）：1

Ao：鼻窦动脉直径；El：晶状体异位；*FBN1*：原纤维蛋白 -1 突变；MASS：近视、二尖瓣脱垂、主动脉根扩张、骨骼的累及、皮肤条纹综合征；MVPS：二尖瓣脱垂综合征；US/LS：上段和下段的比例；Z：Z 得分

* 如果 SGS、LDS 或者血管 EDS 的识别特征存在，那么 *TGFBR1/2* 检测、胶原蛋白生化、*COL3A1* 检测则会显示

** 当一个家庭成员被单独诊断时，运用上述诊断标准

患致命性 MFS 的新生儿中观察到 [40-42,44]。CCA 群中的突变区域从原纤维蛋白 -2 到原纤维蛋白 -1 段，也是新生儿致命性 MFS 的突变谱 [45]。重要的功能性观察仍然存在疑问。

## 发病机制

*FBN1* 突变小鼠的研究发现与心血管疾病的发生和发展、肌肉及肺异常相关的 TGFβ 活动性提高 [46-49]。

这个发现转变成了 MFS 的主动脉疾病的一个新治疗策略，即通过 AT1 受体阻断剂（ARB）沙坦类的作用来调低 TGFβ 信号。小鼠缺乏原纤维蛋白 -1 和（或）原纤维蛋白 -2 也可通过特定的特殊器官的作用关联并干扰 TGFβ 和 BMP 信号，如影响骨骼生长和内稳态的器官 [2-3]。

原纤维蛋白基因在间质细胞分化前在骨骼开始形成时表达，之后原纤维蛋白在一些骨骼大颗粒形成中进行蛋白质积累，这种大颗粒在不同形态的软

**表 100.3　马方综合征及相关疾病的骨骼特征**

| | MFS | AD | SGS | GD | WMS | CCA | LDS1A&B | LDS2A&B |
|---|---|---|---|---|---|---|---|---|
| **轴向骨骼异常** | | | | | | | | |
| 硬脑膜扩张 | +++ | − | − | − | − | − | ++ | ++ |
| 漏斗胸畸形 | +++ | − | +++ | − | − | ++ | +++ | +++ |
| 脊柱侧凸 | +++ | ++ | ++ | − | − | +++ | +++ | ++ |
| **四肢骨异常** | | | | | | | | |
| 蜘蛛脚样指 | +++ | − | +++ | − | − | +++ | +++ | ++ |
| 指过短 | − | +++ | − | +++ | +++ | − | − | − |
| 屈曲指 | + | − | ++ | − | ++ | +++ | ++ | ++ |
| 马蹄内翻足 | − | − | + | − | − | − | +++ | + |
| 细长指 | +++ | − | +++ | − | − | ++ | + | + |
| 关节松弛 | ++ | − | ++ | − | − | +/− | ++ | +++ |
| 关节挛缩 | +/− | + | − | +++ | − | ++ | − | − |
| 扁平足 | ++ | − | − | − | − | − | ++ | ++ |
| 髋臼前突 | +++ | − | − | − | − | + | + | + |
| 身材矮小 | − | +++ | − | +++ | +++ | − | − | − |
| 骨质疏松症 | +/− | − | + | NR | +/− | ++ | +/− | +/− |
| **颅面骨畸形** | | | | | | | | |
| 悬雍垂裂 | − | − | + | − | − | − | +++ | +/− |
| 腭裂 | − | − | + | − | − | +/− | +++ | +/− |
| 颅缝早闭 | − | − | ++ | − | − | +/− | ++ | − |
| 皱扭耳 | − | − | − | − | − | +++ | − | − |
| 长头型 | +++ | − | − | − | − | − | + | + |
| 睑裂减少 | ++ | − | +++ | + | − | − | ++ | ++ |
| 早期及严重近视 | +++ | + | + | − | +++ | − | − | − |
| 晶状体异位 | +++ | − | − | − | ++ | − | − | − |
| 眼球内陷 | ++ | − | − | +/− | − | − | + | + |
| 突眼症 | − | − | +++ | − | − | − | − | − |
| 高腭穹 | +++ | − | +++ | − | − | ++ | +++ | +++ |
| 眼距过宽 | − | − | +++ | ++ | − | +/− | +++ | − |
| 上唇长 | − | − | − | +++ | − | − | − | − |
| 颧骨的发育不全 | +++ | − | ++ | ++ | + | − | +++ | +++ |
| Micrognatia | ++ | − | +++ | + | − | + | +++ | +++ |

− : 不相关；+/− : 罕见或稀少；+ : 偶尔可见；++ : 一般可见；+++ : 常见；NR : 未见报道

骨和骨基质中反映了离散力学性能 [51-54]。在其他器官系统，骨骼的形成和改造 / 修复组织时的原纤维蛋白 -2 的产生比原纤维蛋白 -1 要显著降低 [51]。尽管原纤维蛋白都是细胞外基质的结构组件，并以同样的亲和力结合 TGFβ 和 BMP 的配合物；因分别干扰 TGFβ 和（或）BMP 信号，*FBN1* 或 *FBN2* 的突变引起不同的骨骼表型。在下调原纤维蛋白 -1 的小鼠（*FBN1*$^{mgR/mgR}$ 小鼠）观察中，硬脑膜的衰退与 TGFβ 的活动性有关，唯一在原纤维蛋白 -2 缺乏的小鼠（ *FBN2*$^{-/-}$ 小鼠）中可见的是 BMP 载体的数型结构受损。*FBN1*$^{mgR/mgR}$ 和 *FBN2*$^{-/-}$ 骨密度减少的特征进一步强调了调节 TGFβ 和 BMP 信号生物利用度的作用中，原纤维蛋白扮演不同的角色概念。*FBN2*$^{-/-}$ 小鼠有骨质疏松的损害，因为提高隐藏的 TGFβ 活动阻止了成骨细胞的成熟，与此同时刺激成骨细胞配合物和破骨细胞生成受体活化剂即 NF-κB 配体上调（破骨细胞分化因子）[57-58]。*FBN1*$^{mgR/mgR}$ 小鼠的骨矿物质密度的减少与 TGFβ 和 BMP 信号相关。TGFβ 和 BMP 信号加速成骨细胞分化，RANKL 配合物增加了成骨细胞和破骨细胞生成[58-59]。TGFβ 和 BMP 信号的干扰可能调节了特殊物质和 *FBN1*$^{mgR/mgR}$ 和 *FBN2*$^{-/-}$ 组的长骨的力学性能。其作为一个遗传证据排除了在矿物沉积的结构骨架中的一个微纤维的突出作用[57,60]。但是，ARB 治疗的 *FBN1*$^{mgR/mgR}$ 小鼠组同抑制 TGFβ 信号后并没有改善骨密度的减少，虽然其改善了血管瘤的进展[59]。考虑在各类组织 TGFβ 和 BMP 生物利用度中可控微纤维不同的生理作用，在器官形成和发展的不同阶段，在基质的重建和修复过程中，前述的发现都很好地支持了 MFS 的多方面治疗方法。

## 马方综合征的相关疾病

在罕见例子中，*FBN1* 的突变也可导致骨骼异常并变现为 Shprintzen-Goldberg 综合征（SGS）或 Weill-Marchesani 综 合 征（WMS）[8-9,61-62]。Shprintzen-Goldberg 综合征（SGS）是一种罕见的常染色体显性遗传疾病，颅畸形和神经发育缺陷均在 MFS 的其他器官系统临床变现中出现，此外，SGS 和 Loeys-Dietz 综合征（LDS）也有重要的重复的临床表现（表 100.3）。杂合的 *FBN1* 突变在两例无关的 SGS 患者中被识别，他们都没有发现导致 MFS 缺陷的蛋白质组[8,61-62]。WMS 是一个临床上同类的但有基因异构的障碍，且与 MFS 临床表现对立，如身材矮小、粗短的手足（指过短）、关节僵直（表 100.3）。*FBN1* 序列的删除在一个常染色体显性的 WMS 患者中发现，曾有报道 ADAMTS10 蛋白酶的无用和移码突变的常染色体隐性 WMS 患者[9,63-64]。有趣的是，有体外实验证据表明，ADAMTS10 在推动生物起源说比原纤蛋白扮演了更重要的角色[65]。身材矮小、关节僵直和皮肤增厚标志（GD）和肢端发育不良（AD），在某些情况下，也与特定领域 *FBN1* 的突变有关。这些 AD 与其他模式下的遗传和面部特征有区别，同心脏瓣膜（GD）或骨骼的临床表现（AD）（表 100.3）。无意的纯合子和错义突变导致的 ADAMTSL2 错折叠和分泌减少已在一些 GD 患者中检测出[66]。额外的证据表明，ADAMTSL2 和 fibrillin-1 的相互作用对微纤维生物起源和 TGFβ 的生物利用度很重要[15,66]。但是，在 MFS、GD 和 AD 中未知的微纤维组装的特异表达过程和 TGFβ 信号可以导致相反的骨骼表型。

LDS 的表现包括有 MFS 的特征和独特特征是由杂合子 TGFBR1（LDSs1A 和 2A）或 TGFBR2（LDSs1B 和 LDSs2B）突变引起的。LDSs1A 与 LDSs2A 及 LDSs1B 与 LDSs2B 之间没有表型的差异性。颅面异常的光谱区分出了 LDSs1A、LDSs1B 及 LDSs2A、LDSs2B（表 100.3）。此外，LDSs2A、LDSs2B 大幅重叠了 Ehlers-Danlos 综合征（EDS；OMIM 130050）的血管形成，其通常也由Ⅲ型胶原蛋白（COL3A1）的突变引起。LDS 中颅面和骨骼的临床表现包括眼距过宽、悬雍垂畸形、颧骨的发育不全、拱形上颚、漏斗胸畸形、脊柱侧弯、关节松弛、硬脑膜扩张、颅缝早闭、腭裂畸形，足畸形也可以存在，轻度或无长骨过度生长（表 100.3）。即使 LDS 中的 TGFBR 的突变预测是对受体功能的损害，实验结果却显示它们与 TGFβ 自相矛盾。因此，LDS 中无功能的 TGFBR 突变，或刺激一个无意义的补偿应答或者获得功能特性，这个问题尚存在争议。类似的机制可能解释了在一种罕见的选择性牙发育不全综合征（STHAG）增加骨量出现 TGFβ 信号下调，但在一个进展的生长发育不良中 TGFβ 活动上调这个明显的矛盾[12,68-69]。因此，当前 MFS 的观点和有关的疾病表型结果反映出，比起简单的 TGFβ 和（或）BMP 信号的突变的影响，原始细胞在特定时空的应答来增生调节 TGFβ 和（或）BMP 的生物利用度要更好。

## 致谢

我们感谢 Karen Johnson 女士组织手稿，文章中作者们的实验室研究是由美国国立卫生研究院（AR-42044，AR-049698）和国家马方基金会提供的资金支持。

# 参考文献

1. Judge DP, Dietz HC. 2005. Marfan's syndrome. *Lancet* 366: 1965–1976.
2. Ramirez F, Dietz HC. 2007. Marfan syndrome: From molecular pathogenesis to clinical treatment. *Curr Opin Genet Dev* 17: 252–258.
3. Ramirez F, Rifkin DB. 2009. Extracellular microfibrils: Contextual platforms for TGFβ and BMP signaling. *Curr Opin Cell Biol* 21: 616–622.
4. De Paepe A, Devereux RB, Dietz HC, Hennekam RC, Pyeritz RE. 1996. Revised diagnostic criteria for the Marfan syndrome. *Am J Med Genet* 62: 417–426.
5. Loeys BL, Dietz HC, Braverman AC, Callewaert BL, De Backer J, Devereux RB, Hilhorst-Hofstee Y, Jondeau G, Faiver L, Milewicz DM, Pyeritz RE, Sponseller PD, Wordsworth P, De Paepe A. 2010. The revised Ghent nosology for the Marfan syndrome. *J Med Genet* 47: 476–485.
6. Faivere L, Collod-Beroud G, Adès L, Arbustini E, Child A, Callewaert BL, Loeys B, Binquet C, Gautier E, Mayer K, Arslan-Kirchner M, Grasso M, Beroud C, Hamroun D, Bonithon-Kopp C, Plauchu H, Robinson PN, De Backer J, Coucke P, Francke U, Bouchot O, Wolf JE, Stheneur C, Hanna N, Detaint D, De Paepe A, Boileau C, Jondeau G. 2012. The new Ghent criteria for Marfan syndrome: What do they change? *Clin Gene* 81(5): 433–442.
7. Loeys BL, Gerber EE, Riegert-Johnson D, Igbal S, Whiteman P, McConnell V, Chillakuri CR, Macava D, Coucke PJ, De Paepe A, Judge DP, Wigley F, Davis EC, Mardon HJ, Handford P, Keene DR, Sakai LY, Dietz HC. 2010. Mutations in fibrillin-1 cause congenital scleroderma: Stiff skin syndrome. *Sci Transl Med* 2: 23ra20.
8. Sood S, Eldadah ZA, Krause WL, McIntosh I, Dietz HC. 1996. Mutation in fibrillin-1 and the Marfanoid-craniosynostosis (Shprintzen-Goldberg) syndrome. *Nat Genet* 12: 209–211.
9. Faivre L, Gorlin RJ, Wirtz MK, Godfrey M, Dagoneau N, Samples JR, Le Merrer M, Collod-Beroud G, Boileau C, Munnich A, Cormier-Daire V. 2003. In frame fibrillin-1 gene deletion in autosomal dominant Weill-Marchesani syndrome. *J Med Genet* 40: 34–36.
10. Putnam EA, Zhang H, Ramirez F, Milewicz DM. 1995. Fibrillin-2 (FBN2) mutations result in the Marfan-like disorder, congenital contractural arachnodactyly. *Nat Genet* 11: 456–458.
11. Noor A, Windpassinger C, Vitcu I, Orlic M, Rafiq MA, Khalid M, Malik MN, Ayub M, Alman B, Vincent JB. 2009. Oligodontia is caused by mutation in LTBP3, the gene encoding latent TGF-β binding protein 3. *Am J Hum Genet* 84: 519–523.
12. Urban Z, Hucthagowder V, Schümann N, Todorovic V, Zilberberg L, Choi J, Sens C, Brown CW, Clark RD, Holland KE, Marble M, Sakai LY, Dabovic B, Rifkin DB, Davis EC. 2009. Mutations in LTBP4 cause a syndrome of impaired pulmonary, gastrointestinal, genitourinary, musculoskeletal, and dermal development. *Am J Hum Genet* 85: 593–605.
13. Kinoshita A, Saito T, Tomita H, Makita Y, Yoshida K, Ghadami M, Yamada K, Kondo S, Ikegawa S, Nishmura G, Fukushima Y, Nakogomi T, Saito H, Sugimoto T,

Kamegaya M, Hisa K, Murray JC, Taniguchi N, Nikawa N, Yoshiura K. 2000. Domain-specific mutations in TGFB1 result in Camurati-Englemann disease. *Nat Genet* 26: 19–20.
14. Loeys BL, Schwarze U, Holm T, Callewaert BL, Thomas GH, Pannu H, De Backer JF, Oswald GL, Symoens S, Manouvrier S, Roberts AE, Faravelli F, Greco MA, Pyeritz RE, Milewicz DM, Coucke PJ, Cameron DE, Braverman AC, Byers PH, De Paepe AM, Dietz HC. 2006. Aneurysm syndromes caused by mutations in the TGF-β receptor. *N Engl J Med* 355: 788–798.
15. Le Goff C, Mahaut C, Wang LW, Allali S, Abhyankar A, Jensen S, Zylberberg L, Collod-Beroud G, Bonnet D, Alanay Y, Brady AF, Cordier M-P, Devriendt K, Genevieve D, Kiper POS, Kitoh H, Kradow D, Lynch SA, Le Merrer M, Megarbane A, Mortier G, Odent S, Polak M, Rohrbach M, Silence D, Stolte-Dijkstra I, Supreti-Furga A, Rimoin DL, Topouchian V, Unger S, Zabel B, Bole-Feysot B, Nitschke P, Handford P, Casanova J-L, Boileau C, Apte SS, Munnich A, Cormier-Daire V. 2011. Mutations in the TGFβ binding-protein-like domain 5 of FBN1 are responsible for acromicric and geleophsic dysplasias. *Am J Hum Genet* 2011 89: 7–14.
16. Lawson ML, Mellins RB, Tabangin M, Kelly RE Jr, Croitoru DP, Goretsky MJ, Nuss D. 2005. Impact of pectus excavatum on pulmonary function before and after repair with the Nuss procedure. *J Pediatr Surg* 40: 174–180.
17. Coln E, Carrasco J, Coln D. 2006. Demonstrating relief of cardiac compression with the Nuss minimally invasive repair for pectus excavatum. *J Pediatr Surg* 41: 683–686.
18. Sigalet DL, Montgomery M, Harder J, Wong V, Kravarusic D, Alassiri A. 2007. Long term cardiopulmonary effects of closed repair of pectus excavatum. *Pediatr Surg Int* 5: 493–497.
19. Redlinger RE Jr, Rushing GD, Moskowitz AD, Kelly RE Jr, Nuss D, Kuhn A, Obermeyer RJ, Goretsky MJ. 2010. Minimally invasive repair of pectus excavatum in patients with Marfan syndrome and marfanoid features. *J Pediatr Surg* 45(1): 193–199.
20. Sponseller PD, Bhimani M, Solacoff D, Dormans JP. 2000. Results of brace treatment of scoliosis in Marfan syndrome. *Spine* 25: 2350–2354.
21. Jones KB, Erkula G, Sponseller PD, Dormans JP. 2002. Spine deformity correction in Marfan syndrome. *Spine* 18: 2003–2012.
22. Di Silvestre M, Greggi T, Giacomini S, Cioni A, Bakaloudis G, Lolli F, Parisini P. 2005. Surgical treatment for scoliosis in Marfan syndrome. *Spine* 30: E597–E604.
23. Li ZC, Liu ZD, Dai LY. 2011. Surgical treatment of scoliosis associated with Marfan syndrome by using posterior-only instrumentation. *J Pediatr Orthop B* 20: 63–66.
24. Pyeritz RE, Fishman EK, Bernhardt BA, Siegelman SS. 1988. Dural ectasia is a common feature of the Marfan syndrome. *Am J Hum Genet* 43: 726–732.
25. Villeirs GM, Van Tongerloo AJ, Verstraete KL. 2010. Kunnen marfanoid features. *J Pediatr Surg* 45: 193–199.
26. Jones KB, Sponseller PD, Erkula G, Sakai L, Ramirez F, Dietz HC 3rd, Kost-Byerly S, Bridwell KH, Sandell L. 2007. Symposium on the musculoskeletal aspects of Marfan syndrome: meeting report and state of the science. *J Orthop Res* 25: 413–422.

27. Villeirs GM, Van Tongerloo AJ, Verstraete KL, Kunnen MF, De Paepe AM. 1999. Widening of the spinal canal and dural ectasia in Marfan's syndrome: Assessment by CT. *Neuroradiology* 41: 850–854.

28. Fattori R, Nienaber CA, Descovich B, Ambrosetto P, Reggiani LB, Pepe G, Kaufmann U, Negrini E, von Kodolitsch Y, Gensini GF. 1999. Importance of dural ectasia in phenotypic assessment of Marfan's syndrome. *Lancet* 354: 910–913.

29. Ahn NU, Sponseller PD, Ahn UM, Nallamshetty L, Rose PS, Buchowski JM, Garrett ES, Kuszyk BS, Fishman EK, Zinreich SJ. 2000. Dural ectasia in the Marfan syndrome: MR and CT findings and criteria. *Genet Med* 2: 173–179.

30. Knirsch W, Kurtz C, Haffner N, Binz G, Heim P, Winkler P, Baumgartner D, Freund-Unsinn K, Stern H, Kaemmerer H, Molinari L, Kececioglu D, Uhlemann F. 2006. Dural ectasia in children with Marfan syndrome: A prospective, multicenter, patient-control study. *Am J Med Genet A* 140: 775–781.

31. Ahn NU, Sponseller PD, Ahn UM, Nallamshetty L, Kuszyk BS, Zinreich SJ. 2000. Dural ectasia is associated with back pain in Marfan syndrome. *Spine* 25: 1562–1568.

32. Foran JR, Pyeritz RE, Dietz HC, Sponseller PD. 2005. Characterization of the symptoms associated with dural ectasia in the Marfan patient. *Am J Med Genet A* 134: 58–65.

33. Kohlmeier L, Gasner C, Bachrack LK, Marcus R. 1995. The bone mineral status of patients with Marfan syndrome. *J Bone Min Res* 10: 1550–1555.

34. Tobias JH Dalzell N, Child AH. 1995. Assessment of bone mineral density in women with Marfan syndrome. *Br J Rheumatol* 34: 516–519.

35. Le Parc JM, Plantin P, Jondeau G, Goldschild M, Albert M, Boileau C. 1999. Bone mineral density in sixty adult patients with Marfan syndrome. *Osteoporos Int* 10: 475–479.

36. Carter N, Duncan E, Wordsworth P. 2000. Bone mineral density in adults with Marfan syndrome. *Rheumatology* 39: 307–309.

37. Giampietro PF, Peterson M, Schneider R, Davis JG, Raggio C, Myers E, Burke SW, Boachie-Adjei O, Mueller CM. 2003. Assessment of bone mineral density in adults and children with Marfan syndrome. *Osteoporos Int* 14: 559–563.

38. Moura B, Tubach F, Sulpice M, Boileau C, Jondeau G, Muti C, Chevallier B, Ounnoughene Y, Le Parc JM; Multidisciplinary Marfan Syndrome Clinic Group. 2006. Bone mineral density in Marfan syndrome: A large case-control study. *Joint Bone Spine* 73: 733–735.

39. Giampietro PF, Peterson MG, Schneider R, Davis JG, Burke SW, Boachie-Adjei O, Mueller CM, Raggio CL. 2007. Bone mineral density determinations by dual-energy x-ray absorptiometry in the management of patients with Marfan syndrome-some factors which affect the measurement. *HSS J* 3: 89–92.

40. Tunçbilek E, Alanay Y. 2006. Congenital contractural arachnodactyly (Beals syndrome). *Orphanet J Rare Dis* 1: 20–22.

41. Wang M, Clericuzio CL, Godfrey M. 1996. Familial occurrence of typical and severe lethal congenital contractural arachnodactyly caused by missplicing of exon 34 of fibrillin-2. *Am J Hum Genet* 59: 1027–1034.

42. Gupta PA, Wallis DD, Chin TO, Northrup H, Tran-Fadulu VT, Towbin JA, Milewicz DM. 2006. FBN2 mutation associated with manifestations of Marfan syndrome and congenital contractural arachnodactyly. *J Med Genet* 41: e56.

43. Currarino G, Friedman JM. 1986. A severe form of congenital contractural arachnodactyly in two newborn infants. *Am J Med Genet* 25: 763–773.

44. Bawle E, Quigg MH. 1992. Ectopia lentis and aortic root dilatation in congenital contractural arachnodactyly. *Am J Med Genet* 42: 19–21.

45. Gupta PA, Putnam EA, Carmical SG, Kaitila I, Steinmann B, Child A, Danesino C, Metcalfe K, Berry SA, Chen E, Delorme CV, Thong MK, Ades LC, Milewicz DM. 2002. Ten novel FBN2 mutations in congenital contractural arachnodactyly: Delineation of the molecular pathogenesis and clinical phenotype. *Hum Mut* 19: 39–48.

46. Neptune ER, Frischmeyer PA, Arking E, Myers L, Bunton TE, Gayraud B, Ramirez F, Sakai LY and Dietz HC. 2003. Dysregulation of TGF-β activation contributes to pathogenesis in Marfan syndrome. *Nat Genet* 33: 407–411.

47. Ng CM, Cheng A, Myers LA, Martinez-Murillo F, Jie C, Bedja D, Gabrielson KL, Hausladen JM, Mecham RP, Judge DP, Dietz HC. 2004. TGFβ-dependent pathogenesis of mitral valve prolapse in a mouse model of Marfan syndrome. *J Clin Invest* 114: 1586–1592.

48. Habashi JP, Judge DP, Holm TM, Cohn RD, Loeys B, Cooper TK, Myers L, Klein EC, Liu G, Calvi C, Podowski M, Neptune ER, Halushka MK, Bedja D, Gabrielson K, Rifkin DB, Carta L, Ramirez F, Huso DL, Dietz HC. 2006. Losartan, an AT1 antagonist, prevents aortic aneurysm in a mouse model of Marfan syndrome. *Science* 312: 117–121.

49. Cohn RD, van Erp C, Habashi JP, Soleimani AA, Klein EC, Lisi MT, Gamradt M, ap Rhys CM, Holm TM, Loeys BL, Ramirez F, Judge DP, Ward CW, Dietz HC. 2007. Angiotensin II type 1 receptor blockade attenuates TGF-β-induced failure of muscle regeneration in multiple myopathic states. *Nat Med* 13: 204–210.

50. Brooke BS, Habashi JP, Judge DP, Patel N, Loeys B, Dietz HC. 2008. Angiotensin II blockade and aortic-root dilation in Marfan's syndrome. *N Engl J Med* 358: 2787–2795

51. Zhang H, Hu W, Ramirez F. 1995. Developmental expression of fibrillin genes suggests heterogeneity of extracellular microfibrils. *J Cell Biol* 129: 1165–1176.

52. Gigante A, Specchia N, Nori S, Greco F. 1996. Distribution of elastic fiber types in the epiphyseal region. *J Orthop Res* 14: 810–817.

53. Keene DR, Jordan CD, Reinhardt DP, Ridgway CC, Ono RN, Corson GM, Fairhurst M, Sussman MD, Memoli VA, and Sakai LY. 1997. Fibrillin-1 in human cartilage: Developmental expression and formation of special banded fibers. *J Histochem Cytochem* 45: 1069–1082.

54. Kitahama S, Gibson MA, Hatzinikolas G, Hay S, Kuliwaba JL, Evdokiou A, Atkins GJ, Findlay DM. 2000. Expression of fibrillins and other microfibril-associated proteins in human bone and osteoblast-like cells. *Bone* 27: 61–67.

55. Jones KB, Myers L, Judge DP, Kirby PA, Dietz HC, Sponseller PD. 2005. Toward an understanding of dural ectasia: A light microscopy study in a murine model of Marfan syndrome. *Spine* 30: 291–293.

56. Arteaga-Solis E, Gayraud B, Lee SY, Shum L, Sakai L, Ramirez F. 2001. Regulation of limb patterning by extracellular microfibrils. *J Cell Biol* 154: 275–281.

57. Nistala H, Lee-Arteaga S, Smaldone S, Siciliano G, Ono R, Sengle G, Arteaga-Solis E, Levasseur R, Ducy P, Sakai LY, Karsenty G, Ramirez F. 2010. Fibrillin-1 and -2 differentially modulate endogenous TGFβ and BMP bioavailability during bone formation. *J Cell Biol* 190: 1107–1121.

58. Nistala H, Lee-Arteaga S, Smaldone S, Siciliano G, Ramirez F. 2010. Extracellular microfibrils modulate osteoblast-supported osteoclastogenesis by restricting TGFβ stimulation of RANKL production. *J Biol Chem* 285: 34126–34133.

59. Nistala H, Lee-Arteaga S, Carta L, Cook JR, Smaldone S, Siciliano G, Rifkin AN, Dietz HC, Rifkin DB, Ramirez F. 2010. Differential effects of alendronate and losartan therapy on osteopenia and aortic aneurysm in mice with severe Marfan syndrome. *Hum Mol Genet* 19: 4790–4798.

60. Arteaga-Solis E, Lee-Arteaga S, Kim, M, Schaffler MB, Jepsen KJ, Pleshko N, Ramirez F. 2011. Material and mechanical properties of bones deficient for fibrillin-1 or fibrillin-2 microfibrils. *Matrix Biol* 30: 189–194.

61. Kosaki K, Takahashi D, Udaka T, Kosaki R, Matsumoto M, Ibe S, Isobe T, Tanaka Y, Takahashi T. 2006. Molecular pathology of Shprintzen-Goldberg syndrome. *Am J Hum Genet* 140A: 104–108.

62. van Steensel MA, van Geel M, Parren LJ, Schrander-Stumpel CT, Marcus-Soekarman D. 2008. Shprintzen-Goldberg syndrome associated with a novel missense mutation in TGFBR2. *Exp Dermatol* 17: 362–365.

63. Dagoneau N, Benoist-Lasselin C, Huber C, Faivre L, Megarbane A, Alswaid A, Dollfus H, Alembik Y, Munnich A, Legeai-Mallet L, Cormier-Daire V. 2004. ADAMTS10 mutations in autosomal recessive Weill-Marchesani syndrome. *Am J Hum Genet* 75: 801–806.

64. Morales J, Al-Sharif L, Khalil DS, Shinwari JM, Bavi P, Al-Mahrouqi RA, Al-Rajhi A, Alkuraya FS, Meyer BF, Al Tassan N. 2009. Homozygous mutations in ADAMTS10 and ADAMTS17 cause lenticular myopia, ectopia lentis, glaucoma, spherophakia, and short stature. *Am J Hum Genet* 85: 558–568.

65. Kurtz WE, Wang LW, Bader HL, Majors AK, Iwata K, Traboulisi El, Sakai LY, Keene DR, Apte SS. 2011. ADAMTS10 protein interacts with fibrillin-1 and promotes its deposition in extracellular matrix of cultured fibroblasts. *J Biol Chem* 286: 17156–17167.

66. Le Goff C, Morice-Picard F, Dagoneau N, Wang LW, Perrot C, Crow YJ, Bauer F, Flori E, Prost-Squarcioni C, Krakow D, Ge G, Greenspan DS, Bonnet D, Le Merrer M, Munnich A, Apte SS, Cromier-Daire V. 2008. ADAMTSL2 mutations in geleophysic dysplasia demonstrate a role for ADAMTS-like proteins in TGF-β bioavailability regulation. *Nat Genet* 40: 1119–1123.

67. Loeys BL, Chen J, Neptune ER, Judge DP, Podowski M, Holm T, Meyers J, Leitch CC, Katsanis N, Sharifi N, Xu FL, Myers LA, Spevak PJ, Cameron DE, De Backer J, Hellemans J, Chen Y, Davis EC, Webb CL, Kress W, Coucke P, Rifkin DB, De Paepe AM, Dietz HC. 2005. A syndrome of altered cardiovascular, craniofacial, neurocognitive and skeletal development caused by mutations in TGFBR1 or TGFBR2. *Nat Genet* 37: 275–281.

68. Saito T, Kinoshita A, Yoshiura KI, Makita Y, Wakui K, Honke K, Nilkawa N, Taniguchi N. 2001. Domain-specific mutations of a transforming growth factor (TGF)-β 1 latency-associated peptide cause Camurati-Engelmann disease because of the formation of a constitutively active form of TGF-β1. *J Biol Chem* 276: 11469–11472.

69. Walton KL, Makani Y, Chen J, Wilce MC, Chan KL, Robertson DM, Harrison CA. 2010. Two distinct regions of latency-associated peptide coordinate stability of the latent transforming growth factor-β1 complex. *J Biol Chem* 285: 17029–10737.

# 第 101 章
# 酶缺陷与骨骼

Michael P. Whyte

（吴　微译　何　伟审校）

## 引言

　　酶缺陷所致的先天性新陈代谢紊乱能严重影响骨骼，本章将讨论其中 5 个类型的疾病。

## 低磷酸酯酶症

　　低磷酸酯酶症 (HPP) 是一种罕见的遗传性佝偻病或软骨病（OMIM 146300，241500，241510）[1]，以生物化学中碱性磷酸酶非特殊组织的同工酶（TNSALP）低于正常的活动为标志 [2-3]。TNSALP 通常存在于所有的组织，HPP 患者的骨骼和牙齿中的 TNSALP 含量均受到影响。肌肉无力往往是一个重要的发现。根据出现骨骼疾病时的患者年龄，大约已报道 350 例病例，研究显示了一个值得注意的四个交叉的临床类型的严重程度的范围：围生期、婴幼儿的童年和成人。牙相关 HPP 只有牙科特征表现。一般情况下，越早出现骨骼问题，其临床病程越严重。

　　围生期的 HPP 表现在子宫内 [5]。出生时，极度的骨骼矿质过少导致头骨过薄和四肢短缩畸形 [3]。这样的新生儿当遭受呼吸道问题时只能短暂生存，很少可以长期生存。影像学特点有特异性 [2]。有时，骨骼钙化的程度为只可见到颅底、只有颅底中央有成骨、脊柱的节段可能消失或四肢出现严重的佝偻病改变。

　　婴儿型的 HPP 在 6 月龄之内出现 [3,6]。一直正常发育，直到出现喂食情况差、体重不增加、肌张力减退和囟门过宽才提示该病。然后可见佝偻病的畸形，并可能出现维生素 $B_6$ 相关性的癫痫 [7]。高血钙、高钙尿可引起反复呕吐，肾钙质沉着症，有时出现肾质损害 [6,8]。宽开口的囟门（颅骨矿化不良）的错觉下出现功能性颅缝早闭。连枷胸易诱发的肺炎 [6]。由于自然渐进下的骨骼恶化 [3,6]，估计 50% 的患者夭折于婴儿期 [2-3,7]。影像学改变有其特征性，但没有围生期的 HPP 显著 [2]。突然从骨干相对正常的表现到出现干骺端骨化不良的突然转变提示代谢的急性恶化。进展中的骨骼去矿化作用伴随骨折和胸畸形提示致命的预后 [6]。

　　儿童 HPP 因发育不全的没有吸收的牙骨质导致牙齿过早脱落（5 岁以前）[4]。门牙最先标志性地脱落，随后整个齿列都会脱落。恒牙进展较好。步行延迟并呈鸭步态、身材矮小、长头症很常见 [3]。静态肌病是一个了解较少的并发症 [2]。进入青春期后，患者似乎有所改善，但骨骼症状在中年时会复发 [2-3,9]。X 线显示舌头状的透明，从生长板突入干骺端的特征（图 101.1）。颅缝早闭症中的真正颅缝过早愈合会导致颅骨中出现"瘪铜币"状表现。

　　成人 HPP 通常在中年时出现，一般会伴随愈合不良、复发、跖骨应力性骨折 [9]。大腿或髋部的不适能反映假性骨折 [9-11]。患者可能复发佝偻病和

779

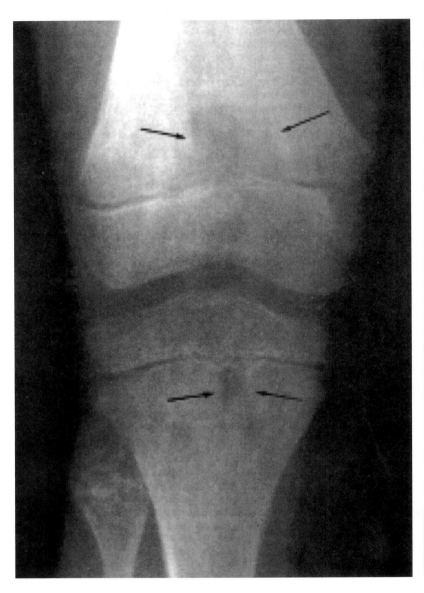

图 101.1　在这个 10 岁的低磷酸酯酶症男孩的膝盖干骺端显示了影像学特征的"舌头"（如箭头所指）。但是请注意，生长板的均匀增宽并不能证明他的矿化缺陷（佝偻病）

（或）在童年时过早脱落乳牙。软骨钙质沉着病、假性痛风和焦磷酸盐关节病即二水化焦磷酸钙晶体沉积可能发生。影像学可表现为骨质减少、跖骨应力性骨折、软骨钙化症和股骨粗隆间假性骨折 [2,9-11]。

HPP 佝偻病/骨软化症是显著的，血钙水平和无机磷酸盐（Pi）并没有减少，ALP 的活性低。事实上，在婴儿期的 HPP 血钙过高发生频繁 [6,8]，包括钙的肠道吸收的显著异常和有缺陷的骨骼生长和矿化 [2-3]。在儿童和成人 HPP，因为肾对磷的重吸收（上调的 TmP/GFR），大约 50% 的患者有高磷血症 [2-3]。如有高磷血症，血清中甲状旁腺激素和维生素 D 浓度将被抑制。HPP 骨中的钙缺乏表现佝偻病或软骨病而没有甲状旁腺功能亢进 [12]。

3 种二氧膦基化合物内生积累在 HPP 病中 [2-3]：包括乙醇氨 (PEA)、无机焦磷酸（PPi）和 5- 磷酸吡哆醛 (PLP)。PPi 实验是一种研究方法。如果没有补充维生素 B6，PLP 高价离子是 HPP 中一个很好的标志物 [2-3]。越严重的低磷酸酶血症（低血清 ALP 水平），PLP 离子越高，其临床表现也越严重。围生期和婴儿期的 HPP 常染色体隐性疾病 [2,5-6]，携带者的父母和兄弟姐妹一般有低于正常血清的 ALP 活性，有时有轻度升高的高价 PLP 离子水平。其父母和一些携带者经口服维生素 B6 导致 PLP 离子水平极度升高 [2-3]。轻度的 HPP（牙相关 HPP、儿童 HPP 和成人 HPP）为常染色体显性或常染色体隐性疾病。

HPP 的诊断根据其一贯的临床病史、体格检查、影像学或低磷酸酶血症中 TNSALP 的底物积聚[2-3]。TNSALP 的突变分析一般是有意义的。大约 280 个突变（约 80% 的错义）已经被找出。

HPP 中维生素 B₆ 新陈代谢的干扰表明 TNSALP 的功能是作为细胞表面的酶[2-3]。细胞外积累的 PPi 是羟磷灰石晶体生长的抑制剂，并损害骨骼矿化[2-3,15]。TNSALP 基因敲除小鼠出现婴儿型 HPP 已说明了 TNSALP 的作用。

现在没有已确定的对 HPP 的治疗方法。骨髓细胞移植对两例严重的 HPP 患儿有治疗效果[6]。特立帕肽可刺激成骨细胞合成 TNSALP，促进了一例 HPP 的女患者骨折愈合[10]。目标骨替换酶疗法运用 TNSALP 的重组方式是最近的试验项目，并在严重的婴儿和儿童患者中表现出很好的改善效果[17]。前期报道也对儿童 HPP 效果较好。限制和规范饮食纠正高磷血症值得研究（靠 Pi 减少抑制 TNSALP）[10]。

除非缺陷已被证明，避免传统治疗方法治疗佝偻病或软骨病对 HPP 最好，因为钙、磷和维生素 D 水平一般不会减少[6]。事实上，补充可以引发或加剧高钙血症或高钙尿。围生期或婴儿期的血钙过多，应限制膳食钙摄入，也许是应该予降血钙素和（或）糖皮质激素治疗[6,8]。骨折可以自发地修复，治疗可推迟，包括截骨术。使用髓内棒分散应力而非 load-sparing 板，对成人的骨折和假性骨折似乎是最好的[11]。专业的牙齿护理很重要，即便是小儿患者，软的食物和义齿都应该是必要的。

超声和射线检查在怀孕中期可发现婴儿 HPP[5]。早期诊断需要 TNSALP 突变鉴定[18]。重要的是，产前良性的 HPP 患者表现为子宫内的弯腰，应于产后治疗纠正，方法同婴儿、儿童或牙性 HPP[5]。

# 黏多糖症

黏多糖症（Hunter，Hurler，Morquio disease）是由溶酶体酶的活性减少而降低黏多糖引起的家族疾病（酸性黏多糖症）[19-20]。这些骨髓细胞的复杂碳水化合物的积累以某种方式改变了骨架，而被放射科医生认为是"多发性骨骺发育不良"[20-22]，以巨头、扁头畸形、J 形蝶鞍、骨小梁变粗的骨质疏松、桨型肋、宽锁骨、椭圆或钩型椎体、股骨头发育不良及干骺愈合、髋外翻、干骺端发育不良、第 2 和第 5 掌骨近端变细，关节挛缩也很常见[19-20]。可能原因是骨形成蛋白（BMP）信号中断。根据特定的酶病和潜在的基因突变，其严重程度和临床表现也有变化[24]。酶化验或基因测试都可用[1,19-20]。

黏多糖症越来越多使用骨髓细胞移植或酶替换的治疗方法[25-26]。

# 高胱氨酸尿症

典型的高胱氨酸尿症是罕见的（1:60 000 ~ 300 000）由胱硫醚-β-合成酶引起的常染色体隐性遗传病[27]。因此，内部积累的同型半胱氨酸、蛋氨酸新陈代谢媒介，并诱发血栓形成、栓塞，以及结缔组织蛋白修饰包括骨膜和软骨膜的原纤维蛋白。总同型半胱氨酸离子增加。主要临床问题包括眼睛、中枢神经系统（CNS）、脉管系统和骨骼。眼睛成像的错位是最初的表现。精神失常和血栓事件是重要的并发症。患者的表现包括马方综合征、关节活动受限、骨骼呈细长管型[21-22]。

可能有漏斗胸、鸡胸、细长指和膝外翻[27]。出现广泛的骨质疏松并伴发"鳕鱼"椎骨和脊柱后侧凸[21-22]。轻度临床表现可对维生素 B₆ 的治疗产生效果，但这是有争议的[27-28]。治疗可以代替低蛋氨酸半胱氨酸食谱和甜菜碱[27]。

还有其他高同型半胱氨酸血症的诱因及与常见形式的骨质疏松症的关系正在研究中。

# 尿黑酸尿症

尿黑酸尿症是一种罕见的（小于 1/25 000）常染色体隐性遗传病（OMIM 203500）[1]，是由于 AKU 基因发生失去功能的突变致尿黑酸氧化酶缺陷导致的[32]。因此，苯丙氨酸和酪氨酸降解被抑制导致组织积累和尿黑酸排出。尿黑酸的氧化和聚合解释了出现黑色尿液和结缔组织变色[32]。"褐黄病"是指在巩膜、皮肤、牙齿、指甲、颊膜、心内膜、大静脉内膜、主要关节的软骨、椎间盘出现色素沉着[32]。老年患者中色素沉着也显著出现在肋骨、喉部、气管软骨和纤维软骨、肌腱和韧带。虽然其发病机理不好理解，严重的退化性疾病的脆弱组织发生在脊柱的椎板钙化和脊椎融合处、主要周边关节，特别是臀部和膝盖[33]。也许尿黑酸依靠抑制赖氨酰羟化酶抑制了胶原合成[32]，脊椎的影像学改变有特异性特征，椎板中有致密钙化，耳软骨钙化也可发生。肩部和臀部最有可能进展为骨关节炎。

该病没有确切的治疗方法，低蛋白或其他特殊饮食可能有价值。抗坏血酸可能阻止尿黑酸聚合[32]。

## 铜转运障碍

Wilson 病（OMIM 277900）和 Menkes 病 (OMIM 309400)[1] 是铜（$Cu^{2+}$）的遗传病，是由于在不同部位的转运高尔基体 $Cu^{2+}$ 转运 ATPase 的障碍[34]。

Wilson 病在美国患病率大约为 1/55 000 人，导致含 $Cu^{2+}$ 的胆汁排泄障碍，并出现肝损伤、在严重的临床后遗症的其他组织中出现显著的变化 $Cu^{2+}$ 潴留。角膜异常、乙型肝炎、肝硬化、肾小管功能障碍、结石、神经系统疾病和甲状旁腺功能减退均为潜在并发症[34]。骨骼疾病包括骨质疏松症、软骨病、软骨钙质沉着病伴随骨关节炎和关节活动过度。也可出现高磷酸盐尿和高钙尿。失去功能的突变干扰了 ATPase、$Cu^{2+}$ 转运、β 多肽基因及 ATP7B[1]。$Cu^{2+}$ 螯合物使用青霉胺对大部分病例来说是有效的[34]。

Menkes 病是 X 染色体隐性特征的遗传，男孩对 $Cu^{2+}$ 耐受的障碍导致怪癖、头发稀疏和 CNS 病（包括智力低下、癫痫和颅内出血）[34]。骨骼后遗症包括身材矮小、小头畸形、短头畸形、沃姆骨、干骺端变宽为特征的发育不良、骨质疏松症及关节松弛。死亡通常发生于 3 岁。其轻度的类型被称为"后角综合征"[34]。血铜和血铜蓝蛋白水平较低，由于 ATPase、$Cu^{2+}$ 转运、α 多肽基因及 ATP7A 的突变而造成[1]。

## 致谢

作者申明其咨询和研究资助来自于 Alexion 制药（Cheshire，CT，USA）。

## 参考文献

1. McKusick-Nathans Institute of Genetic Medicine, Johns Hopkins University. 2008. Online Mendelian Inheritance in Man. Available online at http://www.ncbi.nlm.nih.gov/omim/. Accessed November 24, 2011.
2. Whyte MP. 2008. Hypophosphatasia: Nature's window on alkaline phosphatase function in humans. In: Bilezikian JP, Raisz LG, Martin TJ (eds.) *Principles of Bone Biology*, *3rd Ed.* San Diego: Academic Press. pp. 1573–1598.
3. Whyte, MP. 2013. Hypophosphatasia. In: Thakker RV, Whyte MP, Eisman J, Igarashi I (eds.) *Genetics of Bone Biology and Skeletal Disease.* San Diego, CA: Elsevier (Academic Press). Chapter 22, pp. 337–360.
4. van den Bos T, Handoko G, Niehof A, Ryan LM, Coburn SP, Whyte MP, Beertsen W. 2005. Cementum and dentin in hypophosphatasia. *J Dent Res* 84: 1021–1025.
5. Wenkert D, McAlister WH, Coburn SP, Zerega JA, Ryan LM, Ericson KL, Hersh JH, Mumm S, Whyte MP, 2011. Hypophosphatasia: Non-lethal disease despite skeletal presentation in utero (17 new cases and literature review). *J Bone Miner Res* 26: 2389–2398.
6. Cahill RA, Wenkert D, Perman SA, Steele A, Coburn SP, McAlister WH, Mumm S, Whyte MP. 2007. Infantile hypophosphatasia: Transplantation therapy trial using bone fragments and cultured osteoblasts. *J Clin Endocrinol Metab* 95: 2923–2930.
7. Baumgartner-Sigl SB, Haberlandt E, Mumm S, Sergi C, Ryan L, Ericson KL, Whyte MP, Hogler W. 2007. Pyridoxine-responsive seizures as the first symptom of infantile hypophosphatasia caused by two novel missense mutations (c.677T>C, p.M226T; c.1112C>T, p.T371I) of the tissue-nonspecific alkaline phosphatase gene. *Bone* 40: 1655–1661.
8. Barcia JP, Strife CF, Langman CB. 1997. Infantile hypophosphatasia: Treatment options to control hypercalcemia, hypercalciuria, and chronic bone demineralization. *J Pediatr* 130: 825–828.
9. Khandwala HM, Mumm S, Whyte MP. 2006. Low serum alkaline phosphatase activity with pathologic fracture: Case report and brief review of adult hypophosphatasia. *Endocr Pract* 12: 676–681.
10. Whyte MP, Mumm S, Deal C. 2007. Adult hypophosphatasia treated with teriparatide. *J Clin Endocrinol Metab* 92: 1203–1208.
11. Coe JD, Murphy WA, Whyte MP. 1986. Management of femoral fractures and pseudofractures in adult hypophosphatasia. *J Bone Joint Surg Am* 68: 981–990.
12. Fallon MD, Weinstein RS, Goldfischer S, Brown DS, Whyte MP. 1984. Hypophosphatasia: Clinicopathologic comparison of the infantile, childhood, and adult forms. *Medicine (Baltimore)* 63: 12–24.
13. Henthorn PS, Raducha M, Fedde KN, Lafferty MA, Whyte MP. 1992. Different missense mutations at the tissue-nonspecific alkaline phosphatase gene locus in autosomal recessively inherited forms of mild and severe hypophosphatasia. *Proc Natl Acad Sci U S A* 89(20): 9924–9928.
14. Mornet E. 2005. Tissue nonspecific alkaline phosphatase gene mutations database. Available online at http://www.sesep.uvsq.fr/Database.html. Accessed November 24, 2011.
15. Harmey D, Hessle L, Narisawa S, Johnson KA, Terkeltaub R, Millan JL. 2004. Concerted regulation of inorganic pyrophosphate and osteopontin by akp2, enppl, and ank: An integrated model of the pathogenesis of mineralization disorders. *Am J Pathol* 164: 1199–1209.
16. Fedde KN, Blair L, Silverstein J, Coburn SP, Ryan LM, Weinstein RS, Waymire K, Narisawa S, Millan JL, MacGregor GR, Whyte MP. 1999. Alkaline phosphatase knock-out mice recapitulate the metabolic and skeletal defects of infantile hypophosphatasia. *J Bone Miner Res* 14: 2015–2026.
17. Whyte MP, Greenberg CR, Salman NJ, Bober MB, McAlister WH, Wenkert D, Van Sickle B, Simmons JH, Edgar TS, Bauer ML, Hamdan M, Bishop N, Lutz RE, McGrinn M, Craig S, Moore JN, Taylor JW, Cleveland

RH, Cranley WR, Lim R, Thacher ID, Mayhew JE, Downs M, Millan JL, Skrinar A, Crine P, Landy H. 2012. Enzyme replacement therapy for life-threatening hypophosphatasia. *N Engl J Med* 366(10): 904–913.

18. Henthorn PS, Whyte MP. 1995. Infantile hypophosphatasia: Successful prenatal assessment by testing for tissue-nonspecific alkaline phosphatase gene mutations. *Prenat Diagn* 15: 1001–1006.

19. Neufeld EF, Muenzer J. 2001. The mucopolysaccharidoses. In: Scriver CR, Beaudet AL, Sly WS, Valle D, Childs B, Vogelstein B (eds.) *The Metabolic and Molecular Bases of Inherited Disease, 8th Ed.* New York: McGraw-Hill. pp. 3421–3452.

20. Leroy JG, Wiesmann U. 2001. Disorders of lysosomal enzymes. In: Royce PM, Steinmann B (eds.) *Connective Tissue and Its Heritable Disorders.* New York: Wiley-Liss. pp. 8494–8499.

21. Taybi H. Lachman RS. 2006. *Radiology of Syndromes, Metabolic Disorders, and Skeletal Dysplasias, 5th Ed.* St. Louis, MO: Mosby.

22. Resnick D, Niwayama G. 2002. *Diagnosis of Bone and Joint Disorders, 4th Ed.* Philadelphia: WB Saunders.

23. Khan SA, Nelson MS, Pan C, Gaffney PM, Gupta P. 2008. Endogenous heparan sulfate and heparin modulate bone morphogenetic protein-4 signaling and activity. *Am J Physiol Cell Physiol* 294: C1387–C1397.

24. Muenzer J. 2004. The mucopolysaccharidoses: A heterogeneous group of disorders with variable pediatric presentations. *J Pediatr* 144: S27–S34.

25. Schiffmann R, Brady RO. 2002. New prospects for the treatment of lysosomal storage diseases. *Drugs* 62: 733–742.

26. Braunlin EA, Stauffer NR, Peters CH, Bass JL, Berry JM, Hopwood JJ, Krivit W. 2003. Usefulness of bone marrow transplantation in the Hurler syndrome. *Am J Cardiol*

27. Mudd SH, Levy HL, Kraus JP. 2001. Disorders of transsulfuration. In: Scriver CR, Beaudet AL, Sly WS, Valle D, Childs B, Vogelstein B (eds.) *The Metabolic and Molecular Bases of Inherited Disease, 8th Ed.* New York: McGraw-Hill. pp. 2007–2056.

28. Green TJ, McMahon JA, Skeaff CM, Williams SM, Whiting SJ. 2007. Lowering homocysteine with B vitamins has no effect on biomarkers of bone turnover in older persons: a 2-y randomized controlled trial. *Am J Clin Nutr* 85: 460–464.

29. Cagnacci A, Bagni B, Zini A, Cannoletta M, Generali M, Volpe A. 2008. Relation of folates, vitamin B12 and homocysteine to vertebral bone mineral density change in postmenopausal women. A five-year longitudinal evaluation. *Bone* 42: 314–320.

30. Herrmann W, Herrmann M. 2008. Is hyperhomocysteinemia a risk factor for osteoporosis? *Expert Rev Endocrinol Metab* 3: 309–313.

31. Salari P, Larijani B, Abdollahi M. 2008. Association of hyperhomocysteinemia with osteoporosis: A systematic review. *Therapy* 5: 215–222.

32. La Du BN. 2001. Alkaptonuria. In: Scriver CR, Beaudet AL, Sly WS, Valle D, Childs B, Vogelstein B (eds.) *The Metabolic and Molecular Bases of Inherited Disease, 8th Ed.* New York: McGraw-Hill. pp. 2109–2123.

33. Mannoni A, Selvi E, Lorenzini S, Giorgi M, Airó P, Cammelli D, Andreotti L, Marcolongo R, Porfirio B. 2004. Alkaptonuria, ochronosis, and ochronotic arthropathy. *Sem Arthrit Rheum* 33: 239–248.

34. Culotta VC, Gitlin JD. 2001. Disorders of copper transport. In: Scriver CR, Beaudet AL, Sly WS, Valle D, Childs B, Vogelstein B (eds.) *The Metabolic and Molecular Bases of Inherited Disease, 8th Ed.* New York: McGraw-Hill. pp. 3105–3126.

92(7): 882–886.

# 第 9 篇

# 肾 结 石

*本篇主编* RaJesh V. Thakker

---

# 第 102 章
# 肾小管钙排泄的生理机制

Peter A. Friedman • David A. Bushinsky

（陈　旭 译　邓春华 审校）

## 引言

　　肾的主要功能是控制细胞外的钙离子平衡。肾的钙吸收主要通过尿液经过肾单位等一系列的生理过程完成。随着原尿流经连续的肾小管节段，残余的钙越来越少，因而大多数滤过的钙离子都在近端肾小管处被重吸收。钙离子吸收量的调节与激素无关，是通过改变钙离子在远端肾小管的吸收量实现的。

## 近端肾小管

　　近 60% 被滤过的钙离子由近端小管重吸收[1-2]。吸收基本是被动的，由氯离子和水原始吸收形成的电化学梯度驱动[3-5]，在形成旁细胞途径的外侧细胞间隙中完成 [图 102.1（A）]。在对大鼠的研究中发现，当被动的钙离子转运受限时，会有一小部分钙离子被主动吸收[6]。尽管钙离子主动转运数量少于被动的细胞间转运，近端肾小管主动性细胞内吸收速度仍有 20μmol/min[6]，即全部细胞内吸收的远端肾单位吸收速度的近两倍。因此，尽管近端肾小管处钙离子的主动吸收少于被动吸收，但是吸收量还是远远多于远端肾单位。

## 髓袢

　　髓袢薄壁段降支与升支对钙离子通透性极低[7-8]，不会对钙离子总量造成很大改变。

　　然而，髓袢厚壁升支是钙离子吸收的主要部位。近 20% ~ 25% 的滤过钙在这里被吸收。钙离子由厚壁升支的髓质和皮质捕获。与近端小管被动、旁细胞途径吸收不同，钙离子在髓袢厚壁升支的吸收方式是平行转运，这一过程通过主动的跨细胞途径和被动的旁细胞途径实现 [图 102.1（B）]。钙离子的被动吸收由腔管内跨膜正电压驱动，这为钙离子通过紧密连接提供动力。在这种情况下，钙离子转运的速度和数量都与钠离子的吸收平行且成比例。促进钠吸收的生理、药理或病理性改变能够升高管腔电压，从而增加钙离子的吸收。相对应的，抑制钠吸收的事件也会减少钙离子的吸收。上述的干预因素通常与利尿剂如呋塞米、布美他尼的使用有关，因为这些药物会抑制厚壁升支的钠吸收和钙分泌。少数情况下，与巴特综合征相关的离子通道突变有关，包括 Na-K-2Cl 转运体（Slc12a1）、钾离子通道蛋白（*KCNJ1*）或基底侧 ClC-K2 氯离子通道（*CLCNKB*）。这些通道突变常伴有高钙尿症，反映了厚壁升支中钠离子与钙离子平行吸收的本质[9]。

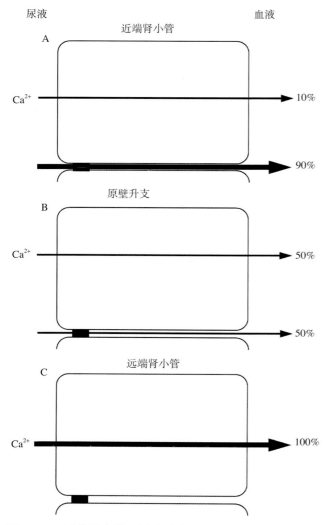

尿液　　　　　　　　　　　　　血液

A　近端肾小管

Ca²⁺ ⟶ 10%

⟶ 90%

B　原壁升支

Ca²⁺ ⟶ 50%

⟶ 50%

C　远端肾小管

Ca²⁺ ⟶ 100%

**图 102.1**　近端肾小管、厚壁升支、远端肾小管中胞内、胞间钙离子吸收的相对数量。在厚壁升支中，由 PTH 激发的跨细胞钙离子吸收程度与旁细胞钙转运接近。值得注意的是，远端小管中钙离子完全通过胞内途径吸收

髓质和皮质厚壁升支的主动跨细胞钙离子转运也有助于厚壁升支的净吸收[7,10]。

## 远端小管

远曲小管能吸收 5%～10% 滤过的钙离子。在这里，钙离子的吸收完全通过一个很大的电化学梯度的跨细胞途径完成［图 102.1（C）］[11-13]。跨细胞的钙离子转运包括两个步骤，其中，钙离子跨越顶端膜进入细胞，随后穿过细胞，从基底侧的细胞膜处被排出。钙的吸收由钙离子通道介导[14-17]，排出则由质膜的 $Ca^{2+}$-ATP 酶和钠钙交换体完成[14,15,18]。钙的吸收通常被认为是由 TrpV5（瞬时受体电位

（ECaC1、CAT2）[19-21] 介导的。TrpV5 基因敲除的大鼠有明显的肾处钙浪费，表明该基因参与调节啮齿动物的钙稳态[50]。TrpV5 是一个具有持续活性的同源四聚体，很难参与负反馈的调节过程[51]。近期有研究表明，甲状旁腺激素（PTH）可以通过激活蛋白激酶 A 来活化 TrpV5[52]。

钙离子在远端小管中吸收的特点是与钠离子的转运逆相关，噻嗪类利尿剂的药理作用可以证实这一关系。该利尿剂能够增加钠排泄同时减少钙排泄。独立证据来自对 Gitelman 综合征患者的研究。这种遗传病的病因，介导远曲小管钠吸收的 Na-Cl 协同转运蛋白（NCC; Slc12a3）的失活突变。Na-Cl 协同转运蛋白突变的患者[53-54] 和实验动物[55] 都表现出特征性的低钙尿症。在 Gordon 综合征中，赖氨酸缺乏的蛋白激酶 WNK4 突变会导致 NCC 发生组成性激活。正如我们所假设的那样，这一病理改变不仅使钠的吸收增加，也导致了高钙尿症，进一步说明了远端小管中钠钙吸收逆相关的事实。

近期有研究者提出，α-klotho 基因通过对远端小管的作用调节肾内钙稳态[56]。α-klotho 基因同源重组形成的表现型有骨质疏松症和肾处钙流失[57-58]。针对这一现象目前提出的机制为，$Na^+,K^+$-ATP 酶的α-klotho 亚基在基底外侧细胞膜被募集后，钠离子梯度加大，而钙离子的吸收也随之增加。该过程与 TRPV5、钙结合蛋白和 NCX1 钠钙交换器协同，一起促进钙离子的吸收。尽管 α-klotho 参与调节肾内钙平衡毫无疑问，我们并不认为 Imura 提出的机制可以解释该反应，因为那会导致钠钾转运的平行增加。然而，引发远端小管钙吸收的信号是钙离子和钠离子的相反流动。另外，α-klotho 基因通过水解细胞外残糖活化 TRPV5，这一发现提出了一个更引人瞩目的机制[59]。α-klotho 基因对 PTH 依赖的肾内钙吸收的影响，可能包括对 PTH 分泌的间接调节作用[56]，甚至对远端肾单位处钙离子转运的直接作用。PTH 对肾内钙离子稳态调节的完整机制，仍有待于进一步的研究。

皮质集合小管对肾内钙离子的保存贡献最大。在少许钙离子吸收性内流的同时，也有相等的量被分泌出去[13,60-62]。独立有灌注的兔肾皮质集合管的钙离子净转运量，随着跨上皮电位差的大小和方向的改变而变化[60]。在周围环境中，也有少量净分泌的钙离子。与厚壁升支和近端小管相比，远端小管处钙离子的通透性非常低。当跨上皮电位差长期改

变时，如在针对盐皮质激素水平改变的适应性反应中，分泌性钙离子转运在调节钙排泄方面可以起一定作用。

## 利尿剂的作用

噻嗪类利尿剂和功效类似的药物如美托拉宗具有增加肾内钙排泄和钠排泄的独特作用，尤其在长期用药的情况下。噻嗪类利尿药在高血压、充血性心力衰竭和先天性高钙尿症的治疗中广泛应用。

噻嗪类利尿剂将钠和钙的排泄分离，主要是通过增加远端小管钙离子的重吸收实现，近端小管代偿性钙离子重吸收也能起到一定作用。噻嗪类利尿剂降低尿钙的作用使得它们在治疗高钙尿症时特别有效。这个钙免除效应尽管并非药品研发者的本意，但是对于有钙结石形成倾向的个体来说很有价值。呋塞米、布美他林等作用于髓袢的利尿剂会导致钙和镁的排泄显著增加。这类药物曾经被用于治疗高钙血症，但针对该病现已发现了更好的治疗方法，从而防止细胞外电解质平衡紊乱这一不良反应的发生。

## 高钙尿症致结石形成的转基因大鼠

含钙肾结石患者的基本治疗终点是结石复发率下降[64-68]。降低结石复发率是一个很关键的治疗目标，但同时，临床医生也必须重视维持或改善患者的骨密度（BMD）和骨质[69]。与无结石者相比，有结石形成的大鼠骨密度较低，骨折发生的风险较高[70-71]。尽管急性结石的发作通常很快就能解决，但是，患者可能要在骨折造成的疼痛和运动功能减退等并发症的阴影中度过余生[82]。

大多数含钙肾结石患者都有相对较高的尿钙[64-68]。遗传性高钙尿症的患者排泄的钙量通常多于吸收量，这就意味着机体的钙流失[64,66,78,83-90]。尿中这部分多余的钙基本来自身体最大的钙库——骨骼[79,91-92]。遗传性高钙尿症已被发现与骨转换的增加有关[81,93-94]。遗传性高钙尿症患者的尿羟脯氨酸偏高[93]，血骨钙蛋白水平在肾小管钙重吸收障碍的结石患者中升高，但在小肠钙吸收过量的人中则保持正常[94]。利用$^{47}Ca$做出的研究结果表明，在此过程中骨形成和吸收的量都增加，而后者更为突出[95]。在遗传性高钙尿症患者中，促进骨吸收的细胞因子水平明显更高[75,96-98]。

在男性[99]和女性[100]群体中，骨密度都与尿钙分泌有关。这个关系在结石患者中已被证实，但不存在于无结石者中[92]。许多研究表明，肾结石患者的骨密度低于对照组[66,69,71-81]。评估了一系列变量之后，NHANES III 的一份调查指出，有肾结石病史的男性股骨头骨密度低于正常人[70]。再对 6000 名年龄更大的男性进行分析，仍发现肾结石与骨密度降低有关[101]，结石患者发生骨折的风险更大[70-71]。在 NHANES III 的调查中，结石患者腕部和脊柱骨折的发生率较高[70]。而一项回顾性研究的结论是，结石患者椎体骨折的发生率升高，其他部位骨折的风险并无特殊[71]。

为进一步理解遗传性高钙尿症，我们建立了相关的动物模型[22-49]。通过尿钙最高的 SD 大鼠同系繁殖 90 代，得出了持续尿钙量 8～10 倍于对照组的大鼠株（表 102.1 和图 102.2）。与人类的观察结果相似，相比于普通 SD 大鼠，转基因高钙尿症大鼠的血钙正常，但从饮食中吸收的钙更多[38,44]。从黏膜到浆膜（吸收）的钙转运明显增多，而从浆膜到黏膜（分泌）的钙转运量却没有改变，这就使得小肠对钙离子的吸收增加[38]。当给予高钙尿症大鼠低钙饮食时，它们的尿钙水平仍明显高于相同喂养方法的普通 SD 大鼠，说明这些大鼠肾小管钙离子重吸收功能有缺陷，或者骨吸收增加[37]，这也与人类中的观察结果相符。将大鼠的骨骼在体外培养，当环境中的骨化三醇增加时，高钙尿症大鼠可以释放比普通大鼠更多的钙离子[33]，而且它们的骨密度更低[46]。双膦酸盐能够显著抑制骨吸收，当作用于低钙饮食喂养的高钙尿症大鼠时，它会明显抑制尿钙排泄[29]。间隙研究发现，高钙尿症大鼠肾内钙离子重吸收功能有缺陷[30]。因此，它们难以维持体内钙离子平衡：小肠内吸收更多的钙，更多的骨骼被吸收，但肾小管却没有将钙离子重吸收（图 102.3）。我们已经发现，高钙尿症大鼠的骨骼、肾和小肠的维生素 D 受体（VDR）和钙敏感受体（CaSR）增多[33,36,42,45,103]。最近有研究表明，VDR 的升高是由 Snail 转录因子水平下降所致，这提示了高钙尿症潜在的机制。一项在人类中的研究发现，遗传性高钙尿症患者的循环单核细胞表面的 VDR 增多[104]，然而，这些患者体内 Snail 转录因子的水平有无变化仍是个未知数。

用标准大鼠饲料（1.2% Ca）喂养 18 周后，几乎所有高钙尿症大鼠都会形成肾结石，但 SD 大鼠

**表 102.1　啮齿动物和人类中高钙尿症的生理机制**

| | 高尿钙结石形成的患者 | 遗传性高钙尿结石（GHS）大鼠 |
|---|---|---|
| 尿钙排泄 | 增加（根据定义） | 增加[22-41,46,67,106] |
| 肠内钙吸收 | 在大多数患者中增加[64,66,78,83,85,89,90,95,107-124] | 增加[22-41] |
| 肾小管钙重吸收 | 在许多患者中减少[125-127] | 减少[30] |
| 骨再吸收 | 在大多数患者中增加——由骨吸收标志物得出[75,81,93,94,96-98] | 增加[29,33] |
| 骨密度 | 在大多数患者中减少[66,72-80,128,129] | 减少[46] |
| 血浆 PTH 浓度 | 正常 - 偏低[80,112,130-132] 或偏高[130-131] | 减少[106] |
| 血浆 1,25(OH)₂D₃ 浓度 | 正常 - 偏高[79,80,89,91,111,112,133-136] | 正常 - 偏高[28,36,37,42,103] |
| 维生素 D 受体 | 数量增加[104] 或不变[137] 基因多态性[138-151] | 数量增加[28,33,36,103,152] |
| 钙离子受体 | 尚未报道有数量改变 活化或失活突变与高 / 低钙尿症相关[153-154] 基因多态性[155-156] | 数量增加[42] 用西那卡塞治疗活化受体——在 SD 大鼠中与 UCa 增多有关，但 GHS 大鼠中无关[106] |
| 结石形成 | 高钙尿症的后果[64,66,83,85,87-90,157-162] | 存在[22-24,29,31,32,34] |

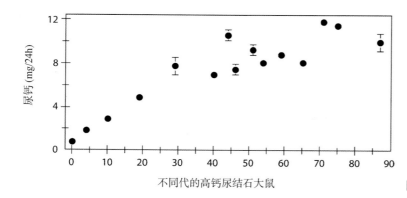

**图 102.2**　通过最高尿钙大鼠后代连续自交建立一株遗传性高钙尿结石大鼠模型，作为亲本株排泄尿钙为 8~10 倍。所有数据源自已出版研究

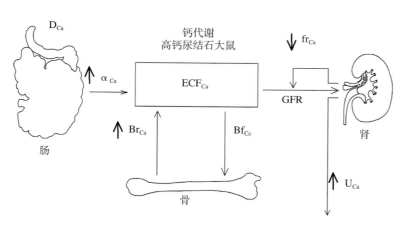

**图 102.3**　高钙尿结石大鼠出现全身钙平衡异常：肠钙吸收增加，钙重吸收减少

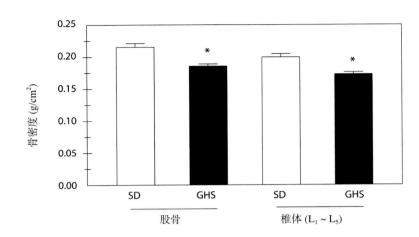

**图 102.4**　正常钙饮食的高钙尿结石大鼠股骨和椎体的骨密度降低（Ref.[63]）

并无这样的情况出现[34]。这些结石只含钙和磷，没有草酸盐，在 X 光平片中看到的也只是磷灰石结晶的形态[23,24,31,34]。当饲以多量的羟脯氨酸（一种会被代谢为草酸盐的氨基酸）[105] 时，这些大鼠则会形成草酸钙肾结石[22,26]，即人类中最常见的肾结石。由于每个高钙尿症大鼠都会形成肾结石，它们又被命名为遗传性高钙尿结石（GHS）大鼠[22-24,26,29,31,32,34,44]。它们发病的病理生理学机制与高钙尿症患者相似，因此刚好可以作为研究高钙尿症的模型（图 102.1）。

我们近来发现，即便用含钙丰富的饲料喂养，GHS 大鼠的骨密度和骨骼强度也仍然会下降[46]（图 102.4）。GHS 大鼠骨皮质（肱骨）和骨小梁（L1 ~ L5 椎体）的体积和厚度偏低。GHS 大鼠椎体的力度、延展性、强度或硬度都与正常大鼠无异，但是肱骨的延展性和强度更低，骨系数更高，说明机械性能的缺陷主要体现在骨皮质而非骨小梁。在 GHS 大鼠中，骨皮质的矿化程度高于骨小梁。饲以含钙丰富的饮食之后，GHS 大鼠的骨密度仍偏低，表现为骨小梁体积、矿化体积和厚度不够。它们的骨骼质脆，骨折风险很大，这说明 GHS 大鼠的骨骼问题与饮食的含钙量无关。

氯噻酮（CTD）等噻嗪类利尿剂能减少高钙尿症患者和大鼠尿中的钙含量[43,165]。这些药物通过刺激远曲小管中钙离子的重吸收和减少细胞外液起效[166]。噻嗪类利尿剂可以用于治疗草酸钙结石[65-66]，一份 Meta 分析报道，许多超过两年的研究都表明它可以显著降低结石复发的概率[167]。研究发现，使用噻嗪类利尿剂治疗高血压时，患者骨质疏松所致的骨折风险下降，骨密度也得到了提升[171-172]。

我们曾用 GHS 大鼠来验证 CTD 对骨密度和骨质有改善作用的假设。GHS 大鼠食用含钙丰富的饲料，并在一半大鼠的饲料中添加 CTD[49]。正如所期待的那样，CTD 能够减少 GHS 大鼠尿中的钙含量[43,165,173]。通过解剖中轴骨和四肢骨发现，添加 CTD 组大鼠骨小梁的矿化程度高于对照组[49]。另外，CTD 也能改善骨松质的结构。用显微 CT（μCT）扫描发现，CTD 组骨松质体积（BV/TV）、骨小梁厚度和数目都有增加，其中 CTD 对骨小梁厚度的改善效果已经被组织形态学测定进一步证实。CTD 也可以改善骨松质的连贯性。椎体压缩实验可以证明它对椎体力度和硬度有改善作用。然而，CTD 使用者股骨干的抗弯强度稍有下降。这些从高钙尿症大鼠中观察得到的结果都充分说明，使用 CTD 能够显著降低患者椎体骨折的风险。

## 参考文献

1. Lassiter WE, Gottschalk CW, Mylle M. 1963. Micropuncture study of renal tubular reabsorption of calcium in normal rodents. *Am J Physiol* 204: 771–775.
2. Frick A, Rumrich G, Ullrich KJ, Lassiter WE. 1965. Microperfusion study of calcium transport in the proximal tubule of the rat kidney. *Pflugers Arch Gesamte Physiol Menschen Tiere* 286: 109–117.
3. Berry CA, Rector FC Jr. 2011. Relative sodium-to-chloride permeability in the proximal convoluted tubule. *Am J Physiol* 235: F592–F604.
4. Ng RC, Rouse D, Suki WN. 1984. Calcium transport in the rabbit superficial proximal convoluted tubule. *J Clin Invest* 74: 834–842.
5. Bomsztyk K, George JP, Wright FS. 1984. Effects of luminal fluid anions on calcium transport by proximal tubule. *Am J Physiol* 246(5 Pt 2): F600–F608.
6. Ullrich KJ, Rumrich G, Kloss S. 1976. Active $Ca^{2+}$ reabsorption in the proximal tubule of the rat kidney. Dependence on sodium- and buffer transport. *Pfleugers Arch* 364: 223–228.
7. Rocha AS, Magaldi JB, Kokko JP. 1977. Calcium and phosphate transport in isolated segments of rabbit Henle's loop. *J Clin Invest* 59: 975–983.

8. Rouse D, Ng RCK, Suki WN. 1980. Calcium transport in the pars recta and thin decending limb of Henle of rabbit perfused in vitro. *J Clin Invest* 65: 37–42.

9. Hebert SC. 2003. Bartter syndrome. *Curr Opin Nephrol Hypertens* 12: 527–532.

10. Eknoyan G, Suki WN, Martinez-Maldonado M. 1970. Effect of diuretics on urinary excretion of phosphate, calcium, and magnesium in thyroparathyroidectomized dogs. *J Lab Clin Med* 76: 257–266.

11. Costanzo LS, Windhager EE. 1978. Calcium and sodium transport by the distal convoluted tubule of the rat. *Am J Physiol* 235: F492–F506.

12. Lau K, Bourdeau JE. 1995. Parathyroid hormone action in calcium transport in distal nephron. *Curr Opin Nephrol Hypertens* 4: 55–63.

13. Shareghi GR, Stoner LC. 1978. Calcium transport across segments of the rabbit distal nephron in vitro. *Am J Physiol* 235: F367–F375.

14. Gotch FA, Kotanko P, Thijssen S, Levin NW. 2010. The KDIGO guideline for dialysate calcium will result in an increased incidence of calcium accumulation in hemodialysis patients. *Kidney Int* 78: 343–350.

15. Poncet V, Merot J, Poujeol P. 1992. A calcium-permeable channel in the apical membrane of primary cultures of the rabbit distal bright convoluted tubule. *Pfluegers Arch* 422: 112–119.

16. Saunder JCJ, Isaacson LC. 1990. Patch clamp study of Ca channels in isolated renal tubule segments. In: Pansu D, Bronner F (eds.) *Calcium Transport and Intracellular Calcium Homeostasis*. Berlin: Springer-Verlag. pp. 27–34.

17. Lau K, Quamme G, Tan S. 1991. Patch-clamp evidence for a Ca channel in apical membrane of cortical thick ascending limb (cTAL) and distal tubule (DT) cells. *J Am Soc Nephrol* 2: 775.

18. Bacskai BJ, Friedman PA. 1990. Activation of latent $Ca^{2+}$ channels in renal epithelial cells by parathyroid hormone. *Nature* 347: 388–391.

19. Vennekens R, Hoenderop JG, Prenen J, Stuiver M, Willems PH, Droogmans G, Nilius B, Bindels RJ. 2000. Permeation and gating properties fo the novel epithelial $Ca^{2+}$ channel. *J Biol Chem* 275: 3963–3969.

20. Hoenderop JGJ, van der Kemp AWCM, Hartog A, Van Os CH, Willems PHGM, Bindels RJ. 1999. The epithelial calcium channel, ECaC, is activated by hyperpolarization and regulated by cytosolic calcium. *Biochem Biophys Res Commun* 261: 488–492.

21. Hoenderop JG, van der Kemp AW, Hartog A, van de Graaf SF, Van Os CH, Willems PH, Bindels RJ. 1999. Molecular identification of the apical $Ca^{2+}$ channel in 1,25-dihydroxyvitamin $D_3$-responsive epithelia. *J Biol Chem* 274: 8375–8378.

22. Bushinsky DA, Asplin JR, Grynpas MD, Evan AP, Parker WR, Alexander KM, Coe FL. 2002. Calcium oxalate stone formation in genetic hypercalciuric stone-forming rats. *Kidney Int* 61: 975–987.

23. Bushinsky DA, Grynpas MD, Asplin JR. 2001. Effect of acidosis on urine supersaturation and stone formation in genetic hypercalciuric stone forming rats. *Kidney Int* 59: 1415–1423.

24. Bushinsky DA, Parker WR, Asplin JR. 2000. Calcium phosphate supersaturation regulates stone formation in genetic hypercalciuric stone-forming rats. *Kidney Int* 57: 550–560.

25. Scheinman SJ, Cox JPD, Lloyd SE, Pearce SHS, Salenger PV, Hoopes RR, Bushinsky DA, Wrong O, Asplin J, Langman CB, Norden AG, Thakker RV. 2000. Isolated hypercalciuria with mutation in CLCN5: Relevance to idiopathic hypercalciuria. *Kidney Int* 57: 232–239.

26. Evan AP, Bledsoe SB, Smith SB, Bushinsky DA. 2004. Calcium oxalate crystal localization and osteopontin immunostaining in genetic hypercalciuric stone-forming rats. *Kidney Int* 65: 154–161.

27. Hoopes RR, Reid R, Sen S, Szpirer C, Dixon P, Pannet A, Thakker RV, Bushinsky DA, Scheinman SJ. 2003. Quantitative trait loci for hypercalciuria in a rat model of kidney stone disease. *J Am Soc Nephrol* 14: 1844–1850.

28. Yao J, Kathpalia P, Bushinsky DA, Favus MJ. 1998. Hyperresponsiveness of vitamin D receptor gene expression to 1,25-dihydroxyvitamin $D_3$: A new characteristic of genetic hypercalciuric stone-forming rats. *J Clin Invest* 101: 2223–2232.

29. Bushinsky DA, Neumann KJ, Asplin J, Krieger NS. 1999. Alendronate decreases urine calcium and supersaturation in genetic hypercalciuric rats. *Kidney Int* 55: 234–243.

30. Tsuruoka S, Bushinsky DA, Schwartz GJ 1997 Defective renal calcium reabsorption in genetic hypercalciuric rats. *Kidney Int* 51: 1540–1547.

31. Asplin JR, Bushinsky DA, Singharetnam W, Riordon D, Parks JH, Coe FL. 1997. Relationship between supersaturation and crystal inhibition in hypercalciuric rats. *Kidney Int* 51: 640–645.

32. Bushinsky DA, Bashir MA, Riordon DR, Nakagawa Y, Coe FL, Grynpas MD. 1999. Increased dietary oxalate does not increase urinary calcium oxalate saturation in hypercalciuric rats. *Kidney Int* 55: 602–612.

33. Krieger NS, Stathopoulos VM, Bushinsky DA. 1996. Increased sensitivity to $1,25(OH)_2D_3$ in bone from genetic hypercalciuric rats. *Am J Physiol* 271: C130–C135.

34. Bushinsky DA, Grynpas MD, Nilsson EL, Nakagawa Y, Coe FL. 1995. Stone formation in genetic hypercalciuric rats. *Kidney Int* 48: 1705–1713.

35. Bushinsky DA, Kim M, Sessler NE, Nakagawa Y, Coe FL. 1994. Increased urinary saturation and kidney calcium content in genetic hypercalciuric rats. *Kidney Int* 45: 58–65.

36. Li X-Q, Tembe V, Horwitz GM, Bushinsky DA, Favus MJ. 1993. Increased intestinal vitamin D receptor in genetic hypercalciuric rats: A cause of intestinal calcium hyperabsorption. *J Clin Invest* 91: 661–667.

37. Kim M, Sessler NE, Tembe V, Favus MJ, Bushinsky DA. 1993. Response of genetic hypercalciuric rats to a low calcium diet. *Kidney Int* 43: 189–196.

38. Bushinsky DA, Favus MJ. 1988. Mechanism of hypercalciuria in genetic hypercalciuric rats: inherited defect in intestinal calcium transport. *J Clin Invest* 82: 1585–1591.

39. Bushinsky DA. 1996. Genetic hypercalciuric stone forming rats. *Semin Nephrol* 16: 448–457.

40. Bushinsky DA. 1999. Genetic hypercalciuric stone-forming rats. *Curr Opin Nephrol Hypertens* 8: 479–488.

41. Bushinsky DA. 2000. Bench to bedside: Lessons from the genetic hypercalciuric stone forming rat. *Am J Kidney Dis* 36: 61–64.

42. Yao J, Karnauskas AJ, Bushinsky DA, Favus MJ. 2005. Regulation of renal calcium-sensing receptor gene expression in response to 1,25(OH)$_2$D$_3$ in genetic hypercalciuric stone forming rats. *J Am Soc Nephrol* 16: 1300–1308.

43. Bushinsky DA, Asplin JR. 2005. Thiazides reduce brushite, but not calcium oxalate, supersaturation and stone formation in genetic hypercalciuric stone-forming rats. *J Am Soc Nephrol* 16: 417–424.

44. Bushinsky DA, Frick KK, Nehrke K. 2006. Genetic hypercalciuric stone-forming rats. *Curr Opinion Nephrol Hypertens* 15: 403–418.

45. Hoopes RR Jr, Middleton FA, Sen S, Hueber PA, Reid R, Bushinsky DA, Scheinman SJ. 2006. Isolation and confirmation of a calcium excretion quantitative trait locus on chromosome 1 in genetic hypercalciuric stone-forming congenic rats. *J Am Soc Nephrol* 17: 1292–1304.

46. Grynpas M, Waldman S, Holmyard D, Bushinsky DA. 2009. Genetic hypercalciuric stone-forming rats have a primary decrease in bone mineral density and strength. *J Bone Miner Res* 24: 1420–1426.

47. Asplin JR, Donahue SE, Lindeman C, Michalenka A, Strutz KL, Bushinsky DA. 2009. Thiosulfate reduces calcium phosphate nephrolithiasis. *J Am Soc Nephrol* 20: 1246–1253.

48. Bai S, Wang.H, Shen J, Zhou R, Bushinsky DA, Favus MJ. 2010. Elevated vitamin D receptor levels in genetic hypercalciuric stone-forming rats are associated with downregulation of Snail. *J Bone Miner Res* 25: 830–840.

49. Bushinsky DA, Willett T, Asplin JR, Culbertson C, Che SPY, Grynpas M. 2011. Chlorthalidone improves vertebral bone quality in genetic hypercalciuric stone-forming rats. *J Bone Miner Res* 26: 1904–1912.

50. Hoenderop JG, van Leeuwen JP, van der Eerden BC, Kersten FF, Van Der Kemp A, Merillat AM, Waarsing JH, Rossier BC, Vallon V, Hummler E, Bindels RJ. 2003. Renal Ca$^{2+}$ wasting, hyperabsorption, and reduced bone thickness in mice lacking TRPV5. *J Clin Invest* 112: 1906–1914.

51. Nilius B, Vennekens R, Prenen J, Hoenderop JG, Bindels RJ, Droogmans G. 2000. Whole-cell and single channel monovalent cation currents through the novel rabbit epithelial Ca$^{2+}$ channel monovalent cation currents through the novel rabbit epithelial Ca$^{2+}$ channel ECaC. *J Physiol* 527 Pt 2: 239–248.

52. de Groot T, Lee K, Langeslag M, Xi Q, Jalink K, Bindels RJM, Hoenderop JGJ. 2009. Parathyroid hormone activates TRPV5 via PKA-dependent phosphorylation. *J Am Soc Nephrol* 20: 1693–1704.

53. Gitelman HJ, Graham JB, Welt LG. 1966. A new familial disorder characterized by hypokalemia and hypomagnesemia. *Trans Assoc Am Physicians* 79: 221–235.

54. Bettinelli A, Bianchetti MG, Girardin E, Caringella A, Cecconi M, Appiani AC, Pavanello L, Gastaldi R, Isimbaldi C, Lama G, et al. 1992. Use of calcium excretion values to distinguish two forms of primary renal tubular hypokalemic alkalosis: Bartter and Gitelman syndromes. *J Pediatr* 120: 38–43.

55. Schultheis PJ, Lorenz JN, Meneton P, Nieman ML, et al. 1998. Phenotype resembling Gitelmans's syndrome in mice lacking the apical Na$^+$-Cl$^-$ cotransporter of the distal convoluted tubule. *J Biol Chem* 273: 29150–29155.

56. Imura A. 2007. alpha-Klotho as a regulator of calcium homeostasis. *Science* 316: 1615–1618.

57. Kuro-o M, Matsumura Y, Aizawa H, Kawaguchi H, Suga T, Utsugi T, Ohyama Y, Kurabayashi M, Kaname T, Kume E, Iwasaki H, Iida A, Shiraki-Iida T, Nishikawa S, Nagai R, Nabeshima Y. 1997. Mutation of the mouse klotho gene leads to a syndrome resembling ageing. *Nature* 390: 45–51.

58. Tsuruoka S, Nishiki K, Ioka T, Ando H, Saito Y, Kurabayashi M, Nagai R, Fujimura A. 2006. Defect in parathyroid-hormone-induced luminal calcium absorption in connecting tubules of Klotho mice. *Nephrol Dial Transplant* 21: 2762–2767.

59. Chang Q, Hoefs S, van der Kemp AW, Topala CN, Bindels RJ, Hoenderop JG. 2005. The beta-glucuronidase klotho hydrolyzes and activates the TRPV5 channel. *Science* 310: 490–493.

60. Bourdeau JE, Hellstrom-Stein RJ. 1982. Voltage-dependent calcium movement across the cortical collecting duct. *Am J Physiol* 242: F285–F292.

61. Imai M. 1981. Effects of parathyroid hormone and N$^6$, O$^2$-dibutyryl cyclic AMP on calcium transport across the rabbit distal nephron segments perfused in vitro. *Pflugers Arch* 390: 145–151.

62. Shimizu T, Yoshitomi K, Nakamura M, Imai M. 1990. Effects of PTH, calcitonin, and cAMP on calcium transport in rabbit distal nephron segments. *Am J Physiol* 259: F408–F414.

63. O'Neil RG. 1990. Aldosterone regulation of sodium and potassium transport in the cortical collecting duct. *Semin Nephrol* 10: 365–374.

64. Monk RD, Bushinsky DA. 2010. Nephrolithiasis and nephrocalcinosis. In: Frehally J, Floege J, Johnson RJ (eds.) *Comprehensive Clinical Nephrology*, 4th Ed. St. Louis, MO: Elsevier. pp. 687–701.

65. Bushinsky DA, Coe FL, Moe OW. 2008. Nephrolithiasis. In: Brenner BM (ed.) *The Kidney, 8th Ed.* Philadelphia: W.B. Saunders. pp. 1299–1349.

66. Monk RD, Bushinsky DA. 2008. Kidney stones. In: Kronenberg HM, Melmed S, Polonsky KS, Larsen PR (eds.) *Williams Textbook of Endocrinology, 11th ed.* Philadelphia: W.B Saunders. pp. 1311–1326.

67. Bushinsky DA. 2008. Calcium nephrolithiasis. In: Rosen CJ (ed.) *Primer on the Metabolic Bone Diseases and Disorders of Mineral Metabolism, 7th Ed.* Washington, DC: American Society of Bone and Mineral Research. pp. 460–464.

68. Worcester EM, Coe FL. 2010. Calcium kidney stones. *N Engl J Med* 363: 954–963.

69. Sakhaee K, Maalouf NM, Kumar R, Pasch A, Moe OW. 2011. Nephrolithiasis-associated bone disease: Pathogenesis and treatment options. *Kidney Int* 79: 393–403.

70. Lauderdale DS, Thisted RA, Wen M, Favus M. 2001. Bone mineral density and fracture among prevalent kidney stone cases in the Third National Health and Nutrition Examination Survey. *J Bone Miner Res* 16: 1893–1898.

71. Melton LJI, Crowson CS, Khosla S, Wilson DM, Fallon WM. 1998. Fracture risk among patients with urolithiasis: A population based cohort study. *Kidney Int* 53: 459–464.

72. Pietschmann F, Breslau NA, Pak CYC. 1992. Reduced vertebral bone density in hypercalciuric nephrolithia-

sis. *J Bone Miner Res* 7: 1383–1388.

73. Jaeger P, Lippuner K, Casez JP, Hess B, Ackerman D, Hug C. 1994. Low bone mass in idiopathic renal stone formers: Magnitude and significance. *J Bone Miner Res* 9: 1525–1532.

74. Giannini S, Nobile M, Sartori L, Calo L, Tasca A, Dalle Carbonare L, Ciuffreda M, D'Angelo A Pagano F Crepaldi G. 1998. Bone density and skeletal metabolism are altered in idiopathic hypercalciuria. *Clin Nephrol* 50: 94–100.

75. Misael da Silva AM, dos Reis LM, Pereira RC, Futata E, Branco-Martins CT, Noronha IL, Wajchemberg BL, Jorgetti V. 2002. Bone involvement in idiopathic hypercalciuria. *Clin Nephrol* 57: 183–191.

76. Tasca A, Cacciola A, Ferrarese P, Ioverno E, Visona E, Bernardi C, Nobile M, Giannini S. 2002. Bone alterations in patients with idiopathic hypercalciuria and calcium nephrolithiasis. *Urology* 59: 865–869.

77. Heilberg IP, Martini LA, Teixeira SH, Szejnfeld VL, Carvalho AB, Lobao R, Draibe SA. 1998. Effect of etidronate treatment on bone mass of male nephrolithiasis patients with idiopathic hypercalciuria and osteopenia. *Nephron* 79: 430–437.

78. Bushinsky DA. 2002. Recurrent hypercalciuric nephrolithiasis—Does diet help? *N Engl J Med* 346: 124–125.

79. Coe FL, Favus MJ, Crockett T, Strauss AL, Parks JH, Porat A, Gantt C, Sherwood LM. 1982. Effects of low-calcium diet on urine calcium excretion, parathyroid function and serum 1,25(OH)$_2$D$_3$ levels in patients with idiopathic hypercalciuria and in normal subjects. *Am J Med* 72: 25–32.

80. Bataille P, Achard JM, Fournier A, Boudailliez B, Westell PF, Esper NE, Bergot C, Jans I, Lalau JD, Petit J, Henon G, Jeantet MAL, Bouillon R, Sebert JL. 1991. Diet, vitamin D and vertebral mineral density in hypercalciuric calcium stone formers. *Kidney Int* 39: 1193–1205.

81. Heilberg IP, Weisinger JR. 2006. Bone disease in idiopathic hypercalciuria. *Curr Opin Nephrol Hypertens* 15: 394–402.

82. Trombetti A, Herrmann F, Hoffmeyer P, Schurch MA, Bonjour JP, Rizzoli R. 2002. Survival and potential years of life lost after hip fracture in men and age-matched women. *Osteoporos Int* 13: 731–737.

83. Bushinsky DA. 2000. Renal lithiasis. In: Humes HD (ed.) *Kelly's Textbook of Medicine*. New York: Lippincott Williams & Wilkens. pp. 1243–1248.

84. Bushinsky DA, Parker WR, Alexander KM, Krieger NS. 2001. Metabolic, but not respiratory, acidosis increases bone PGE$_2$ levels and calcium release. *Am J Physiol Renal Physiol* 281: F1058–F1066.

85. Bushinsky DA. 1998. Nephrolithiasis. *J Am Soc Nephrol* 9: 917–924.

86. Consensus Conference. 1988. Prevention and treatment of kidney stones. *JAMA* 260: 977–981.

87. Pak CYC. 1992. Pathophysiology of calcium nephrolithiasis. In: Seldin DW, Giebisch G (eds.) *The Kidney: Physiology and Pathophysiology, 2nd Ed.* New York: Raven Press, Ltd. pp. 2461–2480.

88. Coe FL, Parks JH, Asplin JR. 1992. The pathogenesis and treatment of kidney stones. *N Engl J Med* 327: 1141–1152.

89. Coe FL, Favus MJ, Asplin JR. 2004. Nephrolithiasis. In: Brenner BM, Rector FC Jr. (eds.) *The Kidney,* 7th Ed. Philadelphia: W.B. Saunders Company. pp. 1819–1866.

90. Coe FL, Bushinsky DA. 1984. Pathophysiology of hypercalciuria. *Am J Physiol Renal Physiol* 247: F1–F13.

91. Monk RD, Bushinsky DA. 1996. Pathogenesis of idiopathic hypercalciuria. In: Coe F, Favus M, Pak C, Parks J, Preminger G (eds.) *Kidney Stones: Medical and Surgical Management.* Philadelphia: Lippincott-Raven. pp. 759–772.

92. Asplin JR, Bauer KA, Kinder J, Muller G, Coe BJ, Parks JH, Coe FL. 2003. Bone mineral density and urine calcium excretion among subjects with and without nephrolithiasis. *Kidney Int* 63: 662–669.

93. Sutton RAL, Walker VR. 1986. Bone resorption and hypercalciuria in calcium stone formers. *Metabolism* 35: 485–488.

94. Urivetzky M, Anna PS, Smith AD. 1988. Plasma osteocalcin levels in stone disease: A potential aid in the differential diagnosis of calcium nephrolithiasis. *J Urol* 139: 12–14.

95. Liberman UA, Sperling O, Atsmon A, Frank M, Modan M, deVries A. 1968. Metabolic and calcium kinetic studies in idiopathic hypercalciuria. *J Clin Invest* 47: 2580–2590.

96. Pacifici R, Rothstein M, Rifas L, et al. 1990. Increased monocyte interleukin-1 activity and decreased vertebral bone density in patients with fasting idiopathic and hypercalciuria. *J Clin Endocrinol Metab* 71: 138–145.

97. Weisinger JR, Alonzo E, Bellorin-Font E, et al. 1996. Possible role of cytokines on the bone mineral loss in idiopathic hypercalciuria. *Kidney Int* 49: 244–250.

98. Ghazali A, Fuentes V, Desaint C, et al. 1997. Low bone mineral density and peripheral blood monocyte activation profile in calcium stone formers with idiopathic hypercalciuria. *J Clin Endocrinol Metab* 82: 32–38.

99. Vezzoli G, Soldati L, Ardila M, et al. 2005. Urinary calcium is a determinant of bone mineral density in elderly men participating in the InCHIANTI study. *Kidney Int* 67: 2006–2014.

100. Giannini S, Nobile M, Dalle Carbonare L, et al. 2003. Hypercalciuria is a common and important finding inpostmenopausal women with osteoporosis. *Eur J Endocrinol* 149: 209–213.

101. Cauley JA, Fullman RL, Stone KL, et al. 2005. Factors associated with the lumbar spine and proximal femur bone mineral density in older men. *Osteoporos Int* 16: 1525–1537.

102. Pak CY. 1997. Nephrolithiasis. *Curr Ther Endocrinol Metab* 6: 572–576.

103. Karnauskas AJ, van Leeuwen JP, van den Bemd GJ, Kathpalia PP, DeLuca HF, Bushinsky DA, Favus MJ. 2005. Mechanism and function of high vitamin D receptor levels in genetic hypercalciuric stone-forming rats. *J Bone Miner Res* 20: 447–454.

104. Favus MJ, Karnauskas AJ, Parks JH, Coe FL. 2004. Peripheral blood monocyte vitamin D receptor levels are elevated in patients with idiopathic hypercalciuria. *J Clin Endocrinol Metab* 89: 4937–4943.

105. Hagler L, Herman RH. 1973. Oxalate metabolism. I. *Am J Clin Nutr* 26: 758–765.

106. Bushinsky DA, LaPlante K, Asplin JR. 2006. Effect of cinacalcet on urine calcium excretion and supersaturation in genetic hypercalciuric stone-forming rats. *Kidney Int* 69: 1586–1592.

107. Birge SJ, Peck WA, Berman M, Whedon GD. 1969. Study of calcium absorption in man: A kinetic analysis and physiologic model. *J Clin Invest* 48: 1705–1713.

108. Wills MR, Zisman E, Wortsman J, Evens RG, Pak CYC, Bartter FC. 1970. The measurement of intestinal calcium absorption by external radioisotope counting: Application to study of nephrolithiasis. *Clin Sci* 39: 95–106.

109. Pak CYC, East DA, Sanzenbacher LJ, Delea CS, Bartter FC. 1972. Gastrointestinal calcium absorption in nephrolithiasis. *J Clin Endocrinol Metab* 35: 261–270.

110. Pak CYC, Ohata M, Lawrence EC, Snyder W. 1974. The hypercalciurias: Causes, parathyroid functions, and diagnostic criteria. *J Clin Invest* 54: 387–400.

111. Kaplan RA, Haussler MR, Deftos LJ, Bone H, Pak CYC. 1977. The role of 1,25 dihydroxyvitamin D in the mediation of intestinal hyperabsorption of calcium in primary hyperparathyroidism and absorptive hypercalciuria. *J Clin Invest* 59: 756–760.

112. Shen FH, Baylink DJ, Nielsen RL, Sherrard DJ, Ivey JL, Haussler MR. 1977. Increased serum 1,25-dihydroxyvitamin D in idiopathic hypercalciuria. *J Lab Clin Med* 90: 955–962.

113. Frick KK, Bushinsky DA. 2003. Molecular mechanisms of primary hypercalciuria. *J Am Soc Nephrol* 14: 1082–1095.

114. Lemann J Jr. 1992. Pathogenesis of idiopathic hypercalciuria and nephrolithiasis. In: Coe FL, Favus MJ (eds.) *Disorders of Bone and Mineral Metabolism.* New York: Raven Press, Ltd. pp. 685–706.

115. Henneman PH, Benedict PH, Forbes AP, Dudley HR. 1958. Idiopathic hypercalciuria. *N Engl J Med* 259: 802–807.

116. Jackson WPU, Dancaster C. 1959. A consideration of the hypercalciuria in sarcoidosis, idiopathic hypercalciuria, and that produced by vitamin D. A new suggestion regarding calcium metabolism. *J Clin Endocrinol Metab* 19: 658–681.

117. Edwards NA, Hodgkinson A. 1965. Metabolic studies in patients with idiopathic hypercalciuria. *Clin Sci* 29: 143–157.

118. Harrison AR. 1959. Some results of metabolic investigation in cases of renal stone. *Br J Urol* 31: 398.

119. Dent CE, Harper CM, Parfitt AM. 1964. The effect of cellulose phosphate on calcium metabolism in patients with hypercalciuria. *Clin Sci* 27: 417–425.

120. Nassim JR, Higgins BA. 1965. Control of idiopathic hypercalciuria. *Br Med J* 1: 675–681.

121. Caniggia A, Gennari C, Cesari L. 1965. Intestinal absorption of $^{45}$Ca in stone-forming patients. *Br Med J* 1: 427–429.

122. Ehrig U, Harrison JE, Wilson DR. 1974. Effect of long-term thiazide therapy on intestinal calcium absorption in patients with recurrent renal calculi. *Metabolism* 23: 139–149.

123. Barilla DE, Tolentino R, Kaplan RA, Pak CYC. 1978. Selective effects of thiazide on intestinal absorption of calcium in absorptive and renal hypercalciurias. *Metabolism* 27: 125–131.

124. Zerwekh JE, Pak CYC. 1980. Selective effect of thiazide therapy on serum 1, 25-dihydroxyvitamin D, and intestinal absorption in renal and absorptive hypercalciuria. *Metabolism* 29: 13–17.

125. Pak CYC, Kaplan R, Bone H. 1975. A simple test for the diagnosis of absorptive, resorptive and renal hypercalciurias. *New Engl J Med* 292: 497–500.

126. Pak CY. 1998. Kidney stones. *Lancet* 351: 1797–1801.

127. Pak CYC, Britton F, Peterson R, Ward D, Northcutt C, Breslau NA, McGuire J, Sakhaee K, Bush S, Nicar M, Norman D, Peters P. 1980. Ambulatory evaluation of nephrolithiasis: Classification, clinical presentation and diagnostic criteria. *Am J Med* 69: 19–30.

128. Barkin J, Wilson DR, Manuel MA, Bayley A, Murray T, Harrison J. 1985. Bone mineral content in idiopathic calcium nephrolithiasis. *Min Electro Metab* 11: 19–24.

129. Alhava EM, Juuti M, Karjalainen P. 1976. Bone mineral density in patients with urolithiasis. *Scan J Urol Nephrol* 10: 154–156.

130. Coe FL, Canterbury JM, Firpo JJ, Reiss E. 1973. Evidence for secondary hyperparathyroidism in idiopathic hypercalciuria. *J Clin Invest* 52: 134–142.

131. Bordier P, Ryckewart A, Gueris J, Rasmussen H. 1977. On the pathogenesis of so-called idiopathic hypercalciuria. *Am J Med* 63: 398–409.

132. Burckhardt P, Jaeger P. 1981. Secondary hyperparathyroidism in idiopathic renal hypercalciuria: Fact or theory? *J Clin Endocrinol Metab* 55: 550–555.

133. Haussler MR, Baylink DJ, Hughes MR. 1976. The assay of 1,25-dihydroxy vitamin $D_3$: physiologic and pathologic modulation of circulating hormone levels. *Clin Endocrinol* 5: s151–s165.

134. Gray RW, Wilz DR, Caldas AE, Lemann J Jr. 1977. The importance of phosphate in regulating plasma 1,25(OH)$_2$ vitamin D levels in humans: Studies in healthy subjects, in calcium stone formers and in patients with primary hyperparathyroidism. *J Clin Endocrinol Metab* 45: 299–306.

135. Broadus AE, Insogna KL, Lang R, Ellison AF, Dreyer BE. 1984. Evidence for disordered control of 1,25-dihydroxyvitamin D production in absorptive hypercalciuria. *N Engl J Med* 311: 73–80.

136. Insogna KL, Broadus AE, Dryer BE, Ellison AF, Gertner JM. 1985. Elevated production rate of 1,25-dihydroxyvitamin D in patients with absorptive hypercalciuria. *J Clin Endocrinol Metab* 61: 490–495.

137. Zerwekh JE, Reed BY, Heller HJ, Gonzalez GB, Haussler MR, Pak CY. 1998. Normal vitamin D receptor concentration and responsiveness to 1,25-dihydroxyvitamin $D_3$ in skin fibroblasts from patients with absorptive hypercalciuria. *Miner Electrolyte Metab* 24: 307–313.

138. Rendina D, Mossetti G, Viceconti R, Sorrentino M, Castaldo R, Manno G, Guadagno V, Strazzullo P, Nunziata V. 2004. Association between vitamin D receptor gene polymorphisms and fasting idiopathic hypercalciuria in recurrent stone-forming patients. *Urology* 64: 833–838.

139. Vezzoli G, Soldati L, Proverbio MC, Adamo D, Rubinacci A, Bianchi G, Mora S. 2002. Polymorphism of vitamin D receptor gene start codon in patients with calcium kidney stones. *J Nephrol* 15: 158–164.

140. Bid HK, Kumar A, Kapoor R, Mittal RD. 2005. Association of vitamin D receptor gene (FokI) polymorphism with calcium oxalate nephrolithiasis. *J Endourol* 19: 111–115.

141. Bid HK, Chaudhary H, Mittal RD. 2005. Association of vitamin D and calcitonin receptor gene polymorphism in paediatric nephrolithiasis. *Pediatr Nephrol* 20: 773–776.

142. Nishijima S, Sugaya K, Naito A, Morozumi M, Hatano T, Ogawa Y. 2002. Association of vitamin D receptor gene polymorphism with urolithiasis. *J Urol* 167: 2188–2191.

143. Chen WC, Chen HY, Lu HF, Hsu CD, Tsai FJ. 2001. Association of the vitamin D receptor gene start codon Fok I polymorphism with calcium oxalate stone disease. *BJU Int* 87: 168–171.

144. Valdivielso JM, Fernandez E. 2006. Vitamin D receptor polymorphisms and diseases. *Clin Chim Acta* 371: 1–12.

145. Ozkaya O, Soylemezoglu O, Misirlioglu M, Gonen S, Buyan N, Hasanoglu E. 2003. Polymorphisms in the vitamin D receptor gene and the risk of calcium nephrolithiasis in children. *Eur Urol* 44: 150–154.

146. Scott P, Ouimet D, Valiquette L, Guay G, Proulx Y, Trouve ML, Gagnon B, Bonnardeaux A. 1999. Suggestive evidence for a susceptibility gene near the vitamin D receptor locus in idiopathic calcium stone formation. *J Am Soc Nephrol* 10: 1007–1013.

147. Jackman SV, Kibel AS, Ovuworie CA, Moore RG, Kavoussi LR, Jarrett TW. 1999. Familial calcium stone disease: Taql polymorphism and the vitamin D receptor. *J Endourol* 13: 313–316.

148. Mossetti G, Vuotto P, Redina D, Numis FG, Viceconti R, Giordano F, Cioffi M, Scopacasa F, Nunziata V. 2003. Association between vitamin D receptor gene polymorphisms and tubular citrate handling in calcium nephrolithiasis. *J Intern Med* 253: 194–200.

149. Mossetti G, Rendina D, Viceconti R, Manno G, Guadagno V, Strazzullo P, Nunziata V. 2004. The relationship of 3' vitamin D receptor haplotypes to urinary supersaturation of calcium oxalate salts and to age at onset and familial prevalence of nephrolithiasis. *Nephrol Dial Transplant* 19: 2259–2265.

150. Ruggiero M, Pacini S, Amato M, Aterini S, Chiarugi V. 1999. Association between vitamin D receptor gene polymorphism and nephrolithiasis. *Miner Electrolyte Metab* 25: 185–190.

151. Uitterlinden AG, Fang Y, Van Meurs JB, Pols HA, van Leeuwen JP. 2004. Genetics and biology of vitamin D receptor polymorphisms. *Gene* 338: 143–156.

152. Favus MJ. 1994. Hypercalciuria: Lessons from studies of genetic hypercalciuric rats. *J Am Soc Nephrol* 5: S54–S58.

153. Gambaro G, Vezzoli G, Casari G, Rampoldi L, D'Angelo A, Borghi L. 2004. Genetics of hypercalciuria and calcium nephrolithiasis: From the rare monogenic to the common polygenic forms. *Am J Kidney Dis* 44: 963–986.

154. Chattopadhyay N, Brown EM. 2006. Role of calcium-sensing receptor in mineral ion metabolism and inherited disorders of calcium-sensing. *Mol Genet Metab* 89: 189–202.

155. Vezzoli G, Tanini A, Ferrucci L, Soldati L, Bianchin C, Franceschelli F, Malentacchi C, Porfirio B, Adamo D, Terranegra A, Falchetti A, Cusi D, Bianchi G, Brandi ML. 2002. Influence of calcium-sensing receptor gene on urinary calcium excretion in stone-forming patients. *J Am Soc Nephrol* 13: 2517–2523.

156. Scillitani A, Guarnieri V, De Geronimo S, Muscarella LA, Battista C, D'Agruma L, Bertoldo F, Florio C, Minisola S, Hendy GN, Cole DEC. 2004. Blood ionized calcium is associated with clustered polymorphisms in the carboxyl-terminal tail of the calcium-sensing receptor. *J Clin Endocrinol Metab* 89: 5634–5638.

157. Parks JH, Coe FL. 1996. Pathogenesis and treatment of calcium stones. *Semin Nephrol* 16: 398–411.

158. Coe FL. 1983. Uric acid and calcium oxalate nephrolithiasis. *Kidney Int* 24: 392–403.

159. Maschio G, Tessitore N, D'Angelo A, Fabris A, Pagano F, Tasca A, Graziani G, Aroldi A, Surian M, Colussi G, Mandressi A, Trinchieri A, Rocco F, Ponticelli C, Minetti L. 1981. Prevention of calcium nephrolithiasis with low-dose thiazide, amiloride and allopurinol. *Am J Med* 71: 623–626.

160. Coe FL. 1977. Treated and untreated recurrent calcium nephrolithiasis in patients with idiopathic hypercalciuria, hyperuricosuria, or no metabolic disorder. *Ann Intern Med* 87: 404–410.

161. Coe FL, Parks JH, Nakagawa Y. 1991. Protein inhibitors of crystallization. *Semin Nephrol* 11: 98–109.

162. Coe FL, Parks JH. 1990. Familial (idiopathic) hypercalciuria. In: Coe FL, Parks JH (eds.) *Nephrolithiasis: Pathogenesis and Treatment, 2nd Ed.* Chicago: Year Book Medical Publishers, Inc. pp. 108–138.

163. Friedman PA, Bushinsky DA. 1999. Diuretic effects on calcium metabolism. *Semin Nephrol* 19: 551–556.

164. Coe FL, Parks JH, Bushinsky DA, Langman CB, Favus MJ. 1988. Chlorthalidone promotes mineral retention in patients with idiopathic hypercalciuria. *Kidney Int* 33: 1140–1146.

165. Bushinsky DA, Favus MJ, Coe FL. 1984. Mechanism of chronic hypocalciuria with chlorthalidone: Reduced calcium absorption. *Am J Physiol* 247: F746–F752.

166. Breslau NA, Moses AM, Weiner IM. 1976. The role of volume contraction in the hypocalciuric action of chlorothiazide. *Kidney Int* 10: 164–170.

167. Pearle MS, Roehrborn CG, Pak CYC. 1999. Meta-analysis of randomized trials for medical prevention of calcium oxalate nephrolithiasis. *J Endourol* 13: 679–685.

168. Ernst ME, Carter BL, Zheng S, Grimm RH. 2010. Meta-analysis of dose-response characteristics of hydrochlorothiazide and chlorthalidone: Effects on systolic blood pressure and potassium. *Am J Hypertens* 23: 440–446.

169. Renjmark L, Vestergaard P, Mosekilde L. 2005. Reduced fracture risk in users of thiazide diuretics. *Calc Tiss Int* 76: 167–175.

170. Feskanisch D, Willett WC, Stampfer MJ, Golditz GA. 1997. A prospective study of thiazide use and fractures in women. *Osteoporos Int* 7: 79–84.

171. La Croix AZ, Ott S, Ichikawa L, Scholes D, Barlow WE. 2000. The low-dose hydrochlorothiazide and preservation of bone mineral density in older adults. A randomized, double-blind, placebo-controlled trial. *Ann Intern Med* 133: 516–526.

172. Sigurdsson G, Franzson L. 2001. Increased bone mineral density in a population-based group of 70-year-old women on thiazide diuretics, independent of parathyroid hormone levels. *J Intern Med* 250: 51–56.

173. Favus MJ, Coe FL, Kathpalia SC, Porat A, Sen PK, Sherwood LM. 1982. Effects of chlorothiazide on 1,25-dihydroxyvitamin D₃, parathyroid hormone, and intestinal calicum absorption in the rat. *Am J Physiol* 242: G575–G581.

# 第 103 章
# 肾结石的流行病学

Murray J. Favus

（陈　旭　译　邓春华　审校）

## 引言

肾结石在西方国家是一种常见疾病，大约有 10% 的人受其影响，也是急诊、住院和手术治疗的常见原因之一。人口学研究指出，在过去的 50 年内，工业化国家中草酸钙结石的患病率在不断增高。结石的成分因性别、年龄、饮食模式和一些其他相关的紊乱而不同，本章关于肾结石流行病学的综述将指出其潜在原因和诱发因素。

## 患病率和发病率的地理分布

肾结石患病率（人群中肾结石新旧病例的比例）和发病率（人群中新发肾结石病例的比例）揭示了它的全球分布和在整个西方世界的增长情况。在美国，国家健康和营养检查调查（NHANES）一直在定期追踪肾结石的患病率[1]。根据 2003 年的报告，肾结石的患病率从 1976—1980 年的 3.8% 增加到 1988—1994 年的 5.2%，然后保持稳定（表 103.1）。Mayo Clinic（梅奥 / 马约诊所）报道的数据[3]说明在 1970—2000 年间每 1 万人中男性肾结石的发病率从 155 人降至 105 人。与此同时，女性肾结石的发病率从 43.2 人升至 68.4 人。

在德国，Hesse 等[4]报道了在 1979—2001 年间肾结石的患病率从 4.0% 升至 4.7%，而且 14 岁及以上年龄的发病率有很大的增长。一份有关人口变化的概要指出在其他欧洲国家中每 10 万人的患病率和发病率也有增加（表 103.1）。

在亚洲的一些国家，肾结石的患病率要高于美国。中国的报道[5]指出男性患病率为 8.0%，而女性患病率为 5.1%。在韩国[6]，男女性患病率分别为 6.0% 和 1.8%。在亚洲已报道的数据中，最高患病率来自台湾[7]，总患病率为 9.6%，其中男性 14.5%，女性 4.3%。

但是患病率和发病率的增加是由于草酸钙和（或）磷酸钙结石的增加，还是相对不常见的尿酸、磷酸铵镁或胱氨酸结石的增加，其中的原因仍然未知。患病率的普遍增加可能是因为肾结石真的变多了，也可能因为敏感的技术如超声和计算机断层扫描摄影术（CT）等的应用，使无症状肾结石的发现增加。尽管如此，全球范围内肾结石分布的男女比例已从 5∶1 降至 2∶1。在过去的 30 年内，与相对男性，女性肾结石增加的趋势可能与女性中肥胖患病率的快速增加有关[8]。

表 103.1    一些国家全部人口中肾结石以年计的患病率和发病率 *

| 国家 | 年 | 患病率（%） | 年 | 发病率 ** |
|---|---|---|---|---|
| 美国 | 1964—1972 | 2.62 | 1971 | 122 |
|  | 1976—1980 | 3.8 | 1977 | 208 |
|  | 1982 | 5.4 | 1978 | 164 |
|  | 1988—1994 | 5.2 | 2000 | 116# |
| 意大利 | 1983 | 1.17 |  |  |
|  | 1993—1994 | 1.72 |  |  |
| 苏格兰 | 1977 | 3.83 |  |  |
|  | 1987 | 3.5 |  |  |
| 西班牙 | 1979 | 3.0 | 1977 | 810 |
|  | 1984 | 4.16 | 1980 | 500 |
|  | 1987 | 2.0 | 1984 | 270 |
|  | 1991 | 10.0 |  |  |
| 土耳其 | 1989 | 14.8 |  |  |
| 德国 | 1979 | 4.0 | 1979 | 120+ |
|  | 2001 | 4.7 | 2000 | 720+ |
| 日本 |  |  | 1965 | 54.2 |
|  |  |  | 1971 | 58.6 |
|  |  |  | 1975 | 56.4 |
|  |  |  | 1980 | 55.7 |
|  |  |  | 1985 | 62.0 |
|  |  |  | 1990 | 58.4 |
|  |  |  | 1995 | 68.9 |
|  |  |  | 2000 | 114 |
| 瑞典 |  |  | 1954 | 130 |
|  |  |  | 1969 | 200 |

* Adapted from Romero etal[2], Used with permission

** 发病率：每 1 万人

# 年龄为从 18～65 岁

+ 年龄超过 14 岁

# 营养与生活方式

肾结石的营养危险因素是众所周知的。包括过量摄入动物蛋白质、氯化钠、可快速吸收的单糖以及水果和富含钾元素蔬菜的摄入不足。其结果是过量产生的氢离子会引起尿液中化学物质的一些变化，包括低尿液 pH 值、高尿钙、尿酸排泄增加和尿枸橼酸排泄减少。过度的热量摄入、大量食用巧克力导致的高草酸尿症和水分摄入不足是其他引起尿液过度浓缩的因素。恢复饮食平衡是预防结石复发的首要建议。然而，草酸钙结石的显著增加则建议我们应采取措施预防结石的形成。

## 液体摄入、气候和职业

观察研究 [3,8] 显示，大量液体摄入可以降低患草酸钙结石的风险，而且随机对照试验的结果也说明，大量液体摄入可减少肾结石数量 [9]。

水的硬度归因于钙浓度的增加，饮用硬水与尿钙排泄增加相关联 [10]，却不会导致肾结石数量增加。

肾结石患病率因地区而不同，表明其中有气候的原因，然而，将气候从其他区域化变量如遗传因素和饮食偏好中分离出来是很困难的。一般来说，在同一个国家内，温暖的地区肾结石患病率更高。在温暖潮湿的美国南部地区，当地的气候被认为是高肾结石患病率的主要影响因素 [1]。在其他国家没有比较气候与肾结石关系的信息。

某些工作环境如高温（钢铁厂）和大部分时间的户外环境（救生员）很早以前就被发现与结石风险增加有关。共享的临床经验指出限制规律液体摄入的职业如长途卡车司机、教师和进行长时间会议的高管会有更高的肾结石风险。

## 钙的摄入

长时间的针对草酸钙结石减少钙摄入的治疗已经在流行病学数据 [11-14] 和干预试验两方面给出了大量的证据，证明减少钙摄入并不会降低肾结石的风险。甚至，高钙摄入会减少结石形成的比例 [15-17]。一项对于男性高尿钙、草酸钙结石的随机临床试验表明，与每天摄入少于 400 mg 钙和低草酸盐摄入的患者相比，每天摄入超过 1 200 mg 钙，而限制盐、草酸盐和蛋白质摄入的患者形成新的结石的风险降低了 51%[15]。与膳食钙的效果相比，钙补充剂并不会降低肾结石的发病率。一项大规模的随机临床对照试验表明，绝经后女性维持日常钙摄入并每天补充额外 1 000 mg 钙，会增加新患肾结石 17% 的风险 [16]。

## 盐

膳食盐的摄入已经增加了近 200 年，而且它有增加尿钙排泄的效果 [18]。流行病学数据表明在女性中盐的摄入与首次肾结石形成之间呈正相关性[11-12]。

## 蛋白质

关于蛋白质摄入对肾结石形成影响的人口学研究已经产生了一些不同的结果。两项大型的随访队列研究发现，仅仅对于体重指数（BMI）正常的男性，摄入蛋白质会增加结石的形成[19]；而对于绝经前期的女性，动物蛋白质的摄入与结石发病率没有关联[14]。对于特发性高钙尿症[15]，低蛋白质摄入与低结石形成相关，但其中膳食钙含量偏高，后者本身可以减少结石病的发生（见上文）。随机对照试验没有证明低蛋白质摄入可以降低肾结石的风险。不同来源的蛋白质可能在不同结石比例方面有差异，可能与其中富含硫酸盐的氨基酸、尿酸排泄、尿 pH 的差异有关[20-21]。

## 草酸盐

前瞻性队列研究表明，膳食草酸盐的四分位数最低组与最高组相比，低草酸盐摄入仅仅降低 20% 肾结石形成的风险[17]。草酸盐摄入的差异很大程度上取决于菠菜的食用量。因此，尿草酸盐排泄是草酸钙结石形成的重要因素，而且它不仅取决于膳食草酸盐的摄入量。

### 遗传学

结石病的遗传因素很大程度上来自于回顾性的亲缘研究，其中 40% 的结石患者的一级亲属有肾结石病史[22]。在前瞻性的研究中，有结石家族史的男性患结石的风险是没有家族史的 2 倍[23]。关于双胞胎的研究表明同卵双生患结石的比例几乎一致地是异卵双生的 2 倍[24]。根据上述数据计算出结石病的遗传度为 56%。

### 其他紊乱

#### 肥胖与糖尿病

体重指数（BMI）的升高会增加患肾结石的风险[25]。成年人体重增加也比体重稳定有更高的风险。全世界范围内升高的肥胖患病率可能导致女性结石风险增加[26]。肥胖会影响尿液的成分，因此影响结石的结晶成分。例如，不论男性还是女性，肥胖者的低尿 pH 与尿酸结石增加有关（肥胖结石患者中 63% 为尿酸结石，非肥胖患者中为 11%）[27]。较大

的数值来自糖尿病患者，尿酸结石为 27.8% 而含钙结石仅为 6.9%[28]，而且可能反映了肥胖和糖尿病共存的高频率。

两项大型前瞻性队列研究表明糖尿病也是结石的危险因素[29]，老年女性中糖尿病对比非糖尿病，结石发生的相对风险为 1.3，年轻女性为 1.6。男性中没有发现类似的关系。

## 参考文献

1. Stamatelou KK, Francis ME, Jones CA, et al. 2003. Time trends in reported prevalence of kidney stones in the USA: 1976–1994. *Kidney Int* 64: 1817–1823.
2. Romero V, Akpinar H, Assimos DG. 2010. Kidney stones: A global picture of prevalence, incidence, and associated risk factors. *Rev Urol* 12: e86–e96.
3. Lieske JC, Pena de la Vega LS, Slezak JM, et al. 2006. Renal stone epidemiology in Rochester, Minnesota: An update. *Kidney Int* 69: 760–764.
4. Hesse A, Brandle E, Wilbert D, et al. 2003. Study on the prevalence and incidence of urolithiasis in Germany comparing the years 1979 vs. 2000. *Eur Urol* 44: 709–713.
5. Peng J, Zhou HB, Cheng JQ, Dong SF, Shi LY, Zhang D. 2003. Study on the epidemiology and risk factors of renal calculi in special economic zone of Shenzhen city. [Article in Chinese]. *Zhonghua Liu Xing Bing Xue Za Zhi* 24: 1112–1114.
6. Kim H, Jo MK, Kwak C, et al. 2002. Prevalence and epidemiologic characteristics of urolithiasis in Seoul, Korea. *Urology* 59: 517–521.
7. Lee YH, Huang EC, Tsai JY, et al. 2002. Epidemiological studies on the prevalence of upper urinary calculi in Taiwan. *Urol Int* 68: 172–177.
8. Hedley AA, Ogden CL, Johnson CL, et al. 2004. Prevalence of overweight and obesity among US children, adolescents, and adults 1999–2002. *JAMA* 291: 2847–2850.
9. Borghi L, Meshci T, Amato F, et al. 1996. Urinary volume, water and recurrence in idiopathic calcium nephrolithiasis: A 5-year randomized prospective study. *J Urol* 155: 839–843.
10. Scheartz BF, Schenkman NS, Bruce JE, et al. 2002. Calcium nephrolithiasis: Effect of water hardness on urinary electrolytes. *Urology* 60: 23–27.
11. Curhan GC, Willett WC, Rimm EB, et al. 1993. A prospective study of dietary calcium and other nutrients and the risk of symptomatic kidney stones. *New Engl J Med* 328: 833–838.
12. Curhan GC, Willett WC, Speizer FE, et al. 1997. Comparison of dietary calcium with supplemental calcium and other nutrients as factors affecting the risk of kidney stones in women. *Ann Intern Med* 126: 497–504.
13. Taylor EN, Stampfer MJ, Curhan GC. 2004. Dietary factors and the risk of incident kidney stones in men: New insights after 14 years of follow-up. *J Am Soc Nephrol* 15: 3225–3232.
14. Curhan GC, Willett WC, Knight EL, Stampfer MJ. 2004. Dietary factors and the risk of incident kidney stones in younger women: Nurses' Health Study II. *Arch Intern Med* 164: 885–891.

15. Borghi L, Schianchi T, Meschi T, et al. 2002. Comparison of two diets for the prevention of recurrent stones in idiopathic hypercalciuria. *N Engl J Med* 346: 77–84.

16. Jackson RD, LaCroix AZ, Gass M, et al. 2006. Calcium plus vitamin D supplementation and the risk of fractures. *N Engl J Med* 354: 669–683.

17. Taylor EN, Curhan GC. 2007. Oxalate and the risk for nephrolithiasis. *Am J Soc Nephrol* 18: 2198–2204.

18. Morris RC Jr, Schmidlin O, Frassetto LA, Sebastian A. 2006. Relationship and interaction between sodium and potassium. *J Am Coll Nut* 25: 262S–270S.

19. Nguyen QV, Kalin A, Drouve U, et al. 2001. Sensitivity to meat protein intake and hyperoxaluria in idiopathic calcium stone formers. *Kidney Int* 59: 2273–2281.

20. Giannini S, Nobile M, Sartori L, et al. 1999. Acute effects of moderate dietary protein restriction in patients with idiopathic hypercalciuria and calcium nephrolithiasis. *Am J Clin Nutr* 69: 267–271.

21. Meschi T, Maggiore U, Fiaccadori E, et al. 2004. The effect of fruit and vegetables on urinary stone risk factors. *Kidney Int* 66: 2402–2410.

22. Ljunghall S, Danielson BG, Fellstrom B, et al. 1985. Family history of renal stones in recurrent stone patients. *Brit J Urol* 57: 370–374.

23. Curhan GC, Willett WC, Rimm EB, Stampfer MJ. 1997. Family history and risk of kidney stones. *J Am Soc Nephrol* 8: 1568–1573.

24. Goldfarb DS, Fischer ME, Keich Y, Goldberg J. 2005. A twin study of genetic and dietary influences on nephrolithiasis: A report from the Vietnam Era Twin (VET) Registry. *Kidney Int* 67: 1053–1061.

25. Taylor EN, Stampfer MJ, Curhan GC. 2005. Obesity, weight gain, and the risk of kidney stones. *JAMA* 293: 455–462.

26. Ogden CL, Carroll MD, Curtis LR, et al. 2006. Prevalence of overweight and obesity in the United States, 1999–2004. *JAMA* 295: 1549–1555.

27. Ekeruo WO, Tan YH, Young MD, et al. 2004. Metabolic risk factors and the impact of medical therapy on the management of nephrolithiasis in obese patients. *J Urol* 172: 159–163.

28. Daudon M, Traxer O, Conort P, et al. 2006. Type 2 diabetes increases the risk for uric acid stones. *J Am Soc Nephrol* 17: 2026–2033.

29. Taylor EN, Stampfer MJ, Curhan GC. 2005. Diabetes mellitus and the risk of nephrolithiasis. *Kidney Int* 68: 1230–1235.

# 第 104 章
# 肾结石的诊断与评估

Stephen J. Knohl • Steven J. Scheinman

（陈　旭　译　邓春华　审校）

## 引言

评估肾结石患者的医师需要牢记各种类型结石的相对患病率。钙盐结石（草酸钙、磷酸钙或者二者混合）是最常见的结石类型，约占肾结石总数的 70%~75%；尿量过少、高尿钙、高草酸盐尿、低枸橼酸尿和高尿酸尿被认定是危险因素 [1]。磷酸铵镁结石占 10%~15% [1]，是在脲酶菌感染下高铵盐浓度的碱性尿液中形成的 [2]。尿酸结石占 5%~10%，主要与酸性尿有关，高尿酸尿、尿量过少和胰岛素抵抗是额外的危险因素 [1,3]。胱氨酸结石约占 1%，它是遗传性胱氨酸尿的唯一临床结果。由药物结晶组成的结石在全世界范围内占不到 1%。

## 肾结石患者的基本评估

对每个肾绞痛的基本评估包括：首发还是再发、详细的病史、基本的代谢简况、血清尿酸量、包含尿培养的尿液分析、腹部非增强螺旋 CT（也就是 "stone-protocol CT kidneys"）；另外，如果结石被取回还要做结石分析 [4]。病史需要包括患结石情况（以往的和现在的），与结石相关的泌尿道操作的次数和类型，以往为降低风险而采取的医学治疗方法和可能有结石形成风险的相关疾病 [ 如吸收不良症候群、炎症性肠病、肠切除、结节病、甲状旁腺功能亢进、

痛风、肾小管性酸中毒（RTA）、复发性尿路感染（UTI）、肿瘤、外固定肾畸形 ]。肾结石患者的肥胖、血脂异常、高血压病、体能活动不足和糖尿病的患病率也更高 [5]。结石家族史阳性会有更高的结石发生和复发的风险 [6]。详细的食谱记录对于发现含有过量草酸盐（如坚果、巧克力、豆类蔬菜、黄豆、绿叶蔬菜、浆果类和大黄），尿酸（如贝类、动物内脏和酵母）和动物蛋白质的食物很有帮助。食谱还要包含每天所需的钠和钙。最后，每天详细地计算液体的种类和总量很有必要。每天排泄大量的水（超过 2L）可以降低结石形成的风险。咖啡和茶在传统上被认为含有大量的草酸。含酒精的饮料曾被声称会增加结石风险，但是前瞻性的研究已经发现啤酒和葡萄酒可以降低结石形成的风险 [7]，这可能是因为它们可抑制抗利尿激素（ADH）的释放。流行病学研究发现葡萄柚汁与结石风险的增加有关。

我们应评估哪些药物会增加结石形成的风险（乙酰唑胺、袢利尿剂、托吡酯、过量维生素 D 和钙），或者药物自身可以结晶然后沉淀而形成结石（氨苯蝶啶、茚地那韦、奈非那韦、安普那韦、阿扎那韦、阿昔洛韦和磺胺类抗生素）[8-11]。

最基本的新陈代谢特性是寻找结石病因的有用线索。低血钾会导致细胞内酸中毒，进而增加近端小管枸橼酸的重吸收；低枸橼酸尿则是一种已知的含钙结石的危险因素。尿重碳酸盐减少伴有正常阴离子间隙

表明存在远端肾小管性酸中毒,后者是磷酸钙结石的危险因素。高血钙警告我们要考虑原发性甲状旁腺功能亢进、类肉状瘤病和其他肉芽肿性疾病的可能,也是含钙结石的潜在病因。血尿素氮(BUN)、血肌酐的测定和现在经常伴随基础新陈代谢特性出现的 4-肾病模型修正饮食(MDRD)肾小球滤过率(GFR)标志着肾功能水平,它们的急性变化说明需要更迫切的医疗关注,因为可能存在尿道梗阻的情况。

血清尿酸之所以有用,是因为过度摄入或产生尿酸而导致的高尿酸血症与高尿酸尿相关。后者是尿酸结石和草酸钙结石共同的危险因素,尽管与草酸钙结石的关联曾被质疑过[12]。

尿液分析可以提供丰富的有用信息。高比重尿表明尿液的浓缩,可用于追踪与之符合的液体摄入量,因为低尿量是各种结石的危险因素。试纸测尿液 pH,尽管没有计量尿液 pH 准确,但在测量新鲜尿液时非常有效。碱性晨尿与远端肾小管酸中毒相一致,后者是磷酸钙结石的危险因素。大于或等于

(A)

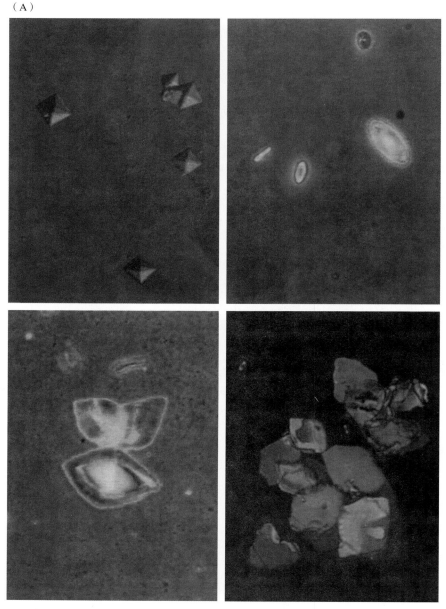

图 104.1 (也见彩图)结晶。(A)从左上开始顺时针方向:典型的双锥体形二水草酸钙晶体(干涉对比显微镜,640×);卵圆形的一水草酸钙晶体(相差显微镜,640×);长菱形的尿酸晶体(相差显微镜,400×);偏振光下的尿酸晶体(250×)(Reprinted with permission from Ref. 37.)

（B）

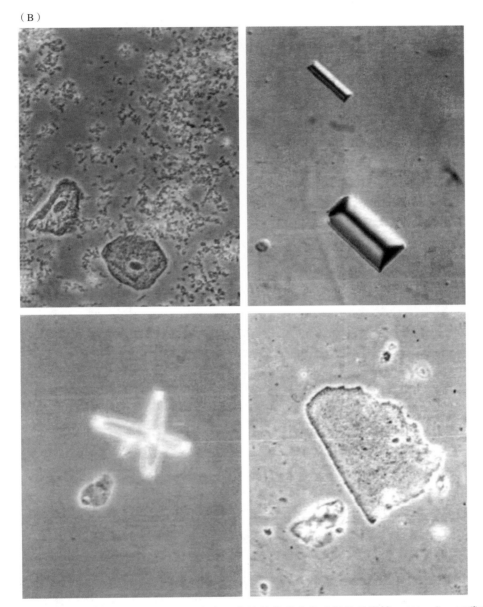

**图 104.1**　（也见彩图）结晶。（B）从左上开始顺时针方向：非结晶的磷酸盐（相差显微镜，400×）；三磷酸盐结晶（干涉对比显微镜，400×）；磷酸钙（相差显微镜，400×）；星形的磷酸钙晶体（相差显微镜，400×）（Reprinted with permission from Ref. 37.）

8 的尿 pH 并不是正常的生理情况，它表明脲酶菌感染，这是磷酸铵镁结石的危险因素，尤其在亚硝酸盐和白细胞酯酶试验阳性的情况下。血尿意味着结石病，在儿童中则是高血钙的表现[13]。尿液镜检下，可用存在结晶的确定结晶的类型（图 104.1）。

## 影像学评估

对于肾绞痛的患者，影像学对于评估结石大小、位置和梗阻情况很有必要。常用的方法有腹部 X 线平片 [肾输尿管膀胱区 X 线平片（KUB）]、超声、静脉肾盂造影（IVP）和非增强螺旋 CT 扫描。除了超声以外，其他成像技术中电离辐射与肿瘤关系的流行病学证据正在不断增加，这提醒我们要提高警惕。从历史观点上看，基于结石在 KUB 上的表现被分为透射线的和不透射线的（图 104.2）。磷酸铵镁结石、胱氨酸结石和含钙结石是不透射线的，胱氨酸结石是因为它含有双硫键。茚地那韦结石和纯尿酸结石是投射线的，尿酸结石在螺旋 CT 上是可见的。KUB 的敏感性和特异性比较差（分别是

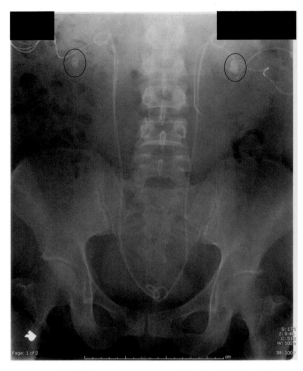

图 104.2 腹部平片（KUB）。这幅平片中黑色的椭圆形标记是两侧不透射线的结石。同样被标记下的还有这位患有干燥综合征继发远端肾小管性酸中毒伴磷酸钙结石的 36 岁女性患者的双 J 管

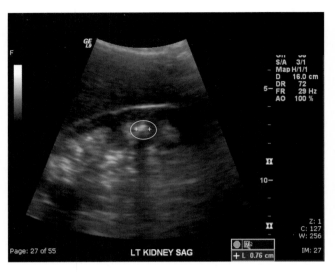

图 104.3 肾超声。白色卵圆形的亮点是伴有声影的结石，是图 104.2 中描述的患者的左肾

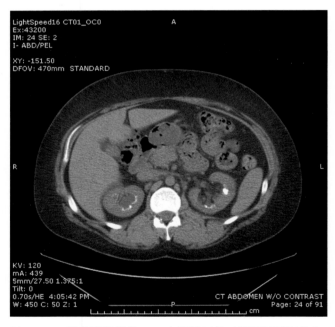

图 104.4 肾非增强螺旋 CT。左肾结石伴双侧肾钙质沉着症，是图 104.2 和图 104.3 中描述的患者

45% ~ 59% 和 71% ~ 77%），而且通常不是最初评估结石的选项[14]。超声有很高的特异性（97%），可提供对肾积水出色的成像，又能避免放射线的暴露，但是敏感性比 KUB 低，因为它很难识别出小的或者在输尿管中的结石[14]（图 104.3）。正因如此，超声仅被应用于需要限制电离辐射暴露的患者（如孕妇）。IVP 是曾经的金标准，有着比 KUB 和超声高的敏感性（64% ~ 87%）以及跟超声差不多出色的特异性[14]。它也可以作为渗透性利尿的治疗措施。然而，IVP 的敏感性没有非增强螺旋 CT 扫描高，还要花费更多的时间，而且患者要暴露在碘对比剂和更高剂量的辐射中[15]。IVP 的指征包括评估茚地那韦结石和怀疑肾髓质囊性病的患者。

在一般情况下成像方法的首选是非增强螺旋 CT，它的敏感性和特异性均超过 95%[14]（图 104.4）。尽管比其他成像方法都要贵，但是过高的费用被快速诊断、使用简便和良好的敏感性所抵消[16]。它还有额外的优势，就是可发现其他与肾绞痛相似的腹痛的原因。

CT 成像的改进促使了多层次计算机断层扫描（MDCT）的发展，它可以根据结晶的豪恩斯菲尔德特性（crystals' Hounfield characteristics）来检测泌尿道结石的化学组成。根据 MDCT 中豪恩斯菲尔德值（Hounfield value）重叠研发出了双源 CT（DSCT），它可以分辨纯尿酸结石、混合尿酸结石、胱氨酸结石和含钙结石[18-19]。这项技术目前只在少数医疗机

构中提供，在它广泛应用前仍然需要更多的研究。

## 结石分析

对可取得的结石标本都应进行结石分析，因为这是最直接地确定结石种类的方法，而且可以依此进行针对结石的治疗。目前公认的分析方法包括偏振显微镜检查、红外线吸收光谱法和 X 射线晶体衍射学[20]。偏振显微镜基于结晶与偏振光的相互作用，它价格低、快速而且仅需要很少的结石材料；缺点是鉴定磷酸钙结石、尿酸结石和混合结石的可靠性差[20]。红外线吸收光谱法基于组成结石的分子与红外线的相互作用（图 104.5）。它的优点包括便于使用、仅需要少量标本并且可鉴定非结晶材料（常常占结石成分的 5%），最主要的缺点则是试验耗时较多[20]。X 射线晶体衍射学基于穿过晶体结构的 X 射线的衍射（图 104.6），优点是可鉴定任何结晶种类；最主

要的缺点则是不能鉴定非结晶材料[20]。

## 代谢分析

### 哪些患者应该进行全面的代谢分析？

除了评估患有急性肾绞痛的患者以外，额外检查的成本效益并不是建立在首次发现结石的成年人中。很显然，儿童患有肾结石，即使是第一次发现，也值得进行彻底的代谢评估，因为在这种情况下发现遗传原因的可能性会增加。而且，对于多发或者复发结石的成人患者，代谢评估的总费用是降低的[21-22]。对于其他患者，需要考虑代谢评估的情况有非钙质结石、肾功能不全、单侧功能肾、肾结石家族史，草酸钙结石伴肠源性草酸尿风险增加（有肥胖手术、短肠综合征、慢性腹泻和吸收不良病史的）、泌尿道解剖学畸形和反复泌尿道感染[4]。额外的检查的核心是 24h 尿液分析，可以在急性肾绞痛解决后 2～4 周进行。它包括容量、肌酐、钙、草酸盐、枸橼酸、尿酸、钠、钾、氯、镁、磷、铵盐、硫、尿素氮和 pH 值。专业的实验室将会利用这些数据获得蛋白质分解率和草酸钙、磷酸钙、尿酸的过饱和测量。如果结石类型未知则需鉴别诊断胱氨酸结石，那么需要进行胱氨酸定性筛查，是一种利用硝基氢氰酸盐的比色试验。如果结果呈阳性，或者确定结石是胱氨酸结石，则需进行定量的固相测定[23]。考虑到每天都在变动的尿液成分，最开始的代谢评估需要包括两次 24h 尿液收集[24]。只有充足的尿液才能用于评估肌酐排泄，正常值是男性 20～25mg/kg、女性 15～20mg/kg。其他的实验室检查则取决于 24h 尿液分析的结果。

### 过度饱和

每种盐都有的唯一特性，被称为离子的活动积（AP）。浓度积（SP）被定义为没有出现结晶的饱和状态下的 AP。生成积（FP）被定义为出现结晶的

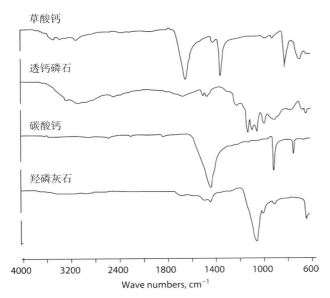

**图 104.5**　红外线吸收光谱法。傅立叶变换红外光谱法（I-FTIR）所示光谱（Reprinted with permission from[38].）

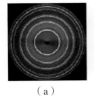 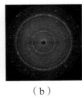 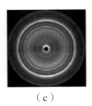 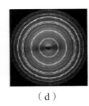 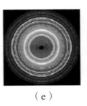 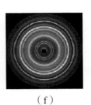 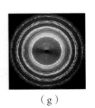

|(a)|(b)|(c)|(d)|(e)|(f)|(g)|

**图 104.6**　X 射线晶体衍射学。X 射线晶体衍射学下 7 种最常见结石成分的散射图案：（a）一水草酸钙，（b）二水草酸钙，（c）磷酸钙，（d）二水磷酸钙，（e）磷酸铵镁，（f）尿酸，（g）胱氨酸（Reprinted with permission from[39].）

AP。过度饱和是 AP/SP 的值：若小于 1 说明结晶不会出现，大于 1 则说明结晶会出现（但是为了与 FP 区分，并非一定大于）[25]。FP 可以分为同质性的 FP 和异质性的 FP。同质性的 FP 是指不依赖于尿液中其他成分而结晶下的 AP。异质性的 FP 则是依赖于尿液中的激活剂和抑制剂而结晶下的 AP。SP 和同质性的 FP 之间的区域被定义为"过度饱和的亚稳态范围"；AP 在这一范围内的盐结晶而形成结石则取决于激活剂（如钙、草酸盐、钠、尿液 pH 值和低尿量）与抑制剂（如枸橼酸盐、焦磷酸盐、钾、镁和高尿量）之间的平衡。

在人类尿液中，草酸钙的 AP 一般处于过度饱和的亚稳态范围[26]。阻止结石的一个主要目标就是减少过度饱和，尤其对于患者已有结石类型对应的盐。增加尿量可以减少所有盐成分的过度饱和。改变特异溶质的治疗措施在第 106 章中讨论。

## 高尿钙

高尿钙是 24h 尿液分析中最常见的代谢异常，它被定为尿钙排泄女性超过 200mg/d，男性超过 250mg/d[27]。关于高尿钙的鉴别诊断在第 102 章中讨论。对于已确定的高尿钙，实验室评估包括全段甲状旁腺激素（PTH）、磷、1,25- 二羟基维生素 D3、镁和促甲状腺激素（TSH）的测定。考虑到高尿钙患者中骨去矿化的证据的不断增加，也可以考虑利用双能量 X 射线吸收（DXA）扫描来评估骨质疏松[28]。既然每天膳食钙摄入量限制在 800 ~ 1000mg 以下对结石患者并没有治疗价值，那么基于肠吸收、骨吸收或肾重吸收而将高尿钙患者分类在临床上没有用处。

## 高草酸盐尿

高草酸盐尿很有代表性地定义为草酸排泄超过 45mg/d[27]。大多数高草酸盐尿病例是饮食介导的（富含草酸盐的食物包括深色绿叶蔬菜、豆类蔬菜、浆果类、坚果类、巧克力、大豆和熟大黄）。乙二醇（也就是防冻剂）被摄入的时候会代谢成草酸而形成结石。

草酸排泄超过 80 ~ 100 mg/d，说明也有肠源性草酸尿的原因。肠源性草酸尿是吸收不良（如胰腺功能不全、囊性纤维变性、克罗恩病、胃分流手术或肥胖手术）的结果，未消化的脂肪酸在结肠与钙发生皂化反应，导致留下更多的游离草酸而不是与钙结合，最终使得草酸吸收增强。非结合胆汁盐也会增加结肠对草酸的通透性。尿酸排泄超过 100mg/d 的原发性高尿酸盐尿是一种罕见的遗传性疾病，它会导致乙醛酸到草酸的转化增强，应该考虑为一种病因。这个专题也在第 102 章中讨论。

## 高尿酸尿

高尿酸尿被定义为尿酸排泄女性超过 750mg/d 和男性超过 800mg/d[27]。它是草酸钙结石和尿酸结石共同的危险因素（前者在最近被质疑）[2,12]。高嘌呤饮食通常是一个危险因素，但据称，很多患者会轻度代谢过多的尿酸。其他不常见的原因包括痛风、白血病、肿瘤溶解综合征、Lesch-Nyhan 综合征、核酸核糖焦磷酸酶活性增强、黄嘌呤尿和 2,8- 二羟腺嘌呤尿症。尿酸结石在 2 型糖尿病、肥胖和（或）代谢综合征患者中非常常见。上述相关性的主要代谢特征是尿液酸性过高，这会导致微溶性的尿酸结晶形成沉淀而引起后续的结石形成[29]。有一种假设是胰岛素抵抗会损害产氨作用，因而降低尿液 pH 值，从而形成利于尿酸结晶的环境。

## 低枸橼酸尿

低枸橼酸尿被定义为枸橼酸排泄女性低于 500mg/d，男性低于 350mg/d[27]。枸橼酸可以与钙结合成可溶性盐而阻止结石形成。酸血症会减少枸橼酸的排泄，而碱血症增加排泄。大多数病例与饮食用的蛋白质和酸性成分有关，但是低枸橼酸尿患者需要评估低钾血症、腹泻、感染、远端肾小管性酸中毒和乙酰唑胺的使用。

## 尿 pH

酸性尿利于尿酸和胱氨酸结晶，而碱性尿利于磷酸钙和磷酸铵镁形成结石。持续碱性尿伴低枸橼酸尿强烈提示远端肾小管性酸中毒。

## 其他因素

钙的排泄与钠的排泄平行，减少钠的摄入（因此排泄也减少）会导致尿钙降低。也有证据表明钠摄入过多是独立的结石危险因素，与它增加尿钙、尿酸和草酸盐的排泄的作用无关[8]。低钾血症会导致细胞内酸中毒，而引起低枸橼酸尿，因此增加结石风险。过多的钾的排泄则会降低结石形成的风险[30]。镁已被证明可以抑制草酸钙结晶的形成，而且肠内的镁可以减少草酸盐的吸收 [31]。磷的测定可以评估尿液的过度饱和，并且常常是膳食摄入的反映。当测定血清 PTH、磷和钙的水平时，尿磷排泄可以提供有关钙 - 维生素 D-PTH 轴紊乱的信息。尿氨水平升高说明脲酶菌的感染，会促进磷酸铵镁结石的形成，氨排泄增加在生理上见于酸负荷状态 [32-33]。在酸排泄受损（也就是远端肾小管性酸中毒）的状态下，氨排泄会减少。

蛋白质排泄的指标，如尿硫酸盐、尿素氮和蛋白质分解率，被作为酸负荷的间接指标，酸需要来自骨的缓冲，会导致尿钙增多 [34-35]。

最后，结石风险分析评估还应包括胱氨酸筛查。尿中胱氨酸浓度超过 75mg/L 时应怀疑胱氨酸尿 [36]。

## 性别对尿中正常成分范围的影响

女性会很有代表性地比男性排泄较少的尿钙和尿酸、较多的枸橼酸盐，男、女性"正常"范围的分布曲线可以反映这一点。两种重要结石成分的正常高水平和枸橼酸盐的正常低水平，解释了大部分但不是全部男性结石的风险。然而，需要注意到这些溶质的分布是连续的，给定的溶质水平对男、女性有相同的结石风险。在这方面，由专业的实验室提供各种可形成结石的盐的过饱和比率会是特别有帮助的。

## 致谢

作者们向 Dr. Anil Singh 在本章的准备工作中所付出的宝贵帮助表示感谢。

## 参考文献

1. Moe OW. 2006. Kidney stones: Pathophysiology and medical management. *Lancet* 367(9507): 333–44.
2. Healy KA, Ogan K. 2007. Pathophysiology and management of infectious staghorn calculi. *Urol Clin North Am* 34(3): 363–74.
3. Shekarriz B, Stoller ML. 2002. Uric acid nephrolithiasis: Current concepts and controversies. *J Urol* 168(4 Pt 1): 1307–14.
4. Miller NL, Lingeman JE. 2007. Management of kidney stones. *BMJ* 334(7591): 468–72.
5. Ramey SL, Franke WD, Shelley MC 2nd. 2004. Relationship among risk factors for nephrolithiasis, cardiovascular disease, and ethnicity: Focus on a law enforcement cohort. *AAOHN J* 52(3): 116–21.
6. Ljunghall S, Danielson BG, Fellstrom B, Holmgren K, Johansson G, Wikstrom B. 1985. Family history of renal stones in recurrent stone patients. *Br J Urol* 57(4): 370–4.
7. Curhan GC, Willett WC, Rimm EB, Spiegelman D, Stampfer MJ. 1996. Prospective study of beverage use and the risk of kidney stones. *Am J Epidemiology* 143(3): 240–7.
8. Parmar MS. 2004. Kidney stones. *BMJ* 328(7453): 1420–4.
9. Chan-Tack KM, Truffa MM, Struble KA, Birnkrant DB. 2007. Atazanavir-associated nephrolithiasis: Cases from the US Food and Drug Administration's Adverse Event Reporting System. *AIDS* 21(9): 1215–8.
10. Feicke A, Rentsch KM, Oertle D, Strebel RT. 2008. Same patient, new stone composition: Amprenavir urinary stone. *Antivir Ther* 13(5): 733–4.
11. Engeler DS, John H, Rentsch KM, Ruef C, Oertle D, Suter S. 2002. Nelfinavir urinary stones. *J Urol* 167(3): 1384–5.
12. Curhan GC, Taylor EN. 2008. 24-h uric acid excretion and the risk of kidney stones. *Kidney Int* 73(4): 489–96.
13. Stapleton FB, Roy S 3rd, Noe HN, Jerkins G. 1984. Hypercalciuria in children with hematuria. *N Engl J Med* 310(21): 1345–8.
14. Portis AJ, Sundaram CP. 2001. Diagnosis and initial management of kidney stones. *Am Fam Physician* 63(7): 1329–38.
15. Catalano O, Nunziata A, Altei F, Siani A. 2002. Suspected ureteral colic: Primary helical CT versus selective helical CT after unenhanced radiography and sonography. *AJR Am J Roentgenol* 178(2): 379–87.
16. Chen MY, Zagoria RJ. 1999. Can noncontrast helical computed tomography replace intravenous urography for evaluation of patients with acute urinary tract colic? *J Emerg Med* 17(2): 299–303.
17. Ha M, MacDonald RD. 2004. Impact of CT scan in patients with first episode of suspected nephrolithiasis. *J Emerg Med* 27(3): 225–31.
18. Thomas C, Heuschmid M, Schilling D, Ketelsen D, Tsiflikas I, Stenzl A, Claussen CD, Schlemmer HP. 2010. Urinary calculi composed of uric acid, cystine, and mineral salts: Differentiation with dual-energy CT at a radiation dose comparable to that of intravenous pyelography. *Radiology* 257: 402–9.
19. Boll DT, Patil NA, Paulson EK, Merkle EM, Simmons WN, Pierre SA, Preminger GM. 2009. Renal stone assessment with dual-energy multidetector CT and advanced postprocessing techniques: Improved characterization of renal stone composition—Pilot study. *Radiology* 250(3): 813–20.
20. Schubert G. 2006. Stone analysis. *Urol Res* 34(2): 146–50.
21. Parks JH, Coe FL. 1996. The financial effects of kidney stone prevention. *Kidney Int* 50(5): 1706–12.
22. Robertson WG. 2006. Is prevention of stone recurrence financially worthwhile? *Urol Res* 34(2): 157–61.
23. Coe FL, Clark C, Parks JH, Asplin JR. 2001. Solid phase assay of urine cystine supersaturation in the presence of cystine binding drugs. *J Urol* 166(2): 688–93.
24. Parks JH, Goldfisher E, Asplin JR, Coe FL. 2002. A single 24-hour urine collection is inadequate for the medical evaluation of nephrolithiasis. *J Urol* 167(4): 1607–12.
25. Tiselius H. 2005. Aetiological factors in stone formation. In: Davison AMA, Cameron JS, Grunfeld J-P, Ponticelli C, Van Ypersele C, Ritz E, Winearls C (eds.) *Oxford Textbook of Clinical Nephrology, 3rd Ed.* Oxford: Oxford University Press. pp. 1199–224.
26. Mandel N. 1996. Mechanism of stone formation. *Semin*

*Nephrol* 16(5): 364–74.

27. Coe FL, Evan A, Worcester E. 2005. Kidney stone disease. *J Clin Invest* 115(10): 2598–608.

28. Asplin JR, Donahue S, Kinder J, Coe FL. 2006. Urine calcium excretion predicts bone loss in idiopathic hypercalciuria. *Kidney Int* 70(8): 1463–7.

29. Maalouf NM. 2011. Metabolic syndrome and the genesis of uric acid stones. *J Ren Nutr* 21(1): 128–31.

30. Curhan GC, Willett WC, Rimm EB, Stampfer MJ. 1993. A prospective study of dietary calcium and other nutrients and the risk of symptomatic kidney stones. *N Engl J Med* 328(12): 833–8.

31. Massey L. 2005. Magnesium therapy for nephrolithiasis. *Magnes Res* 18(2): 123–6.

32. Griffith D. 1983. Infection induced urinary stones. In: Roth RA, Finlayson B (eds.) *Stones—Clinical Management of Urolithiasis. Volume 6, International Perspectives in Urology.* Baltimore: The Williams & Wilkins Co. pp. 210–27.

33. Parivar F, Low RK, Stoller ML. 1996. The influence of diet on urinary stone disease. *J Urol* 155(2): 432–40.

34. Martini LA, Wood RJ. 2000. Should dietary calcium and protein be restricted in patients with nephrolithiasis? *Nutr Rev* 58(4): 111–7.

35. Bingham SA. 2003. Urine nitrogen as a biomarker for the validation of dietary protein intake. *J Nutr* 133 Suppl 3: 921S–924S.

36. Finocchiaro R, D'Eufemia P, Celli M, Zaccagnini M, Viozzi L, Troiani P, Mannarino O, Giardini O. 1998. Usefulness of cyanide-nitroprusside test in detecting incomplete recessive heterozygotes for cystinuria: A standardized dilution procedure. *Urol Res* 26(6): 401–5.

37. Fogazzi GB. 1996. Crystalluria: A neglected aspect of urinary sediment analysis. *Nephrol Dial Transplant* 11(2): 379–87.

38. Evan AP, Lingeman JE, Coe FL, Shao Y, Parks JH, Bledsoe SB, Phillips CL, Bonsib S, Worcester EM, Sommer AJ, Kim SC, Tinmouth WW, Grynpas M. 2005. Crystal-associated nephropathy in patients with brushite nephrolithiasis. *Kidney Int* 67(2): 576–91.

39. Davidson MT, Batchelar DL, Velupillai S, Denstedt JD, Cunningham IA. 2005. Analysis of urinary stone components by x-ray coherent scatter: Characterizing composition beyond laboratory x-ray diffractometry. *Phys Med Biol* 50(16): 3773–86.

# 第 105 章
# 儿科患者的肾结石

Amy E. Bobrowski • Craig B. Langman

（陈　旭　译　邓春华　审校）

## 引言

肾结石，也称为肾石症，是泌尿道中尿液结晶以蛋白质为基质聚合而成的。这种情况反映了正常人尿液中结石促进因素和抑制因素间平衡的偏差，尤其是促进因素。一般来说，尿液高 pH（磷酸铵镁结石例外，在碱性尿中形成）、高尿量和尿液稀释、高枸橼酸尿和尿液的自由流动是自然的结石抑制因素。儿童肾结石患病率比成人低约一成，在以往的研究中，儿科医院确定的受累比例为 1/1000 ~ 1/7600[1]。最近，来自美国儿童住院资料库的更多分析表明，在所有出院病例中确诊为肾或输尿管结石者占 0.2%，说明该群体的患病率在增加。这个研究还发现，女孩比男孩更容易受到影响，男女受累比为 1 : 2，而且患病率随着年龄增长而显著增长[2]。这与成人疾病中男性占优势（3 : 1）不一致。然而，对于结石的各种类型，男孩中高尿钙和泌尿道畸形相关的结石发病率稍高[3]。

诱发因素可以从多数受影响的儿童中确定，包括新陈代谢异常（48% ~ 86%）、泌尿道感染（14% ~ 75%）和合并存在的泌尿道结构畸形（10% ~ 40%）[3-5]。儿童肾结石复发率被报道从 6.5% ~ 54% 不等[3,4,6-8]，而且因新陈代谢异常而患结石的儿童的复发率比其他儿童约高 5 倍[6]。草酸钙结石是最常见的，占 45% ~ 65%，接下来是磷酸钙结石（14% ~ 30%），磷酸铵镁结石（13%），胱氨酸结石（5%），尿酸结石（4%）和混合结石（4%）[3,9]。

## 诱发条件

### 泌尿道畸形

泌尿生殖道的解剖畸形会导致尿潴留，引起异位成核和（或）感染而致的结晶聚集。北美儿童的大多数结石位于肾或输尿管。当反复膀胱结石出现时，通常是在面对复杂的泌尿道畸形[10]。然而，因为大多数泌尿道畸形的患者并没有结石，对患有结石的泌尿道畸形患儿仍需进行全面的代谢评估。

### 感染 / 磷酸铵镁结石

泌尿道感染会与肾结石共同存在，起因可以是代谢问题，使得对于这种病例来说，排除代谢的病因是有必要的。感染相关的结石在男性中更常见，而且超过半数的有这种结石的儿童存在泌尿生殖系统畸形[3]。带有手术性扩大膀胱，尤其用肠段扩大的患者，有特别高的风险发展为磷酸铵镁结石[11]。磷酸铵镁（Mg-NH$_4$-PO$_4$）结石和基于磷灰石的磷酸钙结石很容易在碱性 pH 中形成，这是尿素降解菌产生的 NH$_4$ 导致的结果。其中变形杆菌属最常见，假单胞菌属、克雷伯菌属、链球菌属、沙雷氏菌属、葡萄球菌属、念珠菌和支原体也可以产生脲酶。在这种情况下形成的石头增长很快，常常形成鹿角结石，也就是完全充满漏斗管形泌尿道的结石。

# 代谢紊乱

## 高尿钙

草酸钙和磷酸钙结石在儿童中最常见的原因是高尿钙，高尿钙被定义为尿钙排泄超过 4mg/d。高尿钙患儿可表现为镜下或肉眼血尿、排尿困难和尿急，甚至在没有结石的条件下。这类儿童常常有肾结石家族史，并且有多达 17% 的机会发展成尿结石[12-13]。

家族性特发性高钙尿症（FIH）是最常见的高尿钙的原因。尽管这种情况的遗传基础仍然未知，看起来像是常染色体显性遗传伴不完全外显率。FIH 的病理生理学尚未明确定义，但是可以包含以下内容在不同程度上的任意组合：原发性肾小管重吸收钙减少、1,25- 二羟基维生素 D 活性增强继发的胃肠道膳食钙吸收增加和骨吸收增强[14]。骨吸收对高尿钙的贡献有重要的临床意义，因为限制这种患者的钙摄入量会使其病情恶化成显著的骨质疏松[15]。

高尿钙的原因在表 105.1 中列出，但是并不详尽。Dent 病是伴 X 隐性遗传的引起肾结石和肾衰竭的疾病，是由 Xp ll.22 染色体上的 CLCN5 基因的突变导致的[16]。这个基因负责肾电压门控氯离子通道的转导，它的缺乏会导致高尿钙、低分子量蛋白质尿、肾结石、肾钙质沉着症和不同程度上的糖尿、氨基酸尿和高磷酸盐尿[17]。Dent 病大约 15% 的表型有 OCRL1 基因的单独缺陷。这个基因位于 X 染色体，编码磷脂酰肌醇 4,5- 二磷酸 5- 磷酸酶，是引起 Lowe 综合征的相同基因[18]。Bartter 综合征的出现与编码亨氏袢升支粗段转运体的基因的一系列变异有关。这些基因包括转导 Na-K-2Cl 转运体的 NKCC2（1 型 Bartter 综合征）、转导钾离子通道的 ROMK（2 型 Bartter 综合征）和转导氯离子通道的 CLCNKB（3 型 Bartter 综合征）。还有 4 型 Bartter 综合征，或者称为 Bartter 综合征伴感音神经性聋，由编码 barttin（一种 P 亚单位氯离子通道）的基因突变导致。5 型 Bartter 综合征的表现型与 4 型相似，但是由与 barttin 共区域化的 C1C-Ka 和 C1C-Kb 氯离子通道缺陷导致。远端肾小管性酸中毒（dRTA）可引起代谢性酸中毒、生长迟缓、高尿钙和肾钙质

沉着症。当伴有编码液泡的 $H^+$-ATP 酶的 ATP6B1 基因变异时，则是一种导致耳聋的常染色体显性遗传。家族性低镁血症合并高尿钙由编码紧密连接蛋白 paracellin-1 的基因 PLCN-1 的突变导致。2 型假性醛固酮减少症由远端肾单位 WNK 激酶表达变异因引起，表现为高血压、高血钾、代谢性酸中毒和高尿钙[19]。

其他引起高尿钙而血钙正常的情况有：髓质海绵肾、全身的炎症性疾病和医源性原因如使用袢利尿剂和皮质激素。如果发现有高血钙，那么原发性甲状旁腺功能亢进、类肉状瘤病、外固定、甲状腺疾病、溶骨性转移、维生素 D 过多症和 Williams 综合征应考虑为鉴别诊断[20]。低血钙伴高尿钙可由甲状旁腺和肾上的钙敏感受体（CaSR）活性变异导致，尤其当补充维生素 D 和钙导致血清钙水平升高时，会引起钙排泄的额外增加[21]。

| 表 105.1 高尿钙的原因 | |
| --- | --- |
| **伴有高血钙** | **伴有正常或偏低的血钙** |
| • 原发性甲状旁腺功能亢进 | • 家族性特发性高钙尿症 |
| • 类肉状瘤病 | • Dent 病 |
| • 特发性婴儿高钙血症 | • Bartter 综合征 |
| • 外固定 | • 家族性低镁血症合并高尿钙 |
| • Bartter 综合征 | • 外固定 |
| • 甲状腺功能亢进 | • 早熟，常与呋塞米相关 |
| • 骨转移癌 | • 远端肾小管性酸中毒 |
| • 维生素 D 过多症 | • 生酮饮食 |
| • Williams 综合征 | • 细胞外钙敏感受体基因活性变异（一般是低血钙） |
| | • 髓质海绵肾 |
| | • 全身的炎症性疾病（如 JRA） |
| | • 皮质激素治疗 |

## 低枸橼酸尿

低枸橼酸尿会导致肾结石，因为枸橼酸可以与钙形成可溶解的盐，从而阻止含钙结石形成结晶。在多数情况下见于 dRTA，但也可见于 FIH 的部分患者中。低枸橼酸尿也可以与其他形式的高尿钙、高尿酸尿或高草酸盐尿共同出现。慢性腹泻、高蛋白质饮食和低血钾也可以导致尿枸橼酸水平下降，从而诱发结石形成[22]，因为近端小管的细胞内酸中毒和钾离子的消耗会促进枸橼酸的重吸收。

## 高草酸盐尿

草酸是肝的代谢产物，并由肾排泄，但是也可以由膳食来源的消化吸收或者加工形成。1 型高草酸盐尿（PH1）是一种常染色体隐性遗传疾病，它是丙氨酸乙醛酸转氨酶 -1（AGT1）活性降低或缺乏，导致乙醛酸转化成草酸增加。过多的尿草酸排泄会导致泌尿道和肾实质中草酸盐的结晶和沉积。接下来会引起肾衰竭和系统性草酸过多症，后者的临床表现是草酸钙沉积在多个器官和关节。PH1 的严重程度各异。整个过程可以因为使用维生素 B6（吡哆醇）治疗而表现轻微，也可以在婴儿中快速进展为急性肾衰竭和严重的临床表现。

因为 AGT 主要在肝中表达，过去的诊断只能依靠肝活检去评估 AGT 的存在与活性。编码的 AGT 的基因（AGXT）位于 2q37.3 染色体上，迄今为止已有超过 100 种描述消除或者大幅降低酶活性的突变 [24-25]。对于 PH1 的各种突变，相对容易的现代检验医学的序列分析和分子层面的描述提出了分子诊断计算法，它可以避免侵入性的肝活检操作。Monico 等 [24] 报道了对 55 例确诊 PH1 患者整个 AGXT 编码区域的全方位突变筛查，在该人群中表现出 96%～98% 的敏感性。当限制到只对外显子 1、4 和 7 测序时，敏感性为 77%。考虑到基因相对小的尺寸，完全的分子学分析不应涉及高昂的费用。一个从外显子 1、4 和 7 的限制性序列开始的算法，如果不确定则直接测序整个基因，会给人直观的感觉，并使大多数患者免除肝活检的需要。

2 型原发性高草酸盐尿（PH2）是由乙醛酸还原酶 / 羟基丙酮酸还原酶（GRHPR）活性缺陷造成的，它在人类中的分布比 AGT1 更广泛，在肌肉、肝和肾中分布有优势。作为一个群体，PH2 患者的发病率和死亡率可能比 PH1 的要低，终末期肾病（ESKD）发病率较低，而且出现症状的年龄也较晚 [26-27]。

第 3 类患者被描述成在童年时期很早就患有草酸钙结石，并且表现型类似 PH1 和 PH2，但是 AGT 和 GRHPR 的酶活性正常，而且没有肠源性高草酸盐尿的症状和体征。这些患者曾被称为非 PH1/PH2 患者，占 PH 总数的 5% 左右。通过一系列出色的实验，研究者们最近确定了一个常见的基因位点和一个可能的候选基因 DHDPSL，它在肝和肾细胞有一种表达模式。正在进行实验试图证明编码 4- 羟基 -2-

酮戊二酸醛缩酶的基因的活性突变会导致生产过多乙醛酸，因而使下游的草酸也增加。现在正在建议把因为这种突变导致的 PH 归类为 3 型原发性高草酸盐血症（PH3）[28]。

不幸的是，超过 1/3 的 PH 患者在某些系列病例下，尿毒症的发展表现为终末期 [29-30]。由于这个原因，对于反复草酸钙结石、不能解释的肾钙质沉着症或者伴有肾中浓缩钙的不能解释的 ESKD，应考虑 PH。

继发性（肠源性）高草酸盐尿是由于小肠对脂肪酸和胆汁酸吸收不良而导致的结肠过度吸收草酸造成的。这些物质可以结合肠腔的钙而增加结肠对草酸的通透性，使得游离的草酸被吸收。这些过程中的上皮细胞损伤也会增加结肠的吸收，而且低膳食钙摄入会使这种情况恶化。最近，人们在接受肥胖手术人群的肠源性高草酸盐尿中投入了更多的兴趣，有接近 50% 的患者在术后早期发展成高草酸盐尿，有一些发展成结石病 [31]。嗜草酸杆菌是一种在肠道内可降解草酸的细菌，它的减少也被认为对肠源性高草酸盐尿有贡献，但是关于人体的研究数据不能确定这一点。其他的罕见继发性原因是维生素 B6 不足（一种 AGT 活性的辅因子）和摄入过量含草酸食物（食用大量大黄）或草酸前体（抗坏血酸和乙二醇）。

## 高尿酸尿

尿酸是嘌呤代谢的最终产物。高尿酸尿可以在尿酸产生过多或正常血清尿酸浓度下出现，并作为一种异位成核因子引起尿酸结石和草酸钙结石 [32]。Lesch-Nyhan 综合征（次黄嘌呤 - 鸟嘌呤磷酸核糖转移酶的完全缺陷）和 1 型糖原累积症（putaotang-6- 磷酸酶缺陷）都是先天性代谢缺陷，它们表现为高尿酸血症、高尿酸尿和尿酸结石 [33]。次黄嘌呤 - 鸟嘌呤磷酸核糖转移酶的部分缺陷会引起痛风，从而导致年长儿发生尿酸结石。骨髓和外骨髓增殖的紊乱和其他原因导致的细胞分解是另外的尿酸结石的继发原因。生酮饮食、摄入过多蛋白质和粗尿酸排泄药物如阿司匹林、丙磺舒、抗坏血酸也可以导致高尿酸尿。正常或偏低的血清尿酸水平可能与继发于近端肾小管缺陷的尿酸尿有关。这可能由于肾尿酸盐转换器 URAT1 的单一缺陷 [34] 或者一般的近端肾小管功能障碍导致。发生于 2 型糖尿病和代谢综合征的胰岛素抵抗也可能导致肾氨排泄减少和氢离子缓冲受损，从而引起尿酸结石和高尿酸尿[35]。还有另外一种尿酸代谢紊乱，黄嘌呤脱氢酶基因的常染色体隐性遗传病会形成黄嘌呤结石，因此尿酸结石不能以黄嘌呤作为前体而合成。

### 胱氨酸尿

胱氨酸尿是一种肾氨基二羧酸运输障碍的常染色体隐性遗传病，可以因发现尿中扁六边形的胱氨酸结石而偶然地被诊断出来。有这种情况的儿童会有尿胱氨酸、精氨酸、鸟氨酸和赖氨酸水平升高，因为所有这些氨基酸共用相同的氨基二羧酸转运体。2 号染色体上的 *SLC3A1* 基因和 19 号染色体上的 *SLC7A9* 基因的突变已经被确定[36-37]，而且患者可以使纯合子、混合杂合子或者专性杂合子[38]。受此影响的纯合子儿童在 1 岁的时候的胱氨酸肌酐通常会达到 1 000 μmol/g，平均肌酐排泄量在 4 500 μmol/g，这超过了它的溶解度并且会导致终生的反复肾结石[10]。

### 三聚氰胺中毒

三聚氰胺作为一种化学合成品被应用于各种商品中。它有很高的非蛋白质氮含量，当添加到牛奶或动物饲料中的时候，可以虚假地提高表面上的蛋白质含量。在 2008 年中国婴儿因饮用含大量三聚氰胺添加的牛奶而引起的肾结石被报道后，三聚氰胺的肾毒性才被国际社会所关注，添加三聚氰胺可以彰显高蛋白质配方却不含真正的牛奶制品。这种物质可以快速地从尿液排出并沉积在远端肾小管。在低尿液 pH 的环境下，它可以和另一种常见的化学物质氰尿酸复合而形成一种特殊的不溶解结构。三聚氰胺结石是透射线的，用超声评估是最好的办法，而且它可以影响双侧肾盂和(或)输尿管而导致梗阻。治疗需要水合作用、碱化尿液、疼痛控制、肾移植和(或)必要时手术治疗[39]。筛查无症状，可能暴露的，目前在世界其他地区的中国婴儿并不是普遍推荐的，因为这样的孩子的大多数结石已经通过水合作用轻松排除[40]。

### 肾结石的其他原因

其他倾向于形成结石的临床情况包括囊性纤维化病，这类患者有多重危险因素：缺乏嗜草酸杆菌这种可降解草酸的细菌、高草酸盐尿、高尿钙和(或)低枸橼酸尿。使用蛋白酶抑制剂的 HIV 患者，尤其是难溶的茚地那韦，会导致结晶的药物代谢产物通过尿液排出。为控制癫痫而进行生酮饮食的患者会因为慢性代谢性酸中毒而易于患高尿钙和(或)低枸橼酸尿。

## 临床评价

儿童泌尿道结石的临床表现可与成人不同。不到 50% 的患有肾结石的幼儿临床表现为腹部、侧腹部或盆腔疼痛，较大的儿童、青少年和成人则表现为盆腔疼痛。其他常见的临床表现有肉眼或镜下血尿（见于 33% ~90% 的患儿）、排尿困难、尿频、呕吐和尿路感染。详细的病史和体格检查有助于肾结石的评估。家族史方面则要关注家庭成员的肾结石（超过 1/3 的患儿）、痛风、关节炎和慢性肾病情况[3]。同时必须寻找有无伴发尿路感染的存在，但不应直接作为结石的病因。患者还应该提供既往的结石标本进行偏光显微镜和 X 射线衍射检查，而不仅仅是化学分析。

有帮助的影像学检查包括腹部平片、超声和螺旋 CT。传统的腹部平片只能显示出不透射线的结石，而泌尿道超声则可以同时发现透射线和不透射线的结石，还有泌尿道梗阻和肾钙质沉着症。超声已经广泛地代替了静脉肾盂造影（IVP），作为结石的首选检查，因为担心后续操作中辐射和对比剂的暴露。非增强螺旋 CT 已被证明对鉴别小结石有很高的敏感性和特异性，甚至不需要使用静脉造影剂。它可以精确地定位结石，发现梗阻和肾盂积水，而且敏感性比前文提到的成像方式都要高[41]。

因为大多数为结石患儿都有可以发现及治疗的代谢问题，所以应该在患儿日常活动和饮食的时候进行评估结石的诊断性尿液和血液检查。在任何急性结石发生至少两周后，进行至少两次的 24h 尿液收集。这个时间范围允许儿童从疼痛和（或）外科干预中恢复到正常的摄食和饮水，这对正确评估代谢紊乱有决定性作用。评估尿量可作为液体摄入和完整的肌酐排泄［大于 2 岁儿童中至少 10 ~15mg/(kg·d)，小于 2 岁儿童为 6 ~9mg/(kg·d)］的反应，还可以测定尿液中的致结石物质的水平，如钙、草酸、尿酸和胱氨酸的水平。也可以测定尿液中结石抑制因素如枸橼酸和镁的减少情况。这些成分的正常值在表 105.2 中给出。血清尿酸、钾、钙、磷、肌酐、碳酸氢盐（总 CO）和人全段甲状旁腺激素（PTH）（如果存在高血钙）水平也应在尿液收集后采集。

如果对这些诊断性研究的结果有问题，建议咨询儿科结石病专家。

| 物质 | 参考范围 |
|---|---|
| 钙 | ≤3.5mg/kg/d |
| 枸橼酸 | >400mg/g 肌酐 ( spot citrate/ 肌酐 >0.51g/g ) |
| 草酸 | ≤0.5mmol/1.73$m^2$/d [ <40 mg/1.73 ($m^2$/d) ] |
| 尿酸 | 根据年龄变化，不超过 815 mg/1.73 ($m^2$/d) |
| 胱氨酸 | <60 mg/1.73 ($m^2$/d) |

## 外科治疗

治疗肾结石的目标是移除结石并预防复发，同时保留肾功能。儿科患者通常最大可耐受 5mm 的结石 [6]。如果没有感染或者持续腹痛，这样的结石可以安全观察至多 6 周。然而，大一些的结石或者肾结石则需要考虑外科治疗，目标是达到并维持无结石状态。手术方式的选择取决于结石的成分、大小和在泌尿道中的位置。冲击波碎石（SWL）把冲击波的能量聚焦在结石上。粉状的碎片随后可以通过泌尿道，有时还需要多期的治疗。一项大型的儿科研究（n=344）发现肾盂结石清除率中小于 1cm 的为 92%，1～2cm 的为 68%，超过 2cm 的为 50%。肾盏结石的清除率较低 [42]。总的来说，在很多研究中，对于使用这个操作治疗的儿童，清除率的范围从 67%～99% 不等 [43]，最高的成功率发生在年龄最小的儿童身上 [44]。这个操作可能对儿童和婴儿是安全的，治疗前后没有证据表明有长期肾小球滤过率或功能性肾实质疤痕形成的变化 [45-46]。SWL 的次要并发症有肾挫伤、肾绞痛和血尿。较小的儿童可能需要肺保护来预防肺挫伤，也要降低能量设置来避免受伤。对于较大的结石还可能需要输尿管支架。一般来说，较大的结石（超过 2cm）和解剖学畸形是 SWL 失败的危险因素，这种情况下还应该考虑其他的泌尿外科处理 [43]。磷酸铵镁结石、脱水草酸钙结石和尿酸结石尤其适合 SWL 治疗，胱氨酸结石、钙磷石结石和一水合草酸钙结石则抵抗 SWL 治疗 [47]。

经皮肾镜取石术（PNL）是另一种治疗手段，它可以单独使用，也可以与 SWL 协同治疗较大的结石、显著的肾梗阻和（或）鹿角形结石。它也通常用于移除小于 1cm 的输尿管下段结石。过程为经皮穿刺，直到肾收集系统，然后导丝扩张通路并使用肾镜治疗。在这个操作下可以移除结石或在直视下粉碎结石，这是复杂输尿管上段结石的理想解决办法。术后常常进行肾造口术，尽管有一小部分不使用或仅使用较小的肾造口的成人在不增加并发症的情况下疼痛减轻并恢复 [48]。小型肾造口术的发展使得儿童 PNL 成为可能，结石清除率在 83%～98% 之间 [43]。

输尿管镜是移除或粉碎输尿管下段结石最理想的方法。虽然 SWL 对于较小的结石很有效，但是对于超过 10mm 的结石，输尿管镜的结石清除率（93%）明显比 SWL（50%）高 [49]。输尿管镜的精确性和柔软性使它成为儿科患者的选择之一，而且也降低了辅助输尿管球囊扩张术（也有潜在的狭窄和输尿管膀胱反流的风险）的使用频率。一旦置入输尿管镜，就用激光粉碎所有可见的结石，而且柔软的套石篮可用于去除碎片。术后支架植入术可促进剩余碎片排出或解除因输尿管壁损伤水肿导致的管腔狭窄。为了方便镜子撤出，在简单的操作实施中采用支架植入术并不会经常 [50]。表 105.3 中总结了不同大小和位置结石的手术操作选择。

表 105.3　不同大小和位置结石的手术操作选择

| 位置 / 大小 | 冲击波碎石术 | 输尿管镜 | 经皮肾镜取石术 |
|---|---|---|---|
| **肾** | | | |
| <1cm | 常用 | 可选 | 可选 |
| 1～2cm | 常用 | 可选 | 可选 |
| >2cm | 可选 | 罕见 | 常用 |
| **下极** | | | |
| <1cm | 常用 | 可选 | 可选 |
| >1cm | 可选 | 可选 | 常用 |
| **输尿管** | | | |
| 上段 | 常用 | 可选 | 偶尔 |
| 下段 | 可选 | 常用 | 罕见 |

From Durkee CT, Balcom A. 2006. Surgical management of urolithiasis. Pediatr Clin N Am 53：465–477. Used with permission

## 内科治疗

尿结石的非特异性治疗包括增加液体摄入以增加尿量、稀释尿液，并使结石小颗粒排出。其他特异性的治疗药取决于相关的易感诊断。

高尿钙可以通过低钠饮食、噻嗪类利尿药和充足的钾摄入来治疗。噻嗪类疗法（如氢氯噻嗪 1 mg/kg/ 天，最大剂量 125 mg/d）对于 FIH 可以显著地降低尿钙排泄和成人结石形成的比例[51]。儿童中应用噻嗪类疗法治疗 FIH 也可以降低尿钙排泄[52]。对于因外固定而引起高尿钙的患者，42 名儿童中有 18 名有高尿钙和更高的骨折发生率[53]。3 周的氢氯噻嗪加阿米洛利治疗可以降低 57.7% 的平均尿钙肌酐比。膳食钙摄入不应被限制。枸橼酸盐疗法（如枸橼酸钾 2 mmol/kg，每天一次）对确诊的低枸橼酸尿也是合适的。

对于一些 FIH 患者还有另一个重要的问题就是骨密度（BMD）。一项涉及 40 名患 FIH 的女孩和她们绝经期前的母亲的研究表明，她们腰椎 BMD 的 Z 评分显著地低于对照组[54]。其他的研究表明对于噻嗪类疗法，不只降低尿钙排泄，还可以增加儿童的 BMD 分数。一项涉及 18 名儿童的研究发现，经过 1 年的氢氯噻嗪加枸橼酸钾的治疗，Z 评分平均值从 -1.3 增加到 -0.22[52]。

对于磷酸铵镁结石的治疗取决于能否根除结石、纠正泌尿道梗阻并治疗 / 预防尿路感染。酸化尿液在理论上可以阻止结晶形成，但是缺乏实验证据。脲酶抑制剂醋羟胺酸（AHA）在临床有一定的应用[55]，但是它的应用因为很强的肾和胃肠道不良反应而受到限制。

高尿酸尿的治疗方法包括限制膳食钠摄入，口服碳酸氢盐或者枸橼酸补充剂，当尿酸生成过多和高尿酸血症存在时可加用别嘌呤醇或者新的药剂（尿酸氧化酶）。

怀疑有高草酸盐尿的患者应使用维生素 B$_6$ 治疗，并且应监测尿草酸水平，用以加大药物剂量。一项小型非盲研究发现，口服嗜草酸杆菌（一种可以降解草酸的厌氧菌）可以降低 PH 患者尿液和血清的草酸水平[56]。然而，对 43 例肾功能正常的 PH 患者的随机对照试验发现，嗜草酸杆菌与安慰剂在降低尿液草酸水平方面并没有显著差异，尽管嗜草酸杆菌是安全可耐受的[57]。

对于肾功能不全的患者，强化透析随后肝 / 肾移植是有疗效的，因为全新的肝替换了所有 PH-1 有缺陷的酶[58-59]。移植前的血液透析一周需进行 5 ~ 6 次，可能还要额外的夜间腹膜透析以减轻系统的草酸负荷，并预防疾病在移植肾上复发。及时转诊到

有专业处理这种疾病的儿科中心是有必要的。

肠源性高草酸盐尿的治疗包括低钠低脂饮食、大量饮水和每天摄入膳食推荐量高限的钙。推荐限制含草酸的食物如巧克力、大黄、坚果类、菠菜，如果可能的话还需补充镁、磷和枸橼酸盐。

胱氨酸尿需要液体治疗 [ 最低 3L/1.73(kg·d)] 和供给碱性盐如枸橼酸盐。低钠摄入也可以减少尿胱氨酸的排泄。螯合剂如 D- 青霉胺或者更新的 α- 巯丙酰甘氨酸（tiopronin 或 Thiola; Mission Pharmacal, San Antonio, TX, USA）可由熟练的人用于治疗儿科结石病。D- 青霉胺可引起严重的血清病样反应，所以不建议使用，但是 Thiola 的不良反应较轻[22]。血管紧张素转换酶（ACE）抑制剂卡托普利治疗已被证明对碱化及液体治疗抵抗的胱氨酸尿（卡托普利 - 胱氨酸复合物的溶解度是胱氨酸的 200 倍）有效，还可能减轻不良反应[60]。然而，卡托普利并没有硫醇化物治疗效果好。

## 预后

儿童尿结石的复发率范围是 16% ~ 67%[3,33]。治疗后残留结石碎片的患者有再次出现症状的风险[61]，在儿童中，代谢紊乱的存在是再次出现症状的强有力的预测[62]。另外，肾结石的预后还取决于结石的类型以及是否坚持治疗。胱氨酸结石有很高的复发率，而且梗阻会损害肾功能。1 型原发性草酸盐尿是一种不断进展的疾病，即使给予最佳的治疗也常常导致肾功能不全，除非建立吡哆醇反应。高尿酸尿导致的结石，尽管接受了治疗，也可以继续出现，且伴有或不伴有症状。因此，结石病患儿应该在专科医师指导下进行适当的诊断、治疗和长期随访。

## 参考文献

1. Stapleton FB. 1989. Nephrolithiasis in children. *Pediatr Rev* 11: 21–30.
2. Schaeffer AJ, Feng Z, Trock BJ, Mathews RI, Neu AM, Gearhart JP, Matlaga BR. 2011. Medical comorbidities associated with pediatric kidney stone disease. *Urology* 77(1): 195–199.
3. Milliner DS, Murphy ME. 1993. Urolithiasis in pediatric patients. *Mayo Clin Proc* 68: 241–248.
4. Diamond DA, Rickwood AM, Lee PH, Johnston JH. 1994. Infection stones in children: A twenty-seven-year review. *Urology* 43: 525–527.
5. Coward RJ, Peters CJ, Duffy PG, Corry D, Kellett MJ, Choong S, van't Hoff WG. 2003. Epidemiology of pediatric

stone disease in the UK. *Arch Dis Child* 88: 962–965.

6. Pietrow PK, Pope JC, Adams MC, Shyr Y, Brock JW 3rd. 2002. Clinical outcome of pediatric stone disease. *J Urol* 167: 670–673.

7. Choi H, Snyder HM 3rd, Duckett JW. 1987. Urolithiasis in childhood: Current management. *J Pediatr Surg* 72: 158–164.

8. Gearhart JR, Herzberg GZ, Jeffs RD. 1991. Childhood urolithiasis: Experiences and advances. *Pediatrics* 87: 445–450.

9. Stapleton FB, McKay CP, Noe HN. 1987. Urolithiasis in Children: The role of hypercalciuria. *Pediatr Ann* 16: 980–992.

10. Milliner DS 2004. Urolithiasis. In: Avner ED, Harmon WE, Niaudet P (eds.) *Pediatric Nephrology*. Philadelphia: Lippincott Williams &Wilkins. pp. 1091–1111.

11. Gillespie RS, Stapleton FB. 2004. Nephrolithiasis in children. *Pediatr Rev* 25: 131–138.

12. Stapleton FB. 1990. Idiopathic hypercalciuria: Association with isolated hematuria and risk for urolithiasis in children: The Southwest Pediatric Nephrology Study Group. *Kidney Int* 37: 807–811.

13. Garcia CD, Miller LA, Stapleton FB. 1991. Natural history of hernaturia associated with hypercalciuria in children. *Am J Dis Child* 145: 1204–1207.

14. Stapleton FB. 2002. Childhood stones. *Endocrinol Metab Clin North Am* 31: 1001–1015.

15. Langman CB, Schmeissing KJ, Sailer DM. 1994. Children with genetic hypercalciuria exhibit thiazide-response to osteopenia. *Pediatr Res* 35: 368A.

16. Lloyd SE, Pearce SHS, Fisher JE, Steinmeyer K, Schwappach B, Scheinman SJ, Harding B, Bolino A, Devoto M, Goodyer P, RigdenSP, Wrong O, Jentsch TJ, Craig IW, Thakker RV. 1996. A common molecular basis for three inherited molecular kidney stone diseases. *Nature* 379: 445–449.

17. Dent CE, Friedman M. 1964. Hypercalciuric rickets associated with renal tubular damage. *Arch Dis Child* 39: 240–249.

18. Utsch B, Bokenkamp A, Benz MR, Besbas N, Dotsch J, Franke I, Frund S, Gok F, Hoppe B, Karle S, Kuwertz-Broking E, Laube G, Beb M, Nuutinen M, Ozaltin F, Rascher W, Ring T, Tasic V, van Wijk JA, Ludwig M. 2006. Novel OCRL1 mutations in patients with the phenotype of Dent disease. *Am J Kidney Dis* 48(6): 942.

19. Thomas SE, Stapleton FB. 2000. Leave no "stone" unturned: Understanding the genetic basis of calcium-containing urinary stones in childhood. *Adv Pediatr* 47: 199–221.

20. Nicoletta JA, Lande MB. 2006. Medical evaluation and treatment of urolithiasis. *Pedatr Clin North Am* 53: 479–491.

21. Pearce SH, Williamson C, Kifor O, Bai M, Coulthard MG, Davies M, Lewis-Barned N, McCredie D, Powell H, Kendall-Taylor P, Brown EM, Thakker RV. 1996. A familial syndrome of hypocalcemia with hypercalciuria due to mutations in the calcium-sensing receptor. *N Engl J Med* 335(15): 1115–1122.

22. Bartosh SM. 2004. Medical management of pediatric stone disease. *Urol Clin North Am* 31: 575–587.

23. Reddy ST, Wang CY, Sakhaee K, Brinkley L, Pak CYC. 2002. Effect of low-carbohydrate high-protein diets on acid-base balance, stone-forming propensity, and calcium metabolism. *Am J Kidney Dis* 40: 265–274.

24. Monico CG, Rossetti S, Schwanz HA, Olson JB, Lundquist PA, Dawson DB, Harris PC, Milliner DS. 2007. Comprehensive mutation screening in 55 probands with type 1 primary hyperoxaluria shows feasibility of a gene-based diagnosis. *J Am Soc Nephrol* 18: 1905–1914.

25. Williams E, Rumsby G. 2007. Selected exonic sequencing of the AGXT gene provides a genetic diagnosis in 50% of patients with primary hyperoxaluria type 1. *Clin Chem* 53: 1216–1221.

26. Milliner D, Wilson D, Smith L. 2001. Phenotypic expression of primary hyperoxaluria: Comparative features of types I and II. *Kidney Int* 59: 31–36.

27. Milliner D, Wilson D, Smith L. 1998. Clinical expression and long-term outcomes of primary hyperoxaluria types 1 and 2. *J Nephrol* 11(Suppl): 56–59.

28. Belostotsky R, Seboun E, Idelson GH, Milliner DS, Becker-Cohen R, Rinat C, Monico CG, Feinstein S, Ben-Shalom E, Magen D, Weissman I, Charon C, Frishberg Y. 2010. Mutations in DHDPSL are responsible for primary hyperoxaluria type III. *Am J Hum Genet* 87: 392–399.

29. Hoppe B, Langman C. 2003. A United States survey on diagnosis, treatment, and outcomes of primary hyperoxaluria. *Pediatr Nephrol* 18: 986–991.

30. Jamieson N. 2007. The European PH1 Transplant Registry Report 1984–2007: Twenty-three years of combined liver and kidney transplantation for primary hyperoxaluria PH1. Presented at the 8th International Primary Hyperoxaluria Workshop, University College London, London, UK, June 29–30, 2007.

31. Duffey BG, Alanee S, Pedro RN, Hinck B, Kriedberg C, Ikramuddin S, Kellogg T, Stessman M, Moeding A, Monga M.2010. Hyperoxaluria is a long-term consequence of Roux-en-Y Gastric bypass: A 2-year prospective longitudinal study. *J Am Coll Surg* 211(1): 8–15.

32. Pak CY, Waters O, Arnold L, Holt K, Cox C, Barilla D. 1977. Mechanism for calcium urolithiasis among patients with hyeruricosuria. *J Clin Invest* 59: 426–431.

33. Polinsky MS, Kaiser BA, Baluarte HJ. 1987. Urolithiasis in childhood. *Pediatr Clin North Am* 34: 683–710.

34. Enomoto A, Kimura H, Chairoungdua A, Shigeta Y, Jutabha P, Cha SH, Hosoyamada M, Takeda M, Sekine T, Igarashi T, Matsuo H, Kikuchi Y, Oda T, Ichida K, Hosoya T, Shimokata K, NiwaT, Kanai Y, Endou H. 2002. Molecular identification of a renal urate anion exchanger that regulates blood urate levels. *Nature* 417: 447–452.

35. Maalouf NM, Sahaee K, Parks JH, Coe FL, Adams-Huet B, Pak CY. 2004. Association of urinary pH with body weight in nephrolithiasis. *Kidney Int* 65: 1422–1425.

36. Chesney RW. 1998. Mutational analysis of patients with cystinuria detected by a genetic screening network: Powerful tools in understanding the several forms of the disorder. *Kidney Int* 54: 279–280.

37. Feliubadaló L, Font M, Purroy J, Rousaud F, Estivill X, Nunes V, Golomb E, Centola M, Aksentijevich I, Kreiss Y, Goldman B, Pras M, Kastner DL, Pras E, Gasparini P, Bisceglia L, Beccia E, Gallucci M, de Sanctis L, Ponzone A, Rizzoni GF, Zelante L, Bassi MT, George AL Jr, Manzoni M, De Grandi A, Riboni M, Endsley JK, Ballabio A, Borsani G, Reig N, Fernández E, Estévez R, Pineda M, Torrents D, Camps M, Lloberas J, Zorzano A, Palacín M; International Cystinuria Consortium. 1999. Non-type I cystinuria caused by mutations in SLC7A9, encoding a subunit of rBAT. *Nat Genet* 23(1): 52–57.

38. Goodyer P, Saadi I, Ong P, Elkas G, Rozen R. 1998.

Cystinuria subtype and the risk of nephrolithiasis. *Kidney Int* 54(1): 56–61.

39. Bhalla V, Grimm PC, Chertow GM, Pao AC. 2009. Melamine nephrotoxicity: An emerging epidemic in an era of globalization. *Kidney Int* 75: 774–779.

40. Langman CB. 2009. Melamine, powdered milk, and nephrolithiasis in Chinese infants. *N Engl J Med* 360(11): 1139–1141.

41. Jackman SV, Potter SR, Regan F, Jarrett TW. 2000. Plain abdominal x-rays versus computerized tomography screening: Sensitivity for stone localization after nonenhanced spiral computerized tomography. *J Urol* 164: 308–310.

42. Muslumanoglu AY, Tefekli A, Sarilar O, Binbay M, Altunrende F, Ozkuvanci U. 2003. Extracorporeal shock wave lithotripsy as first line treatment alternative for urinary tract stones in children: A large scale retrospective analysis. *J Urol* 170: 2405–2408.

43. Desai M. 2005. Endoscopic management of stones in children. *Curr Opin Urol* 15: 107–112.

44. Aksoy Y, Ozbey I, Atmaca AF, Polat O. 2004. Extracorporeal shock wave lithotripsy in children: Experience using a mpi-9000 lithotriptor. *World J Urol* 22: 115–119.

45. Goel MC, Baserge NS, Babu RV, Sinha S, Kapoor R. 1996. Pediatric kidney: Functional outcome after extracorporeal shock wave lithotripsy. *J Urol* 155: 2044–2046.

46. Lottmann HB. Archambaud F, Hallal B, Pageyral BM, Cendron M. 1998. 99mTechnetium-dimercapto-succinic acid renal scan in the evaluation of potential long-term renal parenchymal damage associated with extracorporeal shock wave lithotripsy in children. *J Urol* 159: 521–524.

47. Saw KC, Lingeman JE. 1999. Management of calyceal stones: Lesson 20. *AUA Update Series* 20: 154–159.

48. Desai MR, Kukreja RA, Desai MM, Mhaskar SS, Wani KA, Patel SH, Bapat SD. 2004. A prospective randomized comparison of type of nephrostomy drainage following percutaneous nephrostolithotomy: Large bore versus small bore versus tubeless. *J Urol* 172: 565–567.

49. Lam JS, Greene TD, Gupta M. 2002. Treatment of proximal ureteric calculi: Holmium:YAG laser ureterolithotrimv versus ESWL. *J Urol* 167: 1972–1976.

50. Durkee CT, Balcom A. 2006. Surgical management of urolithiasis. *Pediatr Clin North Am* 53: 465–477.

51. Ohkawa M, Tokunaga S, Nakashima T, Orito M, Hisazumi H. 1992. Thiazide treatment for calcium urolithiasis in patients with idiopathic hypercalciuria. *Br J Urol* 69: 571–576.

52. Reusz GS, Dobos M, Vásárhelyi B, Sallay P, Szabó A, Horváth C, Szabó A, Byrd DJ, Thole HH, Tulassay T. 1998. Sodium transport and bone mineral density in hypercalciuria with thiazide treatment. *Pediatr Nephrol* 12: 30–34.

53. Bentur L, Alon U, Berant M. 1987. Hypercalciuria in chronically institutionalized bedridden children: Frequency, predictive factors and response to treatment with thiazides. *Int J Pediatr Nephrol* 8: 29–34.

54. Garcia-Nieto V, Navarro JF, Monge M, Garcia-Rodriguez VE. 2003. Bone mineral density in girls and their mothers with idiopathic hypercalciuria. *Nephron Clin Pract* 94: C81–C82.

55. Griffith DP, Gleeson MJ, Lee H, Longreit R, Deman E, Earle N. 1991. Randomized, double-blind trial of lithostat (acetohydroxaminic acid) in the palliative treatment of infection-induced urinary calculi. *Eur Urol* 20: 243–247.

56. Hoppe B, Beck B, Gatter N, et al. 2006. Oxalobacter formigenes: A potential tool for the treatment of primary hyperoxaluria type 1. *Kidney Int* 70: 1305–1311.

57. Hoppe B, Groothoff JW, Hulton S, Cochat P, Niaudet P, Kemper MJ, Deschenes G, Unwin R, Milliner D. 2011. Efficacy and safety of Oxalobacter formigenes to reduce urinary oxalate in primary hyperoxaluria. *Nephol Dial Transplant* 26(11): 3609–3615.

58. Jamieson N. 2005. A 20-year experience of combined liver/kidney transplantation for primary hyperoxaluria (PH1): The European PHI Transplant Registry Experience 1984–2004. *Am J Nephrol* 25: 282–289.

59. Cibrik D, Kaplan B, Arndorfer J, Mier-Kriesche H. 2002. Renal allograft survival in patients with oxalosis. *Transplantation* 74: 707–710.

60. Coulthard MG, Richardson J, Fleetwood A. 1995. The treatment of cystinuria with captopril. *Am J Kidney Dis* 25: 661–662.

61. Streem SB, Yost A, Mascha E. 1996. Clinical implications of clinically insignificant stone fragments after extracorporeal shock wave lithotripsy. *J Urol* 155: 1186–1100.

62. Afshar K, McLorie G, Papanikolaou F, Malek R, Harvey E, Pippi-Salle JL, Bagli DJ, Khoury AE, Farhat W. 2004. Outcome of small residual stone fragments following shock wave lithotripsy in children. *J Urol* 172: 1600–1603.

63. Santos-Victoriano M, Brouhard BH, Cunningham RJ 3rd. 1998. Renal stone disease in children. *Clin Pediatr* 37: 583–599.

# 第 106 章
# 肾结石的治疗

John R. Asplin

（ 陈　旭 译　邓春华 审校 ）

## 引言

肾结石形成于能构成结石的盐分过饱和的尿液环境。尽管尿液中存在一些抑制物可以对抗结晶，但如果尿液中有促结晶的成分存在，在盐分仅有低水平过饱和时就会出现结晶。治疗肾结石的主要机理就是降低尿液中参与结石构成的盐分的饱和度、减少促结晶成分和增加对抗结晶的抑制物。最佳治疗方案的确定应当基于 24h 尿液化学分析所发现结石种类和结石形成的危险因素，治疗包括调整饮食或服用药物，或二者联合。

在讨论治疗方案之前，必须首先考虑治疗目标。治疗的目的在于预防新的结石形成和抑制现有结石增大。影像学检查是疗效评估的重要手段。治疗开始之前结石的数量和位置可以作为今后判断该方案是否有效的标志。如果治疗过程中患者出现肾绞痛，并且该位置疼痛肯定代表有新结石形成，那么说明此前的治疗并不成功，医生需要分析失败原因，从而调整方案。了解新旧结石的情况对医生和患者同样重要。为确保治疗过程中没有新的无症状结石形成，患者应当每 1 ~ 2 年接受一次影像学检查。

大量饮水是所有药物预防肾结石的基础。通过水分稀释，尿液中参与结石构成的盐分的饱和度会有所下降。长期以来大量饮水都被认为是结石的标准疗法，于是 Borghi 等做了一个前瞻性的随机试验来验证两者的关系[1]。通过长达 5 年的随访，研究者发现大量饮水的群体结石复发率可以下降 55%。大量饮水组患者的 24h 平均尿量为 2.5L，这可以作为结石患者理想的治疗目标。

## 含钙结石

目前已知尿中 4 种化学成分促进草酸钙结石形成：高钙、高草酸盐、低柠檬酸盐和高尿酸。针对患者的不同情况，应当予以不同的治疗。

### 高钙尿症

过去，含钙结石患者通常被要求低钙饮食。尽管限制钙摄入能够显著降低尿液中的钙离子含量，但前瞻性对照试验发现，这并不能减少结石的形成。除此之外，由于高钙尿症可能导致低骨密度和高骨折，长期低钙饮食的安全性已经被严重质疑[2-3]。事实上，还有一些能够降低尿钙的饮食方式。高钠和高蛋白质饮食都会增加尿中钙的排泄，因此限制这些饮食成分也可以作为合理的干预手段。Borghi 等在 120 例肾结石复发患者中分别检验正常钙量摄入（1200 mg/d）、低盐低蛋白质饮食和传统低钙饮食（400mg/d）的功效[4]，结果发现相比于低钙饮食组，低盐低蛋白质饮食组结石复发的概率低 48%。尽管研究并没有解决低钙饮食能否减少结石发生这一问题，但已经说明了有对总体健康状况更好也更有效的食疗方案。

对于那些常有结石形成和饮食干预无效的患者，噻嗪类利尿剂可以用来降低尿钙。3 项长达 3 年的前瞻性、随机对照试验表明，噻嗪类利尿剂能显著减少结石复发患者的结石形成概率[5-7]。截至目前，尚没有比较几种噻嗪类利尿剂的研究来告诉我们哪一种的降尿钙作用更明显。值得注意的是，当服用噻嗪类利尿剂时，应当限制钠摄入，因为饮食中过多的钠盐会降低药物疗效。噻嗪类药物会导致钾离子流失，因此，用药时需要检测血钾含量，因为低钾血症会导致低柠檬酸盐血症，而低柠檬盐血症也是结石形成的高危险因素[8]。噻嗪类药物对于这类人群还有其他功效，表现在它能够调节体内的钙平衡，预防骨质疏松。

## 高草酸尿症

尿中排泄的草酸来源于小肠吸收和体内代谢产物[11]。草酸是人类代谢过程的产物之一，不论是吸收入体内的还是代谢产生的都通过肾排泄。尽管目前没有低草酸饮食预防结石作用的相关研究，但由于尿液中大部分草酸来自饮食，因此推荐所有高草酸尿结石患者采用低草酸饮食。低草酸饮食的通用指南可以在网上查询到[12]。其他饮食建议也对草酸排泄有影响。低钙饮食能够增加尿液草酸含量，因为肠道中的低钙环境使得更多的草酸根离子处于游离状态而易于被吸收[11]。产生这一效应的所需的钙量尚不明确，但临床实践中还是推荐患者每天摄入 1000～1200mg 的钙。过多摄入草酸的前体物质会使内生性草酸增多。许多氨基酸可以被代谢成为草酸，因此高蛋白质饮食会增加尿中的草酸含量并不奇怪[13]。近期的研究发现，在轻度高草酸尿症患者中，每日 1200mg 钙摄入、低动物蛋白质和低钠饮食可以减少 30% 的尿草酸盐排泄[14]。维生素 C 的代谢产物也是草酸，因此结石患者应当避免摄入过多维 C[15]。

目前，尚没有 FDA 批准的用于治疗高草酸尿症的药物。有报道称维生素 B₆ 能够降低一些先天性高草酸尿症患者尿中的草酸含量，但没有临床对照试验证明维生素 B₆ 可以减小这些患者结石形成的风险[16]。镁摄入曾被提议用来治疗结石疾病，因为它能够通过络合肠道中的草酸根离子来降低尿中的草酸含量，并且可以作为尿中晶体形成的抑制物。现在只有一项针对含钙结石患者镁摄入的对照研究，但结论是镁并没有为结石治疗带来帮助。有研究者

正考虑把可降解草酸的细菌作为益生菌使用[17-18]。这些益生菌制剂将通过降低肠道草酸浓度、抑制草酸吸收甚至促进肠道分泌草酸来起效。然而，它们在高草酸尿症患者中的疗效仍有待于更多的研究来证实[19]。

肠道来源的高草酸尿症和原发性的高草酸尿症都会导致尿液严重高草酸，除了引发结石，还可能导致肾衰竭。肠道来源的高草酸尿症常见于广泛小肠疾病或小肠切除的患者中。近来，研究发现减肥手术也会导致肠道来源的高草酸尿症[20]。为降低尿中草酸含量，推荐患者采用低草酸饮食，并适量补钙，从而络合饮食中的草酸钙离子[21]。柠檬酸钙被认为优于碳酸钙，因为许多减肥措施改变了胃部结构，不一定能分泌足够的胃酸来分解碳酸钙。如果机体有脂肪吸收障碍，推荐采用低脂饮食。另外，考来烯胺也可以减少脂肪痢患者的草酸吸收。原发性高草酸尿症（PH）是高草酸尿症中一种罕见的类型。在 1 型 PH（OMIM 259900）中，经维生素 B₆ 治疗后约 30% 的患者草酸排泄量明显减少[22]。如果维生素 B₆ 不能减少草酸排泄，可以建议患者使用神经磷酸盐、柠檬酸钾和摄入大量液体来治疗[23-24]。维生素 B₆ 疗法对 2 型 PH（OMIM 260000）无效，但除此之外的其他治疗方案与 1 型 PH 相同。近期，研究者发现了 3 型 PH（OMIM 613616），并了解到这与编码 4- 羟基 -2- 酮戊二酸醛缩酶的基因突变有关[25]。尽管目前还没有研究该类型 PH 治疗方法的临床试验，但已经发现前述的关键酶参与羟脯氨酸代谢通路，它能够减少体内的羟脯氨酸量，而众所周知，羟脯氨酸就是草酸的前体之一。

## 低柠檬酸盐尿症

柠檬酸是人类尿液的正常组分，它可以通过与钙离子结合形成一种可溶的化合物，从而降低尿中游离钙离子的浓度，防止含钙尿结石的形成。低柠檬酸盐尿症常发生于尿酸性环境，如肾小管酸中毒、低钾血症等，部分患者则是先天性的低柠檬酸盐尿[8]。尿柠檬酸的排泄量与全身的酸碱状态密切相关，随着碱负荷的上升而增多。少吃动物性蛋白质、多吃蔬菜水果能够增加尿中的柠檬酸盐量[26]，但是饮食干预并不足以治愈低柠檬酸盐尿症。有权威人士声明，柠檬汁中含有丰富的柠檬酸，因此可以用来治疗低柠檬酸盐尿症[27]。然而，尚没有研究发现柠檬汁增加尿中柠檬酸盐量的证据[28]。

低柠檬酸盐尿的标准治疗方法是补碱。碱的形式一般是柠檬酸盐或碳酸氢盐，其中柠檬酸盐是最常用的。在临床中，我们常用柠檬酸钾而非枸橼酸钠，因为钠盐摄入会促进尿钙排泄。尽管应当限制钠的摄入，但如果患者不能承受柠檬酸钾带来的钾离子负荷，也可以选择枸橼酸钠。在应用两种柠檬酸盐治疗含钙结石的随机对照试验中[29]，一组应用柠檬酸钾，另一组应用柠檬酸钾镁[29-30]。接受治疗后，两组都表现出了结石复发率的明显下降。而柠檬酸钾还可以抑制体外碎石术后患者结石的复发和残余结石的生长[31]。除了提升柠檬酸盐浓度，碱性盐类还可以通过中和食物代谢产生的酸性物质来减少尿液中的钙排泄。也许是维持了钙离子平衡的缘故，长期应用柠檬酸盐治疗含钙结石，还可以提高患者的骨密度[32]。但应注意的是，补碱疗法有潜在的不利后果，那就是尿液 pH 被升高，这会增加尿钙量偏高患者形成磷酸钙结石的风险。因此这类患者应当同时补充噻嗪类利尿剂来控制尿钙。

抑制碳酸酐酶的药物可能会导致肾小管中毒，从而增加肾结石形成的风险。托吡酯能够抑制碳酸酐酶已经越来越多地在癫痫和偏头痛患者中应用。而托吡酯的使用就与肾结石相关，代谢评估提示，使用者会出现碱性尿和低柠檬酸尿症。为防止结石形成，最好用另一种治疗方案来替代托吡酯。尽管没有临床试验证明服碱剂可以减少结石形成，但如果托吡酯不能停药，临床实践中仍推荐患者服碱剂来缓解药物的促结石形成作用。

### 高尿酸尿症

尿酸是嘌呤代谢的终产物，来自黄嘌呤氧化酶催化的黄嘌呤氧化过程。高尿酸尿促进尿中的草酸钙发生盐析反应而结晶。尽管部分患者的病因是代谢障碍致尿酸产生过量，事实上，高尿酸尿最常见的原因还是高嘌呤饮食。尽管低嘌呤饮食预防结石的有效性尚未得到证实，其实已经被应用于高尿酸尿症的治疗。黄嘌呤氧化酶的抑制剂别嘌呤醇已在一项前瞻性的随机试验中被发现能够降低草酸钙结石患者结石再发的风险。但是它对没有高尿酸尿症患者的疗效不明显。

### 尿酸结石

3 个因素影响尿酸结石的形成：尿液流速、尿酸分泌速度和尿液 pH[37]。低尿液 pH（24h 收集尿液的 pH<5.8）是尿酸结石患者最常见的问题[38]。尿液 pH 正常的环境下很少有尿酸结石形成，除非患者身体有导致尿酸极度过量的代谢障碍。过酸性尿常见于大量食用动物蛋白质、慢性腹泻状态、慢性肾病和代谢综合征的患者[39]。现在没有、以后也不会有预防酸性尿结石发生的前瞻性随机对照试验，因为补碱提高尿液 pH 普遍被认为是有效的治疗手段，已经在临床上广泛应用。起始每日 40～60mg 当剂量的碱分 2～3 次服用，对大多数患者都适用。理想的治疗终点是 24h 尿液平均 pH 为 6.0～6.5。但是，过量服碱不会为预防酸性尿结石提供更多的帮助，而且还会增加磷酸钙结石形成的风险。低嘌呤饮食意味着动物性蛋白质的摄入变少，这将减少尿酸排泄和代谢中酸的产生。如果患者有痛风、高尿酸排泄或不能耐受，提升尿液 pH 至 6.0 的碱量，也可以用别嘌呤醇来控制尿酸性结石。别嘌呤醇一般作为治疗尿酸结石的二线药物。

## 胱氨酸结石

胱氨酸是由两个半胱氨酸分子通过二硫键结合而成的一种氨基酸。它在尿液中很难溶解，因此胱氨酸尿可能会发展成为严重、复发性的结石疾病。解决这类结石的关键在于降低尿液中胱氨酸的浓度，或者增加尿中胱氨酸的溶解度。一般建议胱氨酸尿患者多饮水，维持高尿流速率，从而保证尿中胱氨酸浓度低于 250mg/L。多数患者每天至少应排出 3 升尿液。患者每夜至少需要被叫醒一次来排尿和饮水。限制食物中的钠盐和蛋白质摄入能够减少尿液中胱氨酸含量，因此可以将这种饮食方案推荐给所有患者[40-41]。

有两种方法可以提高胱氨酸的溶解度。尿 pH 升高可以使溶质的溶解度的升高，尽管尿 pH 小于 7 时该效应并不明显[42]。因为该病中尿液的目标 pH 高于其他类型的结石疾病，因此患者需要服用更大量的碱剂，但个体所需的量参差不齐。由于高钠盐摄入可能促进尿中胱氨酸的排泄，一般推荐使用碱性钾盐，除非患者不能耐受钾负荷。另外一种增加胱氨酸溶解度的方法就是构成一种比胱氨酸更易溶解的二硫化物。硫普罗宁和 D- 青霉胺含有硫铵基团，可以经双硫键形成溶解度高于胱氨酸的药物 - 胱氨酸复合体。这些药物已被证明的确可以降低胱氨酸结石患者尿液中胱氨酸的饱和度[43]。由于不良反应发生的概率高，硫醇类药物一般只应用在胱氨酸排泄量极高，或饮食调整和补碱剂治疗无效的患者中。血管紧张素转换酶抑制剂卡托普利含有一个硫醇基团，也已被建议作为胱氨酸尿症的治疗药物。然而，目前治疗高血压所用的剂量并不能结合足量胱氨酸来降低结石风险，因此研究者对此药的作用仍有争议[45-46]。

## 磷酸铵镁结石

过高的尿液 pH 和高铵盐浓度是磷酸铵镁结石形成的必要条件。正常的人类生理代谢中，当尿液 pH 大于 7 时，铵盐的排泄量下降。只有感染分泌尿素酶的微生物，如奇异变形杆菌的情况下，才会出现尿 pH 和铵盐排泄量同时升高。磷酸铵镁能够形成严重损害肾功能的鹿角型结石，它的治疗需要药物和手术相结合。最好的治疗结局就是将完整结石毫无残留地拿出，因为结石本身可以窝藏细菌。如果有结石残留在泌尿系统，感染和复发结石就将随之而来。在临床上，一般使用体外冲击波碎石术或经皮肾造瘘取石术，或二者联用来取出结石[47]。抗生素的选择可以在结石细菌培养结果的指导下进行，所用抗生素应当针对泌尿系细菌。对于不准备手术和结石多次复发的患者，可以考虑使用尿素酶抑制剂醋羟胺酸（AHA）。尽管 AHA 无法根除感染，但它可以防止尿素分解和泌尿系环境的改变，从而抑制磷酸铵镁结石的形成。目前，已经有 3 项随机对照试验证明了 AHA 的有效性，但随之出现的头痛、震颤和深静脉血栓形成危险等不良反应限制了它的普及。

## 参考文献

1. Borghi L, Meschi T, Amato F, Briganti A, Novarini A, Giannini A. 1996. Urinary volume, water and recurrences in idiopathic calcium nephrolithiasis: A 5-year randomized prospective study. *J Urol* 155(3): 839–4.
2. Melton LJ 3rd, Crowson CS, Khosla S, Wilson DM, O'Fallon WM. 1998. Fracture risk among patients with urolithiasis: A population-based cohort study. *Kidney Int* 53(2): 459–64.
3. Lauderdale DS, Thisted RA, Wen M, Favus MJ. 2001. Bone mineral density and fracture among prevalent kidney stone cases in the Third National Health and Nutrition Examination Survey. *J Bone Miner Res* 16(10): 1893–8.
4. Borghi L, Schianchi T, Meschi T, Guerra A, Allegri F, Maggiore U, Novarini A. 2002. Comparison of two diets for the prevention of recurrent stones in idiopathic hypercalciuria. *N Engl J Med* 346(2): 77–84.
5. Borghi L, Meschi T, Guerra A, Novarini A. 1993. Randomized prospective study of a nonthiazide diuretic, indapamide, in preventing calcium stone recurrences. *J Cardiovasc Pharmacol* 22 Suppl 6: S78–S86.
6. Laerum E, Larsen S. 1984. Thiazide prophylaxis of urolithiasis: A double-blind study in general practice. *Acta Med Scand* 215: 383–9.
7. Ettinger B, Citron JT, Livermore B, Dolman LI. 1988. Chlorthalidone reduces calcium oxalate calculous recurrence but magnesium hydroxide does not. *J Urol* 139: 679–84.
8. Hamm LL. 1990. Renal handling of citrate. *Kidney Int* 38(4): 728–35.
9. Adams J, Song C, Kantorovich V. 1999. Rapid recovery of bone mass in hypercalcuric, osteoporotic men treated with hydrochlorothiazide. *Ann Intern Med* 130(8): 658–60.
10. Coe FL, Parks JH, Bushinsky DA, Langman CB, Favus MJ. 1988. Chlorthalidone promotes mineral retention in patients with idiopathic hypercalciuria. *Kidney Int* 33(6): 1140–6.
11. Holmes RP, Goodman HO, Assimos DG. 2001. Contribution of dietary oxalate to urinary oxalate excretion. *Kidney Int* 59(1): 270–6.
12. Harvard School of Public Health Nutrition Department's file download site. Oxalate Table of Foods. Updated February 2008. Accessed September 7, 2011. Available at https://regepi.bwh.harvard.edu/health/Oxalate/files/.
13. Nguyen QV, Kalin A, Drouve U, Casez JP, Jaeger P. 2001. Sensitivity to meat protein intake and hyperoxaluria in idiopathic calcium stone formers. *Kidney Int* 59(6): 2273–81.
14. Nouvenne A, Meschi T, Guerra A, Allegri F, Prati B, Fiaccadori E, Maggiore U, Borghi L. 2009. Diet to reduce mild hyperoxaluria in patients with idiopathic calcium oxalate stone formation: A pilot study. *Urology* 73(4): 725–30, 730.e1.
15. Traxer O, Huet B, Poindexter J, Pak CY, Pearle MS. 2003. Effect of ascorbic acid consumption on urinary stone risk factors. *J Urol* 170(2 Pt 1): 397–401.
16. Edwards P, Nemat S, Rose GA. 1990. Effects of oral pyridoxine upon plasma and 24-hour urinary oxalate levels in normal subjects and stone formers with idiopathic hypercalciuria. *Urol Res* 18(6): 393–6.
17. Hatch M, Cornelius J, Allison M, Sidhu H, Peck A, Freel RW. 2006. Oxalobacter sp. reduces urinary oxalate excretion by promoting enteric oxalate secretion. *Kidney Int* 69(4): 691–8.
18. Campieri C, Campieri M, Bertuzzi V, Swennen E, Matteuzzi D, Stefoni S, Pirovano F, Centi C, Ulisse S, Famularo G, et al. 2001. Reduction of oxaluria after an oral course of lactic acid bacteria at high concentration. *Kidney Int* 60(3): 1097–105.
19. Goldfarb DS, Modersitzki F, Asplin JR. 2007. A randomized, controlled trial of lactic acid bacteria for idiopathic hyperoxaluria. *Clin J Am Soc Nephrol* 2(4): 745–9.
20. Asplin JR, Coe FL. 2007. Hyperoxaluria in kidney stone formers treated with modern bariatric surgery. *J Urol* 177(2): 565–9.
21. Worcester EM. 2002. Stones from bowel disease. *Endocrinol Metab Clin North Am* 31(4): 979–99.
22. Monico CG, Rossetti S, Olson JB, Milliner DS. 2005. Pyridoxine effect in type I primary hyperoxaluria is associated with the most common mutant allele. *Kidney Int*

23. Milliner DS, Eickholt JT, Bergstralh EJ, Wilson DM, Smith LH. 1994. Results of long-term treatment with orthophosphate and pyridoxine in patients with primary hyperoxaluria. *N Engl J Med* 331(23): 1553–8.

24. Leumann E, Hoppe B, Neuhaus T. 1993. Management of primary hyperoxaluria: Efficacy of oral citrate administration. *Pediatr Nephrol* 7(2): 207–11.

25. Belostotsky R, Seboun E, Idelson GH, Milliner DS, Becker-Cohen R, Rinat C, Monico CG, Feinstein S, Ben-Shalom E, Magen D, Weissman I, Charon C, Frishberg Y. 2010. Mutations in DHDPSL are responsible for primary hyperoxaluria type III. *Am J Hum Genet* 87(3): 392–9.

26. Breslau NA, Brinkley L, Hill KD, Pak CY. 1988. Relationship of animal protein-rich diet to kidney stone formation and calcium metabolism. *J Clin Endocrinol Metab* 66(1): 140–6.

27. Seltzer MA, Low RK, McDonald M, Shami GS, Stoller ML. 1996. Dietary manipulation with lemonade to treat hypocitraturic calcium nephrolithiasis. *J Urol* 156(3): 907–9.

28. Odvina CV. 2006. Comparative value of orange juice versus lemonade in reducing stone-forming risk. *Clin J Am Soc Nephrol* 1(6): 1269–74.

29. Ettinger B, Pak CYC, Citron JT, Thomas C, Adams-Huet B, Vangessel A. 1997. Potassium-magnesium citrate is an effective prophylaxis against recurrent calcium oxalate nephrolithiasis. *J Urol* 158: 2069–73.

30. Barcelo P, Wuhl O, Servitge E, Roussaud A, Pak C. 1993. Randomized double-blind study of potassium citrate in idiopathic hypocitraturic calcium nephrolithiasis. *J Urol* 150: 1761–4.

31. Soygur T, Akbay A, Kupeli S. 2002. Effect of potassium citrate therapy on stone recurrence and residual fragments after shockwave lithotripsy in lower caliceal calcium oxalate urolithiasis: a randomized controlled trial. *J Endourol* 16(3): 149–52.

32. Pak CY, Peterson RD, Poindexter J. 2002. Prevention of spinal bone loss by potassium citrate in cases of calcium urolithiasis. *J Urol* 168(1): 31–4.

33. Welch BJ, Graybeal D, Moe OW, Maalouf NM, Sakhaee K. 2006. Biochemical and stone-risk profiles with topiramate treatment. *Am J Kidney Dis* 48(4): 555–63.

34. Grover P, Ryall R, Marshall V. 1993. Dissolved urate promotes calcium oxalate crystallization: Epitaxy is not the cause. *Clin Sci (Lond)* 85: 303–7.

35. Coe FL, Moran E, Kavalich AG. 1976. The contribution of dietary purine over-consumption to hyperpuricosuria in calcium oxalate stone formers. *J Chronic Dis* 29(12): 793–800.

36. Ettinger B, Tang A, Citron JT, Livermore B, Williams T. 1986. Randomized trial of allopurinol in the prevention of calcium oxalate calculi. *N Engl J Med* 315(22): 1386–9.

37. Asplin J. 1996. Uric acid stones. *Semin Nephrol* 16(5): 412–24.

38. Sakhaee K, Adams-Huet B, Moe OW, Pak CY. 2002. Pathophysiologic basis for normouricosuric uric acid nephrolithiasis. *Kidney Int* 62(3): 971–9.

39. Abate N, Chandalia M, Cabo-Chan AV Jr, Moe OW, Sakhaee K. 2004. The metabolic syndrome and uric acid nephrolithiasis: Novel features of renal manifestation of insulin resistance. *Kidney Int* 65(2): 386–92.

40. Rodman JS, Blackburn P, Williams JJ, Brown A, Pospischil MA, Peterson CM. 1984. The effect of dietary protein on cystine excretion in patients with cystinuria. *Clin Nephrol* 22(6): 273–8.

41. Lindell A, Denneberg T, Edholm E, Jeppsson JO. 1995. The effect of sodium intake on cystinuria with and without tiopronin treatment. *Nephron* 71(4): 407–15.

42. Nakagawa Y, Asplin JR, Goldfarb D, Parks JH, Coe FL. 2000. Clinical use of cystine supersaturation measurements. *J Urol* 164: 1481–5.

43. Dolin DJ, Asplin JR, Flagel L, Grasso M, Goldfarb DS. 2005. Effect of cystine-binding thiol drugs on urinary cystine capacity in patients with cystinuria. *J Endourol* 19(3): 429–32.

44. Pak CY, Fuller C, Sakhaee K, Zerwekh JE, Adams BV. 1986. Management of cystine nephrolithiasis with alpha-mercaptopropionylglycine. *J Urol* 136(5): 1003–8.

45. Cohen TD, Streem SB, Hall P. 1995. Clinical effect of captopril on the formation and growth of cystine calculi. *J Urol* 154(1): 164–6.

46. Michelakakis H, Delis D, Anastasiadou V, Bartsocas C. 1993. Ineffectiveness of captopril in reducing cystine excretion in cystinuric children. *J Inherit Metab Dis* 16(6): 1042–3.

47. Preminger GM, Assimos DG, Lingeman JE, Nakada SY, Pearle MS, Wolf JS. 2005. AUA guidelines on management of staghorn calculi: Diagnosis and treatment recommendations. *J Urol* 173: 1991–2000.

48. Griffith DP, Gleeson MJ, Lee H, Longuet R, Deman E, Earle N. 1991. Randomized, double-blind trial of Lithostat (acetohydroxamic acid) in the palliative treatment of infection-induced urinary calculi. *Eur Urol* 20(3): 243–7.

49. Griffith DP, Khonsari F, Skurnick JH, James KE. 1988. A randomized trial of acetohydroxamic acid for the treatment and prevention of infection-induced urinary stones in spinal cord injury patients. *J Urol* 140(2): 318–24.

50. Williams JJ, Rodman JS, Peterson CM. 1984. A randomized double-blind study of acetohydroxamic acid in struvite nephrolithiasis. *N Engl J Med* 311(12): 760–4.

# 第 107 章
# 肾结石形成的遗传基础

Rajesh V. Thakker

（陈　旭　译　邓春华　审校）

## 引言

8% 的人会在 70 岁以前被肾结石问题困扰，结石还常常伴随一些其他的代谢异常，如高钙尿症、高磷酸盐尿症、高草酸盐尿症、低柠檬酸盐尿症、高尿酸尿症、胱氨酸尿症、尿量少和尿酸化障碍[1-3]。这些代谢异常和肾结石是多因素造成的，包括环境和遗传的相互作用[4-6]。其中环境因素包括饮食摄入的盐、蛋白质、钙和其他营养物质，以及饮水量、泌尿系统感染史、个体的社会经济状况、生活方式和当地气候[7-8]。本章将重点探讨肾结石的遗传学基础，尤其是与高钙尿症相关的肾结石。

## 遗传学

肾结石的最高危因素是饮食习惯，其次就是家族史[9]。因此，35%～65% 的肾结石患者有患肾结石的亲属，而仅有 5%～20% 的肾外结石患者有家族史[9-11]。据预测，结石复发患者的一级相关风险（λR）为 2～16[9,12,13]。预测值变动基本来源于研究设计和查访患结石亲属方法的不同。此外，两项关于发生在双胞胎中的肾结石和高钙尿症的研究发现，该类疾病与遗传因素有关，研究还指出，肾结石和尿钙排泄的遗传度（$h^2$）分别是 56% 和 52%[14-15]。这两项研究均支持遗传是肾结石和尿钙排泄的主要致病原因这一猜想。通过患病同胞配对或全基因组中小家族的连锁分析来识别相关基因的研究进展相当缓慢，原因包括两个方面：①缺乏合适的患者及其亲属；②很难准确查访到他们的表型，其中查访表型可能需要放射性检查和 24h 尿液收集。不过，对高尿钙型肾结石的单基因型亲属的调查和一项对来自冰岛和荷兰的家族全基因组研究已经把眼光投向了调节钙排泄的肾小管机制[16-17]，将在下文中简述。

## 高钙尿结石的单基因形式

### 遗传性高钙尿症

遗传性高钙尿症（HI）和复发性草酸钙结石通常为常染色体显性遗传[18]。针对这些遗传病家族的研究已经发现，高钙尿结石与染色体位点 1q23.3-q24[19]、12q12-q14 和 9q33.2-q34.2 有关，这几个位点依次包含了人类可溶性腺苷酸环化酶（SAC）基因[20]、维生素 D 受体基因（VDR）和一个尚未确认的候选基因[21]。

### CaSR 突变导致常染色体显性遗传性低血钙高钙尿症（ADHH）

人类钙敏受体（CaSR）是一个由 1078 个氨基酸组成的细胞表面蛋白，属于 G 蛋白复合体家族，主要表达在甲状旁腺和肾中[22-23]。CaSR 通过感受细胞外钙离子的浓度变化，调控甲状旁腺激素（PTH）的分泌和肾小管钙离子的重吸收。人类 CaSR 基因位于染色体 3q21.1，已有报道称，在家族性良性高钙血症（FBHH）、新生儿原发性严重甲状旁腺功能亢进和遗传性孤立甲旁亢（FIHP）中都发现了 CaSR 的失功能性突变[22-23]。然而，CaSR 的功能获得性突变会导致常染色体显性遗传性低钙血症伴高钙尿症（ADHH）和 V 型巴特综合征（见下）[24-27]。

　　ADHH 患者的低钙血症常为轻度，没有症状，但在一些患者中会出现手足痉挛和癫痫发作[24]。ADHH 患者的血磷酸盐浓度偏高或为正常高值，血镁浓度偏低或比正常低值。这些低钙血症、高磷酸盐血症和低镁血症等生物化学表现与甲状旁腺功能低下和假性甲状旁腺功能减退症一致。但是，这些患者的血 PTH 浓度都处于正常偏低的范围[24]。因此，他们并非甲状旁腺功能减退（血 PHT 检测不到）或假性甲状旁腺功能减退（血 PTH 升高）。这些患者被归为常染色体显性遗传性低钙血症（ADH），而与高钙尿症的联系使得他们被命名为常染色体显性遗传性低钙血症伴高钙尿症[24,28]。据报道，用维生素 D 的活性代谢产物纠正低钙血症会导致显著的高钙尿症、肾钙质沉着、肾结石和肾功能损害。但这些不良反应在停药后可以被逆转[24]。因此，识别出这些 CaSH 功能获得性突变而非甲状旁腺功能低下导致低钙血症的 ADHH 患者及亲属，避免给予他们维生素 D 治疗非常重要。在 ADHH 患者中发现，有 40 种以上不同的 CaSR 突变方式，其中超过 50% 发生在细胞外结构域[23]。几乎每个 ADHH 家族都有自己独特的杂合子 CaSR 错义突变。与 ADHH 的表达相关的 CaSR 功能获得性突变明显少于野生型受体，即剂量 - 反应曲线左倾，因此产生半数有效浓度（EC50）所需的细胞外钙离子浓度增加了细胞内钙离子总浓度（或 IP3）[23,24,28]。

## 巴特综合征

　　巴特综合征是一组异质性的常染色体遗传病，以体内电解质平衡异常为特征，表现为低钾性碱中毒、可致低血压的肾盐浪费、尿前列腺素排泄增多和伴肾钙质沉着的高钙尿症[23]。巴特综合征与许多离子转运蛋白和通道的突变有关，目前已经发现有 6 种类型（表 107.1）。I 型是由布美他尼敏感的钠钾氯复合转运体（NKCC2 或 SLC12A2）突变导致；II 型是由于肾外髓质钾离子通道（ROMK）的突变导致；III 型是由于电

压门控氯离子通道（CLC-Kb）突变导致；IV 型是由于 Barttin，一个 CLC-Kb 和 CLC-Ka 开放必需的亚基的突变造成（此型也与耳聋有关，因为 Barttin、CLC-Kb 和 CLC-Ka 也表达在分泌含丰富钾离子的内淋巴液的内耳蜗管的边缘细胞上）；V 型是由于 CaSR 的激活突变造成的。V 型巴特综合征的患者有该综合征的典型特征：低钾代谢性碱中毒、高肾素血症和醛固酮增多[25-26]。除此之外，他们还有有症状的低钙血症（表现为手足痉挛）和钙排泄增多，这可能与肾内含钙结石相关[25-26]。据报道，这些患者有杂合的 CaSR 功能获得性突变，在体外，这些突变的功能表达不仅表现出受体剂量 - 反应曲线的左倾，也具有比 ADHH 患者更低的 EC50[25-26]。这提示我们，巴特综合征与 ADHH 相比的附加特征是由严重的 CaSR 功能获得性突变造成的。VI 型巴特综合征曾被报道在一例土耳其的儿童中发现，它与 CLCN5 的突变有关[27]，该基因的突变也常见于 Dent 病。

## Dent 病

　　Dent 病是一种 X 染色体连锁隐性遗传的肾小管疾病，表现为低分子量蛋白质尿、高钙尿症、肾钙质沉着、肾结石，最终发展至肾衰竭[29]。Dent 病也与肾范可尼综合征的多发近端小管功能缺陷有关，包括氨基酸尿症、高磷酸盐尿症、糖尿、高钾尿、尿酸尿和尿液酸化功能受损[29]。除了发生在少量患者中的佝偻病，目前 Dent 病并没有其他肾外表现[29]。导致 Dent 病的基因包括 CLCN5、编码氯化物 / 质子反向转运体和 CLC-5[30]。CLC 家族成员多数是电压门控氯离子通道蛋白，有很多重要的功能，如控制细胞膜兴奋性、调节跨膜转运和细胞体积[31]。CLC-5 主要表达在肾中，尤其是近端小管、髓袢厚壁升支和集合管的 α - 闰细胞上。据报道，CLC-5 对于参与溶质再吸收和近端小管膜再利用的核内体酸化过程非常重要[32-33]。CLC-5 也可以通过调节受体介导的内吞途径改变细胞膜的通透性[34-35]。与 Dent 疾病有关的 CLC-5 突变抑制氯离子的流动，这可能会导致核内体管腔酸化减弱，从而也中断了内体流向细胞表面[34-36]。这将破坏肾小管溶质的重吸收过程，导致 Dent 病中的那些异常表现发生[37]。CLC-5 缺陷的大鼠会出现与 Dent 病相关的表型，但有报道称一些没有 CLC-5 突变的 Dent 患者有编码肌醇聚磷酸 5- 磷酸酶的基因突变，这也会导致眼脑肾综合征（见下）[38-39]。

**表 107.1    肾结石单基因型的遗传学**

| 肾结石 [a] | 遗传方式 [b] | 基因 [c] | 染色体位点 | OMIM 数 [d] |
|---|---|---|---|---|
| **与高钙尿症相关** | | | | |
| IH | A-d | *SAC* | 1q23.2-q24 | 208 |
| IH | A-d | *VDR* | 12q12-q14 | 164 |
| IH | A-d | *ξ* | 9q33.2-q34.2 | ξ |
| ADHH | A-d | *CASR* | 3q21.1 | 601199 |
| 高钙血症伴高钙尿症 | A-d | *CASR* | 3q21.1 | 601199 |
| **巴特综合征** | | | | |
| Ⅰ型 | A-r | *SLC12A1/ NKCC2* | 15q15-q21.1 | 601678 |
| Ⅱ型 | A-r | *KCNJ1 /ROMK* | 11q24 | 241200 |
| Ⅲ型 | A-r | *CLCNKB* | 1q36 | 607364 |
| Ⅳ型 | A-r | *BSND* | 1q31 | 602522 |
| Ⅴ型 | A-d | *CASR* | 3q21.1 | 601199 |
| Ⅵ型 | X-r | *CLCN5* | Xp11.22 | 300009 |
| Dent 病 | X-r | *CLCN5* | Xp11.22 | 300009 |
| 劳氏综合征 | X-r | *OCRL1* | Xq25 | 309000 |
| HHRH | A-r | *NPT2c/SLC34A3* | 9q34 | 241530 |
| 肾结石、骨质疏松和低磷酸盐血症 | A-d | *NPT2a/SLC34A1* | 5q35 | 182309 |
| 家族性低镁血症伴高钙尿症与肾钙质沉着 | A-r | *PCLN1/CLDN16* | 3q28 | 248250 |
| 家族性低镁血症伴高钙尿症与肾钙质沉着及眼病 | A-r | *CLDN19* | 1p34.2 | 248190 |
| dRTA | A-d | *SLC4A1/kAE1* | 17q21.31 | 179800 |
| dRTA 伴感音神经性耳聋 | A-r | *ATP6B1/ ATP6V1B1* | 2p13 | 267300 |
| dRTA 伴听力正常 | A-r | *ATP6N1B/ATP6V0A4* | 7q34 | 602722 |
| **与高钙尿症无关** | | | | |
| 原发性高草酸尿症 1 型 | A-d | *AGXT* | 2q37.3 | 259900 |
| 原发性高草酸尿症 2 型 | A-r | *GRHPR* | 9p13.2 | 260000 |
| APRT 缺乏 | A-r | *APRT* | 16q24.3 | 102600 |
| 胱氨酸尿症 A 型 | A-r | *SLC3A1* | 2p16.3 | 220100 |
| 胱氨酸尿症 B 型 | A-r | *SLC7A9* | 19q13.1 | 604144 |
| 威尔逊病 | A-r | *ATP7B* | 13q14.3 | 277900 |

[a]IH：特发性高钙尿症；ADHH：常染色体显性遗传低钙血症伴高钙尿症；HHRH：遗传学低血磷酸盐佝偻病伴高钙尿症；dRTA：远端肾小管中毒；APRT：腺嘌呤磷酸核糖转移酶；[b]A-d：常染色体显性遗传；A-r：常染色体隐性遗传；X-r：X 染色体连锁隐性遗传；[c]SAC：人类可溶性腺苷酸环化酶；VDR：维生素 D 受体；CASR：钙敏受体；SLC12A1：溶质携带家族 12，成员 1；NKCC2：钠钾氯共转运体 2；ROMK：肾皮 - 髓质钾离子通道；CLCNKB：氯离子通道 Kb；BSND：Barttin；CLCN5：氯离子通道 5；OCRL1：劳氏眼脑肾综合征；NPT2c/a：s 钠 - 磷酸盐共转运体 2c/a 型；SLC34A1/3：溶质携带家族 34，成员 1/3；PCLN1：paracellin；CLDN16/19：紧密连接蛋白 16/19；kAE1：肾氨基转换体 1；ATP6B1：ATP 酶，H$^+$ 转运（质子泵），V1，B1 亚基；ATP6N1B：ATP 酶，H$^+$ 转运体，溶酶体 V0 a4 亚基；AGXT：丙氨酸乙醛酸氨基转移酶；GRHPR：乙醛酸还原酶 / 羟基丙酮酸还原酶；APRT：腺嘌呤磷酸核糖转移酶；SLC3A1：溶质携带家族 3，成员 1；SLC7A9：溶质携带家族 7，成员 9；ATP7B：ATP 酶，Cu$^{2+}$ 转运体，beta 多肽；？：未知；[d]数据来自在线人类孟德尔遗传学

## 劳氏脑眼肾综合征

劳氏脑眼肾综合征（OCRL）是一个 X 染色体连锁隐性遗传病，典型表现为先天性白内障、智能缺陷、肌张力减退、佝偻病和近端小管碳酸氢盐、磷酸盐和氨基酸重吸收障碍[40-41]。部分患者也可能出现高钙尿症和肾结石[41]。OCRL1 基因位于 Xq25 染色体，编码肌醇聚磷酸 5- 磷酸酶 Ⅱ 类家族中的一员[42]。这些酶可以作为磷酸酰基醇中的第二信使，水解 5- 磷酸肌醇 1,4,5- 三磷酸肌醇 1,3,4,5- 丁基磷酸、磷脂酰肌醇 4,5- 二磷酸和磷酸酰基醇 3,4,5- 三磷酸[42]。OCRL1 的优先基团是磷酸酰基醇 4,5- 双磷酸，在脑眼肾综合征患者中，该脂质分子聚集于肾近端小管细胞[42]。OCRL1 集中在近端肾小管细胞的溶酶体和成纤维细胞的高尔基体网上。OCRL1 可以与网格蛋白反应，与其共同分布在含有转铁蛋白和甘露糖 6- 磷酸受体的内质网膜上[40]。因此，脑眼肾综合征中 OCRL1 的突变导致 OCRL1 蛋白缺乏，从而破坏正常的溶酶体运输和胞内分选过程[40-43]。

## 遗传性低磷酸盐高尿钙佝偻病

NPT2a（也称作 SLC34A1）基因编码一个钠离子依赖的磷酸盐转运体，该基因的两种不同的杂合子突变（Ala48Phe 和 Val147Met）在肾小管磷酸盐重吸收减少所致的尿石症、骨质疏松或先天性持续性低磷酸盐血症的患者中已有报道[44]。在非洲爪蛙的卵母细胞中，突变的 NPT2a 表现为功能受损。然而，这在体外试验中得出的结论并没有在另一项用卵细胞和 OK 细胞进行的试验中得到证实。这告诉我们，NPT2a 的突变不能完全解释在患者中发现的生理病理变化[45]。然而，Npt2a 的纯合子消融（Npt2a-/-）会导致尿磷酸盐排泄增多、低磷酸盐血症、1,25- 二羟维生素 D 血浆浓度适量提高、高钙血症、血甲状旁腺激素水平下降、血碱性磷酸酶活性升高和高钙尿症[46]。在遗传性低血磷酸盐佝偻病伴高钙尿症（HHRH）患者中，也可以观察到上述生物学特征，但是两者之间有重要差别[47]。因此，HHRH 患者会出现佝偻病、身材矮小、肾磷酸盐清除增多和高钙尿症，但由于 1,25- 二羟维生素 D 血浆浓度较高，他们的血钙水平正常，胃肠对钙和磷酸盐的吸收增多，甲状旁腺功能受抑制，尿环磷酸腺苷（AMP）排泄量正常[47]。但是，HHRH 患者没

有 NPT2a 突变[48]，研究表明他们有 SLC34A3 纯合或杂合性突变，也就是编码钠 - 磷共转运体的基因 NPT2c 突变[49-50]。这些发现说明 NPT2c 在维持体内磷酸盐稳态中的作用比以前想象的更重要。

## Paracellin-1（claudin 16）突变所致的伴高钙尿症及肾钙质沉着的家族性低镁血症

伴高钙尿症及肾钙质沉着的家族性低镁血症（FHHNC）是常染色体隐性遗传的肾小管疾病，常能导致渐进性肾衰竭[51]。由于低钙血症和低镁血症，FHHNC 患者童年时期常常有癫痫发作或手足抽搐出现。其他复发性临床表现包括尿路感染、多尿、多饮和生长不良。调查表明，FHHNC 的病理生理变化有低镁血症、低钙血症、高尿酸血症、高镁尿症、高钙尿症、远端肾小管酸化不全、低柠檬酸尿症和肾钙化[52]。一般通过服用大剂量镁剂维持正常血镁浓度来治疗。早期就接受这种治疗的 FHHNC 患儿生长发育正常。在 12 个 FHHNC 家族中进行的连锁分析把病变位点局限在了染色体 3q27 上，位点克隆研究发现，突变发生在编码 Paracellin-1（PCLN-1），即封闭蛋白 16（CLDN16）的基因上[52]。FHHNC 患者是 PCLN-1 突变的纯合子或复合杂合子，与该病常染色体隐性遗传的特性相一致[52-53]。PCLN-1 突变由提前终止密码子、剪切位点突变和错义突变组成[52-53]。PCLN-1 蛋白由 305 个氨基酸构成，序列和机构与紧密连接蛋白家族中的成员类似，因此被称为 CLDN16[54-55]。紧密连接蛋白是许多上皮中构成细胞间紧密连接屏障的膜结合蛋白[54-55]。它们有 4 个跨膜结构域和胞内氨基和羧基终端。两个管状衵通过和相邻细胞的紧密连接蛋白发生同型和异型反应，调节细胞 - 细胞间连接。除此之外，紧密连接蛋白可以形成细胞旁离子通道，从而帮助肾小管细胞旁离子转运[54]。CLDN16 只表达在髓衵厚壁升支，在那里它可以形成由电化学梯度驱动的旁细胞通道，促成钙离子和镁离子的重吸收[55]。因此，FHHCN 突变所致的 CLDN16 的失功能，会导致尿钙和镁丢失，相应地引发低钙血症和低镁血症。在两个自限性儿童期高钙尿症的家族中也发现了 CLDN16 的错义突变（Thr233Arg）[56]。尿钙随着年龄增长而减少，与渐进性肾衰竭无关。Thr233Arg 突变导致 PDZ 结构域结合模的失活，随着突变的 CLDN16 蛋白在溶酶体的累积，其与支架蛋白 ZO-1 的紧密连接逐渐被破坏[56]。因此，CLDN16 突变会

引发肾小管细胞功能的各种病变，从而导致各种不同的临床表型。在 1 个瑞典家族和 8 个西班牙家族中报道的一类有严重眼部受累的 FHHNC，近来被定位于染色体 1p34.2 [53]。该区域包含 CLDN19，也就是编码紧密结合蛋白 19（表达与肾和眼的紧密结合蛋白）的基因。一个位于 CLDN19 第一个跨膜结构域的 Gly20Asp 突变已在全部西班牙家族（1 例除外）中被发现，而位于 CLDN19 第一个胞外襻的 Gln57Glu 突变也在瑞士家族中被发现。除此之外，在有 FHHNC 和严重眼部侵犯的土耳其同源家族中也发现了 CLDN19 的 Leu90Pro 突变 53。

## 远端肾小管酸中毒

在远端肾小管酸中毒（dRTA）中，远端肾单位分泌氢离子的功能受损，导致代谢性酸中毒的产生，这与肾钾浪费、高钙尿症伴肾钙质沉着和代谢性骨病所致低钾血症相关。远端 DTA 可能是常染色体显性或隐性遗传。

### 由红细胞阴离子交换蛋白（band3，AE1）突变所致的常染色体显性 dRTA

阴离子交换蛋白家族（AE）广泛分布，参与调节酸碱在上皮细胞的跨膜转运、细胞体积和胞内 pH[57]。如红细胞膜表面的主要糖蛋白 AE1，负责调节氯离子和碳酸氢根离子的交换[57]。AE1 也被发现分布在参与酸分泌的肾集合管 α 闰细胞的基地外侧膜上 [57]。常染色体显性 dRTA 的患者被发现有 AE1 突变，他们中的大多数有高钙尿症、肾结石和肾钙质沉着症，还有一小部分人有红细胞增多症。这些 AE1 突变导致多种功能异常，包括氯离子转运的减少、导致 AE1 细胞保留和 AE1 到顶端膜错误定位的运输障碍。AE1 突变可能与东南亚卵圆形红细胞增多症家族中常染色体隐性 dRTA 相关 [59]。

### 质子泵（H⁺–ATP 酶）突变所致常染色体隐性远端肾小管酸中毒

质子泵无处不在，肾皮质集合管调节尿液酸化，在集合管 α - 闰细胞的顶端膜上分布着丰富的这种多部件 H⁺-ATP 酶。这些 α - 闰细胞的矢量质子转运失败导致尿液无法酸化，以及 dRTA 的相关病变。两种由质子泵异常导致的常染色体隐性遗传 dRTA 的分子机制已经被阐明。与感音神经性耳聋有关的一类常染色体隐性遗传 dRTA 的致病基因已被定位于染色体 2q13，这段染色体也包括编码顶端质子泵（H⁺-ATP 酶）B1 亚基的 ATP6B1 基因[60]。可能导致 ATP6B1 功能丢失的突变已经在超过 30% 的这类常染色体隐性遗传 dRTA 被发现了，在 85% 的家族中该病伴发耳聋 [60]。dRTA 与耳聋的联系和 ATP6B1 基因在肾与耳蜗上的表达相一致。ATP6B1 在调节内耳内淋巴液的 pH 中有关键性的作用。该基因的异常会使内耳出现碱性微环境，这可能会损害毛细胞的功能，导致进行性耳聋。听力正常的常染色体隐性遗传 dRTA 致病基因分布在染色体 7q33-q34 上，这段染色体也包括编码集合管 α - 闰细胞质子泵非催化附属亚基的 ATP6N1B 基因。可能导致功能丢失的在超过 80% 的听力正常的常染色体隐性遗传 dRTA 家族中已经发现有 ATP6N1B 基因突变，这与 ATP6N1B 基因只在肾表达的情况相一致。近 15% 常染色体隐性遗传 dRTA 的家族中没有 ATP6B1 或 ATP6N1B 基因的突变，这就提示常染色体隐性遗传 dRTA 的病因还可能包括其他基因的突变。

## 结论

肾结石疾病影响着 5% 的成年人，常常与伴发高钙尿症有关。高尿钙肾结石在超过 35% 的患者中有遗传家族史，因此可能是单基因或多基因疾病。对高尿钙肾结石的单基因型如巴特综合征、Dent 病、常染色体显性遗传的低血钙高钙尿症、伴低磷酸盐血症的高尿钙肾结石和伴高钙尿症的家族性低镁血症的研究，已经发现了许多调节肾小管钙离子重吸收的转运体、通道和受体。这些研究已经让科学家们的眼光投向了调节钙离子重吸收和引发肾结石和骨骼疾病的肾小管通路。

## 参考文献

1. Stamatelou KK, Francis ME, Jones CA, Nyberg LM, Curhan GC. 2003. Time trends in reported prevalence of kidney stones in the United States: 1976–1994. *Kidney Int* 63: 1817–1823.

2. Frick KK, Bushinsky DA. 2003. Molecular mechanisms of primary hypercalciuria. *J Am Soc Nephrol* 14: 1082–1095.

3. Scheinman SJ. 1999. Nephrolithiasis. *Semin Nephrol* 19: 381–388.

4. Robertson WG, Peacock M, Marshall RW, Speed R, Nordin BE. 1975. Seasonal variations in the composition of urine in relation to calcium stone-formation. *Clin Sci Mol Med* 49: 597–602.

5. Moe OW, Bonny O. 2005. Genetic hypercalciuria. *J Am Soc Nephrol* 16: 729–745.

6. Parry ES, Lister IS. 1975. Sunlight and hypercalciuria. *Lancet* 1: 1063–1065.

7. Curhan GC, Willett WC, Rimm EB, Stampfer MJ. 1993. A prospective study of dietary calcium and other nutrients and the risk of symptomatic kidney stones. *N Engl J Med* 328: 833–838.

8. Serio A, Fraioli A. 1999. Epidemiology of nephrolithiasis. *Nephron* 81 Suppl 1: 26–30.

9. Resnick M, Pridgen DB, Goodman HO. 1968. Genetic predisposition to formation of calcium oxalate renal calculi. *N Engl J Med* 278: 1313–1318.

10. Polito C, La Manna A, Nappi B, Villani J, Di Toro R. 2000. Idiopathic hypercalciuria and hyperuricosuria: Family prevalence of nephrolithiasis. *Pediatr Nephrol* 14: 1102–1104.

11. Curhan GC, Willett WC, Rimm EB, Stampfer MJ. 1997. Family history and risk of kidney stones. *J Am Soc Nephrol* 8: 1568–1573.

12. McGeown MG. 1960. Heredity in renal stone disease. *Clin Sci* 19: 465–471.

13. Trinchieri A, Mandressi A, Luongo P, Coppi F, Pisani E. 1988. Familial aggregation of renal calcium stone disease. *J Urol* 139: 478–481.

14. Goldfarb DS, Fischer ME, Keich Y, Goldberg J. 2005. A twin study of genetic and dietary influences on nephrolithiasis: A report from the Vietnam Era Twin (VET) Registry. *Kidney Int* 67: 1053–1061.

15. Hunter DJ, Lange M, Snieder H, MacGregor AJ, Swaminathan R, Thakker RV, Spector TD. 2002. Genetic contribution to renal function and electrolyte balance: A twin study. *Clin Sci (Lond)* 103: 259–265.

16. Stechman MJ, Loh NY, Thakker RV. 2009. Genetic Causes of hypercalciuric nephrolithiasis. *Pediatr Nephrol* 24: 2321–2332.

17. Thorleifsson G, Holm H, Edvardsson V, Walters GB, Styrkarsdottir U, Gudbjartsson DF, Sulem P, Halldorsson BV, de Vegt F, d'Ancona FC, den Heijer M, Franzson L, Christiansen C, Alexandersen P, Rafnar T, Kristjansson K, Sigurdsson G, Kiemeney LA, Bodvarsson M, Indridason OS, Palsson R, Kong A, Thorsteinsdottir U, Stefansson K. 2009. Sequence variants in the CLDN14 gene associate with kidney stones and bone mineral density. *Nat Genet* 41: 926–930.

18. Coe FL, Parks JH, Moore ES. 1979. Familial idiopathic hypercalciuria. *N Engl J Med* 300: 337–340.

19. Reed BY, Heller HJ, Gitomer WL, Pak CY. 1999. Mapping a gene defect in absorptive hypercalciuria to chromosome 1q23.3-q24. *J Clin Endocrinol Metab* 84: 3907–3913.

20. Scott P, Ouimet D, Valiquette L, Guay G, Proulx Y, Trouve ML, Gagnon B, Bonnardeaux A. 1999. Suggestive evidence for a susceptibility gene near the vitamin D receptor locus in idiopathic calcium stone formation. *J Am Soc Nephrol* 10: 1007–1013.

21. Wolf MT, Zalewski I, Martin FC, Ruf R, Muller D, Hennies HC, Schwarz S, Panther F, Attanasio M, Acosta HG, Imm A, Lucke B, Utsch B, Otto E, Nurnberg P, Nieto VG, Hildebrandt F. 2005. Mapping a new suggestive gene locus for autosomal dominant nephrolithiasis to chromosome 9q33.2-q34.2 by total genome search for linkage. *Nephrol Dial Transplant* 20: 909–914.

22. Pollak MR, Brown EM, Chou YH, Hebert SC, Marx SJ, Steinmann B, Levi T, Seidman CE, Seidman JG. 1993. Mutations in the human Ca(2+)-sensing receptor gene cause familial hypocalciuric hypercalcemia and neonatal severe hyperparathyroidism. *Cell* 75: 1297–1303.

23. Thakker RV. 2004. Diseases associated with the extracellular calcium-sensing receptor. *Cell Calcium* 35: 275–282.

24. Pearce SH, Williamson C, Kifor O, Bai M, Coulthard MG, Davies M, Lewis-Barned N, McCredie D, Powell H, Kendall-Taylor P, Brown EM, Thakker RV. 1996. A familial syndrome of hypocalcemia with hypercalciuria due to mutations in the calcium-sensing receptor. *N Engl J Med* 335: 1115–1122.

25. Watanabe S, Fukumoto S, Chang H, Takeuchi Y, Hasegawa Y, Okazaki R, Chikatsu N, Fujita T. 2002. Association between activating mutations of calcium-sensing receptor and Bartter's syndrome. *Lancet* 360: 692–694.

26. Vargas-Poussou R, Huang C, Hulin P, Houillier P, Jeunemaitre X, Paillard M, Planelles G, Dechaux M, Miller RT, Antignac C. 2002. Functional characterization of a calcium-sensing receptor mutation in severe autosomal dominant hypocalcemia with a Bartter-like syndrome. *J Am Soc Nephrol* 13: 2259–2266.

27. Besbas N, Ozaltin F, Jeck N, Seyberth H, Ludwig M. 2005. CLCN5 mutation (R347X) associated with hypokalaemic metabolic alkalosis in a Turkish child: An unusual presentation of Dent's disease. *Nephrol Dial Transplant* 20: 1476–1479.

28. Pollak MR, Brown EM, Estep HL, McLaine PN, Kifor O, Park J, Hebert SC, Seidman CE, Seidman JG. 1994. Autosomal dominant hypocalcaemia caused by a Ca(2+)-sensing receptor gene mutation. *Nat Genet* 8: 303–307.

29. Wrong OM, Norden AG, Feest TG. 1994. Dent's disease; a familial proximal renal tubular syndrome with low-molecular-weight proteinuria, hypercalciuria, nephrocalcinosis, metabolic bone disease, progressive renal failure and a marked male predominance. *QJM* 87: 473–493.

30. Lloyd SE, Pearce SH, Fisher SE, Steinmeyer K, Schwappach B, Scheinman SJ, Harding B, Bolino A, Devoto M, Goodyer P, Rigden SP, Wrong O, Jentsch TJ, Craig IW, Thakker RV. 1996. A common molecular basis for three inherited kidney stone diseases. *Nature* 379: 445–449.

31. Jentsch TJ, Neagoe I, Scheel O. 2005. CLC chloride channels and transporters. *Curr Opin Neurobiol* 15: 319–325.

32. Gunther W, Luchow A, Cluzeaud F, Vandewalle A, Jentsch TJ. 1998. ClC-5, the chloride channel mutated in Dent's disease, colocalizes with the proton pump in endocytotically active kidney cells. *Proc Natl Acad Sci U S A* 95: 8075–8080.

33. Devuyst O, Christie PT, Courtoy PJ, Beauwens R, Thakker RV. 1999. Intra-renal and subcellular distribution of the human chloride channel, CLC-5, reveals a pathophysiological basis for Dent's disease. *Hum Mol Genet* 8: 247–257.

34. Piwon N, Gunther W, Schwake M, Bosl MR, Jentsch TJ. 2000. ClC-5 Cl- -channel disruption impairs endocytosis in a mouse model for Dent's disease. *Nature* 408: 369–373.

35. Reed AAC, Loh NY, Lippiat JD, Partridge CJ, Galvanovskis J, Williams SE, Terryn S, Jouret F, Wu FTF, Courtoy PJ, Nesbit MA, Devuyst O, Rorsman P, Ashcroft FM, Thakker RV. 2010. Renal albumin endocytosis involves a CLC-5 and KIF3B interaction that facilitates vesicle and microtubular trafficking. *Am J Physiol Renal Physiol* 298: F365–F380.

36. Smith AJ, Reed AA, Loh NY, Thakker RV, Lippiat JD. 2009. Characterization of Dent's disease mutations of CLC-5 reveals a correlation between functional and cell biological consequences and protein structure. *Am J Physiol Renal Physiol* 296: F390–397.

37. Gunther W, Piwon N, Jentsch TJ. 2003. The ClC-5 chloride channel knock-out mouse—an animal model for Dent's disease. *Pflugers Arch* 445: 456–462.

38. Hoopes RR Jr, Shrimpton AE, Knohl SJ, Hueber P, Hoppe B, Matyus J, Simckes A, Tasic V, Toenshoff B, Suchy SF, Nussbaum RL, Scheinman SJ. 2005. Dent disease with mutations in OCRL1. *Am J Hum Genet* 76: 260–267.

39. Shrimpton AE, Hoopes RR Jr, Knohl SJ, Hueber P, Reed AA, Christie PT, Igarashi T, Lee P, Lehman A, White C, Milford DV, Sanchez MR, Unwin R, Wrong OM, Thakker RV, Scheinman SJ. 2009. OCRL1 mutations in Dent 2 patients suggest a mechanism for phenotypic variability. *Nephron Physiology* 112: 27–36.

40. Lowe M. 2005. Structure and function of the Lowe syndrome protein OCRL1. *Traffic* 6: 711–719.

41. Sliman GA, Winters WD, Shaw DW, Avner ED. 1995. Hypercalciuria and nephrocalcinosis in the oculocerebrorenal syndrome. *J Urol* 153: 1244–1246.

42. Leahey AM, Charnas LR, Nussbaum RL. 1993. Nonsense mutations in the OCRL-1 gene in patients with the oculocerebrorenal syndrome of Lowe. *Hum Mol Genet* 2: 461–463.

43. Ungewickell AJ, Majerus PW. 1999. Increased levels of plasma lysosomal enzymes in patients with Lowe syndrome. *Proc Natl Acad Sci U S A* 96: 13342–13344.

44. Prie D, Huart V, Bakouh N, Planelles G, Dellis O, Gerard B, Hulin P, Benque-Blanchet F, Silve C, Grandchamp B, Friedlander G. 2002. Nephrolithiasis and osteoporosis associated with hypophosphatemia caused by mutations in the type 2a sodium-phosphate cotransporter. *N Engl J Med* 347: 983–991.

45. Virkki LV, Forster IC, Hernando N, Biber J, Murer H. 2003. Functional characterization of two naturally occurring mutations in the human sodium-phosphate cotransporter type IIa. *J Bone Miner Res* 18: 2135–2141.

46. Beck L, Karaplis AC, Amizuka N, Hewson AS, Ozawa H, Tenenhouse HS. 1998. Targeted inactivation of Npt2 in mice leads to severe renal phosphate wasting, hypercalciuria, and skeletal abnormalities. *Proc Natl Acad Sci U S A* 95: 5372–5377.

47. Tieder M, Modai D, Samuel R, Arie R, Halabe A, Bab I, Gabizon D, Liberman UA. 1985. Hereditary hypophosphatemic rickets with hypercalciuria. *N Engl J Med* 312: 611–617.

48. Jones A, Tzenova J, Frappier D, Crumley M, Roslin N, Kos C, Tieder M, Langman C, Proesmans W, Carpenter T, Rice A, Anderson D, Morgan K, Fujiwara T, Tenenhouse H. 2001. Hereditary hypophosphatemic rickets with hypercalciuria is not caused by mutations in the Na/Pi cotransporter NPT2 gene. *J Am Soc Nephrol* 12: 507–514.

49. Bergwitz C, Roslin NM, Tieder M, Loredo-Osti JC, Bastepe M, Abu-Zahra H, Frappier D, Burkett K, Carpenter TO, Anderson D, Garabedian M, Sermet I, Fujiwara TM, Morgan K, Tenenhouse HS, Juppner H. 2006. SLC34A3 mutations in patients with hereditary hypophosphatemic rickets with hypercalciuria predict a key role for the sodium-phosphate cotransporter NaPi-IIc in maintaining phosphate homeostasis. *Am J Hum Genet* 78: 179–192.

50. Lorenz-Depiereux B, Benet-Pages A, Eckstein G, Tenenbaum-Rakover Y, Wagenstaller J, Tiosano D, Gershoni-Baruch R, Albers N, Lichtner P, Schnabel D, Hochberg Z, Strom TM. 2006. Hereditary hypophosphatemic rickets with hypercalciuria is caused by mutations in the sodium-phosphate cotransporter gene SLC34A3. *Am J Hum Genet* 78: 193–201.

51. Paunier L, Radde IC, Kooh SW, Conen PE, Fraser D. 1968. Primary hypomagnesemia with secondary hypocalcemia in an infant. *Pediatrics* 41: 385–402.

52. Simon DB, Lu Y, Choate KA, Velazquez H, Al-Sabban E, Praga M, Casari G, Bettinelli A, Colussi G, Rodriguez-Soriano J, McCredie D, Milford D, Sanjad S, Lifton RP. 1999. Paracellin-1, a renal tight junction protein required for paracellular Mg$^{2+}$ resorption. *Science* 285: 103–106.

53. Konrad M, Schaller A, Seelow D, Pandey AV, Waldegger S, Lesslauer A, Vitzthum H, Suzuki Y, Luk JM, Becker C, Schlingmann KP, Schmid M, Rodriguez-Soriano J, Ariceta G, Cano F, Enriquez R, Juppner H, Bakkaloglu SA, Hediger MA, Gallati S, Neuhauss SC, Nurnberg P, Weber S. 2006. Mutations in the tight-junction gene claudin 19 (CLDN19) are associated with renal magnesium wasting, renal failure, and severe ocular involvement. *Am J Hum Genet* 79: 949–957.

54. Colegio OR, Van Itallie CM, McCrea HJ, Rahner C, Anderson JM. 2002. Claudins create charge-selective channels in the paracellular pathway between epithelial cells. *Am J Physiol Cell Physiol* 283: C142–147.

55. Konrad M, Schlingmann KP, Gudermann T. 2004. Insights into the molecular nature of magnesium homeostasis. *Am J Physiol Renal Physiol* 286: F599–605.

56. Muller D, Kausalya PJ, Claverie-Martin F, Meij IC, Eggert P, Garcia-Nieto V, Hunziker W. 2003. A novel claudin 16 mutation associated with childhood hypercalciuria abolishes binding to ZO-1 and results in lysosomal mistargeting. *Am J Hum Genet* 73: 1293–1301.

57. Wagner S, Vogel R, Lietzke R, Koob R, Drenckhahn D. 1987. Immunochemical characterization of a band 3-like anion exchanger in collecting duct of human kidney. *Am J Physiol* 253: F213–221.

58. Bruce LJ, Cope DL, Jones GK, Schofield AE, Burley M, Povey S, Unwin RJ, Wrong O, Tanner MJ. 1997. Familial distal renal tubular acidosis is associated with mutations in the red cell anion exchanger (Band 3, AE1) gene. *J Clin Invest* 100: 1693–1707.

59. Bruce LJ, Wrong O, Toye AM, Young MT, Ogle G, Ismail Z, Sinha AK, McMaster P, Hwaihwanje I, Nash GB, Hart S, Lavu E, Palmer R, Othman A, Unwin RJ, Tanner MJ. 2000. Band 3 mutations, renal tubular acidosis and South-East Asian ovalocytosis in Malaysia and Papua New Guinea: Loss of up to 95% band 3 transport in red cells. *Biochem J* 350 Pt 1: 41–51.

60. Karet FE, Finberg KE, Nelson RD, Nayir A, Mocan H, Sanjad SA, Rodriguez-Soriano J, Santos F, Cremers CW, DiPietro A, Hoffbrand BI, Winiarski J, Bakkaloglu A, Ozen S, Dusunsel R, Goodyer P, Hulton SA, Wu DK, Skvorak AB, Morton CC, Cunningham MJ, Jha V, Lifton RP. 1999. Mutations in the gene encoding B1 subunit of H+ATPase cause renal tubular acidosis with sensorineural deafness. *Nat Genet* 21: 84–90.

## 扩展阅读

1. OMIM – http://www.ncbi.nlm.nih.gov/sites/entrez?db=omim
Use OMIM numbers in Table 107.1 to search for details of mutations.

2. EMSEMBL – http://www/emsembl.org/index.html
Use gene symbols in Table 107.1 to obtain DNA sequences, exon–intron structure, evolutionary conservation, and chromosomal locations.

3. PUBMED – http://www.ncbi.n/m.nih.gov/sites/entrez
Use disease names and gene symbols in Table 107.1 to obtain published articles.

# 第 10 篇

# 口腔颌面的生物学及病理学特点

本篇主编　Laurie K. McCauley

# 第 108 章
# 颅面骨的形成

Maiko Matsui • John Klingensmith

（匡　威　译　段建民　审校）

## 引言

在哺乳类动物中，颅面骨的发育过程最为复杂。颅面部微小的变异可使人类具有清晰可辨的面部特征。这些正常范围内的差异可使个体出现截然不同的特征。然而，基因表达或者环境因素的变异都会导致颅面部外观和功能上的异常。颅面畸形是人类常见的先天性缺陷，可以单独发生，也可以是畸形综合征中的一部分。胚胎发育的异常会引发这两种颅面畸形。本章我们将就颅面部形态的发生及常见的异常发育的原理做一概述，重点介绍颅面骨。

## 颅面骨的发生

哺乳类动物中的颅面骨由超过 20 块的小骨和软骨组成。它们在发育过程中准确地形成人类的功能性结构——面及头部。大部分面骨以及面颅，起源于脑神经嵴细胞（NCC）。因为这些多能干细胞具有形成组织的多样性，往往被统称作"第四胚层"。在早期的颅面部发育中，来自中脑和菱脑原节的背侧中线外胚层的脑神经嵴细胞进行着上皮 - 间充质转化、分层迁移，然后向前外侧迁移至外胚层与内胚层之间 [ 图 108.1（A）]。当前脑的脑神经嵴细胞形成额鼻突和头颅穹窿时，来自于各自菱脑原节处的

脑神经嵴细胞沿着特定的通路进入不同的鳃弓，从头至尾依次为第 1~6 鳃弓。来自于第 1、第 2 菱脑原节处的神经嵴细胞迁移进入第 1 鳃弓和额鼻突；第 1 鳃弓在发育中形成砧骨、锤骨、下颌骨及上颌骨。额鼻突形成面上半部组织，包括前额、鼻、眼和人中（位于鼻和上唇之间的纵向沟）；来自第 3 和第 4 菱脑原节的神经嵴细胞进入第 2 腮弓，第 2 鳃弓在发育中形成中耳的镫骨、颞骨茎突和部分舌骨 [ 图 108.1（A）]。

其余部分围绕并支持着大脑及颅内感觉器官的颅面骨被叫做脑颅 [ 图 108.1（B）]。它包括了头颅顶部和底部。虽然腹侧颅面骨和前颅底的发育来自于脑神经嵴细胞，但大部分骨位于头颅后部，包括顶骨、枕骨和颅底后部，都来自于神经嵴细胞和轴旁中胚层 [1-2]。颅顶的发育是通过膜内成骨，而颅底的发育则是通过软骨化骨 [3]。

## 腭的发育

腭的发生是一个动态的过程，每一阶段都对正常腭的形成起重要的作用。腭的发育主要来自于两部分：前腭突（原发腭）和侧腭突（继发腭）。它们大部分都起源于第一鳃弓的神经嵴细胞。原发腭由颌间的中鼻突和上颌突间相互融合而成，最终形成

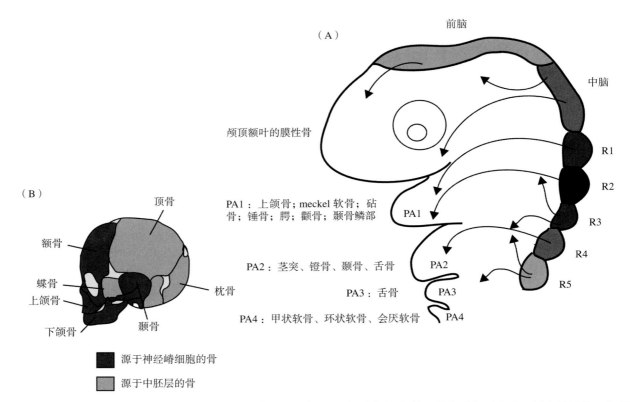

**图 108.1**　脑神经嵴细胞的迁移方向和来源于神经嵴细胞的软骨和骨。图（A）神经嵴细胞经过上皮 - 间充质转化，自菱脑原节向相应咽弓迁移，第 3 和第 5 菱脑原节上的神经嵴细胞相互融合聚集，每个咽弓发育成的骨及软骨如图（A）。图（B）面骨和额骨都来自于神经嵴细胞，后颅底和颅顶骨来自于中胚层

硬腭的前段大部分 [ 图 108.2（A）和图 108.2（B）]。在人胚胎的第 5 周和小鼠胚胎期的 11.5 ~ 12.5 天中，侧腭突由位于舌体两侧的上颌突向下生长而成 [ 图 108.2（B）和 108.3（A）]。上皮细胞与间充质细胞之间的转化影响着脑神经嵴细胞的生存和增殖，这种转化在腭突的形成过程中起着重要的作用 [4]。

在人胚胎第 8 周和小鼠胚胎的第 14.5 天中，向下生长的侧腭突发生水平向的转动并向中线生长融合。同时，舌体位置下降为侧腭突的抬高释放了空间。前腭突与侧腭突融合形成完整的腭，使口腔与鼻腔分开。腭突的融合包含了腭突中嵴上皮细胞（MEE）的退化、凋亡、上皮细胞的迁移和上皮 - 间充质的转化 [5]。

侧腭突的前 2/3 发育成硬腭骨组织，其余部分发育成软腭。出生后，为抵抗腭部的机械应力并保持腭功能完整性，腭部可能会受到随之出现的成骨反应的影响。例如兔子在生长发育期间，若增加咀嚼负荷，会使得继发腭的骨密度增高 [6]。

除环境危险因素之外，实验也证明了一些基因和信号传导通路对腭发育的重要的作用 [ 图 108.3（B）]。

其中一个关键的传导途径就是骨形成蛋白（BMP）信号通路。在胚胎发育早期，BMP 影响着细胞的迁移、分化、增殖、凋亡和凝聚。胚胎后期，BMP 信号分子可以促进全身骨和软骨的形成。例如 BMP 信号分子对早期腭间充质干细胞的凝聚有重要的作用 [7]，若改变神经嵴细胞或口腔上皮内的 BMP 信号分子的表达则会引起腭裂 [8-9]。

腭间充质细胞中的 BMP2 和 BMP7 分子表达受到 Msx1 同源基因分子的调控，该基因分子在胚胎发育的整个过程中对上皮 - 间充质转化有着重要的作用。缺乏 Msx1 基因的小鼠颅面骨上可出现多种畸形，包括后天性腭裂、畸形牙和下颌骨发育异常 [10]。Msx1 的表达需要依赖位于腭突融合部位的腭中缝细胞 Shh 分子表达 [11]，在有 Msx1 基因突变的小鼠中转入 BMP4 信号分子，可以弥补 Shh、BMP2 和 CP 基因表达缺陷，并且未出现腭裂，提示 BMP 家族和 Shh 信号传导路径在腭突发育中的作用 [11]。

在腭的发育中，Hedgehog 分子信号与纤维母细胞生长因子信号相互作用。纤维母细胞生长因子 10（Fgf10）来源于间叶组织，而它的受体部纤维细胞

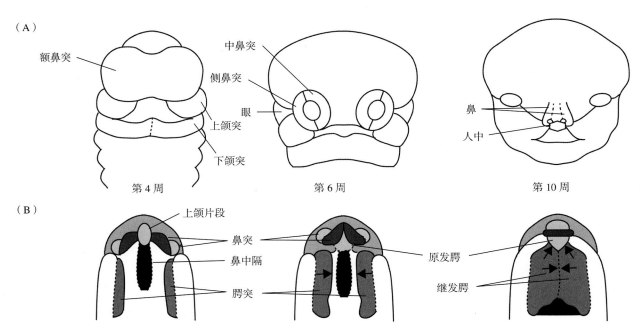

**图 108.2**　面部和腭部发育图。图（A）胚胎第 4 周，出现额鼻突、上颌突和下颌突；胚胎第 6 周，额鼻突发育成鼻突。图（B）腭部发育的前侧面观。胚胎第 5 周，舌体两侧的上颌突向下生长发育成腭突；胚胎第 7 周，腭突抬高并向中线靠拢；胚胎第 10 周，原发腭和继发腭相互融合在一起形成完整的腭部

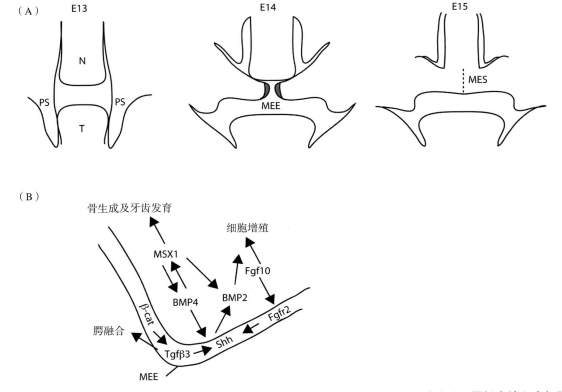

**图 108.3**　腭的形成（冠状面）和腭形成的基因网。图（A）腭突（PS）、鼻中隔（N）、舌（T）、腭板中嵴上皮细胞（MEE）、内侧边缘裂隙（MES）。图（B）：腭突形成的复杂基因网。腭部形成中，在上皮 - 间充质转化中出现的信号分子

生长因子 2b（Fgf2b）则来源于上皮组织。在上皮组织中，Shh 分子的表达需要依靠 Fgf10 的表达，若其中有一方面表达异常，会因缺乏足够的神经嵴细胞生存和增殖而引起腭裂[4]。

现今研究显示，细胞凋亡是腭融合的主要细胞机制[12-14]，转移生长因子 β-3（Tgf β3）能促进 MEE 的程序性凋亡而形成正中上皮带（MES）[图 108.3（A）]。在 MEE 中，Tgf β3 的表达受 Wnt/β 蛋白信号分子调节[15]，表 108.1 显示在腭发生中部分重要基因的表达。

| 表 108.1    腭形成中表达的关键基因 | | |
|---|---|---|
| 阶段 | 间充质 | 上皮 |
| 胚胎 12 ～ 13 周：腭突伸长 | *Fgf10*、*Fgf7*、*Msx1* | *Fgfr2b*、*Shh* |
| 胚胎 13 ～ 14 周：腭突抬高 | *Fgf10*、*Fgfr1b*、*Fgf2b*、*Msx1*、*TGFβ1*、*TGFβ2* | *Fgfr1*、*Fgfr2b*、*Shh*、*Wnt11* |
| 胚胎 14 ～ 15 周：腭突融合 | *Bmp2*、*Bmp3*、*Bmp4*、*Fgf10*、*Msx1* | *Bmp3*、*Fgfr2*、*Shh*、*TGFβ3* |

## 颌面裂

颌面裂是常见的先天发育畸形，它是由于双侧的面部结构未联合而形成的面部畸形。主要包括三大类，单纯性唇裂（CL）、单纯性腭裂（CP）及唇腭裂（CL/P）。近一半的唇裂患者都伴有腭裂的发生，考虑为前颌骨的未完全融合所致。单纯性腭裂在病因学上是区别于唇腭裂的，腭裂来源于腭突的未完全联合，其机制包括腭突发育生长障碍、腭抬高异常以及腭突接触障碍。

腭裂又可分为硬腭裂、软腭裂、完全性腭裂和双侧腭裂（图 108.4）。腭裂患者常见的临床表现包括发音和进食障碍、经常性耳炎、牙齿（牙合）问题和心理疾病[16]。大约有 70% 的患者出现腭裂是不伴有身体其他异常表现，而余下的往往以综合征的形式表现出来，目前知道约有 400 种综合征都可以表现出腭裂[17]。最新的研究表明，基因异常引起的综合征型 - 唇腭裂与非综合征型 - 唇腭裂存在部分相同的病因，研究这些基因及相关的分子传导通路有助于我们更进一步了解人颌面裂的发病机制。

除遗传因素，许多导致的颌面裂的非遗传的危

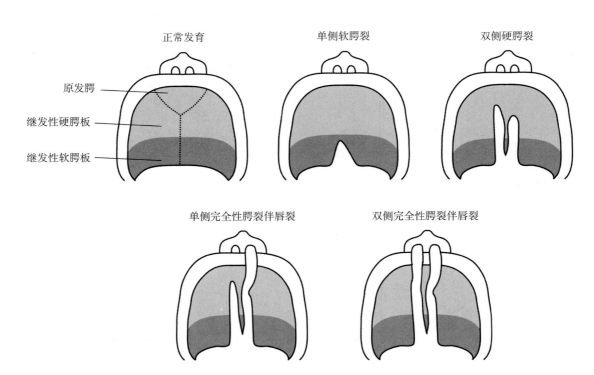

图 108.4    正常腭部形态发育和腭裂类型。腭的发育来自于原发腭和继发腭，继发腭又可分为继发性软腭和继发性硬腭。腭裂的类型不同累及的严重程度不一样，有的仅累及软腭，而有的累及原发腭和继发腭，并同时伴有唇裂的形成

险因素也得到了证实。如女性在妊娠前吸烟，罹患唇腭裂及双侧腭裂的发生率会增加两倍[18]。在妊娠期间吸烟会影响某些易感基因位点而增加胎儿颌面裂的概率[19]。此外，美国食品和药物管理局（FDA）最近发表声明称某些抗癫痫药物也会增加罹患唇腭裂和腭裂的风险。

## 下颌骨的发育

下颌骨有特殊的发育过程，双侧对称的第一鳃弓充满着间叶来源的神经嵴细胞和中胚层细胞，并被内胚层和外胚层上皮细胞所包绕。各层细胞不断生长并在中线处相互融合[20]。在下颌融合的过程中暂时性地出现条形 Meckel 软骨（MC）作为支架辅助形成下颌骨。MC 软骨周边的神经嵴细胞首先形成膜鞘，接着发生膜鞘内成骨，形成最初的下颌骨。MC 软骨远中部分发生软骨化骨，成为支持前牙区的下颌骨，而近中部分发育成内耳的听小骨，中间部分则在出生后消失[21]。最后，MC 软骨会被浸润的巨噬细胞和软骨细胞经前馈调节分泌的白介素 -1 所降解[22]。

下颌骨形态发生需要第一鳃弓的上皮细胞与间充质细胞之间的信号分子相互作用。除此之外，来自于咽内胚层的信号分子对下颌骨的生长发育也起到重要作用。间充质细胞生长、Meckel 软骨外生性生长和下颌骨骨形成都受到 BMP 特定阶段区域位点和 FGF 信号分子通路的调节[23-25]。例如，异常 BMP4 信号分子作用于下颌骨外植体会促使下颌骨细胞凋亡并抑制 FGF8 分子的转录，FGF8 信号分子被看作第一鳃弓间充质细胞信号分子的起源。缺乏抗 BMP 腱蛋白和头蛋白的小鼠胚胎因咽外胚层的 FGF8 信号分子减少和细胞凋亡的增加，会出现下颌骨外生长发育缺陷[26]。在软骨和骨凝缩形成之前，FGF3 受体因子受到影响会引起下颌突、Meckel 软骨的发育障碍，并导致下颌骨部分缺损[25]。

## 小颌畸形

小颌畸形是另一种常见的以下颌骨形成不全为特征的颅面畸形。通常认为在人胚胎第 4 周时，若缺乏足够的神经嵴细胞或细胞在迁移过程中的出现异常而导致进入第一鳃弓内的神经嵴细胞数量不足，会引起小颌畸形。受遗传和环境因素的影响而出现

信号分子传导通路调节障碍将导致脑神经嵴细胞缺陷。患者可出现许多不同的畸形，从颌骨大致正常至缺乏完整下颌骨的无牙颌畸形。多个综合征中可以出现小颌畸形，单纯的小颌畸形也可引起一系列结构缺损。发育不全的下颌骨将舌体向后推移，后移的舌体妨碍了腭突的抬高导致腭裂或唇腭裂的发生，即 Pierre Robin 序列征[27]。患有小颌畸形的儿童往往伴有进食障碍及睡眠呼吸暂停症，对于小颌畸形严重的患者，应采取手术治疗将下颌骨前伸[28]。尽管部分学者一直认为在某些下颌形成不全的患者中，随着儿童的不断成长，面部的外形会逐渐变为正常，但是最新的研究发现，发育不全的下颌骨通常仍保持着小下颌畸形[29-30]。

## 脑颅的发育

脑颅包括两部分，即颅顶和颅底。颅顶骨包括多块单独的膜性骨：额骨、顶骨及部分枕骨。额骨来源于脑神经嵴细胞，而其他的大部分骨则起源于中胚层细胞[1-2]。各骨缝间充满着结缔组织，在多个骨的交接处形成了囟门 [ 图 108.5（A）]。在颅骨的发育中，这些骨缝是主要的骨化中心。两个膜性骨之间的颅骨缝中，骨形成细胞不断骨化增殖。颅脑和硬脑膜下的信号分子通路影响着颅缝生长发育。硬脑膜释放并吸收细胞因子、介导生化信号传导，帮助颅骨缝内间充质细胞生长。颅骨缝下方的硬脑膜会表达 FGF 信号分子，FGF 信号分子对颅骨缝的生物行为十分重要[31-32]。刚出生的婴儿因颅骨缝尚未愈合，有一定的组织可让性，有利于胎儿顺利地通过产道。出生至 12 ~ 18 个月，这尚未愈合闭合的颅骨缝对颅脑的生长发育起着重要的作用[33]。

颅底骨包括颅中线的结构，有筛骨、蝶骨、枕骨底部以及部分颞骨。这些骨围绕支持着大脑。颅底前部的大部分骨起源于脑神经嵴细胞，而后部骨则起源于轴旁中胚层[34]。颅底骨的发育、骨化以及骨成熟并非是同步发生的。它有一个很显著的特征是它的骨形成方式是软骨化骨，这一点不同于其他颅面骨。颅底骨从后端至前端不断发育，起源于多个成对的原始软骨细胞。这些细胞不断地生长、增殖并相互融合，在各软骨间形成了颅底骨缝，最终形成了一个有孔的骨板。由神经嵴细胞发育形成软骨时需要 Sox9 分子的表达。在缺乏 Sox9 分子的小鼠的实验研究中发现来源于神经嵴细胞的蝶骨未见

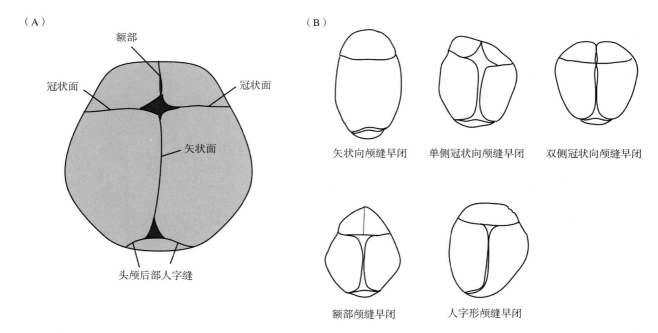

（A）

额部

冠状面 冠状面

矢状面

头颅后部人字缝

（B）

矢状向颅缝早闭　单侧冠状向颅缝早闭　双侧冠状向颅缝早闭

额部颅缝早闭　人字形颅缝早闭

图 108.5　颅缝及颅缝早闭的头型。图（A）主要颅缝的位置。图（B）：颅缝早闭的临床表现特征：失状向的颅缝早闭的会形成长而窄的头型；一侧冠向的颅缝早闭会在该侧形成扁平头型；双侧冠向的颅缝早闭会形成扁平头型；额部的颅缝早闭会形成眼睛间距过短和尖头形；人字形的颅缝早闭会引起头后部呈扁平状

形成，而来源于中胚层的枕骨正常发育[35]。颅底骨的发育同样对面部的生长有着重要的作用，颅底的大小和外形影响下颌骨的位置，并引起继发颅面畸形，如腭裂[36-39]。

## 颅缝早闭和颅底畸形

　　颅缝早闭是指颅骨缝的过早融合，大约每 2500 例新生儿中有 1 例出现颅缝早闭[40]（表 108.2），颅缝早闭的形成及形状改变主要取决于受到影响而发生过早融合的颅骨缝 [图 108.5（B）]。不同类型的颅缝早闭有不同的原因。原发的颅缝早闭是由于颅顶骨不成熟的骨化及一条或多条颅骨缝结合引起。因此出现了颅顶外形的异常和（或）囟门的过早闭合。相比之下，在人类胚胎发育的第 1 个月，因头部神经管闭合障碍而致大脑发育不足会引起继发的颅缝早闭。在人类中，有超过 180 种类型的综合征都出现了颅缝早闭症，其中包括阿佩尔综合征、颅面骨发育不全综合征等[41]（表 108.2）。FGF 突变，参与 FGF 信号的相关基因成骨转录因子 Runx2 已被证实是颅缝早闭类综合征的病变分子[42]。

　　颅底部位畸形的发生率低于颅面骨的其他部位，起于脑神经细胞的前颅底相对于来自中胚层的后

表 108.2　颅缝早闭的临床表现和涉及的基因类型

| 基因类型 | 临床表现 |
| --- | --- |
| *Fgfr1* | Jackson-Weiss 综合征、Kallmann 综合征 2、Pfeiffer 综合征 |
| *Fgfr2* | Apert 综合征、Crouzon 综合征、Jackson-Weiss 综合征、LADD 综合征、Seathre-Chotzen 综合征 |
| *Fgfr3* | Crouzon 综合征、LADD 综合征、Muenke 综合征 |
| *Twist1* | Saethre-Chotzen 综合征 |
| *Fbn1* | Marfan 综合征、MASS 综合征 |
| *Tgfbr1* 和 *Tgfbr2* | Loeys-Dietz 综合征 |

颅底更易发生畸形[36]，颅底的畸形会影响颌骨位置的改变，其中一项研究就表明，面中份后缩与前颅底的形态变化有着密切的联系[43]。在一部分综合征的临床表现中，颅底畸形可以引起颅缝早闭[36]，但目前的研究还无法证实颅底畸形是否为颅缝早闭的真正原因。颅底畸形往往发生于颅底骨缝及软骨结合处，软骨结合和早期颅底骨融合的位置和时间会影响儿童颅面的对称性。在许多综合征的表现中，

如阿佩尔综合征、颅面骨发育不全综合征都发现颅底骨缝的过早闭合及软骨结合异常的表现[44]。然而正如 Goodrich 所说，颅顶骨、面骨和颅底骨中每一块骨的发育都会影响着头颅中其他骨骼的发育。所以，保证基因表达、组织生长及生物行为的合理性对颅面骨的发育有重要的作用。

## 结论

在新生儿的先天性畸形中，颅面畸形如颌面裂、小颌畸形和颅缝早闭的发生率仅次于先天性心脏病，颅面畸形发生的严重程度也不尽相同。这种畸形的发生可以以综合征的形式表现出来，也可以单独发生。在一部分畸形的患者中，致畸化学物质是引起颅面畸形的主要原因，此类的颅面畸形可能会致命，但更多的是影响患者的日常生活。因为其干扰了患者正常的呼吸和进食。遗憾的是，该部分患者往往对颅面畸形抱着一种消极的态度。现今大部分先天性颅面畸形的病因正被人们慢慢所了解，这对弄清颅面骨的正常和异常的发育、潜在的分子及细胞机制有重要的作用，有助于提高未来我们对颅面畸形的治疗和预防水平。

## 参考文献

1. Jeong J, Mao J, Tenzen T, Kottmann AH, McMahon AP. 2004. Hedgehog signaling in the neural crest cells regulates the patterning and growth of facial primordia. *Genes Dev* 18: 937–951.
2. McBratney-Owen B, Iseki S, Bamforth SD, Olsen BR, Morriss-Kay GM. 2008. Development and tissue origins of the mammalian cranial base. *Dev Biol* 322: 121–132.
3. Sahar DE, Longaker MT, Quarto N. 2005. Sox9 neural crest determinant gene controls patterning and closure of the posterior frontal cranial suture. *Dev Biol* 280: 344–361.
4. Rice R, Spencer-Dene B, Connor EC, Gritli-Linde A, McMahon AP, Dickson C, Thesleff I, Rice DP. 2004. Disruption of Fgf10/Fgfr2b-coordinated epithelial-mesenchymal interactions causes cleft palate. *J Clin Invest* 113: 1692–1700.
5. Jin JZ, Ding J. 2006. Analysis of cell migration, transdifferentiation and apoptosis during mouse secondary palate fusion. *Development* 133: 3341–3347.
6. Menegaz RA, Sublett SV, Figueroa SD, Hoffman TJ, Ravosa MJ. 2009. Phenotypic plasticity and function of the hard palate in growing rabbits. *Anat Rec (Hoboken)* 292: 277–284.
7. Baek JA, Lan Y, Liu H, Maltby KM, Mishina Y, Jiang RL. 2011. Bmpr1a signaling plays critical roles in palatal shelf growth and palatal bone formation. *Dev Biol* 350: 520–531.
8. He F, Xiong W, Wang Y, Matsui M, Yu X, Chai Y, Klingensmith J, Chen Y. 2010. Modulation of BMP signaling by Noggin is required for the maintenance of palatal epithelial integrity during palatogenesis. *Dev Biol* 347: 109–121.
9. Li L, Lin MK, Wang Y, Cserjesi P, Chen Z, Chen YP. 2011. Bmpr1a is required in mesenchymal tissue and has limited redundant function with Bmpr1b in tooth and palate development. *Dev Biol* 349: 451–461.
10. Satokata I, Maas R. 1994. Msx1 deficient mice exhibit cleft-palate and abnormalities of craniofacial and tooth development. *Nature Genet* 6: 348–356.
11. Zhang Z, Song Y, Zhao X, Zhang X, Fermin C, Chen Y. 2002. Rescue of cleft palate in Msx1-deficient mice by transgenic Bmp4 reveals a network of BMP and Shh signaling in the regulation of mammalian palatogenesis. *Development* 129: 4135–4146.
12. Kaartinen V, Voncken JW, Shuler C, Warburton D, Bu D, Heisterkamp N, Groffen J. 1995. Abnormal lung development and cleft palate in mice lacking TGF-beta 3 indicates defects of epithelial-mesenchymal interaction. *Nat Genet* 11: 415–421.
13. Proetzel G, Pawlowski SA, Wiles MV, Yin MY, Boivin GP, Howles PN, Ding JX, Ferguson MWJ, Doetschman T. 1995. Transforming growth factor-beta-3 is required for secondary palate fusion. *Nat Genet* 11: 409–414.
14. Taya Y, O'Kane S, Ferguson MWJ. 1999. Pathogenesis of cleft palate in TGF-beta 3 knockout mice. *Development* 126: 3869–3879.
15. He F, Xiong W, Wang Y, Li L, Liu C, Yamagami T, Taketo MM, Zhou C, Chen Y. 2011. Epithelial Wnt/beta-catenin signaling regulates palatal shelf fusion through regulation of Tgfbeta3 expression. *Dev Biol* 350: 511–519.
16. Stanier P, Moore GE. 2004. Genetics of cleft lip and palate: Syndromic genes contribute to the incidence of non-syndromic clefts. *Hum Mol Genet* 13: R73–R81.
17. Zucchero TM, Cooper ME, Maher BS, Daack-Hirsch S, Nepomuceno B, Ribeiro L, Caprau D, Christensen K, Suzuki Y, Machida J, Natsume N, Yoshiura KI, Vieira AR, Orioli IM, Castilla EE, Moreno L, Arcos-Burgos M, Lidral AC, Field LL, Liu YE, Ray A, Goldstein TH, Schultz RE, Shi M, Johnson MK, Kondo S, Schutte BC, Marazita ML, Murray JC. 2004. Interferon regulatory factor 6 (IRF6) gene variants and the risk of isolated cleft lip or palate. *N Engl J Med* 351: 769–780.
18. Honein MA, Rasmussen SA, Reefhuis J, Romitti PA, Lammer EJ, Sun LX, Correa A. 2007. Maternal smoking and environmental tobacco smoke exposure and the risk of orofacial clefts. *Epidemiology* 18: 226–233.
19. Lammer EJ, Shaw GM, Iovannisci DM, Van Waes J, Finnell RH. 2004. Maternal smoking and the risk of orofacial clefts: Susceptibility with NAT1 and NAT2 polymorphisms. *Epidemiology* 15: 150–156.
20. Chai Y, Jiang XB, Ito Y, Bringas P, Han J, Rowitch DH, Soriano P, McMahon AP, Sucov HM. 2000. Fate of the mammalian cranial neural crest during tooth and mandibular morphogenesis. *Development* 127: 1671–1679.
21. Frommer J, Margolie, MR. 1971. Contribution of Meckel's cartilage to ossification of mandible in mice. *J Dent Res* 50: 1260–1267.

22. Tsuzurahara F, Soeta S, Kawawa T, Baba K, Nakamura M. 2011. The role of macrophages in the disappearance of Meckel's cartilage during mandibular development in mice. *Acta Histochem* 113: 194–200.

23. Wilke TA, Gubbels S, Schwartz J, Richman JM. 1997. Expression of fibroblast growth factor receptors (FGFR1, FGFR2, FGFR3) in the developing head and face. *Dev Dyn* 210: 41–52.

24. Mina M, Wang YH, Ivanisevic AM, Upholt WB, Rodgers B. 2002. Region- and stage-specific effects of FGFs and BMPs in chick mandibular morphogenesis. *Dev Dyn* 223: 333–352.

25. Mina M, Havens B, Velonis DA. 2007. FGF signaling in mandibular skeletogenesis. *Orthod Craniofac Res* 10: 59–66.

26. Stottmann RW, Anderson RM, Klingensmith J. 2001. The BMP antagonists Chordin and Noggin have essential but redundant roles in mouse mandibular outgrowth. *Dev Biol* 240: 457–473.

27. Weseman CM. 1959. Congenital micrognathia. *AMA Arch Otolaryngol* 69: 31–44.

28. Figueroa AA. 2002. Long-term outcome study of bilateral mandibular distraction: A comparison of Treacher Collins and Nager syndromes to other types of micrognathia; discussion. *Plast Reconstr Surg* 109: 1826–1827.

29. Suri S, Ross RB, Tompson BD. 2010. Craniofacial morphology and adolescent facial growth in Pierre Robin sequence. *Am J Orthod Dentofacial Orthop* 137: 763–774.

30. Daskalogiannakis J, Ross RB, Tompson BD. 2001. The mandibular catch-up growth controversy in Pierre Robin sequence. *Am J Orthod Dentofacial Orthop* 120: 280–285.

31. Ogle RC, Tholpady SS, McGlynn KA, Ogle RA. 2004. Regulation of cranial suture morphogenesis. *Cells Tissues Organs* 176: 54–66.

32. De Coster PJ, Mortier G, Marks LA, Martens LC. 2007. Cranial suture biology and dental development: Genetic and clinical perspectives. *J Oral Pathol Med* 36: 447–455.

33. Richtsmeier JT, Aldridge K, DeLeon VB, Panchal J, Kane AA, Marsh JL, Yan P, Cole TM 3rd. 2006. Phenotypic integration of neurocranium and brain. *J Exp Zool B Mol Dev Evol* 306: 360–378.

34. Couly GF, Coltey PM, Ledouarin NM. 1993. The triple origin of skull in higher vertebrates: A study in quail-chick chimeras. *Development* 117: 409–429.

35. Mori-Akiyama Y, Akiyama H, Rowitch DH, de Crombrugghe B. 2003. Sox9 is required for determination of the chondrogenic cell lineage in the cranial neural crest. *Proc Natl Acad Sci U S A* 100: 9360–9365.

36. Nie XG. 2005. Cranial base in craniofacial development: Developmental features, influence on facial growth, anomaly, and molecular basis. *Acta Odontologica Scandinavica* 63: 127–135.

37. Lieberman DE, Pearson OM, Mowbray KM. 2000. Basicranial influence on overall cranial shape. *J Hum Evol* 38: 291–315.

38. Bastir M, Rosas A, Stringer C, Cuetara JM, Kruszynski R, Weber GW, Ross CF, Ravosa MJ. 2010. Effects of brain and facial size on basicranial form in human and primate evolution. *J Hum Evol* 58: 424–431.

39. Harris EF. 1993. Size and form of the cranial base in isolated cleft lip and palate. *Cleft Palate Craniofac J* 30: 170–174.

40. Cohen MM, MacLean RE. 2000. *Craniosynostosis: Diagnosis, Evaluation, and Management, 2nd Ed*. New York: Oxford University Press.

41. Hennekam RC, Van den Boogaard MJ. 1990. Autosomal dominant craniosynostosis of the sutura metopica. *Clin Genet* 38: 374–377.

42. Kimonis V, Gold JA, Hoffman TL, Panchal J, Boyadjiev SA. 2007. Genetics of craniosynostosis. *Semin Pediatr Neurol* 14: 150–161.

43. Lozanoff S, Jureczek S, Feng T, Padwal R. 1994. Anterior cranial base morphology in mice with midfacial retrusion. *Cleft Palate Craniofac J* 31: 417–428.

44. Goodrich JT. 2005. Skull base growth in craniosynostosis. *Childs Nerv Syst* 21: 871–879.

# 第 109 章
# 牙齿与牙周组织的结构和发育

Petros Papagerakis • Thimios Mitsiadis

（匡　威 译　段建民 审校）

## 引言

　　牙齿的发生是一个复杂的牙齿矿化组织形成的过程，包括由胚胎细胞分化成成釉细胞、成牙本质细胞和成牙骨质细胞，并分别产生牙釉质、牙本质和牙骨质。牙釉质起源于上皮组织并覆盖在牙冠的表面，而牙本质和牙骨质则起源于外胚间叶。牙本质是构成牙冠和牙根的主质，呈黄色，不如牙釉质透白，硬度也不如牙釉质坚硬。牙骨质只沉积在牙根处的新形成的矿化牙本质基质的表面上。牙位于牙槽窝内，并被周围的牙周膜（the periodontal ligament, PDL）所包绕，牙周膜由结缔组织构成，环绕牙根，并通过特殊的胶原纤维将牙固定于牙槽骨内。

## 牙齿的发生过程及其分子调节机制

　　哺乳类动物的牙冠和牙根的发生过程明显不同，这与它们所承受的不同咀嚼功能相适应。牙齿的发生依赖于口腔上皮细胞和起源于脑神经嵴（CNCC）的间充质细胞之间相互作用，它们的形成涉及一系列分子的准确表达。尽管不同的物种存在不同类型的牙齿，但这种非人类牙齿的发育在很大程度上与人类牙齿的发育是相同的，所以，在这里我们可以以小鼠的牙齿发育过程为范例，以便更好地理解人

类牙齿的形成过程，同理，研究小鼠牙齿的发病机理也可以与人类牙齿的发病机制相联系。

　　在形态学上，口腔上皮的局灶增厚形成牙板，牙齿的发育开始于此。在牙板的内侧，上皮细胞开始增殖并内陷入下方的间充质细胞，形成牙基板（它确定牙齿在颌骨中的准确位置）。牙齿的发育过程进行着一系列连续有序的形态学变化，是口腔上皮细胞和下方的间充质细胞相互作用的结果。在小鼠的研究实验中，发现口腔上皮细胞局灶增厚发生在胚胎第 10.5 天，蕾状期发生在胚胎第 13.5 天，帽状期发生在胚胎第 14.5 天，钟状期发生在胚胎第 16.5 天（图 109.1）。在钟状期，可见到两种来源于间叶型的细胞，分别是牙囊和牙髓。毗邻口腔上皮的牙髓细胞分化成成牙本质细胞，然而，口腔上皮将牙髓细胞与成釉细胞相分隔[1-2]。牙囊同时还分化成牙周膜细胞。

　　信号分子通过调整细胞的增长、分化、凋亡、细胞外基质合成以及矿化物质的沉积控制整个牙齿的发育，在牙齿发育的不同阶段，同样的信号分子反复出现并受准确的时间调控[3-4]，若调控牙齿发育相应的信号分子出现在不正确的时间上，会引起细胞的异常增殖、分化障碍、凋亡受阻，从而会影响整个牙齿的发育和形态。

　　过去 20 年的大量研究表明，骨形成蛋白（BMP）在牙齿发生上调节上皮—间充质的相互作用；Shh 分

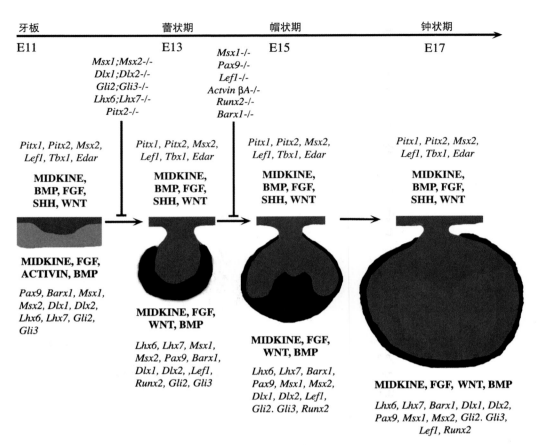

**图 109.1** 小鼠磨牙牙胚发育的不同阶段，在口腔上皮细胞（红色）和间充质细胞（蓝色）上表达的重要信号分子（见粗体大写字母）和转录因子（见斜体字）

子调节细胞的增殖、迁移和分化；成纤维细胞生长因子（FGF）调节牙齿特定基因的表达和细胞增殖[6]（图 109.1）。

在牙齿发育没有明显的表征前，哺乳动物牙齿的位置早已确定，最早调节牙齿生长位置的信号分子是 Pitx2[7]，若 Pitx2 信号分子调节障碍，会引起 Rieger 综合征，临床表现为眼和牙齿的缺陷，包括先天性无牙症。

来自于脑神经嵴的牙齿间充质细胞形成大量的多潜能祖细胞，脑神经嵴细胞自神经管背侧迁移出来，随后形成特有的颅面结构和功能，如牙齿[8]。因神经嵴细胞发育障碍而导致的发育畸形和缺陷综合征称之为神经源性。

牙齿区域位置的确立是通过口腔上皮起源的信号分子的不同形变而提供准确的位置信息[1]，这些信号分子决定了脑神经嵴细胞的生物学行为，导致形成清晰的牙齿形态。例如,研究发现外异蛋白( Eda )信号分子在口腔上皮中调节牙齿所在区域的空间大小，从而决定牙齿生长的大小和数量。非缺陷综合征型的缺牙或者先天缺失一颗甚至多颗恒牙是人类常见的牙齿发育畸形。Eda 基因的突变与伴 X 染色体隐性遗传的无汗症（XLHED）出现相关，无汗症（XLHED）是一种遗传性的疾病，临床表现为牙齿、毛发以及汗腺的先天缺失。

## 信号分子调节牙齿细胞分化

牙齿细胞分化形成 3 种矿物质组织（牙釉质、牙本质、牙骨质）（图 109.2），它们通过牙周膜与牙槽骨相连接。

不同牙齿细胞类型的表达在牙齿细胞分化（如中间层细胞、星网状层细胞、外釉上皮和内釉上皮细胞、成釉细胞、牙髓成纤维细胞、成牙本质细胞）中涉及特定基因的表达差异和牙发生中的生理节律。在相邻牙细胞间可能会发生细胞的抑制性相互作用，这些相互作用似乎主要是通过 Notch 信号分子通路

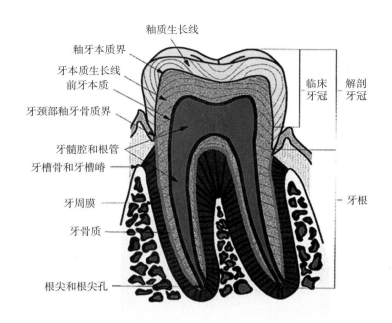

图 109.2 （也见彩图）牙齿矿化组织及其组织构造示意图

所调节的。

在牙组织中，BMP 和 FGF 在 Notch 受体分子和配体分子（如 Delta 和 Jagged）的表达中起相反的作用，表明在牙发生过程中细胞的结局选择受到 Notch 和 BMP/FGF 信号分子通路的共同调节。Notch-调节侧抑制在牙齿形态的形成中起重要的作用，如在 Jagged2 突变的小鼠中发现小鼠的整体发育以及牙结构受到严重影响[12]。

Notch 信号分子通路突变会引起发育表型的变化，如影响人类肝、骨骼、心脏、眼睛、面部、肾和脉管系统的发育[13]，在这些患者身上牙齿的表型仍旧不是很清楚，除此之外，基因研究发现 Tbx1 因子作为 Notch 调节通路的信号靶点，在早期的上皮细胞决定成釉细胞结局上有重要的作用。研究发现，在缺乏 Tbx1 基因的小鼠上，出现了釉质缺失的切牙发育不全症状。再有，DiGeorge 综合征的出现与 Tbx1 基因突变有关，主要表现为细胞的异常分化导致人体多个脏器受损，包括心脏和牙齿[15]。

## 牙体硬组织的形成

### 牙本质

在牙齿发育过程中，牙髓细胞首先在牙尖部位下方的釉牙本质界处分化成成牙本质细胞，早期的成牙本质细胞呈柱状，分泌基质形成罩牙本质，称

为前期牙本质，富含 I 型胶原纤维和基质小泡。在前期牙本质不断沉积之后，与内釉上皮相连的基板断裂，随后釉基质蛋白和基质金属蛋白酶（Mmp-20）分泌量大量增加[17]。

牙本质硬而具有弹性，主要特点是有可以渗透的牙本质细胞小管，自牙髓向四周呈辐射状排列 [ 图 109.3（A）和（B）]。这些有许多分支的牙本质小管与骨质内成骨细胞突起的微管相似。功能性的成牙本质细胞呈高度极化，含有特殊的胞质突，这种特殊的胞质突在牙本质小管内贯穿原发性牙本质的非均质层[18]。

在牙根形成前，原发性牙本质构成牙体的主质，原发性牙本质包括管周牙本质或管内牙本质（它构成牙本质小管的壁）、管间牙本质、罩牙本质（最先形成的第一层前期牙本质，缺乏牙本质小管）和髓周牙本质（它是围绕牙髓外侧壁的最内层牙本质）。连续分泌的牙本质基质（称为"直管型牙本质"）与成牙本质细胞突逐渐延长并向牙髓方向移动有关。相反，在病理情况下，有几种不同类型的牙本质已经形成，如牙本质硬化/反应性牙本质，它们的牙本质小管可能已闭塞、纤维化或骨化。

成牙本质细胞分泌牙相关的蛋白质，如牙本质涎蛋白（DSP）、牙本质磷蛋白（DPP）、牙本质糖蛋白（DGP），这些都是由牙本质涎磷蛋白（DSPP）的单基因编码而成[19]。但是大部分的牙本质都是由

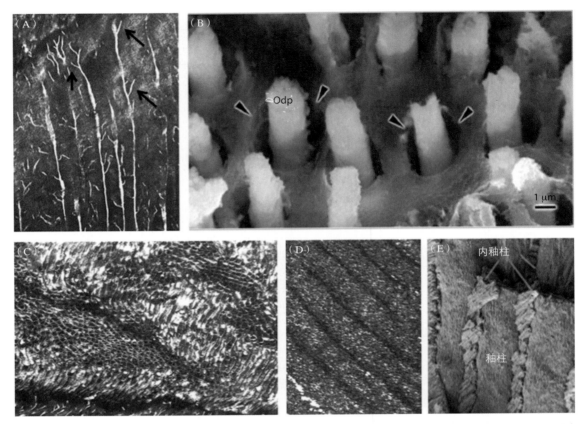

图 109.3　（A）原发性牙本质上见许多牙本质突起呈分枝状（箭头所示）；（B）管周牙本质和管间牙本质围绕成牙本质细胞突起（箭头所示）；（C）釉柱的交互交叉区域（呈"X"形），在 3D 影像上形成 Hunter-Schreger 带；（D）釉柱；（E）釉柱和釉柱之间。釉柱晶体和相邻釉柱之间的晶体结构相似，但是方向角度不同。Odp：成牙本质细胞突起

牙本质和骨质共有的蛋白质组成，这些蛋白质包括Ⅰ、Ⅲ和Ⅴ型胶原，骨涎蛋白（BSP），骨桥蛋白（OPN），牙本质基质蛋白 1（DMP-1），骨钙素（OC），以及骨连接蛋白（ON）[20]。各蛋白质都包含钙和成骨细胞及成牙本质细胞共同合成的磷酸盐，包括钙结合蛋白[21]、钙泵[22]和碱性磷酸酶[23]。

　　即使在牙齿萌出和牙根完全形成后，牙本质仍继续缓慢的沉积形成，这种牙本质的缓慢形成可以是有规则的继发性牙本质沉积或者是牙齿磨损等其他疾病刺激牙髓牙本质复合体而形成的不规则的牙本质[24]。神经传导途径由牙髓内的成牙本质细胞间传导至牙本质小管内。

　　牙髓的增龄性改变[25]包括牙髓内可能出现弥漫性或局灶性钙化、牙石的形成和修复性牙本质的形成。

## 牙釉质

　　牙釉质是人体矿化程度最高的硬组织，成熟釉质中的有机物不足 1%，无细胞性且不含胶原。牙釉质由胞外间隙内衬的成釉细胞所产生，它可以控制胞外间隙的离子的浓度和有机质含量[26]。釉质的矿化主要由羟基磷灰石钙化、晶体特殊的尺寸大小及有组织的排列所生成，釉质晶体大约只有 25nm 厚、65nm 宽，但晶体可连续的自釉牙骨质界延伸至牙表面[27]。成釉细胞分泌完釉质后，在末端处形成六边形呈金字塔样的突起，称为托姆斯突（Tomes'process），托姆斯突将釉质晶体伸至釉柱内[图 109.3（D）]。托姆斯突与釉柱之间形成的角度方向很重要 [图 109.3（E）]。釉质形成可分为分泌期、转变期和成熟期 3 个阶段[28-29]，如图 109.4（B）所示[30]。

　　在分泌期阶段，釉基质沉积形成由前成釉细胞和分泌期成釉细胞所控制，成釉细胞分化开始于胚胎牙尖的位置，首先由上皮细胞分化为前成釉细胞，然后由成牙本质细胞诱导前成釉细胞分化成成釉细胞[18]。前成釉细胞属于分泌型细胞，在牙本质表面形成一层薄的柱形釉质基质，但不形成托姆斯突，

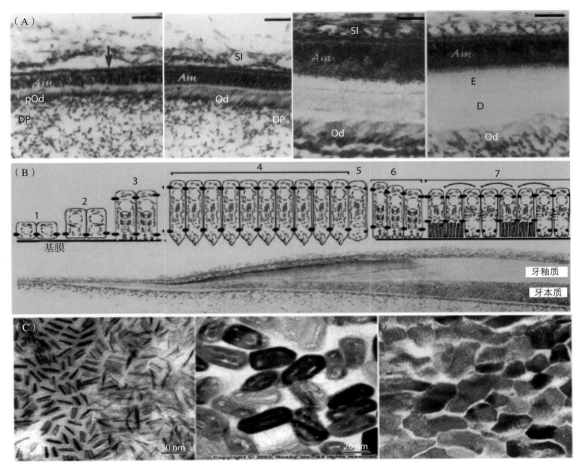

**图 109.4** （也见彩图）（A）釉质发生各阶段的特殊基因表达，釉原蛋白 mRNA 在前成釉细胞和成熟期的成釉细胞存在低表达；相反，用原位核酸杂交法显示釉原蛋白 mRNA 在分泌期的成釉细胞内高表达(黑色区域)。Am：成釉细胞；Od：成牙本质细胞；pOd：前成釉细胞；E：釉质；D：牙本质；SI：中间层。（B）成釉细胞在釉质形成中的变化。1. 内釉上皮细胞在基底膜上，在前期牙本质基质表面成釉细胞长度增加。2. 当成釉细胞开始在牙本质表面分泌釉质蛋白时，未分泌的成釉细胞突起突破基底膜。3. 釉牙本质界和一层薄的柱状釉基质矿化形成后，分泌期的成釉细胞继续分泌釉基质或形成托姆斯突，托姆斯突的分泌面已取代原先的基底膜，成釉细胞在矿化边缘分泌蛋白质，该处釉质晶体长度增长。釉原蛋白（Amel），成釉蛋白（Ambn），釉蛋白（Enam）和金属蛋白酶 -20（Mmp-20）在分泌期的成釉细胞内都得到了表达。4. 在分泌阶段的末期，成釉细胞失去托姆斯突并产生一薄层柱状的釉质。5. 此时釉质已达到理想中的厚度，在釉质发生的转变期，成釉细胞的功能发生了调整，分泌量减少且分泌的蛋白质类型发生改变。碳酸酐酶 II（CA II）、钙结合蛋白（Calb1）、碱性磷酸酶、钙离子受体、阴离子交换蛋白在釉质的成熟期内优先表达。6. 釉基质内分泌的激肽释放酶（KLK4）可以降解釉质蛋白，成釉细胞分泌成熟蛋白（AMTN）作为基底膜的构成部分。随后成熟期成釉细胞在有光滑面和皱褶面之间相互调整。7. 在分泌期，通过促进釉质晶体不断产生、釉基质矿化从而增加了釉质的强度。（C）釉质晶体在分泌期较薄（见左侧），在成熟期变厚（见中间和右侧）

接着釉质基质开始矿化。在分泌期阶段，釉质晶体尖端处立即矿化，而晶体侧面矿化速度较慢[31]。随着晶体数的增加，釉质层增厚，在分泌期阶段，成釉细胞主要分泌的蛋白质有釉原蛋白、釉蛋白和成釉蛋白[32]，这些釉质特殊蛋白质刺激由羟基磷灰石矿化形成的带状釉质晶体不断生长。釉原蛋白是主要的釉基质蛋白，它通过自我凝集作用形成球状结构占据晶体间间隙，并分离和支持晶体生长[33]。成釉蛋白被认为对釉基质矿化有重要作用[34]。釉原蛋

白可能是导致釉基质出现最初矿化的原因[35]。随着成釉细胞分泌釉蛋白增多和矿化带增大，成釉细胞自釉质表面移出，从而增加了釉质胞外间隙的厚度 [图 109.4（C）]。釉质矿化不同于以胶原为主的矿化过程，它一般只经历两个过程（分泌釉基质后立即矿化），釉基质分泌和矿化同步进行。

在成熟期阶段，釉基质矿化只发生在釉质晶体侧面，釉质晶体厚度和宽度不断增长直至与周围晶体相互接触而抑制生长。成熟期的成釉细胞形态上

存在光滑面和皱褶面的相互转换 [ 图 109.5（C）]，快速矿化发生在有皱褶面的成釉细胞，因为它与 PH 的急速下降有关（矿化释放大量的酸性离子）[36]，有光滑面的成釉细胞通过分泌碳酸氢盐中和释放出来的酸性物质。成釉细胞释放必要的空间，有利于釉质的继续矿化及逐渐分解各个阶段特殊的蛋白酶（如分泌期的 Mmp-20 蛋白酶和成熟期的 klk4 蛋白酶）[37]。成熟期成釉细胞分泌的釉基质借助特殊的基膜与釉质表面牢靠的连接并保持釉基质的持续矿化[38]，近来两种成釉细胞特殊的基膜蛋白被认为是釉成熟蛋白（AMTN）和 Apin（ODAM）[39]。转化期和成熟期的成釉细胞同样表达对釉质矿化起作用的基因，如碳酸酐酶Ⅱ（CA2），它可以使细胞释

放碳酸氢盐，中和羟基磷灰石矿化释放的酸性物质；钙结合蛋白（Calb1）；钙敏受体（CaSR）；阴离子交换蛋白（SLC4a4）和碱性磷酸酶（TNAP）。在釉质发生的同时，生长因子、激素以及转录因子也都会表达[40]。有趣的是，最开始认为只有在成釉细胞内表达的基因，在成牙本质细胞内也发现了表达 [ 图 109.4（A）][41]，同样，在成牙本质细胞内表达的特殊基因，在成釉细胞内也发现了表达[42]。

成釉细胞迁离牙本质，横跨牙釉质内形成釉柱的相互交叉（呈"X"形），在 3D 影像上形成 Hunter-Schreger 带 [ 图 109.3（C）]。未萌出的牙釉质表面上受到一层上皮细胞称为"缩余釉上皮"而保护，是成熟期的残余的成釉细胞，一旦牙齿萌出后，

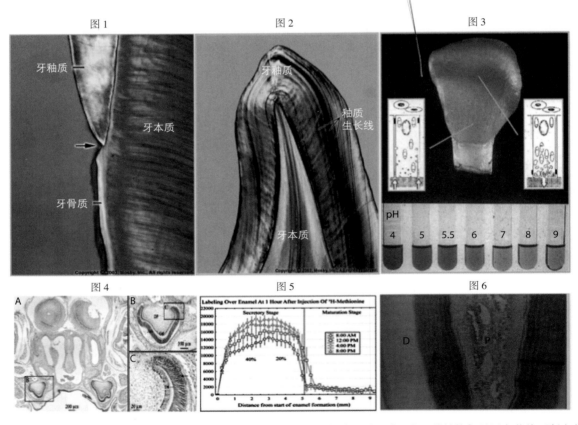

**图 109.5** （也见彩图）图 1：牙齿的 3 种矿化硬组织结构：牙釉质、牙本质和牙骨质，这 3 种结构都呈昼夜节律不断变化。图 2：芮氏线（SR）又称釉质生长线，纵向上大约有 7 条横纹在相邻芮氏线之间。图 3：成熟期的成釉细胞光滑面和皱褶面相互转化阶段。在有皱褶面的成釉细胞下方晶体迅速矿化，pH 下降低于 6（红色区域），在有光滑面的成釉细胞下，釉质中的酸性离子被中和，pH 上升高于 7（橙色区域）。图 4：4 只出生 1 天后的小鼠生物钟蛋白质的免疫组化结果。A：在第一磨牙中发现生物钟蛋白质的表达；B 和 C：成釉细胞胞核内有高浓度的正离子，牙本质细胞内的生物钟蛋白较牙髓细胞呈高表达。图 5：成釉细胞每日分泌的蛋白质包含甲硫氨酸。该图显示是有 95% 的可信度在给小鼠每天不同时刻静脉推注甲硫氨酸后 1h，观察到小鼠下颌前牙发育中的釉质有新的蛋白质合成。事实上，在整个分泌蛋白阶段，与早上（8am，圆形）相比，釉质蛋白的大部分分泌时间都发生在下午（4pm 方块），这差异在很大程度上（达 40%）是由于内釉上皮形成（距离 0.5～3mm），而不是因外釉上皮形成（20%）。图 6：与釉质相似，牙本质也存在短期生长线和长期生长线，欧文线、类似芮氏线间有明显的距离，其沉积的时间约为 6～10 天。在灌注有标记的脯氨酸 10 天后，放射显影图上显示牙本质横断面见有 9 条密集的带有标记的环绕牙髓周围的条带

这些残余的成釉细胞就会消失。

## 牙骨质和牙周膜

牙囊作为一个疏松的结缔组织将正在发育中的牙齿与牙槽窝分离出来，这有助于牙齿的萌出和未来牙周韧带的形成。牙骨质是覆盖在整个牙根表面的无血管、无神经的矿化硬组织，超微结构与骨结构相似 [图 109.5（A）]，它是牙本质和牙周韧带之间交流的结构，当受外界刺激时，它有利于牙周组织的修复和再生，牙骨质的细胞外基质包含的蛋白质可以选择性地提高与牙周韧带的附着及增加牙周韧带间隙内细胞的数量[43]。

牙骨质最初是矿化在刚形成的根面牙本质上，其细胞来源于牙囊细胞和（或）上皮 - 间充质转化的上皮根鞘细胞[44]。上皮根鞘细胞分泌的蛋白质可能包含早期的牙骨质基质。从胚胎发育上，可将牙骨质分为 2 种类型，原发性牙骨质（是一种随牙齿萌出而逐渐发生的无细胞性的牙骨质）和继发性牙骨质（是牙齿建立咬合关系后形成的牙骨质），继发性牙骨质是一种含牙骨质细胞的矿化非常迅速的细胞性牙骨质，其牙骨质细胞类似于骨细胞。

牙骨质的内源性和外源性纤维主要为 I 型胶原，牙骨质的非胶原蛋白类似于骨基质蛋白，这与其他钙化的结缔组织蛋白很难区分出来，所以到目前为止，只有牙骨质黏附蛋白（CAP）可能是属于牙骨质的特有的蛋白质，但这一特殊性仍饱受争议。

在牙根发育过程中，牙囊细胞很快发育形成牙周膜，向牙齿提供支持、营养、传导感觉和维持牙齿生理性运动等功能。牙周膜在人体的各种韧带纤维和肌腱系统中是特有的，严格意义上说，它是连接牙骨质和牙槽骨这两种硬组织的唯一软组织[45]。

牙周膜纤维主要为 I 和 III 胶原，凭借牙周膜的多组纤维，将牙齿、牙龈和牙槽骨紧密连接在一起。牙周膜的主纤维埋入到牙根两侧的牙骨质和牙槽骨内，其可以不断地自我调整适应，牙周韧带纤维根据其排列方向和位置的不同，可以对其进行分类。完整而有活力的牙周膜纤维对维持牙齿的功能是有重要作用的，若损伤了牙周韧带纤维，会导致牙与牙槽骨粘连，使牙齿失去持续萌出的能力。牙创伤，如牙齿半脱位会导致牙周韧带纤维撕裂，并在行使咀嚼功能时出现疼痛感，牙周组织在炎症条件下而出现的病理性受损被称为牙周炎，这种疾病因缺乏牙齿支持组织的支持最终会导致牙齿的脱位和缺失。

牙槽骨是牙周组织中的一部分，它将牙根牢固地固定在牙槽窝内，在行使咀嚼功能时吸收牙齿咀嚼力。存在于骨膜、牙周膜或血管周围的骨祖细胞是导致牙槽骨形成的原因，骨髓被认为骨祖细胞产生的来源，因其同髂嵴类似，具备成骨的能力[46]。骨膜同样被认为是骨再生的骨祖细胞来源。

随着恒牙的萌出，牙槽骨被吸收而有利于牙齿的萌出，接着牙根继续发育，牙冠突破口腔黏膜，在靠近冠根连接的位置形成一个环状的紧密的上皮细胞覆盖在釉质表面。控制牙冠萌出和牙根发育的复杂的信号分子传递机制仍旧不是很清楚，牙齿萌出时，牙根并未完全形成，其完全形成乳牙需要至少 18 个月，恒牙需要约 3 年时间。恒牙的牙骨质很少改建，但牙槽骨不断的吸收和形成，使牙齿得以移动，更好地适应了牙齿的萌出、生长移动以及功能性咬合力的改变。乳牙牙根吸收完成后不久，与其相邻的演替恒牙会快速萌出。

## 牙齿矿化组织的节律性形成

牙齿矿化组织的快速形成体现在硬组织内的短期和长期生长线中，牙釉质中有两种与周期性生长相关的结构：横纹和长期芮氏线（SR）。在釉质发生的分泌期，这些条纹相应的出现在釉质表面（图 109.5 中图 2），牙本质上也发现了相应的每日生长线（称为埃布纳线）（图 109.5 中图 6）。釉质横纹和埃布纳线反应的是矿化组织每日的沉积量，用 3H 脯氨酸标记牙本质形成中的胶原可以观察到矿化组织生长线形成的昼夜节律[47]，白天 12h 的分泌量是夜晚 12h 分泌量的 2 倍（图 109.5 中图 6），与胶原纤维类似，釉质蛋白（图 109.5 中图 5）和釉原蛋白同样出现昼夜节律的改变[48-49]，这与成釉细胞及成牙本质细胞强表达生物钟基因的结果是一致的。

尽管牙骨质自牙骨质 - 牙本质界向远处沉积，牙骨质上也出现了生长线，但关于牙骨质形成的周期规律仍旧不清楚。

阐明牙齿硬组织形成的周期节律性控制原理对理解不同个体牙齿结构表型的不同有重要作用，改变生物钟基因的表达或其表达的多态性可能与牙齿疾病的发生有关，因为在其他疾病中已出现过这种情况，如糖尿病和癌症。

## 牙齿修复中的干细胞

干细胞在维持组织的动态平衡和修复组织中有重要作用，它受细胞自身内在的基因因素及特殊微环境的信号分子所决定。牙齿损伤后的修复机制涉及在胚胎发生中一系列基因程序控制的保守过程[51]，在严重的牙齿损伤中，干细胞取代死亡的成牙本质细胞分化成新的成牙本质细胞，并产生修复性牙本质[51]，在牙齿损伤的部位释放信号因子吸引牙髓干细胞，从而开始进行修复。Notch 信号分子和神经上皮干细胞蛋白质参与牙髓损伤后引起的牙髓修复的动态过程[51]，在邻近损伤部位和根尖位置的细胞激活 Notch 信号分子，提示这些部位代表着干细胞龛，牙齿受损后的血管内皮细胞也激活了 Notch 信号分子，可能也提示着血管内皮细胞是干细胞的另一个储存的，上皮干细胞也存在于人类牙齿的牙根区域（Athanassiou 等研究，未公开发表），这可能与牙骨质和牙周膜的组织再生有关[52]。

## 结论

在细胞和分子水平上阐明牙胚发生、发展模式及硬组织的矿化对理解整个牙齿的发育是很有必要的，若能明白信号因子在什么时间及如何控制牙齿发育各个阶段的发生，将会开辟新的视野和创造新的挑战。尽管影响牙齿形态发生的信号分子通路大部分已被发现，但对牙齿细胞分化的控制和基质形成的机制却知之甚少。明白牙齿的形态发生及分化的复杂分子通路间的多渠道交流方式会对牙齿的发育和疾病的产生有更好的了解[48]，在牙医学领域中，连同组织工程方法在内的新的科学技术方法可能会对牙科新的治疗手段有促进支持作用。

## 致谢

我们向密歇根大学的全体牙科实验研究人员表示感谢，特别感谢 Dr. Hu, Simmer 和 Yamakoshi 对这项研究的交流、讨论和资料共享。本研究得到了美国国立卫生研究院（NIH）DE018878-01A1 to Petros Papagerakis 的大力支持。

## 参考文献

1. Mitsiadis TA, Graf D. 2009. Cell fate determination during tooth development and regeneration. *Birth Defects Res C Embryo Today* 87: 199–211.
2. Bluteau G, Luder HU, De Bari C, Mitsiadis TA. 2008. Stem cells for tooth engineering. *Eur Cell Mater* 16: 1–9.
3. Vainio S, Karavanova I, Jowett A, Thesleff I. 1993. Identification of BMP-4 as a signal mediating secondary induction between epithelial and mesenchymal tissues during early tooth development. *Cell* 75: 45–58.
4. Dassule HR, McMahon AP. 1998. Analysis of epithelial-mesenchymal interactions in the initial morphogenesis of the mammalian tooth. *Dev Biol* 202: 215–227.
5. Khan M, Seppala M, Zoupa M, Cobourne MT. 2007. Hedgehog pathway gene expression during early development of the molar tooth root in the mouse. *Gene Expr Patterns* 7: 239–243.
6. Bei M. 2009. Moleculer genetics of ameloblast cell lineage. *J Exp Zool B Mol Dev Evol* 312B: 437–444.
7. Mucchielli ML, Mitsiadis TA, Raffo S, Brunet JF, Proust JP, Goridis C. 1997. Mouse Otlx2/RIEG expression in the odontogenic epithelium precedes tooth initiation and requires mesenchyme-derived signals for its maintenance. *Dev Biol* 189(2): 275–284.
8. Trainor PA, Krumlauf R. 2000. Patterning the cranial neural crest: Hindbrain segmentation and Hox gene plasticity. *Nat Rev Neurosci* 1: 116–124.
9. Mikkola ML. 2008. TNF superfamily in skin appendage development. *Cytokine Growth Factor Rev* 19: 219–230.
10. Zhang J, Han D, Song S, Wang Y, Zhao H, Pan S, Bai B, Feng H. 2011. Correlation between the phenotypes and genotypes of X-linked hypohidrotic ectodermal dysplasia and non-syndromic hypodontia caused by ectodysplasin-A mutations. *Eur J Med Genet* 54: e377–382.
11. Mitsiadis TA, Hirsinger E, Lendahl U, Goridis C. 1998. Delta-notch signaling in odontogenesis: Correlation with cytodifferentiation and evidence for feedback regulation. *Dev Biol* 204: 420–431.
12. Mitsiadis TA, Graf D, Luder H, Gridley T, Bluteau G. 2010. BMPs and FGFs target Notch signalling via jagged 2 to regulate tooth morphogenesis and cytodifferentiation. *Development* 137: 3025–3035.
13. Penton A, Leonard L, Spinner N. 2012. Notch signaling in human development and disease. *Semin Cell Dev Biol* 23(4): 450–457.
14. Caton J, Luder HU, Zoupa M, Bradman M, Bluteau G, Tucker AS, Klein O, Mitsiadis TA. 2009. Enamel-free teeth: Tbx1 deletion affects amelogenesis in rodent incisors. *Dev Biol* 328: 493–505.
15. Toka O, Kari M, Dittrich S, Holst A. 2010. Dental aspects in patients with DiGeorge syndrome. *Quintessence Int* 41: 551–556.
16. Reith EJ. 1967. The early stage of amelogenesis as observed in molar teeth of young rats. *J Ultrastruct Res* 17: 503–526.
17. Inai T, Kukita T, Ohsaki Y, Nagata K, Kukita A, Kurisu K. 1991. Immunohistochemical demonstration of amelogenin penetration toward the dental pulp in the early stages of ameloblast development in rat molar tooth germs. *Anat Rec* 229: 259–270.

18. Sasaki T, Garant PR. 1996. Structure and organization of odontoblasts. *Anat Rec* 245: 235–249.

19. Yamakoshi Y, Hu JC, Fukae M, Zhang H, Simmer JP. 2005. Dentin glycoprotein: The protein in the middle of the dentin sialophosphoprotein chimera. *J Biol Chem* 280: 17472–17479.

20. Butler WT, Ritchie H. 1995. The nature and functional significance of dentin extracellular matrix proteins. *Int J Dev Biol* 39: 169–179.

21. Bailleul-Forestier I, Davideau JL, Papagerakis P, Noble I, Nessmann C, Peuchmaur M, Berdal A. 1996. Immunolocalization of vitamin D receptor and calbindin-D28k in human tooth germ. *Pediatr Res* 39: 636–642.

22. Borke JL, Zaki AE, Eisenmann DR, Ashrafi SM, Ashrafi SS, Penniston JT. 1993. Expression of plasma membrane Ca pump epitopes parallels the progression of mineralization in rat incisor. *J Histochem Cytochem* 41: 175–181.

23. Goseki M, Oida S, Nifuji A, Sasaki S. 1990. Properties of alkaline phosphatase of the human dental pulp. *J Dent Res* 69: 909–912.

24. Smith AJ, Cassidy N, Perry H, Begue-Kirn C, Ruch JV, Lesot H. 1995. Reactionary dentinogenesis. *Int J Dev Biol* 39: 273–280.

25. Mitsiadis TA, De Bari C, About I. 2008. Apoptosis in developmental and repair-related human tooth remodeling: A view from the inside. *Exp Cell Res* 314: 869–877.

26. Simmer JP, Fincham AG. 1995. Molecular mechanisms of dental enamel formation. *Crit Rev Oral Biol Med* 6: 84–108.

27. Daculsi G, Menanteau J, Kerebel LM, Mitre D. 1984. Length and shape of enamel crystals. *Calcif Tissue Int* 36: 550–555.

28. Nanci A. 2003. Enamel: composition, formation, and structure. In: Nanci A (ed.) *Ten Cate's Oral Histology Development, Structure, and Function.* St. Louis, MO: Mosby. pp. 145–191.

29. Smith CE, Nanci A. 1995. Overview of morphological changes in enamel organ cells associated with major events in amelogenesis. *Int J Dev Biol* 39: 153–161.

30. Hu JC, Chun YH, Al Hazzazzi T, Simmer JP. 2007. Enamel formation and amelogenesis imperfecta. *Cells Tissues Organs* 186: 78–85.

31. Simmer JP, Papagerakis P, Smith CE, Fisher DC, Rountrey AN, Zheng L, Hu JC. 2010. Regulation of dental enamel shape and hardness. *J Dent Res* 89: 1024–1038.

32. Robinson C, Brookes SJ, Shore RC, Kirkham J. 1998. The developing enamel matrix: Nature and function. *Eur J Oral Sci* 106(Suppl 1): 282–291.

33. Fincham AG, Moradian-Oldak J, Diekwisch TG, Lyaruu DM, Wright JT, Bringas P Jr, Slavkin HC. 1995. Evidence for amelogenin "nanospheres" as functional components of secretory-stage enamel matrix. *J Struc Biol* 115: 50–59.

34. Fukumoto S, Kiba T, Hall B, Iehara N, Nakamura T, Longenecker G, Krebsbach PH, Nanci A, Kulkarni AB, Yamada Y. 2004. Ameloblastin is a cell adhesion molecule required for maintaining the differentiation state of ameloblasts. *J Cell Biol* 167: 973–983.

35. Hu JC, Hu Y, Smith CE, McKee MD, Wright JT, Yamakoshi Y, Papagerakis P, Hunter GK, Feng JQ, Yamakoshi F, Simmer JP. 2008. Enamel defects and ameloblast-specific expression in enamelin knockout/LACZ knockin mice. *J Biol Chem* 283: 10858–10871.

36. Smith CE. 1989. Cellular and chemical events during enamel maturation. *Crit Rev Oral Biol Med* 9: 128–161.

37. Lu Y, Papagerakis P, Yamakoshi Y, Hu J, Bartlett J, Simmer JP. 2008. Functions of KLK4 and MMP-20 in dental enamel formation. *Biol Chem* 389: 695–700.

38. Al Kawas S, Warshawsky H. 2008. Ultrastructure and composition of basement membrane separating mature ameloblasts from enamel. *Arch Oral Biol* 53: 310–317.

39. Moffatt P, Smith CE, St-Arnaud R, Nanci A. 2008. Characterization of Apin, a secreted protein highly expressed in tooth-associated epithelia. *J Cell Biochem* 103: 941–956.

40. Davideau JL, Papagerakis P, Hotton D, Lezot F, Berdal A. 1996. In situ investigation of vitamin D receptor, alkaline phosphatase, and osteocalcin gene expression in oro-facial mineralized tissues. *Endocrinology* 137: 3577–3585.

41. Papagerakis P, MacDougall M, Bailleul-Forestier I, Oboeuf M, Berdal A. 2003. Expression of amelogenin in odontoblasts. *Bone* 32: 228–240.

42. Papagerakis P, Berdal A, Mesbah M, Peuchmaur M, Malaval L, Nydegger Y, Simmer J, MacDougall M. 2002. Investigation of osteocalcin, osteonectin, and dentin sialophosphoprotein in developing human teeth. *Bone* 30: 377–385.

43. MacNeil RL, Somerman MJ. 1993. Molecular factors regulating development and regeneration of cementum. *J Periodontal Res* 28: 550–559.

44. Huang X, Bringas P Jr, Slavkin HC, Chai Y. 2009. Fate of HERS during tooth root development. *Dev Biol* 334: 22–30.

45. McCulloch CA, Lekic P, McKee MD. 2000. Role of physical forces in regulating the form and function of the periodontal ligament. *Periodontol 2000* 24: 56–72.

46. Matsubara T, Suardita K, Ishii M, et al. 2005. Alveolar bone marrow as a cell source for regenerative medicine: Differences between alveolar and iliac bone marrow stromal cells. *J Bone Miner Res* 20: 399–409.

47. Ohtsuka M, Saeki S, Igarashi K, Shinoda H. 1998. Circadian rhythms in the incorporation and secretion of 3H-proline by odontoblasts in relation to incremental lines in rat dentin. *J Dent Res* 77: 1889–1895.

48. Athanassiou-Papaefthymiou, M, Kim, D, Harbron, L, Papagerakis, S, Schnell, S, Harada, H, Papagerakis P. 2011. Molecular and circadian controls of ameloblasts. *Eur J Oral Sci* 119 Suppl 1: 35–40.

49. Zheng L, Papagerakis S, Schnell SD, Hoogerwerf WA, Papagerakis P. 2011. Expression of clock proteins in developing tooth. *Gene Expr Patterns* 11: 202–206.

50. Zheng L, Seon YJ, Mourão MA, Schnell S, Kim D, Harada H, Papagerakis S, Papagerakis P. 2013. Circadian rhythms regulate amelogenesis. *Bone* (in press).

51. Mitsiadis TA, Rahiotis C. 2004. Parallels between tooth development and repair: Conserved molecular mechanisms following carious and dental injury. *J Dent Res* 83: 896–902.

52. Mitsiadis TA, Papagerakis P. 2011. Regenerated teeth: The future of tooth replacement? *Regen Med* 6: 135–139.

# 第 110 章
# 颅面疾病对牙列的影响：遗传因素

Yong-Hee P. Chun • Paul H. Krebsbach • James P. Simmer

（伍丽静 译 段建民 审校）

## 遗传疾病对牙列的影响

　　人体的骨骼含有 5 种矿化组织，其中包括骨及钙化的软骨。其他的 3 种矿化组织——牙本质、牙釉质及牙骨质——均于牙齿中发现。上述硬组织中的矿物质是磷灰石晶体结构中形成的羟磷灰石 $Ca_{10}(PO_4)_6(OH)_2$，其中磷酸盐 $PO_4^{3-}$ 最常被碳酸盐 $CO_3^{2-}$ 替代，羟基 $OH^-$ 最常由氟离子 $F^-$ 替代。因此，钙和磷酸盐代谢的调控异常可能影响多种硬组织。在每个矿化组织中，生物矿化发生在特定的细胞外基质中。细胞外的矿化环境包括合成和分泌细胞外基质蛋白质、离子的运输及矿化组织沉积的调控。虽然每种矿化组织的很多方面不同，但它们有共同的、可导致多种硬组织疾病的致病因素。矿物质代谢紊乱可导致牙列及其口腔支持组织的变化。这些疾病的临床表现可能会有所不同：从轻度、无症状的变化到严重、影响颅面的形态和功能。在有些病例中，口腔可能是一些骨、矿化组织代谢相关综合征最早发生或最显著的部位，可为我们的诊断提供依据。本章将对骨、矿化组织代谢相关疾病的口腔表现进行综述（表 110.1）。

**表 110.1 影响牙列的遗传因素**

家族性牙发育不全
　孤立的（少牙畸形）：*AXIN2*（*17q24*）；*MSX1*（*4p16.1*）；*PAX9*（*14q12*）
　综合征
　　外胚叶发育不全综合征（HED）：*EDA*（*Xq12*）
　　泪腺和唾液腺发育不全（ALSG）：*FGF10*（*5p13*）
　　泪管 - 耳 - 齿 - 指（趾）综合征：（LADD）*FGFR3*（*4p16.3*）；*FGFR3*（*4p16.3*）
多生牙
　结肠腺瘤息肉病（APC）：*APC*（*5q21*）
　颅锁骨发育不良（CCD）：*RUNX2*（*6p21*）
遗传性牙本质和牙釉质缺陷
　牙本质发育不全（DGI）Ⅱ、Ⅲ 型：*DSPP*（*4q21.3*）
　牙本质发育不良（DD）Ⅱ 型：*DSPP*（*4q21.3*）
　釉质形成缺陷症（AI）
　　X 连锁性 AI：*AMELX*（*Xp22.3*）
　　常染色体显性遗传 AI（ADAI）：*ENAM*（*4q13.3*）
　　常染色体显性钙化不全型 AI（ADRCAI）：*FAM83H*（*8q24.3*）
　　常染色体隐性 AI（ARAI）：*MMP20*（*11q22.3*）；*KLK4*（*19q13.41*）；*WDR72*（*15q21.3*）
黏多糖病Ⅳ A 型：*GALNS*（*16q24.3*）
家族性巨颌症：*SH3BP2*（*4p16.3*）
维生素 D 依赖性佝偻病 I 型：*CYP27B1*（*12q13.3*）
低磷酸酯酶症：*ADHR*（*12p13*），*PHEX*（*Xp22.2*）；*DMP1*（*4q21*）
低磷酸酯酶症：*ALPL*（*1p36.1*）

## 遗传疾病影响牙齿的数量：家族性牙齿发育不全和多生牙

牙齿的发育取决于口腔上皮和来源于脑神经嵴细胞[1]的间充质之间的相互作用。牙齿发育的起始步骤是牙板的形成或口腔上皮的局部增厚。毛发、指甲、乳房、唾液、汗水和皮脂腺发育[2]类似牙齿的外胚层基板发育过程。上皮-间充质交互作用形成外胚层器官，而这一过程的主要分子参与者是一些信号分子及其受体、转录因子。一些特定的调节分子参与多个外胚层器官的形成。遗传疾病影响牙齿形成的早期通常表现为畸形牙及牙齿数量的改变，如额外牙或家族性牙齿发育不全。这些牙齿异常可能单独发生，也可能与其他发育异常相关。

外胚叶发育不全综合征（HED）是一种遗传疾病，表现为患者牙齿缺失、头发薄且稀疏、全身汗腺缺失或缺少、指（趾）甲/唾液腺发育不良。HED 是由外异蛋白（EDA,Xq12-q13.1）突变引起的。一般情况下，牙发育不全是其唯一的临床表现[3]。一些相关的综合征是由 FGF10（5p13）及其受体（即 FGFR3,4p16.3）突变引起的，如泪腺和唾液腺发育不全（ALSG）[4]和泪管-耳-齿-指（趾）综合征（LADD）[5]。LADD 表现为泪腺和唾液腺系统先天萎缩或发育不全，同时伴有各种口腔表现：上颌侧切牙发育不全、过小牙及锥形牙，轻度的牙釉质发育不良和牙齿迟萌。

影响早期牙齿形成的遗传异常中，尤其值得注意的是 Wnt 信号系统。Wnt 信号是由胞质中包含轴抑制蛋白 2（AXIN2）、糖原合成酶 kinase-3β（GSK-3β）和腺瘤息肉病杆菌（APC）的蛋白复合体处理的。AXIN2、GSK-3ß、APC 能够去磷酸化和稳定 β-连环蛋白。β-连环蛋白转入核内并调节关键转录因子的活性。APC（5 q21-q22）突变能引起结肠的腺瘤状息肉病，表现为由成群畸形牙组成的颌骨不透射影及通常在 40 岁左右发生恶变的胃肠息肉[6]。AXIN2（17q24）突变导致严重的家族性牙齿发育不全也与在 40 岁左右恶变的胃肠道息肉相关[7]。APC 和 AXIN2 是常染色体显性遗传，放射线照片中如发现牙瘤或家族性牙齿发育不全则应考虑胃肠道息肉的可能性，尤其是当口腔异常自发产生（患者双亲均未发现）及无肠道癌的家族史时。

家族性牙发育不全缺乏其他临床表现[8]。Msh 同源框 1（MSX1，4p16.1）和配对框 9（PAX9,14 q12-q13）表达的交互转录因子对蕾状期后的牙齿发育阶段具有决定性作用[9-10]。突变的 MSX1 和 PAX9 引起的家族性牙发育不全类似，但 PAX9 突变涉及第二磨牙可能性更大，而 MSX1 基因突变则可能涉及上颌第一双尖牙的缺失[11]。

颅骨锁骨发育不良是一种常染色体显性遗传异常，表现为颅骨、口腔异常。病因为转录因子 RUNX2（6p21）的基因突变。该病最显著的特点是锁骨发育不全，从而造成肩膀的异常靠拢。同时，从口腔影像学检查中可发现乳牙脱落延迟或无法脱落及骨埋伏的复杂多生牙[12]。

## 遗传疾病影响牙本质：成骨不全、牙本质发育不全及牙本质发育不良

Ⅰ型胶原蛋白的 α1 或 α2 链异常均可导致成骨不全（OI）（见第 99 章）。OI 通常伴随牙本质发育异常，统称为牙本质发育不全（DGI）[13]。少数病例中，牙本质发育不全为 OI 唯一的临床表现[14]。据报道，10%～50% 的 OI 患者伴发牙本质发育不全（DGI）。但上述统计结果实际上低估了 DGI 的患病率，因为一些轻度的 DGI 必须经过显微镜才可诊断[15]。OI 患者表现的牙齿缺陷症状类似于 DGI 和牙本质发育不良（DD）。

牙本质含量最高的非胶原蛋白是牙本质涎磷蛋白（一种大分子量的嵌合蛋白，DSPP）的水解产物。DSPP 的 N 端水解产物是牙本质涎蛋白（DSP）。DSP 是一种 N 端及 O 端糖基化、含有两个黏多糖附件的蛋白多糖[16-17]。DSPP 的 C 端水解产物是牙本质磷蛋白（DPP）。DPP 是一种高度磷酸化的蛋白质，在任何已知的蛋白质中，DPP 酸性最强，等电点最低（约为 1）[18]。DPP 被认为参与羟基磷灰石微晶在胶原上的成核[19]。到目前为止，35 种不同的 DSPP（4 q21.3）突变已被证实可导致Ⅱ型 DD、Ⅱ型 DGI、Ⅲ型 DGI[20]。牙本质缺陷更倾向于是一种突变蛋白质引起的病理过程，而不是 DSPP 功能的丧失[21]。

在发现牙本质遗传缺陷的遗传病因之前，30 多年前确立的牙本质遗传缺陷的临床分类系统最常使用。该分类系统将牙本质遗传缺陷临床表型分成两类 5 种亚型：牙本质发育不全（DGI，Ⅰ～Ⅲ型）和牙本质发育不良（DD，Ⅰ和Ⅱ型），所有类型均表现为常染色体显性遗传[22]。Ⅰ型 DGI 于 OI、DGI

上均可表现，在很大程度上被当前 OI 分类系统舍弃。单独的遗传性牙本质缺陷通常称为遗传性乳光牙本质。Ⅱ型 DGI 是最常见的遗传性牙本质异常。临床上，DGI 患者的患牙通常呈琥珀色外观（图 110.1）。患牙颈缘缩窄，因此形成球形或钟状的外形。受累牙本质显微镜下显示牙本质小管排列不规则，数目较少，而牙本质小管含有囊泡及异常增厚的胶原纤维[24]。DGI 患牙的矿物质含量约低于正常牙本质的 30%。纤维内胶原不出现矿化。牙本质的结构异常可能无法给牙釉质提供足够的支持。DGI 患者的牙釉质化学组成和结构正常，但缺乏牙本质的支持将导致牙齿严重的磨耗甚至折裂——Ⅱ型 DGI 显著的临床特点。Ⅲ型 DGI 十分罕见，由于首先在马里兰州白兰地发现，也被称为"白兰地型"。该型的特点是乳牙多发性髓腔暴露。X 线表现差异较大，从空壳状牙到正常的髓腔或髓腔闭锁。恒牙的特点与Ⅱ型 DGI 类似。在Ⅰ型牙本质发育不良中，恒牙和乳牙均呈正常的外观和色泽。然而口腔影像学检查显

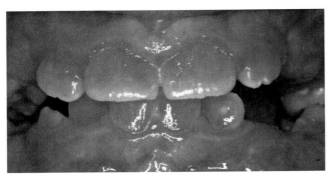

**图 110.1** （也见彩图）牙本质发育不全患者的口内观。该患者的恒牙呈现蓝灰色或乳白色的外表特征

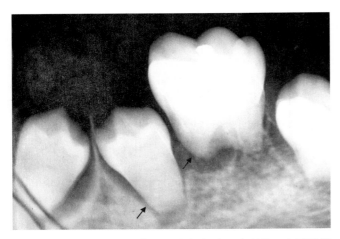

**图 110.2** Ⅰ型牙本质发育不良患者患牙 X 光照片。患牙牙根异常短小或缺失（箭头所示）、髓室闭锁 courtesy of Dr .Sharon Brooks

示非龋坏患牙牙根短小及根尖周透射影（图 110.2）。恒牙髓室和根管完全闭锁。Ⅱ型牙本质发育不良倾向于轻度的Ⅱ型 DGI，表现为乳牙色泽为琥珀色、根管完全闭锁、恒牙色泽基本正常[22, 25-26]。

## 遗传疾病对牙釉质的影响：釉质形成缺陷症

釉质形成缺陷症（AI）为孤立遗传性的牙釉质发育异常，包括一组不同类型的病变[27]。釉质可能变薄、软、粗糙和（或）着色。根据釉质临床表征及遗传类型的不同，AI 分为 14 种亚型[28]。釉质的形成由特定的细胞外基质分子工具盒调控。釉原蛋白（AMELX, Xp22.3）突变导致与 X 性连锁型 AI，女性患者表现为釉质形成不全的垂直向浅沟，其间夹杂有正常厚度的釉质。男性患者表现为弥漫性的薄层釉质或无釉质[29]。釉蛋白（ENAM，4q13.3）突变导致常染色体显性 AI，受累牙表面呈水平线状凹陷，典型病变常位于牙冠颈 1/3 处[30]。FAM83H（属于序列相似性 FAM 家族 83 号成员 H，位于染色体 8q24.3，含 5 个外显子）末端外显子（即外显子 5）的截断突变导致常染色体显性钙化不全型 AI（ADHCAI）[31]。WD（色氨酸 - 天冬氨酸，蛋白质家族保守域中常见的两个氨基酸序列）重复序列蛋白 72（WDR72，15q21.3）和编码基质金属蛋白酶 -20（MMP20,11q22.3）及激肽释放酶 4（KLK4,19q13.41）的基因发生突变，可导致常染色体隐性 AI，表现为相对质软、色素沉着的牙釉质，釉质厚度一般正常，但易磨耗[32-34]。AI 也被用于描述釉质缺陷相关的遗传综合征。有超过 70 种这样的情况。新近研究发现，金属离子转运蛋白 M4（CNNM4,2q11）的隐性突变导致 AI 伴随的遗传性视锥体视杆细胞营养不良[35-36]及序列相似性家族 20 号成员 A（FAM20A,17q24.2）的突变导致 AI 伴随的牙龈纤维瘤病综合征[37]。

## 黏多糖贮积症

溶酶体储存障碍性疾病包括超过 50 种遗传病，主要是由于编码溶酶体酶的基因缺陷引起[38]。黏多糖贮积症（MPS）属于溶酶体储存障碍性疾病，以在溶酶体及尿液中部分退化的葡糖氨基葡聚糖（以前称为黏多糖）积累为特征。有 10 种酶参与黏多糖的逐步退化，而这些酶活动不足则会引起 MPS。有 7 种 MPS 类型：Ⅰ、Ⅱ、Ⅲ、Ⅳ、Ⅵ、Ⅶ和Ⅸ（类型 V 和Ⅷ已经淘汰，而类型Ⅸ极为罕见）。虽然异构，几个不同类型 MPS 之间的颅面特征确是

相似的。口腔症状可能表现为下颌骨变短、宽，伴随髁突发育异常及颞下颌关节功能受限。可能因为频繁的牙龈增生和巨舌，牙齿常呈锥形、牙间距增宽。某些种类的 MPS 表现为异常薄弱的釉质覆盖临床牙冠，或表现为包含着过多硫酸皮肤素和胶原蛋白的磨牙周围囊性病变的影像特征 [39-42]。黏多糖病 IV A 型（Morquio 病，MPS IV A）属于常染色体隐性遗传，病因为溶酶体水解酶及由一种人类染色体 16q24.3 上的基因编码的 N- 乙酰半乳糖胺 -6- 硫酸酯酶（GALNS）的缺乏 [43]。虽然黏多糖在多种其他类型 MPS 的发育中的牙齿积累，如 Hurler 综合征（MPS I）[45]、Hunter 综合征（MPS II）及 Maroteaux-Lamy 综合征（MPS VI），黏多糖病 IV A 型是唯一与牙釉质畸形相关的 MPS[44]。牙釉质畸形是 MPS IV A 的一致性特征，表现为釉质色泽灰暗、菲薄、有凹痕并倾向于从底层牙质剥落，但这薄层牙釉质的硬度和阻射性正常。MPS IV A 患者经常表现出严重的骨发育不良和侏儒症。基因识别和新分子生物学工具的发明促进了特定的酶替代疗法（ERT）的发展，ERT 适用于某些 MPS 患者 [46]。

### 唇腭裂

唇腭裂是相对常见的颅面畸形（新生儿患病率为 1/700），对营养、言语、牙齿及心理的发展产生深远的影响。这些疾病的病因复杂，涉及遗传和环境因素。大多数面裂出生缺陷属于多因素及非综合征的。虽然遗传因素可能在唇腭裂的形成中起一定作用，但遗传因素与定义明确的综合征并无关联。15%~50% 的唇腭裂与明确的综合征相关。实际上，有近 300 种公认的综合征可能包括一种颅面裂类型作为临床表现，只有大约 10 种基因被确定为与这些综合征相关。伴发腭裂的常见综合征包括 Apert 综合征、Stickler 综合征及 Treacher collins 综合征。Van der Woude 综合征和 Waardenberg 综合征与唇裂或唇腭裂相关。至少在一种条件下，Van der Woude 综合征的单体型基因测试可以用来识别干扰素调节因子 6 基因的变异，并可作为提示颅面裂风险增加的指标 [47]。

### 巨颌症

巨颌症是一种常染色体显性遗传病，由 SH3BP2（4p16.3）突变引起 [48]。SHF3BP2 翻译一种与 c-Abl 结合的蛋白质，即一种参与不同的细胞信号级联反应的酪氨酸激酶。巨颌症患者的颌骨多囊性巨细胞

病变通常发生在 2~5 岁之间。囊肿取代骨组织，导致上、下颌骨增大，而到青春期病变进展渐缓或停止进行。牙齿在巨颌症发展过程中移位，伴随牙根吸收、牙齿发育不全、乳牙滞留、牙齿异位萌出及错合畸形 [49]。

## 遗传性骨代谢疾病的口腔表现

骨代谢性疾病属于骨改建障碍，其显著的特点是涉及全部骨骼，并常常表现在口腔，这可能有助于潜在的系统性疾病的诊断。大量研究表明，钙稳态的亚临床失衡及骨代谢紊乱也会导致各种牙齿异常，包括倾向性个体的牙槽嵴吸收及牙槽骨丧失。在未来几十年内，随着老年人的人口增长，这种类型疾病谱系的重要性及其对口腔健康和牙科管理的总体影响力可能会提高 [50]。

### 维生素 D 缺乏症

抗维生素 D 佝偻病（见第 75 章）主要的口腔异常类似于牙本质发育不良。据报道，牙釉质通常是正常的，但在某些情况下可发育不全。患者还患有牙迟萌及放射性疾病，且牙齿常呈髓腔增大。其他重要影像学研究结果包括牙槽骨密度降低、骨小梁稀薄、硬骨板丧失及牙齿钙化迟缓 [51]。

维生素 D 依赖性佝偻病 I 型属于常染色体隐性遗传，为由编码肾小管上皮细胞 25- 羟基维生素 D-1α 羟化酶的 CYP27B1 基因（12q13.3-q14）的突变引起的维生素 D 代谢缺陷。合成 $1,25-(OH)_2D_3$ 减少导致牙齿呈黄褐色、牙釉质凹陷、牙根变短及发展慢性牙周疾病的倾向性 [52]。

### 低磷酸盐血症

磷酸盐稳态是未完全明确的，可由多种激素活动调节，包括甲状旁腺激素（PTH）、降血钙素和维生素 D。然而新近，研究者发现了一系列重要的磷酸调节因子。成纤维细胞生长因子 23（FGF23）是由骨细胞分泌进入血液循环，抑制磷酸再吸收和肾产生 1,25 二羟维生素 D。尽管删除小鼠中编码 FGF23 的基因可导致高磷血症，特定的 FGF23 基因（ADHR 12p13）缺陷却会引起常染色体显性遗传低血磷性佝偻病。肽链内切酶 PHEX 和蛋白聚糖牙本质基质蛋白 1（DMP1）参与骨矿化，两者均由骨细胞合成并抑制 FGF23 的表达。PHEX（Xp22.2）和

DMP1（4q21）的突变分别导致 X 连锁性和常染色体隐性低磷酸盐血症 [53-55]。逐步明确的是，常染色体显性遗传、常染色体隐性遗传和 X 连锁性低磷酸盐血症涉及共同的病理生理机制的各个方面，包括减少肾小管的磷酸盐再吸收和降低 1,25 二羟维生素 D 的水平，这引起慢性高磷酸盐尿症和低磷酸盐血症并导致儿童佝偻病和成人软骨病 [56]。

在家族性低磷酸盐血症（见第 74 章）中，牙齿的症状往往是疾病最先表现的临床迹象，类似于那些佝偻病和软骨病的口腔表现。患者可能会出现长脓肿或恒牙无任何龋齿的迹象 [57]。尽管据报道，牙釉质是正常的，而牙髓的微生物感染被认为是通过入侵因釉质磨耗或釉质裂隙引起的暴露牙本质小管而发生 [58]。更好地了解磷酸盐稳态的机制为低磷酸盐血症的遗传病因提供新的见解 [59]。

## 低磷酸酯酶症

低磷酸酯酶症是一种碱性磷酸酶（ ALPL,1p36.1-p34）基因缺陷引起的遗传疾病。成骨细胞呈现 ALPL 的最高表达水平，而严重的全身性骨骼形成不良发生在最严重的低磷酸酯酶症。对 ALPL 缺陷最敏感的硬组织是牙骨质 [60]。儿童低磷酸酯酶症的典型口腔表现是乳牙牙根过早地完全缺失（图 110.3）。组织学检查表明，这些牙齿的牙根表面缺失牙骨质，所以附着装置未能正常发育。牙周韧带纤维不连接到根牙槽骨和牙齿导致早片状剥落，并且经常可以观察到恒牙呈现大髓腔、迟萌和根尖延迟闭合，骨质主要是水平吸收，而成人低磷酸酯酶症可能有广泛的龋齿。

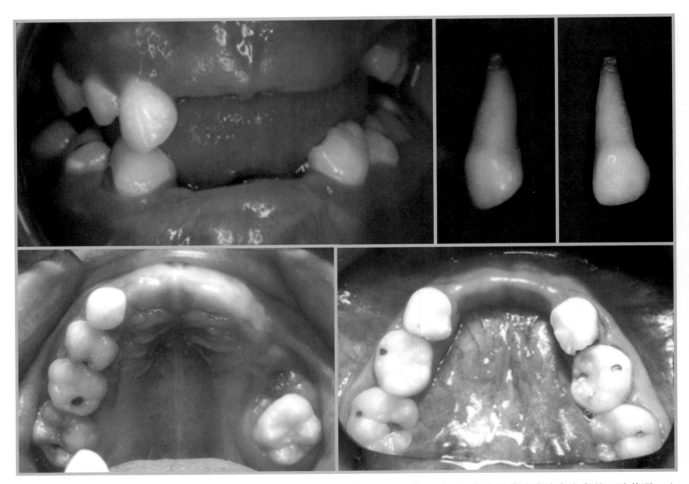

图 110.3　（也见彩图）低磷酸酯酶症中带有完整牙根的乳牙脱落。口腔照片显示 6 岁儿童低磷酸酯酶症患者的口腔状况；上颌尖牙和切牙（右上）是由受研究访问父母带来的，大约于 2 年前自然脱落；这位患者还表现出乳磨牙移动的牙周附着问题；一些儿童低磷酸酯酶症患者伴有釉质发育不全。这些牙齿症状是儿童低磷酸酯酶症的诊断标准，而且通常作为首个症状辅助诊断（ Contributed by Dr. Jan C-C Hu）

## 参考文献

1. Chai Y, Jiang X, Ito Y, Bringas P Jr, Han J, Rowitch D, Soriano P, McMahon A, Sucov H. 2000. Fate of the mammalian cranial neural crest during tooth and mandibular morphogenesis. *Development* 127: 1671–9.

2. Thesleff I. 2006. The genetic basis of tooth development and dental defects. *Am J Med Genet A* 140(23): 2530–5.

3. Han D, Gong Y, Wu H, Zhang X, Yan M, Wang X, Qu H, Feng H, Song S. 2008. Novel EDA mutation resulting in X-linked non-syndromic hypodontia and the pattern of EDA-associated isolated tooth agenesis. *Eur J Med Genet* 51(6): 536–46.

4. Entesarian M, Matsson H, Klar J, Bergendal B, Olson L, Arakaki R, Hayashi Y, Ohuchi H, Falahat B, Bolstad AI, Jonsson R, Wahren-Herlenius M, Dahl N. 2005. Mutations in the gene encoding fibroblast growth factor 10 are associated with aplasia of lacrimal and salivary glands. *Nat Genet* 37(2):125–7.

5. Milunsky JM, Zhao G, Maher TA, Colby R, Everman DB. 2006. LADD syndrome is caused by FGF10 mutations. *Clin Genet* 69(4): 349–54.

6. Oner AY, Pocan S. 2006. Gardner's syndrome: A case report. *Br Dent J* 200(12): 666–7.

7. Lammi L, Arte S, Somer M, Jarvinen H, Lahermo P, Thesleff I, Pirinen S, Nieminen P. 2004. Mutations in AXIN2 cause familial tooth agenesis and predispose to colorectal cancer. *Am J Hum Genet* 74(5): 1043–50.

8. Nieminen P. 2009. Genetic basis of tooth agenesis. *J Exp Zool B Mol Dev Evol* 312B(4): 320–42.

9. Stockton DW, Das P, Goldenberg M, D'Souza RN, Patel PI. 2000. Mutation of PAX9 is associated with oligodontia. *Nat Genet* 24(1): 18–9.

10. Vastardis H, Karimbux N, Guthua SW, Seidman JG, Seidman CE. 1996. A human MSX1 homeodomain missense mutation causes selective tooth agenesis. *Nat Genet* 13(4): 417–21.

11. Kim JW, Simmer JP, Lin BP, Hu JC. 2006. Novel MSX1 frameshift causes autosomal-dominant oligodontia. *J Dent Res* 85(3): 267–71.

12. Cooper SC, Flaitz CM, Johnston DA, Lee B, Hecht JT. 2001. A natural history of cleidocranial dysplasia. *Am J Med Genet* 104(1): 1–6.

13. O'Connell AC, Marini JC. 1999. Evaluation of oral problems in an osteogenesis imperfecta population. *Oral Surg Oral Med Oral Path Oral Radiol Endod* 87(2): 189–96.

14. Pallos D, Hart PS, Cortelli JR, Vian S, Wright JT, Korkko J, Brunoni D, Hart TC. 2001. Novel COL1A1 mutation (G559C) [correction of G599C] associated with mild osteogenesis imperfecta and dentinogenesis imperfecta. *Arch Oral Biol* 46(5): 459–70.

15. Waltimo J, Ojanotko-Harri A, Lukinmaa PL. 1996. Mild forms of dentinogenesis imperfecta in association with osteogenesis imperfecta as characterized by light and transmission electron microscopy. *J Oral Pathol Med* 25(5): 256–64.

16. Yamakoshi Y, Hu JC, Fukae M, Iwata T, Kim JW, Zhang H, Simmer JP. 2005. Porcine dentin sialoprotein is a proteoglycan with glycosaminoglycan chains containing chondroitin 6-sulfate. *J Biol Chem* 280(2): 1552–60.

17. Yamakoshi Y, Nagano T, Hu JC, Yamakoshi F, Simmer JP. 2011. Porcine dentin sialoprotein glycosylation and glycosaminoglycan attachments. *BMC Biochem* 12(1): 1–6.

18. Jonsson M, Fredriksson S, Jontell M, Linde A. 1978. Isoelectric focusing of the phosphoprotein of rat-incisor dentin in ampholine and acid pH gradients. Evidence for carrier ampholyte-protein complexes. *J Chromatogr* 157: 234–42.

19. George A, Bannon L, Sabsay B, Dillon JW, Malone J, Veis A, Jenkins NA, Gilbert DJ, Copeland NG. 1996. The carboxyl-terminal domain of phosphophoryn contains unique extended triplet amino acid repeat sequences forming ordered carboxyl-phosphate interaction ridges that may be essential in the biomineralization process. *J Biol Chem* 271(51): 32869–73.

20. Nieminen P, Papagiannoulis-Lascarides L, Waltimo-Siren J, Ollila P, Karjalainen S, Arte S, Veerkamp J, Walton VT, Kustner EC, Siltanen T, Holappa H, Lukinmaa PL, Alaluusua S. 2011. Frameshift mutations in dentin phosphoprotein and dependence of dentin disease phenotype on mutation location. *J Bone Miner Res* 26(4): 873–80.

21. McKnight DA, Suzanne Hart P, Hart TC, Hartsfield JK, Wilson A, Wright JT, Fisher LW. 2008. A comprehensive analysis of normal variation and disease-causing mutations in the human DSPP gene. *Hum Mutat* 29(12): 1392–404.

22. Shields ED, Bixler D, el-Kafrawy AM. 1973. A proposed classification for heritable human dentine defects with a description of a new entity. *Arch Oral Biol* 18(4): 543–53.

23. Witkop CJ Jr. 1971. Manifestations of genetic diseases in the human pulp. *Oral Surg Oral Med Oral Pathol* 32(2): 278–316.

24. Waltimo J. 1994. Hyperfibers and vesicles in dentin matrix in dentinogenesis imperfecta (DI) associated with osteogenesis imperfecta (OI). *J Oral Pathol Med* 23(9): 389–93.

25. Giansanti JS, Allen JD. 1974. Dentin dysplasia, type II, or dentin dysplasia, coronal type. *Oral Surg Oral Med Oral Pathol* 38(6): 911–7.

26. Lukinmaa PL, Ranta H, Ranta K, Kaitila I. 1987. Dental findings in osteogenesis imperfecta: I. Occurrence and expression of type I dentinogenesis imperfecta. *J Craniofac Genet Dev Biol* 7(2): 115–25.

27. Wright JT. 2006. The molecular etiologies and associated phenotypes of amelogenesis imperfecta. *Am J Med Genet A* 140(23): 2547–55.

28. Witkop CJ Jr. 1989. Amelogenesis imperfecta, dentinogenesis imperfecta and dentin dysplasia revisited: Problems in classification. *J Oral Pathol* 17(9-10): 547–53.

29. Wright JT, Hart PS, Aldred MJ, Seow K, Crawford PJ, Hong SP, Gibson CW, Hart TC. 2003. Relationship of phenotype and genotype in X-linked amelogenesis imperfecta. *Connect Tissue Res* 44 Suppl 1: 72–8.

30. Hu JC, Yamakoshi Y. 2003. Enamelin and autosomal-dominant amelogenesis imperfecta. *Crit Rev Oral Biol Med* 14(6): 387–98.

31. Kim JW, Lee SK, Lee ZH, Park JC, Lee KE, Lee MH, Park JT, Seo BM, Hu JC, Simmer JP. 2008. FAM83H mutations in families with autosomal-dominant hypocalcified amelogenesis imperfecta. *Am J Hum Genet* 82(2): 489–94.

32. El-Sayed W, Parry DA, Shore RC, Ahmed M, Jafri H, Rashid Y, Al-Bahlani S, Al Harasi S, Kirkham J, Inglehearn CF, Mighell AJ. 2009. Mutations in the beta

propeller WDR72 cause autosomal-recessive hypomaturation amelogenesis imperfecta. *Am J Hum Genet* 85(5): 699–705.

33. Hart PS, Hart TC, Michalec MD, Ryu OH, Simmons D, Hong S, Wright JT. 2004. Mutation in kallikrein 4 causes autosomal recessive hypomaturation amelogenesis imperfecta. *J Med Genet* 41(7): 545–9.

34. Kim JW, Simmer JP, Hart TC, Hart PS, Ramaswami MD, Bartlett JD, Hu JC. 2005. MMP-20 mutation in autosomal recessive pigmented hypomaturation amelogenesis imperfecta. *J Med Genet* 42(3): 271–5.

35. Parry DA, Mighell AJ, El-Sayed W, Shore RC, Jalili IK, Dollfus H, Bloch-Zupan A, Carlos R, Carr IM, Downey LM, Blain KM, Mansfield DC, Shahrabi M, Heidari M, Aref P, Abbasi M, Michaelides M, Moore AT, Kirkham J, Inglehearn CF. 2009. Mutations in CNNM4 cause Jalili syndrome, consisting of autosomal-recessive cone-rod dystrophy and amelogenesis imperfecta. *Am J Hum Genet* 84(2): 266–73.

36. Polok B, Escher P, Ambresin A, Chouery E, Bolay S, Meunier I, Nan F, Hamel C, Munier FL, Thilo B, Megarbane A, Schorderet DF. 2009. Mutations in CNNM4 cause recessive cone-rod dystrophy with amelogenesis imperfecta. *Am J Hum Genet* 84(2): 259–65.

37. O'Sullivan J, Bitu CC, Daly SB, Urquhart JE, Barron MJ, Bhaskar SS, Martelli-Junior H, Dos Santos Neto PE, Mansilla MA, Murray JC, Coletta RD, Black GC, Dixon MJ. 2011. Whole-Exome sequencing identifies FAM20A mutations as a cause of amelogenesis imperfecta and gingival hyperplasia syndrome. *Am J Hum Genet* 88(5): 616–20.

38. Schultz ML, Tecedor L, Chang M, Davidson BL. 2011. Clarifying lysosomal storage diseases. *Trends Neurosci* 34(8): 401–10.

39. Downs AT, Crisp T, Ferretti G. 1995. Hunter's syndrome and oral manifestations: A review. *Pediatr Dent* 17(2): 98–100.

40. Keith O, Scully C, Weidmann GM. 1990. Orofacial features of Scheie (Hurler-Scheie) syndrome (alpha-L-iduronidase deficiency). *Oral Surg Oral Med Oral Pathol* 70(1): 70–4.

41. Kinirons MJ, Nelson J. 1990. Dental findings in mucopolysaccharidosis type IV A (Morquio's disease type A). *Oral Surg Oral Med Oral Pathol* 70(2): 176–9.

42. Smith KS, Hallett KB, Hall RK, Wardrop RW, Firth N. 1995. Mucopolysaccharidosis: MPS VI and associated delayed tooth eruption. *Int J Oral Maxillofac Surg* 24(2): 176–80.

43. Baker E, Guo XH, Orsborn AM, Sutherland GR, Callen DF, Hopwood JJ, Morris CP. 1993. The morquio A syndrome (mucopolysaccharidosis IVA) gene maps to 16q24.3. *Am J Hum Genet* 52(1): 96–8.

44. Witkop CJ Jr, Sauk JJ Jr. 1976. Heritable defects of enamel. In: Stewart RE, Prescott GH (eds.) *Oral Facial Genetics*. St. Louis, MO: C.V. Mosby Co. pp. 151–226.

45. Gardner DG. 1971. The oral manifestations of Hurler's syndrome. *Oral Surg Oral Med Oral Pathol* 32(1): 46–57.

46. Giugliani R, Federhen A, Rojas MV, Vieira T, Artigalas O, Pinto LL, Azevedo AC, Acosta A, Bonfim C, Lourenco CM, Kim CA, Horovitz D, Bonfim D, Norato D, Marinho D, Palhares D, Santos ES, Ribeiro E, Valadares E, Guarany F, de Lucca GR, Pimentel H, de Souza IN, Correa JN, Fraga JC, Goes JE, Cabral JM, Simionato J, Llerena J Jr, Jardim L, Giuliani L, da Silva LC, Santos ML, Moreira MA, Kerstenetzky M, Ribeiro M, Ruas N, Barrios P, Aranda P, Honjo R, Boy R, Costa R, Souza C, Alcantara FF, Avilla SG, Fagondes S, Martins AM. 2010. Mucopolysaccharidosis I, II, and VI: Brief review and guidelines for treatment. *Genet Mol Biol* 33(4): 589–604.

47. Zuccati G. 1993. Implant therapy in cases of agenesis. *J Clin Orthod* 27(7): 369–73.

48. Lo B, Faiyaz-Ul-Haque M, Kennedy S, Aviv R, Tsui LC, Teebi AS. 2003. Novel mutation in the gene encoding c-Abl-binding protein SH3BP2 causes cherubism. *Am J Med Genet A* 121A(1): 37–40.

49. Pontes FS, Ferreira AC, Kato AM, Pontes HA, Almeida DS, Rodini CO, Pinto DS Jr. 2007. Aggressive case of cherubism: 17-year follow-up. *Int J Pediatr Otorhinolaryngol* 71(5): 831–5.

50. Solt DB. 1991. The pathogenesis, oral manifestations, and implications for dentistry of metabolic bone disease. *Curr Opin Dent* 1(6): 783–91.

51. Neville B, Damm D, Allen C, Bouquot J. 2001. *Oral and Maxillofacial Pathology, 1st Ed.* Philadelphia: W.B.Saunders.

52. Zambrano M, Nikitakis NG, Sanchez-Quevedo MC, Sauk JJ, Sedano H, Rivera H. 2003. Oral and dental manifestations of vitamin D-dependent rickets type I: Report of a pediatric case. *Oral Surg Oral Med Oral Pathol Oral Radiol Endod* 95(6): 705–9.

53. Feng JQ, Ward LM, Liu S, Lu Y, Xie Y, Yuan B, Yu X, Rauch F, Davis SI, Zhang S, Rios H, Drezner MK, Quarles LD, Bonewald LF, White KE. 2006. Loss of DMP1 causes rickets and osteomalacia and identifies a role for osteocytes in mineral metabolism. *Nat Genet* 38(11): 1310–5.

54. Lorenz-Depiereux B, Bastepe M, Benet-Pages A, Amyere M, Wagenstaller J, Muller-Barth U, Badenhoop K, Kaiser SM, Rittmaster RS, Shlossberg AH, Olivares JL, Loris C, Ramos FJ, Glorieux F, Vikkula M, Juppner H, Strom TM. 2006. DMP1 mutations in autosomal recessive hypophosphatemia implicate a bone matrix protein in the regulation of phosphate homeostasis. *Nat Genet* 38(11): 1248–50.

55. Roetzer KM, Varga F, Zwettler E, Nawrot-Wawrzyniak K, Haller J, Forster E, Klaushofer K. 2007. Novel PHEX mutation associated with hypophosphatemic rickets. *Nephron Physiol* 106(1): p8–12.

56. Alizadeh Naderi AS, Reilly RF. 2011. Hereditary disorders of renal phosphate wasting. *Nat Rev Neph* 6(11): 657–65.

57. Goodman JR, Gelbier MJ, Bennett JH, Winter GB. 1998. Dental problems associated with hypophosphataemic vitamin D resistant rickets. *Int J Paediatr Dent* 8(1): 19–28.

58. Hillmann G, Geurtsen W. 1996. Pathohistology of undecalcified primary teeth in vitamin D-resistant rickets: Review and report of two cases. *Oral Surg Oral Med Oral Pathol Oral Radiol Endod* 82(2): 218–24.

59. Bastepe M, Juppner H. 2008. Inherited hypophosphatemic disorders in children and the evolving mechanisms of phosphate regulation. *Rev Endocr Metab Disord* 9(2): 171–80.

60. Whyte MP. 2010. Physiological role of alkaline phosphatase explored in hypophosphatasia. *Ann N Y Acad Sci* 1192: 190–200.

# 第 111 章
# 口腔硬组织病理学

Paul C. Edwards

（刘琴遥 译　段建民 审校）

## 引言

上、下颌骨在骨骼中较独特，它们包含一个覆盖骨结构——牙槽骨，在成人，它们的功能是支撑 32 颗高度矿化的硬组织器官——牙齿。牙齿是由在体内其他组织中未发现的特殊硬组织（牙釉质、牙本质、牙骨质）组成的，是口腔上皮和外胚间充质相互作用发育而成。颌骨的生长包含乳牙列及恒牙列的发育，这一过程从胎儿期开始一直到青少年后期。

由于牙齿发育形成的特殊性，以及这种特殊矿化组织持续不断地暴露在复杂的口腔环境中，上、下颌骨是这一系列特殊病理改变的载体。本章将简要回顾较常见的和关注较多的病变：牙脱矿、龋齿、牙源性囊肿和肿瘤。

## 牙脱矿和龋齿

龋齿（"蛀牙"）是最常见的慢性疾病之一，影响着现代社会。曾经认为儿童是龋病的主要人群，但由于过去 30 年里牙齿缺失减少，现在成人与儿童患龋率相同[1-3]。

龋齿是具有感染性的口腔致病菌群（主要是变形链球菌和乳酸杆菌）与可发酵性糖类复杂相互作用的最终结果[4]。口腔致病菌是母婴垂直传播，细菌表面蛋白黏附在唾液蛋白上，而唾液蛋白又吸附在牙釉质表面，从而使得口腔致病菌在牙面上繁殖[5]。通过来源于变形链球菌的葡糖基转移酶，使可发酵性糖类形成黏附在细胞外的多聚糖基质，其是由不溶于水的葡聚糖组成[4]。在牙菌斑里，致病菌对糖类化合物如蔗糖代谢而产生乳酸。牙菌斑表面 pH 值降低导致组成牙齿的矿物质溶解。这是一个动态的过程，脱矿与再矿化相互拮抗，由于唾液的缓冲能力，使局部的 pH 值恢复正常，牙齿表面再矿化。羟基磷灰石是组成牙齿的主要成分，再矿化期间，溶解的磷酸盐和钙离子重新回到羟基磷灰石中。当脱矿速率大于再矿化速率时，就会形成龋齿（图 111.1）。

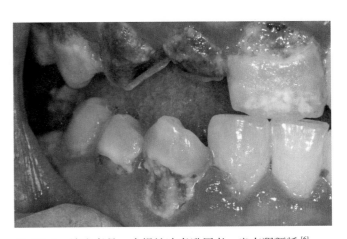

图 111.1　该患者是一个慢性冰毒滥用者，患有猖獗龋[6]

除了暴露在可发酵糖类饮食的频率和持续时间以外，其他涉及个人的易患龋风险还包括：繁殖的变形链球菌特定致病基因型的毒力、宿主免疫力、唾液的缓冲能力、蛋白质和矿质成分[7]。口腔卫生习惯（如刷牙和使用牙线）能破坏牙齿表面生物膜，可以减少患龋风险。

通过接触微量（大约 1ppm）的氟离子，可以形成氟化羟基磷灰石和氟化磷灰石。这些都比羟基磷灰石更耐酸。研究[2]表明，使用氟化物可使成人和儿童总体患龋数平均降低 25%，这些氟化物包括专业的氟化凝胶或泡沫，以及自行使用含氟牙膏或者使用氟化的社区用水。

虽然位于高度矿化牙釉质外层的龋齿形成过程主要是物理-化学过程，但下层的牙本质大约含 20% 有机质，主要是 I 型胶原蛋白和含量更少的非胶原蛋白。酸持续溶解牙本质矿化成分，会导致有机质暴露，通过细菌胶原酶和宿主来源的基质金属蛋白酶降解有机质[8]。牙本质内存在牙本质小管，成牙本质细胞通过牙本质小管从牙髓扩展延伸，最终形成一个紧密联系的"牙本质-牙髓复合体"，细菌直接扩展到牙髓组织或者通过二级压缩的静脉血流扩散到牙髓组织，都会引起封闭牙髓腔内牙髓的炎症，可能会导致牙髓坏死。细菌或坏死牙髓组织的降解产物产生炎症介质，导致在死髓牙根尖端形成大量慢性炎性肉芽组织，并伴随骨组织破坏（"根尖肉芽肿"）。

## 颌骨囊肿和肿瘤

### 病因

颌骨病变来源可分为牙源性和非牙源性，牙源性病变是指由牙齿发育过程的上皮剩余引起的颌骨病变。按照定义，牙源性囊肿和肿瘤是口腔颌面部特有的病变。

牙齿发育的根本形式是称为"牙板"的薄上皮结构，起源于向内生长的表面上皮，发育为下层的结缔组织[9]。这些残余的结构认为是上皮来源，参与发育性牙源性来源囊肿的形成。牙源性肿瘤形成的分子机制仍然不明确[10-11]。

### 临床和影像学表现

绝大多数含牙囊肿起源于颌骨的含牙区（如下颌骨下颌神经管以上区域），其特征是由软组织取代骨组织，由软硬混合组织取代骨组织不常见。没有继发感染或显著扩张的牙源性囊肿和肿瘤通常没有临床症状，一般是通过颌骨的影像学检查确定病变[图 111.2（A）和（B）]。

这些病变的影像学和临床表现虽具有特征但不能确诊。就颌骨病变而言，得到明确的诊断需要相关的影像学检查和病理检查。

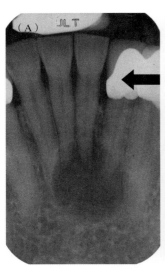
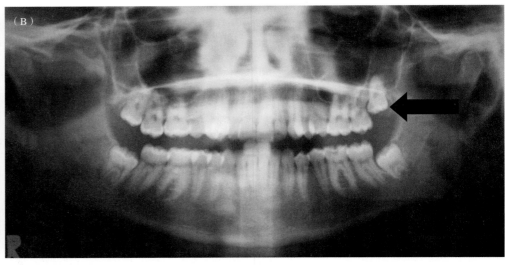

图 111.2　口腔科常见的影像学医疗设备是口内放射线片辅以口外全景片。（A）口内放射线片（根尖片）显示下颌前牙以及周围牙槽骨的概况。该片中央可明显看出，在下切牙根尖处有一骨皮质边界清晰的单房透射影。左侧下切牙（箭头处）没有活力。需与根尖周囊肿与根尖周肉芽肿鉴别诊断。（B）口外全景牙片完整地显示了上下颌骨及周围邻近结构总体情况。这种技术作为筛查工具广泛运用。这是一例 18 岁患者的全景片，显示了未萌出的第三磨牙（即"智齿"）。左侧上颌第 3 磨牙的牙冠周围有一明显的边界清晰的透射区（箭头处）。射线透射区域宽度小于 4mm 且相关的第 3 磨牙牙根发育尚未完成，这最可能是包绕在正在发育的牙齿周围的正常牙滤泡

## 牙源性囊肿

牙源性囊肿可以进一步细分为炎症性囊肿和发育性囊肿。

### 炎症性牙源性病变

#### 根尖肉芽肿和根尖囊肿

根尖肉芽肿和根尖囊肿是颌骨内常见的炎症性牙源囊肿，根尖周囊肿尤为常见。在牙根尖端或牙根中部缓慢生长的病变表示牙髓坏死，通常是龋病进展到牙髓或先前牙髓创伤的最终结果。持续的骨破坏会导致骨皮质穿孔 [图 111.3（A）] 和在口内病变区形成大量的急性或慢性炎性肉芽组织 ["龈脓肿"，图 111.3（B）]。根尖肉芽肿由局部的慢性肉芽组织形成，是根尖囊肿的前体。由于坏死牙髓物质的降解，单核炎症细胞和邻近基质细胞释放炎症介质、细胞因子和生长因子，导致参与牙齿最初形成的上皮细胞受刺激增生[12]。虽然这一机制尚不明确，但最终结果是形成一个囊性内衬（根尖囊肿）。

死髓牙根尖周的射线透射影提示病变为根尖肉芽肿或根尖囊肿，通过保守刮除牙根尖囊腔内衬可彻底治疗。未能成功切除囊肿内衬会导致囊肿持续扩大，称为"残余囊肿"。当有充分的牙体结构能够保留牙齿时，机械性清除髓室和根管内降解产物的非手术性牙髓治疗，通常为首先治疗方法。如果已行牙髓治疗，患者需定期进行放射线检查，确定骨组织再生。在极少数病例中，根尖囊肿上皮内衬或者残余囊肿会发生恶变[13]。

### 发育性牙源性囊肿

#### 含牙囊肿

含牙（滤泡）囊肿生长缓慢，能够造成骨组织显著破坏，只见于与未萌出的（阻生的）牙冠有关的囊肿。第 3 磨牙区与上颌尖牙区最常见，由于这些牙齿在牙齿萌出顺序中最晚萌出，因此由于牙列拥挤这些牙齿最容易阻萌[14]。

治疗方法包括摘除囊肿，并拔除与之相关的埋藏牙。极少数囊肿会转化为牙源性肿瘤，比较常见的是转化为成釉细胞瘤[15]，或者更少的恶变为鳞状细胞癌[16]。

### 牙源性角化囊肿（"角化性牙源肿瘤"）

牙源性角化囊肿好发于下颌骨，它的特点是该病变未经治疗容易引起严重的骨组织破坏和保守治疗后的高复发率 [图 111.4（A）和（B）][17]。牙源性角化囊肿偶尔伴有阻生牙，其病变范围从透射的小型单房到上下颌骨破坏性的多房病变。

大约 5% 的牙源性角化囊肿与基底细胞癌综合征（NBCCS，Gorlin syndrome）相关，基底细胞癌综合征以常染色体遗传居多。早期的皮肤多发性基底细胞癌，手掌和足底表面出现小凹坑状的发育缺陷以及神经管细胞瘤和脑膜瘤发病率增高都会增加的皮肤红斑[18]。基底细胞癌综合征与 PTCH1 基因生殖功能缺失的突变有关，PTCH1 基因是肿瘤抑制基因，是信号传导途径的组成部分[19]。

类似 PTCH1 基因突变的非基底细胞癌综合征相

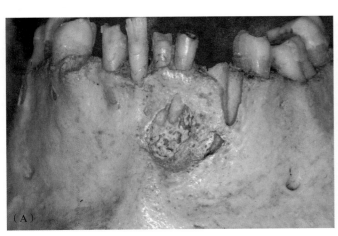

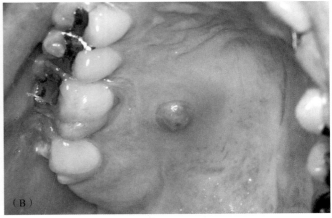

图 111.3 （A）这是尸体上下颌骨伴有颊侧骨板吸收。下颌多个切牙牙冠折断，可能导致牙髓坏死，随之引起根尖周肉芽肿或根尖周囊肿。（B）25 岁男性，右侧上颌有一坏死的第 1 磨牙，在腭侧牙根处出现一个软组织结节（"龈脓肿"），由急性和慢性炎性上皮内衬肉芽组织组成。腭部是一个不常发生龈脓肿的部位，其常见于颊侧牙槽骨板。这种病例临床上需与来源于涎腺或结缔组织的软组织肿瘤鉴别诊断

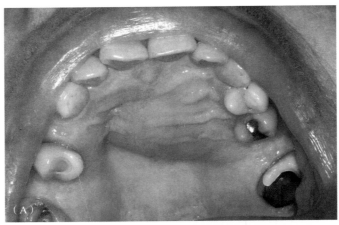

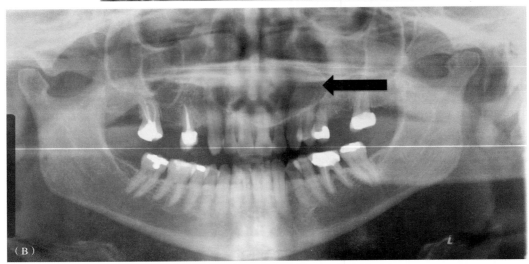

图 111.4　（A）56 岁的女性患者，超过 4 年未经治疗，因牙源性角化囊肿（"角化性牙源肿瘤"）导致上颌膨胀。（B）曲面断层片显示大范围骨皮质界限清楚的透射病变，从上颌右侧尖牙至左侧第 2 前磨牙区域 [ 箭头处；与（A）图同一患者 ]

关的牙源性角化囊肿，大约有 30% 散发病例记录在册 [20-21]。最近，世界卫生组织建议牙源性角化囊肿重新命名为角化性牙源肿瘤，以突出其类肿瘤行为的侵袭性 [22]。有研究表明肿瘤特性包括上皮内衬破坏性增殖和 p16 和 p53 肿瘤抑制基因位点杂合性丢失 [24]。然而，这一改变术语的提议尚未被广泛接受。争论者反对牙源性角化囊肿重新分类为"良性肿瘤"，在其他发育性牙源性囊肿中有文献证实 PTCH1 基因突变 [25]，分子遗传学的建议标准本身并不足以定义肿瘤；而且，最重要的是组织学上，牙源性角化囊肿的发育起源仍然是病理性囊腔的上皮内衬。

治疗方案不同于袋形缝合术，彻底治疗之前宜先行减压，后通过冷冻或化学固定行刮除术，以完成手术切除 [26]。一些外科医生在治疗上颌病变区域时选择切除的范围会比下颌骨更大一些，以利避免高风险的复发扩散到邻近重要结构。牙源性角化囊

肿治疗后复发已有 10 年文献资料记录 [27]。

**根侧囊肿**

根侧囊肿（LPC）是一种不常见的病变，其生长具有自限性，因透射影沿前牙牙根侧表面，临床诊断常容易被忽视 [28]。与根尖周囊肿不同的是根侧囊肿与牙髓坏死没有因果关系。治疗方法是保守清创术，保留病变相关的牙齿。为了避免不必要的牙髓治疗或者拔牙，建议结合放射线评估所有病变相关牙齿的牙髓活力。

**腺牙源性囊肿**

最近有研究表明 [29]，腺牙源性囊肿（GOC）是一种罕见的病变（一项研究 [30] 记录 55 000 例活检病例中只有 11 例），其组织学特性兼具根侧囊肿和黏液表皮样癌的特征，是颌骨中较少见的恶性涎腺肿瘤。大多数腺牙源性囊肿发生在下颌骨前牙区，常

越过中线[31]。腺牙源性囊肿显示了广泛的临床行为，从良性到具有恶性特征的破坏性病变。

## 牙源性肿瘤
### 颌骨良性牙源性肿瘤

#### 造釉细胞瘤

造釉细胞瘤是一种造成明显骨皮质膨胀的局部破坏性肿瘤，好发于下颌骨后牙区，具有高复发率[32]。其发病率为每年 0.3 ~ 2.3 / 100 万新发病例[33]。

单囊型成釉细胞瘤常见于平均年龄为 20 岁的青少年，比传统的成釉细胞瘤发病年龄早，代表囊型传统成釉细胞瘤，可能具有较低的复发风险[34]。通常与下颌阻生的第 3 磨牙有关，放射影像上容易误诊为含牙囊肿。

### 恶性牙源性肿瘤

兼有恶性与良性的牙源性肿瘤极为罕见[35]。恶性牙源性肿瘤普遍存在影像边界不规则、界限不清。其特征是疼痛、感觉异常和早期淋巴结转移。更常见的颌骨恶性肿瘤包括颌骨来源肿瘤通过邻近软组织直接扩散（如口腔鳞状细胞癌），颌骨以外肿瘤的转移病灶（如乳腺癌、结肠癌、前列腺癌），或者主要是非牙源性来源的恶性肿瘤。上颌窦恶性肿瘤引起类似牙来源疼痛较少见[36]。

### 颌骨非牙源性肿瘤

#### 中心性巨细胞肉芽肿

大量的非牙源性囊肿、假性囊肿和肿瘤也发生在颌骨中。这些病变有一种病变在颌骨中较独特：中心性巨细胞肉芽肿（CGCG）。在组织学上相同的病变有家族性巨颌症和甲状旁腺功能亢进。类中心性巨细胞肉芽肿病变发病率增加，与之相关的综合征包括努南综合征[37-38]和神经纤维瘤病 1 型[39-40]。

经典中心性巨细胞肉芽肿是非肿瘤性反应的病变，其侵袭性易变，在普通人群中每一百万人中有 1.1 人发病[41]。中心性巨细胞肉芽肿的组织学特征是在梭状的间充质干细胞中存在多核巨细胞（MGC）。多核巨细胞通常集中在出血区，认为其是由融合的单核巨噬细胞发展而来[42]。尽管它们与破骨细胞有相似特征[43]，但在表型上存在差异[44]。骨内出血和骨修复异常认为是中心性巨细胞肉芽肿潜在的发病因素[45]，因偶然发现中心性巨细胞肉芽肿可能与其他先前存在的骨质病变如纤维性发育不良和骨化纤维瘤有关[46]。

孤立的病灶通常采用手术刮除治疗。对大型或多个病灶的病变采用病灶内注射皮质类固醇[47]、皮下或鼻腔内使用降钙素[48]，以及应用干扰素 α-2a 的治疗方案[49]。

## 参考文献

1. Bagramian RA, Garcia-Godoy F, Volpe AR. 2009. The global increase in dental caries. A pending public health crisis. *Am J Dent* 22: 3–8.
2. Griffin SO, Regnier E, Griffin PM, Huntley V. 2007. Effectiveness of fluoride in preventing caries in Adults. *J Dent Res* 86: 410–415.
3. Edwards PC, Kanjirath P. 2010. Recognition and management of common acute conditions of the oral cavity resulting from tooth decay, periodontal disease and trauma: An update for the family physician. *J Am Board Fam Med* 23: 285–294.
4. Loesche WJ. 1986. Role of *Streptococcus mutans* in human dental decay. *Microbiol Rev* 50: 353–380.
5. Napimoga MH, Hofling JF, Klein MI, Kamiya RU, Goncalves RB. 2005. Transmission, diversity and virulence factors of *Streptococcus mutans* genotypes. *J Oral Sci* 47: 59–64.
6. Shaner JW, Kimmes N, Saini T, Edwards PC. 2006. Meth mouth: Rampant caries in methamphetamine abusers. *AIDS Patient Care and STDs* 20: 4–8.
7. Selwitz RH, Ismail AI, Pitts NB. 2007. Dental caries. *Lancet* 369: 51–59.
8. Chaussain-Miller C, Fioretti F, Goldberg M, Menashi S. 2006. The role of matrix metalloproteinases (MMPs) in human caries. *J Dent Res* 85: 22–32.
9. Cobourne MT, Sharpe PT. 2003. Tooth and jaw: Molecular mechanisms of patterning in the first branchial arch. *Arch Oral Biol* 48: 1–14.
10. Kumamoto H. 2006. Molecular pathology of odontogenic tumors. *J Oral Pathol Med* 35: 65–74.
11. Gomes CC, Duarte AP, Diniz MP, Gomez RS. 2010. Current concepts of ameloblastoma pathogenesis. *J Oral Pathol Med* 39: 585–591.
12. Lin LM, Huang GT, Rosenberg PA. 2007. Proliferation of epithelial cell rests, formation of apical cysts, and regression of apical cysts after periapical wound healing. *J Endod* 33: 908–916.
13. Whitlock RI, Jones JH. 1967. Squamous cell carcinoma of the jaw arising in a simple cyst. *Oral Surg Oral Med Oral Pathol* 24: 530–536.
14. Daley TD, Wysocki GP. 1995. The small dentigerous cyst: A diagnostic dilemma. *Oral Surg Oral Med Oral Pathol Oral Radiol Endod* 79: 77–81.
15. Holmlund HA, Anneroth G, Lundquist G, Nordenram A. 1991. Ameloblastoma originating from odontogenic cysts. *J Oral Pathol Med* 20: 318–321.
16. Bodner L, Manor E, Shear M, van der Waal I. 2011. Primary intraosseous squamous cell carcinoma arising in an odontogenic cyst: A clinicopathologic anaylsis. *J Oral Med Pathol* 40(10): 733–738.
17. Myoung H, Hong SP, Hong SD, Lee JI, Lim CY, Choung PH, Lee JH, Choi YJ, Seo BM, Kim MJ. 2001. Odontogenic keratocyst: Review of 256 cases for recurrence and

clinicopathologic parameters. *Oral Surg Oral Med Oral Pathol Radiol Endod* 91: 328–333.

18. Kimonis VE, Goldstein AM, Pastakia B, Yang ML, Kase R, DiGiovanna JJ, Bale AE, Bale SJ. 1997. Clinical Manifestations in 105 persons with nevoid basal cell carcinoma syndrome. *Am J Med Genet* 69: 299–308.

19. Hahn H, Wicking C, Zaphiropoulous PG, Gailani MR, Shanley S, Chidambaram A, Vorechovsky I, Holmberg E, Unden AB, Gillies S, Negus K, Smyth I, Pressman C, Leffell DJ, Gerrard B, Goldstein AM, Dean M, Toftgard R, Chenevix-Trench G, Wainwright B, Bale AE. 1996. Mutations of the human homolog of Drosophila *patched* in the nevoid basal cell carcinoma syndrome. *Cell* 85: 841–851.

20. Gu XM, Zhao HS, Sun LS, Li TJ. 2006. *PTCH* mutations in sporadic and Gorlin-syndrome-related odontogenic keratocysts. *J Dent Res* 85: 859–863.

21. Li TJ. 2011. The odontogenic keratocyst: A cyst, or a cystic neoplasm? *J Dent Res* 90: 133–142.

22. Philipsen HP. 2005. Keratocystic odontogenic tumor. In: Barnes L, Eveson JW, Reichart P, Sidransky D (eds.) *Pathology and Genetics of Head and Neck Tumors.* Lyons, France: IARC Press. pp. 306–307.

23. Slootweg PJ. 1995. p53 protein and Ki-67 reactivity in epithelial odontogenic lesions. An immunohistochemical study. *J Oral Pathol Med* 24: 393–397.

24. Henley J, Summerlin DJ, Tomich C, Zhang S, Cheng L. 2005. Molecular evidence supporting the neoplastic nature of odontogenic keratocyst: A laser capture microdissection study of 15 cases. *Histopathol* 47: 582–586.

25. Pavelic B, Levanat S, Crnic I, Kobler P, Anic I, Manojlovic S, Sutalo J. 2001. *PTCH* gene altered in dentigerous cysts. *J Oral Pathol Med* 30: 569–576.

26. Blanas N, Freund B, Schwartz M, Furst IM. 2000. Systematic review of the treatment and prognosis of the odontogenic keratocyst. *Oral Surg Oral Med Oral Pathol Radiol Endod* 90: 553–558.

27. Kolokythas A, Fernandes RP, Pazoki A, Ord RA. 2007. Odontogenic keratocyst: To decompress or not to decompress? A comparative study of decompression and enucleation versus resection/peripheral ostectomy. *J Oral Maxillofac Surg* 65: 640–644.

28. Fantasia JE. 1979. Lateral periodontal cyst. An analysis of forty-six cases. *Oral Surg Oral Med Oral Pathol Radiol Endod* 48: 237–243.

29. Gardner DG, Kessler HP, Morency R, Schaffner DL. 1988. The glandular odontogenic cyst: An apparent entity. *J Oral Pathol* 17: 359–366.

30. Jones AV, Craig GT, Franklin CD. 2006. Range and demographics of odontogenic cysts diagnosed in a UK population over a 30-year period. *J Oral Pathol Med* 35: 500–507.

31. Hussain K, Edmondson HD, Browne RM. 1995. Glandular odontogenic cysts: Diagnosis and treatment. *Oral Surg Oral Med Oral Pathol Oral Radiol Endod* 79: 593–602.

32. Reichart PA, Philipsen HP, Sonner S. 1995. Ameloblastoma: Biological profile of 3677 cases. *Eur J Cancer B Oral Oncol* 31B: 86–99.

33. Shear M, Singh S. 1978. Age-standardized incidence rates of ameloblastoma and dentigerous cyst on the Witwatersrand, South Africa. *Community Dent Oral Epidemiol* 6: 195–199.

34. Philipsen HP, Reichart PA. 1998. Unicystic ameloblastoma. A review of 193 cases from the literature. *Oral Oncology* 34: 317–325.

35. Slootweg PJ. 2002. Malignant odontogenic tumors: An overview. *Mund Kiefer Gesichtschir* 6: 295–302.

36. Edwards PC, Hess S, Saini T. 2006. Sinonasal undifferentiated carcinoma of the maxillary sinus. *J Can Dent Assoc* 72: 161–165.

37. Cohen MM Jr, Gorlin RJ. 1991. Noonan-like/multiple giant cell lesion syndrome. *Am J Med Genet* 40: 159–166.

38. Edwards PC, Fox J, Fantasia JE, Goldberg J, Kelsch RD. 2005. Bilateral central giant cell granulomas of the mandible in an 8-year-old girl with Noonan syndrome (Noonan-like/multiple giant cell lesions syndrome). *Oral Surg Oral Med Oral Pathol Oral Radiol Endod* 99: 334–340.

39. Ruggieri M, Pavone V, Polizzi A, Albanase S, Magro G, Merino M, Duray P. 1999. Unusual form of recurrent giant cell granuloma of the mandible and lower extremities in a patient with neurofibromatosis type 1. *Oral Surg Oral Med Oral Pathol Oral Radiol Endod* 87: 67–72.

40. Edwards PC, Fantasia JE, Saini T, Rosenberg T, Ruggiero S. 2006. Clinically aggressive central giant cell granulomas in two patients with neurofibromatosis 1. *Oral Surg Oral Med Oral Pathol Oral Radiol Endod* 102: 765–772.

41. de Lange J, van den Akker HP. 2005. Clinical and radiological features of central giant cell lesions of the jaw. *Oral Surg Oral Med Oral Pathol Oral Radiol Endod* 99: 464–470.

42. Abe E, Mocharla H, Yamate T, Taguchi Y, Manolagas SC. 1999. Meltrin-alpha, a fusion protein involved in multinucleated giant cell and osteoclast formation. *Calcif Tissue Int* 64: 508–515.

43. Liu B, Yu SF, Li TJ. 2003. Multinucleated giant cells in various forms of giant cell containing lesions of the jaws express features of osteoclasts. *J Oral Pathol Med* 32: 367–375.

44. Tobon-Arroyave SI, Franco-Gonzalez LM, Isaza-Guzman DM, Florez-Moreno GA, Bravo-Vasquez T, Castaneda-Pelaez DA, Vieco-Duran B. 2005. Immunohistochemical expression of RANK, GR-alpha and CTR in central giant cell granulomas of the jaws. *Oral Oncol* 41: 480–488.

45. Dorfman HD, Czerniak B. 1998 Giant cell lesions. In: Dorfman HD, Czerniak B (eds.) *Bone Tumors.* St. Louis, MO: Mosby. pp. 559–606.

46. Penfold CN, McCullagh P, Eveson JW, Ramsay A. 1993. Giant cell lesions complicating fibro-osseous conditions of the jaws. *Int J Oral Maxillofac Surg* 22: 158–162.

47. Terry BC, Jacoway JR. 1994. Management of central giant cell lesion: An alternative to surgical therapy. *Oral Maxillofac Surg Clin North Am* 6: 579–600.

48. de Lange J, Rosenberg AJ, Van den Akker HP, Koole R, Wirds JJ, VandenBerg H. 1999. Treatment of central giant cell granuloma of the jaw with calcitonin. *Int J Oral Maxillofac Surg* 28: 372–376.

49. Kaban LB, Mulliken JB, Ezekowitz RA, Ebb D, Smith PS, Folkman J. 1999. Antiangiogenic therapy of a recurrent giant cell tumor of the mandible with interferon alfa-2a. *Pediatrics* 103: 1145–1149.

# 第 112 章
# 双膦酸盐相关性颌骨骨坏死

Hani H. Mawardi • Nathaniel S. Treister • Sook-Bin Woo

（匡　威 译　段建民 审校）

## 双膦酸盐相关性颌骨骨坏死的定义

虽然早在 1989 年，美国食品与药物管理局就接到过有关双膦酸盐相关性颌骨骨坏死（bisphosphonate-associated osteonecrosis of the jaws, BONJ）的病例报告，但直到 2003 年才第一次在文献中有几个系列的临床病例被报道[1-4]。目前已有超过数千例关于 BONJ 的病例报道，其中绝大多数都是发生于多发性骨髓瘤和转移癌（从乳房、前列腺、肺部转移到骨骼系统）并用静脉输注双膦酸盐治疗的患者。然而，BONJ 已被证实只发生在口服双膦酸盐治疗骨质疏松的患者[4-8]。所有病例基本都影响上颌骨和下颌骨，除了几个单一病例报道影响其他骨骼，包括外耳道、拇指和中耳/颅底[9-11]。双膦酸盐的使用与颌骨坏死之间的强烈关联已经被广泛接受，一系列前瞻性研究也进一步展开。

美国颌面外科医师协会（AAOMS）已经公布了 BONJ 的一个操作性定义，在 BONJ 的定义中必须满足 3 个标准：①当前或既往使用双膦酸盐治疗；②上颌骨区出现暴露性骨坏死超过 8 周；③无颌骨放射治疗史[12]。0 期的 BONJ 表现为没有暴露性骨坏死，但有高度怀疑为 BONJ 的非特异性临床或影像学异常，如有疼痛、窦道及其他症状或者体征，而又不能归类为牙源性感染[13-14]。AAMOS 对 BONJ

定义的范畴不包括预后不良的拔牙部位（如牙槽炎或干槽症）、舌板良性死骨形成、坏死性牙周炎、坏疽性口炎和放射性骨坏死[15-20]。美国骨矿化研究协会对于确诊病例有相同的定义，而可疑病例的定义除了上颌骨区出现暴露性骨坏死少于 8 周外，需满足确诊病例的其他所有标准[21]。这些定义对于促进统一的研究报告及流行病学报告是关键的起步，也需要被进一步修订来作为新诊断指标。在前瞻性研究中使用这些标准也可以促进研究的发展[22]。目前，我们主要根据一份好的病历、临床检查及影像学检查来诊断 BONJ。

## 病因学

BONJ 的发病机制主要是双膦酸盐诱导破骨细胞活性抑制及细胞凋亡引起的骨转换抑制以及上、下颌骨颌骨的特殊情况导致。首先，颌骨是通过一层非常薄的黏膜屏障从口腔和共生的微生物群落中分离出来的，在正常的生理功能下如咀嚼，黏膜屏障就很容易被打破；其次，感染常常通过牙周组织（如牙周疾病）或者牙髓途径（如龋齿穿髓通过牙根到达骨）波及颌骨；第三，牙槽骨手术过程（如牙齿拔除、牙周手术）中，受损骨头常暴露于富有细菌的环境中；第四，在特定的动物模型中发现颌骨的骨转换的比率高于长骨。如果在人类也是这样，那么就可能导致双膦酸盐更多地被吸收及局部浓度更高[23-24]。随着大量的破骨细胞抑制，在物理创伤或者感染下，低动力型骨就可能无法产生修复过程，虽然如何转变为骨坏死的机制仍不清楚。BONJ 的患者在拔牙后数年干槽症会比较明显，这进一步证实在这些区域的骨转换和重建也严重受影响[25]。微损伤的累积在发病机制上也起了一定作用，虽然确切的机制还不清楚[26-28]。

已证实双膦酸盐有抗血管生成的作用，这可能与伤口治愈不良有关[29-31]。双膦酸盐已在很久以前就被认识到会在消化管道引起直接上皮毒性，最近有人提出双膦酸盐引起的软组织损伤也可能是引起 BONJ 的一个辅助因素[32-38]。

数个 BONJ 动物模型的建立有助于更好地阐述引起骨坏死的基本促进因素，虽然所有的模型都没有完全模拟人体内 BONJ 的各个层面[34,39-41]。

## 危险因素和流行率

目前，已有数个引起 BONJ 的高危因素被认可。其中最广泛被认同的是含氮双膦酸盐的使用，特别是唑来膦酸。唑来膦酸在美国是用来治疗多发性骨髓瘤和转移癌的药物，它相对于帕米膦酸盐可以在较短的时间内引起相同临床效应。肿瘤患者单独使用唑来膦酸患 BONJ 的风险会提高 9.1 ~ 15 倍，而使用帕米膦酸盐提高 1.6 ~ 4 倍[42-44]。特别是静脉输注时，双膦酸盐的累加剂量随着时间推移风险提高，很可能是一个最重要因素；一项研究表明使用唑来膦酸在第 1 年的累加风险为 1%，在 4 年内提高到 15%[45]。癌症患者使用唑来膦酸治疗到引起 BONJ 的平均时间是 9 ~ 30 个月，这相对其他药物可能显著缩短了[5,44-46]。用药途径也同样重要，但这对于氨羟二磷酸二钠与唑来膦酸的使用更像是一个次要因素，因为它们都可以静脉输注，并有很高的效用，常用于肿瘤人群。

接近 60% 的病例有前期拔牙或其他口腔手术史[47-49]，但只有 0.5% 的拔牙患者会引起 BONJ[50]。前期感染程度仍不清楚（如牙周或牙齿疾病），它是牙槽手术最常见的指征，也可能是引起 BONJ 的一个辅助因素[5,47,51,52]。在某些情况下，很可能是先前存在的 BONJ 病灶引起牙齿疼痛、松动以致拔除，拔牙过程暴露坏死骨。

另外，非手术创伤可能也是一个危险因素，许多情况下，下颌舌侧的下颌舌骨嵴（该处黏膜比较薄，对咀嚼力敏感）、圆枕及戴义齿的患者，虽无相关口腔感染或口腔手术史也可以发生骨坏死[53]。基因标志物和高危因素的研究在开展中[54-56]。癌症、其他免疫抑制剂的使用、骨髓瘤患者合用沙利度胺或硼替佐米，维生素 D 缺乏及原因不明的糖尿病引起的愈合不良也起了一定作用[57-59]。

基于回顾性表格，肿瘤人群 BONJ 的患病率约为 2% ~ 11%[42, 44, 60-63]。最近更多报告的潜在数据表明真正的患病率接近 2% ~ 3%[64]。在口服双膦酸盐的患者中，BONJ 的患病率被报道为 1/2260 ~ 1/8470，即 0.1% ~ 0.5%[65-67]。然而，有些数据并没有将口服与静脉输注双膦酸盐的患者区分开。骨质疏松患者 BONJ 的患病平均时间为 3.5 年[67]。静脉输注双膦酸盐后，颌骨手术及炎症或者骨髓炎的患病率相对于无静脉输注分别为 3.15 和 11.48[68]。骨质疏松的患者口服和静脉输注双膦酸盐患 BONJ 的优势比分别为 0.65 和 4.01，而需要颌骨手术的患者分别为 0.86 和 7.80[69]。

## 临床表现

BONJ 表现为暴露性的黄白色坏死骨，大小不一，从数毫米到数厘米不等。暴露骨可以有粗糙或者锋利的边缘，也可以是光滑的。下颌多发，病变多见于黏膜覆盖较少的骨突出部位，如下颌或上颌的圆枕、骨外生骨疣及下颌舌骨嵴，这些部位通常也被认为有高创伤风险（图 112.1）[4,70]。在某些情况下，

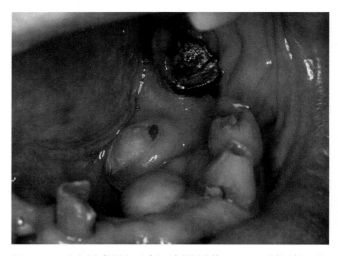

图 112.1　（也见彩图）左侧下颌骨圆枕 BONJ，周围软组织正常

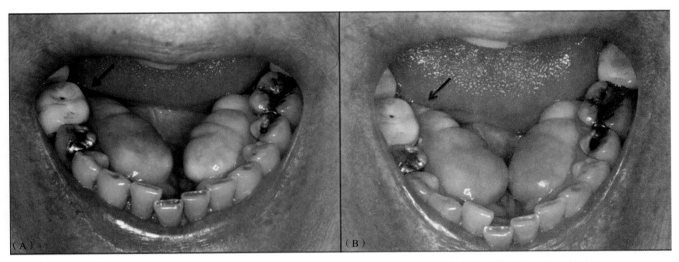

图 112.2 （也见彩图）（A）诊断时右下颌圆枕 BONJ；（B）一年后双侧出现骨膨胀并有小片暴露骨（剪头所示）

骨坏死与骨的膨胀有关，特别是在圆枕感染时，这可能与过量的骨质沉积却缺乏重建有关( 图 112.2 )[71]。病变常在前期拔牙部位形成（图 112.3）；但很多病例并没有既往手术史( 图 112.4 )。骨可以向外部突出，引起邻近软组织的创伤。疏松的骨碎片在死骨形成的过程中也可刺激软组织引起疼痛。坏死骨内的牙齿通常是可移动的或有症状的，呈进行性发展，可以自行脱落。一些严重情况可并发广泛的下颌骨病理性骨折，但比较罕见[4,48]。近 60% 的病例可表现为起初疼痛，但很多病例也可以在数周、数月或数年保持无症状[4,47,48,63]。BONJ 患者也可因病情严重程度而引起生活质量降低[72]。

坏死骨通常有浅表的口腔正常菌群定植形成生物膜，这与牙齿被牙菌斑定植是相同的[73]。最常见的病原菌是放线菌属和艾肯菌属[74-75]。颌骨感染可引起疼痛，化脓并继发感染。周围软组织可呈红斑样、水肿，有时排脓可引起口内甚至口外窦道或瘘管形成。当病变侵袭上颌骨时，上颌窦炎伴或不伴口腔瘘管可以是最早表现症状（图 112.5）[4,70]。当局部神经血管束（如上牙槽神经）被坏死骨周围的炎症或感染所影响，或骨质沉积引起的管道或空隙狭窄导致神经受压时，都会引起感觉异常或感觉缺失症状[76]。

## 影像学和组织学结果

大量的 BONJ 影像学征象已经被认可，包括 X 线平片或更高级的影像学方法 [ 如计算机断层扫描

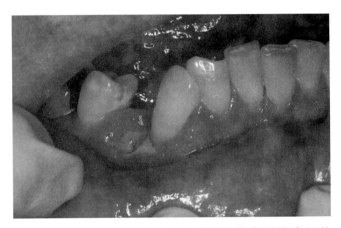

图 112.3 （也见彩图）无治疗下颌骨前磨牙拔除区的 BONJ，周围软组织正常

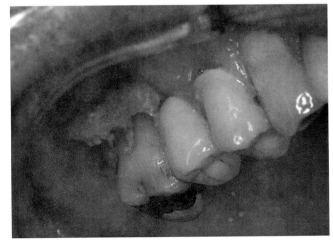

图 112.4 （也见彩图）右后上颌区域自发性 BONJ，该区域先前有牙周疾病

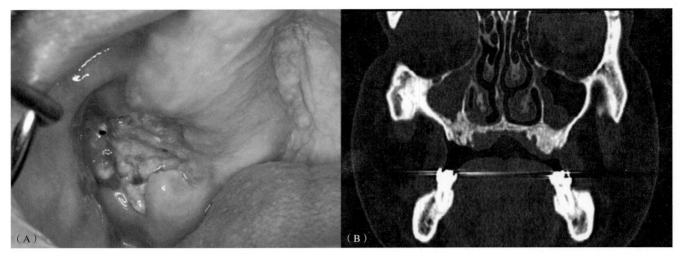

图 112.5 （也见彩图）（A）右后上颌广泛 BONJ，周围软组织感染化脓；（B）CT 扫描右上颌牙槽突点状改变，右侧上颌窦完全不透光改变，左侧上颌窦部分不透光改变

（CT）和磁共振成像（MRI）][77-82]。这些征象包括骨硬化、骨溶解、点状改变、硬骨板增厚或者缺失、牙周间隙增宽、死骨形成及持续存在的拔牙窝（图 112.6）[25,79,80,83]。影像学改变常同根尖周病、严重的牙周感染及寻常性骨髓炎一致。癌症患者的影像学改变可提示有骨髓瘤或转移癌可能[84]。骨组织活检可能诱发 BONJ，故只在临床上强烈怀疑转移性疾病可能和（或）诊断会改变临床治疗的情况下才进行。

口内根尖周片和曲面断层片有较高的分辨率，能容易地显示出 BONJ，特别是在疾病晚期时[79,81]；然而由于它们的二维特点，不能检测出很多早期的改变或者轻微的疾病，故评估病变范围的能力也很有限。CT 扫描能为评估病变范围提供更精细的三维信息，但对于一些无症状个体的早期检测也不能提供有效证据[74,79,82]。头颈部锥形束 CT 仅使用传统螺旋 CT 约 10% 的射线量，是用于诊断 BONJ 的一种可行的显像方式[82]。MRI 在评估骨髓和相关软组织改变方面比较实用，但并不用于解释骨的病理改变[79]。核医学技术证实 99m Tc 在 BONJ 的早期或者临床前期可以是阳性，但还不能被应用于 BONJ 的临床检测；而 18F 脱氧葡萄糖 - 正电子断层扫描（FDG-PET）和 NaF-PET 扫描结合 CT 就可以显示局灶吸收，尽管破骨细胞受抑制，局灶吸收仍可提示持续的骨形成[55,79,80]。这些显像方式在风险评估、诊断及临床表现的确切作用仍有待确定。

残余骨碎片的组织病理检查可见表面广泛细菌定植的坏死骨和肉芽组织及所有非特异性所见（图112.7）[85-87]。尽管破骨细胞活性受抑制，但在坏死骨的邻近仍可见异常的、巨大的破骨细胞[87-88]。将暴露面及脓液进行细菌培养，通常可得到口腔正常菌群[86,89]。放线菌属是口腔菌群的正常组分，它们的组织病理学和微生物学鉴别必须认真分析。只有当培养是从一个无菌的区域（如非暴露面）获得的，或有疼痛、化脓或窦道出现，和（或）有临床或组织学上确定的硫黄颗粒，才能确诊为放线菌病[90]。

## 治疗方案

BNOJ 的治疗方案主要是缓解疼痛不适、控制感染、避免出现新的坏死区域，并鼓励行骨分离和黏膜移植术。现有的临床治疗指南都是基于各专家的一致推荐，而尚无前瞻性的研究结果支持[12, 70, 83, 91]。使用临床分期系统可将患者分类，从而指导治疗并收集相关数据（表 112.1）[12]。

## 接受双膦酸盐治疗的非 BNOJ 患者

对于正在接受双膦酸盐治疗的 BNOJ 患者，无论是口服还是静注，都应进行保护口腔健康、认识 BNOJ 风险的宣教，并对活动期的口腔感染进行评估（通过临床检查和下颌骨全景片）和治疗，这也是治疗方案的重要内容。

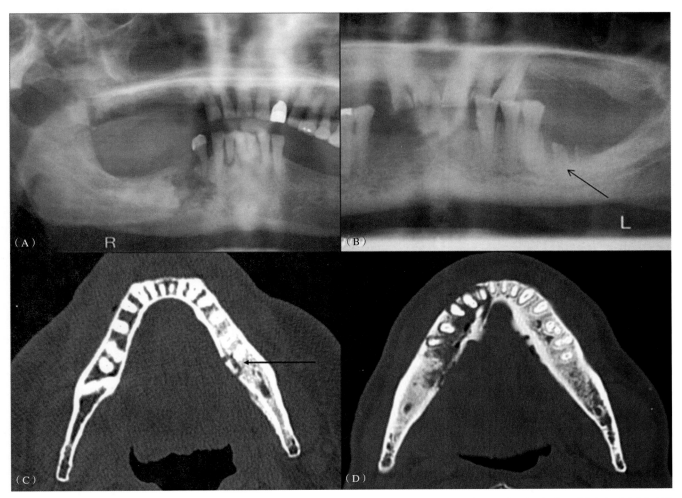

**图 112.6**　BONJ 的影像学改变。（A）曲面断层片示右侧下颌骨呈混合密度，伴大片融合骨硬化；（B）曲面断层片示左侧下颌骨拔牙后数年持续存在的拔牙窝；（C）下颌骨轴向 CT 示骨硬化伴舌侧死骨形成（箭头所示）；（D）下颌骨轴向 CT 示广泛骨硬化及点状改变

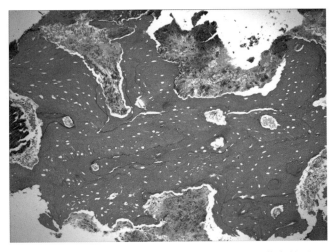

**图 112.7**　（也见彩图）坏死骨显微照片示表面细菌定植（HE 染色，100×）

对于接受双膦酸盐静注治疗的肿瘤患者，应尽量避免选择性外科手术。当手术不可避免时，应密切观察术后症状，如感染和愈合不良，直到手术区域完全愈合为止[92]。对于接受双膦酸盐口服或静注的非肿瘤患者，AAOMS 指南中建议无联合应用皮质类固醇的情况下，口服双膦酸盐不足 3 年者无需更改手术方案[12]。

## 用双膦酸盐治疗的 BONJ 患者

当坏死骨的锐缘损伤邻近软组织或有活动性的骨碎片时，采用保守的非手术死骨切除术和（或）消除受累骨来缓解症状。当出现感染的症状和体征时（如周围软组织感染、化脓、窦道形成），全身使

**表 112.1    BONJ 的 AAOMS 临床分期系统**

| 0 期 | 1 期 | 2 期 | 3 期 |
|------|------|------|------|
| 没有暴露性骨坏死的临床表现；仅有非特异临床表现，包括窦道、牙周袋、颌骨疼痛 | 无症状，暴露性坏死骨 | 出现疼痛、感染、暴露性坏死骨 | 出现疼痛、感染、暴露性坏死骨，以及 1 个及更多以下表现：病理性骨折、口外瘘管、骨溶解扩展到下边缘 |

用抗生素（如青霉素、阿莫西林/拉克维酸、克林霉素或甲硝唑）及局部使用抗菌药（葡萄糖酸洗必泰）对于减轻和消除症状体征有效。然而，长期每天使用抗生素需持续数月才能防止再次复发，少数患者还需静脉使用抗生素治疗。

对于药物治疗无效且有显著的相关发病率的病例常常需要进行外科手术 [4,12]。外科手术包括局部清创术，对于有坏死骨的病例应更积极地切除。最近报道展示了成功的结果，有 87%~100% 随访时间不同的病例软组织完全治愈 [93-96]。一项研究表明，对于抗生素治疗无效的病例，单独手术清创治疗与单独使用抗生素治疗的效果无统计学差异 [97]。除了手术与抗生素治疗，大量其他辅助治疗已经作为病例报告和小的无对照病例系列被报道，包括局部应用高压氧治疗 [98-99]、利用外科方法外用自体血小板衍生生长因子、低能量激光治疗、臭氧治疗、己酮可可碱和生育酚治疗、甲状旁腺激素肽治疗 [100-108]。这些治疗方案的潜在益处仍需进一步研究来更好地评估。

通过介入或非介入方式，18%~53% 的 BONJ 病例能痊愈 [5,6,14,49,109,110]。然而应该牢记，尽管有明显的黏膜上皮化和正常化，但在大部分情况下，骨缺损在数月或者数年内是不会有变化的，所以应该慎重理解 "痊愈"。

### 药物假期与双膦酸盐的减量

长期停止静脉输注双膦酸盐有利于建立稳定病灶，但因为药物有接近 10 年的半衰期，能否预防新病灶的发生仍不确定 [12,109]。有两项研究表明，相对于没有停药的患者，停用双膦酸盐治疗超过 6 个月可出现 BONJ 的稳定或消退 [5,98,111,112]。此外，动物实验表明，当双膦酸盐停用超过 2 周时，上皮的治疗效果提高 [35,113]。无论如何，BONJ 作为双膦酸盐一个潜在的严重临床并发症越来越得到重视，许多机构修改了治疗方案，并根据疾病的症状、体征减少了双膦酸盐的输注剂量和（或）输注频率 [114-118]。

目前，患者的监测主要包括既往和定期检查。影像学评估在评价疾病进展方面是比较实用的。关于骨转换的血清学标志物如骨特异性碱性磷酸酶，氨基末端肽（NTX）和羧基末端肽（CTX）的两项无对照的研究表明，它们与 BONJ 形成是有统计学意义的 [5,50,119]。此外，这些方法反映了不仅颌骨，整个骨骼系统的骨重建活性，在人群中也有较大的变异。因此在它们被证实能应用于临床之前，需要有前瞻性的对照研究来论证这些标志物的有效性和成本效果。

## 非双膦酸盐药物相关的颌骨坏死

最近有报道在骨质疏松和恶性肿瘤的治疗中使用新的试剂，如狄诺塞麦和贝伐单抗，也可以引起骨坏死。狄诺塞麦是一种人类核因子-κB 受体激活因子配体（RANKL）的单克隆抗体，它是 FDA 批准用于骨质疏松和转移癌的治疗药物 [120]。在狄诺塞麦和唑来膦酸治疗转移癌患者的第 3 阶段研究中，狄诺塞麦引起骨坏死的累积发病率为 1%，而唑来膦酸为 2%。这进一步提示在 BONJ 的病理形成过程中，破骨细胞受抑制起了关键作用 [121]。

用于治疗癌症的抗血管生成药物，包括贝伐单抗、舒尼替尼和索拉菲尼，也与颌骨坏死有关 [122-123]，特别是在与双膦酸盐合用时 [123-127]。抗血管生成药物在骨坏死的病理形成中的潜在作用还需进一步研究。

# 参考文献

1. Edwards BJ, Gounder M, McKoy JM, Boyd I, Farrugia M, Migliorati C, Marx R, Ruggiero S, Dimopoulos M, Raisch DW, Singhal S, Carson K, Obadina E, Trifilio S, West D, Mehta J, Bennett CL. 2008. Pharmacovigilance and reporting oversight in US FDA fast-track process: Bisphosphonates and osteonecrosis of the jaw. *Lancet Oncol* 9(12): 1166–72.

2. Migliorati CA. 2003. Bisphosphanates and oral cavity avascular bone necrosis. *J Clin Oncol* 21(22): 4253–4.

3. Marx RE. 2003. Pamidronate (Aredia) and zoledronate (Zometa) induced avascular necrosis of the jaws: A growing epidemic. *J Oral Maxillofac Surg* 61(9): 1115–7.

4. Ruggiero SL, Mehrotra B, Rosenberg TJ, Engroff SL. 2004. Osteonecrosis of the jaws associated with the use of bisphosphonates: A review of 63 cases. *J Oral Maxillofac Surg* 62(5): 527–34.

5. Marx RE, Cillo JE Jr, Ulloa JJ. 2007. Oral bisphosphonate-induced osteonecrosis: Risk factors, prediction of risk using serum CTX testing, prevention, and treatment. *J Oral Maxillofac Surg* 65(12): 2397–410.

6. Yarom N, Yahalom R, Shoshani Y, Hamed W, Regev E, Elad S. 2007. Osteonecrosis of the jaw induced by orally administered bisphosphonates: Incidence, clinical features, predisposing factors and treatment outcome. *Osteoporos Int* 18(10): 1363–70.

7. Fitzpatrick SG, Stavropoulos MF, Bowers LM, Neuman AN, Hinkson DW, Green JG, Bhattacharyya I, Cohen DM. 2012. Bisphosphonate-related osteonecrosis of jaws in 3 osteoporotic patients with history of oral bisphosphonate use treated with single yearly zoledronic acid infusion. *J Oral Maxillofac Surg* 70(2): 325–30.

8. Lee JJ, Cheng SJ, Wang YP, Jeng JH, Chiang CP, Kok SH. 2013. Osteonecrosis of the jaws associated with the use of yearly zoledronic acid: Report of 2 cases. *Head Neck* 35(1): E6–E10.

9. Polizzotto MN, Cousins V, Schwarer AP. 2006. Bisphosphonate-associated osteonecrosis of the auditory canal. *Br J Haematol* 132(1): 114.

10. Longo R, Castellana MA, Gasparini G. 2009. Bisphosphonate-related osteonecrosis of the jaw and left thumb. *J Clin Oncol* 27(35): e242–3.

11. Froelich K, Radeloff A, Kohler C, Mlynski R, Muller J, Hagen R, Kleinsasser NH. 2011. Bisphosphonate-induced osteonecrosis of the external ear canal: A retrospective study. *Eur Arch Otorhinolaryngol* 268(8): 1219–25.

12. Ruggiero SL, Dodson TB, Assael LA, Landesberg R, Marx RE, Mehrotra B. 2009. American Association of Oral and Maxillofacial Surgeons position paper on bisphosphonate-related osteonecrosis of the jaws—2009 update. *J Oral Maxillofac Surg* 67(5 Suppl): 2–12.

13. Mawardi H, Treister N, Richardson P, Anderson K, Munshi N, Faiella RA, Woo SB. 2009. Sinus tracts—An early sign of bisphosphonate-associated osteonecrosis of the jaws? *J Oral Maxillofac Surg* 67(3): 593–601.

14. Fedele S, Porter SR, D'Aiuto F, Aljohani S, Vescovi P, Manfredi M, Arduino PG, Broccoletti R, Musciotto A, Di Fede O, Lazarovici TS, Campisi G, Yarom N. 2010. Nonexposed variant of bisphosphonate-associated osteonecrosis of the jaw: A case series. *Am J Med* 123(11): 1060–4.

15. Marx RE. 1983. Osteoradionecrosis: A new concept of its pathophysiology. *J Oral Maxillofac Surg* 41(5): 283–8.

16. Peters E, Lovas GL, Wysocki GP. 1993. Lingual mandibular sequestration and ulceration. *Oral Surg Oral Med Oral Pathol* 75(6): 739–43.

17. Novak MJ. 1999. Necrotizing ulcerative periodontitis. *Ann Periodontol* 4(1): 74–8.

18. Houston JP, McCollum J, Pietz D, Schneck D. 2002. Alveolar osteitis: A review of its etiology, prevention, and treatment modalities. *Gen Dent* 50(5): 457–63; quiz 464–5.

19. Enwonwu CO, Falkler WA Jr, Phillips RS. 2006. Noma (cancrum oris). *Lancet* 368(9530): 147–56.

20. Advisory Task Force on Bisphosphonate-Related Osteonecrosis of the Jaws, American Association of Oral and Maxillofacial Surgeons. 2007. American Association of Oral and Maxillofacial Surgeons position paper on bisphosphonate-related osteonecrosis of the jaws. *J Oral Maxillofac Surg* 65(3): 369–76.

21. Khosla S, Burr D, Cauley J, Dempster DW, Ebeling PR, Felsenberg D, Gagel RF, Gilsanz V, Guise T, Koka S, McCauley LK, McGowan J, McKee MD, Mohla S, Pendrys DG, Raisz LG, Ruggiero SL, Shafer DM, Shum L, Silverman SL, Van Poznak CH, Watts N, Woo SB, Shane E. 2007. Bisphosphonate-associated osteonecrosis of the jaw: Report of a task force of the American Society for Bone and Mineral Research. *J Bone Miner Res* 22(10): 1479–91.

22. Shane E, Goldring S, Christakos S, Drezner M, Eisman J, Silverman S, Pendrys D. 2006. Osteonecrosis of the jaw: More research needed. *J Bone Miner Res* 21(10): 1503–5.

23. Jaeger P, Jones W, Baron R, Hayslett JP. 1984. Modulation of hypercalcemia by dichloromethane diphosphonate and by calcitonin in a model of chronic primary hyperparathyroidism in rats. *Prog Clin Biol Res* 168: 375–80.

24. Huja SS, Fernandez SA, Hill KJ, Li Y. 2006. Remodeling dynamics in the alveolar process in skeletally mature dogs. *Anat Rec A Discov Mol Cell Evol Biol* 288(12): 1243–9.

25. Groetz KA, Al-Nawas B. 2006. Persisting alveolar sockets-a radiologic symptom of BP-ONJ? *J Oral Maxillofac Surg* 64(10): 1571–2.

26. Allen MR, Burr DB. 2008. Mandible matrix necrosis in beagle dogs after 3 years of daily oral bisphosphonate treatment. *J Oral Maxillofac Surg* 66(5): 987–94.

27. Mashiba T, Mori S, Burr DB, Komatsubara S, Cao Y, Manabe T, Norimatsu H. 2005. The effects of suppressed bone remodeling by bisphosphonates on microdamage accumulation and degree of mineralization in the cortical bone of dog rib. *J Bone Miner Metab* 23 Suppl: 36–42.

28. Hoefert S, Schmitz I, Tannapfel A, Eufinger H. 2010. Importance of microcracks in etiology of bisphosphonate-related osteonecrosis of the jaw: A possible pathogenetic model of symptomatic and non-symptomatic osteonecrosis of the jaw based on scanning electron microscope findings. *Clin Oral Investig* 14(3): 271–84.

29. Wood J, Bonjean K, Ruetz S, Bellahcene A, Devy L, Foidart JM, Castronovo V, Green JR. 2002. Novel

antiangiogenic effects of the bisphosphonate compound zoledronic acid. *J Pharmacol Exp Ther* 302(3): 1055–61.

30. Santini D, Vincenzi B, Dicuonzo G, Avvisati G, Massacesi C, Battistoni F, Gavasci M, Rocci L, Tirindelli MC, Altomare V, Tocchini M, Bonsignori M, Tonini G. 2003. Zoledronic acid induces significant and long-lasting modifications of circulating angiogenic factors in cancer patients. *Clin Cancer Res* 9(8): 2893–7.

31. Ziebart T, Koch F, Klein MO, Guth J, Adler J, Pabst A, Al-Nawas B, Walter C. 2011. Geranylgeraniol—A new potential therapeutic approach to bisphosphonate associated osteonecrosis of the jaw. *Oral Oncol* 47(3): 195–201.

32. de Groen PC, Lubbe DF, Hirsch LJ, Daifotis A, Stephenson W, Freedholm D, Pryor-Tillotson S, Seleznick MJ, Pinkas H, Wang KK. 1996. Esophagitis associated with the use of alendronate. *N Engl J Med* 335(14): 1016–21.

33. Reid IR, Bolland MJ, Grey AB. 2007. Is bisphosphonate-associated osteonecrosis of the jaw caused by soft tissue toxicity? *Bone* 41(3): 318–20.

34. Sonis ST, Watkins BA, Lyng GD, Lerman MA, Anderson KC. 2008. Bony changes in the jaws of rats treated with zoledronic acid and dexamethasone before dental extractions mimic bisphosphonate-related osteonecrosis in cancer patients. *Oral Oncol* 45(2): 164–72.

35. Landesberg R, Cozin M, Cremers S, Woo V, Kousteni S, Sinha S, Garrett-Sinha L, Raghavan S. 2008. Inhibition of oral mucosal cell wound healing by bisphosphonates. *J Oral Maxillofac Surg* 66(5): 839–47.

36. Scheper MA, Badros A, Chaisuparat R, Cullen KJ, Meiller TF. 2009. Effect of zoledronic acid on oral fibroblasts and epithelial cells: A potential mechanism of bisphosphonate-associated osteonecrosis. *Br J Haematol* 144(5): 667–76.

37. Walter C, Klein MO, Pabst A, Al-Nawas B, Duschner H, Ziebart T. 2009. Influence of bisphosphonates on endothelial cells, fibroblasts, and osteogenic cells. *Clin Oral Investig* 14(1): 35–41.

38. Ravosa MJ, Ning J, Liu Y, Stack MS. 2011. Bisphosphonate effects on the behaviour of oral epithelial cells and oral fibroblasts. *Arch Oral Biol* 56(5): 491–8.

39. Altundal H, Guvener O. 2004. The effect of alendronate on resorption of the alveolar bone following tooth extraction. *Int J Oral Maxillofac Surg* 33(3): 286–93.

40. Hikita H, Miyazawa K, Tabuchi M, Kimura M, Goto S. 2009. Bisphosphonate administration prior to tooth extraction delays initial healing of the extraction socket in rats. *J Bone Miner Metab* 27(6): 663–72.

41. Allen MR, Kubek DJ, Burr DB, Ruggiero SL, Chu TM. 2011. Compromised osseous healing of dental extraction sites in zoledronic acid-treated dogs. *Osteoporos Int* 22(2): 693–702.

42. Zervas K, Verrou E, Teleioudis Z, Vahtsevanos K, Banti A, Mihou D, Krikelis D, Terpos E. 2006. Incidence, risk factors and management of osteonecrosis of the jaw in patients with multiple myeloma: A single-centre experience in 303 patients. *Br J Haematol* 134(6): 620–3.

43. Corso A, Varettoni M, Zappasodi P, Klersy C, Mangiacavalli S, Pica G, Lazzarino M. 2007. A different schedule of zoledronic acid can reduce the risk of the osteonecrosis of the jaw in patients with multiple myeloma. *Leukemia* 21(7): 1545–8.

44. Hoff AO, Toth BB, Altundag K, Johnson MM, Warneke CL, Hu M, Nooka A, Sayegh G, Guarneri V, Desrouleaux K, Cui J, Adamus A, Gagel RF, Hortobagyi GN. 2008. Frequency and risk factors associated with osteonecrosis of the jaw in cancer patients treated with intravenous bisphosphonates. *J Bone Miner Res* 23(6): 826–36.

45. Dimopoulos MA, Kastritis E, Anagnostopoulos A, Melakopoulos I, Gika D, Moulopoulos LA, Bamia C, Terpos E, Tsionos K, Bamias A. 2006. Osteonecrosis of the jaw in patients with multiple myeloma treated with bisphosphonates: Evidence of increased risk after treatment with zoledronic acid. *Haematologica* 91(7): 968–71.

46. Fehm T, Beck V, Banys M, Lipp HP, Hairass M, Reinert S, Solomayer EF, Wallwiener D, Krimmel M. 2009. Bisphosphonate-induced osteonecrosis of the jaw (ONJ): Incidence and risk factors in patients with breast cancer and gynecological malignancies. *Gynecol Oncol* 112(3): 605–9.

47. Woo SB, Hande K, Richardson PG. 2005. Osteonecrosis of the jaw and bisphosphonates. *N Engl J Med* 353(1): 99–102; discussion 99–102.

48. Marx RE, Sawatari Y, Fortin M, Broumand V. 2005. Bisphosphonate-induced exposed bone (osteonecrosis/osteopetrosis) of the jaws: Risk factors, recognition, prevention, and treatment. *J Oral Maxillofac Surg* 63(11): 1567–75.

49. Van den Wyngaert T, Huizing MT, Vermorken JB. 2006. Bisphosphonates and osteonecrosis of the jaw: Cause and effect or a post hoc fallacy? *Ann Oncol* 17(8): 1197–204.

50. Kunchur R, Need A, Hughes T, Goss A. 2009. Clinical investigation of C-terminal cross-linking telopeptide test in prevention and management of bisphosphonate-associated osteonecrosis of the jaws. *J Oral Maxillofac Surg* 67(6): 1167–73.

51. Maerevoet M, Martin C, Duck L. 2005. Osteonecrosis of the jaw and bisphosphonates. *N Engl J Med* 353(1): 99–102; discussion 99–102.

52. Amarasena IU, Walters JA, Wood-Baker R, Fong K. 2008. Platinum versus non-platinum chemotherapy regimens for small cell lung cancer. *Cochrane Database Syst Rev* (4): CD006849.

53. Kyrgidis A, Vahtsevanos K, Koloutsos G, Andreadis C, Boukovinas I, Teleioudis Z, Patrikidou A, Triaridis S. 2008. Bisphosphonate-related osteonecrosis of the jaws: A case-control study of risk factors in breast cancer patients. *J Clin Oncol* 26(28): 4634–8.

54. Sarasquete ME, Garcia-Sanz R, Marin L, Alcoceba M, Chillon MC, Balanzategui A, Santamaria C, Rosinol L, de la Rubia J, Hernandez MT, Garcia-Navarro I, Lahuerta JJ, Gonzalez M, San Miguel JF. 2008. Bisphosphonate-related osteonecrosis of the jaw is associated with polymorphisms of the cytochrome P450 CYP2C8 in multiple myeloma: A genome-wide single nucleotide polymorphism analysis. *Blood* 112(7): 2709–12.

55. Raje N, Woo SB, Hande K, Yap JT, Richardson PG, Vallet S, Treister N, Hideshima T, Sheehy N, Chhetri S, Connell B, Xie W, Tai YT, Szot-Barnes A, Tian M, Schlossman RL, Weller E, Munshi NC, Van Den Abbeele AD, Anderson KC. 2008. Clinical, radiographic, and biochemical characterization of multiple myeloma patients with osteonecrosis of the jaw. *Clin*

*Cancer Res* 14(8): 2387–95.

56. Katz J, Gong Y, Salmasinia D, Hou W, Burkley B, Ferreira P, Casanova O, Langaee TY, Moreb JS. 2011. Genetic polymorphisms and other risk factors associated with bisphosphonate induced osteonecrosis of the jaw. *Int J Oral Maxillofac Surg* 40(6): 605–11.

57. Khamaisi M, Regev E, Yarom N, Avni B, Leitersdorf E, Raz I, Elad S. 2007. Possible association between diabetes and bisphosphonate-related jaw osteonecrosis. *J Clin Endocrinol Metab* 92(3): 1172–5.

58. Badros A, Terpos E, Katodritou E, Goloubeva O, Kastritis E, Verrou E, Zervas K, Baer MR, Meiller T, Dimopoulos MA. 2008. Natural history of osteonecrosis of the jaw in patients with multiple myeloma. *J Clin Oncol* 26(36): 5904–9.

59. Hokugo A, Christensen R, Chung EM, Sung EC, Felsenfeld AL, Sayre JW, Garrett N, Adams JS, Nishimura I. 2010. Increased prevalence of bisphosphonate-related osteonecrosis of the jaw with vitamin D deficiency in rats. *J Bone Miner Res* 25(6): 1337–49.

60. Bamias A, Kastritis E, Bamia C, Moulopoulos LA, Melakopoulos I, Bozas G, Koutsoukou V, Gika D, Anagnostopoulos A, Papadimitriou C, Terpos E, Dimopoulos MA. 2005. Osteonecrosis of the jaw in cancer after treatment with bisphosphonates: Incidence and risk factors. *J Clin Oncol* 23(34): 8580–7.

61. Jadu F, Lee L, Pharoah M, Reece D, Wang L. 2007. A retrospective study assessing the incidence, risk factors and comorbidities of pamidronate-related necrosis of the jaws in multiple myeloma patients. *Ann Oncol* 18(12): 2015–9.

62. Pozzi S, Marcheselli R, Sacchi S, Baldini L, Angrilli F, Pennese E, Quarta G, Stelitano C, Caparotti G, Luminari S, Musto P, Natale D, Broglia C, Cuoghi A, Dini D, Di Tonno P, Leonardi G, Pianezze G, Pitini V, Polimeno G, Ponchio L, Masini L, Musso M, Spriano M, Pollastri G. 2007. Bisphosphonate-associated osteonecrosis of the jaw: A review of 35 cases and an evaluation of its frequency in multiple myeloma patients. *Leuk Lymphoma* 48(1): 56–64.

63. Wang EP, Kaban LB, Strewler GJ, Raje N, Troulis MJ. 2007. Incidence of osteonecrosis of the jaw in patients with multiple myeloma and breast or prostate cancer on intravenous bisphosphonate therapy. *J Oral Maxillofac Surg* 65(7): 1328–31.

64. Morgan GJ, Davies FE, Gregory WM, Cocks K, Bell SE, Szubert AJ, Navarro-Coy N, Drayson MT, Owen RG, Feyler S, Ashcroft AJ, Ross F, Byrne J, Roddie H, Rudin C, Cook G, Jackson GH, Child JA. 2010. First-line treatment with zoledronic acid as compared with clodronic acid in multiple myeloma (MRC Myeloma IX): A randomised controlled trial. *Lancet* 376(9757): 1989–99.

65. Mavrokokki T, Cheng A, Stein B, Goss A. 2007. Nature and frequency of bisphosphonate-associated osteonecrosis of the jaws in Australia. *J Oral Maxillofac Surg* 65(3): 415–23.

66. Hong JW, Nam W, Cha IH, Chung SW, Choi HS, Kim KM, Kim KJ, Rhee Y, Lim SK. 2010. Oral bisphosphonate-related osteonecrosis of the jaw: The first report in Asia. *Osteoporos Int* 21(5): 847–53.

67. Lo JC, O'Ryan FS, Gordon NP, Yang J, Hui RL, Martin D, Hutchinson M, Lathon PV, Sanchez G, Silver P, Chandra M, McCloskey CA, Staffa JA, Willy M, Selby JV, Go AS. 2010. Prevalence of osteonecrosis of the jaw in patients with oral bisphosphonate exposure. *J Oral Maxillofac Surg* 68(2): 243–53.

68. Wilkinson GS, Kuo YF, Freeman JL, Goodwin JS. 2007. Intravenous bisphosphonate therapy and inflammatory conditions or surgery of the jaw: A population-based analysis. *J Natl Cancer Inst* 99(13): 1016–24.

69. Cartsos VM, Zhu S, Zavras AI. 2008. Bisphosphonate use and the risk of adverse jaw outcomes: a medical claims study of 714,217 people. *J Am Dent Assoc* 139(1): 23–30.

70. Woo SB, Hellstein JW, Kalmar JR. 2006. Narrative [corrected] review: Bisphosphonates and osteonecrosis of the jaws. *Ann Intern Med* 144(10): 753–61.

71. Goldman ML, Denduluri N, Berman AW, Sausville R, Guadagnini JP, Kleiner DE, Brahim JS, Swain SM. 2006. A novel case of bisphosphonate-related osteonecrosis of the torus palatinus in a patient with metastatic breast cancer. *Oncology* 71(3-4): 306–8.

72. Miksad RA, Lai KC, Dodson TB, Woo SB, Treister NS, Akinyemi O, Bihrle M, Maytal G, August M, Gazelle GS, Swan JS. 2011. Quality of life implications of bisphosphonate-associated osteonecrosis of the jaw. *Oncologist* 16(1): 121–32.

73. Kumar SK, Gorur A, Schaudinn C, Shuler CF, Costerton JW, Sedghizadeh PP. 2010. The role of microbial biofilms in osteonecrosis of the jaw associated with bisphosphonate therapy. *Curr Osteoporos Rep* 8(1): 40–8.

74. Sedghizadeh PP, Kumar SK, Gorur A, Schaudinn C, Shuler CF, Costerton JW. 2008. Identification of microbial biofilms in osteonecrosis of the jaws secondary to bisphosphonate therapy. *J Oral Maxillofac Surg* 66(4): 767–75.

75. Naik NH, Russo TA. 2009. Bisphosphonate-related osteonecrosis of the jaw: The role of actinomyces. *Clin Infect Dis* 49(11): 1729–32.

76. Favia G, Pilolli GP, Maiorano E. 2009. Histologic and histomorphometric features of bisphosphonate-related osteonecrosis of the jaws: An analysis of 31 cases with confocal laser scanning microscopy. *Bone* 45(3): 406–13.

77. [No authors listed]. 2005. Alendronate (Fosamax) and risedronate (Actonel) revisited. *Med Lett Drugs Ther* 47(1207): 33–5.

78. Agarwala S, Jain D, Joshi VR, Sule A. 2005. Efficacy of alendronate, a bisphosphonate, in the treatment of AVN of the hip. A prospective open-label study. *Rheumatology (Oxford)* 44(3): 352–9.

79. Chiandussi S, Biasotto M, Dore F, Cavalli F, Cova MA, Di Lenarda R. 2006. Clinical and diagnostic imaging of bisphosphonate-associated osteonecrosis of the jaws. *Dentomaxillofac Radiol* 35(4): 236–43.

80. Catalano L, Del Vecchio S, Petruzziello F, Fonti R, Salvatore B, Martorelli C, Califano C, Caparrotti G, Segreto S, Pace L, Rotoli B. 2007. Sestamibi and FDG-PET scans to support diagnosis of jaw osteonecrosis. *Ann Hematol* 86(6): 415–23.

81. Treister N, Sheehy N, Bae EH, Friedland B, Lerman M, Woo S. 2009. Dental panoramic radiographic evaluation in bisphosphonate-associated osteonecrosis of the jaws. *Oral Dis* 15(1): 88–92.

82. Treister NS, Friedland B, Woo SB. 2010. Use of cone-beam computerized tomography for evaluation of

bisphosphonate-associated osteonecrosis of the jaws. *Oral Surg Oral Med Oral Pathol Oral Radiol Endod* 109(5): 753–64.

83. Ruggiero SL, Fantasia J, Carlson E. 2006. Bisphosphonate-related osteonecrosis of the jaw: background and guidelines for diagnosis, staging and management. *Oral Surg Oral Med Oral Pathol Oral Radiol Endod* 102(4): 433–41.

84. Bedogni A, Saia G, Ragazzo M, Bettini G, Capelli P, D'Alessandro E, Nocini PF, Lo Russo L, Lo Muzio L, Blandamura S. 2007. Bisphosphonate-associated osteonecrosis can hide jaw metastases. *Bone* 41(6): 942–5.

85. Merigo E, Manfredi M, Meleti M, Corradi D, Vescovi P. 2005. Jaw bone necrosis without previous dental extractions associated with the use of bisphosphonates (pamidronate and zoledronate): A four-case report. *J Oral Pathol Med* 34(10): 613–7.

86. Badros A, Weikel D, Salama A, Goloubeva O, Schneider A, Rapoport A, Fenton R, Gahres N, Sausville E, Ord R, Meiller T. 2006. Osteonecrosis of the jaw in multiple myeloma patients: Clinical features and risk factors. *J Clin Oncol* 24(6): 945–52.

87. Hansen T, Kunkel M, Weber A, James Kirkpatrick C. 2006. Osteonecrosis of the jaws in patients treated with bisphosphonates—Histomorphologic analysis in comparison with infected osteoradionecrosis. *J Oral Pathol Med* 35(3): 155–60.

88. Weinstein RS, Roberson PK, Manolagas SC. 2009. Giant osteoclast formation and long-term oral bisphosphonate therapy. *N Engl J Med* 360(1): 53–62.

89. Sedghizadeh PP, Kumar SK, Gorur A, Schaudinn C, Shuler CF, Costerton JW. 2009. Microbial biofilms in osteomyelitis of the jaw and osteonecrosis of the jaw secondary to bisphosphonate therapy. *J Am Dent Assoc* 140(10): 1259–65.

90. Russo T. 2005. Agents of actinomycosis. In: Mandell G, Bennett J, Dolin R (eds.) *Mandell, Douglas, and Bennett's Principles and Practice of Infectious Diseases, 6th Ed.* Philadelphia: Elsevier Churchill Livingston. pp. 2924–34.

91. Migliorati CA, Casiglia J, Epstein J, Jacobsen PL, Siegel MA, Woo SB. 2005. Managing the care of patients with bisphosphonate-associated osteonecrosis: An American Academy of Oral Medicine position paper. *J Am Dent Assoc* 136(12): 1658–68.

92. Ruggiero SL, Dodson TB, Assael LA, Landesberg R, Marx RE, Mehrotra B. 2009. American Association of Oral and Maxillofacial Surgeons position paper on bisphosphonate-related osteonecrosis of the jaw—2009 update. *Aust Endod J* 35(3): 119–30.

93. Carlson ER, Basile JD. 2009. The role of surgical resection in the management of bisphosphonate-related osteonecrosis of the jaws. *J Oral Maxillofac Surg* 67(5 Suppl): 85–95.

94. Williamson RA. 2010. Surgical management of bisphosphonate induced osteonecrosis of the jaws. *Int J Oral Maxillofac Surg* 39(3): 251–5.

95. Wilde F, Heufelder M, Winter K, Hendricks J, Frerich B, Schramm A, Hemprich A. 2011. The role of surgical therapy in the management of intravenous bisphosphonates-related osteonecrosis of the jaw. *Oral Surg Oral Med Oral Pathol Oral Radiol Endod* 111(2): 153–63.

96. Bedogni A, Saia G, Bettini G, Tronchet A, Totola A, Bedogni G, Ferronato G, Nocini PF, Blandamura S.

2011. Long-term outcomes of surgical resection of the jaws in cancer patients with bisphosphonate-related osteonecrosis. *Oral Oncol* 47(5): 420–4.

97. Scoletta M, Arduino PG, Dalmasso P, Broccoletti R, Mozzati M. 2010. Treatment outcomes in patients with bisphosphonate-related osteonecrosis of the jaws: A prospective study. *Oral Surg Oral Med Oral Pathol Oral Radiol Endod* 110(1): 46–53.

98. Magopoulos C, Karakinaris G, Telioudis Z, Vahtsevanos K, Dimitrakopoulos I, Antoniadis K, Delaroudis S. 2007. Osteonecrosis of the jaws due to bisphosphonate use. A review of 60 cases and treatment proposals. *Am J Otolaryngol* 28(3): 158–63.

99. Freiberger JJ, Padilla-Burgos R, Chhoeu AH, Kraft KH, Boneta O, Moon RE, Piantadosi CA. 2007. Hyperbaric oxygen treatment and bisphosphonate-induced osteonecrosis of the jaw: a case series. *J Oral Maxillofac Surg* 65(7): 1321–7.

100. Vescovi P, Merigo E, Meleti M, Manfredi M. 2006. Bisphosphonate-associated osteonecrosis (BON) of the jaws: A possible treatment? *J Oral Maxillofac Surg* 64(9): 1460–2.

101. Adornato MC, Morcos I, Rozanski J. 2007. The treatment of bisphosphonate-associated osteonecrosis of the jaws with bone resection and autologous platelet-derived growth factors. *J Am Dent Assoc* 138(7): 971–7.

102. Agrillo A, Ungari C, Filiaci F, Priore P, Iannetti G. 2007. Ozone therapy in the treatment of avascular bisphosphonate-related jaw osteonecrosis. *J Craniofac Surg* 18(5): 1071–5.

103. Harper RP, Fung E. 2007. Resolution of bisphosphonate-associated osteonecrosis of the mandible: Possible application for intermittent low-dose parathyroid hormone [rhPTH(1-34)]. *J Oral Maxillofac Surg* 65(3): 573–80.

104. Manfredi M, Merigo E, Guidotti R, Meleti M, Vescovi P. 2011. Bisphosphonate-related osteonecrosis of the jaws: A case series of 25 patients affected by osteoporosis. *Int J Oral Maxillofac Surg* 40(3): 277–84.

105. Lau AN, Adachi JD. 2009. Resolution of osteonecrosis of the jaw after teriparatide [recombinant human PTH-(1-34)] therapy. *J Rheumatol* 36(8): 1835–7.

106. Cheung A, Seeman E. 2010. Teriparatide therapy for alendronate-associated osteonecrosis of the jaw. *N Engl J Med* 363(25): 2473–4.

107. Bashutski JD, Eber RM, Kinney JS, Benavides E, Maitra S, Braun TM, Giannobile WV, McCauley LK. 2010. Teriparatide and osseous regeneration in the oral cavity. *N Engl J Med* 363(25): 2396–405.

108. Epstein MS, Wicknick FW, Epstein JB, Berenson JR, Gorsky M. 2010. Management of bisphosphonate-associated osteonecrosis: Pentoxifylline and tocopherol in addition to antimicrobial therapy. An initial case series. *Oral Surg Oral Med Oral Pathol Oral Radiol Endod* 110(5): 593–6.

109. Van den Wyngaert T, Claeys T, Huizing MT, Vermorken JB, Fossion E. 2009. Initial experience with conservative treatment in cancer patients with osteonecrosis of the jaw (ONJ) and predictors of outcome. *Ann Oncol* 20(2): 331–6.

110. Lazarovici TS, Yahalom R, Taicher S, Elad S, Hardan I, Yarom N. 2009. Bisphosphonate-related osteonecrosis of the jaws: A single-center study of 101 patients. *J Oral Maxillofac Surg* 67(4): 850–5.

111. Kwon YD, Kim DY, Ohe JY, Yoo JY, Walter C. 2009. Correlation between serum C-terminal cross-linking telopeptide of type I collagen and staging of oral bisphosphonate-related osteonecrosis of the jaws. *J Oral Maxillofac Surg* 67(12): 2644–8.

112. Narongroeknawin P, Danila MI, Humphreys LG Jr, Barasch A, Curtis JR. 2010. Bisphosphonate-associated osteonecrosis of the jaw, with healing after teriparatide: A review of the literature and a case report. *Spec Care Dentist* 30(2): 77–82.

113. Scheper M, Chaisuparat R, Cullen K, Meiller T. 2010. A novel soft-tissue in vitro model for bisphosphonate-associated osteonecrosis. *Fibrogenesis Tissue Repair* 3: 6.

114. Lacy MQ, Dispenzieri A, Gertz MA, Greipp PR, Gollbach KL, Hayman SR, Kumar S, Lust JA, Rajkumar SV, Russell SJ, Witzig TE, Zeldenrust SR, Dingli D, Bergsagel PL, Fonseca R, Reeder CB, Stewart AK, Roy V, Dalton RJ, Carr AB, Kademani D, Keller EE, Viozzi CF, Kyle RA. 2006. Mayo clinic consensus statement for the use of bisphosphonates in multiple myeloma. *Mayo Clin Proc* 81(8): 1047–53.

115. Kyle RA, Yee GC, Somerfield MR, Flynn PJ, Halabi S, Jagannath S, Orlowski RZ, Roodman DG, Twilde P, Anderson K. 2007. American Society of Clinical Oncology 2007 clinical practice guideline update on the role of bisphosphonates in multiple myeloma. *J Clin Oncol* 25(17): 2464–72.

116. Weitzman R, Sauter N, Eriksen EF, Tarassoff PG, Lacerna LV, Dias R, Altmeyer A, Csermak-Renner K, McGrath L, Lantwicki L, Hohneker JA. 2007. Critical review: Updated recommendations for the prevention, diagnosis, and treatment of osteonecrosis of the jaw in cancer patients—May 2006. *Crit Rev Oncol Hematol* 62(2): 148–52.

117. Terpos E, Sezer O, Croucher PI, Garcia-Sanz R, Boccadoro M, San Miguel J, Ashcroft J, Blade J, Cavo M, Delforge M, Dimopoulos MA, Facon T, Macro M, Waage A, Sonneveld P. 2009. The use of bisphosphonates in multiple myeloma: Recommendations of an expert panel on behalf of the European Myeloma Network. *Ann Oncol* 20(8): 1303–17.

118. Watts NB, Diab DL. 2010. Long-term use of bisphosphonates in osteoporosis. *J Clin Endocrinol Metab* 95(4): 1555–65.

119. Lee CY, Suzuki JB. 2010. CTX biochemical marker of bone metabolism. Is it a reliable predictor of bisphosphonate-associated osteonecrosis of the jaws after surgery? Part II: A prospective clinical study. *Implant Dent* 19(1): 29–38.

120. Lipton A, Steger GG, Figueroa J, Alvarado C, Solal-Celigny P, Body JJ, de Boer R, Berardi R, Gascon P, Tonkin KS, Coleman RE, Paterson AH, Gao GM, Kinsey AC, Peterson MC, Jun S. 2008. Extended efficacy and safety of denosumab in breast cancer patients with bone metastases not receiving prior bisphosphonate therapy. *Clin Cancer Res* 14(20): 6690–6.

121. Fizazi K, Carducci M, Smith M, Damiao R, Brown J, Karsh L, Milecki P, Shore N, Rader M, Wang H, Jiang Q, Tadros S, Dansey R, Goessl C. 2011. Denosumab versus zoledronic acid for treatment of bone metastases in men with castration-resistant prostate cancer: A randomised, double-blind study. *Lancet* 377(9768): 813–22.

122. Miller K, Wang M, Gralow J, Dickler M, Cobleigh M, Perez EA, Shenkier T, Cella D, Davidson NE. 2007. Paclitaxel plus bevacizumab versus paclitaxel alone for metastatic breast cancer. *N Engl J Med* 357(26): 2666–76.

123. Christodoulou C, Pervena A, Klouvas G, Galani E, Falagas ME, Tsakalos G, Visvikis A, Nikolakopoulou A, Acholos V, Karapanagiotidis G, Batziou E, Skarlos DV. 2009. Combination of bisphosphonates and anti-angiogenic factors induces osteonecrosis of the jaw more frequently than bisphosphonates alone. *Oncology* 76(3): 209–11.

124. Estilo CL, Fornier M, Farooki A, Carlson D, Bohle G 3rd, Huryn JM. 2008. Osteonecrosis of the jaw related to bevacizumab. *J Clin Oncol* 26(24): 4037–8.

125. Greuter S, Schmid F, Ruhstaller T, Thuerlimann B. 2008. Bevacizumab-associated osteonecrosis of the jaw. *Ann Oncol* 19(12): 2091–2.

126. Aragon-Ching JB, Ning YM, Chen CC, Latham L, Guadagnini JP, Gulley JL, Arlen PM, Wright JJ, Parnes H, Figg WD, Dahut WL. 2009. Higher incidence of osteonecrosis of the jaw (ONJ) in patients with metastatic castration resistant prostate cancer treated with anti-angiogenic agents. *Cancer Invest* 27(2): 221–6.

127. Guarneri V, Miles D, Robert N, Dieras V, Glaspy J, Smith I, Thomssen C, Biganzoli L, Taran T, Conte P. 2010. Bevacizumab and osteonecrosis of the jaw: Incidence and association with bisphosphonate therapy in three large prospective trials in advanced breast cancer. *Breast Cancer Res Treat* 122(1): 181–8.

# 第 113 章
# 牙周疾病和口腔骨丢失

Mary G. Lee • Keith L. Kirkwood

（匡　威　译　段建民　审校）

## 引言

　　牙周疾病由影响牙周组织健康的各种炎症性疾病组成，其主要病因是牙齿表面的菌斑堆积。牙周疾病主要包括牙龈炎和牙周炎两大类型，两者的区别在于牙齿支持组织的损害程度不同：牙龈炎仅限于牙齿周围软组织损害而无任何骨丢失，牙周炎包括软组织损害及牙槽骨骨丢失而导致牙齿支持结构的减少。

## 病因学

　　口腔环境有超过 500 种细菌，但菌斑相关性牙周病只与一小部分牙周致病菌有关[1]。这些混合性感染常与宿主对致病菌的免疫反应呈高度相关，遗传与环境因素均能影响免疫反应和调节对感染的易感性（图 113.1）。牙周致病菌制造有害产物和各种酶（如透明质酸酶、胶原酶、蛋白酶）来分解细胞外基质如胶原、宿主细胞膜，从而产生营养供细菌生长[2]并侵入组织（图 113.2）。许多细菌表面蛋白和脂多糖（LPS）分子是宿主免疫反应的始动因子，从而导致局部组织炎症[3]。牙龈卟啉单胞菌、伴放线放线杆菌及其他牙周致病菌拥有多种致病因子，如胞质膜、肽葡聚糖、外膜蛋白、脂多糖、荚膜以及细胞表面菌毛（牙龈卟啉单胞菌）[4]。一旦免疫及炎症反应开始，白细胞、牙龈成纤维细胞、成骨细胞及其他组织来源细胞释放各种炎性分子如蛋白酶、基质金属蛋白酶（MMPs、细胞因子、前列腺素以及各种宿主酶[5-6]，蛋白酶降解胶原使白细胞浸润[7]。尽管来自中性粒细胞浸润所产生的胶原酶和固有牙周组织均是宿主对抗感染的一部分，但在牙周疾病状态时，激活的对组织有破坏性的基质金属蛋白酶水平与其内源性抑制剂存在失衡[8-9]。

　　牙龈组织炎性浸润时可激活一系列促炎细胞因子，包括白介素（IL）-1β、肿瘤坏死因子-α（TNF α）、白介素-6，进而导致软组织和牙槽骨破坏吸收。在病变的牙周组织中，破骨细胞的激活是骨质破坏的一个重要部分[10-11]。牙周组织内多种炎症信号被证实有调节核因子-κB 受体活化因子配体（RANKL）、核因子-κB 活化受体（RANK）、骨保护素（OPG）的作用[12]。当牙周致病菌存在时（如伴放线杆菌），CD4+T 细胞提高 RANKL 的表达，诱发破骨细胞活化从而导致骨丢失[13]。只要龈下菌斑持续存留，且细菌不断增殖，牙周破坏就会一直存在。随着牙周袋不断加深，菌群环境更加厌氧，宿主反应更具破坏性和长期性，牙周组织的破坏最终会导致牙齿脱落[14-15]。

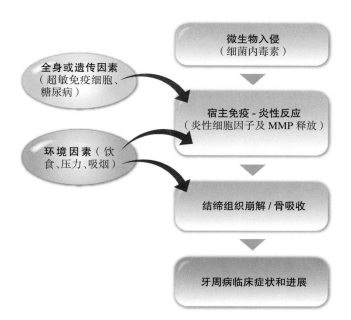

**图 113.1** 牙周病病因及影响疾病发展因素。当易感宿主存在牙周致病菌时，牙周病即可能发生。遗传和环境因素调节宿主对细菌的免疫反应，引发软组织及骨破坏即表现为牙周炎

## 牙周病的诊断和分类

不考虑目前牙周病病因和进展的不同，牙周病的诊断和分类还是来自临床评估[16-17]。常规临床信息的采集包括一般病史、牙周病的既往及现病史，以及彻底的临床检查。通过炎症临床指标（如牙周袋探诊出血）、牙周袋深度、牙周附着水平、菌斑/牙结石表现、牙齿松动度等的检查获得临床诊断。X线检查是判断牙槽骨丧失程度的基本标准。

菌斑性牙龈病习惯上分为两大类：牙龈炎和牙周炎[16]。牙龈炎的特点是不伴有任何牙周支持组织丧失（如结缔组织和骨组织）的炎症性疾病，而牙周炎的标志是牙周结缔组织的病理性分离并导致牙齿周围牙槽骨的吸收。1999 年召开的牙周疾病/状况国际研讨会确定的新分类有 7 种不同菌斑性牙周病表现[17]。表 113.1 示各种牙周疾病的分类，表 113.2 示牙周病的诊断。

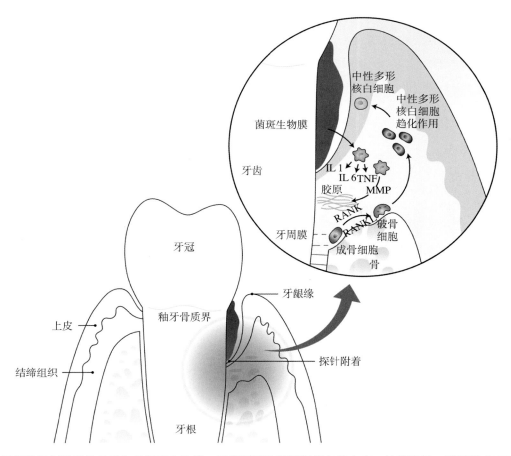

**图 113.2** 牙周组织的解剖及炎性骨丢失的细胞生物学。牙齿周围的牙周组织包括上皮、结缔组织、牙周膜（PDL）和牙槽骨。插入图示意细胞对牙根表面细菌性生物膜的反应。中性多形核白细胞（PMN）和巨噬细胞（MΦ）分泌炎性细胞因子和基质金属蛋白酶（MMP）以增强免疫反应和分解结缔组织基质。这些刺激下生成破骨细胞，其通过 RANKL/RANK 通路加速骨吸收

**表 113.1 牙周疾病及状况的基本分类***

| 疾病分类 | 注释 |
|---|---|
| 牙龈炎 | 通常由菌斑引起，受内分泌、药物、营养不良因素影响。无牙槽骨吸收 |
| 慢性牙周炎 | 牙槽骨吸收分局限型和广泛型。不以年龄为分类依据。起病 / 发展缓慢 |
| 侵袭性牙周炎 | 牙槽骨吸收分局限型和广泛型。不以年龄为分类依据。起病 / 发展迅速 |
| 反映全身疾病的牙周炎 | 与血液病（如中性粒细胞减少症）、家族性遗传病（如掌跖角化 - 牙周破坏综合征）有关 |
| 坏死性牙周病 | 可有牙龈或牙周表现 |
| 牙周组织脓肿 | 可有牙龈或牙周脓肿 |
| 伴牙髓病变的牙周炎 | 伴有牙齿内部感染 |

*Adapted from [17]. Used with permission from the American Academy of Periodontology.

**表 113.2 牙周病诊断**

| 诊断评估 | 具体指标 | 注释 |
|---|---|---|
| 临床检查 | 牙周探诊深度 | 疾病早期时牙周袋浅 |
| | 牙周探诊出血 | 轻微炎症时无明显出血 |
| | X 线平片 | 疾病早期时骨丢失少 |
| 细菌学检测 | 牙周致病菌培养 | 对于难治愈患者确定病原菌有助于治疗 |
| 分子生物学检测 | DNA/ 生化探针 | 确认某些无法培养的有机物 |
| | 炎性细胞因子 | IL-1 基因检测可确定易感患者 |
| | Ⅰ型胶原羧基端肽 | 与临床指标相关性高，可证实牙周致病菌的存在 |

# 治疗

一般来讲，牙周病治疗的目标是通过减少及消除炎症，从而使牙龈组织愈合，同时个人和专业的口腔维护是预防炎症复发的关键。由于牙龈炎定义为不伴有骨丢失的可逆性状态，因此其治疗仅限于去除菌斑及个人菌斑控制。

根据附着丧失程度、解剖位置、牙周炎类型及治疗目标的不同，牙周炎的治疗也相应有变化[18]。由于牙周炎破坏牙槽骨及周围结缔组织，因此治疗目标是阻止疾病的持续发展、消除炎症，并使破坏的组织修复和再生。牙周炎的治疗方法主要分成两类：非手术治疗和手术治疗（表 113.3 和表 113.4）[18]。

最有效的非手术干预是牙结石清除术联合个人菌斑控制。牙结石清除术已被证实有效的作用包括减轻炎症、降低牙周袋深度、获得临床附着、控制疾病发展[18]。

辅助药物制剂也被用于牙龈炎及牙周炎。临床试验已证实局部应用抗生素可减少细菌性斑块及预防牙龈炎。目前有 3 种被美国牙科协会（ADA）批准的抗龈炎制剂（漱口液或牙膏）[19]，其中一种产品的活性成分包括挥发液（麝香草酚、薄荷醇、桉油精）和水杨酸甲酯，另两种产品含有葡萄糖酸洗必泰或三氯羟苯醚。为获得 ADA 批准，这些药物必须在 6 个月临床试验中能使菌斑及炎症减少，并且无不良反应。对于牙周炎，全身或局部释放化学药物已成功用于治疗牙周疾病。当器械治疗作用有限时需要全身应用抗生素（表 113.3）[19]，当然，抗生素要求合理使用，以避免产生耐药菌株，建议在急性炎症期或治疗有免疫缺陷的牙周炎患者情况下使用抗生素。

其他系统治疗集中在调整宿主免疫反应。大量研究集中在于非甾体抗炎药和胶原酶抑制剂亚抗菌剂量多西环素，结果两者均被证明有效，但长期应

表 113.3　牙周炎非手术治疗

|  | 治疗分类 | 治疗方法 / 药物 | 注释 |
|---|---|---|---|
| 器械治疗 | 器械刮治 | 洁牙术及根面平整 - 手工刮治和超声治疗 | 减轻炎症<br>减少牙周袋深<br>改善临床附着水平 |
| 药物治疗 | 漱口液 | 氯己定（洗必泰） | ADA 证实可减轻牙龈炎 |
|  | 洁牙剂（牙膏） | 三氯羟苯醚<br>挥发液 |  |
|  | 局部置药，持续释药 | 四环素类（多西环素 米诺环素）<br>洗必泰 | 可作为洁牙术及根面平整的辅助治疗 |
|  | 全身应用抗生素 | 四环素类<br>克林霉素<br>甲硝唑 / 阿莫西林 | 可用于侵袭性牙周炎患者 |
| 宿主反应 | MMP 抑制剂 | 小剂量多西环素 | 可减少附着丧失的发展 |
|  | 非甾体类抗炎药 | 氟比洛芬 | 可减少附着丧失的发展 |

表 113.4　牙周炎的手术治疗

|  | 治疗分类 | 临床手术 | 注释 |
|---|---|---|---|
| 消除牙周袋类 | 牙周袋还原术 | 翻开黏骨膜瓣清创根面 | 减少牙周袋深<br>改善患者口腔卫生<br>提高牙齿修复机会 |
| 再生类 | 引导组织再生术 | 翻开黏骨膜瓣后，采用膜性屏障以促进在根面形成新的牙周膜、牙骨质 | 用可吸收或不可吸收膜伴有 / 不伴有骨移植，减少牙周袋深，增加临床附着水平，充填骨缺损 |
|  | 骨移植（自体、同种异体、异种） |  | 自体骨是金标准<br>充填骨缺损，增加临床附着水平，减少牙周袋深 |
|  | 生物制剂 [ 釉基质蛋白、BMP、血小板源性生长因子（PDGF）] |  | FDA 未批准 BMP 用于口腔<br>含有 PDGF 的可吸收载体获 FDA 批准 |
|  | 自体生长因子（富血小板血浆、富血小板生长因子） | 取患者全血离心分离提取富血小板层 | 促进骨质及软组织愈合 |
| 移植类 | 牙槽嵴增高术（自体或异体块状骨移植、颗粒骨移植、上颌窦提升术） | 黏骨膜瓣入路移植骨于萎缩牙槽嵴，覆盖膜性材料以阻挡软组织，为移植骨提供生长空间 | 移植骨提升牙槽嵴高度或宽度以获取种植位置。附加的生长因子或生物制剂可促进移植骨生长 |
|  | 钛种植体 | 牙槽骨种植窝逐级扩大并不断冲洗降温 | 手术植入钛种植体，然后连接上部冠修复以取代缺失牙 |

用全身药物有潜在的不良反应风险（表 113.3）。在牙周袋局部应用控释药物可以改变致病菌群并能改善牙周炎的临床指标。FDA 已批准几种释药系统辅助用于牙结石清除及根面平整术后[19]，包括含四环素醋酸乙烯酯、含洗必泰生物可降解片剂、含米诺环素聚合物。此外，多西环素生物可吸收聚合凝胶已被批准作为单药治疗，以降低牙周疾病临床指标。

外科治疗首先需要获得便于器械清创根面的手术入路。牙周手术的主要目标是减少细菌性病因（如龈下结石），减少牙周袋深以及使丧失的牙周支持组织再生。翻瓣手术可以使外科医生更方便地使用器械伸入到深牙周袋底部及牙根（根分叉）之间区域，从而更彻底地清除结石。骨切除术传统上被用于更有效地降低牙周袋深度，但是最理想的目标是恢复丧失的牙周组织，因此，几种再生性手术方案如骨移植（自体和异体骨移植）、伴有或不伴有骨移植的引导组织再生术（GTR）被采用[20]。取自患者的浓缩自体生长因子可被用于促进再生过程，近 10 年来，数种生物制剂用来刺激牙周再生，包括生长因子（如血小板源性生长因子）、其他蛋白质（如釉基源性生长因子）或合成多肽（如 15 个氨基酸的 I 型胶原蛋白片段）（表 113.4）[18,20]。近来应用重组甲状旁腺激素（PTH）治疗慢性牙周炎显示能提高临床疗效，用 PTH 治疗的患者其牙槽骨缺损的恢复更好，并且口腔骨损害的愈合加速[21]。

牙周外科医生除了应对因牙周病造成的口腔骨丢失，还要应对做种植牙治疗时遇到的骨量不足问题。不论牙齿脱落是因牙周病还是龋坏造成，其剩余牙槽嵴对于合适的种植均显骨量不足。牙槽嵴增高术可以增加上、下颌骨牙槽突的高度和宽度，骨源来自自体骨、同种异体骨和颗粒骨。除了牙槽嵴增高术，上颌后牙区由于存在上颌窦腔致种植高度不足时，一种名为"上颌窦提升术"的外科术式可以获得所需的牙槽嵴高度（表 113.4）。

## 展望

目前的基础研究集中在所谓"骨免疫学"这一新领域，主要研究免疫系统及其对炎性骨丢失及骨系统影响的分子机制。临床诊断采用新的唾液诊断检测标志物，可以预测牙周疾病严重程度、易感性，以及预测疾病预后，这些目前在积极探索。在临床应用中，组织工程与再生是研究的活跃领域，新的生物制剂正在进行临床试验，以提高移植材料用于牙周再生及牙种植技术的疗效。

## 参考文献

1. [No Authors Listed]. 1999. The pathogenesis of periodontal diseases. *J Periodontol* 70(4): 457–70.
2. Bartold PM, Page RC. 1986. The effect of chronic inflammation on gingival connective tissue proteoglycans and hyaluronic acid. *J Oral Pathol* 15(7): 367–74.
3. Darveau RP, Tanner A, Page RC. 1997. The microbial challenge in periodontitis. *Periodontol 2000* 14: 12–32.
4. Offenbacher S. 1996. Periodontal diseases: Pathogenesis. *Ann Periodontol* 1(1): 821–78.
5. Graves DT, Jiang Y, Valente AJ. 1999. The expression of monocyte chemoattractant protein-1 and other chemokines by osteoblasts. *Front Biosci* 4: D571–80.
6. Graves, DT, Oskoui M, Volejnikova S, Naguib G, Cai S, Desta T, Kakouras A, Jiang Y. 2001. Tumor necrosis factor modulates fibroblast apoptosis, PMN recruitment, and osteoclast formation in response to P. gingivalis infection. *J Dent Res* 80(10): 1875–9.
7. Andrian E, Grenier D, Rouabhia M. 2004. In vitro models of tissue penetration and destruction by Porphyromonas gingivalis. *Infect Immun* 72(8): 4689–98.
8. Uchida M, Shima M, Shimoaka T, Fujieda A, Obara K, Suzuki H, Nagai Y, Ikeda T, Yamato H, Kawaguchi H. 2000. Regulation of matrix metalloproteinases (MMPs) and tissue inhibitors of metalloproteinases (TIMPs) by bone resorptive factors in osteoblastic cells. *J Cell Physiol* 185(2): 207–14.
9. Golub LM, Lee HM, Greenwald RA, Ryan ME, Sorsa T, Salo T, Giannobile WV. 1997. A matrix metalloproteinase inhibitor reduces bone-type collagen degradation fragments and specific collagenases in gingival crevicular fluid during adult periodontitis. *Inflamm Res* 46(8): 310–9.
10. Assuma R, Oates T, Cochran D, Amar S, Graves DT. 1998. IL-1 and TNF antagonists inhibit the inflammatory response and bone loss in experimental periodontitis. *J Immunol* 160(1): 403–9.
11. Crotti T, Smith MD, Hirsch R, Soukoulis S, Weedon H, Capone M, Ahern MJ, Haynes D. 2003. Receptor activator NF kappaB ligand (RANKL) and osteoprotegerin (OPG) protein expression in periodontitis. *J Periodontal Res* 38(4): 380–7.
12. Lerner UH. 2004. New molecules in the tumor necrosis factor ligand and receptor superfamilies with importance for physiological and pathological bone resorption. *Crit Rev Oral Biol Med* 15(2): 64–81.
13. Teng YT, Nguyen H, Gao X, Kong YY, Gorczynski RM, Singh B, Ellen RP, Penninger JM. 2000. Functional human T-cell immunity and osteoprotegerin ligand control alveolar bone destruction in periodontal infection. *J Clin Invest* 106(6): R59–67.
14. Kinane DF, Lappin DF. 2001. Clinical, pathological and immunological aspects of periodontal disease. *Acta Odontol Scand* 59(3): 154–60.
15. Lappin DF, MacLeod CP, Kerr A, Mitchell T, Kinane DF. 2001. Anti-inflammatory cytokine IL-10 and T cell cytokine profile in periodontitis granulation tissue. *Clin Exp Immunol* 123(2): 294–300.

16. Armitage GC; Research, Science and Therapy Committee of the American Academy of Periodontology. 2003. Diagnosis of peridontal diseases. *J Periodontol* 74(8): 1237–47.
17. Armitage GC. 1999. Development of a classification system for periodontal diseases and conditions. *Ann Periodontol* 4(1): 1–6.
18. Research, Science and Therapy Committee of the American Academy of Periodontology. 2001. Treatment of plaque-induced gingivitis, chronic periodontitis, and other clinical conditions. *J Periodontol* 72(12): 1790–1800.
19. Oringer RJ; Research, Science, and Therapy Committee of the American Academy of Periodontology. 2002. Modulation of host response in periodontal therapy. *J Periodontol* 73(4): 460–70.
20. Wang HL, Greenwell H, Fiorellini J, Giannobile W, Offenbacher S, Salkin L, Townsend C, Sheridan P, Genco RJ; Research, Science and Therapy Committee. 2005. Periodontal regeneration. *J Periodontol* 76(9): 1601–22.
21. Bashutski JD, Eber RM, Kinney JS, Benavides E, Maitra S, Braun TM, Giannobile WV, McCauley LK. 2010. Teriparatide and osseous regeneration in the oral cavity. *N Engl J Med* 363(25): 2396–405.

# 第 114 章
# 代谢性骨病的口腔表现

Roberto Cicitelli • Charles Hildebolt

（董子翱 译　段建民 审校）

## 颌骨骨量和结构的增龄性变化

由于上下颌骨的结构与其他骨骼结构的类似，可以合理推测出这些部分的骨骼随着年龄的增长也会发生骨丢失，如骨小梁形成减少、骨皮质变薄、骨松质增加，这些表现类似于其他骨骼的增龄性变化。根据标准的骨组织学，上下颌骨的骨量随着年龄的变化而减少，这种观点自 20 世纪 60 年代起就已经被认可。因此，颌骨皮质孔隙率随着年龄增长而增加，而这个变化的严重程度取决于所研究的颌骨的区域[1]。下颌骨颊侧骨皮质的孔隙率取决于颌骨上有无牙齿存在，而且拔牙后可以观察到有骨小梁的丢失。作为骨皮质孔隙率增加的结果，骨小梁也会随着年龄的增长而增加。对人体标本的研究也表明，下颌骨和桡骨的骨量都会随着年龄的增长而减小，同时，骨皮质孔隙率会增加。此外，在女性中，股骨的孔隙率和牙槽骨呈高度反比关系[2]。

## 评估颌骨吸收的方法

牙科医生通常应用临床方法来评估牙齿附着组织的丧失，而这部分是由于牙槽骨吸收所致。这些附着

组织由牙支持组织构成，包括牙龈、牙周韧带、牙槽骨和牙骨质。牙周探针可插入龈沟中直至龈沟底的深度（图 114.1）。用探针可探测出龈沟底至牙骨质交界（CEJ）的距离，其称为附着丧失（AL）。在很多病例中，丧失的值代表了骨吸收的程度。牙科和临床研究中常用的另一个临床指标是探针深度，测量从龈沟底至牙龈边缘的距离，其正常值为小于 3mm。

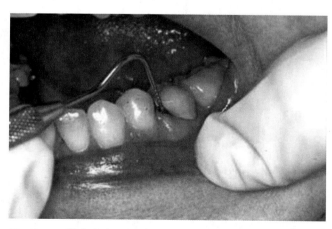

图 114.1　附着丧失的临床检查。用标记毫米刻度的牙周探针探入龈沟内，直至抵达龈沟底部坚硬支持组织，从龈沟底到釉牙本质界的距离作为附着丧失量。探针深度指的是龈沟底到牙龈顶部的距离

能更直接地评估颌骨吸收的技术通常包括 X 线放射测量技术。最常用的包括牙槽嵴高度（ACH）的测量和评估。一般是通过测量牙科 X 线图像上牙齿邻面釉牙骨质界至牙槽嵴顶的距离来评估牙槽嵴的高度（图 114.2）。一般在牙齿的近中面（靠近中线的一面）与远中面（远离中线的一面）来测量牙槽嵴高度，它能代表口腔中所有被测牙的平均骨吸收高度（平均牙槽嵴高度）。平均牙槽嵴高度值越大，牙齿周围的骨吸收越严重。牙齿脱落后，此处的牙槽骨会发生吸收，这被称为剩余牙槽嵴吸收（RRR）。通常情况下，剩余牙槽嵴吸收程度在无牙颌患者中

更严重，但是在缺失一颗牙或者更多牙（部分缺失）的患者中也会发生剩余牙槽嵴吸收。评估颌面骨的骨密度应用的技术包括双能 X 线吸收计量法（DXA）、单光子吸收测量术（SPA）、双光子吸收测量法（DPA）、定量计算机体层摄影（QCT）和 X 射线吸收测定法（RA）。在临床研究中，评估颌面骨最常用的方法是数字 X 线图像（包括根尖片、咬翼片和全景片），因为这些图像易于获得且价格相对较低。这些图像可通过数字化 X 线平片、磷光板、电荷耦合器件（CCD）、互补金属氧化物半导体（CMOS）和电荷感应装置（CID）来获得。所有的成像技术都受到价格、准确性、可靠性、精确度和（或）实用性的限制。QCT 可有效地评估颌面骨的骨密度，因为它能评估那些有牙齿阻挡部位的骨密度。然而它的价格较昂贵，而且辐射量较大。锥形束 CT（CBCT）如今在牙科得到了广泛应用，虽然该技术应用的线性测量相对来说比较准确和可靠，而且是三维成像的，但其也有一定量的散射辐射，这也使 CBCT 在骨密度的测量中仍存在一定的缺陷。SPA 曾被用来评估上颌骨，而DPA 和 DXA 可被用来评估下颌骨，但是，这些技术存在的有关定位、再现性和受牙齿阻挡的不足也限制了其在骨密评估中的应用。

我们小组应用了一种与真空耦联、可定位的仪器和磷光板来获取那些能确定颌面骨所发生的变化的图像（图 114.3）。这种方法的应用使我们能够确定牙槽嵴高度所发生的最细微的变化（0.06mm）（有 95% 的把握认为这个临界值能代表真正的生物

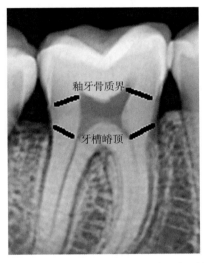

图 114.2　牙科放射线影像中，釉牙骨质界与牙槽嵴顶用来测量牙槽嵴顶高度，根据比例成像放大后展示出来

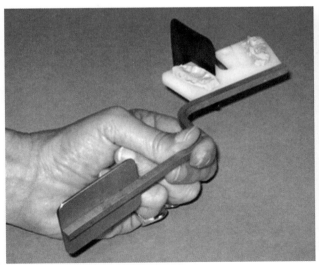
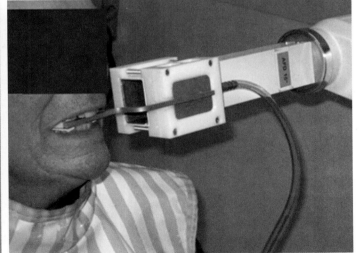

图 114.3　十字牙弓可以用来精确定位前磨牙到磨牙区域的咬合关系。此设备通过利用咬合标记材料实现定位；定位环通过真空结合与 X 线放射管牢固地连接在一起。成像屏幕位于垂直的位置，在腐败坏死物质阻挡时，主要由两种具有反射性材料显影

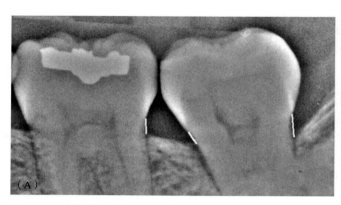
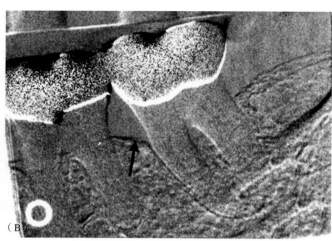

图 114.4　利用数字减影测量牙槽骨丧失量。（A）高密度过滤成像（大于 40 像素除外）。其余图像通过极小的骨小梁样伪影作为标记。（B）减息影像。图中箭头所指是两个原始图像的牙槽嵴顶高度差，此减影图像中以黑色区域表示，代表 –0.084mm 的变化范围[3]

学改变），而通过测量釉牙骨质界至牙槽嵴顶的距离（CEJ-AC）最少也只能确定发生的 0.49mm 的变化[3]。确定颌面骨发生骨吸收的方法在精确度上得到了巨大的提高，其主要原因在于图像减影技术克服了普通的 CEJ-AC 测量方法固有的局限性。

许多其他的测量颌面骨的方法出现并用于全景片。这些指数很多都在近期的期刊中有所说明。此外，一种自动的、计算机辅助的系统被开发，且用于全景片中来测量骨皮质宽度[9]。全景片的局限性是其应用不如根尖片和咬翼片广泛，而且其测量结果随着患者体位的改变而改变。

## 口腔和颅后部骨量之间的关系

早期研究使用的骨矿物质密度（BMD）测量来自于牙科 X 光片或吸光光度法，它建立了口腔 BMD 与体内钙的总量（用中子活化分析测定）、前臂、腰椎的骨密度显著相关，而且牙槽骨吸收或剩余牙槽嵴是骨质疏松症的一部分[10-13]。有影像学证据的绝经后女性椎体骨折相对于没有证据表明椎体骨折的患者发生下颌骨骨量减少、少量牙齿和较低的 GI（下颌角处骨皮质薄）[14]。此外，年龄超过 50 岁的女性没有椎体骨折影像适应症，下颌骨骨密度测量方法与腰椎、前臂骨密度相关[15]。

使用 DXA 设备直接评估骨矿含量（BMC）显示，1.5% / 年的老年女性和 0.9% / 年的老年男性下颌骨骨量减少，而且它与前臂的 BMD 相关[16-17]。四肢（前臂）或中心（脊椎、股骨近端）DXA 骨密度和骨测

量与口腔牙科 X 线片测量之间良好的相关性，这已有报道[18-19]。同样，计算机断层扫描（CT）的方法肯定了下颌骨骨量和下腰椎骨量的关系[20]。纵向研究表明，ACH 和牙槽骨放射线参数与股骨、腰椎的 BMD 的变化密切相关[21-23]。

355 名绝经后女性（年龄 48 ~ 56 之间）[6, 24]伴有骨质疏松症（尽管不是很明显[25]），研究发现 PMI 指数、股骨和腰椎骨密度的显著相关性。下颌骨全景片的简单目视检查发现了与股骨、腰椎 BMD 预测相似的结果[26]。采用最新的自动化方法用于下颌皮质厚度测量，在年龄为 42.5 岁或以上的女性中发现了减少类似大小的骨皮质厚度与股骨近端骨损失相当[27]。在一小群人中，通过放射线技术测量骨皮质发现骨质疏松症患者更容易发生颌面骨的吸收[8]。一些研究同样报道了 MCI 指数与骨代谢生化指标（血清总碱性磷酸酶和尿 n-teleopeptide 交联的 I 型胶原）在男女之间的相关性[28-29]。这种相关性很重要，因为骨骼的代谢波动与年龄、绝经以及一天之内的不同时间相关，但相关性表明口腔骨丢失与活跃的骨重建相关。

## 骨质疏松症与牙缺失

因为龋齿和创伤都可导致牙齿缺失，故临床医生参考各种临界情况来确定一颗牙该何时拔除，然而却很难确定牙齿缺失和骨质疏松症两者之间是否存在联系。但是，大部分已发表的研究都表明，骨矿物质密度较低者口腔内的牙齿数也较少。一个通过牙

科 X 线来确定下颌骨骨量的横向研究发现，与对照组相比，牙齿缺失和无牙颌更常发生于骨质疏松症者[15]。随后的研究也肯定了下颌骨皮质宽度减小与牙缺失之间的相关性，特别是在年纪大于 70 岁的女性中。而且，研究也发现了牙齿缺失和低牙槽骨骨量、低脊椎骨骨量和脊椎骨折之间有高度相关性[31-32]。

在纠正了体重指数（BMI）、年龄和吸烟的误差后，研究发现颅后骨质量与自述牙齿缺失之间的负相关关系在男性中较为显著，而在女性中此关系不明显。另一项对绝经后女性的腰脊柱和前臂骨矿物质密度的研究总结系统性骨质流失可能会导致牙缺失[34]。同一组研究者之后报道绝经后使用雌激素替代疗法的女性与未使用者相比有较多的牙数，而且使用雌激素的持续时间能单独地预测被观察者的剩余牙数；雌激素使用者（1~4 年）比未使用者平均多出 1.1 颗牙齿[35]。

## 口腔骨吸收的机制

原则上，引起颅后骨吸收的系统性过程在口腔骨中同样活跃，患牙周病时剩余牙槽骨会特别容易遭到破坏，伴随有牙槽嵴高度的降低和牙齿附着组织的吸收[37, 45]；导致个体易患系统性骨吸收的遗传因素同样会使其易于发生牙槽骨的吸收。同样，某些环境因素如吸烟、钙、维生素 D 摄入不足和易导致局部感染的病理情况如糖尿病都可能会增加系统性骨吸收和牙槽骨破坏的风险。除了这些系统性因素，导致牙槽骨吸收的一个关键因素是牙周病。在牙周病的发病过程中，机体对细菌感染的反应是释放许多强有力的破骨性因子，包括破骨细胞聚集和活化、炎症细胞因子（在局部炎症过程中）特别是白细胞介素 1（IL-1）、IL-6 和肿瘤坏死因子 α（TNFα）。因此，牙周病过程中的牙槽骨吸收的基本病理机制是不正常的局部机体状况（炎症导致的感染）导致的正常生理过程的激活（破骨细胞形成和活化）。

## 口腔颌面骨的评估作为骨质疏松症的筛选工具

根据口腔和颅后骨质量的关系，使用口腔健康的参数来评估系统性骨吸收和（或）骨折的风险的方法已被广泛地研究。然而，如之前讨论过的，其两者之间的相关性并不总是令人满意的，在评估骨吸收这一方面，没有一致意见认为该使用何种方法和参数来评估。全景片的放射性参数，如 MCI、PMI 和其他的测量骨皮质的方法都被提出过。然而初步研究揭示了这些测量方法可重复性较差，可能是因为它需要全科医生通过手工计算从标准 X 线图像中得到下颌骨参数[47-48]。经过特殊训练的牙科医生可在一定程度上改善口腔评估方法的预测能力。然而，有人曾报道过，当这些测量方法有很好的可重复性时，从下颌骨 X 线测量中预测骨质疏松症的灵敏度大于 80%[50-51]。

一个半自动、计算机辅助的系统已被研制出，用于全景片中测量 MCI。虽然相对于手动测量，这些方法可能并没有明显提高颅后骨质量的预测价值，但是相对于常规的临床设施，它们在原则上的确提供了改进了的操作技术[9, 52]。骨皮质宽度的计算机辅助测量方法和 MCI 的结合应用，有可能提高评估的特异性[9]。Osteodent 协会的数据表明，在预测骨质疏松症方面，全景牙片和颏孔区下颌骨皮质的厚度的诊断值仅稍低于基于临床危险评估的计算方法测量出来的值[53]。这两种方法的结合能够提高特异性，但却降低了敏感度。不同的放射线参数已经在 OSTEODENT 工程上得以研究，但是总的来说，在筛选需要进行 DXA 测试的骨质疏松症患者时，骨皮质厚度的测量方法显得要优于 MCI[54]。此外，结合临床数据可以提高这些测量方法的诊断性[55]。

骨小梁结构同样被应用于评估口腔颌面骨。下颌骨骨小梁随着年龄增加，根尖片显示的骨小梁的粗糙度与前臂的 DXA 测量具有高度的相关性[57]。借助根尖片，口腔颌面骨骨小梁的形态学特征在区分骨质疏松症患者和对照组精确度达 92%[58]。对于 598 名女性（平均年龄为 77 岁）进行的拓展研究显示，骨小梁特征在预测髋骨骨折的准确性类似于借助风险评估工具获得的数据[59]。但是在应用全景片时，这些方法不是很起作用。Osteodent 协会同样发现，骨小梁结构在鉴别骨质疏松症女性上是准确的，而且借助全景片的准确性要优于借助根尖片[60]。在随后的研究中，骨小梁的特点和年龄预测骨质疏松状态具有 0.75 的敏感性和 0.78 的特异性[61]。在其他研究中也有类似的高区分率的报道[62-63]。

最近，通过结合其他临床危险因素的骨皮质宽度的自动测定方法在 OSTEODENT 指数中测试 339 名女性得出的数据不同于世界卫生组织（WHO）骨折风险评估工具得出的数据[64]。在未有 DXA 数据的前提下，OSTEODENT 指数同样具有鉴别骨质疏松症患者的作用[65]。通过 OSTEODENT 进一步的再融资，下颌骨骨皮质参数的自动化测量技术的预测价值会提升，因此，牙科诊所给骨质疏松症患者提供了一个新的平台。因为美国 2/3 的人口每年要去看牙科医生[66]，牙科医生常规都会定期行牙科放射线检查。对于牙科医生来说，应该用口腔放射线筛查骨质疏松症患者来进一步评价患者出现的风险，就像他们在进行口腔检查时筛选口腔癌一样[7]。

## 根据颌面骨吸收预测骨折的可能

口腔颌面骨骨量以及低创伤（骨质疏松症）骨折一直被报道应用不同的方法评估口腔健康。应用 DPA 的早期研究表明，相比于未发生骨折的女性，骨折女性患者具有较低的前臂和下颌骨 BMC[67]。一小组女性骨质疏松患者，骨皮质在下颌角处的厚度通过数码全景放射技术得到确定。虽然分形维数和显微密度测量都有效但最好的椎体压缩性骨折的预测是像素灰度值[68]。此外，在一项 501 例受试者（91 例骨质疏松性骨折）的研究表明，下颌骨颏孔区骨皮质和 MCI 伴随骨质疏松性骨折。然而，另一项研究显示，通过对相对健康受试者 5 年的随访不能肯定这些发现[70]。这项研究的限制在于，骨折是患者自己提出，而非通过放射线确定。总的来说，这个证据来自于口腔健康协会和骨折风险协会，而不是常规的通过口腔检查来筛选受试者，主要原因是因为评估口腔颌面骨健康方法以及他们常规临床设施的局限性。

另外一个重要的临床问题是缺牙是否与骨折有关系。如前所述，牙槽骨吸收随着年龄增长而发生，同样牙周附着减弱，牙齿缺失导致没有足够的牙槽骨来保留。14375 例为期 3 年的前瞻性研究表明，牙齿缺失和骨折风险具有高度相关性[36]，这提示了没有牙齿的人或者只剩下部分牙齿的人比有牙的人更容易发生骨折。然而，考虑到多种原因的牙齿缺失，特别是牙周病患者，牙齿缺失的骨折风险预测值很可能会较低。

## 骨质疏松症的治疗对颌面骨健康的影响

一个重要、可以改变的因素是由于随着年龄的增长，骨丢失是由于维生素 D 的摄入不足。虽然没有随机临床试验证明，但是一些小规模的、非对照试验的研究指出维生素 D 的摄入有益于牙周组织的健康[71]。最近的一个试点研究结果证实了我们的这一概念，结果显示服用钙（1000mg 或以上）和维生素 D（400IU 或少于）相比于那些没有摄入这些补充剂的人有益于牙周健康，以及减少乙酰胆碱的损失[72]。尽管经过了一系列的牙周护理来减少差异，但是这些差异维持了一年[73]。因此，补充维生素 D 有益于牙周组织的健康。

临床研究表明，雌激素缺乏会减少牙槽骨的密度[74]。最近一项研究显示，卵巢切除后的猴骨表面侵蚀和下颌骨骨皮质骨密度减低，以及哈弗斯管扩大[75]。因此，雌激素替代治疗有利于颌面骨的健康。在世界休闲列队和护士健康研究中，使用雌激素来减少牙齿的缺失[76-77]。美国第三次全国健康和营养数据调查（NHANE III）表明，曾服用雌激素的女性比未服用雌激素的女性较少发生附着丧失[78]。此外，在一项双盲、随机对照试验中，3 年激素 / 雌激素替代治疗改善了牙槽骨骨量，同样改善了股骨和腰椎骨的骨密度[21,79]。

阿仑膦酸钠是骨吸收的有效抑制剂，在理论上保护牙槽骨及防止骨吸收，因为这两个过程从根本上是相似的。一些安慰剂对照、随机试验已经检验了这一假设。牙周病患者接受牙周维护治疗和随机服用安慰剂或口服阿仑膦酸钠（10mg）或利塞膦酸钠（5mg）1 年，在附着丧失、探测深度和牙龈出血方面相对于未服用的患者有了很显著的改善[80]。然而，在另一项随机试验中，阿仑膦酸钠（70mg，每周一次）没有明显改善男女受试者的牙槽骨丢失（71% 例患者有牙周病）他们也接受了牙周护理[81]。有趣的是，最近的一项试验报道局部递送 1% 阿仑膦酸钠凝胶，显著改善慢性牙周病牙周健康的临床参数（探测深度、菌斑指数和 AL），可作为一种辅助治疗[82-83]。这样一个严重的不良反应可能主要与非常高剂量地使用双膦酸盐类药物，而用双膦酸盐类药物对骨质疏松症治疗的患者中，该事件的发生率很低。这类药物的风险和牙槽骨健康之间的利益平衡的评估是复杂的，由于颌骨坏死的诊断标准化原则的应用很少，导致高估的风险并且双膦酸盐类药物的广泛使用增加骨坏死的患者随机组合的可能性。也有人提出，双膦酸盐增加植入失败的风险；然而，研究表明风险可能较低[84-85]。

## 骨 Paget 病

高达 17% 的 Paget 骨病的患者都有口腔表征[86]。

口腔中的病变在上颌骨中多见于下颌骨[87]，能观察到牙槽嵴的扩大，且可导致牙齿散开和不正常的咬合关系。因为牙槽嵴的扩大，所以患有 Paget 骨病的无牙颌患者可能需要更加频繁地更换义齿来补偿牙槽嵴的扩大。面部中间第 3 牙槽嵴增大也可观察到[88-89]。Paget 骨病的另一个并发症就是牙骨质增生（牙根周围矿化牙骨质的过渡沉积），其可能会导致牙牙槽骨粘连。反之，Paget 骨病在溶骨阶段也可能会导致牙齿的松动[87]。因为大部分患者在出现骨畸形之前都没有症状，所以最初的诊断都是通过偶然的生化检查或者放射线检查得出[90]。在该疾病的早期阶段，放射线影像中表现为低透射密度，且类似于牙骨质 - 骨发育不良的表现。在晚期阶段，许多不规则的不透明区域变得更加明显，表现为典型的"棉花"状外观[86]。组织学上出现越来越多的破骨细胞，然而，连续的异常沉积过程和骨吸收的证据也表明了成骨活性的存在[91]。目前，还没有治疗 Paget 骨病的口腔问题的信息，一例病例表明 Paget 骨病患者服用 6 个月的阿仑唑奈对于口腔种植体没有明显负面影响[92]。

## 原发性甲状旁腺功能亢进症

甲状旁腺功能亢进症发生在口腔的临床表现有硬骨板的部分或者全部吸收、牙周膜增宽、牙槽骨密度降低、棕色瘤形成[93-94]。硬骨板的吸收不是一个特有的信号，它在库欣综合征以及骨软化中都可以见到。随着甲状旁腺功能亢进，骨膜下骨发生再吸收，这是典型的甲状旁腺骨病发生在其他的骨骼部位（肢端骨质溶解）。棕色瘤是一种伴有出血的骨损害疾病，它被划定为单房型或者多房型。棕色瘤很少可以被观察到，是因为原发性甲状旁腺功能亢进症的诊断是在早期的任何阶段，以及长期甲状旁腺激素过剩的表现。最新的研究发现下颌骨的骨密度降低，不包括无牙颌患者[95]。牙周健康参数如结缔组织的附着丧失、牙周探诊深度以及探诊出血指数在原发性甲状旁腺功能亢进症患者身上未有异常，但是牙周膜增宽与血清甲状旁腺激素水平的增高有关。骨皮质骨密度的减小和隆突的增加（这可能反映了原发性甲状旁腺功能亢进症的口腔表现）已经被报道了[95]。

## 肾性骨营养不良

肾性骨营养不良的口腔临床表现最主要的是继发性甲状腺功能亢进的结果，同时它兼备原发性甲状腺功能亢进的表现，包括硬骨板发生骨吸收导致骨组织呈毛玻璃样变、骨小梁的吸收以及棕色瘤的形成[96]。甲状旁腺激素对骨膜骨形成的刺激作用的可能结果是肾性骨营养不良患者出现下颌骨的增大，并伴有牙骨质的吸收[97]。然而，肾性骨营养不良不会导致牙周膜的增宽，由慢性肾衰竭引起的继发性甲状旁腺功能亢进的患者的牙周病指数也未发生改变[98]。

## 总结

一些关于全身的骨量与口腔颌面骨的关系的重要问题仍然未得到解决。一种更好的相比其他骨骼区域的下颌骨骨丢失的速率在受到年龄增长和绝经期影响的作用下的理解仍然有必要。下颌骨骨丢失纵向的进展和相比于其他骨组织骨丢失的治疗方案，治疗下颌骨的骨密度的方法仍需要确定，特别是建立一种通过钙和维生素 D 补给保证口腔颌面骨健康的方法，这种治疗方法要同时考虑到老年患者以及他们的经济承受能力。需要有大量的随机临床试验得出一个正确的结果，对大众的健康有更好的作用。

评估口腔骨密度和牙槽骨丢失的方法需要更多的资金支持和改进，特别是基于镭插入器的方法。在常规的临床设备当中，应用相对简单可靠的方法来评估口腔颌面骨的数据，同样对确定及评估骨质疏松症有帮助。额外的一些研究对于口腔颌面骨骨量的评估有更深潜在影响。在美国，代谢性骨病和牙周病是最重要的健康问题，特别是在老年人人群中。这些研究有助于我们理解由代谢性骨疾病协同口腔颌面骨的机制的重要性，也有助于我们了解美国老年人与流行疾病相关的生活质量问题。

## 参考文献

1. Von Wowern N. 1982. Microradiographic and histomorphometric indices of mandibles for diagnosis of osteopenia. *Scand J Dent Res* 90(1): 47–63.
2. Henrikson PA, Wallenius K. 1974. The mandible and osteoporosis. 1. A qualitative comparison between the mandible and the radius. *J Oral Rehabil* 1(1): 64–74.
3. Hildebolt C, Couture R, Garcia N, Dixon D, Miley DD, Langenwalter E, et al. 2009. Alveolar bone measurement precision for phosphor-plate projection images. *Oral Surg Oral Med Oral Pathol Oral Radiol Endod* 108: e96–e107.

4. Bras J, van Ooij CP, Abraham-Inpijn L, Kusen GJ, Wilmink JM. 1982. Radiographic interpretation of the mandibular angular cortex: A diagnostic tool in metabolic bone loss. Part I. Normal state. *Oral Surg Oral Med Oral Pathol* 53(5): 541–5.

5. Benson BW, Prihoda TJ, Glass BJ. 1991. Variations in adult cortical bone mass as measured by a panoramic mandibular index. *Oral Surg Oral Med Oral Pathol* 71(3): 349–56.

6. Klemetti E, Kolmakov S, Kroger H. 1994. Pantomography in assessment of the osteoporosis risk group. *Scand J Dent Res* 102(1): 68–72.

7. Taguchi A. 2010. Triage screening for osteoporosis in dental clinics using panoramic radiographs. *Oral Dis* 16(4): 316–27.

8. Dagistan S, Bilge OM. 2010. Comparison of antegonial index, mental index, panoramic mandibular index and mandibular cortical index values in the panoramic radiographs of normal males and male patients with osteoporosis. *Dentomaxillofac Radiol* 39(5): 290–4.

9. Nakamoto T, Taguchi A, Ohtsuka M, Suei Y, Fujita M, Tsuda M, et al. 2008. A computer-aided diagnosis system to screen for osteoporosis using dental panoramic radiographs. *Dentomaxillofac Radiol* 37(5): 274–81.

10. Kribbs PJ, Smith DE, Chesnut CH 3rd. Oral findings in osteoporosis. Part I: Measurement of mandibular bone density. *J Prosthet Dent* 50(4): 576–9.

11. Kribbs PJ, Smith DE, Chesnut CH 3rd. 1983. Oral findings in osteoporosis. Part II: Relationship between residual ridge and alveolar bone resorption and generalized skeletal osteopenia. *J Prosthet Dent* 50(5): 719–24.

12. Kribbs PJ, Chesnut CH, 3rd, Ott SM, Kilcoyne RF. Relationships between mandibular and skeletal bone in an osteoporotic population. *J Prosthet Dent* 62(6): 703–7.

13. Kribbs PJ, Chesnut CH 3rd. 1984. Osteoporosis and dental osteopenia in the elderly. *Gerodontology* 3(2): 101–6.

14. Kribbs PJ. 1990. Comparison of mandibular bone in normal and osteoporotic women. *J Prosthet Dent* 63(2): 218–22.

15. Kribbs PJ, Chesnut CH 3rd, Ott SM, Kilcoyne RF. 1990. Relationships between mandibular and skeletal bone in a population of normal women. *J Prosthet Dent* 63(1): 86–9.

16. von Wowern N. 1988. Bone mineral content of mandibles: Normal reference values—Rate of age-related bone loss. *Calcif Tissue Int* 43(4): 193–8.

17. von Wowern N. 1985. In vivo measurement of bone mineral content of mandibles by dual-photon absorptiometry. *Scand J Dent Res* 93(2): 162–8.

18. Hildebolt CF. 1997. Osteoporosis and oral bone loss. *Dentomaxillofac Radiol* 26(1): 3–15.

19. White SC. 2002. Oral radiographic predictors of osteoporosis. *Dentomaxillofac Radiol* 31(2): 84–92.

20. Taguchi A, Tanimoto K, Suei Y, Ohama K, Wada T. 1996. Relationship between the mandibular and lumbar vertebral bone mineral density at different postmenopausal stages. *Dentomaxillofac Radiol* 25(3): 130–5.

21. Civitelli R, Pilgram TK, Dotson M, Muckerman J, Lewandowski N, Armamento-Villareal R, et al. 2002. Alveolar and postcranial bone density in postmenopausal women receiving hormone/estrogen replacement therapy: A randomized, double-blind, placebo-controlled trial. *Arch Intern Med* 162(12): 1409–15.

22. Hildebolt CF, Pilgram TK, Yokoyama-Crothers N, Vannier MW, Dotson M, Muckerman J, et al. 2002. The pattern of alveolar crest height change in healthy postmenopausal women after 3 years of hormone/estrogen replacement therapy. *J Periodontol* 73(11): 1279–84.

23. Jacobs R, Ghyselen J, Koninckx P, van Steenberghe D. 1996. Long-term bone mass evaluation of mandible and lumbar spine in a group of women receiving hormone replacement therapy. *Eur J Oral Sci* 104(1): 10–6.

24. Klemetti E, Kolmakov S, Heiskanen P, Vainio P, Lassila V. 1993. Panoramic mandibular index and bone mineral densities in postmenopausal women. *Oral Surg Oral Med Oral Pathol* 75(6): 774–9.

25. Persson RE, Hollender LG, Powell LV, MacEntee MI, Wyatt CC, Kiyak HA, et al. 2002. Assessment of periodontal conditions and systemic disease in older subjects. I. Focus on osteoporosis. *J Clin Periodontol* 29(9): 796–802.

26. Lee K, Taguchi A, Ishii K, Suei Y, Fujita M, Nakamoto T, et al. 2005. Visual assessment of the mandibular cortex on panoramic radiographs to identify postmenopausal women with low bone mineral densities. *Oral Surg Oral Med Oral Pathol Oral Radiol Endod* 100(2): 226–31.

27. Roberts M, Yuan J, Graham J, Jacobs R, Devlin H. 2011. Changes in mandibular cortical width measurements with age in men and women. *Osteoporos Int* 22(6): 1915–25.

28. Deguchi T, Yoshihara A, Hanada N, Miyazaki H. 2008. Relationship between mandibular inferior cortex and general bone metabolism in older adults. *Osteoporos Int* 19(7): 935–40.

29. Vlasiadis KZ, Damilakis J, Velegrakis GA, Skouteris CA, Fragouli I, Goumenou A, et al. 2008. Relationship between BMD, dental panoramic radiographic findings and biochemical markers of bone turnover in diagnosis of osteoporosis. *Maturitas* 59(3): 226–33.

30. Taguchi A, Tanimoto K, Suei Y, Wada T. 1995. Tooth loss and mandibular osteopenia. *Oral Surg Oral Med Oral Pathol Oral Radiol Endod* 79(1): 127–32.

31. Taguchi A, Tanimoto K, Suei Y, Otani K, Wada T. 1995. Oral signs as indicators of possible osteoporosis in elderly women. *Oral Surg Oral Med Oral Pathol Oral Radiol Endod* 80(5): 612–6.

32. Taguchi A, Suei Y, Ohtsuka M, Otani K, Tanimoto K, Hollender LG. 1999. Relationship between bone mineral density and tooth loss in elderly Japanese women. *Dentomaxillofac Radiol* 28(4): 219–23.

33. May H, Reader R, Murphy S, Khaw KT. 1995. Self-reported tooth loss and bone mineral density in older men and women. *Age Ageing* 24(3): 217–21.

34. Krall EA, Dawson-Hughes B, Papas A, Garcia RI. 1994. Tooth loss and skeletal bone density in healthy postmenopausal women. *Osteoporos Int* 4(2): 104–9.

35. Krall EA, Dawson-Hughes B, Hannan MT, Wilson PW, Kiel DP. 1997. Postmenopausal estrogen replacement and tooth retention. *Am J Med* 102(6): 536–42.

36. Astrom J, Backstrom C, Thidevall G. 1990. Tooth loss and hip fractures in the elderly. *J Bone Joint Surg Br* 72(2): 324–5.

37. Tezal M, Wactawski-Wende J, Grossi SG, Ho AW, Dunford R, Genco RJ. 2000. The relationship between bone mineral density and periodontitis in postmenopausal women. *J Periodontol* 71(9): 1492–98.

38. Nicopoulou-Karayianni K, Tzoutzoukos P, Mitsea A,

Karayiannis A, Tsiklakis K, Jacobs R, et al. 2009. Tooth loss and osteoporosis: The OSTEODENT Study. *J Clin Periodontol* 36(3): 190–7.

39. Klemetti E, Vainio P. 1993. Effect of bone mineral density in skeleton and mandible on extraction of teeth and clinical alveolar height. *J Prosthet Dent* 70(1): 21–5.

40. Hildebolt CF, Pilgram TK, Dotson M, Yokoyama-Crothers N, Muckerman J, Hauser J, et al. 1997. Attachment loss with postmenopausal age and smoking. *J Periodontal Res* 32(7): 619–25.

41. Earnshaw SA, Keating N, Hosking DJ, Chilvers CE, Ravn P, McClung M, et al. 1998. Tooth counts do not predict bone mineral density in early postmenopausal Caucasian women. EPIC study group. *Int J Epidemiol* 27(3): 479–83.

42. Famili P, Cauley J, Suzuki JB, Weyant R. 2005. Longitudinal study of periodontal disease and edentulism with rates of bone loss in older women. *J Periodontol* 76(1): 11–5.

43. Alsaadi G, Quirynen M, Michiles K, Teughels W, Komarek A, van Steenberghe D. 2008. Impact of local and systemic factors on the incidence of failures up to abutment connection with modified surface oral implants. *J Clin Periodontol* 35(1): 51–7.

44. Erdogan O, Shafer DM, Taxel P, Freilich MA. 2007. A review of the association between osteoporosis and alveolar ridge augmentation. *Oral Surg Oral Med Oral Pathol Oral Radiol Endod* 104(6): 738 e1–13.

45. Wactawski-Wende J, Grossi SG, Trevisan M, Genco RJ, Tezal M, Dunford RG, et al. 1996. The role of osteopenia in oral bone loss and periodontal disease. *J Periodontol* 67(10 Suppl): 1076–84.

46. Offenbacher S. 1996. Periodontal diseases: Pathogenesis. *Ann Periodontol* 1(1): 821–78.

47. Devlin H, Horner K. 2002. Mandibular radiomorphometric indices in the diagnosis of reduced skeletal bone mineral density. *Osteoporos Int* 13(5): 373–8.

48. Devlin CV, Horner K, Devlin H. 2001. Variability in measurement of radiomorphometric indices by general dental practitioners. *Dentomaxillofac Radiol* 30(2): 120–5.

49. Sutthiprapaporn P, Taguchi A, Nakamoto T, Ohtsuka M, Mallick PC, Tsuda M, et al. 2006. Diagnostic performance of general dental practitioners after lecture in identifying post-menopausal women with low bone mineral density by panoramic radiographs. *Dentomaxillofac Radiol* 35(4): 249–52.

50. Taguchi A, Tsuda M, Ohtsuka M, Kodama I, Sanada M, Nakamoto T, et al. 2006. Use of dental panoramic radiographs in identifying younger postmenopausal women with osteoporosis. *Osteoporos Int* 17(3): 387–94.

51. Taguchi A, Asano A, Ohtsuka M, Nakamoto T, Suei Y, Tsuda M, et al. 2008. Observer performance in diagnosing osteoporosis by dental panoramic radiographs: Results from the osteoporosis screening project in dentistry (OSPD). *Bone* 43(1): 209–13.

52. Arifin AZ, Asano A, Taguchi A, Nakamoto T, Ohtsuka M, Tsuda M, et al. 2006. Computer-aided system for measuring the mandibular cortical width on dental panoramic radiographs in identifying postmenopausal women with low bone mineral density. *Osteoporos Int* 17(5): 753–9.

53. Karayianni K, Horner K, Mitsea A, Berkas L, Mastoris M, Jacobs R, et al. 2007. Accuracy in osteoporosis diagnosis of a combination of mandibular cortical width measurement on dental panoramic radiographs and a clinical risk index (OSIRIS): The OSTEODENT project. *Bone* 40(1): 223–9.

54. Horner K, Karayianni K, Mitsea A, Berkas L, Mastoris M, Jacobs R, et al. 2007. The mandibular cortex on radiographs as a tool for osteoporosis risk assessment: The OSTEODENT Project. *J Clin Densitom* 10(2): 138–46.

55. Nackaerts O, Jacobs R, Devlin H, Pavitt S, Bleyen E, Yan B, et al. 2008. Osteoporosis detection using intraoral densitometry. *Dentomaxillofac Radiol* 37(5): 282–7.

56. Von Wowern N, Stoltze K. 1979. Age differences in cortical width of mandibles determined by histoquantitation. *Scand J Dent Res* 87(3): 225–33.

57. Jonasson G, Bankvall G, Kiliaridis S. 2001. Estimation of skeletal bone mineral density by means of the trabecular pattern of the alveolar bone, its interdental thickness, and the bone mass of the mandible. *Oral Surg Oral Med Oral Pathol Oral Radiol Endod* 92(3): 346–52.

58. White SC, Rudolph DJ. 1999. Alterations of the trabecular pattern of the jaws in patients with osteoporosis. *Oral Surg Oral Med Oral Pathol Oral Radiol Endod* 88(5): 628–35.

59. White SC, Atchison KA, Gornbein JA, Nattiv A, Paganini-Hill A, Service SK, et al. 2005. Change in mandibular trabecular pattern and hip fracture rate in elderly women. *Dentomaxillofac Radiol* 34(3): 168–74.

60. Geraets WG, Verheij JG, van der Stelt PF, Horner K, Lindh C, Nicopoulou-Karayianni K, et al. 2007. Prediction of bone mineral density with dental radiographs. *Bone* 40(5): 1217–21.

61. Verheij JG, Geraets WG, van der Stelt PF, Horner K, Lindh C, Nicopoulou-Karayianni K, et al. 2009. Prediction of osteoporosis with dental radiographs and age. *Dentomaxillofac Radiol* 38(7): 431–7.

62. Licks R, Licks V, Ourique F, Radke Bittencourt H, Fontanella V. 2010. Development of a prediction tool for low bone mass based on clinical data and periapical radiography. *Dentomaxillofac Radiol* 39(4): 224–30.

63. Lindh C, Horner K, Jonasson G, Olsson P, Rohlin M, Jacobs R, et al. 2008. The use of visual assessment of dental radiographs for identifying women at risk of having osteoporosis: the OSTEODENT project. *Oral Surg Oral Med Oral Pathol Oral Radiol Endod* 106(2): 285–93.

64. Kanis JA, Oden A, Johansson H, Borgstrom F, Strom O, McCloskey E. 2009. FRAX and its applications to clinical practice. *Bone* 44(5): 734–43.

65. Horner K, Allen P, Graham J, Jacobs R, Boonen S, Pavitt S, et al. 2010. The relationship between the OSTEODENT index and hip fracture risk assessment using FRAX. *Oral Surg Oral Med Oral Pathol Oral Radiol Endod* 110(2): 243–9.

66. NOHSS. 2008. *Dental Visits*. Atlanta, GA: National Oral Health Surveillance System: Centers for Disease Control. http://apps.nccd.cdc.gov/nohss/ListV.asp?qkey=5&DataSet=2. Accessed on January 21, 2013.

67. von Wowern N, Kollerup G. 1992. Symptomatic osteoporosis: A risk factor for residual ridge reduction of the jaws. *J Prosthet Dent* 67(5): 656–60.

68. Law AN, Bollen AM, Chen SK. 1996. Detecting osteoporosis using dental radiographs: A comparison of four methods. *J Am Dent Assoc* 127(12): 1734–42.

69. Bollen AM, Taguchi A, Hujoel PP, Hollender LG. 2000. Case-control study on self-reported osteoporotic

fractures and mandibular cortical bone. *Oral Surg Oral Med Oral Pathol Oral Radiol Endod* 90(4): 518–24.

70. Okabe S, Morimoto Y, Ansai T, Yoshioka I, Tanaka T, Taguchi A, et al. 2008. Assessment of the relationship between the mandibular cortex on panoramic radiographs and the risk of bone fracture and vascular disease in 80-year-olds. *Oral Surg Oral Med Oral Pathol Oral Radiol Endod* 106(3): 433–42.

71. Hildebolt C. 2005. Effect of vitamin D and calcium on periodontitis. *J Periodontol* 76: 1576–87.

72. Miley DD, Garcia MN, Hildebolt CF, Shannon WD, Couture RA, Anderson Spearie CL, et al. 2009. Cross-sectional study of vitamin D and calcium supplementation effects on chronic periodontitis. *J Periodontol* 80(9): 1433–9.

73. Garcia MN, Hildebolt CF, Miley DD, Dixon DA, Couture RA, Spearie CL, et al. 2011. One-year effects of vitamin D and calcium supplementation on chronic periodontitis. *J Periodontol* 82(1): 25–32.

74. Payne JB, Reinhardt RA, Nummikoski PV, Patil KD. 1999. Longitudinal alveolar bone loss in postmenopausal osteoporotic/osteopenic women. *Osteoporos Int* 10(1): 34–40.

75. Tanaka M, Yamashita E, Anwar RB, Yamada K, Ohshima H, Nomura S, et al. 2011. Radiological and histologic studies of the mandibular cortex of ovariectomized monkeys. *Oral Surg Oral Med Oral Pathol Oral Radiol Endod* 111(3): 372–80.

76. Grodstein F, Colditz GA, Stampfer MJ. 1996. Postmenopausal hormone use and tooth loss: A prospective study. *J Am Dent Assoc* 127(3): 370–7, quiz 92.

77. Paganini-Hill A. 1995. The benefits of estrogen replacement therapy on oral health. The Leisure World cohort. *Arch Intern Med* 155(21): 2325–9.

78. Ronderos M, Jacobs DR, Himes JH, Pihlstrom BL. 2000. Associations of periodontal disease with femoral bone mineral density and estrogen replacement therapy: Cross-sectional evaluation of US adults from NHANES III. *J Clin Periodontol* 27(10): 778–86.

79. Hildebolt CF, Pilgram TK, Dotson M, Armamento-Villareal R, Hauser J, Cohen S, et al. 2004. Estrogen and/ or calcium plus vitamin D increase mandibular bone mass. *J Periodontol* 75(6): 811–6.

80. Lane N, Armitage GC, Loomer P, Hsieh S, Majumdar S, Wang HY, et al. 2005. Bisphosphonate therapy improves the outcome of conventional periodontal treatment: Results of a 12-month, randomized, placebo-controlled study. *J Periodontol* 76(7): 1113–22.

81. Jeffcoat MK, Cizza G, Shih WJ, Genco R, Lombardi A. 2007. Efficacy of bisphosphonates for the control of alveolar bone loss in periodontitis. *J Int Acad Periodontol* 9(3): 70–6.

82. Sharma DA, Pradeep DA. 2012. Clinical efficacy of 1% alendronate gel in adjunct to mechanotherapy in the treatment of aggressive periodontitis: A randomized

controlled clinical trial. *J Periodontol* 83(1): 19–26.

83. Sharma A, Pradeep AR. 2012. Clinical efficacy of 1% alendronate gel as local drug delivery system in the treatment of chronic periodontitis—A randomized controlled clinical trial. *J Periodontol* 83(1): 11–8.

84. Bornstein MM, Cionca N, Mombelli A. 2009. Systemic conditions and treatments as risks for implant therapy. *Int J Oral Maxillofac Implants* 24 Suppl: 12–27.

85. Madrid C, Sanz M. 2009. What impact do systemically administrated bisphosphonates have on oral implant therapy? A systematic review. *Clin Oral Implants Res* 20 Suppl 4: 87–95.

86. Neville B, Damm D. 2002. *Bone Pathology in Oral and Maxillofacia Pathology*, 2nd Ed. Philadelphia: Saunders.

87. Smith BJ, Eveson JW. 1981. Paget's disease of bone with particular reference to dentistry. *J Oral Pathol* 10(4): 233–47.

88. Akin RK, Barton K, Walters PJ. 1975. Paget's disease of bone. Report of a case. *Oral Surg Oral Med Oral Pathol* 39(5): 707–12.

89. Carrillo R, Morales A, Rodriguez-Peralto JL, Lizama J, Eslava JM. 1991. Benign fibro-osseous lesions in Paget's disease of the jaws. *Oral Surg Oral Med Oral Pathol* 71(5): 588–92.

90. Delmas PD, Meunier PJ. 1997. The management of Paget's disease of bone. *N Engl J Med* 336(8): 558–66.

91. Gherardi G, Lo Cascio V, Bonucci E. 1980. Fine structure of nuclei and cytoplasm of osteoclasts in Paget's disease of bone. *Histopathology* 4(1): 63–74.

92. Pirih FQ, Zablotsky M, Cordell K, McCauley LK. 2009. Case report of implant placement in a patient with Paget's disease on bisphosphonate therapy. *J Mich Dent Assoc* 91(5): 38–43.

93. Daniels JS. 2004. Primary hyperparathyroidism presenting as a palatal brown tumor. *Oral Surg Oral Med Oral Pathol Oral Radiol Endod* 98(4): 409–13.

94. Silverman S Jr, Gordan G, Grant T, Steinbach H, Eisenberg E, Manson R. 1962. The dental structures in primary hyperparathyroidism. Studies in forty-two consecutive patients. *Oral Surg Oral Med Oral Pathol* 15: 426–36.

95. Padbury AD Jr, Tozum TF, Taba M Jr, Ealba EL, West BT, Burney RE, et al. 2006. The impact of primary hyperparathyroidism on the oral cavity. *J Clin Endocrinol Metab* 91(9): 3439–45.

96. Silverman S Jr, Ware WH, Gillooly C Jr. 1968. Dental aspects of hyperparathyroidism. *Oral Surg Oral Med Oral Pathol* 26(2): 184–9.

97. Goultschin J, Eliezer K. 1982. Resorption of cementum in renal osteodystrophy. *J Oral Med* 37(3): 84–6.

98. Frankenthal S, Nakhoul F, Machtei EE, Green J, Ardekian L, Laufer D, et al. 2002. The effect of secondary hyperparathyroidism and hemodialysis therapy on alveolar bone and periodontium. *J Clin Periodontol* 29(6): 479–83.

# 第 11 篇

# 骨与其他组织的相关性

本篇主编　Mone Zaidi

# 第 115 章
# 中枢神经对骨重建的控制

Shu Takeda • Paul Baldock

（陈柏龄　朱志伟　林　焘　译　陈柏龄　校审）

## 引言

包括骨组织在内，人体中所有的自身平衡功能都受大脑控制。实际上，临床证据显示，外伤性脑损伤会加速骨折愈合，提示中枢神经系统与骨重建之间存在某种联系[1]。中枢神经系统通过瘦素调节骨形成机制的发现引出一个全新的研究领域：神经元对骨重建的控制[2]。随后，一些神经肽类神经递质如神经肽 Y（NPY）[3]、可卡因 - 苯丙胺调节转录肽（CART）[4]、神经介素 U[5] 及血清素[6-7] 均被证实具有骨调节活性。

## 瘦素和交感神经系统

瘦素是由脂肪细胞合成的分子量为 16kDa 的肽类激素[8]。瘦素通过前阿片黑素细胞皮质激素（POMC）通路来影响食欲和能量代谢（增加食物摄入和能量消耗）；而通过刺鼠色蛋白相关的蛋白质（AgRP）/ 神经肽 Y 通路减少食物摄入和能量消耗；两种通路均在弓状核起作用，功能性瘦素缺乏的 ob/ob 小鼠会出现肥胖和不孕的症状。虽然功能性瘦素受体缺乏的 ob/ob 小鼠和 db/db 小鼠均出现导致骨质疏松的最主要因素——性腺功能减退，但是却表现出高骨量[9]。在 ob/ob 小鼠或者野生小鼠的脑室内

（ICV）注入极小量瘦素，并确保体循环中未渗入可检测的剂量，最终表现出骨量降低[9]。这一观测结果在随后的大鼠及绵羊研究中得到验证[10-11]。此外，中枢神经系统瘦素受体缺乏的小鼠与全身瘦素缺乏的小鼠（ob/ob 小鼠）表现出相同的骨表型；反之，仅成骨细胞瘦素受体缺乏的小鼠的骨代谢正常[12]。因此，瘦素对骨量的调节依赖于中枢神经系统。

瘦素主要通过 α2 肾上腺能受体（adrb2）（主要在成骨细胞表达的肾上腺能受体）刺激交感神经系统活动，进而导致骨量降低[13]：使用非选择性 β 受体激动剂、异丙肾上腺素、选择性 α2 受体激动剂、克仑特罗、羟甲异丁肾上腺素治疗野生型小鼠，会导致骨量降低[13-14]。相反，交感神经活动受抑制的小鼠（多巴胺 β 羟化酶 -/- 小鼠[13]、adrb2-/- 小鼠[4] 及使用非选择性 β 受体阻滞剂治疗小鼠[13]）则表现出骨形成增强及骨吸收减弱，最终导致骨量增加。而且这些小鼠可以抵抗瘦素减少骨量的作用。这表明瘦素在骨代谢中主要的下游通路是交感神经系统。而且，成骨细胞特异 adrb2-/- 小鼠和 adrb2-/- 小鼠的骨异常表现基本相同[15]，表明交感神经系统对骨的效应是通过成骨细胞的、而非其他组织的 adrb2 来发挥作用的。

成骨细胞中的交感信号通过两种不同的途径控制骨形成和骨吸收。前者是通过环磷酸腺苷（cAMP）

反应元件结合蛋白（CREB）和 v-Myc 髓细胞组织增生病毒癌基因同源基因（c-myc）转录因子[15-16]，在成骨细胞中交感神经系统——adrb2 通路的刺激下，CREB 的磷酸化被一种不明机制[15]所抑制，进而导致下游效应蛋白的抑制（即分子钟，如 Per、Cry 和 AP-1 转录因子[16]）。分子实验显示，Per1 和 Per2 基因反向调节 c-myc 和 G1 细胞周期蛋白的表达，进而导致成骨细胞增生，因此，Per1 和 Per2 或者 Cry1 和 Cry2 的缺乏有益于骨量积累[16]。与此相反，AP-1 则刺激 c-myc 和 G1 细胞周期蛋白的表达[16]，而交感神经系统（SNS）通过以上这些相互对抗的蛋白质的综合作用使骨形成降低[16]。第二种途径则是调节骨吸收，也是通过成骨细胞介导的[4]。SNS-adrb2 通路兴奋，使成骨细胞的 ATF4 磷酸化，诱导 RANKL 表达。由于脑室内（ICV）注入瘦素无法改善 adrb2-/- 小鼠的骨吸收异常，故判断瘦素信号是通过 SNS 来调节骨吸收的；但是，adrb2-/- 小鼠体内确有破骨细胞存在，SNS 信号并不是破骨细胞分化的基本要素。

在小鼠实验中，卵巢切除术[13]、失重[17]或抑郁引起的骨量丢失[18]通过使用 β 受体阻滞剂联合治疗均可得到改善，尽管也有一些不同的报道。该差异可能与研究中给予 β 受体阻滞剂的剂量有关：不影响心血管功能的小剂量普萘洛尔足以促进骨形成指标的增长，而普萘洛尔的剂量增加反而会逐渐降低其对骨组织的有利影响[19]。

目前，外伤性脑损伤（TBI）通过大麻素受体 1 信号降低骨组织中的去甲肾上腺素水平，并且 TBI 诱导的成骨刺激也被 β 受体激动剂抑制[20]。一些流行病学研究同样确证了 β 受体阻滞剂对骨量以及骨折方面的作用[21-22]。虽然 β 受体阻滞剂在预防骨质疏松性骨折中表现出有效和无效的矛盾的结果，但是一项由 8 个研究组成的 Meta 分析显示，使用 β 受体阻滞剂与髋部骨折风险和所有骨折风险降低之间存在相关性[22]。考虑到 β 受体阻滞剂在临床广泛应用，故用于治疗骨质疏松症也较容易。然而，目前关于 β 受体阻滞剂与骨质疏松性骨折之间的关系的研究大部分是观察性研究，未来极需一些随机临床试验研究。

其他肾上腺能受体和毒蕈碱受体也和骨重建相关。M3 毒蕈碱受体 -/- 小鼠和神经元 - 特异 M3 毒蕈碱受体 -/- 小鼠均表现出交感神经活动增加，由于其骨形成减弱及骨吸收增强[23]而导致低骨量表型；

反之，成骨细胞上 M3 毒蕈碱受体 -/- 小鼠则没有表现出骨异常[23]。以上结果表明副交感神经系统也是通过靶向作用于神经元来影响骨量的，自主神经系统之间的平衡决定了骨量的多少。此外，虽然交感神经系统活动增强并且选择性 α2AR 激动剂可促进破骨细胞形成[24]，但 α2A/α2C 肾上腺能受体 -/- 小鼠仍表现出高骨量，表明 α 肾上腺素能受体也参与骨重建的过程中。以上观察结果是否适用于人类，目前暂时不明确。

## 血清素

血清素是仅由位于中枢神经系统的 Tph2 作用产生的单胺化合物[25]。由于交感神经系统活动增强，Tph2-/- 小鼠会发展为骨质疏松表型，ob/ob 小鼠则会表现出脑血清素浓度增加[6]。瘦素受体（仅位于脑干血清素能神经元中）缺乏的小鼠，瘦素的抗成骨和降食欲作用会受到阻碍[6]，然而在弓状核或下丘脑腹内侧（瘦素降食欲作用不可缺少的部位）的瘦素受体缺乏小鼠则表现出正常骨量，说明血清素在瘦素的功能中起到关键作用。因此，脑干源性血清素是通过与 5-HT2c 受体结合来促进骨量积累[6]。然后，也有使用相同小鼠模型的研究报道出相反的观察结果[26]：血清素能神经元不表达瘦素受体，因此血清素能神经元 - 特异瘦素受体 -/- 小鼠有正常的骨量和体重。虽然有人提出 Yadav 等使用的血清素能神经元 - 特异瘦素受体 -/- 小鼠可能是全身瘦素受体 -/- 小鼠，但导致该差异的原因目前还不得而知。此外，选择性血清素再摄取抑制剂（SSRI）可以抑制血清素摄取，并被认为可刺激血清素信号通路，增加骨折风险[27]。总之，需要进一步研究以彻底弄清大脑血清素控制骨代谢的机制。

在外周组织中，血清素主要由胃肠道中的肠嗜铬细胞的 Tph1 作用产生[25]。Tph1-/- 小鼠的血清血清素浓度显著降低且呈现高骨量[7]。外周血清素作用于 HTr1b 并抑制 CREB 的磷酸化和成骨细胞增殖[7]。出乎意料的是，肠源性血清素被证明是 LRP5 对骨骼作用的下游介质：肠道特异的 LRP5 失活或激活信号的骨表现与 LRP5-/- 小鼠的低骨量或全身 LRP5- 激活突变小鼠的高骨量基本相同[7]。此外，低色氨酸饮食可以使 LRP5-/- 小鼠的血清高血清素浓度和低骨量恢复正常[7]。

有些报道指出，人体中的骨密度和血清血清素水平呈负相关关系[28]。而且重要的是，Tph1 抑制剂（不影响 Tph2）对促进啮齿类动物中骨量累积的程度与 PTH 注射液相似[29]。因此，血清素和 Tph1 作为骨质疏松的新型骨代谢治疗的目标药物是非常有吸引力的。但是，也有研究使用相同的小鼠模型得到不同的观察结果[30]：骨细胞 - 特异性 LRP5-/- 小鼠与全身 LRP5-/- 小鼠一样发生骨量下降，而肠 - 特异性 LRP5-/- 小鼠和 Tph1-/- 小鼠的骨量正常。此外，LRP5 不影响小鼠的 TPH1 表达或血清素浓度，用不同的 TPH1 抑制剂治疗也不会影响小鼠的骨质量，因此得出 LRP5 对骨代谢的调节仅作用于骨组织中。目前出现上述差异的原因尚不清楚，还需进一步证实。

## 神经介肽 U

神经介肽 U（NMU）是胃肠道和大脑产生的一种神经肽，NMU 通过一种与瘦素无关的机制抑制食物摄入[31]。Nmu-/- 小鼠由于仅出现骨形成增强而表现出像 ob/ob 小鼠一样的高骨量表型[5]。这种表型不是细胞自主的，因为在体外 Nmu-/- 成骨细胞与野生型成骨细胞无差别[5]。与此相反，对 Nmu-/- 小鼠和野生型小鼠的脑室（ICV）内注入 NMU 会降低其骨形成和骨量[5]。重要的是，瘦素 ICV 输注或异丙肾上腺素治疗不会降低 Nmu-/- 小鼠的骨质量，表明 NMU 介导瘦素和 SNS 对骨形成的调节作用[5]。进一步的分析表明，下丘脑 NMU 仅仅影响成骨细胞增殖的负调控因子，即分子钟[5,16]。

## 神经肽 Y 系统

神经肽 Y 系统（NPY）由 3 个配体组成：NPY、肽 YY（PYY）和胰多肽（PP），通过 5 个 Y 受体亚型介导他们的活动：NPY1R、NPY2R、NPY4R、NPY5R 和 NPY6R[32-33]。NPY 主要是神经源性的，通过中枢和外周神经元产生，通常与去甲肾上腺素共同分泌[34]。NPY 能神经元大量存在于大脑中，在多个丘脑核（弓状核和腹内侧下丘脑）中也处于高水平[35-37]。早期研究发现，骨组织中的 NPY——免疫反应性纤维与血管相关[38-41]，也与骨膜细胞及骨衬细胞相关[38-39]。中枢性的 NPY 治疗与骨量下降有关[9]，而对成骨细胞系予以 NPY 治疗会抑制 PTH 和去甲肾上腺素引起的 cAMP 反应[42-43]，提示功能

Y 受体的存在以及 NPY 可能对骨形成细胞有调节作用。

最近发表的一篇文章证实了 NPY 在骨骼代谢中的作用。NPY 缺失的小鼠表现出一般骨合成代谢表型[44]，无显著的体重变化。尽管早期报道称没有影响[45]，下丘脑 NPY 和骨形成之间的负相关关系与之前报道中提到的野生型小鼠下丘脑神经元[46] 或脑脊液[9]NPY 过度表达引起骨形成减少的结果一致，即 NPY 受体的减少引起骨量增加（下文会有讨论）。有趣的是，与瘦素缺乏的 ob/ob 小鼠一样，中枢 NPY 过度表达的小鼠模型会表现出强迫性中枢绝食现象[47]；并且像 ob/ob 小鼠一样，中枢 NPY 升高（模仿饥饿过程中下丘脑出现的情况[48]）虽然使体重明显上升，但会使骨量下降[47]。以下这种方式可使体重与骨量相匹配：限制热量摄入会导致体重下降以及中枢 NPY 升高[49]，进而导致骨形成被抑制，这些反应可作为全身能量守恒反应的一个组成部分；相反，热量摄取过多会增加体重，且降低 NPY 的表达，刺激骨形成，出现与骨量增加一致的体重增加。因此，中枢对体重的控制，即是通过改变中枢 NPY 来控制骨量，从而得到与骨量相匹配的体重[44]；整个调节过程发生在现有已确定的改变体重的力学反应之外。有趣的是，NPY 也同时在成骨细胞和骨细胞中表达，且在体外机械负荷下的表达会被抑制[44,50]。因此，作为协调骨和能量平衡系统的一部分，NPY 信号可以调节多个过程。

## 下丘脑 NPY2 受体对骨组织的影响

两种 NPY 受体与骨骼平衡相关：NPY1R 和 NPY2R。两种受体均在下丘脑及外周神经表达[51-53]。分析 NPY2r-/- 小鼠种系的股骨远端发现，其骨松质骨量增加且骨形成速率增高，原因是成骨细胞活性增强，但矿化表面却未增加[3,54]。骨吸收的各项参数均未改变。NPY2r-/- 小鼠种系的骨表型与选择性去除下丘脑 NPY2R 的成年小鼠一样，证明了中枢 NPY2R 在此途径中的作用。而在 NPY2r-/- 小鼠种系中观察到的骨骼变化发生于骨活性内分泌因子无变化时。综上所述，这些研究结果表明 NPY2R 缺失所产生的合成代谢是由下丘脑始发的一种神经机制所介导的。

重要的是，最近一项研究表明，从下丘脑 NPY 能神经元特异性切除 NPY2R 仅会适度增加骨松质骨

体积，而对骨皮质量无影响[55]。这一结果表明，下丘脑中 NPY2R 介导的骨量调节是由神经元群介导，而非 NPY 神经元。初步迹象表明，交感神经元是由室旁核（弓形 NPY 的靶区域）所产生，其可能负责传出神经通路（未发表的观察性研究）。

## 成骨细胞 NPY1 受体对骨组织的影响

NPY1 受体近期被证实为第二个调节骨组织活性的 Y 受体。与 NPY2R 缺陷小鼠相似，NPY1R 表达缺失的小鼠可导致伴有骨量和骨形成增加[56]的一般合成代谢表型（虽然表现出额外的骨吸收增加）。但这种表型与 NPY2r-/- 小鼠在几个关键方面存在差异。首要的一点是，下丘脑 NPY1R 受体缺失对骨骼平衡没有影响，说明 NPY1R 对骨的作用非核心机制。NPY1R 对骨代谢存在直接介导作用，说明体内成骨细胞可识别 NPY1R 的表达[56]。在体外去除成骨细胞 NPY1R 与 PY1r-/- 小鼠种系中骨代谢的变化一致，虽然其骨吸收与野生型并无差别[57]。此外，对野生型成骨样培养予以 NPY 处理导致细胞数量减少，而对于 NPY1r-/- 的成骨细胞培养则不会出现这个现象，表明了 NPY1R 的成骨作用。

而且，这种成骨 NPY1R 的表达可直接参与在 NPY2r-/- 表型中。NPY1r-/-NPY2r-/- 小鼠不会表现出另一种骨表型，而对来源于 NPY2r-/- 小鼠的成骨细胞培养发现 NPY1R 的表达显著减少。虽然它们对

骨平衡的控制作用尚未完全阐明，但这些研究已经表明，NPY1R 信号可能是骨量神经调节的关键下游组成部分。

## 大麻素受体

内源性大麻素系统通过两个大麻素受体 CB1-R 和 CB2-R 介导其活性，并与抑制性 G 蛋白耦合[58]。CB1-R 最早是在中枢神经系统中被发现[59]，而 CB2-R 主要表达于外周组织[20]。大麻素受体还表达于成骨细胞和破骨细胞，并通过中枢性调控和直接作用机制对骨平衡的控制发挥作用。图 115.1 是骨重建的中枢神经控制的示意图。

CB1 受体在骨密度（BMD）的调节中起重要作用[60]。已证明 CB1-R 失活的小鼠骨密度会增加，并且不会发生由卵巢切除引发的骨丢失[60]。此外，合成的大麻素受体拮抗剂，在体外可抑制破骨细胞形成和骨吸收，在体内可防止卵巢切除引起的骨丢失[60]。

CB2-R 在人体中对骨量的作用的证据有限。Karsak 等的证据则显示，CNR2 基因（编码 CB2-R）与低骨密度相关，人类染色体 1p36 上的 CNR2 基因单核苷酸多态性和包括 CNR2 基因的单倍型与骨量相关[61]。

CB2-R 缺乏的小鼠虽然骨皮质厚度未发生变化，但出现了与年龄相关的骨松质丢失加速和骨皮质扩张[62]。尽管 CB2R-/- 小鼠的骨量减少，但其矿化沉

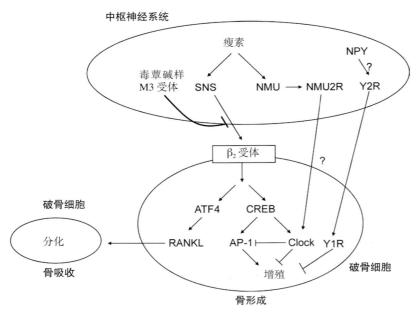

图 115.1    中枢神经对骨重建的控制示意图

积速率和骨形成率是增加的。这种与骨高转换相关的低骨量是绝经后骨质疏松症以外的另一种表型[62]。功能性 CB2-R 被证实存在于成骨细胞和破骨细胞谱系[62]。综合而言，这些研究表明 CB2-R 通过两种机制来维持骨量：①直接刺激间充质干细胞 / 骨细胞；②直接抑制单核细胞 / 破骨细胞，抑制成骨细胞 / 间充质干细胞中核因子 κB 受体活化因子配体（RANKL）的表达。总的来说，这些数据表明大麻素系统同时通过 CB1-R 和 CB2-R 信号对骨量的调节和维持起重要作用。

## 黑皮质素系统

黑皮质素是一个复杂的家族，包括由同一个前体——促阿黑皮素原（POMC）衍生出来的数个内源性激动剂，其中 α-、β- 和 γ-MSH（促黑激素）和促肾上腺皮质激素（ACTH）的活性激发是通过与 5 黑皮质素受体（MCR）的相互作用形成 G- 蛋白耦联受体 MCR1-5[63-64]。除了黑皮质素激动剂以外，刺鼠相关的蛋白质（AgRP）已被确定为一种高亲和力拮抗剂[65]。

该系统调节骨平衡是以表达于下丘脑神经元的黑皮素 4 受体（MC4R）的活动为中心。MC4R 基因缺陷的患者表现出高骨密度，主要原因是骨吸收减弱[66]。重要的是，高骨密度也是 MC4R 基因缺陷患者肥胖特征的代偿[66]。在小鼠机理性研究中做了此通路对骨骼作用的可行性分析，研究中涉及另一个下丘脑神经肽：可卡因和安非他明调节转录肽（CART）。MC4R-/- 小鼠的下丘脑 CART 表达增强，而由于破骨细胞的数量和功能均降低[4,67]而呈现高骨量表型，并且在人体试验的表现也很明显。此外，MC4R 突变小鼠缺乏 CART 一或两个片段会表现出显著的低骨量[4,67]，这表明 CART 信号的增强对MC4R 缺乏小鼠的低骨重吸收 / 高骨量表型是非常重要的。

## 参考文献

1. Perkins R, Skirving AP. 1987. Callus formation and the rate of healing of femoral fractures in patients with head injuries. *J Bone Joint Surg Br* 69: 521–4.
2. Takeda S, Karsenty G. 2008 Molecular bases of the sympathetic regulation of bone mass. *Bone* 42: 837–40.
3. Baldock PA, Sainsbury A, Couzens M, Enriquez RF, Thomas GP, Gardiner EM, Herzog H. 2002. Hypothalamic Y2 receptors regulate bone formation. *J Clin Invest* 109: 915–21.
4. Elefteriou F, Ahn JD, Takeda S, Starbuck M, Yang X, Liu X, Kondo H, Richards WG, Bannon TW, Noda M, Clement K, Vaisse C, Karsenty G. 2005. Leptin regulation of bone resorption by the sympathetic nervous system and CART. *Nature* 434: 514–20.
5. Sato S, Hanada R, Kimura A, Abe T, Matsumoto T, Iwasaki M, Inose H, Ida T, Mieda M, Takeuchi Y, Fukumoto S, Fujita T, Kato S, Kangawa K, Kojima M, Shinomiya K, Takeda S. 2007. Central control of bone remodeling by neuromedin U. *Nat Med* 13: 1234–40.
6. Yadav VK, Oury F, Suda N, Liu ZW, Gao XB, Confavreux C, Klemenhagen KC, Tanaka KF, Gingrich JA, Guo XE, Tecott LH, Mann JJ, Hen R, Horvath TL, Karsenty G. 2009. A serotonin-dependent mechanism explains the leptin regulation of bone mass, appetite, and energy expenditure. *Cell* 138: 976–89.
7. Yadav VK, Ryu JH, Suda N, Tanaka KF, Gingrich JA, Schütz G, Glorieux FH, Chiang CY, Zajac JD, Insogna KL, Mann JJ, Hen R, Ducy P, Karsenty G. 2008. Lrp5 controls bone formation by inhibiting serotonin synthesis in the duodenum. *Cell* 135: 825–37.
8. Gautron L, Elmquist JK. 2011. Sixteen years and counting: An update on leptin in energy balance. *J Clin Invest* 121: 2087–93.
9. Ducy P, Amling M, Takeda S, Priemel M, Schilling AF, Beil FT, Shen J, Vinson C, Rueger JM, Karsenty G. 2000. Leptin inhibits bone formation through a hypothalamic relay: a central control of bone mass. *Cell* 100: 197–207.
10. Pogoda P, Egermann M, Schnell JC, Priemel M, Schilling AF, Alini M, Schinke T, Rueger JM, Schneider E, Clarke I, Amling M. 2006. Leptin inhibits bone formation not only in rodents, but also in sheep. *J Bone Miner Res* 21: 1591–9.
11. Guidobono F, Pagani F, Sibilia V, Netti C, Lattuada N, Rapetti D, Mrak E, Villa I, Cavani F, Bertoni L, Palumbo C, Ferretti M, Marotti G, Rubinacci A. 2006. Different skeletal regional response to continuous brain infusion of leptin in the rat. *Peptides* 27: 1426–33.
12. Shi Y, Yadav VK, Suda N, Liu XS, Guo XE, Myers MG Jr, Karsenty G. 2008. Dissociation of the neuronal regulation of bone mass and energy metabolism by leptin in vivo. *Proc Natl Acad Sci U S A* 105: 20529–33.
13. Takeda S, Elefteriou F, Levasseur R, Liu X, Zhao L, Parker KL, Armstrong D, Ducy P, Karsenty G. 2002. Leptin regulates bone formation via the sympathetic nervous system. *Cell* 111: 305–17.
14. Bonnet N, Brunet-Imbault B, Arlettaz A, Horcajada MN, Collomp K, Benhamou CL, Courteix D. 2005. Alteration of trabecular bone under chronic beta2 agonists treatment. *Med Sci Sports Exerc* 37: 1493–501.
15. Kajimura D, Hinoi E, Ferron M, Kode A, Riley KJ, Zhou B, Guo XE, Karsenty G. 2011. Genetic determination of the cellular basis of the sympathetic regulation of bone mass accrual. *J Exp Med* 208: 841–51.
16. Fu L, Patel MS, Bradley A, Wagner EF, Karsenty G. 2005. The molecular clock mediates leptin-regulated bone formation. *Cell* 122: 803–15.
17. Kondo H, Nifuji A, Takeda S, Ezura Y, Rittling SR, Denhardt DT, Nakashima K, Karsenty G, Noda M.

2005. Unloading induces osteoblastic cell suppression and osteoclastic cell activation to lead to bone loss via sympathetic nervous system. *J Biol Chem* 280: 30192–200.

18. Yirmiya R, Goshen I, Bajayo A, Kreisel T, Feldman S, Tam J, Trembovler V, Csernus V, Shohami E, Bab I. 2006. Depression induces bone loss through stimulation of the sympathetic nervous system. *Proc Natl Acad Sci U S A* 103: 16876–81.

19. Bonnet N, Laroche N, Vico L, Dolleans E, Benhamou CL, Courteix D. 2006. Dose effects of propranolol on cancellous and cortical bone in ovariectomized adult rats. *J Pharmacol Exp Ther* 318: 1118–27.

20. Tam J, Trembovler V, Di Marzo V, Petrosino S, Leo G, Alexandrovich A, Regev E, Casap N, Shteyer A, Ledent C, Karsak M, Zimmer A, Mechoulam R, Yirmiya R, Shohami E, Bab I. 2008. The cannabinoid CB1 receptor regulates bone formation by modulating adrenergic signaling. *FASEB J* 22: 285–94.

21. Pasco JA, Henry MJ, Sanders KM, Kotowicz MA, Seeman E, Nicholson GC; Geelong Osteoporosis Study. 2004. Beta-adrenergic blockers reduce the risk of fracture partly by increasing bone mineral density: Geelong Osteoporosis Study. *J Bone Miner Res* 19: 19–24.

22. Wiens M, Etminan M, Gill SS, Takkouche B. 2006. Effects of antihypertensive drug treatments on fracture outcomes: a meta-analysis of observational studies. *J Intern Med* 260: 350–62.

23. Shi Y, Oury F, Yadav VK, Wess J, Liu XS, Guo XE, Murshed M, Karsenty G. 2010. Signaling through the M(3) muscarinic receptor favors bone mass accrual by decreasing sympathetic activity. *Cell Metab* 11: 231–8.

24. Fonseca TL, Jorgetti V, Costa CC, Capelo LP, Covarrubias AE, Moulatlet AC, Teixeira MB, Hesse E, Morethson P, Beber EH, Freitas FR, Wang CC, Nonaka KO, Oliveira R, Casarini DE, Zorn TM, Brum PC, Gouveia CH. 2011. Double disruption of alpha2A- and alpha2C-adrenoceptors results in sympathetic hyperactivity and high-bone-mass phenotype. *J Bone Miner Res* 26: 591–603.

25. Ducy P, Karsenty G. 2010. The two faces of serotonin in bone biology. *J Cell Biol* 191: 7–13.

26. Lam DD, Leinninger GM, Louis GW, Garfield AS, Marston OJ, Leshan RL, Scheller EL, Christensen L, Donato J Jr, Xia J, Evans ML, Elias C, Dalley JW, Burdakov DI, Myers MG Jr, Heisler LK. 2011. Leptin does not directly affect CNS serotonin neurons to influence appetite. *Cell Metab* 13: 584–91.

27. Wu Q, Bencaz AF, Hentz JG, Crowell MD. 2012. Selective serotonin reuptake inhibitor treatment and risk of fractures: A meta-analysis of cohort and case-control studies. *Osteoporos Int* 23(1): 365–75.

28. Mödder UI, Achenbach SJ, Amin S, Riggs BL, Melton LJ 3rd, Khosla S. 2010. Relation of serum serotonin levels to bone density and structural parameters in women. *J Bone Miner Res* 25: 415–22.

29. Yadav VK, Balaji S, Suresh PS, Liu XS, Lu X, Li Z, Guo XE, Mann JJ, Balapure AK, Gershon MD, Medhamurthy R, Vidal M, Karsenty G, Ducy P. 2010. Pharmacological inhibition of gut-derived serotonin synthesis is a potential bone anabolic treatment for osteoporosis. *Nat Med* 16: 308–12.

30. Cui Y, Niziolek PJ, MacDonald BT, Zylstra CR, Alenina N, Robinson DR, Zhong Z, Matthes S, Jacobsen CM, Conlon RA, Brommage R, Liu Q, Mseeh F, Powell DR,

Yang QM, Zambrowicz B, Gerrits H, Gossen JA, He X, Bader M, Williams BO, Warman ML, Robling AG. 2011. Lrp5 functions in bone to regulate bone mass. *Nat Med* 17: 684–91.

31. Brighton PJ, Szekeres PG, Willars, GB. 2004. Neuromedin U and its receptors: Structure, function, and physiological roles. *Pharmacol Rev* 56: 231–48.

32. Blomqvist AG, Herzog H. 1997. Y-receptor subtypes—How many more? *Trends Neurosci* 20: 294–8.

33. Lin S, Boey D, Couzens M, Lee N, Sainsbury A, Herzog H. 2005. Compensatory changes in [125I]-PYY binding in Y receptor knockout mice suggest the potential existence of further Y receptor(s). *Neuropeptides* 39: 21–8.

34. Grundemar L, Hakanson R. 1993. Multiple neuropeptide Y receptors are involved in cardiovascular regulation. Peripheral and central mechanisms. *Gen Pharmacol* 24: 785–96.

35. Chronwall BM, DiMaggio DA, Massari VJ, Pickel VM, Ruggiero DA, O'Donohue TL. 1985. The anatomy of neuropeptide-Y-containing neurons in rat brain. *Neuroscience* 15: 1159–81.

36. Hökfelt T, Broberger C, Zhang X, Diez M, Kopp J, Xu Z, Landry M, Bao L, Schalling M, Koistinaho J, DeArmond SJ, Prusiner S, Gong J, Walsh JH. 1998. Neuropeptide Y: some viewpoints on a multifaceted peptide in the normal and diseased nervous system. *Brain Res Brain Res Rev* 26: 154–66.

37. Lindefors N, Brené S, Herrera-Marschitz M, Persson H. 1990. Regulation of neuropeptide Y gene expression in rat brain. *Ann N Y Acad Sci* 611: 175–85.

38. Ahmed M, Bjurholm A, Kreicbergs A, Schultzberg M. 1993. Neuropeptide Y, tyrosine hydroxylase and vasoactive intestinal polypeptide-immunoreactive nerve fibers in the vertebral bodies, discs, dura mater, and spinal ligaments of the rat lumbar spine. *Spine (Phila Pa 1976)* 18: 268–73.

39. Hill EL, Turner R, Elde R. 1991. Effects of neonatal sympathectomy and capsaicin treatment on bone remodeling in rats. *Neuroscience* 44: 747–55.

40. Lindblad BE, Nielsen LB, Jespersen SM, Bjurholm A, Bünger C, Hansen ES. 1994. Vasoconstrictive action of neuropeptide Y in bone. The porcine tibia perfused in vivo. *Acta Orthop Scand* 65: 629–34.

41. Sisask G, Bjurholm A, Ahmed M, Kreicbergs A. 1996. The development of autonomic innervation in bone and joints of the rat. *J Auton Nerv Syst* 59: 27–33.

42. Bjurholm A. 1991. Neuroendocrine peptides in bone. *Int Orthop* 15: 325–9.

43. Bjurholm A, Kreicbergs A, Schultzberg M, Lerner UH. 1992. Neuroendocrine regulation of cyclic AMP formation in osteoblastic cell lines (UMR-106-01, ROS 17/2.8, MC3T3-E1, and Saos-2) and primary bone cells. *J Bone Miner Res* 7: 1011–9.

44. Baldock PA, Lee NJ, Driessler F, Lin S, Allison S, Stehrer B, Lin EJ, Zhang L, Enriquez RF, Wong IP, McDonald MM, During M, Pierroz DD, Slack K, Shi YC, Yulyaningsih E, Aljanova A, Little DG, Ferrari SL, Sainsbury A, Eisman JA, Herzog H. 2009. Neuropeptide Y knockout mice reveal a central role of NPY in the coordination of bone mass to body weight. *PLoS One* 4: e8415.

45. Elefteriou F, Takeda S, Liu X, Armstrong D, Karsenty G. 2003. Monosodium glutamate-sensitive hypothalamic neurons contribute to the control of bone mass. *Endocrinology* 144: 3842–7.

46. Baldock PA, Sainsbury A, Allison S, Lin EJ, Couzens M, Boey D, Enriquez R, During M, Herzog H, Gardiner EM. 2005. Hypothalamic control of bone formation: Distinct actions of leptin and y2 receptor pathways. *J Bone Miner Res* 20: 1851–7.

47. Sainsbury A, Schwarzer C, Couzens M, Herzog H. 2002. Y2 receptor deletion attenuates the type 2 diabetic syndrome of ob/ob mice. *Diabetes* 51: 3420–7.

48. de Rijke CE, Hillebrand JJ, Verhagen LA, Roeling TA, Adan RA. 2005. Hypothalamic neuropeptide expression following chronic food restriction in sedentary and wheel-running rats. *J Mol Endocrinol* 35: 381–90.

49. Lauzurica N, Garcia-Garcia L, Pinto S, Fuentes JA, Delgado M. 2010. Changes in NPY and POMC, but not serotonin transporter, following a restricted feeding/repletion protocol in rats. *Brain Res* 1313: 103–12.

50. Igwe JC, Jiang X, Paic F, Ma L, Adams DJ, Baldock PA, Pilbeam CC, Kalajzic I. 2009. Neuropeptide Y is expressed by osteocytes and can inhibit osteoblastic activity. *J Cell Biochem* 108(3): 621–30.

51. Kishi T, Elmquist JK. 2005. Body weight is regulated by the brain: A link between feeding and emotion. *Mol Psychiatry* 10: 132–46.

52. Kopp J, Xu ZQ, Zhang X, Pedrazzini T, Herzog H, Kresse A, Wong H, Walsh JH, Hökfelt T. 2002. Expression of the neuropeptide Y Y1 receptor in the CNS of rat and of wild-type and Y1 receptor knock-out mice. Focus on immunohistochemical localization. *Neuroscience* 111: 443–532.

53. Naveilhan P, Neveu I, Arenas E, Ernfors P. 1998. Complementary and overlapping expression of Y1, Y2 and Y5 receptors in the developing and adult mouse nervous system. *Neuroscience* 87: 289–302.

54. Baldock PA, Allison S, McDonald MM, Sainsbury A, Enriquez RF, Little DG, Eisman JA, Gardiner EM, Herzog H. 2006. Hypothalamic regulation of cortical bone mass: Opposing activity of Y2 receptor and leptin pathways. *J Bone Miner Res* 21: 1600–7.

55. Shi YC, Lin S, Wong IP, Baldock PA, Aljanova A, Enriquez RF, Castillo L, Mitchell NF, Ye JM, Zhang L, Macia L, Yulyaningsih E, Nguyen AD, Riepler SJ, Herzog H, Sainsbury A. 2010. NPY neuron-specific Y2 receptors regulate adipose tissue and trabecular bone but not cortical bone homeostasis in mice. *PLoS One* 5: e11361.

56. Baldock PA, Allison SJ, Lundberg P, Lee NJ, Slack K, Lin EJ, Enriquez RF, McDonald MM, Zhang L, During MJ, Little DG, Eisman JA, Gardiner EM, Yulyaningsih E, Lin S, Sainsbury A, Herzog H. 2007. Novel role of Y1 receptors in the coordinated regulation of bone and energy homeostasis. *J Biol Chem* 282: 19092–102.

57. Lee NJ, Nguyen AD, Enriquez RF, Doyle KL, Sainsbury A, Baldock PA, Herzog H. 2010. Osteoblast specific Y1 receptor deletion enhances bone mass. *Bone* 48: 461–7.

58. Howlett AC, Barth F, Bonner TI, Cabral G, Casellas P, Devane WA, Felder CC, Herkenham M, Mackie K, Martin BR, Mechoulam R, Pertwee RG. 2002. International Union of Pharmacology. XXVII. Classification of cannabinoid receptors. *Pharmacol Rev* 54: 161–202.

59. Mackie, K. 2008. Signaling via CNS cannabinoid receptors. *Mol Cell Endocrinol* 286(1-2 Suppl 1): S60–5.

60. Idris AI, van 't Hof RJ, Greig IR, Ridge SA, Baker D, Ross RA, Ralston SH. 2005. Regulation of bone mass, bone loss and osteoclast activity by cannabinoid receptors. *Nat Med* 11: 774–9.

61. Karsak M, Cohen-Solal M, Freudenberg J, Ostertag A, Morieux C, Kornak U, Essig J, Erxlebe E, Bab I, Kubisch C, de Vernejoul MC, Zimmer A. 2005. Cannabinoid receptor type 2 gene is associated with human osteoporosis. *Hum Mol Genet* 14: 3389–96.

62. Ofek O, Karsak M, Leclerc N, Fogel M, Frenkel B, Wright K, Tam J, Attar-Namdar M, Kram V, Shohami E, Mechoulam R, Zimmer A, Bab I. 2006. Peripheral cannabinoid receptor, CB2, regulates bone mass. *Proc Natl Acad Sci U S A* 103: 696–701.

63. Beltramo M, Campanella M, Tarozzo G, Fredduzzi S, Corradini L, Forlani A, Bertorelli R, Reggiani A. 2003. Gene expression profiling of melanocortin system in neuropathic rats supports a role in nociception. *Brain Res Mol Brain Res* 118: 111–8.

64. Nijenhuis WA, Oosterom J, Adan RA. 2001. AgRP(83-132) acts as an inverse agonist on the human-melanocortin-4 receptor. *Mol Endocrinol* 15: 164–71.

65. Emmerson PJ, Fisher MJ, Yan LZ, Mayer JP. 2007. Melanocortin-4 receptor agonists for the treatment of obesity. *Curr Top Med Chem* 7: 1121–30.

66. Farooqi IS, Yeo GS, Keogh JM, Aminian S, Jebb SA, Butler G, Cheetham T, O'Rahilly S. 2000. Dominant and recessive inheritance of morbid obesity associated with melanocortin 4 receptor deficiency. *J Clin Invest* 106: 271–9.

67. Ahn JD, Dubern B, Lubrano-Berthelier C, Clement K, Karsenty G. 2006. Cart overexpression is the only identifiable cause of high bone mass in melanocortin 4 receptor deficiency. *Endocrinology* 147: 3196–202.

# 第 116 章
# 垂体 - 骨联系

Mone Zaidi • Tony Yuen • Li Sun • Terry F. Davies • Alberta Zallone • Harry C. Blair

（陈柏龄　朱志伟　林　焘 译　陈柏龄 校审）

## 引言

从传统上来说，一种特定的局限的功能都可归因于垂体前叶（腺垂体）和后叶（神经垂体）的某种激素。然而，最近对小鼠遗传学的使用使人们认识到，这些激素及其受体在综合生理学中有更多的普遍存在的功能，特别是像骨骼这种器官，既受局部因子调节及反馈，也受中枢代谢和繁殖相关的系统信号的调节及影响。而骨骼表达的类固醇家族受体在调节中发挥重要作用，主要的垂体激素也在骨骼平衡中起到至关重要的作用。

骨骼垂体糖蛋白受体的表达进一步体现了内分泌控制的这些信号功能是最近的进化。因此，生长激素（GH）、促卵泡激素（FSH）、促甲状腺激素（TSH）、促肾上腺皮质激素（ACTH）和催产素都影响骨组织，在小鼠研究中，配体和（或）受体的单倍剂量不足通常产生一种骨骼表型，但主要靶器官未受影响。认识和深入分析每一垂体激素的作用机制有助于提高我们对骨骼病理生理的认识，并开放了治疗的新途径。本章主要讨论每个垂体激素与骨组织相互的作用以及理解和治疗骨质疏松症的可能性。

## 垂体激素：多样性及进化上保守的信号

ACTH 是广泛分布的 G- 蛋白耦联受体（GPCR）系统的一部分，在多个环境中参与局部细胞的分化，这是垂体激素最明显的例子。然而，这种分散的功能被垂体 - 肾上腺信号功能所掩盖。包括促肾上腺皮质激素受体（MC2R）在内有 5 种黑皮质素受体用于调节各种生理活性，如色素的合成、食欲和性功能。这些都是由单一大的激素原产生的配体所控制：阿片 - 促黑素细胞皮质素原（POMC）。该激素是由组织特异性调节蛋白水解时产生的，在垂体前叶的主要产物是 ACTH，而在其他部位如 POMC3、促黑激素和 β- 内啡肽都是从相同的前体合成来的。有报道称人巨噬细胞 / 单核细胞中可产生 ACTH[2]，骨组织中的 MC2R 可能是被局部 ACTH 激活，而非垂体源性的 ACTH。

像肾上腺皮质激素释放激素（CRF）这样的分散式控制在成人体内可以刺激垂体 ACTH 的产生[3]。而在胎儿体内，则可直接刺激皮质醇的合成[3]。这个胎儿系统表明，ACTH 作为 CRF 第二信使的集中化进化还没有完全取代原始的调节系统。

促甲状腺激素（TSH）和卵泡刺激素（FSH）是同一组激素中的两种不同激素，同时还有绒毛膜促性腺激素（hCG）和黄体生成素（LH），这些都

是共享 α 链的异二聚体蛋白质。而它们的特异性取决于不同的 β 链，这些激素尤其能在更简单的物种类别中发挥分散式的功能。在腔肠动物体内有一个原始的神经系统，但无内分泌腺体，有一个易于识别且广泛表达的 TSHR 家族基因，表现出类似哺乳动物的内含子 - 外显子结构 [4]。在低等脊椎动物，如硬骨鱼中，其甲状腺富含 TSHR，但也可在卵巢、心脏、肌肉和脑中检测到 [5]。在鱼类中，已确定其含性腺表达的受体——LH 受体（LHR）和 FSH 受体（FSHR），所有更高等级的生物也都保留该受体。事实上，鱼类体内的 FSHR 存在多种不同的形式 [6]，这可能体现不同功能的亚型。此外，在鱼体内，FSHR 可以结合 FSH 和 LH，而 LHR 只能识别 LH[7]。高水平 FSHR 表达仅限于性腺，而低水平 FSHR 表达可在脾 [8]，这与在人体细胞中的发现相当类似（见下文）。

也有研究报道骨髓细胞产生低水平 TSH[9]；在这种情况下，剪接体激活 TSHR 将直接发生在局部骨组织中。淋巴细胞也表达 TSH[10-11]，但是其产生的水平不足以影响循环水平。虽然小鼠甲状腺 CD11β 细胞 [12] 中可观察到 TSHβ 和 FSH 的协同产生，但无证据表明骨或骨髓细胞能形成 FSH。总的来说，相比骨骼传统的内分泌靶点而言，组织 G 蛋白耦联受体与其配体共存并不让人感到意外。真正让人出乎意料的是，骨骼对 G 蛋白耦联受体的刺激比主要的靶器官更敏感，至少在小鼠遗传和一些人体试验中是这样的结果。

## 生长激素主要通过 IGF-1 作用于骨

生长激素（GH）是一种单链多肽，对骨骼肌的稳定起重要作用。它通过 GPCR 直接影响到骨骼，但其主要作用是通过胰岛素样生长因子的释放（IGF）来发挥的。IGF-1（主要的 IGF）主要在肝中合成，并且在循环中约 80% 与 IGF 结合蛋白 3（IGFBP3）和酸不稳定亚单位（ALS）结合。

IFG-1 在骨骼平衡中的重要性优于 GH，主要表现于 GHR 缺陷小鼠的生长迟缓和骨质疏松症均是由 IGF-1 过度表达引起的 [13]。此外，尽管 GH 的水平升高，但缺乏肝 IGF-1（LID）和 ALS 伴血清 IGF-1 衰竭的小鼠，表现出骨骼生长迟缓及骨强度降低 [14]。这些结果表明，GH 对骨骼的作用需 IGF-1 的参与。事实上，GH 诱导破骨细胞的活性也需要骨髓基质细胞产生的 IGF-1，通过其作用于破骨细胞受体以及改变核因子 κB 受体活化因子配体（RANKL）的表达来激活骨吸收作用 [15-17]。然而，也有一些证据表明 GH 可以独立于 IGF 以外发挥作用。例如，生长激素替代疗法可逆转垂体切除大鼠的肥胖，而 IGF-1 替代治疗则不能 [18]。此外，卵巢切除的 LID 小鼠，生长激素可以逆转骨量减少 [19]。尽管这些调查结果显示出生长激素对骨骼和其他组织的直接作用，但应进一步明确成骨细胞和其他细胞中 G 蛋白耦联受体的选择性缺失。

## FSH 促进骨丢失

我们发现，FSH 直接通过破骨细胞 [20] 促进骨吸收。一些研究已经证实 FSH 对啮齿类动物和人类骨骼的直接影响。闭经女性在雌激素水平相当的情况下，较高水平的血清 FSH（约 35IU/L）比低水平（约 8IU/L）表现出更多的骨丢失 [21]。同样，在最近的一项研究中，功能性下丘脑性闭经的患者，FSH 和雌激素水平均偏低，表现出轻至中度的骨缺陷 [22]。重要的是，女性携带激活 FSHR 的基因多态性，如 rs6166，表现出低骨量和高骨吸收标志物水平 [23]；这证明了 FSHR 对人体的生理作用。根据这些人类研究得出，外源性给予 FSH 可促进大鼠卵巢切除后引起的骨质流失，而给予 FSH 拮抗剂则可减少因卵巢切除或给予 FSH 注射所引起的骨质流失 [24-25]。

骨量丢失和血清 FSH 水平之间的临床相关性已经被广泛证实。印象最深刻的是一项对 2375 例围绝经期女性纵向队列的国际女性健康研究（SWAN）。不仅血清 FSH 水平与骨吸收标志物之间有强相关性，而且 > 4 年的 FSH 水平变化可预测骨量下降 [26]。从中国女性的数据分析中显示出相似的趋势：骨质流失和高血清 FSH[27-28] 之间有显著的关联。对 45 ~ 55 岁之间的中国南方的女性的研究显示，血清中 FSH 水平最高的 1/4 人群的骨丢失速度是最低的 1/4 人群的 1.3 ~ 2.3 倍 [29]。同样，全国健康与营养评估调查测试 Ⅲ（NHANES Ⅲ）中对 42 ~ 60 岁之间女性的队列研究显示血清 FSH 与股骨颈骨密度（BMD）之间有强相关性 [30]。最近一项对 92 例绝经后女性的交叉分析发现，血清骨钙素和 Ⅰ 型胶原交联 C- 末端肽（CTX）均与 FSH 呈正相关关系，而与雌激素无关 [31]。骨转换指标正常范围研究（BONTURNO）组同样表明，即使有正常的月经，但血清 FSH 水平大于 30IU/ml 的女性的血清骨转换指标水平仍然显著高于同龄女性[32]。与此相反，Gourlay 等研究得出骨量与 FSH 或雌激素之间并无强相关性的结论[33]。有趣的是，同一个作者又得出 FSH 与低体重之间存在独立相关性[34]。由于间充质干细胞中存在 FSHR，使其有向脂肪分化的倾向，故后者的关联有生物学意义[20]。然而，研究还没有确定 FSH 是否抑制脂肪形成。尽管如此，证据足以提示使用 FSH 至少可作为识别绝经过渡早期"骨量快速丢失"的血清标志物[35]。

从原理上来说，FSH 通过一个独特的 FSHR 亚型来增加破骨细胞形成，增强其功能和延长其生存时间[20,36-38]。Wu 等进一步研究发现，在免疫受体酪氨酸激活基序（ITAM）适配信号分子缺乏的小鼠中，FSH 对破骨细胞形成的作用被抑制[38]。这表明 FSH 与免疫受体复合物之间存在相互作用，虽然这个作用的意义仍不明确。另一项研究中，FSH 受体活化可引起 RANKL 受体的表达增高[39]。此外，FSH 还通过按比例释放破骨细胞因子 IL-1β、肿瘤坏死因子 -α（TNF-α）和 IL-6 在 FSHR 的表面表达[40-41]，间接刺激破骨细胞的形成。一项对 36 名 20～50 岁的女性研究显示，血清 FSH 浓度与循环中的细胞因子浓度呈正相关[41-42]。

然而，有两个团队在破骨细胞中并未发现 FSHR，可能是因为使用的引物为针对卵巢亚型的[43-44]。我们通过使用巢式引物和序列来验证反应的特异性，并且放大含有一个内含子的区域以避免基因组 DNA 污染的方式，在人类 CD14+ 细胞和破骨细胞中发现了 FSHR[36]。

我们很难在体内区分开 FSH 和雌激素的作用，因为 FSH 释放雌激素，而 FSH 和雌激素对破骨细胞的作用则是相反的。给予卵巢完整的小鼠注射 FSH[44]，或者是转基因过度表达[43]，甚至是 hpg 小鼠，不大可能得到 FSH 促骨吸收作用的结果。这是因为 FSH 对破骨细胞的直接作用总会被因 FSH 释放的卵巢雌激素的抗骨吸收和促骨形成作用所掩盖。

在性腺功能减退状态下是否可以降低 FSH 作为防止骨质流失的治疗方法尚不清楚。但是有证据表明低 FSH 水平的女性有较少骨质丢失[21]，并且雌激素疗法的疗效与 FSH 抑制程度相关[45]。也就是说，垂体性腺功能低下致骨质疏松患者，接受 Luperide 治疗所导致的 FSH 下降，并没有表明可阻止因性腺

功能减退所致的过度骨吸收[46]。这也证明了低雌激素是急性性功能减退性骨丢失的原因，同时也没有排除 FSH 对于骨骼平衡的作用[46]。相对于急性性功能减退时的 FSH 阻滞，低雌激素的作用可能是压倒性的，所以在围绝经后期，尤其是当雌激素水平正常而 FSH 水平高时，对 FSH 的抑制可能具有治疗意义。因此我们可设想是否可以用一个具有高度选择性的治疗方法（如使用阻滞抗体）[47]。

## TSH 使骨重建解耦联

TSH 是破骨细胞的直接抑制剂[48]。杂合 TSHR+/- 小鼠的 TSHR 单倍剂量不足导致骨质疏松症，而甲状腺激素水平不受影响[48]。此外，TSHR -/- 小鼠的骨质疏松表型不能由甲状腺激素的已知促破骨作用来解释，特别是甲状腺功能减退的 TSHR-/- 小鼠[49]。此外，骨骼发育不全而非骨质疏松表型的 TSHR-/- 小鼠给予甲状腺激素替代治疗能逆转甲状腺功能至正常[48]。因此，TSH 对骨的作用是独立于甲状腺激素的，而部分甲亢引起的骨质疏松症可能是由于低 TSH 所致[50-51]。

TSHR 缺乏所致骨质疏松是属于高转换型。TSHR-/- 小鼠表现出破骨细胞活性增加，与有 TSHR 信号缺陷的 hrt/hrt 小鼠相似[52-53]。研究表明重组 TSH 会减弱体外骨髓[48]和小鼠 ES 细胞培养[54]破骨细胞的产生，细胞功能以及存活时间。后者揭示了 TSH 在骨骼早期发育中的作用[54]。与此相反，破骨前体细胞中组成行激活的 TSH 的过度表达[55]，或者小鼠母体进行转基因表达[53]均会抑制破骨细胞活性。绝经后女性，单次皮下注射 TSH 会使血清 C-端肽在 2 天内急速降低至绝经前水平，并在 7 天左右恢复[56]。没有任何一个使用 TSH 替代疗法的研究出现甲状腺激素增加，再次证明了了垂体 - 骨轴比垂体 - 甲状腺轴更原始。

TSH 的这种抗破骨细胞生成作用是通过减少 NF-κB、JanusN- 末端激酶（JNK）信号和 TNF-α 的产生介导的[48,55]。TSH 对 TNF-α 合成的影响是由两个高迁移率族蛋白 HMGB1 和 HMGB2 结合，并通过 TNF-α 基因启动子[57]转录所介导的。在骨质疏松型 TSHR-/- 小鼠中 TNF-α 的生成升高[48]，而这些小鼠 TNF-α 基因的缺失则会逆转骨质疏松症[55]，这表明至少部分 TSHR-/- 小鼠表型是由

TNF-α 介导。

TSH 调节成骨细胞的作用很少被定义。虽然它会抑制骨髓来源细胞培养的成骨细胞生成，它通过一个依赖 Wnt5a 的机制来刺激小鼠细胞培养的分化和矿化 [58]。而同样在体内，间歇给予 TSH 则会促进大鼠和小鼠的骨形成 [53,59]。大鼠切除卵巢 28 周后，每两周注射一次 TSH，可以抑制卵巢切除导致的骨质流失 [53]。钙黄绿素标记的研究结果与间断 TSH 处理的直接代谢作用一致 [59]。并且，在人体试验中，Martini 等 [60] 发现 I 型原胶原 N 端前肽 1（P1NP）（一种骨形成标志物）增加，验证了单次剂量 TSH 的促骨形成作用。

从流行病学上来说，TSH 水平低于 0.1 IU/L 的椎体骨折和非椎体骨折的风险分别增加 4.5 倍和 3.2 倍 [61]。低血清 TSH 与高 C- 端肽水平之间存在很强的负相关，而与甲状腺激素无关 [62]。在 L- 甲状腺素标记的患者中，TSH 抑制的患者较不抑制的患者表现出更多的骨量丢失 [63-65]。在 Tromso 研究中提到血清 TSH 低于平均值 2SD 的人群骨密度显著降低，而高于平均值 2SD 的人群骨密度显著升高，在 TSH 正常水平范围内 TSH 与骨密度之间无相关性 [66]。治疗甲状腺癌时，予以甲状腺激素抑制性剂量的患者中，血清蛋白酶 K（一种替代的但未经验证的标志物）会升高 [67]，HUNT 2 的研究发现 TSH 与前臂远端骨密度呈正相关 [68]。

NHANES 数据分析表明，TSH 和骨量之间的相关性比值在 2 ~ 3.4 之间 [69]。此外，甲状腺功能正常且血清 TSH 在正常范围较低水平的女性中，椎体骨折发生率较高，独立于年龄、骨密度和甲状腺激素水平因素之外 [70]。携有 TSHR-D727E 基因多态性的患者具有高骨量 [71]；在英国和鹿特丹研究中也有类似的等位基因关联的报道 [72-73]。另一种多态性基因 T + 140974TC 常见于韩国人群，也与患者骨密度升高有关，并且 TSH 水平也会升高，再次证明 TSH 在防止骨质流失中的作用 [72]。

因此，从生理上来说，TSH（尤其是间断性给予 TSH）通过抑制破骨细胞的骨吸收及促进成骨细胞的骨形成，使骨重建解耦联。此外，TSH 缺乏状态下，信号直接刺激骨重建，并通过产生 TNF-α 而造成骨的净丢失。低 TSH 水平可能是导致甲状腺功能亢进性骨质疏松症的病理生理机制，而以往认为甲状腺功能亢进性骨质疏松症仅与高甲状腺激素水平相关。

## 促肾上腺皮质激素（ACTH）调节骨组织中的血管存活及生长

糖皮质激素主要由 ACTH 调节，它也是许多过程（包括血管张力、中枢性代谢和免疫反应）的重要共同调节因子。在更高药理水平中，糖皮质激素变成抗炎和免疫抑制药物，不良反应包括糖尿病、骨质疏松症以及骨坏死。特别是骨坏死，该病是一种痛苦的、使人衰弱的疾病，影响骨的代谢活性，通常累及股骨头 [74]，往往需要手术治疗。对糖皮质激素引起股骨头坏死的基本机制了解甚少，但有一个很关键的发现，在骨坏死发生之前可在肉眼下观察到血管变化 [75]。

Isales 等 [76] 发现，骨形成单位强表达黑素皮质素受体 2（MC2R）。我们发现，与肾上腺皮质相似，ACTH 通过其 MC2Rs[77] 作用诱导成骨细胞血管内皮生长因子（VEGF）的产生。这也解释了兔模型上 ACTH 对糖皮质激素诱发股骨头坏死的保护作用 [77]。最近发表的一份独立报告也得出相同的结论 [78]。我们推测长期糖皮质激素治疗引起的 ACTH 抑制可继发血管内皮生长因子（VEGF）抑制，可能导致骨质破坏。考虑到 ACTH 衍生物已经批准用于人体，还需更多的工作去验证 ACTH 的治疗优势。

## 催乳素对不同年龄段骨骼的作用

催乳素（PRL）是一种由垂体前叶分泌的肽类激素。它主要的作用是诱导和维持乳汁分泌，并通过抑制卵泡发育和性欲而防止再次怀孕。在怀孕期间，它通过促进肠钙吸收和骨骼动员 [79] 增加产乳和胎儿骨骼发育的钙的生物利用度。在高催乳素血症的成人中发现骨转换和骨丢失的速率加快 [80]。而催乳素可以通过一种多巴胺激动剂溴隐亭的拮抗作用来逆转骨质流失 [81]。

传统上认为 PRL 的破骨作用是由伴随的低雌激素血症引起的 [82]。然而，已经证明成骨细胞会表达 PRL 受体（PRLR）[83]，表明 PRL 和成骨细胞之间的直接相互作用。事实上，去卵巢大鼠和 PRL 暴露大鼠的骨质流失机制是截然不同的 [84]。

体外试验中，PRL 通过 PI3K 信号传导途径 [85] 降低成骨细胞分化标志物 [84]。在体内，催乳素素通过对成年小鼠破骨细胞的间接作用，尤其是通过增加 RANK/ OPG（骨保护素）的比例促进骨吸收[84]。破骨细胞，本身不具备 PRLR[83]。相反，在幼鼠体内的催乳素会导致骨质净增长[86]，并能增加骨钙素的表达。同样，在胎儿成骨细胞中的 PRL 会降低 RANKL / OPG 比值[85]。因此，PLR 对骨的净效应取决于机体的生物成熟度。在胎儿阶段，它可以促进骨骼的生长和矿化，同时加速母体的骨吸收，使母体的营养物质可被利用。需要进一步研究以明确 PRL 在骨代谢中的作用，并确定其细胞通路。

## 催产素：一种骨合成代谢激素

催产素（OT）是一种由下丘脑合成，并由垂体后叶释放到血循环的一种纳米肽。它的主要功能是在哺乳动物的哺乳期调节泌乳反射的。同时可以在分娩时刺激子宫收缩，然而催产素并不是该功能所必需的。因此，OT- 敲除小鼠可以正常繁殖但无法哺乳。皮下注射 OT 便能完全出现排乳的表型，表明催乳素是在外周起作用，而非中枢性作用[87]。OT 的中枢作用包括对社会行为的调节，如性交、母爱行为、友好行为、社会记忆以及阴茎勃起和射精[88-91]。同时它也会中枢性控制食物特别是碳水化合物的摄入[92]。并且，在 OT-/- 和 OTR-/- 小鼠身上观察到的失忆、攻击倾向以及进食过量等现象与脑室内注射 OT 小鼠正好相反[93]。

OT 作用于 G 蛋白耦联受体，并大量存在于成骨细胞[94]、破骨细胞及它们的前体[95]。OT 受体（OTR）分布非常广泛，骨髓细胞也能合成 OT，提示同时存在自分泌和旁分泌作用[96]。在体外，OT 刺激成骨细胞分化和骨形成。因此，OT-/- 和 OTR-/- 小鼠，包括正常泌乳的单倍杂合子在内，均表现出由于骨形成缺陷而导致的严重的骨质疏松症[97]。这不仅表明成骨细胞是 OT 作用的靶点，也表明骨比乳房对 OT 的反应更敏感，骨组织一直被视为 OT 的主要靶点。同时，该结果也凸显了一个比较原始的垂体 - 骨轴。在体内 OT 的骨吸收作用出现极少，因为 OT 虽然刺激破骨细胞生成，但同时也抑制成熟破骨细胞的活性，所以综合来说对骨吸收的净效果为零。

体内功能获得性的研究证明了 OT 对骨的直接作用。腹腔注射 OT 导致骨密度增加并在体外促进成骨细胞生成[97]。而相比之下，短期的侧脑室 OT 不会影响骨转换标志物。野生型鼠注射 OT 会改变 RANKL/OPG 比值而促进骨形成，再次证明了 OT 的促骨形成作用[98]。

虽然未经证实，但 OT 可能对怀孕和哺乳期间的骨形成起关键作用。两者的主要特征均是过度的骨吸收有利于胎儿及孕妇产后的骨骼生长[99]。这些骨质丢失在断奶后会彻底扭转，但是机制还不明确[100]。妊娠后期和哺乳期血 OT 达到峰值，虽然其促破骨细胞形成作用可能有助于母子间钙的转移，但其合成代谢作用可以使母体骨骼得到恢复。OT-/- 小狗模型表现出高矿化骨骼，而 OT-/- 母狗则表现为骨形成标志物降低。虽然雌激素是否通过其对成骨细胞中 OT 产生的正性调节并与局部前馈环路来的协同作用仍然不明确，但是这些研究已经为妊娠和哺乳相关的骨质疏松症以及新的潜在治疗方法的深入了解铺平了道路。

## 结论

糖皮质激素的发现以及其对骨的直接调节作用有助于解释一些旧模型（假设垂体信号完全是由内分泌器官通过激素类信号介导）的前后矛盾。对骨骼起重要直接作用的激素包括 TSH、FSH、ACTH 和 OT 等。而重要的是，在评价这些新的信号机制的时候，要考虑到它们对骨骼的反应可能与传统内分泌靶点的反应有所不同，且这些信号的重要性还可能由于继发性内分泌和旁分泌的控制而不同。虽然如此，垂体激素对骨骼直接作用的发现仍然为我们提供了新的治疗方案的机遇。

## 致谢

Mone Zaidi、Li Sun、Terry F. Davies 和 Harry C. Blair 受到美国国立卫生研究院赞助支持；Alberta Zallone [2] 受到意大利教育部支持。

# 参考文献

1. Blair HC, Robinson LJ, Sun L, Isales C, Davies TF, Zaidi M. 2011. Skeletal receptors for steroid-family regulating glycoprotein hormones: A multilevel, integrated physiological control system. *Ann N Y Acad Sci* 1240: 26–31.

2. Pallinger E, Csaba G. 2008. A hormone map of human immune cells showing the presence of adrenocorticotropic hormone, triiodothyronine and endorphin in immunophenotyped white blood cells. *Immunology* 123: 584–589.

3. Sirianni R, Rehman KS, Carr BR, Parker CR Jr, Rainey WE. 2005. Corticotropin-releasing hormone directly stimulates cortisol and the cortisol biosynthetic pathway in human fetal adrenal cells. *J Clin Endocrinol Metab* 90: 279–285.

4. Vibede N, Hauser F, Williamson M, Grimmelikhuijzen CJ. 1998. Genomic organization of a receptor from sea anemones, structurally and evolutionarily related to glycoprotein hormone receptors from mammals. *Biochem Biophys Res Commun* 252: 497–501.

5. Kumar RS, Ijiri S, Kight K, Swanson P, Dittman A, Alok D, Zohar Y, Trant JM. 2000. Cloning and functional expression of a thyrotropin receptor from the gonads of a vertebrate (bony fish): Potential thyroid-independent role for thyrotropin in reproduction. *Mol Cell Endocrinol* 167: 1–9.

6. Kobayashi T, Andersen O. 2008. The gonadotropin receptors FSH-R and LH-R of Atlantic halibut (Hippoglossus hippoglossus), 1: Isolation of multiple transcripts encoding full-length and truncated variants of FSH-R. *Gen Comp Endocrinol* 156: 584–594.

7. Bogerd J, Granneman JC, Schulz RW, Vischer HF. 2005. Fish FSH receptors bind LH: How to make the human FSH receptor to be more fishy? *Gen Comp Endocrinol* 142: 34–43.

8. Kumar RS, Ijiri S, Trant JM. 2001. Molecular biology of the channel catfish gonadotropin receptors: 2. Complementary DNA cloning, functional expression, and seasonal gene expression of the follicle-stimulating hormone receptor. *Biol Reprod* 65: 710–717.

9. Vincent BH, Montufar-Solis D, Teng BB, Amendt BA, Schaefer J, Klein JR. 2009. Bone marrow cells produce a novel TSHbeta splice variant that is upregulated in the thyroid following systemic virus infection. *Genes Immun* 10: 18–26.

10. Smith EM, Phan M, Kruger TE, Coppenhaver DH, Blalock JE. 1983. Human lymphocyte production of immunoreactive thyrotropin. *Proc Natl Acad Sci U S A* 80: 6010–6013.

11. Harbour DV, Kruger TE, Coppenhaver D, Smith EM, Meyer WJ 3rd. 1989. Differential expression and regulation of thyrotropin (TSH) in T cell lines. *Mol Cell Endocrino* 64: 229–241.

12. Klein JR, Wang HC. 2004. Characterization of a novel set of resident intrathyroidal bone marrow-derived hematopoietic cells: Potential for immune-endocrine interactions in thyroid homeostasis. *J Exp Biol* 207: 55–65.

13. De Jesus K, Wang X, Liu JL. 2009. A general IGF-I overexpression effectively rescued somatic growth and bone deficiency in mice caused by growth hormone receptor knockout. *Growth Factors* 27: 438–447.

14. Yakar S, Rosen CJ, Beamer WG, Ackert-Bicknell CL, Wu Y, Liu JL, Ooi GT, Setser J, Frystyk J, Boisclair YR, LeRoith D. 2002. Circulating levels of IGF-1 directly regulate bone growth and density. *J Clin Invest* 110: 771–781.

15. Guicheux J, Heymann D, Rousselle AV, Gouin F, Pilet P, Yamada S, Daculsi G. 1998. Growth hormone stimulatory effects on osteoclastic resorption are partly mediated by insulin-like growth factor I: An in vitro study. *Bone* 22: 25–31.

16. Hou P, Sato T, Hofstetter W, Foged NT. 1997. Identification and characterization of the insulin-like growth factor I receptor in mature rabbit osteoclasts. *J Bone Miner Res* 12: 534–540.

17. Rubin J, Ackert-Bicknell CL, Zhu L, Fan X, Murphy TC, Nanes MS, Marcus R, Holloway L, Beamer WG, Rosen CJ. 2002. IGF-I regulates osteoprotegerin (OPG) and receptor activator of nuclear factor-kappaB ligand in vitro and OPG in vivo. *J Clin Endocrinol Metab* 87: 4273–4279.

18. Menagh PJ, Turner RT, Jump DB, Wong CP, Lowry MB, Yakar S, Rosen CJ, Iwaniec UT. 2010. Growth hormone regulates the balance between bone formation and bone marrow adiposity. *J Bone Miner Res* 25: 757–768.

19. Fritton JC, Emerton KB, Sun H, Kawashima Y, Mejia W, Wu Y, Rosen CJ, Panus D, Bouxsein M, Majeska RJ, Schaffler MB, Yakar S. 2010. Growth hormone protects against ovariectomy-induced bone loss in states of low circulating insulin-like growth factor (IGF-1). *J Bone Miner Res* 25: 235–246.

20. Sun L, Peng Y, Sharrow AC, Iqbal J, Zhang Z, Papachristou DJ, Zaidi S, Zhu LL, Yaroslavskiy BB, Zhou H, Zallone A, Sairam MR, Kumar TR, Bo W, Braun J, Cardoso-Landa L, Schaffler MB, Moonga BS, Blair HC, Zaidi M. 2006. FSH directly regulates bone mass. *Cell* 125: 247–260.

21. Devleta B, Adem B, Senada S. 2004. Hypergonadotropic amenorrhea and bone density: New approach to an old problem. *J Bone Miner Metab* 22: 360–364.

22. Podfigurna-Stopa A, Pludowski P, Jaworski M, Lorenc R, Genazzani AR, Meczekalski B. 2012. Skeletal status and body composition in young women with functional hypothalamic amenorrhea. *Gynecol Endocrinol* 28: 299–304.

23. Rendina D, Gianfrancesco F, De Filippo G, Merlotti D, Esposito T, Mingione A, Nuti R, Strazzullo P, Mossetti G, Gennari L. 2010. FSHR gene polymorphisms influence bone mineral density and bone turnover in postmenopausal women. *Eur J Endocrinol* 163: 165–172.

24. Liu S, Cheng Y, Fan M, Chen D, Bian Z. 2010. FSH aggravates periodontitis-related bone loss in ovariectomized rats. *J Dent Res* 89: 366–371.

25. Liu S, Cheng Y, Xu W, Bian Z. 2010. Protective effects of follicle-stimulating hormone inhibitor on alveolar bone loss resulting from experimental periapical lesions in ovariectomized rats. *J Endod* 36: 658–663.

26. Sowers MR, Greendale GA, Bondarenko I, Finkelstein JS, Cauley JA, Neer RM, Ettinger B. 2003. Endogenous hormones and bone turnover markers in pre- and perimenopausal women: SWAN. *Osteoporos Int* 14: 191–197.

27. Xu ZR, Wang AH, Wu XP, Zhang H, Sheng ZF, Wu XY, Xie H, Luo XH, Liao EY. 2009. Relationship of age-related concentrations of serum FSH and LH with bone

mineral density, prevalence of osteoporosis in native Chinese women. *Clin Chim Acta* 400: 8–13.

28. Wu XY, Wu XP, Xie H, Zhang H, Peng YQ, Yuan LQ, Su X, Luo XH, Liao EY. 2010. Age-related changes in biochemical markers of bone turnover and gonadotropin levels and their relationship among Chinese adult women. *Osteoporos Int* 21: 275–285.

29. Cheung E, Tsang S, Bow C, Soong C, Yeung S, Loong C, Cheung CL, Kan A, Lo S, Tam S, Tang G, Kung A. 2011. Bone loss during menopausal transition among southern Chinese women. *Maturitas* 69: 50–56.

30. Gallagher CM, Moonga BS, Kovach JS. 2010. Cadmium, follicle-stimulating hormone, and effects on bone in women age 42–60 years, NHANES III. *Environ Res* 110: 105–111.

31. Garcia-Martin A, Reyes-Garcia R, Garcia-Castro JM, Rozas-Moreno P, Escobar-Jimenez F, Munoz-Torres M. 2012. Role of serum FSH measurement on bone resorption in postmenopausal women. *Endocrine* 41: 302–308.

32. Adami S, Bianchi G, Brandi ML, Giannini S, Ortolani S, DiMunno O, Frediani B, Rossini M. 2008. Determinants of bone turnover markers in healthy premenopausal women. *Calcif Tissue Int* 82: 341–347.

33. Gourlay ML, Preisser JS, Hammett-Stabler CA, Renner JB, Rubin J. 2011. Follicle-stimulating hormone and bioavailable estradiol are less important than weight and race in determining bone density in younger postmenopausal women. *Osteoporos Int* 22: 2699–2708.

34. Gourlay ML, Specker BL, Li C, Hammett-Stabler CA, Renner JB, Rubin JE. 2012. Follicle-stimulating hormone is independently associated with lean mass but not BMD in younger postmenopausal women. *Bone* 50: 311–316.

35. Zaidi M, Turner CH, Canalis E, Pacifici R, Sun L, Iqbal J, Guo XE, Silverman S, Epstein S, Rosen CJ. 2009. Bone loss or lost bone: Rationale and recommendations for the diagnosis and treatment of early postmenopausal bone loss. *Curr Osteoporos Rep* 7: 118–126.

36. Robinson LJ, Tourkova I, Wang Y, Sharrow AC, Landau MS, Yaroslavskiy BB, Sun L, Zaidi M, Blair HC. 2010. FSH-receptor isoforms and FSH-dependent gene transcription in human monocytes and osteoclasts. *Biochem Biophys Res Commun* 394: 12–17.

37. Sun L, Zhang Z, Zhu LL, Peng Y, Liu X, Li J, Agrawal M, Robinson LJ, Iqbal J, Blair HC, Zaidi M. 2010. Further evidence for direct pro-resorptive actions of FSH. *Biochem Biophys Res Commun* 394: 6–11.

38. Wu Y, Torchia J, Yao W, Lane NE, Lanier LL, Nakamura MC, Humphrey MB. 2007. Bone microenvironment specific roles of ITAM adapter signaling during bone remodeling induced by acute estrogen-deficiency. *PLoS One* 2: e586.

39. Cannon JG, Kraj B, Sloan G. 2011. Follicle-stimulating hormone promotes RANK expression on human monocytes. *Cytokine* 53: 141–144.

40. Iqbal J, Sun L, Kumar TR, Blair HC, Zaidi M. 2006. Follicle-stimulating hormone stimulates TNF production from immune cells to enhance osteoblast and osteoclast formation. *Proc Natl Acad Sci U S A* 103: 14925–14930.

41. Cannon JG, Cortez-Cooper M, Meaders E, Stallings J, Haddow S, Kraj B, Sloan G, Mulloy A. 2010. Follicle-stimulating hormone, interleukin-1, and bone density in adult women. *Am J Physiol Regul Integr Comp Physiol* 298: R790–798.

42. Gertz ER, Silverman NE, Wise KS, Hanson KB, Alekel DL, Stewart JW, Perry CD, Bhupathiraju SN, Kohut ML, Van Loan MD. 2010. Contribution of serum inflammatory markers to changes in bone mineral content and density in postmenopausal women: A 1-year investigation. *J Clin Densitom* 13: 277–282.

43. Allan CM, Kalak R, Dunstan CR, McTavish KJ, Zhou H, Handelsman DJ, Seibel MJ. 2010. Follicle-stimulating hormone increases bone mass in female mice. *Proc Natl Acad Sci U S A* 107: 22629–22634.

44. Ritter V, Thuering B, Saint Mezard P, Luong-Nguyen NH, Seltenmeyer Y, Junker U, Fournier B, Susa M, Morvan F. 2008. Follicle-stimulating hormone does not impact male bone mass in vivo or human male osteoclasts in vitro. *Calcif Tissue Int* 82: 383–391.

45. Kawai H, Furuhashi M, Suganuma N. 2004. Serum follicle-stimulating hormone level is a predictor of bone mineral density in patients with hormone replacement therapy. *Arch Gynecol Obstet* 269: 192–195.

46. Drake MT, McCready LK, Hoey KA, Atkinson EJ, Khosla S. 2010. Effects of suppression of follicle-stimulating hormone secretion on bone resorption markers in postmenopausal women. *J Clin Endocrinol Metab* 95: 5063–5068.

47. Zhu LL, Blair H, Cao J, Yuen T, Latif R, Guo L, Turkova IL, Li J, Davies TF, Sun L, Bian Z, Rosen C, Zallone A, New MI, Zaidi M. 2012. Blocking antibody to the β-subunit of FSH prevents bone loss by inhibiting bone resorption and stimulating bone synthesis. *Proc Natl Acad Sci U S A* 109: 14574–14579.

48. Abe E, Marians RC, Yu W, Wu XB, Ando T, Li Y, Iqbal J, Eldeiry L, Rajendren G, Blair HC, Davies TF, Zaidi M. 2003. TSH is a negative regulator of skeletal remodeling. *Cell* 115: 151–162.

49. Novack DV. 2003. TSH, the bone suppressing hormone. *Cell* 115: 129–130.

50. Zaidi M, Sun L, Davies TF, Abe E. 2006. Low TSH triggers bone loss: Fact or fiction? *Thyroid* 16: 1075–1076.

51. Baliram R, Sun L, Cao J, Li J, Latif R, Huber AK, Yuen T, Blair HC, Zaidi M, Davies TF. 2012. Hyperthyroid-associated osteoporosis is exacerbated by the loss of TSH signaling. *J Clin Invest* 122: 3731–3741.

52. Britto JM, Fenton AJ, Holloway WR, Nicholson GC. 1994. Osteoblasts mediate thyroid hormone stimulation of osteoclastic bone resorption. *Endocrinology* 134: 169–176.

53. Sun L, Vukicevic S, Baliram R, Yang G, Sendak R, McPherson J, Zhu LL, Iqbal J, Latif R, Natrajan A, Arabi A, Yamoah K, Moonga BS, Gabet Y, Davies TF, Bab I, Abe E, Sampath K, Zaidi M. 2008. Intermittent recombinant TSH injections prevent ovariectomy-induced bone loss. *Proc Natl Acad Sci U S A* 105: 4289–4294.

54. Ma R, Latif R, Davies TF. 2009. Thyrotropin-independent induction of thyroid endoderm from embryonic stem cells by activin A. *Endocrinology* 150: 1970–1975.

55. Hase H, Ando T, Eldeiry L, Brebene A, Peng Y, Liu L, Amano H, Davies TF, Sun L, Zaidi M, Abe E. 2006. TNFalpha mediates the skeletal effects of thyroid-stimulating hormone. *Proc Natl Acad Sci U S A* 103: 12849–12854.

56. Mazziotti G, Sorvillo F, Piscopo M, Cioffi M, Pilla P,

Biondi B, Iorio S, Giustina A, Amato G, Carella C. 2005. Recombinant human TSH modulates in vivo C-telopeptides of type-1 collagen and bone alkaline phosphatase, but not osteoprotegerin production in postmenopausal women monitored for differentiated thyroid carcinoma. *J Bone Miner Res* 20: 480–486.

57. Yamoah K, Brebene A, Baliram R, Inagaki K, Dolios G, Arabi A, Majeed R, Amano H, Wang R, Yanagisawa R, Abe E. 2008. High-mobility group box proteins modulate tumor necrosis factor-alpha expression in osteoclastogenesis via a novel deoxyribonucleic acid sequence. *Mol Endocrinol* 22: 1141–1153.

58. Baliram R, Latif R, Berkowitz J, Frid S, Colaianni G, Sun L, Zaidi M, Davies TF. 2011. Thyroid-stimulating hormone induces a Wnt-dependent, feed-forward loop for osteoblastogenesis in embryonic stem cell cultures. *Proc Natl Acad Sci U S A* 108: 16277–16282.

59. Sampath TK, Simic P, Sendak R, Draca N, Bowe AE, O'Brien S, Schiavi SC, McPherson JM, Vukicevic S. 2007. Thyroid-stimulating hormone restores bone volume, microarchitecture, and strength in aged ovariectomized rats. *J Bone Miner Res* 22: 849–859.

60. Martini G, Gennari L, De Paola V, Pilli T, Salvadori S, Merlotti D, Valleggi F, Campagna S, Franci B, Avanzati A, Nuti R, Pacini F. 2008. The effects of recombinant TSH on bone turnover markers and serum osteoprotegerin and RANKL levels. *Thyroid* 18: 455–460.

61. Bauer DC, Ettinger B, Nevitt MC, Stone KL. 2001. Risk for fracture in women with low serum levels of thyroid-stimulating hormone. *Ann Intern Med* 134: 561–568.

62. Zofkova I, Hill M. 2008. Biochemical markers of bone remodeling correlate negatively with circulating TSH in postmenopausal women. *Endocr Regul* 42: 121–127.

63. La Vignera S, Vicari E, Tumino S, Ciotta L, Condorelli R, Vicari LO, Calogero AE. 2008. L-thyroxin treatment and post-menopausal osteoporosis: Relevance of the risk profile present in clinical history. *Minerva Ginecol* 60: 475–484.

64. Flynn RW, Bonellie SR, Jung RT, MacDonald TM, Morris AD, Leese GP. 2010. Serum thyroid-stimulating hormone concentration and morbidity from cardiovascular disease and fractures in patients on long-term thyroxine therapy. *J Clin Endocrinol Metab* 95: 186–193.

65. Baqi L, Payer J, Killinger Z, Susienkova K, Jackuliak P, Cierny D, Langer P. 2010. The level of TSH appeared favourable in maintaining bone mineral density in postmenopausal women. *Endocr Regul* 44: 9–15.

66. Grimnes G, Emaus N, Joakimsen RM, Figenschau Y, Jorde R. 2008. The relationship between serum TSH and bone mineral density in men and postmenopausal women: The Tromso study. *Thyroid* 18: 1147–1155.

67. Mikosch P, Kerschan-Schindl K, Woloszczuk W, Stettner H, Kudlacek S, Kresnik E, Gallowitsch HJ, Lind P, Pietschmann P. 2008. High cathepsin K levels in men with differentiated thyroid cancer on suppressive L-thyroxine therapy. *Thyroid* 18: 27–33.

68. Svare A, Nilsen TI, Bjoro T, Forsmo S, Schei B, Langhammer A. 2009. Hyperthyroid levels of TSH correlate with low bone mineral density: The HUNT 2 study. *Eur J Endocrinol* 161: 779–786.

69. Morris MS. 2007. The association between serum thyroid-stimulating hormone in its reference range and bone status in postmenopausal American women. *Bone* 40: 1128–1134.

70. Mazziotti G, Porcelli T, Patelli I, Vescovi PP, Giustina A. 2010. Serum TSH values and risk of vertebral fractures in euthyroid post-menopausal women with low bone mineral density. *Bone* 46: 747–751.

71. Heemstra KA, van der Deure WM, Peeters RP, Hamdy NA, Stokkel MP, Corssmit EP, Romijn JA, Visser TJ, Smit JW. 2008. Thyroid hormone independent associations between serum TSH levels and indicators of bone turnover in cured patients with differentiated thyroid carcinoma. *Eur J Endocrinol* 159: 69–76.

72. van der Deure WM, Uitterlinden AG, Hofman A, Rivadeneira F, Pols HA, Peeters RP, Visser TJ. 2008. Effects of serum TSH and FT4 levels and the TSHR-Asp727Glu polymorphism on bone: the Rotterdam Study. *Clin Endocrinol (Oxf)* 68: 175–181.

73. Albagha OME, Natarajan R, Reid DM, Ralston SH. 2005. The D727E polymorphism of the human thyroid stimulating hormone receptor is associated with bone mineral density and bone loss in women from the UK. *J Bone Miner Res* 20 (Suppl 1): S341.

74. Mankin HJ. 1992. Nontraumatic necrosis of bone (osteonecrosis). *N Engl J Med* 326: 1473–1479.

75. Eberhardt AW, Yeager-Jones A, Blair HC. 2001. Regional trabecular bone matrix degeneration and osteocyte death in femora of glucocorticoid-treated rabbits. *Endocrinology* 142: 1333–1340.

76. Isales CM, Zaidi M, Blair HC. 2010. ACTH is a novel regulator of bone mass. *Ann N Y Acad Sci* 1192: 110–116.

77. Zaidi M, Sun L, Robinson LJ, Tourkova IL, Liu L, Wang Y, Zhu LL, Liu X, Li J, Peng Y, Yang G, Shi X, Levine A, Iqbal J, Yaroslavskiy BB, Isales C, Blair HC. 2010. ACTH protects against glucocorticoid-induced osteonecrosis of bone. *Proc Natl Acad Sci U S A* 107: 8782–8787.

78. Wang G, Zhang CQ, Sun Y, Feng Y, Chen SB, Cheng XG, Zeng BF. 2010. Changes in femoral head blood supply and vascular endothelial growth factor in rabbits with steroid-induced osteonecrosis. *J Int Med Res* 38: 1060–1069.

79. Lotinun S, Limlomwongse L, Krishnamra N. 1998. The study of a physiological significance of prolactin in the regulation of calcium metabolism during pregnancy and lactation in rats. *Can J Physiol Pharmacol* 76: 218–228.

80. Naylor KE, Iqbal P, Fledelius C, Fraser RB, Eastell R. 2000. The effect of pregnancy on bone density and bone turnover. *J Bone Miner Res* 15: 129–137.

81. Lotinun S, Limlomwongse L, Sirikulchayanonta V, Krishnamra N. 2003. Bone calcium turnover, formation, and resorption in bromocriptine- and prolactin-treated lactating rats. *Endocrine* 20: 163–170.

82. Meaney AM, Smith S, Howes OD, O'Brien M, Murray RM, O'Keane V. 2004. Effects of long-term prolactin-raising antipsychotic medication on bone mineral density in patients with schizophrenia. *Br J Psychiatry* 184: 503–508.

83. Coss D, Yang L, Kuo CB, Xu X, Luben RA, Walker AM. 2000. Effects of prolactin on osteoblast alkaline phosphatase and bone formation in the developing rat. *Am J Physiol Endocrinol Metab* 279: E1216–1225.

84. Seriwatanachai D, Thongchote K, Charoenphandhu N, Pandaranandaka J, Tudpor K, Teerapornpuntakit J, Suthiphongchai T, Krishnamra N. 2008. Prolactin directly enhances bone turnover by raising osteoblast-

expressed receptor activator of nuclear factor kappaB ligand/osteoprotegerin ratio. *Bone* 42: 535–546.

85. Seriwatanachai D, Charoenphandhu N, Suthiphongchai T, Krishnamra N. 2008. Prolactin decreases the expression ratio of receptor activator of nuclear factor kappaB ligand/osteoprotegerin in human fetal osteoblast cells. *Cell Biol Int* 32: 1126–1135.

86. Krishnamra N, Seemoung J. 1996. Effects of acute and long-term administration of prolactin on bone 45Ca uptake, calcium deposit, and calcium resorption in weaned, young, and mature rats. *Can J Physiol Pharmacol* 74: 1157–1165.

87. Nishimori K, Young LJ, Guo Q, Wang Z, Insel TR, Matzuk MM. 1996. Oxytocin is required for nursing but is not essential for parturition or reproductive behavior. *Proc Natl Acad Sci U S A* 93: 11699–11704.

88. Young WS 3rd, Shepard E, DeVries AC, Zimmer A, LaMarca ME, Ginns EI, Amico J, Nelson RJ, Hennighausen L, Wagner KU. 1998. Targeted reduction of oxytocin expression provides insights into its physiological roles. *Adv Exp Med Biol* 449: 231–240.

89. Insel TR, Harbaugh CR. 1989. Lesions of the hypothalamic paraventricular nucleus disrupt the initiation of maternal behavior. *Physiol Behav* 45: 1033–1041.

90. Mantella RC, Vollmer RR, Li X, Amico JA. 2003. Female oxytocin-deficient mice display enhanced anxiety-related behavior. *Endocrinology* 144: 2291–2296.

91. Argiolas A, Collu M, Gessa GL, Melis MR, Serra G. 1988. The oxytocin antagonist d(CH2)5Tyr(Me)-Orn8-vasotocin inhibits male copulatory behaviour in rats. *Eur J Pharmacol* 149: 389–392.

92. Sclafani A, Rinaman L, Vollmer RR, Amico JA. 2007. Oxytocin knockout mice demonstrate enhanced intake of sweet and nonsweet carbohydrate solutions. *Am J Physiol Regul Integr Comp Physiol* 292: R1828–1833.

93. Ferguson JN, Young LJ, Hearn EF, Matzuk MM, Insel TR, Winslow JT. 2000. Social amnesia in mice lacking the oxytocin gene. *Nat Genet* 25: 284–288.

94. Copland JA, Ives KL, Simmons DJ, Soloff MS. 1999. Functional oxytocin receptors discovered in human osteoblasts. *Endocrinology* 140: 4371–4374.

95. Colucci S, Colaianni G, Mori G, Grano M, Zallone A. 2002. Human osteoclasts express oxytocin receptor. *Biochem Biophys Res Commun* 297: 442–445.

96. Colaianni G, Di Benedetto A, Zhu LL, Tamma R, Li J, Greco G, Peng Y, Dell'Endice S, Zhu G, Cuscito C, Grano M, Colucci S, Iqbal J, Yuen T, Sun L, Zaidi M, Zallone A. 2011. Regulated production of the pituitary hormone oxytocin from murine and human osteoblasts. *Biochem Biophys Res Commun* 411: 512–515.

97. Tamma R, Colaianni G, Zhu LL, DiBenedetto A, Greco G, Montemurro G, Patano N, Strippoli M, Vergari R, Mancini L, Colucci S, Grano M, Faccio R, Liu X, Li J, Usmani S, Bachar M, Bab I, Nishimori K, Young LJ, Buettner C, Iqbal J, Sun L, Zaidi M, Zallone A. 2009. Oxytocin is an anabolic bone hormone. *Proc Natl Acad Sci U S A* 106: 7149–7154.

98. Elabd SK, Sabry I, Hassan WB, Nour H, Zaky K. 2007. Possible neuroendocrine role for oxytocin in bone remodeling. *Endocr Regul* 41: 131–141.

99. Wysolmerski JJ. 2002. The evolutionary origins of maternal calcium and bone metabolism during lactation. *J Mammary Gland Biol Neoplasia* 7: 267–276.

100. Sowers M, Eyre D, Hollis BW, Randolph JF, Shapiro B, Jannausch ML, Crutchfield M. 1995. Biochemical markers of bone turnover in lactating and nonlactating postpartum women. *J Clin Endocrinol Metab* 80: 2210–2216.

# 第 117 章
# 骨骼肌对骨骼的影响

William J. Evans

（陈柏龄　朱志伟　林　焘　译　　陈柏龄　校审）

## 引言

随着年龄的增长，最显著的变化就是瘦体重降低和脂肪量增加。而随着年龄增长瘦体重主要降低的部分是骨骼肌量[1]和骨量（但不是唯一降低的部分）。这些身体组分的变化贯穿整个生命周期，有重要的功能且对代谢有着重要的影响。"肌肉减少症"指的就是这种与年龄相关的骨骼肌量减少和强度降低。这个词是由 Irv Rosenberg[2] 首次使用并由 Evans 和 Campbell[3] 描述及进一步明确的[4]。随着年龄增长，骨骼肌量的减少是普遍的，会引起老年人常见的一些疾病。就像骨密度与骨折风险相关一样，肌肉减少症可以预测老年人残疾和无法自理的风险。骨骼肌除了对运动起重要作用外，也对一些老年病症状的发展有影响，同时参与一些导致行动力丧失的疾病的病因机制。骨骼肌是葡萄糖代谢的主要部位，肌肉胰岛素抵抗是 2 型糖尿病病因的主要特点。肌肉减少症是年龄相关的代谢率急剧降低和能量需求减少的主要原因[1]。有许多作者将肌肉减少症定义为肌肉量下降的老年人的一个子群，具体定义为：低于年轻人平均肌肉质量 2 个标准差（平均 35 岁左右）[5]。而近期达成了一种共识，即认为单独骨骼肌质量不能作为预测残疾风险的指标，确诊肌肉减少症需要一种功能测定（如习惯性步态速度）和骨骼肌质量测定。肌肉减少症已经成为公认的老年病科重要病症，同时也是老年衰弱的一个主要先兆[6-7]。就像骨质疏松症（骨密度）能预测骨折风险一样，肌肉减少症也能很好地预测晚年残疾。

肌肉减少症很可能开始于成年早期[8]的肌萎缩和Ⅱ型肌纤维减少[9-10]，随后逐渐受环境和遗传因素复杂的相互作用而得到这样的结果。纵向研究表明，肌肉的肌量、强度和力量均在 25 岁以后开始出现明显下降[11]，而强度和力量下降的程度较肌量更大[12]。除了肌肉减少症以外，肌肉内脂质称为"肌肉脂肪变性"会随年龄增长而增多，体内脂肪也会增多。Janssen 等[14] 估计，肌肉减少症相关的残疾会使美国医疗保健系统每年花费增加 184 亿美元（2001 年）。在新墨西哥州的研究首次确定，80 岁以上的肌肉减少症患者超过了 50%[5]。之后的研究中用更直接的方法评估得出，在 60 ~ 70 岁人群中肌肉减少症症患者占 12%，而在 80 岁以上的人群中占近 30%[5,15]。Janssen 等[16] 使用来自美国国家健康与营养评估调查Ⅲ（NHANES Ⅲ）的大型队列研究发现，60 岁及以上人口肌肉减少症的患病率（−2SD）为 7% ~ 10%。女性发病率可能比男性发病率高，但有些其他报道有相反的结论[17-21]。表 117.1 比较了不同研究的肌肉减少症的发生率。所有的研究都有一个共同的发现，即肌肉减少症在老年人中非常普遍，且随着年龄的增长而增加。

## 肌肉减少症与骨

骨骼肌和骨量减少与年龄增长密切相关[22]。

**表 117.1 不同方法评估的不同群体肌肉减少症的患病率†**

| 作者 | 方法 | 性别 | 人数 | 年龄（岁） | 患病率 |
|---|---|---|---|---|---|
| Baumgartner 等，1998（参考文献 5） | 拟人法 | 男 / 女 | 883 | 61 ~ 70 | 13% |
| | | | | 71 ~ 80 | 24% |
| | | | | 80+ | 50% |
| Morley 等，2001（参考文献 15） | DXA | 男 / 女 | 199 | <70 | 12% |
| | | | | 80+ | 30% |
| Janssen 等，2002（参考文献 16） | 生物电抗阻法 | 男 / 女 女 | 4 504 4 321 | 60+ | 7% |
| Tanko 等，2002（参考文献 20） | DXA | 女 | 754 | 70+ | 12.3% |
| Melton 等，2000（参考文献 21） | DXA | 男 | 50 | 70 ~ 79 | 14% |
| | | | 50 | ≥ 80 | 42% |
| | | 女 | 51 | 70 ~ 79 | 4.7% |
| | | | 48 | ≥ 80 | 16.3% |
| Gillette-Guyonnet 等，2003（参考文献 18） | DXA | 女 | 1 321 | 76 ~ 80 | 8.9% |
| | | | | 86 ~ 95 | 10.9% |
| Castillo 等，2004（参考文献 17） | 生物电抗阻法 | 男 女 | 694 1 006 | 55 ~ 98 70 ~ 75 | 总 6% 男 4%；女 3% |
| | | | | 85+ | 女 13%；男 16% |
| Ianuzzi-Sacich 等，2002（参考文献 19） | DXA | 男 女 | 142 195 | 64 ~ 92 | 26.8% 22.6% |
| Newman 等，2003（参考文献 64） | DXA | 男 女 | 1 435 1 549 | 74.5 ± 2.8 73.8 ± 2.8 | 12% ~ 30% * 12% ~ 30% |
| Schaap 等，（参考文献 65） | DXA | 男 / 女 | 328 | 74.0 ± 8 | 15% # |

† DXA = 双能 X 线骨密度仪
*BMI<30
# 肌肉减少症的纵向研究定义为 3 年内肢体肌肉的损失量大于 3%

Doyle 等[23] 通过研究第 3 腰椎的灰重，并与男性和女性尸体左侧腰大肌的重量比较，得出结论为两者有 很 高 的 相 关 性（r=0.722，P<0.001；图 117.1）。他们认为腰肌的重量可以反映出肌肉对骨的作用力，并可使骨量增加或减少。Cohn 等[24] 测定了 79 名 30 ~ 90 岁的男性和女性，用中子活化测量体内总钙（TBCa）和全身 $^{40}$K（TBK）作为活性细胞量（骨骼肌）的指标。他们发现在每一个 10 年中，TBK/TBCa 比率随着年龄增长仍然保持不变，所以得出结论"与年龄相关的骨质丢失的原因中，无论是营养缺乏或是性腺功能及体力活动减少等，均是由年龄相关的肌肉质量减少所引起的"。Ellis 和 Cohn[25] 观察到男性和女性的 TBK/TBCa 比率分布为（0.122 ± 0.008）和（0.100 ± 0.007），进一步表明随着年龄增长单位

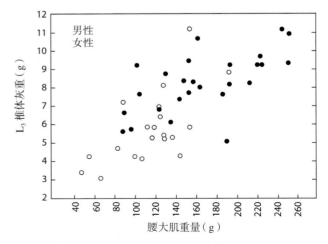

图 117.1   26 具男性和 20 具女性尸体标本（年龄范围 26 ~ 83 岁）中 L$_3$ 椎体灰重和腰大肌重量的关联性（r=0.722，P<0.001）（From Doyle et al. Ref. 23）

骨量对应的肌肉质量仍然保持不变。Capozza 等[26] 的一项队列研究评估了 3205 名绝经前及绝经后女性的骨矿含量和瘦体重的关系（BMC/LM）。此外，它们还对近期骨折的受试者做了进一步检查，发现这个 BMC/LM 比率在有无骨折的绝经前女性之间没有差异。而在绝经后女性中，LM 和 BMC 均会随年龄增长出现类似变化，对于有骨折的女性，特别是髋部骨折，BMC/LM 比值显著低于无骨折女性。

因为骨骼肌量是骨密度和功能状态的重要决定因素，所以骨骼肌的减少也会导致骨密度降低。而失用论则会在后面讨论。通过限制饮食的方法减肥会导致体内脂肪、瘦体重和骨密度的下降。Langlois 等[27] 对 2413 名 67 岁以上社区白人男性进行 8 年随访队列研究，观察体重变化和髋部骨折风险的联系。比例风险模型分析得出从 50 岁开始明显体重减少（10% 以上）与髋部骨折的危险性增加相关（相对危险度 1.8；可信区间 95% 1.04 ~ 3.3）。体重减少大于 10% 以上与几个健康状况不佳的指标相关，包括肢体残疾、智力低下状态评分、低运动量（$P<0.05$）。50 岁开始体重增加 10% 以上则可降低髋部骨折风险（相对危险度 0.4；可信区间为 95% 0.1 ~ 1.00）。尽管老年男性和女性髋部骨折的发生率和危险因素不同，但体重仍然是老年男性髋部骨折的重要危险因素。老年白人男性在 50 岁以后体重减少超过 10% 预示髋部骨折风险增加，而体重增加超过 10% 则代表髋部骨折风险降低。过度的体重下降与健康状况不佳之间的关系表明，体重下降是老年男性髋部骨折风险增加的一个标志。医生应该在中老年男性髋部骨折风险评估中加入体重史。Ensrud 等[28] 研究了 6785 名 65 岁以上女性体重变化对骨密度的影响，观察时间为 5.7 年。他们证明了体重下降的女性骨量丢失最多（与体重不变及增加的女性相比），而且无论目前的体重多少以及是否有意减肥，体重的下降仍然会增加髋部骨折的风险。他们总结得出："这些发现表明即使是超重的老年女性有意减肥同样会增加髋部骨折的风险"。Villareal 等[29] 也证明，减肥是与骨密度的大幅降低有关。持续一年的限制热量的减肥将会导致全髋和粗隆间的骨密度（BMD）降低 2%。而通过规律锻炼减少同样体重的女性，BMD 没有发生变化。

骨折风险有许多相关因素，而骨密度和骨骼强度是主要的两个。骨骼肌的力量和功能与老年人的跌倒风险紧密相关[30]。骨骼能够适应压力以及机械负荷而骨骼肌则对骨施加很强的负荷。Ellis 和 Cohn 观察到，由于男性 TBK/TBCa 比值大于女性，所以男性肌肉质量 / 单位骨比值要比女性高，这也解释了为什么男性的骨密度更高，骨折风险更低。通过测量 TBK 值，Aloia 等[31] 发现在绝经期会出现与 TBCa 和骨密度相关的肌肉质量降低。他们还发现 TBK、骨密度和 TBCa 的值与体重指数（BMI）呈正相关，而与肥胖无关。事实上，很大一部分髋部骨折的老年女性是肌肉减少症患者[32]。在本组 313 例髋部骨折女性中，通过双能 X 线骨密度仪（DXA）测量瘦体重和骨密度发现，肌肉减少症和骨量减少的患病率之间有显著的关系（$P=0.026$）（表 117.2）。

虽然骨密度在骨折风险评估中很重要，然而对于跌倒的风险同样重要，因为至少 90% 的髋部骨折是由跌倒所致的。Gunter 等[33] 发现身体功能能很好地预测哪些人属于高跌倒风险。他们的结论是"鉴于'站立及行走'可以判定是否属于高跌倒风险人群，且与下肢的强度和力量相关，故预防跌倒的方案应该着眼于提高这两个功能性的活动能力以及下肢的强度和力量。"Greenspan 等[34] 对高龄（89 ± 7 岁）、需长期护理设施且身体虚弱居民的研究发现，侧摔、低股骨骨密度及行动不便是髋部骨折的独立危险因素。在年老体弱的男性和女性人群中，改善肌肉功能可以显著降低跌倒损伤的风险，故应将其作为预防首次跌倒和再次跌倒的一线预防措施。这对于预防和治疗极低骨密度人群尤其重要，而可能需要很长时间来改善，甚至无法通过改善骨强度来预防骨折。对高龄、体弱、需长期护理的人群行渐进性阻力训练的效果很好，且迅速[35-36]。这个运动训练的

**表 117.2　肌肉减少症及骨质疏松症女性的频数和期望值 ***

|  | 伴骨质疏松症 | 不伴骨质疏松症 | 合计 |
|---|---|---|---|
| 伴肌肉减少症 | 141 | 39 | 180 |
| （期望值） | 132.3 | 47.7 | |
| 不伴肌肉减少症 | 89 | 44 | 133 |
| （期望值） | 97.7 | 35.3 | |
| 合计 | 230 | 83 | 313 |

*结果来源于 Di Monaco 等[32]。313 例曾有髋部骨折的老年女性，通过 DXA 评估肌肉减少症（定义为 LBM>2 SD，小于年轻人）和骨质疏松症的实际数。这个人群中患有两种疾病的发病率比同等年龄段的白种女人（无髋部骨折史）要高

积极影响（包括大幅提高强度、增加爬楼梯力量、改善平衡、自主活动水平提高），都可能减少跌倒损伤的风险。

Orwell 等 [37] 检查了 2587 名年龄在 65～99 岁的社区男性。在 4 年随访期间，每 4 个月记录一次跌倒事件。发现男性睾酮最低的 1/4 人群跌倒风险比最高 1/4 人群要高出 40%。低睾酮男性的身体功能分数也较低，且即使改善身体功能同样有跌倒的高风险。这些数据表明肌肉质量可能对预防跌倒以及后续的骨折起到很大的作用。

## 失用和体力活动

体力活动对骨密度的积极影响是十分明确的。规律的负重性有氧运动如散步，可减缓年龄相关的骨密度丢失率 [38-39]。对 96 例健康白人女性的研究中可观察到，肌肉强度、体力活动和骨密度之间存在正相关性 [40]。经常体育锻炼有助于保持瘦体重 [41]，而渐进性阻力训练（PRT）也对肌肉质量、肌肉强度和骨密度有显著影响。Nelson 等 [42] 对绝经后女性进行一项一周两次长达 1 年的 PRT（80% 的参与者最多重复 1 次），受试者被随机分入 PRT 组和静坐对照组。经过力量训练的女性股骨颈和腰椎 BMD 分别增加了 $0.005 \pm 0.039\,g/cm^2$（$0.9\% \pm 4.5\%$）（平均值 ±SD）和 $0.009 \pm 0.033\,g/cm^2$（$1.0\% \pm 3.6\%$），而在对照组为 $-0.022 \pm 0.035\,g/cm^2$（$-2.5\% \pm 3.8\%$）和 $-0.019 \pm 0.035\,g/cm^2$（$-1.8\% \pm 3.5\%$）（$P = 0.02$ 和 0.04）。而且，功能锻炼组的女性较对照组而言在肌肉质量、强度和平衡性上均有增加。这些结果表明一周两次的训练活动不仅能改善骨密度，也能改善其他导致老年女性摔倒和骨折的危险因素。

Walsh 等 [43] 研究肌肉减少症和骨量减少之间的关系，发现在骨量减少的绝经期女性中肌肉减少症的患病率为 12.5%。而骨量减少的绝经后女性的肌肉减少症患病率为 25%，骨质疏松症的肌肉减少症患病率为 50%。体力活动与骨骼肌量独立相关（beta=0.222，$P=0.0001$），与饮食和激素替代疗法（HRT）则不相关。他们还发现在调整体力活动强度后，肌肉质量与骨密度之间不出现显著相关。这些数据有力地表明，虽然肌肉质量与骨骼健康相关联，但是肌肉作用于骨骼的应力才是随着年龄增长保持骨密度的重要因素。

肌力可作为残疾和骨折等事件的风险预测指标。肌力通常是反映骨骼肌质量的指标，但随着年龄增长，肌肉强度下降较肌量更大。对 89 例年老体弱的老年男性的研究显示，肌肉质量与腿部力量显著相关 [44]。控制性别后，$r^2 = 0.0625$，表明肌肉质量仅能解释极小量的肌力变化。肌力下降可能有很多因素，包括身体活动水平下降，而接受渐进性抗阻运动的人则在肌肉大小未发生变化之前便出现肌力的增加。影响老年人肌肉力量的另一个重要因素是肌内脂肪。Goodpaster 等 [45] 证明了年龄与肌肉内的脂质浸润相关，而这也导致了在肌肉横截面积不变的情况下依然出现力量减弱的现象。脂肪浸润会增加老年人骨折的风险。Schafer 等 [46] 对 2762 例老年人健康状况的纵向研究得出，增加肌内脂肪与骨折风险增加 19% 有关。他们还发现，2 型糖尿病患者较糖耐量正常的人群骨折率更高。

不活动对骨骼肌的强度、大小和骨密度的影响很大。大量使用卧床休息作为微重力环境暴露模型的研究表明肌肉、运动能力、心血管功能和骨密度都下降。然而，缺乏运动、低肌肉质量和低骨密度的老年人也是最常住院和长期卧床治疗。长期卧床的老年人其身体组分和功能的变化未受到较大的关注。Covinsky 等 [47] 研究表明日常生活活动（ADL）能显著降低住院时间。Kortebein 等 [48] 观察了健康老年男性和女性卧床 10 天后的变化，受试者的瘦体重降低 3.2%（$P=0.004$），而腿部瘦体重减少 0.95kg（$-6.3\%$，$P=0.003$）。腿部肌肉质量的减少与 30% 的肌蛋白部分合成率降低相关。他们还出现了体力活动、强度（$-15.6\%$）和 $VO_2$ 峰值（$-15.0\%$）的降低。$VO_2$ 峰值降低的程度相当于 15 年老化的影响 [49-50]。年轻的男性和女性经过 28 天的卧床（微重力模型）也出现了大约 400g 肌肉组织的减少 [51]。这些数据表明健康的老年人卧床时间为年轻人的 1/3，而比年轻人减少超过两倍的肌肉量。

目前，关于因卧床引起肌肉和骨骼改变后恢复的研究很少。Manske 等研究了小鼠肌力的产生对骨质适应的作用。他们使用肉毒杆菌肌肉注射来固定肌肉后发现，正如他们所料，肌肉和骨骼的丢失相似。然而，与他们的假设相反，肌肉的体积和力量的恢复要快于骨密度的增加，同时他们还发现，肌肉和骨骼的恢复速度相似。

## 肌肉 - 骨骼的相互作用

骨骼能够适应体力活动的变化，而这些适应的过程是由骨骼肌所产生的载荷力所体现的。这可能解释了为什么短时间内大强度的训练比低强度耐力的运动有更好的效果。Nelson 等[42] 研究持续 1 年的抗阻运动训练对骨密度、肌肉量和强度、功能状态的影响，在经过 1 年的每周两次锻炼后，经过强度训练的女性腰椎骨密度平均增加 0.9% ±4.5%，股骨颈骨密度平均增加 1.0% ± 3.6%，而非运动对照组骨密度变化值分别为 –2.5% ±3.8% 和 –1.8% ±3.5%。此外，运动组的女性（非对照组）还出现肌肉量、强度、平衡性和身体活动的整体水平升高，而这些均被证明为跌倒损伤的危险因素。在抗阻训练中，肌肉所产生的力量较耐性型运动产生的力量要大很多，对骨密度的影响也比低强度训练更大，其重要的原因可能为骨骼肌对骨的机械负载增大。Bassey 等[53-55] 研究高冲击运动的影响。在一项研究中[53]，绝经前女性每天进行 50 次踵落（heel-drop）练习（伸膝伸髋位提踵和脚踵着地交替进行），持续 6 个月。与对照组相比，练习组女性股骨粗隆间密度增加 3%～4%。然而，在绝经后女性的类似研究中[54] 没有得出相似的效果。对绝经前和绝经后女性行高强度跳跃练习的直接比较的研究显示[55]，相对于老年受试者，可在年轻受试者观察到更明显的促进骨密度的作用。

骨骼肌上表达的生长因子可能对骨骼有促合成作用。事实上，Hamrick 等[56] 已证明骨组织中富含骨骼肌分泌的生长因子受体蛋白质，尤其是在肌肉 - 骨交界处。肌肉生长和肥大与胰岛素样生长因子 -1（IGF-1）和力生长因子（MGF）的分泌相关，其与骨膜上的骨祖细胞表达的 IGF-1 受体（IGF-1R）结合刺激骨形成。肌肉损伤促进成纤维细胞生长因子 -2 的释放（FGF-2），其通过骨膜骨祖细胞表达 FGF-R2 来诱导骨形成和刺激骨折愈合。Hamrick[57] 指出包括 IGF-1、胰岛素样生长因子结合蛋白、碱性成纤维细胞生长因子、骨连接素、转化生长因子 - α1、基质金属蛋白酶 2 和白血病抑制因子在内的一些成骨因子都是由骨骼肌分泌。这些激素样的"肌肉因子"是在肌肉反复增大的过程中产生，如抗阻练习的过程中肌肉会反复增大。他们还指出肌肉抑制素（一种肌肉生长的负调节剂）也对骨组织有直接作用，同时一段时间的肌肉失用性萎缩也会导致骨质丢失。

## 恶病质与骨组织

恶病质[58] 的定义如下：

由原发病引起，以肌肉的减少为主要特征，伴或不伴有脂肪减少的一种复杂的代谢综合征。恶病质的临床显著的特点是成年人体重下降（液体潴留纠正）或儿童生长障碍（不包括内分泌紊乱）。厌食、炎症、胰岛素抵抗和肌蛋白分解增加往往与恶病质有关。恶病质区别于饥饿、与年龄相关的肌肉质量下降、原发性抑郁症、吸收不良和甲状腺功能亢进症，且与原发病相关。

虽然恶病质被定义为一种肌肉萎缩症，但很少有人关注其伴随的骨密度降低。前列腺癌和乳腺癌与低骨密度和骨折风险增加相关，而低骨密度和骨折风险增加被认为是辅助治疗的结果[59]。心力衰竭也与低骨密度相关[60]。HIV 感染男性广泛存在肌肉减少症和低骨密度[61]。慢性阻塞性肺疾病（COPD）患者也同样被证实骨密度降低。由于恶病质（肌肉萎缩）以及经常使用类固醇，他们的身体功能也很差。然而，炎症可能是加速骨骼和肌肉损失的附加因素。Bone 等[62] 研究了 40 例正在等待肺移植的 COPD 患者，他们发现这些患者中 95% 的骨密度降低，还发现骨形成和骨吸收的标志物与肿瘤坏死因子 - α（TNF- α）和白细胞介素 2 相关。在肺气肿患者中气道阻塞程度与 BMD 之间存在很强的关系[63]。

## 结论

许多研究均描述了骨骼肌量与骨密度之间存在很强的相关性。这种相关性在儿童、成人、男性、女性中均存在。实际上，导致骨骼肌减少（体重减少、失用、恶病质）或增加（抗阻训练、雄激素治疗）的因素同样会引起骨密度的降低或升高。肌肉和骨骼的这种伴随性丢失需要被关注并给予治疗，尤其是对于老年人。老年人一旦接受住院治疗，在出院时他们的肌肉和骨密度往往会降低，同时还会有不耐受站立以及身体功能差的情况出现。虽然体内脂肪增加会增加老年人 2 型糖尿病和残疾的风险，但传统的减肥方法（限制能量摄入）则会导致骨骼和肌肉损失并增加骨折的风险。而坚持锻炼则有很大的好处。同时，使用药物来维持骨骼肌和骨骼的状态也是应该重点考虑的方法。随着新的肌肉合成代谢疗法（如选择性雄激素受体调节剂或抗肌肉生长抑制素的化合物）被发现，使用单一的药物治疗提高肌量、肌质量以及促进骨骼健康的前景是非常大的。

# 参考文献

1. Tzankoff SP, Norris AH. 1978. Longitudinal changes in basal metabolic rate in man. *J Appl Physiol* 33: 536–9.
2. Rosenberg IH. 1989. Summary comments. *Am J Clin Nutr* 50: 1231–3.
3. Evans WJ, Campbell WW. 1993. Sarcopenia and age-related changes in body composition and functional capacity. *J Nutr* 123: 465–8.
4. Evans W. 1995. What is sarcopenia? *J Gerontol A Biol Sci Med Sci* 50 Spec No: 5–8.
5. Baumgartner RN, Koehler KM, Gallagher D, Romero L, Heymsfield SB, Ross RR, Garry PJ, Lindeman RD. 1998. Epidemiology of sarcopenia among the elderly in New Mexico. *Am J Epidemiol* 147(8): 755–63.
6. Morley JE. 2001. Anorexia, sarcopenia, and aging. *Nutrition* 17(7–8): 660–3.
7. Morley JE, Kim MJ, Haren MT, Kevorkian R, Banks WA. 2005. Frailty and the aging male. *Aging Male* 8(3–4): 135–40.
8. Lexell J, Henriksson-Larsen K, Wimblod B, Sjostrom M. 1983. Distribution of different fiber types in human skeletal muscles: Effects of aging studied in whole muscle cross sections. *Muscle Nerve* 6: 588–95.
9. Larsson L. 1978. Morphological and functional characteristics of the aging skeletal muscle in man. *Acta Physiol Scand Suppl* 457 (Suppl.): 1–36.
10. Larsson L. 1983. Histochemical characteristics of human skeletal muscle during aging. *Acta Physiol Scand* 117: 469–71.
11. Frontera WR, Hughes VA, Fielding RA, Fiatarone MA, Evans WJ, Roubenoff R. 2000. Aging of skeletal muscle: A 12-yr longitudinal study. *J Appl Physiol* 88(4): 1321–6.
12. Ferrucci L, Guralnik JM, Buchner D, Kasper J, Lamb SE, Simonsick EM, Corti MC, Bandeen-Roche K, Fried LP. 1997. Departures from linearity in the relationship between measures of muscular strength and physical performance of the lower extremities: The Women's Health and Aging Study. *J Gerontol A Biol Sci Med Sci* 52(5): M275–85.
13. Delmonico MJ, Harris TB, Lee JS, Visser M, Nevitt M, Kritchevsky SB, Tylavsky FA, Newman AB. 2007. Alternative definitions of sarcopenia, lower extremity performance, and functional impairment with aging in older men and women. *J Am Geriatr Soc* 55(5): 769–74.
14. Janssen I, Shepard DS, Katzmarzyk PT, Roubenoff R. 2004. The healthcare costs of sarcopenia in the United States. *J Am Geriatr Soc* 52(1): 80–5.
15. Morley JE, Baumgartner RN, Roubenoff R, Mayer J, Nair KS. Sarcopenia. 2001. *J Lab Clin Med* 137(4): 231–43.
16. Janssen I, Heymsfield SB, Ross R. 2002. Low relative skeletal muscle mass (sarcopenia) in older persons is associated with functional impairment and physical disability. *J Am Geriatr Soc* 50(5): 889–96.
17. Castillo EM, Goodman-Gruen D, Kritz-Silverstein D, Morton DJ, Wingard DL, Barrett-Connor E. 2003. Sarcopenia in elderly men and women: The Rancho Bernardo study. *Am J Prev Med* 25(3): 226–31.
18. Gillette-Guyonnet S, Nourhashemi F, Andrieu S, Cantet C, Albarede JL, Vellas B, Grandjean H. 2003. Body composition in French women 75+ years of age: The EPIDOS study. *Mech Ageing Dev* 124(3): 311–6.
19. Iannuzzi-Sucich M, Prestwood KM, Kenny AM. 2002. Prevalence of sarcopenia and predictors of skeletal muscle mass in healthy, older men and women. *J Gerontol A Biol Sci Med Sci* 57(12): M772–7.
20. Tanko LB, Movsesyan L, Mouritzen U, Christiansen C, Svendsen OL. 2002. Appendicular lean tissue mass and the prevalence of sarcopenia among healthy women. *Metabolism* 51(1): 69–74.
21. Melton LJ 3rd, Khosla S, Crowson CS, O'Connor MK, O'Fallon WM, Riggs BL. 2000. Epidemiology of sarcopenia. *J Am Geriatr Soc* 48(6): 625–30.
22. Crepaldi G, Maggi S. 2005. Sarcopenia and osteoporosis: A hazardous duet. *J Endocrinol Invest* 28(10 Suppl): 66–8.
23. Doyle F, Brown J, Lachance C. 1970. Relation between bone mass and muscle weight. *Lancet* 21: 391–3.
24. Cohn SH, Vaswani A, Zanzi I, Aloia JF, Roginsky MS, Ellis KJ. 1976. Changes in body chemical composition with age measured by total-body neutron activation. *Metabolism* 25(1): 85–96.
25. Ellis K, Cohn S. 1975. Correlation between skeletal calcium mass and muscle mass in man. *J Appl Physiol* 38(3): 455–60.
26. Capozza RF, Cure-Cure C, Cointry GR, Meta M, Cure P, Rittweger J, Ferretti JL. 2008. Association between low lean body mass and osteoporotic fractures after menopause. *Menopause* 15(5): 905–13.
27. Langlois JA, Visser M, Davidovic LS, Maggi S, Li G, Harris TB. 1998. Hip fracture risk in older white men is associated with change in body weight from age 50 years to old age. *Arch Intern Med* 158(9): 990–6.
28. Ensrud KE, Ewing SK, Stone KL, Cauley JA, Bowman PJ, Cummings SR. 2003. Intentional and unintentional weight loss increase bone loss and hip fracture risk in older women. *J Am Geriatr Soc* 51(12): 1740–7.
29. Villareal DT, Fontana L, Weiss EP, Racette SB, Steger-May K, Schechtman KB, Klein S, Holloszy JO. 2006. Bone mineral density response to caloric restriction-induced weight loss or exercise-induced weight loss: A randomized controlled trial. *Arch Intern Med* 166(22): 2502–10.
30. de Rekeneire N, Visser M, Peila R, Nevitt MC, Cauley JA, Tylavsky FA, Simonsick EM, Harris TB. 2003. Is a fall just a fall: Correlates of falling in healthy older persons. The Health, Aging and Body Composition Study. *J Am Geriatr Soc* 51(6): 841–6.
31. Aloia JF, McGowan DM, Vaswani AN, Ross P, Cohn SH. 1991. Relationship of menopause to skeletal and muscle health. *Am J Clin Nutr* 53: 1378–83.
32. Di Monaco M, Vallero F, Di Monaco R, Tappero R. 2010. Prevalence of sarcopenia and its association with osteoporosis in 313 older women following a hip fracture. *Arch Gerontol Geriatr* 52(1): 71–4.
33. Gunter KB, White KN, Hayes WC, Snow CM. 2000. Functional mobility discriminates nonfallers from one-time and frequent fallers. *J Gerontol A Biol Sci Med Sci* 55(11): M672–6.
34. Greenspan SL, Myers ER, Kiel DP, Parker RA, Hayes

WC, Resnick NM. 1998. Fall direction, bone mineral density, and function: risk factors for hip fracture in frail nursing home elderly. *Am J Med* 104(6): 539–45.

35. Fiatarone MA, Marks EC, Ryan ND, Meredith CN, Lipsitz LA, Evans WJ. 1990. High-intensity strength training in nonagenarians. Effects on skeletal muscle. *JAMA* 263: 3029–34.

36. Fiatarone MA, O'Neill EF, Ryan ND, Clements KM, Solares GR, Nelson ME, Roberts SB, Kehayias JJ, Lipsitz LA, Evans WJ. 1994. Exercise training and nutritional supplementation for physical frailty in very elderly people. *N Engl J Med* 330(25): 1769–75.

37. Orwoll E, Lambert LC, Marshall LM, Blank J, Barrett-Connor E, Cauley J, Ensrud K, Cummings SR. 2006. Endogenous testosterone levels, physical performance, and fall risk in older men. *Arch Intern Med* 166(19): 2124–31.

38. Nelson ME, Dilmanian FA, Dallal GE, Evans WJ. 1991. A one-year walking program and increased dietary calcium in postmenopausal women: Effects on bone. *Am J Clin Nutr* 53: 1304–11.

39. Coupland CA, Cliffe SJ, Bassey EJ, Grainge MJ, Hosking DJ, Chilvers CE. 1999. Habitual physical activity and bone mineral density in postmenopausal women in England. *Int J Epidemiol* 28(2): 241–6.

40. Sinaki M, Fitzpatrick LA, Ritchie CK, Montesano A, Wahner HW. 1998. Site-specificity of bone mineral density and muscle strength in women: Job-related physical activity. *Am J Phys Med Rehab* 77(6): 470–6.

41. Hughes VA, Frontera WR, Roubenoff R, Evans WJ, Singh MA. 2002. Longitudinal changes in body composition in older men and women: Role of body weight change and physical activity. *Am J Clin Nutr* 76(2): 473–81.

42. Nelson ME, Fiatarone MA, Morganti CM, Trice I, Greenberg RA, Evans WJ. 1994. Effects of high-intensity strength training on multiple risk factors for osteoporotic fractures. A randomized controlled trial. *JAMA* 272(24): 1909–14.

43. Walsh MC, Hunter GR, Livingstone MB. 2006. Sarcopenia in premenopausal and postmenopausal women with osteopenia, osteoporosis and normal bone mineral density. *Osteoporos Int* 17(1): 61–7.

44. Fiatarone MA, O'Neill EF, Ryan ND, Clements KM, Solares GR, Nelson ME, Roberts SB, Kehayias JJ, Lipsitz LA, Evans WJ. 1994. Exercise training and nutritional supplementation for physical frailty in very elderly people. *N Engl J Med* 330(25): 1769–75.

45. Goodpaster BH, Carlson CL, Visser M, Kelley DE, Scherzinger A, Harris TB, Stamm E, Newman AB. 2001. Attenuation of skeletal muscle and strength in the elderly: The Health ABC Study. *J Appl Physiol* 90(6): 2157–65.

46. Schafer AL, Vittinghoff E, Lang TF, Sellmeyer DE, Harris TB, Kanaya AM, Strotmeyer ES, Cawthon PM, Cummings SR, Tylavsky FA, Scherzinger AL, Schwartz AV. 2010. Fat infiltration of muscle, diabetes, and clinical fracture risk in older adults. *J Clin Endocrinol Metab* 95(11): E368–72.

47. Convinsky KE, Palmer RM, Fortinsky RH, Counsel SR, Stewart AL, Kresevic D, Burant CJ, Landefeld CS. 2003. Loss of independence in activities of daily living in older adults hospitalized with medicial illnesses: Increased vulnerability with age. *J Am Geriatr Soc* 51: 451–8.

48. Kortebein P, Ferrando A, Lombeida J, Wolfe R, Evans WJ. 2007. Effect of 10 days of bed rest on skeletal muscle in healthy older adults. *JAMA* 297(16): 1772–4.

49. Fleg JL, Lakatta EG. 1988. Role of muscle loss in the age-associated reduction in VO2 max. *J Appl Physiol* 65(3): 1147–51.

50. Fleg JL, Morrell CH, Bos AG, Brant LJ, Talbot LA, Wright JG, Lakatta EG. 2005. Accelerated longitudinal decline of aerobic capacity in healthy older adults. *Circulation* 112(5): 674–82.

51. Ferrando AA, Tipton KD, Bamman MM, Wolfe RR. 1997. Resistance exercise maintains skeletal muscle protein synthesis during bed rest. *J Appl Physiol* 82(3): 807–10.

52. Rubin CT, Lanyon LE. 1985. Regulation of bone mass by mechanical strain magnitude. *Calcif Tissue Int* 37: 411–7.

53. Bassey EJ, Ramsdale SJ. 1994. Increase in femoral bone density in young women following high-impact exercise. *Osteoporos Int* 4(2): 72–5.

54. Bassey EJ, Ramsdale SJ. 1995. Weight-bearing exercise and ground reaction forces: A 12-month randomized controlled trial of effects on bone mineral density in healthy postmenopausal women. *Bone* 16(4): 469–76.

55. Bassey EJ, Rothwell MC, Littlewood JJ, Pye DW. 1998. Pre- and postmenopausal women have different bone mineral density responses to the same high-impact exercise. *J Bone Miner Res* 13(12): 1805–13.

56. Hamrick MW, McNeil PL, Patterson SL. 2010. Role of muscle-derived growth factors in bone formation. *J Musculoskelet Neuronal Interact* 10(1): 64–70.

57. Hamrick MW. 2011. A role for myokines in muscle-bone interactions. *Exerc Sport Sci Rev* 39(1): 43–7.

58. Evans WJ, Morley JE, Argiles J, Bales C, Baracos V, Guttridge D, Jatoi A, Kalantar-Zadeh K, Lochs H, Mantovani G, Marks D, Mitch WE, Muscaritoli M, Najand A, Ponikowski P, Rossi Fanelli F, Schambelan M, Schols A, Schuster M, Thomas D, Wolfe R, Anker SD. 2008. Cachexia: A new definition. *Clin Nutr* 27(6): 793–9.

59. Daniell HW, Dunn SR, Ferguson DW, Lomas G, Niazi Z, Stratte PT. 2000. Progressive osteoporosis during androgen deprivation therapy for prostate cancer. *J Urol* 163(1): 181–6.

60. Anker SD, Sharma R. 2002. The syndrome of cardiac cachexia. *Int J Cardiol* 85(1): 51–66.

61. Buehring B, Kirchner E, Sun Z, Calabrese L. 2012. The frequency of low muscle mass and its overlap with low bone mineral density and lipodystrophy in individuals with HIV–a pilot study using DXA total body composition analysis. *J Clin Densitom* 15(2): 224–32.

62. Bon JM, Zhang Y, Duncan SR, Pilewski JM, Zaldonis D, Zeevi A, McCurry KR, Greenspan SL, Sciurba FC. 2010. Plasma inflammatory mediators associated with bone metabolism in COPD. *COPD* 7(3): 186–91.

63. Bon J, Fuhrman CR, Weissfeld JL, Duncan SR, Branch RA, Chang CC, Zhang Y, Leader JK, Gur D, Greenspan SL, Sciurba FC. 2010. Radiographic emphysema predicts low bone mineral density in a tobacco-exposed cohort. *Am J Respir Crit Care Med* 183(7): 885–90.

64. Newman AB, Kupelian V, Visser M, Simonsick E, Goodpaster B, Nevitt M, Kritchevsky SB, Tylavsky FA, Rubin SM, Harris TB. 2003. Sarcopenia: Alternative definitions and associations with lower extremity function. *J Am Geriatr Soc* 51(11): 1602–9.

65. Schaap LA, Pluijm SM, Deeg DJ, Visser M. 2006. Inflammatory markers and loss of muscle mass (sarcopenia) and strength. *Am J Med* 119(6): 526 e9–17.

# 第 118 章
# 骨骼对血糖的控制及相关性

Patricia Ducy • Gerard Karsenty

（陈柏龄　朱志伟　林　焘译　陈柏龄　校审）

## 引言

　　骨量增长和能量代谢调节之间的交叉效应有两个重要的原则。第一个原则是，多种器官所产生的各种影响包括对能量摄入和骨量增长代谢的控制。这个调节包括（但不限于）胃肠道通过肠源性血清素对骨形成的抑制作用以及胃酸对骨细胞外基质矿化作用的影响，瘦素对骨形成及骨吸收相反的作用，以及通过脑源性血清素和交感神经系统对骨量增长的影响[1-7]。第二个原则是，关于能量代谢对骨量存在广泛、复杂和多方面的调控作用所引出的一个问题：骨骼作为一个内分泌器官是否会对能量代谢的某些方面作出反馈调节？结果证明确实如此，本章将回顾该新发现的调节机制的主要方面。

## 骨钙素介导的骨对糖代谢的调节作用

　　骨组织这种新的内分泌功能是在一个不相关的看似失败的研究中发现的，这在生物学研究中并不罕见。骨钙素存在于骨细胞外基质（ECM）和体循环，是一种由成骨细胞特异性基因编码的分泌型蛋白质[8-9]。骨钙素是在成骨细胞中合成，是由 3 个被称为 GLA 残基的谷氨酸残基羧化而成（因此骨钙素有另一个名字：骨 GLA 蛋白）。经过转录后的修饰使蛋白质对矿物离子有高亲和力，从而使 γ-羧化骨钙素（GLA-OCN）可与矿化骨中羟基磷灰石矿物

结合。由于这种矿物具有高亲和性，且骨细胞外基质上骨钙素的含量丰富，便有了一个合乎逻辑的假设：骨钙素可能参与控制骨细胞外基质的矿化。但事实却并非如此。事实上，无论是骨钙蛋白的功能缺失突变或者获得功能突变，以及在其他的 ECM 的异位表达上都不会对骨或其他组织的细胞外基质矿化有影响[10-11]。而与之形成鲜明对比的事实是，软骨细胞外的基质 GLA 蛋白是细胞外基质矿化的强大抑制剂[12]。

　　这种负面的结果并未回答最初的研究所提出的问题：骨钙素的功能和机制是什么？骨钙素缺陷的小鼠为这方面提供了一些信息：虽然小鼠的整体体重未受影响，但它们的脂肪却是异常的。根据骨钙素缺陷小鼠的这种表型再加上骨钙素在体循环中存在，我们可以假设骨钙素是能量代谢某些方面的调节激素。而这个结论是通过联合培养试验的方式证明的。的确，野生型的成骨细胞与胰岛或脂肪细胞共同培养可以增加胰岛素的表达以及脂肪细胞中的脂连蛋白的表达[13]。与之相反的是骨钙素缺乏的成骨细胞在这两种情况下均没有增加上述基因的表达。这些体外试验的数据证明了对骨钙素缺乏小鼠的分析[13]。*骨钙素 -/-* 小鼠的胰岛素表达和分泌明显降低，取而代之的是胰腺中产生胰岛素的 β 细胞增殖。同样，虽然瘦素和抵抗素等脂肪细胞功能的标志物并未发生改变，但骨钙素缺乏的小鼠脂连蛋白的表达和分泌均减少。*骨钙素 -/-* 小鼠还有另外两种让人感

兴趣的表型：第一种表型中肌肉、肝和白色脂肪组织对胰岛素的敏感性降低（WAT）。这种表型是通过在分子水平对肝、肌肉和 WAT 的基因表达研究以及在生理学上通过胰岛素耐量试验和高胰岛素正常血糖钳夹实验[13]来建立的。*骨钙素 -/-* 小鼠观察到第二个表型的表现是能量消耗减少[13]。上述这些异常导致*骨钙素 -/-* 小鼠有葡萄糖不耐受症、脂肪异常、胰岛素抵抗、代谢综合征的所有特征。这些观察结果表明，骨钙素在能量代谢方面 4 个主要功能：它有利于β-细胞增殖、胰岛素表达和分泌、胰岛素敏感性和能量消耗（图 118.1）。相比之下，骨钙素不影响食欲，该特征与在骨钙素缺乏小鼠身上观察到正常瘦素水平一致[13]。

接下来的问题是确定骨钙素的哪种形态是有活性的：羧化还是未羧化，或者两者都是？这个问题最早通过细胞培养系统得到解决。体外研究表明，未羧化的骨钙素可以分别提高分离胰岛 / 培养的胰岛β细胞中胰岛素的表达，以及脂肪细胞中的脂连细胞的表达，而羧化的骨钙素则无此作用[13]。在胰岛细胞表面灌注试验中，重组未羧化的骨钙素同样可以诱导胰岛素分泌[14]。在体内利用转基因的方法证明这个发现的方法并不可行，因为骨钙素的羧化酶 -γ- 羧化酶在体内广泛表达，其过度表达或骨钙素基因的异位表达会导致骨钙素羧化水平提高，即骨钙蛋白失活。但是药理学方法能证明未羧化的骨钙素是具有代谢活性的。事实上，野生型小鼠长期皮下输注和每日一次注射重组未羧化骨钙素均能增加糖耐量和胰岛素敏感性[15-16]。此外，这些治疗还可以部分恢复高脂饮食小鼠的胰岛素敏感性和葡萄

糖耐受性，以及通过刺激能量消耗使体重降低。总之，这些研究证实未羧化的骨钙素就是它的代谢活性形式。

成骨细胞能够调节糖代谢确实让人吃惊，但更让人惊讶的是，成骨细胞在生理过程中表达第二个基因的作用刚好与骨钙素相反。这个基因是 ESP，它可以编码一个鲜为人知的蛋白酪氨酸磷酸酶（ESP，可称为"OST-PTP"），且只在 3 种细胞中表达：胚胎干细胞、睾丸支持细胞和成骨细胞[17-18]。这种有限表达模式验证了一项关于 ESP 对整个动物体作用的研究，这项研究是在两个不同实验室用两种不同的方法完成的。第一组生长的小鼠所有细胞均缺乏 ESP，而第二组则仅成骨细胞缺乏 ESP[13,17]。值得注意的是，这两种动物模型建立的表型相同，这表明 ESP 主要的作用是发生在成骨细胞的，但可能不仅局限于成骨细胞[13]。

ESP- 缺陷小鼠的表型在所有方面都与骨钙素缺陷小鼠相似。事实上，*ESP-/-* 小鼠确实因高胰岛素血症而出现低血糖，同时它们可出现消瘦、胰岛素过敏，以及能量消耗增加[13]。因此，*ESP-/-* 小鼠即使给予高脂饮食，也不会发展为 2 型糖尿病，而且比野生型的肥胖程度要轻。*骨钙素 -/-* 小鼠和 *ESP-/-* 小鼠具有相反的表型，表明它们有相同的起源，如果不考虑生化以及作用途径的话，*ESP-/-* 小鼠事实上就是骨钙素功能获得模型。这个假设通过基因方法得到证明，即 *ESP-/-* 小鼠缺少骨钙素的一个等位基因。这些突变小鼠具有正常的胰岛素分泌，胰岛素敏感性和正常的能量消耗，表明 ESP 从遗传学角度来说，确实是在骨钙素基因的上游[13]（图 118.1）。

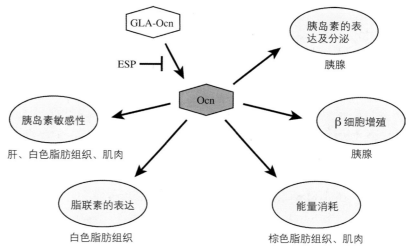

**图 118.1** 骨钙素对靶组织的代谢功能。骨钙素通过作用于β细胞的增殖、胰岛素的产生、胰岛素敏感性和能量消耗，从而调节血糖和能量平衡。要完成以上功能，骨钙素需作用于多种器官如胰腺、肝、白色脂肪组织（WAT）、棕色脂肪组织（BAT）和肌肉。通过减少 ESP 的水平（成骨细胞表达的一种酪氨酸磷酸酶），负性调节以上效应

而在生物化学层面这种联系不太明显，因为 ESP 是一种酪氨酸磷酸酶，而骨钙素不是磷酸化的分子，也不是 γ 羧化酶（该酶负责其羧化）[19]。我们需要从另一个角度去了解这个难题的解决方案。

## 骨骼是胰岛素的靶组织

胰岛素受体是一种受体酪氨酸激酶，因此我们可以想象，它可作为 ESP 磷酸酶一部分的底物，并通过这样的功能性相互作用影响骨钙素的生物学功能。因为胰岛素的表达受骨钙素调节，所以我们有理由研究在反馈回路或前馈回路中胰岛素是否会影响骨钙素的表达、分泌和活性。研究这个问题的第三个原因来自胰岛素生物学的一个重要方面。传统上来说，肝、肌肉和 WAT 被看作胰岛素信号的主要靶组织，但在成肌细胞或白色脂肪细胞中胰岛素受体的失活不会导致葡萄糖耐受不良 [20-21]。这一观察结果意味着胰岛素应在额外类型的细胞和组织中发挥作用，以实现葡萄糖稳态。而这种组织分泌受骨钙素调控，所以可想到该组织就是骨组织。这个假设由两个实验室进行了验证，基本得出了相同的结论。

一项一线试验通过经典底物捕获试验表明，成骨细胞中的胰岛素受体确实是 ESP 的酪氨酸磷酸酶的一部分底物 [19]。该结果为某个概念提供了生物化学基础，此概念为成骨细胞胰岛素信号可能是骨钙素生物学的调节因子。如上所述，小鼠成骨细胞胰岛素受体的特异性缺失 [19,22] 由两个实验室设计，它们分别用不同的 Cre 重组酶来驱动成骨细胞活性 [23-24]。这两种小鼠模型被命名为 $InsR_{osb}$ -/- 小鼠，它们均出现高血糖，且葡萄糖耐量试验（GTT）显示它们对葡萄糖不耐受。葡萄糖刺激的胰岛素分泌试验表明，缺乏胰岛素信号的成骨细胞中胰岛素分泌会受到阻碍。最后，任何一个 $InsR_{osb}$-/- 模型的外周组织对胰岛素敏感性均降低。因此，在成骨细胞中去除胰岛素信号可创造一个类似 2 型糖尿病的糖耐量异常表型，而在成肌细胞中去除胰岛素信号则不能 [19,22]。这些试验从两个方面进一步突出它们的生物相关性。第一点，需要注意的是仅有基因调节而保持正常饮食的小鼠依然可以得到这样的结果，这表明在正常生理状态下胰岛素信号在成骨细胞中作用很重要。第二点，由于这两种 $InsR_{osb}$-/- 小鼠株均为细胞特异性基因失活模型，也就是在两者中均部分敲除成骨细胞中编码胰岛素受体的基因，它们仅为亚等位基因模型。仅仅降低这种调控途径的效力就能得到显著的代谢表型，说明该调控途径对于全身葡萄糖动态平衡是很重要的。

$InsR_{osb}$-/- 的表型的小鼠是 $ESP$-/- 小鼠的镜像，预期的结果显示胰岛素受体是 ESP 的底物，并且其去磷酸化可阻碍其活性 [25]。还有一个更惊人的发现，$InsR_{osb}$-/- 小鼠较野生型的小鼠有更多的羧基化骨钙素，而含有更少的有活性的未羧基化骨钙素，这是用一个专门开发用于检测小鼠不同形式骨钙素的酶联免疫吸附测定试验（ELISA）定量得来的结果 [19,26]。虽然这些发现解释了 $InsR_{osb}$-/- 表型是骨钙素 -/- 小鼠的一个拟表型，但是新的问题又随之而来：成骨细胞的胰岛素信号是如何调节骨钙素水平和羧基化作用（即生物活性）？

通过分析 $InsR_{osb}$-/- 小鼠的骨表型为这个问题提供了两个答案。第一，基因表达的研究显示，突变小鼠中 Twist1 和 Twist2 基因表达增强 [22]，而这两个基因编码核因子可抑制成骨细胞特异性因子 Runx2 的转录活性 [27-28]。结果导致骨钙素基因表达受阻，骨钙素产生减少（图 118.2）。同样，给 $InsR_{osb}$-/- 小鼠输注重组未羧化的骨钙素可恢复它们的代谢表型 [22]。第二，由于 $InsR_{osb}$-/- 小鼠成骨细胞中骨保护素（OPG）表达减少 [19]，所以骨吸收参数会升高。FoxO1 基因是 $Opg$ 表达的一个调节因子，而成骨细胞胰岛素信号通过磷酸化使 FoxO1 基因失活，在其他的细胞类型中也存在该现象（图 118.2）[19,29]。该结果验证了成骨细胞特异性 FoxO1 基因失活可以通过促骨钙素脱羧，从而改善或者部分改善葡萄糖耐受及胰岛素敏感性 [30-31]。进一步的研究显示 $InsR_{osb}$-/- 小鼠的破骨细胞有两个关键基因过度表达：Tcirg1（质子泵的一个组成部分）为骨吸收陷窝和组织蛋白酶 K 的酸化所必需的条件，而组织蛋白酶 K 可在溶酶体中编码一种在酸性条件下具有最佳酶活性的蛋白质 [19,32-33]。换句话说，通过对 OPG 表达的负调控，成骨细胞胰岛素信号间接有利于骨吸收陷窝内酸化，这个过程是强制性的骨吸收 [32]。胰岛素这个方面的生物学性质貌似与葡萄糖稳态及调控无任何关系，但实际上，它们是紧密联系在一起的。

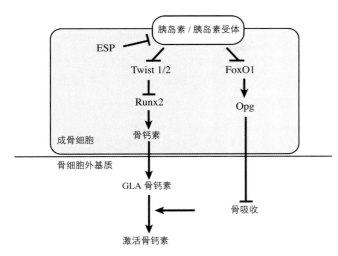

**图 118.2** 成骨细胞内胰岛素 / 胰岛素受体信号的下游效应。一方面，胰岛素受体信号抑制扭曲基因的表达，释放它们的对 Runx2 转录活性的负性效应，从而促进骨钙素的产生。另一方面，胰岛素受体信号抑制 FoxO1（介导 OPG 的表达）的表达，导致骨吸收的增加。以上效应依次促进了来自骨基质的 GLA 骨钙素的释放以及骨钙素的激活（通过 Glu13 脱羧反应）。通过其去磷酸化的能力，胰岛素受体 ESP 可抑制以上过程

## 骨重建与葡萄糖稳态

20 年以前大家就知道使细胞外的蛋白质脱羧基的唯一方法就是通过酸性 pH 环境[34]。因此，完全羧基化的骨钙素在 pH4.5 的环境下培养一周将会变成未羧基化的谷氨酸残基 13，并且能增加孤立 β 细胞的胰岛素分泌。与此相反，如果在 pH7.4 的环境下培养相同时间，羧基化的骨钙素仍然为羧基化，也不会增强孤立 β 细胞的胰岛素分泌[19]。这组观察结果表明，骨吸收在所需的酸性环境下可促进骨钙素脱羧，即激活骨钙素。而伴有 Tcirg1 功能丧失突变的 oc/oc 小鼠无法适当生成骨吸收所需的酸性环境，活性骨钙素生成减少，同时会伴有葡萄糖耐受不良，胰岛素抵抗以及胰岛素分泌减少等，这与上面的论点完全一致[19]。

成骨细胞胰岛素信号有利于骨吸收，更具体说是有利于骨细胞外基质的酸化，这表明成骨细胞和破骨细胞的相互作用会激活骨钙素，进而促进胰岛素分泌。这个假设也通过多种小鼠模型得到证实。对野生型小鼠予以高脂饮食并核因子 κB 受体活化因子配体（RANKL）治疗，阿仑膦酸钠治疗 Esp-/-小鼠（成骨细胞胰岛素信号功能获得性模型）、杂合

子 oc/+ 小鼠和 InsR$_{osb}$+/- 小鼠的分析均证实：成骨细胞的胰岛素信号可通过对骨吸收的正性调节来激活骨钙素，并通过一个前馈机制，促进胰腺 β 细胞的胰岛素分泌[19]。

## 骨钙素与人体的能量代谢

在小鼠研究中，虽然没有一个被识别的激素在人类中突然失去其特性。然而，鉴于所有的早期研究均是在动物模型中完成的，所以我们提出了一个十分重要的问题：骨钙素在人体中与小鼠中是否起到同样的作用？

以下原创论文是描述骨钙素的内分泌功能的，一系列临床研究表明，这种新的激素的血液水平是葡萄糖耐受不良的可靠标志物，更是人体代谢失调的一般标志物。例如，无论是否患有糖尿病，成人男性和女性的血循环骨钙素水平与以下指标呈负相关：体重指数（BMI）、脂肪量、血糖、空腹胰岛素和胰岛素抵抗。更普遍的是，在肥胖或者 2 型糖尿病患者体内观察到的骨钙素水平较对照组要低[35-36,45]。同样，骨钙素水平降低与年轻患者过早心肌梗死或者老年人的冠心病相关，原因可能与动脉粥样硬化的进展有关[43,46-47]。另外，在黑人和非拉丁裔白人中高水平骨钙素与代谢综合征发病概率降低相关[38,48]。最后，最近两项干预性研究进一步证明了骨钙素水平与糖代谢直接相关：在第一项研究中，肥胖儿童的体重下降及稳态模型评估值降低（HOMA）与骨钙素水平升高相关[45]；在第二项研究中，骨样骨瘤（产生高骨钙素水平的良性成骨细胞瘤）切除后患者可观察到血糖水平升高[49]。总之，大量的临床研究已经证实，人体中的骨钙素与小鼠体内一样，都与葡萄糖稳态和能量代谢的调节相关联。

第二个需要解决的问题是：人体中的骨钙素是否同样需要破骨细胞激活？这个问题更加重要，因为在人体中的 ESP 是假基因[50]。分子生物学和人类遗传学共同证明：PTP-1B（一个重要的功能蛋白酪氨酸磷酸酶，之前已经证明可在其他类型细胞中使胰岛素受体去磷酸化[51-52]）可以代替 ESP 调节人骨钙素的活性。的确，PTP-1B 在人成骨细胞中高度表达，可以在这些细胞中与胰岛素受体相互作用，并能调节骨保护素的表达[19]。在基因水平显示患骨硬化症的患者，由于细胞外基质酸化发生缺陷使体循环中羧化的骨钙素（无活性骨钙素）水平异常高，

且伴有低胰岛素血症[19]。以上的研究结果强有力地证明了之前的假设：骨钙素在人体和小鼠体内的作用机制相同。

　　总之，这些临床研究表明保持骨钙素水平正常对能量平衡十分重要。同时他们还提出了一些需要进行针对性的研究，以便具体评价骨 - 骨钙素 - 代谢的关联性对人体疾病发病机制和治疗方法的影响。在这些研究中，有一个需要解决的问题：目前主要的骨质疏松治疗方法 - 抗骨吸收治疗是否可能在某些罕见的情况下，会使已受损的葡萄糖耐受性和胰岛素敏感性进一步恶化。虽然我们并不相信，但是，这仍然会是普通人群主要关注的问题。同样，抗凝血因子会影响维生素 K 的功能，并提高骨钙素的 γ- 羧化，也有可能对代谢有着至今还未确定的轻微作用，但是增加维生素 K 水平似乎不大可能有这样的效果，因为骨钙素在正常情况下几乎完全羧基化。另外，与糖代谢控制相关的因素和药物也应重新被评估是否对骨重建有潜在的作用。此外，一些降糖药的作用或者部分作用可能是通过调节骨钙素的产生或者激活来达到的。

　　在我们看来，骨钙素仅作为骨形成的标志物的观点可能需要重新评估。实际上，骨钙素的血清水平变化可能是通过胰岛素水平变化或者通过短暂的代谢适应引起，而不是由骨转换的变化而引起的。例如，超重儿童骨钙素水平与糖尿病前期存在负相关关系，而不是与骨矿物含量相关[53]。这个观察结果与越来越多的临床研究相一致，表明骨钙素不仅是骨形成的标志物，同时也是胰岛素敏感性的标志物。

# 参考文献

1. Schinke T, Schilling AF, Baranowsky A, Seitz S, Marshall RP, Linn T, Blaeker M, Huebner AK, Schulz A, Simon R, Gebauer M, Priemel M, Kornak U, Perkovic S, Barvencik F, Beil FT, Del Fattore A, Frattini A, Streichert T, Pueschel K, Villa A, Debatin KM, Rueger JM, Teti A, Zustin J, Sauter G, Amling M. 2009. Impaired gastric acidification negatively affects calcium homeostasis and bone mass. *Nat Med* 15: 674–681.
2. Yadav VK, Oury F, Suda N, Liu ZW, Gao XB, Confavreux C, Klemenhagen KC, Tanaka KF, Gingrich JA, Guo XE, Tecott LH, Mann JJ, Hen R, Horvath TL, Karsenty G. 2009. A serotonin-dependent mechanism explains the leptin regulation of bone mass, appetite, and energy expenditure. *Cell* 138: 976–989.
3. Yadav VK, Balaji S, Suresh PS, Liu XS, Lu X, Li Z, Guo XE, Mann JJ, Balapure AK, Gershon MD, Medhamurthy R, Vidal M, Karsenty G, Ducy P. 2010. Pharmacological inhibition of gut-derived serotonin synthesis is a potential bone anabolic treatment for osteoporosis. *Nat Med* 16: 308–312.
4. Yadav VK, Ryu JH, Suda N, Tanaka KF, Gingrich JA, Schutz G, Glorieux FH, Chiang CY, Zajac JD, Insogna KL, Mann JJ, Hen R, Ducy P, Karsenty G. 2008. Lrp5 controls bone formation by inhibiting serotonin synthesis in the duodenum. *Cell* 135: 825–837.
5. Ducy P, Amling M, Takeda S, Priemel M, Schilling AF, Beil FT, Shen J, Vinson C, Rueger JM, Karsenty G. 2000. Leptin inhibits bone formation through a hypothalamic relay: A central control of bone mass. *Cell* 100: 197–207.
6. Takeda S, Elefteriou F, Levasseur R, Liu X, Zhao L, Parker KL, Armstrong D, Ducy P, Karsenty G. 2002. Leptin regulates bone formation via the sympathetic nervous system. *Cell* 111: 305–317.
7. Elefteriou F, Ahn JD, Takeda S, Starbuck M, Yang X, Liu X, Kondo H, Richards WG, Bannon TW, Noda M, Clement K, Vaisse C, Karsenty G. 2005. Leptin regulation of bone resorption by the sympathetic nervous system and CART. *Nature* 434: 514–520.
8. Hauschka PV, Lian JB, Cole DE, Gundberg CM. 1989. Osteocalcin and matrix Gla protein: Vitamin K-dependent proteins in bone. *Physiol Rev* 69: 990–1047.
9. Price PA. 1989. Gla-containing proteins of bone. *Connect Tissue Res* 21: 51–57; discussion 57–60.
10. Ducy P, Desbois C, Boyce B, Pinero G, Story B, Dunstan C, Smith E, Bonadio J, Goldstein S, Gundberg C, Bradley A, Karsenty G. 1996. Increased bone formation in osteocalcin-deficient mice. *Nature* 382: 448–452.
11. Murshed M, Schinke T, McKee MD, Karsenty G. 2004. Extracellular matrix mineralization is regulated locally; different roles of two gla-containing proteins. *J Cell Biol* 165: 625–630.
12. Luo G, Ducy P, McKee MD, Pinero GJ, Loyer E, Behringer RR, Karsenty G. 1997. Spontaneous calcification of arteries and cartilage in mice lacking matrix GLA protein. *Nature* 386: 78–81.
13. Lee NK, Sowa H, Hinoi E, Ferron M, Ahn JD, Confavreux C, Dacquin R, Mee PJ, McKee MD, Jung DY, Zhang Z, Kim JK, Mauvais-Jarvis F, Ducy P, Karsenty G. 2007. Endocrine regulation of energy metabolism by the skeleton. *Cell* 130: 456–469.
14. Hinoi E, Gao N, Jung DY, Yadav V, Yoshizawa T, Myers MG Jr, Chua SC Jr, Kim JK, Kaestner KH, Karsenty G. 2008. The sympathetic tone mediates leptin's inhibition of insulin secretion by modulating osteocalcin bioactivity. *J Cell Biol* 183: 1235–1242.
15. Ferron M, Hinoi E, Karsenty G, Ducy P. 2008. Osteocalcin differentially regulates beta cell and adipocyte gene expression and affects the development of metabolic diseases in wild-type mice. *Proc Natl Acad Sci U S A* 105: 5266–5270.
16. Ferron M, McKee MD, Levine RL, Ducy P, Karsenty G. 2012. Intermittent injections of osteocalcin improve glucose metabolism and prevent type 2 diabetes in mice. *Bone* 50(2): 568–575.
17. Dacquin R, Mee PJ, Kawaguchi J, Olmsted-Davis EA, Gallagher JA, Nichols J, Lee K, Karsenty G, Smith A. 2004. Knock-in of nuclear localised beta-galactosidase reveals that the tyrosine phosphatase Ptprv is specifically expressed in cells of the bone collar. *Dev Dyn* 229: 826–834.

18. Mauro LJ, Olmsted EA, Skrobacz BM, Mourey RJ, Davis AR, Dixon JE. 1994. Identification of a hormonally regulated protein tyrosine phosphatase associated with bone and testicular differentiation. *J Biol Chem* 269: 30659–30667.

19. Ferron M, Wei J, Yoshizawa T, Del Fattore A, DePinho RA, Teti A, Ducy P, Karsenty G. 2010. Insulin signaling in osteoblasts integrates bone remodeling and energy metabolism. *Cell* 142: 296–308.

20. Bluher M, Michael MD, Peroni OD, Ueki K, Carter N, Kahn BB, Kahn CR. 2002. Adipose tissue selective insulin receptor knockout protects against obesity and obesity-related glucose intolerance. *Dev Cell* 3: 25–38.

21. Bruning JC, Michael MD, Winnay JN, Hayashi T, Horsch D, Accili D, Goodyear LJ, Kahn CR. 1998. A muscle-specific insulin receptor knockout exhibits features of the metabolic syndrome of NIDDM without altering glucose tolerance. *Mol Cell* 2: 559–569.

22. Fulzele K, Riddle RC, DiGirolamo DJ, Cao X, Wan C, Chen D, Faugere MC, Aja S, Hussain MA, Bruning JC, Clemens TL. 2010. Insulin receptor signaling in osteoblasts regulates postnatal bone acquisition and body composition. *Cell* 142: 309–319.

23. Dacquin R, Starbuck M, Schinke T, Karsenty G. 2002. Mouse alpha1(I)-collagen promoter is the best known promoter to drive efficient Cre recombinase expression in osteoblast. *Dev Dyn* 224: 245–251.

24. Zhang M, Xuan S, Bouxsein ML, von Stechow D, Akeno N, Faugere MC, Malluche H, Zhao G, Rosen CJ, Efstratiadis A, Clemens TL. 2002. Osteoblast-specific knockout of the insulin-like growth factor (IGF) receptor gene reveals an essential role of IGF signaling in bone matrix mineralization. *J Biol Chem* 277: 44005–44012.

25. Schlessinger. J. 2000. Cell signaling by receptor tyrosine kinases. *Cell* 103: 211–225.

26. Ferron M, Wei J, Yoshizawa T, Ducy P, Karsenty G. 2010. An ELISA-based method to quantify osteocalcin carboxylation in mice. *Biochem Biophys Res Commun* 397: 691–696.

27. Bialek P, Kern B, Yang X, Schrock M, Sosic D, Hong N, Wu H, Yu K, Ornitz DM, Olson EN, Justice MJ, Karsenty G. 2004. A twist code determines the onset of osteoblast differentiation. *Dev Cell* 6: 423–435.

28. Ducy P, Zhang R, Geoffroy V, Ridall AL, Karsenty G 1997 Osf2/Cbfa1: A transcriptional activator of osteoblast differentiation. *Cell* 89: 747–754.

29. Puigserver P, Rhee J, Donovan J, Walkey CJ, Yoon JC, Oriente F, Kitamura Y, Altomonte J, Dong H, Accili D, Spiegelman BM. 2003. Insulin-regulated hepatic gluconeogenesis through FOXO1-PGC-1alpha interaction. *Nature* 423: 550–555.

30. Rached MT, Kode A, Silva BC, Jung DY, Gray S, Ong H, Paik JH, DePinho RA, Kim JK, Karsenty G, Kousteni S. 2010. FoxO1 expression in osteoblasts regulates glucose homeostasis through regulation of osteocalcin in mice. *J Clin Invest.* 120(1): 357–368.

31. Kode A, Mosialou I, Silva BC, Joshi S, Ferron M, Rached MT, Kousteni S. 2012. FoxO1 protein cooperates with ATF4 protein in osteoblasts to control glucose homeostasis. *J Biol Chem.* 287(12): 8757–8768.

32. Teitelbaum SL. 2000. Bone resorption by osteoclasts. *Science* 289: 1504–1508.

33. Teitelbaum SL, Ross FP. 2003. Genetic regulation of osteoclast development and function. *Nat Rev Genet* 4: 638–649.

34. Engelke JA, Hale JE, Suttie JW, Price PA. 1991. Vitamin K-dependent carboxylase: Utilization of decarboxylated bone Gla protein and matrix Gla protein as substrates. *Biochim Biophys Acta* 1078: 31–34.

35. Kindblom JM, Ohlsson C, Ljunggren O, Karlsson MK, Tivesten A, Smith U, Mellstrom D. 2009. Plasma osteocalcin is inversely related to fat mass and plasma glucose in elderly Swedish men. *J Bone Miner Res* 24: 785–791.

36. Lee YJ, Lee H, Jee SH, Lee SS, Kim SR, Kim SM, Lee MW, Lee CB, Oh S. 2010. Serum osteocalcin is inversely associated with adipocyte-specific fatty acid-binding protein in the Korean metabolic syndrome research initiatives. *Diabetes Care* 33: e90.

37. Pittas AG, Harris SS, Eliades M, Stark P, Dawson-Hughes B. 2009. Association between serum osteocalcin and markers of metabolic phenotype. *J Clin Endocrinol Metab* 94: 827–832.

38. Saleem U, Mosley TH Jr, Kullo IJ. 2010. Serum osteocalcin is associated with measures of insulin resistance, adipokine levels, and the presence of metabolic syndrome. *Arterioscler Thromb Vasc Biol* 30: 1474–1478.

39. Hwang YC, Jeong IK, Ahn KJ, Chung HY. 2009. The uncarboxylated form of osteocalcin is associated with improved glucose tolerance and enhanced beta-cell function in middle-aged male subjects. *Diabetes Metab Res Rev* 25: 768–772.

40. Kanazawa I, Yamaguchi T, Yamamoto M, Yamauchi M, Kurioka S, Yano S, Sugimoto T. 2009. Serum osteocalcin level is associated with glucose metabolism and atherosclerosis parameters in type 2 diabetes mellitus. *J Clin Endocrinol Metab* 94: 45–49.

41. Im JA, Yu BP, Jeon JY, Kim SH. 2008. Relationship between osteocalcin and glucose metabolism in postmenopausal women. *Clin Chim Acta* 396: 66–69.

42. Bao YQ, Zhou M, Zhou J, Lu W, Gao YC, Pan XP, Tang JL, Lu HJ, Jia WP. 2011. Relationship between serum osteocalcin and glycemic variability in type 2 diabetes. *Clin Exp Pharmacol Physiol* 38(1): 50–54.

43. Zhou M, Ma X, Li H, Pan X, Tang J, Gao YC, Hou X, Lu H, Bao Y, Jia W. 2009. Serum osteocalcin concentrations in relation to glucose and lipid metabolism in Chinese individuals. *Eur J Endocrinol* 161(5): 723–729.

44. Kanazawa I, Yamaguchi T, Yamauchi M, Yamamoto M, Kurioka S, Yano S, Sugimoto T. 2011. Serum undercarboxylated osteocalcin was inversely associated with plasma glucose level and fat mass in type 2 diabetes mellitus. *Osteoporos Int* 22: 187–194.

45. Reinehr T, Roth CL. 2010. A new link between skeleton, obesity and insulin resistance: Relationships between osteocalcin, leptin and insulin resistance in obese children before and after weight loss. *Int J Obes (Lond)* 34: 852–858.

46. Kanazawa I, Yamaguchi T, Sugimoto T. 2011. Relationship between bone biochemical markers versus glucose/lipid metabolism and atherosclerosis; a longitudinal study in type 2 diabetes mellitus. *Diabetes Res Clin Pract* 92: 393–399.

47. Goliasch G, Blessberger H, Azar D, Heinze G, Wojta J, Bieglmayer C, Wagner O, Schillinger M, Huber K, Maurer G, Haas M, Wiesbauer F. 2011. Markers of

bone metabolism in premature myocardial infarction (</=40years of age). *Bone* 48(3): 622–626.

48. Yeap BB, Chubb SA, Flicker L, McCaul KA, Ebeling PR, Beilby JP, Norman PE. 2010. Reduced serum total osteocalcin is associated with metabolic syndrome in older men via waist circumference, hyperglycemia, and triglyceride levels. *Eur J Endocrinol* 163: 265–272.

49. Confavreux CB, Borel O, Lee F, Vaz G, Guyard M, Fadat C, Carlier MC, Chapurlat R, Karsenty G. 2012. Osteoid osteoma is an osteocalcinoma affecting glucose metabolism. *Osteoporos Int* 23(5): 1645–1650.

50. Cousin W, Courseaux A, Ladoux A, Dani C, Peraldi P. 2004. Cloning of hOST-PTP: The only example of a protein-tyrosine-phosphatase the function of which has been lost between rodent and human. *Biochem Biophys Res Commun* 321: 259–265.

51. Delibegovic M, Bence KK, Mody N, Hong EG, Ko HJ, Kim JK, Kahn BB, Neel BG. 2007. Improved glucose homeostasis in mice with muscle-specific deletion of protein-tyrosine phosphatase 1B. *Mol Cell Biol* 27: 7727–7734.

52. Delibegovic M, Zimmer D, Kauffman C, Rak K, Hong EG, Cho YR, Kim JK, Kahn BB, Neel BG, Bence KK. 2009. Liver-specific deletion of protein-tyrosine phosphatase 1B (PTP1B) improves metabolic syndrome and attenuates diet-induced endoplasmic reticulum stress. *Diabetes* 58: 590–599.

53. Pollock NK, Bernard PJ, Wenger K, Misra S, Gower BA, Allison JD, Zhu H, Davis CL. 2010. Lower bone mass in prepubertal overweight children with prediabetes. *J Bone Miner Res* 25: 2484–2493.

# 第 119 章
# 肥胖与骨骼质量

Sue Shapses • Deeptha Sukumar

（陈柏龄　朱志伟　林　焘　译　陈柏龄　校审）

## 引言

在美国，体重超标或肥胖的人数已经达到人群69%[1]。肥胖已成为一个全国性的健康问题，在发展中国家，肥胖患病率也在不断增高。虽然肥胖与高骨密度（BMD）和高骨矿物质含量（BMC）相关，但是在成人[2]和儿童[3-5]，肥胖患者的骨质量遭到破坏，研究表明，肥胖人群中某些部位骨骼的骨折风险增高[6]。骨与肥胖的病因学关系很复杂，包含多种相关因素。成骨细胞和脂肪细胞是从同一种间充质干细胞（MSC）分化而来的，刺激脂肪细胞分化的因素通常会抑制成骨细胞分化[7-8]。另外，在肥胖者中，激素和脂肪因子对骨质量也有影响。此外，与体重较轻的人群相比，肥胖者在摔倒过程中的机械应力可能对骨质量和某些骨骼部位的骨折风险有着特定的影响。与肥胖相关的生活方式，如不良的饮食习惯、久坐、反复尝试减肥等因素，可能也会影响骨折风险。

## 脂肪基质细胞／成骨细胞

多潜能基质干细胞受不同因素的影响可分化成不同的成熟细胞，这些成熟细胞构成了骨与脂肪组织之间的平衡以及软骨和肌肉质量之间的平衡。一个经典的假设：骨量和成骨细胞生成随着年龄增长而减少的现象可能与骨髓脂肪细胞的增加有关[9]。然而，在骨髓微环境中骨形成与脂肪形成之间存在复杂的关系。一些转基因或基因缺陷（敲除）小鼠表型表现出骨髓脂肪形成和（或）成骨的改变[7]。Runt相关转录因子2（RUNX2）[它也被称为核心结合因子亚基 α-1（CBF-α-1）（Runx2/Cbfa1）]和Osterix是成骨细胞分化必需的特异性转录因子[8]，过氧化物酶体增殖物激活受体 δ（PPARδ）在促进脂肪生成和抑制成骨细胞生成中起到核心作用。PPARδ 的配体包括噻唑烷二酮类降糖药（如罗格列酮），不仅会增加胰岛素敏感性[10]，同时也被证明会增加肥胖、降低骨量以及增加骨折风险[11]，原因可能是通过增加 PPARγ 和成纤维细胞生长因子21（Fgf-21）来调节。例如，药理剂量的 Fgf21 通过促进小鼠骨髓间充质干细胞分化为脂肪细胞而不是成骨细胞，从而诱发严重的骨质丢失[12]。糖皮质激素是药物通过抑制成骨细胞分化使肥胖程度（尤其是内脏脂肪）增加的另一个例子。骨质疏松症和与年龄相关骨质丢失引起的骨髓脂肪增多都表明骨髓间充质干细胞从向成骨细胞系分化转换到向脂肪细胞系分化。低密度脂蛋白氧化产物可能通过引导骨髓基质祖细胞分化为脂肪细胞而非骨细胞，从而促进骨质疏松性骨丢失[13]。此外，骨骼失重也会增加脂肪细胞分化而抑制成骨细胞分化，以上两个过程均可以通过转化生长因子 β 或 β2 逆转 [14]。总的来说，脂肪和成骨细胞之间的可塑性可以帮助解释人体内不同组成部分之间的关系。对该领域深入的研究可能会发现抑制骨髓脂肪形成的药物，并进一步推动我们对老龄化和疾病状态有关的肥胖和骨质疏松症的认识。

## 肥胖与骨髓脂肪

虽然肥胖和骨密度之间的相互作用历来被认为是相互促进的，但是骨髓内脂肪与骨形成之间的关系却有所不同。以前的研究已经表明，骨髓脂肪 [ 也称为骨髓脂肪组织（BMAT）] 的增加与低 BMD[15-16] 相关，但也存在种族差异 [17]。限制热量摄入（CR）引起的骨密度下降后，骨髓脂肪仍会升高。因此，在体重下降的情况下，相对于皮下和内脏蓄积脂肪减少，骨髓中的脂肪含量却是增多的。瘦素、雌激素和类胰岛素生长因子 -1（IGF-1）的减少，以及限制热量摄入引起的皮质醇增加，均有助于 BMAT 沉积。限制热量摄入也会使 FGF21 增多 [12,19]，并且导致脂肪生成增多、生长激素抵抗以及 IGF-1 减少 [20]。而以上所有的反应均会促进骨髓脂肪细胞和 BMAT 的生成 [18,21]。在肥胖患者体内，BMAT 的量可能受到内脏脂肪相关的激素和脂肪因子的影响，有一项研究表明，椎体骨髓脂肪与内脏脂肪存在正相关 [22]。对肥胖女性同样的研究发现，BMAT 与 IGF-1 和 BMD 成负相关 [22]，而与体重指数（BMI）、皮下或者全腹脂肪含量无关。因此，在肥胖患者中，与代谢改变和（或）代谢综合征相关的内脏脂肪增多可能是骨髓脂肪增多以及骨密度降低的一个标志物。但是，骨髓脂肪组织的具体功能及与骨密度的关系仍不清楚。

## 肥胖患者的骨密度

高体重与高骨密度之间的相关性已被确定，而且骨折风险评估工具（FRAX）模型（包含 BMI 与其他临床危险因素）可评估骨折风险 [23]。近期，我们发现肥胖人群不仅总骨密度较体重正常人群高，而且骨松质和骨皮质的体积骨密度（vBMD）也与正常人群存在差异。在儿童中，体重升高会引起骨松质增多，但不会影响骨皮质 vBMD，最终会导致

骨强度下降 [3,5]。超重儿童的前臂骨强度较正常体重儿童的低可能是由于其脂肪 / 肌肉比例过大 [24]。而在成年人当中，肥胖人群同样有高骨松质 vBMD 和低骨皮质 vBMD[2]。虽然骨的参数还受瘦体重、体力活动水平和营养摄入量等混杂因素的影响，但是体重升高仍然会对骨松质的参数有促进作用，而体重指数对骨皮质参数（如骨矿物含量、面积、厚度和强度指标等）却无明显作用，且与骨皮质的体积骨密度呈负相关 [2]。肥胖与激素的变化有关，特别是长期升高的血清甲状旁腺激素（PTH）[2,25]，可能通过对骨皮质和骨松质的代谢作用来影响骨质量 [26]。因此，深入了解肥胖患者骨皮质和骨松质出现的差异所的病因和影响十分必要。目前的证据显示骨质量受到损害，这可能解释了肥胖患者骨折风险增加的新发现 [6,27]。

### 肥胖患者潜在的测量误差

过度肥胖的患者可能出现人为因素导致的 BMD 测量值偏低，特别是对中轴骨的测量 [28]。使用双能 X 线骨密度仪（DXA）测量体重改变人群的骨密度的长期精确度引起了极大的关注：体重较大的人群精确度更低 [29-30]。同时，在 DXA 床的扫描区域能否完全放置一个肥胖的患者也仍然被质疑。尽管存在上述问题，但是在临床试验中观察到的肥胖人群骨密度升高的趋势与啮齿类动物研究一致 [31]。而外周骨密度测量的精确度可能要比中轴骨高，因为外周骨周围的脂肪厚度相对小些。使用定量 CT（QCT）测量的骨密度更精确，因为其测量的是体积骨密度，而 DXA 测量的是二维的面积骨密度（g/cm$^2$）。此外，老年肥胖患者的脊柱骨关节炎发病风险升高，这也可能高估其骨量 [32]。故在评估骨密度 [33] 的时候需仔细检查腰椎以排除干扰因素，尤其是对肥胖患者。因此，对肥胖患者 BMD 的临床及实验室检查需尽量确保其准确性及对 T 值的解释。

## 骨折风险

低体重者的骨折风险大于超重以及肥胖的人群已经被大家公认。一个低体重或者低 BMI（低于 20kg/m$^2$）的人较 BMI 约为 30kg/m$^2$ 的人骨密度更低，并且其骨折风险更高（大约高 6 倍）[34]。而缺乏体力活动会进一步使骨折风险升高 [34]。另外，De Laet 等 [35] 发现当 BMI 高于 35 kg/m$^2$ 后骨折风险也会升

高。这个结果与肥胖大鼠的有效系数较非肥胖大鼠下降的结论是一致的[36]。导致这两种极端体重的骨折风险高的病因可能与骨质量不同、生物力学缺陷、激素影响、不良饮食习惯和（或）体力活动减少等因素相关。而这些因素中的某个或多个可解释为何骨密度正常的肥胖绝经后女性低创伤性骨折的风险升高[6]。同样，在骨密度相同的情况下，肥胖的男性较正常体重男性骨折风险高[27]。肥胖患者跌倒的风险很高，而跌倒引起的影响会使某些部位的骨折风险增加。在一项以 10 902 名女性人群为基础的纵向研究中发现，BMI 相对较高人群的肱骨近端和踝关节的骨折风险显著升高，而前臂、椎体和髋部骨折的风险则较低[37]。其他研究也同样发现肥胖女性的肱骨骨折风险较高[38]。这些非椎体骨折风险较高的发现与另一项研究结论相一致：体重较大的儿童前臂骨折风险较高[39]。我们可预测，种族差异及民族差异不仅会对正常体重人群的骨折风险有所影响，同时对肥胖人群的骨折风险也会有所影响。有几个原因可以解释为何肥胖患者与正常体重人群相比，其不同部位骨的骨折风险存在差异，如步态改变导致跌倒的风险不同[40]、跌倒时不同的生物力学影响和（或）某些部位的软组织过多（如中轴骨附近）导致跌倒时有更多的组织缓冲。总体而言，肥胖的女性髋部骨折较少，但肱骨近端骨折风险较高，也有可能发生踝部及椎体骨折（图 119.1）。重要的是，我们发现肥胖人群一旦发生骨折，恢复时间会更长，且并发症会更多[41]。

## 骨与身体成分

　　脂肪量与不含脂肪的软组织对骨矿物含量和骨密度有促进作用[42-43]。不含脂肪的软组织及强度可以有效预测骨组织，这个积极作用可能是源于运动、生活方式、雌激素充足或上述几个因素的综合作用。低肌肉质量是低骨密度的危险因素，而成人的肥胖是由于肌肉质量大量增加而起到的保护作用。总脂肪量对骨密度既有正面又有负面的影响：正面影响是由于脂肪来源的雌激素和其他激素的合成[42-43]，而负面的影响可能由于释放一些其他激素和（或）细胞因子（图 119.1）。体重正常的男性和女性脂肪含量占身体总重量的 15% ～ 30%，而在肥胖的人群中该比例大得多。可能存在一个脂肪含量的阈值，严重的肥胖由于脂肪因子及炎性细胞因子释放的增加会对人体造成不利影响，或者减少不含脂肪软组织的含量使这个阈值更容易达到。此外，脂肪组织在体内的分布也与骨组织有重要的关系。在绝经后肥胖

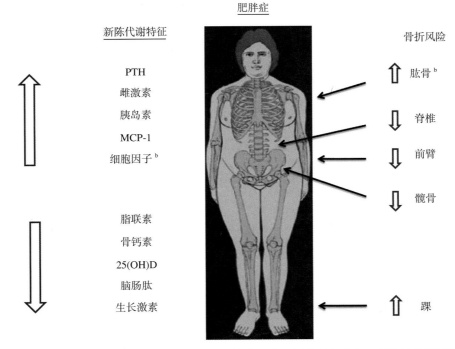

**图 119.1**　肥胖症：新陈代谢图和骨折风险。（a）在男性和女性中，由于肥胖引起的各个部位的骨折风险相似，除了肱骨以外。在 BMI 增加的女性中，肱骨的骨折风险增高，而在男性中降低。（b）促炎性细胞因子

女性中发现，腰臀围比值较总脂肪含量而言可以更好的预测桡骨状态[44]。事实上，我们进一步发现腹部脂肪是女性 BMD 的十分重要的预测指标[45-46]，腹部脂肪含量低与高骨折风险相关[47]，且相关性不依赖于体重。与此相反，高内脏脂肪含量与男性[48] 和年轻女性[49-50] 的骨密度降低相关。有人对年龄范围跨度较大的成年人进行研究，骨密度与瘦体重的内脏和皮下脂肪含量校正成反比[51]。研究显示，虽然特定的骨骼部位存在不同的关系，内脏脂肪与骨组织之间并不存在同样的负相关。因此，对脂肪积聚部位的关注以及对特殊人群的关注对于理解肥胖与骨量之间的联系十分重要。

## 肥胖患者的脂肪因子和内分泌（概述）：对骨的作用

肥胖可能通过多种机制来诱导骨的变化，包括由脂肪组织分泌的因子（脂肪因子可能是骨 - 脂肪关系的重要介质[8,42-43]）引起的激素环境变化。脂肪组织是一种含有多种细胞类型的高度代谢活性组织，脂肪组织中有比较丰富的细胞类型包括脂肪细胞、前脂肪细胞、免疫细胞和内皮细胞。而脂肪细胞衍生因子对包括骨组织在内的多种器官均有作用。例如，已经证实过度肥胖会使胰岛素、雌激素和瘦素增加，进而刺激成骨细胞的产生。脂肪组织是雄烯二酮转化为雌激素的外周合成部位，所以肥胖人群的血清雌激素水平较高。因此，可以预测体内多余的脂肪对骨骼健康有好处。与此相反，过多的脂肪组织则可能阻碍骨生长，主要是通过增强脂质氧化、促进动脉粥样硬化，从而使血管细胞钙化以及抑制成骨细胞分化[52]。其他脂肪来源的激素包括瘦素、抵抗素和脂联素。瘦素最出名的影响是其抑制食欲以及增加能量消耗的作用，但它对骨重建同时有直接作用和中枢介导作用：对骨的中枢介导作用是通过交感神经兴奋来抑制骨形成和增强骨吸收[53]，而其在体外则表现出对成骨细胞分化的直接影响[54]。已经有临床研究报道了瘦素对骨的正面和负面影响[42-43,55-56]。肥胖患者的血清抵抗素水平较高，而抵抗素在成骨细胞和破骨细胞中均有表达。抵抗素可能对骨重建有影响，但总体上并无效果，临床研究并没有一致显示抵抗素与骨密度相关[57]。肥胖患者体内脂联素水平较低可能对骨组织造成负面影响，因为在成骨细胞中有脂联素受体表达[58]，但是临床研究中却出现了不一样的结果[42,59]。此外，

肠肽 [ 即生长素释放肽、肠降血糖素、胆囊收缩素（CCK）、缩氨酸 YY-PYY 和胰多肽（PPY）] 调节肥胖状态时饱腹感的改变，同时也对骨起到调节作用。例如，生长素释放肽是一种食欲刺激剂，而肥胖者体内生长素释放肽水平低，一项持续一年的双盲试验显示生长素释放肽对骨骼有积极的治疗作用[60]。然而，最近一项包含 59 项研究的系统回顾性研究的结论是：缺乏有说服力的数据来支持抵抗素、内脂素或生长素释放肽与骨密度或骨折之间的关联[57]。

肥胖患者的骨调节激素发生变化，包括 25- 羟基维生素 D[25(OH)D][61] 降低以及 PTH 水平升高[25]。25-(OH)D 水平低是因为在脂肪组织中沉积较多，或者在体重较大的人中暴露量相对较小。高 BMI 及体内脂肪含量高也与较少的活性 1,25-(OH)D 水平相关[62-63]。肥胖人群的血循环 25-(OH)D 水平低可能可以解释血清 PTH 的高水平；但是，PTH 本身可能有维持较高肥胖程度的独立效应。甲状旁腺功能亢进引起的肥胖程度增高可能与脂肪氧化减少有关[64]。而甲状旁腺切除术后虽然过量的 PTH 被纠正，但体重却没降低[65]，因此，PTH 与肥胖之间关系的原因和作用尚不完全清楚。长期的高甲状旁腺激素水平会使骨皮质减少，但是骨松质却保持不变甚至有所增多[26,66]。肥胖人群高水平的 PTH 对骨组织的整体效果尚不明确，但是目前已证明可以提高腰椎 BMD、维持或降低股骨颈[67] 和其他骨皮质丰富的部位[2] 的骨量。

肥胖患者还有个特征是生长激素（GH）分泌异常及功能不全。无垂体性疾病的肥胖患者其 IGF-1 一般正常或升高[68]，而向心性肥胖患者的 IGF-1 则降低[69]。因此，在肥胖患者中 IGF-1 对骨的作用知之甚少，但是预测 GH 偏低对骨组织有负面影响。高皮质醇水平与过量内脏脂肪相关联，并且过量的内源性皮质醇也可能导致骨质丢失[70]。由成骨细胞分泌的骨形成标志物 - 骨钙素，也可能通过调节胰岛素的敏感性而起到对能量平衡的重要调节作用[53]。有趣的是，肥胖个体的血清骨钙素水平偏低[71]，而且尚不知道该现象是否对骨有直接的作用。肥胖患者血循环中的炎性细胞因子 [ 包括白介素 -6、单核细胞趋化蛋白 -1（MCP-1）和 C- 反应蛋白 ] 浓度也较高，这些因子对正常人群的骨组织有负面的效果，但对肥胖人群的特殊效果尚不明确[42]。如 PTH 可上调正常体重和肥胖受试者的血清 MCP-1 水平[72]，而 MCP-1 可能介导间歇应用 PTH 后，成骨细胞相关的合成代谢作用。总体而言，肥胖患者体内激素环境

的改变以及细胞因子的变化从理论上支持高体重对骨密度和骨折风险的正性及负性影响。

## 体重减轻与骨的关系

老年男性和女性的体重下降，无论是自主或者不自主的，均与骨密度降低和髋部骨折风险上升有关[73-74]。此外，有研究显示只要体重降低 5%，前臂远端骨折风险将增加 33%[75]。而初始体重是体重下降所引起的骨质丢失的一个强有力的预测指标[43]。当体重恢复时只有部分骨组织恢复[76]，所以体重有反复波动史的人群骨折风险更高。而超重或者肥胖的老年女性体重下降 10% 时，股骨粗隆、桡骨 1/3 段和腰椎的骨量下降 1%~2%[43,77-78]。骨量丢失可以归因于以下几个因素：微量营养素的摄入减少、钙的吸收降低、性激素降低、和 / 或机械负重降低[43]。轻微体重下降引起的骨量丢失在年轻男女中鲜有报道（年龄小于 50 岁）[43,79-80]，这可能是由于年轻男性和女性的肌肉质量和性能均保持在较好的水平。体重下降通常导致骨松质丰富部位的骨量丢失[31,78]，但是当体重下降程度明显（体重下降约 30%）时，骨量丢失率会成比例地增高[81]，且主要来自骨皮质部位[67,82]。这表明轻微的体重下降与重度体重下降对骨质量的影响是不同的。增加钙和蛋白质摄入的饮食干预可以减少骨质丢失[78,83]，而运动同样可以减少体重下降所引起的骨质丢失[79,84]，同时，由于运动使身体功能水平得到提高，所以还能进一步降低老年肥胖者的跌倒风险[85]。已经有强有力的证据证明体重下降会使骨质丢失以及骨折风险增加；而骨质丢失的程度则与年龄、营养摄入、运动及体重下降的量和速度有关。

## 结论

肥胖与骨存在正相关关系，但是肥胖者骨质量与正常体重者存在差异。在 BMD 及 T 值测量值一定的情况下，肥胖患者的骨皮质 vBMD 较低而骨折风险较高。因此，虽然低体重及正常体重人群的骨折风险仍然是最高的，但是已经有证据表明肥胖同样也会使骨折的风险升高，而且很多肥胖的人都会有节食史，而这个也有可能增加骨折风险。另外，肥胖所引起的代谢改变、饮食摄入不良、肌肉减少症以及生物力学缺陷等因素均有可能使儿童和成年

人的骨折风险增高。减肥对于肥胖患者来说有多方面的好处，但更重要的是，应该鼓励高蛋白质摄入、补充多种维生素 / 矿物质及运动，这样才能使节食时减少的钙和其他微量营养素摄入得到补充，使骨质丢失最小化。由于最新的数据显示肥胖患者同样存在骨折的风险，所以这部分人群也应被纳入骨质疏松症筛查中来，同时也应鼓励他们采取相应的预防措施。

## 参考文献

1. Flegal KM, Carroll MD, Kit BK, Ogden CL. 2012. Prevalence of obesity and trends in the distribution of body mass index among US adults, 1999–2010. *JAMA* 307(5): 491–7.

2. Sukumar D, Schlussel Y, Riedt CS, Gordon C, Stahl T, Shapses SA. 2011. Obesity alters cortical and trabecular bone density and geometry in women. *Osteoporos Int* 22(2): 635–45.

3. Pollock NK, Laing EM, Baile CA, Hamrick MW, Hall DB, Lewis RD. 2007. Is adiposity advantageous for bone strength? A peripheral quantitative computed tomography study in late adolescent females. *Am J Clin Nutr* 86(5): 1530–8.

4. Wetzsteon RJ, Petit MA, Macdonald HM, Hughes JM, Beck TJ, McKay HA. 2008. Bone structure and volumetric BMD in overweight children: A longitudinal study. *J Bone Miner Res* 23(12): 1946–53.

5. Cole ZA, Harvey NC, Kim M, Ntani G, Robinson SM, Inskip HM, Godfrey KM, Cooper C, Dennison EM. 2012. Increased fat mass is associated with increased bone size but reduced volumetric density in pre pubertal children. *Bone* 50(2): 562–7.

6. Premaor MO, Pilbrow L, Tonkin C, Parker RA, Compston J. 2010. Obesity and fractures in postmenopausal women. *J Bone Miner Res* 25(2): 292–7.

7. Gimble JM, Zvonic S, Floyd ZE, Kassem M, Nuttall ME. 2006. Playing with bone and fat. *J Cell Biochem* 98(2): 251–66.

8. Rosen CJ, Bouxsein ML. 2006. Mechanisms of disease: Is osteoporosis the obesity of bone? *Nat Clin Pract Rheumatol* 2(1): 35–43.

9. Meunier P, Aaron J, Edouard C, Vignon G. 1971. Osteoporosis and the replacement of cell populations of the marrow by adipose tissue. A quantitative study of 84 iliac bone biopsies. *Clin Orthop Relat Res* 80: 147–54.

10. Tontonoz P, Spiegelman BM. 2008. Fat and beyond: The diverse biology of PPARgamma. *Annu Rev Biochem* 77: 289–312.

11. Habib ZA, Havstad SL, Wells K, Divine G, Pladevall M, Williams LK. 2010. Thiazolidinedione use and the longitudinal risk of fractures in patients with type 2 diabetes mellitus. *J Clin Endocrinol Metab* 95(2): 592–600.

12. Wei W, Dutchak PA, Wang X, Ding X, Wang X, Bookout AL, Goetz R, Mohammadi M, Gerard RD, Dechow PC, et al. 2012. Fibroblast growth factor 21 promotes bone loss by potentiating the effects of peroxisome proliferator-activated receptor gamma. *Proc Natl Acad Sci U S A* 109(8): 3143–8.

13. Parhami F, Jackson SM, Tintut Y, Le V, Balucan JP, Territo M, Demer LL. 1999. Atherogenic diet and minimally oxidized low density lipoprotein inhibit osteogenic and promote adipogenic differentiation of marrow stromal cells. *J Bone Miner Res* 14(12): 2067–78.

14. Ahdjoudj S, Lasmoles F, Holy X, Zerath E, Marie PJ. 2002. Transforming growth factor beta2 inhibits adipocyte differentiation induced by skeletal unloading in rat bone marrow stroma. *J Bone Miner Res* 17(4): 668–77.

15. Shen W, Chen J, Punyanitya M, Shapses S, Heshka S, Heymsfield SB. 2007. MRI-measured bone marrow adipose tissue is inversely related to DXA-measured bone mineral in Caucasian women. *Osteoporos Int* 18(5): 641–7.

16. Bredella MA, Fazeli PK, Miller KK, Misra M, Torriani M, Thomas BJ, Ghomi RH, Rosen CJ, Klibanski A. 2009. Increased bone marrow fat in anorexia nervosa. *J Clin Endocrinol Metab* 94(6): 2129–36.

17. Shen W, Chen J, Gantz M, Punyanitya M, Heymsfield SB, Gallagher D, Albu J, Engelson E, Kotler D, Pi-Sunyer X, et al. 2012. Ethnic and sex differences in bone marrow adipose tissue and bone mineral density relationship. *Osteoporos Int* 23(9): 2293–301.

18. Devlin MJ, Cloutier AM, Thomas NA, Panus DA, Lotinun S, Pinz I, Baron R, Rosen CJ, Bouxsein ML. 2010. Caloric restriction leads to high marrow adiposity and low bone mass in growing mice. *J Bone Miner Res* 25(9): 2078–88.

19. Kubicky RA, Wu S, Kharitonenkov A, De LF. 2012. Role of fibroblast growth factor 21 (FGF21) in undernutrition-related attenuation of growth in mice. *Endocrinology* 153(5): 2287–95.

20. Fazeli PK, Bredella MA, Misra M, Meenaghan E, Rosen CJ, Clemmons DR, Breggia A, Miller KK, Klibanski A. 2010. Preadipocyte factor-1 is associated with marrow adiposity and bone mineral density in women with anorexia nervosa. *J Clin Endocrinol Metab* 95(1): 407–13.

21. Devlin MJ. 2011. Why does starvation make bones fat? *Am J Hum Biol* 23(5): 577–85.

22. Bredella MA, Torriani M, Ghomi RH, Thomas BJ, Brick DJ, Gerweck AV, Rosen CJ, Klibanski A, Miller KK. 2011. Vertebral bone marrow fat is positively associated with visceral fat and inversely associated with IGF-1 in obese women. *Obesity (Silver Spring)* 19(1): 49–53.

23. Kanis JA, Johnell O, Oden A, Johansson H, McCloskey E. 2008. FRAX and the assessment of fracture probability in men and women from the UK. *Osteoporos Int* 19(4): 385–97.

24. Ducher G, Bass SL, Naughton GA, Eser P, Telford RD, Daly RM. 2009. Overweight children have a greater proportion of fat mass relative to muscle mass in the upper limbs than in the lower limbs: Implications for bone strength at the distal forearm. *Am J Clin Nutr* 90(4): 1104–11.

25. Bolland MJ, Grey AB, Ames RW, Horne AM, Gamble GD, Reid IR. 2006. Fat mass is an important predictor of parathyroid hormone levels in postmenopausal women. *Bone* 38(3): 317–21.

26. Charopoulos I, Tournis S, Trovas G, Raptou P, Kaldrymides P, Skarandavos G, Katsalira K, Lyritis GP. 2006. Effect of primary hyperparathyroidism on volumetric bone mineral density and bone geometry assessed by peripheral quantitative computed tomography in postmenopausal women. *J Clin Endocrinol Metab* 91(5): 1748–53.

27. Nielson CM, Marshall LM, Adams AL, Leblanc ES, Cawthon PM, Ensrud K, Stefanick ML, Barrett-Connor E, Orwoll ES. 2011. BMI and fracture risk in older men: The osteoporotic fractures in men study (MrOS). *J Bone Miner Res* 26(3): 496–502.

28. Bolotin HH. 1998. A new perspective on the causal influence of soft tissue composition on DXA-measured in vivo bone mineral density. *J Bone Miner Res* 13(11): 1739–46.

29. Tothill P, Hannan WJ, Cowen S, Freeman CP. 1997. Anomalies in the measurement of changes in total-body bone mineral by dual-energy X-ray absorptiometry during weight change. *J Bone Miner Res* 12(11): 1908–21.

30. Rajamanohara R, Robinson J, Rymer J, Patel R, Fogelman I, Blake GM. 2011. The effect of weight and weight change on the long-term precision of spine and hip DXA measurements. *Osteoporos Int* 22(5): 1503–12.

31. Hawkins J, Cifuentes M, Pleshko NL, Ambia-Sobhan H, Shapses SA. 2010. Energy restriction is associated with lower bone mineral density of the tibia and femur in lean but not obese female rats. *J Nutr* 140(1): 31–7.

32. Liu G, Peacock M, Eilam O, Dorulla G, Braunstein E, Johnston CC. 1997. Effect of osteoarthritis in the lumbar spine and hip on bone mineral density and diagnosis of osteoporosis in elderly men and women. *Osteoporos Int* 7(6): 564–9.

33. Lewiecki EM, Gordon CM, Baim S, Leonard MB, Bishop NJ, Bianchi ML, Kalkwarf HJ, Langman CB, Plotkin H, Rauch F, et al. 2008. International Society for Clinical Densitometry 2007 Adult and Pediatric Official Positions. *Bone* 43(6): 1115–21.

34. Armstrong ME, Spencer EA, Cairns BJ, Banks E, Pirie K, Green J, Wright FL, Reeves GK, Beral V. 2011. Body mass index and physical activity in relation to the incidence of hip fracture in postmenopausal women. *J Bone Miner Res* 26(6): 1330–8.

35. De Laet C, Kanis JA, Oden A, Johanson H, Johnell O, Delmas P, Eisman JA, Kroger H, Fujiwara S, Garnero P, et al. 2005. Body mass index as a predictor of fracture risk: A meta-analysis. *Osteoporos Int* 16(11): 1330–8.

36. Woo DG, Lee BY, Lim D, Kim HS. 2009. Relationship between nutrition factors and osteopenia: Effects of experimental diets on immature bone quality. *J Biomech* 42(8): 1102–7.

37. Holmberg AH, Johnell O, Nilsson PM, Nilsson J, Berglund G, Akesson K. 2006. Risk factors for fragility fracture in middle age. A prospective population-based study of 33,000 men and women. *Osteoporos Int* 17(7): 1065–77.

38. Gnudi S, Sitta E, Lisi L. 2009. Relationship of body mass index with main limb fragility fractures in postmenopausal women. *J Bone Miner Metab* 27(4): 479–84.

39. Goulding A, Grant AM, Williams SM. 2005. Bone and body composition of children and adolescents with repeated forearm fractures. *J Bone Miner Res* 20(12): 2090–6.

40. Ko S, Stenholm S, Ferrucci L. 2010. Characteristic gait patterns in older adults with obesity—Results from the Baltimore Longitudinal Study of Aging. *J Biomech* 43(6): 1104–10.

41. Leet AI, Pichard CP, Ain MC. 2005. Surgical treatment of femoral fractures in obese children: Does excessive

body weight increase the rate of complications? *J Bone Joint Surg Am* 87(12): 2609–13.

42. Zhao LJ, Jiang H, Papasian CJ, Maulik D, Drees B, Hamilton J, Deng HW. 2008. Correlation of obesity and osteoporosis: Effect of fat mass on the determination of osteoporosis. *J Bone Miner Res* 23(1): 17–29.

43. Shapses SA, Riedt CS. 2006. Bone, body weight, and weight reduction: What are the concerns? *J Nutr* 136(6): 1453–6.

44. Tarquini B, Navari N, Perfetto F, Piluso A, Romano S, Tarquini R. 1997. Evidence for bone mass and body fat distribution relationship in postmenopausal obese women. *Arch Gerontol Geriatr* 24(1): 15–21.

45. Kuwahata A, Kawamura Y, Yonehara Y, Matsuo T, Iwamoto I, Douchi T. 2008. Non-weight-bearing effect of trunk and peripheral fat mass on bone mineral density in pre- and post-menopausal women. *Maturitas* 60(3-4): 244–7.

46. Warming L, Ravn P, Christiansen C. 2003. Visceral fat is more important than peripheral fat for endometrial thickness and bone mass in healthy postmenopausal women. *Am J Obstet Gynecol* 188(2): 349–53.

47. Nguyen ND, Pongchaiyakul C, Center JR, Eisman JA, Nguyen TV. 2005. Abdominal fat and hip fracture risk in the elderly: The Dubbo Osteoporosis Epidemiology Study. *BMC Musculoskelet Disord* 6: 11.

48. Jankowska EA, Rogucka E, Medras M. 2001. Are general obesity and visceral adiposity in men linked to reduced bone mineral content resulting from normal ageing? A population-based study. *Andrologia* 33(6): 384–9.

49. Gilsanz V, Chalfant J, Mo AO, Lee DC, Dorey FJ, Mittelman SD. 2009. Reciprocal relations of subcutaneous and visceral fat to bone structure and strength. *J Clin Endocrinol Metab* 94(9): 3387–93.

50. Russell M, Mendes N, Miller KK, Rosen CJ, Lee H, Klibanski A, Misra M. 2010. Visceral fat is a negative predictor of bone density measures in obese adolescent girls. *J Clin Endocrinol Metab* 95(3): 1247–55.

51. Katzmarzyk PT, Barreira TV, Harrington DM, Staiano AE, Heymsfield SB, Gimble JM. 2012. Relationship between abdominal fat and bone mineral density in white and African American adults. *Bone* 50(2): 576–9.

52. Parhami F, Morrow AD, Balucan J, Leitinger N, Watson AD, Tintut Y, Berliner JA, Demer LL. 1997. Lipid oxidation products have opposite effects on calcifying vascular cell and bone cell differentiation. A possible explanation for the paradox of arterial calcification in osteoporotic patients. *Arterioscler Thromb Vasc Biol* 17(4): 680–7.

53. Karsenty G, Oury F. 2010. The central regulation of bone mass, the first link between bone remodeling and energy metabolism. *J Clin Endocrinol Metab* 95(11): 4795–801.

54. Thomas T, Gori F, Khosla S, Jensen MD, Burguera B, Riggs BL. 1999. Leptin acts on human marrow stromal cells to enhance differentiation to osteoblasts and to inhibit differentiation to adipocytes. *Endocrinology* 140(4): 1630–8.

55. Rosen CJ, Bouxsein ML. 2006. Mechanisms of disease: Is osteoporosis the obesity of bone? *Nat Clin Pract Rheumatol* 2(1): 35–43.

56. Yamauchi M, Sugimoto T, Yamaguchi T, Nakaoka D, Kanzawa M, Yano S, Ozuru R, Sugishita T, Chihara K. 2001. Plasma leptin concentrations are associated with bone mineral density and the presence of vertebral fractures in postmenopausal women. *Clin Endocrinol (Oxf)* 55(3): 341–7.

57. Biver E, Salliot C, Combescure C, Gossec L, Hardouin P, Legroux-Gerot I, Cortet B. 2011. Influence of adipokines and ghrelin on bone mineral density and fracture risk: A systematic review and meta-analysis. *J Clin Endocrinol Metab* 96(9): 2703–13.

58. Berner HS, Lyngstadaas SP, Spahr A, Monjo M, Thommesen L, Drevon CA, Syversen U, Reseland JE. 2004. Adiponectin and its receptors are expressed in bone-forming cells. *Bone* 35(4): 842–9.

59. Barbour KE, Zmuda JM, Boudreau R, Strotmeyer ES, Horwitz MJ, Evans RW, Kanaya AM, Harris TB, Bauer DC, Cauley JA. 2011. Adipokines and the risk of fracture in older adults. *J Bone Miner Res* 26(7): 1568–76.

60. Nass R, Pezzoli SS, Oliveri MC, Patrie JT, Harrell FE Jr, Clasey JL, Heymsfield SB, Bach MA, Vance ML, Thorner MO. 2008. Effects of an oral ghrelin mimetic on body composition and clinical outcomes in healthy older adults: A randomized trial. *Ann Intern Med* 149(9): 601–11.

61. Wortsman J, Matsuoka LY, Chen TC, Lu Z, Holick MF. 2000. Decreased bioavailability of vitamin D in obesity. *Am J Clin Nutr* 72(3): 690–3.

62. Konradsen S, Ag H, Lindberg F, Hexeberg S, Jorde R. 2008. Serum 1,25-dihydroxy vitamin D is inversely associated with body mass index. *Eur J Nutr* 47(2): 87–91.

63. Parikh SJ, Edelman M, Uwaifo GI, Freedman RJ, Semega-Janneh M, Reynolds J, Yanovski JA. 2004. The relationship between obesity and serum 1,25-dihydroxy vitamin D concentrations in healthy adults. *J Clin Endocrinol Metab* 89(3): 1196–9.

64. Gunther CW, Lyle RM, Legowski PA, James JM, McCabe LD, McCabe GP, Peacock M, Teegarden D. 2005. Fat oxidation and its relation to serum parathyroid hormone in young women enrolled in a 1-y dairy calcium intervention. *Am J Clin Nutr* 82(6): 1228–34.

65. Bollerslev J, Rosen T, Mollerup CL, Nordenstrom J, Baranowski M, Franco C, Pernow Y, Isaksen GA, Godang K, Ueland T, et al. 2009. Effect of surgery on cardiovascular risk factors in mild primary hyperparathyroidism. *J Clin Endocrinol Metab* 94(7): 2255–61.

66. Bilezikian JP, Silverberg SJ, Shane E, Parisien M, Dempster DW. 1991. Characterization and evaluation of asymptomatic primary hyperparathyroidism. *J Bone Miner Res* 6 Suppl 2: S85–9.

67. Goode LR, Brolin RE, Chowdhury HA, Shapses SA. 2004. Bone and gastric bypass surgery: Effects of dietary calcium and vitamin D. *Obes Res* 12(1): 40–7.

68. Nam SY, Lee EJ, Kim KR, Cha BS, Song YD, Lim SK, Lee HC, Huh KB. 1997. Effect of obesity on total and free insulin-like growth factor (IGF)-1, and their relationship to IGF-binding protein (BP)-1, IGFBP-2, IGFBP-3, insulin, and growth hormone. *Int J Obes Relat Metab Disord* 21(5): 355–9.

69. Gram IT, Norat T, Rinaldi S, Dossus L, Lukanova A, Tehard B, Clavel-Chapelon F, van Gils CH, van Noord PA, Peeters PH, et al. 2006. Body mass index, waist circumference and waist-hip ratio and serum levels of IGF-I and IGFBP-3 in European women. *Int J Obes (Lond)* 30(11): 1623–31.

70. Tauchmanova L, Rossi R, Nuzzo V, del PA, Esposito-del PA, Pizzi C, Fonderico F, Lupoli G, Lombardi G. 2001.

Bone loss determined by quantitative ultrasonometry correlates inversely with disease activity in patients with endogenous glucocorticoid excess due to adrenal mass. *Eur J Endocrinol* 145(3): 241–7.

71. Cifuentes M, Johnson MA, Lewis RD, Heymsfield SB, Chowdhury HA, Modlesky CM, Shapses SA. 2003. Bone turnover and body weight relationships differ in normal-weight compared with heavier postmenopausal women. *Osteoporos Int* 14(2): 116–22.

72. Sukumar D, Partridge NC, Wang X, Shapses SA. 2011. The high serum monocyte chemoattractant protein-1 in obesity is influenced by high parathyroid hormone and not adiposity. *J Clin Endocrinol Metab* 96(6): 1852–8.

73. Ensrud KE, Ewing SK, Stone KL, Cauley JA, Bowman PJ, Cummings SR. 2003. Intentional and unintentional weight loss increase bone loss and hip fracture risk in older women. *J Am Geriatr Soc* 51(12): 1740–7.

74. Meyer HE, Sogaard AJ, Falch JA, Jorgensen L, Emaus N. 2008. Weight change over three decades and the risk of osteoporosis in men: The Norwegian Epidemiological Osteoporosis Studies (NOREPOS). *Am J Epidemiol* 168(4): 454–60.

75. Omsland TK, Schei B, Gronskag AB, Langhammer A, Forsen L, Gjesdal CG, Meyer HE. 2009. Weight loss and distal forearm fractures in postmenopausal women: The Nord-Trondelag health study, Norway. *Osteoporos Int* 20(12): 2009–16.

76. Fogelholm GM, Sievanen HT, Kukkonen-Harjula TK, Pasanen ME. 2001. Bone mineral density during reduction, maintenance and regain of body weight in premenopausal, obese women. *Osteoporos Int* 12(3): 199–206.

77. Gozansky WS, Van Pelt RE, Jankowski CM, Schwartz RS, Kohrt WM. 2005. Protection of bone mass by estrogens and raloxifene during exercise-induced weight Loss. *J Clin Endocrinol Metab* 90(1): 52–9.

78. Sukumar D, Ambia-Sobhan H, Zurfluh R, Schlussel Y, Stahl TJ, Gordon CL, Shapses SA. 2011. Areal and volumetric bone mineral density and geometry at two levels of protein intake during caloric restriction: A randomized, controlled trial. *J Bone Miner Res* 26(6): 1339–48.

79. Redman LM, Rood J, Anton SD, Champagne C, Smith SR, Ravussin E. 2008. Calorie restriction and bone health in young, overweight individuals. *Arch Intern Med* 168(17): 1859–66.

80. Uusi-Rasi K, Sievanen H, Kannus P, Pasanen M, Kukkonen-Harjula K, Fogelholm M. 2009. Influence of weight reduction on muscle performance and bone mass, structure and metabolism in obese premenopausal women. *J Musculoskelet Neuronal Interact* 9(2): 72–80.

81. Fleischer J, Stein EM, Bessler M, Della BM, Restuccia N, Olivero-Rivera L, McMahon DJ, Silverberg SJ. 2008. The decline in hip bone density after gastric bypass surgery is associated with extent of weight loss. *J Clin Endocrinol Metab* 93(10): 3735–40.

82. Hamrick MW, Ding KH, Ponnala S, Ferrari SL, Isales CM. 2008. Caloric restriction decreases cortical bone mass but spares trabecular bone in the mouse skeleton: Implications for the regulation of bone mass by body weight. *J Bone Miner Res* 23(6): 870–8.

83. Riedt CS, Cifuentes M, Stahl T, Chowdhury HA, Schlussel Y, Shapses SA. 2005. Overweight postmenopausal women lose bone with moderate weight reduction and 1 g/day calcium intake. *J Bone Miner Res* 20(3): 455–63.

84. Silverman NE, Nicklas BJ, Ryan AS. 2009. Addition of aerobic exercise to a weight loss program increases BMD, with an associated reduction in inflammation in overweight postmenopausal women. *Calcif Tissue Int* 84(4): 257–65.

85. Villareal DT, Chode S, Parimi N, Sinacore DR, Hilton T, Armamento-Villareal R, Napoli N, Qualls C, Shah K. 2011. Weight loss, exercise, or both and physical function in obese older adults. *N Engl J Med* 364(13): 1218–29.

# 第 120 章
# 神经精神性疾病与骨骼系统

Itai Bab • Raz Yirmiya

（陈柏龄　林　焘　译　陈柏龄　校审）

## 引言

过去 10 年发表的研究报告为中枢神经系统及神经递质（释放于由骨细胞与其微环境组成的骨骼系统）调控骨代谢提供了意想不到的证据。骨骼主要受自主神经和感觉神经纤维支配[1]。骨细胞，主要是成骨细胞，表达神经递质和神经肽类受体，如乙酰胆碱[2]、去甲肾上腺素[3]、内源性大麻素[4]、神经肽Y[5]、降钙素基因相关肽和 P 物质[11]等。白介素-1（IL-1）信号通路也与骨代谢的调控有关[6]。迄今为止，经实验证实的最佳的大脑 - 骨骼通路为交感神经系统介导的通路，该通路通过下丘脑释放血清素能递质来调节瘦素和血清素对骨骼的作用[7]。交感神经末梢与成骨细胞形成突触状联结表达 β2- 去甲肾上腺素受体（β2AR）。交感神经末梢释放的去甲肾上腺素激活这些受体，从而抑制骨形成[8]。成骨细胞中 β2- 去甲肾上腺素受体（β2AR）的激活会刺激破骨细胞分化因子（RANKL）的表达和基质祖细胞的生长，结果导致破骨细胞的数量和活性增强[9]。大脑中表达的 M3毒蕈碱乙酰胆碱受体和脑干源性 5- 羟色胺抑制骨骼交感神经的强度[7,10]。成骨细胞将内源性大麻素和花生四烯酸甘油释放到交感神经 - 成骨细胞突触处，并激活突触前膜的 CB1 大麻素受体，导致骨骼交感神经末梢释放的去甲肾上腺素减少[3]。

神经精神性疾病是由于器质性神经系统病变而引起的，主要为大脑病变造成的精神障碍。精神疾病的种类数目仍然在不断增加，同时它们的病因也逐渐被明确。另外，有时也包括大脑损伤或疾病造成的认知和行为障碍。表 120.1 列举了一些主要的神经精神性疾病及其相关神经病变。一些已经确定与骨量改变有关的神经精神性疾病主要包括重度抑郁症（MDD）、神经性厌食症（AN）和创伤性脑损伤。同时，在已发表的研究报告中，初步迹象表明精神分裂症和阿尔茨海默病（AD）伴随着骨密度的改变。更重要的是，这些疾病的骨骼状态往往因为精神药物治疗后直接或间接影响骨骼而变得更为复杂。

## 重度抑郁症

重度抑郁症（MDD）是以情绪低落为主要特点的一类精神疾病，患者对日常活动丧失兴趣及愉快感，伴随着食欲、体重、睡眠方式和心理活动的改变，常常感到疲劳，自认为没有价值，缺乏自尊心；严重者有认知障碍和自杀倾向[11]。"抑郁"这一术语的定义十分模糊，通常指的是其他类型的心境障碍和无明显临床症状的情绪低落。重度抑郁症是一类对个人家庭、工作或学习生活、睡眠、饮食习惯以及整体健康都不利的致残性疾病。自杀患者中超过

表 120.1　一些神经精神性疾病和相关的神经病变

| | |
|---|---|
| 重度抑郁症 | 前额叶皮层下（边缘）的单胺类、神经营养因子、激素系统和神经形成调节障碍 |
| 双相障碍 | 前额皮质、前扣带回、海马和杏仁核 |
| 进食障碍 | 非典型血清素系统、右额叶和颞叶损伤 |
| 精神分裂症 | 额叶和颞叶的结构改变，中脑边缘和中脑皮层多巴胺能通路异常，谷氨酸能神经传递的改变 |
| 幻视 | 视网膜 - 外膝体 - 距状沟道，上行脑干调节结构 |
| 幻听 | 额颞叶功能连接 |
| 强迫症 | 基底神经节结构和功能的改变，尤其是右侧尾状叶的活性、血清素神经传递的改变 |
| 创伤后应激障碍 | 经腹内侧前额叶皮质的杏仁核失调 |
| 自闭症 | 单个或多个基因的遗传变异和突变 |
| 阿尔茨海默病 / 痴呆症 | 斑块和缠结形成、神经元死亡、神经炎症反应 |
| 亨廷顿病 | 纹状体和大脑皮层的中型神经元死亡 |
| 创伤性脑损伤 | 局灶性脑缺血、神经炎症反应 |

一半患有重度抑郁症或其他心境障碍[12]。一般认为，重度抑郁症是对应激事件表现出生理脆弱性的结果。虽然一些中枢系统和神经病变与抑郁症有关联，包括血清素和肾上腺素传递的改变、激素失调、神经营养因子的减少、神经形成及神经炎性因子和 IL-1 的分泌，但其机制仍不清楚[13-14]。

重度抑郁症和骨质疏松症一样，是一种很普遍的疾病，是致使人类残疾的第二大原因[15]。在重度抑郁症与骨质疏松症患者中，女性比男性更为常见[11,16]。最近第二 Nord-Trondelag 健康研究中心的一项横断面研究数据证明了抑郁症与骨密度减少的关系[17]。某些 Meta 分析研究确定了重度抑郁症和低骨密度之间的关系[18]。在这些 Meta 分析中包括 23 篇最全面的研究论文，比较了 21 141 名非抑郁受试者与 2327 名抑郁症患者[19]，其结果表明重度抑郁症患者比非抑郁症患者拥有更低的骨密度和更高的骨吸收标志物。与重度抑郁症有关的低骨密度在脊柱、股骨颈和桡骨远端表现得尤为明显，这表明重度抑郁症引起的低骨密度表现在全身多处骨松质。Nord-Trondelag 健康研究继续指出，抑郁症对

全体人群（包括成年男性和女性）骨密度的整体效应量是十分微弱的，而对血清和尿中的骨吸收标志物有调节作用[19]。

女性更容易发生与抑郁相关的骨密度降低[19-20]。这种性别差异可能与女性对一般压力更敏感，特别是患抑郁症的女性对不同压力因素有更高的反应性有关[19]。但是重度抑郁症对男性的影响更大，即不受各种干扰变量的影响。相反，在女性中，重度抑郁症与低骨密度的关系更多样化，在更年期有明显的缓和。患有重度抑郁症的绝经前女性比绝经后女性的骨密度下降更多[19]，此外，患有重度抑郁症的少女骨量增长下降[21]，两者有一致性，说明骨量最高值的下降是导致患抑郁症的绝经前女性骨密度下降的一个决定性因素。患有重度抑郁症的绝经前女性比绝经后女性的骨密度下降更多并不意味着重度抑郁症与绝经后的低骨量没有关系。然而，在绝经后女性中，两者的关系可能被各种因素导致的低骨量所掩盖，如雌激素减少、缺乏锻炼、营养不良和药物治疗等[10]。

在重度抑郁症相关低骨密度中，会潜在发挥作用的某些因素如体重和身高、抑郁发作次数、抑郁总病程、雌激素治疗史、吸烟史和种族等，一些研究报道，这些因素并未在重度抑郁与骨密度之间发挥作用。缺乏锻炼和抑郁症患者的性格，被认为与低骨密度有关[19]。然而，有研究发现无证据显示运动程度能调节重度抑郁症和骨密度之间的关系[19]。此外，一些研究证明在抑郁症人群与非抑郁症人群中，内分泌水平对骨密度的影响无差异。这些因素包括血清 25- 羟基维生素 D、甲状旁腺激素、游离 T3、胰岛素样生长因子 I 和促甲状腺激素[19]。因此，这些变量不太可能参与调节抑郁症相关的低骨密度。

抗抑郁治疗，尤其是选择性血清素再吸收抑制剂，也可能是影响上述 Meta 分析的混淆变量（将在下面讨论）。然而，使用抗抑郁治疗作为共变量的研究结果表明无证据显示抗抑郁治疗对重度抑郁症与骨密度之间的关系有影响。那说明抗抑郁药物对骨骼的有害影响中，重度抑郁症与骨密度的关系是独立的。

总之，这些研究结果意味着所有重度抑郁症的患者都有发展为骨质疏松症的危险，尤其是那些绝经前的抑郁症女性风险最高。需对这些患者骨丢失的进展及骨重建的失衡进行定期评估，并对其进行治疗以防骨骼恶化进展。

## 抑郁症与低骨量的因果关系

20 世纪 80 年代初，骨质疏松症研究者提出抑郁症是骨量丢失及骨质疏松性骨折的主要不良后果之一。他们认为最先发生骨质疏松症，然后导致反应性抑郁症。与此类似，但结果不同的精神科文献报道低骨密度是抑郁症的不良后果[22]。持骨质疏松症引起抑郁症观点的研究者认为后者是由骨质疏松性骨折引起的疼痛与不适所导致的。另外，持抑郁症引起骨质疏松症观点的人员认为大多数研究证明抑郁症与低骨密度有关，而不是增加骨折率。进一步提出抑郁症是原因的研究者基于以下已经被确认的观点：抑郁症使糖皮质激素和去甲肾上腺素的分泌增加[23]，而这些激素会抑制骨形成和骨量的增加[24-25]。对小鼠予以慢性轻度应激（CMS）后，发生骨量丢失及结构破坏，这种啮齿类动物的抑郁症模型已经非常成熟，而这一结果也支持了后一个观点（图 120.1）[26]。这种模型导致的骨量丢失主要是由于骨形成的减少。无论是骨形成的减少还是骨松质量的丢失，都可用股骨远端和腰椎椎体记录到的数据来概括。骨骼的破坏和抑郁症状（对糖的偏爱程度及社会探索度减少）可通过抗抑郁药物丙咪嗪预防[26]。抑郁状态与骨中去甲肾上腺素的增加和血清皮质酮的升高有关。而且，慢性轻度应激（CMS）而不是抑郁状态引起的骨量丢失，可

通过 β- 受体阻滞剂（普萘洛尔）来阻止，说明大脑 - 骨骼通路是通过骨交感神经分布将抑郁信号传递到骨骼。尽管予以慢性轻度应激（CMS）的小鼠血清皮质酮有所升高，而这是否足以引起骨重建的失衡与骨量丢失还不清楚，但是下丘脑 - 垂体 - 肾上腺轴对 CMS 引起的骨量丢失所起的作用已经被阐明。有趣的是，尽管瘦素在抑郁症和调节骨重建当中都有密切关系[27-28]，但是血清瘦素水平与 CMS 引起的骨量丢失之间却无关[26]。

肾上腺素能系统和下丘脑 - 垂体 - 肾上腺轴（HPA）是中枢神经系统传递抑郁信号到周围神经的通路，目前它们被研究得最多。然而，其他几个系统都与抑郁症和低骨量有关，都参与了这一过程，如内源性大麻素系统和炎性细胞因子，如 IL-1、IL-6 和肿瘤坏死因子 - α（TNF- α）[18]。此外，在精神病患者中通常观察到的饮食和行为模式也可能导致低骨量的发生。还有另外一个因素是吸烟，这在精神患者群中更为常见。这增加了重度抑郁症发病的风险，并在男性和女性的横断面研究中被多次证明对骨量产生负面影响。同样，抑郁症与饮酒过量是常见的并发症，而且酗酒是公认的骨质疏松症的危险因素。最后，虽然以一个不是很恰当的因果关系定义饮食改变与抑郁症的关系，但有报道称重度抑郁症患者缺乏某些营养因子，而这些营养因子正是维持骨骼健康所需要的[18]。

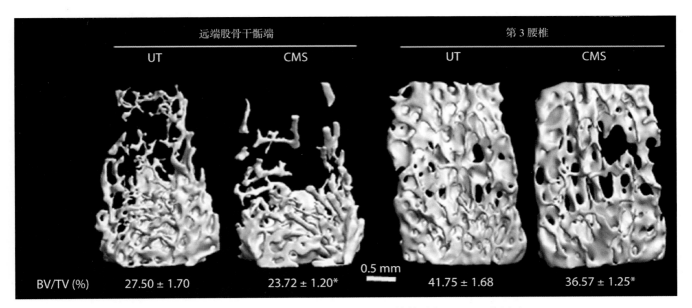

图 120.1　小鼠予以慢性轻度应激 4 周或不予处理，抑郁症引起的骨骼结构破坏。μCT 分析（National Academy of Sciences, USA, copyright 2006 .Ref. 26 ）

## 神经性厌食症

神经性厌食症（anorexia nervosa，AN）是一种以进食障碍为特点的疾病，患者拒绝维持正常生理体重以及对体重增加有强迫性的恐惧。神经性厌食症通常伴随着自我形象的扭曲及改变自我感觉的相关认知偏差[29-30]。神经性厌食症患者每天的平均摄入热量为600～800卡路里，其自我饥饿的原因也是众所周知的[31]。AN患者表现出一系列并发症的高发生率，如闭经、头发稀疏或脱发，以及抑郁症[11]。而在众多精神疾病中，神经性厌食症的死亡率最高。它通常在青少年时期发病，其中女性患者是男性的10倍[32]。AN可在任何年龄段发病，值得注意的是，0.2%～4%受影响的个体为青少年女性及女大学生[33]。

神经性厌食症是一类伴有多种基因多态性的高度遗传疾病，有超过40个基因参与其中，包括饮食行为、动机和奖励、个性特点和情感等等。其中一些基因已被证明与骨重建有关，如脑源性神经因子及去甲肾上腺素转运体。此外，有报道称，大脑对雌激素和血清素调节异常引起的厌食效应可作出异常的反应[34-35]。此外，黑皮质素这种自身抗体是与进食障碍和骨量控制相关的人格特征有关联的一种神经肽，也被证明与神经性厌食症有关[36]。然而，这些基因和分子改变与神经性厌食症之间的因果关系还未确定。

在几乎所有的神经性厌食症患者中，低骨密度是一种严重的并发症，差不多有半数患者患有骨质疏松症。这是由于骨量增长减缓、骨质丢失及骨结构的改变而造成的，如骨小梁及骨皮质变薄、骨小梁数量减少和分离度增加[37]。对血清骨重建标志物的检测表明，骨量增加率的降低继发于低骨转换，而成年神经性厌食症的患者表现为绝对的骨形成减少和骨吸收增加[38-39]。迄今已发表的研究结果没有指向说明神经元和神经内分泌活动受损为神经性厌食症患者贫乏骨骼状态的主要原因。相反，低骨密度是肌肉量减少、性腺功能减退、低胰岛素样生长因子-1（IGF-1）、皮质醇增多和能量代谢变化的结果。低骨密度只在体重恢复后部分逆转[37]，面对大量的神经内分泌并发症，当前唯一能让神经性厌食症患者提高骨骼状态的补救办法是恢复体重和月经功能。

## 精神分裂症

精神分裂症是一种以思维和情感反应崩溃为特点的精神病。通常表现为幻听、偏执或妄想，以及胡言乱语和胡思乱想，并伴有严重的社会和职业功能障碍。该症状一般发生于青春期或成年早期，全球发病率约为0.5%[40]。虽然神经发育损害和一些神经退行性过程与精神分裂症的病因和发病机制有关，但对其原因的了解仍然很少。

大多数关于精神分裂症与骨质疏松症之间关系的研究报道了精神分裂症与骨代谢障碍、低骨密度和骨质疏松性骨折发生率的增加存在正相关关系[41-42]。在没有明确与精神分裂症有关的基本致病过程时，这种关系可以归因于精神分裂症的相关致病因素，如性腺功能减退、营养不良、吸烟和多饮[41]。以上这些因素中，由精神药物引起的高催乳素血症及由此导致的性腺功能减退备受关注。然而，这种说法最近受到来自台湾玉里荣民医院精神科的一项研究的挑战。这项研究对比了965例成年精神病患者和405名在同一地区的非精神病社区人员，他们发现年轻男性和女性精神分裂症患者在20岁时的骨密度已经比非精神分裂症人员要低，与这个年龄之前的骨量增长受损一致。然而，精神分裂症患者没有表现出与年龄有关的骨量丢失，一些女性患者甚至出现部分增长。60岁以上的精神分裂症患者的骨密度高于正常人[43]。有意思的是，这种与年龄相关骨量丢失相反的"保护"可能由于精神分裂症患者的22q11.2微缺失中涉及Dgcr8的基因突变而造成的[44]，Dgcr8基因的沉默导致破骨细胞生成减少以及骨量的轻微上升[45]。玉里荣民医院的研究分析了伴有低骨密度（骨密度评分等于或低于−2.5）的精神分裂症患者和伴有正常骨密度人群的子样本，进一步报道了骨密度的减少和血清催乳素或参与骨代谢的决定因素（如钙、磷、骨钙素、N端交联Ⅰ型胶原、促甲状腺激素和甲状旁腺激素水平）之间没有显著的关联。此外，骨密度测量值与女性患者的抗精神药物类型和月经状态也没有关联[46]。综上所述，精神分裂症患者骨骼状态的改变可能与其并发症和行为模式以及精神分裂症引起的大脑-骨骼通路损害有关。

## 创伤性脑损伤

当一个外力创伤性地损伤大脑时，会造成颅内创伤性脑损伤（TBI）。这种创伤由直接碰撞或单独的加速度引起，可涉及大脑其他结构的损害，如头皮或颅骨。除了在受到损伤时造成的伤害，在数分钟或数周后还会发生一系列的继发性损害。这些病理过程包括大脑血流的改变和颅内压增高，这会大大加重原发性损伤带来的损害，通常会导致如身体、认知、社会、情感和行为等一系列的影响。该结果范围可从完全康复到永久残疾或者死亡。

许多 TBI 患者的骨生成增加，表现为异位骨化（HO）和骨折愈合加速。有研究报道 TBI 患者异位骨化的发生率为 15% ～ 40%，有症状的异位骨化的发生率与 TBI 的严重程度有关联[47]。TBI 引起的异位骨化可引起疼痛和关节活动范围的减少，有 8% ～ 10% 的病例出现严重的功能受限及 5% 的病例甚至出现完全的关节僵硬[48]。

有临床研究及实验研究间接证明 TBI 引起的全身性骨形成增加与大脑向脑脊液和血循环释放的成骨因子有关。这些因子包括成纤维细胞生长因子、生长激素、IGF-1、甲状旁腺激素和骨形态发生蛋白[47]。然而，到目前为止，所有这些因子的血清水平和 TBI 刺激骨形成之间的因果关系还未被证明。

另外也有证据表明，TBI 产生的中枢信号传递到与交感神经系统连接的骨骼系统，从而刺激骨形成。一项对小鼠的研究指出在 TBI 后几小时内，抑制骨形成的交感神经的兴奋能力下降。还有研究进一步表明，TBI 引起的交感神经兴奋性下降是由骨内皮细胞水平的升高所介导的，其导致骨骼交感神经末段表达的 CB1 大麻素受体超活化，反过来抑制去甲肾上腺素的释放[3]。因此，大麻素治疗可能是预防 TBI 引起异位骨化的有效疗法。

## 阿尔茨海默病

在超过 65 岁以上的人群中，有 10% 患有老年痴呆症。阿尔茨海默病（Alzheimer's disease，AD）是老年痴呆最常见的原因。它单独或者与血管性痴呆一起占老年痴呆症病例的 65%[49]。虽然 AD 的病因还不清楚，但该病情呈现出与大脑一系列分子改变有关的进行性神经元缺失，包括乙酰胆碱的水平降低[50]、β 淀粉样蛋白前体蛋白（APP）基因突变，随之而来的是 β 淀粉样蛋白沉积物以及可溶性 β 淀粉样蛋白低聚物的积累。此外，微管相关的蛋白质的高度磷酸化可导致神经细胞内神经原纤维缠结形成[51]。另外，由含缬氨酸蛋白基因突变和蛋白酶体降解干扰引起的自我吞噬被认为是神经元凋亡的原因，从而导致了额颞叶痴呆，这是 AD 的一个主要特点[52]。

与其他类型的老年痴呆症类似，AD 通常在 65 岁以上的患者中被诊断出来。虽然骨质疏松症可在 50 岁的时候被发现，但其影响在 70 岁以后才变得明显[49]。我们可以预测，这种间接关系导致了这两种疾病存在显著的相关性。这种相关性可能通过两种疾病的共同危险因素得到增强，如低体重、缺乏营养（主要是维生素 K 和维生素 D 缺乏）、照射阳光时间少和运动减少。这种关系不仅仅是间接的，可从以下两点证明：① AD 患者相比同年龄的无记忆障碍的人群骨质疏松症的发生率要高[50]；② AD 患者中男女骨质疏松症的发生率相当，但与普通人群相比，AD 的女性患者骨质疏松性骨折的发生率要高出好几倍[53]。更重要的一点是，AD 骨折后患者的治疗与康复要比非 AD 患者要困难得多，少于半数的 AD 患者能恢复到骨折前的功能状态。另外，老年痴呆症患者跌倒的频率更高，因此股骨颈骨折的发生率也高[54]。

尽管只有 5% 的 AD 患者有家族性 AD（FAD）[6]，但 FAD 基因的发现促使了表达这些基因的转基因小鼠的产生，主要为人类淀粉样前体蛋白（APP）的突变。这些转基因小鼠模型可重现 AD 的许多关键的方面，主要为大脑 $A\beta_{1-40}$ 和 $A\beta_{1-42}$ 斑块形成，包括脑血管中的 β 淀粉样蛋白（Aβ）沉积[55-56]。从这些小鼠中得到越来越多的证据表明神经元内 $A\beta_{1-42}$ 触发了早期神经元的缺失及突触丢失[57]。而突触完整性的改变比神经元缺失发生时间要早，是 AD 最早的发病机制之一[58]。

最近几项对表达淀粉样前体蛋白基因的瑞典型突变的（APPswe）小鼠的研究证明了 AD 与骨量丢失之间可能的因果关系。其中一项研究证明破骨细胞形成的双向效应，其在小于 4 个月的小鼠中生成增加及在老年小鼠中生成减少。在年轻小鼠中破骨细胞生成增加似乎受到骨髓巨噬细胞（BMM）中晚期糖基化终末产物（RAGE）的 Aβ 低聚体和受体的调控，而老年小鼠中破骨细胞的形成及活性减少可能是由于可溶性 RAGE 的增加导致的，这是一种 RANKL 诱导的破骨细胞形成抑制剂[59]。第二项研究实验针对共表达 APPswe 及 PS1（编码人类早衰蛋白基因 1 突变）的动物，这些小鼠表现出与年龄相关的快速骨量丢失[60]。尽管研究表明 Aβ 可促进骨量丢失，但是 Aβ 是产生于 AD 患者的骨骼中还是使控制骨重建的中枢机制失调，这仍然是一个未知数。

# 抗精神病药物

很多用于治疗神经精神类疾病的一线药物都与低骨密度和增加骨折风险有关，很可能放大这些疾病对骨骼系统的负面影响。这些药物主要包括抗抑郁症的选择性 5- 羟色胺再吸收抑制剂（SSRI）及镇静类（安定）药物。

## 选择性 5- 羟色胺再吸收抑制剂

血清素 [5- 羟色胺（5-HT）] 是一种生命所需的单胺类神经递质。与许多胺类类似，其突触和细胞外浓度是由转运体 5- 羟色胺转运体（5-HTT）将高亲和力的 5-HT 从细胞外转运到细胞内而调控的。5-HTT 是抗抑郁类药物作用的主要目标，通过抑制其活性，从而增强 5-HT 的效应。这些对骨骼系统有作用的药物，称为选择性 5- 羟色胺再吸收抑制剂（SSRI），因其对骨质疏松症及骨质疏松性骨折有潜在的影响而引起很多关注。

5- 羟色胺最著名的作用是对中枢神经系统、胃肠道系统及心血管系统的作用。在中枢神经系统，5- 羟色胺由突触前神经元产生并释放到突触间隙，导致了突触前后 5-HT 受体的激活，从而影响一系列行为、生理和认知功能[61-62]。在胃肠道系统，5- 羟色胺由肠嗜铬细胞合成分泌，并扩散到肠神经末梢以刺激肠蠕动[63-64]。在中枢神经系统和胃肠道系统，5- 羟色胺活性的持续时间与强度是通过氯化钠依赖的 5-HTT 来增强的。在心血管系统中，血小板通过 5-HTT 摄取 5-HT，并将其储存于致密颗粒中[67]。5-HT 由活化的血小板释放，并诱导血管收缩或扩张[68]及平滑肌细胞的肥大与增生[69]。

成骨细胞、骨细胞及破骨细胞表达功能性 5-HT 受体和 5-HTT[70]。在成骨细胞，5-HT 受体激动剂影响细胞增殖，促进甲状旁腺激素诱导的 AP-1 活性增加及调节细胞对机械刺激的反应。在骨细胞中，5-HT 使整个细胞的环磷酸腺苷（cAMP）及前列腺素 E$_2$（PGE$_2$）的水平增加，这也涉及对机械刺激的转换。对于破骨细胞，5-HT 和 5-HTT 已被证明影响其分化而不影响其活性[70]。

骨组织中的 5-HT 来源于哪里？中枢神经系统可能不是提供 5-HT 给骨细胞的来源，因为 5-HT 不能透过血脑屏障以及在骨骼系统的 5-HT 神经支配尚未被证实。对于其他神经递质，如内皮细胞（EC）[3]中的 5-HT 可由骨细胞合成并通过自分泌和旁分泌的方式释放。实际上，负责 mRNA 转录的色氨酸羟化酶 -1（Tph1）已在成骨细胞和骨细胞系中找到，它是 5-HT 合成的限速酶[72]。大多数有机体的 5-HT 在胃肠道产生并储存与血小板的致密颗粒内。因为来源于此的 5-HT 是在血小板激活的情况下释放[67]，而这不是骨细胞 5-HT 受体的激活剂。然而，有小部分来源于胃肠道系统的 5-HT 保留在血清中，而血清中的 5-HT 被认为是成骨细胞增殖、骨形成和骨量的负调控因子[73-74]。

骨骼系统中血清素激活的生理作用是什么？5-HT 作用的多样性是由多种 5-HTR 的出现形成的，根据其信号转导通路可分为 7 大类[75]。在 7 种 5-HTR 中，只有 5-HT$_{1A}$R、5-HT$_{2A}$R、5-HT$_{1B}$R 和 5-HT$_{2B}$R 在成骨细胞中表达，且只有 5-HT$_{2B}$R 在成骨细胞增殖时的表达增高。缺乏 5-HT$_{2B}$R 的小鼠加速了与年龄相关的、低转换的骨量丢失，这继发于成骨细胞的补充与增殖能力受损[76]。这些结果显示，予以 5-HT 治疗后的大鼠的骨密度增加[77]。相反，缺乏成骨细胞 5-HT$_{1B}$R 的小鼠具有高骨量的表现，这继发于成骨细胞的数量和骨形成的增加[74]。5-HTT 基因的破坏或者 SSRI 药物性抑制 5-HTT 导致了成长期小鼠的低骨量表现[70]。这些结果表明，在生长期骨骼中，5-HT 对骨量增长最高值的抑制受到不同年龄的影响并使成人骨骼系统中骨重建和骨量的平衡得以保持。然而，这种解释受到 SSRI 对成年小鼠的骨小梁及骨松质有不利影响的挑战[78]。这些看似矛盾的数据可以由中枢性 5-HT 信号对成骨细胞的刺激效应来解释，通过激活下丘脑 HT$_{2C}$R 来减轻交感神经对骨形成的抑制[7]。

SSRI 已成为治疗人类情绪障碍的普遍药物。大多数临床研究报告指出，在一般情况下的抗抑郁症药（主要为 SSRI）与小孩低骨密度、增加骨折风险的剂量依赖性以及低骨量有关系[79]。这些不利影响的原因可能与骨骼系统、胃肠道系统和中枢性 5- 羟色胺能系统的平衡失调有关，尤其在长期治疗之后更为明显[80]。

## 精神病药物

精神病药物可分为两种，一种是 20 世纪 50 年代发现的典型抗精神病药物，另一种是最近开发的第二代药物，为非典型抗精神病药物。在两类精神病药物中，主要为典型抗精神病药物，可诱发高催乳素血症以及最终导致骨量丢失。

催乳素由位于垂体前端的催乳激素细胞产生。催乳素的产生由多巴胺能和 5- 羟色胺能系统控制。其中最主要的因素是多巴胺，它通过作用于催乳素细胞的 $D_2$ 受体来抑制催乳素的产生，从而抑制催乳素基因的转录。相反，5-HT 通过激活 $5-HT_{1A}R$ 和 $5-HT_2R$ 以刺激催乳素的产生[81]。典型和非典型抗精神病药物都倾向于拮抗大脑多巴胺通路受体，包括抑制 $D_2$ 受体和 5-HT 受体，随后引起剂量依赖性的血清催乳素水平增高[41]。

然而催乳素的主要功能是促进乳腺上皮细胞的生长及哺乳期的发展，它的临床意义与生殖系统和骨骼系统有关，如维持高催乳素血症，导致促性腺激素释放激素（GnRH）、黄体生成素（LH）和卵泡刺激素（FSH）的分泌受到抑制，以及减少雌二醇和睾酮的分泌。事实上，高乳素血症引起骨量丢失，通常发生于孕期及哺乳期，主要归因于性激素的缺乏。骨量丢失的严重程度与高催乳素血症的水平和持续时间有关，这对成年男性、女性及青少年的骨骼系统有影响[82]。此外，催乳素通过表达在成骨细胞及其前体细胞的催乳素受体来直接影响骨骼系统。对分化成熟的成骨细胞的体外研究表明，成骨过程受到高催乳素血症水平的影响。催乳素浓度通常记录哺乳期的浓度（100ng/ml），该浓度抑制了前体成骨细胞的增殖、成骨细胞的数量和细胞外矿化基质的产生。该浓度刺激成骨细胞分化早期的 Rux2 和碱性磷酸酶（ALP）的表达及在成骨细胞分化晚期对相同的基因表现出抑制作用[83]。若使用抗精神病药物而引起更高浓度（高于 500ng/ml），则增加了破骨细胞相关因子的表达，如 RANKL、MCP-1、Cox-2、TNF-α、IL-1 和 ephrin-B1[84]。因此，可能有多条路径将抗精神病药物和高催乳素血症对骨骼系统的负面影响联系在一起。

## 结论

神经精神性疾病与骨骼疾病之间的联系逐渐成为骨与精神病病理生理学的重要主题。这两个学科的并发症影响着成千上万名的患者，并有大量的基础机制性问题和临床问题尚未解决。也许目前最迫切的问题是抗精神病药物的有利影响（尤其对情绪障碍和精神分裂症）和对骨骼系统的不利影响之间的冲突。

## 参考文献

1. Imai S, Matsusue Y. 2002. Neuronal regulation of bone metabolism and anabolism: Calcitonin gene-related peptide-, substance P-, and tyrosine hydroxylase-containing nerves and the bone. *Microsc Res Tech* 58: 61–69.
2. Sato T, Abe T, Chida D, Nakamoto N, Hori N, Kokabu S, Sakata Y, Tomaru Y, Iwata T, Usui M, Aiko K, Yoda T. 2010. Functional role of acetylcholine and the expression of cholinergic receptors and components in osteoblasts. *FEBS Lett* 584: 817–824.
3. Tam J, Trembovler V, Di Marzo V, Petrosino S, Leo G, Alexandrovich A, Regev E, Casap N, Shteyer A, Ledent C, Karsak M, Zimmer A, Mechoulam R, Yirmiya R, Shohami E, Bab I. 2008. The cannabinoid CB1 receptor regulates bone formation by modulating adrenergic signaling. *FASEB J* 22: 285–294.
4. Bab I, Ofek O, Tam J, Rehnelt J, Zimmer A. 2008. Endocannabinoids and the regulation of bone metabolism. *J Neuroendocrinol* 20 Suppl 1: 69–74.
5. Franquinho F, Liz MA, Nunes AF, Neto E, Lamghari M, Sousa MM. 2010. Neuropeptide Y and osteoblast differentiation—The balance between the neuro-osteogenic network and local control. *FEBS J* 277: 3664–3674.
6. Bajayo A, Goshen I, Feldman S, Csernus V, Iverfeldt K, Shohami E, Yirmiya R, Bab I. 2005. Central IL-1 receptor signaling regulates bone growth and mass. *Proc Natl Acad Sci U S A* 102: 12956–12961.
7. Yadav VK, Oury F, Suda N, Liu ZW, Gao XB, Confavreux C, Klemenhagen KC, Tanaka KF, Gingrich JA, Guo XE, Tecott LH, Mann JJ, Hen R, Horvath TL, Karsenty G. 2009. A serotonin-dependent mechanism explains the leptin regulation of bone mass, appetite, and energy expenditure. *Cell* 138: 976–989.
8. Takeda S, Elefteriou F, Levasseur R, Liu X, Zhao L, Parker KL, Armstrong D, Ducy P, Karsenty G. 2002. Leptin regulates bone formation via the sympathetic nervous system. *Cell* 111: 305–317.
9. Elefteriou F, Ahn JD, Takeda S, Starbuck M, Yang X, Liu X, Kondo H, Richards WG, Bannon TW, Noda M, Clement K, Vaisse C, Karsenty G. 2005. Leptin regulation of bone resorption by the sympathetic nervous system and CART. *Nature* 434: 514–520.

10. Shi Y, Oury F, Yadav VK, Wess J, Liu XS, Guo XE, Murshed M, Karsenty G. 2010. Signaling through the M(3) muscarinic receptor favors bone mass accrual by decreasing sympathetic activity. *Cell Metab* 11: 231–238.

11. American Psychiatric Association. 2000. *Diagnostic and Statistical Manual of Mental Disorders, Fourth Edition, Text Revision: DSM-IV-TR.* Washington, DC: American Psychiatric Publishing, Inc.

12. Barlow DH. 2005. *Abnormal Psychology: An Integrative Approach (5th Ed.).* Belmont, CA: Thomson Wadsworth.

13. Levinson DF. 2006. The genetics of depression: A review. *Biol Psychiatry* 60: 84–92.

14. Goshen I, Kreisel T, Ben-Menachem-Zidon O, Licht T, Weidenfeld J, Ben-Hur T, Yirmiya R. 2008. Brain interleukin-1 mediates chronic stress-induced depression in mice via adrenocortical activation and hippocampal neurogenesis suppression. *Mol Psychiatry* 13: 717–728.

15. Murray CJ, Lopez AD. 1997. Alternative projections of mortality and disability by cause 1990–2020: Global Burden of Disease Study. *Lancet* 349: 1498–1504.

16. Riggs BL, Khosla S, Melton LJ 3rd. 2002, Sex steroids and the construction and conservation of the adult skeleton. *Endocr Rev* 23: 279–302.

17. Williams LJ, Bjerkeset O, Langhammer A, Berk M, Pasco JA, Henry MJ, Schei B, Forsmo S. 2011. The association between depressive and anxiety symptoms and bone mineral density in the general population: The HUNT Study. *J Affect Disord* 131:164–171.

18. Bab I, Yirmiya R. 2010. Depression, selective serotonin reuptake inhibitors, and osteoporosis. *Curr Osteoporos Rep* 8: 185–191.

19. Yirmiya R, Bab I. 2009. Major depression is a risk factor for low bone mineral density: A meta-analysis. *Biol Psychiatry* 66: 423–432.

20. Wu Q, Magnus JH, Liu J, Bencaz AF, Hentz JG. 2009. Depression and low bone mineral density: A meta analysis of epidemiologic studies. *Osteoporos Int* 20: 1309–1320.

21. Dorn LD, Susman EJ, Pabst S, Huang B, Kalkwarf H, Grimes S. 2008. Association of depressive symptoms and anxiety with bone mass and density in ever-smoking and never-smoking adolescent girls. *Arch Pediatr Adolesc Med* 162: 1181–1188.

22. Gold DT, Solimeo S. 2006. Osteoporosis and depression: A historical perspective. *Curr Osteoporos Rep* 4: 134–139.

23. Ilias I, Alesci S, Gold PW, Chrousos GP. 2006. Depression and osteoporosis in men: Association or causal link? *Hormones (Athens)* 5: 9–16.

24. Weinstein RS, Jilka RL, Parfitt AM, Manolagas SC. 1998. Inhibition of osteoblastogenesis and promotion of apoptosis of osteoblasts and osteocytes by glucocorticoids. Potential mechanisms of their deleterious effects on bone. *J Clin Invest* 102: 274–282.

25. Elefteriou F. 2008. Regulation of bone remodeling by the central and peripheral nervous system. *Arch Biochem Biophys* 473: 231–236.

26. Yirmiya R, Goshen I, Bajayo A, Kreisel T, Feldman S, Tam J, Trembovler V, Csernus V, Shohami E, Bab I. 2006. Depression induces bone loss through stimulation of the sympathetic nervous system. *Proc Natl Acad Sci U S A* 103: 16876–16881.

27. Lu XY. 2007. The leptin hypothesis of depression: A potential link between mood disorders and obesity? *Curr Opin Pharmacol* 7: 648–652.

28. Karsenty G. 2006. Convergence between bone and energy homeostases: Leptin regulation of bone mass. *Cell Metab* 4: 341–348.

29. Cooper MJ. 2005. Cognitive theory in anorexia nervosa and bulimia nervosa: Progress, development and future directions. *Clin Psychol Rev* 25: 511–531.

30. Brooks S, Prince A, Stahl D, Campell IC, Treasure J. 2010. A systematic review and meta-analysis of cognitive bias to food stimuli in people with disordered eating behaviour. *Clin Psychol* 31: 37–51.

31. Frude, N. 1998. *Understanding Abnormal Psychology.* Oxford: Blackwell Publishing.

32. Attia E. 2010. Anorexia nervosa: Current status and future directions. *Ann Rev Med* 61: 425–435.

33. Lucas AR, Beard CM, O'Fallon WM, Kurland LT. 1991. 50-year trends in the incidence of anorexia nervosa in Rochester, Minn.: A population-based study. *Am J Psychiatry* 148: 917–922.

34. Rask-Andersen M, Olszewski PK, Levine AS, Schiöth HB. 2009. Molecular mechanisms underlying anorexia nervosa: Focus on human gene association studies and systems controlling food intake. *Brain Res Rev* 62: 147–164.

35. Yamashiro T, Fukunaga T, Yamashita K, Kobashi N, Takano-Yamamoto T. 2001. Gene and protein expression of brain-derived neurotrophic factor and TrkB in bone and cartilage. *Bone* 28: 404–409.

36. Ahn JD, Dubern B, Lubrano-Berthelier C, Clement K, Karsenty G. 2006. Cart overexpression is the only identifiable cause of high bone mass in melanocortin 4 receptor deficiency. *Endocrinology* 147: 3196–3202.

37. Misra M, Klibanski A. 2011. The neuroendocrine basis of anorexia nervosa and its impact on bone metabolism. *Neuroendocrinology* 93: 65–73.

38. Grinspoon S, Baum H, Lee K, Anderson E, Herzog D, Klibanski A. 1996. Effects of short-term recombinant human insulin-like growth factor I administration on bone turnover in osteopenic women with anorexia nervosa. *J Clin Endocrinol Metab* 81: 3864–3870.

39. Soyka L, Misra M, Frenchman A, Miller K, Grinspoon S, Schoenfeld D, Klibanski A. 2002. Abnormal bone mineral accrual in adolescent girls with anorexia nervosa. *J Clin Endocrinol Metab* 87: 4177–4185.

40. van Os J, Kapur S. 2009. Schizophrenia. *Lancet* 374: 635–645.

41. Misra M, Papakostas GI, Klibanski A. 2004. Effects of psychiatric disorders and psychotropic medications on prolactin and bone metabolism. *J Clin Psychiatry* 65: 1607–1618.

42. Abraham G, Friedman RH, Verghese C, de Leon J. 1995. Osteoporosis and schizophrenia: Can we limit known risk factors? *Biol Psychiatry* 38: 131–132.

43. Renn JH, Yang NP, Chueh CM, Lin CY, Lan TH, Chou P. 2009. Bone mass in schizophrenia and normal populations across different decades of life. *BMC Musculoskelet Disord* 10: 1.

44. Stark KL, Xu B, Bagchi A, Lai WS, Liu H, Hsu R, Wan X, Pavlidis P, Mills AA, Karayiorgou M, Gogos JA. 2008. Altered brain microRNA biogenesis contributes to phenotypic deficits in a 22q11-deletion mouse model. *Nat Genet* 40: 751–760.

45. Sugatani T, Hruska KA. 2009. Impaired micro-RNA pathways diminish osteoclast differentiation and function. *J Biol Chem* 284: 4667–4678.

46. Renn JH, Yang NP, Chou P. 2010. Effects of plasma

magnesium and prolactin on quantitative ultrasound measurements of heel bone among schizophrenic patients. *BMC Musculoskelet Disord* 11: 35.

47. Toffoli AM, Gautschi OP, Frey SP, Filgueira L, Zellweger R. 2008. From brain to bone: Evidence for the release of osteogenic humoral factors after traumatic brain injury. *Brain Injury* 22: 511–518.

48. Subbarao JV, Garrison SJ. 1999. Heterotopic ossification: Diagnosis and management, current concepts and controversies. *J Spinal Cord Med* 22: 273–283.

49. Tysiewicz-Dudek M, Pietraszkiewicz F, Drozdzowska B. 2008. Alzheimer's disease and osteoporosis: Common risk factors or one condition predisposing to the other? [Article in English, Polish] *Ortop Traumatol Rehabil* 10: 315–332.

50. Francis PT, Palmer AM, Snape M, Wilcock GK. 1999. The cholinergic hypothesis of Alzheimer's disease: A review of progress. *J Neurol Neurosurg Psychiatr* 66: 137–147.

51. Polvikoski T, Sulkava R, Haltia M, Kainulainen K, Vuorio A, Verkkoniemi A, Niinistö L, Halonen P, Kontula K. 1995. Apolipoprotein E, dementia, and cortical deposition of beta-amyloid protein. *N Engl J Med* 333: 1242–1247.

52. Watts GD, Thomasova D, Ramdeen SK, Fulchiero EC, Mehta SG, Drachman DA, Weihl CC, Jamrozik Z, Kwiecinski H, Kaminska A, Kimonis VE. 2007. Novel VCP mutations in inclusion body myopathy associated with Paget disease of bone and frontotemporal dementia. *Clin Genet* 72: 420–426.

53. Cumming RG, Nevitt MC, Cumming RR. 1997. Epidemiology of hip fractures. *Epidemiol Rev* 19: 244–257.

54. Myers AH, Young Y, Langlois JA. 1996. Prevention of falls in the elderly. *Bone* 18: 87S–101S.

55. Philipson O, Lord A, Gumucio A, O'Callaghan P, Lannfelt L, Nilsson LN. 2010. Animal models of amyloid-beta-related pathologies in Alzheimer's disease. *FEBS J* 277: 1389–1409.

56. Schaeffer DL, Figueiro M, Gattaz WF. 2011. Insights into Alzheimer disease pathogenesis from studies in transgenic animal models. *Clinics* 66: 45–54.

57. Oddo S, Caccamo A, Shepherd JD, Murphy MP, Golde TE, Kayed R, Metherate R, Mattson MP, Akbari Y, LaFerla FM. 2003. Triple-transgenic model of Alzheimer's disease with plaques and tangles: Intracellular Abeta and synaptic dysfunction. *Neuron* 39: 409–421

58. Rutten BP, Van der Kolk NM, Schafer S, van Zandvoort MA, Bayer TA, Steinbusch HW, Schmitz C. 2005. Age-related loss of synaptophysin immunoreactive presynaptic boutons within the hippocampus of APP751SL, PS1M146L, and APP751SL/PS1M146L transgenic mice. *Am J Pathol* 167: 161–173.

59. Cui S, Xiong F, Hong Y, Jung JU, Li XS, Liu JZ, Yan R, Mei L, Feng X, Xiong WC. 2011. APPswe/Aβ regulation of osteoclast activation and RAGE expression in an age-dependent manner. *J Bone Min Res* 26: 1084–1098.

60. Yang MW, Wang TH, Yan PP, Chu LW, Yu J, Gao ZD, Li YZ, Guo BL. 2011. Curcumin improves bone microarchitecture and enhances mineral density in APP/PS1 transgenic mice. *Phytomedicine* 18: 205–213.

61. Kroeze WK, Kristiansen K, Roth BL. 2002. Molecular biology of serotonin receptors structure and function at the molecular level. *Curr Top Med Chem* 2: 507–528.

62. Raymond JR, Mukhin YV, Gelasco A, Turner J, Collinsworth G, Gettys TW, Grewal JS, Garnovskaya MN. 2001. Multiplicity of mechanisms of serotonin receptor signal transduction. *Pharmacol Ther* 92: 179–212.

63. Gershon MD. 2005. Nerves, reflexes, and the enteric nervous system: Pathogenesis of the irritable bowel syndrome. *J Clin Gastroenterol* 39(5 Suppl 3): S184–S193.

64. Talley NJ. 2001. Serotoninergic neuroenteric modulators. *Lancet* 358 : 2061–2068.

65. Murphy DL, Lerner A, Rudnick G, Lesch KP. 2004. Serotonin transporter: Gene, genetic disorders, and pharmacogenetics. *Mol Interv* 4: 109–112.

66. Wade PR, Chen J, Jaffe B, Kassem IS, Blakely RD, Gershon MD. 1996. Localization and function of a 5-HT transporter in crypt epithelia of the gastrointestinal tract. *J Neurosci* 16: 2352–2364.

67. McNicol A, Israels SJ. 1999. Platelet dense granules: Structure, function and implications for haemostasis. *Thromb Res* 95: 1–18.

68. Egermayer P, Town GI, Peacock AJ. 1999. Role of serotonin in the pathogenesis of acute and chronic pulmonary hypertension. *Thorax* 54: 161–168.

69. Lee SL, Wang WW, Lanzillo JJ, Fanburg BL. 1994. Serotonin produces both hyperplasia and hypertrophy of bovine pulmonary artery smooth muscle cells in culture. *Am J Physiol* 266(1 Pt 1): L46–L52.

70. Warden SJ, Bliziotes MM, Wiren KM, Eshleman AJ, Turner CH. 2005. Neural regulation of bone and the skeletal effects of serotonin (5-hydroxytryptamine). *Mol Cell Endocrinol* 242: 1–9.

71. Cherian PP, Cheng B, Gu S, Sprague E, Bonewald LF, Jiang JX. 2003. Effects of mechanical strain on the function of Gap junctions in osteocytes are mediated through the prostaglandin EP2 receptor. *J Biol Chem* 278: 43146–43156.

72. Bliziotes M, Eshleman A, Burt-Pichat B, Zhang XW, Hashimoto J, Wiren K, Chenu C. 2006. Serotonin transporter and receptor expression in osteocytic MLO-Y4 cells. *Bone* 39: 1313–1321.

73. Rand M, Reid G. 1951. Source of "serotonin" in serum. *Nature* 168: 385.

74. Yadav VK, Ryu JH, Suda N, Tanaka KF, Gingrich JA, Schütz G, Glorieux FH, Chiang CY, Zajac JD, Insogna KL, Mann JJ, Hen R, Ducy P, Karsenty G. 2008. Lrp5 controls bone formation by inhibiting serotonin synthesis in the duodenum. *Cell* 135: 825–837.

75. Hoyer D, Hannon JP, Martin GR. 2002. Molecular, pharmacological and functional diversity of 5-HT receptors. *Pharmacol Biochem Behav* 71: 533–554.

76. Collet C, Schiltz C, Geoffroy V, Maroteaux L, Launay JM, de Vernejoul MC. 2008. The serotonin 5-HT2B receptor controls bone mass via osteoblast recruitment and proliferation. *FASEB J* 22: 418–427.

77. Gustafsson BI, Westbroek I, Waarsing JH, Waldum H, Solligård E, Brunsvik A, Dimmen S, van Leeuwen JP, Weinans H, Syversen U. 2006. Long-term serotonin administration leads to higher bone mineral density, affects bone architecture, and leads to higher femoral bone stiffness in rats. *J Cell Biochem* 97: 1283–1291.

78. Bonnet N, Bernard P, Beaupied H, Bizot JC, Trovero F, Courteix D, Benhamou CL. 2007. Various effects of antidepressant drugs on bone microarchitecture, mechanical properties and bone remodeling. *Toxicol Appl Pharmacol* 221: 111–118.

79. Williams LJ, Pasco JA, Jacka FN, Henry MJ, Dodd S, Berk M. 2008. Depression and bone metabolism. A

review. *Psychother Psychosom* 78: 16–25.

80. Ziere G, Dieleman JP, van der Cammen TJ, Hofman A, Pols HA, Stricker BH. 2008. Selective serotonin reuptake inhibiting antidepressants are associated with an increased risk of nonvertebral fractures. *J Clin Psychopharmacol* 28: 411–417.

81. Durham RA, Johnson JD, Eaton MJ, Moore KE, Lookingland KJ. 1998. Opposing roles for dopamine D1 and D2 receptors in the regulation of hypothalamic tuberoinfundibular dopamine neurons. *Eur J Pharmacol* 355: 141–147.

82. Shibli-Rahhal A, Schlechte J. 2009. The effects of hyperprolactinemia on bone and fat. *Pituitary* 12: 96–104.

83. Seriwatanachai D, Krishnamra N, van Leeuwen JPTM. 2009. Evidence for direct effects of prolactin on human osteoblasts: Inhibition of cell growth and mineralization. *J Cellular Biochem* 107: 677–685.

84. Wongdee K, Tulalamba W, Thongbunchoo J, Krishnamra N, Charoenphandhu N. 2011. Prolactin alters the mRNA expression of osteoblast-derived osteoclastogenic factors in osteoblast-like UMR106 cells. *Mol Cell Biochem* 349: 195–204.

# 第 121 章
# 血管疾病与骨骼疾病

Dwight A. Towler

（陈柏龄　林　焘　译　陈柏龄　校审）

## 引言

如果没有血管的相互作用，骨无法形成[1-2]。但这种显而易见的生物学事实无法用来评判两者的生理、临床和药理意义之间的关系。在软骨内成骨时期，脉管系统为骨祖细胞进入无血管的软骨基质提供了通道[2]。此外，脉管系统也为骨与身体其他部位之间的矿物质交换提供了通道，以满足身体钙磷平衡的强烈的系统需求[3-4]。脉管系统也为骨祖细胞的形成提供了支撑环境龛[5]。相应地，成熟的成骨细胞建立了造血干细胞龛，并与骨 CD169+ 巨噬细胞和自主神经一起协同调节骨髓循环和内皮祖细胞（ePC）的移出[6]。此外，血管内皮细胞促进成骨形态发生因子的表达，如 BMP2 和 Wnt7，从而促进周围的间充质干细胞向成骨方向分化[7]。成骨细胞反过来使血管内皮生长因子（VEGF）的表达增加，刺激了血管生成及在骨中血管和微血管的渗透率[8]。

本章简要地叙述了与血管生物学和骨生理学有关的代谢性骨病之间重要的相互作用；并回顾相关资料，以阐述血管性疾病使骨骼稳态受损的机制。

## 缺血性骨坏死

缺血性骨坏死（AVN）或骨坏死是目前最有代表性的骨骼与血管的临床疾病。大量的危险因素及原因已经被确定（表 121.1）[9-10]；以下这些因素可有效地反映骨缺血：①因创伤、解剖部位或血栓栓塞引起的外周大血管对骨节段供血减少；②炎症、代谢、血栓形成、感染或者血液高黏滞性状态损害内在微血管功能及骨的血流灌注；③骨髓渗透过程或者静脉血栓形成增加骨内"反压"，从而减少了支持骨髓灌注的压力梯度[10]。可以肯定的是，大多数的临床病理学是多因素的，如糖皮质激素过多不仅会引起黄骨髓的增加，而且会减少骨骼血管内皮生长因子（VEGF）的产生[11]。镰状细胞引起的骨微血管闭塞可产生疼痛、髓内水肿及充血，同时改变了髓腔内的灌注[12]。缺血性骨坏死常常与类风湿关节炎或者炎症性肠病一起出现（但并非总是如此)，它还可出现在糖皮质激素治疗时。正如 VEGF 拮抗剂一样，氨基双膦酸盐类药物显示出强大的抑制血管生成的作用，并且抑制 VEGF 的表达[13]。此外，破骨细胞的活性对骨骼血管生成反应是非常重要的[14]。然而，使用氨基双膦酸盐类药物出现的下颌骨坏死最常发生于对恶性肿瘤化学治疗和（或）

| 表 121.1　缺血性骨坏死 / 骨坏死的危险因素 | |
| --- | --- |
| 糖皮质激素治疗、Cushing 综合征 | 骨折（Ⅳ型髋关节骨折） |
| 动脉栓塞疾病 | 关节脱位伴动脉损伤 |
| 镰状细胞贫血 | 减压病（潜水作业） |
| 饮酒过多、黄骨髓增多 | 戈谢病 |
| 放疗和化疗 | 双膦酸盐治疗引起的下颌骨坏死 |
| 高黏滞综合征（慢粒引起的白细胞淤滞，华氏巨球蛋白血症） | 抗 VEGF 信号通路治疗（贝伐单抗，舒尼替尼） |
| 对 HIV/AIDS 的高效及抗反转录病毒治疗 | 高脂血症（胆固醇、三酰甘油）伴或不伴 HIV/AIDS |
| 高同型半胱氨酸血症 | 2 型糖尿病 |
| 慢性肾功能不全、肾移植 | 解剖上的先天性疾病 [ 股骨头骨软骨病 (Legg-Calvé-Perthes 病 )、月骨无菌性坏死 ] |
| 系统性红斑狼疮、类风湿关节炎、青少年皮肌炎 | 炎症性肠病、Behçet 病、胰腺炎 |
| 慢性移植物抗宿主病 | 骨髓炎 |

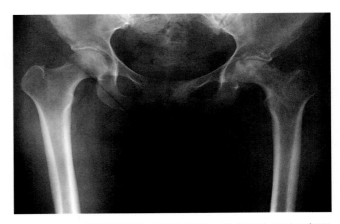

图 121.1　双侧股骨头缺血性骨坏死。骨盆平片显示双侧股骨头缺血性骨坏死后行骨髓移植治疗，伴移植物抗宿主病以及激素引起的骨质疏松症。注意股骨头由于压缩以致正常的球形轮廓被扭曲。左侧髋关节更严重

放射治疗时 [15]。

　　重要的是，某些解剖部位易受到动静脉受损后血供的影响。如股骨头的血液主要由旋股内侧动脉供应，凹窝部仅由一条小凹动脉供应 [16]，某些人月骨仅有一条掌侧动脉分支 [17]。由于股骨头血液供应的侧支血管相对缺乏，使得其血供较为薄弱 [16,18]。并且，当髋部骨折时，提供侧支血液供应的支持带动脉易发生"扭结"。因此，骨髓脂肪化的增多、外伤后骨折移位以及各种情况下的水肿都会严重损害这些特定解剖部位的血运。除了血管受损之外，伴随着成纤维细胞集落生成单位（CFU-F）的形成也可能导致了成骨细胞的生成减少 [19]。

　　缺血性骨坏死（AVN）的诊断需要结合临床表现及影像学表现 [20]。在股骨头或者股骨远端的缺血性骨坏死中，疼痛（如深钝痛）往往是模拟压力性（细缝）骨折唯一的首发症状 [20]。使用或不使用锝 -99m 亚甲基二磷酸的磁共振骨成像（MRI）较容易区分两者。该疾病是否由于外伤导致，其严重程度或者持续时间的长短都可在 X 线平片中显示。发生在髋关节（图 121.1）的缺血性骨坏死可有股骨头被压扁、关

间隙硬化变窄、软骨下骨折（新月征）和皮质塌陷的表现。硬化改变也可在其他部位观察到，如腕部、肩部、椎体和肋骨 [21]。残疾与继发于疼痛的活动减少和骨关节炎的关节功能障碍有关 [20]；因此，通常的治疗方法为减压手术或者全关节置换术，最近有研究评估了骨髓间充质干细胞自体移植治疗的潜在作用 [22]。对于月骨无菌性坏死，移植骨的血管再生、桡骨缩短或者完全切除月骨等为主要的治疗方法 [17]。

　　对于 AVN，目前的治疗方法十分有限。不过，最近有应用 PTH（1-34）（特立帕肽）来治疗双膦酸盐相关的下颌骨坏死（ONJ）的数个报道 [23]。从生物学上来说肯定是合理的，因甲状旁腺激素（PTH）信号可上调 VEGF 的表达，并可重调基础多细胞单位（BMU）中骨形成部位的微血管血供（尽管这并未被严格确定）[24]。这也许有些矛盾，在兔的髋部 AVN 模型研究中，氨基 - 双膦酸盐已用于维持股骨头结构和功能，它可作为维持股骨头形状和避免骨关节炎反应的一种对策 [25]。一项小型研究发现氨基 - 双膦酸盐对人类也有潜在的好处 [26]。目前，AVN 的医疗方法主要强调减轻疾病带来的最主要的痛苦以及控制疼痛。

## 动脉粥样硬化与骨骼健康

　　正如 McCarthy 最近的综述所示，骨骼变化所需的血流量取决于血管的组织解剖 [27]。对临床前期模型的微球灌注试验表明，在骨松质的血流量值为

20ml/min/100gm，而在骨膜和骨皮质的血流量值为5ml/min/100gm。皮质内髓腔的最低血流量（大约为1 ml/min/100gm）可能与骨重建腔[28]和膜内血肿形成[29]的复杂性和需求有关。在健康的年轻骨骼中，血流主要是离心式的[30]，主要的滋养动脉通过滋养孔横穿过骨皮质并进入髓腔内分叉，形成上升和下降的髓动脉。径向分支穿入骨内膜皮质并分叉形成哈弗斯毛细血管，为骨皮质供血并最终流入骨膜静脉丛。骨髓毛细血管形成正弦曲线结构并最终流入中央静脉窦；这种血流路径是通过一到两条滋养静脉从骨中流出的。重要的是，临床前期模型中，药物治疗可增大运动期间调节骨髓的滋养动脉血流量，从而增加骨松质的形成[31]。骨膜动脉也提供了贯穿骨皮质的血管通道，类似于与哈弗斯（Haversian）系统相互联系的福克曼（Volkmann）管。随着年龄的增长，这种向心性血流方向的血管供应变得日益突出，即骨膜 - 骨皮质 - 骨髓[30]。这种原因还不完全清楚，但可能与骨髓压力、脂肪含量和血管紧张度的改变有关。Brinker 等首次发现了主要的滋养动脉对血管收缩药物的反应更敏感，而对血管舒张药物的反应相对迟钝[32]。

伴随年龄的增长、糖尿病、血脂异常、高血压、尿毒症，全身的血管出现动脉硬化，即动脉僵硬固化[33]。这损伤了弹性腔（Windkessel）生理学，这种动脉弹性对心脏收缩和舒张时末端组织灌注血流的平稳性是十分必要的[34]。在每一个心动周期中，心室收缩产生的一部分动能储存为遍及整个血管网的势能，该能量在舒张期被释放，并保持了在心动周期中远端毛细血管床血流的均匀性[33]。事实上，在小鼠动脉硬化模型中，尽管以微球灌注法测得在肾等器官的血流量得以相对保持，但股骨的血流量却显著降低[35]。因此，大血管硬化（与年龄和代谢相关）与伴随的滋养动脉内皮功能障碍相互影响，从而减少骨骼血流量及改变其模式。Brenneise 和 Squier 等对猕猴的研究证明了由饮食引起的颈动脉粥样硬化导致上颌骨和下颌骨减少了 80% 的血流量——即使滋养动脉直径、骨腔面积、骨内血管壁厚度或者血管腔面积 / 组织面积等不发生变化，该结果符合弹性腔模型理论[36]。值得注意的是，对于伴有骨质疏松症或低骨密度的绝经后女性，其动脉硬度[37]和颈动脉粥样硬化[38]的发生率增加。

这些研究结果的临床意义是什么？Vogt 等证明了下肢血流量的减少与髋部和跟骨骨量丢失的高发

生率有关[39]。Meunier 等确立了骨骼血流量是人类骨形成和基础多细胞单位活性的重要决定因素[40]。随后的一项无创性研究证明了 MRI 测量女性髋骨骨髓血流灌注与骨密度之间有很强的相关性，并伴随着骨髓脂肪的增加[41]。Collins 等研究证实动脉硬化症对于男性髋部低骨密度是一个独立的危险因素[42]。他们在男性骨质疏松性骨折（MrOS）的研究中继续证明，髋部骨量丢失和非脊柱骨折的风险在患有外周动脉疾病（PAD）（以踝臂指数 ABI 进行评估）的男性中显著增加[42]。无论是低 ABI 值（血管动脉硬化阻塞指数）还是高 ABI 值（ > 1.3；动脉内侧钙化导致的血管动脉硬化指数[43-44]），都与髋部骨量丢失的增加有关，这应引起我们的注意[42]。

糖尿病、血脂异常和慢性肾功能不全都会引起外周大动脉粥样硬化及内皮功能障碍，这不仅会影响骨量增长，还会增加骨折风险。其相关机制刚开始被研究者研究，可能与炎症、磷代谢、氧化应激和脂肪氧化信号等有关[45]。Demer 和 Tintut 等最近证明了来源于低密度脂蛋白（LDL）的多种脂肪氧化物（导致动脉粥样硬化的关键因素）抑制了成骨细胞调节的骨形成，以及使 T 细胞的破骨细胞分化因子（RANKL）产生增加，并损害了骨骼系统对甲状旁腺激素（PTH）的代谢反应[46-47]。PTP/PTHrP（甲状旁腺激素相关肽）受体信号在抑制动脉硬化症中血管硬度的同时促进了骨量的增加[48-49]。因此，这种代谢环境损害了动脉的血管功能，而该功能对健康的骨骼生理的维持是十分必要的，也有利于骨形成和骨吸收的"解耦联"。

骨折当然不只是血管疾病唯一的骨骼肌肉症状。对于糖尿病和外周动脉疾病患者，因其下肢为承受负担的主要部位，容易发生病变，是截肢或者关节病变是患者和医生需要面对的问题[50]。多个研究者已经证明动脉硬化有导致下肢截肢的风险[51-55]。2 型糖尿病患者中髂内动脉钙化导致截肢的风险比一般人要高出 3 倍[53]。对于糖尿病患者及非糖尿病患者，使用 CT 及 Agatston 评分评价胫骨动脉钙化分数以预测下肢截肢风险要比踝臂指数（ABI）更有效[52]。越来越多的 2 型糖尿病、代谢综合征和慢性肾功能不全人群会显著增加动脉硬化症的社会负担，并且增加了骨折风险，损害口腔骨骼健康及可能导致下肢截肢。尽管目前的医疗策略主要针对血管疾病的初期和进展期，同时降低骨折和截肢的风险，但是其疗效还需进一步研究。

## 结论与未来方向

在过去 20 年里，临床前研究及临床研究突出了骨 - 血管的相互作用对骨骼健康的重要性。动脉顺应性、血流灌注量和重建对正常骨合成代谢反应极其重要，并受到促成骨合成代谢激素（如 PTH）的调控 [24,48]。成骨细胞激素信号是双向作用的，如成纤维细胞生长因子 -23 和 PTH 的调节，骨髓来源的内皮祖细胞维持正常血管健康和血流灌注量以协调全身反应。内分泌学、心内科、发生生物学、骨科学、生物化学、遗传学、病理学、组织工程学和血液内科等专家的不同视角强调了血管系统与骨之间关系的不同特点。为解决骨骼健康未满足的需求，我们需要制定新的医疗对策，而以上这种现状为制定新医疗对策提供了"工具箱"。充分了解骨 - 血管关系有助于我们理解恶性肿瘤的化学治疗通常会导致骨骼毒性的机理；因为很多化学治疗药物在很大程度上可导致骨骼的骨 - 血管关系紊乱，从而诱发骨生成和吸收失衡和抑制血管生成，最终导致口腔（下颌骨）甚至全身的骨骼疾病。随着我们对骨 - 血管关系认识的提高，我们满足患者（患有骨骼肌肉疾病和血管疾病）临床需求的能力也在不断提高。

## 致谢

由美国国家卫生研究所基金（NIH）HL69299、HL81138、HL88651 及 Barnes-Jewish 医院基金会支持。

## 参考文献

1. Zelzer E, McLean W, Ng YS, Fukai N, Reginato AM, Lovejoy S, D'Amore PA, Olsen BR. 2002. Skeletal defects in VEGF(120/120) mice reveal multiple roles for VEGF in skeletogenesis. *Development* 129(8): 1893–1904.
2. Maes C, Kobayashi T, Selig MK, Torrekens S, Roth SI, Mackem S, Carmeliet G, Kronenberg HM. 2010. Osteoblast precursors, but not mature osteoblasts, move into developing and fractured bones along with invading blood vessels. *Dev Cell* 19(2): 329–344.
3. Mailhot G, Petit JL, Dion N, Deschenes C, Ste-Marie LG, Gascon-Barre M. 2007. Endocrine and bone consequences of cyclic nutritional changes in the calcium, phosphate and vitamin D status in the rat: An in vivo depletion-repletion-redepletion study. *Bone* 41(3): 422–436.
4. Namgung R, Tsang RC. 2003. Bone in the pregnant mother and newborn at birth. *Clin Chim Acta* 333(1): 1–11.
5. Bianco P. 2011. Bone and the hematopoietic niche: A tale of two stem cells. *Blood* 117(20): 5281–5288.
6. Chow A, Lucas D, Hidalgo A, Mendez-Ferrer S, Hashimoto D, Scheiermann C, Battista M, Leboeuf M, Prophete C, van Rooijen N, Tanaka M, Merad M, Frenette PS. 2011. Bone marrow CD169+ macrophages promote the retention of hematopoietic stem and progenitor cells in the mesenchymal stem cell niche. *J Exp Med* 208(2): 261–271.
7. Bostrom KI, Rajamannan NM, Towler DA. 2011. The regulation of valvular and vascular sclerosis by osteogenic morphogens. *Circ Res* 109(5): 564–577.
8. Riddle RC, Khatri R, Schipani E, Clemens TL. 2009. Role of hypoxia-inducible factor-1alpha in angiogenic-osteogenic coupling. *J Mol Med (Berl)* 87(6): 583–590.
9. Lafforgue P. 2006. Pathophysiology and natural history of avascular necrosis of bone. *Joint Bone Spine* 73(5): 500–507.
10. Boss JH, Misselevich I. 2003. Osteonecrosis of the femoral head of laboratory animals: The lessons learned from a comparative study of osteonecrosis in man and experimental animals. *Vet Pathol* 40(4): 345–354.
11. Harada S, Nagy JA, Sullivan KA, Thomas KA, Endo N, Rodan GA, Rodan SB. 1994. Induction of vascular endothelial growth factor expression by prostaglandin E2 and E1 in osteoblasts. *J Clin Invest* 93(6): 2490–2496.
12. Aguilar C, Vichinsky E, Neumayr L. 2005. Bone and joint disease in sickle cell disease. *Hematol Oncol Clin North Am* 19(5): 929–941, viii.
13. Wood J, Bonjean K, Ruetz S, Bellahcene A, Devy L, Foidart JM, Castronovo V, Green JR. 2002. Novel antiangiogenic effects of the bisphosphonate compound zoledronic acid. *J Pharmacol Exp Ther* 302(3): 1055–1061.
14. Cackowski FC, Anderson JL, Patrene KD, Choksi RJ, Shapiro SD, Windle JJ, Blair HC, Roodman GD. 2010. Osteoclasts are important for bone angiogenesis. *Blood* 115(1): 140–149.
15. Khosla S, Burr D, Cauley J, Dempster DW, Ebeling PR, Felsenberg D, Gagel RF, Gilsanz V, Guise T, Koka S, McCauley LK, McGowan J, McKee MD, Mohla S, Pendrys DG, Raisz LG, Ruggiero SL, Shafer DM, Shum L, Silverman SL, Van Poznak CH, Watts N, Woo SB, Shane E. 2007. Bisphosphonate-associated osteonecrosis of the jaw: Report of a task force of the American Society for Bone and Mineral Research. *J Bone Miner Res* 22(10): 1479–1491.
16. Moon ES, Mehlman CT. 2006. Risk factors for avascular necrosis after femoral neck fractures in children: 25 Cincinnati cases and meta-analysis of 360 cases. *J Orthop Trauma* 20(5): 323–329.
17. Schuind F, Eslami S, Ledoux P. 2008. Kienbock's disease. *J Bone Joint Surg Br* 90(2): 133–139.
18. Giannoudis PV, Kontakis G, Christoforakis Z, Akula M, Tosounidis T, Koutras C. 2009. Management, complications and clinical results of femoral head fractures. *Injury* 40(12): 1245–1251.
19. Tauchmanova L, De Rosa G, Serio B, Fazioli F, Mainolfi C, Lombardi G, Colao A, Salvatore M, Rotoli B, Selleri C. 2003. Avascular necrosis in long-term survivors after allogeneic or autologous stem cell transplantation: A

single center experience and a review. *Cancer* 97(10): 2453–2461.

20. Mont MA, Marker DR, Zywiel MG, Carrino JA. 2011. Osteonecrosis of the knee and related conditions. *J Am Acad Orthop Surg* 19(8): 482–494.

21. Ejindu VC, Hine AL, Mashayekhi M, Shorvon PJ, Misra RR. 2007. Musculoskeletal manifestations of sickle cell disease. *Radiographics* 27(4): 1005–1021.

22. Jones KB, Seshadri T, Krantz R, Keating A, Ferguson PC. 2008. Cell-based therapies for osteonecrosis of the femoral head. *Biol Blood Marrow Transplant* 14(10): 1081–1087.

23. Cheung A, Seeman E. 2010. Teriparatide therapy for alendronate-associated osteonecrosis of the jaw. *N Engl J Med* 363(25): 2473–2474.

24. Prisby R, Guignandon A, Vanden-Bossche A, Mac-Way F, Linossier MT, Thomas M, Laroche N, Malaval L, Langer M, Peter ZA, Peyrin F, Vico L, Lafage-Proust MH. 2011. Intermittent PTH(1-84) is osteoanabolic but not osteoangiogenic and relocates bone marrow blood vessels closer to bone-forming sites. *J Bone Miner Res* 26(11): 2583–2596.

25. Hofstaetter JG, Wang J, Yan J, Glimcher MJ. 2009. The effects of alendronate in the treatment of experimental osteonecrosis of the hip in adult rabbits. *Osteoarthritis Cartilage* 17(3): 362–370.

26. Agarwala S, Jain D, Joshi VR, Sule A. 2005. Efficacy of alendronate, a bisphosphonate, in the treatment of AVN of the hip. A prospective open-label study. *Rheumatology (Oxford)* 44(3): 352–359.

27. McCarthy I. 2006. The physiology of bone blood flow: A review. *J Bone Joint Surg Am* 88 Suppl 3: 4–9.

28. Eriksen EF. 2010. Cellular mechanisms of bone remodeling. *Rev Endocr Metab Disord* 11(4): 219–227.

29. Nakamura Y, Arai F, Iwasaki H, Hosokawa K, Kobayashi I, Gomei Y, Matsumoto Y, Yoshihara H, Suda T. 2010. Isolation and characterization of endosteal niche cell populations that regulate hematopoietic stem cells. *Blood* 116(9): 1422–1432.

30. Bridgeman G, Brookes M. 1996. Blood supply to the human femoral diaphysis in youth and senescence. *J Anat* 188 (Pt 3): 611–621.

31. Dominguez JM 2nd, Prisby RD, Muller-Delp JM, Allen MR, Delp MD. 2010. Increased nitric oxide-mediated vasodilation of bone resistance arteries is associated with increased trabecular bone volume after endurance training in rats. *Bone* 46(3): 813–819.

32. Brinker MR, Lippton HL, Cook SD, Hyman AL. 1990. Pharmacological regulation of the circulation of bone. *J Bone Joint Surg Am* 72(7): 964–975.

33. Safar ME, Boudier HS. 2005. Vascular development, pulse pressure, and the mechanisms of hypertension. *Hypertension* 46(1): 205–209.

34. Westerhof N, Lankhaar JW, Westerhof BE. 2009. The arterial Windkessel. *Med Biol Eng Comput* 47(2): 131–141.

35. Shao JS, Sierra OL, Cohen R, Mecham RP, Kovacs A, Wang J, Distelhorst K, Behrmann A, Halstead LR, Towler DA. 2011. Vascular calcification and aortic fibrosis: A bifunctional role for osteopontin in diabetic arteriosclerosis. *Arterioscler Thromb Vasc Biol* 31(8): 1821–1833.

36. Brenneise CV, Squier CA. 1985. Blood flow in maxilla and mandible of normal and atherosclerotic rhesus monkeys. *J Oral Pathol* 14(10): 800–808.

37. Sumino H, Ichikawa S, Kasama S, Takahashi T, Kumakura H, Takayama Y, Kanda T, Sakamaki T, Kurabayashi M. 2006. Elevated arterial stiffness in postmenopausal women with osteoporosis. *Maturitas* 55(3): 212–218.

38. Uyama O, Yoshimoto Y, Yamamoto Y, Kawai A. 1997. Bone changes and carotid atherosclerosis in postmenopausal women. *Stroke* 28(9): 1730–1732.

39. Vogt MT, Cauley JA, Kuller LH, Nevitt MC. 1997. Bone mineral density and blood flow to the lower extremities: The study of osteoporotic fractures. *J Bone Miner Res* 12(2): 283–289.

40. Reeve J, Arlot M, Wootton R, Edouard C, Tellez M, Hesp R, Green JR, Meunier PJ. 1988. Skeletal blood flow, iliac histomorphometry, and strontium kinetics in osteoporosis: A relationship between blood flow and corrected apposition rate. *J Clin Endocrinol Metab* 66(6): 1124–1131.

41. Griffith JF, Yeung DK, Tsang PH, Choi KC, Kwok TC, Ahuja AT, Leung KS, Leung PC. 2008. Compromised bone marrow perfusion in osteoporosis. *J Bone Miner Res* 23(7): 1068–1075.

42. Collins TC, Ewing SK, Diem SJ, Taylor BC, Orwoll ES, Cummings SR, Strotmeyer ES, Ensrud KE. 2009. Peripheral arterial disease is associated with higher rates of hip bone loss and increased fracture risk in older men. *Circulation* 119(17): 2305–2312.

43. Aboyans V, Ho E, Denenberg JO, Ho LA, Natarajan L, Criqui MH. 2008. The association between elevated ankle systolic pressures and peripheral occlusive arterial disease in diabetic and nondiabetic subjects. *J Vasc Surg* 48(5): 1197–1203.

44. Brooks B, Dean R, Patel S, Wu B, Molyneaux L, Yue DK. 2001. TBI or not TBI: That is the question. Is it better to measure toe pressure than ankle pressure in diabetic patients? *Diabet Med* 18(7): 528–532.

45. Shao JS, Cheng SL, Sadhu J, Towler DA. 2010. Inflammation and the osteogenic regulation of vascular calcification: A review and perspective. *Hypertension* 55(3): 579–592.

46. Demer L, Tintut Y. 2011. The roles of lipid oxidation products and receptor activator of nuclear factor-kappaB signaling in atherosclerotic calcification. *Circ Res* 108(12): 1482–1493.

47. Sage AP, Lu J, Atti E, Tetradis S, Ascenzi MG, Adams DJ, Demer LL, Tintut Y. 2011. Hyperlipidemia induces resistance to PTH bone anabolism in mice via oxidized lipids. *J Bone Miner Res* 26(6): 1197–1206.

48. Cheng SL, Shao JS, Halstead LR, Distelhorst K, Sierra O, Towler DA. 2010. Activation of vascular smooth muscle parathyroid hormone receptor inhibits Wnt/beta-catenin signaling and aortic fibrosis in diabetic arteriosclerosis. *Circ Res* 107(2): 271–282.

49. Shao JS, Cheng SL, Charlton-Kachigian N, Loewy AP, Towler DA. 2003. Teriparatide (human parathyroid hormone (1-34)) inhibits osteogenic vascular calcification in diabetic low density lipoprotein receptor-deficient mice. *J Biol Chem* 278(50): 50195–50202.

50. Boulton AJ, Vileikyte L, Ragnarson-Tennvall G, Apelqvist J. 2005. The global burden of diabetic foot disease. *Lancet* 366(9498): 1719–1724.

51. Everhart JE, Pettitt DJ, Knowler WC, Rose FA, Bennett PH. 1988. Medial arterial calcification and its association with mortality and complications of diabetes. *Diabetologia* 31(1): 16–23.

52. Guzman RJ, Brinkley DM, Schumacher PM, Donahue RM, Beavers H, Qin X. 2008. Tibial artery calcification as a marker of amputation risk in patients with peripheral arterial disease. *J Am Coll Cardiol* 51(20): 1967–1974.

53. Lehto S, Niskanen L, Suhonen M, Ronnemaa T, Laakso M. 1996. Medial artery calcification. A neglected harbinger of cardiovascular complications in non-insulin-dependent diabetes mellitus. *Arterioscler Thromb Vasc Biol* 16(8): 978–983.

54. Nelson RG, Gohdes DM, Everhart JE, Hartner JA, Zwemer FL, Pettitt DJ, Knowler WC. 1988. Lower-extremity amputations in NIDDM. 12-yr follow-up study in Pima Indians. *Diabetes Care* 11(1): 8–16.

55. Wang CL, Wang M, Lin MC, Chien KL, Huang YC, Lee YT. 2000. Foot complications in people with diabetes: A community-based study in Taiwan. *J Formos Med Assoc* 99(1): 5–10.

56. Stubbs JR, Liu S, Tang W, Zhou J, Wang Y, Yao X, Quarles LD. 2007. Role of hyperphosphatemia and 1,25-dihydroxyvitamin D in vascular calcification and mortality in fibroblastic growth factor 23 null mice. *J Am Soc Nephrol* 18(7): 2116–2124.

57. Napoli C, William-Ignarro S, Byrns R, Balestrieri ML, Crimi E, Farzati B, Mancini FP, de Nigris F, Matarazzo A, D'Amora M, Abbondanza C, Fiorito C, Giovane A, Florio A, Varricchio E, Palagiano A, Minucci PB, Tecce MF, Giordano A, Pavan A, Ignarro LJ. 2008. Therapeutic targeting of the stem cell niche in experimental hindlimb ischemia. *Nat Clin Pract Cardiovasc Med* 5(9): 571–579.

# 第 122 章
# 脊髓损伤：骨骼病理生理学及其临床问题

William A. Bauman • Christopher P. Cardozo

（陈柏龄　林　焘　译　陈柏龄　校审）

## 引言

据美国国家脊髓损伤统计中心估算，每年急性脊髓损伤（SCI）的发生率为 40 例/100 万或 12 000 例/年，随着新发病例的不断增多，普通美国民众发生脊髓损伤的风险也随之增加[1]。据估计，每 1 百万美国人中大概有 721 例脊髓损伤患者；根据发生率及预期寿命的假设，预计 2014 年美国将有大约 300 000 名脊髓损伤患者[2]。脊髓损伤会导致损伤神经平面以下感觉、运动功能及自主神经系统（调节组织和器官）有不同程度的丧失。在损伤平面以下，支配组织和器官的交感神经几乎被阻断，而支配下肢的交感神经和副交感神经传出神经也可能被阻断[3]。大约 80% 的脊髓损伤患者为男性，在新发脊髓损伤患者中，发生四肢瘫痪的人群比例仅略高于50%。而损伤平面以下运动功能和感觉完全丧失的人群比例略低于 50%。随着医疗水平的进步，除了那些最严重的完全性脊髓损伤患者，其余脊髓损伤患者可存活数十年，其寿命已接近正常人群的寿命。

本章讨论急性和慢性脊髓损伤的病理生理学、一般临床注意事项和相关实验研究结果等几方面问题。动物研究至少可阐明急性脊髓损伤后发生的细胞学变化，而这些细胞学变化应和观察到的临床表现相关。脊髓损伤后其独特的局部骨吸收相比其他疾病引起的普遍、快速和局部骨量丢失，其局部骨骼改变幅度更大。此外，我们还会讨论脊髓损伤后骨折风险增高、异位骨化（脊髓损伤患者特有的危险因素）的发生率及其成因、维生素 D 缺乏的普遍性和脊髓损伤高发的原因。最后，我们会阐述目前对急性和慢性脊髓损伤的药物治疗和力学治疗方法。然而，对于完全瘫痪并失去承重能力的脊髓损伤患者，目前还无有效的治疗方法。

## 急性和慢性脊髓损伤后骨量丢失

骨量丢失是急性脊髓损伤的一个很重要的继发性并发症，其原因为骨吸收增加[4-5]。脊髓损伤早期由于骨钙的快速再吸收，引起高钙血症，可造成尿路结石，这已成为临床难题；另外，处于骨高转换状态和肾功能不全的患者得高钙血症的风险也增加。与绝经后女性或非瘫痪制动患者会引起全身骨量丢失相比，脊髓损伤患者引起的骨量丢失仅限于损伤神经平面以下的部位（即病变以下部位）。

更完全的脊髓损伤引起的骨量丢失其速率、分布是独特的，且目前可用的治疗方法对其效果欠佳。对于完全性脊髓损伤伴神经运动功能障碍患者，在其伤后 6～12 个月中，每周的骨量丢失率接近骨密度的 1%[6-8]。脊髓损伤后的骨量丢失率实质上高于微重力（0.25%/ 周）、卧床（0.1%/ 周）和绝经后女性未服用抗骨吸收药（3%～5%/ 年）等观察到的骨量丢失率[9-11]。骨量丢失率似乎在损伤的 12 个月后仍然在增加，而在随后的 3～7 年虽然其丢失率低于损伤初期，但骨量丢失仍在继续发展。为什么脊髓损伤患者的骨量丢失率高于制动患者或航天人员，其原因还不得而知。这个戏剧性的现象可能与下列因素有关（但也不局限于这些因素）：合成代谢因素的减少，如睾酮和生长激素的减少；局部骨骼环境因素；分解代谢因素的存在，如急性脊髓损伤后予以极高剂量的甲泼尼龙治疗或局部炎性介质 / 细胞因子的产生；中枢和周围神经系统对骨骼有利影响的消失。骨骼由丰富的感觉和交感神经支配，而前者已被证明影响骨骼的合成代谢[12]。有一项对不同程度脊髓损伤的同卵双生双胞胎的研究显示，两者局部病变部位骨密度的差异在随后几十年里逐渐增大，表明骨量丢失率可能在脊髓损伤后很长一段时间里不断增加[13]。

股骨远端和胫骨近端是骨量丢失最严重的部位，骨折也最常发生于这些部位。一项对 8 例脊髓损伤患者的横断面研究显示，在脊髓损伤后的两年内，胫骨骨松质的骨密度下降了 35.3%，而胫骨骨皮质的骨密度仅下降 12.9%[14]。Dauty 等[15] 对 31 例脊髓损伤患者进行了 1 年多的研究，结果显示矿物质丢失率在股骨远端达 52%，在胫骨近端达 70%，这与其他几项研究结果一致[16-19]。另一项对完全性脊髓损伤运动功能障碍男性患者的研究结果显示，在干骺端骨松质的骨量丢失随时间呈指数增长[19]。股骨及胫骨干骺端的平均骨量丢失率分别为 50% 和 60%[19]。在脊髓损伤 5～7 年后，股骨干骨皮质和胫骨干骨皮质的骨质丢失率分别达 35% 和 25%，其中还包括骨皮质的厚度以每年 0.25mm 的速度变薄[19]。这些骨骼部位的损耗程度（尤其是膝部）都在临床可接受的骨折阈值之下。

## 脊髓损伤后骨折

外周骨折是脊髓损伤后骨质疏松症的一个严重并发症。Morse 等对脊髓损伤患者进行前瞻性队列研究，报道最常发生骨折的部位是胫骨或腓骨，其次是股骨远端；发生脊髓高位损伤的概率很高，但上肢骨折不太常见[20]。虽然在允许范围内活动会导致骨折，但从轮椅上跌倒和转运是导致骨折最常见的原因。上述结果与最近的一项横断面研究结果一致，该研究通过对 98 例脊髓损伤患者的长期随访观察发现，其中 15 例共发生 39 次腿部脆性骨折，其观察年限加起来超过 1010 年；脊髓损伤后发生首次骨折平均为 9 年，其中 1% 的骨折发生在前 12 个月内，若脊髓损伤超过 20 年，其骨折发生率为 4.6%/年[21]。从以上这些报道可得知，骨折风险增加与完全性脊髓损伤运动功能障碍、低位损伤（截瘫比四肢瘫痪更易发生骨折是由于截瘫患者更有能力参与运动治疗及其他活动方式）、损伤持续时间长和酗酒有关[20-21]。骨折的风险与干骺端骨松质的骨密度紧密相关[22]。由于脊髓损伤患者病变部位躯体感觉被阻断导致其痛觉缺乏，他们往往意识不到骨折的发生，最后可能会因骨折引起的相关症状来求诊，如肿胀、肌痉挛增高和自主神经反射异常。

## 脊髓损伤后的骨代谢

由于脊髓损伤或其他严重的致瘫性疾病引起的骨骼失负重，最终可导致成骨细胞 - 破骨细胞的关系解耦联。然而，在损伤的早期，成骨细胞和破骨细胞的功能有所增强[23]。在随后的几个月，通过组织形态学可观察到骨松质中破骨细胞引起骨吸收增加，而成骨细胞形成在早期受到抑制[24]。脊髓损伤表现在人体内的骨效应为骨吸收增加，表现为高钙血症和骨吸收标志物升高，尤其是血清或尿中的 N-端肽（NTX）、C-端肽（CTX）及吡啶啉和脱氧吡啶啉交联[26-27]。根据骨吸收代谢指标的变化，抽取脊髓损伤平面以下的髂骨骨髓进行培养，发现破骨细胞的数量增多[28]。长期脊髓损伤患者的骨转换率受到抑制，这类似于老年性骨质疏松症患者。

## 异位骨化

异位骨形成或异位骨化（HO），根据现在使用诊断技术的灵敏度可发现有一半急性脊髓损伤患者发生异位骨化。其发生机制目前还未阐明，但公认的病因是外伤、出血、深静脉血栓形成和制动[29-30]。异位骨化主要发生于大关节，90% 在髋关节，其余为膝关节、股骨远端、肘关节和肩关节。大约有 10%～20% 的 HO 临床上出现关节活动范围的降低，影响了关节功能。HO 的并发症包括不能坐下（由于活动范围的降低）、慢性疼痛、应激性溃疡、深静脉血栓形成和肌痉挛增高。

局部肿胀可能是 HO 最先出现的症状。血清碱性磷酸酶（AP）活性是 HO 早期（HO 发生后 2～3 周）非特异性指标；血清 AP 水平与骨的活动程度没有关联，也不依赖于 HO 的严重程度和疗效。还有其他非特异性生化指标包括 C 反应蛋白、红细胞沉降率、肌酸磷酸激酶、羟脯氨酸及 24 小时尿前列腺素 $E_2$。三相锝 -99 标记双膦酸盐骨扫描是诊断 HO 最早期及最敏感的指标。HO 最初的 X 线平片表现比锝扫描滞后 3～4 周，前 2～3 个月的关节周围骨形成不在 X 线平片中显示出来。

目前，已有研究证明在早期使用非甾体类抗炎药，可有效预防 HO[31-33]；但是临床上还未常规使用该药物。治疗方法包括活动范围内轻微的拉伸运动，一般在急性炎症期后 1～2 周。对受累关节的活动应小心谨慎，可防止关节活动能力的进一步损失。一旦诊断为 HO，使用依替膦酸钠可减少骨形成率，从而有效降低 HO 的严重程度；但该药物对异位骨本身没有效果。27 例 HO 患者予以静脉依替膦酸钠治疗 2 天后（静脉治疗 3～5 天），其中 20 例患者的关节肿胀大大减少，随后 6 个月予以口服治疗[34]。长时间予以依替膦酸钠治疗可能对预防 HO 的进展更有效，但有可能影响骨矿化。目前只有一篇参考文献关于使用新一代双膦酸盐（帕米膦酸钠）治疗 5 例 HO 患者的报道[35]。对于严重的 HO 病例，可通过放射治疗和手术切除异位钙化组织以防止关节僵硬[33,35-36]。

## 双能骨密度仪检测骨密度

随着双能 X 线骨密度仪的广泛应用，脊髓损伤患者的骨骼整体现可被常规检测。由于缺乏分析最为相关骨骼部位（尤其是股骨远端和胫骨近端）的自动化措施，DXA 在临床医生中的使用受到限制；不过，现在可以从应用于分析膝关节的专业软件通过成像设备的制造商那里获得。尽管能很好理解脊髓损伤后骨量丢失的普遍性和严重程度，但 DXA 仅在一小部分脊髓损伤伴骨折的住院患者中使用[20]。正如下面将要讨论的对于完全性脊髓损伤后运动功能障碍引起的骨量丢失，目前还没找到有效的治疗方法。因此，任何骨质疏松的筛选方法对大多数神

经受损患者来说，其相关性是有限的，因为它无法提供对治疗方法有用的信息。这些方法仍然为医务人员关注某些部位的骨量提供了有价值的信息，医务人员可将这些检查结果告知骨密度低于骨折阈值的患者，并建议这些患者避免做一些易导致骨折的高风险活动。

前后位 DXA 扫描脊柱时提供的结果不可靠，因为该技术不能区分椎体骨和其他钙化组织，如异位骨化或骨刺以及脊髓损伤后其他常见的退行性变。有人预测，伴有中度退行性关节病变（DJD）的脊髓损伤患者通过前后位 DXA 检测的 T 值显著高于伴或不伴有轻度 DJD 的脊髓损伤患者[37]。因此，评估椎体的骨量丢失十分必要，相对于标准的前后位 DXA、侧位 DXA 方法或 CT 能提供更可靠的信息[37-38]。

## 维生素 D 和钙

发生急性脊髓损伤后，由于发生快速骨吸收而导致血清游离钙水平升高，可由钙的肾清除率的显著增加所反映[4]。血清游离钙浓度较高，抑制了甲状旁腺激素（PTH）的释放，从而减少 PTH 介导的肾小管对钙的重吸收，进一步加重尿钙流失。由于肾 1-α 羟化酶活性降低，导致小肠对钙的重吸收减少。对亚急性脊髓损伤患者的研究显示，改变钙摄入量对尿钙排泄的影响不大[4]。

那些患有严重慢性疾病的患者（包括残疾）发生维生素 D 缺乏症的风险很高，这是由于生活习惯的改变减少了日光照射及药物治疗造成的结果[39-40]。残疾患者的日照时间更少，而维生素 D 前体转化为活性形式则需要紫外线的照射。用于治疗脊髓损伤的几种药物，尤其是抗惊厥药和抗精神病药物，可加速维生素 D 的羟基化并增加肾清除率[40]。脊髓损伤患者的钙摄入量较正常人低，除了补充的维生素 D，含维生素 D 的牛奶是维生素 D 主要的饮食来源[41]。

维生素 D 缺乏症在脊髓损伤人群和其他残疾人士中极为常见[42-43]。Bauman 等证明大约有 1/3 的脊髓损伤患者伴有维生素 D 缺乏[42]。Oleson 和 Wuermser 等最近报道了在夏季有 81% 的慢性脊髓损伤患者的 25-(OH)D 水平低于 32ng/ml，到了冬季则增长至 96%；而 54% 的脊髓损伤患者在整个冬季的 25-(OH)D 水平都低于 13ng/ml[43]。一项对 100 例脊髓损伤住院患者的回顾性研究显示，有 93% 患者的 25- 羟基维生素 [25-(OH)D] 相对或绝对缺乏，平均

25-(OH)D 值为（16.3±7.7）ng/ml[44]。我们应该认识到，如果有一种有效的抗骨吸收药可抑制急性脊髓损伤后的骨吸收，为防止低钙血症，那么必须确保 25-(OH)D 水平足以促进小肠对钙的重吸收。若想恢复血清维生素 D 到达能使胃肠道对钙[45]、维生素 D₃的重吸收最大化的水平，需予以脊髓损伤患者维生素 D 2000IU/ 天，并结合每天口服 1.3g 的钙基础量；维生素 D 缺乏患者补充 3 个月的维生素 D 后，其水平上升到正常范围的 85%，所有患者的平均维生素 D 水平要远远高于正常范围的低值 [25-(OH)D 大于 30ng/ml][46]。

## 预防或减少骨量丢失的潜在药物治疗

双膦酸盐对骨有很强的亲和力以及抑制破骨细胞的骨吸收作用，这类药物已被用于预防或减少与急性脊髓损伤有关的骨吸收。双膦酸盐抑制法尼基焦磷酸合成酶，该酶干扰了位于破骨细胞皱褶缘鸟苷三磷酸酶（GTPase）的异戊二烯化，从而阻止了破骨细胞附着在骨表面，抑制吸收及启动细胞死亡[47]。不过，我们凭经验提出了关于这类药物对非负重脊髓损伤患者的疗效问题（如完全性脊髓损伤运动功能障碍）。

大量的失用性骨质疏松症动物模型证明了双膦酸盐对防止骨量丢失及维持骨皮质强度无效，而双膦酸盐对其他类型的骨质疏松症有较好的效果，这可用以区分失用性骨质疏松症与其他类型的骨质疏松症[48-49]。一项对非脊髓损伤患者卧床的研究显示双膦酸盐可减少骨松质中的破骨细胞，而对骨皮质无影响[50]。两项相对较小的非随机病例研究证明了双膦酸盐对可承重和行走的不完全脊髓损伤患者有好处[51-52]。这项重要的发现对双膦酸盐应用于脊髓损伤患者提供了依据。但是要评价这类药物的疗效是很困难的，除非有作者前瞻性地将试验设计为不同程度的运动功能障碍、承重能力及行走能力。少数经常被引用的文献报道了双膦酸盐对急性瘫痪后骨密度的效果，其结果在不同程度的完全性运动功能及承重能力受损的复合患者中表达出来[53-54]。一般在急性脊髓损伤后[55]都会使用大剂量的糖皮质激素试图保留神经功能，但是糖皮质激素的潜在影响并没有在任何一项试验设计中受到控制，这对结果的解释可产生混淆[54]。对急性完全性脊髓损伤运动功能障碍的患者予以唑来膦酸治疗 6 个月，对其髋关节有明显的好处（如结束时测量骨密度、横截面面积

及骨强度），但其效果在 12 个月后完全消失[56]。目前比较关注一般人群的髋关节骨密度及骨强度参数，但我们应该认识到慢性脊髓损伤患者往往容易导致股骨远端和胫骨近端骨折。为了维持急性完全性脊髓损伤运动障碍患者的骨密度，在其受伤的最初几个月连续使用帕米膦酸钠以维持下肢的骨密度，在脊髓损伤 2 年后测量多处局部骨骼部位的骨密度，与对照组并无不同[57]。以下是最近关于这个主题的一篇综述：

目前关于该研究的数据还不够充分，不足以支持双膦酸盐常规应用于预防脊髓损伤患者骨折。如今的研究受限于人群的异质性和不同的测量结果，必须统一骨密度测量部位并进行严格的质量控制和监察，以提高结果的可靠性。未来的研究应针对特定的人群（急性或慢性脊髓损伤患者）和评估骨折的结果[58]。

调节骨重建的因子主要为破骨细胞分化因子（RANKL）及骨保护素（OPG），RANKL 促进破骨细胞生成及其功能，而 OPG 是 RANKL 的诱导受体，抑制破骨细胞分化及其活性。狄诺塞麦（XGEVA®，Amgen，Thousand Oaks，CA）是一种单克隆人 RANKL 抗体，代表一种免疫学及药物方法治疗骨质疏松症，最近已被 FDA 批准。狄诺塞麦的作用机制是抑制破骨细胞，这明显不同于双膦酸盐。组织形态学、骨转换率和骨密度结果显示狄诺塞麦对骨重建的效果要比双膦酸盐更有效[59-60]。狄诺塞麦治疗后骨表面的侵蚀大幅度减少，尤其可防止或减少急性脊髓损伤后的骨量丢失，因为在脊髓损伤瘫痪后不久破骨细胞形成增加及骨吸收增强。

动物制动模型表明瘫痪、四肢固定、延长卧床时间或失重状态可造成大量骨量丢失，这是由于初始阶段骨吸收加速及长时间骨形成减少造成的[61-62]。控制 OPG/RANKL 系统对维持几个失用性模型的骨皮质量是非常有效的，包括航天、悬尾和坐骨神经损伤[63]。我们的团队对小鼠脊髓损伤模型的研究初步证明了急性脊髓损伤后 RANKL 的表达升高几倍，而 OPG 的表达减少，使得脊髓损伤后 RANKL/OPG 的比值变得十分不正常（未发表的观察结果）。对我们的急性脊髓损伤动物模型进行体外细胞培养，结果显示破骨分化指标升高了两倍，而成骨分化指标明显降低。因此，维持急性脊髓损伤后骨骼的完整性面临着双重挑战，破骨细胞活性增强及成骨细胞功能降低。因为我们发现脊髓损伤后小鼠模型的

RANKL 表达过多，因此可以假设可以选择直接拮抗 RANKL 的药物以显著降低破骨细胞的功能。然而，狄诺塞麦还未被用于研究急性或亚急性脊髓损伤的"骨高转换"状态。

## 机械负重和电磁场对骨的影响

对长时间从太空返回地球的个体的骨量研究显示在失重状态下容易发生大量骨质丢失，这项研究提供了一种可能性，就是在长时间失负重后，重新负重可维持或恢复骨量。经过 4～6 个月太空飞行的失重状态后，返回地球受到重力负重 1 年后的骨密度大幅增加 [64]。这些研究发现为脊髓损伤发生大量局部骨质丢失后增加骨量和强度的可能性提供了新视角和希望。

静态机械负重对延缓脊髓损伤后骨量丢失不起作用 [65-65]。通过支持部分体重的跑步机训练形成的周期重复负重对延缓脊髓损伤后骨量丢失或增加骨量也不起作用 [67-68]。到目前为止，对脊髓损伤后骨骼有作用的机械干预方法是功能性电刺激疗法（FES）引出的周期性肌肉收缩。在 FES 期间，采用神经电刺激的表面电极来刺激肌肉收缩。一项对急性脊髓损伤初始几个月的研究评估了 FES 治疗 4～6 年后一侧比目鱼肌等长收缩的效果，同时与对侧胫骨进行对比，结果显示未经治疗的胫骨骨密度随着时间的推移逐渐减少，而经 FES 治疗可维持胫骨后侧部分骨量；该部位的骨密度是未经治疗胫骨骨密度的两倍，且仅低于健康对照组 25% [69]。FES 治疗组中，其胫骨横截面中心的小梁骨密度比未治疗组增加了 41%。有一项研究初步证明了对于脊髓损伤患者，结合 FES 和静态站立治疗比单独 FES 治疗更有利于恢复其髋关节和膝关节的骨密度，而单独站立治疗使得以上部位的骨密度降低 [70]。对脊髓损伤后长期骨量丢失的患者予以 FES 治疗，其增加骨量的效果甚微，这很可能与小梁结构较大的损失有关；研究发现使用踏车测力计进行 FES 训练或伸膝对抗训练后骨量适度增加，这表明即使脊髓损伤多年，若骨的完整性仍有部分保留，则有可能刺激骨的生长。在另外一项研究中，研究者对 14 例脊髓损伤患者进行 FES 调控的左膝伸拉抗阻试验，每天 1 小时，每周 5 天，连续 24 周，处理 1 年以后与右腿（未予以治疗）对比，发现左侧股骨远端及胫骨近端的骨密度比右侧增加了 30% [73]。因此，若在急性脊

髓损伤时予以 FBS 治疗，可防止应用部位的骨量丢失，若在损伤一段时间后予以治疗，则需接受负重时才提高骨量。将该方法转化为临床治疗面临相当大的困难，原因为其力度集中的性质及一旦停止应用 FES，对骨的效应会迅速消失。

低强度高频振动是一种由振动平台发展而成的干预方法，研究发现该方法可减少儿童神经功能损害后失用性骨质疏松症及绝经后女性的骨量丢失 [74-75]。最近的一项研究证明了可通过卧床脊髓损伤患者的下肢及中轴骨提供低强度机械信号的可行性；而信号的传送随着体位的直立而增强 [76]。以上研究结果使低强度振动作为一种可能的机械干预方法用于研究预防或减少脊髓损伤患者骨量丢失提供了可行性。未来还需进一步研究长期应用低强度振动对维持急性或亚急性脊髓损伤患者骨密度的效果。动物及临床试验应明确低强度振动的频率、强度和持续时间对局部骨密度和骨微细结构的影响。

对组织培养和动物模型予以电磁刺激的研究发现其调节人骨髓间充质干细胞成骨分化的效果显著增强，改变失用性骨质疏松症细胞因子的分泌，促进其成骨及修复，调节蛋白多糖和胶原蛋白的合成，以及促进软骨内化骨的骨形成 [77-80]。对于健康人群，电磁场刺激有可能促进其脊柱融合。有研究对 201 例行脊柱融合术的患者予以电磁治疗 9 个月，结果显示电磁治疗组中有 64% 的患者术后融合，而对照组中只有 43% 的患者融合 [81]。有一篇综述对 4 项研究进行分析，共有 125 例患者被诊断为长骨愈合或不愈合（主要为胫骨不愈合），其中有 3 项研究进行了电磁场治疗，一项研究进行电容耦合电场治疗，结果显示电磁场刺激对治疗长骨延迟愈合和不愈合有一些好处；但总的来说，这些结果是不确定的 [82]。目前有一项研究评估了对急性脊髓损伤患者单侧膝关节行脉冲电磁场治疗 2 年的效果 [83]，结果显示治疗 3 个月后，刺激侧膝关节的骨密度增加而对侧降低，然而 6 个月后刺激侧的骨密度回到基线水平，12 个月后双侧膝关节的骨密度都降低，且刺激侧的变化幅度更大；这表明脉冲电磁场刺激对膝关节上下部位的骨密度有复杂的效果，包括对局部和全身的影响 [83]。

## 联合药物及机械治疗

联合机械和药物治疗减轻或预防急性脊髓损

伤后骨量丢失的可能性也可被接受。因为在急性脊髓损伤后难以立即应用机械干预，故在开始阶段予以药物治疗是必要的。我们可以想象，在脊髓损伤早期予以药物治疗，通过抑制破骨细胞分化因子（RANKL）以减少破骨细胞生成，该方法可能有效且实用。另外一点需要考虑的是急性或亚急性瘫痪患者通常伴有性腺功能减退[84]，可能会突然出现激素缺乏状态，加重急性制动后的骨量丢失。因为在急性瘫痪[55]时通常使用大剂量的甲泼尼龙治疗，以及最近的一项动物研究证明了雄激素可对抗糖皮质激素对肌肉[85-86]和骨[87]的影响，这可能是对诊断为性腺功能减退的脊髓损伤患者考虑使用睾酮替代疗法的另外一个原因。

当患者从急性创伤事件充分稳定以后，如急性脊髓损伤2~6个月后，可考虑将机械干预与至少一种药物治疗联合起来应用。尽管还处于猜想阶段，但我们可以假设，越早将物理治疗以锻炼和有效的机械刺激的形式与护理计划结合起来，以恢复损伤后突然失去的力量，则维持骨量的可能性就越大。机械治疗方法的实施可通过创新的、暂时适当的药物方法得到加强。因此我们可以假设，机械刺激连同药物治疗，如特立帕肽（FORTEO®，Eli Lilly and Company，Indianapolis，IN）（一种合成代谢类固醇或刺激成骨细胞功能的药物）可能会增加其临床意义。

## 致谢

感谢 Veterans Affairs Rehabilitation Research、Development Service（B4162C）和 the James J. Peters VA 医疗中心的支持。

## 参考文献

1. National Spinal Cord Injury Statistical Center. 2010. Spinal cord injury facts and figures at a glance. *J Spinal Cord Med* 33(4): 39–40.
2. DeVivo MJ, Chen Y. 2011. Trends in new injuries, prevalent cases, and aging with spinal cord injury. *Arch Phys Med Rehabil* 92(3): 332–8.
3. Krassioukov AV, Karlsson AK, Wecht JM, Wuermser LA, Mathias CJ, Marino RJ. 2007. Assessment of autonomic dysfunction following spinal cord injury: Rationale for additions to International Standards for Neurological Assessment. *J Rehabil Res Dev* 44(1): 103–12.
4. Stewart AF, Adler M, Byers CM, Segre GV, Broadus AE. 1982. Calcium homeostasis in immobilization: An example of resorptive hypercalciuria. *N Engl J Med* 306(19): 1136–40.
5. Naftchi NE, Viau AT, Sell GH, Lowman EW. 1980. Mineral metabolism in spinal cord injury. *Arch Phys Med Rehabil* 61(3): 139–42.
6. Szollar SM, Martin EM, Sartoris DJ, Parthemore JG, Deftos LJ. 1998. Bone mineral density and indexes of bone metabolism in spinal cord injury. *Am J Phys Med Rehabil* 77(1): 28–35.
7. Garland DE, Adkins RH, Kushwaha V, Stewart C. 2004. Risk factors for osteoporosis at the knee in the spinal cord injury population. *J Spinal Cord Med* 27(3): 202–6.
8. Warden SJ, Bennell KL, Matthews B, Brown DJ, McMeeken JM, Wark JD. 2002. Quantitative ultrasound assessment of acute bone loss following spinal cord injury: A longitudinal pilot study. *Osteoporos Int* 13(7): 586–92.
9. Vico L, Collet P, Guignandon A, Lafage-Proust MH, Thomas T, Rehaillia M, Alexandre C. 2000. Effects of long-term microgravity exposure on cancellous and cortical weight-bearing bones of cosmonauts. *Lancet* 355(9215): 1607–11.
10. Leblanc AD, Schneider VS, Evans HJ, Engelbretson DA, Krebs JM. 1990. Bone mineral loss and recovery after 17 weeks of bed rest. *J Bone Miner Res* 5(8): 843–50.
11. Recker R, Lappe J, Davies K, Heaney R. 2000. Characterization of perimenopausal bone loss: A prospective study. *Journal of bone and mineral research: The official journal of the American Society for Bone and Mineral Research* 15(10): 1965–73.
12. Qin W, Bauman WA, Cardozo CP. 2010. Evolving concepts in neurogenic osteoporosis. *Curr Osteoporos Rep* 8(4): 212–8.
13. Bauman WA, Spungen AM, Wang J, Pierson RN Jr, Schwartz E. 1999. Continuous loss of bone during chronic immobilization: A monozygotic twin study. *Osteoporos Int* 10(2): 123–7.
14. de Bruin ED, Dietz V, Dambacher MA, Stussi E. 2000. Longitudinal changes in bone in men with spinal cord injury. *Clin Rehabil* 14(2): 145–52.
15. Dauty M, Perrouin Verbe B, Maugars Y, Dubois C, Mathe JF. 2000. Supralesional and sublesional bone mineral density in spinal cord-injured patients. *Bone* 27(2): 305–9.
16. Biering-Sorensen F, Bohr HH, Schaadt OP. 1990. Longitudinal study of bone mineral content in the lumbar spine, the forearm and the lower extremities after spinal cord injury. *Eur J Clin Invest* 20(3): 330–5.
17. Finsen V, Indredavik B, Fougner KJ. 1992. Bone mineral and hormone status in paraplegics. *Paraplegia* 30(5): 343–7.
18. Frey-Rindova P, de Bruin ED, Stussi E, Dambacher MA, Dietz V. 2000. Bone mineral density in upper and lower extremities during 12 months after spinal cord injury measured by peripheral quantitative computed tomography. *Spinal Cord* 38(1): 26–32.
19. Eser P, Frotzler A, Zehnder Y, Wick L, Knecht H, Denoth J, Schiessl H. 2004. Relationship between the duration of paralysis and bone structure: A pQCT study of spinal cord injured individuals. *Bone* 34(5): 869–80.

20. Morse LR, Battaglino RA, Stolzmann KL, Hallett LD, Waddimba A, Gagnon D, Lazzari AA, Garshick E. 2009. Osteoporotic fractures and hospitalization risk in chronic spinal cord injury. *Osteoporos Int* 20(3): 385–92.

21. Zehnder Y, Luthi M, Michel D, Knecht H, Perrelet R, Neto I, Kraenzlin M, Zach G, Lippuner K. 2004. Long-term changes in bone metabolism, bone mineral density, quantitative ultrasound parameters, and fracture incidence after spinal cord injury: A cross-sectional observational study in 100 paraplegic men. *Osteoporos Int* 15(3): 180–9.

22. Eser P, Frotzler A, Zehnder Y, Denoth J. 2005. Fracture threshold in the femur and tibia of people with spinal cord injury as determined by peripheral quantitative computed tomography. *Arch Phys Med Rehabil* 86(3): 498–504.

23. Chantraine A, Nusgens B, Lapiere CM. 1986. Bone remodeling during the development of osteoporosis in paraplegia. *Calcif Tissue Int* 38(6): 323–7.

24. Minaire P, Neunier P, Edouard C, Bernard J, Courpron P, Bourret J. 1974. Quantitative histological data on disuse osteoporosis: Comparison with biological data. *Calcif Tissue Res* 17(1): 57–73.

25. Bergmann P, Heilporn A, Schoutens A, Paternot J, Tricot A. 1977. Longitudinal study of calcium and bone metabolism in paraplegic patients. *Paraplegia* 15(2): 147–59.

26. Roberts D, Lee W, Cuneo RC, Wittmann J, Ward G, Flatman R, McWhinney B, Hickman PE. 1998. Longitudinal study of bone turnover after acute spinal cord injury. *J Clin Endocrinol Metab* 83(2): 415–22.

27. Reiter AL, Volk A, Vollmar J, Fromm B, Gerner HJ. 2007. Changes of basic bone turnover parameters in short-term and long-term patients with spinal cord injury. *Eur Spine J* 16(6): 771–6.

28. Demulder A, Guns M, Ismail A, Wilmet E, Fondu P, Bergmann P. 1998. Increased osteoclast-like cells formation in long-term bone marrow cultures from patients with a spinal cord injury. *Calcif Tissue Int* 63(5): 396–400.

29. Perkash A, Sullivan G, Toth L, Bradleigh LH, Linder SH, Perkash I. 1993. Persistent hypercoagulation associated with heterotopic ossification in patients with spinal cord injury long after injury has occurred. *Paraplegia* 31(10): 653–9.

30. Chantraine A, Minaire P. 1981. Para-osteo-arthropathies. A new theory and mode of treatment. *Scand J Rehabil Med* 13(1): 31–7.

31. Banovac K, Williams JM, Patrick LD, Levi A. 2004. Prevention of heterotopic ossification after spinal cord injury with COX-2 selective inhibitor (rofecoxib). *Spinal Cord* 42(12): 707–10.

32. Banovac K, Williams JM, Patrick LD, Haniff YM. 2001. Prevention of heterotopic ossification after spinal cord injury with indomethacin. *Spinal Cord* 39(7): 370–4.

33. Teasell RW, Mehta S, Aubut JL, Ashe MC, Sequeira K, Macaluso S, Tu L. 2010. A systematic review of the therapeutic interventions for heterotopic ossification after spinal cord injury. *Spinal Cord* 48(7): 512–21.

34. Banovac K, Gonzalez F, Wade N, Bowker JJ. 1993. Intravenous disodium etidronate therapy in spinal cord injury patients with heterotopic ossification. *Paraplegia* 31(10): 660–6.

35. Schuetz P, Mueller B, Christ-Crain M, Dick W, Haas H. 2005. Amino-bisphosphonates in heterotopic ossification: First experience in five consecutive cases. *Spinal Cord* 43(10): 604–10.

36. Meiners T, Abel R, Bohm V, Gerner HJ. 1997. Resection of heterotopic ossification of the hip in spinal cord injured patients. *Spinal Cord* 35(7): 443–5.

37. Bauman WA, Kirshblum S, Cirnigliaro C, Forrest GF, Spungen AM. 2010. Underestimation of bone loss of the spine with posterior-anterior dual-energy X-ray absorptiometry in patients with spinal cord injury. *J Spinal Cord Med* 33(3): 214–20.

38. Bauman WA, Schwartz E, Song IS, Kirshblum S, Cirnigliaro C, Morrison N, Spungen AM. 2009. Dual-energy X-ray absorptiometry overestimates bone mineral density of the lumbar spine in persons with spinal cord injury. *Spinal Cord* 47(8): 628–33.

39. Lifshitz F, Maclaren NK. 1973. Vitamin D-dependent rickets in institutionalized, mentally retarded children receiving long-term anticonvulsant therapy. I. A survey of 288 patients. *J Pediatr* 83(4): 612–20.

40. Hahn TJ, Hendin BA, Scharp CR, Haddad JG Jr. 1972. Effect of chronic anticonvulsant therapy on serum 25-hydroxycalciferol levels in adults. *N Engl J Med* 287(18): 900–4.

41. Walters JL, Buchholz AC, Martin Ginis KA. 2009. Evidence of dietary inadequacy in adults with chronic spinal cord injury. *Spinal Cord* 47(4): 318–22.

42. Bauman WA, Zhong YG, Schwartz E. 1995. Vitamin D deficiency in veterans with chronic spinal cord injury. *Metabolism* 44(12): 1612–6.

43. Oleson CV, Patel PH, Wuermser LA. 2010. Influence of season, ethnicity, and chronicity on vitamin D deficiency in traumatic spinal cord injury. *J Spinal Cord Med* 33(3): 202–13.

44. Nemunaitis GA, Mejia M, Nagy JA, Johnson T, Chae J, Roach MJ. 2010. A descriptive study on vitamin D levels in individuals with spinal cord injury in an acute inpatient rehabilitation setting. *PM R* 2(3): 202–8; quiz 28.

45. Dawson-Hughes B, Heaney RP, Holick MF, Lips P, Meunier PJ, Vieth R. 2005. Estimates of optimal vitamin D status. *Osteoporos Int* 16(7): 713–6.

46. Bauman WA, Emmons RR, Cirnigliaro CM, Kirshblum SC, Spungen AM. 2011. An effective oral vitamin D replacement therapy in persons with spinal cord injury. *J Spinal Cord Med* 34(5): 455–60.

47. Thompson DD, Seedor JG, Weinreb M, Rosini S, Rodan GA. 1990. Aminohydroxybutane bisphosphonate inhibits bone loss due to immobilization in rats. *J Bone Miner Res* 5(3): 279–86.

48. Kodama Y, Nakayama K, Fuse H, Fukumoto S, Kawahara H, Takahashi H, Kurokawa T, Sekiguchi C, Nakamura T, Matsumoto T. 1997. Inhibition of bone resorption by pamidronate cannot restore normal gain in cortical bone mass and strength in tail-suspended rapidly growing rats. *J Bone Miner Res* 12(7): 1058–67.

49. Li CY, Price C, Delisser K, Nasser P, Laudier D, Clement M, Jepsen KJ, Schaffler MB. 2005. Long-term disuse osteoporosis seems less sensitive to bisphosphonate treatment than other osteoporosis. *J Bone Miner Res* 20(1): 117–24.

50. Chappard D, Petitjean M, Alexandre C, Vico L, Minaire

P, Riffat G. 1991. Cortical osteoclasts are less sensitive to etidronate than trabecular osteoclasts. *J Bone Miner Res* 6(7): 673–80.

51. Pearson EG, Nance PW, Leslie WD, Ludwig S. 1997. Cyclical etidronate: Its effect on bone density in patients with acute spinal cord injury. *Arch Phys Med Rehabil* 78(3): 269–72.

52. Nance PW, Schryvers O, Leslie W, Ludwig S, Krahn J, Uebelhart D. 1999. Intravenous pamidronate attenuates bone density loss after acute spinal cord injury. *Arch Phys Med Rehabil* 80(3): 243–51.

53. Gilchrist NL, Frampton CM, Acland RH, Nicholls MG, March RL, Maguire P, Heard A, Reilly P, Marshall K. 2007. Alendronate prevents bone loss in patients with acute spinal cord injury: A randomized, double-blind, placebo-controlled study. *J Clin Endocrinol Metab* 92(4): 1385–90.

54. Bubbear JS, Gall A, Middleton FR, Ferguson-Pell M, Swaminathan R, Keen RW. 2011. Early treatment with zoledronic acid prevents bone loss at the hip following acute spinal cord injury. *Osteoporos Int* 22(1): 271–9.

55. Bracken MB, Holford TR. 2002. Neurological and functional status 1 year after acute spinal cord injury: Estimates of functional recovery in National Acute Spinal Cord Injury Study II from results modeled in National Acute Spinal Cord Injury Study III. *J Neurosurg* 96(3 Suppl): 259–66.

56. Shapiro J, Smith B, Beck T, Ballard P, Dapthary M, BrintzenhofeSzoc K, Caminis J. 2007. Treatment with zoledronic acid ameliorates negative geometric changes in the proximal femur following acute spinal cord injury. *Calcif Tissue Int* 80(5): 316–22.

57. Bauman WA, Wecht JM, Kirshblum S, Spungen AM, Morrison N, Cirnigliaro C, Schwartz E. 2005. Effect of pamidronate administration on bone in patients with acute spinal cord injury. *J Rehabil Res Dev* 42(3): 305–13.

58. Bryson JE, Gourlay ML. 2009. Bisphosphonate use in acute and chronic spinal cord injury: A systematic review. *J Spinal Cord Med* 32(3): 215–25.

59. Reid IR, Miller PD, Brown JP, Kendler DL, Fahrleitner-Pammer A, Valter I, Maasalu K, Bolognese MA, Woodson G, Bone H, Ding B, Wagman RB, San Martin J, Ominsky MS, Dempster DW. 2010. Effects of denosumab on bone histomorphometry: The FREEDOM and STAND studies. *J Bone Miner Res* 25(10): 2256–65.

60. Kendler DL, Roux C, Benhamou CL, Brown JP, Lillestol M, Siddhanti S, Man HS, San Martin J, Bone HG. 2010. Effects of denosumab on bone mineral density and bone turnover in postmenopausal women transitioning from alendronate therapy. *J Bone Miner Res* 25(1): 72–81.

61. Weinreb M, Rodan GA, Thompson DD. 1989. Osteopenia in the immobilized rat hind limb is associated with increased bone resorption and decreased bone formation. *Bone* 10(3): 187–94.

62. Thompson DD, Rodan GA. 1988. Indomethacin inhibition of tenotomy-induced bone resorption in rats. *J Bone Miner Res* 3(4): 409–14.

63. Kearns AE, Khosla S, Kostenuik PJ. 2008. Receptor activator of nuclear factor kappaB ligand and osteoprotegerin regulation of bone remodeling in health and disease. *Endocr Rev* 29(2): 155–92.

64. Lang TF, Leblanc AD, Evans HJ, Lu Y. 2006. Adaptation of the proximal femur to skeletal reloading after

long-duration spaceflight. *J Bone Miner Res* 21(8): 1224–30.

65. Dudley-Javoroski S, Shields RK. 2008. Muscle and bone plasticity after spinal cord injury: Review of adaptations to disuse and to electrical muscle stimulation. *J Rehabil Res Dev* 45(2): 283–96.

66. Qin W, Bauman W, Cardozo C. 2010. Bone and muscle loss after spinal cord injury: Organ interactions. *Ann N Y Acad Sci* 1211: 66–84.

67. Coupaud S, Jack LP, Hunt KJ, Allan DB. 2009. Muscle and bone adaptations after treadmill training in incomplete spinal cord injury: A case study using peripheral quantitative computed tomography. *J Musculoskelet Neuronal Interact* 9(4): 288–97.

68. Giangregorio LM, Webber CE, Phillips SM, Hicks AL, Craven BC, Bugaresti JM, McCartney N. 2006. Can body weight supported treadmill training increase bone mass and reverse muscle atrophy in individuals with chronic incomplete spinal cord injury? *Appl Physiol Nutr Metab* 31(3): 283–91.

69. Dudley-Javoroski S, Shields RK. 2008. Asymmetric bone adaptations to soleus mechanical loading after spinal cord injury. *J Musculoskelet Neuronal Interact* 8(3): 227–38.

70. Forrest GF, Harkema SJ, Angeli CA, Faghri PD, Kirshblum SC, Cirnigliaro CM, Garbarini E, Bauman WA. Preliminary results on the differential effect on bone of applying multi-muscle electrical stimulation to the leg while supine or standing in patients with SCI: The importance of combining a mechanical intervention with gravitational loading. *J Spinal Cord Med.* Accepted for publication.

71. Shields RK, Dudley-Javoroski S. 2007. Musculoskeletal adaptations in chronic spinal cord injury: Effects of long-term soleus electrical stimulation training. *Neurorehabil Neural Repair* 21(2): 169–79.

72. Frotzler A, Coupaud S, Perret C, Kakebeeke TH, Hunt KJ, Donaldson Nde N, Eser P. 2008. High-volume FES-cycling partially reverses bone loss in people with chronic spinal cord injury. *Bone* 43(1): 169–76.

73. Belanger M, Stein RB, Wheeler GD, Gordon T, Leduc B. 2000. Electrical stimulation: Can it increase muscle strength and reverse osteopenia in spinal cord injured individuals? *Arch Phys Med Rehabil* 81(8): 1090–8.

74. Ward K, Alsop C, Caulton J, Rubin C, Adams J, Mughal Z. 2004. Low magnitude mechanical loading is osteogenic in children with disabling conditions. *J Bone Miner Res* 19(3): 360–9.

75. Rubin C, Recker R, Cullen D, Ryaby J, McCabe J, McLeod K. 2004. Prevention of postmenopausal bone loss by a low-magnitude, high-frequency mechanical stimuli: A clinical trial assessing compliance, efficacy, and safety. *J Bone Miner Res* 19(3): 343–51.

76. Asselin P, Spungen AM, Muir JW, Rubin CT, Bauman WA. 2011. Transmission of low-intensity vibration through the axial skeleton of persons with spinal cord injury as a potential intervention for preservation of bone quantity and quality. *J Spinal Cord Med* 34(1): 52–9.

77. Tsai MT, Li WJ, Tuan RS, Chang WH. 2009. Modulation of osteogenesis in human mesenchymal stem cells by specific pulsed electromagnetic field stimulation. *J Orthop Res* 27(9): 1169–74.

78. Shen WW, Zhao JH. 2010. Pulsed electromagnetic fields stimulation affects BMD and local factor production of

rats with disuse osteoporosis. *Bioelectromagnetics* 31(2): 113–9.

79. Jansen JH, van der Jagt OP, Punt BJ, Verhaar JA, van Leeuwen JP, Weinans H, Jahr H. 2010. Stimulation of osteogenic differentiation in human osteoprogenitor cells by pulsed electromagnetic fields: An in vitro study. *BMC Musculoskelet Disord* 11: 188.

80. Aaron RK, Ciombor DM, Wang S, Simon B. 2006. Clinical biophysics: The promotion of skeletal repair by physical forces. *Ann N Y Acad Sci* 1068: 513–31.

81. Linovitz RJ, Pathria M, Bernhardt M, Green D, Law MD, McGuire RA, Montesano PX, Rechtine G, Salib RM, Ryaby JT, Faden JS, Ponder R, Muenz LR, Magee FP, Garfin SA. 2002. Combined magnetic fields accelerate and increase spine fusion: A double-blind, randomized, placebo controlled study. *Spine (Phila Pa 1976)* 27(13): 1383–9; discussion 1389.

82. Griffin XL, Costa ML, Parsons N, Smith N. 2011. Electromagnetic field stimulation for treating delayed union or non-union of long bone fractures in adults. *Cochrane Database Syst Rev* (4): CD008471.

83. Garland DE, Adkins RH, Matsuno NN, Stewart CA. 1999. The effect of pulsed electromagnetic fields on osteoporosis at the knee in individuals with spinal cord injury. *J Spinal Cord Med* 22(4): 239–45.

84. Clark MJ, Schopp LH, Mazurek MO, Zaniletti I, Lammy AB, Martin TA, Thomas FP, Acuff ME. 2008. Testosterone levels among men with spinal cord injury: Relationship between time since injury and laboratory values. *Am J Phys Med Rehabil* 87(9): 758–67.

85. Qin W, Pan J, Wu Y, Bauman WA, Cardozo C. 2010. Protection against dexamethasone-induced muscle atrophy is related to modulation by testosterone of FOXO1 and PGC-1alpha. *Biochem Biophys Res Commun* 403(3–4): 473–8.

86. Wu Y, Zhao W, Zhao J, Zhang Y, Qin W, Pan J, Bauman WA, Blitzer RD, Cardozo C. 2010. REDD1 is a major target of testosterone action in preventing dexamethasone-induced muscle loss. *Endocrinology* 151(3): 1050–9.

87. Crawford BA, Liu PY, Kean MT, Bleasel JF, Handelsman DJ. 2003. Randomized placebo-controlled trial of androgen effects on muscle and bone in men requiring long-term systemic glucocorticoid treatment. *J Clin Endocrinol Metab* 88(7): 3167–76.

# 第 123 章
# 造血作用与骨骼系统

Benjamin J. Frisch • Laura M. Calvi

（陈柏龄　林　焘　译　陈柏龄　校审）

## 引言

骨骼的一个关键且独特的功能是为陆栖脊椎动物提供产生和储存造血祖细胞及前体细胞的解剖空间。造血系统中最不成熟的细胞为造血干细胞（HSC），在骨髓中也可发现。真正的造血干细胞（HSC）是一种能够在成年人终身生成整个造血系统的单细胞[1]。要完成以上工作，HSC 必须不断平衡自我更新和分化的关系。虽然细胞的自主过程对决定 HSC 细胞命运起到了重要的作用，许多体外研究证明，当 HSC 的生长失去基质细胞层的支持时，将会丧失其长期移植能力[2]。此外，有几项对小鼠的研究显示，若微环境受到破坏，则可导致异常的造血作用，甚至造血系统恶性肿瘤[3-5]。因此，我们可以作出假设，特定的微环境或龛对维持和调控正常成人的造血作用和 HSC 是十分必要的。由于 HSC 向骨髓腔迁移的特殊性，我们认为，骨骼中的非造血细胞及其分泌产物（包括基质）可提供细胞和分子成分，而这些成分对调控造血作用及 HSC 龛是非常关键的。本章将回顾与调控 HSC 环境细胞成分有关的主要细胞类型及骨骼信号，这些成分不仅可显示骨骼组织的特殊复杂性，还可为脊髓抑制性损伤后 HSC 扩增的新治疗靶点提供关键线索。

## HSC 龛

### 成骨细胞

Schofield 在 1978 年首先提出一个概念，就是 HSC 受微环境相互作用的调控[6]。而在此之后将近 20 年的时间，第一个阐明 HSC 龛细胞成分的研究才完成，而成骨细胞早被认为对 HSC 有支持作用。体外研究显示，成骨细胞可维持骨髓中干细胞的活性[7-9]。另有小鼠实验显示 HSC 的移植优先附着于骨内膜表面，且与成骨细胞紧密接触[10-13]。另一项体内研究还证明了紧附于骨内膜表面的 HSC 具有高增殖及长期移植的能力[14]。成骨细胞数量的增多伴随着 HSC 的增加[9,12]，相反的实验证明成骨谱系细胞的减少导致造血作用受到破坏[15-16]。

成骨细胞产生的可溶性因子被认为对造血作用是非常重要的[7,9,17]，体外研究显示直接的细胞接触对成骨细胞支持 HSC 的自我更新是十分必要的[9]。虽然 HSC 不表达甲状旁腺激素受体（PTH1R），但予以甲状旁腺激素（PTH）治疗仍可刺激 HSC 的自我更新及增加 HSC 的数量，这表明该现象受其微环境的调控[9]。除了增加 HSC，利用 PTH 治疗或对成骨细胞 PTH1R 结构性激活的研究显示，PTH 还会使骨体积以及成骨细胞 Notch 配体 Jagged1 的表达增加

[9,18]。目前已知 Notch 信号通路支持其他干细胞系统的自我更新且与 HSC 有关联 [19-22]，故抑制 Notch 通路可抵消依赖 PTH 的 HSC 数量增加 [9,18]。还有研究进一步证明了成骨细胞与 HSC 之间的 Notch 信号通路对维持其再生潜能发挥了作用 [23-24]。但有另一项研究质疑 Notch 信号通路对 HSC 的重要性，此外还需阐明 Notch 通路对 HSC 微环境调控的精确作用 [25]。

骨髓中的成骨细胞和内皮细胞都表达膜联蛋白 2（Anxa2），对小鼠予以 Anxa2 抑制剂治疗可使 HSC 迁移及移植功能受损 [26]。血管生成素 -1（Ang-1）在成骨细胞中表达，与酪氨酸激酶血管生成受体 2 抗体（Tie2）相互作用后，促进 HSC 的黏附及沉默 [27]。小鼠 Tie1 和 Tie2 基因的缺失可导致骨髓 HSC 的减少，该结果再次证明了 Ang-1 的作用 [28]。成骨细胞也表达促血小板生成素，这是使 HSC 沉默的调节因子 [29,30]。骨系细胞可产生趋化因子配体 12（CXCL12），这是调节 HSC 迁移及维持 HSC 的关键因子 [31]。

短暂的分泌信号也是潜在的成骨细胞依赖的 HSC 调节因子。前列腺素 $E_2$（$PGE_2$）是一种由骨髓中多种细胞类型（包括成骨细胞）产生的花生四烯酸衍生物。对小鼠予以 $PGE_2$ 治疗可短期提高 HSC 的再生能力，在体外对 HSC 予以二甲基 -$PGE_2$ 处理可提升小鼠骨髓和人脐带血样本中 HSC 的再生潜能 [33-35]，其中第一个如何识别 HSC 调节信号的例证可被用于药物治疗目的。

成骨细胞是破骨细胞活性的关键调节因子，最近的研究显示破骨细胞对成骨细胞与 HSC 的形成是十分必要的 [36]。破骨细胞首先被认为对 HSC 的调节发挥直接作用，有研究证明钙感受器的缺乏会破坏 HSC 向骨骼系统迁移的能力 [37]。高浓度的钙将会使活跃的具有吸收功能的破骨细胞局部化。值得注意的是，锶治疗可增加成骨细胞且抑制破骨细胞，但并不增加 HSC 数量 [38]。破骨细胞骨吸收能力的增强会降低局部趋化因子配体 12（CXCL12）的水平且促进骨髓中 HSC 的转移 [39-40]。总而言之，以上数据表明破骨细胞对 HSC 龛的支持作用，以及最近的体内研究也证明了抑制破骨细胞与 HSC 数量的减少有关 [38]。然而，最近一项遗传小鼠模型的研究表明破骨细胞对维持 HSC 数量及其转移的作用是可有可无的 [41]。

大量的体内体外研究结果表明，维持和调节 HSC 的成骨谱系细胞及支持 HSC 的骨系细胞分化阶段已被发现，而且该结论也支持了一种假说，就是成骨谱系细胞中未成熟的细胞对 HSC 调控是至关重要的。骨髓中骨祖细胞的自我更新可形成支持性的 HSC 龛 [42]。最近有研究证明巢蛋白阳性的骨髓间充质干细胞（MSC）高水平表达与维持 HSC 有关的基因。此外，这些巢蛋白阳性细胞在空间上与 HSC 并置排列，巢蛋白阳性细胞数量的减少可引起 HSC 的转移 [43]。有研究将增殖的成骨前体细胞群定义为 MX-1 阳性的骨髓间充质干细胞。这个细胞群功能性地限制体内成骨细胞的命运，故有必要进一步研究该细胞群对 HSC 龛可能的作用 [44]。相反，即使激活晚期成熟骨细胞的 PTH1R，成骨细胞数量也增加，但对 HSC 微环境的支持却没有增加 [45]。很多研究者对负责支持 HSC 的骨系细胞的精确特性产生了极大的兴趣，因为该研究结果可预测刺激成骨细胞的治疗策略是否同时也能使 HSC 达到受益的效果。

## 内皮细胞

内皮细胞产生于胚胎时期，是第一个明确的造血干细胞（HSC）[46-47]，且越来越多的证据表明内皮细胞对维持成人骨髓的 HSC 发挥重要作用。HSC 和造血祖细胞位于骨内膜表面附近的内皮结构 [48-49]。由内皮细胞产生的内分泌性血管（舒缩）障碍因子支持重度骨髓抑制的 HSC[50,51] 以及在体外扩增未成熟的造血细胞 [52]。遗传模型研究表明内皮细胞及血管周围细胞的异质群体表达高水平的趋化因子配体 12（CXCL12）。血管内皮细胞中 CXCL12 条件性缺失会导致骨髓中 HSC 减少 [53]。体内影像显示 HSC 位于血管内皮细胞和骨内膜成骨细胞之间的紧密空间内，这表明所有的结构可能是单个龛的必要组成部分 [11,54]。

## 富含 CXCL12 的网状细胞

趋化因子配体 12（CXCL12）也称作基质细胞衍生因子 1（SDF1），是由成骨细胞和内皮细胞产生的趋化因子 [31]。CXCL12 信号是通过 HSC 的趋化因子受体 4（CXCR4）诱导 HSC 迁移至骨髓及维持其在骨髓的数量 [40,55-56]。HSC 与富含 CXCL12 的网状细胞密切相关，又与内皮细胞密切关联。这些细胞的特性还有待进一步验证。

## 交感神经系统的神经细胞和神经胶质细胞

粒细胞集落刺激因子（G-CSF）治疗导致 HSC 从骨髓迁移至循环血液中，该现象通过抑制成骨细胞及下调趋化因子配体 12（CXCL12）发挥作用 [58-61]。

有确凿的数据表明这种现象至少一部分受到交感神经系统（SNS）神经元的调控[62]。SNS 神经元协调骨髓中 HSC 数量的昼夜节律性波动，而 SNS 神经元的损伤可导致释放 HSC 到外周血的昼夜节律性功能损失。对小鼠的研究显示切除一侧胫骨交感神经可改变 CXCL12 的表达，而对侧假手术组却不受影响[63]。转化生长因子也可在体外调节 HSC 的休眠[64]。神经胶质细胞是骨髓中活化 TGF-β 的主要来源之一，与 HSC 密切相关，并产生多种因子，对 HSC 龛发挥重要作用[65]。神经胶质细胞数量的减少可导致休眠 HSC 及 HSC 数量的减少[65]。故神经元细胞和神经胶质细胞被认为与骨髓 HSC 的调控有关。

### 脂肪细胞

人类骨髓中很大比例是由脂肪细胞组成。脂肪细胞的产物——脂肪因子脂联素，被证明可促进 HSC 的增殖及维持其再生潜能[66]。脂联素不仅仅由骨髓中的脂肪细胞产生，还可在成骨细胞中表达[67]。与前面脂肪细胞对 HSC 的影响效果不同，最近有解剖学研究通过比较不同肥胖程度的骨骼的不同区域发现，骨髓中脂肪细胞的数量与 HSC 的数量成负相关[68]。更多的研究表明无论从遗传学角度还是药理学角度，骨髓脂肪细胞的减少都可导致骨髓抑制性损伤后 HSC 移植能力的增强以及提升造血功能的恢复[68]。因此，最近的研究已阐明脂肪细胞对 HSC 的显著抑制效果。

### 巨噬细胞及单核细胞

最近在 HSC 龛的细胞环境发现巨噬细胞和单核细胞的存在。它们参与依赖 G-CSF 的 HSC 移出骨髓，巨噬细胞群体的损耗可导致成骨细胞减少及增加 HSC 向外周转移[69-70]。此外，骨髓中单核吞噬细胞的减少可引起有关的基因表达（与 HSC 保留巢蛋白阳性的细胞有关）减少，巨噬细胞群体的减少导致 HSC 从骨髓转移[71]。目前还不清楚巨噬细胞和单核细胞与 HSC 的特异性相互作用，或仅对其他龛成分有支持功能；然而，最近的研究显示它们对 HSC 龛的调控起关键的作用。

### B 淋巴细胞龛

除了 HSC 以外，有新证据显示 B 淋巴细胞也受骨髓微环境因素调节。B 细胞前体细胞与髓腔中表达 CXCL12 的间充质干细胞直接接触[72]。体外研究显示成骨细胞可促使 HSC 向 B 淋巴细胞分化，成骨细胞的减少首先引起 B 淋巴细胞的减少，其次为 HSC[16,73]。成骨细胞对 B 淋巴细胞的支持作用是由 $G_s\alpha$ 信号通路调控，因此骨系细胞 $G_s\alpha$ 的减少可导致骨髓中 B 细胞前体细胞减少[74]（图 123.1）。

### 恶性肿瘤与 HSC 龛

原发肿瘤向别处转移称为肿瘤转移，最近有研究表明转移癌可向良性 HSC 龛转移，这引起了研究者极大的关注[75]。目前有一种通过改变龛成分以扩增 HCS 的治疗目标，我们需监测其对癌细胞的刺激效果，尤其在癌症诊断之前。

目前良性龛对造血系统恶性肿瘤的作用引起了研究人员极大的兴趣。对异种移植模型的研究表明恶性白血病细胞会破坏 HSC 与其微环境的正常相互作用[76]，并且使骨髓发生改变——正常 HSC 龛的减少和恶性龛的增长。最近对急性髓细胞白血病（AML）小鼠模型的研究证明白血病细胞对成骨细胞有抑制作用，这表明可能对 HSC 有影响[77]。从异种移植模型研究得出的数据表明骨髓微环境对肿瘤干细胞有保护作用，如未成熟的 AML 细胞位于骨内膜表面，而这些与骨内膜相关的 AML 细胞对化学治疗产生抵抗作用[78-79]。通过破坏 CXCL12/CXCR4 通路使 AML 细胞从骨髓迁移至外，可提高化学治疗对肿瘤细胞的敏感性[80-81]。为了能安全地改变恶性肿瘤的微环境，有必要进一步探索正常和恶性龛的细胞及分子成分。

### 结论

骨骼微环境对造血系统调控的重要性被逐渐阐明，并为旨在恢复造血功能的转化学治疗法和治疗造血系统恶性肿瘤和转移瘤带来了希望。尽管骨髓 HSC 中有许多细胞类型已被证明对 HSC 有支持作用，但实际情况肯定比这更复杂。多种细胞类型可能协调供给一个调节龛，同样，单独的龛可能支持不同的、单独的 HSC 群，或导致不同的 HSC 命运。对这个领域的进一步研究已经从造血系统与骨生物学领域的相互作用中受益匪浅，并可能继续快速发展，从而提高我们对该领域的认识及提升利用骨髓中复杂的细胞关系的治疗用途。

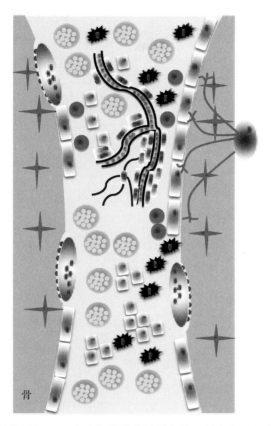
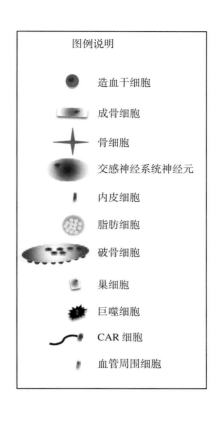

图 123.1 （也见彩图）HCS 龛中细胞成分的复杂性。以上为骨髓中 HSC 龛细胞成分的示意图

# 参考文献

1. Baum CM, Weissman IL, Tsukamoto AS, Buckle AM, Peault B. 1992. Isolation of a candidate human hematopoietic stem-cell population. *Proc Natl Acad Sci U S A* 89(7): 2804–8.
2. Lawal RA, Calvi LM. The niche as a target for hematopoietic manipulation and regeneration. 2011. *Tissue Eng Part B Rev* 17(6): 415–22.
3. Raaijmakers MH, Mukherjee S, Guo S, Zhang S, Kobayashi T, Schoonmaker JA, Ebert BL, Al-Shahrour F, Hasserjian RP, Scadden EO, Aung Z, Matza M, Merkenschlager M, Lin C, Rommens JM, Scadden DT. 2010. Bone progenitor dysfunction induces myelodysplasia and secondary leukaemia. *Nature* 464(7290): 852–7.
4. Walkley CR, Olsen GH, Dworkin S, Fabb SA, Swann J, McArthur GA, Westmoreland SV, Chambon P, Scadden DT, Purton LE. 2007. A microenvironment-induced myeloproliferative syndrome caused by retinoic acid receptor gamma deficiency. *Cell* 129(6): 1097–110.
5. Walkley CR, Shea JM, Sims NA, Purton LE, Orkin SH. 2007. Rb regulates interactions between hematopoietic stem cells and their bone marrow microenvironment. *Cell* 129(6): 1081–95.
6. Schofield R. The relationship between the spleen colony-forming cell and the haemopoietic stem cell. 1978. *Blood Cells* 4(1–2): 7–25.
7. Taichman RS, Emerson SG. 1994. Human osteoblasts support hematopoiesis through the production of granulocyte colony-stimulating factor. *J Exp Med* 179(5): 1677–82.
8. Taichman RS, Reilly MJ, Emerson SG. 1996. Human osteoblasts support human hematopoietic progenitor cells in vitro bone marrow cultures. *Blood* 87(2): 518–24.
9. Calvi LM, Adams GB, Weibrecht KW, Weber JM, Olson DP, Knight MC, Martin RP, Schipani E, Divieti P, Bringhurst FR, Milner LA, Kronenberg HM, Scadden DT. 2003. Osteoblastic cells regulate the haematopoietic stem cell niche. *Nature* 425(6960): 841–6.
10. Nilsson SK, Johnston HM, Coverdale JA. 2001. Spatial localization of transplanted hemopoietic stem cells: Inferences for the localization of stem cell niches. *Blood* 97(8): 2293–9.
11. Lo Celso C, Fleming HE, Wu JW, Zhao CX, Miake-Lye S, Fujisaki J, Cote D, Rowe DW, Lin CP, Scadden DT. 2009. Live-animal tracking of individual haematopoietic stem/progenitor cells in their niche. *Nature* 457(7225): 92–6.
12. Zhang J, Niu C, Ye L, Huang H, He X, Tong WG, Ross J, Haug J, Johnson T, Feng JQ, Harris S, Wiedemann LM, Mishina Y, Li L. 2003. Identification of the haematopoietic stem cell niche and control of the niche size. *Nature*

425(6960): 836–41.

13. Xie Y, Yin T, Wiegraebe W, He XC, Miller D, Stark D, Perko K, Alexander R, Schwartz J, Grindley JC, Park J, Haug JS, Wunderlich JP, Li H, Zhang S, Johnson T, Feldman RA, Li L. 2009. Detection of functional haematopoietic stem cell niche using real-time imaging. *Nature* 457(7225): 97–101.

14. Haylock DN, Williams B, Johnston HM, Liu MC, Rutherford KE, Whitty GA, Simmons PJ, Bertoncello I, Nilsson SK. 2007. Hemopoietic stem cells with higher hemopoietic potential reside at the bone marrow endosteum. *Stem Cells* 25(4): 1062–9.

15. Visnjic D, Kalajzic I, Gronowicz G, Aguila HL, Clark SH, Lichtler AC, Rowe DW. 2001. Conditional ablation of the osteoblast lineage in Col2.3deltatk transgenic mice. *J Bone Miner Res* 16(12): 2222–31.

16. Visnjic D, Kalajzic Z, Rowe DW, Katavic V, Lorenzo J, Aguila HL. 2004. Hematopoiesis is severely altered in mice with an induced osteoblast deficiency. *Blood* 103(9): 3258–64.

17. Marusic A, Kalinowski JF, Jastrzebski S, Lorenzo JA. 1993. Production of leukemia inhibitory factor mRNA and protein by malignant and immortalized bone cells. *J Bone Miner Res* 8(5): 617–24.

18. Weber JM, Forsythe SR, Christianson CA, Frisch BJ, Gigliotti BJ, Jordan CT, Milner LA, Guzman ML, Calvi LM. 2006. Parathyroid hormone stimulates expression of the Notch ligand Jagged1 in osteoblastic cells. *Bone* 39(3): 485–93.

19. Milner LA, Bigas A. 1999. Notch as a mediator of cell fate determination in hematopoiesis: Evidence and speculation. *Blood* 93(8): 2431–48.

20. Karanu FN, Murdoch B, Gallacher L, Wu DM, Koremoto M, Sakano S, Bhatia M. 2000. The notch ligand jagged-1 represents a novel growth factor of human hematopoietic stem cells. *J Exp Med* 192(9): 1365–72.

21. Karanu FN, Murdoch B, Miyabayashi T, Ohno M, Koremoto M, Gallacher L, Wu D, Itoh A, Sakano S, Bhatia M. 2001. Human homologues of Delta-1 and Delta-4 function as mitogenic regulators of primitive human hematopoietic cells. *Blood* 97(7): 1960–7.

22. Karanu FN, Yuefei L, Gallacher L, Sakano S, Bhatia M. 2003. Differential response of primitive human CD34– and CD34+ hematopoietic cells to the Notch ligand Jagged-1. *Leukemia* 17(7): 1366–74.

23. Chitteti BR, Cheng YH, Poteat B, Rodriguez-Rodriguez S, Goebel WS, Carlesso N, Kacena MA, Srour EF. 2010. Impact of interactions of cellular components of the bone marrow microenvironment on hematopoietic stem and progenitor cell function. *Blood* 115(16): 3239–48.

24. Weber JM, Calvi LM. 2010. Notch signaling and the bone marrow hematopoietic stem cell niche. *Bone* 46(2): 281–5.

25. Maillard I, Koch U, Dumortier A, Shestova O, Xu L, Sai H, Pross SE, Aster JC, Bhandoola A, Radtke F, Pear WS. 2008. Canonical notch signaling is dispensable for the maintenance of adult hematopoietic stem cells. *Cell Stem Cell* 2(4): 356–66.

26. Jung Y, Wang J, Song J, Shiozawa Y, Havens A, Wang Z, Sun YX, Emerson SG, Krebsbach PH, Taichman RS. 2007. Annexin II expressed by osteoblasts and endothelial cells regulates stem cell adhesion, homing, and engraftment following transplantation. *Blood* 110(1): 82–90.

27. Arai F, Hirao A, Ohmura M, Sato H, Matsuoka S, Takubo K, Ito K, Koh GY, Suda T. 2004. Tie2/angiopoietin-1 signaling regulates hematopoietic stem cell quiescence in the bone marrow niche. *Cell* 118(2): 149–61.

28. Puri MC, Bernstein A. 2003. Requirement for the TIE family of receptor tyrosine kinases in adult but not fetal hematopoiesis. *Proc Natl Acad Sci U S A* 100(22): 12753–8.

29. Qian H, Buza-Vidas N, Hyland CD, Jensen CT, Antonchuk J, Mansson R, Thoren LA, Ekblom M, Alexander WS, Jacobsen SE. 2007. Critical role of thrombopoietin in maintaining adult quiescent hematopoietic stem cells. *Cell Stem Cell* 1(6): 671–84.

30. Yoshihara H, Arai F, Hosokawa K, Hagiwara T, Takubo K, Nakamura Y, Gomei Y, Iwasaki H, Matsuoka S, Miyamoto K, Miyazaki H, Takahashi T, Suda T. 2007. Thrombopoietin/MPL signaling regulates hematopoietic stem cell quiescence and interaction with the osteoblastic niche. *Cell Stem Cell* 1(6): 685–97.

31. Ponomaryov T, Peled A, Petit I, Taichman RS, Habler L, Sandbank J, Arenzana-Seisdedos F, Magerus A, Caruz A, Fujii N, Nagler A, Lahav M, Szyper-Kravitz M, Zipori D, Lapidot T. 2000. Induction of the chemokine stromal-derived factor-1 following DNA damage improves human stem cell function. *J Clin Invest* 106(11): 1331–9.

32. Frisch BJ, Porter RL, Gigliotti BJ, Olm-Shipman AJ, Weber JM, O'Keefe RJ, Jordan CT, Calvi LM. 2009. In vivo prostaglandin E(2) treatment alters the bone marrow microenvironment and preferentially expands short-term hematopoietic stem cells. *Blood* 114(19): 4054–63.

33. North TE, Goessling W, Walkley CR, Lengerke C, Kopani KR, Lord AM, Weber GJ, Bowman TV, Jang IH, Grosser T, Fitzgerald GA, Daley GQ, Orkin SH, Zon LI. 2007. Prostaglandin E2 regulates vertebrate haematopoietic stem cell homeostasis. *Nature* 447(7147): 1007–11.

34. Goessling W, Allen RS, Guan X, Jin P, Uchida N, Dovey M, Harris JM, Metzger ME, Bonifacino AC, Stroncek D, Stegner J, Armant M, Schlaeger T, Tisdale JF, Zon LI, Donahue RE, North TE. 2011. Prostaglandin E2 enhances human cord blood stem cell xenotransplants and shows long-term safety in preclinical nonhuman primate transplant models. *Cell Stem Cell* 8(4): 445–58.

35. Hoggatt J, Singh P, Sampath J, Pelus LM. 2009. Prostaglandin E2 enhances hematopoietic stem cell homing, survival, and proliferation. *Blood* 113(22): 5444–55.

36. Mansour A, Abou-Ezzi G, Sitnicka E, SE WJ, Wakkach A, Blin-Wakkach C. 2012. Osteoclasts promote the formation of hematopoietic stem cell niches in the bone marrow. *J Exp Med* 209(3): 537–49.

37. Adams GB, Chabner KT, Alley IR, Olson DP, Szczepiorkowski ZM, Poznansky MC, Kos CH, Pollak MR, Brown EM, Scadden DT. 2006. Stem cell engraftment at the endosteal niche is specified by the calcium-sensing receptor. *Nature* 439(7076): 599–603.

38. Lymperi S, Horwood N, Marley S, Gordon MY, Cope AP, Dazzi F. 2008. Strontium can increase some osteoblasts without increasing hematopoietic stem cells. *Blood* 111(3): 1173–81.

39. Cho KA, Joo SY, Han HS, Ryu KH, Woo SY. 2010. Osteoclast activation by receptor activator of NF-kappaB ligand enhances the mobilization of hematopoietic progenitor cells from the bone marrow in acute injury. *Int J Mol Med* 26(4): 557–63.

40. Kollet O, Dar A, Shivtiel S, Kalinkovich A, Lapid K, Sztainberg Y, Tesio M, Samstein RM, Goichberg P, Spiegel A, Elson A, Lapidot T. 2006. Osteoclasts degrade endosteal components and promote mobilization of hematopoietic progenitor cells. *Nat Med* 12(6): 657–64.

41. Miyamoto K, Yoshida S, Kawasumi M, Hashimoto K, Kimura T, Sato Y, Kobayashi T, Miyauchi Y, Hoshi H, Iwasaki R, Miyamoto H, Hao W, Morioka H, Chiba K, Yasuda H, Penninger JM, Toyama Y, Suda T, Miyamoto T. 2011. Osteoclasts are dispensable for hematopoietic stem cell maintenance and mobilization. *J Exp Med* 208(11): 2175–81.

42. Sacchetti B, Funari A, Michienzi S, Di Cesare S, Piersanti S, Saggio I, Tagliafico E, Ferrari S, Robey PG, Riminucci M, Bianco P. 2007. Self-renewing osteoprogenitors in bone marrow sinusoids can organize a hematopoietic microenvironment. *Cell* 131(2): 324–36.

43. Mendez-Ferrer S, Michurina TV, Ferraro F, Mazloom AR, Macarthur BD, Lira SA, Scadden DT, Ma'ayan A, Enikolopov GN, Frenette PS. 2010. Mesenchymal and haematopoietic stem cells form a unique bone marrow niche. *Nature* 466(7308): 829–34.

44. Park D, Spencer JA, Koh BI, Kobayashi T, Fujisaki J, Clemens TL, Lin CP, Kronenberg HM, Scadden DT. 2012. Endogenous bone marrow MSCs are dynamic, fate-restricted participants in bone maintenance and regeneration. *Cell Stem Cell* 10: 259–72.

45. Calvi LM, Bromberg O, Rhee Y, Lee R, Weber JM, Smith JN, Basil M, Frisch BJ, Bellido T. 2012. Osteoblastic expansion induced by parathyroid hormone receptor signaling in murine osteocytes is not sufficient to increase hematopoietic stem cells. *Blood* 119(11): 2489–99.

46. Chen MJ, Li Y, De Obaldia ME, Yang Q, Yzaguirre AD, Yamada-Inagawa T, Vink CS, Bhandoola A, Dzierzak E, Speck NA. 2011. Erythroid/myeloid progenitors and hematopoietic stem cells originate from distinct populations of endothelial cells. *Cell Stem Cell* 9(6): 541–52.

47. Chen AT, Zon LI. 2009. Zebrafish blood stem cells. *J Cell Biochem* 108(1): 35–42.

48. Dahlberg A, Delaney C, Bernstein ID. 2011. Ex vivo expansion of human hematopoietic stem and progenitor cells. *Blood* 117(23): 6083–90.

49. Kiel MJ, Yilmaz OH, Iwashita T, Terhorst C, Morrison SJ. 2005. SLAM family receptors distinguish hematopoietic stem and progenitor cells and reveal endothelial niches for stem cells. *Cell* 121(7): 1109–21.

50. Butler JM, Nolan DJ, Vertes EL, Varnum-Finney B, Kobayashi H, Hooper AT, Seandel M, Shido K, White IA, Kobayashi M, Witte L, May C, Shawber C, Kimura Y, Kitajewski J, Rosenwaks Z, Bernstein ID, Rafii S. 2010. Endothelial cells are essential for the self-renewal and repopulation of Notch-dependent hematopoietic stem cells. *Cell Stem Cell* 6(3): 251–64.

51. Kobayashi H, Butler JM, O'Donnell R, Kobayashi M, Ding BS, Bonner B, Chiu VK, Nolan DJ, Shido K, Benjamin L, Rafii S. 2010. Angiocrine factors from Akt-activated endothelial cells balance self-renewal and differentiation of haematopoietic stem cells. *Nat Cell Biol* 12(11): 1046–56.

52. Chute JP, Muramoto GG, Dressman HK, Wolfe G, Chao NJ, Lin S. 2006. Molecular profile and partial functional analysis of novel endothelial cell-derived growth factors that regulate hematopoiesis. *Stem Cells* 24(5): 1315–27.

53. Ding L, Saunders TL, Enikolopov G, Morrison SJ. 2012. Endothelial and perivascular cells maintain haematopoietic stem cells. *Nature* 481(7382): 457–62.

54. Ellis SL, Grassinger J, Jones A, Borg J, Camenisch T, Haylock D, Bertoncello I, Nilsson SK. 2011. The relationship between bone, hemopoietic stem cells, and vasculature. *Blood* 118(6): 1516–24.

55. Broxmeyer HE, Orschell CM, Clapp DW, Hangoc G, Cooper S, Plett PA, Liles WC, Li X, Graham-Evans B, Campbell TB, Calandra G, Bridger G, Dale DC, Srour EF. 2005. Rapid mobilization of murine and human hematopoietic stem and progenitor cells with AMD3100, a CXCR4 antagonist. *J Exp Med* 201(8): 1307–18.

56. Peled A, Petit I, Kollet O, Magid M, Ponomaryov T, Byk T, Nagler A, Ben-Hur H, Many A, Shultz L, Lider O, Alon R, Zipori D, Lapidot T. 1999. Dependence of human stem cell engraftment and repopulation of NOD/SCID mice on CXCR4. *Science* 283(5403): 845–8.

57. Sugiyama T, Kohara H, Noda M, Nagasawa T. 2006. Maintenance of the hematopoietic stem cell pool by CXCL12-CXCR4 chemokine signaling in bone marrow stromal cell niches. *Immunity* 25(6): 977–88.

58. Petit I, Szyper-Kravitz M, Nagler A, Lahav M, Peled A, Habler L, Ponomaryov T, Taichman RS, Arenzana-Seisdedos F, Fujii N, Sandbank J, Zipori D, Lapidot T. 2002. G-CSF induces stem cell mobilization by decreasing bone marrow SDF-1 and up-regulating CXCR4. *Nat Immunol* 3(7): 687–94.

59. Levesque JP, Hendy J, Takamatsu Y, Simmons PJ, Bendall LJ. 2003. Disruption of the CXCR4/CXCL12 chemotactic interaction during hematopoietic stem cell mobilization induced by GCSF or cyclophosphamide. *J Clin Invest* 111(2): 187–96.

60. Semerad CL, Christopher MJ, Liu F, Short B, Simmons PJ, Winkler I, Levesque JP, Chappel J, Ross FP, Link DC. 2005. G-CSF potently inhibits osteoblast activity and CXCL12 mRNA expression in the bone marrow. *Blood* 106(9): 3020–7.

61. Christopher MJ, Liu F, Hilton MJ, Long F, Link DC. 2009. Suppression of CXCL12 production by bone marrow osteoblasts is a common and critical pathway for cytokine-induced mobilization. *Blood* 114(7): 1331–9.

62. Katayama Y, Battista M, Kao WM, Hidalgo A, Peired AJ, Thomas SA, Frenette PS. 2006. Signals from the sympathetic nervous system regulate hematopoietic stem cell egress from bone marrow. *Cell* 124(2): 407–21.

63. Mendez-Ferrer S, Lucas D, Battista M, Frenette PS. 2008. Haematopoietic stem cell release is regulated by circadian oscillations. *Nature* 452(7186): 442–7.

64. Yamazaki S, Iwama A, Takayanagi S, Eto K, Ema H, Nakauchi H. 2009. TGF-beta as a candidate bone marrow niche signal to induce hematopoietic stem cell hibernation. *Blood* 113(6): 1250–6.

65. Yamazaki S, Ema H, Karlsson G, Yamaguchi T, Miyoshi H, Shioda S, Taketo MM, Karlsson S, Iwama A, Nakauchi H. 2011. Nonmyelinating schwann cells maintain hematopoietic stem cell hibernation in the bone marrow niche. *Cell* 147(5): 1146–58.

66. DiMascio L, Voermans C, Uqoezwa M, Duncan A, Lu D, Wu J, Sankar U, Reya T. 2007. Identification of adiponectin as a novel hemopoietic stem cell growth factor. *J Immunol* 178(6): 3511–20.

67. Berner HS, Lyngstadaas SP, Spahr A, Monjo M, Thommesen L, Drevon CA, Syversen U, Reseland JE. 2004. Adiponectin and its receptors are expressed in bone-forming cells. *Bone* 35(4): 842–9.

68. Naveiras O, Nardi V, Wenzel PL, Hauschka PV, Fahey F, Daley GQ. 2009. Bone-marrow adipocytes as negative regulators of the haematopoietic microenvironment. *Nature* 460(7252): 259–63.

69. Christopher MJ, Rao M, Liu F, Woloszynek JR, Link DC. 2011. Expression of the G-CSF receptor in monocytic cells is sufficient to mediate hematopoietic progenitor mobilization by G-CSF in mice. *J Exp Med* 208(2): 251–60.

70. Winkler IG, Sims NA, Pettit AR, Barbier V, Nowlan B, Helwani F, Poulton IJ, van Rooijen N, Alexander KA, Raggatt LJ, Levesque JP. 2010. Bone marrow macrophages maintain hematopoietic stem cell (HSC) niches and their depletion mobilizes HSCs. *Blood* 116(23): 4815–28.

71. Chow A, Lucas D, Hidalgo A, Mendez-Ferrer S, Hashimoto D, Scheiermann C, Battista M, Leboeuf M, Prophete C, van Rooijen N, Tanaka M, Merad M, Frenette PS. 2011. Bone marrow CD169+ macrophages promote the retention of hematopoietic stem and progenitor cells in the mesenchymal stem cell niche. *J Exp Med* 208(2): 261–71.

72. Tokoyoda K, Egawa T, Sugiyama T, Choi BI, Nagasawa T. 2004. Cellular niches controlling B lymphocyte behavior within bone marrow during development. *Immunity* 20(6): 707–18.

73. Zhu J, Garrett R, Jung Y, Zhang Y, Kim N, Wang J, Joe GJ, Hexner E, Choi Y, Taichman RS, Emerson SG. 2007. Osteoblasts support B-lymphocyte commitment and differentiation from hematopoietic stem cells. *Blood* 109(9): 3706–12.

74. Wu JY, Purton LE, Rodda SJ, Chen M, Weinstein LS, McMahon AP, Scadden DT, Kronenberg HM. 2008. Osteoblastic regulation of B lymphopoiesis is mediated by Gs(alpha)-dependent signaling pathways. *Proc Natl Acad Sci U S A* 105(44): 16976–81.

75. Shiozawa Y, Pedersen EA, Havens AM, Jung Y, Mishra A, Joseph J, Kim JK, Patel LR, Ying C, Ziegler AM, Pienta MJ, Song J, Wang J, Loberg RD, Krebsbach PH, Pienta KJ, Taichman RS. 2011. Human prostate cancer metastases target the hematopoietic stem cell niche to establish footholds in mouse bone marrow. *J Clin Invest* 121(4): 1298–312.

76. Colmone A, Amorim M, Pontier AL, Wang S, Jablonski E, Sipkins DA. 2008. Leukemic cells create bone marrow niches that disrupt the behavior of normal hematopoietic progenitor cells. *Science* 322(5909): 1861–5.

77. Frisch BJ, Ashton JM, Xing L, Becker MW, Jordan CT, Calvi LM. 2012. Functional inhibition of osteoblastic cells in an in vivo mouse model of myeloid leukemia. *Blood* 119(2): 540–50.

78. Lane SW, Wang YJ, Lo Celso C, Ragu C, Bullinger L, Sykes SM, Ferraro F, Shterental S, Lin CP, Gilliland DG, Scadden DT, Armstrong SA, Williams DA. 2011. Differential niche and Wnt requirements during acute myeloid leukemia progression. *Blood* 118(10): 2849–56.

79. Ishikawa F, Yoshida S, Saito Y, Hijikata A, Kitamura H, Tanaka S, Nakamura R, Tanaka T, Tomiyama H, Saito N, Fukata M, Miyamoto T, Lyons B, Ohshima K, Uchida N, Taniguchi S, Ohara O, Akashi K, Harada M, Shultz LD. 2007. Chemotherapy-resistant human AML stem cells home to and engraft within the bone-marrow endosteal region. *Nat Biotechnol* 25(11): 1315–21.

80. Nervi B, Ramirez P, Rettig MP, Uy GL, Holt MS, Ritchey JK, Prior JL, Piwnica-Worms D, Bridger G, Ley TJ, Dipersio JF. 2008. Chemosensitization of AML following mobilization by the CXCR4 antagonist AMD3100. *Blood* 113(24): 6206–14.

81. Zeng Z, Shi YX, Samudio IJ, Wang RY, Ling X, Frolova O, Levis M, Rubin JB, Negrin RR, Estey EH, Konoplev S, Andreeff M, Konopleva M. 2009. Targeting the leukemia microenvironment by CXCR4 inhibition overcomes resistance to kinase inhibitors and chemotherapy in AML. *Blood* 113(24): 6215–24.

# 第 124 章
# 骨与免疫细胞的相互作用

Brendan F. Boyce

（陈柏龄　林　焘　译　陈柏龄　校审）

## 引言

在 20 世纪 90 年代中期，在核因子 - κB 受体活化因子配体（RANKL）作为成骨细胞表达的重要破骨细胞因子被识别出来之前的一些年，研究者普遍认为，成骨细胞调节破骨前体细胞（OCP）的分化和破骨细胞（OC）的激活[1]；还有人认为，炎症及感染性疾病通过促炎症细胞因子及其他因素影响骨骼系统，诱导其局部或全身性的骨溶解。然而，目前仍对介导骨质丢失的分子机制以及免疫细胞与骨细胞相互作用的病理过程知之甚少。20 世纪 80 年代中晚期，NF-κB 作为调节免疫细胞分化及免疫反应的转录因子被研究人员识别[2]，后来发现其对破骨细胞生成下游的破骨细胞分化因子受体（RANK）发挥重要作用[3-4]。降钙素和一些炎症介质（包括 $PGE_2$ 和干扰素 γ）被认为可以抑制破骨细胞介导的骨吸收，但是目前还没有研究数据显示破骨细胞（OC）或破骨前体细胞（OCP）可正性或负性地调节破骨细胞、成骨细胞及其他细胞类型的功能。

自发现 RANKL 以来[5]，研究者对调节破骨细胞生成及骨与免疫细胞如何相互作用的分子机制的理解日益加深。另外，调节骨髓间充质干细胞（MSC）、造血干细胞（HSC）、成骨细胞、造血作用及免疫细胞在正常或病理状态的相互作用的众多其他因素及机制也被发现[6-8]。这些相互作用维持着骨骼及造血系统的体内平衡，这种平衡容易被一些影响骨骼的病理状态所打乱。RANKL 和 NF-κB 调控许多正常或病理过程进展，它们在联系骨与免疫细胞功能和免疫反应中起着关键作用，该发现引出了一个新的领域——骨免疫学。本章主要回顾目前对这些相互作用如何影响骨骼的认识。

## RANKL 与 NF-κB 在破骨细胞生成及免疫反应中的作用

### RANKL

骨细胞由成骨细胞（OBS）、骨细胞、成软骨细胞、软骨细胞及它们的前体细胞组成，这些细胞从骨髓间充质细胞中分化而来[8-9]。降解骨组织的破骨细胞是一类造血干细胞，如同免疫细胞（B 细胞、T 细胞）、巨噬细胞及它们的前体细胞，都由造血干细胞（HSC）分化而来[8-9]。骨组织与造血细胞在骨髓腔中彼此紧密联系。骨髓中的成骨细胞 / 基质细胞长期以来被认为调控髓系前体细胞形成 OC，这种调控是通过细胞与细胞的直接接触和表达多种细胞因子 [ 包括巨细胞集落刺激因子（M-CSF）及 RANKL[5,9] ] 的联合作用[9]。M-CSF 诱导 OC 前体细胞表面表达破骨细胞分化因子受体（RANK）[10]，从而促使它们完成向成熟 OC 的分化。最近对成年小鼠骨重建模型的研究发现骨组织中的骨细胞通过表达 RANKL 调控 OC 的生成，而不是骨髓间充质干细胞[11-12]。有意思的是，在骨骼发育过程中，骨细胞并没有履行使长骨生长的功能。其他研究表明在长骨生长期间，生长板中的肥大软骨细胞可能是 RANKL 的一个主要来源，其表达受维生素 D₃ 的影响[13]，且在局部表达骨形态发生蛋白 2（BMP2）[14]。在软骨与新生骨之间的界面分泌的 RANKL 可将 OCP 从该部位主要的血管吸引到血液循环中[15-16]。通过骨细胞表达的 RANKL 来调控骨重建的确切机制仍有待确定，但是据推测，这些细胞在局部分泌的 RANKL 可促进骨吸收以吸引 OCP。

## NF-κB

RANKL 与 RANK 相互作用激活 NF-κB，而 NF-κB 是转录因子家族的一种，具有促使 OCP 分化为 OC 的基本功能[5]。重要的是，在免疫反应及骨组织中，NF-κB 还能调节免疫细胞（包括 B、T 细胞）的分化与活化以及免疫反应的维持和淋巴结的发育[3-4]。B 细胞和 T 细胞也能表达 RANKL，因而能与成骨细胞协同增强骨骼炎症部位破骨细胞的生成，该炎症部位的促炎症反应细胞因子，如肿瘤坏死因子（TNF）、白介素 -1（IL-1）和 IL-6 的表达会显著升高[17]。TNF 和 IL-1 像 RANKL 一样也能诱导 NF-κB 在 OCP 及其他免疫细胞中的表达[18]；而 NF-κB 反过来也会上调 TNF、IL-1 和 IL-6 的表达量[19]。因此，炎症反应倾向于诱导免疫细胞内自分泌和旁分泌的周期自动延长，以维持和上调免疫反应，从而导致更加严重的骨质破坏[19]。

TNF 是由炎性关节的巨噬细胞分泌，它能够抑制骨髓间充质干细胞中基质细胞衍生因子 -1（SDF-1）的表达来促使 OCP 从骨髓中转移至外，并增加破骨前体细胞从骨髓到外周血的转移[20]。INF 通过增加局部 SDF-1 的表达以吸引 OCP 转移到感染关节[20]。TNF 不仅可以诱导辅助细胞分泌 RANKL，还能直接诱导 OC 的生成[21]。

## T 淋巴细胞和 B 淋巴细胞

许多炎症反应过程影响骨骼系统，可导致局部或全身的骨吸收，这些炎症反应包括一般性疾病，如急性和慢性细菌性骨髓炎、类风湿关节炎（RA）。在 RA 的患者感染的关节滑膜中存在大量的 T 细胞亚群（尤其是辅助性 T 细胞[17]和调节性 T 细胞）、B

细胞和巨噬细胞，且它们重要作用已经被确定[22-24]。炎症性滑膜细胞和活化 T 细胞分泌的 RANKL 可将血液循环中的 OCP 吸引到炎性关节中，目前认为 RANKL 是 RA 中炎症介导的关节破坏的主要因素[22-24]。除了活化 T 细胞能诱导骨质吸收外，其他 T 细胞分泌的细胞因子，可有效地抑制破骨细胞生成。例如，调节性 T 细胞（Treg）主要通过与 OCP 的直接接触以抑制 OC 的生成，而这个过程是通过细胞毒性 T 淋巴细胞抗原 4[25] 及 IL-4、IL-10 等抑制破骨细胞生成的细胞因子来介导的[17,22]。

B 细胞和浆细胞通常在骨的慢性炎症过程中被发现。

最近对卵巢切除（Ovx）小鼠的研究表明 T 胞与卵巢切除后性激素缺乏的骨丢失相关联，这可能与 T 细胞和巨噬细胞分泌的促炎性细胞因子增加有关。例如，Pacific 等报道 T 细胞缺乏的裸鼠、T 细胞耗竭的野生型小鼠和缺少 T 细胞协同刺激分子 CD40 配体的小鼠在卵巢切除后都不会出现骨丢失的情况[26-27]。该结果只被部分研究者证实，从而导致该结果存在争议性[26]。然而，支持上述结论的其他研究显示雌激素抑制 CD4+ 辅助性 T 细胞中 Th17 的分化，这些细胞能够表达高水平的 IL-17、RANKL 和 TNF，以及表达低水平的破骨细胞生成抑制剂干扰素 γ（IFN γ）[26]。虽然 RANKL 和 TNF 对卵巢切除后诱导的骨质丢失的作用已经很明确，但 IL-17 的作用却存在争议[26]。某些报道也支持 T 细胞在卵巢切除后骨质丢失中的作用，这些研究结果显示转基因小鼠过表达调节性 T 细胞（Treg）从而保护卵巢切除后骨质丢失；雌激素通过抑制破骨细胞生成细胞因子（IL-7）的产生以增加 Treg 的数量和控制 T 细胞中 TNF 的生成；故雌激素的缺乏使产生 TNF 的 T 细胞数量增加[26]。

卵巢切除还与骨髓中多种细胞（包括 T 细胞、巨噬细胞）产生的活性氧（ROS）的增加有关[28]。ROS 能增加表达协同刺激分子 CD80 的成熟树突细胞（DC）的形成，增强 DC 介导的抗原提呈作用及增加破骨细胞的生成[26,28]。成熟树突细胞中主要组织相容性分子（MHC）和协同刺激分子 CD40、CD80 表达的上调对其抗原提呈作用及在免疫反应中对 T 细胞的活化具有必要性。重要的是，OC 与 DC 一样也表达 Fc 受体共同 γ 亚基（FcR γ）、MHC、CD40 和 CD80 及抗原提呈细胞活化 T 细胞的功能[29]。

因此，OC 能潜在性地增强卵巢切除后 T 细胞的增殖和活化。然而，OC 也能抑制 T 细胞增殖及 T 细胞中 TNFα 和 INFγ 的生成[30]，从而也能潜在地限制 T 细胞对卵巢切除后骨质丢失的作用。对免疫细胞（包括 OC）调节的骨质丢失（与性激素相关）机制的深入讨论虽然超出了本综述的范围，但关于骨组织与免疫细胞的相互作用，我们还需更多的学习与研究。

浆细胞由 B 细胞分化而来，并在慢性炎症性疾病中分泌抗体，但浆细胞也可在自身免疫性疾病中表达自身抗体。在 RA 患者中，包括类风湿因子和抗环瓜氨酸肽抗体等自身抗体，其血清水平的增高与疾病的活动情况相关[31]。B 细胞表达多种细胞因子，包括 RANKL 和 OPG，但有文献报道 RANKL 和 OPG 的增加[32]可导致破骨细胞生成，然而这些细胞因子的作用目前来说还存在争议，且需要进一步研究。本综述并未全面涵盖骨免疫学领域的各个方面，但是在近期一些其他综述中有所报道[17,22,33]。

## RANKL 的其他作用

除了成骨细胞、滑膜和免疫细胞外，在各种病理条件下，许多其他细胞类型也能表达 RANKL。如在炎症性肠病中肠细胞能表达 RANKL，而这可导致患者广泛性骨质丢失[34]。在女性中，RANKL 可控制体温及发热[35]。RANKL 在动脉粥样硬化斑块中有表达，而免疫细胞在其中起作用。异常表达的 RANKL 及 OPG 与高血压、心血管疾病[36]和糖尿病有关；RANKL 还能调控乳腺癌细胞的增殖以及向骨骼的转移[37-38]。

## 骨外破骨细胞丰富的病变部位

鉴于 RANKL 的广泛表达，在骨外炎症和肿瘤性病变部位也发现破骨细胞或许并不奇怪。如在色素沉着绒毛结节性滑膜炎中（PVNS），破骨细胞出现在关节周围的结节性病灶内[39]；腱鞘巨细胞瘤，类似于 PVNS 的炎性病变，也存在破骨细胞；在一些恶性肿瘤中，包括平滑肌肉瘤、胰腺癌、乳腺癌和膀胱癌都可发现破骨细胞[40]。PVNS 和腱鞘巨细胞瘤中的基质细胞表达 M-CSF，这些来源的细胞在 RANKL 的作用下形成 OC[39]。虽然，含有 OC 的恶性肿瘤很可能表达 RANKL，但是到目前为止还没有研究报道描述这种现象，更没有 OC 在这些病理环

境中的功能的报道。然而，我们将在下面看到，在过去几年中，OC 和 OCP 的许多正性及负性的调节作用已经被证实，并且它们很可能在某些病理过程中起到支持作用。

## 破骨细胞生成的协同刺激信号

除了在炎症过程中多种细胞类型表达的 RANKL 外，所谓的协同刺激信号也能通过免疫球蛋白样受体 [包括髓样细胞触发受体 -2（TREM-2）和破骨细胞相关受体（OSCAR）[38]] 直接诱导破骨细胞的形成[22,41]。衔接蛋白分子，包括 DNAX 激活蛋白 12（DAP12）和 FcRγ，与这些受体相关。通过一系列涉及这些衔接蛋白[22]和磷脂酶 Cγ（PLCγ）中免疫受体酪氨酸激活基序（ITAM）的磷酸化事件，OCP 中的钙通量增加；活化 T 细胞的核因子（NFATc1）为破骨细胞生成的主要调节因子，通过钙依赖磷酸酶的去磷酸化作用来激活[22]。协同刺激信号受体的配体大部分还没有被识别；然而，OCP 中 OSCAR 被部分胶原纤维激活[42]，从而在再吸收骨表面中呈现出来。最近的研究发现表明 OSCAR 可在正常骨吸收中诱导 OC 的生成，并推测该作用也发生在骨的炎症部位中。

RANK 和协同刺激信号实际上似乎通过支架蛋白在 OCP 中直接相连接，增加 PLCγ/钙依赖磷酸酶诱导的 NFATc1 的活化，从而促进 OC 的形成[43]。如在 RANKL 的作用下，Bruton（Btk）和 Tec 酪氨酸激酶与 RANK 结合，从而使 PLCγ 磷酸化[22]。它们与 B 细胞连接蛋白（BLNK）相关，而 B 细胞连接蛋白在协同刺激信号通路中也可结合蛋白[43]。因此，在影响骨骼系统的炎症性疾病中，RANK 和协同刺激信号共同通过 BLNK 激活 PLCγ，并可能通过促进 OC 的生成来调控已增强的 OC。RANK 和协同刺激信号诱导的钙通量通过钙离子/钙调蛋白依赖性蛋白激酶 IV（CaMK IV）也参与环磷酸腺苷反应元件结合蛋白（CREB）的激活[44]。这导致了 c-Fos 的激活，c-Fos 是另一个 NF-κB 下游转录因子，其表达对引导髓系前体细胞沿着 OC 分化途径形成 OC 是必要的，否则注定会形成巨噬细胞[18,45]。虽然这些是复杂的细胞内信号系统，但它们在一般及炎症介导的破骨细胞生成中起关键作用；对相关分子机制的全面理解能引导新治疗方案的发展，这种新治疗方案不仅可以阻止常见炎症性疾病中的骨吸收，也能阻止炎症伴随的骨吸收。

## 急性和慢性骨髓炎

急性和慢性骨感染（骨髓炎）通常导致感染灶的局部溶骨性病变，该病灶中破骨细胞形成的增加是通过若干机制来诱导的。骨髓炎通常是由身体其他部位的急性感染性病灶通过血源性播散而引起的，特尤其多见于儿童。然而，骨髓炎也可由细菌、真菌或其他微生物体的直接侵入而造成。骨髓炎能发生于严重暴力造成的复合性骨折中，且引起骨折端突出皮肤外，或者通过严重周围血管性疾病患者的感染坏疽软组织而引起。然而，大多数创伤后骨髓炎是由医院获得性细菌引起的[46]。骨髓炎也能发生于患退行性关节病变而行择期关节置换术的健康患者，因耐甲氧西林金黄色葡萄球菌（MRSA）感染的再度出现成为重要的血源播散性并发症。除此之外，最近在中东的军事冲突受伤的士兵中出现鲍氏不动杆菌引起的新发感染，而这种感染达到了前所未有的水平。

急性细菌性感染快速激活先天性免疫应答的补体，导致局部血管扩张和分叶核白细胞（PMN）的迁移、调理素的细菌包裹，可促进其细胞内对细胞因子的吸收和释放，包括 IL-1、IL-6 和 TNF。这些细胞因子吸引和激活 PMN 和巨噬细胞从而释放活性氧，PMN 和巨噬细胞也像细胞因子一样，刺激 OC 的生成及其活性。获得性免疫应答在感染数天后被激活，免疫反应涉及细胞毒性或 CD8+T 细胞及 B 淋巴细胞，细胞毒性或 CD8+T 细胞可溶解细菌感染的宿主细胞，B 淋巴细胞产生抗菌性抗体以清除体内的细菌及防止相同感染的复发。成骨细胞可能也是抵御细菌定植和细菌形成生物膜的一道重要防线，保护生物体不受感染骨的细菌的吞噬作用。它们表达 Toll 样受体（TLR）-2、-4 和 -9[47]，这些受体能使成骨细胞对细菌细胞表面脂多糖和 DNA（CpG 寡核苷酸）作出反应。随着这些受体被细菌配体激活，成骨细胞产生多种抗菌肽以限制感染对骨的影响。这些抗菌肽包括 β 防御素 -3[48]、趋化因子、CCL2、CCL5、CXCL8、CXCL10、炎性细胞因子（IL-6）、协同刺激分子（CD40）和 MHC Ⅱ，这些都是由感染期间软组织和其他器官中的淋巴细胞及抗原提呈吞噬作用的免疫细胞所表达的。因此，这些研究结果表明，成骨细胞在细菌感染的细胞免疫应答中发挥了意想不到的重要作用。成骨细胞也可在体外内化细菌[49]，而在体内，金黄色葡萄球菌的一个细菌

感染的关键介质——σB 调节子，能够通过诱导成骨细胞凋亡促进细菌感染。

## 炎症反应中影响骨量的成骨细胞与破骨细胞的相互作用

骨形成在急性和慢性骨感染病灶中通常受抑制，而骨吸收得到促进，但这认为是在感染病灶周围炎症反应 / 修复过程的一部分。感染的好转通常伴随着新生骨的形成，新生骨最终填充在溶骨性病变部位中。在这种条件下从最初的抑制到后来刺激新生骨形成的分子机制还没有被详细研究，但高浓度的促炎性因子如 TNF 能够抑制 OB 的形成和存活。有趣的是，在骨折修复早期，低浓度的 TNF 也能刺激 MSC 向 OB 分化[50]。因此，在炎症消退期当细胞因子浓度降低时，TNF 有可能刺激新生骨的形成。还有一种可能性就是在炎症消退期时免疫细胞分泌的 OB 抑制因子（dikkoff-1）减少，从而促进新生骨形成[51]。

最近有研究表明，在正常和疾病状态下成骨细胞和破骨细胞的直接相互作用可能影响骨量。例如，破骨前体细胞（OCP）表达的 ephin B2 配体与成骨前体细胞表面的受体 Eph4 相互作用形成反向信号，成骨细胞通过细胞 - 细胞直接相互作用的反向信号负性调控 OC 的形成。反向信号抑制 OCP 中 c-Fos 和 NFATc1 的表达，从而抑制破骨细胞生成；相反，正向信号通过 Eph4 使 RhoA 失活，继而刺激前体细胞分化为 OB[52]。这为炎症消退期间调控新生骨形成提供了额外的机制。在骨关节炎（OA）患者的软骨下骨样本中，OB 和骨细胞的 Eph4B 表达增加，该关节通常出现僵硬状态，而在一些 OA 患者骨标本中的 OB，其 Eph4B 的表达也增高[53]。然而，这些细胞中 Eph4B 的激活可被 IL-1，IL-6 和基质金属蛋白酶（MMP）抑制，从而引起 OA 患者关节的破坏[53]。

Ephrin/Eph 信号还可调节很多其他细胞功能，如跨度相对较大距离的细胞进程。这些功能包括神经元轴突寻路、胚胎发育中的动静脉连接、成骨细胞的相互作用（它们的信号因 PTH 或 PTHrP 而增强）、内皮细胞的迁移、免疫应答中的 T 淋巴细胞、组织发育和血管形成[54-55]。Ephrin/Eph 信号也可被病理过程中的免疫细胞干扰。如骨髓瘤细胞像 OCP 一样能抑制骨祖细胞中 Eph4 的表达；在某种程度上可以解释溶骨性骨髓瘤病变经常出现的骨形成抑制[56]。破骨细胞也可依靠 Atp6v0d2 介导的分泌机制负性调节

OB 的形成，其中 Atp6v0d2 是一种质子泵亚基，能够分泌 H⁺与 Cl⁻结合并生成 HCl，从而溶解骨的矿物成分。Atp6v0d2 也正性调节 OCP 的融合，对 *ATP6V0D2-/-* 小鼠的研究意外地发现小鼠的骨硬化是由于 OCP 融合缺陷和增加新骨形成的联合效果[57]。最近发现的调节机制如何（是否）在炎性骨病变中发挥作用以及它们如何精确地调控基础骨重建，这些问题仍有待研究。

## 参考文献

1. Rodan GA, Martin TJ. 1982. Role of osteoblasts in hormonal control of bone resorption—A hypothesis. *Calcif Tissue Int* 34(3): 311.

2. Vallabhapurapu S, Karin M. 2009. Regulation and function of NF-kappaB transcription factors in the immune system. *Annu Rev Immunol* 27: 693–733.

3. Franzoso G, Carlson L, Xing L, Poljak L, Shores EW, Brown KD, Leonardi A, Tran T, Boyce BF, Siebenlist U. 1997. Requirement for NF-kappaB in osteoclast and B-cell development. *Genes Dev* 11(24): 3482–96.

4. Iotsova V, Caamaño J, Loy J, Yang Y, Lewin A, Bravo R. 1997. Osteopetrosis in mice lacking NF-kappaB1 and NF-kappaB2. *Nat Med* 3(11): 1285–9.

5. Boyle WJ, Simonet WS, Lacey DL. 2003. Osteoclast differentiation and activation. *Nature* 423(6937): 337–42.

6. Kollet O, Dar A, Lapidot T. 2007. The multiple roles of osteoclasts in host defense: Bone remodeling and hematopoietic stem cell mobilization. *Annu Rev Immunol* 25: 51–69.

7. Battiwalla M, Hematti P. 2009. Mesenchymal stem cells in hematopoietic stem cell transplantation. *Cytotherapy* 11(5): 503–15.

8. Ratajczak MZ, Zuba-Surma EK, Wojakowski W, Ratajczak J, Kucia M. 2008. Bone marrow—Home of versatile stem cells. *Transfus Med Hemother* 35(3): 248–59.

9. Karsenty G, Wagner EF. 2002. Reaching a genetic and molecular understanding of skeletal development. *Dev Cell* 2(4): 389–406.

10. Arai F, Miyamoto T, Ohneda O, Inada T, Sudo T, Brasel K, Miyata T, Anderson DM, Suda T. 1999. Commitment and differentiation of osteoclast precursor cells by the sequential expression of c-Fms and receptor activator of nuclear factor kappaB (RANK) receptors. *J Exp Med* 190(12): 1741–54.

11. Nakashima T, Hayashi M, Fukunaga T, Kurata K, Oh-Hora M, Feng JQ, Bonewald LF, Kodama T, Wutz A, Wagner EF, Penninger JM, Takayanagi H. 2011. Evidence for osteocyte regulation of bone homeostasis through RANKL expression. *Nat Med* 17(10): 1231–4.

12. Xiong J, Onal M, Jilka RL, Weinstein RS, Manolagas SC, O'Brien CA. 2011. Matrix-embedded cells control osteoclast formation. *Nat Med* 17(10): 1235–41.

13. Masuyama R, Stockmans I, Torrekens S, Van Looveren R, Maes C, Carmeliet P, Bouillon R, Carmeliet G. 2006. Vitamin D receptor in chondrocytes promotes osteoclastogenesis and regulates FGF23 production in osteoblasts. *J Clin Invest* 116(12): 3150–9.

14. Usui M, Xing L, Drissi H, Zuscik M, O'Keefe R, Chen D, Boyce BF. Murine and chicken chondrocytes regulate osteoclastogenesis by producing RANKL in response to BMP2. *J Bone Miner Res* 23(3): 314–25.

15. Henriksen K, Karsdal M, Delaisse JM, Engsig MT. 2003. RANKL and vascular endothelial growth factor (VEGF) induce osteoclast chemotaxis through an ERK1/2-dependent mechanism. *J Biol Chem* 278(49): 48745–53.

16. Muto A, Mizoguchi T, Udagawa N, Ito S, Kawahara I, Abiko Y, Arai A, Harada S, Kobayashi Y, Nakamichi Y, Penninger JM, Noguchi T, Takahashi N. 2011. Lineage-committed osteoclast precursors circulate in blood and settle down into bone. *J Bone Miner Res* 26(12): 2978–90.

17. Takayanagi H. 2007. Osteoimmunology: Shared mechanisms and crosstalk between the immune and bone systems. *Nat Rev Immunol* 7(4): 292–304.

18. Boyce BF, Xing L. 2008. Functions of RANKL/RANK/OPG in bone modeling and remodeling. *Arch Biochem Biophys* 473(2): 139–46.

19. Boyce BF, Yao Z, Xing L. 2010. Functions of nuclear factor kappaB in bone. *Ann N Y Acad Sci* 1192: 367–75.

20. Zhang Q, Badell IR, Schwarz EM, Boulukos KE, Yao Z, Boyce BF, Xing L. 2005. Tumor necrosis factor prevents alendronate-induced osteoclast apoptosis in vivo by stimulating Bcl-xL expression through Ets-2. *Arthritis Rheum* 52(9): 2708–18.

21. Yao Z, Xing L, Boyce BF. 2009. NF-kappaB p100 limits TNF-induced bone resorption in mice by a TRAF3-dependent mechanism. *J Clin Invest* 119(10): 3024–34.

22. Okamoto K, Takayanagi H. 2011. Regulation of bone by the adaptive immune system in arthritis. *Arthritis Res Ther* 13(3): 219.

23. Sato K, Suematsu A, Okamoto K, Yamaguchi A, Morishita Y, Kadono Y, Tanaka S, Kodama T, Akira S, Iwakura Y, Cua DJ, Takayanagi H. 2006. Th17 functions as an osteoclastogenic helper T cell subset that links T cell activation and bone destruction. *J Exp Med* 203(12): 2673–82.

24. Kong YY, Feige U, Sarosi I, Bolon B, Tafuri A, Morony S, Capparelli C, Li J, Elliott R, McCabe S, Wong T, Campagnuolo G, Moran E, Bogoch ER, Van G, Nguyen LT, Ohashi PS, Lacey DL, Fish E, Boyle WJ, Penninger JM. 1999. Activated T cells regulate bone loss and joint destruction in adjuvant arthritis through osteoprotegerin ligand. *Nature* 402(6759): 304–9.

25. Zaiss MM, Axmann R, Zwerina J, Polzer K, Gückel E, Skapenko A, Schulze-Koops H, Horwood N, Cope A, Schett G. 2007. Treg cells suppress osteoclast formation: A new link between the immune system and bone. *Arthritis Rheum* 56(12): 4104–12.

26. Pacifici R. 2012. Role of T cells in ovariectomy induced bone loss-revisited. *J Bone Miner Res* 27(2): 231–9.

27. Pacifici R. 2010. The immune system and bone. *Arch Biochem Biophys* 503(1): 41–53.

28. Manolagas SC. 2010. From estrogen-centric to aging and oxidative stress: A revised perspective of the pathogenesis of osteoporosis. *Endocr Rev* 31(3): 266–300.

29. Li H, Hong S, Qian J, Zheng Y, Yang J, Yi Q. 2010. Cross talk between the bone and immune systems: Osteoclasts function as antigen-presenting cells and activate CD4+ and CD8+ T cells. *Blood* 116(2): 210–7.

30. Grassi F, Manferdini C, Cattini L, Piacentini A, Gabusi E, Facchini A, Lisignoli G. 2011. T cell suppression by osteoclasts in vitro. *J Cell Physiol* 226(4): 982–90.

31. Townsend MJ, Monroe JG, Chan AC. 2010. B-cell targeted therapies in human autoimmune diseases: An updated perspective. *Immunol Rev* 237(1): 264–83.

32. Manabe N, Kawaguchi H, Chikuda H, Miyaura C, Inada M, Nagai R, Nabeshima Y, Nakamura K, Sinclair AM, Scheuermann RH, Kuro-o M. 2001. Connection between B lymphocyte and osteoclast differentiation pathways. *J Immunol* 167(5): 2625–31.

33. Schett G, David JP. 2010. The multiple faces of autoimmune-mediated bone loss. *Nat Rev Endocrinol* 6(12): 698–706.

34. Tilg H, Moschen AR, Kaser A, Pines A, Dotan I. 2008. Gut, inflammation and osteoporosis: Basic and clinical concepts. *Gut* 57(5): 684–94.

35. Hanada R, Leibbrandt A, Hanada T, Kitaoka S, Furuyashiki T, Fujihara H, Trichereau J, Paolino M, Qadri F, Plehm R, Klaere S, Komnenovic V, Mimata H, Yoshimatsu H, Takahashi N, von Haeseler A, Bader M, Kilic SS, Ueta Y, Pifl C, Narumiya S, Penninger JM. 2009. Central control of fever and female body temperature by RANKL/RANK. *Nature* 462(7272): 505–9.

36. Lieb W, Gona P, Larson MG, Massaro JM, Lipinska I, Keaney JF Jr, Rong J, Corey D, Hoffmann U, Fox CS, Vasan RS, Benjamin EJ, O'Donnell CJ, Kathiresan S. 2010. Biomarkers of the osteoprotegerin pathway: Clinical correlates, subclinical disease, incident cardiovascular disease, and mortality. *Arterioscler Thromb Vasc Biol* 30(9): 1849–54.

37. Jones DH, Nakashima T, Sanchez OH, Kozieradzki I, Komarova SV, Sarosi I, Morony S, Rubin E, Sarao R, Hojilla CV, Komnenovic V, Kong YY, Schreiber M, Dixon SJ, Sims SM, Khokha R, Wada T, Penninger JM. 2006. Regulation of cancer cell migration and bone metastasis by RANKL. *Nature* 440(7084): 692–6.

38. Chen G, Sircar K, Aprikian A, Potti A, Goltzman D, Rabbani SA. 2006. Expression of RANKL/RANK/OPG in primary and metastatic human prostate cancer as markers of disease stage and functional regulation. *Cancer* 107(2): 289–98.

39. Taylor R, Kashima TG, Knowles H, Gibbons CL, Whitwell D, Athanasou NA. 2011. Osteoclast formation and function in pigmented villonodular synovitis. *J Pathol* 225(1): 151–6.

40. Shishido-Hara Y, Kurata A, Fujiwara M, Itoh H, Imoto S, Kamma H. 2010. Two cases of breast carcinoma with osteoclastic giant cells: Are the osteoclastic giant cells pro-tumoural differentiation of macrophages? *Diagn Pathol* 5: 55.

41. Koga T, Inui M, Inoue K, Kim S, Suematsu A, Kobayashi E, Iwata T, Ohnishi H, Matozaki T, Kodama T, Taniguchi T, Takayanagi H, Takai T. 2004. Costimulatory signals mediated by the ITAM motif cooperate with RANKL for bone homeostasis. *Nature* 428(6984): 758–63.

42. Barrow AD, Raynal N, Andersen TL, Slatter DA, Bihan D, Pugh N, Cella M, Kim T, Rho J, Negishi-Koga T, Delaisse JM, Takayanagi H, Lorenzo J, Colonna M, Farndale RW, Choi Y, Trowsdale J. 2011. OSCAR is a collagen receptor that costimulates osteoclastogenesis in DAP12-deficient humans and mice. *J Clin Invest* 121(9): 3505–16.

43. Shinohara M, Koga T, Okamoto K, Sakaguchi S, Arai K, Yasuda H, Takai T, Kodama T, Morio T, Geha RS, Kitamura D, Kurosaki T, Ellmeier W, Takayanagi H. 2008. Tyrosine kinases Btk and Tec regulate osteoclast dif-

ferentiation by linking RANK and ITAM signals. *Cell* 132(5): 794–806.

44. Sato K, Suematsu A, Nakashima T, Takemoto-Kimura S, Aoki K, Morishita Y, Asahara H, Ohya K, Yamaguchi A, Takai T, Kodama T, Chatila TA, Bito H, Takayanagi H. 2006. Regulation of osteoclast differentiation and function by the CaMK-CREB pathway. *Nat Med* 12(12): 1410–6.

45. Wang ZQ, Ovitt C, Grigoriadis AE, Möhle-Steinlein U, Rüther U, Wagner EF. 1992. Bone and haematopoietic defects in mice lacking c-fos. *Nature* 360(6406): 741–5.

46. Tsukayama DT. 1999. Pathophysiology of posttraumatic osteomyelitis. *Clin Orthop* 360: 22–9.

47. Bar-Shavit Z. 2008. Taking a toll on the bones: Regulation of bone metabolism by innate immune regulators. *Autoimmunity* 41(3): 195–203.

48. Varoga D, Wruck CJ, Tohidnezhad M, Brandenburg L, Paulsen F, Mentlein R, Seekamp A, Besch L, Pufe T. 2009. Osteoblasts participate in the innate immunity of the bone by producing human beta defensin-3. *Histochem Cell Biol* 131(2): 207–18.

49. Jevon M, Guo C, Ma B, Mordan N, Nair SP, Harris M, Henderson B, Bentley G, Meghji S. 1999. Mechanisms of internalization of Staphylococcus aureus by cultured human osteoblasts. *Infect Immun* 67(5): 2677–81.

50. Glass GE, Chan JK, Freidin A, Feldmann M, Horwood NJ, Nanchahal J. 2011. TNF-alpha promotes fracture repair by augmenting the recruitment and differentiation of muscle-derived stromal cells. *Proc Natl Acad Sci U S A* 108(4): 1585–90.

51. Diarra D, Stolina M, Polzer K, Zwerina J, Ominsky MS, Dwyer D, Korb A, Smolen J, Hoffmann M, Scheinecker C, van der Heide D, Landewe R, Lacey D, Richards WG, Schett G. 2007. Dickkopf-1 is a master regulator of joint remodeling. *Nat Med* 13(2): 156–63.

52. Zhao C, Irie N, Takada Y, Shimoda K, Miyamoto T, Nishiwaki T, Suda T, Matsuo K. 2006. Bidirectional ephrinB2-EphB4 signaling controls bone homeostasis. *Cell Metab* 4(2): 111–21.

53. Kwan Tat S, Pelletier JP, Amiable N, Boileau C, Lajeunesse D, Duval N, Martel-Pelletier J. 2008. Activation of the receptor EphB4 by its specific ligand ephrin B2 in human osteoarthritic subchondral bone osteoblasts. *Arthritis Rheum* 58(12): 3820–30.

54. Suzuki K, Kumanogoh A, Kikutani H. 2008. Semaphorins and their receptors in immune cell interactions. *Nat Immunol* 9(1): 17–23.

55. Takamatsu H, Takegahara N, Nakagawa Y, Tomura M, Taniguchi M, Friedel RH, Rayburn H, Tessier-Lavigne M, Yoshida Y, Okuno T, Mizui M, Kang S, Nojima S, Tsujimura T, Nakatsuji Y, Katayama I, Toyofuku T, Kikutani H, Kumanogoh A. 2010. Semaphorins guide the entry of dendritic cells into the lymphatics by activating myosin II. *Nat Immunol* 11(7): 594–600.

56. Pennisi A, Ling W, Li X, Khan S, Shaughnessy JD Jr, Barlogie B, Yaccoby S. 2009. The ephrinB2/EphB4 axis is dysregulated in osteoprogenitors from myeloma patients and its activation affects myeloma bone disease and tumor growth. *Blood* 114(9): 1803–12.

57. Lee SH, Rho J, Jeong D, Sul JY, Kim T, Kim N, Kang JS, Miyamoto T, Suda T, Lee SK, Pignolo RJ, Koczon-Jaremko B, Lorenzo J, Choi Y. 2006. v-ATPase V0 subunit d2-deficient mice exhibit impaired osteoclast fusion and increased bone formation. *Nat Med* 12(12): 1403–9.

# 彩　图

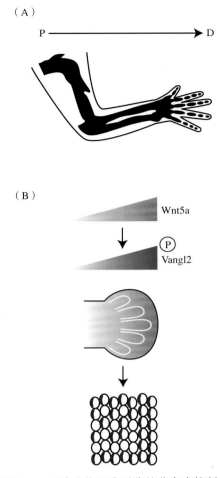

**图 1.5** Wnt5a 梯度通过调节 Vangl2 磷酸化和非对称的分布来控制定向形态。（A）人类肢体骨骼优先沿 P-D 轴延伸。（B）一个 Wnt5a 梯度通过提供一个总体的方向性开端控制 P-D 轴肢体延伸的模型。Wnt5a 表达在发育中的肢芽的一个梯度（橙色），这个 Wnt5a 的梯度通过诱导不同水平 Vangl2 的磷酸化（蓝色），转化为 Vangl2 的活性梯度。在 E12.5 小鼠胚胎的远端肢芽中显示的正在形成的指骨软骨，Vangl2 活性梯度接着诱导不对称 Vangl2 分布（蓝色）和下游极化事件

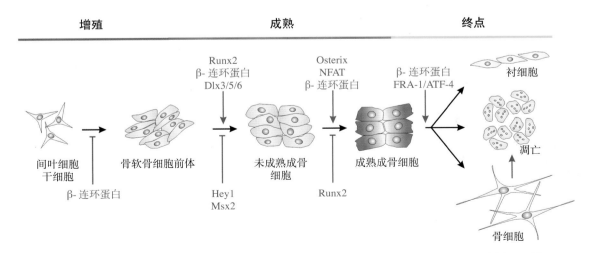

**图 2.1** MSC 向成骨细胞分化和转录过程中转录调控的影响因素。ATF4: 激活转录因子 4；Dlx: 远端同源区域；FRA: Fos 蛋白相关抗原；Osx: 成骨相关转录因子抗体；Runx2: Runx 相关转录因子 2

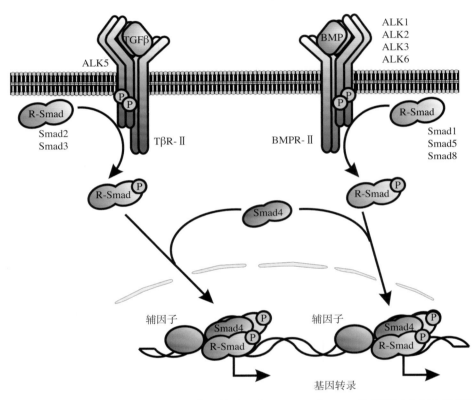

**图 2.2** 示意模型表示的是成骨细胞中 TGF-β 和 BMP 信号传导通路。TGF-β 和 BMP 信号通过 I 型和 II 型跨膜丝氨酸 / 苏氨酸激酶受体和细胞内特定的 Smad 效应蛋白形成异聚复合体。激活 R-Smad 蛋白和 Smad4 基因之间的异聚复合体作为转录因子调控基因转录，最终促进碱性磷酸酶活性和骨形成

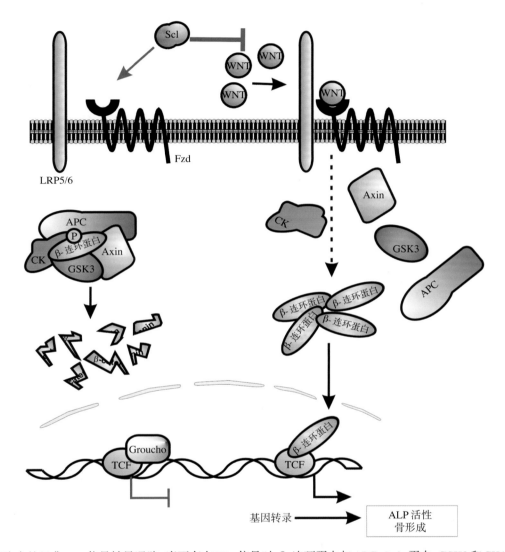

**图2.3**　成骨细胞中的经典Wnt信号转导通路。当不存在Wnt信号时，β-连环蛋白与APC、Axin蛋白、GSK3和CK1等形成络合物，并逐步磷酸化、泛素化，从而有针对性地降解蛋白酶体。Wnt结合卷曲蛋白（Fzd）受体和LRP5/6辅助受体可防止形成络合物以稳定β-连环蛋白，并借助LEF/TCF转录因子调控基因表达，最终激活碱性磷酸酶而促进骨形成。硬化蛋白（Scl）通过结合到LRP5/6抑制Wnt信号反应

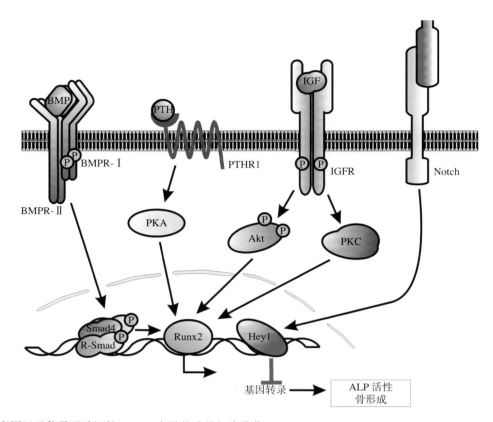

图 2.4    原理示意图显示信号通路调控 Runx2 介导的成骨细胞分化

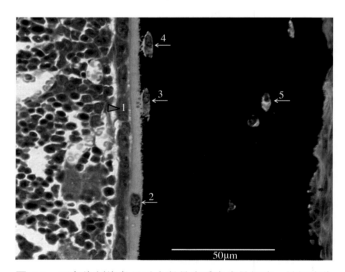

图 4.1    四色染剂染色显示小鼠骨皮质中成骨细胞、骨细胞分化的组织切片。1= 基质产生的成骨细胞；2= 骨样骨细胞；3= 嵌入骨细胞；4= 新嵌入骨细胞；5= 成熟骨细胞。从这个组织切片，人们会以为只有骨陷窝内有孔隙；然而，从图 4.2 和图 4.3 可以看出，在骨小管的钙化骨基质内也有广泛的孔隙

骨细胞在骨形成中的作用

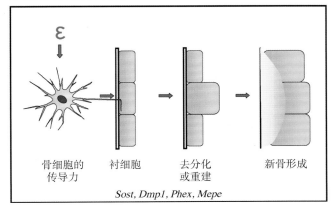

骨细胞的　　衬细胞　　去分化　　新骨形成
传导力　　　　　　或重建

*Sost, Dmp1, Phex, Mepe*

骨细胞在骨形成中的作用

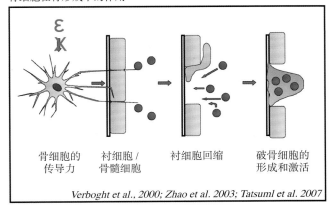

骨细胞的　　衬细胞 /　　衬细胞回缩　　破骨细胞的
传导力　　　骨髓细胞　　　　　　　形成和激活

*Verboght et al., 2000; Zhao et al. 2003; Tatsuml et al. 2007*

**图 4.4**　骨中骨细胞的重建模型。骨细胞通过激动 Dmp1 和 Phex，以及钙化和骨形成的抑制剂，发挥骨形成和钙化的作用，如 Sost/ 硬化蛋白和 MEPE/OF45 在骨中高表达（上图）。这些促进骨形成和钙化的抑制剂最有可能相互制衡，以保持平衡和保持骨量

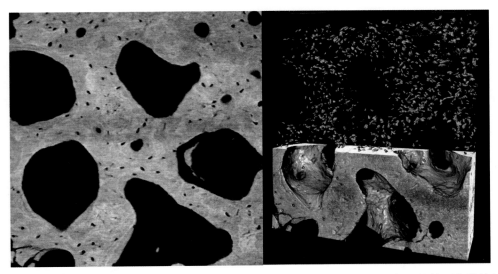

**图 7.5**　纳米计算机断层扫描允许骨皮质或骨小梁以小于 1μm 体素的高分辨率的成像。这使它能够研究骨的复杂的层次结构，包括微结构（如 50～200μm 的骨单位和骨小梁）和精细结构（如 10～25μm 血管网，3～15μm 骨陷窝）。（Image courtesy of Xradia and T.J. Wronski, University of Florida.）

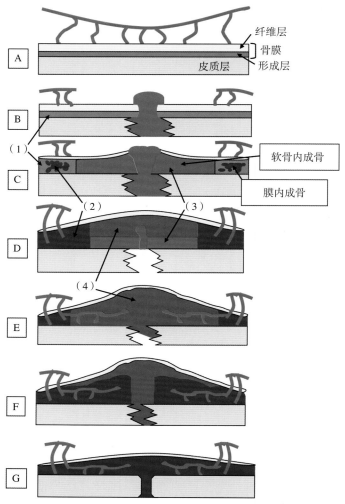

**图 11.1** 骨骼修复中的组织形态发生。骨膜是具有发达微血管的组织（图中红色血管所示），由外纤维层和内形成层组成。形成层包含大量可分化骨和软骨的干／祖细胞。在骨折和或截骨术后，血供被破坏，断端周围形成血凝块（血肿）。骨膜中的祖细胞集聚，在血供完整的区域其分化为成骨细胞以促进膜内成骨，而在断端血供不足出则分化为软骨细胞以促进软骨内成骨。在此图中，成骨细胞标示（1），新生成的矿化组织标示（2），组织支撑软骨标示（3）。膜内成骨在骨折两端血供良好处形成牢固的基质矿化物（1）。软骨内成骨与软骨细胞增长是同时的，这些软骨细胞是在由肥厚软骨组成的软骨生成组织中，如图所标记（4）。软骨组织继续成熟，最终在骨折处形成骨痂，骨痂内的血管再生也跟着完成。肥厚软骨里的软骨细胞最终分化，基质日益矿化扩展成由编织骨组成的骨痂（图中棕色部分）。重建过程由破骨细胞及成骨细胞驱动，两者将编织骨转变为板骨，并最终恢复其解剖外形

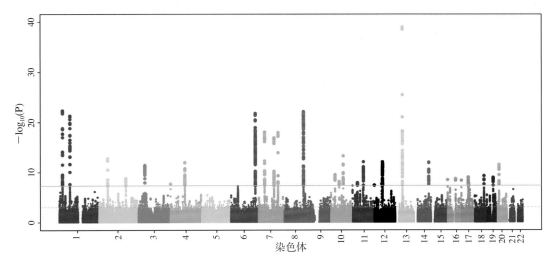

**图 13.1**　曼哈顿图是最近的 GEFOS 联盟的 GWA Meta 分析结果 [23]。此图列出了所有 2 543 686 个 SNP 中与全基因组明显相关的基因，SNP 是由 HapMap 数据资料归纳而来，HapMap 的数据资料来自 d' Etude du 人类多态性研究中心（CEPH）的样本，这些样本由 30 个组于 1980 年收集，样品人群是具有北欧及西欧血统的美国人。每个点代表一个与腰椎骨密度相关的 P 值，P 值是在固定模式下的 Meta 分析得来（全基因组 Meta 分析发现了 56 个与骨密度相关的位点及 14 个与骨折风险相关的位点。Reproduced with permission from Estrada K, Styrkarsdottir U, Evangelou E, et al. 2012. *Nat Gene* 44:491-501.）

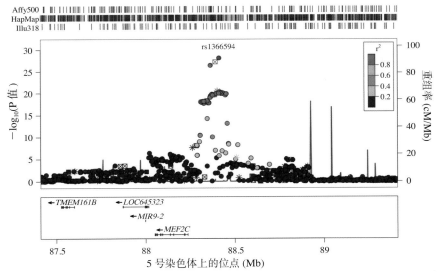

**图 13.2**　*P* 值区域图，反映的是 *MEF2C* 基因 5' 端 SNP 与 GEFOS Meta 分析得出的 BMD 之间的相关性 [23]。（全基因组 Meta 分析发现了 56 个与骨密度相关的位点及 14 个与骨折风险相关的位点。Reproduced with permission from Estrada K, Styrkarsdottir U, Evangelou E, et al. 2012. *Nat Gene* 44:491-501.）

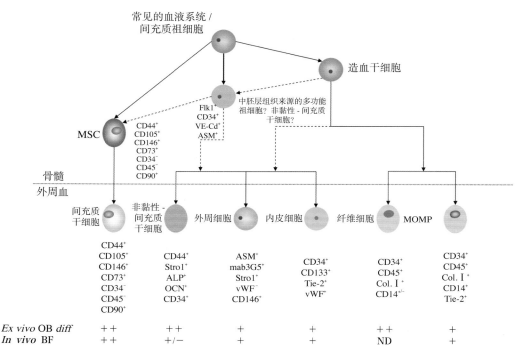

**图 14.1**　循环成骨前体细胞及其可能衍生的谱系表征。--- ：假定的关系；BF ：骨形成；diff ：分化；MOMP ：单核细胞来源的间充质祖细胞；MSC ：间充质干细胞；OB ：成骨细胞（Reprinted with permission from Pignolo RJ, Kassem M. 2011. Circulating osteogenic cells: Implications for injury, repair, and regeneration. J Bone Miner Res 26: 1–9. ）

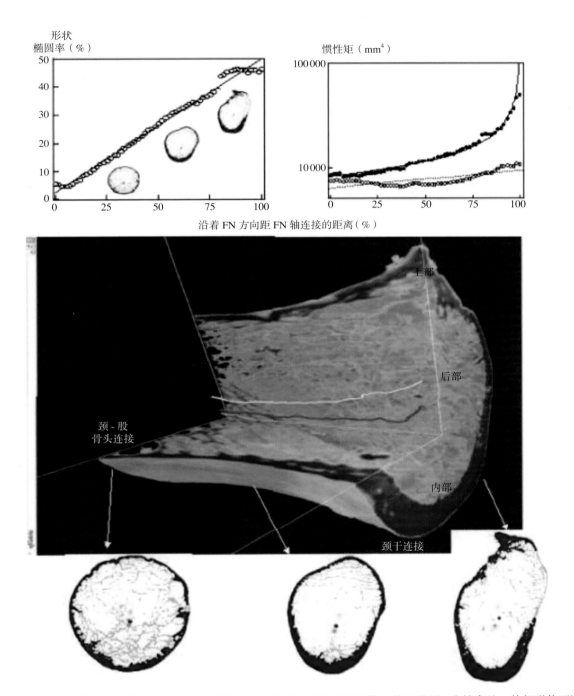

**图 16.2**　横断切面骨矿物组织的形状、大小和空间分布，以及股骨颈的强度指数。从股骨颈 - 头结合处，外部形状逐渐变化为椭圆（左上）。随着椭圆度的进一步升高，Imax（闭合圆）指数性增加，地理指标指数表明高低位，Imin（开放圆）的前后位变化很小（右上）（Ref. 17; reproduced with permission）

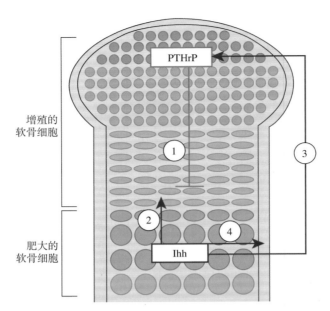

**图 27.1**　PTHrP 和 Ihh 通过负反馈环调节软骨细胞的增殖和分化。①软骨细胞增殖系统在骨栏里从骨末端未分化的软骨细胞分化为增殖的软骨细胞，然后转变成肥厚前期软骨细胞和最终分化的肥厚软骨细胞；② PTHrP 由长骨末端未分化和增殖的软骨细胞生成，PTH1R 延迟软骨细胞的分化，维持增殖，延迟肥大软骨细胞 Ihh 的生成；③刺激骨末端的 PTHrP 生成。④ Ihh 同样作用于软骨膜细胞产生骨领的成骨细胞（Kronenberg HM. 2003. Developmental regulation of the growth plate. Nature 423: 332–336. Reprinted by permission from Macmillan Publishers Ltd. Copyright 2003.）

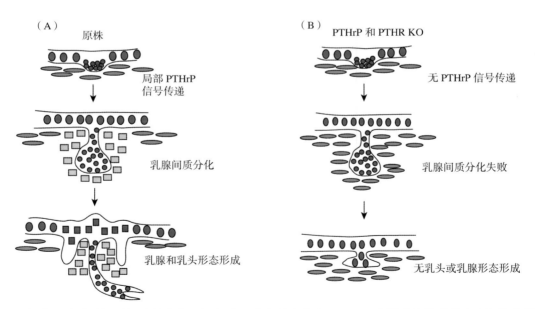

**图 27.2**　PTHrP 调节胚胎乳腺间质细胞的发育。（A）在正常乳腺发育中，PTHrP 由形成中的乳芽上皮细胞分泌（红圈），与未成熟的皮间质相互作用（绿圈），诱导乳腺间质的形成（黄圈）。这些细胞在 PTHrP 刺激下维持乳腺上皮细胞的寿命，促进形态分支，诱导产生特殊的乳头皮肤（紫圈）。（B）在 PTHrP- 或 PTHR1 敲除胚胎中形成乳芽，但不形成乳腺间质。因此乳腺上皮细胞转化为上皮细胞（蓝圈），形态分化失败，不形成乳头（Adapted with permission from Foley J, Dann P, Hong J, Cosgrove J, Dreyer BE, Rimm D, Dunbar, ME, Philbrick WM, Wysolmerski JJ. 2001. Parathyroid hormone-related protein maintains mammary epithelial fate and triggers nipple skin differentiation during embryonic breast development. Development 128: 513–525 and the Company of Biologists Ltd.）

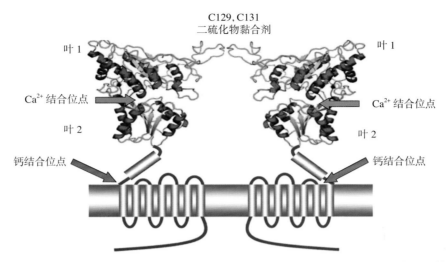

**图 28.2** 基于几种代谢型谷氨酸受体 ECD 已知结构的 CaSR 细胞外氨基端区域（ECD）结构示意图。值得注意的是，ECD 是个二聚体，有一个双叶的配置类似于捕蝇草，在两叶之间的缝隙处是钙离子的结合位点。在 ECD 区域很可能存在额外的钙离子结合位点。一个氨基酸的结合位点（如苯丙氨酸）接近于细胞外钙离子的结合位点。相反，钙模拟剂如西那卡塞与 CASR 跨膜区（TMD）位点结合，该药物的氨基酸组挂靠在两个疏水端部之间的 Glu837（From Huang Y, Zhou Y, Yang W, Butters R, Lee HW, Li S, Castiblanco A, Brown EM, Yang JJ. 2007. Identification and dissection of Ca（2+）-binding sites in the extracellular domain of Ca（2+）-sensing receptor. *J Biol Chem* 282: 19000–10. Copyright The American Society for Biochemistry and Molecular Biology.）

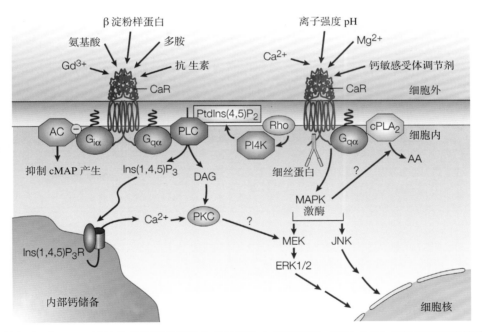

**图 28.3** 多个激动剂和调节 CaSR 活性的其他因素以及众多的细胞内信号通路，通过 CaSR 均能调节细胞的功能。Ca$^{2+}$、Mg$^{2+}$、氨基糖苷类、抗生素、精胺和其他多胺，以及 β 淀粉样肽，都是 CaSR 的聚阳离子受体激动剂。芳香族氨基酸和钙模拟剂这些药物可激活 CaSR，用于控制甲状旁腺功能亢进，是 CaSR 的变构调节剂。前者与一个 ECD 区靠近钙离子结合位点的区域结合，后者捆绑到 TMD 区域；两者都可提高 CaSR 对阳离子激动剂表观亲和力。AA：花生四烯酸；AC：腺苷酸环化酶；cAMP：环磷酸腺苷；cPLA 2：胞质型磷脂酶 A 2；DAG：甘油二酯；ERK：细胞外信号调节激酶；Gαi 和 Gαq：分别为 I- 和 Q- 型异源三聚 G- 蛋白的 α 亚单位；Ins（1,4,5）P$_3$：1,4,5 - 三磷酸肌醇；Ins（1,4,5）P$_3$R：1,4,5 - 三磷酸肌醇受体；JNK：Jun N- 末端激酶；MAPK：促分裂原活化蛋白激酶；MEK：MAPK 激酶；PI4K：磷脂酰肌醇 4 - 激酶；PKC：蛋白激酶 C；PLC：磷脂酶 C；PtdIns（4,5）P$_2$：磷脂酰肌醇（4,5）二磷酸（From Hofer A, Brown EM. 2003. Extracellular calcium sensing and signaling. *Nat Rev Cell Mol Biol* 4: 530–538.）

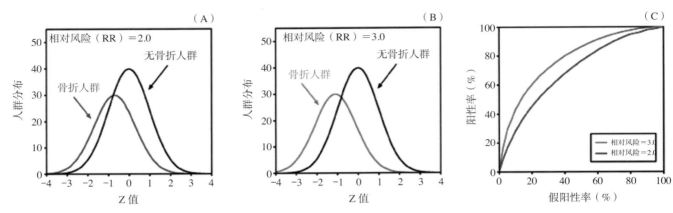

**图 30.4** （A）骨折人群与同龄无骨折人群的 Z 值分布曲线。无骨折人群的 Z 值曲线呈钟形对称分布于峰值（Z=0）两侧。骨折人群的 Z 值曲线也呈钟形，并随 RR 值的增大对称轴向负方向移动。（A）中 RR=2.0。（B）与（A）相似，只是 RR=3.0。RR 越大，骨折与非骨折人群的曲线重合越少。（C）是图（A）及图（B）的 ROC 曲线。ROC 曲线表示阳性（有风险的患者确实发生了骨折）与假阳性（有风险的患者并没有实际发生骨折）的对比。如 ROC 曲线面积所示，RR 值越大，BMD$_a$ 值的预测效能越高

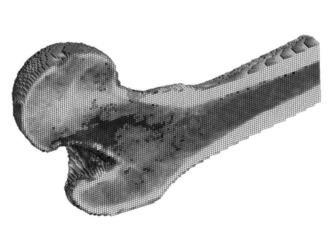

**图 31.5** 侧卧位的股骨近端的建模。高塑性应变（红色）的区域很可能是骨折最起始部；灰度值表示骨密度（Image provided courtesy of Tony Keaveny.）

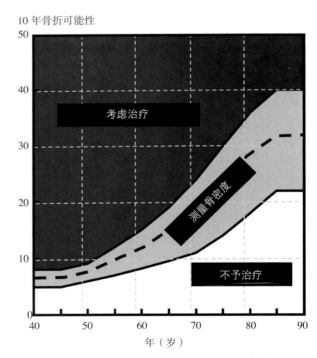

**图 34.4** 国家骨质疏松指南组基于 10 年主要部位骨折可能性的评估指南。虚线表示需要干预的阈值，此数值随年龄而增大。如评估是在没有 BMD 的情况下做出的，则可能性的评估值处于灰色区域的患者应行 BMD 检查

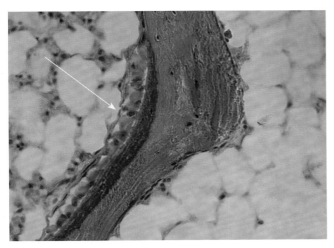

图 36.1　一个正常的骨形成表面。未矿化的类骨质覆盖着丰满的成骨细胞，见箭头所指

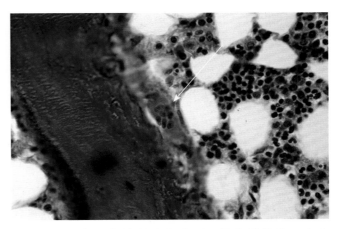

图 36.2　一个正常的骨吸收表面。箭头所指为一个在 Howship 陷窝内的多核破骨细胞

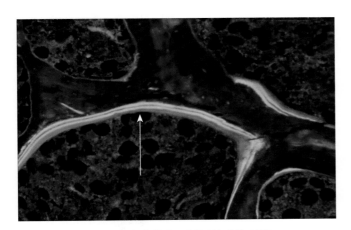

图 36.3　箭头所示为含有荧光双标记的矿化表面

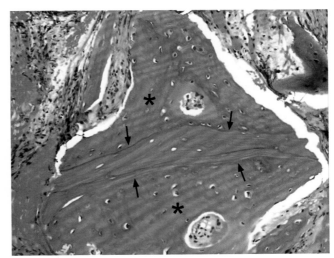

图 37.1　人骨折椎体的组织切片可见一片死骨（箭头），其中包含的骨细胞已转变为无活细胞核的陷窝。＊：这片死骨与尚不成熟的修复新骨相邻。苏木紫 & 伊红染色 ×180

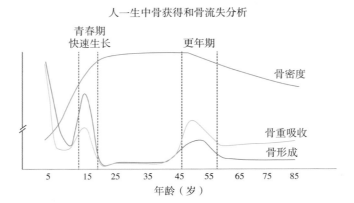

图 39.1　女性一生中骨获得和骨流失的表现以及骨重建的改变

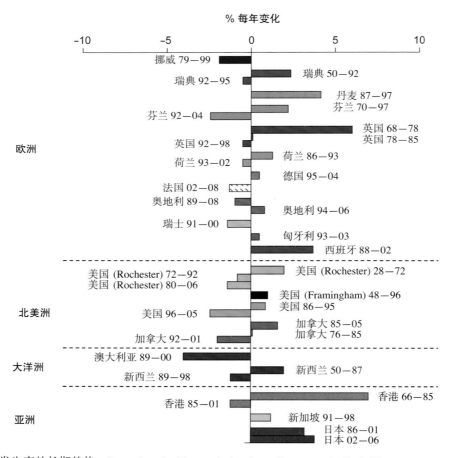

图 40.3　髋部骨折发生率的长期趋势。Reproduced with permission from Cooper et al. (Ref. 29)

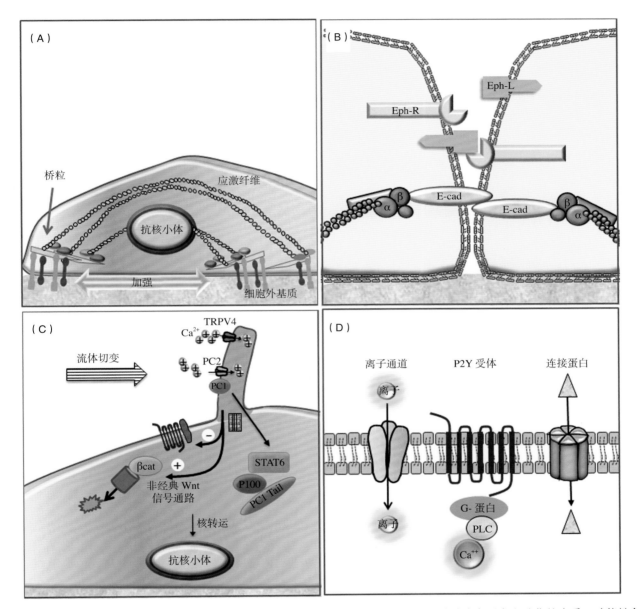

**图 46.2**　骨骼负荷产生骨基质的变形和组织系统的加速 / 减速，导致应变穿过细胞、骨髓腔内压力和矿化的皮质。功能性负荷可以引起骨小管内的剪切力，伴随的大量液体流动可以引起细胞移动以及带电骨晶体之间相互作用产生的流体电位。这些物理信号的一些聚合物使细胞变形，并且与细胞形态通过膜基质或膜细胞核结构或膜自身的变形相互作用，调节细胞的转录活动。几个备选的力学转换系统已经阐明。（A）细胞骨架通过整合素在膜位置感受负荷，整合素通过桥粒和纤维状肌动蛋白应激纤维传递信号。（B）与细胞骨架相连的钙黏素，是由外向内的传递信号编辑器。肝配蛋白例证表明细胞间信号系统由细胞膜成分的运动来控制。（C）初级纤毛可以感觉流动、压力和应变，通过 PC1 和 TRPV4 激活离子流，它们可以激活 Stat 信号。纤毛也调节 Wnt 信号通路，通过非经典的对抗导致 β- 连环蛋白信号通路退化。（D）离子通道、嘌呤受体和连接蛋白等跨膜蛋白可以通过剪切应变来调节（Modified from Thompson WR, Rubin CT, Rubin J. 2012. Mechanical regulation of signaling pathways in bone. *Gene* 503（2）: 179–93.）

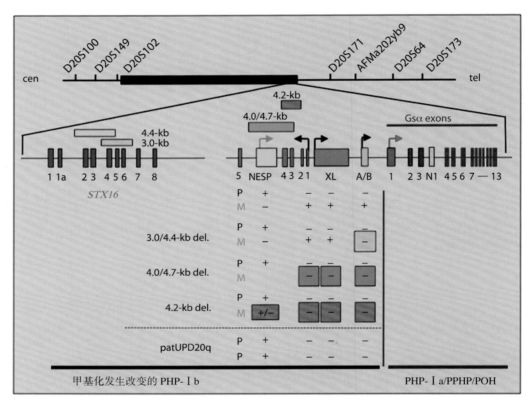

**图 73.1** 该 *GNAS* 位点：亲本特定外显子甲基化和杂合突变位置。Gsα 基因突变（深蓝色外显子）引起 PHP-Ⅰa/PPHP/POH（参考文献 96-97）。AD-PHP-Ⅰb 的是由 *GNAS* 上游 200 多 kb 的 *STX16* 缺失（黄色和浅蓝色水平条）导致或 *GNAS* 内缺失（绿色和紫色条）导致，这些疾病的变异与 *GNAS* 甲基化缺失仅限于相关外显子 A/B 独立存在或在多个外显子甲基化发生改变有关。散发的 PHP-Ib 由于父本的单亲二体型染色体 20q 突变（patUPD20q）引起。框，外显子；连接线，内含子。父本（P），母本（M）；甲基化（+）；未甲基化（−）；父本转录（黑色箭头）；母本转录（橙色箭头）；绿色箭头，在一些组织 Gsα 基因双等位转录

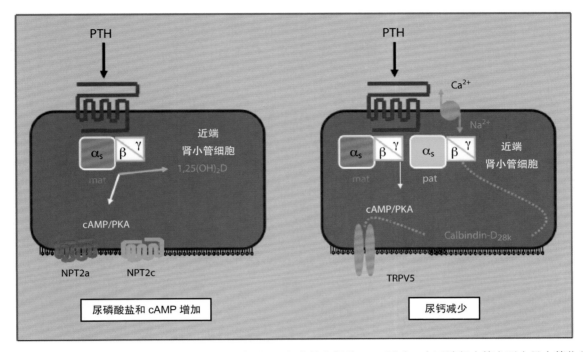

**图 73.2** PTH/ PTHrP 的受体在肾被激活。活性 G 蛋白（Gsα）介导大部分 PTH 活动，在近端肾小管主要由母本等位基因转录而来，在远端小管主要由双等位基因转录而来。PTH 刺激的 cAMP 生产是在近端小管，随后的 PKA 激活降低 NPT2a 和 NPT2c（参考文献 98-99），并增加 1,25-(OH)$_2$ 维生素 D 的生成（参考文献 100-101）；cAMP 通过未知的转运方式进入尿液，这是限制该第二信使细胞内水平的独特机制。在远端小管，PTH 至少是部分地通过 cAMP/ PKA- 依赖性机制提高钙转运蛋白 TRPV5 的表达，从而减少尿中钙的损失（参考文献 10,102）

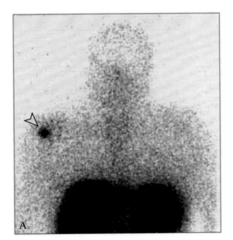
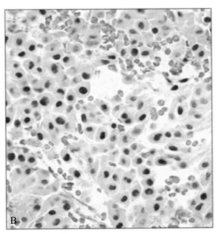
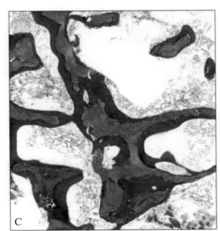

**图 74.2** TIO 的影像学和组织学特征。（A）奥曲肽扫描显示在肱骨头的小间质肿瘤。（B）血管外皮细胞瘤与众多的周细胞和血管通道（HE 株）。（C）骨活检有 Goldner 点。类骨质或未矿化的骨主要由被染成粉色的胶原蛋白构成。矿化骨显示为蓝色。该骨活检结果显示重度骨软化症

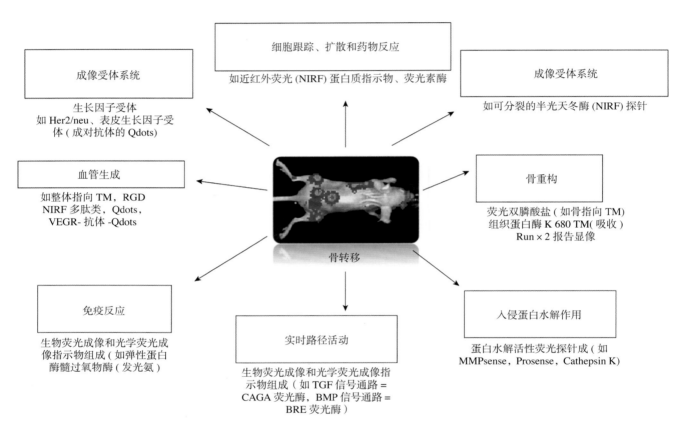

细胞跟踪、扩散和药物反应

如近红外荧光 (NIRF) 蛋白质指示物、荧光素酶

成像受体系统

生长因子受体
如 Her2/neu、表皮生长因子受体（成对抗体的 Qdots）

成像受体系统

如可分裂的半光天冬酶 (NIRF) 探针

血管生成

如整体指向 TM，RGD NIRF 多肽类，Qdots，VEGR- 抗体 -Qdots

骨重构

荧光双膦酸盐（如骨指向 TM）
组织蛋白酶 K 680 TM（吸收）
Run×2 报告显像

骨转移

免疫反应

生物荧光成像和光学荧光成像指示物组成（如弹性蛋白酶髓过氧物酶（发光氨）

实时路径活动

生物荧光成像和光学荧光成像指示物组成（如 TGF 信号通路 = CAGA 荧光酶，BMP 信号通路 = BRE 荧光酶）

入侵蛋白水解作用

蛋白水解活性荧光探针成（如 MMPsense，Prosense，Cathepsin K）

**图 82.1**　临床前骨转移模型的分子成像极大地促进复杂流程的实时评估，包括骨骼转移的发病机制。在图中心，代表临床前骨的生物荧光图像转移模型。为此，100 000 人类荧光素酶表达 PC-3M-Pro4 前列腺癌细胞接种到免疫缺陷的小鼠左心室，允许实时细胞跟踪骨骼转移灶

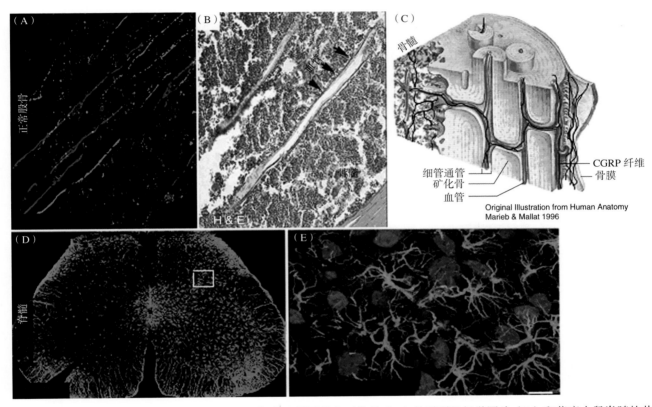

**图 87.1** 骨癌的外周与中枢机制。共焦的（A）组织学显微图片和正常骨（D）的系列组织学图片（B）和荷瘤小鼠脊髓的共焦点图片（E）。注意骨髓内广泛的有髓鞘（红色，NF200）和无髓鞘（绿色，CGRP）神经纤维可能沿着血管（箭头，B）走。（C）骨膜、矿化骨和骨髓干预后的示意图。在骨肿瘤疼痛的不同阶段，所有的这些组织都可以被敏感化。（D）荷瘤小鼠脊髓星形胶质细胞表达的神经胶质纤维酸性蛋白（GFAP）的共焦点图片。注意仅在肿瘤肢体的同侧表达升高。（E）脊髓大功率放大显示在没有神经元数量（红色，神经元标记染色，NeuN）变化的情况下，星形胶质细胞（绿色）肥大

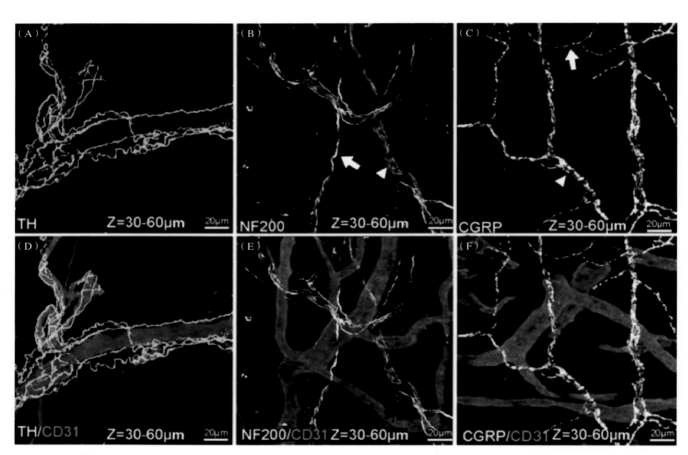

**图 87.2**　骨膜中感受器与交感神经纤维通过血管产生密切联系。在交叉部位覆盖的共焦点高功率骨 CT 扫描。（A）交感神经纤维包裹 CD31（＋）的骨膜血管（D）；（B）NF200+ 神经丝蛋白（＋）和 CGRP（＋）感受器神经纤维;（C）与 CD31（＋）的血管没有关系（分别在 E 和 F 中）

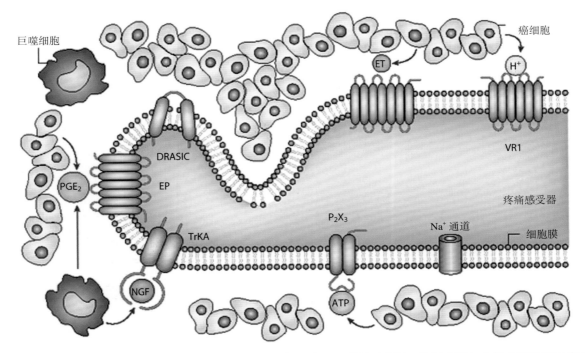

**图87.3** 化学介质与受体的相互作用。外周疼痛纤维表达受体与离子通道的示意图。神经介质与化学介质的相互作用以及他们的同源受体导致疼痛转导和信号传递。（H⁺：氢核；ET：内皮素；VR1：香草酸受体1；ETAR：内皮素A受体；DRASIC：背根酸敏感的离子通道；EP：前列腺素E受体；PGE₂：前列腺素E₂；TrkA：高亲和力神经生长因子受体酪氨酸激酶A；NGF：神经生长因子；ATP：三磷酸腺苷；P₂X₃：嘌呤离子型受体；Na⁺：钠离子）（Reprinted with permission,Mantyh PW et al. 2002. Molecular mechanisms of cancer pain. Nat Cancer Rev 2: 201-9. Review）

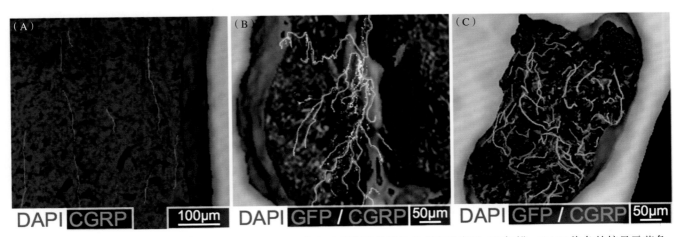

**图87.4** 前列腺癌细胞引起骨的感受器神经纤维生长。在交叉部位覆盖的共焦点高功率骨CT扫描。DAPI染色的核显示蓝色，GFP表达的前列腺癌细胞显示绿色，CGRP+的感受器神经纤维显示黄色或红色。（A）假股骨手术组显示呈特征性线性形态的神经生长的控制水平。（B）从早期转移性疾病的小鼠获得的前列腺癌荷瘤股骨显示肿瘤克隆和明显多支的感受器神经生长。（C）从晚期转移性疾病的小鼠获得的前列腺癌荷瘤股骨显示感受器神经纤维高密度

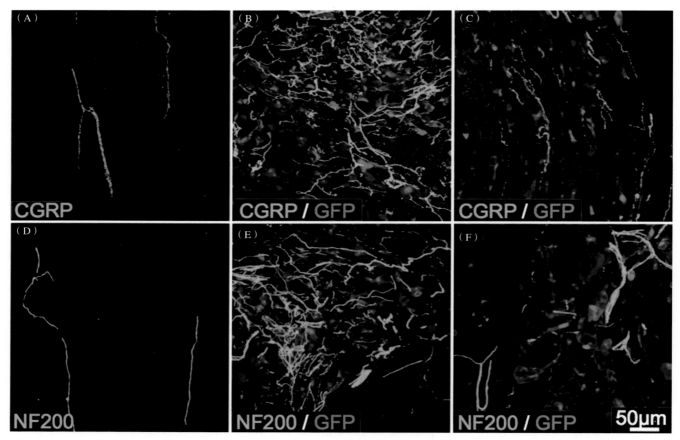

**图 87.5**　前列腺癌中疼痛神经生长的网状网络被抗 NGF 治疗所抑制。在交叉部位覆盖的共焦点高功率骨 CT 扫描。CGRP+ 和 NF200+ 神经纤维分别显示橙色和黄色，GFP 表达的前列腺癌显示绿色。（A）和（B）：假手术组小鼠显示通过两种类型的神经纤维的骨的常规干预：（A）CGRP+ 和（D）NF200+。（B）和（E）：GFP 转染的前列腺癌细胞 26 天后在骨内生长，伴有 CGRP+ 和 NF200+ 神经纤维。（C）和（F）：抗 NGF 抗体治疗防止 CGRP+ 和 NF200+ 神经纤维生长

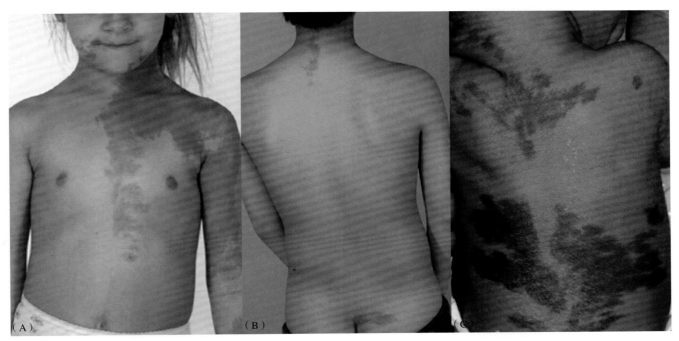

**图 94.1**　牛奶咖啡样皮肤色素沉着。（A）5 岁 McCune-Albright 综合征女性患者在面部、胸部、手臂、均存在典型的大范围色素沉着，呈锯齿状的海岸线样分布，其病灶区域有向正中线分布的趋势。（B）在颈项部及臀沟出延正中线分布的较小的典型病灶。（C）婴儿背部沿 Blaschko 线广泛分布的病灶

（A）

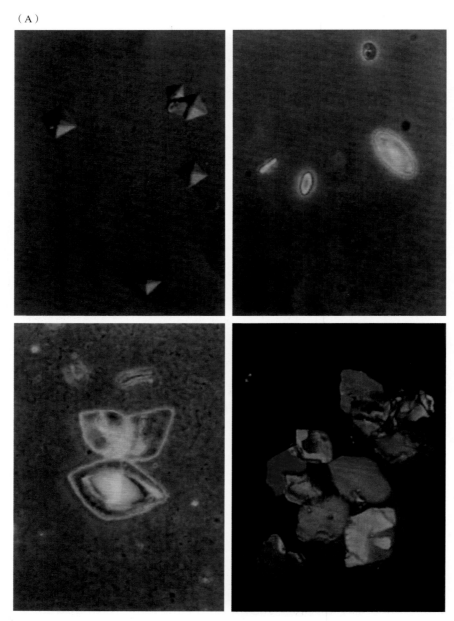

图 104.1　结晶。（A）从左上开始顺时针方向：典型的双锥体形二水草酸钙晶体（干涉对比显微镜，640×）；卵圆形的一水草酸钙晶体（相差显微镜，640×）；长菱形的尿酸晶体（相差显微镜，400×）；偏振光下的尿酸晶体（250×）（Reprinted with permission from Ref. 37. ）

（B）

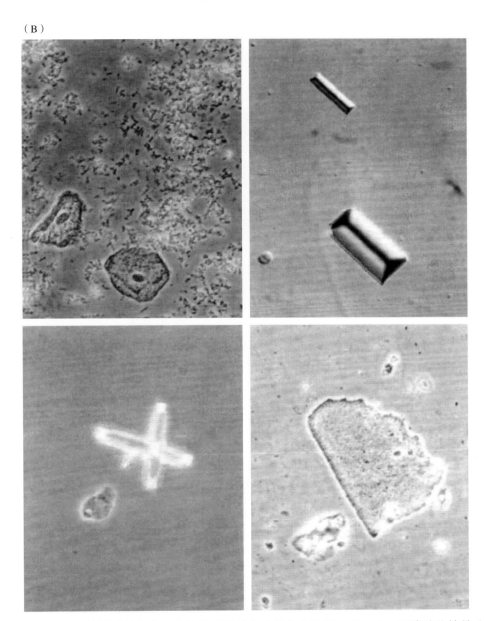

**图 104.1** 结晶。（B）从左上开始顺时针方向：非结晶的磷酸盐（相差显微镜，400×）；三磷酸盐结晶（干涉对比显微镜，400×）；磷酸钙（相差显微镜，400×）；星形的磷酸钙晶体（相差显微镜，400×）（Reprinted with permission from Ref. 37.）

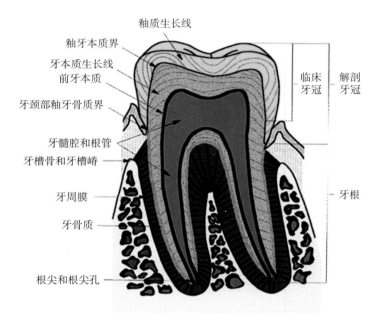

釉质生长线

釉牙本质界

牙本质生长线
前牙本质

牙颈部釉牙骨质界

牙髓腔和根管

牙槽骨和牙槽嵴

牙周膜

牙骨质

根尖和根尖孔

临床
牙冠

解剖
牙冠

牙根

**图 109.2　牙齿矿化组织及其组织构造示意图**

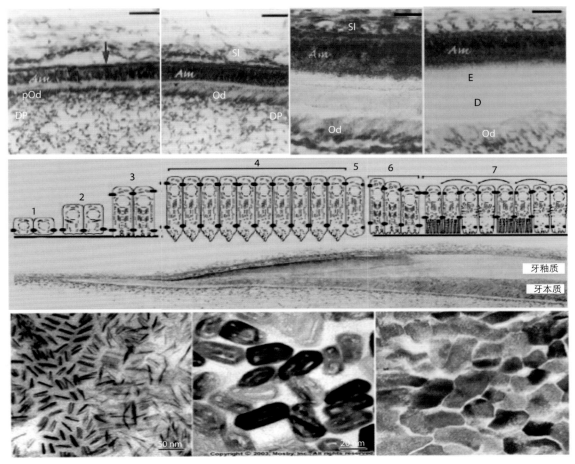

图 109.4 （A）釉质发生各阶段的特殊基因表达，釉原蛋白 mRNA 在前成釉细胞和成熟期的成釉细胞存在低表达；相反，用原位核酸杂交法显示釉原蛋白 mRNA 在分泌期的成釉细胞内高表达（黑色区域）。Am：成釉细胞；Od：成牙本质细胞；pOd：前成釉细胞；E：釉质；D：牙本质；SI：中间层。（B）成釉细胞在釉质形成中的变化。1. 内釉上皮细胞在基底膜上，在前期牙本质基质表面成釉细胞长度增加。2. 当成釉细胞开始在牙本质表面分泌釉质蛋白时，未分泌的成釉细胞突起突破基底膜。3. 釉牙本质界和一层薄的柱状釉基质矿化形成后，分泌期的成釉细胞继续分泌釉基质或形成托姆斯突，托姆斯突的分泌面已取代原先的基底膜，成釉细胞在矿化边缘分泌蛋白质，该处釉质晶体长度增长。釉原蛋白（Amel），成釉蛋白（Ambn），釉蛋白（Enam）和金属蛋白酶 -20（Mmp-20）在分泌期的成釉细胞内都得到了表达。4. 在分泌阶段的末期，成釉细胞失去托姆斯突并产生一薄层柱状的釉质。5. 此时釉质已达到理想中的厚度，在釉质发生的转变期，成釉细胞的功能发生了调整，分泌量减少且分泌的蛋白质类型发生改变。碳酸酐酶 II（CA II）、钙结合蛋白（Calb1）、碱性磷酸酶、钙离子受体、阴离子交换蛋白在釉质的成熟期内优先表达。6. 釉基质内分泌的激肽释放酶（KLK4）可以降解釉质蛋白，成釉细胞分泌釉成熟蛋白（AMTN）作为基底膜的构成部分。随后成熟期成釉细胞在有光滑面和皱褶面之间相互调整。7. 在分泌期，通过促进釉质晶体不断产生、釉基质矿化从而增加了釉质的强度。（C）釉质晶体在分泌期较薄（见左侧），在成熟期变厚（见中间和右侧）

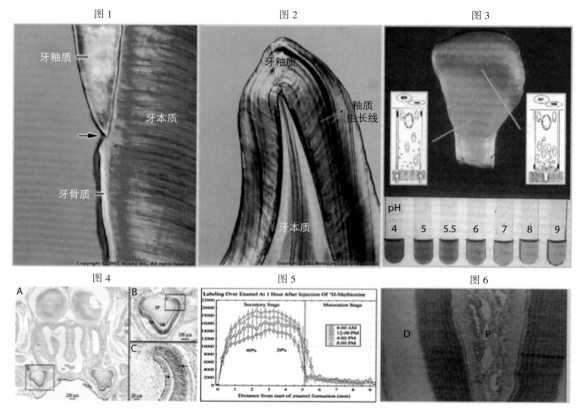

**图 109.5**　图 1：牙齿的 3 种矿化硬组织结构：牙釉质、牙本质和牙骨质，这 3 种结构都呈昼夜节律不断变化。图 2：芮氏线（SR）又称釉质生长线，纵向上大约有 7 条横纹在相邻芮氏线之间。图 3：成熟期的成釉细胞光滑面和皱褶面相互转化阶段。在有皱褶面的成釉细胞下方晶体迅速矿化，pH 下降低于 6（红色区域），在有光滑面的成釉细胞下，釉质中的酸性离子被中和，pH 上升高于 7（橙色区域）。图 4：4 只出生 1 天后的小鼠生物钟蛋白质的免疫组化结果。A：在第一磨牙中发现生物钟蛋白质的表达；B 和 C：成釉细胞核内有高浓度的正离子，牙本质细胞内的生物钟蛋白较牙髓细胞呈高表达。图 5：成釉细胞每日分泌的蛋白质包含甲硫氨酸。该图显示是有 95% 的可信度在给小鼠每天不同时刻静脉推注甲硫氨酸后 1h，观察到小鼠下颌前牙发育中的釉质有新的蛋白质合成。事实上，在整个分泌蛋白阶段，与早上（8am，圆形）相比，釉质蛋白的大部分分泌时间都发生在下午（4pm 方块），这差异在很大程度上（达 40%）是由于内釉上皮形成（距离 0.5～3mm），而不是因外釉上皮形成（20%）。图 6：与釉质相似，牙本质也存在短期生长线和长期生长线，欧文线、类似芮氏线间有明显的距离，其沉积的时间约为 6～10 天。在灌注有标记的脯氨酸 10 天后，放射显影图上显示牙本质横断面见有 9 条密集的带有标记的环绕牙髓周围的条带

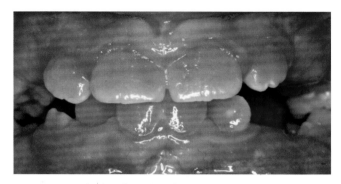

图 110.1　牙本质发育不全患者的口内观。该患者的恒牙呈现蓝灰色或乳白色的外表特征

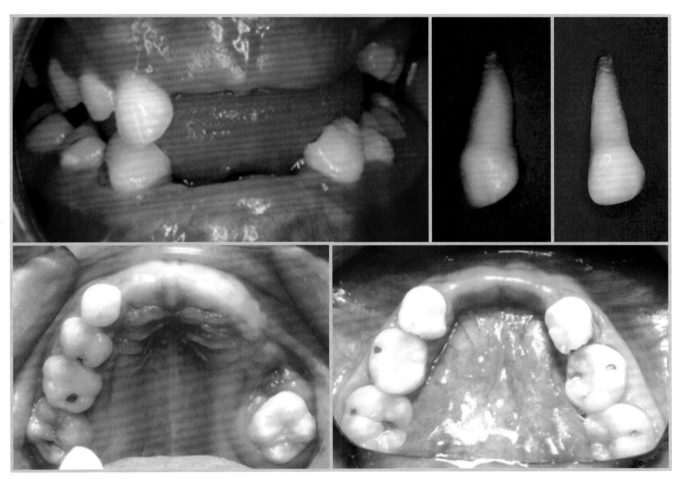

图 110.3　低磷酸酯酶症中带有完整牙根的乳牙脱落。口腔照片显示 6 岁儿童低磷酸酯酶症患者的口腔状况；上颌尖牙和切牙（右上）是由受研究访问父母带来的，大约于 2 年前自然脱落；这位患者还表现出乳磨牙移动的牙周附着问题；一些儿童低磷酸酯酶症患者伴有釉质发育不全。这些牙齿症状是儿童低磷酸酯酶症的诊断标准，而且通常作为首个症状辅助诊断（Contributed by Dr. Jan C-C Hu）

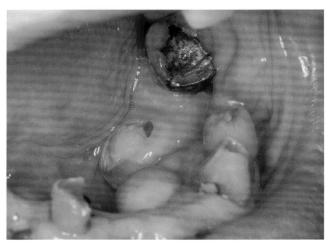

**图 112.1** 左侧下颌骨圆枕 BONJ，周围软组织正常

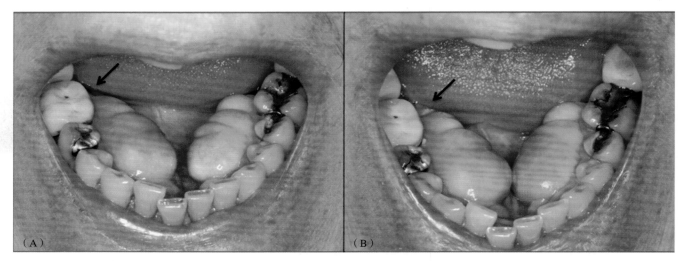

（A）　　　　　　　　　　　　　　（B）

**图 112.2** （A）诊断时右下颌圆枕 BONJ；（B）一年后双侧出现骨膨胀并有小片暴露骨（剪头所示）

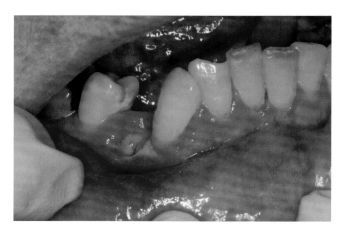

**图 112.3** 无治疗下颌骨前磨牙拔除区的 BONJ，周围软组织正常

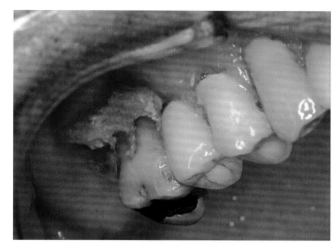

**图 112.4**　右后上颌区域自发性 BONJ，该区域先前有牙周疾病

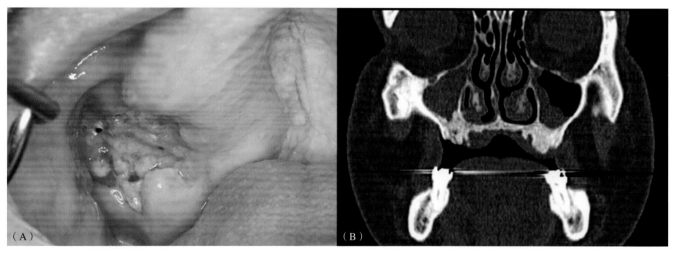

**图 112.5**　（A）右后上颌广泛 BONJ，周围软组织感染化脓;（B）CT 扫描右上颌牙槽突点状改变，右侧上颌窦完全不透光改变，左侧上颌窦部分不透光改变

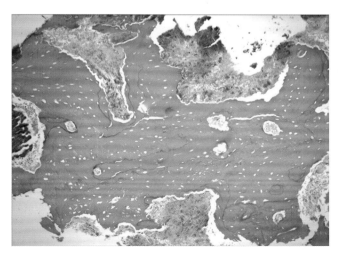

**图 112.7**　坏死骨显微照片示表面细菌定植（HE 染色，100×）

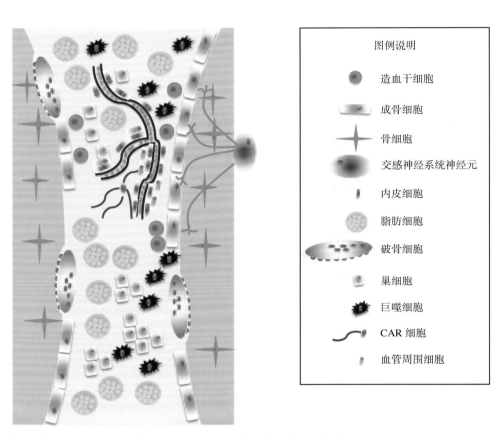

图 123.1　HCS 龛中细胞成分的复杂性。以上为骨髓中 HSC 龛细胞成分的示意图